Handbuch der Verkehrsmedizin

Handbuch der Verkehrsmedizin

Unter Berücksichtigung
aller Verkehrswissenschaften

Herausgegeben von
K. Wagner † und H.-J. Wagner

Mit 248 Abbildungen

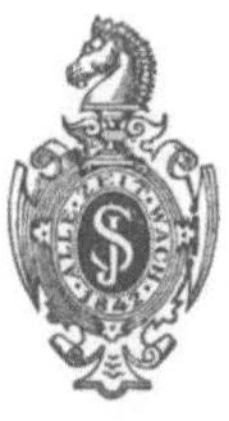

Springer-Verlag Berlin · Heidelberg · New York 1968

Anschrift des Herausgebers:

Professor Dr. med. Hans-Joachim Wagner
Direktor des Institutes für Gerichtsmedizin
der Universität des Saarlandes
6650 Homburg/Saar
Univ.-Kliniken

ISBN-13: 978-3-642-86978-5 e-ISBN-13: 978-3-642-86977-8

DOI: 10.1007/978-3-642-86977-8

Library of Congress Catalog Card Number 68-24616.

Reprint of the original edition 1968

Titel-Nr. 1484

Vorwort

Von der stürmischen Entwicklung des Verkehrs sind besonders in den letzten drei Jahrzehnten alle Bevölkerungsschichten und die meisten Wirtschaftszweige mit erfaßt worden. Allein in der Bundesrepublik Deutschland besitzt heute bereits jeder dritte Bürger über 15 Jahre einen Führerschein, und gegenwärtig nehmen über 10 Millionen Einwohner der Bundesrepublik regelmäßig an mehr als drei Tagen in der Woche am Steuer eines Kraftfahrzeuges am motorisierten Straßenverkehr teil. Die sich von Jahr zu Jahr vergrößernde Zahl von Unfällen und die seit langem als untragbar empfundenen Verluste an Menschenleben sowie die mit allen Unfallfolgen verbundene enorme Belastung der Volkswirtschaft haben zu einer Aktivierung von Forschungsarbeiten auf allen Wissenschaftsgebieten geführt, in der Hoffnung, daß mit den dabei gewonnenen Ergebnissen und ihrer Nutzanwendung in der Praxis eine Hebung der Verkehrssicherheit und damit auch eine Reduzierung der Verkehrsopfer und der Verkehrsschäden möglich sein wird.

Im Mittelpunkt aller Bemühungen um Sicherheit im Verkehr steht der Mensch als Verkehrsteilnehmer. Neben *Ärzten* aller Fachrichtungen, *Psychologen, Pädagogen, Soziologen, Wissenschaftlern der technischen Disziplinen, Juristen* und *Polizeibeamten* sind die mit Verkehrsfragen befaßten *Mitarbeiter von Ministerien, Behörden* und *Institutionen* an diesen Aufgaben genauso beteiligt bzw. interessiert.

Die aus diesen Bemühungen inzwischen resultierende Zahl von Veröffentlichungen ist selbst für den Sachkenner von verkehrswissenschaftlichen Fragen nur noch schwer übersehbar und zu erfassen, weil diese Arbeiten in den Fachzeitschriften aller Wissenschaftsgebiete in vielen Ländern weit verstreut sind. Bisher fehlte es an einem wissenschaftlichen Werk, in dem alle Forschungsergebnisse zusammengetragen sind und das neben einer nicht auf die Grenzen eines Landes beschränkten Bestandsaufnahme auch Ausblicke auf die internationale Entwicklung auf dem jeweiligen Fachgebiet eröffnet.

So entstand 1964 der Plan zu einem kurzgefaßten Handbuch, in dem alle an der Verkehrssicherheit interessierten Fachkreise zu Wort kommen. Im Mittelpunkt dieses Buches steht zwar der Mensch als Verkehrsteilnehmer, und der Schwerpunkt liegt damit verständlicherweise bei ärztlichen Themen. Eine Beschränkung auf das Gebiet der *Verkehrsmedizin* hätte jedoch ein nur unvollkommenes Bild von allen Problemen auf dem großen Sektor der *Verkehrssicherheit* ergeben. Deshalb wurden alle sich um die Verkehrsmedizin gruppierenden *Verkehrswissenschaften* mit in das Handbuch einbezogen, um eine zusammenfassende und vergleichende Übersicht zu erlangen. Auch das Kennenlernen der Rechtsnormen wurde wegen seiner Bedeutung für alle am Verkehr Beteiligten für unerläßlich erachtet, zumal mit der Vermittlung der gegenwärtig gültigen *Rechtssituation* auch eine Aufklärung im weitesten Sinne des Wortes erfolgt. Das Ziel der meisten Beiträge ist auf die weitgehende Erfassung aller Forschungsergebnisse gerichtet, deren Auswertung und Anwendung in der Praxis es vor allem möglich macht, die *Verkehrswege und die Verkehrsmittel dem Menschen anzupassen* und den Verkehrsteilnehmer durch Aufklärung und zweckentsprechende Behandlung vor einem Versagen und damit vor möglichen Unfallfolgen zu bewahren bzw. diese in einem geringen Ausmaß zu halten. Eingedenk der vornehmsten aller ärztlichen

Aufgaben, den Mitmenschen vor geistig-seelischen und körperlichen Schäden zu bewahren, liegt das *Schwergewicht des Handbuches auf dem Gebiet der Unfallverhütung* und damit auf dem Sektor der Präventivmedizin. Dennoch erwies es sich als notwendig, Beiträge mitaufzunehmen, die sich mit dem Unfallgeschehen, seiner Aufklärung und der Erstversorgung von Verletzten befassen. Auch durch diese Arbeitsrichtungen sind wesentliche Erkenntnisse für eine Unfall- bzw. Folgenverhütung gewonnen worden. Demgegenüber wurde das weitverzweigte Gebiet der Unfallheilkunde nur am Rande berührt, weil sonst die vom Verlag und den Herausgebern geprägte Konzeption für ein *kurzgefaßtes Handbuch* durchbrochen und der für einen Band ohnehin knapp bemessene Raum gesprengt worden wäre.

Leider hat mein Bruder, Prof. Dr. med. et phil. K. Wagner, das Erscheinen dieses von ihm inspirierten und mitgeplanten Handbuches nicht mehr miterleben dürfen. Er verstarb am 24. 12. 1965. Sein verkehrsmedizinisches Wirken ist von F. Petersohn gewürdigt worden (Aktuelle Probleme der Verkehrsmedizin, Bd. 2, Stuttgart: Enke, 1965).

Nach Vollendung des von ihm mitbegonnenen Werkes möchte ich auch an dieser Stelle nochmals allen Autoren für ihre mühevolle und verständnisvolle Mitarbeit sowie für die vielfältigen Beratungen danken. Trotz der Alltagsbelastung haben alle diese Bürde auf sich genommen und die reizvolle aber auch gefahrvolle Aufgabe erfüllt. Die Gefahren drohten nicht nur durch die Raumbeschränkung, denn Mitarbeiter und Herausgeber waren sich stets der Tatsache bewußt, daß gerade auf verkehrsmedizinischem Gebiet vieles noch im Fluß — um nicht zu sagen unausgereift — ist. So mußte trotz des geringen Raumes nicht nur das bisher Erarbeitete dargestellt, sondern es sollten auch Lücken aufgedeckt und besonders auf Unsicherheiten in der Beurteilung hingewiesen werden. Darüber hinaus sollten richtungweisende Gedanken entwickelt werden, mit denen eine Aktivierung von Forschungsarbeiten oder auch eine Verbesserung der Verkehrssicherheit angestrebt wird. Nicht immer sind bei diesem Bemühen einhellige Standpunkte zutage getreten. So stehen sich beispielsweise juristische und soziologische Auffassungen in manchen Punkten gegenüber, liefern damit aber auch die Grundlage für fruchtbare Diskussionen über die Grenzen von Fachgebieten hinweg. Mein besonderer Dank gilt allen Autoren dafür, daß sie bereitwillig auf die Konzeption für ein kurzgefaßtes Handbuch eingegangen sind, was angesichts der Fülle des zu bewältigenden Stoffes ein außerordentlich mühevolles Unterfangen war. Oft war dabei nur eine skizzenhafte Darstellung möglich, die noch dazu für alle oben genannten, an der Verkehrssicherheit interessierten Kreise verständlich sein mußte.

Den leitenden Damen und Herren des *Springer-Verlages* und allen ihren Mitarbeitern möchte ich zugleich im Namen aller Autoren herzlich dafür danken, daß sie den Plan zur Drucklegung eines Handbuches der Verkehrsmedizin so rasch entschlossen aufgegriffen und nach Vorliegen der Manuskripte in die Tat umgesetzt haben. Unser besonderer Dank dafür, daß in so verständnisvoller Weise auf alle Wünsche eingegangen und für eine so ausgezeichnete Ausstattung gesorgt wurde!

Für alle an diesem Handbuch Beteiligten wäre es eine Genugtuung, wenn durch Anwendung der hier zusammengetragenen Erkenntnisse in der Verkehrspraxis Unfälle vermieden und Menschenleben gerettet werden könnten.

Homburg/Saar, im Mai 1968 Hans-Joachim Wagner

Mitarbeiterverzeichnis

ADRIAN, W., Privatdozent Dr.-Ing., Lichttechnisches Institut der Universität, 7500 Karlsruhe, Kaiserstraße 12

BITZL, F. †, Prof. Dr. Ing., Wien

BÖCHER, W., Dr. med., Dr. phil., Leiter des Med.-Psych. Institutes beim Technischen Überwachungsverein Rheinland e.V., 5000 Köln-Mülheim, Frankfurter Straße 200

COERMANN, R., Dr.-Ing., Max-Planck-Institut für Arbeitsphysiologie, 4600 Dortmund, Rheinlanddamm 201

DIETL, ST., Ingenieur für das Kraftfahrzeugwesen, Öffentlich bestellter und vereidigter Kfz.-Sachverständiger, 6932 Hirschhorn/Neckar, Hainbrunnerstraße 99

EFFENBERGER, E., Prof. Dr. med., Dr. rer. nat., Ordinarius für Arbeitsmedizin und Industriehygiene an der Universität, 2000 Hamburg 36, Gorch-Fock-Wall 15/17

FINGER, G., Prof. Dr. med., Generalarzt beim Bundesministerium der Verteidigung, 5320 Bad Godesberg, Gunterstraße 8

GERCHOW, J., Prof. Dr. med., Direktor des Institutes für gerichtliche und soziale Medizin der Johann Wolfgang Goethe-Universität, 6000 Frankfurt a. M. 70, Kennedyallee 104

GÖGLER, E., Privatdozent Dr. med., Oberarzt der Chirurgischen Universitätsklinik, 6900 Heidelberg, Kirschnerstraße 1

GOETHE, H., Dr. med., Direktor der Abteilung für Schiffahrtsmedizin am Bernhard-Nocht-Institut für Schiffs- und Tropenkrankheiten, 2000 Hamburg 4, Bernhard-Nocht-Straße 74

GROSSJOHANN, A., Dr. med., Facharzt für Neurologie und Psychiatrie, 7000 Stuttgart-N, Parlerstraße 29

GUNZERT, R., Prof. Dr., Direktor des Institutes für Sozialforschung an der Johann Wolfgang Goethe-Universität, 6000 Frankfurt a. M., Kurt-Schumacher-Straße 41

HÄNDEL, K., Oberstaatsanwalt, 7890 Waldshut, Bismarckstraße 21

HARFF, J., Prof. Dr. med., Leitender Oberarzt an der Orthopädischen Universitäts- und Poliklinik, 2000 Hamburg 20, Martinistraße 52

HERZOG, KT., Prof. Dr. med., 4150 Krefeld-Bockum, Sollbrüggenstraße 52

HIRSCHMANN, J., Prof. Dr., Direktor der Neurologischen Klinik und Poliklinik der Universität, 7400 Tübingen, Liebermeisterstraße 18—20

HOFFMANN, H., Privatdozent Dr. med., Dr. phil., Dipl.-Psych., Chefarzt der Medizinischen Klinik des St. Johannes-Hospitals, 4600 Dortmund, Johannesstraße 9

HUMKE, W., Privatdozent Dr. med., Chefarzt der geburtsh.-gynäk. Abteilung des St. Marien-Krankenhauses, 6700 Ludwigshafen-Gartenstadt, Salzburger Straße 15

KREUSCHER, H., Privatdozent Dr. med., Institut für Anaesthesiologie der Johannes Gutenberg-Universität, 6500 Mainz, Langenbeckstraße 1

KROEMER, K. H. E., Dr.-Ing., z. Zt. 214 Gardendale Drive, Yellow Springs, Ohio 45387 (USA)

Lange, R., Prof. Dr. jur., Kriminalwissenschaftliches Institut, 5000 Köln, Albertus-Magnus-Platz

Lauschner, E. A., Prof. Dr. med., Generalarzt, Leiter des Flugmedizinischen Institutes der Luftwaffe und Honorarprof. für Luft- und Raumfahrtmedizin der TH München, 8080 Fürstenfeldbruck

Lewrenz, H., Prof. Dr. med., Leiter des Med.-Physiologischen Instituts beim Technischen Überwachungs-Verein e.V., 2000 Hamburg 54, Gr. Bahnstraße 31

Loitzl, E., Dr. med., Medizinalrat, A-2602, Blumau bei Felixdorf

Möller, H., Prof. Dr. jur., Direktor des Seminars für Versicherungswissenschaft der Universität, 2000 Hamburg 13, Schlüterstraße 28 IV

Müller, E., Dr. jur., Rechtsanwalt, 6600 Saarbrücken 3, Eisenbahnstraße 66

Müller-Limmroth, W., Prof. Dr. med., Vorstand des Instituts für Arbeitsphysiologie, Technische Hochschule, 8000 München 13, Barbarastraße 16

Petersohn, F., Prof. Dr. med., Wissenschaftlicher Rat am Institut für Gerichtliche Medizin der Johannes Gutenberg-Universität, 6500 Mainz, Langenbeckstraße 1

Philipp, G., Senatspräsident am Schlewig-Holsteinischen Oberlandesgericht, 2380 Schleswig, Kleinberg 1a

Piper, H. F., Prof. Dr. med., Direktor der Augenklinik der Medizinischen Akademie, 2400 Lübeck, Ratzeburger Allee 160

Pohle, F., Dozent Dr. med. habil., Chefarzt der Deutschen Bundesbahn, 6000 Frankfurt a. M., Karlstraße 4—6

Portius, W., Dr. med., Chefarzt der Hirnverletzten-Kuranstalt „August-Bier“, 2427 Malente, Diekseepromenade 11

Prokop, O., Prof. Dr. med., Direktor des Instituts für Gerichtliche Medizin der Humboldt-Universität, X 104 Berlin 4, Hannoversche Straße 6

Radam, G., Dr. med., Institut für Gerichtliche Medizin der Humboldt-Universität, X 104 Berlin 4, Hannoversche Straße 6

Rauch, H.-J., Prof. Dr. med., Abteilungsvorsteher der Abteilung für forensische Psychiatrie der Psychiatrischen und Neurologischen Universitätsklinik, 6900 Heidelberg, Voßstraße 4

Rausch, H., Dr. med., 6000 Frankfurt a. M., Rotlintstraße 52

Reeb, O., Prof. Dr. phil., Direktor des Lichttechnischen Institutes der Universität, 7500 Karlsruhe, Kaiserstraße 12

Schadewaldt, H., Prof. Dr. med., Direktor des Institutes für Geschichte der Medizin der Universität Düsseldorf, 4000 Düsseldorf, Moorenstraße 5

Scharf, W., Polizeioberrat, 1000 Berlin 41, Lefèvrestraße 7

Schmidt, U., Prof. Dr.-Ing. habil. 6380 Bad Homburg v. d. H., Auf der Steinkaut 26

Schneider, H., Schulpsychologe, 6200 Wiesbaden, Oberriethstraße 13

Schubert, K., Prof. Dr. med., Dipl.-Ing., Abteilungsvorsteher der Universitäts-Hals-Nasen-Ohrenklinik, 5300 Bonn, Venusberg

Soehring, K., Prof. Dr. med., Abtlgs.-Direktor am Pharmakologischen Institut der Universität, 2000 Hamburg 20, Martinistraße 52

Wagner, H.-J., Prof. Dr. med., Direktor des Institutes für Gerichtsmedizin der Universität des Saarlandes, 6650 Homburg (Saar), Univ.-Kliniken

Weber, G., Prof. Dr. med., Vorstand der Hautklinik der Städt. Krankenanstalten Nürnberg, 8500 Nürnberg, Flurstraße 17

Wolters, H. G., Dr. med., II. Medizinische Klinik und Poliklinik der Freien Universität, 1000 Berlin 19, Spandauer Damm 130

Inhaltsverzeichnis

Zur Einführung

Rechtsfragen

Die Grundlagen zur Beurteilung der Eignung zur Führung von Kraftfahrzeugen

Verkehrsmedizin und Psychologie

Soziologie und Verkehrserziehung

Verkehrsmedizin aus der Sicht der ärztlichen Disziplinen

Beeinflussung der Verkehrstüchtigkeit durch exogene Faktoren

Unfallgeschehen und Unfallaufklärung

Unfallfolgenverhütung

Zur Geschichte der Verkehrsmedizin unter besonderer Berücksichtigung der Schiffahrtsmedizin

H. SCHADEWALDT, Düsseldorf

I. Einleitung

Der Verkehr als technische und organisatorische Einrichtung zur Beförderung von Personen, Gütern und Nachrichten ist das älteste Kommunikationsmittel der Menschheit. Er war und ist in Kriegs- und Friedenszeiten die unabdingbare Voraussetzung für die Entwicklung des Homo sapiens und der von ihm gebildeten Sippen, Völkerschaften und Staaten. Schon sehr frühzeitig organisiert, spielte er sich bis zu Beginn unseres Jahrhunderts ausschließlich auf dem Land- oder Wasserweg ab. Seither hat die Beförderung mittels Luftfahrzeugen zunehmend an Bedeutung gewonnen und z.B. der Passagierbeförderung durch Seeschiffe in der Zeit nach dem Zweiten Weltkrieg bei weitem den Rang abgelaufen. Dabei stellten sich, insbesondere durch das Erreichen größerer Höhen neue medizinische Probleme, die eine neue Disziplin, die Luftfahrtmedizin, ins Leben gerufen haben. In dieser Übersicht über die geschichtliche Entwicklung der Verkehrsmedizin kann aber auf diese Disziplin, die sich erst seit einem Menschenalter konsolidiert hat, nicht eingegangen werden. Hier sollen vielmehr in erster Linie die Geschichte der Schiffahrtsmedizin als der ältesten Sparte einer eigentlichen Verkehrsmedizin und -hygiene und als Versuch, die durch den Verkehr ausgelösten Gefahren für die Gesundheit zu bekämpfen und zu vermeiden, sowie die besonderen medizinischen Probleme des Eisenbahn-, Fahrrad- und Autoverkehrs erörtert werden. Dabei ist unverkennbar, daß im Laufe der Entwicklung eine Ausweitung der ärztlichen Bemühungen um die Gesundheit der reisenden Personen erfolgt ist, die bis zu kollektiven prophylaktischen Maßnahmen und bis zur Einbeziehung der sanitären Überwachung des Ladungsguts bzw. der arbeitsmedizinischen Situation auf den einzelnen Verkehrsmitteln, ja bis zu Untersuchungen des für die Allgemeinheit schädlichen Einflusses solcher, wie etwa der Auspuffgase, des Lärms oder der Verkehrsgefährdung (Flugzeugabsturz in bewohnten Gegenden usw.), reicht. Besonders in der Handelsschiffahrt ist dazu noch die Berücksichtigung des Einflusses monate- bis jahrelanger oft recht monotoner Reisen gekommen. Die traditionelle Schiffahrtsmedizin hat einer spezifischen Form der Arbeitsmedizin das Feld räumen müssen, nachdem sich Ende des 19. Jahrhunderts, vor allem infolge der Entdeckungen der tropischen Parasitologie, ein besonders wichtiges Gebiet der alten Schiffsmedizin, das der Tropenkrankheiten, selbständig gemacht hatte. Anlaß dazu war zweifelsohne auch die nunmehrige Kolonisation großer Teile der Küstenhinterländer in Afrika, Indien und Indonesien, die für Militärs und Zivilbeamte aus Europa neue Probleme aufwarfen, welche die Schiffsmedizin allein, die sich außer für die Schiffe selbst nur für die medizinische Situation in den Häfen verantwortlich fühlte, nicht lösen konnte.

Im Gegensatz zur Schiffahrt erlebte der Verkehr zu Lande Jahrtausende lang kaum eine Umwälzung, bis um 1830 das neue Zeitalter der Dampfmaschinen begann. Bis dahin war das schnellste Beförderungsmittel das Pferd, das übliche für den Großteil der Bevölkerung „Schusters Rappen" und eigentlich erst vom

18. Jahrhundert an die Personenpost in Pferdekutschen, während sich der Güterverkehr mit Ochsen- oder Maultier- und Eselskarren vollzog, neben die als erhebliche Konkurrenz noch die Binnenschiffahrt (Salzfahrt, Flößerei) trat. Bis zum 19. Jahrhundert war die „Tagesreise“ von höchstens 30—40 km Länge ein feststehender Begriff. Das Weltverständnis der Menschheit konnte sich bis zur Einführung der wesentlich schneller fahrenden Eisenbahn an Land an diesen täglich zurückzulegenden Distanzen orientieren, nur die Seefahrt machte eine Ausnahme, hier konnten in 24 Stunden bei günstigen Wind und Wetter durchaus 240 Seemeilen, d.h. ca. 440 km zurückgelegt werden, und das noch dazu in direkter Fahrt ohne Behinderung durch Berge, Flüsse und Landesgrenzen, denn das Schiff konnte ja auch die Nacht durchfahren und brauchte auf das Ruhebedürfnis der Passagiere und Zugtiere keine Rücksicht zu nehmen. Freilich gab es andererseits auch Situationen, wo, wie bei Kap Horn, wochen — ja monatelang gekreuzt werden mußte, bis es endlich gelang, gegen widrigen Wind, starke Strömungen und gefährliche Klippen das Kap zu umschiffen. Diesen erheblichen Unsicherheitsfaktor brauchte der Landreisende nun wieder nicht einzukalkulieren, er konnte vielmehr damit rechnen, bei Achsen- oder Räderbruch, ein relativ häufig vorkommendes Ereignis, schnell ein Dach über dem Kopf und Speise und Trank zu finden.

Der Seemann stieß auf seinen weiten Reisen häufig in Neuland vor, er war oft der erste, der unbekannte Länder betrat; der Personen- und Güterverkehr an Land spielte sich hingegen auf festen erprobten Routen ab. Schon die Römer hatten dem Straßenbau ihre besondere Aufmerksamkeit geschenkt. In der Epoche des Heiligen Römischen Reiches Deutscher Nation unterschied man schon den öffentlichen Weg (via publica) vom nur gesetzlichen (via legitima) oder gar Hirtenweg (via pastoralis); später gab es regelrechte Reichsstraßen und Märkte, Städte, Messen und Paßübergänge, die als Refugia und Orientierungspunkte galten. Es ist bezeichnend, daß nur die Heere des 1. Kreuzzuges sich auf dem Landweg über den Balkan ins Heilige Land begaben, während für alle späteren Kreuzzüge der Seeweg über das Mittelmeer gewählt wurde. Die Strapazen und Verluste auf dieser ersten terrestrischen Expedition waren so ungeheuer, daß niemand diesen Weg ein zweitesmal unternehmen wollte. Alle späteren Auseinandersetzungen mit dem Islam oder den Türken spielten sich dann auch entweder in Europa ab oder wurden in Seegefechten ausgetragen. Regelrechte Expeditionskorps sind erstmalig von den Konquistadoren in Mittel- und Südamerika aufgestellt worden, noch Napoleons Zug nach Ägypten, übrigens mit Hilfe der Flotte unternommen, endete im Fiasko, leitete aber dennoch eine neue Epoche der Kolonialkriege und des zu Lande abgewickelten Landhandels ein. Bis dahin überließ man den Antransport exotischer Waren den einheimischen Karawanen und übernahm diese erst in den Häfen der Levante oder West- und Ostindiens.

Aus diesen Gründen ist es sicherlich verständlich, daß sich eine große Zahl von Ärzten in medizinischen Werken, aber auch viele Laien in ihren Reiseberichten mit schiffsmedizinischen Fragen beschäftigten, daß dagegen nur recht selten Traktate über das Reisen zu Lande erschienen, die dazu in der Mehrzahl noch zur sog. medizinisch-topographischen Literatur zu zählen sind, d.h. Angaben über die Gesundheitsverhältnisse bestimmter Städte und Reiserouten enthielten, ohne eigentlich die Probleme der Reise selbst zu behandeln.

II. Schiffahrtsmedizin

In der Geschichte der Schiffahrt, die uns nun im besonderen Maße beschäftigen soll, lassen sich drei Perioden unterscheiden, die auch für die Verkehrsmedizin von größter Bedeutung sind: Die Epoche des Antriebs durch menschliche Kraft mittels Ruder, die Ausnützung des Windes mittels Segeln und die Verwendung von Antriebsmaschinen, die mit Dampf, Öl oder Atomenergie betrieben werden.

Die erste Entwicklungsstufe reicht vom Beginn der Menschheit bis etwa zur Mitte des 15. Jahrhunderts. Vom primitiven *Einbaum* bis zur hochbordigen, mehrere hundert Mann Besatzung fassenden *venezianischen Galeere* befuhren die verschiedensten Ruderschiffe die Meere der damals bekannten Welt, hauptsächlich das Mittelmeer. Die sternkundigen Phönizier aber auch die Wikinger wagten sich weit aufs offene Meer hinaus, doch dürften die Chinesen als erste um 120 n. Chr. die Eigenschaften des magnetischen Eisens zur Richtungsweisung auf See verwendet haben. Bis in die Neuzeit hinein war es jedoch üblich, sich in erster Linie nach den Sternen zu orientieren, daneben sind aber schon vor allem von islamischen und italienischen Seefahrern ab 1250 regelrechte Magnetkompasse, sog. „Bussolen", und spezielle Seekarten mit erprobten Segelanweisungen, die „portolani", mit der Einzeichnung von „Windstrahlen" zur Navigation verwendet worden. Erst die modernen funktechnischen Verfahren und in Küstengewässern das Radargerät haben hier grundsätzliche Änderungen jahrhundertealter traditioneller Navigationsmethoden mit sich gebracht, obwohl auch heute noch die Nachfolger der Himmelsgloben, der sog. „Astrolabien", und der Sextant zur Bestimmung der Sonnenhöhe zu den wichtigsten nautischen Instrumenten zählen.

Besondere schiffshygienische Probleme stellten sich in diese Phase der vorwiegenden *Küstenfahrt* noch nicht, obwohl zeitweise an Bord insbesondere der drei-, vier- oder fünfdeckigen griechischen und römischen Kriegsschiffe, der Tri-, Tet- oder Pentremen, mehrere hundert Galeerenruderer und bewaffnete Seesoldaten sich befunden haben dürften. Gelegentlich wird auch von Riesenschiffen berichtet, die allerdings in erster Linie als Prunkfahrzeuge Verwendung fanden. So soll eine derartige Triere des Tyrannen Hieron von Syrakus (gest. 467 v. Chr.) eine Süßwasserzisterne von angeblich 2000 Metretai, das wären 74000 Liter Fassungsvermögen, besessen haben. Für Kriegs- und Handelsschiffe war im übrigen die Küstenfahrt üblich, eine Querdurchsegelung des Mittelmeers war schon etwas Besonderes, und die Irrfahrten des Odysseus gehörten tatsächlich in erster Linie der Sagenwelt an. Seereisen ohne Zwischenlandungen waren auf 8—10 Tage beschränkt, und für 10 Tage Trockenproviant nahm nur eine römische Flotte an Bord, die im 1. Punischen Krieg den Entsatz des bedrängten Belagerungsheeres vor der Festung Lilybäum 241 v. Chr. herbeiführte.

Allmählich lernte man immer mehr, mit Hilfe größerer Segel den Wind in den Dienst der Seefahrt zu stellen und auf diese Weise von der Muskelkraft der Galeeren, die ja nicht unerschöpflich war, und von den Wetterbedingungen — eine Galeere konnte bei grober See kaum noch operieren — unabhängig zu werden. Die Entdeckung Amerikas durch Christoph Columbus (1451—1506) 1492 und des Seeweges nach Indien durch Vasco da Gama (1469—1524) 1498 sowie die erste Weltumseglung unter Fernão de Magalhaes (um 1480—1521) in den Jahren 1519—1522 waren der Beginn der *zweiten Epoche in der Geschichte der Seefahrt*. Nunmehr gehörten monate-, ja auch jahrelange Trips in verschiedenen Klimazonen und unter z. T. ungünstigen meteorologischen Bedingungen ebenso zu den Attributen der Seefahrt wie die neuen ozeangängigen Galeeren, Galeassen und Koggen, die ausschließlich mit Segeln ausgerüstet waren und mehr und mehr mit Kanonen, zuerst als Bug- und Heckgeschütze, bald als Breitseiten angeordnet, bestückt wurden. Die Seeschlacht bei Lepanto 1571 an der unter dem österreichischen Admiral Don Juan d'Austria (1547—1578) kein geringerer als Cervantes (1547—1616) teilnahm und verwundet wurde, bedeutete das endgültige Ende der ersten, der Untergang der spanischen Armada im Kanal 1588 den definitiven Beginn der zweiten Epoche.

Nunmehr stellten sich in der Tat für Seeleute und Passagiere bisher z.T. völlig unbekannte neue Probleme der Hygiene und der Nosologie. Die langen Seefahrtzeiten ließen bisher nur bei übermäßig langen Belagerungen gelegentlich bekannte Karenzkrankheiten fast die Regel werden. Verproviantierung und Wasserversorgung wurden erstrangige Fragen, und neu auftretende Infektions- und Tropenkrankheiten gaben Reedern, Kapitänen und Schiffsärzten manche Rätsel auf. Auch die psychologische Situation auf einem der kleinen, oft nur 200—300 t großen, mit Matrosen, Seesoldaten und Kanonieren sowie mit Handelsgut überfüllten hölzernen Schiffe war ungewohnt. Niemals zuvor war der Mensch sich so einsam und verlassen vorgekommen, niemals zuvor hatte sich binnen eines Lebensalters sein Horizont dermaßen um ganze neue Erdteile erweitert. Konnte man in den neu gewonnenen Ländern Ost- und Westindiens den Verkehr mit einheimischen Trägern und Fahrzeugen bewältigen oder wenigstens, wie dies Kaiser KARL V. inaugurierte, der auf den Rat des Indianerbischofs BARTOLOMÉ DE LAS CASAS (1474—1566) hörte, durch importierte Negersklaven Handel und Wandel aufrechterhalten, so mußte man zur Bemannung der Schiffe fast ausschließlich auf europäische Besatzungen zurückgreifen, wobei durch die bei der englischen Marine sprichwörtlichen „Pressgangs“ oft auch ältere, marantische und dekrepide Individuen an Bord kamen, die den Strapazen der Seefahrt in keiner Weise gewachsen waren. Man kann ohne allzu große Übertreibung geradezu von einer negativen Auslese sprechen, und die Sorglosigkeit und Gleichgültigkeit gegenüber dem Seemann steht in krassem Gegensatz zu der heutigen Situation, wo Einstell- und Kontrolluntersuchungen den Schutz des einzelnen Seemannes aber auch der gesamten Besatzung gewährleisten.

Einige wenige Zahlen sollen die erschreckend hohe Mortalität an Bord der die Ozeane durchpflügenden Segelschiffe dokumentieren, die im übrigen dazu führte, daß man bewußt im Heimathafen einen Verlust von $^1/_3$ der Besatzung bereits einkalkulierte und eine entsprechend stärkere Besatzung an Bord gab, was natürlich die Platznot noch vergrößerte und die Infektionsgefahr verstärkte. 1506 büßte ein spanisches Schiff mit 360 Besatzung auf einer zweimonatigen Reise 123 Mann ein, der berühmte Admiral Sir FRANCIS DRAKE (um 1540—1596) verlor 1585 während einer Expedition nach Westindien von 2300 Seeleuten fast 600, und auf einer Reise von Sir JAMES LANCASTER (gest. 1618) nach Ostindien starben im Jahre 1600 mehr als die Hälfte. Ganz besonders erschreckend waren die Verluste des englischen Linienschiffes „Gloucester“ 1617, das von 961 Mann 626 verlor!

Schuld an der hohen Mortalität trugen der Skorbut, das sog. Schiffsfieber, worunter sich wohl in erster Linie Flecktyphus verbarg, Malaria und besonders in Westindien das Gelbfieber. Selbst in Kriegszeiten und bei kriegerischen Auseinandersetzungen waren im Gegensatz zur Antike, wo in der Regel auch der schiffbrüchige Feind noch verfolgt und getötet wurde — die Seeschlacht von Salamis ist dafür das eindrucksvollste Beispiel — und daher die Zahl der Gefallenen sehr hoch lag, die Mortalitätszahlen infolge Krankheit wesentlich höher als infolge von Kriegseinwirkungen.

Zwei statistische Angaben mögen dies belegen. In den Jahren 1780—1783 erlitt die Westindische Flotte der Royal Navy in dem gelbfiebergefährdeten Gebiet der Karibischen See bei einer Mannschaftsstärke von 21608 Verluste von 3200 Toten infolge Erkrankung und nur 1148 an Gefallenen, obwohl sich die Geschwader fast ständig im Einsatz befanden, und noch in den Jahren 1830—1861 lagen die Mortalitätszahlen der Britischen Marine bei 13,3 ‰ an Krankheiten Verstorbener und nur 4,1 ‰ an ihren Verletzungen Erlegener.

Dennoch ist der stark sinkende Trend der Sterblichkeit an Bord unverkennbar. Betrug er im Durchschnitt bei der mächtigsten Marine jener Zeit, der englischen, 1760 noch 125 ‰ so war er 1810 auf 50 ‰, 1830 auf ca. 15 ‰ und 1878 auf 6,7 ‰ gesunken, während bei der deutschen Kaiserlichen Marine in jener Zeit schon ein Stand von 3 ‰ erreicht war, während die deutsche Handelsmarine noch eine sehr viel höhere Mortalitätsrate von ca. 10 ‰ aufzuweisen hatte. Dies war zweifelsohne auf der einen Seite ein klarer Erfolg der gemeinsamen Bemühungen einsichtiger Seefahrer, Politiker und Schiffsärzte um eine Hebung der Schiffshygiene und eine erfolgreiche Prophylaxe und Therapie der Infektionskrankheiten, auf der anderen aber auch die Folge des Übergangs in die *dritte Epoche*, die des *Schiffsantriebs mittels Maschinen*, und der *Konstruktion von Eisenschiffen.*

Die hölzernen Segelschiffe machten nämlich, zumal wenn zum Schiffbau schlecht abgelagertes grünes Holz verwendet worden war, oder nach längeren Fahrten in den Tropenmeeren die berüchtigte Bohrmuschel, früher Teredo navalis genannt, sich ins Holz eingebohrt hatte, Wasser, so daß das gesamte Schiffsinnere, besonders bei stürmischer See, wo Geschützpforten und Luken geschlossen werden mußten, ständig feucht war. Bei der großen Feuergefahr an Bord gab es dazu häufig nur einen Herd in der Kombüse an Bord, so daß auch eine Austrocknung kaum in Frage kam. Dies fiel bei eisernen Schiffen, die um 1840 die alten hölzernen zu verdrängen begannen, weg, dafür tauchten neue hygienische Probleme auf.

1777 hatte JAMES WATT (1736—1819) die erste brauchbare Dampfmaschine konstruiert, und schon 11 Jahre später wurde diese Antriebskraft von PATRIK MILLER (1731—1819) und WILLIAM SYMINGTON (1763—1831) bei kleinen Barkassen verwendet, lange bevor *1807 das erste Dampfschiff von* ROBERT FULTON (1765—1815) seine Jungfernfahrt auf dem Hudson unternahm. Freilich waren diese neuartigen Maschinen nur als Unterstützung der Segelkraft gedacht und sollten vor allem bei schwierigen Manövern in engen Gewässern und bei Flaute eingesetzt werden. Daher waren diese ersten Dampfer noch voll getakelt und erreichten ohne Segel nur Geschwindigkeiten bis zu 4 Knoten, die weit unter denen guter Segelschiffe lagen. Die neue Kategorie von Seeleuten, die Heizer, waren zuerst auch mehr geduldete Außenseiter an Bord und die mindere Bewertung des technischen Personals war lange Zeit geradezu sprichwörtlich für die Seefahrt und drückte sich nicht nur in der subalternen Stellung der Leitenden Ingenieure bei den Kriegsmarinen, sondern in dem nicht selten gespannten Verhältnis zwischen Kapitän und „Chief" aus. Erst unsere Zeit mit dem Bestreben, die Schiffsmaschinen von der Kommandobrücke zu fahren und zu überwachen und eine Art technischen Kapitän als Beruf der Zukunft einzuführen, scheint hier allmählich eine Sinnesänderung mit sich zu bringen.

Der entscheidende Vorteil der Dampfer, die zuerst als Raddampfer und erst von 1847 an als Schraubendampfer die Weltmeere befuhren, waren die erheblich verkürzten Seefahrtzeiten, die relative Unabhängigkeit von Wind- und Wetterverhältnissen, eine Verbesserung der Wasserversorgung durch die Möglichkeit, jederzeit über destilliertes Wasser zu verfügen und die Einführung von Heizung auf der einen und Eisschränken auf der anderen Seite. Auch die Raumnot war nunmehr kleiner geworden, wo es mit Hilfe von Eisen und Stahl gelang, wesentlich größere Schiffe zu bauen, und es nicht mehr notwendig wurde, auch den Handelsschiffen Geschütze, Kanoniere und Seesoldaten mitzugeben, weil seit 1852 von allen Kulturnationen die Piraterie verfemt worden war und damit Angriffe von Flibustiern und Korsaren auf Handelsschiffe im Frieden aufhörten.

Dafür entstanden neue schiffbauliche und auch sanitäre Probleme. Es mußte Raum für die Maschine, für Kohlen und Maschinenspeisewasser geschaffen werden. Die beträchtliche Hitze in den Maschinen- und Kesselräumen führte in den Tropen zu einer neuen Krankheit, den sog. „Heizerkrämpfen", die nicht selten tödlich im Sinne eines Hyperthermiesyndroms mit starken Mineralverlusten endeten, und die für die Sicherheit der Eisenschiffe notwendige Schotteneinteilung an Bord beeinflußte auch das wichtige Ventilationsproblem grundlegend, da nun nicht mehr durchlaufende Decks, sondern Einzelkammern und Abteilungen zu belüften waren. Die Eisenschiffe selbst waren den Temperaturschwankungen der verschiedenen Klimazonen wesentlich stärker ausgesetzt als die schlechter die Wärme leitenden Holzschiffe, und Temperaturen bis zu 75°C waren z.B. in französischen

Kriegsschiffen, die als erste auf die Intervention Kaiser Napoleon III. (1808 bis 1873) ab 1855 stark gepanzert wurden, nicht ungewöhnlich. Doch sei hervorgehoben, daß selbst der Autor dieser historischen Einführung im Persischen Golf erst vor einigen Jahren auf einem sonst voll klimatisierten Tanker im Maschinenraum Temperaturen von über 70° C messen konnte an Prüfständen, die regelmäßig vom Wachingenieur begangen werden mußten. Im Winter und in hohen Breiten hingegen konnten die anfangs sehr primitiven Heizanlagen Eisenschiffe nicht richtig erwärmen, so daß Erkältungskrankheiten sehr viel häufiger zu beobachten waren als an Bord der Segelschiffe, wozu das sich überall auf den Eisenteilen niederschlagende Kondenswasser mit beigetragen haben dürfte. Ebenso wie man in früheren Jahrhunderten den Durchtritt des Wassers durch das Holz des Schiffsrumpfes mittels Verkohlen der Außenfläche oder gar durch Anbringen von Kupferblechen, das Verätzen mit Eisenvitriol und insbesondere durch Kalfatern und Teeren zu verhindern trachtete, wurde nun begonnen, die Eisenteile im Innern des Schiffes mit Kork- oder Holzverschalungen abzudecken, um eine stärkere Wärmeausstrahlung oder Kälteeinwirkung zu vermeiden.

Mit der Ablösung des hölzernen Segelschiffes durch das eiserne Dampfschiff änderte sich aber auch die Art der Unfallverletzungen und Verwundungen in Kriegszeiten. Die häufigen Stürze von den Rahen und Masten wurden ganz selten, dafür nahmen Verbrennungen und Verbrühungen des Maschinenpersonals zu, und, wenn auch die Prozentzahlen der Gesamtausfälle während der Seeschlachten im Laufe der Jahrhunderte trotz völliger Änderung der Kampfesweisen sich nicht wesentlich voneinander unterschieden, so waren die Verwundungen doch jetzt ganz anderer Natur. An die Stelle des Rammens und Kaperns eines feindlichen Schiffes und des Kampfes Mann gegen Mann, der noch durch Speerwerfer, Steinschleuderer und später durch Arkebusiere von den Mastkörben aus unterstützt wurde, wobei also gleichsam das Schiff nur als Vehikel für Landtruppen galt, kam es allmählich mit dem Aufkommen der Breitseitengeschütze zu Distanzkämpfen, wobei der Enterung ein mehr oder weniger langes Artillerieduell zur Zerstörung der feindlichen Takelage oder zum Inbrandschießen des feindlichen Schiffes voranging. Später beschränkte man sich überhaupt auf die Vernichtung des Gegners par distance, und dessen Panzerung, die nun wieder, infolge der mangelhaften Ventilation, zu schweren gesundheitlichen Schäden Anlaß geben konnte, mußte mit immer stärkeren Kalibern durchbrochen und dadurch das Schiff zum Kentern gebracht werden. Standen also zuerst Säbelhiebe, Lanzenverletzungen und solche durch Wurfgeschosse im Vordergrund, gab es häufiger Splitterverletzungen durch von Geschossen zerfetzte, hölzerne Aufbauten, gegen die man sich im übrigen durch einen Schutzwall aus Hängematten zu sichern suchte, die ständig, um nicht in Brand zu geraten, mit Seewasser getränkt wurden, so traten nun gehäuft Granatsplitterverletzungen und Verbrennungen, aber auch, wie in der Skagerrakschlacht, Rauchvergiftungen in den in Brand geschossenen Geschütztürmen auf.

Dadurch veränderte sich das Verhältnis der Verwundeten und Toten sehr zuungunsten der Mortalität wie die nachfolgende Tabelle dreier bedeutender Seeschlachten zeigen möge:

Tabelle 1

1798	Nilschlacht	7985 Mann	678 Verwundete	218 Tote
1805	Trafalgar	17772 Mann	1242 Verwundete	449 Tote
1916	Skagerrak	60000 Mann	674 Verwundete	6016 Tote

Es besteht jedoch kein Zweifel, daß die Unfallrate auf Dampfern wesentlich niedriger lag als auf Segelschiffen. So wurde im Deutschen Reich in den Jahren 1901—1910 auf Dampfern eine Durchschnittsmortalität nach Verletzungen von 3,98 ‰ festgestellt, während im gleichen

Zeitraum auf Segelschiffen eine solche von 15,51‰ konstatiert wurde. Schon vorher zeigte eine andere Statistik aus dem Jahre 1860, daß der Dampfer wesentlich günstigere hygienische Bedingungen bot als Segelschiffe, bei denen die gesundheitlichen Verhältnisse mit der Größe sich noch weiter verschlechterten. So fand sich auf Dampfern eine Mortalität von 5,4‰, auf Korvetten von 8,1‰ und auf Fregatten sogar von 9‰. Ein besonders deutliches Beispiel für den Vorteil der neuen maschinengetriebenen Schiffe war das unfreiwillige Experiment eines französischen Expeditionskorps während der Überfahrt nach China im Jahre 1859. Bei den 12000 Mann, die teils mit Dampfern, teils auf Segelschiffen befördert wurden, war die Mortalität auf den Dampfern genau halb so hoch wie auf den Segelschiffen.

Wir werden noch sehen, daß neben den schiffbaulichen Änderungen natürlich auch die Bemühungen der Schiffsärzte auf der einen Seite und die Entwicklung der modernen Hygiene und insbesondere der Therapie der Mangel- und Infektionskrankheiten auf der anderen wesentliches zum schnellen Absinken der extrem hohen Sterblichkeits- und Erkrankungsziffern an Bord beitrugen. Ja, es gelang bereits anfangs des 20. Jahrhunderts die Unfälle mit tödlichem Ausgang an Bord so herunterzudrücken, daß andere Verkehrsberufe im Binnenland eine höhere Unfallrate aufwiesen als die Seeleute.

So erlitten von den Fuhrleuten im Jahre 1907 3,02‰ tödliche Unfälle, die Binnenschiffer erreichten 2,75‰ und bei den Seeleuten der Handels- sowie den Matrosen der Kaiserlichen Marine betrug die Unfallmortalität nur 1,19 bzw. 1,17‰.

Dieser auf den ersten Blick überraschende Trend hat sich auch in der Folgezeit fortgesetzt, und auch heute ist der Straßenverkehrsteilnehmer und der Binnenschiffer wesentlich stärker gefährdet als der Seefahrer, dessen Tätigkeit einst als einer der gefährlichsten Berufe galt.

1. Überblick über Ernährungsprobleme

Welche Bedeutung eine ausreichende und richtig zusammengesetzte Nahrung für die Gesundheit des Menschen hat, zeigte wohl in besonders eindrucksvoller Weise das Auftreten des Skorbuts, der jahrhundertelang als Geißel der Seefahrt betrachtet wurde. Wir werden darauf noch zurückkommen. An dieser Stelle sollen kurz die *Ernährungsbedingungen* dargestellt werden, wie sie an Bord anzutreffen waren. Drei Hauptgründe waren für die mangelhafte Lebensmittelversorgung an Bord in früheren Jahrhunderten verantwortlich: Die ungenügenden ernährungsphysiologischen Kenntnisse, die unzureichenden Konservierungsmaßnahmen und die Unmöglichkeit, auf den unterschiedlich langen Segelschifftrips in den notwendigen Abständen Frischproviant aufnehmen zu können. Für die Antike war offensichtlich die Ernährung der Seeleute kein besonderes Problem, denn man hatte ja fast jeden Abend Gelegenheit, sich wieder neu zu verproviantieren. Doch galt als Dauerverpflegung auch schon den Römern der Schiffszwieback, der „Panis nauticus“ und der eingesalzene Schinken, der „Petasunculus“; Nahrungsmittel, die aber offenbar bei den griechischen „Epibatai“ und den römischen „Mesonautae“ genau so unbeliebt waren wie bei den Matrosen späterer Generationen. Offensichtlich wurde an Bord auf die Hauptnahrungsmittel Brot und Fleisch genau so großer Wert gelegt wie an Land. Nur selten jedoch kam die Besatzung in den Genuß frischen Fleisches, wenn etwa an Bord eines der mitgeführten Schweine oder Hühner geschlachtet wurde. Immerhin war der Vorteil der Frischfleischernährung schon den mittelalterlichen Kreuzfahrern bekannt, die gelegentlich bei widrigem Wind von Venedig über einen Monat lang bis nach Akkon reisen mußten.

In den Reiseregimina für hochgestellte Persönlichkeiten wird nämlich ausdrücklich neben der Mitnahme von Wein und der Bekleidung mit einem Scharlach-Mantel aus rotgefärbtem Stoff, um damit vor Pest und Infektionskrankheiten geschützt zu sein, auch die Mitführung von lebendem Vieh empfohlen, um auf diese Weise von der z. T. sehr mäßigen Bordverpflegung unabhängig zu sein, und in späterer Zeit war es Sitte, daß zumindest die Offiziere auf eigene

Rechnung lebendes Vieh mit an Bord führten, das dann während der Reise geschlachtet wurde. Sonst konnte man nur eingepökeltes Fleisch oder Stockfisch mitnehmen, und so machten das Salzfleisch und der Klippfisch neben Brot das Hauptkontingent der täglichen Ration aus. Oft wurde unterwegs angefaultes oder sonst schon verdorbenes Fleisch eingekauft, das nur durch weiteres kräftiges Zusalzen einigermaßen genießbar gemacht werden konnte. Auch das Brot zerfiel im Laufe der Seereise infolge der ständigen Nässe in Krümel und war noch dazu häufig mit Ungeziefer aller Art, Würmern, Kakerlaken, Schaben und Mäuse- sowie Rattenexkreten verunreinigt. Außer Brot, Fleisch und Fisch standen noch Öl, oft genug schon ranzig gewordene Butter, Käse, auch dieser häufig voller Würmer, und Hülsenfrüchte auf der Speiserolle. Dazu gab es Essig, Zwiebeln, Knoblauch und Gewürze, während die holländischen Seeleute das Sauerkraut sehr schätzen, das wohl viele von ihnen vor dem Skorbut bewahrt haben dürfte. Später kamen noch Kartoffeln hinzu, die nun aber wieder unbedingt gekocht werden mußten. Bei hohem Seegang konnte indes bestenfalls eine Feuerstelle in der Kombüse mit einem Kochkessel unterhalten werden, in den dann alle Nahrungsmittel hineinkamen und zusammen gekocht wurden. Das ist wahrscheinlich der Ursprung des typischen Seemannsessen, des „Labskaus", eine norwegische Bezeichnung, das ein Püree aus Kartoffeln, Fleisch, Stockfisch, Erbsen, roten Rüben, Karotten, Gurken und Gewürzen darstellt und wofür früher anstatt der Kartoffeln Mehl verwandt wurde.

Abwechslungsreicher wurde die Verpflegung erst seit der Einführung der Konserven auf der Grundlage des von dem französischen Koch NICOLAS APPERT (1750—1840) 1804 entwickelten Konservierungsverfahren, wonach die Nahrung in Weißblechdosen gekocht und dann verlötet wurde. Schon von der Mitte des 18. Jahrhunderts an wurden an Bord im übrigen getrocknete Gelatinetafeln und, wie bei den Weltreisen des Kapitäns JAMES COOK (1728—1779), auch „Portable Soups", aus Suppeningredienzien und Mehl gepreßte Tafeln, mitgeführt. Später wurden nach ähnlichen Herstellungsverfahren auch sog. „Zeilolithen", „Getreidesteine" aus Bierwürze, zur Herstellung eines Dünnbieres an Bord mitgeführt. Liebigs Fleischextrakt fand sich ab 1865, Kondensmilch, allerdings vorzugsweise für die Säuglinge auf den Auswandererschiffen, ab 1866 an Bord, aber bereits von 1830 an war der Gebrauch der Konserven weit verbreitet.

Dabei war die Verpflegung, von den schweren Mängeln der Qualität und dem fast völligen Fehlen von Gemüsen und Obst abgesehen, sowie mit Ausnahme von Notsituationen, die allerdings bis in unsere Tage auf See immer wieder eintreten können, kalorisch durchaus hinreichend. Im 18. Jahrhundert z. B. erhielt ein Matrose der Royal Navy wöchentlich 4 Pfund Rindfleisch, 2 Pfund Schweinefleisch, 1,5 kg Erbsen, 1,5 kg Hafermehl, 180 g Butter, 360 g Käse, freitags in der Regel zusätzlich Stockfisch und täglich 1 Pfund Schiffszwieback. Das entsprach etwa 3700 kal pro Tag, einer Menge die auch heute für den mittelschwer arbeitenden Seemann für ausreichend erachtet wird.

Kalorisch spielten natürlich auch die *flüssigen Nahrungsmittel*, an ihrer Spitze die Alkoholika, eine nicht unbeträchtliche Rolle. Zweifelsohne hat es in früherer Zeit an Bord einen Alkoholabusus gegeben, was bestätigt wird, wenn man die Mengen berechnet, die dem einzelnen Seemann laut Speiserolle zustanden. Doch die Aussage des Bremerhavener Auswandererarztes HEINRICH WITH, „die Trunksucht ist der Aussatz der Matrosen", bezog sich wohl eher auf die wenigen Hafentage nach monatelangen Reisen in z.T. äußerst stürmischen Gewässern als auf den Alltag an Bord. Immerhin kamen von dem an Bord oft ad hoc hergestellten Dünnbier, dem man notabene noch antiskorbutische Eigenschaften zuschrieb, pro Kopf der Besatzung und Tag 4—5 Liter. Französische Seeleute erhielten $^1/_2$—1 Liter Wein pro Tag, aber dazu kamen noch bei praktisch allen Marinen Deputate an Branntwein, Rum oder Arrak von $^1/_4$—$^1/_2$ Liter. Bis ins 19. Jahrhundert hinein gab es bei der englischen Kriegsmarine die sog. „King's Allowance", eine aus der königlichen Schatulle bezahlte Sonderration Rum, die jeweils der Bootsmann an die gesamte Besatzung ausschenkte und die nach dem Dienstgrad gestaffelt war.

Um Exzessen vorzubeugen ordnete 1740 der englische Admiral EDWARD VERNON (1684—1757) an, diese „Necessity" jeweils mit der dreifachen Menge Wassers zu versetzen und dieser Mischung des besseren Geschmacks wegen, und wohl auch, um den Verschnitt ein wenig zu kaschieren, Zucker hinzuzufügen. Da der Admiral eines unscheinbaren grauen Rockes wegen, den er mit Vorliebe an Bord trug „Grogram" genannt wurde, ist dem von ihm eingeführten Seemannsgetränk der Name „Grog" verliehen worden, den es bis auf den heutigen Tag trägt. Erst 1832 wurden alkoholische Getränke zum Frühstück durch Tee oder Kakao bei der Britischen Marine ersetzt, allenfalls war vorher anstatt Wein oder Bier zum Brot morgens Hafer- oder Gerstenschleim gereicht worden.

Dieser Abusus der geistigen Getränke an Bord ist nicht nur aus der besonderen psychischen Situation an Bord erklärlich, nicht nur eine Folge von Nässe und Kälte, sondern wohl auch im Zusammenhang mit den besonderen Problemen der Trinkwasserversorgung an Bord zu sehen, da einzig die alkoholischen Getränke und insbesondere solche in konzentrierter Form längere Zeit haltbar waren und oft als Flüssigkeitsersatz oder zur „Verbesserung" putride gewordenen oder brackigen Wassers herangezogen wurden.

2. Trinkwasserversorgung

Damit ist das Stichwort für eines der schwierigsten Probleme der Schiffahrtsmedizin, die *Trinkwasserversorgung*, gefallen. Während durchaus Beobachtungen bekannt wurden, wonach Seeleute 17 bis 76 Tage ohne zusätzliche feste Nahrung auskamen, bricht der Körperstoffwechsel bereits zusammen, wenn ihm länger als 3 Tage kein Wasser zugeführt wird. Daher hatte schon PLINIUS den Seeleuten empfohlen, besondere Stellen im Meer aufzusuchen, wo angeblich Süßwasser aus unterseeischen Quellen austreten und dann auf dem Salzwasser schwimmen würde. Diese merkwürdige Anschauung hat dann noch 1688 ein englischer Weltreisender, WILLIAM DAMPIER (1652—1715), vertreten, der glaubte, daß man noch viele Meilen von der Küste entfernt Süßwasser der ins Meer mündenden Flüsse für die Trinkwasserverwendung an Bord gewinnen könnte. Schon die antiken Autoren waren fest davon überzeugt, daß der Genuß von Seewasser auf die Dauer schädlich sein müßte und haben, trotz der relativ leichten Versorgungsmöglichkeiten von Schiffen in Küstenfahrt, bereits eine ganze Reihe von Verfahren angegeben, um aus Salzwasser Süßwasser zu gewinnen. Die Versuche PETER DES GROSSEN (1672—1725), die Kinder seiner Matrosen bereits von klein auf durch ständiges Trinken geringer Seewassermengen allmählich an das Salzwassertrinken zu gewöhnen, dürften ein Unikum geblieben sein.

Zur *Entsalzung* sind in erster Linie zwei Verfahren an Bord herangezogen worden, das Filtrieren und Destillieren mit und ohne Zusätze. Der erste, der ein *Filtrationsverfahren* angegeben hat, dürfte ARISTOTELES (384—322 v.Chr.) gewesen sein. Er hat an zwei Stellen seiner Werke, in der „Meteorologia" und der „Tierkunde" empfohlen, angebl. „Wachsgefäße" neben das Schiff ins Meer zu tauchen, in denen sich nach einer gewissen Zeit dann Süßwasser finden würde.

Diese Hinweise auf die ominösen Wachsgefäße, die in Wirklichkeit natürlich keinen Durchtritt von Süßwasser erlauben, tauchten dann immer wieder in der medizinischen Literatur der folgenden Jahrhunderte auf. Schon der Aristoteles-Kommentator ALEXANDER VON APHRODISIAS (um 200 n. Chr.) erwähnte sie, im Mittelalter wies JOHN OF GADDESDEN (1280 ?—1362) darauf hin, wobei er sich wie auch der islamische Naturforscher AL-BIRUNI (973—1048) und der byzantinische Gelehrte NIKEPHOROS BLEMMIDAS (1197 ?—1272) sicherlich auf weitere ähnliche Berichte von AELIAN (um 170—235 n. Chr.) und vor allem OLYMPIODOROS (5. nachchristl. Jahrhundert) stützte. Immer wieder tauchten auch in der Literatur der Neuzeit diese ominösen Wachskugeln auf, so bei JACQUES GOHORY (gest. 1576) 1567, bei GIOVANNI BATTISTA DELLA PORTA (1535—1615) 1589, bei dem Brasilienreisenden JEAN DE LERY 1580 und bei ANDRES DE LAGUNA (1499—1560) dem Leibarzt Kaiser Karl V. Der englische Naturforscher und Geistliche STEPHAN HALES (1677—1761), der sich intensiv mit der Süßwassergewinnung beschäftigte, hat sich ebenso mit den Wachskugeln und ihrer angeblichen Filtrationskraft befaßt wie noch 1792 JOHANN FRIEDRICH WILHELM OTTO (1753—1814), der allen Ernstes behauptete, daß es ihm gelungen sei, kleine Mengen Süßwasser nach stundenlangem Eintauchen von Wachskugeln in Meerwasser zu gewinnen.

Es ist sehr interessant, daß schon in der Antike eine andere Art der Seewasserfiltration bekannt war, die durch Tongefäße, die wohl auf die Anschauung von THALES VON MILET (um 624—548 v. Chr.) zurückgeht, daß Süßwasser durch die Erde gefiltertes Seewasser sei. So hat ein Zeitgenosse des OLYMPIODOROS JOHANNES PHILOPONOS anstelle der Aristotelischen Wachsgefäße „kerama angeia“ Tongefäße empfohlen, und der große italienische Architekt des 15. Jahrhunderts Leon Battista Alberti (1404—1472) behauptete 1452 ebenfalls, mit Hilfe von irdenen Gefäßen Seewasser gewonnen zu haben, wohingegen Della Porta aufgrund von eigenen Versuchen dieser Methode mit Tongefäßen skeptisch gegenüberstand und daneben eine kontinuierliche Filtration durch mehrere, mit Erde gefüllte Tongefäße oder durch reinen Ton erwähnte, ohne auch hierbei allzu optimistisch zu sein. Daß die Erde als besonders heilsam angesehen wurde, geht nicht nur aus der ausgedehnten Verwendung von Terra sigillata — besonders berühmt waren die Heilerden aus Lemnos, Palästina und später aus Niederschlesien — nicht zuletzt durch die Landreisenden hervor, die diese oft als eine Art prophylaktische Panazee aussahen, sondern auch aus der Empfehlung arabischer Autoren, auf längeren Reisen ein Säckchen heimatlicher Erde mit sich zu führen, um diese in verdächtiges Trinkwasser zu schütten und sich dadurch vor Erkrankungen zu schützen. Der berühmte Ozeanologe Graf Luigi Ferdinando di Marsigli (1658—1730) hatte dann 1725 das Sukzessivfiltrationsverfahren von della Porta wieder aufgenommen und bei Versuchen mit Erde und Sand gefunden, daß mit Sand gefüllte Tongefäße, von denen er bis zu 15 verwandte, noch am ehesten in der Lage waren, geringe Mengen einigermaßen salzfreien Trinkwassers zu liefern.

Diese Entsalzung durch Filtrierung mittels Sand war bis in die Neuzeit geradezu ein Glaubensbekenntnis der Naturforscher, seitdem es offenbar Julius Caesar (100—44 v. Chr.) während der Belagerung von Alexandrien 48 v. Chr. durch den ptolemäischen General Ganimedes gelungen war, nahe am Strand durch Bohren von Löchern im Sand Süßwasser für seine eingeschlossenen Truppen zu gewinnen, und in dem pseudo-aristotelischen Traktat der „Problemata physica“ darauf hingewiesen wurde, daß man an der lybischen Küste in Sandlöchern Süßwasser finden könne. Sowohl Francis Bacon von Verulam (1560—1626) als auch Georg Pictorius (um 1500—1569) in seinem speziellen Traktat, dem „Raisbüchlein“ von 1557, in dem sich auch sonst eine ganze Anzahl von hygienischen Vorschriften finden, wie man sich in fremden Ländern verhalten solle, haben diese Filtration durch Sand beschrieben, und auf holländischen Schiffen wurden „Lapis mexicanus“ genannte Filtriersteine aus Ton oder Sandstein benutzt, die zwar das Wasser klären, jedoch das Kochsalz aus dem Seewasser kaum entfernen konnten. Solche Filtriersteine sind an Bord bis in das 20. Jahrhundert hinein, allerdings nicht zur Entsalzung von Seewasser, sondern zum Reinigen des oft verfaulten und mit Verunreinigungen versetzten Trinkwassers, in Gebrauch gewesen. Kürzlich konnte Goethe für die von ihm geleitete Abteilung für Schiffahrtsmedizin im Bernhard-Nocht-Institut für Schiffs- und Tropenkrankheiten in Hamburg einen solchen Stein erwerben, mit dem eingehende wissenschaftliche Untersuchungen durchgeführt werden sollen. Auch der bedeutende Förderer der Schiffahrtsmedizin James Lind (1716—1794) hat sich derartiger Sandfilter bedient, indem er ein mit Sand halb gefülltes kleineres in ein ebenfalls Sand enthaltendes größeres Faß stellte und auf diese Weise eine Doppelfiltration erzielte. An dieser Stelle sei noch kurz darauf hingewiesen, daß die merkwürdige Empfehlung des Aristoteles dann eine Erklärung finden könnte, wenn man, wie dies diskutiert wurde, anstelle des griechischen Ausdrucks für Wachsgefäße „angeia kerina“ den für Tongefäße „angeia kerama“ setzen würde. Es handelte sich nach dieser Version dann um einen reinen Schreibfehler, der in die zahlreichen lateinischen Übersetzungen des Mittelalters gelangt sei. Diese Ansicht wird durch die Erwähnung von Tongefäßen zum Zwecke der Seewasserfiltrierung durch andere antike Autoren durchaus gestützt. Auch soll es mit alten gebrauchten Tongefäßen tatsächlich gelungen sein, kleine Mengen einigermaßen trinkbaren Wassers zu produzieren, doch wird von einigen Autoren der Verdacht ausgesprochen, daß es sich dabei nicht um entsalztes Seewasser, sondern in der Gefäßwand befindliches Süßwasser gehandelt habe, daß infolge von Osmose langsam ins Innere der Töpfe gesickert sei. Eine recht eigenartige Methode der Süßwassergewinnung, die wohl ebenfalls mehr spekulativer Art war, wurde von Plinius erwähnt. Um das Schiff gespannte Wollvliese sollten nämlich von der aufspritzenden Gischt Süßwasser zurückhalten können. Diese Empfehlung nahm kein Geringerer als Francis Bacon wieder auf, der sogar eigene Versuche anstellte und darüber berichtete, ohne klar für oder gegen diese Methode Stellung zu nehmen.

In späterer Zeit wurden diese Methoden, mit Hilfe der Filtration aus Meerwasser Süßwasser herzustellen, ganz aufgegeben, und Filter wurden in erster Linie zur Reinigung verschmutzten Süßwassers oder putride gewordenen bzw. mit Algen oder Bakterien verunreinigten Trinkwassers an Bord benutzt. Neben Kohlen-, Schwamm-, Sand- und Steinfiltern hat man sogar im Notfall Schiffszwieback, Leinentücher oder dünn geschnittene Baumstammscheiben empfohlen, andererseits sollte der Geschmack durch das Eintauchen von glühendem Stahl — eine Methode, die wohl erstmals Johann Rudolf Glauber (1603—1670) empfahl, der auch als „Consolatio navigantium“ ein verdünntes Salzsäurepräparat zur Haltbarmachung von Trinkwasser angegeben hatte — oder durch Zusatz von Natron, Magnesia, Kalk aber natürlich auch Wein, Rum, Branntwein oder Zitronensaft verbessert werden. Dies war um so nötiger, als sowohl das mit primitiven Mitteln filtrierte Seewasser als auch das in geteerten Segeln aufgefangene Regenwasser und erst recht das viele Monate in den Wasserfässern stagnierende Trinkwasser an Bord oft einen unerträglichen Geruch und Geschmack angenommen hatten.

Alle diese soeben geschilderten Methoden sind jedoch schon relativ früh von der Meerwasserdestillation abgelöst worden. Ausgehend von der aristotelischen Lehre vom Wasserkreislauf — das verdampfte Meerwasser sollte wieder als süßes Regenwasser auf die Erde niederfallen — hat der schon erwähnte ALEXANDER VON APHRODISIAS wohl erstmalig das Prinzip der *Destillation* erwähnt, als er davon schrieb, daß „einige frisches Wasser dadurch erhalten, daß sie Seewasser in großen Kesseln auf dem Feuer erhitzen und die aufsteigenden Dämpfe in geeigneten Gefäßen auffangen". Gemeinhin wird aber die Einführung der Seewasserdestillation in der Seefahrt dem Kirchenvater BASILIOS (329—379) zugeschrieben, der in seinen „Homilien", einem exegetischen Predigttext, darauf hinwies, daß Seeleute in Notsituationen Meerwasser sieden und die Dämpfe in Schwämmen auffangen könnten, um Trinkwasser zur Verfügung zu haben.

Bei dem großen Interesse der arabischen Wissenschaft an chemischen Problemen nimmt es nicht wunder, daß auch islamische Gelehrte sich mit der Meerwasserdestillation befaßten wie etwa ABU MANSUR MUWAFFAQ IBN ALI AL HARANI um 975. Diese Seewasserdestillation wurde nach der Entdeckung Amerikas dringender denn je, denn die monatelangen Fahrten auf dem Atlantischen und Stillen Ozean ohne jede Landberührung in Zonen, in denen kaum mit Regen zu rechnen war, forderten kategorisch eine Sicherung der Trinkwasserversorgung. Schon GILBERTUS ANGLICUS, der selbst 1227 eine Reise in das Heilige Land antrat, hatte zur „Sedatio sitis" eine Destillationsmethode mittels Alembik und Sandfiltern empfohlen, und in der Tat war man bis ins 19. Jahrhundert der Überzeugung, daß vor dem eigentlichen Destillations- und Kondensationsprozeß das Ausfällen der festen Bestandteile und, wenn möglich, auch des Seesalzes zu treten haben. Zu diesem Zwecke wurden dem Meerwasser vor dem Destillierprozeß alle möglichen Substanzen wie Knochenasche, Holzkohle, pulverisierte Kreide, verdünnte Salz- oder Schwefelsäure, Höllenstein oder Hausenblase, zugesetzt. Auch Alaun, Austernschalen, Silbersalze, Weinstein, ja sogar Seifenlauge, Eisen- oder Kupfersulfat waren im Gebrauch. Noch kämpften ja die Anhänger der Filtrations- mit den Befürwortern der Destillationsmethoden, und es ist interessant, daß kein Geringerer als der große deutsche Philosoph WILHELM LEIBNITZ (1646—1716), der die Bedeutung der Meerwasserentsalzung für die Seefahrt klar erkannt hatte, nachdem er auch die Destillationsverfahren erwähnt hatte, doch für die „Percolatio" durch Sand oder Bleiglätte plädierte.

Schon im 16. Jahrhundert sind dann derartige Destillationsapparate an Bord von Expeditions- und Entdeckungsschiffen genommen worden, und die guten Erfahrungen, die etwa Sir RICHARD HAWKINS (um 1562—1622) oder PEDRO FERNANDEZ DE QUIROS (1565—1615) auf ihren Entdeckungsreisen oder die Holländisch-Ostindische Kompagnie damit machten, haben sicherlich erheblich zur Verbreitung der Destillation an Bord beigetragen. Freilich waren noch manche Schwierigkeiten zu überwinden, bis das Verfahren routinemäßig Anwendung an Bord fand. Der schlechte, oft brenzliche Geschmack des Destillats, die Mitnahme größerer Mengen von Brennstoff, sei es Holz oder Kohlen, das Überschwappen des Rückstandes bei bewegter See, die Kühlung des Rezipienten und die ständige Feuergefahr bei Verwendung eines besonderen Herdes außerhalb der oft ausgemauerten Kombüse, alles das galt es in mühseliger Arbeit zu überwinden. Der schon erwähnte englische Geistliche HALES z. B., der 1739 ein ganzes Buch über die Meerwasserdestillation schrieb, ließ das Wasser vor der Destillation faulen, klärte es dann mit Fischleim und destillierte nur ein Drittel des Meerwassers über, um so das Eindringen der übel schmeckenden und riechenden Rückstände zu vermeiden. Er versuchte alle möglichen Zusätze, doch kam er zur Erzielung eines guten einwandfreien Trinkwassers um eine zweite Destillation nicht herum. Schließlich empfahl er anstelle der damals üblichen Kupferkessel solche aus Eisen oder Zinn. 1717 konnte JEAN GAUTIER (1679—1743) im Hafen von Lorient zeigen, daß man einwandfreies Trinkwasser auch ohne jeden chemischen Zusatz allein mit Hilfe eines adäquaten Apparates — er hatte eine Art Großtauchsieder konstruiert, der das Seewasser von innen her erhitzte — gewinnen konnte. Das mit seiner „Usine distillatoire" erzeugte Trinkwasser diente einen Monat lang zur Versorgung des Kriegsschiffes „Triton" und soll „aussi légère que celle de la meilleure fontaine du port de Lorient" gewesen sein. LIND hatte dann 1761 einen von ihm konstruierten Apparat in Portsmouth vorgeführt, auch er arbeitete allein mit der physikalischen Destilliermethode. Ihm erwuchs aber in GEORGE JAMES IRVING (1722—1798) ein Gegenspieler, da dessen Gerät, 1770 konstruiert, von den Dämpfen der Kombüse erhitzt werden konnte, und es neben der Meerwasserdestillation in einem im gleichen Kessel eingebauten Fach möglich war, das Essen gar zu kochen. Damit war eine zweite Feuerstelle mit all ihren Gefahren unnötig geworden. Auch in Frankreich wurden weitere verbesserte Geräte bekannt. 1754 machten der Brester Hafenarzt ETIENNE CHARDON DE COURCELLES (1705—1775) und 1763 PIERRE ISAAC POISSONNIER

(1720—1798), Generalinspekteur des Gesundheitsdienstes der französischen Marine ihre Erfahrungen bekannt, und mit der Einführung der Dampfmaschinen war auch die Beheizung dieser Apparate kein Problem mehr. So wurde im 19. Jahrhundert wohl fast jedes auf eine Entdeckungs- oder Weltreise aussegelnde Schiff mit einem Destillierapparat ausgerüstet.

Doch stellten sich nunmehr, nachdem die technischen Schwierigkeiten überwunden waren, neue Probleme. Das destillierte Wasser war nämlich vielen Ärzten im 19. Jahrhundert in gesundheitlicher Hinsicht suspekt, obwohl es ja, solange noch nicht mit Unterdruckverfahren gearbeitet wurde, beim Destillationsvorgang gleichzeitig sterilisiert wurde. Aber schon HALES hat die Schädlichkeit des destillierten Wassers wegen des Fehlens von „nährenden Substanzen" behauptet, und noch Ende des 19. Jahrhunderts übertrug man das Ergebnis von Tierversuchen, die die Schädigung von Zellen und Protozoen durch destilliertes Wasser ergaben, ohne weitere auch auf die Schiffahrt; die Ernährungsphysiologie war ja noch im Entstehen. Erst durch einen Großversuch an 41 französischen Gefangenen auf der Ile d'Henet im Jahre 1818, die als Getränk ausschließlich destilliertes Wasser erhielten, wurde bewiesen, daß dieses an sich nicht schädlich war. Freilich spielte hierbei eine etwaige Mineralverarmung keine Rolle. Dagegen beschäftigte im Zusammenhang mit dem Trinkwasserproblem eine andere Frage viele Jahre lang die ärztliche Öffentlichkeit in Frankreich. Auf französischen Kriegsschiffen war es nämlich nach Einführung einer Art zentraler Wasserversorgung — 1815 waren die alten Holzfässer z.T. durch eiserne Wassertanks ersetzt worden — und infolge des Zusatzes von Zitronensaft als Skorbutprophylaxe zu einem merkwürdigen kolikartigen epidemieähnlichen Krankheitsbild gekommen, das zuerst den Namen „Colique sèche des pays chauds" erhielt. Erst 1859 konnte AMÉDÉE LEFÈVRE (1798—1869) die wahre Ursache dieser Erkrankung aufdecken, die in einer chronischen Bleivergiftung bestand. Auf französischen Schiffen dienten nämlich im Gegensatz zu den englischen, die mit Zinnröhren ausgerüstet waren, Bleiröhren dem Wassertransport, aus denen das mit Zitronensaft, Essig oder Obstsaft angesäuerte Trinkwasser ständig kleinste Bleimengen herauslöste. Ein Pendant fand dieses Krankheitsbild in der chronischen Bleivergiftung der Lagerhalter, die ständig in den schlecht belüfteten Räumen unter der Back mit dem Anrühren bleihaltiger Ölfarben zu tun hatten.

Die Größe und umständliche Bedienung der Destilliergeräte erlaubte es allerdings kleineren Dampfern und Seglern nicht, derartige Apparate an Bord mitzuführen. Diese Schiffe mußten sich nach wie vor der Wasserfässer und Wassertanks bedienen. Dabei bemühte man sich natürlich sehr, leere Fässer möglichst bald in Häfen oder an Küstenquellen nachzufüllen. Wenn es aber so geschah, wie das in früheren Zeiten immer wieder einmal berichtet wurde, daß nämlich das Frischwasser wegen des Mangels an geeigneten Gefäßen einfach in die Rettungsboote geschüttet wurde, in denen dann die Ruderer bis zum Rumpf im Süßwasser saßen, dürften die elementarsten hygienischen Bedingungen außer acht gelassen worden sein.

Doch auch sonst wurden allerorten Klagen über die Qualität des mitgeführten Trinkwassers laut. In dieser Beziehung erging es natürlich Reisenden in fremden Ländern manchmal nicht viel besser, die sicherlich oft den Rat des bereits zitierten „Raisbüchleins" von PICTORIUS befolgten, in unbekannten Gegenden die Brunnen erst einmal voll auszuschöpfen und dann zur Kontrolle der Reinheit ein sauberes Tuch herabzulassen. Wenn sich kein Moos daran verfing, sollte das Wasser ohne Bedenken genießbar sein.

In der Regel begann das natürlich unter unsterilen Bedingungen eingefüllte Trinkwasser in den Fässern nach 2—4 Wochen zu faulen, und man war früher durchaus der Auffassung, daß erst nach Absetzen der dabei gebildeten Schwebestoffe und Algen, einem trüben, oft ekelhaft riechenden Rückstand, das Wasser wieder trinkbar wäre. Daher rührte die Empfehlung, in den ersten Wochen nach der Ausfahrt vorzugsweise Bier oder Wein auszuschenken, und erst später die

Wasservorräte auszugeben. Man war schließlich auch der Überzeugung, daß bereits verunreinigtes Wasser schneller faulen und daher schneller wieder zu Trinkzwecken zur Verfügung stehen würde als frisches Quellwasser, und nur aus derartigen Vorstellungen heraus ist die Empfehlung an englische Kapitäne zu verstehen, doch vorzugsweise Themsewasser als Trinkwasser an Bord zu übernehmen. Französische Hygieniker haben dann Ende des vorigen Jahrhunderts in der Tat beobachtet, daß das Wachstum von Grünalgen den Bakteriengehalt vermindert und daß nach Absinken des Algenrasens das überstehende Wasser wieder einigermaßen trinkbar wird. Diese Erfahrung hatten sich schon Ärzte im 17. Jahrhundert zunutze gemacht. So empfahl MARTIN LISTER (1638—1712) vor dem Destillationsprozeß das berühmt-berüchtigte Sargasso-Gras dem Seewasser zuzusetzen, andererseits fügte man auch dem Destillat gelegentlich zur weiteren „Reinigung" Grünpflanzen oder Hausenblase zu. Freilich, meist blieb die Qualität des Trinkwassers auf langen Reisen unter aller Kritik und zahllose Klagen über die ekelhaft stinkende Brühe, voller Algen und Würmer, die man in kleinsten Mengen als Trinkwasser ausschenkte, durchziehen die Geschichte der Schiffahrtsmedizin wie ein roter Faden. Kein Wunder, daß oft nur der Zusatz von Rum oder Branntwein ein derartiges Getränk einigermaßen genießbar machte.

Erst mit der Einführung der *eisernen Wassertanks* wurde das anders. Die Wassertanks, die fest in das Schiff eingebaut werden konnten, hatten allerdings auch einen Nachteil, sie rosteten schnell. Während einzelne Ärzte diesen Rost, der sich als rotbrauner Niederschlag im Wasser zeigte, sogar begrüßten, glaubten sie doch, durch zusätzliche Zufuhr von Eisen die Tropenanämien, wohl in erster Linie Folgen der Malaria, damit heilen zu können, ja gingen sie sogar so weit, Rost in das Brot an Bord einbacken zu lassen, um ein Dauerprophylaktikum gegen die Blutarmut zur Verfügung zu haben, so sahen andere Schiffsärzte bald, daß das rostige Wasser häufig zu Magenbeschwerden und Gastritiden führte. Innenanstriche mit Teer, Email, Mastix, Harz oder Wasserglas oder gar, wie auf französischen Schiffen, mit bleihaltigen Farben bewährten sich nicht, weil sie entweder gesundheitsgefährdend oder geschmacksverschlechternd wirkten oder schnell wieder von den Tankinnenwänden abbröckelten. Am besten hat sich dann bis zum Aufkommen der modernen antibakteriell wirkenden Anstriche die ab 1863 eingeführte Zementauskleidung bewährt. Heute ist der alte Eisentank praktisch überall durch rostfreien Stahl, Aluminium oder Kunststoff ersetzt worden. Das Wasser wird heute zwar nicht mehr, wie in der Segelschiffszeit in den Holzfässern geschwefelt oder mit Pech, Harz oder Manganerz behandelt, wenn das Verkohlen der Innenfläche der Fässer oder das Verkupfern, womit der Kontakt des Wassers mit fäulnisfähigen Eiweißsubstanzen des Holzes vermieden werden sollte, nicht ausreichend war, doch immer noch stellt die einwandfreie Wasserversorgung sowohl vom chemischen wie vom bakteriologischen Standpunkt aus ein besonders schwieriges Gebiet der Schiffahrtsmedizin dar.

Kurz soll noch auf eine besondere Art der Süßwassergewinnung hingewiesen werden, die durch die Entdeckungsreisen von COOK bekannter geworden ist. In antarktischen Gewässern hatte COOK 1773 Eisstücke von Eisbergen an Bord bringen lassen, die nach ihrem Schmelzen genießbares Trinkwasser ergaben. Schon THOMAS BARTHOLIN (1616—1680) und ROBERT BOYLE (1627—1691) hatten festgestellt, daß in gefrorenem Meereseis der Salzgehalt sehr viel niedriger war als im Seewasser selbst. Weitere Versuche und Überlegungen stellte 1697 SAMUEL REYHER (1635—1714) an, der glaubte, daß der geringere Salzgehalt durch Auspressen und Absinken des Salzes beim Gefrierprozeß erklärt werden könne. Kurz nach der Bekanntgabe der Cookschen Erfahrungen mit Eisschmelzwasser widmete dann der italienische Professor in Verona ANTONIO MARIA LORGNA (1735—1796) diesem Problem mehrere wichtige Arbeiten, die in den Jahren 1786—1790 erschienen. Tatsächlich sind in unseren Tagen wieder ganz ähnliche Gefrierversuche zur Gewinnung von Süßwasser aus Meerwasser aufgenommen worden. Auch hier ist die Forschung also weiterhin im Fluß. Wir sind daher auf dieses Kardinalproblem der Schiffsmedizin und -hygiene in früherer und heutiger Zeit bewußt ausführlicher eingegangen.

3. Belüftungsprobleme an Bord

Kürzer kann ein anderes wichtiges Gebiet der Schiffshygiene, die *Ventilation*, behandelt werden. Sie hatte jedoch für die Seefahrt auf den hochbordigen Schiffen mit durchgehenden geschlossenen Decks und besonders auf den Eisenschiffen mit ihrer Schotteneinteilung mindestens ein so große Bedeutung wie auf einem anderen Gebiet der Arbeitsmedizin, im Bergbau. Die Parallelen der Entwicklung der Belüftungseinrichtungen an Land und auf See sind daher unverkennbar, zumal mit den immer tieferen Schachtbohrungen vor Ort auch Klimaverhältnisse auftraten, die denen in den Tropen oft ähnlich waren.

Auf griechischen und römischen Galeeren und auf den venezianischen und Genueser Ruder- und Segelschiffen spielten Ventilationsfragen praktisch noch keine besondere Rolle. Ursprünglich konnten die großen Decks nur durch die Niedergänge, mit Grätings versehene Luken und die Geschützpforten belüftet werden. Das war bei gutem Wetter durchaus ausreichend, aber, wenn bei hochgehender See alle diese Öffnungen verschlossen werden mußten, dann herrschte in den Decks eine geradezu mephitische Luft.

Der englische Wundarzt Tobias Smollett (1721—1771) hat diese Atmosphäre wie folgt drastisch beschrieben: „Wir stiegen auf mehreren Leitern zu einem Raum hinunter, der so finster war wie ein Kerker und sich mehrere Fuß unter Wasser direkt über dem Kielraum befand. Ich hatte diesen schauderhaften Abgrund kaum betreten, als mir ein Geruch von verdorbenem Käse und ranziger Butter entgegendrang, so fürchterlich, daß man glaubte, dem Styx selber zu begegnen.“ In der Tat mußten ja in diesen Räumen sich nicht nur bei Tag und Nacht die Freiwachen aufhalten, dort wurden am Abend auch die Hängematten dicht an dicht gezurrt und gleichzeitig gegessen, getrunken, gelesen oder gespielt. Dort versuchte man die nassen Oberkleider zu trocknen, und jeder bewahrte in seiner Backskiste den wöchentlich verteilten Trockenproviant auf. War dieser Gestank mehr eine Belästigung, so sind doch auch ernste Zwischenfälle mit Asphyxie, ja sogar Todesfälle von Zimmerleuten beschrieben worden, die in die praktisch nicht ventilierbare Bilge zu Reparaturarbeiten heruntersteigen mußten, und dann ähnlich, wie das immer wieder bei Unfällen in kohlensäurehaltigen Brunnen berichtet wurde, in dem sauerstoffarmen Milieu erstickt sind.

Die älteste Art der Ventilation stellten zweifelsohne die Windsegel dar, die aber nur den Fahrtwind in die offenen Luken leiten und daher bei Flaute oder starkem Sturm nicht in Aktion treten konnten. Eine gezieltere Ventilation erlaubten schon die sog. „Windschläuche“, womit frische Luft in tiefere Decks geleitet werden konnte. Erst mit dem Aufkommen der Bullaugen im 19. Jahrhundert, die zugleich einer besseren Beleuchtung der Kajüten und Decks dienten und gegenüber der Gewalt der Wellen wesentlich widerstandsfähiger waren, kamen dann die auch heute noch bekannten Windhutzen in Gebrauch, die den Fahrtwind direkt in die betreffenden Kammern oder Decks abfingen.

Die ersten Versuche einer maschinellen Ventilation gehen bis ins 18. Jahrhundert zurück.

1734 kontruierte Jean Théophile Desagulier (1683—1744) eine Maschine, die nach dem Prinzip des Fächers arbeitete, aber noch von Menschenkraft, von einem sog. „Ventilator“ bedient werden mußte. 1741 machte der schon erwähnte Hales, der auch über die Ventilation an Bord eine eigene Schrift publizierte, einen Ventilationsapparat bekannt, der, wie ein Blasebalg, von zwei Männern bedient, die Luft sowohl in die Decks hineinpumpte als auch absaugte. Damit war das Prinzip des kontinuierlichen Luftstroms ausgenutzt, das schon vorher zur Luftreinigung angewandt wurde, als man erkannt hatte, daß die wärmere, also verbrauchte Luft nach oben steigt und die neu einströmende kältere Luft sich am Fußboden hält. Durch das Anbringen von entsprechenden Ein- und Ausflußöffnungen gelang es daher schon mit Hilfe der Windschläuche, einen gewissen Luftaustausch in den Decks zu erreichen. Nachteilig wirkte sich bei allen diesen Verfahren die Notwendigkeit aus, ständig einen oder mehrere Seeleute mit der Bedienung der Maschine zu beschäftigen. Diesen Umstand versuchte 1745

Samuel Sutton durch den Anschluß einer Art Röhrenventilation an die Feuerung der Kombüse zu überwinden. Die Heißluft über dem Kombüsenherd sollte schlechte Luft aus dem Schiffsinnern abziehen und indirekt frische Seeluft ansaugen. Doch funktionierte dieses System nur bei gutem Wetter, da bei Seegang nicht nur alle Luken und Geschützpforten geschlossen waren, sondern meist auch das Feuer im Kombüsenherd gelöscht werden mußte.

Erst die Dampfkraft ließ dann die Konstruktion von geeigneten Ventilationsmaschinen zu, wobei von nun an technische Probleme vor solchen der Hygiene die Oberhand hatten. Auch eine Art Klimatisierung ist schon aus dem frühen 19. Jahrhundert bekannt, als man mit Hilfe von Luftfilteranlagen versuchte, die hohe Luftfeuchtigkeit in den schwül-heißen Tropenzonen mittels Durchleiten der Außenluft durch Kalziumkarbonatfilter zu vermindern. Damals hoffte man im übrigen auch noch, damit die schädlichen Miasmen der Seeluft, die nicht nur für die Entstehung verschiedener Infektionskrankheiten, sondern auch des Skorbuts angeschuldigt wurden, zurückhalten zu können.

4. Schiffsreinigung

Im Gegensatz zu den heutigen Verhältnissen an Bord lagen die *Reinlichkeit*, die *Heizung* und die *Beleuchtung*, Probleme, denen wir uns nunmehr zuwenden wollen, sehr im argen. Die außerordentlich beengten Wohnverhältnisse auf den überbesetzten Segelschiffen und die geringen zur Verfügung stehenden Frischwassermengen trugen wohl die Hauptschuld daran, daß bei den Mannschaften in der Regel die persönliche Sauberkeit sehr klein geschrieben wurde. Erst Cook und Nelson haben dann eigentlich, von einzelnen anderen weitsichtigen Admiralen und Kapitänen abgesehen, die Notwendigkeit einer dauernden Fürsorge und Überwachung der Körperhygiene der Matrosen erkannt, und ihre erfolgreichen Versuche, nicht nur das Schiff, sondern auch seine Besatzung reinlich zu halten, die sich z.B. in einer drastischen Senkung der Erkrankungsziffern an Bord manifestierten, führten schließlich zu einer völlig anderen Einstellung der Offiziere, die sich nunmehr gegenüber ihren Untergebenen auch im Sektor der persönlichen Hygiene verantwortlich fühlten, während ihnen dieser früher völlig gleichgültig war. Ähnliches gilt im übrigen von der Bekleidung. Einige Zahlen sollen die außerordentlich dichte *Belegung* der zumeist recht kleinen Segelschiffe dokumentieren.

Kam auf den Schiffen Vasco da Gamas noch auf 2,4 t ein Mann, so verschlechterte sich dies Verhältnis auf den Schiffen des Weltumseglers Magalhaes auf 1,8—2,0 t pro Mann. Bei der spanischen Armada betrug es nur noch 1,7 t und auf manchen Schiffen der englischen Flotte sogar nur 1,2 t, während zum Vergleich auf dem deutschen Segelschulschiff „Niobe“ immerhin doch noch 5 t pro Besatzungsmitglied berechnet wurden. Sehr viel schlimmer sah es noch auf den Sklavenschiffen aus, deren besondere hygienische Bedingungen aber in einer Übersicht über die Geschichte der Verkehrsmedizin nicht mehr diskutiert werden können. Immerhin mußten hierbei, um noch einen gewissen Gewinn zu erzielen, auf 1 t 2,2 Mann geladen werden!

Erst 1787 wurde erstmals bei der englischen Marine durch den besonderen Förderer der Schiffahrtsmedizin Sir Gilbert Blane (1749—1834) *Schmierseife* an die Besatzung abgegeben, aber diese schäumte in dem fast nur zur Verfügung stehenden Meerwasser kaum, da das kostbare Süßwasser nur äußerst selten, in der Regel einmal wöchentlich, in bescheidenen Mengen für Körper- und Zeugwäsche ausgegeben wurde. Kein Wunder, daß die Kleidung oft ungewaschen Tag und Nacht getragen wurde, bis sie stinkend und zerfetzt vom Leibe fiel, zumal sich ein Großteil der mittels „Pressgangs“ zwangsweise von der Straße weg oder aus Gefängnissen an Bord geholten Seeleute gar keine besondere Schutzkleidung leisten konnten. Auch hier brachten eigentlich erst die mit der Dampfmaschine eingeführten Destillationsapparate an Bord eine wesentliche Änderung.

Sehr viel mehr Aufmerksamkeit hatte man hingegen schon früher auf die *Sauberkeit des Schiffes* gelegt, weil man eben der Überzeugung war, daß die schlechte Luft im Schiffsinneren als „Miasma“ am Auftreten von Infektions- und Epidemiekrankheiten schuld trüge und man diese pathogene Atmosphäre mit Hilfe von Räucherungen und Abwaschungen des Bodens und der Wände der Decks mit Essigwasser neutralisieren könne. Auch das Schrubben des Oberdecks, oft in mühseliger Kleinarbeit mit Bimssteinziegeln vorgenommen, um fast blütenweiße Planken zu erzielen, während die Zwischenräume mit wasserabstoßendem Teer ausgegossen wurden, ist bis zum heutigen Tag für die Seefahrt sprichwörtlich geblieben, obwohl der Farbanstrich der Eisenschiffe nunmehr die Reinigung an Bord wesentlich erleichtert hat. Eine Unzahl von Räucherrezepten wurde angegeben.

Ähnlich wie an Land galt das Verbrennen von Wacholder und das Besprengen mit Essig als Prophylaktikum gegen die Pest, daneben empfahl man an Bord sogar das Abbrennen von Schießpulver in besonderen Pfannen, um durch den entstehenden Qualm die miasmatische Noxe zu vertreiben. Durch das Naßscheuern entwickelten sich jedoch die unteren Decks, die sowieso nur schlecht belüftet werden konnten, oft zu „feuchten Kammern“, und es war ein großer Fortschritt als 1866 der deutsche Marinearzt CARL FRIEDEL auf die Nachteile der Naßscheuerung mittels einer eindrucksvollen englischen Statistik aufmerksam machte, wonach dadurch Erkältungskrankheiten geradezu provoziert zu werden schienen:

Tabelle 2. *Einfluß von Naß- und Trockenscheuerung*

	Centurion (740 Mann) trocken	Conqueror (900 Mann) naß
Fieber	6	132
Katarrhe	132	198
Diarrhoen	62	189
Phlegmonen	189	257
Helkosen (Hauterkrankungen)	43	106

5. Heizung an Bord

Auch mit der *Heizung* an Bord stand es nicht zum besten. Wegen der großen Feuergefahr gab es oft nur einen besonders gemauerten Herd in der Kombüse. Selbst auf Walfangschiffen, die sich ja praktisch wochen- und monatelang in hohen kälteren Breiten aufhielten, bestand die einzige Aufwärmungsmethode im Erhitzen von Kanonenkugeln, die dann in Sandbehältern eine gewisse Wärme ausstrahlen konnten. Eisenöfen, für deren Abzug man ja auch sorgen mußte, sind dann erstmals während der Cookschen Expeditionen in Gebrauch genommen worden, dienten aber damals nicht in erster Linie der Erwärmung der Wohnräume, sondern dem Austrocknen der durch Kondenswasser, durchlässig gewordenes Holz und die häufig in den Schiffskiel entleerten Exkremente ständig nassen und ekelhafte Dünste verbreitenden Bilge, in der dann oft genug noch Ratten nisteten. Kein Wunder, wenn die durchnäßt von ihrer Wache kommenden Seeleute, dann und wann zur Flasche mit Rum oder Branntwein griffen! Die Matrosen mußten bis zum Ende des 18. Jahrhunderts in der Regel einen Zweiwachtörn gehen, d.h. daß sie jeweils nur 4 bzw. 6 Stunden Ruhe hatten und dann wieder Tag und Nacht, Woche um Woche, Monat um Monat auf Wache aufziehen mußten, nicht gerechnet die vielfachen Unterbrechungen, wenn auch die sog. Freiwache zum Bergen, Reffen oder Ausbringen der Segel an Oberdeck kommen und in die Wanten steigen mußte. Dieses Zweiwachsystem mit Backbord- und Steuerbordwache wurde ebenfalls endgültig erst von COOK zugunsten des heute üblichen Dreiwachsystems mit

4 Stunden Wache und 8 Stunden Freiwache aufgegeben. Waren in der ersten Phase der Seefahrt Holzpritschen das übliche harte Lager der Seeleute — nur Offiziere konnten sich luxuriöserer Liegestätten erfreuen und die Kapitäns- oder gar Admiralskajüte war oft geradezu verschwenderisch ausgestattet — so brachte der Kontakt mit der neuen Welt die sprichwörtliche *Hängematte* an Bord, die den Vorteil hat, bei Tag aufgerollt und weggestellt werden zu können und die bei Seegang ein wesentlich angenehmeres Schlafen erlaubt. Freilich verfügten selbst die Kriegsschiffe der Königin ELISABETH I. oft nur über halb so viel Hängematten als Besatzungsangehörige an Bord waren, da man damals die Auffassung vertrat, daß die Hälfte der Besatzung als Wache ohnehin an Deck sei und keine eigenen Schlafplätze benötige. So waren 2 Matrosen gezwungen, sich in eine Hängematte zu teilen. Was das im Falle einer Infektion bedeutete, bedarf hier keiner weiteren Erläuterung.

Später waren die Matrosen sogar gezwungen, sich selbst eine Hängematte oder wenigstens eine Matratze zu kaufen, wenn sie an Bord eine eigene Schlafmöglichkeit besitzen wollten. Zweifelsohne war die Hängematte bei der Überfüllung an Bord die einzige adäquate Schlafstätte, doch zeigen verschiedene Hängemattordnungen, daß die Seeleute in ihren Decks selbst dann noch wie die Heringe gepfercht neben- und übereinander in ihren Hängematten schlafen mußten. Erst mit dem Rückgang der Besatzungsstärken und der Einführung der Kammern ist in unseren Tagen die Hängematte durch die Koje abgelöst worden.

Auch die Heizung profitierte dann von der Dampfkraft, und die erste Dampfheizung an Bord dürfte 1856 von der Marine des Norddeutschen Bundes erprobt worden sein.

6. Toilettenverhältnisse

Auch die *Toilettenverhältnisse* waren vergleichsweise primitiv. Die Abtritte der Besatzung befanden sich nämlich oft unter der Galionsfigur am Bug des Schiffes und waren bei Seegang nicht immer ohne Gefahr zu benutzen. Die Offiziere hingegen zogen es vor, ihre Notdurft in achtern neben der Kapitänskajüte gelegenen Erkern zu verrichten, die ganz ähnlich wie die Abtritte auf alten Burgen gebaut waren. Damit war aber eine Abfuhr der menschlichen Exkremente direkt in die See gewährleistet, und vielleicht hat dieses primitive Abortsystem manche durch Stuhl und Urin übertragene Infektionskrankheit von Bord ferngehalten. Vielleicht ist diese Art der Entleerung auch mit ein Grund für die merkwürdige Feststellung, daß relativ häufig auf hoher See im Hafen oder auf Reede ausgebrochene Durchfallsepidemien vom Charakter der Ruhr wieder erloschen, so daß man diese Erkrankungen vorwiegend dem exotischen Obst oder dem Miasma der Küste zuschrieb. Verständlich wäre dann auch, warum auf Reede, wo, wie vor Batavia, häufig ganze Flotten von Segelschiffen auf günstigen Wind warteten, solche Epidemien leicht aufflammten. Dort kam es eben zu einer Massierung der mit den Exkrementen ausgeschiedenen Bakterien. Erst der Einbau von Abortkästen, die nur auf hoher See gelenzt werden durften, schuf wohl Abhilfe.

Die Einführung der Dampfmaschinen führte auch hier zu einem Wandel. Nunmehr konnten Seewasserpumpen maschinell betrieben werden und das Seewasser-WC mit gegen das Eintreten von Meerwasser konstruierten Abschlußventilen ersetzte die altertümlichen Abortanlagen.

7. Kleidung der Seeleute

Ein besonderes Problem stellt die *Kleidung der Seeleute* dar. Ebensowenig wie sich Reeder, Admiralitäten oder Schiffsoffiziere früher um die Reinlichkeit ihrer Matrosen bekümmert hatten, ebenso wenig wurden Vorkehrungen getroffen, frisch angemusterte oder zwangsweise an Bord gebrachte Seeleute den Klimaverhältnissen entsprechend einzukleiden. Noch heute übernimmt der Reeder nur die Einkleidung der Offiziere und stellt höchstens, ohne dazu stets vom Gesetz verpflichtet zu sein, bestimmte Schutzkleidungen, etwa auf Tankern vor der Reinigung der Öltanks. So nimmt es nicht wunder, daß früher Seeleute oft an Bord über keine anderen Kleidungsstücke verfügten als die, welche sie gerade am Leibe trugen. Sie konnten zwar beim Kapitän oder Zahlmeister von ihrer Heuer zu stark überhöhten Preisen zusätzliche Kleidungsstücke erwerben, doch von einer Kleidungshygiene war noch nicht die Rede.

Die heute sprichwörtliche Matrosenuniform ist keinesfalls so alt, wie man das glauben möchte. Wie bei den Landheeren trugen bei den Kriegsmarinen zuerst auch nur die Offiziere Uniformen, ursprünglich waren diese recht bunt, und erst die Vorliebe des englischen Königs und Kurfürsten von Hannover GEORG II. (1683—1760) für den blauen Rock des HERZOGS VON BETFORD soll 1748 den Anstoß zur Einführung dieser traditionellen Marinefarbe als Uniform der Seeoffiziere gegeben haben. Der übliche Matrosenanzug mit dem breiten Kragen und den weiten Hosen, die keinen Hosenschlitz aufweisen, ist einmal auf den Schutz des Hemdes vor dem in der Regel eingefetteten Zopf der Seeleute zurückzuführen, wozu der Leinen- oder Exerzierkragen dienen sollte, zum andern auf praktische Erwägungen beim Aufentern, wo man mit der typischen Marinehose nicht hängen bleiben konnte — und weshalb auch Hosenträger an Bord unüblich sind! — sowie als Schutzmaßnahme vor einer Erkältung der Blasenregion. Die Marinemütze war ursprünglich ein Strohhut, der vor allem vor der Tropensonne schützen sollte. Er wurde manchmal schwarz gelackt und mit einem breiten Band umgeben, das heute noch bei der deutschen Marine getragen wird. Das schwarze Halstuch und die drei weißen Streifen auf dem Kragen sollen angeblich einmal ein Zeichen der Trauer um den Tod NELSONS gewesen sein, und zum andern seine drei großen Seesiege bei St. Vincent, Abukir und Trafalgar symbolisieren, doch scheint es, als ob diese Streifen da und dort in der Seemannskleidung schon vor diesen Seeschlachten aufgetaucht sind.

8. Quarantäne

Ein besonders wichtiges Kapitel der Geschichte der Verkehrsmedizin stellt die *Quarantäne* dar. Sie hat zweifelsohne ihre Vorläufer in der Absperrung einzelner, im Spätmittelalter aufblühender Städte von der Umwelt, um sich auf diese rigorose Weise vor der Einschleppung von Seuchen zu schützen. In direktem oder indirektem Zusammenhang mit den Kreuzzügen machten sich Rattus rattus, die Wanderratte, und schließlich die Pest in Europa breit, die übrigens wohl häufiger auf dem Landweg als auf dem Seeweg verbreitet worden sein dürfte. Auf diese Weise gelang es z. B. Mailand um 1350, zwei Jahre lang die Stadt pestfrei zu halten, obwohl dann doch noch eine Einschleppung erfolgte. In der gleichen Zeit errichtete Polen an seiner Südgrenze einen Pestkordon, den Vorläufer verschiedenartigster Bemühungen insbesondere des preußischen Staates und der österreichisch-ungarischen Monarchie, mit Hilfe von Truppen oder gar Wehrbauern eine rigorose Überwachung der Grenzen zu erreichen und die Einschleppung von Pest oder später von Cholera zu verhindern. Der österreichische Sanitätskordon auf dem Balkan ist dann geradezu sprichwörtlich für derartige Absperrungsmaßnahmen geworden.

Ausgehend von der berühmten Pestordnung des BERNABÒ VISCONTI (1323—1385) aus Reggio Emilia vom Jahre 1374, der bereits detaillierte Anweisung für die Isolierung der Pestkranken und ihrer Kontaktpersonen enthielt, und strenge Strafen für die Einschleppung der Pest vorsah, kam es nun allerorten zur Bildung bestimmter Gesundheitsmagistrate, wie zuerst in Venedig 1348, wo drei Gesundheitsvisitatoren das Recht erhielten, die einlaufenden Schiffe zu inspizieren und diese bei Verdacht auf Pest zu isolieren und deren Besatzung und Ladung auf einer Laguneninsel für eine gewisse Zeit unter Beobachtung zu halten. Es hatte sich nämlich schnell herausgestellt, daß die völlige Sperrung von Städten und Häfen den gesamten Handel zum Erliegen brachte und mit den erstmals in Venedig durchgeführten Überwachungsmaßnahmen ein zwar behinderter, aber für Hafenstädte geradezu lebensnotwendiger Güterumschlag gewährleistet blieb. Freilich hat Venedig für diese Lockerung der ursprünglich äußerst strengen Isoliermaßnahmen in 700 Jahren mit 70 schweren Pestepidemien trotz aller Vorsorge teuer bezahlen müssen. Immerhin ist aus diesen Bemühungen zur Aufrechterhaltung des Land- und Seeverkehrs der allgemein als Vorbild dienende „Magistrato di sanità" 1485 in Venedig entstanden, dessen Modell von fast allen europäischen Staaten dann kopiert wurde. Er setzte nicht nur bis ins Einzelne gehende Vorschriften über die Behandlung der Lebensmittel, die allgemeine Hygiene und die Armenfürsorge fest, sondern gab auch Hinweise auf die Desinfektion verdächtiger Güter, und dehnte diese sogar erstmals auf Briefe und Post aus. Zahlreiche Zeugnisse beweisen heute noch die Aktivität derartiger Überwachungsbehörden, und Briefe mit Desinfektionsmerkmalen — sie wurde mit einer Art Zange durchlöchert und dann mit Essig besprengt und geräuchert — sowie die sehr gesuchten Quarantänestempel geben interessante Hinweise auf diese in ganz Europa praktizierten Verfahren.

Zeitlich genau fixierte Quarantänemaßnahmen sind erstmals in Ragusa 1377 durchgeführt worden, wo in jenem Jahr vom Magistrat bestimmt wurde, daß Personen von pestverdächtigen Orten 30 Tage lang auf einer kleinen Insel festzuhalten seien, und ihnen erst danach bei Freibleiben von Krankheitserscheinungen die Verkehrserlaubnis erteilt wurde. Es zeigte sich jedoch sehr schnell, daß dieser eher willkürlich gewählte Absonderungszeitraum nicht immer hinreichte, um Neuerkrankungen mit Sicherheit ausschließen zu können, und so ist dann erstmals in Marseille 1383 die „Trentina" auf vierzig Tage als „Quarantina" ausgedehnt worden. Von diesen vierzig Tagen, den „quaranta giorni" hat dann auch die Quarantäne ihren Namen erhalten. 40 Tage hatte man wohl gewählt, weil dieser Zeitraum in etwa den antiken Vorstellungen von der längstmöglichen Dauer akuter Krankheiten entsprach und Infektionskrankheiten wie die Pest verständlicherweise als akute Krankheiten betrachtet wurden. Da es sich bald als notwendig erwies, die Besatzungen der in Quarantäne liegenden Schiffe für längere Zeit an Land zu beherbergen und etwaige Kranke pflegen zu lassen, wandelte der Stadtrat von Ragusa 1397 ein Kloster in ein Quarantänelazarett um und ließ in späterer Zeit sogar eine heute noch zu sehende Quarantäneanstalt außerhalb der Stadtmauern erbauen. 1403 folgte Venedig mit einem eigenen Quarantänelazarett, dem „Lazaretto nuovo", in dem Seeleute und Reisende ihre „Kontumaz" zu absolvieren hatten, während für die einheimische Bevölkerung als Pestkrankenhaus das „Lazaretto vecchio" zur Verfügung stand.

Um den so notwendigen Handel nicht zu sehr zu erschweren, wurde bald die generelle Zwangsisolierung aller Schiffe in Pestzeiten aufgegeben und denjenigen Personen und Fahrzeugen der Zugang sofort gestattet, die mit Hilfe eines Gesundheitsattestes nachweisen konnten, daß sie aus seuchenfreien Orten kamen. Solche „Patente di sanità" sind zuerst von Venedig und Genua verlangt worden, denen sich aber bald auch viele andere Mittelmeerhäfen anschlossen, weil bis zum Auftreten der Choleraepidemien in Europa im 19. Jahrhundert die Hauptgefahr des Pesteinbruchs von der Levante und aus Vorderasien befürchtet wurde, womit gerade die Mittelmeerstaaten einen lebhaften Handel unterhielten. Solche Gesundheitsbescheinigungen, die nicht nur für Schiffe und Landreisende, sondern auch für Waren ausgestellt wurden, sind aber auch aus vielen Städten und Häfen des übrigen Europas bekannt, wo sie die jeweiligen Gesundheitsbehörden ausfertigten, während in asiatischen und afrikanischen Ländern europäische Konsuln und Handelsagenten diese Bescheinigungen ausstellten. Eine der Hauptaufgaben der diplomatischen Vertretungen an der Hohen Pforte und in Ägypten waren noch bis weit ins 19. Jahrhundert hinein übrigens Berichte über den Gesundheitszustand in den jeweiligen Ländern, wichtige Hinweise für den heimischen Handel. Ab 1831 konsolidierte sich dann eine internationale Zusammenarbeit auf dem Gebiet der Epidemieabwehr mit der Quarantänebehörde in Kairo, die, vom konsularischen Korps ins Leben gerufen, unter der Oberaufsicht des Khediven tätig wurde. 1839 wurde eine oberste Quarantänebehörde in Konstantinopel, 1840 eine ähnliche Institution in Tanger errichtet, aber alle diese Organisationen arbeiteten keineswegs zur Zufriedenheit der in ihr vertretenen Staaten, zumal in einzelnen Ländern, so in Großbritannien, überhaupt Zweifel am Wert von derartigen Quarantänemaßnahmen laut wurden, die erst von dem furchtbaren Ausbruch der Choleraepidemien 1892 mit einer Delegierung vieler, bisher zentral erfaßter Aufgaben an die lokalen Gesundheitsbehörden in Großbritannien eine den Zeitverhältnissen angepaßte Neuorientierung erfuhren. Diese mehr individuelle Seuchenprophylaxe, die sich nicht so sehr auf zweifelhafte Quarantänemaßnahmen anderer Staaten verließ und die oftmals ein falsches Sicherheitsgefühl vermittelten, erwies sich als sehr erfolgreich. Während nämlich 1892 in Hamburg 8605 und in Paris noch 1858 Menschen an dieser Krankheit starben, kam es in ganz England an der Kanalküste nur zu 12 Todesfällen!

Die großen Choleraepidemien, die 1831 England erreichten, führten jedoch zu neuen großen Anstrengungen der führenden Seemächte jener Zeit, England und Frankreich, die zusammen mit vielen anderen europäischen Staaten ab 1851 in einer Reihe von internationalen Sanitätskonferenzen neue Richtlinien zur Epidemieprophylaxe und Seuchenabwehr festlegten. Dabei zeigte es sich, daß insbesondere durch die Erfahrungen der mit dem Trinkwasser verbreiteten Cholera allmählich ein Abbau der allzustrengen Quarantänemaßnahmen erfolgte und schließlich 1885 in Rom die vollkommene Wirkungslosigkeit von Landkordons zugegeben werden mußte. In zahlreichen internationalen Vereinbarungen, die hier im einzelnen nicht mehr gewürdigt werden können, sind dann viele Einzelheiten der auch heute noch unter den Auspizien der WHO in Kraft befindlichen Gesundheitsvorschriften erlassen worden, wie die Bestimmungen über die allgemeingefährlichen quarantänepflichtigen Krankheiten, die Entrattungszeugnisse, Gesundheitsinspektionen usw.

Eng mit der Geschichte der Schiffahrts- und Verkehrsmedizin verknüpft ist die Entwicklung der Kenntnisse über *tropische Infektionskrankheiten*, doch erlaubt es der Raum der vorliegenden Einleitung leider nicht, im einzelnen auf die hauptsächlichsten Tropenkrankheiten einzugehen. Hierbei wären neben den wohl ältesten bekannten gemeingefährlichen Infektionskrankheiten, der Pest und den Pocken, die Cholera, der Flecktyphus, das Gelbfieber und die Malaria zu erwähnen, während das ebenfalls den modernen Quarantänegesetzen unterstellte Rückfallfieber nur lokale Bedeutung erlangte.

9. Der Skorbut

Dagegen soll an dieser Stelle noch eine Seefahrerkrankheit kat exochen, der *Skorbut*, diskutiert werden. Es ist sehr fraglich, ob bestimmte Krankheitsbilder, wie sie uns aus dem Alten Ägypten im Papyrus Ebers oder im Corpus Hippocraticum oder von anderen antiken Schriftstellern wie STRABON und PLINIUS überliefert wurden, tatsächlich skorbutähnliche Erkrankungen waren, obwohl die antiken Bezeichnungen „Skelotyrbe“ und „Stomakake“ später für Skorbutsymptome benutzt wurden. Die Schilderungen sind zu diffus, als daß man mit einiger Sicherheit auf eine C-Avitaminose schließen könnte. Dazu gilt für die Antike wie für die Zeit bis zur Entdeckung des Skorbuts als Mangelkrankheit in den Jahren 1907—1912 durch AXEL HOLST (1861—1931) und THEODOR FROELICH (1870—1947) und des antiskorbutischen Faktors, der Askorbinsäure, in Zitronensaft und Paprika ab 1928 durch ALBERT SZENT-GYÖRGYI (geb. 1893), daß sich in Notsituationen verschiedenartige Karenzkrankheitsbilder ineinanderschoben wie Beri-Beri, Pellagra, Xerophthalmie und Hungerödeme.

Erst im Mittelalter begegnen wir dieser Erkrankung, verständlicherweise vor allem im Norden, und in der Tat scheint sich der Name Skorbut vom altnordischen skyr = dicke Milch und bjur = Ödem abzuleiten, obwohl nach anderer Version auch eine Ableitung vom slawischen scorb = Krankheit diskutiert wird. Man kennt Beschreibungen von hochgestellten Persönlichkeiten, z. B. auch einem Bischof, denen zur Verwunderung vieler vorzeitig die Zähne ausfielen. Noch nachdrücklicher ist der Bericht über die Expedition von THORSTEIN, dem Sohn ERIK DES ROTEN, der 1002 zusammen mit 25 Wikingern von einem Sturm an eine unwirtliche Küste Grönlands verschlagen wurde und dort elendlich während der Überwinterung zugrunde gegangen sein muß.

Andererseits mußten auch die Kreuzfahrer auf ihren entbehrungsreichen Feldzügen im Heiligen Land mit dem Skorbut ebenso Bekanntschaft machen wie manche belagerte Stadt, während darüber von Einzelreisenden an Land niemals berichtet wurde, weil diese natürlich fast immer Gelegenheit hatten, sich zu verproviantieren. Der Skorbut der zum Kreuzzug ausreisenden Könige RICHARD LÖWENHERZ und PHILIPP AUGUST hat sich zwar bei näherer Untersuchung als mit Fleckfieber gekoppelt entpuppt, doch der Bericht des Kardinal JACQUES DE VITRY von einer epidemieartigen Erkrankung im Lager der Kreuzfahrer vor Damiette im Jahre 1219 spricht eher für Skorbut. Mit ziemlicher Sicherheit kann indes die Krankheit der Kreuzfahrer unter LUDWIG dem Heiligen, die JEAN DE JOINVILLE aus dem Jahre 1250 beschrieb, als Skorbut gelten. Während der Belagerung von Kairo ereignete sich folgendes: „Es vertrocknete das Fleisch unserer Beine, und die Haut unserer Beine bekam wie ein alter Stiefel schwarze und erdfarbene Flecke; und die diese Krankheit hatten, bekamen entzündetes Zahnfleisch, und beinahe keiner überstand diese Krankheit, sondern er mußte sterben. Wenn die Nase blutete, so war dies ein Anzeichen baldigen Todes." Auch JOINVILLE selbst erkrankte an dieser Krankheit, wurde aber durch einen sarazenischen Ritter geheilt, der ihm ein besonderes Heilmittel, wohl einen Vitamin C-haltigen Trank, verabreichte.

Verständlicherweise wurde der Skorbut aber erst allgemein bekannt, als nach Entdeckung des Seeweges nach Indien und der beiden Amerika ganze Schiffsflotten nach den neuen Ländern unterwegs waren, die oft viele Monate ohne jede Verproviantierungsmöglichkeit auf den Meeren kreuzten. Zwar litt schon 1431 die Mannschaft der venezianischen Galeone des Kaufmanns PEDRO QUIRINO an Skorbut, als sie auf einer Reise in die Gewässer um Norwegen und Island verschlagen wurde, zwar war schon im 12. Jahrhundert in einem Traktat des jüdischen Leibarztes des Sultans SALADIN (1138—1193) IBN JAMI die Verwendung von Zitronensaft bei gewissen Munderkrankungen empfohlen worden, ein Traktat, der dann durch den islamischen Arzt IBN AL BAYTAR (†1248) weiter verbreitet und in der lateinischen Übersetzung als „Tractatus de limonibus" durch ANDREAS ALPAGO (um 1450—1522) im Abendland bekannt gemacht wurde. Aber erst die eindrucksvolle Schilderung des portugiesischen Dichters LUIS VAZ DE CAMÕES (1524—1580) in dessen „Lusiaden", die auf die schrecklichen Erfahrungen der Besatzung von VASCO DA GAMA zurückging, brachte diese neue Krankheit in aller Munde.

Der große portugiesische Seefahrer DAGAMA war im Juli 1497 mit 180 Mann und Lebensmittel für 3 Jahre ausgefahren, dabei fehlten freilich, wie wir bereits zeigten, vor allem Frischgemüse und Obst. Von Januar 1498 an, als man an der Ostküste Afrikas entlang segelte, begann sich der Skorbut — und dies entspricht durchaus modernen Erfahrungen, daß die Avitaminose nach einer Latenzzeit von frühestens 4—6 Monaten sich einstellen kann — an Bord auszubreiten und 55 Menschen innerhalb kürzester Zeit dahinzuraffen, die alle mit Ekchymosen an den unteren Extremitäten sowie unter Zahnausfall und putrider Zahnfleischschwellung starben. Auch MAGALHAES mußte dem Skorbut bei seiner Weltumseglung seinen Tribut zahlen. Wie sein Begleiter ANTONIO PIGAFETTA berichtete, starben 1520 von der Besatzung 19 Seeleute und zwei an Bord genommene Eingeborene an dieser „Seuche".

Eine dritte Katastrophe ereignete sich bei der Überwinterung der Besatzung des französischen Seefahrers JACQUES CARTIER (1491—1557) im St. Lorenzstrom, als er auf seiner zweiten Kanadareise 1535, vom Eis eingeschlossen, fest lag. Obwohl man genügend Trockennahrungsmittel an Bord hatte, stellten sich die typischen Mund- und Hauterscheinungen bei fast allen Besatzungsmitgliedern ein; von 110 Mann starben 25. Wohl irre geleitet durch die Hautsugillationen glaubte man damals an eine Art Pest, aber selbst eine ad hoc durchgeführte Autopsie ergab kein einwandfreies Resultat. Heute nimmt man an, daß dennoch schon damals die begleitende Herzinsuffizienz mit Hydroperikard und letaler hypostatischer Pneumonie gesehen worden sind, ohne indes den Zusammenhang mit der Ausgangskrankheit zu erkennen. CARTIER, der — wie eine in der Nachkriegszeit durchgeführte Exhumierung seiner Gebeine in seiner Geburtsstadt St. Malo ergab — bei dieser Epidemie seine Zähne verloren haben mußte, wurde mit seinen Seeleuten durch den Rat eines Indianers gerettet, die Spitzen einer Konifere, wahrscheinlich des Thujabaums, als Heilmittel zu verwenden. Der hohe Vitamin C-Gehalt dieser immergrünen Pflanze hat dann auch wohl der restlichen Besatzung das Leben gerettet.

Auch auf den englischen Kaperschiffen oder den Sklaventransportern lernte man nunmehr den Skorbut kennen und fürchten, und es ist nicht zuletzt die Angst vor dem Skorbut gewesen, die die Holländer am Kap der Guten Hoffnung und die Engländer auf der Insel Sankt Helena Fuß fassen ließ, beides bevorzugte Proviantplätze, wo vor allem frische Südfrüchte an Bord genommen und wodurch das gefürchtete Auftreten des Skorbuts nach Umschiffen des Kaps verhindert werden konnte.

Freilich, die Krankheit hatte zuerst noch keinen besonderen Namen. Dies geschah erst, als sich auch die Schulmedizin in Europa der angeblich neuen Krankheit annahm und nun auf der einen Seite versuchte, Parallelen zu antiken Krankheitsbeschreibungen zu finden — außer den schon erwähnten sei die Splenomegalie der Hippokratiker zitiert, wohl in der Mehrzahl eine Folge der Malaria, aber dann durchaus als Sitz des Übels betrachtet — zum andern ähnliche Krankheitsbilder in den nordeuropäischen Küstenregionen damit zu identifizieren. Dabei sei nur am Rande vermerkt, daß in der Bretagne diese offensichtlich den die Fischgründe vor Neufundland aufsuchenden französischen Fischern gut bekannte Krankheit „Maladie de terre“ hieß, wohl, weil eine Heilung nur nach Anlandgehen für möglich gehalten wurde.

Erstmals 1534 war bei EURICIUS CORDUS (1486—1535) in seinem „Botanologicon“ von Chelidonium majus als „Scharbockskraut“ die Rede, kurze Zeit später tauchte bei OLAUS MAGNUS (1490—1568) der Ausdruck „scorbutus“ in seiner Beschreibung der Sitten der nordischen Völker auf. Bald folgte eine ganze Reihe von speziellen Traktaten nach: JOHANNES ECHT (um 1515—1554), BOUDEWIJN RONSSE (1525—1597), SALOMON ALBERTI (1540—1600), JOHANNES LANGE (1485—1565) und JOHANN WEYER (1515—1588) seien als wichtigste Autoren hier zitiert. Die verschiedensten ätiologischen Vorstellungen wurden dabei vertreten. ECHT glaubte an eine echte Infektionskrankheit, die auf „verdorbenem Blut beruhe“, RONSSE führte das Leiden auf die kalte Seeluft zurück. Der berühmte Basler Arzt FELIX PLATTER (1536—1614) war davon überzeugt, daß der Skorbut mit der Lues in Zusammenhang stünde, als dem zweiten Danaergeschenk der Neuen an die Alte Welt. ABRAHAM VROLINGH (um 1680) hielt den Skorbut für eine Fäulniskrankheit und verordnete daher schimmelverhütende Mittel, STEVEN BLANKAART (1650—1704) glaubte an eine Eindickung des Blutes durch die sauren, mit Essig versetzten Nahrungsmittel an Bord in Verbindung mit Kälteeinflüssen, und viele andere, unter ihnen der bedeutende englische Kliniker WILLIAM CULLEN (1712—1790), der in jungen Jahren selbst zur See gefahren war, glaubten an eine besondere „Skorbutdyskrasie“ des Blutes, die nun wieder seiner Ansicht nach mit sauren Nahrungsmitteln bekämpft werden sollte, um das Blut zu verdünnen. Schließlich wurde auch die mangelnde Bewegung an Bord dafür angeschuldigt und, wie dies der englische Kapitän Sir RICHARD HAWKINS (1562—1622) um 1590 tat, mit dem krankmachenden Einfluß stagnierenden faulenden Wassers verglichen.

Ebenso zahlreich wie die pathogenetischen Erklärungsversuche waren bis zur Erkenntnis der allein heilenden Wirkung von Obstsäften die therapeutischen Vorschläge. Salz und Salzfleisch standen dabei wegen der fäulniswidrigen Eigenschaften, die man ihnen zuschrieb, an bevorzugter Stelle, daneben wurden lange bis ins 19. Jahrhundert hinein Säuren, insbesondere Schwefel- oder Phosphorsäure und nach Entdeckung der Zitronensaftprophylaxe auch Zitronensäure, andererseits aber auch Alkalien verordnet. Andere empfahlen zuckerhaltige Confecta, holländische Autoren bevorzugten oft Kaffee und Tee. Auch Meerrettich und Senfkraut wurden empfohlen, und der französische Apotheker JEAN SEIGNETTE (1592—1648) nutzte die anläßlich einer Belagerung von La Rochelle 1628 festgestellte antiskorbutische Wirkung des Senfkrautes aus, um daraus zusammen mit dem Arzt MATTHIAS GOHIER ein weit bekanntes Spezialpräparat zu entwickeln. Auch Seewassertrinken, ja sogar Tierbluttransfusionen, wurden empfohlen, da offensichtlich die erfolgreiche Therapie von Grönlandfahrern, die das Blut erlegter Wale oder Seehunde tranken, bald auch die Ärzte beschäftigte. So trat L. F. DELLON (1649—1709) für Meerschweinchenblut und ARCHIBALD PITCAIRNE (1652—1713) gegen die damals sonst üblichen Aderlasse und für die Transfusionen ein.

Überraschend früh aber tauchte schon hier und da in der medizinischen Literatur die Empfehlung von frischem Gemüse und Zitrusfrüchten auf, die allein eine adäquate Therapie darstellten. Schon 1534 hatte, wie erwähnt, CORDUS ein „Scharbocks-Kraut" empfohlen. Manche verstanden darunter später das Löffelkraut (Cochlearia), das insbesondere der Düsseldorfer Arzt WEYER sehr lobte, andere zogen die Brunnenkresse (Nasturtium) vor, die wohl erstmals der Greifswalder Arzt FRANZ JOEL I. (1508—1579) um 1560 propagiert hatte, der dieses Antiskorbutikum wiederum von der Schifferbevölkerung kennen gelernt hatte. Auch RONSSE setzte sich für die Brunnenkresse ein, und 1593 erhielt das schon früher empirisch verwandte Sauerkraut das medizinische Agrément durch ALBERTI. Daneben erfreuten sich, sicherlich zu Recht, das aus Tannennadeln und -zapfen gebraute Bier und in romanischen Ländern der Wein oder Apfelwein großer Beliebtheit als Antiskorbutika.

Wir erwähnten schon, daß im islamischen Raum die auch im Abendland seit etwa 1290 bekannten Zitrusfrüchte bei „Mundfäule" Verwendung fanden. Auch in der Zeit der Entdeckungsreisen und im darauffolgenden Jahrhundert ist sporadisch immer wieder auf den Nutzen von Zitronen, Limonen oder Apfelsinen zur Therapie oder Prophylaxe des Skorbuts in der medizinischen Literatur hingewiesen worden. So wurde 1564 über die Skorbutheilung nach Erreichen des Landes von RONSSE mittels Orangen berichtet, die andererseits holländische Matrosen sozusagen durch Zufall gefunden hatten. Auf einem segeluntüchtigen Schiff wurden diese im Meer umhergetrieben, der Skorbut begann sich auszubreiten, da griff man in höchster Not auf die Orangen zurück, die eigentlich als Ladung mitgeführt worden waren. Zur größten Überraschung aller genasen die Kranken. Hatte RONSSE die Orangentherapie mehr beiläufig erwähnt, so stellten andere den Zitronensaft stärker in den Vordergrund. Es seien hier nur Sir RICHARD HAWKINS erwähnt, der im übrigen — ein geflügeltes Wort der folgenden Zeit — den Skorbut als „The plague of the sea and the spoil of the mariner" bezeichnete, Sir JAMES LANCASTER (um 1555—1618) der bereits eine Art Therapieversuch durchführte, indem er auf dem Admiralschiff seiner Flotte täglich 3 Teelöffel Zitronensaft ausgeben ließ, was auf den anderen Schiffen unterblieb. Hier war die Skorbutmortalität sehr gering, während sonst fast die Hälfte der Besatzungen von ihr befallen wurden. Der Arzt der Englischen Ostindischen Kompagnie, JOHN WOODALL (1556—1643) hat dann bereits 1617 die Zitronensaftprophylaxe empfohlen. Auch ein mexikanischer Autor, der Augustinermönch FARFAN, hatte 1592 in einem Werk über die Medizin den Zitronen- und Orangensaft ebenso empfohlen wie in Frankreich 1604 FRANÇOIS MARTIN, in der Schweiz 1608 PLATTER, in England THOMAS SYDENHAM (1624—1689) und JOHN SMITH 1626 (†1679) oder JACOB ZAHALON 1683, ANDRÉ FALCONET (1612—1691) 1642, ANDRÉ NICOLAS LEMERY (1645—1715) 1700, HENRI LOUIS DUHAMEL DE MONCEAU (1700—1782) 1759 und ANTOINE POISSONNIER-DESPERRIÈRES (1723—1798) 1767 wiederum in Frankreich.

Das eigentliche Verdienst, die allein wirksame Therapie und Prophylaxe von Limonen- und Zitronensaft mit einem neuen, wissenschaftlich unanfechtbaren Therapieversuch eingeführt zu haben, gebührt dem englischen Schiffsarzt LIND, der 1747 an Bord der „Salisbury" umfangreiche Vergleichs- und Auslaßversuche mit den verschiedensten, zu seiner Zeit angepriesenen Antiskorbutika anstellte und darüber in einer klassisch gewordenen Monographie „*A Treatise of the Scurvy*" 1753 berichtete. LIND verabfolgte auf der „Salisbury" je 2 Skorbutkranken, die sonst die gleiche Kost erhielten, Zitronen- und Orangensaft, Apfelwein, verdünnte Schwefelsäure, Essig, Meerwasser und ein Mundspülwasser. Es zeigte sich, daß nur die Kranken, die den Saft der Zitrusfrüchte und in geringem Maße noch die, die Apfelwein bekommen hatten, vom Skorbut geheilt wurden. Damit war der vergleichende Arzneimittelversuch, wie ihn dann in unserer Zeit PAUL MARTINI (1889—1964) wieder in die Medizin einführte, ins Leben gerufen. In einer weiteren Versuchsreihe mit dem sog. Auslaßversuch erprobte LIND dann aber auch gleich die prophylaktische Wirkung von Zitronensaft, wobei sich noch ausgesprochener als im eigentlichen Therapieversuch die antiskorbutische Eigenschaft der Zitrusfrüchte herausstellte. Freilich glaubte auch LIND noch an das Wirksamwerden einer besonderen, in den Früchten vorhandenen Säure, und bis zur Entdeckung des Vitamin C hat es immer wieder Diskussionen über den vermuteten Wirkstoff gegeben. Die Theorien, daß das Aroma bereits als Skorbutprophylaktikum genüge, wie sie RICHARD MEAD (1673—1754) vertrat, der daher das Riechen an einer Zitrone für ausreichend ansah, oder daß allein der adstringierende Effekt einen heilsamen Einfluß hätte oder der Ersatz des Zitronensaftes durch die billigere, aber völlig wertlose Zitronensäure unter Bezugnahme auf die

Säuretheorie von Lind und Thomas Trotter (1760—1832), einem anderen sehr angesehenen britischen Flottenarzt, wurden alle schnell durch die therapeutische Wirkungslosigkeit ad absurdum geführt.

Insbesondere unter dem Einfluß des britischen Flottenarztes Blane wurde dann an Bord der englischen Kriegsschiffe, allerdings erst ab 1795, die Zitronensaftprophylaxe obligatorisch. Die britische Handelsschiffahrt folgte erst 1854, die preussische Marine 1855, und die französische 1856. Inzwischen gab es allerdings noch einmal Zweifel an der Bedeutung des Zitronensaftes, als er eine Zeit lang zur besseren Haltbarmachung nicht nur mit Zucker als eine Art Sirup, sondern durch Aufkochen behandelt wurde und dabei natürlich den Großteil seines Vitamin C-Gehaltes verlor. Andererseits war auch der Ersatz des teuren Zitronensaftes durch den preiswerteren Limonensaft ein gewisser Rückschritt, weil das Vitamin C sich in der Limone beim Lagern sehr viel schlechter hält als in der Zitrone, wie neuere ernährungsphysiologische und chemische Untersuchungen ergeben haben. Die Einführung des Zitronensaftes als Heilmittel und Prophylaktikum hatte ungeahnte Folgen. Suchten noch im Jahre 1780, kurz vor Einführung der obligaten Zitronensaftprophylaxe im großen englischen Marinelazarett Haslar 1457 Skorbutkranke Heilung, so schmolz ihre Zahl auf nur zwei zusammen, die überhaupt in den Jahren von 1806—1810 wegen dieser Krankheit in Haslar behandelt werden mußten. Blane konnte daher mit Recht sagen: 50 Apfelsinen oder Zitronen sind 1 Matrose mehr!

Auch die zwei anderen wichtigsten *Avitaminosen*, die *Xerophthalmie* und die *Segelschiffs-Beri-Beri* konnten durch geeignete diätetische Maßnahmen zum Verschwinden gebracht werden. Beide Krankheiten traten aber auch relativ häufig in unterentwickelten Ländern und während Hungersnöten auf, sind also keine eigentlichen Reisekrankheiten gewesen. Doch litten zweifelsohne die Negersklaven während ihrer Überfahrt von Afrika nach Amerika häufig unter Xerophthalmie, was bei der meist eintönigen Reis- oder Maisernährung kein Wunder ist. Dafür sprechen nämlich die Berichte, daß ein Großteil der Sklavenfracht blind am Bestimmungshafen angekommen sei, während die Besatzung sich guter Gesundheit erfreute. Die Schilderungen der Krankheit mit beginnender Hemeralopie und konsekutiven Hornhautnarben sind so typisch, daß man sie leicht vom Trachom unterscheiden kann. Die durchaus rationelle Behandlung bestand in Gaben von Haifischleber, die allerdings genau dosiert werden mußte, um wegen des hohen Gehalts an Vitamin A nicht zu toxischen Erscheinungen zu führen.

Die Ursache des *Schiffs-Beri-Beri* war noch 1903 umstritten. Die Krankheit wurde an Bord durch die Angst vor dem Verzehr von tropischem Obst und Gemüse, das verständlicherweise häufig zu schweren Durchfallserkrankungen führte, ausgelöst, und noch der berühmte Hamburger Hafenarzt Bernhard Nocht (1857—1945) mußte sich energisch gegen amtliche Empfehlungen verwahren, die vor dem Kauf von Frischgemüse in den Tropen warnten, weil er bereits die Wichtigkeit der Frischobst- und -gemüsezufuhr zur Verhinderung dieser Avitaminose erkannt hatte, deren Ursache dann erst Casimir Funk (1884—1967) 1911 im Reisschälen auffinden konnte, nachdem schon 1890 Christiaans Eijkman (1858—1930) mit Hilfe der Verfütterung von poliertem Reis die Krankheitssymptome bei Hühnern experimentell ausgelöst hatte.

10. Bewegungskrankheit (Seekrankheit)

Am Schluß dieser Darstellung der Geschichte der Schiffsmedizin als einem der wichtigsten Kapitel der Geschichte der Verkehrsmedizin und sozusagen als Übergang zu der notgedrungen sehr viel kursorischeren Behandlung der medizinischen Probleme bei Landreisen steht ein Überblick über die sog. *Seekrankheit*, die schon im Mittelalter und erst recht in der Neuzeit durchaus auch zu den *Landreisekrankheiten* gezählt wurde und über die unter dem Titel „De nausea et vomitu eorum qui curru vehuntur“ der Hallenser Doktorand Emanuel Ludwig Rosa im Jahre 1751 sogar eine Dissertation verfertigte. Dennoch galt die Nausea bis in unsere Zeit eigentlich neben dem Skorbut als die Schiffskrankheit kat exochen. Allerdings kam erst 1881 durch die Benennung „*Motion sickness*" durch JOHN ARTHUR IRWIN (1853—1912) und 1896 durch die Bezeichnung „*Kinetosis*", die ihr der Berliner Internist OTTOMAR ROSENBACH (1851—1907) verlieh, die Ursache als „Bewegungskrankheit" deutlicher zum Ausdruck.

Für die Antike, das Mittelalter und die Neuzeit bis ins 19. Jahrhundert hinein war der Begriff der „Nautia", im Lateinischen zu „Nausea" verwandelt, fast immer identisch mit Übelkeit und Erbrechen. Erst in unserer Zeit hat man dann erkannt, daß es außerdem eine ganze Reihe von weiteren Prodromalerscheinungen gibt, die von Abgeschlagenheit und geistigem Desinteresse bis zu Anazidität und gastritischen Beschwerden, ja bis zur Ausscheidung von Ketonkörpern gehen können.

Allerdings ist die Nausea nicht immer nur als lästige Reisekrankheit angesehen worden. In der Antike versuchte man nämlich, die durch das Schwanken des Bootes ausgelöste Nausea therapeutisch bei Gastritiden zu verwenden, um dadurch ein heilsames Erbrechen auszulösen, was ein Doktorand des 18. Jahrhunderts JOHANN CHRISTIAN HALLBAUER 1765 unter dem kurzen Motto „Vomitus vomitu curatur" zusammenfaßte.

Auch eine ganze Reihe von antiken Dichtern hat sich mit den Auswirkungen der Seekrankheit befaßt, die keinen Geringeren als SENECA (gest. 65 n. Chr.) dazu bewog, sich bei einem Sturm ins Meer zu stürzen, um auf diese Weise schneller das Heilung bringende Festland zu erreichen. Auch CICERO (106—43 v. Chr.) fürchtete sich so vor der Nausea, daß er, bereits an Bord eines Schiffes auf der Flucht vor den Häschern seines Widersachers MARCUS ANTONIUS (82—30 v. Chr.), doch wieder an Land zurückkehrte und dort ermordet wurde. PLUTARCH (50—125 n. Chr.) glaubte, daß ein mutiger Mann nie von der Seekrankheit befallen werden könne, und der römische Satiriker IUVENAL (60—140 n. Chr.) benutzte die Nausea gern als Anlaß, um die römischen Frauen zu karikieren.

Schon in den Aphorismen des Corpus Hippocraticum tauchte die Vorstellung von der Auslösung der Nausea durch die Schiffsbewegungen auf, und bereits CELSUS (25 v. bis 50 n. Chr.), PLINIUS (23—79 n. Chr.) und vor allem der byzantinische Autor PAULOS VON AEGINA (625 bis 690) haben eine ganze Reihe von Behandlungsvorschriften für die Seekrankheit mitgeteilt, von denen leichte Kost, mit Wasser vermischter Wein und stark duftende Pharmaka wie das Flohkraut (Pulegium) oder Minze, sowie Quitten und Thymian die wichtigsten waren.

Im Mittelalter mußten sich die Kreuzfahrer ebenfalls mit dieser Seefahrererkrankung auseinandersetzen. Zahlreiche Rezepte sind aus dieser Epoche erhalten, in denen aber stets die antiken Vorschläge wiederkehren: leichte Kost, in Wein oder Essig getunktes Brot und Aromatika zum Riechen zur Vermeidung der Übelkeit. Dazu traten später noch prophylaktische Abführkuren vor Antritt einer Seereise, Kahnfahren, um sich an die Schiffsbewegungen allmählich zu gewöhnen, oder Schröpfköpfe auf die Magengegend und nicht zuletzt Amulette, wie sie Matrosen aus romanischen Ländern noch heute gelegentlich als angeblichen Schutz vor der Seekrankheit tragen. In späterer Zeit ist ein weiteres eigenartiges Therapeutikum hinzugetreten, das Seewassertrinken, das allen Ernstes von nicht wenigen bedeutenden Ärzten früherer Epochen empfohlen wurde. So glaubte z. B. der dänische Medizinprofessor THOMAS BARTHOLIN (1616—1680) die Unempfindlichkeit dänischer Seeleute gegenüber der Nausea mit dieser unter ihnen üblichen Prophylaxe in Verbindung bringen zu sollen, und in dem berühmten „Parnassus medicinalis illustratus" von JOHANN JOACHIM BECHER (1635—1682) aus dem Jahre 1663 heißt es: „Seewasser unter Wein trink, eh du gehst zur See, du bist des Speiens frei, die See tut dir nicht weh!" Interessant ist ferner, daß man schon früh die typische Obstipation der Seeleute erkannte, bis zum heutigen Tag ein Erbübel der Seefahrt, und dagegen, da man die Verstopfung mit der Nausea in direkte Verbindung brachte, Pflaumenlatwergen, Manna und später natürlich Rizinusöl verordnete.

Mit den Entdeckungsreisen, vor allem aber mit den wissenschaftlichen Forschungsreisen im 18. und 19. Jahrhundert, an denen nun vermehrt wissenschaftlich interessierte Ärzte teilnahmen, wuchs das Interesse auch an der Aufklärung der Pathogenese der Seekrankheit, und im 19. Jahrhundert wurden eine ganze Reihe von widersprüchlichen Theorien diskutiert, die hier kurz gestreift werden sollen.

Die älteste war zweifelsohne die der Auslösung der Erkrankung durch die Schiffsbewegungen, sie war schon im Corpus Hippocraticum erwähnt worden. Doch war diese uns heute so selbstverständlich erscheinende Ansicht keineswegs Allgemeingut der Schulmedizin in früherer Zeit. Neben ihr erfreute sich die Auffassung von der Seeluft als auslösender Noxe großer Beliebtheit. Schon JOSÉ D'ACOSTA (1539—1600) hatte sie 1588 vertreten und EBENEZER

GILCHRIST (1707—1774) 1756 erneut diskutiert. Dabei glaubte man wohl, daß die im Sturm aufgewirbelte über dem Meere lagernde Luft eine Irritation des Magens mit konsekutiver Beteiligung von Magen- und Hirnnerven bedingen würde, wodurch bei hohem Seegang Übelkeit und Erbrechen erklärlich seien. Noch 1854, kurz vor dem Aufkommen der Bakteriologie, ist die These von einem besonderen, nunmehr wohl „infektiös" gedachten „Miasme marin" als Verursacher der Seekrankheit von dem französischen Marinearzt SÉMANAS aufgestellt worden, obwohl schon ein Lebensalter früher dessen Landsmann und Kollege PIERRE FRANÇOIS KERAUDREN (1769—1857) in einem besonderen Exposé über das „Mal de mer" diese Theorie mit dem einfachen Hinweis widerlegt hatte, daß sich die Erkrankung auch auf süßwasserhaltigen Seen und Flüssen unter den gleichen Bedingungen wie auf hoher See einstellen könne.

Nur eine Abwandlung dieser Theorie stellte es dar, als der österreichische Arzt JOSEF NEUDÖRFER (1825—1898) um 1850 den Kochsalzgehalt der Seeluft verantwortlich machte und allen Ernstes das Tragen von Baumwollfiltern für die von der Nausea Bedrohten empfahl.

Ein anderer französischer Schiffsarzt ADOLPHE ARMAND wiederum glaubte an eine okulomotorische Ursache, eine Art „Ermüdung der Augen" durch die Schwierigkeit, bei schwankendem Schiff den Veränderungen des Horizontes zu folgen.

Der berühmte französische Militärarzt DOMINIQUE JEAN LARREY (1766—1842), der selbst kurze Zeit Schiffsarzt war, ehe er wegen nicht beeinflußbarer Seekrankheit zum Heer übertrat, und es dann bis zum Leibarzt NAPOLEONS brachte, hatte die Theorie von einer durch die Schwankungen des Schiffes ausgelösten fortdauernden Erschütterung des Gehirns vertreten, dem jugendliche und mit besonders großem Gehirn ausgestattete intelligente Personen stärker ausgesetzt wären als alte und weniger geistig bewegliche Reisende und Besatzungsangehörige. Diese These wurde noch bis weit ins 19. Jahrhundert hinein vertreten, wobei offen blieb, ob die Irritation des Gehirns sich als Folge fortdauernder Commotiones oder als Zirkulationsstörung mit konsekutiver Anämie des Gehirns manifestieren würde. Immerhin, derartige Veränderungen der Blutzirkulation infolge der ständigen Gleichgewichtsveränderungen an Bord, sind schon in früherer Zeit angenommen worden. Man glaubte damals an ein Versacken des Blutes in der Peripherie mit Beeinträchtigung des Nervenkonsensus, woraus sich infolge vermehrter Peristaltik des Magens die Übelkeit und das Erbrechen erklären lassen sollten. „Ventriculi confusio omnium confusio", das war das Fazit dieser Ansicht vom Sitz der Erkrankung im Magen, der heute noch viele Laien anhängen. Aber nicht nur Anämien des Gehirns, sondern auch zeitweise Hyperämien wurden angeschuldigt und auch plötzliche Veränderungen des Blutdrucks dafür verantwortlich gemacht. Diese Theorie konnte aber ebenso wie diejenige der Auslösung der Nausea allein durch okulomotorischen Reflex durch die Beobachtung widerlegt werden, daß Seekranke in der Regel totenblaß aussehen, Blinde ebenfalls seekrank werden können und das Abdecken der Augen keinesfalls zur Heilung und Vermeidung der Seekrankheit genügt, die auch nachts mit gleicher Stärke fortbesteht.

Eine seinerzeit breit diskutierte Theorie trug im übrigen der schon zitierte französische Marinearzt KERAUDREN vor. Er glaubte, daß die Schiffsbewegungen zu einer Zerrung und Dehnung der Eingeweide führen und dadurch die Nerven des Bauchraums irritiert würden. Als folgerichtige Therapie empfahl er das Tragen einer Bauchbinde, die z. T. mit aufblasbaren Luftkammern, z. T. mit Metall- oder Holzstäbchen versehen war. Im übrigen benutzte er bereits einen damals in der Psychiatrie üblichen und später in ähnlicher Form von ROBERT BARANY (1876—1936) für seine Innenohrversuche verwandten Drehstuhl, um potentielle Seekranke prophylaktisch an die Schiffsbewegungen zu gewöhnen.

Schließlich sei noch kurz auf die Theorie von ROSENBACH hingewiesen, der die Ursache der Seekrankheit in einer „energetischen Erschöpfung" der Körper- besonders der Muskelzellen vermutete.

Die moderne Entwicklung der Kenntnisse der Kinetosen bahnte sich an, als es 1840 dem französischen Physiologen JEAN PIERRE FLOURENS (1794—1867) gelang, bei Tauben nach Entfernung der Bogengänge nauseaähnliche Erscheinungen auszulösen. Er vermutete bereits, daß das Bogengangsystem der Ort der Einwirkung der Schiffsbewegungen sein müsse. *1881* hat dann IRWIN die heute als richtig erkannte Auffassung vertreten, daß die Endolymphe entsprechend der Trägheit von Flüssigkeiten bei plötzlicher Änderung der Gleichgewichtslage einen zunehmenden Druck in den Ampullen hervorrufe und glaubte an eine konsekutive Hyperämie, die nun wiederum die Störungen der Koordination, den Schwindel und das Erbrechen auslösen würde. Im gleichen Jahr hatte ein französischer Autor PALASME DE CHAMPEAU die Erscheinungen der Seekrankheit mit denen des eben erst als Innenohrkrankheit erkannten Menièreschen Symptomenkomplexes verglichen, und die Beobachtung, daß Taubstumme in der Regel nicht seekrank werden, bestätigte die Vermutung, daß die Kinetose auf eine Störung des Gleichgewichtsorgans zurückgehen müsse. Erste experimentelle Untersuchungen über diesen Fragenkomplex wurden dann in den Jahren 1909—1911 von BARANY und WLADIMIR WOJATSCHEK (geb. 1876) angestellt, aber erst die subtilen Experimente von ARNE AXSON SJÖBERG in den Jahren 1929—1931, der das Verschwinden von Koorsinationsstörungen, Nausea und Vomitus nach Exstirpation des Vestibularorgans trotz intensiver Expositionsversuche beweisen konnte, ließen endlich die wahre Pathogenese der Seekrankheit erkennen. Es wurde dann zur Gewißheit, daß der Symptomenkomplex der Seekrankheit vom ganzen Vestibularapparat, sowohl vom Bogengangsystem wie vom Otolithenapparat ausgelöst wird.

Trotz vielfältiger Bemühungen ist es bisher doch noch nicht gelungen, die Bedingungen der Kinetose 100%ig in einem Laboratorium nachbilden zu können, obwohl gerade die Alliierten im Zusammenhang mit ihren vielfältigen Landungsoperationen während des Zweiten Weltkrieges viel Mühe auf die Konstruktion einer Art „Motion sickness"-Maschine verwandt hatten. Ein solches Gerät wäre in der Tat für die Erprobung neuer Antiemetika im Tier- und vergleichenden Arzneimittelversuch wegen der jederzeit reproduzierbaren Beschleunigungsmomente, die auf See infolge der Witterungs-, Wind- und Strömungsverhältnisse und der verschiedenen Seetüchtigkeit der Fahrzeuge ebenso unterschiedlich sind wie an Land auf den Straßen oder im Luftverkehr, von größtem Wert. Es ist in diesem Zusammenhang interessant, daß zwei der beliebtesten Seekrankheitsmittel, das Ceroxalat und das Dramamin, nicht etwa aufgrund einer Erprobung für die Therapie der Seekrankheit, sondern anläßlich ihrer Verwendung bei Schwangeren wegen der guten Wirkung auf die Hyperemesis gravidarum bekannt wurden. Auch heute noch ist indes das Problem einer vollständig sicheren Prophylaxe und Therapie der Kinetosen nicht gelöst, das mit dem zunehmenden Luftverkehr auch auf diesem Sektor der Verkehrsmedizin vermehrte Bedeutung erlangt hat. Dazu sind hinsichtlich der Prodromalerscheinungen der Nausea neue Erkenntnisse gewonnen worden, die zweifellos die weitere Forschung befruchten werden.

III. Verkehrsmedizin an Land

Bis zur Konstruktion der ersten Lokomotiven, die das neue *Zeitalter der Eisenbahn* einleiteten — 1804 wurde die erste Dampflokomotive von RICHARD TREVITHIC (1771—1833) in England gebaut, der 1813 die „Puffing Billy" von HEDLEY (1779—1843) und 1829 die „Rokket" von GEORGE STEPHENSON (1781—1848) folgte, die auf der ersten öffentlichen Bahnstrecke Manchester–Liverpool eingesetzt wurde — war „Schusters Rappen" das von der Mehrzahl der Bevölkerung gebrauchte Verkehrsmittel gewesen, während es sich nur gutsituierte Bürger leisten konnten, die *Pferdepost* oder gar den Expreßkurier zu benutzen, und nur wenige über eigene *Kutschen* und Pferde als Transportmittel verfügten.

1. Transport durch Pferde

Schon im Altertum gab es ein weitverzweigtes Netz von Poststationen, wo Pferde zur Verfügung standen und privilegierten Reisenden auch Verpflegung und Nachtquartier gewährt wurden. Über derartige Einrichtungen verfügten die Babylonier und die sie in der Herrschaft ablösenden Perser. Ganz besonders ausgebaut wurde dieses Verkehrsnetz aber von den Römern, das von Kaiser AUGUSTUS als „Cursus publicus" im Sinne eines Beförderungsmonopols zusammengefaßt wurde. Sowohl die arabischen Herrscher als auch die Kaiser des Heiligen Römischen

Reiches Deutscher Nation unterhielten Posthalterstellen, wo sich der Pferdewechsel und der Nachrichtenaustausch vollzogen. So bestimmte KARL DER GROSSE eine ganze Anzahl Pferdewechselstationen in seinem riesigen Reich im Jahre 805. Die erste ununterbrochene *Post- und Verkehrsverbindung* wurde *1500* von FRANZ VON TAXIS zwischen Wien und Brüssel eingerichtet, die bald bis nach Madrid verlängert wurde. Ab 1516 erhielten die späteren Fürsten von THURN und TAXIS durch Vertrag das Monopol in den habsburgischen Landen. Dank einer ausgezeichneten Organisation konnte damals erstmalig die Tagesleistung von durchschnittlich 25 km, die man bisher im Wagen zurücklegen konnte, bis auf 166 km gesteigert werden. In den nördlichen Gegenden Europas waren im Winter die Schlitten sehr beliebt. Sie erlaubten teilweise erhebliche Geschwindigkeiten. So konnte die Strecke Petersburg-Moskau mit ihnen in 3 Tagen zurückgelegt werden. Manche waren geradezu pompös eingerichtet. Die sog. „Kibitzen" waren z.B. so groß, daß man sich in ihnen hinlegen konnte. Sie enthielten Bettstellen und Öfen. Infolge des geringeren Reibungswiderstandes kam man bei den Schlitten auch mit weniger Pferden aus. Mit dem Aufkommen des Absolutismus bauten auch die übrigen Reichsfürsten ihre Verkehrsverbindungen aus, und 1866 wurde die Thurn- und Taxissche Post endgültig von Preußen übernommen und in die Post des Norddeutschen Bundes überführt. Inzwischen aber war der Postkutsche in der *Eisenbahn*, die erstmals *1839* zwischen Nürnberg und Fürth auf deutschem Boden eingerichtet worden war, ein sehr ernstzunehmender Konkurrent entstanden, der die Wagenfahrt bald in die Idylle abdrängte, und es nunmehr auch ärmeren Bevölkerungsschichten erlaubte, Reisen über weite Distanzen anzutreten. Was diese Erweiterung des Horizontes auch des einfachen Bürgers für das neue Weltbild des 19. Jahrhunderts bedeutete und welche Umwälzungen es im philosophisch-psychologischen Sinne mit sich brachte, kann hier nicht behandelt werden. Es war aber nicht minder einschneidend als die Einführung des Flugverkehrs, der es in unseren Tagen in Stunden erlaubt, Kontinente zu erreichen, die man früher nur nach monatelangen Reisen besuchen konnte.

Die Ärzte aller Zeiten haben sich stets auch mit den besonderen Problemen der Reisemittel und ihrem Einfluß auf die Gesundheit beschäftigt, und schon im Corpus Hippocraticum wird die Ansicht vertreten, daß der feminine Habitus der Skythen, eines östlichen Reitervolkes, auf das ständige Reiten zurückgeführt werden müsse, das eine Art Kastration bedingen würde. Diese angebliche Hodenschädigung durch langdauerndes ungestümes Reiten wurde bis in die Neuzeit immer wieder von ärztlichen Autoren erwähnt, die darüber hinaus mit dem Aufkommen des Damenreitens auch Hyperämien im Bereich des weiblichen Genitale mit Entzündungserscheinungen und Mensesanomalien befürchteten. Nicht wenige hervorragende Persönlichkeiten haben sich überdies „Verkehrsunfälle" zugezogen, wenn sie vom Pferde fielen, und Extremitäten- und Schädelfrakturen sowie Wirbelbrüche waren nicht allzu selten, die zudem bei älteren Reitern oft den Tod nach sich zogen. Merkwürdigerweise gibt es kaum Hinweise auf die Nausea bei Reitern, die, ständig der frischen Luft ausgesetzt, wohl zu stark mit ihrem Pferd und der Beobachtung der zumeist äußerst schlechten Wege und Straßen beschäftigt waren, als daß sie „seekrank" werden konnten. Doch zeigte sich die Nausea dagegen häufiger bei Wagenreisenden, vor allem solchen des weiblichen Geschlechts und denen, die rückwärts saßen, zumal, wenn noch die Fenster der Kutsche wegen schlechten Wetters oder Staubentwicklung geschlossen gehalten werden mußten. Eine nicht geringe Bedeutung wurde dabei der ständigen Furcht der Reisenden vor einem Umkippen der Wagen zugeschrieben. Daraus würde einmal ein durch Sympathie sich dem Magen mitteilender Spasmus nervorum, zum anderen eine Art Plethora im Gehirn entstehen, die Schwindel und Übelkeit verständlich machten. Daneben wurde aber auch eine Irritation der Augennerven bei schnellem Fahren angenommen, wodurch ganz ähnlich wie beim Drehschwindel Nausea hervorgerufen werden könnte. Aber im Grunde blieb die eigentliche Ursache dieser nur einzelne Prädestinierte befallenden „Idiosyncrasia" unbekannt, denn sie befiel Magengesunde und -kranke, Stattliche und Schwächliche, Reisende, die mit leeren Magen die Kutsche bestiegen ebenso wie solche, die noch opulent gefrühstückt hatten. Wie bei der eigentlichen Seekrankheit war auch in diesem Falle die Zahl der empfohlenen Vorbeugungs- und Heilmittel Legion. Sie können hier im einzelnen nicht aufgezählt werden. Doch sei noch erwähnt, daß ebenso wie das Kahnfahren und die Seefahrt, die nicht nur in der Antike, sondern z.B. bei Phthisikern auch von GILCHRIST 1756 als Klimatherapie empfohlen worden war, auch das vehemente Reiten in der Aufklärungszeit und im Zeitalter der Romantik von manchen Ärzten als Therapeutikum für „asthenische Kranke" verordnet wurde. GILCHRIST hatte sogar vorgeschlagen, spezielle Lazarettschiffe für diese Zwecke als schwimmende Sanatorien einzurichten, was später vom Heufieberbund für die von dieser Organisation betreuten Pollinosekranken wieder aufgegriffen wurde. Wenn man freilich dann, den Lehren von JOHN BROWN (1735—1788) folgend, Lungen- und Herzkranke mit heftigen stundenlangen Ritten zu kurieren hoffte, um einen starken Gegenreiz auszulösen, so muß diese Art der Bewegungstherapie doch wohl als verfehlt angesehen werden. BROWN hatte die Krankheit als Abweichung von einer normalen Reizbeantwortung des Organismus entweder im Sinne einer Sthenie als zu starker oder einer Asthenie als zu schwacher Reizreaktion aufgefaßt.

2. Entwicklung des Radfahrens

Ganz ähnliche Probleme wie beim Reiten ergaben sich auch beim *Fahrradfahren,* das von 1853 an, als der Mechaniker P. M. FISCHER die Tretkurbel einführte, bald ein Volksverkehrsmittel wurde. 1817 hatte der badische Forstmeister Freiherr VON DRAIS (1785—1851) seine viel gelästerte „*Laufmaschine*" aus dem von ihm schon 1813 konstruierten, mit Fußantrieb bewegten vierrädrigen Wagen, der „Draisine", entwickelt. Nun nahm auch die Ärzteschaft ganz besonderen und intensiven Anteil an dem Für und Wider der Diskussion um dieses neue Verkehrsmittel. War das Fahrradfahren zuerst als Sport empfohlen worden, so wurde das mit der Einführung von Kugellager, Gummibereifung, insbesondere den Luftreifen, und gefedertem Sattel in den letzten zwei Jahrzehnten des 19. Jahrhunderts anders. Das *Fahrrad* diente, nicht zuletzt auch zahlreichen Ärzten, als berufliches Fortbewegungsmittel. Ende des 19. Jahrhunderts hatte sich das Radfahren auch in den sog. besseren Kreisen durchgesetzt. So berichtete der berühmte deutsche Internist ERNST VON LEYDEN (1832—1910) 1896: „In Kopenhagen fahren auch die Ärzte Zweirad . . . Es geht so weit, daß auch die Herren Professoren sehr fleißig radeln und daß gesagt wird, man kann die Fakultätssitzungen daran erkennen, daß vor dem Hause des Dekans eine Menge Räder stehen."

Zitieren wir zuerst einige Stimmen aus dem positiven Chor der Fahrradfreunde. Hier kommen vor allem die Ärzte in Frage, die sich selbst des Velozipeds bedienten. Es mag kurios erscheinen, wenn ein französischer Landarzt 1869 berichtete, daß er auf abschüssigen Straßen schneller als der Expreßzug gefahren sei, und wenn er bei eiligen Fällen gebeten wurde, lieber das neuartige Verkehrsmittel als die Eisenbahn zu benutzen, die in Frankreich im übrigen schon bald auch „chemin de fer", der Eisenreifen wegen, genannt wurde. Der berühmte französische Medizinprofessor JUST LUCAS-CHAMPONNIÈRE (1843—1913) hatte in einigen Arbeiten 1900 und 1903 die Vorteile des Radfahrens herausgestellt und auf die stärkere Beanspruchung des Muskelsystems als beim Wandern, auf die angebliche Verhinderung von Wirbelsäulenanomalien durch stetes Training, auf den günstigen Einfluß bei Hernienträgern, deren schwächliches Muskelsystem gestärkt würde, bei gastrointestinalen Störungen einschließlich der Obstipation, bei gewissen parauterinen Prozessen, bei Magenneurosen und bei der Tuberkulose hingewiesen. Der Professor BASSET aus Toulouse hatte darüber hinaus festgestellt, daß mit der Zunahme der Fahrräder, die sich nun auch Arbeiter leisten konnten, eine signifikante Abnahme der Tuberkulosemorbidität einherging und diese Tatsache auf die häufigere Bewegung der Radfahrer in der freien Luft zurückgeführt. Er hatte daher die hohe Luxussteuer, die die französische Regierung auf Fahrräder gelegt hatte, energisch bekämpft, denn «il est illogique de taxer la bicyclette d'un impôt relativement chargé, et de plus antidémocratique, puis qu'elle est un bienfait pour les classes laborieuses!» Ein anderer Anhänger des Fahrradfahrens, der deutsche Arzt S. MERKEL sah darin 1900 eine Art „Heilgymnastik, die uns in die freie Luft führt. Es werden die Körpermuskeln in Tätigkeit versetzt, es wird der Geist beschäftigt und angeregt und kann sich doch zugleich von sonstiger geistiger Berufsarbeit erholen".

Die Statistik riefen aber auch die Fahrradgegner zur Hilfe. So glaubte der amerikanische Arzt KING das Auftreten der Appendizitis mit dem Erscheinen des Fahrrades und die immer häufigere Diagnose mit der Verbreitung dieses Verkehrsmittels in Beziehung setzen zu sollen, aber er übersah, daß ja dieses Krankheitsbild erst, seitdem 1886 REGINALD HEBER FITZ (1843—1913) diesen Namen geprägt und die Symptome sowie die allein rettende Operation ausführlich beschrieben hatte, die Blinddarmentzündung als Krankheit sui generis aus dem Wust der Perityphlitis herausgelöst wurde, zur gleichen Zeit, als das Fahrrad seinen Siegeszug anzutreten begann. Mit Recht hatte dann schon 1905 LUCAS-CHAMPONNIÈRE, der enragierte Verfechter des Radfahrsportes, darauf hingewiesen, daß mit der Einführung des Automobils und dem Zurücktreten des Fahrrades als Verkehrsmittel die Appendizitis keineswegs zurückgegangen sei. Freilich, die Erschütterungen des Radfahrens waren in der Tat bei Graviden und während der Menstruation zu fürchten, und es waren diese Argumente, die KING auch für die Exazerbation der Blinddarmentzündungen anführte. Aus den gleichen Gründen sollten auch Magenkarzinome und -ulzera als Kontraindikation des Radfahrens gelten, während umgekehrt die „Massage" des Dickdarms und Rektums als heilsam bei Verstopfung und Dickdarmspasmen angesehen wurde. Noch von anderer Seite kam eine Warnung vor dem Radfahren, von psychiatrischer. Der berühmte italienische Irrenarzt CESARE LOMBROSO (1836—1909) wandte sich scharf gegen diese neue Sitte, weil er eine Vermehrung der Verbrechen befürchtete. Junge Leute nämlich, die sich gern selbst bestätigten, würden versuchen, Fahrräder zu entwenden nur zu dem Zweck, damit ihren Altersgenossen zu imponieren — eine auch heute freilich mehr auf das Auto bezogene nicht seltene Einstellung —, andere würden aus Rachsucht, nicht auch solch ein modernes Fahrzeug zu besitzen, die Radfahrer belästigen oder Nägel auf die Straße streuen, um die Reifen zum Platzen zu bringen. LOMBROSO hatte bereits Delinquenten zu begutachten, die sich in der Absicht vor Radfahrer warfen, verletzt zu werden und eine Rente zu beanspruchen. Warnungen wurden auch gegen die Überbelastung der Rennfahrer ausgesprochen, da nunmehr immer wieder plötzliche Todesfälle bei Dauerfahrern beobachtet werden mußten, so daß allmählich als Kontraindikation die Herzkrankheit und die Hypertonie sich herauskristallisierten. Zu den Warnern vor angeblichen Gefahren des Radfahrens gehörte auch MARTIN MENDELSOHN (1860—1930), der 1896 eine längere Arbeit „Ist das Radfahren als eine gesundheitsmäßige Übung anzusehen und aus ärztlichen Gesichtspunkten zu empfehlen?" in der „Deutschen medizinischen Wochenschrift" publizierte. Er sah nicht nur in der „Kurierzuggeschwindigkeit" eine Gefahr für die gesunde Exspiration, er glaubte auch auf sexuelle Reizungen durch den Sattel beim weiblichen Geschlecht aufmerksam machen zu müssen: „Es kann keinem Zweifel unterliegen, daß, wenn die betreffenden Individuen es wollen, kaum eine Gelegenheit zu vielfacher und unauffälliger Masturbation so geeignet ist, wie sie beim Radfahren sich darbietet". Schon damals wurde die Verkehrsgefährdung durch in den Straßen „dahersausende" Radfahrer und die vermehrte Unfallhäufigkeit auch für die harmlosen Passanten beklagt und analog einer eigenartigen, in der ersten Zeit der Eisenbahn beobachteten Krankheit, eine „Bicycle Spine", sicherlich eine hysterische Reaktion, die man damals allerdings auf Erschütterungen des Rückenmarks oder Gehirns zurückführte, postuliert. Und noch 1896 erklärten amerikanische Lebensversicherungsgesellschaften das Radfahren als eine „gefährliche Beschäftigung", die höhere Prämien verlangte.

3. Autoverkehr

Um die Jahrhundertwende hat sich dann das medizinische Interesse mehr dem *Automobil* als neuem Fortbewegungsmittel zugewandt. Der Vorläufer unseres Kraftwagens war der von CUGNOT 1769 konstruierte *Dampfwagen*, der allerdings kein allgemeineres Interesse fand. Ein Benzinmotor ist schon 1864 von dem österreichischen Mechaniker SIEGFRIED MARCUS (1831—1898), der Viertaktmotor von NIKOLAUS OTTO (1832—1891) 1876 konstruiert worden. Auf dieser Basis wurde dann 1885 von GOTTLIEB DAIMLER (1834—1900) das erste Motorrad der Welt entwickelt, dem 1 Jahr später ein vierrädriges Kraftfahrzeug folgte, während ebenfalls 1885, unabhängig von DAIMLER, CARL FRIEDRICH BENZ (1844—1929) ein motorgetriebenes Dreirad konstruierte.

Es waren besonders die Ärzte, die sogleich die Bedeutung des neuen Fortbewegungsmittels für ihre Praxis erkannten und die z. B. 1906 für 5000 Goldmark ein 5—8 PS starkes kleines Automobil erwerben konnten, während ein zweispänniges Fuhrwerk immerhin 4500 Goldmark kostete. Die Unterhaltskosten waren mit 1590 beim Auto gegen 2640 jährlich beim Fuhrwerk sehr viel geringer. Doch noch 1896 glaubte der Bearbeiter des Stichworts „Lokomobil" in dem bekannten Mayerschen Konversationslexikon dem Benzinwagen eine schlechte Prognose stellen zu müssen: „Ganz aussichtslos erscheint nach allen bisherigen Versuchen besonders die Idee der Personenbeförderung mit Straßenlokomotiven in Form von Dampfkutschen, Dampfkaleschen, Dampfomnibus . . . und der sog. Benzinwagen . . ." Auch beim Auto schied sich die Ärzteschaft in zwei Parteien, als zu Beginn des 20. Jahrhunderts immer mehr dieser neuen Fahrzeuge auf den Straßen zu sehen waren. Es waren dabei die gleichen Argumente die pro und contra Radfahren ins Feld geführt wurden. Das Rütteln des Wagens sei eine ebenso gesunde Bewegung wie das Reiten, die schnelle Luftbewegung sei den Tuberkulösen äußerst nützlich und bringe einen gesunden Schlaf, da sie das Nervensystem stärke. Nur der Staub wurde als negativ angesehen. Auf der Gegenseite waren wiederum einzelne Psychiater zu finden. PAUL NÄCKE (1851—1913) in Hubertusburg z. B. untersuchte 1904 den Geisteszustand des Automobilfahrers, der „in wahnsinniger Schnelligkeit" einherbrause. Die rasende Geschwindigkeit, die freilich kaum 40 km pro Stunde überschritten haben dürfte, sollte die Blutzirkulation im Gehirn und den Liquorstrom sowie das Bogengangsystem affizieren, wodurch passagere Bewußtseinsstörungen und eine Art von „Trunkenheit" mit „Umnebelung der Sinne" eintreten könne. Gegen den Staub konnte man sich noch mit

Autokappe und -brille schützen, gegen die „hohe" Geschwindigkeit kaum. Und so stellten sich schon damals forensische Fragen, die der deutsche Psychiater wie folgt umriß: „Eine juristische Seite hat die ganze Frage dadurch, daß . . . eventuell auf verminderte Zurechnungsfähigkeit erkannt werden muß. Ein Sportsmann in oben geschilderter Verfassung ist nicht mehr geistig normal zu nennen." Nach NÄCKE sollte also eine Art Euphorie die Ursache des merkwürdigen Dranges, ein Kraftfahrzeug zu fahren, sein, und das Fahrgefühl wurde in einem Atemzug mit dem beim Schaukeln oder Walzertanzen genannt. 1906 glossierte in Amerika ein Arzt aus Ohio diesen Ausnahmezustand sogar als „Chauffeurmania" oder „Automobiliousness": „Die Krankheit ist nur eingeschränkt durch die Grenzen der Zivilisation und die durch Armut erzwungene Quarantäne." Noch spielte nur die individuelle Gefährdung, die man in erster Linie in der Geschwindigkeit, in zweiter Linie in der Staubentwicklung und erst in dritter Linie in den Auspuffgasen oder gar der Verkehrssituation und Unfallgefahr sah, die Hauptrolle, denn noch 1906—1907 standen 196 Zusammenstößen von Kraftfahrzeugen 1336 Karambolagen mit Reitern, Pferde- und Handwagen gegenüber.

4. Eisenbahnverkehr

Das Hauptverkehrsmittel war jedoch im 19. Jahrhundert die *Eisenbahn* geworden. Sie hatte die alte Postkutsche weitgehend, wenn auch noch nicht vollständig, abgelöst und war inzwischen in den meisten Staaten von privaten einzelnen Gesellschaften auf den Staat übergegangen. Bei dem vergleichsweise primitiven Stand der Signaltechnik in der Frühzeit der Eisenbahn — der Begriff tauchte erstmals 1818 in der deutschen Sprache auf — waren Unfälle nicht allzu selten. Sie konnten wegen der großen Passagierzahlen das Ausmaß von Katastrophen annehmen, und so ist es kein Wunder, daß man schon sehr früh dem Bahnarztwesen besondere Beachtung schenkte, das einmal mit Fragen der Notfallversorgung, der Erste-Hilfe-Kästen und zum andern der vorsorglichen Untersuchung des Bahnpersonals auf Farb- und Hörtüchtigkeit befaßt wurde. Um die Mitte des vorigen Jahrhunderts erschienen die ersten Monographien über die Eisenbahn und ihren Einfluß auf die Gesundheit von FRANZ REX (1795—1855) 1854, EDOUARD ADOLPHE DUCHESNE (1804—1869) 1857, MAX MARIA VON WEBER (1822—1881), ein Sohn des berühmten Komponisten, der selbst kein Arzt sondern Eisenbahndirektor war, 1862, JOHANNES RIGLER (geb. 1839) 1880 und KARL-OTTO BRAEHMER (1838—1902) 1896. Schon ab *1860* gab es bei der „Bayerischen Privilegirten Ostbahn" eine geschlossene Organisation von nebenamtlich tätigen *Bahnärzten*, die sich 1877 als „Institut der Bahnärzte" über ganz Bayern ausdehnte. Dabei galt die Hauptfürsorge im Sinne einer „Eisenbahnhygiene", ein Begriff, der als Titel des Werkes von BRAEHMER auftauchte, dem Fahrpersonal, eine weitere der Ausgestaltung der in jedem Zuge mitzuführenden Rettungskästen. In der Tat stand das Lokpersonal in der ersten Phase des Eisenbahnwesens noch völlig ungeschützt auf der ungefederten Lokomotive, die Schaffner saßen auf den Bremsersitzen, Unfälle infolge schadhafter Trittbretter, unzureichender Haltegriffe und schlechtschließender Türen waren nicht selten, Erkältungskrankheiten fast die Regel. Erschütterungen, Lärm, Staub, Kälte, Nässe und Wind, Rauch und der häufige Genuß kalter Getränke wurden als Hauptursachen früher Invalidisierung bei den Bahnbeamten angeschuldigt. Besonders gefürchtet war die „Maladie des mécaniciens", statische Beschwerden in den unteren Extremitäten durch langes Stehen auf den nichtgefederten Lokomotiven. Hölzerne Bodenbelege, gedeckte Fahrstände und geschlossene Kondukteursitze wurden dagegen empfohlen. Russische Dampfbäder, kostenlose Abgabe warmer Getränke und

Kapuzenmäntel sollten nach WEBER vorbeugend wirken. Unfallschutz und angemessene Pensionierung waren weitere Forderungen, die allerdings erst 1885 erfüllt wurden. Doch resultierte aus diesen Empfehlungen ein eigener hauptamtlicher bahnärztlicher Dienst, der bis zum heutigen Tag existiert. Ein besonderer „*Verband Deutscher Bahnärzte*" vertrat ab *1889* die Interessen dieser Kollegen, der sich vor allem die Ausarbeitung eingehender Tauglichkeitsbestimmungen, als Vorschrift ab 1909 in Preußen bestehend, zur Aufgabe machte. Hier ist besonders der Vater des berühmten Göttinger Chirurgen EDUARD STICH (1848 bis 1938) zu erwähnen.

Die Mitführung von *Rettungskästen* verschiedener Größen hat sich erst allmählich eingebürgert. Schon 1847 indes erließ die Wiener Hofkanzlei ein Dekret, das die Bereithaltung von Labungsmitteln, Verbandsmaterial und chirurgischen Instrumenten auf jedem bedeutenderen Bahnhof vorsah und darüber hinaus eine Tragbahre, Feuerzeug, Wachslichter und eine Laterne sowie Heftpflaster, blutstillende Schwämme, Schienen und Strohladen. In jedem Personenzug mußten Essig, Salmiakgeist, Brandsalbe, Bandagen, Tourniquets, einige chirurgische Instrumente, Eichenschwamm als Hämostyptikum, Waschschwämme und sog. „lavoirs", Traggurte und Wachsstücke sowie Fackeln mitgeführt werden, das Personal mußte von Wundärzten in Erster Hilfe unterrichtet werden. Weiterhin sind von 1881 an sog. *Ambulanz-Wagen* eingerichtet worden, die, zum Transport von Schwerverletzten geeignet, bei Eisenbahnunfällen sofort zur Unfallstelle gefahren werden konnten. Ein besonders brauchbares Modell entwarf der ungarische Arzt LUDWIG VON CZATARY (1832—1907), der in Budapest als Gerichtsmediziner lehrte, von dem erstmals nach 1890 zehn Wagen von der Bayerischen Staatsbahn eingestellt wurden, während Preußen ab 1902 mit 78 Fahrzeugen folgte. Bis zum Ersten Weltkrieg standen im Deutschen Reich 111 Rettungswagen zur Verfügung, doch war von den Transportmöglichkeiten der Eisenbahn schon in den Kriegen 1864, 1866 und vor allem 1870 Gebrauch gemacht worden, wo regelrechte *Lazarettzüge* zum Abtransport der verwundeten eigenen und gefangenen Soldaten dienten. Heute hat der Krankenkraftwagen, der beweglicher als das Schienenfahrzeug ist, weitgehend die Rettungswagen abgelöst, und infolge vieler technischer Verbesserungen gehören zahlreiche sanitäre und hygienische Probleme der Eisenbahn nunmehr der Vergangenheit an.

Literatur

ACKERKNECHT, E. H.: The naval surgeon. Ciba Symposia (USA) **4** 1394 (1942—1943).

— Geschichte und Geographie der wichtigsten Krankheiten. Stuttgart 1963.

ALLISON, R. S.: Sea diseases. London 1943.

ARTELT, W.: Cito-tuto-iucunde? Arzt, Fahrrad und Automobil um 1900. Ciba Symposium Basel **5**, 6 (1957).

BAUER, W.: Geschichte des Marinesanitätswesens bis 1945. Marinerundschau, Beiheft 4 (1958).

BUSCHE, R.: Beiträge zur Geschichte der Schiffshygiene. Med. Inaug.-Diss. Düsseldorf 1939.

CLAVIJO, S.: La sanidad de la Armada, Madrid 1941.

GERLITT, J.: Quarantäne. Ciba-Z. Basel **2**, Nr 24 (1941).

GLEITSMANN, H.: Die Seuchen im Seeverkehr. München 1928.

GRMEK, M. D.: Quarantäne in Dubrovnik. Ciba Symposium Basel **7**, 30 (1959).

— Les origines d'une maladie d'autrefois: Le scorbut des marins. 1. Congr. intern. hist. océanographie Monaco 1966 (Bull. Inst. Océanogr. Nr spéc. 2, im Druck).

HABERLING, W.: Das Reiten als Heil- und Gesundungsmittel im klassischen Altertum. Festschrift G. STICKER 1931, S. 18.

HEISCHKEL, E.: Die Strasse in der Geschichte der Medizin. Beitr. Gesch. Technik Ind. **23**, 36 (1934).

HERWIG, R.: Über Schiffshygiene an Bord von Auswandererschiffen unter Berücksichtigung der Seesanitätsgesetzgebung von Bremen und Hamburg, England, Frankreich, Italien und Nordamerika. Berlin 1878.

HESS, A. F.: Scurvy, Past and Present. Philadelphia 1920.
HIRST, L. F.: The conquest of plague. Oxford 1953.
HÖNGER, F.: Ärztliche Verhaltungsmaßregeln auf dem Heerzug ins Heilige Land für Kaiser Friedrich II. Med. Diss. Leipzig 1913.
JANTZEN, G.: Wie die Ärzte der Jahrhundertwende über das Radfahren dachten. Waage Grünenthal 3, 83 (1963/64).
JEUDON, R.: Les médecins et la „petite reine". Hist. Méd. 13, 15 (1964).
KEEVIL, J. J.: Medicine and the navy. 1200—1900. Bd. 1 u. 2. Edinburgh and London 1957/1958.
KOERTING, W.: Zur Geschichte der Verkehrsmedizin. Ärztl. Mitt. (Köln) 47, 60 (1962).
KREBEL, R.: Der Scorbut in geschichtlicher, literarischer, pathologischer, prophylaktischer und therapeutischer Beziehung. Leipzig 1836.
LEFEVRE, A.: Histoire du service de santé de la Marine... Paris 1867.
LESKY, E.: Die österreichische Pestfront an der K. K. Militärgrenze. Saeculum 8, 82 (1957).
— Österreichisches Gesundheitswesen im Zeitalter des aufgeklärten Absolutismus. Arch. öst. Gesch. 122, H. 1 (1959).
LEUFTING, A.: De geneeskunde bij s'lands oorlogvloot in de 17 eeuw. Assen 1953.
LIND, J.: Lind's treatise on scurvy. Hrsg. v. C. P. STEWART u. D. GUTHRIE. Edinburgh 1953.
LLOYD, C.: The health of seamen. London 1965.
—, and J. L. S. COULTER: Medicine and the navy 1200—1900. Bd. 3 u. 4. Edinburgh and London 1961 u. 1963.
MEISTER, K.: Zur Geschichte der Verkehrsmedizin. Ärzt. Mitt. (Köln) 46, 837 (1961).
— MAX MARIA VON WEBER als Wegbereiter des deutschen Bahnarztwesens. Ärzt. Mitt. (Köln) 48, 2200 (1963).
— LUDWIG VON CZATARYS Einfluß auf das Eisenbahn-Rettungswesen. Ärzt. Mitt. (Köln) 48, 2587 (1963).
— Der Eisenbahnarzt. Hippokrates (Stuttg.) 37, 240 (1963).
MEYER, K. F.: Disinfected mail. Holton 1962.
NEBBIA, G., u. G. NEBBIA-MENOZZI: A short history of water desalination. In: Acqua Dolce del Mare. 2. Inch. Int. Mailand 1966, p. 129.
PEZZI, G.: La medicina navale nella storia. In: Medicina navale. Hrsg. v. G. MIRRA, p. 1. Padua 1961.
— La cura del mal de mare attraverso i tempi. Ann. Med. nav. trop. 56, Fasc. 5 (1951).
— Sui progressi dell'igiene e della medicina navale nei secoli XIX e XX. Riv. Storia Sci. med. nat. 44, 194 (1953).
POP, G. F.: De geneeskunde bij het Nederlandsche Zeewezen. Weltevrede-Batavia 1922.
RATH, G.: Die Pest. Ciba Z. Wehr 7, Nr 73 (1955).
RODDIS, L. H.: A short history of nautical medicine. NewYork-London 1941 u. Ann. med. Hist., N.S. 3, 203, 326, 418 (1941).
— James Lind, Founder of nautical medicine. NewYork 1950.
RODENWALDT, E.: Die Pest in Venedig 1575—1577. S.-B. Heidelberg. Akad. Wiss., math.-nat. Kl., 2. Abh. 1952.
— Die Gesundheitsgesetzgebung des Magistrato della sanità Venedigs. 1486—1550. S.-B. Heidelberg. Akad. Wiss., math.-nat. Kl., 1. Abh. 1956.
RUGE, R.: Geschichte der Schiffshygiene. In: Handbuch der Gesundheitspflege an Bord von Kriegsschiffen. Hrsg. v. M. ZUR VERTH, E. BENTMANN, E. DIRKSEN u. R. RUGE, Bd. 1, p. 3. Jena 1914.
SCHADEWALDT, H.: Der Schiffsarzt. Ciba-Z. Wehr 7, Nr 76 (1955).
— Die Bedeutung der Schiffsmedizin für die gesamte Heilkunde. Med. Welt 1961, 398, 442.
— Geschichte der Schiffahrtsmedizin und der Marinepharmazie. Wehrdienst u. Gesundheit 9, 5 (1963).
— Die Wasserversorgung an Bord. Gesnerus 20, 47 (1963).
— Zur Geschichte der Schiffshygiene in medizinischer Sicht. Med. Welt 1966, 1136.
— Zur Geschichte der Seekrankheit. Med. Welt 1967, 2258.
SCHLÖZER, A. L.: Vorlesungen über Land- und Seereisen. (Hrsg. v. W. EBEL.) Göttingen 1962.
— Der Arzt der Reisenden. Langensalza 1774.
SCHOUTE, D.: De geneeskunde in den dienst der Oost-Indische Compagnie in Nederlandsch Indië. Amsterdam 1929.
SCHULZE, F.: Die ersten deutschen Eisenbahnen Nürnberg-Fürth und Leipzig-Dresden. Leipzig s. a.
SCOULTER, J. L. S.: The royal naval medical service, vol. 1, p. 27. London 1954.
SOLBISKY, R.: Das Verkehrswesen der Römer und der Currus publicus. Programm des Realgymnasium Weimar 1905.
SUDHOFF, K.: Ärztliche Regimina für Land- und Seereisen aus dem 15. Jahrhundert. Arch. Gesch. Med. 4, 263 (1912).

Verkehrsmedizin in Gegenwart und Zukunft*

H.-J. Wagner, Homburg (Saar)

Nach dem historischen Überblick über die Entwicklung der Verkehrsmedizin und vor Einführung in die speziellen Arbeitsgebiete sollen die sich gegenwärtig in Forschung und Praxis stellenden Aufgaben kurz umrissen und ein Ausblick auf die zukünftigen Belange dieser Fachrichtung gegeben werden, um den Umfang und die Schwerpunkte der zu leistenden Arbeit zu dokumentieren.

Verkehrsmedizin bedeutet Anwendung ärztlichen Wissens und ärztlicher Erfahrung zum Nutzen der Verkehrsteilnehmer und zur Hebung der Verkehrssicherheit. Zum Unterschied von der Unfallmedizin bzw. von der Unfallheilkunde, die ihre Hauptziele in der Behandlung der Unfallverletzten und der Betreuung der Unfallgeschädigten sehen, gehen die Bemühungen der verkehrsmedizinischen Forschung vorwiegend dahin, für die Praxis wissenschaftlich gesicherte Erkenntnisse zu schaffen, mit denen es möglich ist, den Verkehrsteilnehmer durch Aufklärung und zweckentsprechende Behandlung vor einem Versagen im Straßenverkehr und damit vor eventuellen Unfallfolgen zu bewahren. Die Verkehrsmedizin kann somit als ein Teilgebiet der *Präventivmedizin* angesehen werden, die ebenfalls die vornehmste aller ärztlichen Aufgaben zu erfüllen versucht: Den Mitmenschen vor körperlichen und geistig-seelischen Schäden zu bewahren. Wie dringend notwendig dabei die Erfüllung spezieller verkehrsmedizinischer Aufgaben ist, ergibt sich aus der nachfolgenden Übersicht.

I. Verkehrsumfang

Nach dem 1967 herausgegebenen statistischen Jahrbuch für die Bundesrepublik Deutschland (BRD) leben in unserem Staat z. Zt. 59,3 Millionen Menschen. Davon sind 45,7 Millionen über 15 Jahre alt. Die letzte Gruppe muß im Hinblick auf das frühestmögliche Alter zum Erwerb einer Fahrerlaubnis der Klasse IV gesondert betrachtet werden.

Die einzige bisher im Mai 1965 durchgeführte 1%-Mikrozensuserhebung (Legat) zur Erfassung der Führerscheininhaber führte zu dem Ergebnis, daß 14,8 Millionen Bundesbürger eine Fahrerlaubnis besitzen. Davon gehören 3,07 Millionen dem weiblichen Geschlecht an, somit etwa 21%. Allein 12,6 Millionen Personen, damit 85% aller Führerscheininhaber, sind aufgrund der sich überschneidenden Berechtigungsmöglichkeiten innerhalb der einzelnen Klassen zur Führung eines Pkw berechtigt. Wichtig ist ferner, daß die Fahrerlaubnis regelmäßig an mehr als 3 Tagen in der Woche von ca. 9,3 Millionen Personen — damit etwa 62% aller Führerscheininhaber — ausgenutzt wird und weitere 5,4% (805000) auch regelmäßig, aber an weniger als 3 Tagen in der Woche, mit ihrem Kraftfahrzeug fahren.

Bei einem für Anfang 1967 berechneten Bestand von 16,3 Millionen Führerscheininhabern (Legat) ist damit schon heute etwa jeder dritte über 15 Jahre alte Bundesbürger im Besitz einer Fahrerlaubnis und nimmt damit aktiv am motorisierten Straßenverkehr teil!

---

* Herrn Prof. Dr. med. B. Mueller, Heidelberg zum 70. Geburtstag gewidmet.

Diesem Personenkreis, der jährlich um etwa 1,5 Millionen wächst, steht gegenwärtig (1. 7. 67) ein Kraftfahrzeugbestand von 13,7 Millionen — davon allein 11 Millionen Pkw und Kombiwagen — zur Verfügung. Noch 1957 betrug der Kraftfahrzeugbestand nur etwa die Hälfte, und es kommen jetzt jährlich etwa 1,7 Millionen neu zugelassene Kraftfahrzeuge in den Straßenverkehr, wobei allein die Zahl der Pkw und Kombifahrzeuge etwa um 1 Million pro Jahr zunimmt.

Das sind die Zahlenverhältnisse, die wir bei unseren Planungen und Maßnahmen im verkehrsmedizinischen Bereich zu berücksichtigen haben.

II. Verkehrsschäden

1. Personenschäden

Die Teilnahme der gesamten gehfähigen Bevölkerung am Straßenverkehr und die aktive Beteiligung eines jeden dritten über 15 Jahre alten Menschen am motorisierten Straßenverkehr hat zu untragbar empfundenen Verlusten an Menschen und an Sachwerten geführt.

Pro Jahr sterben auf den Straßen unseres Landes ca. 16000 Personen, etwa 450000 werden verletzt, und der Tod durch Kraftfahrzeugunfälle steht in der Todesursachenstatistik (vgl. Statistisches Jahrbuch 1967) an siebter Stelle von insgesamt 50 erfaßten Todesursachen. Setzt man jedoch die Todesursachen in Beziehung zum Lebensalter, dann gelangt man zu dem erschütternden Ergebnis, daß der Tod auf der Straße seit Jahren an der Spitze aller Todesursachen bei der männlichen Bevölkerung im Alter von 1—45 Jahren steht. In der Altersgruppe der 15- bis 25-jährigen hat das Schlagwort vom „Schlachtfeld auf der Straße" traurigerweise Tatsachenwert erlangt. Es starben allein im Jahre 1965 2649 junge Männer an den Folgen von im Straßenverkehr erlittenen Verletzungen, das sind 48% aller Toten (5672) dieser Altersgruppe! Auch bei der weiblichen Bevölkerungsgruppe steht bei den 5- bis 25-jährigen der Tod auf der Straße an der Spitze aller Todesursachen!

2. Materielle Schäden

Seit 1961 überschreitet die Zahl der jährlich von den Polizeibehörden erfaßten und den Statistischen Landesämtern gemeldeten Straßenverkehrsunfälle die Millionengrenze. Sie liegt bei jeweils etwa 1,1 Million (vgl. Statistisches Jahrbuch 1967). Dabei ist allerdings zu berücksichtigen, daß seit 1964 Unfälle ohne Personenschäden polizeilich nur noch dann voll registriert werden, wenn der Sachschaden über 1000 DM pro Beteiligten beträgt oder wenn andere Delikte schwerwiegender Art — außer leichten Verkehrsübertretungen — mit dem Unfall verbunden sind. Nach den Unterlagen von Scharf (vgl. in diesem Handbuch ab S. 912) umfassen diese „Bagatellunfälle" aber 40—50% aller Straßenverkehrsunfälle. Die dadurch hervorgerufenen Schäden können somit nur auf dem Wege über die einzelnen Haftpflicht-Versicherungsgesellschaften festgestellt werden, sofern ein Fremdschaden verursacht wurde und der Versicherungsnehmer den Schaden gemeldet hat. Angesichts der Prämienrückgewähr für unfallfreies Fahren ist das aber bei Unfällen mit einem nur geringen Sachschaden, der im Prämienbereich liegt, vielfach nicht der Fall. Die Dunkelziffer der Gesamtunfälle und des insgesamt damit verbundenen materiellen Schadens ist sicher nicht gering.

Faßt man die der Volkswirtschaft im Jahre 1964 nur durch unfallbedingte Personenschäden (4,5 Milliarden DM), durch Sachschäden in Höhe von 1,7 Milliarden DM und die dem Wirtschaftsleben entstandenen Verluste (2,7 Milliarden DM) zusammen, so ist allein in einem Jahr das Volkseinkommen um 9 Milliarden DM gemindert worden, was mit zusätzlichen Steuerausfällen von rd. 3 Milliarden

DM verbunden war. OETER weist darauf hin, daß der Staatshaushalt durch den Straßenverkehr um mehr als das Doppelte dessen belastet wird, was beispielsweise durch Agrarsubventionierung vom Steuerzahler direkt oder indirekt getragen werden muß. Dieser Verlust von 12 Milliarden DM in einem Jahr, die in annähernd gleicher Höhe jährlich zu verbuchen sind, stellt nach den Unterlagen von OETER den höchsten Betrag an direkten und indirekten Kosten dar, den überhaupt ein einzelner Wirtschaftszweig verursacht!

Um eine Vergleichsgröße zu haben, sei darauf hingewiesen, daß für die staatliche Wissenschaftsförderung kaum mehr als die Hälfte dieses Betrages aufgewandt wurde.

Die Folgen der massiven Subventionierung und der stetigen Aufblähung des Straßenverkehrs sind eine enorme öffentliche Verschuldung, die allein im kommunalen Bereich Ende 1965 schon 28 Milliarden DM betrug! Es ist OETER zuzustimmen, wenn er schreibt, daß das Wort vom „privaten Wohlstand und öffentlichen Notstand", das GALBRAITH als Berater von Präsident KENNEDY prägte, nirgends so gültig ist, wie inbezug auf unseren Straßenverkehr.

Diese traurige Bilanz des Straßenverkehrs fordert zu einer Vielzahl von Fragen heraus, die sich im wesentlichen damit befassen, was verkehrsmedizinisch zur Hebung der Verkehrssicherheit geschehen kann. Die nachfolgenden Ausführungen stützen sich auf die Beantwortung von zwei wesentlichen Fragen aus dem Gesamtkomplex:

1. Welche Aufgaben müssen gegenwärtig auf verkehrsmedizinischem Gebiet zur Eindämmung dieser auf Dauer untragbaren Schäden und Folgen in Forschung und Praxis vordringlich erfüllt werden?

2. Wie kann die zu leistende verkehrsmedizinische Arbeit sowohl im Bereich der Forschung als auch der Praxis bewältigt werden?

Unter Beachtung der ärztlichen Kompetenzen werden hier nicht die staats- und rechtspolitischen Aufgaben zur Hebung der Verkehrssicherheit aufgezeigt. Dies ist von berufenerer Seite geschehen, und es kann auf die dort vorgetragenen Vorschläge in vielen Beiträgen dieses Handbuches verwiesen werden (u. a. BITZL, ab S. 740; BÖCHER, ab S. 218; GUNZERT, ab S. 263; und LANGE, ab S. 47). In diesem Einführungsbeitrag können nur die vordringlichsten ärztlichen Aufgaben im Rahmen der Verkehrsmedizin schwerpunktmäßig aufgezeigt werden. Die Fülle der verkehrsmedizinisch zu lösenden Gesamtaufgaben ergibt sich aus den speziellen Beiträgen und insbesondere aus denjenigen, die aus der Sicht der einzelnen Fachdisziplinen in diesem Handbuch erstellt wurden.

III. Vordringliche verkehrsmedizinische Aufgaben zur Eindämmung der Schäden

1. Verkehrserziehung

Von der explosiven Entwicklung der Motorisierung im Straßenverkehr sind wir, gleich einer Lawine, erfaßt und in vieler Hinsicht unvorbereitet überrascht worden. Damit sind wir, was unsere Verkehrserziehung angeht, zu einer der Entwicklungshilfe bedürftigen menschlichen Gesellschaft geworden. Was unter dieser so dringend notwendigen Verkehrserziehung zu verstehen ist, ergibt sich aus den Beiträgen von GUNZERT und von SCHNEIDER ab S. 263 bzw. ab S. 278. Nur wenn die dort zitierten Erkenntnisse und Forderungen insbesondere von MUNSCH Berücksichtigung finden und in die Tat umgesetzt werden, besteht die Hoffnung, daß bei allen Verkehrsteilnehmern allmählich der so dringend erforderliche und in vielen Situationen des Straßenverkehrs oft lebenswichtige Verkehrssinn in ausreichendem Maße entwickelt wird.

Die Erfüllung dieser Aufgabe muß im verkehrsmedizinischen Programm an der Spitze stehen, wenn die Verkehrsmedizin im Sinne der Zielsetzungen der Präventivmedizin verstanden wird. Gemessen an allen anderen Aufgaben ist sie sicher auch am leichtesten zu bewältigen und mit dem geringsten Kostenaufwand verbunden.

Weder die in der Fahrschule noch die in Presse, Fernsehen und Rundfunk an die Verkehrsteilnehmer immer wieder gerichteten Appelle zur Rücksichtnahme auf den anderen sind geeignet, einen „Verkehrscharakter" zu formen, der sich in die zu bildende Verkehrsgemeinschaft auf den Straßen einfügt. Hier hilft nur eine systematische Erziehung des Kindes, beginnend bereits im Kindergarten, fortgesetzt in der Schule, und ferner des erwachsenen Verkehrsteilnehmers — zumindest des Motorisierten — in Kursen, die beispielsweise von den großen Automobilclubs und von den Landesverkehrswachten durchgeführt werden könnten. In Altenheimen und Altentagesstätten muß von ausgebildeten Fachkräften darüber hinaus versucht werden, wenigstens einen Teil der alten und als Fußgänger ebenfalls stark gefährdeten Bevölkerungsgruppe über die Gegebenheiten des Straßenverkehrs zu informieren. Statt der Erziehung wird man es bei dem alten Menschen mit einer Aufklärung versuchen müssen.

Auf freiwilliger Basis wird die lückenlose Teilnahme an solchen Kursen nicht realisierbar sein. So müssen staatliche Institutionen den Nachweis über diese Ausbildung fordern, was im Rahmen der jetzigen Gegebenheiten sicher ohne wesentliche weiteren Kosten- und Personalaufwand im Rahmen einer Überwachung der motorisierten Verkehrsteilnehmer durch die Straßenverkehrszulassungsbehörden möglich wäre. Ein Sichtvermerk in der Kartei dürfte ausreichen, um eine Nachprüfung zu ermöglichen. Mit der Einführung eines Führerscheins auf Zeit (s. weiter unten) würde sich eine Kontrollmöglichkeit automatisch innerhalb der jeweils festzulegenden Zeiträume ergeben.

2. Fortbildung

Für die Verkehrssicherheit ist die Fortbildung des motorisierten Verkehrsteilnehmers genauso bedeutsam, wie die Verkehrserziehung. In Kursen, die den oben erwähnten vergleichbar sind, muß dem voll ausgebildeten motorisierten Verkehrsteilnehmer etwa in 2—3 Jahresabständen die Gelegenheit geboten werden, sein Wissen über neue Verkehrsvorschriften, über die Fahrtüchtigkeit bzw. über die Beeinträchtigung derselben durch Krankheiten, fortgeschrittenes Lebensalter, Arzneimittel, Alkohol usw. in einer ebenfalls kontrollierbaren Form zu vervollkommnen. In jedem Wirtschaftszweig mit differenzierter Arbeitsleistung ist die Fortbildung eine anerkannte Notwendigkeit. Die Führung eines Kraftfahrzeuges unter den heutigen Belastungen des Straßenverkehrs kommt sicher einer differenzierten und nicht nur einer einfachen und geringen Arbeitsleistung gleich (vgl. hierzu die Beiträge von EFFENBERGER und HOFFMANN, ab S. 595, sowie von MÜLLER-LIMMROTH, ab S. 122 in diesem Handbuch). Trotz dieser wissenschaftlich gesicherten Erkenntnisse ist die Forderung nach Fortbildung in diesem Arbeitsbereich bisher auf wenig Verständnis gestoßen. Es bedarf deshalb auch hier einer staatlich gelenkten Initiative, um die im Wege stehenden Hürden zu überwinden.

3. Reform der Fahrerlaubniserteilung und Führerschein auf Zeit

Über diese Programmpunkte sind schon viele heiße Diskussionen ausgelöst worden, und der hartnäckige Widerstand gegen die Durchsetzung dieser gewichtigen verkehrsmedizinischen Forderungen ist bis heute nicht aufgegeben worden.

Obwohl sich niemand mehr ernstlich gegen die regelmäßige technische Überprüfung des Kraftfahrzeuges sträubt und sie auch bei uns längst obligatorisch geworden ist, wird von vielen Seiten erbittert gegen diejenigen vorgegangen, die sich für eine Überprüfung des Kraftfahrers in zeitlichen Abständen und damit für die Einführung eines Führerscheines auf Zeit einsetzen. Selbst die Bestrebung, vor Erteilung der ersten Fahrerlaubnis einen Überblick über den Gesundheitszustand des Verkehrsteilnehmers zu gewinnen, stößt auf Widerstand. Wie widersinnig dieses Verhalten ist, hat FLITNER in einer Monographie neben vielen von anderer Seite stammenden Einzelarbeiten aufgezeigt. Betrachtet man die internationale Situation, so wird der Widerstand bei uns gegen eine Reform der Fahrerlaubniserteilung und gegen den Führerschein auf Zeit umso unverständlicher. So gibt es die befristete Fahrerlaubnis in den USA, in Dänemark, England, Finnland, Holland, Luxemburg, Norwegen, Polen, Spanien und in der Türkei. Die Regelungen sind zwar nicht einheitlich und umfassen auch nicht alle Führerscheinklassen, aber es besteht kein Zweifel, daß sich bei rechter Handhabung die Einführung der befristeten Fahrerlaubnis und ein Überblick über den Gesundheitszustand des motorisierten Verkehrsteilnehmers vor Erteilung der ersten Fahrerlaubnis als wirksames Mittel im Rahmen der Unfallverhütung erweisen wird. Die gegenwärtigen Institutionen und die Zahl der ausgebildeten Ärzte reichen jedoch nicht aus, um eine solche Maßnahme zu realisieren. Die Vorschläge von FLITNER und von WIMMER müßten deshalb einer Kommission von Sachverständigen zur Beratung vorgelegt werden, die beispielsweise von dem gemeinsamen Beirat für Verkehrsmedizin der Bundesministerien für Verkehr und für Gesundheitswesen auserwählt und einberufen werden könnte. Der Beirat könnte den zuständigen Ministerien dann weitere Maßnahmen empfehlen, wenn ein für die gegenwärtigen Verhältnisse gangbarer Weg gefunden wurde. Bezüglich weiterer zum Thema Fahrtauglichkeit und Führerscheinerteilung interessierender Zusammenhangsfragen muß auf die Beiträge von BÖCHER (S. 218), von LEWRENZ (ab S. 193), von PETERSOHN (ab S. 174) und von RAUCH (ab S. 376) in diesem Handbuch und auf die dort angegebene Literatur verwiesen werden.

Wie brennend das Problem einer periodischen Überprüfungsmöglichkeit der Führerscheinbesitzer ist, soll schlaglichtartig mit dem Hinweis auf die große Zahl von Kraftfahrern beleuchtet werden, die bei Unfällen Schädel-Hirnverletzungen und damit vielfach eine Beeinträchtigung oder sogar einen Verlust der Fahrtauglichkeit davontragen. Pro Jahr kommen 30000 bis 40000 Hirnverletzte durch Straßenverkehrsunfälle hinzu! Ihre Zahl wird in wenigen Jahren etwa 500000 betragen (vgl. die Ausführungen bei GROSSJOHANN ab S. 210 und bei PORTIUS ab S. 1048 in diesem Handbuch). Welche Folgen beim Fehlen einer periodischen Überprüfung dieser Verletzten auf Fahrtauglichkeit auf uns zukommen werden, kann vor allem dem Beitrag von PORTIUS entnommen werden.

4. Unfallursachenforschung

Erfolgreiche Unfallverhütung setzt die Kenntnis der Unfallursachen und so weit als möglich deren Beseitigung voraus. Die Unfallursachenforschung nimmt deshalb im Rahmen der verkehrsmedizinischen Forschung einen breiten Raum ein. Sie ist in den letzten Jahren um ein Vielfaches verstärkt worden, nachdem sich aus vielen Untersuchungsergebnissen die Vielschichtigkeit menschlichen Versagens im Straßenverkehr ablesen ließ und 80—90% aller Unfälle hierauf zurückzuführen sind.

Es ist das Verdienst von HOFFMANN und seinen Mitarbeitern, die fast unübersehbare Fülle von Literatur auf verkehrmedizinischem Gebiet und speziell auch auf dem der Unfallursachenforschung in einer Bibliographie zusammengefaßt und mit Unterstützung des Kuratoriums „*Wir und die Straße*“ herausgegeben zu haben. Auf diese insgesamt 6000 Literaturzitate aus dem internationalen Schrifttum der Jahre 1952 bis 1963 umfassende Sammlung sei hier besonders hingewiesen, weil es im Rahmen eines kurzgefaßten Handbuches nicht möglich ist, in einem Einführungsbeitrag auf die einzelnen Forschungsergebnisse einzugehen.

Neben der Aufdeckung menschlicher Versagensursachen (u. a. durch Krankheit, Arzneimittel und Alkoholeinfluß) im Straßenverkehr und deren Ausschaltung durch verkehrsmedizinische Maßnahmen (u. a. Aufklärung, Behandlung) befaßt sich die mit Unfällen im Zusammenhang stehende ärztliche Forschung auch mit der Rekonstruktion von Unfällen und setzt Art und Umfang der Gewalteinwirkung auf den menschlichen Organismus bei Verletzten und Getöteten (Chirurgie, Gerichtsmedizin) in Beziehung zum Unfallhergang und zum Kraftfahrzeugtyp, insbesondere seiner Inneneinrichtung. Mit der Auswertung dieser Ergebnisse wird angestrebt, Kraftfahrzeuge so zu konstruieren und ihren Innenraum so zu „entschärfen“, daß bei einem Unfall die Verletzungen (Steuerrad, Armaturenbrett, Handbremse, Sonnenblende usw.) auf das unvermeidbare Ausmaß beschränkt werden (vgl. hierzu die Beiträge von COERMANN und KRÖMER, ab S. 784 und von GÖGLER, ab S. 417 in diesem Handbuch). Mit den so gewonnenen ärztlichen Erfahrungen kann außerdem vieles zur Rekonstruktion von unklaren Verkehrsunfällen beigetragen werden. Leider versäumen es die Ermittlungsbehörden vielfach, bei den im Straßenverkehr Getöteten eine Sektion anzuordnen. Oft begnügt man sich nur mit der Feststellung der Todesursache. Damit wird vor allem die Erfahrung des Gerichtsmediziners eingeengt, was sich nachteilig auf die Aufklärung derartiger Verkehrsunfälle auswirkt (vgl. auch die Ausführungen von HEIFER, von PROKOP und RADAM, ab S. 952 in diesem Handbuch, sowie die Monographien von DÜRWALD und von ZANALDI mit der dort angebotenen Literatur).

Wenden wir uns wieder der verkehrsmedizinischen Unfallursachenforschung im Sinne der Aufdeckung menschlicher Versagensgründe zu, so muß festgestellt werden, daß die in der Polizeistatistik erfaßten Daten über Straßenverkehrsunfälle praktisch ohne Aussagewert hierfür sind (vgl. auch den Beitrag von SCHARF, ab S. 912). Die darauf aufbauenden Statistiken der Landesämter und des Bundesamtes für Statistik geben nur die unmittelbaren Unfallursachen (u. a. Auffahren, Abkommen von der Fahrbahn) mit wenigen Hinweisen auf eine eventuelle Beeinträchtigung der Fahrtüchtigkeit (Alkohol, Ermüdung) wieder. Es muß deshalb nach Wegen gesucht werden, um eine vollständige Erfassung der notwendigen Daten über den am Unfall beteiligten Menschen zu ermöglichen, mit deren Hilfe eine spezifizierte Aussage über die mittelbaren Unfallursachen und damit über die menschlichen Versagensgründe herbeigeführt werden kann. NORMAN hat zur Vorbereitung des WHO-Seminars (s. Literaturverzeichnis) über „Epidemiologie, Bekämpfung und Verhütung der Straßenverkehrsunfälle“ eine Studie vorgelegt, in der eine Analogie zwischen Verkehrsunfällen und übertragbaren Krankheiten gebildet wird. Vor ihm haben sich MCFARLAND und HODDON mit den gleichen Plänen befaßt und den Menschen als Opfer einer Krankheit demjenigen gleichgesetzt, der Opfer eines Verkehrsunfalles wurde. Im deutschen Schrifttum hat sich zuletzt JAHN mit den Problemen einer Epidemiologie der Straßenverkehrsunfälle unter Berücksichtigung der bisher vorliegenden Literatur auseinandergesetzt. Er kommt zu dem Ergebnis, daß kein Land der westlichen Welt genügend statistische Daten für eine umfassende epidemiologische Analyse sammelt. Es fehlen vor allem überall die benötigten Bezugsgrößen. Die Versuche vieler Forscher, für Ausschnitte aus dem Unfallgeschehen genügend Daten zu gewinnen, um epidemiologische Analysen daran vorzunehmen, sind hinsichtlich ihrer beweiskräftigen Erträge gering (Literatur bei JAHN und bei HOFFMANN). Die von JAHN angeregten Querschnittsuntersuchungen an auslesefreien Stichproben bilden sicher für die multifaktorielle Analyse einen geeigneten Ansatz. Eine Ergänzung muß mit vergleichenden Studien über die Unfallhäufigkeit der verschiedenen Gruppen von Straßenbenutzern herbeigeführt werden, was mit der Auswertung von Schadensfällen großer Haftpflicht-Versicherungsgesellschaften möglich wäre. In einem ersten Ansatz ist das bereits einmal von MEYER und JACOBI vorgenommen worden, wobei seinerzeit (1957) leider aber auch nur zwei „subjektive Mängel“ (Alkohol und Übermüdung) beim Kraftfahrer erfaßt werden konnten, was für die verkehrsmedizinische Ursachenforschung völlig unzureichend ist.

Bei der zu erwartenden Aufwendigkeit dieser Unfallursachenforschung muß zur Vermeidung der Verzettelung von Forschungsmitteln und von Arbeitskräften eine Zentralisierung dieser Untersuchungen gefordert werden. Auch hier könnte eine Kommission von Sachverständigen in Anlehnung an die Arbeiten der Weltgesundheitsorganisation (s. Literaturverzeichnis) Vorschläge für derartige Forschungsvorhaben ausarbeiten.

Man sollte endlich Schluß damit machen, aus der amtlichen Unfallursachenstatistik ablesen zu wollen, wie oft Alkoholeinfluß, Krankheit, Ermüdung und andere leistungsmindernde Faktoren bei Unfällen eine Rolle gespielt haben. Die Ergebnisse dieser Statistik decken sich nicht mit der Wirklichkeit. Viele Feststellungen, die hinsichtlich der mittlbaren Unfallursachen getroffen werden müßten, bleiben unberücksichtigt oder es bleibt dem Zufall bzw. dem Diensteifer eines Polizeibeamten vorbehalten, ob und inwieweit sie vorgenommen werden. Was nicht festgestellt und was nicht erfragt wird, kann aber auch nicht in Erscheinung treten! Aus gezielten Einzeluntersuchungen und deren Ergebnissen wissen wir, daß die Polizeistatistik die oben genannten leistungsmindernden Faktoren nur zu einem Bruchteil aufdeckt (Literatur bei HOFFMANN). Das gilt selbst für das Versagen durch Alkoholeinfluß, das — obwohl klar erfaßbar — nur zu einem geringen Prozentsatz in der amtlichen Statistik als Unfallursache erscheint. Hier kann auf den Beitrag von GERCHOW (ab S. 827 in diesem Handbuch) und ferner auf die umfangreichen Untersuchungen von ANDRÉASSON, PONSOLD, sowie von RANNOW hingewiesen werden, wonach entgegen der amtlichen Statistik eine Alkoholbeteiligung bei Getöteten etwa in 45% und bei Verletzten im Straßenverkehr in mehr als 30% aller Fälle festzustellen ist!

Die hier aufgeführten verkehrsmedizinischen Aufgaben, die gewissermaßen ein Schwerpunktprogramm darstellen, haben ihren Niederschlag bereits in den allein von HOFFMANN erfaßten 6000 Vorarbeiten gefunden. Darüber hinaus sind im Verlauf vieler verkehrsmedizinischer Tagungen Resolutionen beschlossen worden, in denen sich ebenfalls die Schwerpunkte der zu leistenden Arbeit in Praxis und Forschung widerspiegeln (vgl. hierzu auch die Grundsatzreferate von K. WAGNER). Zuletzt hat der Weltkongreß für Kraftfahrtmedizin, der im Frühjahr 1967 in Wien stattfand, ein umfassendes Programm in einer Resolution beschlossen, das viele Parallelen zu den vorangestellten Ausführungen aufweist und deshalb gewissermaßen als Zusammenfassung dieses Beitrages auszugsweise wiedergegeben wird:

1. Einführung international einheitlicher Bestimmungen der Fahrtauglichkeit und Fahruntauglichkeit (Führerscheinerteilung, Führerscheinentzug), unter Bewertung des Fahrers nach medizinischen und ethischen Gesichtspunkten.

2. Einheitliche Schutzbestimmungen gegen Überforderung von Kraftfahrzeuglenkern.

3. International einheitliche Bestimmungen für die Mindestanforderungen an Unfallsicherheit der Kraftfahrzeugkonstruktion und der Sicherungseinrichtungen.

4. Auf internationaler Ebene gleichartige Bestimmungen gegen Alkoholmißbrauch im Straßenverkehr.

Darüber hinaus wurden noch in zwei Sektionen des Kongresses folgende Resolutionen beschlossen:

Neurologie — Psychiatrie

In allen Zweifelsfällen bei der Erteilung und besonders Wiedererteilung der Fahrerlaubnis einen Nervenarzt einzuschalten;

bei der Auswahl der Führerscheinbewerber sich Fragebogen zu bedienen, in denen Fragen nach durchgemachten psychischen Störungen, Anfällen, Kopfverletzungen und nach Krankenhausbehandlungen enthalten sein sollen.

Arzneimittel — Alkohol

Der Weltkongreß für Kraftfahrtmedizin empfiehlt ferner eine Intensivierung der auf internationaler Ebene zu koordinierenden Forschungen zum besseren Verständnis der Bedeutung der besagten Frage, so wie dies im Zusammenhang mit dem Alkoholproblem schon geschehen ist, sowie die systematische Erforschung der toxischen Einflüsse aller neuen psychotropen Medikamente auf das Verhalten des Menschen, bevor diese Medikamente in die Hände des Arztes gelangen, und die Untersuchung der Gefahren, die der gleichzeitige Konsum von Alkohol mit sich bringen könnte. Der Kongreß schließt sich den Empfehlungen der Vereinten Nationen (Rauschgiftkommission) an, denen zufolge psychotrope Medikamente nur auf ärztliche Verschreibung ausgefolgt werden sollen, ferner schließt sich der Kongreß folgender Stellungnahme der Weltgesundheitsorganisation an: „Die Strafbestimmungen betreffend Verstöße gegen die Straßenverkehrsordnung unter Alkoholeinfluß wären mutatis mutandis auch auf jene Fälle in Anwendung zu bringen, wo die Betreffenden unter dem Einfluß psychotroper Drogen standen." Es wird die Wichtigkeit eines erzieherischen, gesundheitsfördernden und sozialen Einwirkens sowohl auf die Vertreter der medizinischen und paramedizinischen Berufsgruppen (Ärzte, Tierärzte, Zahnärzte, Apotheker, Krankenpfleger usw.) als auch auf die Öffentlichkeit betont.

Ein einigermaßen gefahrloser Straßenverkehr kann nur durch Enthaltsamkeit in bezug auf Alkohol oder psychotrope Drogen bzw. auf beide gewährleistet werden.

Eingedenk der Tatsache, daß die Untersuchung der tödlichen Verkehrsunfälle mittels exakter wissenschaftlicher Methoden für die Aufklärung ihrer Ursachen und Umstände dringend notwendig sind, empfiehlt der Weltkongreß für Kraftfahrtmedizin auch die Durchführung einer gerichtsmedizinischen Obduktion und einer Blutalkoholbestimmung bei allen Opfern von tödlichen Verkehrsunfällen sowie nach Möglichkeit Untersuchung von Blut und Harn auf das Vorhandensein von Arzneimitteln.

IV. Bewältigung der verkehrsmedizinischen Arbeit

Die im ersten Abschnitt aufgezeigten verkehrsmedizinischen Aufgaben stellen sich nicht nur auf nationaler, sondern ebenso auf internationaler Ebene. Nicht nur die Aufgaben und die Schwerpunktprogramme sind annähernd die gleichen, sondern es zeichnet sich auch das Massenproblem in allen Ländern in seiner gigantischen Größe ab (s. weiter unten). Angesichts der zur Verfügung stehenden Kräfte ist dieses Massenproblem zu einem wahren Alptraum für die auf verkehrsmedizinischem Gebiet arbeitende Ärzteschaft geworden. Immer wieder wird bei der zu geringen Zahl von Fachkräften die Frage aufgeworfen: Wie und von wem kann die verkehrsmedizinische Arbeit in Forschung und Praxis bewältigt werden?

1. Praxis

Für die breite praktische verkehrsmedizinische Arbeit der Gegenwart stehen in der Bundesrepublik im wesentlichen nur die *Medizinisch-Psychologischen Institute* (MPI) beim Technischen Überwachungsverein (TÜV) und die *Gerichtsmedizinischen Institute* an den Universitäten zur Verfügung. Vom MPI werden vor allem die Führerschein-Bewerber und -Inhaber auf ihre Eignung untersucht. Aufgrund verschärfter Erlasse der Verkehrsministerien der Länder Nordrhein-Westfalen und Rheinland-Pfalz zur Frage der Eignungsuntersuchung im Jahre 1965 nahm vor allem 1966 die Zahl der Untersuchungen in den MP-Instituten dieser Länder zu und vergrößerte sich pro Monat um den Faktor 2,3.

Das mit der Begutachtung befaßte Personal konnte aber nur um den Faktor 1,7 verstärkt werden. Damit sind diese Institute, die breits zuvor in einer starken Belastungssituation waren, in eine Überbelastung hineingeraten, die sich am Beispiel des TÜV-Rheinland abzeichnet. 1965 mußten an 5 Untersuchungsstellen 4089 und 1966 sogar 7533 Untersuchungen bewältigt werden, für die nur 15 Mediziner (zum Teil nur freiberuflich mitarbeitend) und 17 Psychologen zur Verfügung standen! (vgl. Geschäftsbericht des TÜV-Rheinland aus dem Jahre 1966).

Den Ärzten an den Instituten für Gerichtsmedizin obliegt zunächst einmal die seitens der Universität gestellte Aufgabe, in Forschung und Lehre mitzuarbeiten. Weiterhin haben sie eine umfangreiche Sachverständigentätigkeit vor den Gerichten wahrzunehmen. Im Mittelpunkt der Alltagsarbeit stehen neben den klassischen Aufgaben der Gerichtsmedizin (s. die Ausführungen in den Lehrbüchern von Ponsold, 1967 und Prokop, 1966) Gutachten zur Frage der Fahrtüchtigkeit unter Berücksichtigung körperlicher, geistiger und seelischer Mängel. Überwiegend muß zu einer alkoholischen Beeinflussung von Verkehrsteilnehmern im Straßenverkehr Stellung genommen werden. Bei Getöteten sind ferner im Verlauf einer Sektion Fragen der Rekonstruktion des Verkehrsunfalles und nach der Todesursache zu beantworten. Das rapide Anwachsen des Straßenverkehrs hat auch in diesem ärztlichen Bereich zu einer Überbelastung geführt. So mußten allein in Rheinland-Pfalz im Jahre 1966 ca. 1200 Gerichtstermine in 8 Landgerichtsbezirken von 6 Ärzten wahrgenommen werden, wobei ca. 80% aller Termine auf Verkehrsstrafsachen entfielen.

In einigen Bundesländern stehen noch Landgerichtsärzte und an großen Gesundheitsämtern zusätzliche Gerichtsarztstellen für die oben geschilderten Aufgaben zur Verfügung.

Im Interesse der befriedigenden Erfüllung von Forschungs- und Lehraufgaben an den Universitäten ist es dringend geboten, daß den Gerichtsmedizinischen Instituten das große Material aus Untersuchungen (u.a. Blutalkohol, Sektionen) und Gutachten auch weiterhin zur Auswertung und zur Bereicherung der Erfahrung zur Verfügung steht. Allerdings wird ohne eine erhebliche Ausweitung der Assistentenstellen die Kombination zwischen Forschung und Praxis nicht mehr zu bewältigen sein.

Neben diesen Ärztegruppen sind Sachverständige aller Disziplinen für die Versicherungsträger und für die Gerichte in Verkehrssachen tätig und helfen mit, die tägliche verkehrsmedizinische Arbeit zu bewältigen.

Weiterhin haben u.a. die Bundesbahn, die Bundespost, die großen Fluggesellschaften und die Bundeswehr einschließlich der Luftwaffe Ärztegruppen, die über eine spezielle verkehrsmedizinische Ausbildung verfügen und die die in diesen Institutionen und Organisationen zusammengeschlossenen Menschen verkehrsmedizinisch betreuen.

Die Zahl aller verkehrsmedizinisch mitarbeitenden Ärzte ist jedoch, gemessen am Umfang der gestellten Aufgaben, zu gering. Vor allem fehlt es noch an einer befriedigenden Ausbildung vieler Ärzte in verkehrsmedizinischen Fragen. Auf die Dringlichkeit dieser Ausbildung der Ärzteschaft wurde bereits 1958 von K. Wagner hingewiesen, ohne daß bis heute nennenswerte Fortschritte erzielt wurden. Hier kann nur eine verstärkte Fortbildung eine Hilfe und damit eine Entlastung bringen. Von der Bundesärztekammer müssen noch wesentlich häufiger als bisher Tagungen organisiert werden, die ausschließlich verkehrsmedizinischen Problemen gewidmet sind. Ferner könnte von verkehrsmedizinisch versierten Kliniken und Instituten im Universitätsbereich die Einrichtung von verkehrsmedizinischen Seminaren für die praktizierende Ärzteschaft geschaffen werden, damit auch hier die Ausbildung breiter Ärztekreise vollzogen wird.

Ein wichtiger erster Ansatz zur Ausbildung, Information und Aufklärung ist mit der Gründung einer Akademie für Verkehrswissenschaften in Hamburg gebildet worden.

2. Forschung (nationale Verhältnisse)

Überwiegend leisten die gleichen Ärztegruppen, die in der verkehrsmedizinischen Praxis tätig sind, auch verkehrsmedizinische Forschungsarbeit. An einigen Universitätsinstituten gibt es bereits Abteilungen für Verkehrsmedizin, so daß sie sich ausschließlich diesen Aufgaben widmen können. Die Vielzahl von Aufgabenstellungen und ihrer angestrebten Lösungen ergibt sich am besten aus den nachfolgend in diesem Handbuch abgedruckten Beiträgen aus der Sicht der einzelnen Fächer der Medizin und den weiteren von Ärzten geschriebenen Handbuchbeiträgen.

Die Ergebnisse der wissenschaftlichen Arbeit werden auf den Tagungen von verkehrsmedizinischen Gesellschaften und Forschungsgruppen der Land-Luft- und Schiffahrtsmedizin auf nationaler bzw. internationaler Basis diskutiert und in eigenen Zeitschriften publiziert. Im Interesse einer Koordinierung wäre ein Zusammenschluß der verschiedenen wissenschaftlichen Gesellschaften wünschenswert.

Wissenschaftliche Beiräte für Verkehrsmedizin bei den Ministerien für Verkehr und für Gesundheitswesen sowie bei der Bundesärztekammer bemühen sich, die geleistete Schwerpunktarbeit zu erfassen und Empfehlungen auszuarbeiten.

V. Internationale Organisationen für Verkehrssicherheit

Auch auf internationaler Ebene sind Bestrebungen im Gang, die wissenschaftliche Arbeit auf dem Gebiet der Verkehrssicherheit und der Verkehrsmedizin zu koordinieren und aufgrund der bisher gewonnenen Erkenntnisse Empfehlungen für die einzelnen Länder auszuarbeiten, die den jeweiligen Straßenverkehrsverhältnissen angepaßt sind. So sind die in der EWG zusammengeschlossenen Länder in der Wirtschaftskommission für Europa vertreten, in der auch Verkehrssicherheitsfragen behandelt werden. Innerhalb der Weltgesundheitsorganisation, der auch die deutsche Ärzteschaft angehört, hat sich aus den 85 Mitgliedstaaten eine beratende Gruppe gebildet, die sich mit geeigneten Maßnahmen zur Verhinderung von Verkehrsunfällen befaßt.

Der 1949 ins Leben gerufene Europarat hat sich ebenfalls der Frage der Straßenverkehrssicherheit angenommen. Auch die Europäische Konferenz der Verkehrsminister, der 17 Länder angehören, berät über Probleme der Verkehrssicherheit, die um so dringlicher sind, nachdem jährlich in diesen Ländern ca. 50000 Menschen im Straßenverkehr getötet werden. Eine enge Zusammenarbeit besteht mit der Sachverständigengruppe der Organisation für wirtschaftliche Zusammenarbeit und Entwicklung vor allem in der Forschung und Dokumentation auf dem Gebiet der Straßenverkehrssicherheit.

Weiterhin gibt es eine Reihe nichtstaatlicher, internationaler Organisationen, wie beispielsweise den Internationalen Verband zur Verhütung von Straßenverkehrsunfällen, den Welt-Touring- und Automobil-Verband sowie den Internationalen Straßenliga-Verband.

Aus der von Schranz gegebenen Übersicht über alle internationalen Organisationen, die sich mit Fragen der Verkehrssicherheit und der Verkehrsmedizin befassen, gewinnt man im Vergleich zu den Verhältnissen in der BRD den Eindruck, daß die internationale Zusammenarbeit auf manchen Sektoren besser ist als innerhalb der einzelnen Organisationen bzw. der wissenschaftlichen Gesellschaften in der BRD.

VI. Überblick

Viel wertvolle Arbeit ist bisher geleistet worden. Für die Zukunft ist es angesichts der aufgezeigten Aufgabenfülle und des sprunghaften Anwachsens der auf uns zukommenden Arbeit dringend erforderlich, den Ausbau der bisher verkehrsmedizinisch tätigen Institutionen zu verstärken und zu beschleunigen sowie die Mittel für die verkehrsmedizinische Forschung trotz der Krise des Staatshaushaltes zu erhöhen. Zur Vermeidung einer Verzettelung der Forschungsarbeit sollten Absprachen über Schwerpunktprogramme getroffen werden, damit in gegenseitiger Ergänzung das große Arbeitspensum geleistet werden kann. Vor der Vergabe von großen Forschungsaufträgen und einem entsprechend hohen Ausgabenetat an Forschungsgeldern (wie sie beispielsweise vom Bundesverkehrsministerium und vom Kuratorium „*Wir und die Straße*" vergeben werden) hat es sich als zweckmäßig erwiesen, gemeinsam über die Zielsetzung und die Ausführung mit einer Sachverständigenkommission zu beraten, die auch über den Stand anderer Forschungsvorhaben orientieren kann, damit eine Doppelspurigkeit oder gar Fehlinvestitionen vermieden werden (s. auch den Forschungsbericht des Kuratoriums „*Wir und die Straße*" 1967).

VII. Ausblick in die Zukunft

Zur Charakterisierung des Massenproblems, mit dem wir in Zukunft in einem noch viel größeren Ausmaß konfrontiert werden, sei festgestellt, daß der gegenwärtige Kraftfahrzeugbestand von 13,7 Millionen bei einem im Verhältnis dazu nur langsam wachsenden Straßennetz pro Jahr um etwa 1 Million zunimmt, wobei die Abgänge (u.a. Verschrottung, Stillegung) schon berücksichtigt sind. Die Bevölkerung der BRD wird 1985 voraussichtlich ca. 65 Millionen Menschen umfassen, von denen dann etwa 50 Millionen über 15 Jahre alt sind. In dieser Bevölkerungsgruppe wird es bis zum gleichen Zeitpunkt schätzungsweise etwa 34—35 Millionen Führerscheininhaber geben!

Die technische Entwicklung wird von Jahr zu Jahr ebenfalls neue medizinische Probleme mit sich bringen. Die Geschwindigkeiten der Kraftfahrzeuge sollen durch Einbau noch stärkerer Motoren angesichts der ohnehin schon zu großen Verkehrsdichte unsinnigerweise noch erhöht werden. (So beträgt die Belastung des Straßennetzes in der BRD im Vergleich zu Frankreich $4^1/_2$mal und gegenüber den USA $2^1/_2$mal mehr.) Damit droht die Grenze der durchschnittlichen menschlichen Leistungsfähigkeit überschritten zu werden (vgl. auch die Ausführungen bei Müller-Limmroth ab S. 122 in diesem Handbuch). Demgegenüber stehen die Bestrebungen des größten Autokonzerns der Welt, der *General Motors Corporation*, ein elektronisch gesteuertes Automobil zu schaffen. Die ersten Wagen wurden auf einer Versuchsstrecke in Arizona bereits getestet. Zunächst ist daran gedacht, nur bestimmte Fernstraßen mit Kabeleinrichtungen für diese Wagen der Zukunft zu präparieren. Es werden aber wohl noch Jahrzehnte vergehen, bis die ersten praktischen Versuche größeren Stils durchgeführt werden können (Literatur bei Rötzel). Die Reformbestrebungen im Straßenbau und in der Verkehrsraumgestaltung können in diesem Beitrag nicht berücksichtigt werden. Hinweise finden sich bei Bitzl ab S. 740 in diesem Handbuch.

In der Flugmedizin wird der Überschallverkehr der Zukunft neue Probleme mit sich bringen (vgl. auch den Beitrag von Lauschner ab S. 696). Noch bevor die ersten zivilen Überschallflugzeuge zum Probeflug starten, wird bereits bei Lockheed und bei Douglas in den USA an den ersten Hyperschallflugzeugen gebaut, mit denen man hofft, die Strecke Frankfurt-New York im Jahre 1990 in etwas mehr als einer Stunde zu durchfliegen. Mit der zunehmenden Geschwindigkeit wird auch die Flughöhe auf über 20—25 km ansteigen. Bedeutung erlangen dann die Erkenntnisse über die Strahlenbelastung des menschlichen Organismus in diesen Höhen, die vor allem für das weibliche Personal der Fluggesellschaften von besonderer Bedeutung sind (neben dem Beitrag von Lauschner wird auf die Ausführungen bei Mutke hingewiesen).

Nach diesem skizzenhaften und unvollständigen Ausblick auf die Entwicklung der nächsten Jahrzehnte müssen wir aber schon nach Aufzeigen dieser wenigen Daten mit Schrecken feststellen, daß bereits neue verkehrsmedizinische Probleme auf uns zu kommen und wir viele der Gegenwart überhaupt noch nicht gelöst haben und unbewältigt vor uns herschieben. Eine Verstärkung, eine Aktivierung und eine Koordinierung der auf verkehrsmedizinischem Gebiet tätigen Ärzte ist deshalb das dringende Gebot für die nächsten Jahre.

Literatur

Andréasson, R.: Alkohol im Verkehr, ein internationales Problem. Hamburg: Neuland 1966.

Dürwald, W.: Gerichtsmedizinische Untersuchungen bei Verkehrsunfällen. Leipzig 1966.

Flitner, F.: Der Führerschein — ein Schlüssel zur Unfallverhütung, 1967, Vorabdruck dieser Monographie in Auszügen in: Z. Verkehrssicherh. **13**, 93—105 (1967).

Forschungen für die Sicherheit im Straßenverkehr. Eine Veröffentlichung des Kuratoriums „Wir und die Straße" e.V. Frankfurt a. M.: Tetzlaff 1967.

Heifer, U.: Untersuchungen tödlicher Straßenverkehrsunfälle mit Methoden der elektronischen Datenverarbeitung. Zbl. Verkehrs-Med. **13**, 129—172 (1967).

Hoddon jr., W.: A note concerning accident theory and research with special reference to motor vehicle accidents. Ann. N.Y. Acad. Sci. **107**, 635—646 (1963).

Hoffmann, H.: Ausgewählte internationale Bibliographie 1952—1963 zur Verkehrsmedizin (ca. 6000 Literaturstellen). München: J. F. Lehmann 1967.

Jahn, E.: Probleme einer Epidemiologie der Straßenverkehrsunfälle. Bundesgesundheitsblatt **10**, 293—301 (1967).

Legat, W.: Die deutschen Führerscheininhaber — Anzahl und Struktur. Z. Verkehrssicherh. **13**, 85—92 (1967).

McFarland, R. A., and R. C. Moore: Epidemiology of accidents. In: Accident prevention. New York: Halsey 1961.

Meyer, E., u. E. Jacobi: Typische Unfallursachen im deutschen Straßenverkehr, 3 Bde. Bad Godesberg: Wir und die Straße 1959.

Mutke, H. G.: Aktuelle Probleme der Luft- und Raumfahrtgynäkologie. Ärztl. Prax. **19**, 2730—2732 (1967).

Norman, L. G.: Medical aspects of road safety. Lancet **1960 I**, 1039—1045.

Oeter, D.: Der teure Straßenverkehr. Münch. med. Wschr. **109**, 1934—1940 (1966).

Ponsold, A.: Alkohol im Straßenverkehr. Hamburg: Neuland 1965.

— Lehrbuch der Gerichtlichen Medizin, 3. Aufl., hrsg. von A. Ponsold. Stuttgart: Georg Thieme 1967.

Prokop, O.: Forensische Medizin, 2. Aufl. Berlin: VEB-Verlag 1966.

Rannow, H.-J.: Die zahlenmäßige Bedeutung des alkoholbedingten Verkehrsunfalles, Hamburg: Neuland 1966.

Rötzel, D.: Automatisches Weiterfahren auf Autobahnen. Schiene und Straße 1965 (Standardjahrbuch 15. Jhrg.), Dortmund: Verkehrs- und Wirtschaftsverlag 1965, S. 341—350.

Schranz, A.: Die Europäische Wirtschaftsgemeinschaft und der Gedanke der Straßenverkehrssicherheit, Zschr. Verkehrssicherh. **11**, 32—45 (1965).

Statistisches Jahrbuch für die Bundesrepublik Deutschland, hrsg. vom Statist. Bundesamt Wiesbaden. Stuttgart-Mainz: Kohlhammer 1967.

Wagner, K.: Verkehrsmedizin und Verkehrssicherheit. In: Aktuelle Probleme der Verkehrsmedizin, H. 1, S. 5—18. Stuttgart: Ferdinand Enke 1959.

— Mensch und Verkehrssicherheit aus medizinischer Sicht. In: Aktuelle Probleme der Verkehrsmedizin, H. 2, S. 25—34. Stuttgart: Ferdinand Enke 1965.

Wimmer, A.: Vorschläge zur Reform des Kraftfahrzeug-Führerscheins. Z. Verkehrssicherh. **13**, 106—112 (1967).

World Health Organisation: Epidemiology, control, and prevention of road traffic accidents. Report Interregional Seminar, Alexandria 1965.

Zanaldi, L.: Incidenti stradali, 2. Aufl. Padua: Cedam 1963.

Verkehrsrecht aus der Sicht der Rechtslehre

R. Lange, Köln

I. Aufgaben und Problematik des Verkehrsrechts

Das Verkehrsrecht befindet sich aus den verschiedensten Gründen in einer besonderen, ja im gesamten Rechtsbereich einzigartigen Lage.

1. Seine *Aufgaben* gelten einem *Phänomen*, das in wenigen Jahren sprunghaft von unserer Welt Besitz ergriffen hat. Die Umgestaltung unseres Lebens und unseres Weltbildes durch die Technik wirkt sich auf keinem anderen Gebiet so folgenreich und fordernd auf die Welt des Rechtes aus wie hier. In der Naturwissenschaft ist der Eintritt in das Atomzeitalter das weitaus gewaltigere Phänomen. Die Welt des Rechtes wird jedenfalls vorläufig davon nur am Rande berührt. Der Kreis der unmittelbar Angesprochenen und Betroffenen ist eng umgrenzt. Die Motorisierung des Verkehrs dagegen erfaßt das Verhalten eines jeden als potentiellen Täters oder Opfers und erfordert daher eine sofortige und umfassende rechtliche Regelung.

2. Die besondere *Problematik* dieser *Regelung* ergibt sich aus folgendem:

Im allgemeinen nimmt das Recht zu den Phänomenen des gesellschaftlichen Zusammenlebens, abgesehen von den offensichtlich gesellschaftsschädigenden destruktiven Verhaltensweisen, mit denen es das klassische Strafrecht zu tun hat, positiv Stellung. Es will sie ermöglichen, entfalten, zumindest erhalten. Organisierende Rechtsnormen stehen im Vordergrund und sind typisch für diese Aufgaben des Rechtes.

Dem Phänomen des motorisierten Verkehrs gegenüber muß sich das Recht dagegen vor allem zügelnd, Grenzen und Beschränkungen setzend, verbietend verhalten. Hier wirkt es nicht in erster Linie organisierend, sondern normierend und damit oft in Freiheiten und Ansprüche einschneidend.

Gewiß fehlt es auch hier nicht an organisierenden Normen: solche etwa, die den Straßenbau ermöglichen und regeln. Ihre immer noch wachsende Bedeutung wird gerade gegenwärtig mit dem sprunghaften weiteren Ansteigen der Motorisierung und dem dadurch immer dringender werdenden Parkproblem deutlich. Auf der Essener Bauausstellung im Herbst 1966 wurde demonstriert, daß es derzeit 4 Millionen Abstellplätze für Personenwagen gibt, daß aber in 10 Jahren, wenn jede Familie mindestens ein Auto besitzt, 19,5 Millionen Abstellplätze gebraucht werden, für die mehr als 50 Milliarden DM aufgewendet werden müssen, abgesehen von den Straßenbaukosten der Gemeinden. Schon jetzt wird gefordert, daß sich die Verkehrsplanung und die Erfassung der Verkehrsflächen hierauf einstellen[1].

Im Brennpunkt des Interesses und der Kritik aber stehen nicht die positiven rechtlichen Aufgaben, sondern die *Gebote und Verbote*. Und auch der Blick der Verkehrsmedizin muß sich auf diese Normen richten.

Die Abgrenzung dieses Bereichs ist zunächst aus Raumgründen notwendig. Sie ist aber auch verhältnismäßig leicht möglich. Denn getrennt von den sonstigen Normen des Verwaltungsrechts sind für das Verkehrsrecht besondere Gesetze entstanden, die damit einer Änderung leichter zugänglich, freilich auch bedürftig

[1] Bericht in FAZ vom 22. 4. 66.

sind. Dem entspricht im Strafrecht die Form der Nebengesetze. Ein Kernbereich des Verkehrsstrafrechts ist allerdings längst zum Bestandteil des Strafgesetzbuchs selbst geworden.

Diese Sonderentwicklung gilt für den gesamten Bereich des Verkehrsrechts; in erster Linie naturgemäß für den Straßenverkehr. Aber auch etwa im Seeverkehrsrecht und im Luftverkehrsrecht ist die gleiche Entwicklung festzustellen[2].

3. Die *Normierungen* (Gebote und Verbote) des Verkehrsverwaltungs- und Verkehrsstrafrechts werden als besonders einschneidend empfunden, weil namentlich der Straßenverkehr bis zu der sprunghaften Motorisierung im allgemeinen Bewußtsein zu dem *freien, sozialadäquaten Verhalten* zählte, bei dem jede Gängelung, abgesehen allenfalls von unmittelbaren Gefahrensituationen, als unangemessen empfunden wurde und deshalb vielfach noch heute empfunden wird. Zudem ist das durch das Verkehrsstrafrecht geschützte Rechtsgut sehr allgemeiner Natur: die Ordnung und Sicherheit des Straßenverkehrs und damit ein weites Vorfeld vor den konkreten und substantiellen Rechtsgütern, deren strafrechtlicher Schutz traditionell und unmittelbar einsichtig ist. Alles das ergibt eine durchgreifende Spannung in der *Struktur* des Verkehrsstrafrechts: vielfach wird ein Verhalten nicht deshalb bestraft, weil es per se Unrecht ist, sondern schon deshalb, weil es gegen Vorschriften verstößt. Das Recht wird hier nicht deklaratorisch im Nachzeichnen vorgegebenen Unrechts, sondern konstitutiv im Sinne formeller Unrechtsbegründung wirksam, was im öffentlichen Bewußtsein regelmäßig schwer Fuß faßt.

4. Bezeichnend für diese Struktur ist das *Ineinandergreifen von Verkehrsverwaltungsrecht und Verkehrsstrafrecht*. Die zahlreichen verwaltungsrechtlichen *Normen* des StVG, der StVO und der StVZO werden durch die eine Strafvorschrift des § 21 StVG sanktioniert. Auch das Seeverkehrsstrafrecht ist besonders eng mit dem Seeverwaltungsrecht verknüpft[3].In weitem Umfange greifen ferner verwaltungsrechtliche und strafrechtliche *Sanktionen* unmittelbar ineinander über. Daraus ergeben sich neue Probleme. So ist die *gebührenpflichtige Verwarnung* nach einer Entscheidung des BGH vom 31. 1. 62[4] und im Anschluß daran des BVerwG[4a] weder eine Strafe noch eine Gebühr, sondern eine Verwaltungsmaßnahme mit erzieherischem Charakter, ein Mittel der Verkehrserziehung[5]. Das OLG Frankfurt meinte zwar in einer Entscheidung vom 30. 5. 62[6], daß es sich dabei um eine echte kriminelle Strafe handele, um ein Strafgeld, das gegen das Grundgesetz verstoße. Diese Ansicht wurde allerdings vom BVerfG[6a] nicht bestätigt. Vielmehr handele es sich bei ihr um einen Verwaltungsakt, der aus Verwarnung und Gebührenerhebung bestehe und präventiv der Aufrechterhaltung der Verkehrsdisziplin diene. Sie habe keinen Strafcharakter.

Der Erziehungszweck, den der BGH der gebührenpflichtigen Verwarnung beilegt, steht aber auch im eigentlichen Verkehrsstrafrecht an erster Stelle. Die amtliche Begründung des Regierungsentwurfs zum 2. Verkehrssicherungsgesetz betont zu § 37 StGB ferner, daß der Strafe auch Sicherungsaufgaben zukommen, und zeigt damit eine weitere Annäherung an die Aufgaben der Verwaltung, die in dem problematischen Nebeneinander der Sicherungsmaßregel der Entziehung

[2] Vgl. für das Seeverkehrsrecht Paul; für das Luftverkehrsrecht Rudolf. Bemerkenswert bei Paul, S. 21, die Aufzählung der zahlreichen Gebiete des öffentlichen und privaten Seeverkehrsrechts außerhalb von Verwaltungs- und Strafrecht.

[3] Paul S. 21.

[4] Juristenzeitung **1963**, 99.

[4a] Neue Jur. Wschr. **1966**, 1426.

[5] So auch Floegel-Hartung § 22 StVG Rdnr. 2; Ule-Rasch § 59 PVG Rdnr. 8.

[6] Betriebsberater **1962**, 782.

[6a] BVerfG v. 4. 7. 1967 in Neue Jur. Wschr. **1967**, 1748.

der Fahrerlaubnis gemäß § 42m StGB und des richterlichen Fahrverbots als Nebenstrafe gemäß dem neuen § 37 StGB ihren Niederschlag gefunden hat[7].

5. Den Überschneidungen im Sanktionsbereich der Verwaltung und des Strafrechts entspricht im Bereich des *Verbrechensbegriffs* eine Akzentverlagerung von größter Bedeutung.

Herkömmlicherweise reagiert das Strafrecht erst auf eine Verletzung von Rechtsgütern. Das Verkehrsstrafrecht dagegen ist in rascher Umstellung zu einem *Gefährdungsstrafrecht* begriffen. Die Notwendigkeit hierzu ergibt sich aus der Natur der Sache.

Einmal ist hier die objektive Gefährlichkeit der Technik als solcher richtunggebend, namentlich die *Grenzen ihrer Beherrschbarkeit* durch den Menschen und die Unmöglichkeit, alle verhängnisvollen Fehler auszuschalten.

Die spezifische Gefahrenquelle der Gegenwart ergibt sich aus der rapiden *Massierung* der Fahrzeuge im Straßenverkehr, in geringerem Maße, aber doch auch stark zunehmend im Seeverkehr[8] und im Luftverkehr. Mit diesen objektiven Gefahrenquellen kombiniert sich auf der Seite des Menschen als Verkehrsteilnehmer die Entfesselung subjektiver Gefährlichkeit: Unaufmerksamkeit, Leichtsinn, Rücksichtslosigkeit, Prestigedenken, Aggression, Ermüdung, Überforderung können sich hier sofort verheerend auswirken.

Diesen und weiteren individualpsychologischen Gefahrenmomenten gesellt sich sozialpsychologisch die Auswirkung der besonderen Verkehrssituation, in der sich insbesondere der Kraftfahrer befindet: die Abkapselung und Vereinzelung im Massenverkehr, der Zwang inmitten einer als Freiheitssphäre empfundenen Situation[9].

Der Verschiedenheit und Ungleichartigkeit der Gefahrenquellen, die sich zudem in ständiger rascher Veränderung und Steigerung befinden, entspricht die *Vielschichtigkeit des rechtlichen Gefahrenbegriffs* im Verkehrsverwaltungs- und Verkehrsstrafrecht.

Umstritten ist bereits, welchen *Grad* die Möglichkeit eines Verletzungserfolges haben muß, damit der Gefahrbegriff erfüllt ist. Der BGH[10] legt einen Gefahrenbegriff zugrunde, nach dem die reibungslose Abwicklung eines bestimmten Verkehrsvorgangs so gefährdet sein muß, daß der Eintritt eines Schadens wahrscheinlicher als dessen Ausbleiben ist. Dieser Begriff wird in der Literatur überwiegend als zu eng angesehen. Man geht meist davon aus, daß eine konkrete Gefahr dann besteht, wenn der Eintritt eines Schadens für das Rechtsgut nach der Lebenserfahrung nicht ganz unwahrscheinlich ist [11].

Vom Begriff der *konkreten* Gefährdung ist von jeher die *abstrakte* Gefährdung unterschieden worden, bei der der Eintritt einer wirklichen Gefahr im Einzelfall vom Gesetz nicht vorausgesetzt wird, sondern eine typisch gefährdende Handlung als solche bei Strafe verboten ist. Diese Unterscheidung hat im Verkehrsstrafrecht eine kaum je dagewesene Bedeutung erlangt. Während die konkreten Gefährdungsdelikte im allgemeinen in den verkehrsstrafrechtlichen Normen des StGB enthalten sind, liegt der Schwerpunkt des Nebenstrafrechts in den abstrakten Gefährdungsdelikten oder, wie man heute vielfach sagt, in den Tatbeständen, die „unfallträchtiges Verhalten" als solches unter Strafe stellen. Doch ist der wichtige

---

[7] Zur Problematik und Reformbedürftigkeit dieses ungeklärten Verhältnisses vgl. LACKNER S. 93 sowie unten S. 65.

[8] Vgl. PAUL S. 22ff.

[9] Vgl. hierzu namentlich MACKENSEN S. 90ff., sowie CLAESSENS und die unten, S. 69, Genannten.

[10] BGHSt 8, 31; 18, 272; vgl. Bay. OblG in Verkehrsrechtssammlung **23**, 379.

[11] So insbes. WELZEL § 9, III, 4; MEZGER-BLEI I, S. 80ff., II, S. 224ff.; HARDWIG S. 140ff.; PAUL S. 35, Anm. 60. Ausgleichend SCHÖNKE-SCHRÖDER Rdnote 4 vor §§ 306ff.

§ 1 StVO im Gegensatz zu fast sämtlichen ihm folgenden Normen der StVO ein konkretes Gefährdungsdelikt. Zur Zeit befindet sich das Verkehrsstrafrecht weitgehend in einer Umstellung auf abstrakte Gefährdungsdelikte.

Eine weitere Entwicklung des Gefahrenbegriffs im Verkehrsstrafrecht ist dadurch zustande gekommen, daß die Rechtsprechung das Verkehrsstrafrecht zunächst dem im Strafgesetzbuch überkommenen Begriff der *Gemeingefahr* unterstellte. So hatte der BGH[12] es abgelehnt, die Individualgefahr als tatbestandsmäßig im Sinne des bisherigen § 315a (jetzt § 315c) StGB anzuerkennen. Im 2. Verkehrssicherungsgesetz hat der Gesetzgeber ausdrücklich diesen Fall einbezogen und damit die Rechtsprechung korrigiert. In den §§ 315 bis 315c heißt es übereinstimmend jetzt: „. . . und dadurch Leib oder Leben eines anderen oder fremde Sachen von bedeutendem Wert gefährdet".

Auf das Sonderproblem des Gefährdungs*vorsatzes* ist später einzugehen[13].

6. Die Notwendigkeit, das Verkehrsrecht immer erneut der rapiden Dynamik des Verkehrsgeschehens anzupassen, hat in der *Technik der Gesetzgebung* dazu geführt, daß man sich problematischer Formen bediente. Hierzu gehört insbesondere die weitgehende Verwendung von *Blankettnormen*. Darunter versteht man im allgemeinen Sinn den Vorgang, daß der Gesetzgeber vorgreifend in bestimmtem Rahmen ein Verhalten unter Strafe stellt, dessen nähere Umschreibung er einer anderen Stelle, meist dem Verordnungsgeber der Verwaltung überläßt. Anders lassen sich die Aufgaben des Verkehrsrechts überhaupt nicht bewältigen. Damit aber ist die Gesetzgebung zweierlei Gefahren ausgesetzt: einmal der, aus formalen Gründen mit Art. 80 Abs. 1 GG in Konflikt zu geraten, der die Ermächtigung für den Verordnungsgeber an sehr strenge Voraussetzungen knüpft. Bekanntlich hat das Bundesverfassungsgericht aus diesem Grunde die §§ 49 StVO, 71 StVZO für nichtig erklärt[14]. Zum anderen können sich verfassungsrechtliche Schranken unter dem Gesichtspunkt des Art. 103 Abs. 2 GG ergeben, wenn die Strafnorm in Verbindung mit der blankettausfüllenden Vorschrift dem Erfordernis der Tatbestandsbestimmtheit nicht entspricht. Auch unter diesem Gesichtspunkt hat das BVerfG die genannten Bestimmungen des Straßenverkehrsrechts beanstandet. Indem es auf der anderen Seite aber gleichzeitig die Gültigkeit des § 21 StVG festgestellt hat, wendet es sich gegen eine Übersteigerung des Gebotes der Tatbestandsbestimmtheit.

Der damit dem Verkehrsgesetzgeber belassene Spielraum ist in der Tat schlechterdings unentbehrlich, wenn nicht das Verkehrsrecht und mit ihm der Verkehr überhaupt zusammenbrechen soll. Der Gesetzgeber *kann* bei der rapiden Entwicklung und Umschichtung, die namentlich der Straßenverkehr immer noch und immer wieder erfährt, die einzelnen Tatbestände nicht bis zum letzten festlegen. Er würde hinter dem Wandel der Verhältnisse und den besonderen Umständen des Falles hoffnungslos zurückbleiben. Das ist insbesondere auch im Hinblick auf § 1 StVO zu sagen. Seine Fassung wirft ein zweites Strukturproblem auf: das der *Generalklausel*. Auch gegen diese Bestimmung ist bereits, wenn auch zu unrecht, Art. 103 Abs. 2 GG ins Feld geführt worden[15].

Ist schon die Gesetzgebung in einem ständigen Wandel begriffen — zur Zeit steht der Entwurf einer neuen, durchgreifend umgestalteten StVO zur Diskus-

[12] BGHSt 11, 148 und 199 unter Aufgabe von BGHSt 6, 102. Mit der Neuregelung gewinnt die *Einwilligung* des Gefährdeten in erhöhtem Maße rechtfertigende Kraft; vgl. Schönke-Schröder § 315c Rdnote 33.

[13] Vgl. unten S. 62.

[14] Paul, S. 56ff., 64 hält aus diesem Grunde die Seeschiffahrtsstraßenordnung v. 6. 5. 52 allgemein für ungültig.

[15] Bettermann, S. 214, unter unzutreffender Gleichsetzung des § 1 StVO mit der allgemeinen Polizeiklausel des § 14 PVG.

sion —, so darf es nicht Wunder nehmen, daß die *Rechtsprechung* im Verkehrsrecht erst recht Wandlungen unterworfen ist. Als ein Beispiel unter vielen sei die Entscheidung der Frage angeführt, ob sich ein Kraftfahrer auch dann entsprechend §§ 1 und 8 Abs. 3 StVO links einordnen muß, wenn er nach links nicht in eine Straße, sondern in eine Grundstückseinfahrt einbiegen will. Diese Frage hatte der BGH zunächst verneint: ein solches Einordnen sei nur für das Einbiegen vorgeschrieben, für das Einfahren in ein Grundstück sei es aber geradezu falsch. Seit dem Urteil vom 20. März 1958 dagegen bejahte er diese Frage wiederholt[16].

Besonders bemerkenswert an diesem Wandel der Rechtsprechung ist nicht nur, daß der konkreten Vorschrift des § 8 Abs. 3 StVO jetzt ein engerer Anwendungsbereich als früher zugeschrieben wird, sondern vor allem, daß der BGH der allgemeinen Regel des § 1 StVO früher und jetzt entgegengesetzte Verhaltensgebote entnimmt[17].

Im einzelnen ist für die Entwicklung der Judikatur auf den eingehenden Beitrag von Händel in diesem Handbuch zu verweisen.

II. Betrachtungen zur Natur der Sache, des Menschen und des Rechts

Der gegenwärtige Zustand des Verkehrsrechts, insbesondere des Straßenverkehrsrechts, entspricht dem der *Materie* des Straßenverkehrs selbst: er ist in ständiger rascher Entwicklung begriffen und vorläufig von tiefgreifender Unsicherheit darüber gekennzeichnet, wie man der Fülle von Problemen und Gefahren Herr werden kann, die in dieser Sache über uns hereingebrochen sind.

Wir haben an anderer Stelle[18] näher ausgeführt, daß die Fragen die Natur der Sache wie die des Menschen und die des Rechts selber betreffen.

Die *Natur der Sache* ist gekennzeichnet durch die Überwältigung des Menschen vom eigenen technischen Fortschritt. Hierzu hat Arnold Gehlen in Weiterführung früherer Aussagen Wesentliches formuliert. Der Jurist hat hierzu Eigenes kaum zu sagen, wohl aber wachsam die rapide Weiterentwicklung des Prozesses zu verfolgen, dessen wir jeden Tag auf unseren Straßen ansichtig werden. Wachsam muß er insbesondere gegenüber einer bei Straßenbauern und Technikern nicht selten anzutreffenden Fortschrittsgläubigkeit sein, die z. B. von einer Verbesserung des Straßennetzes Entscheidendes für eine Bewältigung der Verkehrsprobleme erhofft. In Berlin und anderswo hat man entgegen aller Erwartung die statistisch erhärtete Erfahrung machen müssen, daß sich nach der Verbreiterung von Straßenzügen zu großen Ausfallstraßen und der Beseitigung von Verkehrshindernissen wie z. B. Straßenbahngleisen die tödlichen Unfälle rapide vermehrten.

Ebenso wenig wie man bisher von der Natur der Sache ein einigermaßen abschließendes Bild und damit eine Grundlage für Gesetzgebung und Rechtsprechung gewinnen konnte, ist dies für die Auswirkung des modernen Verkehrs auf die *Natur des Menschen* bisher möglich gewesen. Arnold Gehlen[19] hat an die seiner Zeit vorauseilende Erkenntnis Max Webers erinnert, der bereits im Jahre 1908 erklärt hatte, die moderne industrielle Zivilisation habe das geistige Antlitz des Menschen fast bis zur Unkenntlichkeit verändert und werde dies auch weiterhin tun.

Im Verkehrsbereich ist dieses prophetische Wort in erschreckendem Maße inzwischen zur Wirklichkeit geworden. Wir meinen damit nicht nur die ständig

[16] Vgl. BGHSt 8, 285 einerseits, BGHSt 11, 296, 298; 12, 21; 14, 201, 204 andererseits.

[17] Auf gewisse Bedenken unter dem Gesichtspunkt der Rückwirkung von Strafgesetzen macht in diesem Zusammenhang Paul S. 92 aufmerksam.

[18] Lange (1965a).

[19] Gehlen S. 111.

anwachsenden Zahlen der Unfälle, sondern vor allem die Einstellung der Öffentlichkeit zu dem mörderischen Verkehrsgeschehen auf den Straßen. KARL OFTINGER[20] hat die Gleichgültigkeit des Publikums gegenüber diesem Geschehen in einer Weise gekennzeichnet, die aus deutscher Sicht erst recht gilt. Und was die Einstellung der Verkehrsteilnehmer selbst betrifft, so haben wir bereits früher auf ein Referat von MÜLLER-JENSEN hingewiesen[21], der die allgemeine Haltung des heutigen Menschen zu den Verkehrsgefahren dahin kennzeichnet, daß die Technik wesentlich schneller gewachsen ist, als der Mensch mit ihr umzugehen lernt. Er ist weniger bereit, Verantwortung auf sich zu nehmen und Rücksicht walten zu lassen. MÜLLER-JENSEN nennt das Beispiel des Verkehrsteilnehmers, der seinem Kraftgefühl durch Fahren eines großen und starken Wagens Ausdruck verleiht und darin eine Berechtigung sieht, selbstverständliche Vorschriften zu mißachten. Dem entspricht bei Fußgängern vielfach eine gewisse Trotzhaltung. Neben dieser Rücksichtslosigkeit gegen andere wird die seelische Haltung häufig durch eine Rücksichtslosigkeit sich selbst gegenüber bestimmt mit der Tendenz einer Überforderung, die durch übersteigertes Geltungsbedürfnis genährt wird.

MÜLLER-JENSEN sieht die Notwendigkeit, eine Haltungsänderung zu erzielen, als ein sehr tiefgehendes Problem, das über die Aufgabe der Medizin hinausgeht und weitergehend soziologische und pädagogische, sogar theologische Fragen aufwirft. Wir müssen hinzufügen: erst recht auch juristische, denn das Recht, im Schnittpunkt von Geist und Macht, kann nicht einfach nur an diesen Zuständen Maß nehmen, es muß Maß geben.

Zu der speziellen Unsicherheit in der Haltung des Menschen gegenüber der ihm über den Kopf gewachsenen Technik kommt die Herausforderung und die Aktivierung der allgemeinen menschlichen Problematik in der Verkehrssituation. GÖPPINGER hat[22] gezeigt, daß die bekannten Psychopathentypen im Sinne KURT SCHNEIDERS im Verkehrsgeschehen eine besonders verhängnisvolle Auswirkung haben. Wer sonst nur bildlich gesprochen über Leichen geht, tut es hier als rücksichtsloser oder gleichgültiger Fahrer buchstäblich. In diesen Zusammenhang gehören auch die Hauptkomponenten des „Unfällers". Dieser Begriff ist freilich problematisch und darf nicht zur Erklärung der großen Masse der Verkehrsdelikte herangezogen werden; der Typ des „Unfällers", ebenso sehr durch fragwürdige Charaktereigenschaften wie durch echte Unfähigkeit bestimmt, ist vielmehr nur für einen verhältnismäßig geringen Prozentsatz der verschuldeten Unfälle verantwortlich, unter denen sich freilich oft besonders schwere befinden. Früheren Illusionen über die Bedeutung dieses schon vor längerer Zeit herausgestellten Typs ist UNDEUTSCH entgegengetreten. Er führt die „maßlose Dramatisierung" des Unfällerproblems auf eine optische Täuschung zurück und unterstreicht: „Vordringlich bleiben alle diejenigen Maßnahmen, die der Gesamtheit der Kraftfahrer die Fahrtätigkeit erleichtern und ihr Verantwortungsbewußtsein heben"[23].

Nicht weniger problematisch ist im Verkehrsbereich die *Natur des Rechtes* selbst geworden, und zwar unter den verschiedenen Aspekten.

Den einen berührten wir bereits: mit dem Postulat, daß das Recht Maß zu geben, nicht nur Maß zu nehmen hat.

In der Rechtsprechung zum Straßenverkehrsrecht ist bisweilen die entgegengesetzte Tendenz zu spüren, die nicht nur auf die normative Kraft des Faktischen hinausläuft, sondern geradezu darauf, daß gehäufte Zuwiderhandlungen gegen Verbote rechtsändernden oder rechtszerstörenden Charakter haben können. Diese

---

[20] OFTINGER (1965) S. 251.
[21] LANGE (1965a) S. 10.
[22] Auf der Tübinger Tagung der Kriminalbiologischen Gesellschaft im Oktober 1959.
[23] LANGE (1965a) S. 15.

fragwürdige Auffassung klingt bereits in einer — auch im Ergebnis abzulehnenden — Entscheidung des Bundesgerichtshofs in BGHSt 6, 30 an. Weiteres Material in dieser Richtung findet sich bei FLOEGEL-HARTUNG[24].

Dieses Zurückweichen des Rechtes vor dem Unrecht ist keineswegs auf Deutschland beschränkt. KARL OFTINGER berichtet aus der Schweiz ganz ähnliche Einstellungen, die sich ihm zufolge dort auch bei Behörden und bei der Gesetzgebung zum Nachteil der Sache geltend machen[25].

Auf eine Zuspitzung dieser Problematik im Bereich des § 1 StVO, insbesondere für die Reichweite des Vertrauensgrundsatzes, werden wir noch einzugehen haben[26].

Unter einem ganz anderen Gesichtspunkt wird die Natur des Rechtes im Verkehrsrecht einer Zerreißprobe unterworfen, indem auf der einen Seite der naturrechtliche Satz neminem laede in § 1 StVO Gestalt gewonnen hat, während die übrigen Bestimmungen der StVO und der StVZO durchaus positivistische technische Gebote und Verbote aufstellen. Die Spannung zwischen den beiden grundverschiedenen Ausgangspunkten der Unrechtsbegründung, dem delictum per se und dem delictum mere prohibitum, ist hier bis zum äußersten vorgetrieben. Auf der einen Seite der unveräußerliche Kernbestand jedweden Rechts, wenn man es von der materiellen Gerechtigkeit her sieht, aber ein Grenzfall der Rechtsbestimmtheit. Das hat schon dazu geführt, daß man die Verfassungsmäßigkeit einer auf § 1 StVO gestützten Bestrafung in Frage stellte[27]. Bei den technisch orientierten Bestimmungen hingegen, die etwa die Befolgung von Ampelsignalen zur bedingungslosen Pflicht machen, wird der Verstoß auch dann automatisch zum Unrecht, wenn in concreto kein Rechtsgut gefährdet war; die Vorschrift scheint dann, wenn man sie isoliert und ohne Rücksicht auf die Notwendigkeit allgemeiner verkehrserzieherischer Aufgaben des Rechts betrachtet, zum Geßler-Hut zu werden. Dem mangelnden Einklang mit dem materiellen Gerechtigkeitsempfinden, der sich aus dieser Diskrepanz unter Umständen ergeben kann, steht die Hochwertigkeit solcher Normen unter dem Gesichtspunkt der Rechtssicherheit und Rechtsklarheit gegenüber.

Eine andere Seite des damit berührten Problems ist die Frage, welche Sanktionen angemessen sind, wenn Verkehrsverstöße teils materialen, teils formalen Charakter tragen. Vor der Kriminalisierung sozialethisch nicht verwerflichen, vielmehr nur die Ordnung verletzenden oder gefährdenden Verhaltens muß sich der Gesetzgeber ebenso hüten wie vor der Bagatellisierung von Verstößen, die durch die Ordnung hindurch in materielle Rechtsgüter, letzten Endes Gesundheit und Leben anderer unmittelbar gefährdend, eingreifen oder zumindest ein sozialethisch unerträgliches Beispiel geben.

Der gegenwärtige Rechtszustand im deutschen Verkehrsrecht ist alles andere als befriedigend. Als Bagatellstrafrecht, nämlich als Übertretungen, werden unterschiedslos Fälle bloßer Ordnungswidrigkeiten wie auch solche echter Gefährlichkeit und Verantwortungslosigkeit behandelt. Das liegt nicht zuletzt daran, daß das hier zur Abschichtung berufene Gesetz über Ordnungswidrigkeiten in seiner gegenwärtigen Fassung für das Verkehrsrecht unzulänglich ist. Es stammt aus dem Jahre 1952, als es Verkehrsprobleme heutigen Stils noch nicht gab. Zur Zeit wird es gründlich umgestaltet, und zwar in erster Linie zu dem Zweck, die Verkehrsübertretungen zu Ordnungswidrigkeiten zu machen, soweit sie nicht infolge echter krimineller Substanz als Straftaten erhalten bleiben oder sogar zu Vergehen erhoben werden müssen.

---

[24] FLOEGEL-HARTUNG Note 21 zu § 1 StVO.

[25] OFTINGER (1956) S. 128ff.

[26] Vgl. unten S. 59f. und unten Note 58.

[27] Vgl. z.B. BETTERMANN S. 214; vgl. oben Note 15.

Auch die Straßenverkehrsordnung, die erst kürzlich weitgehend novelliert und neu gefaßt wurde, befindet sich bereits wieder im Stadium gründlicher Umgestaltung. An dieser Stelle können wir nur ein Problem grundsätzlicher Art, das des § 1 StVO herausgreifen[28].

Auf Landesebene setzt sich allmählich, wenn auch zögernd, eine gewisse Verschärfung der gesundheitlichen Voraussetzungen für die Erteilung der Fahrerlaubnis durch: so zur Zeit durch Einführung von Sehtests. Aber diese Partikel von vorbeugendem Recht macht nur um so deutlicher, wieviel auf der gleichen Linie noch ungetan bleibt.

Wie häufig kommt der Arzt in Konflikte, wenn sich ein Patient nach medikamentöser Behandlung in akut verkehrsgefährdendem Zustand aus der Sprechstunde heraus ans Steuer setzt. DUBITSCHER hat krasse Fälle dieser Art aus der Anstaltspraxis beschrieben. Wir sind unsererseits auf aktuelle Probleme strafrechtlicher Verantwortlichkeit des Arztes in solchen Fällen vor kurzem eingegangen[29].

Eine weitere bisher unter prohibitivem Aspekt wie auch hinsichtlich der Verantwortlichkeit für angerichtetes Unheil ungeklärte Frage ist die des Epileptikers am Steuer. In dem erwähnten Heidelberger Referat über aktuelle Probleme der Verkehrsmedizin haben wir die einander schroff widersprechenden Stellungnahmen angesehener Ärzte konfrontiert[30].

Ebenso ungeklärt wie große Fallgruppen im Bereich der Ätiologie sind die Möglichkeiten und Grenzen der Diagnose und Prognose. Das hat sich bei der widerspruchsvollen Beurteilung der *Charaktertests* in der oberen und obersten Verwaltungsgerichtsbarkeit drastisch gezeigt[31].

Schon diese lückenhaften Hinweise zeigen, wie wenig das vorbeugende Recht in den Voraussetzungen für die Erlangung der Fahrerlaubnis bisher auf die speziellen Gefahrengruppen eingeht[32]. Es begnügt sich mit Generalklauseln, durch deren allzu weite Maschen vieles hindurchfällt, was vielleicht schon heute durch klare Deskription erfaßt werden könnte. Zum anderen aber sieht sich die Gesetzgebung an einer wirksamen Erfassung der typisch gefährlichen Fälle dadurch gehindert, daß innerhalb der Medizin und der Psychologie grundsätzliche Meinungsverschiedenheiten herrschen. Immerhin ist dem Gesetzgeber schon jetzt sicherlich ein Vorwurf zu machen. Er sollte es dem Bewerber um den Führerschein zur sanktionsbewehrten Pflicht machen, vorhandene Krankheiten oder Leiden, die sich auf seine Verkehrstauglichkeit auswirken können, anzugeben. Bereits vor Jahren haben wir dahingehende konkret formulierte Vorschläge zur Ergänzung der StVZO durch Einfügung eines Abs. 4 in § 3 und Neuschaffung von §§ 71a und b gemacht, bisher jedoch ohne Resonanz.

Die Verzögerung auch der von allen Verantwortlichen als notwendig erkannten Gesetzesänderungen bei uns wie anderswo ist mit auf die Einstellung zahlreicher Massenkommunikationsmittel zurückzuführen, die die Verkehrssicherheit geringer zu bewerten pflegen als die ungehemmte Verkehrsfreiheit. Wie OFTINGER treffend bemerkt: man tut, als ob es ein verfassungsmäßig garantiertes Grundrecht für jedermann gäbe, ein Kraftfahrzeug zu führen[33]. Die publizistische Erörterung des Straßenverkehrsrechts steht, wenn sich auch in letzter Zeit manches

[28] Vgl. unten S. 68.

[29] LANGE (1965b), insbes. S. 90ff. Vgl. ferner unten S. 61.

[30] LANGE (1965a) S. 16ff. Näheres unten S. 61f.

[31] Vgl. im einzelnen LANGE (1965a) S. 17ff.

[32] Nach BERNER und HOFF werden insbesondere Psychopathen, Kontaktgestörte und aggressive Neurotiker gegenwärtig nicht erfaßt. Näheres dazu unten S. 61f.

[33] Einschränkend insoweit auch BETTERMANN S. 205: Fahrfreiheit nur für den Fahrtüchtigen.

gebessert hat, noch immer vielfach unter dem Zeichen nicht nur sachlicher Verständnislosigkeit, sondern auch eines emotionalen und affektiven Dagegenseins um jeden Preis. Das führt allerdings oft zu grotesken Selbstwidersprüchen. So heißt es in einer der großen Tageszeitungen am 10. 12. 1961: „Wird das Alkoholproblem nicht überhaupt überbewertet, ebenso wie das Problem Geschwindigkeitsbegrenzung? Jeder soll so fahren, daß er andere und sich nicht gefährdet. Basta! Dazu braucht man keine Geschwindigkeitsbegrenzung und keine Promillegrenzen und keine sturen Vorschriften, die doch nicht eingehalten werden."

Hier wird also als Binsenwahrheit erklärt, daß der Grundsatz des § 1 StVO allein als Straßenverkehrsvorschrift genüge.

Demgegenüber wurde vor kurzem in einer Verlautbarung eines Automobilclubs derselbe § 1 StVO als „der berüchtigte Kautschukparagraph" gekennzeichnet.

Ernster noch ist zu nehmen, daß sich auch bei uns, wie das OFTINGER bereits für die Schweiz beklagt, in der Behördenpraxis selbst der Autoritätsverlust des Verkehrsstrafrechts bemerkbar macht.

Auf die Folgeerscheinungen der Entscheidungen des Bundesverfassungsgerichts, die einen großen Teil der Strafvorschriften für ungültig erklärten, soll hier nicht eingegangen werden.

Bei eigenen Untersuchungen an 1400 Verkehrsstrafakten aus verschiedenen nordrhein-westfälischen Gerichtsbezirken war folgendes bemerkenswert: bei einer ersten Untersuchung war festzustellen, daß die Richter die gesetzlichen Strafrahmen jedenfalls bei bestimmten Delikten, insbesondere solchen unter Alkoholeinfluß, voll ausschöpften. Eine zweite, einige Jahre später veranstaltete Untersuchung ergab dies nicht mehr.

Man kann diese seltsame Erscheinung wohl nur daraus erklären, daß inzwischen jüngere Richter in das Amt nachgerückt waren, die sich mehr als die älteren mit den Verkehrsdelinquenten identifizieren. Die Rückwirkung auf die Verfolgungsintensität ist bereits spürbar. Wie ein leitender Kriminalbeamter dem Verfasser im Gespräch mitteilte, werden Delikte, bei denen man schließlich doch einen gerichtlichen Freispruch voraussehen muß, von den Polizeibeamten trotz aller Anweisungen mit zunehmender Unlust verfolgt.

III. Auswirkungen von Gesetzen auf den Straßenverkehr

Durch das 2. Straßenverkehrssicherungsgesetz vom 26. November 1964 ist das Verkehrsrecht in der Bundesrepublik gestrafft und verschärft worden.

Dieses Gesetz hat zunächst die Verkehrsunfallziffern fühlbar absinken lassen. Im Jahre 1965 hat die Zahl der Unfalltoten auf den Straßen der Bundesrepublik 15712 betragen gegenüber 16494 im Jahre 1964. Insbesondere die Zahl der Verkehrstoten bei Unfällen in Verbindung mit Trunkenheit nahm um 47%, die der dabei Verletzten um 34% ab. Der Rückgang ist um so bemerkenswerter, als sich der Bestand an Personenkraftwagen von 1964 auf 1965 um 13%, nämlich von 7,3 Millionen Fahrzeugen auf 8,3 Millionen erhöht hat.

Diese günstige Entwicklung hat allerdings nur kurze Zeit gedauert. Bereits in den Sommer- und Herbstmonaten 1965 waren die überdurchschnittlichen Rückgänge der unfallträchtigen Delikte nicht mehr mit derselben Deutlichkeit festzustellen wie zu Anfang des Jahres.

Im Februar 1965 betrug der Rückgang der Unfälle mit Personenschaden insgesamt 18,7%. Im einzelnen waren grobe Fehler beim Überholen sogar um 23,2% zurückgegangen, überschnelles Fahren mit Überschreitung der Höchstgeschwindigkeit um 34,8% und Fahren unter Alkoholeinfluß am stärksten, nämlich um 41,7%. Im November 1965, dem letzten bei Abschluß dieser Arbeit zur Verfügung stehenden Vergleichszeitpunkt, betrugen die Rückgänge nur noch 3,8% insgesamt, bei Überholfehlern 8,6%, bei überschnellem Fahren 23,5% und bei Fahren unter Alkoholeinfluß 13,6%. Dazwischen liegen Monate, in denen die Rückgangszahlen noch stärker reduziert waren.

Für 1966 liegen bei Abschluß dieser Arbeit Vergleichszahlen nur für Nordrhein-Westfalen vor. Nach den statistischen Berichten des Statistischen Landesamts NRW vom 27. April ist die Zahl der Getöteten in der Zeit von Januar bis März 1966 sogar wieder auf 996 angestiegen gegenüber 909 in der gleichen Zeit 1965. Noch stärker ist der Anstieg der Verletztenzahlen im Vergleichszeitraum: im ersten Vierteljahr des Jahres 1966 27648 gegenüber 23255 im ersten Quartal 1965.

Besonders alarmierend ist die Zahl der Verkehrsunfälle unter Alkoholeinwirkung. Im ersten Vierteljahr 1966 hat es bei solchen Verkehrsunfällen 226 Tote gegenüber 147 in der gleichen Zeit des Jahres 1965 gegeben. Die Zunahme der unter Alkoholeinwirkung im Verkehr getöteten Personen betrug also nicht weniger als 54%. Die Zahl der Verletzten ist im gleichen Zeitraum von 2292 auf 3224, also um rund 41% gestiegen.

Vergleichbare Erscheinungen haben sich auch bei früheren Gesetzesänderungen gezeigt. So wurde nach der Einführung der Geschwindigkeitsbegrenzung in geschlossenen Ortschaften 1958 zunächst ein gewaltiger Rückgang der schweren Verkehrsunfälle und insbesondere der tödlichen Unfälle erzielt. In den folgenden Jahren flachte sich die Abwärtskurve jedoch ab. Auch im Ausland sind solche Erfahrungen nicht ganz ausgeblieben. So hat Österreich durch seine Straßenverkehrsordnung 1960 (in Kraft seit dem 1. 1. 1961), die die zulässige Promillegrenze auf 0,8% reduzierte, ein fühlbares Absinken der Alkoholdelikte am Steuer erzielt. Verkehrsunfälle dieser Art sanken von 4577 im Jahre 1960 auf 2898 im Jahre 1961 ab. Seit Herbst 1961 ist wieder ein Ansteigen der Alkoholdelikte im Straßenverkehr zu beobachten. Die Zahl der Personenschäden nimmt jedoch nach einem Bericht von GAISBAUER[34] auch in den folgenden Jahren weiter ab. Ebenso ist die Zahl der Verkehrstoten in ganz Österreich seit 1961 nachweisbar beachtlich gesunken. Die strengen Alkoholbestimmungen haben sich nach allgemeiner Ansicht in Österreich sehr bewährt.

In Wien insbesondere hat sich 1963 im Vergleich zu 1962 die Zahl der Verkehrstoten von 210 auf 155 verringert, also um 28,5%. Die Zahl der alkoholverschuldeten Unfälle überhaupt sank noch 1963 in Wien auf 622 gegenüber 710 im Jahre 1962, und auch die Zahl der durch Alkoholdelikte Verletzten und Getöteten verringerte sich in Wien von 769 auf 559 bzw. von 29 auf 20.

Die Ursachen für die mehr oder weniger abnehmende Wirkung verschärfter Strafbestimmungen sind noch nicht restlos ermittelt. Der österreichische Berichterstatter nimmt, soweit es sich um das Wiederansteigen der Alkoholdelikte handelt, ein Nachlassen der Schockwirkung an. Vermutlich wird es bei uns ebenso liegen. Jedoch ist im Vergleich zwischen den Zahlen der Bundesrepublik und Österreich festzustellen, daß in Österreich eine nachhaltige Gesamtwirkung der neuen StVO erhalten geblieben ist, auf deren Konto die Rettung von Leib und Leben tausender Mitbürger geht, während bei uns die Gewinne des 2. Straßenverkehrssicherungsgesetzes auch absolut genommen schon heute wieder bedroht sind. Worin hier der Hauptfehler steckt, hat der nordrhein-westfälische Minister des Innern offensichtlich erkannt, indem er angesichts der alarmierenden neuesten Zahlen einen verstärkten Polizeieinsatz organisiert hat. Bemerkenswert ist auch, daß sich in der Bundesrepublik die Einstellung der Automobilclubs offenbar im Sinne eines besseren Verständnisses für die Notwendigkeit verschärfter polizeilicher Überwachung gewandelt hat. Auf einer Verkehrsjuristentagung in München erklärte am 29. 4. 1966 JAEGER, daß sich der ADAC heute keineswegs mehr gegen den Einsatz von Verkehrspolizei in Zivil und gegen Radarprüfungen der Geschwindigkeit wende.

[34] GAISBAUER S. 191.

Der Jahresbericht 1965 der Bundesverkehrswacht weist daraufhin, daß der Rückgang der verschuldeten Unfälle im Höhepunkt der Erörterung der neuen Strafbestimmungen, im Februar 1965, namentlich bei den Alkoholdelikten am eindrucksvollsten gewesen sei. Einen Teil der Unfallrückgänge schiebt er auf den Rückgang der motorisierten Zweiräder, die 21% betragen habe; dem entspreche die Zahl der getöteten Motorradfahrer und Mopedfahrer, die um 451 auf 1450 und damit um 24% gesunken sei. Auch die Witterungsbedingungen hätten eine gewisse Rolle gespielt.

Selbst nach Abzug aller denkbaren anderen Ursachenreihen bleibt es jedoch bemerkenswert und widerlegt die oft gehörte Behauptung, Strafgesetze hätten keine wesentliche unfallverhütende Wirkung, daß sich in Österreich die verschärften Bestimmungen anhaltend in einem starken Rückgang der früheren Unfallzahlen auswirken und daß dies auch bei uns immerhin im Jahre 1965 trotz der starken Zunahme der Motorisierung der Fall gewesen ist. Zu erinnern ist auch daran, daß die Zahl der Unfälle bei uns nach Einführung der Geschwindigkeitsbegrenzung in Ortschaften 1958 bis 1963 gegenüber der Zeit davor schlagartig und ganz wesentlich zurückging. Die Zahl der schwerverletzten Personen z.B. war 1956 mit 150000 am höchsten und fiel dann trotz der inzwischen erfolgten rapiden Motorisierung bis auf 130000 im Jahre 1963 ab.

Das Fazit, das aus dem Vergleich dieser drei markanten Gesetzesänderungen im In- und Ausland gezogen werden darf und muß, ist dies: *Verschärfte Strafgesetze sind* durchaus *wirksam*. Sie retten jährlich das Leben tausender und die Gesundheit zehntausender von Menschen. Dies vermögen sie jedoch nur dann, wenn auch nach der ersten Schockwirkung, die von ihrem Erlaß und ihrer öffentlichen Erörterung ausgeht, ihre *Befolgung* nachhaltig und mit immer neuen Einsätzen *durch die Strafverfolgungsbehörden gesichert* wird. Solange dies geschieht, vermögen sie selbst der durch die starke Zunahme der Kraftfahrzeuge ständig erhöhten Verkehrsgefährdung erfolgreich entgegenzutreten. Und umgekehrt: sobald der Griff gelockert wird, nehmen die vermeidbaren Straßenverkehrsdelikte prompt zu. Daß die für Nordrhein-Westfalen ermittelten Ergebnisse kein Zufall sind, zeigt die Mitteilung des Statistischen Bundesamtes, nach der sich im Januar 1966 im Bundesgebiet 88789 Straßenverkehrsunfälle ereignet haben, die 1132 Todesopfer und damit 11% mehr als im Januar 1965 gefordert haben, sowie die Mitteilung der Süddeutschen Zeitung vom 2./3. April 1966, die für den März 1966 in München eine Steigerung der Verkehrsunfälle um 15—18% berichtet. Wenngleich diese Zahlen für einzelne Monate noch nicht den vollen Beweis für den Grad der Steigerung darstellen, so doch für das, worauf es hier ankommt: die allgemeine Tendenz nach oben oder unten.

IV. Reformbedürftigkeit des Straßenverkehrsrechts

Auch in der Rechtsprechung beginnt allmählich die Einsicht durchzudringen, daß eine weitergehende Verzögerung der längst wissenschaftlich als erforderlich und sachgemäß nachgewiesenen Herabsetzung der Promillegrenze bei Verkehrsdelikten unter Alkoholeinfluß nicht mehr verantwortet werden kann. Der Vierte Deutsche Verkehrsgerichtstag 1966, der vom 27.—30. Januar in Goslar tagte, forderte im Anschluß an den Dritten Verkehrsgerichtstag 1965 den Gesetzgeber erneut auf, wegen der allgemeinen Gefährlichkeit die Führung eines Kraftfahrzeuges bei Erreichung eines bestimmten Gefahrengrenzwertes (0,8 Promille oder darunter) unter Strafe zu stellen[35]. Und das OLG Hamm hat in einem Vorlagebeschluß an den Bundesgerichtshof vom 9. 3. 1966 gefordert, entgegen der bisherigen Rechtsprechung die unbedingte Fahruntüchtigkeit eines Kraftwagenfahrers schon bei 1,2 Promille Alkohol anzunehmen. Der Beschluß beruft sich

[35] Bericht Neue Jur. Wschr. **1966**, 873.

auf die neueren wissenschaftlichen Untersuchungen, insbesondere die Gutachten des Bundesgesundheitsamtes. Hiernach besitzen wesentliche Gesichtspunkte, die zu dem Grenzwert von 1,5 Promille geführt haben, heute keine Gültigkeit mehr. Das OLG Hamm erklärt, der Gefahrengrenzwert liege bereits bei einem Blutalkoholgehalt von 0,8 Promille, zu dem noch ein Sicherheitszuschlag von 0,4 Promille hinzuzurechnen sei.

1966 hat der BGH schließlich den Grenzwert von 1,5 Promille auf 1,3 Promille herabgesetzt und ist damit wenigstens teilweise dem Gutachten des Bundesgesundheitsamtes gefolgt[35a].

Auch die Polizeidienststellen haben vielfach damit begonnen, die Fahrerlaubnis bei einem Alkoholgehalt von 0,8 Promille vorläufig zu entziehen.

Damit hat, wie man hoffen darf, in Rechtsprechung und Gesetzgebung der Abbau des gegenwärtigen grotesken und in seinen Auswirkungen mörderischen Zustandes begonnen: daß ausgerechnet in der Bundesrepublik, die in ihrem Grundgesetz die Würde des Menschen und damit letzten Endes doch seine Existenz zum Fundament ihrer Rechtsordnung gemacht hat, dieser selbe grundlegende Rechtswert der allgemeinen wissenschaftlichen Erkenntnis zum Trotz im Straßenverkehr ungestraft mißachtet werden darf. Seit einer Reihe von Jahren haben die skandinavischen Länder, aber auch Österreich und die Schweiz die Grenze von 0,8 Promille oder darunter (in den skandinavischen Staaten zum Teil 0,5 Promille) als die generelle Gefahrengrenze nicht nur gesetzlich oder, wie in der Schweiz, durch die höchstrichterliche Rechtsprechung festgelegt, sondern seit Jahren ist auch durch die Verkehrsstatistiken die Wirksamkeit dieser Grenze nachgewiesen. Es ist eine absurde Annahme, daß ausgerechnet der bundesdeutsche Kraftfahrer aus einem anderen Holz geschnitzt sei als der Österreicher, der Schweizer, der Schwede, der Norweger, und ohne sich und andere zu gefährden, das Doppelte oder Dreifache am Steuer vertragen könne wie jene. Welche unverantwortlichen Einflüsse bei uns die sachgemäße gesetzliche Regelung dieser Frage bis heute immer wieder verhindert haben, ist mit Händen zu greifen.

Was hier zu tun oder vielmehr nachzuholen ist, zeigen die Gutachten des Bundesgesundheitsamtes. Ihren Inhalt hat GERCHOW in diesem Handbuch (vgl. S. 841) interpretiert. Er geht von der bekannten Unterscheidung zwischen der absoluten Fahruntüchtigkeit aller Kraftfahrer einerseits und des Gefahrengrenzwertes, nämlich der Fahruntüchtigkeit der Mehrzahl aller Kraftfahrer andererseits aus. Der letztere Grenzwert ist heute die Basis der gesetzlichen Regelung in den erwähnten Staaten Mittel- und Nordeuropas. Auch der deutsche Bundesgesetzgeber wollte den Gefahrengrenzwert festlegen. Das 2. Straßenverkehrssicherungsgesetz hat jedoch — offensichtlich infolge des massiven Einflusses von Interessentengruppen — dieses Problem „ausgeklammert". GERCHOW deutet an anderer Stelle (1966) vielsagend an: Teilweise kann man den Eindruck haben, daß man die Fragestellung der Gutachten in der Öffentlichkeit und in den Zeitschriften interessierter Gruppen nicht verstehen wollte, um bessere Argumente gegen eine Neuregelung zu haben.

Die vorhin mitgeteilten Zahlen über die rapide Zunahme der Alkoholdelikte mit schweren Folgen im ersten Vierteljahr 1966[36] sollten dem Gesetzgeber vor Augen rücken, daß er sich durch Unterlassung an künftigen unzähligen Verkehrsopfern mitschuldig machen kann. Denn jetzt ist die Berufung darauf, daß die wesentlichen wissenschaftlichen Grundlagen noch ungeklärt seien, nicht mehr zulässig. Sie wäre nur noch eine Ausrede. GERCHOW weist darauf hin, daß in kaum einem anderen Land bisher mit einem derartigen Aufwand versucht worden ist,

[35a] BGHSt 21, 157.

[36] Oben S. 56.

dem Gesetzgeber Unterlagen zu verschaffen, um die Alkoholverkehrsstraftaten einer neuen Regelung zuzuführen. Aus dem von ihm ausführlich zitierten Gutachten des Bundesgesundheitsamtes ergibt sich deutlich die Gefährlichkeit von relativ geringen Blutalkoholkonzentrationen. Auf diese Ausführungen (vgl. den Beitrag von GERCHOW über: „Alkohol und Verkehrstüchtigkeit“ in diesem Handbuch, S. 843) wird Bezug genommen.

Es ist deshalb zu begrüßen, daß die 9. Verkehrssicherheitskonferenz der Bundes- und Landesverkehrsminister 1967 in einer Empfehlung an die Bundesregierung und den Bundestag fordert, ohne Rücksicht auf die Fahrtüchtigkeit im Einzelfall die Überschreitung des Grenzwerts von 0,8‰ zu ahnden.

Von unmittelbarer Bedeutung für Gesetzgebung und Rechtsprechung ist die Feststellung, daß die Wirkungen des Alkohols nicht mehr nur, wie in den ersten Stadien der Forschung, vorwiegend am psychotechnischen Leistungsbegriff orientiert werden können. Viel bedeutsamer ist die Alkoholwirkung auf die Gesamtpersönlichkeit. Eine einfache Herabsetzung des absoluten Grenzwertes würde daher nach GERCHOW die Problematik nur ungenügend berücksichtigen und wäre grundsätzlich nicht geeignet, etwaige ins Auge gefaßte rechts- und verkehrspolitische Ziele zu erreichen. Eine Neuorientierung der Rechtsgrundlagen, nämlich die Umwandlung in ein Formaldelikt aufgrund des Gefahrengrenzwertes, böte mehr Aussicht, die naturwissenschaftlichen Tatbestände hinreichend zu berücksichtigen.

Diese Feststellungen und speziell diejenigen des Bundesgesundheitsamtes sowie die Ausführungen von GERCHOW zeigen die doppelte Verantwortung: die des Gesetzgebers, endlich die Lehre aus den erfolgreichen und wissenschaftlich legitimen Gesetzgebungen unserer Nachbarstaaten zu ziehen und den Gefahrengrenzwert von 0,8 Promille einzuführen; und die der Rechtsprechung, die überholte Grenze von 1,3 Promille für die absolute Fahruntüchtigkeit weiter herabzusetzen. Die Rechtslehre würde eine Pflicht versäumen, wenn sie auf diese Verantwortlichkeit, die sie mitzutragen hat, nicht hinwiese. Die Forderung des Tages ist, daß das Strafrecht auf exakte kriminologische Grundlagen gestellt werden müsse. Hier im verkehrsstrafrechtlichen Bereich, wo diese Grundlagen vorliegen, können Gesetzgebung und Rechtsprechung ihr nicht mehr ausweichen.

V. Reformbedürftigkeit der Straßenverkehrsordnung

In dieselbe Richtung, von der allein eine größere Wirksamkeit des Verkehrsrechts erhofft werden kann: durch seine straffere Gestaltung, gehen auch die Bestrebungen, die *Straßenverkehrsordnung* zu reformieren. Die bisher vorliegenden Entwürfe sprechen es in ihrer Begründung aus, daß namentlich der Vertrauensgrundsatz, den die Rechtsprechung entwickelt hat (der Verkehrsteilnehmer, der sich verkehrsgerecht verhält, dürfe darauf vertrauen, daß sich auch die anderen Verkehrsteilnehmer richtig verhalten), einer Einschränkung bedarf, weil er in der heutigen Ausgestaltung von rücksichtslosen Fahrern mißbraucht wird. Allerdings wird man nicht, wie einer der Entwürfe zur neuen StVO es versucht, den Vertrauensgrundsatz durch eine allgemeine Rechtspflicht zum defensiven Fahren blockieren können, ohne Gefahr zu laufen, daß, wie heute der Rechthaber, so morgen der Unrechthaber entfesselt wird, der sich darauf verläßt, daß der Vorberechtigte von seinem Vorrang nicht mehr Gebrauch zu machen wagt, wenn er selbst nur zu erkennen gibt, daß er z. B. die Vorfahrt des anderen nicht zu achten gedenkt. Der Grundsatz des defensiven Fahrens wird jedoch in eine Reihe von Einzelbestimmungen der StVO einzubauen sein und darüber hinaus Leitsatz der Verkehrserziehung werden müssen, um sowohl den Rechthaber wie den Unrechthaber im Verkehr in ihre Schranken zu verweisen. Mit Recht hat LACKNER[37] die Forderung des defensiven Fahrens als erzieherisches Problem und nicht als eine strafrechtliche Frage bezeichnet, nämlich als das Postulat, zu einem Fahren zu erziehen, das die rechtlichen Möglichkeiten nicht ausschöpft.

VI. Verkehrsrecht und Rechtslehre

Mit diesen kriminalpolitischen Ausblicken muß es hier sein Bewenden haben. Das gestellte Thema verlangt vor allem einen Bericht darüber, wie sich das bestehende Verkehrsrecht aus der Sicht der Rechtslehre ausnimmt.

Durch die ungeheure Ausbreitung, die eminente praktische Bedeutung und die starke Dynamik des Verkehrsrechts sind bereits *Ausstrahlungen in die allgemeinen Lehren* des Rechts und des Strafrechts insbesondere spürbar geworden.

Wie wir bereits in anderem Zusammenhang zu bemerken hatten, gehört das Verkehrsgeschehen zu den menschlichen Verhaltensweisen, die grundsätzlich als *sozialadäquat* und daher vom Tadel des Unrechts frei zu betrachten sind. Infolge der sprunghaften Motorisierung ist die Sozialadäquanz des Verhaltens jedoch nach der Richtung fragwürdig geworden, daß heute die Teilnahme am Straßenverkehr schlechthin schon ein Risiko für den Teilnehmer selbst und für andere darstellt. Wir müssen der Formulierung von Graf HOYOS[38] zustimmen: Verkehr ist riskante Situation, das Verkehrsverhalten dementsprechend Risikoverhalten. Die Formel vom sozialadäquaten Verhalten muß heute umgeformt werden zu der Frage, wie weit das Risiko dennoch ein erlaubtes Risiko bleibt. Auch hier wird man mit Graf HOYOS zu einer im Grundsatz brauchbaren Unterscheidung gelangen, wenn man das *generelle* Risiko, nämlich die Gefährdung, die von allgemeinen Bedingungen der Straße, des Fahrzeugs und des Fahrers ausgeht, und das *spezielle* Risiko, die Gefährdung, die von einer konkreten, einzelnen und daher kurz dauernden Verkehrssituation ausgeht, möglichst scharf unterscheidet. Die Eingehung des speziellen Risikos kann der Verkehrsteilnehmer gewöhnlich vermeiden. Darauf hat namentlich BOCKELMANN[39] eindringlich hingewiesen.

Nach diesem Maßstab werden die Einzelprobleme, die sich hier erheben, zu beurteilen sein. An dieser Stelle können nur einzelne Fragen herausgegriffen werden.

In einer Reihe von Entscheidungen hat sich der Bundesgerichtshof mit der Frage beschäftigt, ob und unter welchen Voraussetzungen es strafbar ist, wenn durch *Ausschenken alkoholischer Getränke* oder sonstige *Setzung von Ursachen durch Dritte* ein Verkehrsdelikt mit herbeigeführt wird. In der besonders umstrittenen Frage des Alkoholausschanks hat der Bundesgerichtshof[40] zunächst ständig die These vertreten, daß sich aus der Verabreichung von Alkohol oder der sonstigen Bestärkung eines Angetrunkenen (etwa durch Mitfahren in Kenntnis des alkoholisierten Zustandes des Fahrers) eine Rechtspflicht zur Gefahrenabwendung ergebe, aus der sich gegebenenfalls die Verurteilung wegen fahrlässiger Körperverletzung und Tötung rechtfertige. Neuerdings betont er jedoch[41], nicht jedes sozial übliche und von der Allgemeinheit gebilligte Verhalten könne eine Garantenpflicht auslösen. Erst wenn das Ausschenken alkoholischer Getränke gegen das Verbot des § 16 Abs. 1 Nr. 3 des Gaststättengesetzes verstoße, begründe es eine Garantenpflicht, betrunkene Kraftfahrer an der Weiterfahrt zu

[37] Folgenlose Verkehrsgefährdung als Massenerscheinung, 1961, S. 34.
[38] Graf HOYOS (1964a).
[39] BOCKELMANN S. 219.
[40] BGHSt 4, 20; BGH Juristische Rundschau **54**, 269; ebenso das Kammergericht Juristische Rundschau **56**, 150.
[41] BGHSt **19**, 154ff.

hindern. Der Wirt dürfe nicht auf dem Wege über die strafrechtliche Garantenpflicht gleichsam zum Vormund oder Hüter seiner Gäste bestellt werden.

Diese Umkehr in der Rechtsprechung wird von RUDOLPHI[42] gebilligt und auf andere Fälle ausgedehnt: Gleiches wie für den Gastwirt müsse auch für den Waffenhändler, den Apotheker und jedermann gelten, eine *rechtmäßige* Vorhandlung dürfe keine Garantenpflicht begründen. In einem Fall, in dem es sich nicht um einen Gastwirt handelte, nimmt das OLG Düsseldorf[42a] eine Rechtspflicht nur dann an, wenn zwischen beiden — dem Ausschenkenden und dem Kraftfahrer — eine enge Lebensgemeinschaft besteht, die eine besondere Fürsorgepflicht begründet, und wenn bei dem Kraftfahrer ein hoher Trunkenheitsgrad erkennbar ist.

Die gleichen Grundsätze müssen namentlich aber auch, obwohl das bisher nicht ausdrücklich anerkannt ist, für den Arzt gelten, der beispielsweise in seiner Sprechstunde durch medikamentöse Behandlung den Kraftfahrer in einen Zustand versetzt hat, in dem seine Fahrtüchtigkeit möglicherweise beeinträchtigt ist. Was dem Gastwirt recht ist, muß dem Arzt, der das Wohl des Patienten und der Volksgesundheit mit seiner Behandlung verfolgt, billig sein. Die Grenze ist jedoch da zu ziehen, wo der Patient akut und evident fahruntüchtig geworden ist und dennoch zu erkennen gibt, daß er sich in diesem Zustand sofort wieder ans Steuer setzen will. Die damit entstandene unmittelbare Gefährdung von Leib und Leben anderer, die in solchen Fällen gesetzt ist, darf auch der Arzt sich nicht tatenlos weiter entwickeln lassen. Was im Einzelfall an Eingreifen ihm zumutbar ist, kann allerdings nicht generell gesagt werden. Nur so viel ist gegenüber einer Entscheidung des OLG München[43] zu sagen, daß ein *Bruch der Schweigepflicht* in solchen Fällen nicht schon generell dann zulässig ist, wenn über kurz oder lang von dem Patienten infolge seines Zustandes ein verkehrsgefährdendes Verhalten zu besorgen ist, sondern erst dann, wenn die Gefährdung akut, unmittelbar, sozusagen an der nächsten Straßenecke in Verwirklichung umzuschlagen droht.

Es handelt sich hier, wie schon bemerkt, keineswegs nur um Probleme der Sprechstunde. DUBITSCHER hat[44] auf die praktisch gewordenen Fälle hingewiesen, daß Rauschgiftsüchtige eine Anstaltsbehandlung eigenmächtig unterbrechen. In einem von ihm berichteten Fall verließ der Süchtige, unter Megaphenwirkung stehend, mit seinem PKW die Anstalt. Man wird darüber hinaus sagen müssen, daß der Arzt heute nahezu in jedem Fall damit rechnen muß, daß sich ein Suchtkranker, den er aus der Anstalt entläßt, ans Steuer setzt. Beachtenswert ist, daß DUBITSCHER die heutige Auffassung der Suchtgefahr in der Medizin kritisiert, die in der richterlichen und behördlichen Praxis dahin geführt habe, daß man zwischen den ersten Stadien der Sucht und dem sich später entwickelnden Zustand einer weitgehenden Persönlichkeitszerstörung eine Zäsur mache. Er betont dem gegenüber die Einheit des Suchtprozesses. Schon in einem frühen Stadium gleiche die Sucht dem Abrutschen auf einer schiefen Ebene, das unaufhaltsam weitergeht, auch wenn der Abgrund noch längst nicht erreicht ist. Dieser Charakter der Sucht als einheitlicher Krankheitsprozeß müsse folgerichtig gegenüber dem süchtigen Kraftfahrer zu früherem Eingreifen oder zu größerer Zurückhaltung vor der Entlassung führen.

Ähnliche Probleme bestehen, wenn der Arzt feststellt, daß *ein Epileptiker oder ein Arteriosklerotiker*, den er in seiner Sprechstunde behandelt hat, seinen Wagen

[42] RUDOLPHI S. 76ff.; 166ff.
[42a] OLG Düsseldorf in Neue Jur. Wschr. **1966**, 1175.
[43] Monatsschrift für Deutsches Recht 1956, 565.
[44] Vgl. oben S. 54.

weiter fährt, obwohl mit Krampfanfällen und mit Bewußtlosigkeit gerechnet werden muß.

Der Jurist kann, wie schon oben bemerkt, zu diesem Problem solange nicht abschließend Stellung nehmen, wie es in der Medizin selbst noch grundlegend umstritten ist.

An anderer Stelle[45] sind einige Äußerungen von medizinischer Seite einander gegenübergestellt worden. Einerseits wird die bedingte Fahrerlaubnis für Epileptiker befürwortet — u.a. mit der Begründung, unsere Tendenz zur Schaffung eines risikofreien Daseins dürfe nicht rücksichtslos über berechtigte Interessen einer Minderheit hinweggehen, sondern müsse das Risiko für die Allgemeinheit und berechtigte Einzelinteressen gegeneinander abwägen. Die Gegenansicht nennt die Epilepsie neben der Blindheit als so schwere Mängel, daß von vornherein die Untauglichkeit für den motorisierten Verkehr festgestellt sei.

Auf Schritt und Tritt zeigte sich, wie allgemeine Fragen des Strafrechts im Verkehrsrecht aktualisiert und in neues Licht gerückt werden. Umgekehrt sind aber auch spezielle Regeln, die das Verkehrsstrafrecht primär entwickelt hat, im Begriff, auf die übrigen Gebiete des Strafrechts vorzudringen. Rudolphi[46] führt hier insbesondere den im Straßenverkehrsrecht entwickelten *Vertrauensgrundsatz* an, der auch für die übrigen Gebiete unseres Strafrechts gelte. Dem ist im Grundsatz zuzustimmen. Jedoch darf nicht übersehen werden, daß dieser Vertrauensgrundsatz zwar dem Grunde nach seine Existenzberechtigung erwiesen hat, seinem Umfange nach aber höchst umstritten ist und gegenwärtig wieder mehr zurückgedrängt wird. Unter psychologischen und rechtsethischen Gesichtspunkten darf auch die eindrucksvolle Kritik von Clauss[47] nicht unerwähnt bleiben. Er macht mit Recht darauf aufmerksam, daß das Wort „Vertrauen“ in seiner Grundbedeutung einen sittlichen Gedanken ausdrückt, etwa: dem Freund vertrauen, überhaupt also: einem anderen vertrauen. Im Verkehrsstrafrecht hat es einen ganz anderen, sittlich entleerten, egozentrischen Sinn: daß einem selber rechtlich nichts passieren kann, wenn man von seinem Recht Gebrauch macht. Also das, was der römische Satz ausdrückt: qui suo iure utitur neminem laedit. Clauss macht auf die fragwürdige Herkunft des Satzes aus dem Jahre 1937 aufmerksam, der damals den Kraftfahrern als Waffe dafür dienen sollte, „die Fürsorge für die Schwachen und Ängstlichen und Spießer“ im Straßenverkehr hintanzusetzen[48].

Eine weitere Aktualisierung alter strafrechtlicher Probleme hat das Verkehrsrecht dadurch hervorgerufen, daß es immer mehr von einem Verletzungsstrafrecht zu einem *Gefährdungsstrafrecht* wird. Das bedeutet nicht nur eine allgemeine Vorverlegung der Verteidigungslinie. Das Problematische an dieser Entwicklung ist vielmehr, daß damit ein Urteil des Richters an die Stelle der Konstatierung einer Realität treten muß. Auf die zahlreichen Unterprobleme, die sich aus den Abstufungen des Gefährlichkeitsbegriffs ergeben, wurde schon eingegangen[49]. Darüber hinaus ist hier ein Mißverständnis der Rechtsprechung festzuhalten: vorsätzliche Gefährdung anderer im Straßenverkehr sei in der Regel nicht anzunehmen, weil der Gefährdende wisse, daß er sich selbst mitgefährde. Hier liegt der Fehler bereits darin, daß das Umdenken vom Verletzungsgrundsatz auf den Gefährdungsgrundsatz nicht mitvollzogen ist: die eigene Verletzung will man selbstverständlich nicht, aber die eigene Mitgefährdung kann man deswegen sehr wohl in Kauf nehmen wollen[50].

[45] Lange (1965a) S. 16ff.
[46] Rudolphi S. 167.
[47] Clauss S. 207ff.
[48] Clauss S. 209, Note 36 mit weiteren überaus aufschlußreichen Zitaten.
[49] Vgl. das oben S. 49f. Gesagte.
[50] Im einzelnen vgl. Reinhard v. Hippel S. 443ff.

Ein alter dogmatischer Streitpunkt ist durch das Verkehrsrecht ebenfalls in besonderem Maße aktualisiert worden: die Frage, ob das Verhalten, das zu einem Verkehrsunfall geführt hat, als *positive Handlung oder als Unterlassung* zu qualifizieren ist, als Unterlassung nämlich der Erfüllung von Verkehrsgeboten. ROXIN und RUDOLPHI[51] haben anhand einer Reihe von praktisch entschiedenen Fällen diese Problematik aufgezeigt.

In Zusammenhang damit ist die *Kausalität* des Verhaltens für den eingetretenen Erfolg erneut in den Brennpunkt gerückt. In einem viel besprochenen Fall hat der Bundesgerichtshof[52] verneint, daß das verkehrswidrige Verhalten eines Lastwagenführers, der einen angetrunkenen Radfahrer in einem etwas engeren als dem vorgeschriebenen Seitenabstand überholt hatte, ursächlich für dessen Tod sei; aufgrund von Sachverständigengutachten war festgestellt, daß mit hoher Wahrscheinlichkeit der Radfahrer, der in einer Kurzschlußreaktion nach links eingeschlagen hatte und dadurch unter die Räder gekommen war, bei vorschriftsmäßigem Abstand dasselbe Schicksal erlitten hätte.

Die Kritik hat überwiegend beanstandet, daß der BGH bereits die Kausalität verneint habe; denn sein Verhalten könne doch nicht hinweggedacht werden, ohne daß der Erfolg entfiele[53].

Zu fragen ist aber nicht, ob das Überholen als solches kausal für den Erfolg war, sondern das *vorschriftswidrige* Überholen. Denn Bezugspunkt für die Anknüpfung des Kausalurteils ist stets das *tatbestandsmäßige* und nicht das unqualifizierte äußere Verhalten als solches. Der Einwand, daß das Kausalurteil nicht mit einer Bewertung verbunden werden dürfe, schlägt nicht durch oder beweist zu viel. Denn dann müßte im Kausalbereich der Unterlassung die dort von der herrschenden Lehre unbeanstandet vollzogene Bezugnahme auf eine erwartete Handlung, die nicht hinzugedacht werden kann, ohne daß der Erfolg entfiele, unzulässig sein. Mit Recht hat deswegen der BGH die Kausalität in dem wiedergegebenen Fall verneint[54].

Der Gesichtspunkt, daß an das tatbestandsmäßige Verhalten angeknüpft werden muß, führt auch zur Entscheidung in einer anderen umstrittenen Fallgruppe des Verkehrsrechts. Das OLG Stuttgart und das OLG Karlsruhe[55] haben den Fall entgegengesetzt entschieden, daß das Verhalten eines Kraftfahrers, der an einer anderen Stelle als dem Unfallort die zulässige Geschwindigkeit überschritten hatte, für den von ihm angerichteten Personenschaden ursächlich sei. Mit dem OLG Stuttgart ist die Ursächlichkeit in solchen Fällen zu verneinen. Denn die Kausalfrage hat an den konkreten tatbestandsmäßigen Verkehrsvorgang anzuknüpfen und nicht abstrakt an irgendein Gesamtverhalten des Fahrers. Nur dann, wenn er in den konkreten Verkehrsvorgang selbst, hier also die Verletzung von Fußgängern, mit überhöhter Geschwindigkeit hineinfuhr, ist dieser Verstoß kausal bzw. mitkausal für die Verletzung[56].

---

[51] RUDOLPHI S. 180.

[52] BGHSt **11**, 1ff.

[53] So ROXIN und die dort Genannten.

[54] So schon KOHLRAUSCH-LANGE S. 4; SCHÖNKE-SCHRÖDER § 59 Rdn. 159; ebenso MEZGER S. 280; OEHLER S. 238.

[55] Neue Juristische Wochenschrift 1959, 351 einerseits, Neue Juristische Wochenschrift 1958, 430 andererseits.

[56] Die Meinungen in der Literatur sind hier ebenfalls geteilt. SCHWARZ-DREHER, S. 15, nimmt Kausalität auch dann an, wenn das pflichtwidrige Verhalten nicht mit dem Unfall zusammenfiel. SCHÖNKE-SCHRÖDER, § 59, Rdn. 161 entscheidet wie hier mit dem Hinweis auf den Fall, daß der in München zu schnell fahrende Kraftfahrer, der später in Stuttgart einen auch bei verkehrsmäßigem Verhalten unvermeidbaren Unfall verursacht, den Verunglückten bei geringerer Geschwindigkeit nicht mehr angetroffen hätte; damit führt er die uferlose Kausalzurechnung ad absurdum.

In diesem Zusammenhang ist auf die psychologische Literatur zum Straßenverkehr hinzuweisen. DRÖSLER[57] äußert größte Skepsis gegenüber der Verknüpfung von Begriffen wie Unfall und Ursache in kausaldeterministischer Weise. Die moderne Naturwissenschaft komme beinahe ohne den Begriff der Ursache aus. Sie verfüge über den mächtigeren Begriff der Implikation. Anstatt zu sagen: „A verursache B", heißt es: „Wenn A dann B" oder „B ist eine Funktion von A". DRÖSLER empfiehlt diesen Fortschritt der Methodik auch für die Verkehrspsychologie als Weg zur funktionalen Betrachtungsweise. Eine unbesehene Übernahme dieser Kategorien auf die rechtlichen Kausalbegriffe ist freilich nicht möglich. Aber der funktionale Zusammenhang zwischen einem Formalverstoß (Geschwindigkeitsüberschreitung) und einem angerichteten Schaden muß in den angeführten Beispielen auch vom Juristen festgestellt werden, die conditio sine qua non ist auf das tatbestandsmäßige Verhalten zu beziehen, weil nur dieses auf den unerwünschten Erfolg hin funktioniert.

Die Strafrechtslehre betrachtet seit langem die Tatbestände unter dem Gesichtspunkt einer Doppelfunktion: *Unrechtstypisierung* auf der einen Seite, *Garantie* rechtsstaatlicher Grenzen auf der anderen. Diese Doppelfunktion ist in der neuesten Diskussion um den Vertrauensgrundsatz aktuell geworden.

Auf der einen Seite hat die Rechtsprechung den Vertrauensgrundsatz dem § 1 StVO entnommen[58]. Auf der anderen Seite wird der Grundsatz des defensiven Fahrens, der der Sache nach ein Mißtrauensgrundsatz ist, ebenfalls aus § 1 StVO abgeleitet. MARTIN hat in einer eingehenden Untersuchung erklärt, beide Grundsätze seien miteinander unvereinbar. Das scheint um so mehr zu gelten, wenn noch dazu beide aus derselben Bestimmung abgeleitet werden. Die Lösung ergibt sich indessen daraus, daß der Grundsatz des defensiven Fahrens unmittelbar aus der Unrechtstypisierung des § 1 StVO, dem naturrechtlichen Grundsatz: neminem laede, hergeleitet ist, während der Vertrauensgrundsatz an die entgegengesetzte Funktion, nämlich die Garantiefunktion anknüpft: wenn du verkehrsrichtig fährst, dann verletzt du *im Rechtssinn* den anderen nicht.

Der Hinweis auf die naturrechtliche Struktur des § 1 StVO zeigt noch in eine andere grundsätzliche bedeutsame Richtung: den bereits erörterten Gegensatz zwischen diesem materialen Delikt und den Formaldelikten der §§ 2ff. StVO, bei der die Zuwiderhandlung gegen Gebote und Verbote als solche unter Strafe gestellt ist, auch wenn in concreto durch diesen Verstoß eine aktuelle Gefahr nicht entstanden ist (Überfahren einer Kreuzung bei Rot, wenn kein Querverkehr stattfindet). Der Gegensatz ist mit den Begriffen des *konkreten Gefährdungsdelikts* auf der einen, des *abstrakten* auf der anderen Seite noch nicht in voller Tiefe erfaßt. Dahinter steht, wie gezeigt, die alte Unterscheidung zwischen dem *delictum per se* des § 1 StVO und den *delicta mere prohibita* der §§ 2ff. StVO[59].

Diese Grundsatzfrage verknüpft sich sogleich mit der weiteren: sollen die formalen Verkehrsverstöße *in Ordnungswidrigkeiten umgewandelt* werden? Wie aktuell diese Frage ist, ergibt sich zur Zeit der Abfassung dieser Arbeit daraus, daß in wenigen Wochen Abstand diese Frage ein Hauptgegenstand der Beratungen auf dem 4. Verkehrsgerichtstag in Goslar und auf dem 4. Verkehrsjuristentag des HUK-Verbandes in München war. Der Umfang der damit berührten Fragen macht es erforderlich, insoweit auf die Referate zu verweisen, die auf den beiden genannten Tagungen von LACKNER[60] und BOCKELMANN[61] gehalten wurden.

---

[57] DRÖSLER S. 248.
[58] Vereinigte Große Senate in: BGHSt 7, 118.
[59] Siehe oben S. 53.
[60] Vgl. den Bericht in Neue Juristische Wochenschrift 1966, S. 873.
[61] Die Veröffentlichung dieses Beitrages steht bevor.

Auch eine weitere Strukturfrage des Strafrechts: das *Verhältnis von Strafen und Maßregeln,* ist im Verkehrsrecht erneut zur Debatte gestellt worden. Wie bereits bemerkt, ist das Verhältnis der Maßregeln des § 42m StGB (Entziehung der Fahrerlaubnis) zu der Strafe des richterlichen Fahrverbots in § 37 StGB noch keineswegs geklärt[62]. Eigene Untersuchungen haben ergeben, daß die Verkehrsrichter auch die Maßregel weitgehend nach Schuld und damit nach Strafgesichtspunkten zu verhängen pflegen. Hier tritt interessanterweise eine gegenläufige Entwicklung zutage, verglichen mit der allgemeinen Reformtendenz, die etwa in den USA und einzelnen skandinavischen Staaten von den Grundgedanken Schuld und Strafe weg und zu Gefährlichkeit und Maßregel hinführt.

Die Unsicherheit der sozialethischen Bewertung und die Ungeklärtheit der strafrechtlichen Struktur der Verkehrsdelikte spiegeln sich in einer quälenden Ungleichheit der Strafzumessung. Ein Arbeitskreis des 4. Verkehrsgerichtstages[63] beschäftigte sich mit dieser Frage. Der gegenwärtige Zustand wird von den Verkehrsrichtern selbst als so unerträglich empfunden, daß der Arbeitskreis für die Aburteilung der Straßenverkehrsgefährdung (§ 315c StGB) und der folgenlosen Trunkenheitsfahrt (§ 316 StGB) Empfehlungen für das Strafmaß im Normalfall gab, wobei für diesen Normalfall ein Ersttäter und mittlere Schuld zugrundegelegt wurden. Der Berichterstatter bezeichnet diese Empfehlung zutreffend als nicht unbedenklich. Immerhin scheint die Entwicklung auf eine gewisse Objektivierung und eine Art Taxensystem unausweichlich hinzuführen als das gegenüber stoßenden Ungleichheiten immerhin noch geringere Übel.

Fragen des *Prozeßrechtes* können hier nur am Rande berührt werden. Auch sie sind, wie sich schon aus der Massenhaftigkeit der Verkehrsdelikte ergibt, außerordentlich dringlich und abhilfebedürftig.

Ein Sonderproblem hat kürzlich LEWRENZ[64] kritisch ins Bewußtsein gehoben. Anhand einer Reihe von Einzelfällen führt er aus, daß sich die Verwaltungsgerichte mehrfach zu Unrecht und ohne genügend eigene Einsicht von den Gutachten psychologischer oder medizinischer Sachverständiger distanziert hätten, insbesondere in der Frage der Eignung zum Führen von Kraftfahrzeugen. Andererseits würden den Sachverständigen hier vielfach Aussagen abverlangt (etwa nach einem Wandel der Einstellung, der Haltung und Gesinnung eines Anwärters auf die Fahrerlaubnis), die ihnen nicht zugemutet werden könnten. Im Zusammenhang damit macht er Vorschläge für die Änderung der §§ 3 und 12 der StVZO namentlich hinsichtlich der charakterlichen Eignungsmängel.

Mit diesem Fragenkreis ist eine weitere große Problematik berührt, die im Bereich dieses Handbuchs besondere Beachtung beansprucht: die Frage, inwieweit heute überhaupt schon die verkehrsrechtlichen Normen auf hinreichend gesicherten *kriminologischen Grundlagen* aufruhen.

In kaum einem Sozialbereich hat sich in den letzten Jahren eine ganze Phalanx von empirischen Wissenschaften mit gleicher Intensität betätigt wie in dem des Straßenverkehrs und insbesondere der Unfallursachen.

Dennoch ist die Lage alles andere als geklärt oder auch nur befriedigend.

Allerdings ist in letzter Zeit unter allen verantwortlich Denkenden zunehmend Einverständnis über eine Reihe wichtiger Fragen erzielt worden.

1. Hierher gehört vor allem die Erkenntnis, daß die *Straßenverkehrsunfälle zu 85—90% auf menschliches Versagen zurückzuführen* sind und nicht überwiegend, wie früher immer wieder behauptet wurde, auf den Zustand der Straßen und ähnliche Ursachen. Wenn es noch eines weiteren Beweises dafür bedürfte, so liefert

[62] Vgl. hierzu LACKNER S. 93ff. und oben S. 48f.
[63] Vgl. den Bericht in Neue Juristische Wochenschrift 1966, 873.
[64] LEWRENZ (1962) S. 122ff.

ihn der Vergleich unserer Unfallstatistik mit der englischen. England weist in der Verkehrssituation besonders viele mit der Bundesrepublik vergleichbare Voraussetzungen und Größenordnungen auf. Die Fahrzeugzahl entspricht etwa der unseren, ebenso der Verkehrsraum. In der Qualität des Straßennetzes steht es weit hinter uns zurück. Aber die Zahl der Verkehrstoten hält sich dort etwa gleichbleibend bei 6900 im Jahr.

Neuerdings ist sogar fragwürdig geworden, ob durch die Verbesserung der Straßenverhältnisse auch nur die übrigen 10—15% der Unfallursachen beseitigt werden können. Verschiedene Beobachtungen geben zum Nachdenken Anlaß: Die neuesten statistischen Zahlen über die örtliche Verteilung der Verkehrsunfälle, die Ernst Meyer mitteilt, ergeben für die Bundesrepublik folgendes: auf Landstraßen entfällt auf je 33 km ein Toter, auf Straßen im Ort auf je 16 km und auf Autobahnen bereits auf je 5 km.

Noch signifikanter ist der Prozentsatz der Steigerung der Verkehrsopfer im Jahre 1964 gegenüber dem Durchschnitt seit 1960, wenn man ihn nach den Tatorten aufschlüsselt. Hiernach sind bei Unfällen innerhalb der Ortschaften die Zahlen der Toten von 1960 bis 1964 auf 111% angestiegen, die der Verletzten sogar auf 92% gesunken. Auf Landstraßen beträgt die Steigerung bei den Toten 118%, bei den Verletzten 109%, wenn man den bisherigen Durchschnitt mit 100% annimmt. Auf Autobahnen sind 1964 113% Tote und 153% Verletzte gegenüber 100% im bisherigen Jahresdurchschnitt festzustellen. Das ist eine schlagende Bestätigung dessen, was Bockelmann — nur wenig überspitzt — dahin formuliert hat: Auf den deutschen Autobahnen wird so schlecht gefahren, weil sie so gut sind.

In einer eigenen früheren Untersuchung wurde bereits auf einen ähnlichen Sachverhalt hingewiesen, der sich bei dem Ausbau von Großstadtstraßen zu Ausfallstraßen ergab. So nahm 1964 in Westberlin nach dem Ausbau der Müllerstraße im Norden der Stadt die Zahl der tödlichen Verkehrsunfälle schlagartig in erschreckendem Maße zu (11 Todesopfer bei 598 Verkehrsunfällen).

2. Ein weiterer Komplex ist ebenfalls zumindest massenstatistisch heute als Unfallursache eingedämmt: der sog. *Unfäller* ist zwar für relativ zahlreiche und schwere verschuldete Unglücke im Straßenverkehr verantwortlich zu machen. Die große Zahl kommt jedoch nicht auf das Konto zum Unfall besonders prädestinierter Persönlichkeiten, sondern fällt dem *„normalen“ Verkehrsteilnehmer* zur Last, und zwar aufgrund vermeidbarer Verletzungen einfacher Verkehrsvorschriften, sogar meist *vorsätzlicher* Verletzungen.

3. Sodann hat sich in zunehmendem Maße, gestützt auf immer wiederholte Erfahrungen, international die Erkenntnis durchgesetzt, daß *Geschwindigkeitsbegrenzungen* sowohl innerhalb wie auch außerhalb von Ortschaften ein wirksames Mittel zur Bekämpfung der Unfallkriminalität sind.

4. Durch eine entschlossene Gesetzgebung kann die *Trunkenheit am Steuer* als Unfallursache weitgehend zurückgedrängt werden. Das ist, wie wir sahen, statistisch erwiesen und wissenschaftlich begründet.

So wesentlich aber diese gesicherten Ergebnisse sind, so vieles ist noch ganz ungeklärt.

Mit Recht stellt Graf Hoyos[65] fest, daß die empirischen Wissenschaften bisher wenig koordiniert arbeiten. Auch an der Dokumentation fehlt es bisher weitgehend. Im gleichen Sinn fordert Lewrenz[66] ein Koordinationszentrum, in dem die Ergebnisse aus der Grundlagenforschung verschiedener hochspezialisierter

[65] Graf Hoyos (1965) S. 7ff.
[66] Lewrenz (1964) S. 244.

medizinischer und psychologischer, soziologischer, juristischer und technischer Fachrichtungen zusammengefaßt und zueinander in Beziehung gesetzt werden können.

Auf juristischer Seite ist es nicht anders. Das Straßenverkehrsrecht fordert angesichts der Internationalisierung des Kraftverkehrs in Europa dringend eine Angleichung über die Staatsgrenzen hinaus. Bestrebungen und Tagungen hierüber sind im Gange, haben aber bisher nicht zu wirklichem Erfolg geführt, so dringend das Problem inzwischen geworden ist.

Zunächst bedarf es der Abstimmung der Formalbestimmungen aufeinander. Beispiele sind die heute noch international verschiedene Regelung des Vorfahrtsrechts im Kreisverkehr und selbstverständlich auch die allgemeine Umstellung auf den Rechtsverkehr.

Aber auch die Abgrenzung zwischen dem Vertrauensgrundsatz und dem Grundsatz des defensiven Fahrens bedarf internationaler Verständigung.

Wir sahen, daß bei uns § 1 StVO die sedes materiae ist.

Die *österreichische Straßenverkehrsordnung* verzichtet gänzlich auf eine Generalklausel, wie sie dem § 1 StVO entspricht, weil sie zu einer gewissen Rechtsunsicherheit und dazu geführt habe, daß allzu sehr der Richter an die Stelle des Gesetzgebers trete[67]. Auch die österreichische Novelle 1964 hat in diesem Punkt nichts geändert[68]. Die österreichische Lösung kann aber nur voll verstanden werden, wenn man hinzunimmt, daß Österreich in § 3 seiner Straßenverkehrsordnung den Vertrauensgrundsatz festgelegt hat, jedoch mit einer umfänglichen kasuistischen Ausnahmeregelung, „außer er müßte annehmen, daß es sich um Kinder, Seh- oder Hörbehinderte mit weißem Stock oder gelber Armbinde, offensichtlich Körperbehinderte oder Gebrechliche oder um Personen handelt, aus deren augenfälligem Gehaben geschlossen werden muß, daß sie unfähig sind, die Gefahren des Straßenverkehrs einzusehen oder sich dieser Einsicht gemäß zu verhalten".

Die *Schweiz* hat in Artikel 26 ihres Straßenverkehrsgesetzes eine unserem § 1 StVO vergleichbare Generalklausel, unter besonderem Vorsichtsgebot gegenüber Kindern, Gebrechlichen und alten Leuten, ebenso wenn Anzeichen dafür bestehen, daß sich ein Straßenbenutzer nicht richtig verhalten wird. In *Italien* ersetzt ein Urteil des Kassationshofs vom 9. 6. 1959 die fehlende gesetzliche Generalklausel, und zwar durch den Grundsatz, daß alle Fahrer gehalten sind, Unvorsichtigkeiten anderer vorauszusehen und ihr eigenes Verhalten dem anzupassen, wenn solche Unvorsichtigkeiten vernünftigerweise voraussehbar und wahrscheinlich sind. Die genannten Staaten haben die Generalklausel nicht alle mit Strafe bewehrt[69].

Auf den ersten Blick sieht das so aus, als ob sich trotz der verschiedenen Formen einheitliche Grundsätze durchgesetzt hätten. Bei näherem Zusehen entdeckt man jedoch wesentliche Unterschiede. Österreich durchbricht den Vertrauensgrundsatz nur dann, wenn der andere Verkehrsteilnehmer offensichtlich objektiv unfähig ist, sich verkehrsrichtig zu verhalten. Die Schweizer Bestimmung läßt zumindest die Auslegung offen, daß auch der Böswillige, der zu erkennen gibt, daß er nicht daran denkt, die Vorfahrt zu beachten, in die Lage versetzt wird, den Vertrauensgrundsatz mattzusetzen. Die Entscheidung des italienischen Kassationshofes steht in der Mitte zwischen der österreichischen und der Schweizer

[67] Vgl. dazu im einzelnen Dittrich (1961) S. 100.

[68] Vgl. Dittrich (1964) S. 329.

[69] Zu Einzelheiten vgl. Siegert S. 328, der auch auf den Art. 7 der Genfer Konvention vom 19. 9. 1949 hinweist, in dem der Satz „neminem laede" ebenfalls verankert ist.

Regelung. Sie stellt auf Unvorsichtigkeiten ab, schließt also die Böswilligen aus, aber die sorglos Drauflosfahrenden ein in die Kategorie derer, deren Verhalten den Vertrauensgrundsatz außer Kraft setzt. Über den Streit bei uns gibt die verschiedene Fassung der Entwürfe zum neuen § 1 StVO Auskunft. Der 1. Entwurf sagte hier nur: Der Straßenverkehr erfordert Vorsicht und Rücksicht. Der 2. Entwurf wollte diese Mahnung zum defensiven Fahren in den Rang einer Rechtspflicht erheben. Das würde den von der Rechtsprechung in jahrelanger Arbeit ausgefeilten Vertrauensgrundsatz in unabsehbarem Umfange außer Kraft setzen und auch den Rücksichtslosen und den Böswilligen ermutigen, eine unklare Verkehrslage zu schaffen, in der niemand mehr auf sein Vorrecht vertrauen darf.

VII. Einzelprobleme der Verkehrsforschung aus der Sicht der Rechtslehre

Dieser Beitrag kann und will nicht eine Übersicht über den Stand der empirischen Verkehrsforschung geben. Nur auf einzelne problematische Erscheinungen sei abschließend hingewiesen. Hier drängt sich gelegentlich der Eindruck auf, den sicherlich auch der Jurist sich selber gegenüber gelten lassen muß: der Ausgangspunkt von der eigenen Fachrichtung her verführt dazu, deren Fragestellungen als zentral anzusehen und darüber die Problematik anderer Wissenschaften zu übersehen.

Tiefenpsychologisch hat man feststellen zu können geglaubt, daß die Probanden einer Untersuchung, die ihren Vater mit 0—9 Jahren verloren hatten, häufiger wegen Verkehrsdelikten bestraft würden als die Probanden mit späterem Vaterverlust[70]. Hieraus wird die Folgerung gezogen, eine gewisse Abhängigkeit des Verkehrsverhaltens von Tatbeständen aus der Kindheit und Jugend des späteren Autofahrers erscheine plausibel.

Von psychologischer Seite ist gegenüber der sonst allgemein anerkannten Erziehung zur Verkehrsgesinnung die Ausbildung eines spezifischen Verkehrssinnes gefordert worden unter Hinweis darauf, Erfahrungen mit einer seit Jahren betreuten Gruppe von sechs entlassenen Raubmördern hätten gezeigt, daß diese ihr Kraftfahrzeug mit solcher Sicherheit lenkten, daß es, wenn alle so gut führen, kaum Verkehrsopfer geben würde. Im Gegensatz dazu kenne der Verfasser Geistliche, deren Intelligenz und moralische Integrität außer Zweifel stünden und die dennoch durch ihr ungeschicktes Verhalten im Straßenverkehr nicht nur rücksichtslos wirkten, sondern auch schwere Unfälle verursachten[71].

Aus soziologischer Sicht ist behauptet worden, daß die Veröffentlichungen von MEYER-JACOBI-STIEFEL über typische Unfallursachen im deutschen Straßenverkehr, die auf einem Material von nicht weniger als 145000 Unfallakten beruhen, „unverkennbar ideologiegeladen seien". Typisch für ideologieverhaftetes Denken sei, daß niemand sich über die Zahl der Selbstmorde wundere oder sie für vermeidbar halte, während umgekehrt die Zeitungen voll seien von dem „Blutbad auf den Straßen"[72] (vgl. den Beitrag von R. GUNZERT in diesem Handbuch, S. 263).

In diesem Zusammenhang ist von gleicher Seite auch der Vorwurf der Klassenjustiz erhoben worden: der Autofahrer, der selbst am Steuer sitze, werde gegenüber dem, der sich einen Fahrer leisten könne, deklassiert.

---

[70] Graf HOYOS (1964b) S. 285.

[71] So — nach Pressemeldungen (der Tagesspiegel 1./2. Mai 1965) — der Leiter der psychologisch-medizinischen Untersuchungsstelle beim TÜV München, MUNSCH; es ist jedoch zu bemerken, daß er diese Formulierungen später modifiziert hat.

[72] GUNZERT S. 115.

Dem gegenüber ist in der Rechtsprechung gelegentlich eine umgekehrte Klassenjustiz nicht ganz von der Hand zu weisen, d.h. besonders strenge Strafen gegen Kraftfahrer in verantwortlichen Stellungen[73].

Von psychiatrischer Seite wird neuerdings starker Nachdruck darauf gelegt, daß Psychopathen sowie Kontaktgestörte und aggressive Neurotiker bei der Prüfung der Eignung zur Fahrzeuglenkung offenbar meist gar nicht erfaßt, nicht untersucht und daher auch nicht — falls nötig — von der Fahrzeuglenkung ausgeschlossen werden. Hier scheine eine noch wesentliche Lücke im System jener Schutzmaßnahmen zu bestehen. Schon bei der Erstuntersuchung müßten Führerscheinbewerber auch auf den Grad der Persönlichkeitsreife sowie jene psychopathische oder neurotische Persönlichkeitsstruktur untersucht werden. Andererseits sei es weitgehend falsch, daß Psychotiker von der Fahrzeuglenkung ausgeschlossen werden müßten[74].

Körperlichen Mängeln erkennt Graf Hoyos[75] nur eine sehr geringe Bedeutung als Unfallursache zu. Dem widerspricht die unüberhörbare Stimme von Tönnis, der in einer umfassenden Untersuchung[76] anhand zahlreicher Fälle die unmittelbare Kausalität zwischen Körperschäden, insbesondere Sehschäden, und Unfallverursachung nachgewiesen hat. Die Einführung von Sehtests zeigt, daß die Behörden sich diesem Standpunkt anzuschließen beginnen. Doch muß zwischen den einzelnen Körperschäden offenbar scharf differenziert werden. Lewrenz[77] berichtet aus seinen eigenen Erfahrungen, er habe immer nur wieder beobachten können, daß manche Extremitätengeschädigte ihr Kraftfahrzeug unter Umständen mit artistischer Geschicklichkeit beherrschten. Er befindet sich darin in Übereinstimmung mit Imesch, der gerade unter Schwerstbeschädigten bewährte Kraftfahrer fand. Bei diesen Fahrern scheinen also besondere aktive Kompensations- und Rehabilitationsbemühungen eine entscheidende Rolle zu spielen.

Die übergreifende anthropologische Betrachtung, vielfach auf sozialpsychologischer Grundlage aufgebaut, hat sich insbesondere der Problematik der Verkehrssituation zugewandt. Im Anschluß an Munsch macht Lewrenz[78] darauf aufmerksam, daß der motorisierte Straßenverkehr den Menschen in Vereinzelung zwingt, die Entstehung eines echten mitmenschlichen Sozialbezuges verhindert und damit auch die für Rücksichtnahme, Planung und Voreinstellung erforderliche Reaktivität hemmt. Das führt besonders bei den auch in der allgemeinen Kriminalität problematischen Gruppen der Jüngeren und der Gealterten zu einer Häufung von Verkehrsunfällen. Von besonderem Interesse für den Juristen ist hierbei, daß Lewrenz[79] die oft gehörte Alternative: nicht verbieten, sondern erziehen, als substanzlos bezeichnet. Auch das Verbot sei eine Erziehungsmaßnahme, und ob sie schlechter sei als eine Erziehung, die auf abstrakte Ideale wie Anstand, Höflichkeit, Rücksicht zurückgreifen möchte, sei bis heute noch nicht erwiesen (vgl. hierzu auch den Beitrag von H. Lewrenz in diesem Handbuch, S. 193).

[73] Vgl. dazu v. Gerkan; andererseits OLG Hamm, Neue Juristische Wochenschrift 56, 1729 und 1849, Verkehrsrechtssammlung 11, 291 und OLG Schleswig, Verkehrsrechtssammlung 10, 462.

[74] Berner und Hoff.

[75] Graf Hoyos (1965) S. 90.

[76] Nr. 58 der Berichte des Verkehrsministeriums NRW, herausgegeben von der Arbeits- u. Forschungsgemeinschaft für Straßenverkehr und Verkehrssicherheit e.V., Köln 1962, S. 112ff.

[77] Lewrenz (1964) S. 176.

[78] Lewrenz (1964) S. 224.

[79] Lewrenz (1964) S. 91.

An dieser Stelle münden die empirischen Betrachtungen wieder ein in eine Koordination der Wissenschaften, die durch einseitige Betrachtungsweisen bisher vielfach gefährdet oder verhindert wurde, aber wichtigste Voraussetzung für eine erfolgreiche Unfallbekämpfung ist.

Literatur

Berner, P., u. H. Hoff: Die Eignung zur Fahrzeuglenkung in psychiatrischer Sicht. Z. Verkehrssicherh. **10**, 48—54 (1964).

Bettermann, K.: Verfassungsrechtliche Überlegungen zur Vereinfachung der Ahndung folgenloser Gefährdungsdelikte. In: Folgenlose Verkehrsgefährdung als Massenerscheinung, S. 199—223. Boppard: Boldt 1961.

Bockelmann, P.: Möglichkeiten und Grenzen der Zivilisierung durch das Mittel des Strafrechts. Int. Arch. Verkehrswesen **17**, 212—219 (1965).

Claessens, D.: Soziologische und sozialpsychologische Aspekte des Fahrens im Verkehrsfluß. Z. Verkehrssicherh. **11**, 157—161 (1965).

Clauss, K.: Vertrauen zum „Vertrauensgrundsatz“? Jur. Rdsch. **1964**, 207—210.

Dittrich, R.: Die neue österreichische Straßenverkehrsordnung. Dtsch. Autorecht **30**, 97—114 (1961).

— Die österreichische Straßenverkehrsnovelle 1964. Dtsch. Autorecht **33**, 329—333 (1964).

Drösler, J.: Zur Methodik der Verkehrspsychologie. Psychologie des Straßenverkehrs, Hrsg. C. Graf Hoyos, S. 245—290. Bern u. Stuttgart: Huber 1965.

Dubitscher, F.: Das Suchtkrankenproblem aus ärztlicher Sicht! Neue Jur. Wschr. **17**, 434—437 (1964).

Floegel-Hartung: Straßenverkehrsrecht, 15. Aufl. München u. Berlin: Beck 1965.

Gaisbauer, G.: Die Rechtsprechung des Verwaltungsgerichtshofes zu den Alkoholbestimmungen der österreichischen Straßenverkehrsordnung 1960. Z. Verkehrssicherh. **10**, 185—194 (1964).

Gehlen, A.: Anthropologische Ansicht der Technik. In: Technik im technischen Zeitalter, S. 101ff. Düsseldorf: Schilling 1965.

Gerchow, J.: Alkohol bei Verkehrsstraftaten. FAZ v. 11. 5. 1966, Nr 109.

Gerkan, H. v.: Prominentenstrafrecht bei Verkehrsdelikten. Mschr. Dtsch. Recht. **17**, 269—271 (1963).

Gunzert, R.: Soziologische Problematik der Verkehrsunfälle und ihre Bekämpfung. Bücherei des Augenarztes. Augenarzt u. Verkehr, H. 43, 107—130 (1964).

Hardwig, W.: Der Vollrauschtatbestand. Goltdammers Arch. Strafrecht **1964**, 140—151.

Hippel, Reinhart v.: Vorsatzprobleme der Straßenverkehrsgefährdung. Z. ges. Strafrechtswiss. **75**, 443—459 (1963).

Hoyos, C. Graf: Über das Risikoverhalten im Verkehr. Z. Verkehrssicherh. **10**, 14—30 (1964a).

— Persönliche Vorgeschichte und Bewährung im motorisierten Straßenverkehr. Z. Verkehrssicherh. **10**, 284—290 (1964b).

— Verkehrsverhalten und Persönlichkeit. In: Psychologie des Straßenverkehrs. Bern u. Stuttgart: Huber 1965.

Kohlrausch-Lange: Strafgesetzbuch, Kommentar, 43. Aufl. Berlin: W. de Gruyter & Co. 1961.

Lackner, K.: Das zweite Gesetz zur Sicherung des Straßenverkehrs. Juristenztg. **20**, 92—95 (1965).

Lange, R.: Juristisches Referat zum Rahmenthema Mensch und Verkehrssicherheit. Aktuelle Probleme der Verkehrsmedizin H. 2, 7—25 (1965a).

— Aktuelle Probleme der strafrechtlichen Verantwortlichkeit des Arztes. 6. Psychiatertagg. des Rheinischen Vereins für Psychiatrie, hrsg. von der Abteilung Gesundheitspflege des Landschaftsverbandes Rheinland, S. 83—92. Köln 1965b.

Lewrenz, H.: Rechtssicherheit oder Verkehrssicherheit — der Sachverständige zwischen den Entscheidungen. In: Randzonen menschlichen Verhaltens, Festschrift für Bürger-Prinz, S. 122—128. Stuttgart: Ferdinand Enke 1962.

— Die Eignung zum Führen von Kraftfahrzeugen. Stuttgart: Ferdinand Enke 1964.

Mackensen, R.: Soziologische Gründe des Straßenverkehrs. Z. Verkehrssicherh. **10**, 79—94 (1964).

Martin, L.: Das defensive Fahren und der Vertrauensgrundsatz. Dtsch. Autorecht **33**, 299—306 (1964).

Mezger, E.: Urteilsanmerkung in der Juristenztg. 1958, 281—282.

Mezger-Blei: Strafrecht I. Allg. Teil. Ein Studienbuch, 10. Aufl. München u. Berlin: Beck 1963.

MEZGER-BLEI: Strafrecht II. Besonderer Teil. Ein Studienbuch, 8. Aufl. München u. Berlin: Beck 1964.
OEHLER, D.: Die erlaubte Gefahrsetzung und die Fahrlässigkeit, in: Festschrift für EB. SCHMIDT zum 70. Geburtstag, S. 232—248. Göttingen: Vandenhoeck & Ruprecht 1961.
OFTINGER, K.: Lärmbekämpfung als Aufgabe des Rechts. Zürich: Schnethen 1956.
— Konfrontation der Technik mit dem Recht. In: Technik im technischen Zeitalter, S. 247—270. Düsseldorf: Schilling 1965.
PAUL, W.: Die strafrechtliche Ahndung im Seeverkehrsrecht. Köln-Berlin-Bonn-München: Heymanns 1965.
ROXIN, C.: Pflichtwidrigkeit und Erfolg bei fahrlässigen Delikten. Z. ges. Strafrechtswiss. **74**, 411—444 (1962).
RUDOLF, A.: Zur Änderung des Luftstrafrechts durch das 2. Verkehrssicherungsgesetz. Z. Luftrecht u. Weltraumfragen **14**, 118—140 (1965).
RUDOLPHI, H.-J.: Die Gleichstellungsproblematik der unechten Unterlassungsdelikte und der Gedanke der Ingerenz. Göttinger Rechtswiss. Studien, Bd. 58. Göttingen: Schwartz 1966.
SCHÖNKE-SCHRÖDER: Strafgesetzbuch, Kommentar, 12. Aufl. München u. Berlin: Beck 1965.
SCHWARZ-DREHER: Strafgesetzbuch, 27. Aufl. München u. Berlin: Beck 1965.
SIEGERT: Der Notstand im deutschen und italienischen Verkehrsstrafrecht. Dtsch. Autorecht **33**, 325—329 (1964).
ULE-RASCH: Allgemeines Polizei- und Ordnungsrecht. Köln-Berlin-Bonn-München: Heymanns 1965.
WELZEL, H.: Das Deutsche Strafrecht, 9. Aufl. Berlin: W. de Gruyter & Co. 1965.

Die gegenwärtige Praxis des Verkehrsstrafrechts

K. Händel, Waldshut

Angesichts der Tatsache, daß ein großer Teil der bei den Gerichten anhängigen Strafsachen Verkehrsdelikte betrifft, ist es nicht verwunderlich, daß die veröffentlichten Urteile in den Fachzeitschriften und in der Tagespresse einen großen Raum einnehmen. Die Öffentlichkeit ist an diesen Urteilen in hohem Maße interessiert; Verkehrsteilnehmer ist praktisch jedermann, und damit kann — anders als bei der sonstigen Kriminalität — nahezu jeder Bürger in die Lage kommen, als Täter oder Opfer an einem Verkehrsunfall beteiligt zu sein. Die Veröffentlichung der Strafurteile in Verkehrssachen birgt allerdings die Gefahr in sich, daß in Laienkreisen Urteile mißverstanden oder, obwohl sie nur auf den abgeurteilten Einzelfall passen, verallgemeinert werden. Das gilt insbesondere für die Rechtsprechung in Fällen der alkoholbedingten Fahruntüchtigkeit. Die Rechtsprechung auf diesem Gebiet ist fast unübersehbar. Es wäre vielleicht besser, wenn die Veröffentlichungen etwas eingeschränkt und nur die wirklich grundlegenden Entscheidungen berücksichtigt würden. Zwar ist die Einheitlichkeit der Rechtsprechung des Bundesgerichtshofs dadurch gewährleistet, daß für Revisionen in Verkehrsstrafsachen allein der 4. Strafsenat zuständig ist; aber er ist nur in verhältnismäßig wenigen Fällen zur Entscheidung berufen, nämlich dann, wenn in erster Instanz ein Schwurgericht oder eine Strafkammer geurteilt hat oder wenn ein Oberlandesgericht gemäß § 121 Abs. 2 GVG den Bundesgerichtshof anruft, weil es von der Entscheidung eines anderen Oberlandesgerichts oder des Bundesgerichtshofs abweichen will. Die ganz überwiegende Menge der Revisionsentscheidungen in Verkehrsstrafsachen wird von den Oberlandesgerichten gefällt; da von der Anrufung des Bundesgerichtshofs nur sehr sparsam Gebrauch gemacht wird, kommen in den Urteilen häufig recht divergierende Auffassungen zum Ausdruck.

Das 2. Gesetz zur Sicherung des Straßenverkehrs vom 26. 11. 1964 hat — abgesehen vom Strafrahmen und einigen neuen Tatbeständen — für die hier interessierenden Fragen keine wesentlichen Änderungen gebracht. Daher hat die bisherige Rechtsprechung über das Inkrafttreten dieses Gesetzes hinaus ihre Bedeutung behalten. Sie ist allerdings derart umfangreich, daß hier nur auf die wichtigsten Fragen eingegangen werden kann; insbesondere muß die Erörterung reiner Rechtsfragen und der Erwägungen zur Strafzumessung entfallen.

I. Alkoholbedingte Fahruntüchtigkeit

1. Begriff der Fahruntüchtigkeit

Der Fahrzeugführer, der ein Kraftfahrzeug oder ein anderes Fahrzeug — gleich welcher Art — führt, macht sich strafbar, wenn er infolge des Genusses alkoholischer Getränke oder anderer berauschender Mittel nicht in der Lage ist, das Fahrzeug sicher zu führen (§ 316 StGB). Gefährdet er dadurch Leib oder Leben eines anderen oder fremde Sachen von bedeutendem Wert, so ist der Tatbestand des § 315c Abs. I Nr. 1a StGB erfüllt. Für Führer von Schienenbahn- oder Schwebebahnfahrzeugen, Schiffen und Luftfahrzeugen jeder Art gelten entsprechend die §§ 315a Abs. 1 Nr. 1 und 316 StGB, während es für Fußgänger, Reiter und sonstige Verkehrsteilnehmer beim Tatbestand des § 2 StVZO geblieben ist. Der Gesetzgeber hat sich bisher nicht entschließen können, einen Grenzwert, von dem an die alkoholbedingte Fahruntüchtigkeit zwingend anzunehmen ist, einzuführen; ebenso hat er die Schaffung eines an einen Gefährdungsgrenzwert geknüpften Tatbestandes aufgeschoben. Er ist also nicht dem österreichischen Vorbild gefolgt, wonach als alkoholbeeinträchtigt gilt, wer einen Blutalkoholgehalt von 0,8‰ oder mehr aufweist.

Die Festlegung des Begriffes „Fahruntüchtigkeit" ist damit der Rechtsprechung zugeschoben worden. Der Bundesgerichtshof [1] hat ihn dahin definiert: „Ein *Kraftfahrer* ist fahruntüchtig, wenn seine Gesamtleistungsfähigkeit, besonders infolge Enthemmung sowie geistig-seelischer und körperlicher (psychophysischer) Leistungsausfälle so weit herabgesetzt ist, daß er nicht mehr fähig ist, sein Fahrzeug im Straßenverkehr eine längere Strecke, und zwar auch bei plötzlichem Auftreten schwieriger Verkehrslagen, sicher zu steuern." Es liegt auf der Hand, daß es für die Masse der Fälle einer eindeutigen Grenze bedarf, von der an Fahruntüchtigkeit ohne individuelle Erörterungen unwiderleglich angenommen werden muß. Der Bundesgerichtshof hatte vor über einem Jahrzehnt den Grundsatz aufgestellt: „Der Kraftfahrer ist bei einem Blutalkoholgehalt von mehr als 1,5‰ mit Sicherheit fahruntüchtig" [2]. Der Bundesgerichtshof hielt trotz aller Bemühungen bis in die jüngste Zeit an der Rechtsprechung fest, nach der die von sonstigen Beweisanzeichen unabhängige, allgemeine Fahruntüchtigkeit erst bei einem Blutalkoholgehalt von 1,5‰ beginne [3]; nur für Kraftrad- und Mopedfahrer hatte der Bundesgerichtshof den Grenzwert auf 1,3‰ gesenkt [4].

Schließlich hat sich der Bundesgerichtshof jedoch durch das Gutachten des Bundesgesundheitsamtes überzeugen lassen und nunmehr den Beweisgrenzwert auf 1,3‰ herabgesetzt [5]. Vom Vorschlag des Bundesgesundheitsamtes, diesen Wert auf 1,2‰ festzusetzen, ist er lediglich deshalb abgewichen, weil er den Grundwert und den Sicherheitszuschlag jeweils aufgerundet hat. Er hat demgemäß den Grundwert mit 1,1‰ und den Sicherheitszuschlag mit 0,2‰ angenommen, wobei der Sicherheitszuschlag nur noch dem Ausgleich etwa noch bestehender Unzulänglichkeiten in personeller und sachlicher Hinsicht bei der Untersuchung der Blutprobe dient. Die Berücksichtigung anderer Faktoren bei der Bemessung des Sicherheitszuschlages hält der Bundesgerichtshof nicht mehr für erforderlich. Eine Abweichung vom Beweisgrenzwert für bestimmte Fahrzeugarten (insbesondere Krafträder) oder für besondere Verhältnisse (Nebel, Dunkelheit usw.) hat der Bundesgerichtshof bisher nicht für geboten erachtet [95].

Bei der Beurteilung der Fahruntüchtigkeit verdient das zuverlässig ermittelte Ergebnis der Blutuntersuchung den Vorzug vor persönlichen Eindrücken von Zeugen [6]; es kommt auch der Blutalkoholbestimmung wesentlich größeres Gewicht zu als der klinischen Diagnose und dem äußeren Erscheinungsbild [7]. Gegenüber der wissenschaftlichen Erkenntnis, daß von einem Blutalkoholwert von 1,5‰ an jeder Kraftfahrzeugführer, auch der an Alkohol gewohnte, fahruntüchtig ist, ist eine nachträgliche Fahrprobe, durch die ein Fahrer belegen will, daß er trotz eines solchen Alkoholwertes fahrsicher sei, nicht beweiserheblich [8], zumal in einem solchen Alkoholversuch niemals die Tatsituation völlig gleichartig wiederholt werden kann.

Der *Grenzwert* ist in der breiten Öffentlichkeit weitgehend mißverstanden worden und hat dadurch viel Unheil angerichtet. In weiten Kreisen ist der irrige Schluß gezogen worden, gegen einen unmittelbar an die 1,3‰-Grenze führenden Alkoholgenuß sei nichts einzuwenden, er sei sogar „erlaubt", und während Kraftfahrer, die mit einem eben über 1,3‰ liegenden Blutalkoholwert betroffen worden sind, sich mit den strafgerichtlichen Folgen notgedrungen abfinden, kämpfen diejenigen, die nur um geringfügige Promille-Bruchteile unter dieser Grenze geblieben sind, um so hartnäckiger gegen eine Verurteilung.

Dabei wird zumeist von den Beteiligten übersehen, daß der Bundesgerichtshof schon bei der ersten grundlegenden Festsetzung des 1,5‰-Wertes [2] hervorgehoben hat, daß in aller Regel bereits von 0,5‰ an merkliche Leistungsausfälle zu beobachten seien und in diesem Bereich die meisten Menschen fahruntüchtig seien: „Nur aus Sicherheitsgründen — wegen der Schwankungsbreite der Widmarkschen Reaktion und wegen gewisser Ungenauigkeiten, die sich bei spät durchgeführter Blutentnahme ergeben können — wird der Beginn unbedingter, d.h. von sonstigen Beweisanzeichen unabhängiger Fahruntüchtigkeit erst bei einem Blutalkoholgehalt von 1,5‰ angesetzt".

In späteren Urteilen heißt es noch deutlicher: „Die Fahrtüchtigkeit eines Kraftfahrers erlischt regelmäßig zwischen 0,5 und 1,0‰ Blutalkoholgehalt" [9]. „Innerhalb des Bereichs von 0,3—1,5‰ *kann* ein Kraftfahrer fahruntüchtig sein" [10]. Daran hat sich durch die Änderung des Beweisgrenzwerts nichts geändert. Bei einem unter 1,3‰ liegenden Blutalkoholwert werden von der Rechtsprechung zusätzliche Beweisanzeichen für das Vorliegen der Fahruntüchtigkeit gefordert; sie können in der Fahrweise, in vernunftwidrigen Entschlüssen, in der Mißachtung von Verkehrszeichen, in überhöhter Geschwindigkeit und insbesondere in klinisch festgestellten Trunkenheitsmerkmalen gefunden werden [5, 11]. Demgegenüber bemüht sich jeder Betroffene — oft genug mit Erfolg — um den Nachweis, daß das ihm angelastete Fehlverhalten auch bei einem nüchternen Fahrer hätte vorkommen können, so daß es nicht als Indiz für die Fahruntüchtigkeit verwendbar sei. Die Forderung, mindestens bei Blutalkoholwerten in der Nähe des Grenzwertes die Fahrtüchtigkeit besonders kritisch zu prüfen [12], wird zuweilen recht großzügig zugunsten des Betroffenen unbeachtet gelassen.

Besonders schwierig ist die Beweisführung in den Fällen, in denen der Betroffene nach dem Unfall nicht angetroffen werden konnte (insbesondere bei Verkehrsunfallflucht) oder wegen seiner eigenen Verletzungen eine klinische Untersuchung auf Trunkenheitsmerkmale unterbleiben mußte. Aussagen von Zeugen, die nicht selten ebenfalls unter Alkoholeinfluß standen oder die gegenüber dem Betroffenen nicht unbefangen sind, werden in der Praxis der unteren Gerichte zugunsten des Betroffenen leicht überbewertet, obwohl die Obergerichte wiederholt hervorgehoben haben, daß die äußeren Wirkungen des Alkohols Tatzeugen gegenüber nicht erkennbar zu sein brauchen [13] und daß der Eindruck medizinischer Laien häufig unzutreffend ist [14].

Für Kraftrad- und Mopedfahrer gilt der allgemeine Beweisgrenzwert. Bei *Radfahrern* hat sich ein fester Beweisgrenzwert noch nicht durchgesetzt; „für Radfahrer gibt es noch keinen allgemeinen Erfahrungssatz über den Beginn alkoholbedingter Fahruntüchtigkeit" [15], wenn auch einzelne Gerichte Radfahrer bei 1,58‰ „grundsätzlich" [16] oder bei 1,91‰ „mit Sicherheit" [17] für fahruntüchtig erklärt haben.

Noch stärker auf den Einzelfall wird bei *Fußgängern* abgestellt. Zur Bestrafung eines Fußgängers wegen Trunkenheit im Straßenverkehr bedarf es einer sorgfältigen Abwägung der Relation der festgestellten Ausfallerscheinungen zu der konkreten Verkehrsaufgabe [18]. Ein Oberlandesgericht [19] hat versucht, einen Grenzwert zu finden; danach soll die Verkehrsuntüchtigkeit eines Fußgängers bei Tage zwischen 2,0 und 2,5‰, bei Nacht zwischen 1,7 und 2,0‰ sicher vorliegen. Ein Landessozialgericht hat die Verkehrsuntüchtigkeit eines Fußgängers bei 1,7‰ angenommen und für die Beweisführung darauf hingewiesen, daß die Fähigkeit eines Menschen, in einem Lokal geschäftliche Verhandlungen zu führen, nicht beweise, daß dieser sich als Fußgänger sicher im Straßenverkehr zu bewegen vermöge [20]. Dagegen sind in anderen Entscheidungen Blutalkoholwerte von 1,81‰ [21], 1,7‰ [22], 1,61‰ [23] und 1,5‰ [24] als die Verkehrsuntüchtigkeit sicher bezeugend abgelehnt worden. Bejaht wurde die Verkehrsuntauglichkeit bei 2,0‰ [25], bei 2,32‰ [26] und bei 2,6‰ [27]. Bisher hat kein Gericht versucht, einen allgemein gültigen Beweisgrenzwert aufzustellen; es ist nicht anzunehmen, daß ein solcher Versuch je unternommen werden wird. Dazu sind die Verhältnisse viel zu unterschiedlich. Beim Fußgänger wird es stets nur auf die konkreten Verhältnisse des Einzelfalles ankommen können. Daß der volltrunkene Fußgänger auch verkehrsuntüchtig ist, liegt nahe, aber dazu bedarf es der Feststellung der Volltrunkenheit, die höchst individuell eintreten kann und nicht an einen bestimmten Blutalkoholwert gebunden ist.

Seit Inkrafttreten der Strafbestimmungen gegen fahruntüchtige Führer von Schienenbahnen, Schwebebahnen, Schiffen und Luftfahrzeugen ist kein Urteil bekannt geworden, das einen Beweisgrenzwert für diese festgelegt hätte. Bei der Verschiedenartigkeit der Anforderungen an die Führer solcher Fahrzeuge und den verhältnismäßig selten vor Gericht kommenden Fällen dieser Art wird es auch schwer halten, in absehbarer Zeit zu einem eindeutigen Beweisgrenzwert zu kommen. Die Feststellung der Fahruntüchtigkeit im Einzelfall ist ohne grundsätzliche Bedeutung.

2. Ursächlichkeit

Während in der Öffentlichkeit immer wieder die Meinung vertreten wird, wer fahruntüchtig sei, werde in jedem Falle für die Folgen eines Unfalles zur Verantwortung gezogen, trennt die Rechtsprechung in Wirklichkeit streng zwischen Fahren in fahruntüchtigem Zustand und schuldhafter Herbeiführung eines Unfalles [28]. Das gilt insbesondere, wenn der Fahruntüchtige sich verkehrsgerecht verhalten hat oder wenn der Unfall in einer Verkehrslage und unter Umständen entstanden ist, die auch der nüchterne Fahrer durchweg nicht hätte meistern können [29]; denn als ursächlich für einen schädlichen Erfolg darf ein verkehrswidriges Verhalten nur dann angenommen werden, wenn sicher ist, daß es bei verkehrsgerechtem Verhalten nicht zu dem Erfolg gekommen wäre [30]. So ist der Tatbestand der fahrlässigen Tötung nicht erfüllt, wenn der Täter trotz seiner Trunkenheit alle im Straßenverkehr gebotene Sorgfalt beobachtet hat [31].

3. Actio libera in causa

Bei höheren Graden der Alkoholbeeinflussung kann die Zurechnungsfähigkeit nicht nur stark beeinträchtigt, sondern gänzlich ausgeschlossen sein. Dann könnte der Täter nur wegen eines Vergehens der Volltrunkenheit nach § 330a StGB verurteilt werden, wenn er nicht sogar wegen Zurechnungsunfähigkeit freigesprochen werden muß. Das gilt jedoch nur, wenn der Täter erst im Zustande der Zurechnungsunfähigkeit den Entschluß gefaßt hat, noch am Straßenverkehr teilzunehmen, wenn also beispielsweise jemand in seiner Wohnung zecht und, nachdem er bereits in den Zustand der *Zurechnungsunfähigkeit* geraten ist, auf den Gedanken kommt, nun noch mit seinem Kraftwagen fortzufahren, um eine Bar aufzusuchen. In der weit überwiegenden Zahl der Fälle fährt jedoch der nüchterne Kraftfahrer fort, zecht in einer Gastwirtschaft oder an anderer Stelle und führt dann in fahruntüchtigem Zustand seinen Kraftwagen. Hier wird auf die Rechtsfigur der „actio libera in causa“ zurückgegriffen. Die vorsätzliche actio libera in causa spielt im Verkehrsstrafrecht allerdings keine wesentliche Rolle. Sie liegt vor, wenn der Täter bei voller oder nur erheblich verminderter Schuldfähigkeit den Zustand der Zurechnungsunfähigkeit vorsätzlich herbeiführt und weiß oder damit einverständlich rechnet, daß er in diesem Zustand eine bestimmte Straftat begehen werde. Eine um so größere Rolle spielt im Verkehrsstrafrecht die fahrlässige actio libera in causa; sie liegt vor, wenn der Täter den Zustand der Zurechnungsunfähigkeit vorsätzlich oder fahrlässig herbeiführt und vorwerfbarerweise die Verursachung des voraussehbaren strafrechtlich bedeutsamen Erfolges nicht voraussieht. Das ist insbesondere der Fall, wenn ein Kraftfahrer mit seinem Fahrzeug eine Gastwirtschaft aufsucht und dort, obwohl er weiß, daß er anschließend mit dem Kraftwagen wieder nach Hause fahren will und wird, soviel Alkohol genießt, daß er zum Zeitpunkt der Heimfahrt tatsächlich zurechungsunfähig ist. Es kommt also nicht darauf an, ob er bei der Fahrt zurechnungsfähig ist, sondern ausschlaggebend ist, daß er die Kausalkette vorwerfbar in zurechnungsfähigem Zustand eingeleitet hat. Er kann, wenn er einen Unfall verursacht, nicht nur wegen Fahrens in fahruntüchtigem Zustand verurteilt werden, sondern auch wegen fahrlässiger Tötung und Körperverletzung; denn er vermag in aller Regel vorauszusehen, daß er beim Fahren in betrunkenem Zustand einen Unfall verursachen könne. „Wenn der Täter in verantwortlichem Zustand fahrlässig die entscheidende Ursache für seine spätere Verfehlung gesetzt hat, die er dann in einer für ihn voraussehbaren Weise begangen hat, während seine Zurechnungsfähigkeit ausgeschlossen oder erheblich vermindert war, so findet weder § 51 Abs. 1 StGB noch § 51 Abs. 2 StGB Anwendung" [32]. Das gilt selbst dann, wenn der Täter schon von vornherein erheblich vermindert zurechnungsfähig war: „Der Verurteilung des Täters aus dem Gesichtspunkt der „actio libera in causa" steht nicht entgegen, daß seine Fähigkeit, das Unerlaubte der Tat einzusehen oder nach dieser Einsicht zu handeln, bereits in dem Zeitpunkt im Sinne des § 51 Abs. 2 StGB erheblich vermindert war, als er die entscheidende Ursache für den strafrechtlichen Erfolg gesetzt hat" [33].

4. Volltrunkenheit

Da die Mehrzahl der Fälle nach den Grundsätzen der actio libera in causa zu behandeln ist, kommt eine Bestrafung von Volltrunkenheit (§ 330a StGB) im Verkehrsstrafrecht überwiegend nur in Betracht, wenn der Täter erst im Zustande der Volltrunkenheit den Tatentschluß gefaßt hat (z.B. dann erst den Wagen aus der Garage holt, um noch fortzufahren) oder wenn er eine Tat begangen hat, die er bei Beginn des Trinkens nicht vorauszusehen vermochte (z.B. Verkehrsunfallflucht nach einem — voraussehbaren — Verkehrsunfall). Bestehen Zweifel darüber, ob die Tat im Zustande völliger Zurechnungsunfähigkeit oder nur erheblich verminderter Zurechnungsfähigkeit begangen worden ist, hat die Verurteilung (sofern nicht die Grundsätze der actio libera in causa Anwendung finden) aus § 330a StGB zu erfolgen, da diese Vorschrift gerade dazu dienen soll, die sonst bestehende Lücke auszufüllen [34].

§ 330a StGB setzt voraus, daß die Zurechnungsunfähigkeit durch *Alkohol oder andere berauschende Mittel* herbeigeführt worden ist; die Herbeiführung der Zurechnungsunfähigkeit durch andere Umstände fällt also nicht hierunter. Auch die Beeinträchtigung der Zurechnungsfähigkeit durch Arzneimittel (abgesehen von solchen, die als „berauschende Mittel" anzusehen sind) wird von § 330a StGB nicht erfaßt. Dagegen schließt Überempfindlichkeit gegen Alkohol (Alkoholintoleranz, pathologischer Rausch) die Anwendbarkeit des § 330a StGB nicht aus; hier muß jedoch die Schuldfrage besonders sorgsam geprüft werden.

Manche Gerichte neigen dazu, von einem gewissen Blutalkoholwert an Vollrausch anzunehmen, womöglich ohne einen Sachverständigen zu Rate zu ziehen. Es gibt keinen allgemeingültigen Alkoholwert für Zurechnungsunfähigkeit, sondern es kommt immer auf die jeweiligen Umstände an, wie Alkoholverträglichkeit, körperliche und seelische Verfassung, Zeit, Menge und Art der vorangegangenen Nahrungsaufnahme [35]. Das Bestehen eines Zustandes, der Einsichts- und Willensfähigkeit eines Menschen nach Alkoholgenuß ausschließt (Vollrausch), ist von der Höhe der Blutalkoholkonzentration nicht unbedingt abhängig. Die typischen Wirkungen des Alkohols können sowohl durch besondere Eigenschaften des Täters, als auch durch von außen hinzutretende mitwirkende Ursachen (z.B. Einnehmen von Medikamenten) gesteigert werden. Der ursächliche Zusammenhang zwischen Alkoholgenuß und Rauschzustand wird dadurch nicht beseitigt [36]. Das äußere Erscheinungsbild der Alkoholwirkung ist auch bei derselben Person keine feste Größe, vielmehr ist davon auszugehen, daß wechselnde dispositionelle Faktoren zu verschiedenen Zeiten eine unterschiedliche Alkoholtoleranz bewirken [37].

5. Schuld

Der Verkehrsteilnehmer, insbesondere der Kraftfahrer, darf nicht so viel Alkohol zu sich nehmen, daß dadurch seine Verkehrstauglichkeit beeinträchtigt wird. Tut er dies dennoch und weiß er oder nimmt er billigend in Kauf, daß er durch den Alkoholgenuß verkehrsuntauglich geworden ist, so handelt er vorsätzlich. Der Nachweis des Vorsatzes ist bei Verkehrsstraftaten allerdings meist schwer zu führen, so daß die Rechtsprechung ganz überwiegend fahrlässige Begehung annimmt. An den Nachweis der Fahrlässigkeit werden dabei keine besonders hohen Anforderungen gestellt. Ein Kraftfahrer muß wissen, welche Wirkungen der Genuß geistiger Getränke erfahrungsgemäß auf die Fahrfähigkeit ausübt; wer als Kraftfahrer Alkohol trinkt, ist verpflichtet, sich diese Kenntnis zu verschaffen [38]. Die Schuld kann bei den auf Trunkenheit beruhenden Verkehrsdelikten in der Regel nicht darin gesehen werden, daß der Täter nicht aus äußeren Trunkenheitssymptomen (z.B. lallende Sprache, schwankender Gang) auf seine Verkehrsuntauglichkeit geschlossen hat, sondern allein darin, daß er sich in Kenntnis des genossenen Alkohols an das Steuer seines Fahrzeugs gesetzt hat [39].

Im übrigen muß sich der Kraftfahrer stets selbstprüfend vergewissern, ob er den Anforderungen des Straßenverkehrs gerecht zu werden vermag; sein Verschulden kann sonst darin liegen, daß er sich überhaupt ans Steuer gesetzt hat, obwohl er bei genügender Aufmerksamkeit hätte erkennen können und müssen, daß er zum Fahren nicht mehr taugte [40]; denn vor Antritt einer Fahrt muß sich der Kraftfahrer stets selbst auf seine Fahrtauglichkeit prüfen [41].

Ausländer, die in der Bundesrepublik am öffentlichen Straßenverkehr teilnehmen, können sich nicht darauf berufen, daß in ihrem Heimatland die Kenntnis der Wirkung des Alkohols auf die Verkehrstüchtigkeit wenig verbreitet sei und sie sich daher auch nur der Möglichkeit der Verkehrsuntüchtigkeit nicht bewußt gewesen seien [42]; es hat sich ohnehin jeder Verkehrsteilnehmer über die für ihn geltenden verkehrsrechtlichen Bestimmungen auf dem Laufenden zu halten, da sonst seine Unkenntnis auf mangelnder Sorgfalt beruht und deshalb nicht unvermeidbar ist [43].

6. Restalkohol

Ein Kraftfahrer, dessen auf Alkoholgenuß zurückzuführende Fahruntüchtigkeit objektiv feststeht, wird sich heute in aller Regel nicht mehr darauf berufen können, ihm sei die postalkoholische Wirkung des Restalkohols nicht bekannt gewesen und er habe sich daher für fahrtüchtig gehalten [44]. Die Kenntnis der Auswirkungen des Restalkohols ist heutzutage bei Kraftfahrern vorauszusetzen [45] und selbst Menschen einfacher Denkweise im allgemeinen bekannt [46]. Zwar haben anfangs einige Gerichte noch Zweifel geäußert, ob ein allgemeiner

Erfahrungssatz, daß jeder Kraftfahrer über die Auswirkungen des Restalkohols unterrichtet sei, bestehe [47], aber seit geraumer Zeit wird unbedenklich bejaht werden können, daß die Kenntnis der Gefährlichkeit des Restalkohols ausreichend Gemeingut aller Kraftfahrer geworden ist, jedenfalls für den Fall, daß der Fahrer, der am Abend zuvor dem Alkohol im Übermaß zugesprochen hat, die Fahrt bereits in den frühen Morgenstunden antritt [48]. Nach der Erfahrung des Lebens ist einer trinkgewohnten Person bekannt, daß der am Vortag genossene Alkohol auch nach der Nachtruhe noch nachwirkt und diese Wirkung durch erneuten Alkoholgenuß erhöht wird [49]. In gleicher Weise ist jedem lebenserfahrenen Menschen bekannt, daß bei abklingender Alkoholwirkung eine toxisch bedingte Ermüdung und träge Reaktionsweise besteht [50].

7. Blutentnahme

Die an sich klare gesetzliche Regelung des § 81a StPO hat doch einige Fragen offen gelassen, die allerdings überwiegend den Polizeibeamten berühren, der die Blutentnahme anordnet und ihre Durchführung einleitet.

Bei der Auswahl des Arztes, dem der Verdächtige zur Blutentnahme zugeführt werden soll, sind die Grundsätze der Notwendigkeit und der Verhältnismäßigkeit zu beachten [51]. Das gilt vor allem, wenn der Täter zur Blutentnahme an einen anderen Ort geschafft werden soll.

Nach § 81a StPO darf die Blutentnahme nur durch einen Arzt, also weder durch ärztliches Hilfspersonal (z.B. Pfleger, Krankenschwester) noch gar durch einen Polizeibeamten erfolgen; die Verwertbarkeit von Blutproben, die entgegen diesen Grundsätzen entnommen worden sind, ist umstritten, aber in der Rechtsprechung bejaht worden [52], wobei jedoch eine besonders gründliche Prüfung der Zuverlässigkeit der Blutentnahme gefordert wird. Neuerdings hat sich die Rechtsprechung mit mehreren Fällen befaßt, in denen ein Medizinalassistent die Blutentnahme durchgeführt hat. Entgegen anderweiten Stellungnahmen aus ärztlichen Kreisen haben sich die Gerichte auf den Standpunkt gestellt, daß „Arzt" im Sinne des § 81a StPO nur der approbierte Arzt, nicht aber ein Medizinalassistent sei [53]. Eine sonach gesetzwidrige Blutentnahme macht die Untersuchung unverwertbar, wenn die Blutentnahme gegen den Willen des Beschuldigten mit Gewalt erzwungen worden ist [54].

Während die Blutentnahme nach Maßgabe des § 81a StPO im Wege des unmittelbaren Zwanges erfolgen kann, ist die Durchführung einer Alcotest-Prüfung nicht erzwingbar [55]; das gilt in gleicher Weise für Handlungen, die ein aktives Tun des Beschuldigten erfordern (Schriftprobe, Finger-Finger-Probe u.ä.). Im übrigen stellen die bei der Blutentnahme zur Feststellung der Alkoholbeeinflussung vom Arzt üblicherweise vorgenommenen Befragungen und Testungen einen Bestandteil der nach § 81a StPO gesetzlich zugelassenen „körperlichen Untersuchung" dar, gleichgültig, ob sie eine aktive Mitarbeit des Beschuldigten erfordern oder nicht; sie bedürfen daher weder des ausdrücklichen noch des stillschweigenden Einverständnisses des Beschuldigten [56, 96]. (Vgl. auch die Ausführungen im Beitrag über Arztrechtfragen bei Wagner ab S. 108 in diesem Handbuch.) Einer Belehrung des Betroffenen über sein Aussageverweigerungsrecht bedarf es seitens des Arztes nicht.

8. Gutachten

Der *klinische Befund* des die Blutprobe entnehmenden Arztes darf in der Hauptverhandlung nicht verlesen werden [57], selbst wenn die Prozeßbeteiligten damit einverstanden sind [58], vielmehr ist der Arzt als Zeuge zu hören [59].

Hingegen ist die Verlesung des Gutachtens einer öffentlichen Behörde über den Blutalkoholgehalt und der in ihm enthaltenen ärztlichen Angaben zulässig [60]; das *Blutalkoholgutachten* eines Universitätsinstituts für gerichtliche Medizin oder einer Staatlichen Untersuchungsanstalt kann in der Hauptverhandlung verlesen werden, auch wenn statt des Institutsdirektors ein Vertreter desselben unterzeichnet hat [61]. Wird es trotzdem erforderlich, daß ein Angehöriger des Instituts als Sachverständiger gehört wird, so kann auch ein anderer Gutachter des Instituts an das verlesene Gutachten anknüpfen und sich über den Blutalkoholgehalt zur Tatzeit und über sonst noch auftauchende Fragen äußern [62]. Dagegen gehört der klinische Befund des Arztes, der die Blutprobe entnommen hat, nicht zu den sog. Anknüpfungstatsachen, die der die Blutprobe auswertende Sachverständige durch bloße Übernahme in sein Gutachten zu dessen Bestandteil machen und so dem Gericht als Sachverständiger vermitteln kann [63].

Naturwissenschaftlich-technische Gedankengänge und Erwägungen eines Sachverständigen können nicht durch Überlegungen des Gerichts beiseite geschoben werden, die sich lediglich mit der *Glaubwürdigkeit des Angeklagten* befassen. Sie können nur mit Erwägungen eben dieses Fachgebietes beurteilt werden, es sei denn, es käme auf sie nicht an [64]. Unzulässig ist es daher, das Sachverständigengutachten, dessen sachgemäßes Zustandekommen nicht in Zweifel gezogen wird, nur deshalb für unrichtig zu halten, weil das Ergebnis der Blutalkoholbestimmung nicht mit der Einlassung des Angeklagten für vereinbar gehalten wird [65].

Eine verfahrensrechtliche Pflicht zur Einholung eines *Obergutachtens* hat die Rechtsprechung nur ausnahmsweise bei besonders schwierigen Fragen oder bei groben Mängeln der vorhandenen Gutachten angenommen [66]. Sie setzt zudem die Möglichkeit voraus, einen Gutachter heranzuziehen, dem größere Sachkunde oder bessere Erkenntnisquellen zur Verfügung stehen als dem Erstgutachter [67].

Wenn der Tatrichter schwierige Beweisfragen ohne Beiziehung eines Sachverständigen entscheiden will, darf er sich zum Nachweis seiner Sachkunde nicht mit dem bloßen Hinweis auf seine lange Erfahrung in Verkehrsstrafsachen begnügen, sondern er muß im einzelnen darlegen, warum er die Beweisfrage in einer bestimmten Richtung entschieden hat [68]. Gegebenenfalls wird er sich dann selbst mit der Fachliteratur auseinandersetzen müssen. Auch bei der Frage, in welcher Weise Restalkohol mitgewirkt hat, kann der Tatrichter nähere Feststellungen zur Schuld regelmäßig erst unter Hinzuziehung eines gerichtsmedizinischen Sachverständigen treffen [69].

Daß der Richter sich im allgemeinen heute die erforderliche Sachkunde für die *Rückrechnung des Blutalkoholgehalts auf die Tatzeit* aufgrund seiner Erfahrungen selbst zutrauen könne [70], dürfte in dieser generalisierenden Form zu weit gehen. Die hierbei auftretenden Fragen sind nicht selten schwierig zu beurteilen. Die gerichtsmedizinischen Erkenntnisse, die dabei eine Rolle spielen, sind zwar einem Teil der Richter vertraut, aber keineswegs Gemeingut aller. Die Anhaltspunkte, die die Rechtsprechung ihm dafür gegeben hat, werden in ihrer verallgemeinernden Weise sicher nicht den Anforderungen gerecht, die von einem medizinischen Sachverständigen gestellt werden. Das gilt insbesondere auch für den Grundsatz, daß als Mindestabbauwert nur 0,1 ‰ stündlich oder, wenn der Abbauzeitraum 2 Stunden beträgt, 0,12‰ stündlich angesetzt werden dürfen [71], und daß die Resorption des Alkohols in der Regel innerhalb von 60 Minuten, spätestens aber nach 90 Minuten abgeschlossen sei [72]. Hier werden biologische Tatsachen in ein juristisches Schema gebracht; das birgt die Gefahr einer Simplifizierung in sich.

Jüngere Richter, denen es an hinreichender Erfahrung mangelt, lassen sich gelegentlich dadurch verblüffen, daß Zeugen Angaben über den Alkoholgenuß des Angeklagten und über sein Erscheinungsbild machen, die mit dem festgestellten

Blutalkoholwert keineswegs in Einklang zu bringen sind. Ergibt die Blutalkoholbestimmung einen hohen Blutalkoholwert, machen andererseits mehrere Zeugen Aussagen, nach denen der Angeklagte erheblich weniger Alkohol getrunken haben müßte, so darf nicht ohne weiteres die Möglichkeit eines Versehens bei der Behandlung und Untersuchung der Blutprobe angenommen werden; das Gericht verletzt seine *Aufklärungspflicht*, wenn es nicht den Arzt, der die Blutprobe entnommen hat, den Leiter der Untersuchungsstelle und die an der Versendung und Untersuchung sonst noch beteiligten Personen vernimmt [73]. Die Möglichkeit, daß bei der Behandlung und Auswertung einer Blutprobe, die 2‰ ergab, ein den Täter belastender Fehler unterlaufen sei, darf nicht lediglich aufgrund eines *Trinkversuches* bejaht werden, durch den der Nachweis erbracht werden soll, daß der für den Tattag festgestellte Blutalkoholgehalt nicht ohne eine entsprechend starke, äußerlich wahrnehmbare Wirkung hätte bleiben können; denn das äußere Erscheinungsbild der Alkoholwirkung ist auch bei derselben Person keine feste Größe, vielmehr ist davon auszugehen, daß wechselnde dispositionelle Faktoren zu verschiedenen Zeiten eine unterschiedliche Alkoholtoleranz bewirken [74]. Grundsätzlich ist ein Alkoholverträglichkeitstest ohne Wert, weil sich die körperlichen und seelischen Verhältnisse der Tatzeit auch nicht annähernd sicher wiederherstellen lassen [75]. Die Pflicht, das rechtliche Gehör zu gewähren, verpflichtet das Gericht nicht, dem Antrag auf Durchführung eines Alkoholtestes stattzugeben [76]. Erst recht kann ein Alkoholverträglichkeitstest nicht gegen den Willen des Betroffenen vorgenommen werden [77].

Bestehen Zweifel an der *Identität* des untersuchten *Blutes*, so muß erforderlichenfalls eine entsprechende Untersuchung erfolgen. Jedenfalls darf der Beweisantrag, ein Identitätsgutachten zu erheben, mit welchem der Beweis geführt werden soll, daß das untersuchte Blut das des Angeklagten war oder nicht war, nicht als völlig ungeeignet zurückgewiesen werden [78].

II. Zusammenwirken von Alkohol und Medikamenten

Eine Besonderheit stellen die Fälle dar, in denen entweder die Wirkung geringerer Alkoholmengen durch Arzneimittel wesentlich verstärkt worden ist oder in denen behauptet wird, durch Arzneimittel seien die Hemmungen gegen ausgedehnten Alkoholgenuß beseitigt worden, so daß der übermäßige Alkoholgenuß dem Täter nicht zum Vorwurf gereichen könne. In anderen Fällen ergeben sich Zweifel, ob die Fahruntüchtigkeit auf den genossenen Alkohol oder auf Arzneimittel zurückzuführen sei. Das OLG Hamburg [98] hat hierzu erklärt, es genüge, wie in anderen strafrechtlichen Zusammenhängen, in denen es auf einen bestimmten Kausalzusammenhang ankommt, die Mitursächlichkeit. Bei der Frage, ob durch Zusammenwirken von Alkoholgenuß und Medikamenteneinnahme die Fahruntüchtigkeit herbeigeführt worden ist, kommt es sonach nicht darauf an, ob die Tabletten oder das sonstige Medikament für sich allein berauschende Wirkung haben. Es genügt, daß der Alkohol im Zusammenhang mit ihnen die Fahrtüchtigkeit aufhebt.

Waren zunächst die Gerichte verhältnismäßig selten mit derartigen Verfahren befaßt gewesen, so bringen seit einiger Zeit die Angeklagten in wachsendem Maße derartige Einwendungen vor. Ein Urteil des Bundesgerichtshofs zu diesen Fragen liegt noch nicht vor. Wohl aber sind die übrigen Gerichte immer häufiger mit Fällen befaßt, in denen ein Medikament-Alkohol-Synergismus behauptet wird. Hieraus seien einige Fälle angeführt.

a) Ein Kraftfahrer beging eine Reihe von Verkehrsverstößen; die Untersuchung ergab einen Blutalkoholwert von 2,2‰ zur Entnahmezeit. Das LG Itzehoe [79] sprach den Angeklagten frei, weil sich nicht widerlegen ließ, daß er nach dem Genuß von höchstens 4 Glas Sekt etwa 3 Bellergal-Tabletten und ein oder zwei Gelonida-, Spalt- oder Pyramidon-Tabletten eingenommen habe. Das Gericht bejahte die Möglichkeit, daß sich die Wirkung des Arzneimittels und des bis dahin geringen Alkohols summiert oder potenziert haben könnte, so daß ein Zustand der Bewußtseinsstörung herbeigeführt wurde, in welchem der Angeklagte nun die erheblichen weiteren Mengen Alkohol getrunken habe. Der Freispruch wurde auf § 51 Abs. 1 StGB gestützt. Eine Verurteilung wegen Volltrunkenheit unterblieb, weil das Gericht die fahrlässige Versetzung in einen Rauschzustand verneinte; dazu hätte er wissen müssen, wie gefährlich das Zusammenwirken von Alkohol und gewissen Arzneimitteln sein kann.

Das Urteil vermag nicht zu überzeugen. Der Verurteilung aus dem Gesichtspunkt der „actio libera in causa" hätte nicht entgegengestanden, daß die Fähigkeit des Angeklagten, das Unerlaubte der Tat einzusehen oder aber nach dieser Einsicht zu handeln, bereits in dem Zeitpunkt im Sinne des § 51 Abs. 2 StGB erheblich vermindert war, als er sich zum Weitertrinken entschloß, obwohl er wegen körperlicher Beschwerden Medikamente eingenommen hatte [80].

b) Das OLG Düsseldorf [81] hat in einem anderen Falle hervorgehoben, daß die typischen Wirkungen des Alkohols sowohl durch besondere Eigenschaften des Täters, als auch durch von außen hinzutretende mitwirkende Ursachen, wie z. B. das Einnehmen von *Miltaun*-Tabletten, gesteigert werden. Der ursächliche Zusammenhang zwischen Alkoholgenuß und Rauschzustand wird dadurch nicht beseitigt.

c) In der gleichen Richtung liegt ein Urteil [82], das den Freispruch bezüglich eines Arztes aufhob. Der Arzt, leitender Chirurg eines Krankenhauses, hatte einen leichten Unfall verursacht und Verkehrsunfallflucht begangen; Blutalkoholwert: zwischen 1,81 und 1,9‰. Er verteidigte sich dahin, daß er vor Beginn des Zechens zur Bekämpfung seiner Müdigkeit zunächst zwei, später nochmals drei oder vier *Saridon*-Tabletten eingenommen habe. Für den Ablauf der Fahrt berief er sich auf völlige Erinnerungslosigkeit, die er — rückblickend — auf das Zusammenwirken von Alkohol und Saridon zurückführte. Er habe Saridon bei Erschöpfungszuständen regelmäßig eingenommen, jedoch die Gefahren, die beim Zusammenwirken von Alkohol und Saridon entstehen könnten, nicht gekannt. Das Urteil führte dazu aus:

„Es würde genügen, wenn der Angeklagte schon bei Beginn des Trinkens mit der späteren Einnahme von Saridon hätte rechnen müssen und jedenfalls zu diesem Zeitpunkt deren mögliche Wirkung hätte voraussehen können. Da der Angeklagte nach seiner Einlassung diese Tabletten in der fraglichen Zeit immer bei Erschöpfungszuständen zu nehmen pflegte und da er sie auch an diesem Abend schon vor seiner Fahrt zu der Feier wieder genommen hatte, liegt die Annahme sehr nahe, daß er bei Beginn seines Trinkens hätte voraussehen können, er werde wieder zu diesem Mittel greifen, falls seine Müdigkeit zunahm. Das hätte die Strafkammer prüfen und sich dann, falls sie eine Vorhersehbarkeit einer weiteren Tabletteneinnahme bejahte, mit der Frage auseinandersetzen müssen, ob der Angeklagte schon bei Beginn des Trinkens die Wirkungen der Tabletten nach reichlichem Alkoholgenuß hätte voraussehen können oder jedenfalls in Rechnung stellen müssen. Bei einem medizinischen Laien hat die Rechtsprechung eine Verletzung seiner Sorgfaltspflicht schon darin gesehen, daß er Tabletten einnahm, die ihm nicht von einem Arzt verordnet waren, obwohl er ein Kraftfahrzeug zu führen beabsichtigte. Von einem Arzt muß entsprechend verlangt werden, daß er im Zusammenhang mit Alkoholgenuß nur solche Medikamente einnimmt, bei denen er aufgrund der Angaben über ihre Zusammensetzung und der Veröffentlichungen in der ihm zugänglichen Fachliteratur annehmen darf, daß sie auch im Zusammenwirken mit Alkohol keine schädlichen Nebenwirkungen im Hinblick auf die von ihm im Straßenverkehr noch zu erfüllenden Anforderungen hervorrufen werden. — Sollte die spätere Tabletteneinnahme nicht schon bei Beginn des Trinkens voraussehbar gewesen sein, dann käme es freilich auf die Fähigkeit des Angeklagten, die möglichen Auswirkungen der Tabletten zu beurteilen, in dem Augenblick an, in dem er sie tatsächlich nahm. Auch dafür bedarf es zunächst der Feststellung, welche Anforderungen die Beurteilung der Tablettenwirkung allgemein an seine Fähigkeiten stellte. Denn nur in Kenntnis dieser Anforderungen läßt sich beurteilen, ob der Angeklagte ihnen noch nach dem Alkoholgenuß entsprechen konnte."

Für die Frage, ob hinsichtlich der Unfallflucht, die aus Rechtsgründen nicht nach den Grundsätzen der „actio libera in causa" verfolgt werden könnte, die Bestrafung wegen einer Rauschtat in Betracht käme (§ 330a StGB), führt das Urteil aus:

„§ 330a StGB setzt voraus, daß der Rausch, der die Zurechnungsfähigkeit des Täters ausschließt oder jedenfalls über den sicheren Bereich des § 51 Abs. 2 StGB hinaus beeinträchtigt, durch geistige Getränke oder andere berauschende Mittel verursacht ist. Ob Saridon-Tabletten zu den „anderen berauschenden Mitteln" im Sinne dieser Vorschrift gehören, ist bisher nicht ersichtlich, aber auch nicht entscheidend. Zwar erfüllt ein Rausch die Voraussetzungen des § 330a StGB dann nicht, wenn zu dem Alkoholgenuß weitere äußere Umstände hinzutreten, die erst zusammen mit dem Alkohol die Zurechnungsunfähigkeit herbeiführen. Anders ist es aber, wenn innere Umstände, wie etwa eine besondere Alkoholintoleranz des

Täters, den Ausschluß der Zurechnungsfähigkeit mit verursacht haben. Das gilt auch, wenn eine über das normale Maß hinaus gesteigerte Wirkung des Alkohols auf dem zusätzlichen Einnehmen von Medikamenten beruht. Strafrechtlich verantwortlich für die rauschbedingte Zurechnungsunfähigkeit ist der Täter in einem solchen Falle selbstverständlich nur, wenn ihn auch hinsichtlich der Medikamenteneinnahme ein Verschulden trifft."

Dabei gelten insoweit die zuvor erörterten Grundsätze.

d) In einem Falle, in welchem der Angeklagte mit einem Blutalkoholwert von 1,47‰ einen Verkehrsunfall verursacht hatte, berief dieser sich auf das für ihn unvorhersehbare Zusammenwirken von *Delta-Butazolidin* und Alkohol [83]. Ihm wurde entgegengehalten, daß es für die Strafbarkeit genüge, wenn der Alkoholgenuß *eine* der Ursachen für die Fahruntauglichkeit war, wie in anderen Fällen Fahruntüchtigkeit durch Zusammenwirken von Alkohol mit ungewohntem *Nikotingenuß* [84], mit unzureichender Nahrungsaufnahme oder mit Ermüdung nicht als entschuldigt angesehen worden ist. Allerdings wurde auch hervorgehoben, es komme nicht darauf an, wie Butazolidin bei Alkoholgenuß allgemein zu wirken vermag, sondern wie es gerade beim Angeklagten möglicherweise gewirkt hat; die Beiziehung eines besonders erfahrenen Sachverständigen wurde daher für notwendig erklärt.

e) Ein Kraftfahrer, der mit 2,18‰ Blutalkoholgehalt einen Unfall verursachte, berief sich auf das Zusammenwirken von Alkohol und dem Beruhigungsmittel *Covatix* [85]. Auch hier wurde hervorgehoben, daß es in diesen Fällen auf die besonderen Umstände ankomme, zu deren Beurteilung der Richter des Sachverständigen bedürfe. Für den konkreten Fall wurde Zurechnungsunfähigkeit verneint.

f) Ein Kraftfahrer verursachte einen Verkehrsunfall; die Blutprobe ergab nur 0,34‰ Blutalkohol. Im Harn waren reichlich Abbauprodukte von *Phenothiazin* nachzuweisen. Der Sachverständige bezeichnete die vom Angeklagten eingenommenen Mittel *Thomapyrin* und *Optalidon* — in entsprechender Dosierung genommen — als berauschende Mittel; er ließ zwar die Frage offen, neigte aber doch ersichtlich dazu, die Schuld des Angeklagten zu verneinen. Dieser wurde in erster Instanz freigesprochen. In der Berufungsinstanz [86] wurde der Angeklagte wegen Vollrausches verurteilt. Es wurde dargelegt, daß er sich schon in früheren Verfahren zu seiner Verteidigung auf die Einnahme von Kopfschmerztabletten berufen hatte, so daß er nach der Überzeugung des Gerichts „die berauschende Wirkung der eingenommenen Kopfschmerztabletten" kannte; das Gericht betrachtete dabei „Phenothiazin in Verbindung mit Alkohol als berauschendes Mittel" [85].

g) Nach einem Auffahrunfall berief sich der Angeklagte, der einen Blutalkoholgehalt von 0,83‰ hatte, darauf, er habe *Tryptizol*-Tabletten eingenommen gehabt [87]. Das Gericht hielt ihm zugute, daß die Fahruntüchtigkeit allein auf Tryptizol zurückzuführen sein könnte; eine sichere Feststellung sei insoweit nicht möglich. Es ließ dabei unbeachtet, daß der Angeklagte Tabletten eingenommen hatte, die nicht ihm, sondern seiner Ehefrau verschrieben worden waren, und daß er die Gebrauchsanweisung, die auf die Wirkung von Tryptizol auf die Verkehrstüchtigkeit hinwies, nicht beachtet hatte. Ebenso wurde nicht näher auf das Zusammenwirken von Alkohol und Tryptizol eingegangen. Der Freispruch war unter diesen Umständen nicht gerechtfertigt, ist jedoch kennzeichnend für die Unsicherheit der Gerichte auf diesem Gebiet.

h) Die Wiederaufnahme des Verfahrens strebte ein verurteilter Kraftfahrer an, der sich darauf berief, er sei wegen vorher eingenommener Medikamente durch geringe Alkoholmengen in den Zustand der Zurechnungsunfähigkeit geraten und habe in diesem Zustande die Alkoholmengen getrunken, die zu einem Blutalkoholwert von 2,4‰ führten. Das OLG Hamburg hat nach Anhörung von Sachverständigen dazu erklärt: „Es ist ausgeschlossen, daß ein Kraftfahrer, der mit einem Blutalkoholgehalt von 2,4‰ im Zustand allenfalls verminderter Zurechnungsfähigkeit gefahren ist, einen Teil des Alkohols in einem durch Zusammenwirken von *Barbituraten* und Alkohol hervorgerufenen Zustand der Zurechnungsunfähigkeit zu sich genommen hat" [88].

i) Einer der ersten Fälle dieser Art beschäftigte mehrere Jahre hindurch die Gerichte aller Instanzen. Ein Chemiker, wegen einer Trunkenheitsfahrt vorbestraft, verursachte mit 2,39/2,35‰ Blutalkohol einen Unfall. Er berief sich darauf, daß er gegen Kopfschmerzen regelmäßig *Dihydroergotamin* einnehme; dieses Mittel müsse eine Enthemmung bewirkt haben, so daß er für den weiteren Alkoholgenuß nicht verantwortlich gemacht werden könne. Die erste Instanz verurteilte ihn; dabei wurde ihm als Verschulden angerechnet, daß er nach der Einnahme von Ergotamin am Anfang des Trinkens nicht Maß hielt. Die Berufungsinstanz sprach ihn frei: „Der Angeklagte, der selbst in der anorganischen Chemie tätig ist, hat die spezielle Wirkung des Dihydroergotamins nicht gekannt, noch wurde er von dem verordnenden Arzt darauf aufmerksam gemacht. Es kann von ihm auch nicht verlangt werden, daß er diese Folgen hätte kennen müssen, da sie selbst für Ärzte weitgehend fremd sind." Auf die Revision hin wurde der Freispruch aufgehoben und die Sache an ein anderes Gericht verwiesen. In der neuerlichen Verurteilung [89] wurde dem Angeklagten zum Vorwurf gemacht, daß er — trotz seiner einschlägigen Vorstrafe — überhaupt Alkohol genossen und sich nicht genügend selbst beobachtet habe, um seine Fahruntüchtigkeit zu vermeiden. Das Gericht war überzeugt, daß der Angeklagte auch nach der Einnahme von Ergotamin bei scharfer Überprüfung seines Zustandes rechtzeitig hätte erkennen können, daß es an der Zeit war, das Trinken zu beenden oder nicht mehr mit dem Kraftwagen zu fahren.

Es ist bezeichnend, daß alle bisher bekannt gewordenen Urteile erst in den letzten 8 Jahren ergangen sind; es ist kein Fall darunter, der einen Fußgänger oder Radfahrer betraf, vielmehr handelte es sich ausschließlich um Kraftfahrer. Beachtenswert ist auch, daß die Angeklagten zum Teil Berufen angehörten, die über die Zusammenhänge durchaus hätten im Bilde sein sollen (Arzt, Chemiker, Schriftleiter). Die anfangs nur spärlich veröffentlichte Rechtsprechung hat inzwischen merklich zugenommen, ohne daß wesentlich neue Gesichtspunkte aufgetreten sind. Für die Gerichte ergeben sich trotzdem schwierige Aufgaben. Bisher sind die Richter über die Zusammenhänge oft nur unzureichend informiert, und auch die beigezogenen Sachverständigen stehen hier vielfach vor Neuland.

III. Fahruntüchtigkeit durch Medikamente

Die Fahruntüchtigkeit durch Rauschgifte und Betäubungsmittel gibt keine besonderen rechtlichen Probleme auf; je nach den Umständen und der Art der Verkehrsteilnahme folgt die Strafbarkeit aus den §§ 315a Abs. 1 Nr. 1, 315c Abs. 1 Nr. 1a, 316 StGB, 2 StVZO. Zu den berauschenden Mitteln gehören insbesondere die typischen *Rauschgifte*, wie *Kokain*, *Morphium*, *Opium*, *Heroin*, aber auch *Phanodorm* [90]; *Phenothiazin* ist jedenfalls *in Verbindung mit Alkohol* als berauschendes Mittel angesehen worden [86].

Schwieriger ist jedoch die Beurteilung der Fälle, in denen es um den Gebrauch anderer Medikamente geht. Wie im vorigen Abschnitt, ist auch hier festzustellen, daß bisher nur wenige Entscheidungen veröffentlicht worden sind; aber es muß damit gerechnet werden, daß sich nicht nur die Angeklagten in steigendem Maße auf den Zusammenhang zwischen Medikamenteneinnahme und Unfallverursachung berufen werden, sondern daß auch die Unfalluntersuchung Fälle klären wird, in denen der Angeklagte entweder aus Unkenntnis oder absichtlich den Medikamentengebrauch verschweigt.

Für den Verkehrsteilnehmer konzentriert sich die Beurteilung seines etwaigen fahrlässigen Verhaltens dahin, ob die Wirkung eines Medikaments auf die Fahrtüchtigkeit für ihn voraussehbar war. Von Ausnahmefällen abgesehen, kann sich die Voraussehbarkeit ergeben aus

1. der eigenen Erfahrung,
2. einem Hinweis des Arztes oder (bei rezeptfreien Medikamenten) des Apothekers,
3. einer Warnung oder einem Hinweis des Herstellers.

Eigene Erfahrung setzt mehr oder weniger den Nachweis voraus, daß der Betroffene schon einmal nach Einnahme eines bestimmten Medikaments in für ihn wahrnehmbarer Weise fahruntauglich war und diesen Zusammenhang zumindest zu erkennen vermochte. Ein Kraftfahrer, der einen Unfall verursachte, weil er infolge des Zusammenwirkens einer *Sterisocain-Injektion* und der Einnahme von *Thomapyrin* fahruntauglich war [91], wird sich nicht auf Unkenntnis der Zusammenhänge berufen können, wenn er nochmals in die gleiche Situation gerät, nachdem er bei dem ersten Geschehnis durch ein Strafverfahren gebührend aufgeklärt worden ist. Das wird allerdings nur selten der Fall sein. Ob dem Täter nachzuweisen ist, daß er aufgrund eigener Erfahrung die Beeinträchtigung seiner Verkehrstauglichkeit durch Arzneimittel voraussehen konnte oder jedenfalls bei Anwendung der erforderlichen, ihm möglichen und zumutbaren Sorgfalt hätte voraussehen können, läßt sich nur unter Zugrundelegung der jeweiligen Tatumstände und der Täterpersönlichkeit beurteilen. Hierbei wird manchmal, aber sicher nicht immer, der Sachverständige zu helfen vermögen.

Die *Fahrlässigkeit des Betroffenen* könnte zwar oft schon darin gefunden werden, daß er trotz einer ihm bekannten, seine Fahrtüchtigkeit ständig oder vorübergehend beeinträchtigenden Erkrankung ein Fahrzeug führt; die Gerichte sind aber eher geneigt, in dem Krankheitszustand einen Entschuldigungsgrund für das Fehlverhalten oder wenigstens einen Anlaß zur Strafmilderung zu erblicken.

Die zweite Quelle, aus der der Verkehrsteilnehmer die Kenntnis von der die Verkehrstauglichkeit beeinträchtigenden Wirkung eines Medikamentes erlangen kann, ist der Arzt, der ihn als Kranken behandelt und ihm das Medikament verschrieben hat. Eine gesetzlich normierte *Pflicht für den Arzt*, den Patienten entsprechend *aufzuklären* und zu belehren, fehlt allerdings. Sie läßt sich jedoch aus seinen allgemeinen Berufspflichten ableiten. Der ärztliche Beruf verlangt, daß der Arzt seine Aufgabe nach bestem Wissen und Gewissen erfüllt; er ist verpflichtet, sich ständig fortzubilden, sich mit allen Heilverfahren — allenfalls in angemessener Beschränkung auf sein Fachgebiet — vertraut zu machen und die Behandlung gewissenhaft durchzuführen. In Ausführung dieser Grundsätze wird man den Arzt, der ein Medikament verschreibt, für verpflichtet halten müssen, sich mit der Literatur über dieses Mittel wenigstens in dem Maße vertraut zu machen, wie es dem praktizierenden Arzt, der keine besonderen wissenschaftlichen Ambitionen hat, möglich ist. *Hinweise und Warnungen des Herstellers* wird er nicht unberücksichtigt lassen dürfen, insbesondere wenn er diese dem ihm zur Verfügung stehenden Prospektmaterial entnehmen kann. Weiß der Arzt, daß gewisse Behandlungsmethoden und Arzneimittel die Verkehrstauglichkeit seines Patienten beeinträchtigen können, so wird die Verpflichtung, den Patienten zu warnen, bejaht werden müssen. Schwierigkeiten können sich ergeben, wenn der Patient späterhin bestreitet, entsprechend gewarnt worden zu sein; es ist Sache des Arztes, sich hiergegen zu sichern, indem er etwa auf der Karteikarte einen entsprechenden Vermerk anbringt oder — insbesondere in schwerwiegenden Fällen oder wenn er vermutet, daß der Patient die Mahnungen nicht beachten wird — vom Patienten einen Revers unterschreiben läßt. Hält sich der Patient nicht an die Warnung des Arztes, so wird darin in der Regel ein mindestens fahrlässiges Verhalten des Patienten zu erblicken sein; er kann sich dann nicht damit exkulpieren, daß er erklärt, er habe die Gefahren nicht voraussehen können. Auf die Frage, welche Bedeutung die *ärztliche Schweigepflicht* in diesem Zusammenhang hat, kann hier nicht näher eingegangen werden. Das gleiche gilt hinsichtlich der Frage, welche Möglichkeiten dem Arzt offenstehen, wenn er weiß, daß der Patient sich nicht um die Warnung des Arztes kümmert, also insbesondere trotz dieser ein Kraftfahrzeug führt. Der Arzt steht, wie ohne weiteres eingeräumt werden muß, hier vor überaus schwierigen, unter Umständen sein Gewissen belastenden Entschlüssen (vgl. auch den Beitrag über Arztrechtsfragen von Wagner in diesem Handbuch ab S. 108). Mit der Frage, ob der Arzt strafrechtlich zur Verantwortung gezogen werden kann, wenn er pflichtwidrig die Warnung unterläßt, hat sich die Rechtsprechung — soweit ersichtlich — bisher nicht befaßt, doch ist damit zu rechnen, daß in absehbarer Zeit das Problem einmal an ein Strafgericht herangetragen werden wird.

Der Patient darf darauf vertrauen, daß der Arzt nicht nur die Zusammensetzung und Wirkung eines zu verabreichenden oder verschriebenen Medikaments im allgemeinen, sondern auch dessen Nebenwirkungen kennt [92]. Dies gilt insbesondere, wenn der Patient das Medikament erhält, ohne Gelegenheit zur Beachtung einer gedruckten Gebrauchsanweisung zu haben. Ein solcher Fall hat bereits die Gerichte [93] beschäftigt und zu einer grundsätzlichen Entscheidung geführt.

Ein in stationärer Behandlung befindlicher Patient erhielt Librium, ohne ärztlicherseits über das Medikament und dessen Wirkung aufgeklärt zu werden. Er wurde zur Erledigung beruflicher Angelegenheiten für einige Stunden beurlaubt; dabei benutzte er seinen Kraftwagen. Auf der Rückfahrt ins Krankenhaus verursachte er einen schweren Unfall. Als Ursache des Fehlverhaltens wurde die auf *Libriumeinnahme* beruhende Fahruntüchtigkeit angesehen; dazu meinte die Strafkammer, „jeder Kraftfahrer, der irgendein Medikament zu sich nehme, sei gehalten, sich bei seinem Arzt nach dessen Auswirkung auf die Fahrtüchtigkeit zu erkundigen". Das Oberlandesgericht Stuttgart hat diesen Grundsatz jedoch wesentlich eingeschränkt. Der Patient hätte nur fahrlässig gehandelt, wenn er die Fahruntüchtigkeit hätte erkennen können und müssen. Das hätte der Fall sein können, wenn er schon im Krankenhaus körperliche oder psychische Ausfallserscheinungen bemerkt hätte. Kann ein Patient in einem Krankenhaus davon ausgehen, die medikamentöse Behandlung betreffe eine Krankheit, die weder seine geistig-seelische Verfassung noch die Funktion seiner Sinnesorgane beeinträchtigt, so kann von ihm nicht schlechthin verlangt werden, daß er sich stets über die Auswirkung der verordneten Arzneien Gedanken mache. Wird er dazuhin noch zur Erledigung geschäftlicher Angelegenheiten beurlaubt, also zu einer Tätigkeit, die im allgemeinen einen freien Kopf verlangt, und unterbleibt ein ärztlicher Hinweis auf mögliche Einschränkungen, so ist dem Kranken kein Vorwurf daraus zu machen, daß er seine Fahrtüchtigkeit nicht von vornherein bezweifelt. Es kann dahinstehen, ob es sich anders verhält, wenn psychische Störungen oder die Unterdrückung starker Schmerzen im Vordergrund der Behandlung stehen. Davon ist hier nicht die Rede. Wer sich wegen eines Darmgeschwürs in internistische Behandlung begibt, rechnet als medizinischer Laie schwerlich damit, daß er wegen der Medikamente „geistig weggetreten" sei, wie es in dem angefochtenen Urteil heißt. Diese Arglosigkeit ist auch dann nicht schuldhaft, wenn der Patient nicht weiß, welches Medikament ihm gegeben wird. In Krankenhäusern ist eine eingehende Aufklärung darüber nicht üblich; dahingehende Fragen werden vom Pflegepersonal oft mit der Bemerkung beiseitegeschoben, die Arznei sei vom Arzt verordnet. Im konkreten Falle war allerdings, wie sich später ergab, dem Angeklagten vom Arzt angeraten worden, nicht selbst zu fahren, ohne daß dies jedoch im einzelnen begründet wurde.

Abschließend heißt es in dem Urteil: „Der Gebrauch von Beruhigungsmitteln ist in manchen Ländern und zunehmend auch bei uns so verbreitet, daß die Frage erhebliche praktische Bedeutung hat, ob jeder, der ein solches Mittel einnimmt, kein Kraftfahrzeug mehr führen kann und ob andererseits niemand mehr für falsches Verhalten im Verkehr direkt sollte verantwortlich gemacht werden können, wenn er ein derartiges Medikament kurmäßig gebraucht."

Schließlich kann der Patient die Kenntnis von der verkehrsbeeinträchtigenden Wirkung eines Medikamentes aus der demselben beigegebenen Gebrauchsanweisung des Herstellers erlangen. Die Hersteller gehen in steigendem Maße dazu über, entsprechende Hinweise zu geben. Nach der Neufassung des Gesetzes über den Verkehr mit Arzneimitteln vom 23. 6. 1964 ist in dessen § 42 Abs. 1 eine Rechtsgrundlage für die Pflicht zu solchem Hinweis geschaffen worden. Danach können die zuständigen Behörden anordnen, daß Arzneimittel nur mit bestimmten Warnhinweisen auf Behältnissen, Umhüllungen und Packungsbeilagen in den Verkehr gebracht werden dürfen, wenn die Annahme begründet ist, daß auch bei ihrem bestimmungsgemäßen Gebrauch bestimmte Personenkreise gefährdet werden können. Das ist durch einen Zusatz ausdrücklich auf das hier behandelte Gebiet ausgedehnt worden: „Das gilt auch für Arzneimittel, die geeignet sind, allein oder im Zusammenwirken mit anderen Arzneimitteln oder mit bestimmten Lebens- oder Genußmitteln die Verkehrstüchtigkeit zu beeinträchtigen."

Die Rechtsprechung hat mit aller Deutlichkeit ausgesprochen, daß der Verkehrsteilnehmer, der ein solches Medikament verwendet, die Gebrauchsanweisung und etwaige warnende Hinweise des Herstellers beachten muß; die Nichtbeachtung gereicht ihm zum Vorwurf [94, 97]. Das wird erst recht zu fordern sein, wenn ein Verkehrsteilnehmer Medikamente einnimmt, die nicht für ihn, sondern für eine andere Person verschrieben worden sind, wie es im täglichen Leben recht häufig vorkommt. Unter Umständen wird man dem Betroffenen jedoch zugutehalten müssen, daß die Warnungen bei vielen Medikamenten nicht an auffallender Stelle auf der Packung oder auf der Gebrauchsanweisung stehen, sondern daß sie in einem Text versteckt sind, der wissenschaftliche Ausführungen über Zusammensetzung, Indikationen und Kontraindikationen enthält, so daß der Laie das Studium des Prospekts abbricht, ehe er an die entscheidende Stelle gelangt ist, ein Fall, der keineswegs selten vorkommt. Die Hersteller sollten deshalb derartige Hinweise an geeigneterer Stelle und in auffallendem Druck bringen.

Die Wirkung von Medikamenten auf die Verkehrstauglichkeit stellt nicht nur den Arzt, sondern auch den Richter und nicht zuletzt den Patienten vor neue, vielfach noch unbekannte Probleme. Für die medizinische und pharmakologische Forschung, für die tägliche Praxis des Arztes, für die Rechtsprechung und für die allgemeine Aufklärung der Verkehrsteilnehmer bietet sich hier ein weites Feld, bei dem es sich zu einem großen Teil um Neuland handelt.

Literatur

A. Schrifttum

Floegel-Hartung: Straßenverkehrsrecht, 16. Aufl. München 1966.
Händel, K.: Rechtsfragen zum Thema „Arzneimittel und Verkehr“. Arzneimittel-Forsch. **14**, 915—922 (1964).
— Arzneimittel und Verkehrssicherheit. Landarzt **43**, 193—202 (1967).
— Beeinträchtigung der Verkehrstauglichkeit durch Arzneimittel und Verantwortlichkeit des Arztes. Neue jur. Wschr. **1965**, 1999.
— Zum Sachverständigenbeweis in Alkoholverfahren. Blutalkohol **3**, 405—419 (1966).
Händel-Lochner-Rauschke: Handbuch für Verkehrsstrafsachen. Darmstadt 1957.
Martin, L.: Trunkenheit im Verkehr und ihre Rechtsfolgen. Berlin 1958.
Schneider, A.: Beurteilung der Fahrtüchtigkeit bei dem Zusammenwirken von Medikament und Alkohol aus der richterlichen Sicht. Blutalkohol (2), 415 (1964).

B. Rechtsprechung

1. BGH, U. v. 20. 3. 59 — 4 StR 306/58 — NJW 1959, 1047.
2. BGH, U. v. 5. 11. 53 — 3 StR 504/63 — BGHSt 5, 168.
3. BGH, U. v. 20. 3. 59 — 4 StR 306/58 — NJW 1959, 1047; BGH, U. v. 11. 4. 57 — 4 StR 482/56 — NJW 1957, 1038.
4. BGH, U. v. 6. 3. 59 — 4 StR 517/58 — NJW 1959, 1046; BGH, U. v. 20. 3. 59 — 4 StR 306/58 — NJW 1959, 1047; OLG Hamm, U. v. 17. 3. 60 — 2 Ss 161/60 — DAR 1960, 215.
5. BGH, Beschl. v. 9. 12. 66 — 4 StR 119/66 — NJW 1967, 116.
6. BGH, U. v. 29. 4. 54 — 3 StR 447/53 — VRS 6, 449.
7. BGH, U. v. 10. 12. 53 — 3 StR 596/53 — VRS 6, 48.
8. BGH, U. v. 11. 4. 57 — 4 StR 482/56 — NJW 1957, 1038; BGH, U. v. 4. 12. 64 — 4 StR 452/64 — VRS 28, 190.
9. BGH, U. v. 1. 2. 63 — 4 StR 465/62 — VRS 24, 369; BGH, U. v. 14. 4. 61 — 4 StR 22/61 — VRS 20, 444.
10. BGH, U. v. 28. 4. 61 — 4 StR 55/61 — VRS 21, 54.
11. BGH, U. v. 4. 8. 55 — 4 StR 263/55 — VRS 9, 350; BGH, U. v. 10. 11. 55 — DAR 1956, 78.
12. OLG Karlsruhe, U. v. 14. 6. 60 — 1 Ss 92/60 — NJW 1960, 2257; OLG Saarbrücken, U. v. 4. 7. 63 — Ss 13/63 — DAR 1964, 116; OLG Neustadt, U. v. 3. 9. 64 — Ss 151/64 — VRS 28, 147.
13. BGH, U. v. 16. 12. 54 — 3 StR 165/54 — VRS 8, 199.
14. OLG Hamm, U. v. 26. 2. 63 — 1 Ss 1777/62 — Blutalkohol 2, 236 (1963).
15. OLG Hamm, U. v. 20. 2. 61 — 2 Ss 364/60 — JMBlNRW 1961, 93.
16. OLG Celle, Beschl. v. 24. 10. 60 — 1 W 129/60 — VersR 1961, 75.
17. OLG Stuttgart, U. v. 11. 5. 56 — 1 Ss 325/56 — VerkMitt 1956, Nr. 68.
18. OLG Köln, U. v. 12. 5. 64 — Ss 90/64 — VRS 27, 476.
19. OLG Stuttgart, U. v. 15. 3. 63 — 1 Ss 143/63 — VRS 25, 462.
20. LSG Essen, U. v. 10. 12. 57 — LSU 2/56 — NJW 1958, 765.
21. KG, U. v. 10. 2. 56 — 4 U 2440/55 — MDR 1956, 354.
22. OLG Hamburg, U. v. 16. 12. 53 — Ss 199/53 — NJW 1954, 813.

23. OLG Hamm, U. v. 10. 6. 1958 — JMBlNRW 1958, 212 (zit. bei Floegel-Hartung § 316 StGB RZ. 16).
24. OLG Hamm, U. v. 1. 10. 54 — 3 Ss 1324/54 — VRS 7, 393.
25. BGH, U. v. 12. 7. 57 — VI ZR 124/55 — VersR 1957, 656.
26. BGH, U. v. 24. 1. 56 — VI ZR 123/55 — VRS 10, 245.
27. OLG Hamburg, U. v. 16. 12. 53 — Ss 190/53 — NJW 1954, 813.
28. OLG Köln, U. v. 12. 2. 55 — VRS 8, 314; BHG, U. v. 20. 12. 63 — VI ZR 270/62 — VersR 1964, 486; BGH, U. v. 7. 12. 62 — VI ZR 86/62 — VRS 24, 255; OLG Neustadt, U. v. 26. 11. 58 — Ss 143/58 — VRS 16, 41; BayObLG, U. v. 13. 11. 63 — 1 St 489/63 — zit. DAR 1964, 241
29. BGH, U. v. 7. 12. 62 — VI ZR 86/62 — VRS 24, 255.
30. BGH, Beschl. v. 25. 9. 57 — 4 StR 354/57 — NJW 1958, 149; OLG Stuttgart, U. v. 8. 4. 63 — 3 Ss 219/63 — DAR 1963, 335; BGH, U. v. 6. 3. 1964 — 4 StR 28/64 — VRS 26, 348.
31. BGH, U. v. 14. 12. 62 — 4 StR 430/62 — VRS 24, 189.
32. BGH, U. v. 21. 4. 61 — 4 StR 62/61 — VRS 21, 45.
33. OLG Düsseldorf, U. v. 13. 12. 61 — 2 Ss 752/61 — VRS 23, 100.
34. BGH, Beschl. d. Gr. Senats für Strafsachen v. 15. 10. 56 — GSSt 2/56 — BGHSt 9, 390.
35. BGH, U. v. 17. 5. 65 — II ZR 48/63 — VersR 1965, 656.
36. OLG Düsseldorf, U. v. 10. 5. 62 — 1 Ss 138/62 — VRS 23, 443.
37. OLG Hamm, U. v. 15. 4. 58 — 3 Ss 234/58 — DAR 1958, 281
38. OLG Schleswig, U. v. 13. 3. 57 — Ss 486/56 — SchlHAnz 58, 52.
39. OLG Saarbrücken, U. v. 4. 4. 63 — Ss 3/63 — NJW 1963, 1685.
40. OLG Stuttgart, U. v. 7. 11. 58 — 1 Ss 677/58 — VkBl 59, 23.
41. BGH, U. v. 25. 10. 51 — 4 StR 497/51 — VRS 4, 134; BGH, U. v. 13. 12. 51 — 4 StR 762/51 — VRS 4, 118.
42. OLG Hamm, U. v. 18. 12. 62 — 3 Ss 1597/62 — VkBl 1964, 36.
43. OLG Oldenburg, U. v. 13. 1. 59 — 1 Ss 422/58 — VRS 16, 298; BGH, U. v. 30. 9. 58 — VI ZR 193/57 — MDR 1959, 32.
44. KG, U. v. 26. 5. 55 — 1 Ss 3/55 — DAR 1955, 227.
45. OLG Stuttgart, U. v. 30. 9. 55 — Ss 381/55 — VerkMitt 1955 Nr. 116.
46. OLG Stuttgart, U. v. 11. 5. 56 — 1 Ss 225/56 — VerkMitt 1956, Nr. 68.
47. LG Ravensburg, U. v. 2. 2. 55 — Ns 299/54 — DAR 1955, 118.
48. OLG Karlsruhe, U. v. 20. 6. 56 — 1 Ss 243/56 — zit. bei HÄNDEL-LOCHNER-RAUSCHKE, S. 361.
49. OLG Oldenburg, U. v. 9. 2. 54 — Ss 339/53 — DAR 1954, 116.
50. OLG Oldenburg, U. v. 8. 1. 53 — DAR 1953, 140.
51. BayObLG, U. v. 30. 10. 63 — 1 St 451/63 — NJW 1964, 459.
52. OLG Oldenburg, U. v. 30. 11. 54 — Ss 386/54 — VRS 8, 219.
53. OLG Hamm, U. v. 31. 1. 64 — 3 Ss 1388/63 — VRS 26, 435; BayObLG, U. v. 16. 12. 64 — 1 a St 663/64 — NJW 1965, 1088.
54. OLG Hamm, U. v. 24. 11. 64 — 3 Ss 1236/64 — NJW 1965, 2019; LArbG Frankfurt/a. M., U. v. 8. 12. 64 — 5 Sa 131/64 — NJW 1965, 2024; OLG Hamm, U. v. 31. 1. 64 — 3 Ss 1388/63 — VRS 26, 435.
55. BayObLG, U. v. 16. 1. 63 — 1 St 674/62 — NJW 1963, 772.
56. OLG Köln, U. v. 17. 10. 61 — 1 Ss 318/61 — NJW 1962, 692.
57. OLG Hamm, U. v. 9. 1. 56 — 2 Ss 1409/55 — VRS 10, 373; OLG Hamburg, U. v. 17. 8. 62 — 2 Ss 43/62 — NJW 1963, 408.
58. OLG Hamm, U. v. 17. 1. 64 — 1 Ss 1433/63 — VRS 27, 214.
59. OLG Hamm, U. v. 22. 1. 65 — 1 Ss 1435/64 — NJW 1965, 1091.
60. BGH, U. v. 10. 12. 53 — 4 StR 435/53 — VRS 6, 148.
61. BGH, U. v. 19. 4. 56 — 4 StR 84/56 — VRS 11, 449; BayObLG, U. v. 18. 3. 63 — 1 St 471/63 — NJW 1964, 1192.
62. OLG Köln, U. v. 7. 7. 64 — Ss 181/64 — VRS 27, 215.
63. OLG Hamm, U. v. 6. 12. 63 — 3 Ss 1238/63 — VRS 26, 120.
64. BGH, U. v. 28. 8. 64 — 4 StR 277/64 — VRS 27, 348.
65. OLG Saarbrücken, U. v. 5. 3. 64 — Ss 57/63 — VRS 27, 395.
66. BGH, U. v. 26. 11. 64 — III ZR 5/64 — VersR 1965, 91.
67. BGH, U. v. 16. 12. 63 — III ZR 99/63 — VRS 26, 339.
68. OLG Hamm, U. v. 27. 11. 64 — 1 Ss 1319/64 — JMBlNRW 1965, 58.
69. OLG Karlsruhe, U. v. 24. 9. 64 — 2 Ss 124/64 — NJW 1965, 361.
70. BGH, U. v. 28. 4. 61 — 4 StR 55/61 — VRS 21, 54; BayObLG, U. v. 29. 10. 63 — 2 St 454/63 — zit. in DAR 1964, 238; OLG Hamm, U. v. 22. 3. 63 — 3 Ss 58/63 — Blutalkohol 2, 474 (1964).
71. BGH, U. v. 14. 4. 61 — 4 StR 22/61 — VRS 20, 444.

72. OLG Braunschweig, U. v. 8. 4. 60 — Ss 184/59 — NdsRpfl. 1960, 184.
73. OLG Hamm, U. v. 22. 2. 63 — 1 Ss 1661/62 — VRS 25, 348.
74. OLG Hamm, U. v. 15. 4. 58 — 3 Ss 234/58 — NJW 1958, 1199.
75. BGH, U. v. 4. 12. 64 — 4 StR 452/64 — VRS 28, 190; früher schon BGH, U. v. 11. 4. 57 — 4 StR 482/56 — BGHSt 10, 266.
76. BayObLG, U. v. 24. 10. 62 — 1 St 510/62 — NJW 1963, 168; BayVerfGH, U. v. 27. 6. 63 — Vf 7 — VI — 63 — VersR 1963, 935.
77. LG Karlsruhe, Beschl. v. 22. 5. 59 — I Qs 77/59 — DAR 59, 246.
78. BGH, U. v. 16. 10. 64 — 4 StR 295/64 — VRS 27, 452.
79. LG Itzehoe, U. v. 11. 12. 62 — 2 Ms 107/61 Ns — nicht veröffentlicht.
80. OLG Düsseldorf, U. v. 13. 12. 61 — 2 Ss 752/61 — VRS 23, 100.
81. OLG Düsseldorf, U. v. 10. 5. 62 — 1 Ss 138/62 — VRS 23, 443.
82. OLG Oldenburg, U. v. 23. 4. 61 — 1 Ss 62/63 — DAR 1963, 304.
83. OLG Celle, U. v. 6. 6. 63 — 1 Ss 104/63 — NJW 1963, 2385.
84. OLG Hamm, U. v. 25. 2. 59 — 2 Ss 1533/59 — DAR 1960, 235.
85. OLG Celle, U. v. 30. 4. 64 — 1 Ss 488/63 — VRS 27, 437.
86. LG Waldshut, U. v. 18. 4. 63 — Ns 57/63 — nicht veröffentlicht.
87. AG Säckingen, U. v. 30. 6. 65 — 3 Cs 49/65 — nicht veröffentlicht.
88. OLG Hamburg, Beschl. v. 11. 8. 64 — 2 Ws 245/64 — DAR 1965, 27.
89. LG Karlsruhe, U. v. 26. 6. 63 — V Ns 115/61 — zit. in Arzneimittel-Forsch. 14, 915 (1964).
90. KG, U. v. 28. 3. 60 — 1 Ss 462/59 — VRS 19, 111.
91. AG Karlsruhe-Durlach — Ds 83/62 — zit. in Arzneimittel-Forsch. 14, 915 (1964).
92. LG Köln, U. v. 11. 5. 62 — 3.0. 30/61 — VersR 1963, 296.
93. OLG Stuttgart, U. v. 17. 2. 65 — 1 Ss 51/65 — VRS 29, 36.
94. OLG Braunschweig, U. v. 7. 2. 64 — Ss 21/64 — DAR 1964, 170.
95. BGH, U. v. 28. 4. 67 — 4 StR 108/67 — VRS 33, 118.
96. OLG Hamm, U. v. 9. 2. 1967 — 2 Ss 1562/66 — VRS 33, 22.
97. OLG Köln, U. v. 9. 12. 66 — 1 Ss 449/66 — Blutalkohol 4, 155 (1967).
98. OLG Hamburg, U. v. 1. 3. 67 — 1 Ss 169/66 — Verkehrsdokumentation 1967, Nr 4, 43.

Versicherungsrechtliche Fragen im Rahmen des Verkehrsgeschehens

H. Möller, Hamburg

I. Verkehrsmedizin und Versicherungsrecht

1. Aufgabenbereich

Verkehrsmedizinische Probleme können im Gesamtbereiche des Versicherungswesens auftauchen, also sowohl in der *Privat-* als auch in der *Sozialversicherung* und — was die Privatversicherung anlangt — nicht nur in der *Personenversicherung* (Lebens-, Unfall-, Krankenversicherung), sondern auch außerhalb derselben, also in der *Nichtpersonenversicherung* (z.B. Haftpflicht-, Kaskoversicherung). Gleichgültig ist es, ob die Versicherung als *Schadens-* oder als *Summenversicherung* betrieben wird, ob also z.B. eine Unfallversicherung (konkreten) Heilkostenersatz oder (abstrakt berechnete) Todesfallsummen, Invaliditätssummen oder Tagegelder deckt.

Der Verkehr — mit allen Verkehrsmitteln, in allen Verkehrsmedien (Land, Wasser, Luft) — läßt spezielle *Gefährdungen* entstehen, und die Gefahr ist ein Zentralbegriff des Versicherungswesens. Alles in Bewegung Befindliche ist stärkeren Risiken ausgesetzt als das Ruhende. Besondere Wagnisse ergeben sich *aus* der Person, aber auch *für die Person* derer, die ein Verkehrsmittel lenken, aber man denke auch an die Passagiere und an die übrigen Verkehrsbeteiligten. Im Vordergrund der Betrachtungen muß heute der Kraftwagenverkehr stehen; die *Kraftverkehrsversicherung* (mit ihren Sparten: Haftpflicht, Kasko, Unfall, Gepäck) ist — gemessen an der Prämieneinnahme — der zweitgrößte Versicherungszweig (nach der Lebensversicherung rangierend).

Der Arzt, der Versicherungsmediziner, wirkt durchweg in *Einzelfällen* mit, meistens nach Schadensfällen, zuweilen aber auch schon beim Vertragsabschluß, bei der versicherungstechnischen Risikobeurteilung. *Generelle* Aufgaben erwachsen dem Versicherungsmediziner, falls er herangezogen wird bei der Gestaltung der allgemeinen Versicherungsbedingungen oder Tarife oder Antragsformulare.

2. Schwierigkeiten

Beim Zusammenwirken des Arztes mit dem Juristen im Grenzbereich von Medizin und Recht tauchen einige Schwierigkeiten auf (dazu generell Bohne, G.: Verständigung zwischen naturwissenschaftlichem Sachverständigen und Juristen. In Ponsold, A., Lehrbuch der gerichtlichen Medizin, 2. Aufl., S. 80—101, Stuttgart: Thieme 1957).

a) Begriffsauslegung

Sprache und *Begriffe* stimmen nicht immer überein. Schon so grundlegende Wörter wie Krankheit oder Unfall könnten im Bereich der Medizin anders interpretiert werden als im Bereich des Rechtes. Juristisch, z.B. bei der Auslegung von Gesetzen und allgemeinen Versicherungsbedingungen, entscheidet in Ermangelung einer gesetzlichen oder vertraglichen Definition primär der Lebenssprachgebrauch, nicht die fachtechnische Bedeutung, so z.B. für die Begriffe Krankheit, Vergiftung, Operation.

Das Reichsgericht (23. IV. 1909 Veröffentlichungen des Kaiserlichen Aufsichtsamts für Privatversicherung 1909 Anhang S. 53—54) hat z.B. gemeint, nach der Auffassung des allgemeinen Verkehrs gehöre die Narkose als vorbereitende Handlung schon zur Operation. „Welchen Begriff die medizinische Wissenschaft mit dem Ausdruck ‚Operation' verbindet, kann dahingestellt bleiben."

Zuweilen wird in ständiger *Rechtsprechung* ein Begriff entwickelt, so ist z.B. für die soziale Krankenversicherung eine Krankheit „der regelwidrige körperliche oder geistige Zustand, dessen Eintritt entweder allein die Notwendigkeit einer Heilbehandlung oder zugleich oder ausschließlich Arbeitsunfähigkeit zur Folge hat" (Bundessozialgericht 19. VI. 1963 Entscheidungen Bd 19 S. 181). Bei Gebrechen wird „die Heilbehandlung dann als erforderlich angesehen, wenn sich besondere Beschwerden oder Schmerzen einstellen oder die Gefahr einer wesentlichen Verschlimmerung des Zustandes droht". Bei angeborenen Leiden soll Behandlungsbedürftigkeit auch angenommen werden, „wenn der gegenwärtige Zustand zwar noch keine Schmerzen oder Beschwerden bereitet, durch ärztliche Behandlung im Frühstadium aber eine wesentliche Besserung oder gar Beseitigung des Leidens und damit eine günstige Wirkung auf die spätere Erwerbsfähigkeit erreicht werden kann" (Bundessozialgericht 28. X. 1960 Entscheidungen Bd 13 S. 136).

Ist ein medizinischer Fachausdruck dem Lebenssprachgebrauch nicht vertraut, so ist die fachtechnische Bedeutung maßgebend. Das gilt auch bei Versicherungsverträgen, welche ausschließlich mit Fachleuten abgeschlossen werden (also bei einer speziellen Ärzteversicherung).

b) Begriffsabgrenzung

Oft gilt es, *verwandte Begriffe* genau auseinanderzuhalten, z.B. die Begriffe Arbeitsunfähigkeit, Berufsunfähigkeit, Erwerbsunfähigkeit, Invalidität. Dabei fallen obendrein die Definitionen in der Sozialversicherung einerseits, in der Privatversicherung andererseits womöglich auseinander. Näheres bei Möller, H.: Minderungen der Arbeits- und Erwerbskraft. In Versicherungsmedizin und Versicherungsrecht, Festgabe für Hans Göbbels, S. 127—136, Karlsruhe: Verlag Versicherungswirtschaft 1964. Für den begutachtenden Arzt, der einen Sachverhalt einem Rechtsbegriffe unmittelbar zuzuordnen hat, ist es also von besonderer Wichtigkeit, diesen Rechtsbegriff genau zu kennen, und die anfragende Stelle, z.B. das Gericht, sollte erforderlichenfalls diesen Begriff definieren.

c) Kausalfrage

Meistens hat der Versicherungsmediziner — auch im Sachverständigenverfahren, z.B. im Ärzteausschuß der privaten Unfallversicherung — zugleich *Kausalfragen* zu klären, z.B. die Frage, ob und in welchem Umfang der eingetretene Schaden auf den Unfall zurückzuführen ist. Hier gewinnt es Bedeutung, daß im Bereiche des Versicherungsrechts nicht der philosophisch-naturwissenschaftliche Ursachenbegriff der Lehre von der conditio sine qua non gilt (Bedingungstheorie, Theorie der nicht wegdenkbaren Bedingung), sondern es gilt eine spezifisch juristische Ursachenlehre, und letztere ist überdies für den Bereich der Privatversicherung in anderer Weise von der Rechtsprechung entwickelt worden als für den Bereich der Sozialversicherung.

In der *Privatversicherung* gilt die Lehre von der *adäquaten Verursachung.* Danach ist eine adäquate Erfolgsbedingung eine solche, welche „nach der Lebenserfahrung die objektive Möglichkeit eines Erfolges von der Art des eingetretenen, in nicht unerheblicher Weise erhöhte und deshalb dem Beklagten unter dem Gesichtspunkt der Haftung für diesen Erfolg zurechenbar ist" (Bundesgerichtshof 2. VII. 1957 Entscheidungen in Zivilsachen Bd 25 S. 88—89).

Der Fall lag folgendermaßen: Ein bei einem Kraftfahrzeugunfall Verletzter „starb nach einer bei ihm vorgenommenen unfallbedingten Bauchoperation, bei der auch eine erst während des Eingriffs entdeckte, nicht unfallbedingte Anomalie in Form eines Meckelschen Divertikels am Dünndarm des Patienten entfernt worden war. Der Tod trat infolge Invagination des Nahtgebietes des abgetragenen Divertikels ein, die eine hochgradige Paralyse des vorgeschalteten Darmabschnittes und eine fibrinöse Peritonitis zur Folge hatte" (a.a.O. S. 86). Der Bundesgerichtshof hat auf Grund der wiedergegebenen Formel den adäquaten Kausalzusammenhang zwischen Unfall und Tod verneint. Es reicht nicht aus, daß „das Divertikel ohne den unfallbedingten Eingriff nicht beseitigt worden wäre" (conditio sine qua non), sondern entscheidend ist, daß durch den Unfall nicht „die objektive Möglichkeit, in nicht unerheblicher Weise erhöht'" wurde, „daß bei dem Verletzten gelegentlich einer unfallbedingten Operation ein zusätzlicher Eingriff zur Behebung eines nicht unfallbedingten Leidens gemacht wird, der infolge einer *hieran* sich anschließenden Komplikation zum Tode des Patienten führt" (S. 91).

In der *Sozialversicherung*, speziell in der sozialen Unfallversicherung, ist eine besondere Kausaltheorie entwickelt worden. Nach ihr „ist nur diejenige Bedingung des Erfolgs rechtserheblich, die wegen ihrer besonderen Beziehung zum Erfolg nach der natürlichen Betrachtungsweise zum Eintritt dieses Erfolgs *wesentlich mitgewirkt* hat...; haben neben dieser Bedingung auch noch andere Bedingungen, die nur für die philosophische Betrachtung Ursachen sind, mitgewirkt, so scheiden diese anderen Bedingungen als Ursachen i. S. ... der Unfallversicherung aus; haben mehrere Bedingungen ‚gleichwertig' zu dem Erfolg beigetragen, so ist jede von ihnen Ursache im Rechtssinne" (Bundessozialgericht 20. VIII. 1963 Entscheidungen Bd 19 S. 275—276 in einem versorgungsrechtlichen Rentenneurosefall).

II. Verkehrsmedizin und Unfallversicherung

Die engsten Berührungen zwischen Medizin und Recht ergeben sich auf dem Gebiete der *Unfallversicherung*. Die *private* Unfallversicherung kommt als allgemeine Unfallversicherung oder als Kraftverkehrsunfallversicherung (hier insbesondere als Insassen- oder Berufsfahrerversicherung) vor; bedeutsam ist auch die Unfallzusatzversicherung in der Lebensversicherung. Der privaten steht die *soziale* Unfallversicherung gegenüber.

Die *übrigen Sparten* der Privat- und Sozialversicherung lassen weniger spezifisch verkehrsmedizinische Probleme auftauchen.

1. Private Unfallversicherung

a) Allgemeine Unfallversicherung

Eine allgemeine Unfallversicherung nach Maßgabe der Allgemeinen Unfallversicherungs-Bedingungen (AUB) erstreckt sich auch auf Verkehrsunfälle. Vorauszusetzen ist aber, daß die Unfallgefahr sich verwirklicht und keine Ausschlußklausel eingreift.

aa) Unfallbegriff

§ 2 Abs. 1 AUB definiert: „Ein Unfall liegt vor, wenn der Versicherte durch ein plötzlich von außen auf seinen Körper wirkendes Ereignis unfreiwillig eine Gesundheitsbeschädigung erleidet." Es muß also ein bestimmtes Ereignis *(Unfallereignis)* eine unfreiwillige *Gesundheitsbeschädigung* hervorrufen. Solcher Unfall ist unfallversicherungsrechtlich beachtlich, falls er seinerseits führt zum Tode, zur Beeinträchtigung der Arbeitsfähigkeit (insbesondere zur Invalidität) oder zum Heilverfahren (§ 8 AUB); man spricht von den *Unfallfolgen*. Ein adäquater *Kausalzusammenhang* muß in doppelter Weise vom Anspruchsteller bewiesen werden: Ereignis — Gesundheitsbeschädigung und Gesundheitsbeschädigung — Tod oder Invalidität usw. Gewisse *Einschlüsse* führen zu einer Erweiterung des Unfallbegriffes.

α) Unfallereignis. Das auslösende Ereignis muß ein *von außen* auf den Körper wirkendes sein. Stirbt ein Autofahrer während der Fahrt unmittelbar infolge eines Herzinfarktes, so liegt kein Unfall vor. Verliert er dagegen infolge des Infarktes die Herrschaft über den Wagen, und kommt es so zu einem womöglich tödlichen Anprall gegen einen Baum, so ist ein Unfall gegeben, denn nicht der (innere) Infarkt, sondern der (äußere) Anprall ist entscheidend. „Für den Unfallbegriff ... kommt es allein auf dasjenige Ereignis an, das den Schaden unmittelbar ausgelöst hat, nicht aber auf dessen einzelne Ursachen, die nur im Rahmen der Ausschlußklauseln eine Rolle spielen können" (Bundesgerichtshof 10. I. 1957 Entscheidungen in Zivilsachen Bd 23 S. 80 in einem Fall, in welchem der Getötete wegen Übermüdung am Steuer eingeschlafen und sodann mit einem entgegenkommenden Fahrzeug kollidiert war; kein Ausschluß für Übermüdungsfälle).

Das Ereignis muß ein *plötzliches* sein, d.h. es muß gekennzeichnet sein durch ein Moment des Unerwarteten, Unentrinnbaren, und die Zeitkomponente — Schnelligkeit — spielt eine Rolle: Sollte bei einem Kraftfahrer, der Handelsvertreter ist, ein Bandscheibenschaden sich im Laufe von Monaten oder Jahren entwickeln, so liegt kein Unfall vor, auch wenn plötzlich heftige Schmerzen auftreten.

Auf den Körper wirkt ein Ereignis auch dann, wenn ein Schreck, ein Schock auf den Versicherten einwirkt, z.B. ein plötzlich sichtbar werdendes Hindernis. Es reicht auch ein „durch ein äußeres Ereignis eintretender vollständiger Verlust der Bewegungsmöglichkeit" aus, „auch wenn dabei unmittelbar keine Schädigungen des Körpers eingetreten sind" (Bundesgerichtshof 15. II. 1962 Versicherungsrecht 1962 S. 341—342: Ein Bergsteiger wurde bei überraschendem Kälteeinbruch bewegungsunfähig, da das Seil vereiste und nicht mehr durchgezogen werden konnte. Analoger Fall: Ein Kraftwagen rutscht von einsamer Bergstraße einen Abhang hinab, verklemmte Türen, Hungertod des Fahrers).

Das OLG Düsseldorf 25. VI. 1963 Versicherungsrecht 1964 S. 130—131 hat eine Entschädigungspflicht des Unfallversicherers in einem Fall angenommen, in welchem ein herzkranker Versicherter — aus einer Gaststätte kommend — feststellen mußte, daß Halbstarke die Luft aus dem Reifen seines Kraftwagens hatten entweichen lassen. Der aufgeregte Mann fiel tot zu Boden, als obendrein der von einem Tankwart hochgebockte Wagen während dieser Arbeit plötzlich nach vorn sackte, wobei er den Mann allenfalls ein wenig streifte. Das Gericht hat offengelassen, ob der Körper wirklich getroffen wurde, für eine Einwirkung auf den Körper genüge die Zielrichtung gegen den Körper, also die Tatsache, daß der schwere Wagen sich auf den Versicherten zubewegt hat.

β) Gesundheitsbeschädigung. Das Unfallereignis muß eine *Gesundheitsbeschädigung* bewirken. Bei Verkehrsunfällen bilden Körperschäden die Regel. Aber auch seelische Schäden, Schockwirkungen reichen aus.

So wurde ein Unfallversicherer vom OLG Hamburg 11. II. 1938 Veröffentlichungen 1938 S. 232 verurteilt, der Witwe eines Mannes die Versicherungssumme auszuzahlen, der auf einem Schiff bei einer Kollision so erschrak, daß er einen Schlaganfall erlitt, der zum Tode führte.

Die Gesundheitsbeschädigung muß eine *unfreiwillige* sein. Der Anspruchstellende mußte bislang in der privaten Unfallversicherung die Unfreiwilligkeit beweisen. Das konnte bei Selbstmordverdacht für die Hinterbliebenen schwierig sein. Der Gesetzgeber hat durch Gesetz vom 30. Juni 1967 (BGBl. I S. 609) zwingend eine *Umkehrung der Beweislast* vorgeschrieben; der neue § 180a Abs. 1 VVG bestimmt: „Hängt die Leistungspflicht des Versicherers davon ab, daß der Betroffene unfreiwillig eine Gesundheitsbeschädigung erlitten hat, so wird die Unfreiwilligkeit bis zum Beweise des Gegenteils vermutet." Die Rechtsprechung wird die Frage zu klären haben, ob der Versicherer künftig den vollen Beweis der Freiwilligkeit zu führen haben wird (so Fleischmann, Versicherungswirtschaft 1967 S. 627) oder ob ein prima-facie-Beweis genügen soll.

Eine Gesundheitsbeschädigung ist auch dann unfreiwillig, wenn der Versicherte seinen Kraftwagen vorsätzlich gegen einen Baum steuert, um auf der Straße spielende Kinder nicht zu überfahren. Der Bundesgerichtshof (4. XI. 1965 Versicherungsrecht 1966 S. 29—31) hatte sich mit einem Fall zu befassen, in welchem ein Textilvertreter abends von einer Straße abkam, zu der parallel tiefer eine Eisenbahnstrecke verlief. Mit dem Vorderteil auf dem Schotter des Bahndamms, fast rechtwinklig zu den Gleisen, blieb das Fahrzeug stehen. Von einem vorbeikommenden Eilzug wurde dem Versicherten der rechte Fuß oberhalb des Knöchels abgefahren. Der Versicherte hat vorgetragen, nach der Fahrt die Böschung hinab habe er „nur noch den Gedanken gehabt, aus dem Wagen zu springen. Hingegen habe er niemals sagen können, wie er von der Fahrbahn und aus dem Wagen gekommen und auf die Gleise gelangt sei." *Verdacht der Selbstverstümmelung* seitens des Unfallversicherten: Schulden, zwei Unfallversicherungsverträge, Stellung des Wagens usw. Ausgehend von der Beweislast des Versicherten sagt das Gericht: „Für einen Beweis des ersten Anscheins ist zwar kein Raum, wenn — wie hier — ein individueller Willensentschluß in Betracht kommt. Dem Versicherten ist aber der Beweis einer unfreiwillig erlittenen Gesundheitsschädigung zu erleichtern, weil ohne besondere Anhaltspunkte im allgemeinen nicht anzunehmen ist, daß ein Mensch sich selbst verstümmelt. Dieser auf dem menschlichen Selbsterhaltungstrieb beruhende Erfahrungssatz gilt aber nicht ausnahmslos; er ist nicht anwendbar, wenn wegen der Unfreiwilligkeit Bedenken ernsterer Art bestehen." Im konkreten Falle — schon vor der Gesetzesnovelle — ist dem Versicherten die Invaliditätssumme zugesprochen worden.

γ) Unfallfolgen. Die verschiedenen Leistungen der privaten Unfallversicherung knüpfen an bestimmte *Unfallfolgen* an, z.B. die Zahlung der Todesfallsumme an den Tod, die Invaliditätsentschädigung an die dauernde Beeinträchtigung der Arbeitsfähigkeit, das Tagegeld an die Beeinträchtigung der Arbeitsfähigkeit und die Dauer der ärztlichen Behandlung, der Heilkostenersatz an notwendige Kosten des Heilverfahrens.

Auch ein *Selbstmord* kann Unfallfolge sein: So hat das Reichsgericht 5. VI. 1934 Veröffentlichungen 1934 S. 224 einen Fall behandelt, in welchem die mechanische Erschütterung des Körpers bei einem Eisenbahnunfall eine organische Schädigung des Zentralnervensystems bewirkte. In seiner Geistesverwirrung beging der Versicherte Selbstmord.

Dabei spielen neben Kausalproblemen gemäß § 8 AUB auch *Fristen* ein Rolle: Der Tod oder die Invalidität muß innerhalb eines Jahres vom Unfalltag an gerechnet eingetreten sein; *Tagegeld* wird höchstens für ein Jahr vom Unfalltage an gerechnet gewährt; *Heilkosten* für die innerhalb des ersten Jahres nach dem Unfall erwachsenen notwendigen Kosten. Der Arzt wird die entsprechenden Feststellungen zu treffen haben, und zwar muß die Invalidität spätestens vor Ablauf einer Frist von weiteren drei Monaten nach dem Unfalljahr festgestellt (und geltend gemacht) sein.

Die meisten Probleme tauchen im Zusammenhang mit der Invaliditätsentschädigung auf. Es gilt, die *Ganz-* von der *Teilinvalidität* zu unterscheiden, bei letzterer sieht die sogenannte „Gliedertaxe" feste Invaliditätsgrade vor; soweit die Gliedertaxe Lücken aufweist, wird (nebenher) „in Betracht gezogen, inwieweit der Versicherte imstande ist, eine Tätigkeit auszuüben, die seinen Kräften und Fähigkeiten entspricht und die ihm unter billiger Berücksichtigung seiner Ausbildung und seines bisherigen Berufs zugemutet werden kann." Entscheidend ist primär die Arbeitsfähigkeit, die rein medizinisch zu beurteilen ist. Es kommt nicht auf den Erwerb, das Einkommen des Versicherten an; auch eine Hausfrau, ein Pensionär kann ja eine private Unfallversicherung genommen haben.

Es ist für die Bemessung des Invaliditätsgrades regelmäßig unerheblich, ob nach einem Verkehrsunfall jemand noch (rechtlich oder faktisch) in der Lage ist, einen Kraftwagen zu lenken.

Haben bei den Unfallfolgen *Krankheiten oder Gebrechen mitgewirkt*, so ist die Leistung des Unfallversicherers entsprechend dem Anteil der Krankheit oder des Gebrechens zu kürzen, sofern dieser Anteil mindestens 25% beträgt. Diese Bestimmung des § 10 Abs. 1 AUB ist praktisch sehr bedeutsam und stellt den Arzt vor oft schwierige Fragen.

Das Reichsgericht 5. VI. 1934 Veröffentlichungen 1934 S. 224 betont, daß die bloße „Veranlagung" zu gesundheitlichen Störungen noch keine Krankheit, kein Gebrechen darstelle (Disposition zu geistigen Erkrankungen im Falle des Selbstmordes nach dem Eisenbahnunglück).

δ) Einschlüsse. Obgleich man verneinen muß oder bezweifeln kann, daß es sich um Unfallereignisse handele, werden gewisse Tatbestände den Unfällen gemäß § 2 Abs. 2 AUB gleichgeachtet: „Unter den Versicherungsschutz fallen auch: ...durch plötzliche Kraftanstrengung des Versicherten hervorgerufene Verrenkungen, Zerrungen und Zerreißungen."

Beispiele: Ein Versicherter verrenkt sich beim Anheben eines Wagens, während es — mangels Kraftanstrengung — wohl nicht genügt, daß er sich beim Einsteigen oder beim Öffnen der dem Fahrersitz gegenüberliegenden Tür eine Zerrung zuzieht. Solche Schäden durch Eigenbewegung sind nicht eingeschlossen.

bb) Ausschlußklauseln

Der Versicherer schützt prinzipiell nur bei Verwirklichung der Unfallgefahr. Zuweilen wird im Wege der *Klarstellung* verdeutlicht, was nicht unter den Versicherungsschutz fällt, z.B. eine „Vergiftung infolge Einführung fester oder flüssiger Stoffe durch den Schlund", „Gesundheitsschädigungen durch ... Temperatur- und Witterungseinflüsse" (§ 2 Abs. 3c AUB).

Es dürfte aber ein Unfall vorliegen, wenn ein Versicherter giftige Abgase unfreiwillig einatmet, sofern nur die Plötzlichkeit zu bejahen ist. Dagegen ergibt sich, daß ein hochsommerlicher Hitzeschlag im Kraftfahrzeug keinen Unfall darstellt.

Die Grenze zwischen (negativen) Klarstellungen und *Ausschlußklauseln* ist oft flüssig. Für die Verkehrsmedizin hat besondere Bedeutung, daß gemäß § 3 Ziff. 4 AUB von der Versicherung ausgeschlossen sind:

„Unfälle infolge von Schlaganfällen und solchen Krampfanfällen, die den ganzen Körper des Versicherten ergreifen, von Geistes- oder Bewußtseinsstörungen, auch soweit diese durch Trunkenheit verursacht sind. Die Ausschlüsse gelten nicht, wenn diese Anfälle oder Störungen durch ein unter die Versicherung fallendes Unfallereignis hervorgerufen waren."

Der *Schlaganfall* bedeutet ein Aussetzen der Funktion „mehr oder minder großer Gehirnteile ..., bewirkt durch ein Bersten der Gehirngefäße infolge erhöhten Blutdrucks oder großer Brüchigkeit derselben. Dem steht eine Gehirnblutung infolge äußerer Gewalteinwirkung, die so stark ist, daß sie auch bei einem jungen Menschen den Tod herbeigeführt haben könnte, keineswegs gleich" (OLG Düsseldorf, 1. VI. 1938, Juristische Rundschau für die Privatversicherung 1938, S. 270—271). Auch bei einem echten Schlaganfall besteht die Leistungspflicht des Unfallversicherers, falls der Schlaganfall durch ein Unfallereignis verursacht worden ist, z. B. dadurch, daß der Versicherte von einem Kraftwagen angefahren und auf das Straßenpflaster geworfen wird; dabei ist es gleichgültig, ob der Schlaganfall sofort oder später eintritt, sofern nur der Kausalzusammenhang nachweisbar ist.

Verursacht ein *Krampfanfall* einen Unfall, so greifen die Ausschlußklauseln nur ein, sofern der Krampfanfall den ganzen Körper des Versicherten ergriffen hat. Verliert ein Versicherter infolge eines Waden- oder Fußkrampfes die Herrschaft über das Fahrzeug, so führt ein daraus sich ergebender Unfall zur Ersatzpflicht.

Die Rechtsprechung hat angenommen, auch ein Herzkrampf komme „nach dem allgemeinen Sprachgebrauch" nicht in Betracht, wenn es sich um die Nebenerscheinung einer anderen organischen Erkrankung, z. B. einer organischen Herzstörung handele (KG, 30. X. 1935, Juristische Rundschau 1936, S. 29—30). Hiernach würde also der Unfallversicherer ersatzpflichtig sein, wenn der Unfall auf einem den ganzen Körper ergreifenden krankheitsbedingten Herzkrampf beruht, ein Ergebnis, das die Ausschlußklausel für den Versicherer stark entwertet.

Die schwierigsten und praktisch wichtigsten Probleme läßt der Ausschluß der Unfälle infolge „von *Geistes- oder Bewußtseinsstörungen*, auch soweit diese durch Trunkenheit verursacht sind", auftauchen.

Generell zum Begriff der Bewußtseinsstörung hat der Bundesgerichtshof (10. I. 1957, Entscheidungen in Zivilsachen Bd. 23, S. 84—86) betont, „daß *nur* eine *krankhafte oder unnatürliche Beeinträchtigung* der Sinnestätigkeit unter den Ausschluß fällt. Unter dem Begriff „Störungen" versteht man im allgemeinen nur außergewöhnliche, die Normallage verändernde Einwirkungen oder Ausfallerscheinungen... Der Gefahr, einmal ungewollt am Steuer einzunicken, ist aber auch der völlig gesunde und keinen unnatürlichen Einflüssen unterliegende Kraftfahrer ausgesetzt, so vor allem bei längeren Fahrten auf abwechslungsarmer Strecke, bei Dunkelheit oder schwüler Witterung. Diese Gefahr liegt durchaus noch im Rahmen des allgemeinen und normalen Unfallrisikos, mit dem jedermann rechnen muß und gegen das man sich durch den Abschluß einer Unfallversicherung gerade schützen will. Der auf natürlichen Ursachen wie insbesondere auf Übermüdung beruhende Schlaf begründet kein besonders, gegenüber der versicherungstechnischen Normallage gesteigertes Risiko und ist daher mit gutem Grund weder ausdrücklich unter den Ausschlüssen ... aufgeführt, noch fällt er dem Sinn nach unter diese Klausel ... Wollte man ... das „Einschlafen" als Ausschlußgrund gelten lassen, so ergäben sich für die Praxis erhebliche Abgrenzungs- und Beweisschwierigkeiten, weil zwischen der bloßen Unaufmerksamkeit infolge Übermüdung und dem Vollschlaf noch zahlreiche Zwischenstufen liegen." Hiernach ist der natürliche Schlaf keine Bewußtseinsstörung.

Eine Geistes- oder Bewußtseinsstörung, die einen Unfall entstehen läßt, braucht nicht auf Trunkenheit zu beruhen, sondern kann z. B. auch auf *Arzneimitteln* oder *Rauschgiften* basieren.

Beruht die Störung ihrerseits auf einem Unfallereignis, so ergibt sich die Kausalreihe Unfallereignis — Geistes- oder Bewußtseinsstörung — Unfall, und der Versicherer ist für die Folgen sowohl des ersten als auch des zweiten Unfalls ersatzpflichtig.

Am häufigsten sind die Fälle der Bewußtseinsstörung infolge von *Trunkenheit* (dazu HALLERMANN, W., R. WILLE: Die rechtliche und ärztliche Bewertung der Folgen von Alkoholgenuß im Versicherungswesen. In Versicherungsmedizin und Versicherungsrecht, Festgabe für HANS GÖBBELS, S. 75—96, Karlsruhe: Verlag Versicherungswirtschaft 1964). Einer grundlegenden Entscheidung des Reichsgerichts (10. V. 1940, Entscheidungen in Zivilsachen Bd. 164, S. 49—52) folgte ein richtungsweisendes Urteil des Bundesgerichtshofes (24. X. 1955, Entscheidungen in Zivilsachen Bd. 18, S. 311—319).

Nach diesem Urteil „genügt zur Annahme einer Bewußtseinsstörung, die nicht etwa der völligen Bewußtlosigkeit gleichzusetzen ist, bereits eine Störung der Sinnestätigkeit mit ‚wesentlicher Beeinträchtigung der Aufnahme- und Gegenwirkungsfähigkeit', wie sie auch bei einem gewissen Grad von Trunkenheit erfahrungsgemäß stets eintritt. Denn schon in diesem Zustand ist der Versicherte nicht mehr fähig, eine ihm drohende Unfallgefahr klar zu erkennen und sich in dieser Lage so besonnen und richtig zu verhalten, wie es ein Mensch zu tun pflegt, der völlig Herr seiner ungetrübten Sinne ist." Nicht zu unterschätzen sei „die Bedeutung, die dem *Blutalkoholbefund* nach den Erkenntnissen der Wissenschaft und der darauf fußenden neueren Rechtsprechung zukommt ... Nach gesicherter wissenschaftlicher Erfahrung ist ... in der Regel schon bei einem Blutalkoholgehalt von 0,5‰ die psychophysische Leistungsfähigkeit eines Kraftfahrers meßbar gestört. Bei 1‰ Blutalkohol ist sie bereits so beeinträchtigt, daß die meisten Menschen ein Kraftfahrzeug nicht mehr sicher führen können. Bei einem Blutalkoholgehalt von *1,5‰* und mehr ist jeder Mensch fahruntüchtig.

Diese Grenze, oberhalb derer ohne Rücksicht auf die besonderen Umstände des Einzelfalles eine von sonstigen Beweisanzeichen unabhängige Fahruntüchtigkeit festzustellen ist, ist aus Vorsicht so hoch angesetzt, daß gewisse Ungenauigkeiten und Schwankungen, die sich bei der Blutalkoholbestimmung ergeben können, wie auch eine etwa erhöhte Alkoholverträglichkeit bereits berücksichtigt sind . . . Bei Fahrten unter erschwerenden Umständen, wie z. B. bei Nacht oder Straßenglätte, aber auch bei Motorradfahrten, bei denen ein ungestörter Gleichgewichtssinn besonders wichtig ist, wird die absolute Fahrtüchtigkeitsgrenze vielfach noch niedriger angenommen, wie überhaupt die Grenze von 1,5‰ eher zu hoch als zu niedrig gegriffen ist.“ Der Bundesgerichtshof läßt es dahingestellt, ob etwa „als alkoholische Bewußtseinsstörung im medizinischen Sinne nur die beiden Zustände des pathologischen und des Vollrausches“ angesehen werden können. Für die juristische Beurteilung komme es „nicht so sehr auf die Ausdrucksweise und die Begriffsbestimmungen der Fachmedizin an. Maßgebend ist vielmehr neben dem allgemeinen Sprachgebrauch, der einer Einbeziehung des nicht zur völligen Leistungsunfähigkeit führenden Rausches in den Begriff ‚Bewußtseinsstörung‘ keineswegs entgegensteht, der Zweckgedanke der betreffenden Ausschlußbestimmung... Danach liegt eine Bewußtseinsstörung nicht erst bei einem völligen Versagen der Sinnestätigkeit vor, sondern schon bei jeder krankhaften oder auf chemischer Einwirkung beruhenden ernstlichen Beeinträchtigung der zur Vermeidung oder Abwehr von Gefahren unerläßlichen Teilfunktionen des Gehirns, die den Menschen bei normaler Verfassung befähigen, Sinneseindrücke schnell und genau zu erfassen, sie geistig zu verarbeiten und auf sie sofort richtig zu reagieren.“

Der in der Entscheidung des Bundesgerichtshofes vom 24. X. 1955 angenommene Grenzwert von *1,5‰* ist inzwischen von der strafrechtlichen Judikatur *ermäßigt* worden und zwar soll unbedingte Fahruntüchtigkeit aufgrund einer Bewußtseinsstörung bei Autofahrern schon bei *1,3‰* stets gegeben sein (Bundesgerichtshof, 9. XII. 1966, Neue Juristische Wochenschrift 1967, S. 116—119). Man wird diesen Grundsatz auch auf das Zivilrecht, also auch auf das Recht der privaten Unfallversicherung übertragen müssen.

Wie die Rechtsprechung ergibt, kann der Versicherer im Einzelfall eine kausale Bewußtseinsstörung möglicherweise auch dann beweisen, wenn der Blutalkoholgehalt *unter 1,3‰* liegt.

Einen ausschlußähnlichen Tatbestand schafft § 5 AUB vermöge des Begriffes der *nicht versicherungsfähigen Personen.* Danach sollen von vornherein nicht versichert sein „Geisteskranke, Blinde und Personen, die von Epilepsie oder schweren Nervenleiden befallen oder nach den Bemessungsgrundsätzen . . . mehr als 70% dauernd arbeitsunfähig sind.“ Nachträglich soll der Versicherungsschutz erlöschen, sobald der Versicherte von einer der genannten Krankheiten oder Gebrechen befallen wird oder mehr als 70% dauernd arbeitsunfähig geworden ist. Die Vorschrift ist versicherungsrechtlich in ihrer Gültigkeit problematisch, da es auf ein Verschulden bei der Verletzung der Anzeigepflichten hier nicht ankommen soll, und da auch auf die Kausalität nicht abgestellt wird. Nach dem Wortlaut des § 5 AUB braucht also nur medizinisch festgestellt zu werden, ob im Zeitpunkt des Vertragsabschlusses oder des Unfalles der „Versicherte“ ein Geisteskranker, Blinder, Epileptiker, schwer Nervenleidender oder Invalide war.

b) Kraftverkehrsunfallversicherung

Für die Autoversicherung gelten die Allgemeinen Bedingungen für die Kraftverkehrsversicherung (AKB), welche auch Bestimmungen zur Kraftverkehrsunfallversicherung enthalten (§§ 16—21 AKB). Weder hinsichtlich des Unfallbegriffes noch hinsichtlich der Ausschlußklauseln stimmen die genannten Vorschriften völlig überein mit den für die allgemeine Unfallversicherung maßgeblichen Bestimmungen.

Die Kraftverkehrsunfallversicherung deckt entweder im Wege der Insassenversicherung alle berechtigten Insassen (unter Ausschluß der beim Versicherungsnehmer angestellten Berufsfahrer), oder es handelt sich um eine Berufsfahrerversicherung. Eine namentliche Versicherung anderer Personen ist zulässig.

aa) Unfallbegriff

Im Gegensatz zur allgemeinen Unfallversicherung bezieht sich die Kraftverkehrsunfallversicherung nur „auf Unfälle in *ursächlichem Zusammenhang* mit dem Lenken, Benutzen, Behandeln, dem Be- und Entladen sowie Abstellen des Kraftfahrzeugs oder Anhängers. Unfälle beim Ein- und Aussteigen sind mitversichert“ (§ 17 Abs. 1 AKB). Ein rein zeitlicher Zusammenhang ist noch kein ursächlicher Zusammenhang; man denke daran, daß ein Fahrer beim Beladen vom Blitz getroffen wird.

Im übrigen stimmt die Definition des *Unfallereignisses* in § 17 Abs. 2 Satz 1 AKB mit der Begriffsbestimmung in der allgemeinen Unfallversicherung überein. *Statt Gesundheitsbeschädigung* heißt es hier aber „*Gesundheitsschädigung*“.

Hinsichtlich der *Unfallfolgen* wird in den §§ 18, 19 AKB eine etwas andere Einteilung vorgenommen: Es werden nämlich die Fälle vorübergehender Unfallfolgen, dauernder Unfallfolgen und des Todes unterschieden; dabei ist nicht mehr die Rede von einer Beeinträchtigung der Arbeitsfähigkeit, sondern von der „Arbeitsbehinderung“. Die Gliedertaxe ist übernommen. Bei den durch sie nicht erfaßten Fällen soll jedoch künftig allein maßgebend sein, „inwieweit der Versicherte imstande ist, eine Tätigkeit auszuüben, die seinen Kräften und Fähigkeiten entspricht und die ihm unter billiger Berücksichtigung seiner Ausbildung und seines bisherigen Berufs zugemutet werden kann.“ Dagegen sind in der allgemeinen Unfallversicherung — wie geschildert — diese Faktoren nur in Betracht zu ziehen.

Jene *Einschlüsse*, welche § 2 Abs. 2 AUB besonders hinsichtlich der Verrenkungen, Zerrungen und Zerreißungen kennt, sind in der Kraftverkehrsunfallversicherung nicht vorgenommen worden.

bb) Ausschlußklauseln

Auch die Ausschlußklauseln, welche enthalten sind in § 17 Abs. 2 Satz 2, Abs. 3, 4 AKB stimmen nicht völlig überein mit denjenigen, welche die allgemeine Unfallversicherung kennt.

In der Kraftverkehrsversicherung findet sich *nicht* der Ausschlußtatbestand des § 3 Ziff. 4 AUB, der sich auf Schlag- und Krampfanfälle, besonders aber auch auf Geistes- oder *Bewußtseinsstörungen* bezieht. Die Trunkenheit am Steuer wird also gerade hier als solche nicht erfaßt. Jedoch könnte ein anderer Ausschluß (§ 17 Abs. 3a AKB) eingreifen: „Unfälle, die der Versicherte erleidet bei der Ausführung oder dem Versuch von Verbrechen oder Vergehen.“ Dieser Ausschluß findet sich ähnlich auch in § 3 Ziff. 2 AUB, setzt dort aber Vorsatz voraus. Im Rahmen des § 17 Abs. 3a AKB reicht ein fahrlässiges Vergehen aus, und so gewinnt es Bedeutung, daß nach § 316 StGB mit Gefängnis bis zu einem Jahr oder mit Geldstrafe bestraft wird, wer im Verkehr vorsätzlich oder fahrlässig ein Fahrzeug führt, obwohl er infolge des Genusses alkoholischer Getränke oder anderer berauschender Mittel nicht in der Lage ist, das Fahrzeug sicher zu führen.

Allerdings ist es bestritten, ob § 17 Abs. 3a AKB auch fahrlässige Vergehen erfaßt (dagegen Bundesgerichtshof, 27. X. 1966, Neue Juristische Wochenschrift 1967, S. 49—50). Jedenfalls ist zu fordern, daß zwischen der Ausführung des Vergehens und dem Unfall ein adäquat ursächlicher Zusammenhang besteht; es genügt also nicht, wenn der Unfall lediglich bei Gelegenheit des Delikts, also nur mit zeitlichem Zusammenhang eingetreten ist.

Auch die Frage der sog. *Versicherungsfähigkeit* ist in der Kraftfahrverkehrsunfallversicherung nicht genauso geregelt wie in der allgemeinen Unfallversicherung. Es heißt in § 17 Abs. 4 AKB nur: „Der Versicherungsschutz erstreckt sich nicht auf Personen, die von Geisteskrankheit, von einer Lähmung durch Schlaganfall, von Epilepsie oder schwerem Nervenleiden befallen sind." Es fehlt also die der allgemeinen Unfallversicherung eigentümliche Unterscheidung zwischen anfänglicher und nachträglicher Versicherungsunfähigkeit. Besonders aber fällt auf, daß für Invalide — anders als in der allgemeinen Unfallversicherung — der Versicherungsschutz nicht ausgeschlossen ist.

Hinsichtlich der Invaliden könnte jedoch der vorerwähnte Ausschluß von Unfällen Bedeutung gewinnen, die der Versicherte erleidet bei der Ausführung von Vergehen. Denn nach § 315c StGB wird mit Gefängnis bestraft, wer im Straßenverkehr ein Fahrzeug führt, obwohl er infolge geistiger oder körperlicher Mängel nicht in der Lage ist, das Fahrzeug sicher zu führen. Bei Anwendung der Ausschlußklausel kommt es auf die Kausalität an, während bei mangelnder Versicherungsfähigkeit, also z. B. bei schwerem Nervenleiden der Versicherer keinen ursächlichen Zusammenhang zwischen diesem Nervenleiden und dem Unfall nachzuweisen braucht.

c) Unfallzusatzversicherung

Oft wird mit einer Lebensversicherung eine Unfallzusatzversicherung dergestalt verbunden, daß bei Unfalltod der Versicherer eine zusätzliche Versicherungssumme auszuzahlen hat, so daß z. B. das Doppelte der Lebensversicherungssumme fällig wird.

Nach den — nicht ganz einheitlichen — Versicherungsbedingungen sind der Unfallbegriff und die Ausschlüsse üblicherweise so gestaltet wie in der allgemeinen Unfallversicherung. So gilt hier z. B. regelmäßig der Ausschluß von Unfällen infolge von Bewußtseinsstörungen, auch soweit diese durch Trunkenheit verursacht sind.

Ist Selbstmord auch im Rahmen der Lebensversicherung nicht gedeckt, z. B. weil die „Wartezeit" noch nicht abgelaufen ist, so ist in Fällen des Selbstmordverdachts mit möglicherweise fingiertem Unfall die *Beweislastfrage* schwierig: Im Rahmen der reinen Lebensversicherung müßte der Versicherer den Selbstmord beweisen (da es sich um einen Ausschluß handelt), im Rahmen der Unfallzusatzversicherung dagegen müßten die Anspruchsteller die Unfreiwilligkeit des Todes beweisen (da diese ein Begriffsmerkmal des Unfalles ist). Das Reichsgericht (6. XI. 1934, Entscheidungen in Zivilsachen Bd. 145, S. 322—328) hat entschieden, es sei „die Versicherungsgesellschaft . . . für den Selbstmord beweispflichtig, sofern sie erreichen will, daß der Versicherungsanspruch gänzlich abgewiesen werde. Soweit aber die Klagpartei über den gewöhnlichen Betrag der Versicherungssumme . . . hinaus das Doppelte begehrt, ist der Anspruch davon abhängig, daß der Tod des Versicherungsnehmers durch Unfall herbeigeführt worden ist. Dafür, daß dies der Fall ist, trägt die Klagpartei die Beweislast." Der Versicherte war auf seinem Schrebergartenlande mit einer schweren Schußwunde aufgefunden worden. Neben ihm lag eine abgefeuerte Jagdflinte. Vor seinem Tode hat er noch erklärt, er habe Ratten schießen wollen. Wenn man den neuen § 180a VVG auch auf die Unfallzusatzversicherung anwendet, wird auch in ihrem Rahmen die Unfreiwilligkeit bis zum Beweise des Gegenteils (durch den beklagten Versicherer) vermutet.

Im Rahmen der Unfallzusatzversicherung kommt als Unfallfolge lediglich der *Tod* in Betracht. Die Versicherungsbedingungen setzen häufig voraus, daß der Tod „als Folge eines nach Inkrafttreten der Unfall-Zusatzversicherung erlittenen Unfalls innerhalb eines Jahres nach dem Unfall" eintreten müsse, übrigens „vor dem Ende des Versicherungsjahres, in dem der Versicherte das 70. Lebensjahr vollendet".

2. Soziale Unfallversicherung

Vergleicht man den in der Privat- und in der Sozialversicherung gebotenen Unfallversicherungsschutz, so kann man feststellen, daß der Schutz der sozialen Unfallversicherung insofern weiterreicht, als hier auch Berufskrankheiten eingeschlossen sind, welche jedoch für die Verkehrsmedizin kaum eine Rolle spielen. Andererseits aber ist der Schutzbereich der sozialen Unfallversicherung deshalb enger, weil hier nur *Arbeits*unfälle gedeckt sind. Gemäß § 550 RVO gilt als Arbeitsunfall aber auch ein Unfall auf einem Wege nach und von dem Orte der Tätigkeit. Diese *Wegeunfälle* sind durchweg Verkehrsunfälle; sie haben praktisch sehr große Bedeutung.

a) Arbeitsunfall

Der sozialversicherungsrechtliche Begriff des Arbeitsunfalles ist dadurch qualifiziert, daß ein Versicherter „bei" bestimmten Tätigkeiten einen Unfall erleidet (§ 548 Abs. 1 Satz 1 RVO). Es handelt sich besonders um diejenigen Tätigkeiten, die den Versicherten versicherungspflichtig machen, insbesondere die Tätigkeit „aufgrund eines Arbeits-, Dienst- oder Lehrverhältnisses" (§ 539 Abs. 1 Ziff. 1 RVO). Während das Wörtchen „bei" auf einen rein zeitlichen Zusammenhang abzustellen scheint, ist doch seit langem anerkannt, daß ein *ursächlicher Zusammenhang zwischen Arbeit und Unfall* bestehen muß, man spricht hier von der haftungsbegründenden Kausalität. Sie fehlt insbesondere bei der Realisierung von allgemein wirkenden Gefahren — man denke an eine Naturkatastrophe — sowie bei eigenwirtschaftlichen Handlungen des Versicherten. Letztere führen zu einer Lösung vom Unternehmen. Vermöge dieser Begriffe werden gewisse Trunkenheitsunfälle aus dem Bereiche der Arbeitsunfälle herausgenommen.

Im übrigen stimmt der Unfallbegriff in der Sozial- und Privatversicherung überein. Für die Sozialversicherung gibt es keine Legaldefinition, aber Rechtsprechung und Lehre haben den Unfallbegriff herausgearbeitet.

Hinsichtlich des Merkmals der *Plötzlichkeit* erweist sich allerdings die Sozialversicherung als großzügiger. „Es ist einhellige Auffassung . . ., daß als Unfall . . . ein Ereignis in Betracht kommt, daß sich über höchstens eine Arbeitsschicht erstreckt." Aber: „Wiederholte körperliche Schädigungen, die sich nicht im Rahmen einer Arbeitsschicht sichtbar oder meßbar gesundheitsschädigend auswirken, gelten auch in diesem Zusammenwirken nicht als Unfall i.S. der gesetzlichen Unfallversicherung" (Bundessozialgericht, 14. III. 1958, Neue Juristische Wochenschrift 1958, S. 1206).

Auch hinsichtlich des Merkmals der *Unfreiwilligkeit* ergibt sich ein Unterschied; denn § 553 Satz 1 RVO besagt: „Der Verletzte und seine Hinterbliebenen haben keinen Anspruch, wenn der Verletzte den Arbeitsunfall absichtlich verursacht hat." Während in der privaten Unfallversicherung die Unfreiwilligkeit ein Begriffsmerkmal des Unfalles ist, handelt es sich in der Sozialversicherung um einen sekundären Risikoausschluß, bei dem schon immer der Versicherungsträger beweispflichtig war. Überdies läßt das Unfallversicherungsrecht für den Ausschlußtatbestand nicht mehr Vorsatz genügen, sondern es ist die Absicht der Unfallverursachung erforderlich. Absicht ist ein qualifizierter Vorsatz; bei Eventualdolus fehlt es an der beabsichtigten Verursachung des Arbeitsunfalls.

Schließlich besteht ein Unterschied noch darin, daß die Sozialversicherung dem Körperschaden die Beschädigung eines *Körperersatzstückes* oder eines größeren orthopädischen Hilfsmittels gleichstellt (§ 548 Abs. 2 RVO).

Schon früher wurde dargelegt, daß in der sozialen Unfallversicherung eine *andere Kausaltheorie* zugrunde gelegt wird als in der Privatversicherung.

Ausschlüsse sind der sozialen Unfallversicherung fast unbekannt, wenn man von dem Tatbestand der absichtlichen Verursachung des Arbeitsunfalls durch den Verletzten absieht. Darüber hinaus kennt § 454 RVO einen Ausschluß bei einem Arbeitsunfall, den der Verletzte beim Begehen einer Handlung erlitten hat, die nach rechtskräftigem strafgerichtlichem Urteil als Verbrechen oder *vorsätzliches Vergehen* zu qualifizieren ist. Besteht solchenfalls ein ursächlicher Zusammenhang zwischen Handlungsbegehung und Arbeitsunfall, so kann dem Verletzten die Leistung ganz oder teilweise versagt werden.

b) Wegeunfall

Bei den Wegeunfällen muß ein innerer ursächlicher Zusammenhang mit der versicherten Tätigkeit bestehen. Der motorisierte Arbeitnehmer muß sich klar darüber sein, daß nur Unfälle auf einem Weg nach und von dem Ort seiner Arbeit durch die Sozialversicherung gedeckt sind. Im übrigen besteht das Bedürfnis nach einer privaten Unfallversicherung.

Es gibt eine umfassende Rechtsprechung zum Begriffe des Weges, über Wegunterbrechungen und Umwege. Die haftungsbegründende Kausalität fehlt auch hier bei eigenwirtschaftlichen Handlungen des Versicherten, bei einer Lösung vom Unternehmen.

Wenn eine vorhandene *Krankheit* auf dem Wege zum Ausbruch kommt, so fehlt es an dem ursächlichen Zusammenhang mit dem Betriebe. Ein entschädigungspflichtiger Arbeitsunfall liegt aber dann vor, wenn eine während der Arbeitsschicht mehrere Stunden dauernde Einwirkung für sich allein oder in Verbindung mit der Zurücklegung des Weges einen schädigenden Einfluß ausgeübt hat, so daß es dadurch auf dem Heimweg zu dem Ausbruch der Krankheit gekommen ist. Ebenso ist Entschädigung zu gewähren, wenn der Versicherte den Wegeunfall zwar infolge einer vorhandenen Krankheit erleidet, aber die Glätte der Straße wesentlich mitwirkte, oder wenn andere Umstände, die durch Zurücklegung des Weges bedingt sind, z. B. Gedränge in einer Menschenmenge, mit ursächlich sind (vgl. Lauterbach, H.: Gesetzliche Unfallversicherung, 3. Aufl., S. 261. Stuttgart: Kohlhammer 1963).

c) Trunkenheit

Während die private Unfallversicherung in Trunkenheitsfällen mit einer Ausschlußklausel operieren muß, erreicht die soziale Unfallversicherung das rechtspolitisch erwünschte Ergebnis dadurch, daß ein Arbeitsunfall geleugnet wird, also ein ursächlicher Zusammenhang zwischen versicherungspflichtig machender Tätigkeit und Unfall. Für Wegeunfälle gilt Entsprechendes.

Sieht man zunächst von Kraftfahrern ab, so gilt: „Solange der Alkoholgenuß nicht zur Arbeitsunfähigkeit, sondern nur zu einem *Leistungsabfall* geführt hat und der Versicherte noch fähig ist, bei den ihm obliegenden Verrichtungen eine ernstliche Arbeit zu leisten, ist seine Verhaltensweise noch der versicherten Tätigkeit zuzurechnen“ (Bundessozialgericht, 16. VIII. 1960, Entscheidungen Bd. 13, S. 9—13).

Was *Kraftfahrer* anlangt, zu deren Arbeit das Kraftfahren gehört, so hat das Bundessozialgericht (30. V. 1956, Entscheidungen Bd. 3, S. 116—121 ausgeführt: „Eine Lösung des ursächlichen Zusammenhangs mit der versicherten Tätigkeit wird . . . dann herbeigeführt, wenn der Versicherte sich aus unternehmensfremden Gründen selbst durch Alkoholgenuß in einen Zustand versetzt hat, in dem er nicht mehr die für die Ausübung der in Betracht kommenden Betriebstätigkeit erforderlichen Fähigkeiten besitzt ... Nach der weitaus herrschenden Meinung ist ein solcher Grad von Trunkenheit spätestens bei einer Blutalkoholkonzentration von *1,5* ‰ erreicht." Dabei hat das Bundessozialgericht zunächst gesagt: „Ob die Trunkenheit auch für den Unfall *ursächlich* war, ist nach Auffassung des Senats *unerheblich*." Die letztgenannte Rechtsauffassung ist — besonders im Schrifttum — erheblicher Kritik unterzogen worden.

Das Bundessozialgericht (30. VI. 1960, Entscheidungen Bd. 12, S. 242—247) hat eingelenkt: „Bei nochmaliger Prüfung der Rechtsfrage ist der erkennende Senat zu dem Ergebnis gelangt, daß die Auffassung, der durch Alkoholeinfluß fahruntüchtige Kraftfahrer habe ohne Rücksicht auf sein Verhalten im einzelnen den ursächlichen Zusammenhang mit der versicherten Tätigkeit verloren, eine Überbewertung der bei Fahruntüchtigkeit bestehenden Alkoholbeeinflussung bedeutet. Ein Kraftfahrer, der infolge Alkoholbeeinflussung sein Fahrzeug nicht mehr verkehrssicher führen, aber immerhin noch fahren kann, ist einem im Zustand des Vollrausches befindlichen und deshalb arbeitsunfähigen Versicherten rechtlich nicht gleichzustellen; denn bei jenem ist — im Unterschied zum Volltrunkenen — die Durchführung einer vernünftigen und zweckgerichteten Arbeit... nicht ausgeschlossen ... Der als Voraussetzung für die Entschädigung aus der gesetzlichen Unfallversicherung ... erforderliche *ursächliche Zusammenhang* zwischen der versicherten Tätigkeit und dem Unfallereignis fehlt jedoch, wenn die Fahruntüchtigkeit infolge Alkoholbeeinflussung, die mit dem Unternehmen bzw. der versicherten Tätigkeit nicht zusammenhängt, für den Eintritt des Unfalls die einzige rechtlich erhebliche Ursache ... gewesen ist. Die alkoholbedingte Fahruntüchtigkeit ist die rechtlich allein wesentliche Ursache des Unfalls, wenn sie die unternehmensbedingten Umstände derart in den Hintergrund drängt, daß diese als rechtlich nicht wesentliche Mitursachen für die Frage der Verursachung unberücksichtigt bleiben müssen."

Diese Grundsätze erheischen auch bei *Wegeunfällen* Beachtung. Dabei bleibt der Schutz aus der sozialen Unfallversicherung auch dann bestehen, wenn zwei Unfallursachen gleichwertig zusammenwirken, von denen eine den Versicherungsschutz auslöst: Ein Brauereiarbeiter hatte außer seinem Deputatbier anläßlich eines kameradschaftlichen Umtrunks Schnaps genossen. Auf dem Heimweg schob er beim Überqueren einer breiten Straße sein Fahrrad, schaute aber weder nach rechts noch nach links. Auf das Hupsignal eines herankommenden Wagens reagierte er nicht, der Wagen hielt weder an, noch wich er aus. Der Arbeiter wurde getötet, das Leichenblut wies einen Blutalkoholwert von 2,34‰ auf. Hier hat das Bundessozialgericht, das sich zweimal mit dem Fall befaßt hat (Bundessozialgericht, 21. IX. 1960, Breithaupt Bd. 50, S. 217—220; 30. X. 1962, Entscheidungen Bd. 18, S. 101—105) entschieden, nebeneinander — gleichwertig — hätten die alkoholbedingte Verkehrsuntüchtigkeit des Arbeiters und die Fahrweise des (dritten) Kraftfahrers zusammengewirkt. Letztere sei im Blick auf den versicherten Heimweg ein unternehmensbedingter Umstand. Die Verkehrsuntüchtigkeit, die bei dem Arbeiter zur Loslösung vom Betrieb geführt hatte, konnte nicht als allein rechtlich wesentliche Ursache angesehen werden. Das Bundessozialgericht ist bei dieser Gelegenheit von einer früher verwendeten Formel abgerückt, wonach man prüfen sollte, ob „ein nicht unter Alkoholeinfluß stehender Verkehrsteilnehmer bei gleicher Sachlage wahrscheinlich nicht verunglückt wäre".

Was den Fall der *Übermüdung* eines Kraftfahrers anlangt, so kommt es in der sozialen Unfallversicherung darauf an, ob die Übermüdung auf der Arbeit oder auf eigenwirtschaftlicher, also betriebsfremder Tätigkeit beruht. Gerät ein Kraftfahrer durch unternehmensfremde Tätigkeit in einen Zustand unüberwindlicher Übermüdung und kann er deswegen nicht mehr verkehrssicher fahren, so verliert er den Schutz der sozialen Unfallversicherung (Bundessozialgericht, 24. X. 1956, Entscheidungen, Bd. 4, S. 27—31).

Literatur

I. Kommentare

LAUTERBACH, H.: Gesetzliche Unfallversicherung, 3. Aufl. Stuttgart: Kohlhammer 1963.
PRÖLSS, E.: Versicherungsvertragsgesetz, 16. Aufl. München u. Berlin: Beck 1967.
STIEFEL, E., u. W. WUSSOW: Kraftfahrversicherung, Kommentar zu den Allgemeinen Bedingungen für die Kraftverkehrsversicherung — AKB, 5. Aufl. München u. Berlin: Beck 1962.
WUSSOW, W.: AUB — Allgemeine Versicherungsbedingungen für Unfallversicherung, 2. Aufl. Köln: Heymann 1964.

II. Aufsätze, Monographien etc.

BINZ, H.-W.: Die Mitwirkung fremder Schadensursachen in der privaten Unfall- und Krankenversicherung. Abh. Schweizer. Recht, N.F., H. 287. Bern: Stämpfli 1951.
BISCHOFF, K.: Trunkenheit am Steuer — eine Obliegenheitsverletzung. VersR 1950, 169—170.
BOHNE, G.: Verständigung zwischen naturwissenschaftlichem Sachverständigen und Juristen. In: A. PONSOLD, Lehrbuch der gerichtlichen Medizin, 2. Aufl., S. 80—101. Stuttgart: Georg Thieme 1957.
FRIEDRICH, P.: Zur Frage des Versicherungsschutzes bei Trunkenheit des Kraftfahrers. VersR 1956, 604—608.
GÖBBELS, H.: Versicherungsmedizin. In: Versicherungswirtschaftliches Studienwerk, H. 38, hrsg. von GROSSE, W., MÜLLER-LUTZ, H. L., SCHMIDT, R. Wiesbaden: Gabler o. J.
GROSSJOHANN, A.: Verkehrsmedizinische Unfallursachen. NJW 1959, 805—806.
HALLERMANN, W., u. R. WILLE: Die rechtliche und ärztliche Bewertung der Folgen von Alkoholgenuß im Versicherungswesen. In Versicherungsmedizin und Versicherungsrecht, Festgabe für HANS GÖBBELS, S. 75—95. Karlsruhe: Verlag Versicherungswirtschaft 1964.
HOLTZ, W.: Trunkenheitsfahrt und Versicherungsschutz. DAR 1961, 122—125.
JACOBI, E.: Trunkenheit am Steuer und Haftpflichtversicherungsschutz. VW 1950, 336—337.
KALTENBRUNNER, F.: Die Kausalität in der sozialen Unfallversicherung. In: Arbeitsunfall und Berufskrankheit — Theorie und Praxis, Schriftenreihe der allgemeinen Unfallversicherungsanstalt. Wien: o.V. o. J.
KREBS, O.: Ausstrahlungen des Strafrechts in die Unfallversicherung — insbesondere zur Auslegung des § 3 Ziff. 3 AUB. VersR 1960, 289—292.
MÖLLER, H.: Minderungen der Arbeits- und Erwerbskraft. In: Versicherungsmedizin und Versicherungsrecht, Festgabe für HANS GÖBBELS, S. 127—136. Karlsruhe: Verlag Versicherungswirtschaft 1964.
PFENNIG, W.: Trunkenheit in der Unfallversicherung. VersR 1956, 333—334.
PRÖLSS, E.: Trunkenheit am Steuer und Kraftfahrtversicherung. VersR 1951, 137—140.
SOEHRING, K.: Arzneimittel als Unfallursache im Straßenverkehr. In Versicherungsmedizin und Versicherungsrecht, Festgabe für HANS GÖBBELS, S. 167—170. Karlsruhe: Verlag Versicherungswirtschaft 1964.
VOLLMAR, K.: Alkoholgenuß und Unfallverursachung. Die Sozialversicherung 1955, 222—225.
WEBER, H. (1951): Trunkenheit am Steuer und Insassenunfallversicherung. VersR 1951, 238—239.
— (1965): Herzinfarkt und Unfallversicherung. NJW 1965, 1997—1999.
WUSSOW, W.: Trunkenheit am Steuer in der Unfallversicherung. ZfV 1954, 625—626.

Entziehung der Fahrerlaubnis durch Verwaltungsbehörden und Gerichte

G. Philipp, Schleswig

I. Rechtsgrundlagen der Fahrerlaubniserteilung

Das Problem der Erteilung oder Wiedererteilung der Fahrerlaubnis durch Verwaltungsbehörden und der Entziehung dieser Erlaubnis durch Gerichte oder Verwaltungsbehörden ist so vielschichtig, daß im Rahmen diese Beitrages nur einzelne Fragen erörtert werden können. Die Ausführungen erheben auch keinen Anspruch auf eine erschöpfende Darstellung der Problematik, die den Rahmen des Kurzbeitrages sprengen müßten.

Unser geltendes Recht geht von dem Grundsatz der allgemeinen Verkehrsfreiheit aus, denn nach § 1 StVZO ist jedermann zum Verkehr auf öffentlichen Straßen zugelassen, soweit nicht für die Zulassung zu einzelnen Verkehrsarten eine Erlaubnis vorgeschrieben ist. Eingeschränkt wird diese allgemeine Verkehrsfreiheit jedoch durch §§ 2 und 3 StVZO. § 2 StVZO bestimmt, daß derjenige, der infolge körperlicher oder geistiger Mängel sich nicht sicher im Verkehr bewegen kann, am Verkehr nur teilnehmen darf, wenn in geeigneter Weise — für die Führung von Fahrzeugen nötigenfalls durch Vorrichtungen an diesen — Vorsorge getroffen ist, daß er andere nicht gefährdet. § 3 StVZO bestimmt einschränkend weiter, daß die Verwaltungsbehörde verpflichtet ist, das Führen von Fahrzeugen zu untersagen oder von bestimmten Auflagen abhängig zu machen, wenn sich jemand als ungeeignet zum Führen von Fahrzeugen (oder Tieren) erweist. Ungeeignet ist danach besonders, wer „unter erheblicher Wirkung geistiger Getränke oder anderer berauschender Mittel am Verkehr teilgenommen oder sonst gegen verkehrsrechtliche Vorschriften oder andere Strafgesetze erheblich verstoßen hat". Als Ausnahme von der so im Einzelfalle eingeschränkten Verkehrsfreiheit schreibt § 2 StVG vor, daß jeder, der auf öffentlichen Wegen oder Plätzen ein Kraftfahrzeug führen will, der Erlaubnis der zuständigen Behörde bedarf, soweit nicht der Bundesminister für Verkehr Ausnahmen bestimmt. Die Erlaubnis — Fahrerlaubnis — „*ist* zu erteilen, wenn der Nachsuchende seine Befähigung durch eine Prüfung dargetan hat und nicht Tatsachen vorliegen, die die Annahme rechtfertigen, daß er zum Führen von Kraftfahrzeugen ungeeignet ist". Den Nachweis der Erlaubnis hat der Führer gemäß § 2 Abs. II StVG durch eine Bescheinigung, den Führerschein, zu erbringen. Soweit nicht das Führen besonders langsamer Fahrzeuge — wie einachsige Zug- und Arbeitsmaschinen, Krankenfahrstühle und Fahrzeuge mit einer Höchstgeschwindigkeit von 6 km — ausnahmsweise von dem Erlaubniszwang befreit ist oder nur von einer erleichterten Prüfung abhängig gemacht wird (vgl. dazu Floegel-Hartung § 2 StVG Rdn. 12), besteht danach in aller Regel eine Rechtspflicht der unteren Verwaltungsbehörde (Kreis), die Fahrerlaubnis nach Ablegen der theoretischen und praktischen Fahrprüfung zu erteilen (vgl. Floegel-Hartung § 2 StVG Rdn. 9 und Cermak in NJW 63/1225 mit Nachw.). Sie darf nicht bedingt, befristet oder unter Vorbehalt des Widerrufs erteilt werden (BGHSt GA 1960/148). Eine Ausnahme gilt insoweit nur bezüglich der Fahrerlaubnis zur Fahrgastbeförderung in Omnibussen oder Kraftdroschken, die nach § 15 f StVZO mit der Möglichkeit einer jeweiligen Verlängerung um die gleiche Zeitdauer für höchstens 3 Jahre erteilt wird und bei der interessanterweise die Verlängerung von der Vorlage eines amtsärztlichen, fachärztlichen oder betriebsärztlichen Zeugnisses abhängig ist. Regelmäßig hat die zu erteilende Fahrerlaubnis, deren Gültigkeit sich auf das Inland beschränkt, unbegrenzte Wirksamkeit. Sie gilt also von ihrer Erteilung an bis zum Tode des Berechtigten, sofern sie nicht entzogen wird. Bedenkt man, daß in der Bundesrepublik gegenwärtig ca. 16 Millionen erwachsene Bürger aller Altersklassen Führerscheine, d.h. eine Fahrerlaubnis, besitzen, bei deren Erteilung in aller Regel nur eine oberflächliche technische, verkehrsrechtliche und medizinische Eignungsprüfung stattgefunden hat, so liegen die Bedenken für diese unbefristete Dauer der Gültigkeit der Fahrerlaubnis auf der Hand. Es nimmt daher nicht Wunder, daß seit langem Verkehrsexperten aller Sparten, besonders Mediziner und Juristen, den Gesetzgeber angeregt haben, das Zulassungsrecht zu verbessern und sowohl für die Erteilung der Fahrerlaubnis weitere medizinische Prüfungen der körperlichen, geistigen und charakterlichen Eignung als auch periodische Überprüfungen über das Fortbestehen der Eignung zum Führen von Kraftfahrzeugen vorzuschreiben. Insoweit darf ich auf die Leitsätze des 5. Arbeitskreises des 3. Deutschen Verkehrsgerichtstages 1965 in Goslar (Veröffentlichung des Deutschen Verkehrswissenschaftlichen Seminars e.V. in Hamburg, auto + erdöl Presse Verlag S. 14) verweisen (vgl. auch die Ausführungen bei WAGNER im Beitrag Verkehrsmedizin in Gegenwart und Zukunft in diesem Handbuch ab S. 35).

II. Rechtsgrundlagen der Entziehung der Fahrerlaubnis

Ist danach die Erteilung der Fahrerlaubnis, für die allein die Verwaltungsbehörde zuständig ist, äußerst problematisch geregelt, so ist ihre Entziehung, die rechtlich den Widerruf der erteilten Erlaubnis beinhaltet, noch schwieriger geregelt. Denn an ihr sind sowohl die Verwaltungsbehörde, die allgemein das Interesse der Öffentlichkeit an der Vermeidung jeder Gefährdung wahrzunehmen hat, als auch die Gerichte beteiligt. Für die Verwaltungsbehörde bestimmen §§ 4 StVG und 15b StVZO übereinstimmend: „Erweist sich jemand als ungeeignet zum Führen von Kraftfahrzeugen, so *muß* ihm die Verwaltungsbehörde die Fahrerlaubnis entziehen; die Erlaubnis erlischt mit der Entziehung". Dieser allgemeinen Pflicht der Verwaltungsbehörde steht die spezielle, auf die Straftat beschränkte Pflicht des Gerichts gegenüber, die Fahrerlaubnis zu entziehen, wenn sich aus der Straftat ergibt, daß der Angeklagte zum Führen von Kraftfahrzeugen ungeeignet ist (§ 42m Abs. I StGB). Dabei wird in den Fällen der Straßenverkehrsgefährdung (§ 315c), der Trunkenheit im Verkehr (§ 316), der Verkehrsflucht (§ 142) und der Volltrunkenheit (§ 330a StGB), die sich auf eine der vorgenannten 3 Straftaten bezieht, gesetzlich vermutet, daß der Täter in der Regel — Ausnahmen sind also möglich — als ungeeignet zum Führen von Kraftfahrzeugen anzusehen ist. Hier erlischt die Fahrerlaubnis aber erst mit der Rechtskraft des Urteils, d.h. evtl. erst nach Durchführung des Berufungs- und Revisionsverfahrens. Nach § 42m StGB hat das Gericht im Falle der Entziehung der Fahrerlaubnis eine Sperrfrist von 6 Monaten bis zu 5 Jahren oder „für immer" zu bestimmen, in der auch die Verwaltungsbehörde keine neue Fahrerlaubnis erteilen darf. Ist die Fahrerlaubnis einmal entzogen, so ist sie erloschen. Will der frühere Inhaber sie wiedererlangen, so ist sie nach Maßgabe des § 15c StVZO durch die Verwaltungsbehörde wiederzuerteilen. D.h. der Bewerber muß *alle* Voraussetzungen für die Erteilung einer Fahrerlaubnis erfüllen; dabei *kann*, je nach den Umständen, auf eine erneute verkehrstechnische, verkehrsrechtliche oder körperliche Eignungsprüfung verzichtet werden.

Die *Strafgerichte* befinden danach in eigener Zuständigkeit und mit Bindungswirkungen für die Verwaltungsbehörde über die Entziehung der Fahrerlaubnis nur insoweit, als sich die mangelnde Eignung zum Führen eines Kraftfahrzeuges aus der mit Strafe bedrohten Handlung ergibt. Dabei stehen dem Strafrichter folgende Maßnahmen zur Verfügung, auf die die Verwaltungsbehörde nicht zurückgreifen kann:

1. Verhängung eines *Fahrverbots* nach § 37 Abs. I StGB für die Dauer von 1—3 Monaten,
2. Entziehung der *Fahrerlaubnis* nach §§ 42m—o StGB,
3. Verhängung einer *Sperre* nach § 42n StGB, in der keine neue oder überhaupt keine Fahrerlaubnis erteilt werden darf,
4. *vorläufige Entziehung der Fahrerlaubnis* nach § 111a StPO, wenn dringende Gründe dafür vorhanden sind, daß der Strafrichter die Fahrerlaubnis nach § 42m StGB entziehen wird,
5. *Beschlagnahme des Führerscheins* als für die Untersuchung bedeutsames Beweismittel nach § 94 StPO.

Dabei ist das seit dem 2. 1. 1965 neu eingeführte Fahrverbot des § 37 StGB eine echte Nebenstrafe, die dem Täter auch dann, wenn er nicht schlechthin ungeeignet ist, am Kraftfahrzeugverkehr teilzunehmen, einen zusätzlichen Denkzettel verabreichen und ihn zum vorsichtigeren Fahren anhalten soll (so die amtliche Begründung des 2. Verkehrssicherungsgesetzes). Dabei ist anerkannt, daß die Verhängung eines Fahrverbotes, die im Ermessen des Tatrichters liegt, eine Straftat voraussetzt, die einige Bedeutung hat. Nach Ablauf der Verbotszeit gilt auch die Fahrerlaubnis ohne behördliche Maßnahme weiter.

Insoweit unterscheidet sich das Fahrverbot grundsätzlich von der Entziehung der Fahrerlaubnis nach § 42m StGB. Denn diese ist eine Maßregel der Sicherung und Besserung, also keine Strafe. Sie muß angeordnet werden, wenn sich aus der Straftat als Lebensäusserung der Persönlichkeit des Täters ergibt, daß dieser zur Zeit der letzten mündlichen Verhandlung vor dem Tatgericht (also nicht Revisionsgericht) auch künftig noch eine Gefahr für die übrigen Teilnehmer des öffentlichen Verkehrs darstellt. Die Entziehung der Fahrerlaubnis setzt danach in jedem Falle eine umfassende Würdigung der Persönlichkeit des Täters durch das Gericht voraus (vgl. dazu FLOEGEL-HARTUNG § 42m Rdn. 12 mit Rspr.). Dabei sind alle Umstände und Eignungsmängel zu würdigen, die dem Gericht im Zusammenhang mit der Tat bekannt werden und Schlüsse in der Richtung erlauben, ob der Täter künftig noch eine Gefahr für den Straßenverkehr darstellt, so daß seine dauernde oder befristete Ausschaltung als Führer eines Kraftfahrzeuges notwendig ist. Das Gericht wird daher neben der Tat selbst, ihrem Unrechtsgehalt und dem Ausmaß der Schuld, das übrige Verhalten des Täters im Verkehr, seine Vorstrafen, aber auch seine körperlichen, geistigen, sittlichen Mängel zu berücksichtigen haben, soweit diese mit der Tat selbst im Zusammenhang stehen. Insoweit kommt auch der Verkehrssünderkartei des Kraftfahrbundesamts in Flensburg (§ 6a StGV) neben dem allgemeinen Strafregister besondere Bedeutung wegen des Wiederholungstäters zu. Dabei mag jedoch darauf hingewiesen werden, daß nicht entscheidend auf die Anzahl der dort vermerkten Übertretungen und Vergehen, sondern in erster Linie auf die Art des eingetragenen Delikts abzustellen ist.

Gemeinsam gilt für die Strafgerichte und Verwaltungsbehörden, daß die Entziehung der Fahrerlaubnis keine Ermessensentscheidung darstellt. Sind vielmehr die Voraussetzungen für eine Entziehung der Fahrerlaubnis erfüllt, so *müssen* Gericht und Verwaltungsbehörde die Entziehung aussprechen. Ermessen kann das Gericht nur bei der Bemessung der Sperrfrist nach § 42n Abs. I StGB ausüben. Die Verwaltungsbehörde hingegen entzieht — d.h. widerruft — die Fahrerlaubnis schlechthin, da eine Entziehung auf Zeit nicht vorgesehen und daher nicht zulässig ist. Sie ist im übrigen nicht verpflichtet, nach Ablauf der vom Gericht angeordneten Sperrfrist eine neue Fahrerlaubnis zu erteilen, kann vielmehr auf erneuten Antrag des Nachsuchenden selbständig prüfen, ob und wann die Voraussetzungen zur Erteilung einer neuen Fahrerlaubnis gegeben sind (BVerwG 17/347). Denn die Entziehung der Fahrerlaubnis hat zur Folge, daß der Führerschein eingezogen wird und die alte Fahrerlaubnis erlischt; sie kann nach Maßgabe des § 15c StVZO neu erteilt werden, wenn die Voraussetzungen des § 2 StVG für die Erteilung einer Fahrerlaubnis vorliegen (vgl. LÜTKES/MEIER/WAGNER Straßenverkehr § 15c StVZO Anm. 2 mit Rspr.). Dabei ist die Verwaltungsbehörde berechtigt und verpflichtet, durch Einholung von Auskünften, Untersuchungen und Tests völlig umfassend und neu zu prüfen, ob die Befähigung und Eignung des Bewerbers zum Führen eines Kraftfahrzeuges im Sinne des § 2 StVG wieder oder noch gegeben sind. Hier zeigt sich deutlich der Unterschied zwischen dem Entziehungsverfahren des auf die Straftat beschränkten Strafgerichts und der Verwaltungsbehörde, die auch alle die Umstände berücksichtigen kann und muß, die mit der Straftat nicht im Zusammenhang stehen, aber Rückschlüsse auf die Eignung des Führerscheininhabers erlauben (Ebenso Beschluß des Bundesverfassungsgerichts vom 18. 11. 1966, vgl. Verk Bl. 1967/142 Nr. 17 = VRM 1967/28 Nr. 43).

Um voneinander abweichende Erkenntnisse der Gerichte und der Verwaltungsbehörden auszuschließen, ist die Zuständigkeit der Gerichte auf die Fälle des §§ 2 StVG, 4ff StVZO beschränkt. Das Führen von Fahrzeugen, für die es keiner besonderen Fahrerlaubnis bedarf (§ 3 StVZO) — Pferdefuhrwerke, Tierhüter, Radfahrer — beurteilt dagegen allein die Verwaltungsbehörde. Während der Dauer eines Strafverfahrens, das zur Entziehung der Fahrerlaubnis durch das Gericht führen kann, ruht weiter die Zuständigkeit der Verwaltungsbehörde nach § 4 Abs. II StVG bzw. § 15b Abs. II StVZO. Schließlich ist die Verwaltungsbehörde an die rechtskräftige Entscheidung des Strafgerichts über die Frage der Entziehung gebunden (§§ 4 Abs. III StVG, 15b Abs. III StVZO). Das gilt auch, wenn das Strafgericht in seinem Urteil dargelegt hat, daß eine Entziehung der Fahrerlaubnis wegen der Straftat nicht erfolgt (§§ 267 Abs. VI, 407, 413 StPO, 75 JGG). Eine Kontrolle der Gerichtsurteile durch die Verwaltungsbehörde ist schon wegen der Gewaltenteilung ausgeschlossen.

Schwierig ist die Frage zu beantworten, wann sich jemand im Sinne des § 15b StVZO als ungeeignet zum Führen von Kraftfahrzeugen erwiesen hat und ihm daher die Verwaltungsbehörde die Fahrerlaubnis entziehen muß. Anerkannt ist insoweit, daß die Ungeeignetheit auf körperlichen, geistigen oder charakterlichen Mängeln beruhen kann, die von der Verwaltungsbehörde festzustellen sind. Dabei muß die Verwaltungsbehörde bedenken, daß sie verpflichtet ist, die Allgemeinheit vor weiterer Gefährdung durch einen Erlaubnisinhaber zu schützen (BVerwG in VRS 20/394). Auch hier ist — wie im Falle des § 42m StGB — eine sorgfältige Abwägung der Persönlichkeit des Täters und der gesamten sorgfältig zu ermittelnden Umstände des Einzelfalles notwendig, um die Ungeeignetheit im Sinne des § 15b STVZO festzustellen (BGH DAR 54/41; 55/91; BVerwG v. 13. 1. 61 = VRS 20/392 und v. 20. 12. 63 = VRS 26/232). Die Praxis der letzten Jahre hat klar erwiesen, daß die Verwaltungsbehörden bei der Vielzahl der in Betracht kommenden und nur selten bekannt werdenden körperlichen, geistigen und charakterlichen Mängel, die die Feststellung der Ungeeignetheit rechtfertigen und nicht durch besondere Maßnahmen (Brille usw.) ausgeglichen werden können, überfordert sind. Denn nicht jeder körperliche, geistige oder charakterliche Mangel führt zu der Feststellung, daß der Betroffene schlechthin ungeeignet ist, ein Kraftfahrzeug zu führen! Andererseits darf nicht übersehen werden, daß die Betroffenen, die in unserem motorisierten Zeitalter die Benutzung eines Kraftfahrzeuges als eines Gebrauchsgegenstandes für selbstverständlich halten, die Ermittlungen der Verwaltungsbehörden zu erschweren versuchen, weil sie auf den Führerschein nicht verzichten wollen. Zudem herrscht viel Streit darüber, in welchem Umfang der Staatsbürger verpflichtet ist, sich körperlichen Untersuchungen zu unterwerfen.

So mag meine Betrachtung mit dem Wunsch abgeschlossen werden, daß es durch eine Änderung der Bestimmungen über die Erteilung und Entziehung der Fahrerlaubnis, insbesondere durch eine periodische Überprüfung der körperlichen, geistigen und charakterlichen Fähigkeiten aller Führerscheinsinhaber in bestimmten Zeitabschnitten gelingen möge, eine Vielzahl derjenigen Kraftfahrer aus dem Verkehr auszuschalten, die eine Gefahr für die Allgemeinheit darstellen.

Nur so wird dem Massensterben auf unseren Straßen zu steuern sein!

Literatur

Kommentare und Schriften

FLOEGEL-HARTUNG: Straßenverkehrsrecht, 15. Aufl. München u. Berlin: C. H. Beck 1964.

LÜTKES-MEIER-WAGNER: Straßenverkehr, Kommentar. Frankfurt. a. M.: Verlag Kommentator GmbH.

Deutsches Verkehrswissenschaftliches Seminar e.V. Hamburg, Schriften des 3. Deutschen Verkehrsgerichtstages Goslar 1965. Referate RAUSCHNING und MEIER. Hamburg: Auto und Erdöl Presse-Verlag.

LÖSSNER: In: Deutsche Verkehrswacht 1965, S. 20ff.

Entscheidungssammlungen

BGHSt	Bundesgerichtshof in Strafsachen.
BVerwG	Entscheidungen des Bundesverwaltungsgerichts.
DAR	Deutsches Autorecht, Rechtszeitschrift des ADAC.
NJW	Neue Juristische Wochenschrift.
VRS	Verkehrsrechtssammlung.
VRM	Verkehrsmitteilungen.
GA	BGH in Strafsachen bei Goltdammers Archiv.
VerkBl	Verkehrsblatt, Amtsblatt des Bundesministers für Verkehr.

Arztrecht im Rahmen der Verkehrsmedizin

H.-J. Wagner, Homburg (Saar)

Bereits heute nehmen etwa 16 Millionen Menschen aktiv am motorisierten Straßenverkehr teil. Damit sei deutlich gemacht, daß annähernd jeder dritte über 16 Jahre alte Patient den behandelnden Arzt zwingt, sich im Interesse dieser Kranken mit den Rechtsfragen auseinanderzusetzen, die uns im Rahmen der Verkehrsmedizin gestellt werden. Auch zum Schutz der eigenen Person und seiner wirtschaftlichen Existenz muß sich der Arzt mit diesen Rechtsfragen bekanntmachen. Die Vielschichtigkeit rechtlicher Belange ergibt sich aus den in diesem Handbuch vorangestellten Beiträgen von Lange und von Händel über „Verkehrsrecht aus der Sicht der Rechtslehre" und über „die gegenwärtige Praxis des Verkehrsstrafrechts", sowie ferner aus dem Beitrag von Möller über „Versicherungsrechtliche Fragen".

Viele Ärzte stehen den für sie komplizierten juristischen Belangen mit einer gewissen Zurückhaltung und Skepsis gegenüber. Das ist verständlich, begegnen sich doch zwei Berufsgruppen mit grundverschiedener Schulung und Denkauffassung. Gemeinsam ist beiden jedoch die Sorge um den Menschen. Dabei läßt sich der Arzt bei seinen Handlungen von dem Gedanken der Nächstenliebe und der Jurist von der Sorge um die absolute Erhaltung der Menschenwürde leiten. Für den Einen ist die Erfüllung des hippokratischen Eides, für den Anderen die des Grundgesetzes oberstes Gebot. Möge diese Gegenüberstellung das Verständnis für die Handlungsweise des Arztes einerseits und des Juristen andererseits erleichtern.

Unter Berücksichtigung dieser Gedankengänge sollen die wesentlichsten, in der ärztlichen Praxis eine Rolle spielenden verkehrsmedizinischen Rechtsfragen kurz umrissen werden.

Im Mittelpunkt unserer ärztlichen Bestrebung steht die Erreichung und Aufrechterhaltung eines absoluten *Vertrauensverhältnisses zwischen Patient und Arzt*. Wir haben uns deshalb vordringlich mit den Situationen vertraut zu machen, durch die ein solches Vertrauensverhältnis gefährdet werden kann.

I. Aufklärungspflicht

Obwohl es eine gesetzlich normierte Hinweis- und Aufklärungspflicht für den Arzt auch auf verkehrsmedizinischem Gebiet nicht gibt, besteht die Forderung hierfür gleichermaßen aus rechtlichen Gründen und aus einer ethischen Verpflichtung. Die Verordnung von *Arzneimitteln* und die sich möglicherweise daraus ergebende Beeinträchtigung der Verkehrssicherheit zwingt den Arzt, die Aufklärung des Patienten hierüber sehr sorgfältig vorzunehmen. Geschieht das nicht, dann kann sich der Patient später darauf berufen, daß der Arzt die Behandlung ohne seine Einwilligung durchgeführt hat, weil die wesentliche Voraussetzung für eine rechtsgültige Einwilligung fehlt: die sachgerechte Aufklärung. Die möglicherweise daraus resultierenden rechtlichen Folgen liegen angesichts der Tatsache, daß jeder ärztliche Eingriff nach wie vor noch als Körperverletzung gilt, klar auf der Hand. Erst die Verwirklichung der Strafrechtsreform wird hier eine Änderung hinsichtlich der Aufklärung, aber bei den bisher vorliegenden Entwürfen keine Verbesserung der Situation des Arztes mit sich bringen (vgl. hierzu die Auffassung von KOHLHAAS). Kommt es infolge der unterlassenen Aufklärung zu einem Verkehrsunfall des Patienten und wird der Kausalzusammenhang zwischen Arzneimittelwirkung und Versagen im Straßenverkehr bejaht, dann wird auch die zivil- und strafrechtliche Verantwortung des behandelnden Arztes geprüft, wenn dem Patienten ein rechtlich relevantes Verschulden nachgewiesen wird. Über die einschlägige Rechtsprechung vergleiche die vorangestellten Beiträge von LANGE und von HÄNDEL. Bisher liegt meines Wissens nur der von HÄNDEL zitierte Fall einer rechtskräftigen Gerichtsentscheidung vor (A.G. Waldshut, Akz. 1 Js 7210/65), bei der ein Zahnarzt wegen einer ungenügenden Aufklärung eines Patienten nach einer medikamentösen Behandlung strafrechtlich zur Verantwortung gezogen wurde. Dieser Modellfall kann aber leicht als Ausgangsbasis für weitere Entscheidungen in vergleichbaren Fällen dienen.

Sofern eine Behandlung mit den Arzneimitteln für notwendig erachtet wird, die im Beitrag von SOEHRING (vgl. ab S. 854 in diesem Handbuch) aufgeführt sind und von denen eine mögliche Verkehrsgefährdung zu erwarten ist, muß der Arzt seinen Patienten stets auf die möglichen Gefahren hinweisen, weil im Einzelfall weder sicher vorausgesagt werden kann, ob und wie stark ein Arzneimittel in einer bestimmten Dosierung die Leistungsfähigkeit beeinträchtigt noch eindeutig mit den in der ärztlichen Praxis zur Verfügung stehenden Möglichkeiten der Grad der Leistungsminderung im Sinne einer Beeinträchtigung der Fahrtüchtigkeit feststellbar ist. (Literaturübersichten zur Aufklärungspflicht: BOCKELMANN, HÄNDEL, 1965 und 1967; HERTEL, HOH, KNICK und H. J. WAGNER, KOHLHAAS, KUHNS, SCHMIDT, SCHNEIDER, SCHULZ, SPANN.)

Aufgrund der forensischen Erfahrungen empfiehlt es sich, die erfolgte *Aufklärung* zu *dokumentieren*. Als zeitsparendes Vorgehen hat sich die Anfertigung von Vordrucken mit folgendem Text bewährt:

> Ich bin eingehend darüber informiert worden, daß die notwendige Behandlung mit dem Präparat .... meine Fahrtüchtigkeit beeinträchtigen kann. Mir ist empfohlen worden, für die Zeit dieser Arzneimitteleinnahme kein Kraftfahrzeug selbst zu steuern, bis es mir ausdrücklich vom Arzt wieder angeraten wird. Außerdem bin ich darauf hingewiesen worden, daß die gleichzeitige Aufnahme von alkoholischen Getränken während dieser Arzneimittelbehandlung wegen möglicherweise nicht voraussehbarer Begleiterscheinungen vermieden werden soll.
>
> Datum und Unterschrift.

Diese vorgedruckten Aufklärungshinweise werden im Durchschlagsverfahren ausgefüllt und vom Patienten unterschrieben. Der Durchschlag sollte an die Karteikarte und das Original dem Patienten ausgehändigt werden. Mit Recht hat KOHLHAAS Bedenken gegen einen vom Patienten zu unterschreibenden Revers erhoben, indem er beispielsweise vor einem geplanten operativen Eingriff pauschal bescheinigt, daß er „über alle möglichen Folgen" aufgeklärt worden ist. Eine solche Aufklärung, die nichts Konkretes aussagt, ist rechtlich auch wertlos. In dem hier vorgeschlagenen Vordruck wird aber eine bestimmte Verhaltensweise empfohlen und auf konkrete Begleiterscheinungen einer Arzneimittelbehandlung hingewiesen.

In der gleichen Weise können Vordrucke für bestimmte Erkrankungen vorbereitet werden, die erfahrungsgemäß die Fahrtüchtigkeit dauernd oder vorübergehend aufheben bzw. beeinträchtigen und bei denen dem Patienten von der Steuerung seines Kraftfahrzeuges abgeraten wird (vgl. hierzu auch die Beiträge im Abschnitt: Verkehrsmedizin aus der Sicht einzelner Fachdisziplinen in diesem Handbuch). Oft genug wird ein Patient arbeitsunfähig geschrieben, ohne Hinweis darauf, daß die Steuerung eines Kraftfahrzeuges bei der heutigen Belastung im

Straßenverkehr eine differenzierte Arbeitsleistung darstellt, die der Patient aufgrund seiner *Erkrankung* ohne mögliche Gefahren für sich und andere z. Zt. nicht erbringen kann (vgl. hierzu auch den Beitrag von Müller-Limmroth über „Die physiologischen Grundlagen der Anforderungen im Straßenverkehr" ab S. 122 in diesem Handbuch).

Was die Auswirkungen einer *Kurznarkose* und einer *Lokalanästhesie* vor einem ambulant durchzuführenden Eingriff angeht, so muß auf den Beitrag von Soehring ab S. 854 und auf die Literaturübersicht bei K. Wagner und H. J. Wagner verwiesen werden. Der Arzt sollte auch in diesen Fällen empfehlen, daß auf der Fahrt zur Sprechstunde der Patient kein Kraftfahrzeug steuert und mit einer Begleitperson bei einer geplanten Kurznarkose mit Thiobarbituraten erscheint, weil bis zu einigen Stunden nach dem Eingriff seine Straßengehfähigkeit und damit auch die Verkehrssicherheit beeinträchtigt sein kann. Die Steuerung eines Kraftfahrzeuges sollte nach derartigen Kurznarkosen frühestens nach 24 Std und eine Enthaltung von alkoholischen Getränken bis zu 48 Std angeraten werden, um synergistische Wirkungen zwischen dem aus dem Fettdepot in die Blutbahn allmählich wieder eingeschwemmten Barbiturat und dem Alkohol zu vermeiden. (Bezüglich der Einzelheiten hierzu sei auf den Beitrag von Soehring ab S. 854 verwiesen.)

Sofern der Patient ein *rezeptfreies Arzneimittel* nicht vom Arzt verordnet bekommt, sondern es in der Apotheke erwirbt, ist der *Apotheker* in gleichem Maße zur Aufklärung verpflichtet, sofern es sich um Präparate mit entsprechenden Begleiterscheinungen im Sinne einer Beeinträchtigung der Verkehrssicherheit bzw. der Fahrtüchtigkeit handelt. Händel hat 1965 darauf aufmerksam gemacht, daß Warnungen oder Hinweise eines Arzneimittelherstellers in Zukunft größere Bedeutungen erlangen werden, nachdem die Neufassung des Gesetzes über den Verkehr mit Arzneimitteln vom 23. 6. 1964 (Bundesgesetzblatt 1964, I, 365) im § 42 Abs. 1 eine entsprechende Grundlage geschaffen hat. Danach können die zuständigen Behörden anordnen, daß Arzneimittel nur mit bestimmten *Warnhinweisen* auf Behältnissen, Umhüllungen und Packungsbeilagen in den Verkehr gebracht werden dürfen, wenn die Annahme begründet ist, daß auch bei ihrem bestimmungsgemäßen Gebrauch bestimmte Personenkreise gefährdet werden können bzw. die Verkehrstüchtigkeit beeinträchtigt wird.

Für den *Hersteller von Arzneimitteln* besteht jedoch keine gesetzliche Verpflichtung, einen Hinweis auf den Präparaten über einschlägige Begleiterscheinungen anzubringen. Die volle Verantwortung für eine Aufklärung hat der Gesetzgeber dem Arzt und dem Apotheker aufgebürdet, was allerdings nicht zu rechtfertigen ist. Das bedeutet für diese beiden Berufskreise, daß sie sich vor allem auf dem Sektor der Arzneimittelnebenwirkungen ständig fortbilden müssen, um ihrer Verpflichtung auch bei *Verordnung von neuen Arzneimitteln* nachzukommen, über die bisher noch keine ausreichenden therapeutischen Erfahrungen vorliegen. Eine gewisse Erleichterung bedeutet für die Ärzteschaft zweifelsohne die Schaffung einer zentralen Meldestelle für Arzneimittelnebenwirkungen bei der Arzneimittelkommission der Deutschen Ärzteschaft. Allerdings muß sich der Arzt stets darüber im klaren sein, daß die im Deutschen Ärzteblatt fortlaufend erscheinenden Bekanntmachungen über Arzneimittelnebenwirkungen keinen Anspruch auf Vollständigkeit erheben können, weil eine Meldepflicht für beobachtete Nebenwirkungen für den Arzt nicht besteht. Wenn der Arzt den Mut hat, Neuland auf therapeutischem Gebiet zu betreten, dann muß er sich der ihm auferlegten erhöhten Sorgfaltspflicht stets bewußt sein. Er kann sich nicht blindlings auf wissenschaftliche Informationen der Herstellerfirma, auf Gebrauchsanweisungen, Kongreßberichte und erste Veröffentlichungen verlassen. Allein der behandelnde Arzt trägt die Verantwortung für das therapeutische Handeln. In besonderem Maße sollte daher die Aufklärungspflicht gerade bei der Verordnung von neuen Arzneimitteln erfüllt werden. Ein vorsichtiger Hinweis kann nie zu früh, aber sehr wohl zu spät für einen aktiv am motorisierten Straßenverkehr teilnehmenden Patienten erfolgen, der unter der Einwirkung eines noch nicht genügend erprobten Arzneimittels steht (Literaturübersichten speziell über Aufklärung bei Verordnung von neuen Arzneimitteln s. bei Arbab-Zadeh, Kohlhaas und Trube-Becker).

Für Ärzte, die auch verkehrsmedizinische Forschungsaufgaben erfüllen, erwächst zusätzlich dann ein besonderes Maß an Verantwortung, wenn sich gesunde Versuchspersonen zur Erprobung neuer Arzneimittel im Rahmen eines *wissenschaftlichen Versuches* zur Verfügung stellen, bei dem also keine Heilabsichten verfolgt werden. Derjenige, der seinen gesunden Körper zu Versuchszwecken zur Verfügung stellt, hat einen besonderen Anspruch auf eine umfassende Aufklärung über die zu erwartende bzw. voraussichtliche Wirkung und Begleiterscheinung des zu erprobenden Arzneimittels (Literaturübersicht über wissenschaftliche Versuche am Menschen bei Ladimer und Newman, sowie bei H. J. Wagner, 1967). Stets sollte der Arzt die Verkehrssicherheit der Versuchspersonen im Auge haben und die Aufklärung auch in dieser Richtung weitestgehend vornehmen.

II. Hilfeleistungspflicht

Neben diesen mehr auf die Vorsorge im verkehrsmedizinischen Bereich hinzielenden therapeutischen Maßnahmen hat sich der in Klinik und Praxis tätige Arzt häufig auch mit den Opfern von Verkehrsunfällen zu befassen, die seine Hilfe in Anspruch nehmen. Hier handelt es sich nicht um eine im voraus vom Patienten geplante, sondern um eine durch den Unglücksfall unmittelbar notwendig gewordene Behandlung, von der Ärzte und Patienten jährlich in etwa 500000 Fällen allein in der Bundesrepublik Deutschland durch den Straßenverkehr betroffen werden. Der Arzt wird sich deshalb die Frage vorlegen müssen, welche rechtlichen Gesichtspunkte zu beachten sind, wenn an ihn die Aufforderung zu einer sofortigen Hilfeleistung bei einem Verkehrsunfall ergeht. Als wichtigste Rechtsvorschrift kommt hier der § 330c StGB in Betracht, der folgenden Wortlaut hat:

Wer bei Unglücksfällen oder gemeiner Gefahr oder Not nicht Hilfe leistet, obwohl dies erforderlich und ihm den Umständen nach zuzumuten, insbesondere ohne erhebliche eigene Gefahr und ohne Verletzung anderer wichtiger Pflichten möglich ist, wird mit Gefängnis bis zu einem Jahr oder mit Geldstrafen bestraft.

Aus dem Text wird ersichtlich, daß diese Hilfeleistungspflicht für alle Staatsbürger und damit erst recht für den Arzt gilt. Wegen seiner persönlichen Eignung zur Hilfeleistung ergibt sich für den Arzt eine besondere Verpflichtung zur Hilfe (BGHSt 2, 296ff.), d. h., daß vor allem auch die Ärzte, die über eine besondere Sachkunde und Ausrüstung in Erster Hilfe am Unfallort verfügen und die beispielsweise in der Unfallchirurgie und Anästhesie tätig sind, nach der Auffassung des Bundesgerichtshofes selbst dann hilfspflichtig sind, wenn sie weit entfernt vom Unfallort wohnen und ein anderer einsatzbereiter Arzt oder entsprechender Helfer nicht erreichbar ist. Wichtig ist, daß der Arzt sich beispielsweise nicht auf die Schilderungen des ihn telefonisch Anrufenden über die Schwere der Verletzung bei einem Verunglückten verläßt und im Vertrauen darauf, daß dem Betreffenden ohnehin nicht mehr zu helfen ist, sich gar nicht erst zum Unfallort begibt. Der Arzt muß zur Abwendung strafrechtlicher und zivilrechtlicher Konsequenzen stets den Verunglückten selbst in Augenschein nehmen und untersuchen, bevor er eine Entscheidung darüber trifft, ob eine Hilfe noch möglich ist oder nicht. Der Bundesgerichtshof stellt sich auf den Standpunkt, daß eine Verletzung der Hilfeleistungspflicht bereits dann vorliegt, wenn eine persönliche Untersuchung des Verletzten durch den Arzt unterblieben ist, auch wenn sich später herausstellt, daß selbst rechtzeitiges Eingreifen das Leben des Patienten nicht hätte retten können (BGHSt **17**, 166). Mit Nachdruck weist Spann (1962) unter Bezugnahme auf die zuvor zitierte höchstrichterliche Entscheidung darauf hin, daß auch jeder Krankenhausarzt verpflichtet ist, sich antransportierte Patienten selbst anzusehen, bevor beispielsweise bei Belegung aller Betten im Haus entschieden wird, ob der Verletzte in ein anderes Krankenhaus transportiert werden kann.

Vom Arzt wird auch verlangt, daß er die Hilfspflicht bis an die Grenzen seines Leistungsvermögens erfüllt, ohne sie allerdings zu überschreiten. In diesem Zusammenhang wird auf die ärztlichen Hilfeleistungsmöglichkeiten und ihre Grenzen am Unfallort in den Beiträgen von Kreuscher (vgl. S. 997), Herzog (vgl. S. 1024) und Gögler (vgl. S. 417) in diesem Handbuch hingewiesen. Von einem durch ungewöhnliche Arbeitsleistung vor dem Unfall erschöpften Arzt kann niemand eine sachgerechte, dem Verletzten dienliche Hilfe erwarten. In diesen Ausnahmefällen ist der Arzt von der Pflicht zum Helfen entbunden.

Der mit seinem Kraftfahrzeug am Unfallort vorbeikommende Arzt ist auf jeden Fall zur ärztlichen Tätigkeit und nicht nur zur Hilfe, wie jeder andere Staatsbürger ohne medizinische Kenntnisse, verpflichtet. Seine Maßnahmen werden deshalb in einem Zivil- oder Strafprozeß auch unter Berücksichtigung der zu beachtenden ärztlichen Sorgfaltspflicht abgewogen

Mit der Einführung moderner Verfahren der *Reanimation* ist es möglich geworden, früher hoffnungslos dem Tode verfallenen Schwerverletzten zu helfen und sie dem Leben zurückzugewinnen (vgl. hierzu vor allem die Ausführungen von Kreuscher in diesem Handbuch ab S. 1007). Innerhalb weniger Jahre hat die ärztliche Wissenschaft unüberschreitbar erscheinende Grenzen der eigenen Leistungsfähigkeit durchbrochen, dabei allerdings in Kauf nehmen müssen, daß sich die *Grenzziehung zwischen Leben und Tod* nur noch verwaschen darstellt, über die es vor Einführung der modernen Reanimation kaum Diskussionen geben konnte (vgl. hierzu Spann und Liebhardt). Mit dem segensreichen Ausbau dieser oft lebensrettenden Notfalltherapie, besonders nach Verkehrsunfällen, hat sich der Arzt aber auch viele ethische, theologische und rechtliche Probleme eingehandelt. Wer soll jetzt in Grenzfällen entscheiden, wann ein Reanimationsgerät abgeschaltet wird und wann damit der Tod endgültig eintritt? Die Gefahr, daß das Abschalten von Atmungsgeräten die Angehörigen von solchen Opfern des Straßenverkehrs zu der Überzeugung treibt, die so handelnden Ärzte hätten nur den Tod des Patienten verursacht, und er sei nicht trotz, sondern wegen der ärztlichen Hilfe gestorben, ist leider recht groß und damit auch die Gefahr, daß vermehrt Ermittlungsverfahren gegen die behandelnden Ärzte wegen unterlassener Hilfeleistung oder wegen eines Tötungsdeliktes eingeleitet werden.

Die Frage, wann ein menschlicher Organismus tot ist, bei dem sowohl Atmung als auch Kreislauf nur künstlich aufrechterhalten werden, stellt sich damit sowohl im Interesse des an die Reanimationsgeräte angeschlossenen Menschen, seiner Angehörigen als auch der behandelnden Ärzte. Als *Kriterium des endgültigen Todes* wird übereinstimmend *der biologische Hirntod* angesehen. Diese Auffassung hat sich vor allem nach dem 1966 in Paris stattgefundenen II. Internationalen Kongreß für ärztliche Ethik gefestigt (Literatur bei Wyrsch). Schwab machte 1962 erstmals den Vorschlag, die Verantwortlichkeit für die Erklärung des Todes mit anderen Kollegen gerade bei den Menschen zu teilen, deren Atmung und Kreislauf nur künstlich aufrechterhalten werden können. Diesem Vorschlag kann uneingeschränkt zugestimmt werden, wenn man sich allein die zivilrechtlichen Folgen dieser ärztlichen Entscheidung vergegenwärtigt, die dann besonders gravierend sind, wenn bei einem schweren Verkehrsunfall beispielsweise mehrere Familienangehörige, die in einer bestimmten Erbfolge zueinander stehen, schwer verletzt werden und bei einigen nur durch Reanimationsgeräte die Atmung und der Kreislauf künstlich aufrechterhalten werden können. Wer soll an das einzige vielleicht nur zur Verfügung stehende Gerät angeschlossen werden, wer trifft die Auswahl, und wie soll bei Einschaltung des Gerätes der Todeszeitpunkt bestimmt werden? Eine Fülle von Fragen und Problemen, deren Beantwortung und Lösung nur von Fall zu Fall möglich ist. Stets liegt die Entscheidung in Händen der behandelnden Ärzte, die sich aber angesichts der ihnen aufgeladenen Bürde absichern und alle Befunde dokumentieren sollten, um sie bei einem gegen sie angestrengten Ermittlungsverfahren oder einem Haftpflichtprozeß vorweisen zu können.

Abschließend sei in diesem Abschnitt unter Bezugnahme auf die im Beitrag von MÜLLER in diesem Handbuch (vgl. ab S. 1067) über Selbstmord nach Verkehrsunfall gemachten Ausführungen auf eine bereits 1954 ergangene Entscheidung des Bundesgerichtshofes verwiesen, wonach auch ein *Selbstmordversuch ein Unglücksfall* im Sinne der Bestimmungen des § 330c StGB ist (Literatur hierzu bei SCHULZ). Der Arzt hat also die Verpflichtung, die Vollendung eines Selbstmordes mit allen ihm zu Gebote stehenden Mitteln zu verhindern. Dabei beginnt nach Auffassung der Juristen das Unglück bereits dann, wenn der Selbstmörder ernsthaft die Absicht hat und diese auch erkennen läßt, sich zu töten. Bereits dann benötigt er die durch § 330c StGB gebotene Hilfe. Für den am Unfallort tätigen Arzt ist das dann von besonderer Bedeutung, wenn er sich um die Verletzten bemüht und dabei auf den das Unglück verursachenden Fahrer aufmerksam wird, der über das Geschehene völlig verzweifelt ist und seine Selbsttötung androht bzw. sie befürchten läßt. Hier kann der Arzt auch verpflichtet sein, gegen den Willen des Patienten zu helfen, weil angenommen werden muß, daß bei einem Selbstmordversuch die freie Willensbestimmung nicht mehr vorliegt.

Eine solche Rechtsauffassung kann von der Ärzteschaft verständlicherweise nicht diskussionslos hingenommen werden, weil nach dem gleichen derzeit geltenden Recht die Beihilfe zum Selbstmord straflos ist. Das heißt, daß derselbe Arzt, der einem Kranken auf sein Ersuchen Gift gibt, mit dem dieser sich selber umbringt, nicht bestraft und im anderen Fall bei nicht nachdrücklichst durchgeführter Hilfe bei einem Selbstmordversuch strafrechtliche und zivilrechtliche Konsequenzen fürchten muß. Die entgegengesetzte und unverständliche strafrechtliche Bewertung wird allerdings durch eine einheitliche standesrechtliche Beurteilung ausgeglichen, weil sich eine Beihilfe zum Selbstmord nicht mit der ärztlichen Ethik vereinbaren läßt. Ein Beihilfe zum Selbstmord leistender Arzt wird sich deshalb bei Bekanntwerden dieser Handlungen stets vor einem Berufsgericht verantworten müssen.

III. Duldungspflicht ärztlicher Eingriffe

Gewissermaßen das Gegenstück zur Hilfeleistungspflicht des Arztes ist die Duldungspflicht des Patienten in gewisse ärztliche Eingriffe. Im Zusammenhang mit dem Verkehrsgeschehen steht hier vor allem die Entnahme von Blutproben zwecks Feststellung des Alkoholgehaltes im Mittelpunkt der Betrachtung.

Nach § 81a StPO können die Entnahmen von Blutproben und andere körperliche Eingriffe von einem Arzt auch ohne Einwilligung des Beschuldigten vorgenommen werden, wenn keine Nachteile für die Gesundheit des Untersuchten zu befürchten sind.

Bemerkenswert ist, daß nach § 81c StPO auch andere Personen als Beschuldigte ohne ihre Einwilligung untersucht werden können, wenn zur Erforschung der Wahrheit festgestellt werden muß, ob sich an ihrem Körper eine bestimmte Spur oder Folge einer strafbare nHandlung befindet. Die Untersuchung kann aus den gleichen Gründen wie das Zeugnis verweigert werden. Die Untersuchung ist unzulässig, wenn sie dem Betroffenen bei Würdigung aller Umstände nicht zugemutet werden kann.

Sowohl im Falle des § 81 a als auch des § 81 c StPO steht die Anordnung dieser Untersuchungen dem Richter und bei Gefährdung des Untersuchungserfolges durch Verzögerung auch der Staatsanwaltschaft und ihren Hilfsbeamten (u. a. Polizeibeamten) zu. Im Falle des § 81 a StPO kann bei Weigerung des Beschuldigten unmittelbarer Zwang auch auf Anordnung von Polizeibeamten angeordnet und ausgeübt werden, wohingegen bei Zeugen (gemäß § 81 c) unmittelbarer Zwang nur auf besondere Anordnung des Richters angewandt werden kann.

Wenn eingangs dieses Abschnittes gesagt wurde, daß die Duldungspflicht gewissermaßen das Gegenstück zur Hilfeleistungspflicht darstellt, so gilt das für die Mitwirkung des Arztes bei Eingriffen gemäß § 81 a und § 81 c wörtlich. Der Arzt ist in solchen Fällen nicht verpflichtet, bei diesen Eingriffen mitzuwirken. Der Arzt kann vor allem dann seine Mitwirkung ablehnen, wenn die Eingriffe durch den Widerstand des Beschuldigten erschwert oder gar unmöglich gemacht werden. Es versteht sich von selbst, daß der Arzt auch keinen Zwang bei Eingriffen gemäß § 81 a bzw. c anwenden darf.

Der Gesetzgeber hat dem Arzt die volle Entscheidungsfreiheit überlassen, um ihn nicht in Gewissenskonflikte zu stürzen, die sich dann ohne weiteres ergeben könnten, wenn ein Patient eines Tages seinem Hausarzt als Beschuldigter von der Polizei vorgeführt wird und der Arzt veranlaßt werden soll, dem ihm bekannten Patienten nicht nur eine Blutprobe zu entnehmen, sondern ihn auch auf seinen Trunkenheitsgrad zu untersuchen. Der Arzt muß seine Entscheidung im Augenblick der Vorführung des Patienten treffen. Sollte er sich zur Durchführung der Untersuchung und der Blutprobe bereitfinden, dann kann er sich später in einem Strafverfahren vor Gericht nicht etwa auf sein Aussageverweigerungsrecht berufen, das ihm sonst in allen Fällen jenseits einer zwangsweisen Vorführung von Patienten oder gerichtlichen Anordnungen von körperlichen Eingriffen gemäß § 53 StPO zusteht, worauf weiter unten im Zusammenhang mit der ärztlichen Schweigepflicht noch eingegangen wird.

In den letzten Jahren haben sich Gerichte wiederholt mit der Frage befassen müssen, ob *Medizinalassistenten* eine Blutprobe entnehmen dürfen und ob eine solche Blutprobe verwertbar ist. In einem Urteil des Bayr. OLG (Akz. 1 b St 153/65) heißt es, daß ein Medizinalassistent eine Blutprobe nur unter Anleitung, Aufsicht und auf Anordnung eines hauptamtlichen tätigen Arztes entnehmen dürfe, sofern es sich um eine Anordnung gemäß § 81 a StPO handele. Übereinstimmend mit dem OLG Köln (Literatur hierzu s. bei Grömig, Kohlhaas und bei Spann, 1967) wird aber die Auffassung vertreten, daß selbst die ohne Wissen des Beschuldigten nur von einem Medizinalassistenten entnommene Blutprobe verwertbar sei.

Das zuvor Gesagte gilt auch für andere Eingriffe, die gemäß§ 81 a oder c zumutbar sind und geduldet werden müssen. Wesentlich ist hier noch der Hinweis auf die zwangsweise Entnahme von Urin durch Katheterisierung, falls eine Weigerung zur freiwilligen Urinabgabe erfolgt. Ein solcher Eingriff zwecks Gewinnung von Urin zur späteren Untersuchung auf suchterzeugende Stoffe und auf Arzneimittel wird als zumutbar für den Beschuldigten erachtet, aber der Arzt ist nicht zu einer zwangsweisen Entnahme von Urin verpflichtet. Eine entsprechende Wartezeit wird das Problem, das durch die Weigerung des Beschuldigten entsteht, ohnehin von selbst lösen.

Auch der Amtsarzt oder ein anderer beamteter Arzt ist der Polizei oder der Staatsanwaltschaft gegenüber nicht ohne weiteres zu solchen Eingriffen verpflichtet. Dies kann sich aber häufig aufgrund der Beamtenpflicht bzw. aufgrund eines Dienstvertrages (z. B. Polizeiarzt) ergeben.

IV. Ausstellen von ärztlichen Zeugnissen und Gutachten

Seit Jahren wird von einer Krise der Sachverständigentätigkeit gesprochen, die zweifelsohne aber auch auf dem Gebiet der ärztlichen Zeugnisse existiert. In der forensischen Praxis erlebt man es immer wieder, daß ärztliche Befunde und Atteste angezweifelt werden müssen, weil sie sich mit den auf andere Weise feststellbaren Gegebenheiten nicht in Einklang bringen lassen. Der seitens der Gerichte einem ärztlichen Zeugnis zugemessene Wert ist erheblich gesunken. Leider trägt hierfür ein Teil der Ärzteschaft selbst die Schuld. Obwohl die Berufsordnung gemäß § 8 vorschreibt, mit der notwendigen Sorgfalt bei Ausstellung von ärztlichen Zeugnissen zu verfahren, und verlangt, daß nach bestem Wissen nur die ärztliche Überzeugung ausgesprochen werden darf, sah sich auch die Bundesärztekammer 1964 nochmals veranlaßt, die Ärzte aufzufordern, sich bei der Erstattung von Privatgutachten größte Zurückhaltung aufzuerlegen. Schuld an dieser Misere ist zu einem nicht geringen Teil auch der Patient, der den Arzt auffordert, ihm beispielsweise etwas zu bescheinigen, was der Arzt nicht gesehen hat oder nicht feststellen kann. Das gilt ganz besonders im Hinblick auf Verkehrsunfälle. An wieviele Ärzte mag schon das Ansinnen gestellt worden sein, eine Verletzung oder Beschwerden zu bescheinigen, die nicht bestanden haben oder nicht feststellbar waren, um zivilrechtliche Ansprüche — insbesondere Schmerzensgeld — durchzusetzen bzw. diesen Forderungen einen größeren Nachdruck zu verleihen.

Der Arzt tut gut daran, sich zu erinnern, daß er bei *Ausstellung von unrichtigen Gesundheitszeugnissen* nach § 278 StGB mit Gefängnis von einem Monat bis zu zwei Jahren bestraft werden kann, wenn das unrichtige Zeugnis zum Gebrauch bei einer Behörde oder Versicherungsgesellschaft wider besseres Wissen ausgestellt wurde. Noch härtere Strafen drohen dem Arzt, der diese falschen Angaben auch vor Gericht und gegebenenfalls unter Eid wiederholt. Hier gelten die Vorschriften des § 153 StGB (falsche uneidliche Aussage), § 154 StBG (Meineid) und § 163 StGB (fahrlässiger Falscheid). Dabei stehen Gefängnis- bzw. Zuchthausstrafen auf dem Spiel (Literatur s. bei SPANN, 1962 und 1967).

Wie leicht ist heute auch nach einem Verkehrsunfall ein Attest über Arbeitsunfähigkeit zu erlangen. Dabei weiß der Arzt sehr genau, daß im Falle seiner ablehnenden Haltung sich möglicherweise ein anderer Kollege finden wird, der weniger zurückhaltend oder vielleicht auch nur gutgläubiger ist.

Bei *Erhebung von Befunden*, insbesondere von Verletzungen, sollte der Arzt heute von der *Farbfotografie* intensiven Gebrauch machen. Ein neben die Verletzung gelegtes Zentimetermaß, das zusammen mit dem Wundgebiet aufgenommen wird und noch ein Zettel am Rand des Bildes mit dem Datum der Aufnahme stellt ein Dokument dar, über dessen Objektivität kein Zweifel mehr aufkommen kann. Es stellt dies auch die schnellste Art einer Dokumentation dar, die viel instruktiver ist als der mühsamere Weg über die Beschreibung der Wunde auf einem Attest, wobei Worte stets unvollkommener sind als eine sachgerechte Farbaufnahme. Der chirurgisch tätige Kollege sollte den ursprünglichen Wundzustand vor der operativen Wundversorgung festhalten, weil nur die Beschreibung der ursprünglichen Wundform Rückschlüsse über die Art der Gewalteinwirkung bzw. der Verletzung zuläßt. Zu einer solchen Aufzeichnung ist der Arzt ohnehin nach § 7 der Berufsordnung verpflichtet.

Eingedenk der Vorschriften der ärztlichen Berufsordnung und der einem Arzt angedrohten Strafen bei Ausstellung unrichtiger Zeutnisse wird auch kein Arzt gezwungen, bei Untersuchungen mitzuwirken, die ihn in Gewissenskonflikte bringen können (vergleiche die vorangestellten Ausführungen über die Duldungspflicht von Untersuchungen nach § 81a und c der StPO). Es sei also nochmals betont, daß auch kein Privatarzt verpflichtet ist, nach einem Verkehrsunfall ein privates Gutachten auf Wunsch seines Patienten oder einer Versicherungsgesellschaft auszustellen. Bekommt der Arzt hingegen von einem Gericht den Auftrag zu einer Gutachtenerstattung, so kann er sich ihm nach § 75 StPO nicht entziehen. Allerdings gelten für den Sachverständigen die gleichen Weigerungsgründe, die ein Zeuge für sich in Anspruch nehmen kann. Sie sind in § 76 der StPO zusammengefaßt, und auch die Zivilprozeßordnung kennt in den §§ 407 und 408 entsprechende Vorschriften (vgl. die ausführliche Darstellung bei Leithoff, Schulz und Spann, 1962).

V. Ärztliche Schweigepflicht

Hat der Arzt an einer Untersuchung mitgewirkt, und ergeht an ihn später die Aufforderung, hierüber etwas zu berichten, so steht im Mittelpunkt die Frage, was er im Hinblick auf die ärztliche Schweigepflicht tun soll. Die Fragestellung ist außerordentlich vielschichtig und die Literatur auf diesem Gebiet nahezu unübersehbar. Es kann deshalb hier nur eine Erörterung der Fragen erfolgen, die im engsten Zusammenhang mit verkehrsmedizinischen Belangen stehen.

Jeder Arzt weiß, wie wichtig das Vertrauensverhältnis zu seinem Patienten für den Ausgang einer Beratung und einer Behandlung ist. Es sollte deshalb auch auf verkehrsmedizinischem Gebiet alles getan werden, um dieses Vertrauensverhältnis zu bewahren, soweit das mit anderweitigen Interessen vereinbar ist. Es gibt bereits genügend durch Gesetz oder Verordnungen festgelegte Verpflichtungen für den Arzt einer Behörde, bestimmte Tatsachen über seinen Patienten bzw. dessen Erkrankungen einer zuständigen Behörde mitzuteilen. Diese Liste der Verpflichtungen sollte nach Möglichkeit nicht noch vergrößert werden. Bisher gibt es *Meldepflichten* aus seuchenhygienischen Gründen, aus Gründen der öffentlichen Ordnung und der Rechtspflege, wozu auch gewisse Meldepflichten auf verkehrsmedizinischem Gebiet gehören, und ferner die Meldepflichten aus fürsorgerischen Gründen (vgl. hierzu u. a. die Übersichten bei Bockelmann, 1967; Kohlhaas, Schulz und ferner bei Spann, 1962).

In allen anderen nicht hierunter fallenden Fällen ergibt sich in fraglichen Situationen überwiegend eine Entscheidung zugunsten der Schweigepflicht, die dem Arzt nach § 2 der Berufsordnung und nach § 300 StGB auferlegt ist. Auf die *Grenzfälle zwischen Schweigepflicht und Meldepflicht* auf verkehrsmedizinischem Gebiet muß in diesem Abschnitt besonders eingegangen werden.

Ein solcher Grenzfall kann sich dann ergeben, wenn ein Arzt einen Kranken untersucht und zu dem Ergebnis kommt, daß er nicht mehr fahrtauglich ist und im gegenwärtigen Zustand auch eine Gefahr für sich und seine Mitmenschen im Straßenverkehr bildet. Sofern der Patient durch einen vorausgegangenen schweren Unfall oder eine Krankheit seine Fahrtauglichkeit eingebüßt hat, ist der Arzt selbst dann nicht zu einer Meldung an das Gesundheitsamt oder die zuständige Verwaltungsbehörde verpflichtet, wenn sein Patient uneinsichtig ist und auf der Weitersteuerung seines Kraftfahrzeuges beharrt. Für den Arzt kann sich aber mit dem Wissen um die daraus entstehenden Gefahren ein echter Gewissenskonflikt ergeben. Besonders Mueller und Bockelmann (1963) haben sich eingehend mit der problematischen Schweigepflicht bei Fahruntauglichkeit auseinandergesetzt. Was soll der Arzt also tun? Welche Meinungen werden seitens der Rechtspraxis und der Rechtslehre vertreten?

Die Rechtspraxis billigt dem Arzt in der aufgezeigten Situation ein *Offenbarungsrecht* der Gesundheitsbehörde oder der Zulassungsstelle gegenüber zu (vgl. Beschluß des OLG München vom 26. 4. 1956, Ws 208/56 und eingehende Erörterung bei BOCKELMANN, 1963 und 1967, bei SCHULZ und bei SPANN, 1962). Dieses Urteil hat heftige Diskussionen ausgelöst, und der Streit der Meinungen spiegelt sich in allen Einzelschriften und den einschlägigen Monographien wider (vgl. hierzu auch HERTEL). Im juristischen Schrifttum ist genauso wenig wie im medizinischen eine einhellige Auffassung zu finden. Von der schroffen Ablehnung eines Offenbarungsrechtes über eine Zubilligung einer anonymen Anzeige bis zur offenen und uneingeschränkten Bejahung eines Offenbarungsrechtes sind alle Meinungen vertreten.

Der Arzt kann nur zur Kenntnis nehmen daß die Durchbrechung der Schweigepflicht in solchen Fällen für ihn keine rechtsnachteiligen Folgen mit sich bringt. Im übrigen muß er sich die Entscheidung selbst abringen und hierfür seinem Patienten gegenüber einstehen.

Meines Erachtens führt nur ein Weg aus diesem Dilemma: Der Gesetzgeber muß die Einführung von Fahrtauglichkeitsuntersuchungen vor Erlangung des Führerscheins und danach in zeitlichen Abständen Kontrolluntersuchungen beschließen und hierfür die entsprechenden Voraussetzungen schaffen, die gegenwärtig nicht gegeben sind. Ob ein solcher Aufwand gerechtfertigt ist, steht wiederum auf einem anderen Blatt. Den mit diesen Untersuchungen betrauten Ärzten wäre dann eine Anzeigepflicht auferlegt, so, wie sie bei einzelnen Ärztegruppen heutzutage schon besteht, die bei Verkehrsunternehmen angestellt oder beamtet sind (Bundesbahn, Schiffahrt, Luftverkehr). Nur auf diese Weise würde eine weitere Durchlöcherung der Auskunfts- und Meldepflichten und eine noch stärkere Abwertung des ärztlichen Berufsgeheimnisses der privat praktizierenden Ärzteschaft vermieden werden. Das schließt nicht aus, daß bei auftretenden Fällen einer akuten Fahruntauglichkeit der Arzt auch dann noch vor die gleiche Gewissensfrage gestellt wird, ob er mit Rücksicht auf höherwertige Interessen (die Interessen und den Schutz der Allgemeinheit) das Rechtsgut seines Patienten geringer achtet und eine Anzeige erstatten will, wenn alle Belehrungen einschließlich der Aufklärung der Angehörigen des Patienten zu keinem Erfolg geführt haben. Auch der Entwurf zum neuen Strafgesetzbuch im Rahmen der Strafrechtsreform sieht Straffreiheit nach § 186a E 62 vor,

„wenn das Geheimnis zur Wahrnehmung eines berechtigten öffentlichen oder privaten Interesses offenbart und die Tat unter Berücksichtigung der widerstreitenden Interessen und der dem Täter nach den Umständen obliegenden Prüfungspflicht ein angemessenes Mittel ist, den angestrebten Zweck zu erreichen."

Einen Teil der Verantwortung bei Erfüllung der Schweigepflicht im Rahmen der Verkehrsmedizin könnte man heute bereits von der Ärzteschaft nehmen, wenn man es nicht mehr dem Arzt überlassen würde, ob er eines Tages bei einem Verkehrsunfallverletzten mit einem schweren Schädel-Hirn-Trauma Bedenken an der Fahrtauglichkeit bekommt und sich dann vor die Frage gestellt sieht, ob er von seinem Offenbarungsrecht Gebrauch machen kann und soll. Die jährlich neu hinzukommende große Zahl von Opfern des Straßenverkehrs mit einem Schädel-Hirn-Trauma (vgl. die Ausführungen in den hier vorliegenden Handbuch-Beiträgen von GÖGLER ab S. 417, GROSSJOHANN ab S. 210 und von PORTIUS ab S. 1048) rechtfertigt meines Erachtens folgenden Vorschlag:

Den mit der Unfallaufnahme beauftragten Polizeibeamten sollte seitens der zuständigen Ministerien die Weisung erteilt werden, diese Schädel-Hirn-Verletzten unmittelbar nach einem Verkehrsunfall der Straßenverwaltungsbehörde zur Kenntnis zu bringen.

Auf diese Weise besteht die Möglichkeit, zu gegebener Zeit nach der Krankenhausentlassung von dem Verletzten die Vorlage einer fachärztlichen (Chirurg oder Neurologe) Bescheinigung über seinen Zustand zu verlangen und es davon bzw. von weiteren Untersuchungen abhängig zu machen, ob die Fahrerlaubnis belassen werden kann. Mit dieser einfachen Regelung wäre eine gewisse Kontrolle, wenigstens über die Schädel-Hirn-Verletzten, erreicht. Diese Maßnahme bedeutet keine Diskriminierung dieser bedauernswerten Opfer des Straßenverkehrs, sondern ist zu ihrem eigenen Schutz gedacht. Darüber hinaus erscheint sie auch im Interesse und zum Schutz aller Verkehrsteilnehmer gerechtfertigt. Für das Erkennen einer Bewußtlosigkeit nach einem Verkehrsunfall bedarf es keiner ärztlichen Kenntnisse, so daß der Polizeibeamte zumindest bei diesen Fällen die Meldung ohne weiteres vollziehen kann (vgl. hierzu auch weitere Ausführungen bei H.-J. WAGNER, 1965).

Die mit einer Sucht im Zusammenhang stehenden Rechtsfragen werden im Beitrag abgehandelt, der in diesem Handbuch ab S. 884 zu finden ist.

Im Abschnitt über die Aufklärungspflicht war bereits auf eine vorübergehende Beeinträchtigung der Leistungsfähigkeit im Sinne der Fahruntüchtigkeit durch ärztliche Eingriffe eingegangen worden. Hier muß nochmals auf die Bedeutung einer solchen ärztlichen Maßnahme im Zusammenhang mit der ärztlichen Schweigepflicht hingewiesen werden. Wenn der Arzt durch sein Handeln in der Sprechstunde (z. B. durch eine Kurznarkose, durch eine Injektion bzw. die Verabreichung eines Arzneimittels) selbst die Fahruntüchtigkeit herbeigeführt hat, dann muß er auch dafür sorgen, daß der Patient in diesem Zustand kein Kraftfahrzeug steuert. Wenn alle Belehrungen ergebnislos bleiben, erwächst dem Arzt einzig und allein in diesem Falle sogar eine Verpflichtung, seine Schweigepflicht zu durchbrechen, und er hat eine *Anzeigepflicht*, notfalls durch sofortige Benachrichtigung der Polizei. Die Rechtsprechung stellt sich auf den Standpunkt, daß derjenige, der die Gefährdung eines Rechtsgutes (Patient) herbeiführt, auch für dessen Rettung bzw. dessen Schutz zu sorgen habe.

VI. Schweigepflicht nach dem Tode des Patienten

Durch den Tod des Patienten wird der Arzt nicht von seiner Schweigepflicht entbunden. Was jedoch beim lebenden Patienten zum Bruch der Schweigepflicht aus höherwertigen Interessen führt, gilt erst recht beim Toten. Die Angehörigen bzw. die Erben eines Toten können dem Arzt keine prozessual wirksame Entbindung von der Schweigepflicht geben und können ihn auch nicht zu einer Aussage zwingen. Allerdings ist zu berücksichtigen, daß die Angehörigen gegen einen Arzt Strafantrag wegen unbefugten Bruchs der Schweigepflicht stellen können (vgl. hierzu auch TRUBE-BECKER).

VII. Offenbarungspflicht gegenüber öffentlichen Kostenträgern

Auf die in diesem Zusammenhang anstehende Problematik kann hier nicht näher eingegangen werden. Es wird auf die Monographie von HERTEL: „Ärztliche Auskunft" verwiesen. Der Arbeitgeber hat grundsätzlich nur Anspruch auf die Auskunft, ob und wie eine Arbeitseinsatzfähigkeit des Arbeitnehmers gegeben ist. Privaten Versicherungsgesellschaften gegenüber hat der Arzt nicht etwa schon aufgrund von Generalentbindungsklauseln im Versicherungsantrag oder im Versicherungsvertrag eine Offenbarungspflicht, sondern er ist erst nach einer speziellen schriftlichen Entbindungserklärung des Patienten zur Offenbarung ärztlicher Geheimnisse befugt (vgl. hierzu auch SCHMELCHER).

VIII. Ärztliche Auskunft vor Gericht

Bei Fahrtauglichkeitsuntersuchungen, über die im Auftrag eines Gerichtes ein Gutachten zu erstatten ist, besteht eine *Auskunftspflicht für den Gutachter*, weil kein Arzt-Patientenverhältnis besteht und es somit auch keine Schweigepflicht gibt.

Ein Arzt, der als sachverständiger Zeuge oder als Gutachter vor Gericht gehört wird, muß prüfen, ob er vor seiner Benennung der betreffenden Person gegenüber als Geheimnisträger verpflichtet war oder nicht. War das nicht der Fall, so besteht kein Recht zum Schweigen. Anderenfalls kann sich der Arzt auf seine Schweigepflicht berufen und hat auch nach § 53 StPO und nach § 383 ZPO ein Zeugnisverweigerungsrecht über das, was ihm in seiner Berufseigenschaft anvertraut worden oder bekanntgeworden ist. Ob er dennoch aussagen will und glaubt, ein Offenbarungsrecht zu haben, ist in sein Ermessen gestellt. Das Gericht kann jedoch eine Auskunft dann erzwingen, wenn der Arzt sein Schweigerecht offensichtlich mißbraucht und beim Verdacht einer strafrechtlichen Verfehlung des Arztes (z. B. Ausstellung eines falschen Zeugnisses über Verletzungen). Durch Beschlagnahme von Unterlagen kann mittelbar eine ärztliche Auskunft erzwungen werden (ausführliche Darstellungen bei HERTEL).

IX. Leichenschau und Todeszeitfeststellungen

Nach einem tödlichen Verkehrsunfall gewinnt die Leichenschau eine besondere Bedeutung. Der Arzt soll — wie in jedem anderen Fall — aufgrund der Besichtigung der Leiche den Tod, die Todesursache und die Todeszeit feststellen. Schon die *Feststellung des Todes* kann Schwierigkeiten bereiten, wie im Abschnitt über Hilfeleistungspflicht und Reanimation ausgeführt worden ist. Eine fahrlässige Feststellung des Todes, der noch nicht eingetreten ist, kann dem Arzt ein Verfahren wegen unterlassener Hilfeleistung einbringen. Bei schweren Verletzungen wird der Todesfall schnell als Unfallfolge angesehen. Zweifel ergeben sich oft erst dann, wenn es für eine Sektion zu spät ist und eine natürliche, zum Tode führende Ursache nicht mehr erkannt werden kann. Sofern bei der äußeren Besichtigung keine absolut sichere Feststellung zur *Todesursache* getroffen werden kann, sollte der Arzt auf der Todesbescheinigung aber stets eintragen: Todesursache unbekannt, Sektion erforderlich. Entscheidung und Verantwortung liegen dann bei der zuständigen Behörde. Im Interesse eines zumeist nach einem tödlichen Verkehrsunfall durchgeführten Gerichtsverfahrens empfiehlt es sich, die äußerlich feststellbaren Verletzungen sorgfältig und differenziert auf dem Leichenschauschein zu vermerken. Das ist nur möglich, wenn die Leiche ohne Bekleidung besichtigt wird, wozu der Arzt zwar verpflichtet ist, was erfahrungsgemäß aber nur selten, insbesondere nach Verkehrsunfällen, als selbstverständlich angesehen wird. Mit dem differenziert aufgeführten Verletzungsbild ist dann wenigstens in begrenztem Umfang eine Aussage zur Rekonstruktion des Unfallgeschehens möglich. Bedauerlicherweise begnügen sich die Ermittlungsbehörden oft mit der Todesursachenfeststellung durch eine Leichenschau und legen zunächst auf die Sektion keinen Wert, mit der aber allein die Rekonstruktion bei unklarem Geschehensablauf erfolgversprechend versucht werden kann. Das gilt im besonderen Maße dann, wenn ein Fußgänger bei einem Verkehrsunfall ums Leben kam (vgl. hierzu auch den Beitrag von PROKOP und RADAM in diesem Handbuch ab S. 952). Bei einem unnatürlichen Tod besteht für den mit der Leichenschau beauftragten Arzt gemäß Artikel 43 Abs. I des PolizeiStGB die Pflicht, unverzüglich eine Anzeige und einen Befundbericht an die Ortspolizeibehörde zu erstatten. Die Polizei hat gemäß

§ 159 StPO die Verpflichtung, den Staatsanwalt zu verständigen, der seinerseits den zuständigen Amtsrichter benachrichtigt. Von diesem kann eine richterliche Leichenschau oder eine Sektion veranlaßt werden. Der Arzt, der im Auftrag der Gesundheitsverwaltung die Todesursache bei einem Getöteten festzustellen hat, ist zweifellos dieser Behörde gegenüber berechtigt und verpflichtet, Auskunft zu erteilen. Sollte er der behandelnde Arzt gewesen sein, so unterliegen seine Feststellungen, die er noch zu Lebzeiten am Patienten treffen konnte, der ärztlichen Schweigepflicht. Ob er diese Befunde später mitteilen will, hängt von seiner Entscheidung und der gegebenen Sachlage ab. Vor allem sollte der Arzt berücksichtigen, ob das Aufdecken dieser Befunde für die Todesursachenfeststellung und damit möglicherweise auch für den Ausgang eines Gerichtsverfahrens von Bedeutung ist.

Die *Todeszeitfeststellung* kann nach Verkehrsunfällen, bei denen mehrere Familienangehörige zu Tode kommen, erbrechtlich von großer Bedeutung sein. Sofern eine Leiche nach einem Verkehrsunfall mit Fahrerflucht aufgefunden wurde und keine Zeugen etwas über die Unfallzeit und auch nicht über die Todeszeit aussagen können, empfiehlt es sich, daß der mit der Leichenschau beauftragte Arzt sofort über die zuständigen Behörden einen Gerichtsmediziner hinzuziehen läßt, der gegebenenfalls unter Einbeziehung der Prüfung aller supravitalen Erscheinungen (vgl. die Ausführungen bei Falk u. Pfeifer, Prokop sowie bei Schleyer) zu einer besseren Einengung der unbekannten Todeszeit kommt, als dies nur mit der Feststellung von Totenstarre, Leichenflecken und Temperaturabfall möglich ist. Über die rechtliche Situation bei Sektionen bedarf es in diesem Rahmen keiner Ausführung, weil damit nur ein begrenzter Kreis von Ärzten befaßt ist, der über diese in Frage kommenden rechtlichen Belange orientiert ist.

Literatur

Arbab-Zadeh, A.: Haftpflicht bei Arzneimittelschäden. Med. Klin. **61**, 1977—1981 (1966).

Bockelmann, P.: Fahruntauglichkeit und ärztliche Schweigepflicht. Bayer. Ärztebl. 497—502 (1963).

— Strafrecht des Arztes. In: Lehrbuch der gerichtlichen Medizin, 3. Aufl., S. 1—47. Stuttgart: Georg Thieme 1967.

Falk, H., u. K. Pfeifer: Praktische Sektionsdiagnostik mit Schnellmethoden für Gerichtsmediziner und Pathologen. Leipzig: Edition Leipzig 1964.

Grömig, U.: Entnahme einer Blutprobe durch einen Medizinalassistenten. Fortschr. Med. **85**, 513f. (1967).

Händel, K.: Beeinträchtigung der Verkehrstauglichkeit durch Arzneimittel und Verantwortlichkeit des Arztes. Neue jur. Wschr. **1965**, 1999f.

— Die Beurteilung von Verkehrsstraftaten unter der Wirkung von Arzneimitteln und Alkohol aus der Sicht des Staatsanwalts. In: Aktuelle Probleme der Verkehrsmedizin, H. 4. Stuttgart: Ferdinand Enke (im Druck).

Hertel, G.: Ärztliche Auskunft. Stuttgart: Gustav Fischer 1966.

Hoh, E.: Die ärztliche Aufklärungspflicht und ihre Bedeutung in der ärztlichen Rechts- und Standeskunde. Med. Diss. Mainz 1963.

Knick, B., u. H.-J. Wagner: Betrachtung verkehrsmedizinischer Gesichtspunkte bei Verordnung von Psychopharmaka. Ärztl. Mitt. (Köln) **46**, 1952—1955 (1961).

Kohlhaas, M.: Rechtsfragen in der Geburtshilfe und Gynäkologie. In: Handbuch „Klinik der Frauenheilkunde und Geburtshilfe", S. 481—555. München-Berlin-Wien: Urban & Schwarzenberg 1966.

Kuhns, R.: Das gesamte Recht der Heilberufe. Berlin: Haasenstein 1958.

Ladimer, J., and R. W. Newman: Clinical investigation in medicine: Legal, ethical and moral aspects. Boston University 1963.

Leithoff, H.: Grundlagen und Praxis der Begutachtung in der Inneren Medizin. In: Lehrbuch der inneren Medizin, S. 1203—1222. Stuttgart: Schattauer 1966.

Mueller, B.: Gibt es Grenzen der ärztlichen Schweigepflicht bei einem ernsthaft erkrankten Verkehrsteilnehmer? Therapiewoche **12**, 286ff. (1962).

Prokop, O.: Forensische Medizin, 2. Aufl. Berlin: VEB Verlag Volk u. Gesundheit 1966.

SCHLEYER, F.: Postmortale klinisch-chemische Diagnostik und Todeszeitbestimmung mit chemischen und physikalischen Methoden. Stuttgart: Georg Thieme 1958.
SCHMELCHER, R.: Ärztliche Schweigepflicht und Privatversicherungen. Dtsch. med. Wschr. **90**, 450f. (1965).
SCHMIDT, E.: Ärztliche Rechtskunde. In: PONSOLD, Lehrbuch der gerichtlichen Medizin, 2. Aufl., S. 1—79. Stuttgart: Georg Thieme 1957
SCHNEIDER, A.: Die Beurteilung von Verkehrsstraftaten unter der Wirkung von Arzneimitteln und Alkohol aus der Sicht des Richters. In: Aktuelle Probleme der Verkehrsmedizin, H. 4. Stuttgart: Ferdinand Enke (im Druck).
SCHULZ, G.: Arztrecht für die Praxis, 3. Aufl. Hannover: Schlüter 1965.
SCHWAB, R. S.: Zit. nach W. SPANN u. LIEBHARDT l.c.
SPANN, W.: Ärztliche Rechts- und Standeskunde. München: J. F. Lehmann 1962.
— Ärztliche Rechts- und Standeskunde. In: PONSOLD, Lehrbuch der gerichtlichen Medizin, 3. Aufl., S. 48—54. Stuttgart: Georg Thieme 1967.
—, u. E. LIEBHARDT: Reanimation und Feststellung des Todeszeitpunktes. Münch. med. Wschr. **108**, 1410—1414 (1965).
TRUBE-BECKER: Die ärztliche Schweigepflicht nach dem Tode des Patienten. Med. Klin. **60**, 1140—1144 (1965).
— Haftung des Arztes bei Verordnung neuer Medikamente. Med. Klin. **62**, 156—157 (1967).
WAGNER, H.-J.: Forensische Aspekte zum Thema „Arzneimittel und Verkehrssicherheit". In: Aktuelle Probleme der Verkehrsmedizin, S. 125—133. Stuttgart: Ferdinand Enke 1965.
— Zur Problematik wissenschaftlicher Versuche am Menschen aus gerichtsärztlicher Sicht. Saarl. Ärztebl. **20**, 281—283 (1967).
WAGNER, K., u. H.-J. WAGNER: Mißbrauch und Sucht im Hinblick auf den Verkehr. In: LAUBENTHAL, Handbuch „Sucht und Mißbrauch", S. 402—423. Stuttgart: Georg Thieme 1964.
WYRSCH, J.: Ärztliche Ethik. Documenta Geigy. Basel: Geigy 1967.

Die physiologischen Grundlagen der Anforderung im Straßenverkehr

W. Müller-Limmroth, München

Mit 30 Abbildungen

I. Einleitung

Im Jahre 1928 hielt der Schöpfer des Deutschen Kraftfahrzeuggesetzes von 1909, Rechtsanwalt Dr. jur. Isaac-Berlin auf dem Deutschen Juristentag in Salzburg einen Vortrag, in dem er Folgendes ausführte (zit. nach Kummer, 1961): „*In dem Augenblick, da einer den Führersitz besteigt, wird er nach der Rechtssprechung des Reichsgerichts aus einem gewöhnlichen Menschen ein gottähnliches Wesen, das alles weiß, alles sieht und alles kann* ...“. Obwohl hier die allgemeinen Anforderungen, die an den Führer eines Kraftfahrzeugs (Kfz) im Straßenverkehr zu stellen sind, überspitzt formuliert worden sind, so lassen sie doch erkennen, daß von der Arbeitsphysiologie her, also von der Lehre der Funktionen des menschlichen Körpers unter den Bedingungen der Arbeit, eine Reihe von Forderungen erfüllt sein muß, damit der Führer eines Kfz den ihm gestellten vielfältigen Aufgaben im Straßenverkehr gerecht werden kann. Er muß fahrtauglich sein, wobei allerdings Fahrtauglichkeit nicht immer Fahrfähigkeit bedeutet (Denecke, 1961). Schaut man sich den Katalog der Einweisungsanlässe zu einer Fahrtauglichkeitsüberprüfung gemäß § 3 der StVZO an, so gelangt man vom Standpunkt der Physiologie zu der Feststellung, daß bei der Festlegung der Anforderungen, die an den Führer eines Kfz im Straßenverkehr zu stellen sind, *praktisch alle Organsysteme* für die Leistungsfähigkeit des Autofahrers *von Bedeutung* sind. Das zeigen die Einweisungsanlässe zur Fahrtauglichkeitsbegutachtung nach Sievers und Winkler (1959):

1. Sehbehinderungen
2. Gehörschäden
3. allgemeine Körperbehinderungen
4. Hirnverletzungen
5. organische Nervenleiden
6. Geisteskrankheiten, schwere psychopathologische Zustandsbilder
7. Suchterscheinungen, Alkoholismus
8. Anfallsleiden
9. Innere Erkrankungen
10. Alters- und Abbauerscheinungen
11. Debilität
12. Jugendliche, die vorzeitig die Fahrerlaubnis anstreben
13. Neuerwerb des Führerscheins nach vorangegangenem Führerscheinentzug
14. Personen, die bei der Fahrprüfung auffällig geworden sind
15. Personen, bei denen nach Unfällen oder mehrfachen Verkehrsverstößen Bedenken bezüglich ihrer Fahrtauglichkeit erhoben wurden
16. Fahrlehranwärter
17. Berufskraftfahrer, die besonderen Belastungen ausgesetzt sind.

II. Fahrleistung

Das *Führen eines Kraftfahrzeugs* erfordert also eine so intensive Beteiligung mancher Organsysteme des Organismus, daß man diese Betätigung — auch wenn sie nur dem Vergnügen bei einer Ausflugsfahrt dient — als *Körperarbeit* ansehen muß. Die Art und Weise, wie das Kraftfahrzeug im Straßenverkehr geführt wird, in welcher Zeit und mit welcher Gleichmäßigkeit der Geschwindigkeit (Häufigkeit der Beschleunigungen und Verzögerungen) und mit welcher Sicherheit der Kraftfahrer fährt, wäre dann Ausdruck der pro Fahreinheit geleisteten Arbeit, also der *Fahrleistung*. Es ist klar, daß diese Fahrleistung nicht in der für die Leistung festgelegten physikalischen Definition Arbeit pro Zeit, also in Erg/Sekunde ($erg \cdot s^{-1}$) erfaßt werden kann, da die mechanische Arbeit beim Führen eines Fahrzeugs im Straßenverkehr doch nur einen nicht einmal großen Teil der arbeitsphysiologisch geleisteten Arbeit ausmacht. Viel wichtiger ist für die Fahrleistung die Güte einer zielstrebigen komplizierten Muskelbewegung, wie sie z.B. für Lenkmanöver erforderlich ist. Daran sind ferner Auge, Ohr und Tiefensensibilität maßgebend beteiligt, wobei das Zentralnervensystem übergeordnet reguliert und koordiniert. Dementsprechend kann die Fahrleistung niemals mit der in der Zeit zurückgelegten Fahrstrecke ausgedrückt werden. Sie ist eine komplexe Größe, die nur durch polygraphische Erfassung von Meßdaten beurteilt werden kann. Die Erfassung der von ABELE (1957) analysierten *Geschwindigkeitsleistung* (Straßenkilometer pro Fahrzeit) und *Gleichmäßigkeitsleistung* (Häufigkeit der vorgenommenen Beschleunigungen und Verzögerungen) kann daher über die Fahrleistung eines Fahrers lediglich einen orientierenden Überblick verschaffen.

III. Bestimmungsfaktoren der Fahrleistung

1. Leistungsvorbedingungen

Natürlich hängt die Fahrleistung von den Umweltfaktoren ab, die der Fahrer auf der Straße vorfindet. Diese außerhalb des Fahrers liegenden technischen, organisatorischen, klimatischen und meteorologischen Gegebenheiten sind die *Leistungsvorbedingungen* (Abb. 1). Dazu rechnen das Kraftfahrzeug selbst in seiner Anpassung an den Fahrer, die Straße, ihre Beschilderung, die Polizei, die Tages- und Jahreszeit und die Witterung.

Ebenso wie jedem Werkzeug eine optimale Gestalt gegeben werden muß, damit es der arbeitende Mensch mit dem besten Wirkungsgrad handhaben kann, so gilt das auch für jedes *Fahrzeug* im Straßenverkehr. Es muß so konstruiert sein, daß es vom Führer des Fahrzeugs mit einem Minimum an Energieaufwand und auch an Aktivierung der beteiligten Organsysteme geführt werden kann, ohne daß es wegen zu geringer oder stereotyper sensorischer Afferenz zu einer Abnahme des Wach- und Aufmerksamkeitsgrades kommen kann. Bedeutungsvolle Faktoren von Seiten des Kraftfahrzeugs sind der Autositz in seiner Konstruktion, die Lenkradneigung und -größe sowie die Direktheit der Lenkung, die Anordnung der Fußpedale, des Schaltknüppels, des Fahrtrichtungsanzeigers und der Armaturen sowie deren Zahl, die Neigung und Wölbung der Windschutzscheibe, die Klimatisierung des Wageninneren und die Lichtanlage.

Daß die *Straße* als eine Leistungsvorbedingung die Fahrleistung zu beeinflussen vermag, ist eine bekannte Feststellung und gegenwärtig Gegenstand intensiver, verkehrspolitischer Diskussionen und Bemühungen. Die schlechte und überdies mit zu hoher Verkehrsdichte befahrene Straße ist eine negative Leistungsvorbedingung. Von der Straße her können sich u.a. folgende Faktoren auf die Fahrleistung auswirken: Die Fahrbahndecke, die Fahrbahnwölbung, die Kurvenüberhöhung, die Art der Randstreifen und die Straßenrandbepflanzung.

Auch die *Beschilderung* vermag im positiven, mitunter aber auch im negativen Sinne die Fahrleistung des Fahrers zu beeinträchtigen. Selbst die *Polizei* ist als positiver Faktor zu den Leistungsvorbedingungen zu rechnen. Man denke nur z.B. an die Stoßverkehrzeiten in einer Großstadt (rush hour), zu denen an besonders verkehrsreichen und an sich ampelgeregelten Kreuzungen Polizeibeamte die Einordnung der Linksabbieger und auch die Räumung der Kreuzung regulieren. Schließlich nehmen die *Witterung* mit Regen, Schnee, Hagel, Nebel, Windböen und tiefem Sonnenstand sowie die *Tages-* und *Jahreszeit* als Vorbedingungen Einfluß auf die Fahrleistung.

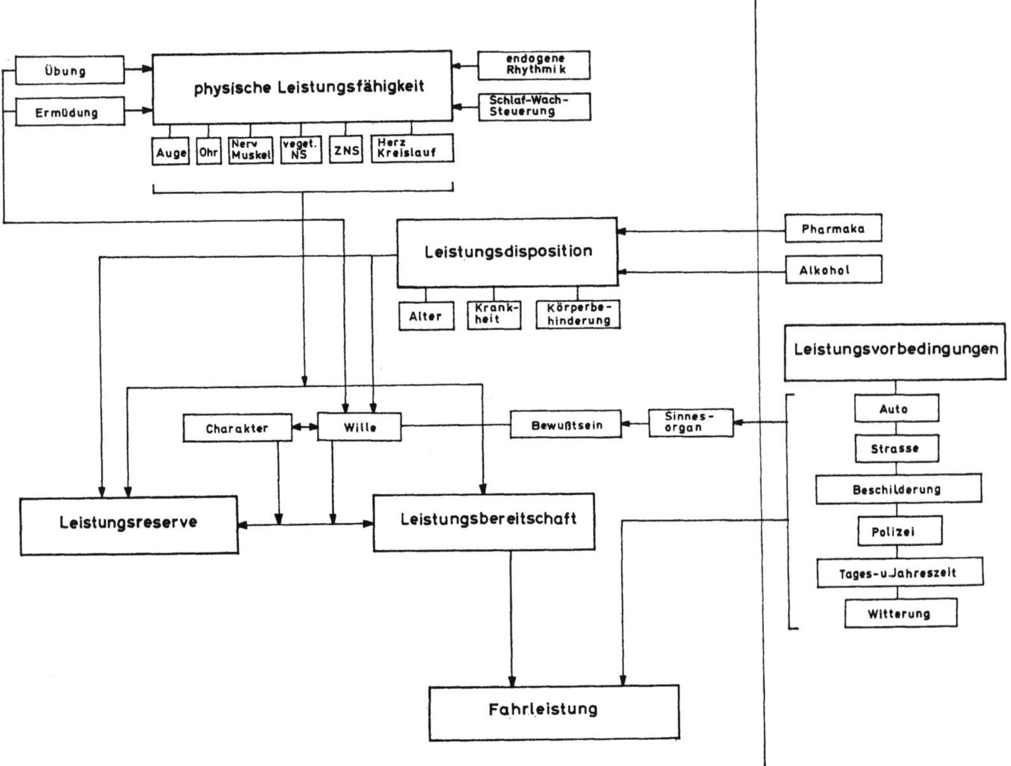

Abb. 1. Schematische Darstellung der Faktoren, die die Fahrleistung bestimmen. Die vertikale Gerade trennt die Umwelt (rechts) vom menschlichen Organismus (links). (Modifiziert nach LEHMANN, 1962)

2. Leistungsbereitschaft — Leistungsreserve — Leistungsfähigkeit

Der zweite Faktor, der neben den exogenen Leistungsvorbedingungen die Fahrleistung bestimmt, ist der Mensch mit seiner *Leistungsbereitschaft*. Die Fahrleistung eines Fahrers erfordert keineswegs seine gesamte Leistungsfähigkeit; denn dem Wortsinn nach ist die Leistungsfähigkeit das Maximum an Leistung, das ein Mensch herzugeben in der Lage ist (LEHMANN, 1962). Dieses Maximum entspricht aber nicht der von einem Menschen ausgeführten Leistung, selbst wenn dieser davon überzeugt ist, die Grenze des Möglichen erreicht zu haben. Das Gefühl des Nicht-mehr-Könnens ist bei der physischen Leistungsfähigkeit nur eine subjektive Grenze; denn bekanntlich können unter außergewöhnlichen Umständen Menschen Leistungen vollbringen, die man ihnen an sich nicht zugetraut hätte und die auch die betroffenen Menschen von sich selbst nicht erwartet hätten.

Offenbar ist die objektive Leistungsgrenze erst dann erreicht, wenn auch nach Mobilisierung aller *Leistungsreserven* die Arbeit nicht mehr fortgesetzt werden kann. Es wird also vom körperlich wie geistig arbeitenden Menschen eine gewisse Leistungsreserve zurückbehalten.

Wenngleich LEHMANN (1962) dieses von GRAF entworfene Schema (Abb. 1) in vereinfachter Form ursprünglich für die reine Körperarbeit aufgestellt hat, so läßt es sich doch ohne weiteres auf jede andere Tätigkeit übertragen, auch auf das Führen eines Automobils. Dabei ist zwar die körperliche Beanspruchung nicht sehr hoch, um so stärker dafür aber die Beteiligung der Sinnesorgane und des Zentralnervensystems. Die mehr für das Physische zugeschnittenen Begriffe wie „Leistungsfähigkeit", „Leistungsbereitschaft" und „Leistungsreserve" lassen sich jedoch auch auf die sinnes- und neurophysiologische Aktivität beim Autofahren anwenden; denn das Aktivitätsniveau der entsprechenden Systeme zeigt ebenfalls Schwankungen und Auge, Ohr, Oberflächen- wie Tiefensensibilität und auch das Bewußtsein sind bei der Teilnahme im Straßenverkehr nur sehr selten und unter ungewöhnlichen Leistungsvorbedingungen bis zur Grenze ihrer Leistungsfähigkeit beteiligt. Auch hier im Straßenverkehr verbleibt meistens ein Teil der sinnesphysiologischen Perzeptionsfähigkeit in Reserve oder doch wenigstens frei für andere, nicht der Straße unmittelbar zuzuordnende Umweltfaktoren (z.B. Autoradio, Gespräche mit Mitfahrern, Betrachten der Umwelt bei einer Fahrt über Land u.a.m.). Folglich verfügt auch der Kraftfahrer über eine gewisse Leistungsreserve und zeigt ebenfalls nur eine den Umständen, d.h. der Verkehrssituation erforderliche Leistungsbereitschaft.

3. Leistungsdisposition — Leistungswille

Wie groß die Bereitschaft zur Leistung ist, hängt von mehreren Faktoren ab: Zunächst einmal von der körperlichen und geistigen Leistungsfähigkeit an sich, ferner von der *Leistungsdisposition,* also von dem, was man die „körperliche Verfassung" nennt, und schließlich vom *Leistungswillen.* Wie groß die Leistungsdisposition ist, wird vom vegetativen Nervensystem, dem Endokrinium, vom Lebensalter und dem Gesundheitszustand festgelegt. Je besser über diese Faktoren die Disposition zur Leistung ist, um so größer muß auch die Leistungsbereitschaft sein.

Hier wird schon deutlich, daß bei der Frage nach den Anforderungen im Straßenverkehr das Lebensalter, das Ausmaß der Körperbehinderungen und der allgemeine Gesundheitszustand entscheidende Faktoren sind.

Die *Leistungsdisposition* ist allerdings selbst bei guter körperlicher Verfassung und bei nicht zu niedrigem oder hohem Lebensalter *keine Konstante,* sondern kann vielmehr über den Leistungswillen moduliert werden. Infolgedessen wird im höheren Lebensalter, bei schlechter gesundheitlicher Verfassung oder schon bei einem banalen Infekt die verschlechterte Leistungsdisposition über den Leistungswillen moduliert werden können. „Ich habe mich zusammengenommen und mit letzter Kraft das Fahrziel erreicht", pflegt man zu sagen. Einem solchen Verhalten liegt nichts anderes zugrunde, als daß man die gegenwärtige schlechte Fahrleistungsdisposition über den Willen durch Mobilisierung der Leistungsreserven verbessert hat, um doch noch die erforderliche Fahrleistungsbereitschaft aufzubringen. Ob dann daraus trotzdem eine gleich gute Fahrleistung resultiert, bleibt dahingestellt, da eine solche Aktivierung des Leistungswillens auf Kosten des Reservoirs der Leistungsfähigkeit schlechthin, der Leistungsreserve erfolgt. Es ist klar, daß in einer solchen Situation unter erhöhtem Willenseinsatz gefahren werden muß, daß eine solche Fahrweise anstrengender und auch gefährlicher ist, weil bei plötzlich auftauchenden Komplikationen in der Verkehrssituation dann keine ausreichende Reserve mehr zur Verfügung steht.

Viele *Pharmaka* und *Alkohol* beeinflussen u.a. die Leistungsdisposition und den Leistungswillen, wodurch es ebenfalls zu einer Inanspruchnahme der Leistungsreserve kommt. Stärkere Ausschöpfungen der Leistungsreserve betreffen vor allem das Zentralnervensystem, erkennbar an der Abnahme der Aufmerksamkeit, des Wachniveaus und der Verarbeitung perzeptorischer, vor allem optischer und akustischer Informationen. Erschwerend kommt hinzu, daß manche Pharmaka und Alkohol auch auf die Leistungsfähigkeit zentralnervöser Strukturen selbst einwirken, indem durch sie das Zusammenwirken von Bahnung und Hemmung moduliert wird.

Die Summe aus Leistungsreserve und Leistungsbereitschaft ergibt erst die eigentliche Leistungsfähigkeit. Auch sie ist eine komplexe Größe und wird beim Fahren eines Kraftfahrzeugs im wesentlichen vom Auge, Ohr, Nerven- und Muskelsystem sowie vom Zentralnervensystem bestimmt. Dabei ist selbst diese übergeordnete Größe keine für jedes Individuum festgelegte Konstante, sondern sie unterliegt den Schwankungen der *endogenen Rhythmik* und der *Schlaf-Wach-Steuerung* sowie auf dem Wege einer Rückkopplung den Modulationen der *Leistungsdisposition* (Alter, Krankheit, Körperbehinderung). Da überdies die genannten Organsysteme Auge, Ohr, Nerv, Muskel und Zentralnervensystem Empfindlichkeitsverstellungen, Adaptationen in positivem und negativem Sinne erfahren können, führen *Übung* und *Ermüdung* zu einer Beeinflussung der Leistungsfähigkeit. Beide haben dabei eine weitere Möglichkeit einer indirekten Einflußnahme auf die Leistungsbereitschaft und damit auch auf die Fahrleistung. So kann bei guter Fahrübung der physische Einsatz des Fahrers geringer werden, da damit viele Bewegungsabläufe hinter dem Steuer automatisiert ablaufen, m.a.W., es braucht — sofern keine plötzlich auftauchende Änderung der Verkehrssituation eintritt — weniger von der Leistungsfähigkeit bereitgestellt zu werden als bei einem ungeübten „*Sonntagsfahrer*“ oder gar bei einem *Fahrschüler*. Umgekehrt besteht innerhalb gewisser, aber nicht exakt vorausschaubarer Grenzen die Möglichkeit, eine beginnende Ermüdung dadurch zu kompensieren, daß über den Leistungswillen die Leistungsreserven stärker ausgeschöpft werden, um doch noch die erforderliche Leistungsbereitschaft aufzubringen. Unter Ermüdung muß also zwangsläufig das Autofahren anstrengender empfunden werden und zu Erschöpfungszuständen führen. In jedem Fall bedeutet eine derartige Inanspruchnahme des Leistungswillens, daß seine notwendige Aktivierung zur Erhöhung der Leistungsbereitschaft bei veränderten Leistungsvorbedingungen (Verkehrssituation, Straße, Witterung), die über die Sinnesorgane dem Fahrer bewußt werden, nicht in dem wünschenswerten Ausmaß möglich ist. Das Führen eines Kraftfahrzeugs im ermüdeten Zustand ist deshalb nicht nur anstrengender, sondern stellt eine erhebliche Unfallgefährdung dar. Daß letztlich auch die charakterliche Veranlagung hineinwirkt, sei hier nur am Rande vermerkt. Sie vermag die Leichtigkeit einer Mobilisierung des Leistungswillens mitbestimmen und damit den Risikogehalt der Fahrweise.

In welcher Weise die Organsysteme Auge, Ohr, Muskel und Zentralnervensystem ineinander gekoppelt sein müssen, um die verschiedenen Handlungen des Fahrers hinter dem Steuer seines Fahrzeugs zu garantieren, zeigt Abb. 2. Dieses von STEINBUCH (1965) aufgestellte kybernetische Schema zeigt den Informationsfluß im Menschen. Theoretisch werden in diesem Schema fünf verschiedene Funktionen aufgezeigt. In a ist die *reine Wahrnehmung* dargestellt. Der Informationsfluß stammt aus der Außenwelt, wird im sensorischen Bereich eingeengt und endet im Bewußtsein, d.h. aus den empfangenen Informationen werden keine momentanen Aktionen abgeleitet. Vielmehr werden die Informationen lediglich mehr oder weniger gespeichert. Das Schema b zeigt das Gegenstück zu a: die *reine Handlung.* Hier stammt der Informationsfluß aus den im Bewußtsein gespeicherten Informationen und führt zu irgendwelchen Aktionen in die Außenwelt hinein. Beide Funktionen a und b kommen im Straßenverkehr kaum in Betracht und sind wahrscheinlich nichts anderes als abstrakte Schemata; denn beim realen Menschen werden auf Beobachtungen, also auf einen Informationsfluß aus der Außenwelt über die Sinnesorgane immer irgendwelche Aktionen folgen. Auch kann man sich kaum vorstellen, daß ein gesunder Mensch Handlungen ausführt, ohne Rücksicht auf die Außenwelt zu nehmen.

Beim Führen eines Kraftfahrzeugs sind demgegenüber die in c und vor allem in d der Abb. 2 wiedergegebenen Funktionen von größter Bedeutung. Bei der *unbewußten Reaktion* stammt der Informationsfluß aus der Außenwelt, dringt jedoch nicht in das Bewußtsein ein, sondern bewirkt über unbewußte Bahnen

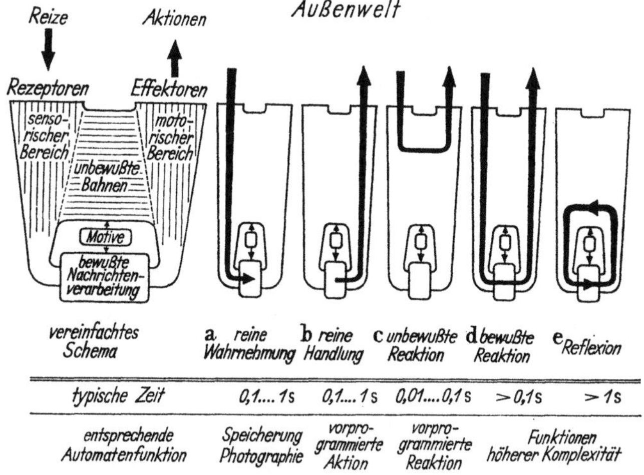

Abb. 2a—e. Vereinfachtes Schema für eine reine Wahrnehmung (a), reine Handlung (b), unbewußte Reaktion (c), bewußte Reaktion (d) und Reflexion (e). (STEINBUCH, 1965)

(Reflexe!) Aktionen in die Außenwelt zurück. Eine solche Handlung erfolgt z.B. beim Einwirken eines Seitenwindes auf das fahrende Fahrzeug. Durch die mit dem Seitenwind erfolgende Ablenkung des Fahrzeugs kommt es zu Scherwirkungen in der Gesäßhaut, so daß die Hautrezeptoren der Gesäßregionen Informationen über sensible Nervenbahnen liefern, die reflektorisch zu einer Tonuserhöhung im Bereich der Bein-, Gesäß- und Rückenmuskulatur führen. Die *bewußte Reaktion* (Abb. 2d) wird ebenfalls durch den Informationsfluß aus der Außenwelt, also von der Straße veranlaßt, dringt in gleicher Weise über den sensorischen Bereich in das Bewußtsein ein, durchschreitet dieses und führt nach Modulation durch die Motive über den motorischen Bereich zu einer Aktion in die Außenwelt, also auf das Fahrzeug. So führt das Sehen eines langsamer vorausfahrenden Fahrzeugs und einer freien, geraden Gegenbahn zum Bewußtwerden der Verkehrssituation, die die Einleitung und Ausführung eines Überholmanövers herbeiführt, sofern der Fahrer aus Zeitmangel oder anderen Gründen dazu positiv motiviert ist.

Eine Sonderstellung nimmt schließlich die *Reflexion* (Abb. 2e) ein. Hier beginnt der Informationsfluß nicht in der Außenwelt, sondern im sensorischen Bereich. Er durchläuft das Bewußtsein und den motorischen Bereich und erreicht über die unbewußten Bahnen wieder den sensorischen Bereich. Es liegt also ein Kreisprozeß vor, der nicht an die Außenwelt gebunden ist, nicht aus ihr kommt und auch nicht in sie eindringt. Was in diesem Kreis an Information in Umlauf gebracht wird, hängt nur vom momentanen Zustand des Menschen ab. Die bei einem Halswirbelsäulen-Syndrom (HWS-Syndrom) vorkommenden Signalisierungen der Nocirezeptoren müssen nicht unbedingt zu einer Schmerzempfindung führen, können aber den Muskeltonus in der Schulter- und Armregion so stark erhöhen, daß dadurch eine dem Tonus überlagerte Willkürbewegung beeinflußt wird.

IV. Faktoren der Fahrleistungsfähigkeit

Da von den rund 45 Millionen über 16 Jahre alten Einwohnern der Bundesrepublik bereits etwa 13 Millionen Menschen zum Führen eines Kraftfahrzeugs der Klassen 2 und 3 ausgebildet sind, rangiert der Fahrerplatz an erster Stelle der Liste der Arbeitsplätze. Wie bei der arbeitsphysiologischen Untersuchung eines Arbeitsplatzes in den verschiedenen Zweigen der Berufstätigkeit, ist auch der Vorgang des Führens eines Kraftfahrzeugs mit den verschiedenen arbeitsphysiologischen Untersuchungsmethoden analysierbar, womit die Anforderungen an die verschiedenen Organsysteme geprüft werden können.

1. Der Bewegungsapparat

Die Tatsache, daß der geringste Energieverbrauch beim liegenden Menschen vorliegt und der Energieumsatz beim Übergang zum Sitzen um 3—5% ansteigt, zeigt, daß allein schon das Einnehmen einer noch so entspannten Sitzhaltung hinter dem Steuer bereits Muskelarbeit bedeutet, weil selbst bei einer Abstützung des Rumpfes gegen eine Rückenlehne die Rückenmuskulatur immer eine gewisse, bioelektrisch nachweisbare Aktivität aufweist. Selbst in der Beinmuskulatur ist bei aufgestützter Fußsohle eine Muskeltätigkeit elektromyographisch nachweisbar, besonders stark bei dem das Gaspedal betätigenden rechten Fuß und Unterschenkel.

Nach Schoberth (1962) wird beim Hinsetzen in einen Autositz eine *hintere Sitzhaltung* eingenommen (Abb. 3a). Dabei kommt es beim Übergang vom Stehen zum Sitzen wegen der Beugung in den Knie- und Hüftgelenken zu einer Kreisbewegung des Beckens nach hinten und unten, bis die Tubera ossis ischii auf dem Sitz eine Auflage finden (Abb. 3b). Um bei dieser Beckenrückdrehung das Gleichgewicht zu halten, kommt es *während* des Hinsetzens zu einer Totalkyphose der Wirbelsäule. Ist das Becken aufgesetzt, dreht es sich wieder etwas nach vorn, um mit dem Anlehnen des Rückens an die Rückenlehne erneut eine Rückbewegung mitzumachen. Derartige Beckenrückdrehungen, die sich aus der Differenz der Winkel zwischen Sitzbeintangente (ermittelt in der seitlichen Röntgenaufnahme) und der Horizontalen im Stehen und Sitzen ergibt (Abb. 4), kommen immer dann vor, wenn der oberhalb beider Hüftgelenke liegende Gesamtkörperschwerpunkt bei der hinteren Sitzhaltung über und hinter die Verbindungslinie zwischen beiden Tubera ossis ischii kommt. Da sich das Os sacrum als integrierender Beckenbestandteil an den Beckendrehungen zwangsläufig beteiligen muß, kommt es bei den Rückdrehungen zu einer Veränderung der leichten Vorneigung der Kreuzbeindeckplatte in Richtung einer Horizontal- oder sogar leichten Rücklage (vgl. Abb. 4). Das bedeutet zwar eine Abnahme der Scherwirkung der darüberstehenden Wirbelsäule nach ventral auf 0, verstärkt aber den auf das Kreuzbein lastenden Belastungsdruck um $^1/_8$. Weil darüber hinaus eine ausgedehnte Bandmasse zwischen Becken und Lendenwirbelsäule — unterstützt durch den Tonus der dort entsprechend herüberziehenden Muskulatur — verläuft, kommt es in der hinteren Sitzhaltung zu einer Lendenlordose und deshalb auch zu Wirbelkörperbewegungen gegeneinander, also zu Kippbewegungen über den „Kissen“ der Zwischenwirbelscheiben. Wenn nun der bradytrophe Nucleus pulposus, ein Kolloid, mit der Alterung vermehrt Calciumsalze und Cholesterin u.a.m. ablagert und Wasser verliert, so nimmt auch der Quellungsdruck ab und es kommt zu Schrumpfungsvorgängen (Netter, 1950). Zugleich lockert sich das Fasergefüge im Anulus fibrosus und dementsprechend nimmt vorübergehend die Beweglichkeit der Wirbel gegeneinander zu, was Anlaß zu Irritationserscheinungen sein kann.

Über der Lendenlordose nimmt in der hinteren Sitzhaltung die Brustwirbelsäule eine kyphotische Stellung, die Halswirbelsäule dagegen wieder eine mehr oder weniger starke lordotische Stellung ein, was von der Blickrichtung und damit auch von der Kopfstellung abhängt.

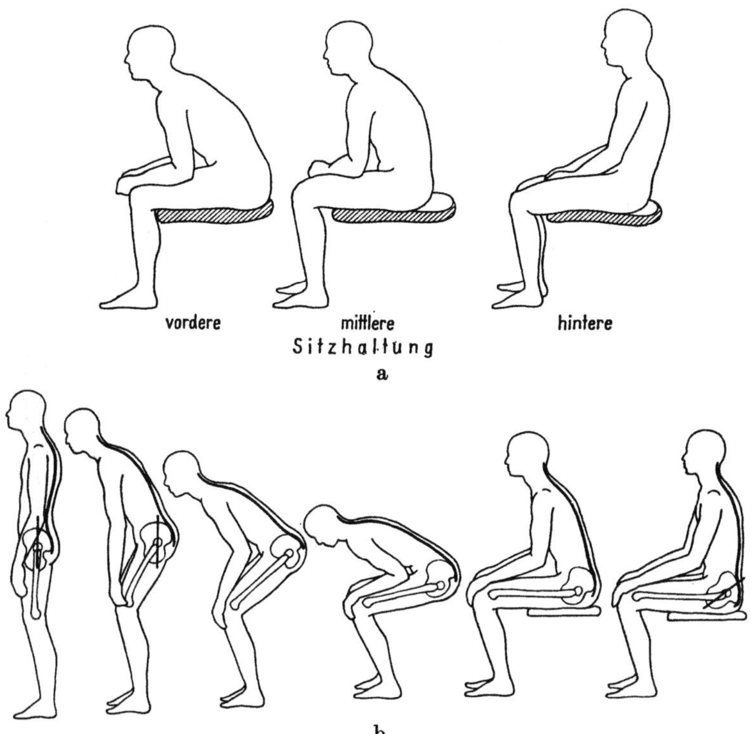

Abb. 3a u. b. a Vordere, mittlere und hintere Sitzhaltung. Beim Führen eines Kraftfahrzeugs wird in der Regel die hintere Sitzhaltung eingenommen. b Beim Übergang vom Stehen zum Sitzen tritt mit der Beugung im Hüftgelenk eine Beckenrückdrehung ein

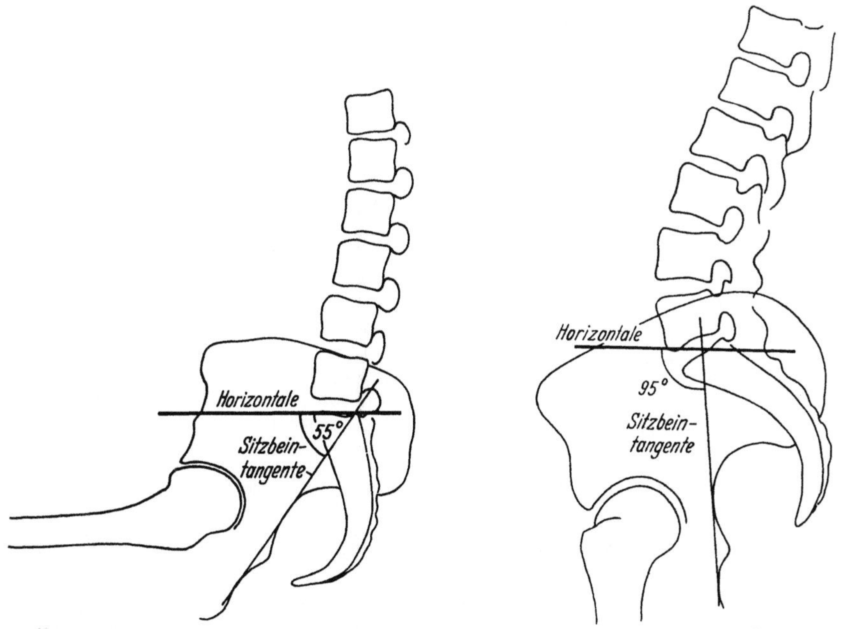

Abb. 4. Übergang vom Stehen zum Sitzen. Die Beckenrückdrehung ist an der Änderung des Sitzbeintangenten-Neigungswinkels erkennbar. (SCHOBERTH, 1962)

Die Lage des allgemeinen Körperschwerpunktes über den Drehpunkten der Hüftgelenke, das Aufstellen des linken Beines auf den Fahrzeugboden, das Andrücken des rechten Beines gegen das Gaspedal, die Armhaltung beim Halten des Lenkrades, die Haltung des Kopfes zum „Festhalten der Blicklinien" beim Fahren geradeaus sowie das „Hineindrücken" des Körpers nach hinten in den Fahrersitz machen klar, daß ohne eigentliche Fahrhandlungen wie Schalten, Bremsen, Blinklichtbetätigung und Lenkmanöver das Führen eines Kraftfahrzeugs in der Fahrt geradeaus einen muskulären Aufwand von der Art der *statischen Arbeit* erfordert. Unter statischer Arbeit stehen die Muskeln in *isometrischer Betätigung*, sie entwickeln also Spannung, führen *Haltearbeit* aus, wobei es zu einer *Erhöhung des Muskelbinnendrucks* kommt. Das hat Konsequenzen für die Durchblutung der statische Arbeit leistenden Muskulatur. Zwar wirken die bei jeder Kontraktion anfallenden physiologischen Metaboliten (z.B. Kohlendioxyd, Adenosintriphosphat, Milchsäure, Muskeladenylsäure) lokalchemisch gefäßerweiternd und deshalb durchblutungssteigernd, jedoch wirkt dem die Kontraktion des Muskels und die damit verbundene Kompression der Gefäße entgegen. Die Muskelvenen erfahren dadurch eine Auspressung, wohingegen auf der arteriellen Seite die Durchblutung je nach der Kontraktionsstärke vermindert, aufgehoben oder sogar umgekehrt wird. Bei einer Kontraktionsstärke von 20% der maximal möglichen wird für die gesamte Dauer der Kontraktion die Durchblutung der isometrisch kontrahierten Muskulatur nahezu aufgehoben (Schneider, 1964; Müller, 1962; Müller-Limmroth, 1961). Natürlich ist für die statische Arbeit beim Sitzen hinter dem Steuer nicht eine solche Kontraktionsstärke erforderlich, jedoch dürfte die intramuskuläre Drucksteigerung doch hoch genug sein, um die Durchblutung merklich zu drosseln, erst recht, wenn infolge erhöhter Aufmerksamkeit während des Fahrens in der Großstadt, bei Nacht und Nebel, im Schnee und Regen, bei Glatteis und Windböen, unter psychischer Erregung oder beim Ungeübten (Fahrschüler, Sonntagsfahrer) der Muskeltonus generell erhöht ist (s. S. 140). Infolgedessen bedeutet anhaltendes Sitzen hinter dem Steuerrad allein und „angespanntes" Fahren aus rein muskulärer Ursache heraus einen Ermüdungsfaktor, der zum Einhalten von Fahrpausen nach längeren Fahrzeiten zwingt. Bei der Autositzkonstruktion sollte darauf geachtet werden, daß der Anteil an statischer Arbeit auf ein Minimum reduziert und die Vornahme eines Sitzlagewechsels ermöglicht wird.

Die Möglichkeit zum Sitzlagewechsel ist auch noch aus einem anderen Grunde wünschenswert. Bei dem niedrigen Autositz ruht das Rumpfgewicht einschließlich des Kopfgewichts und eines Teils des Gewichts der Arme auf einer Fläche, die von den Tubera ossis ischii und den proximalen Zweidrittel der Oberschenkelbeugeseiten gebildet wird. Ein Teil der Armgewichte wird von den Händen am Lenkrad und der restliche Teil der Beine über die Kniegelenke und Unterschenkel von den Füßen aufgenommen. Etwa 60% des Körpergewichts wirken somit auf die Gegend dorsal zur queren Gesäßfalte (Tubera ossis ischii) ein, 24% lasten auf dem Sitz zwischen Tuberlinie und vorderer Sitzkante (Schoberth, 1962). Während vergleichsweise die Belastung der distalen Oberschenkelpartien gering ist (44 g/cm²), kann sie im Bereich der Tubera 1000 g/cm² betragen, sofern allerdings der Sitz ungepolstert ist. Jedenfalls reichen derartige Druckeinwirkungen völlig aus, um bei längerer Einwirkungszeit auch die Hautdurchblutung zu drosseln, so daß paraesthetische Empfindungen auftreten können, sofern keine Änderungen der Sitzposition ausgeführt werden. Im Hautkapillargebiet der Gesäßregion (40—50 cm unterhalb der Herzhöhe) darf man mit einem Kapillardruck im arteriolären Schenkel von 50—60 mm Hg rechnen (Wright, 1936), der vom Sitzauflagedruck überschritten werden dürfte.

Zur Verringerung muskulärer Ermüdungsfaktoren ist ferner die *Zuordnung des Autositzes von den Bedienungselementen* und außerdem die Leichtigkeit der Bedienung der Lenk- und Schaltelemente von Wichtigkeit. Wenn schon statische Arbeit beim Autofahren nicht ganz vermeidbar ist, so sollte man sie doch wenigstens unter optimalen Verhältnissen ausführen lassen. Die von einer Muskelgruppe für eine Handlung aufzubringende Kraft hängt nämlich nicht nur von der äußeren Gegenkraft ab, sondern auch von den Hebelverhältnissen, unter denen die Kräfte angreifen.

Ein Vergleich in der Wirkungsweise des M. brachioradialis und des M. biceps zeigt das deutlich (Abb. 5). Wie man sieht, ist beim M. brachioradialis mit seinem Ansatz am distalen Radiusbereich der Kraftarm praktisch gleich dem Lastarm, die Relation also ~1,0, während beim M. biceps der Kraftarm wesentlich kürzer ist. Infolgedessen ist das Verhältnis Kraftarm/Lastarm wesentlich kleiner als 1,0. Das bedeutet, daß bei einer Haltearbeit der M. brachioradialis weniger Kraft aufwenden muß als der M. biceps. Natürlich ist der Hebelarm, unter dem ein Muskel wirksam wird, von der Gelenkstellung abhängig. Für den M. biceps ist z.B. eine rechtwinklige Stellung des Ellenbogengelenks wie in Abb. 5 günstiger als eine spitz- oder stumpfwinklige.

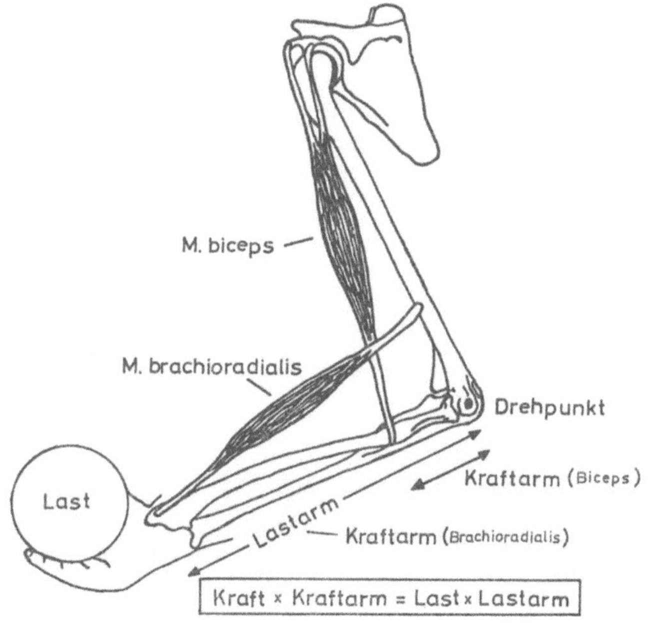

Abb. 5. Schematische Darstellung der Kraftarm- und Lastarm-Verhältnisse beim M. biceps und M. brachioradialis

Die Gestaltung eines Kraftfahrzeugstandes (Sitzhöhe und -tiefe, Lenkraddurchmesser und -höhe, Pedalanordnung u.a.) wird also auch die Biomechanik des Autofahrens berücksichtigen müssen (vgl. Beitrag Coermann in diesem Handbuch). Hieraus ergeben sich Forderungen an die Kraftfahrzeugkonstrukteure hinsichtlich der Anordnung der Bedienungselemente und der Gestaltung des Führerstandes im Kraftfahrzeug.

Aber auch die Leichtigkeit, mit der die verschiedenen Handlungen beim Führen eines Kraftfahrzeugs ausgeführt werden können, ist für das Ausmaß des muskulären Ermüdungsfaktors bedeutungsvoll. Neben der oben erwähnten statischen Arbeit, die durch isometrische Muskelkontraktionen geleistet wird, gibt es als weitere Betätigungsform der Muskulatur die isotonische Kontraktion, d.h. Gelenke zu bewegen, wobei die Muskeln ohne stärkere Spannungsentwicklung *dynamische Arbeit* leisten. Zwischen beiden Extremfällen muskulärer Tätigkeit liegt eine Mischform aus isometrischer und isotonischer Kontraktion, wobei erst durch Spannungsentwicklung ein äußerer Widerstand überwunden werden muß, ehe eine Muskelverkürzung zustande kommen, sich also eine Bewegung ausbilden kann. Überwiegt bei solchen *auxotonischen Betätigungen* das dynamische Element mit alternierenden Aktionen bei Agonisten und Antagonisten, so werden den Muskeln immer wieder Kurzpausen gewährt, in denen eine eingegangene Sauerstoffschuld im Verlauf der initialen, anaeroben Energiebereitstellung aus den energiereichen Phosphaten (Adenosintriphosphat) mehr oder weniger getilgt werden kann. Eine derartige Tätigkeit ist somit nicht so ermüdend wie eine solche, in der die isometrische, also statische Komponente stärker enthalten ist. Das ist z.B. bei Lenkmanövern mit schwereren Kraftfahrzeugen gegeben, ferner bei fortgesetzten Schaltvorgängen in der Betätigung des Kupplungspedals im Großstadtverkehr und auch bei Fußbremsungen. Besonders ungünstig wirkt sich der als Haltearbeit des rechten Beins notwendige statische Anteil beim Gasgeben im Verlauf von Autobahnfahrten aus. Vom muskelphysiologischen Standpunkt aus sind deshalb alle Konstruktionsverbesserungen zu begrüßen, die *vermeidbare statische Arbeit merklich reduzieren* wie z.B. *Hilfskraftlenkung*, *Bremskraftverstärker* und *automatische Getriebe*.

Da es im Straßenverkehr wesentlich auch auf die Handlungsschnelligkeit ankommt, wird ebenfalls eine Verminderung der Muskelbelastung, also des Anteils isometrischer Aktivität in der handelnden Muskulatur anzustreben sein; denn wie Tierexperinente an einem isolierten Muskel bei tetanischer Betätigung gezeigt haben, hängt die Verkürzungsgeschwindigkeit von der Belastung ab (Reichel, 1960). Die Kraft-Geschwindigkeits-Relation folgt dabei der *Hill'schen* Gleichung:

$$(P+a)\cdot(v+b)=(P_0+a)\cdot b=\text{const.}$$

(P=Last, unter der sich der Muskel verkürzt; P_0=isometrische Gesamtspannung im Tetanus; v=tetanische Verkürzungsgeschwindigkeit; a=Konstante mit Dimension der Kraft; b=Konstante mit Dimension der Geschwindigkeit). Die Konstante a steht zur Tetanusspannung P_0 in konstanter Relation. a/P_0 beträgt im M. biceps des Menschen 0,2—0,48 (Wilkie, 1950). Mit zunehmender Belastung nimmt die Verkürzungsgeschwindigkeit ab. Allerdings sind diese an Einzelfasern erhobenen Befunde ohne Korrekturen nicht auf den Gesamtmuskel zu übertragen, da a/P_0 von der Ausgangslänge und die Verkürzungsgeschwindigkeit vom Dehnungszustand abhängt (Buchthal u. Kaiser, 1951). Beide Faktoren können aber beim Gesamtmuskel recht verschieden sein. Trotzdem gilt auch für den Gesamtmuskel die Feststellung, daß die Verkürzungsgeschwindigkeit mit der Belastung abnimmt. *Die isometrische Belastung ist also bei Handlungen, bei denen es auch auf Schnelligkeit ankommt, zu vermindern.*

2. Das Nervensystem

Spannungs- und Längenänderungen in der Skeletmuskulatur sind es, die die Haltung und Bewegung des menschlichen Körpers garantieren. Die diese Tätigkeiten veranlassenden Impulse aus dem peripheren und zentralen Nervensystem werden dabei alle den *spinalen Motoneuren* und somit einer gemeinsamen Endstrecke zugeführt. Es ist deshalb das wichtigste Problem der Haltungs- und Bewegungsregelung, auf welche Weise an den Vorderhornzellen eine Erregungskoordinierung zustande kommt. Bei den Willkürtätigkeiten, die beim Führen eines Kraftfahrzeugs im Vordergrund stehen, kommt es darüber hinaus darauf an, daß in der Umwelt auftretende Kräfte den Bewegungsablauf nicht gegen unseren Willen modifizieren; denn dann würde der Mensch die Gesetze des Handelns nicht mehr diktieren können, sondern die Art des Bewegungsablaufs würde durch die Kräfte der Umwelt aufgezwungen (Wagner, 1954). Es muß gewährleistet sein, daß die Muskeltätigkeit ohne Notwendigwerden bewußter Korrekturen auf die verschiedenen Umwelteinflüsse, die auf den Führer eines Kraftfahrzeugs über die Sinnesorgane treffen, abgestimmt werden kann und zugleich einer Willkürkontrolle ausgesetzt wird. Überdies wird es für den Kraftfahrer von nicht untergeordneter Bedeutung sein, wie die Körpermotorik mit anderen somatischen und vegetativen Funktionen des Zentralnervensystems situationsgerecht korreliert (Caspers, 1961).

Die funktionelle Einheit des motorischen Systems ist die *motorische Einheit*, die aus einem α-Motoneuron mit seinem Neuriten und den von ihm über motorische Endplatten erreichten Muskelfasern besteht, wobei die Zahl der in einer Einheit untergebrachten Muskelfasern in den Extremitäten 500—2000 betragen kann (M. gastrocnemius 1600 Fasern). Zur Abstufung einer Willkürtätigkeit kann die Zahl der in Aktion geratenden motorischen Einheiten verändert werden (räumliche Summation). Außerdem kann die Zahl der vom α-Motoneuron kommenden, zur tetaniformen Betätigung führenden Impulse eine Abstufung herbeiführen.

In diese zentrifugale Innervation des motorischen Systems spielt ein peripheres Regulationssystem, der *Eigenreflex* hinein, dessen Einheit der Reflexbogen ist, der mit den dehnungsempfindlichen Muskelspindeln beginnt. Mit afferenten Ia-Fasern werden aus dem nichtkontraktilen Mittelstück über das Spinalganglion dem Rückenmark Impulse zugeführt, wo synaptischer Kontakt mit dem α-Motoneuron hergestellt wird. Die aus den Muskelspindeln afferent geleiteten Entladungsfrequenzen hängen einmal ab von der Steilheit der Längenänderung des Muskels, folgen also dem Differentialquotienten dL/dt, zum anderen aber auch vom absoluten Längenzuwachs, also vom jeweiligen Dehnungszustand des Muskels. Die Muskelspindeln sind somit proportional-differential-empfindliche Fühler, sog. *PD-Regler*. Folglich steigt ihre Entladungsfrequenz nach einer überschießenden Primärantwort proportional mit dem Logarithmus der Belastung bzw. linear mit dem absoluten Längenzuwachs des Muskels an, wobei unter konstanter Dehnung kaum Adaptationsphänomene eintreten. Auch unter den α-Motoneuren der verschiedenen motorischen Einheiten gibt es neben solchen, die sich tonisch entladen, auch solche mit passiver Entladung, also mit einer Differentialquotientenempfindlichkeit, die offenbar für die Regelung des Muskeltonus und für Reflexbewegungen von Bedeutung sind (GRANIT et al., 1956).

Die Endstücke der Muskelspindeln sind kontraktil und werden von A γ-Fasern innerviert, die die Neuriten der γ-Motoneuren im Vorderhorn sind. Ein Teil der intrafusalen Fasern wird auch von α-Motoneuren innerviert. Ihre Aktivierung führt zu einer Kontraktion dieser intrafusalen Fasern, wodurch das in der Spindelmitte liegende Rezeptorareal mehr oder weniger vorgedehnt, somit seine Empfindlichkeit moduliert werden kann (Sollwertverstellung). Das bedeutet aber nicht nur eine weitgehende Modulationsmöglichkeit in Form und Ausmaß eines Reflexes, sondern auch, daß willkürliche oder unwillkürliche Bewegungen wie sie in ununterbrochener Folge beim Autofahren notwendig sind, keineswegs ausschließlich durch eine Erregung der motorischen α-Motoneuren, sondern auch durch eine primäre Aktivierung des γ-Systems mit sekundärer Ankopplung an die α-Motoneuren ausgelöst und moduliert werden können. Diese Regelmechanismen sind so beschaffen, daß die afferente Spindelentladung konstant bleibt. Sinkt z. B. die γ-Efferenz unter einen bestimmten Ausgangswert, so nimmt wegen der dadurch herabgesetzten Bahnung der α-Motoneuren die Muskellänge der Agonisten und Synergisten zu, und zwar um den Betrag, der über die passive Dehnung der Muskelspindeln die verminderten γ-Antriebe der α-Motoneuren kompensiert (ELDRED et al., 1953). Simultan werden die Antagonisten gehemmt (reziproke Innervation). Auf die Bedeutung dieses Mechanismus für den Teilnehmer im Straßenverkehr wird später noch einzugehen sein. Mit veränderter γ-Efferenz ändern sich auch die dynamischen Eigenschaften der Spindeln. Wird beispielsweise das Rezeptorareal durch die intrafusalen Fasern stärker vorgedehnt, so reagiert es noch auf *Vibrationsreize* höherer Frequenz als im entspannten Zustand (GRANIT u. HENATSCH, 1956). Die γ-Innervation der Muskelspindeln ist folglich auch für die *Regelung der Bewegungsgeschwindigkeit* von Bedeutung (WAGNER, 1954). Hierfür ist wesentlich, daß ein Teil der intrafusalen Fasern von raschen A α-Fasern erreicht wird, so daß eine rasche Nachregulierung der Spindelempfindlichkeit bei der Willkürtätigkeit möglich ist.

Waren die Muskelspindeln Dilatorezeptoren, so sind die *Sehnenspindeln* Tensorezeptoren, die sowohl bei einer passiven Muskeldehnung als auch bei einer aktiven Kontraktion die Spannungszunahmen über Ib-Fasern dem Rückenmark signalisieren und auf die α-Motoneuren des Testmuskels und seiner Synergisten hemmend, auf die der Antagonisten demgegenüber bahnend wirken. Die Tensorezeptoren sind also zur Arbeitsmuskulatur in Serie, die Dilatorezeptoren dagegen parallel geschaltet, wobei die ersteren eine niedrigere Schwelle als die letzteren aufweisen.

Die Arbeitsweise der beschriebenen Rezeptoren zeigt die schematische *Darstellung der Eigenreflexbahnen* in Abb. 6. Wenn durch Spindeldehnung eine Einzelzuckung des Muskels reflektorisch entsteht, so wird hierdurch die Spindel wieder entdehnt und die Reflexkontraktion beendet. Zugleich führt die Spannungseinwirkung auf die Sehnenspindeln zu einer Hemmung der α-Motoneuren, so daß nach der Reflexkontraktion eine *Innervationsstille* (silent period) eintritt. Sie bewirkt eine Abnahme der tonischen Grundaktivität, der ein Erregungsrückschlag (rebound) folgen kann, wenn infolge eines stärkeren afferenten Erregungseinstroms eine anhaltendere Erregbarkeitssteigerung einsetzt. Dieser Erregungsrückschlag ist um so stärker, je höherfrequent die Muskelspindelafferenzen aktiviert werden. Auch diese Bahnungs- und Hemmungsperioden verlaufen am Antagonisten invers. Schließlich sei noch erwähnt, daß durch einen verstärkten peripheren und supraspinalen Einfluß die Tendenz der α-Motoneuren zu tonischen Entladungen zunimmt.

Die Bedeutung der Eigenreflexe, die vorzugsweise an den der Schwerkraft entgegenwirkenden Muskeln in Erscheinung treten, liegt in der *Garantie der Aufrechterhaltung des Körpers und der Stellung seiner Glieder*. Muß ein Kraftfahrer z. B. *plötzlich bremsen*, so daß nach dem Trägheitsgesetz der Körper nach vorn fällt, so bewirkt die durch Dehnung der Rückenmuskulatur herbeigeführte Aktivierung der Muskelspindeln eine eigenreflektorische Streckkontraktion der Rückenmuskulatur. Das geschieht in sehr kurzer Zeit (10—20 msec) und ohne Beteiligung des

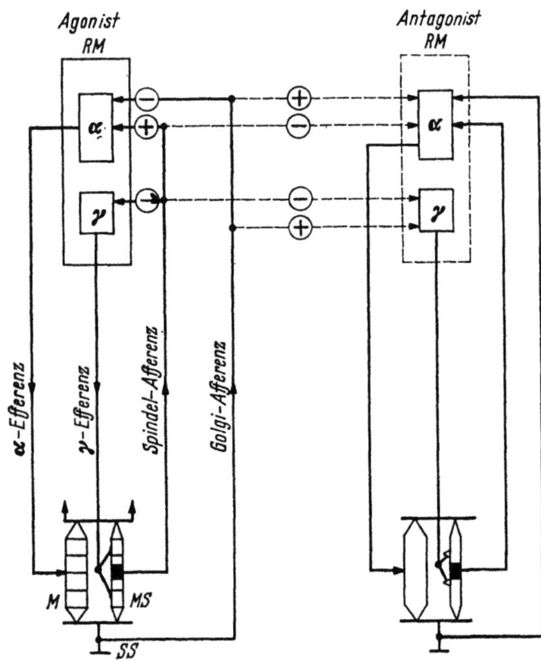

Abb. 6. Schematische Darstellung des Eigenreflexes (*M* Arbeitsmuskulatur; *MS* Muskelspindel; *RM* Rückenmark mit α- und γ-Motoneuren; *SS* Sehnenspindel). Bahnungs- und Hemmungsvorgänge bei Agonist und Antagonist bei Dehnung des Testmuskels in Pfeilrichtung sind mit + bzw. — gekennzeichnet. (Caspers, 1961)

Bewußtseins. Natürlich kann eine derartige reflektorische Gegenspannung nicht die Kräfte abfangen, die bei einer intensiven *Notbremsung* oder etwa bei einem *Frontalzusammenstoß* den Körper in Richtung Windschutzscheibe treiben. Hier können nur *Sicherheitsgurte* bremsend abfangen. In gleicher Weise wird den plötzlichen *Steuerradausschlägen beim Überfahren einer scharfen Kante* mit einem Vorderrad oder dem *Seitwärtsrutschen des Oberkörpers* beim raschen *Durchfahren einer scharfen Kurve* reflektorisch bereits entgegengewirkt. Die reflektorischen Korrekturen infolge des Zusammenwirkens von Bahnungs- und Hemmungsvorgängen laufen nach der Art einer gedämpften Schwingung ab, wodurch der Ablauf des Eigenreflexes zeitlich gespreizt wird und die für die Körperhaltung bedeutsame Muskellänge unter der Einwirkung von Scherkräften aus der Umwelt sich weiter stabilisiert (Caspers, 1961). Wenn nun noch Willkürkontraktionen als bewußte Korrekturbewegungen wie z. B. beim *Gegenlenken beim Ausrutschen auf glatter Straße* hinzukommen, kann das Ausmaß der Bahnungen und Hemmungen im eigenreflektorischen Geschehen noch verstärkt werden; denn der Eigenreflex wird bei gleichzeitiger Kontraktion des Agonisten verstärkt, während er bei Betätigung des Antagonisten praktisch verschwindet (HOFFMANN, 1918). Schließlich werden eigenreflektorisch auch vom Fahrzeug *auf den Fahrer einwirkende Schwingungen* teilweise abgefangen. Wie die vertikalen Beschleunigungsmessungen von DIECKMANN (1957) an einem sitzenden Menschen ergeben haben (Abb. 7), sind bei 4 Hz die Schwingungsamplituden für Kopf und Schulter und bei 30 Hz für den Kopf im Vergleich zur Schulter infolge Resonanzerscheinungen überhöht.

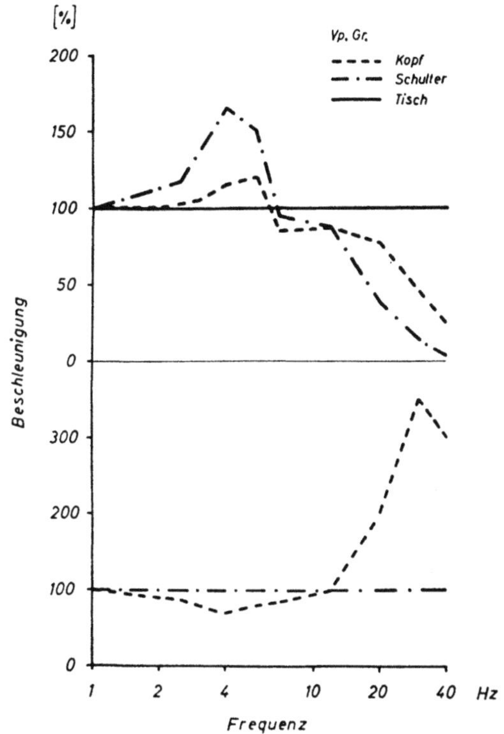

Abb. 7. Beschleunigungsmessungen an Kopf und Schulter bei vertikalem Schwingungseinfluß. (Nach DIECKMANN, 1957.) Wie man sieht, ist infolge Resonanz die Schwingungsamplitude für Kopf und Schulter bei 4 Hz und für die Relativbewegungen des Kopfes im Vergleich zur Schulter bei 30 Hz überhöht. (Aus LEHMANN, 1962)

Auch hier kommt es eigenreflektorisch zu Abfangtätigkeiten vor allem der Hals- und Schultermuskulatur. Da diese in rascher Folge veranlaßt werden, werden die im Eigenreflexbogen stehenden α-Motoneuren immer mehr zu einer tonischen Entladungsweise überführt (s. o.), so daß eine Muskeltonuserhöhung eintritt, die Körperregion wird versteift. Dort finden also Erhöhungen des Muskelbinnendrucks statt mit den auf S. 130 beschriebenen Konsequenzen. Da sich der Kopfschwerpunkt vor dem Atlantooccipitalgelenk befindet, ist schon zur Kopfhaltung ständige statische Arbeit von der Halsmuskulatur aufzubringen, die nun noch durch die Vibrationseinwirkungen verstärkt werden, sofern diese nicht durch die Art der *Sitzpolsterung* gedämpft werden. Mit der Zeit muß die durch die Versteifung herbeigeführte Durchblutungsdrosselung in der Hals- und Schultermuskulatur zur Empfindung der *Nackensteifigkeit* führen und zudem als Ermüdungsfaktor wirksam werden.

Trotz der begrenzten synaptischen Schaltungsmöglichkeiten in der Bahn des Eigenreflexes können Dauer und Ausmaß reflektorischer Muskelkontraktionen doch innerhalb eines weiten Spielraums durch übergeordnete Hirnstrukturen gebahnt oder gehemmt werden. Eine solche Beeinflussung ist direkt über die α-Motoneuren und indirekt über die γ-Motoneuren möglich. Die sensiblen Rezeptoren aus der Körperperipherie, vornehmlich die *Hautsensibilität*, nehmen aber bevorzugt über das γ-System Einfluß, da dieses für peripher ausgelöste Erregungen eine niedrigere Schwelle besitzt; denn nach einer Hautreizung tritt eine Erhöhung der γ-Efferenz zeitlich vor einer α-Aktivitätserhöhung ein. HUNT (1951, 1952) konnte sogar zeigen, daß ein gewisser Anteil der notwendigen Grundaktivität im γ-System durch Antriebe aus den Hautrezeptoren gewährleistet wird, die aber auch auf das α-System über Schaltneuren einwirken können. Hautreizungen führen in der Regel zu einer Aktivierung der Beuger, nur Reize aus dem Hautbereich über den Beugern bewirken deren Hemmung.

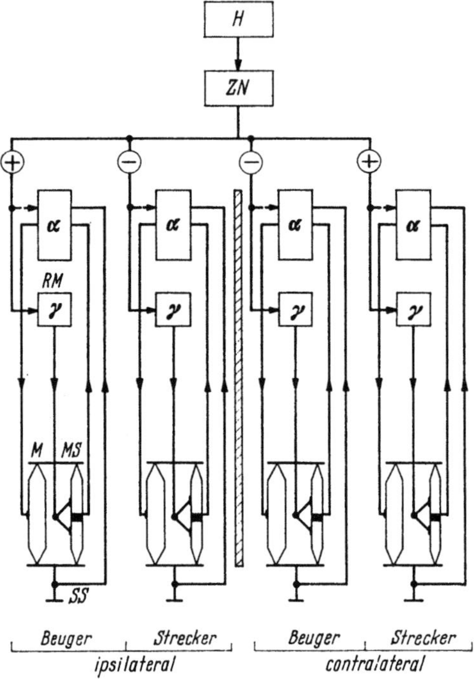

Abb. 8. Schematische Darstellung der Muskelinnervation bei einem Fremdreflex am Beispiel des ipsilateralen Beugereflexes mit gekreuztem Streckreflex. Durch eine Hautrezeptorenreizung einer Extremität (*H*) werden die α- und γ-Motoneuren der gleichseitigen Beuger über spinale Schaltneuren (*ZN*) gebahnt (+), während gleichzeitig die Strecker gehemmt werden (−). An den entsprechenden Flexoren und Extensoren der anderen Körperseite treten jeweils entgegengesetzte Erregbarkeitsveränderungen ein (*M* Arbeitsmuskulatur; *MS* Muskelspindel; *RM* Rückenmark mit α- und γ-Motoneuren; *SS* Sehnenspindel). (CASPERS, 1961)

Am wirksamsten sind Schmerzreize, aber auch taktile und thermische Reize sind wirksam. Diese tierexperimentell von HAGBARTH (1952) erhobenen Befunde dürften auch für den Menschen gelten (*Fahrbehinderung durch Hautirritationen*).

Die *Fremdreflexe* mit ihrer tetaniformen Reflexantwort können ebenfalls teilweise von der γ-Efferenz und den Muskelspindeln eingeleitet werden. Für den Fremdreflex sind jedoch mehrere neurophysiologische Mechanismen verantwortlich. Wie erwähnt, reagieren viele α-Motoneuren phasisch, also bei raschen Längenänderungen des Muskels im Eigenreflex, während sie bei konstanter Dehnung rasch adaptieren. Darum herrschen beim Menschen die phasischen Eigenreflexe vor, während die tonischen Dehnungsreflexe auf träge Längenänderungen in der Regel fehlen. Die Reaktionsweise der α-Motoneuren ist aber nicht streng fixiert, sondern hängt in gewisser Weise von der Summe peripherer und supraspinaler Faktoren ab (HENATSCH et al., 1959); denn die Reaktionsweise eines wenig gebahnten phasischen α-Motoneurons kann durch eine simultane Hautreizung in eine tonische überführt werden. Das bedeutet, daß die eigenreflektorische Einzelzuckung in eine anhaltendere, tetaniforme Kontraktion übergehen kann, wobei die Hautreize auf α- und γ-Motoneuren gleichsinnig einwirken. Folglich werden noch im Reflexablauf die α-Motoneuren im Gegensatz zum Eigenreflex weiter gebahnt.

Die Form eines durch Hautreize ausgelösten Fremdreflexes hängt von Größe und Ort des gereizten Hautareals ab. Weil bei großflächiger Hautreizung die Motoneuren der Flexoren bevorzugt gebahnt werden, kommt es bei solchen Reizungen gewöhnlich zu Beugereflexen (Abb. 8). Ist dagegen der Reizbezirk in der Haut klein, so kommt es stets zu einer fremdreflektorischen Aktivierung der unter diesem Hautareal liegenden Muskulatur (défense musculaire), die wiederum eine Erschlaffung des Hautbezirks herbeiführt. Eine Muskelverkürzung infolge Hautreizung kommt erst dann zustande, wenn eine Reihe motorischer Einheiten synchron in Tätigkeit treten. Bei einer Bahnung infolge schwächerer Hautreizungen von wenigen Motoneuren oder asynchroner Aktivierung kommt es demgegenüber nur zu einer Erhöhung des Muskeltonus. Weil die rezeptiven Felder in der Haut mehrfach überlappen, können Hautreizungen zu kaum überschaubaren Tonusveränderungen in Beugern und Streckern führen, die natürlich auch Konsequenzen für überlagerte Willkürbewegungen haben. Bei großflächigeren Einwirkungen auf die Haut, dürfte aber die Aktivierung der Flexoren überwiegen.

Derartige großflächige Hautreizungen kommen vor allem über die *Thermorezeptoren der Haut* zustande. So führt eine *Senkung der Hauttemperatur* zu einer Erhöhung der Impulsfrequenz bei den Kaltrezeptoren (Hensel, 1952) und dadurch zu einer allgemeinen Erhöhung des Muskeltonus und verstärkt bei den Flexoren. Halten derartige Auskühlungen länger an, so wird dadurch auch die Willkürtätigkeit empfindlich gestört. Obwohl über den Extremitäten die Verteilung der Kaltrezeptoren geringer ist als im Bereich des Gesichtes und des Rumpfes, führen bereits Abkühlungen geringeren Grades zu einer Erhöhung des Muskeltonus in den Extremitäten. Das hat beim *Anfahren eines ausgekühlten Kraftfahrzeugs*, das über Stunden im strengen Frost gestanden hat, Bedeutung und dürfte für den *Motorradfahrer* in den kühlen und kalten Jahreszeiten ein nicht zu unterschätzender Faktor sein, der die Fahrleistung beeinträchtigt, sofern nicht durch eine gute *Wagenheizung* bzw. *Kleidung des Kradfahrers* diese Störgröße eliminiert wird. Daß neben den Thermorezeptoren auch die Mechanorezeptoren der Haut in die Willkürtätigkeit wesentlich eingreifen, zeigen die Schwierigkeiten bei der Vornahme einer gezielten Bewegung, wenn sie bei Anaesthesie sensibler Nerven vorgenommen wird (Sprechschwierigkeiten bei Lokalanaesthesie zur Zahnextraktion). Entsprechend wird man beispielsweise in Skistiefeln nicht so exakt dosiert und leicht die Gas-, Brems- und Kupplungspedale bedienen können wie *in Schuhen mit dünner weicher Sohle.*

3. Das Gehirn

Manche der vorstehend beschriebenen Modulationen der Aktivität der α- und γ-Motoneuren geschehen keineswegs ausschließlich direkt. Vielmehr sind supraspinale Strukturen vielfältig hier eingewoben, vor allem das *extrapyramidale System* und die *Pyramidenbahnen.* Diese Systeme dienen einer Tonusregulierung durch affernte Erregungen auch aus den höheren Sinnesorganen Auge und Ohr, stimmen die Muskeltätigkeit mit anderen somatischen und vegetativen Funktionen ab und von ihnen geht schließlich die Willkürmotorik aus. Wie in den peripher gelegenen Bereichen sind überdies Bahnungen oder Hemmungen der α-Motoneuren von hier aus direkt zu erreichen oder auch indirekt über das γ-System und die Spindelafferenz.

Während man früher unter dem extrapyramidal-motorischen System die Stammganglien und deren Faserverbindungen verstand, sind heute Anteile des Groß- und Kleinhirns sowie besonders der Formatio reticularis des Hirnstamms hinzuzurechnen, da diese ebenfalls motorische Funktionen haben und nicht durch die Pyramide verlaufen. Von bestimmten Gebieten des Cortex, vom Nucleus caudatus, vom Zwischenhirn und Kleinhirnvorderrand sowie von den vorderen und seitlichen Gebieten der Reticularformation des Hirnstamms gehen bahnende Impulse aus, von anderen Bezirken des motorischen Cortex (Supressorfelder) und des Kleinhirnvorderlappens und von der medialen Reticularformation der Medulla oblongata dagegen Hemmungseinflüsse. Dementsprechend führt eine Aktivierung dieses Hirnstammgebietes zu einer drastischen Senkung des Muskeltonus und der Reflexerregbarkeit. Die aufgeführten Hirnstrukturen üben ihren fördernden oder hemmenden Einfluß direkt auf die γ-Aktivität aus (Eldred et al., 1953). Erst bei stärkeren Zuflüssen aus dem extrapyramidal-motorischen System können auch die α-Motoneuren unmittelbar beeinflußt werden. Wenn die Aktivitätsveränderungen nur wenige Elemente der Eigenreflexbahn treffen oder asynchron bei den α-Motoneuren ankommen, so kommt es entsprechend nur zu Schwankungen im Muskeltonus. Ist demgegenüber eine größere Anzahl motorischer Einheiten und zudem noch synchron aktiviert worden, so kommt es zu sichtbaren Extremitätenbewegungen, verstärkt durch die simultan einsetzende Hemmung der Antagonisten.

Solche Tonusschwankungen und extrapyramidal induzierte Bewegungen spielen physiologischerweise in jeden komplexen Bewegungsablauf hinein, wodurch ein *cortical grob entworfener, willkürlicher Bewegungsplan differenzierter und*

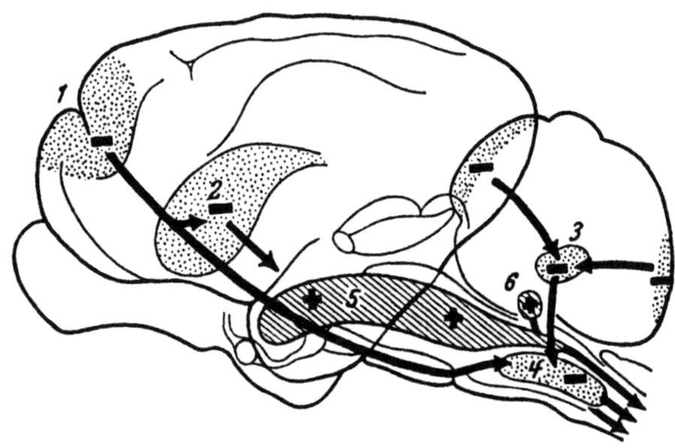

Abb. 9. Schematische Darstellung der bahnenden (+, schraffiert) und hemmenden (—) extrapyramidalen Strukturen im Katzengehirn. [Lindsley, Schreiner u. Magoun: J. Neurophysiol. 12, 197 (1949)]. Erläuterungen: *1* Großhirnrinde, *2* Striatum, *3* Kleinhirn, *4* Formatio reticularis der Medulla oblongata, *5* Medulla oblongata, *6* Vestibulariskerngebiet mit bahnendem Einfluß. Die höheren bahnenden Systeme (Pyramidenbahn) sind nicht eingezeichnet, ebenso die Rückwirkung auf die Rinde. (Aus Rein-Schneider, 1964)

der Bewegungsfluß verbessert wird. Das extrapyramidalmotorische System ist folglich für das individuelle Bewegungsmuster maßgebend (Rein-Schneider, 1964). Der Reticularformation, von der sehr wirksame Förderungs- und Hemmungseffekte auf die γ-Efferenz ausgehen, gebührt dabei besondere Beachtung, zumal durch sie außer der Muskeltätigkeit noch vielfältige andere somatische und vegetative Funktionen des Gehirns beeinflußt werden (Jasper et al., 1958). Sie bestimmt dabei das allgemeine Aktivitätsniveau, das wiederum beim Führen eines Kraftfahrzeugs die Fahrleistung im weitesten Sinne bestimmt.

Bei der *Reticularformation* (Abb. 9) handelt es sich um ein Nervenzellnetzwerk, das von der *Medulla oblongata bis zum Zwischenhirn* aufsteigt und über das diffuse Projektionssystem des *intralaminaren Thalamus* indirekt Kontakt zu *rezeptiven Hirnrindenarealen* aufnimmt. Ferner bestehen Verbindungen zu den *vegetativen Feldern des Hypothalamus* sowie zum Ammonshorn, Mandelkern und temporalen Cortex, einem *Bestandteil des limbischen Systems*, das somatische und vegetative Erregungsvorgänge integrieren soll und für die emotionale Beteiligung bei vielen Bewegungsabläufen wesentlich ist. Folglich werden dieses limbische System und die Reticularformation bei der *Analyse von Verhaltensweisen* einbezogen werden müssen.

Das die Muskeltätigkeit kontrollierende, absteigende Reticularsystem weist Bahnungs- und Hemmungsareale auf (Magoun et al., 1946, 1947, 1949. Die bulbäre

Reticularformation ist vorwiegend zur Hemmung, die lateral und rostal davon gelegenen Gebiete bis zum Mittelhirn demgegenüber zur Bahnung befähigt. Ebenso wie das aufsteigende Reticularsystem hat auch das absteigende enge Kontakte zu anderen Hirnstrukturen. So erhält die hemmende Reticularformation Zuflüsse aus dem Kleinhirnvorderlappen und den Supressorfeldern des Cortex, teils direkt, teils indirekt über das Striatum und Pallidum. In ähnlicher Weise wird die bahnende Reticularformation fördernd von anderen Gebieten des Zentralnervensystems, so vom Kleinhirn und motorischen Cortex versorgt, wobei auch das Pallidum einbezogen wird. Dieses Bahnungssystem wird aber im Gegensatz zum Hemmungssystem vornehmlich durch Erregungen aktiviert, die in sensiblen und sensorischen Bahnen zum Cortex aufsteigen und über Kollaterale im Schleifensystem für ein Überwiegen des bahnenden Einflusses Sorge tragen. Das periphere γ-System und damit auch jede Muskeltätigkeit unterliegt folglich einer intensiven supraspinalen Kontrolle bei Vorherrschen der Bahnung unter allerdings reziproker Innervation von Agonisten und Antagonisten.

Auf Grund der ausgedehnten Verbindungen der Reticularformation mit dem extrapyramidalen System wird also eine Willkürbewegung durch eine Impulsaussendung vom Gyrus praecentralis, dem motorischen Cortex, die die tonische Grundinnervation der zu betätigenden Muskeln überschreitet, eine weitgehende Aktivitätsänderung in einem umfangreichen extrapyramidalen System herbeigeführt, das erst die für eine zielstrebige Bewegung unerläßliche Koordination garantiert. Zusammen mit den Reflexvorgängen sorgt das extrapyramidale System dafür, daß das über den Tractus corticospinalis (Pyramidenbahn) laufende, nur grob angelegte Impulsmuster so modifiziert wird, daß der *Bewegungsablauf koordiniert* und das angestrebte Bewegungsziel auch wirklich erreicht wird. Das extrapyramidale System reguliert überdies die *Tonusverteilung* in der Muskulatur, die für die Haltearbeit der Muskulatur unter der Willkürtätigkeit neu eingestellt werden muß. Schließlich ist es auch noch für die *unwillkürlichen Mitbewegungen bei Willkürtätigkeiten* verantwortlich.

Diese vorstehend beschriebenen Mechanismen sind für das Führen eines Kraftfahrzeugs von größter Wichtigkeit, da beim Autofahren manche der *erlernten Bewegungsformen*, wie Fahrtrichtungsänderungsanzeige, Kuppeln, Schalten, Bremsen, Gasgeben und auch die Handhabung des Lenkrades zunächst in der Fahrschule bewußt willkürlich erlernt werden und dann nahezu *automatisch*, allerdings unter ständiger Kontrolle der Willkür unter Einschluß der aus den Sinnesorganen einlaufenden Informationen, zur Durchführung gelangen. Derartige *automatische Bewegungsabläufe* sind also keine Reflexe über die Stammganglien trotz Vorherrschen subcorticaler Steuerungsmechanismen. Obwohl ein Autofahrer bei freier Fahrbahn und klarer Verkehrssituation automatisch alle Handlungen einschließlich der Lenk- und Schaltmanöver ausführt, was den Eindruck des Reflektorischen erwecken mag, zumal der Fahrer dabei durchaus noch eigenen Gedanken nachgehen oder ein Gespräch mit den Autoinsassen führen kann, so wird doch bei jeder der mit den Sinnesorganen wahrgenommenen Änderung der Verkehrssituation auf der Straße oder am Fahrzeug selbst (z.B. Veränderung des Motorengeräusches, Aufleuchten der Öldrucklampe oder der roten Kontrollampe, Anstieg der Kühlwassertemperatur) binnen kürzester Zeit die richtige Korrekturmaßnahme ergriffen, wobei allerdings höchste corticale Aktivität erforderlich ist, erkennbar z.B. am sofortigen Abbruch des Gesprächs des Fahrers. Den Grad der Automatisierung einer Tätigkeit hat Bornemann (1942) durch gleichzeitiges Kopfrechnen während verschiedener Arbeitsvorgänge zu ermitteln versucht. Danach erfordert *Autofahren in der Stadt* doch noch 58,9% corticaler Aktivität, das *Autofahren auf einer Landstraße* 35,1%. Diese Erhebungen dürften wegen der veränderten Verkehrsdichte heutzutage wohl nicht mehr ganz zutreffen. Die Automatisierung erlernter Tätigkeiten bedeutet nicht nur einen besseren, d.h. glatteren Ablauf der Bewegungen, sondern verringert bei längerer Ausführung auch das Ermüdungsgefühl (s. Kapitel Ermüdung).

Über die *Reticularformation* müssen auch manche vom *Vestibularapparat* kommende Erregungen auf das motorische System umgeschaltet werden können, so daß manche Halte- und Stellreflexe mindestens reticuläre Anteile enthalten (Gernandt et al., 1953a, b, 1957; Thulin, 1953; Duensing u. Schaefer, 1957).

Die Formatio reticularis verarbeitet neben der Muskelspindelafferenz auch den sensorischen Einstrom aus den übrigen Sinnesorganen und aus der Hirnrinde. Alle sensiblen und sensorischen Bahnen führen nicht nur zu den spezifischen Großhirnarealen (Sehsphäre, Hörsphäre, Körperfühlsphäre), sondern *simultan* wird über Kollaterale dieser Bahnen auch die *Formatio reticularis aktiviert*. Diese führt nicht nur zu einer Erregbarkeitssteigerung im Cortex und folglich zu einer Erhöhung des Wachniveaus, sondern beeinflußt über die γ-Efferenz auch die Muskelspindeln und hat damit einen sehr wirksamen Einfluß auf den Muskeltonus und die „Feineinstellung“ einer Bewegung. Deshalb bewirkt eine *Blendung* durch ein entgegenkommendes Fahrzeug nicht nur eine erhebliche Funktionsbeeinträchtigung des Gesichtssinns, sondern erhöht zugleich den Muskeltonus über eine stärkere Vordehnung der Muskelspindeln (vgl. S. 158). Eine dem erhöhten Muskeltonus überlagerte Willkürtätigkeit wird in Form „versteifter“ Kontraktionen erfolgen müssen („man fährt für die Dauer der Blendung und eine gewisse Zeit noch danach verkrampft!“). Bei einem *plötzlich platzenden Autoreifen* ruft das Platzgeräusch ähnliche Muskeltonuserhöhungen hervor, was für die dann notwendig werdenden Handlungen zur Abwendung eines Unfalls nachteilig ist.

Andererseits erhöht eine sensibel oder sensorisch herbeigeführte Begleitaktivierung der Reticularformation das Wachniveau, was für die Bekämpfung des Ermüdungseintritts ausgenutzt werden kann (s. Abschnitt „Ermüdung“ auf S. 169). Es ist überdies keineswegs optimal, wenn von seiten der Kraftfahrzeugkonstrukteure eine allzu starke Herabsetzung der sensiblen und sensorischen Afferenz angestrebt wird; denn ein Minimum an optischer Information wie beim gleichmäßigen Grau der Autobahnen, an akustischer Information wie bei Alleinfahrt in einem besonders *„leisen Wagen“*, an cutaner Information durch einen *klubsesselartigen Polstersitz* in einem *klimatisierten Wageninneren*, an Tiefensensibilität infolge geringer Handlungen *bei gleichförmiger Geschwindigkeit auf Autostraßen* und an corticaler Aktivität infolge *corticaler „Müdigkeit“* wird binnen kurzem das Wachniveau des Fahrers so weit senken müssen, daß ein *Einschlafen hinter dem Steuer* eintreten kann. Ein gewisser Aktivitätsgrad in der Reticularformation muß garantiert sein, den sich der Kraftfahrer über jede sensible und sensorische Bahn verschaffen kann *(Fernlichteinschaltung, Autoradio, Öffnen der Fenster oder des Schiebedachs=Kaltluft, Fahrpause mit Dehnungsgymnastik=Muskelspindelaktivierung)*.

Allerdings darf die Begleitaktivierung der Reticularformation auch nicht zu intensiv werden, weil es dann zu einer fahrleistungsmindernden Beeinflussung der Willkürtätigkeit kommt. Das gilt vor allen Dingen für corticale Prozesse. Ein Fahrer, dem *häusliche oder berufliche Sorgen* „durch den Kopf gehen“, fährt physiologisch bedingt schlechter als ein Fahrer, der „unbeschwert“ seinem Fahrziel zustrebt. Hier kann nur angedeutet werden, daß *Pharmaka* recht unterschiedlich wirken können (vgl. den Beitrag von K. Soehring in diesem Handbuch), da sie an der Hirnrinde und/oder an der Reticularformation erregend oder dämpfend einwirken können. Nur die Kenntnis der Pharmakawirkungen auf die verschiedenen Hirnstrukturen vermag zu erklären, warum z.B. Pharmaka der Psychotonolytica infolge Dämpfung des unspezifischen reticulären Aktivierungssystems zwar eine Verminderung von Aufregungszuständen herbeiführen, zugleich aber oft über eine Drosselung der γ-Efferenz den Muskeltonus senken und damit auch auf die Willkürtätigkeit Einfluß nehmen. Überdies senken sie das Wachniveau und bewirken wirkliche Störungen des Bewußtseins (STAUB u. THÖLEN, 1961). Beide „Nebenwirkungen" dürften im Straßenverkehr nur von Nachteil sein. Wie die aus den Muskelspindeln zentralwärts gelangende Afferenz das Wachniveau des Menschen über das unspezifische Aktivierungssystem der Reticularformation wesentlich mitbestimmt, können Tranquilizer (wie z.B. Chlorpromazin) bei Herabsetzung des Muskeltonus auch das Wachniveau und vor allen Dingen den *Grad der Aufmerksamkeit* herabsetzen. Die Teilnahme am Straßenverkehr unter dem Einfluß derartiger Pharmaka ist also von Seiten der physiologischen Wirkung der beeinflussenden Pharmaka nicht wünschenswert. Andererseits sind auch die Pharmaka für das Führen eines Kraftfahrzeugs physiologischerseits genau in ihrer Wirkungsweise zu erforschen, die zentral stimulierend wirken, aber aus verschiedenen Indikationen gegeben werden. Neben den *Analeptica*, *Thymoleptica* und den *Anorexica* (Appetitzügler) sind auch als harmlos angesehene Stimulantien wie z.B. das *Coffein* zu berücksichtigen (vgl. MONNIER u. KRUPP, 1960). Zweifellos hat nach diesen neueren Untersuchungen Coffein neben dem corticalen auch einen besonderen reticulären Angriffspunkt, es soll nach MONNIER u. KRUPP, 1960) das unspezifische reticuläre Dämpfungssystem hemmen. So gesehen kann Coffein einige *Alkoholwirkungen* nicht aufheben, sondern eher verschlechtern. Das hat sich in noch unveröffentlichten Tierversuchen von MÜLLER-LIMMROTH und AUEL (1964) bestätigt. Hier wurde festgestellt, daß beim instrumental conditioning (eine Ratte muß lernen, nach einem Lichtsignal zur Verhinderung einer elektrischen Reizung in einen isolierten Raum zu fliehen) Äthylalkohol die Reaktionszeit für eine nicht mit der Dauer der Blutalkoholerhöhung übereinstimmende Zeit verlängert wird und außerdem für eine längere Periode die Reaktionssicherheit (ausgedrückt in der Häufigkeit bedingter Reaktionen und der Falschreaktionen) abnimmt. Wird nun nach der Alkoholzufuhr Coffein zugeführt, so werden bei hohen Coffeindosen sowohl die Periode der Reaktionszeitverlängerung als auch die der Reaktionsunsicherheit verlängert. Die Ergebnisse dieser Versuchsreihen sind in Abb. 10 dargestellt. Es konnte von uns ferner nachgewiesen werden, daß *Weckamine* in gleicher Weise wie Coffein die Alkoholwirkung modulieren.

Schließlich gibt es über die Reticularformation *wechselseitige Beeinflussungen mit dem vegetativen Nervensystem.* Morphologisch bestehen Verbindungen zwischen dem N. vagus und dem N. glossopharyngicus und der Formatio reticularis. Vor allem sind es die aus den Chemo- und Pressorezeptoren stammenden Afferenzen dieser Nerven, die die Aktivität der Reticularformation beeinflussen können. Darum führen Blutdruckveränderungen oder Schwankungen in der H-Ionenkonzentration oder O_2-Mangel oder CO_2-Überschuß im Blut zu Veränderungen der Reticularisaktivität und zu EEG-Veränderungen. Vom *Kohlendioxydgehalt* des Blutes geht z.B. ein intensiver Aktivierungsreiz auf die Reticularformation aus, der ohne Einschaltung der Chemorezeptoren die Atemzentren zu tonisieren und den Muskeltonus generell zu erhöhen vermag (vgl. VON BAUMGARTEN, 1962). Allein aus diesem Befund heraus ergibt sich die Forderung nach einer guten *Lüftung des Kraftfahrzeuginneren.* Überdies werden auch aus den Eingeweiden, dem Herz-Kreislauf- und Atmungssystem stammende Afferenzen eine Aktivierung der Reticularformation bewirken; in ihr befinden sich in Höhe des Hirnstamms auch die ex- und inspiratorischen Neurengruppen für die nervöse Steuerung der Atmung und auch Kreislaufzentren. Folglich gehen von hier aus

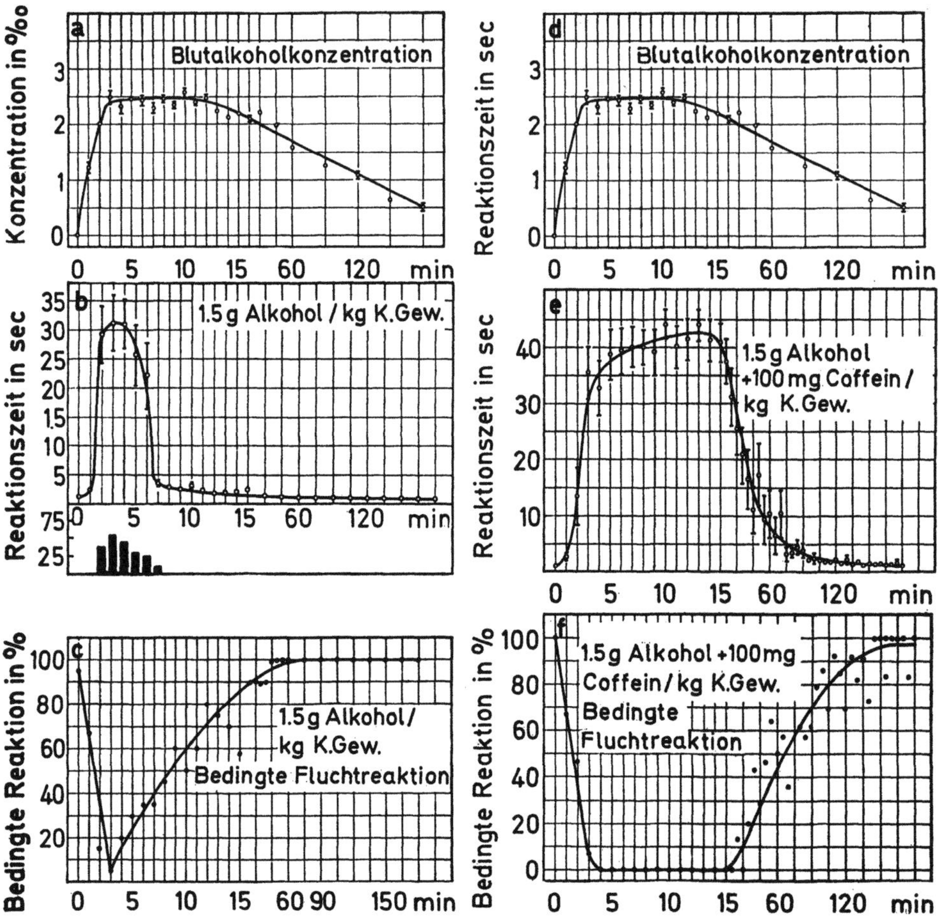

Abb. 10. Der Einfluß von Äthylalkohol (1,5 g/kg Körpergewicht) allein oder in Kombination mit Coffein (100 mg/kg Körpergewicht) auf die bedingte Fluchtreaktion der Ratte (instrumental conditioning)

auch Efferenzen zum Atmungssystem, Herzen und peripheren Kreislauf (s. GAUER, 1960; SCHAEFER, 1960). Daraus geht hervor, daß *Anhebungen oder Senkungen des Aktivitätsniveaus in der Reticularformation Atmung, Kreislauf, Herztätigkeit und die Funktion der Eingeweide beeinflussen müssen.* Weil aber auch über die γ-Schleife in der Reticularformation Anschluß an das Muskelspindelsystem gefunden wird, können *vegetative Afferenzen aus der gesamten Körperperipherie eine Veränderung des Skeletmuskeltonus herbeiführen.* Damit bewirken *Aufregung, Angst* oder höchste *Aufmerksamkeit* und *Konzentration im Straßenverkehr* neben einer Erhöhung des Muskeltonus auch eine Veränderung der Atemtätigkeit und vor allem Blutdruck- und Herzfrequenzerhöhungen sowie Durchblutungssteigerungen. Das wird je nach dem Ausgangsniveau der Reticularisaktivität und naturgemäß je nach dem Ausmaß der übrigen sensorischen Afferenz (Auge, Ohr) zur Reticularformation recht unterschiedlich sein können. Da die Reticularisaktivierungen sich in Herzfrequenzerhöhungen, Atembeschleunigungen, Blutdruckerhöhungen, Pupillenerweiterungen, emotionaler Schweißsekretion u. a. m. äußern, müssen Sympathicus-Efferenzen beteiligt sein. Zwar ist bisher der Sitz sympathischer Ursprungsneuren im Rautenhirn nicht bestätigt worden, jedoch dürfte eine sympathische Innervation des Rautenhirns wahrscheinlich sein (von Baumgarten, 1962). Außerdem konvergieren die Effekte der Afferenzen auf die Reticularformationen mit dem emotionellen Tonus des Hypothalamus, dessen laterales Gebiet als ergotrope Zone Sympathicuseffekte herbeiführt (Glees, 1957). Ein derartiges Zusammenwirken zwischen Reticularformation und Hypothalamus erklärt auch andere Befunde, wie Durchblutungsveränderungen, Veränderungen in der Schlaf-Wach-Regulation, Affekt-, Stimmungs- und Reizbarkeitsveränderungen sowie verstärkte Adrenalin-Ausschüttung aus dem Nebennierenmark bei intensivem afferenten Einstrom in die Reticularis (Hess, 1948; Monnier, 1963).

Da nun im Straßenverkehr Auge und Ohr dem Menschen bereits mannigfache Informationen liefern, die zu einer Reticularisaktivierung führen und die erhöhte

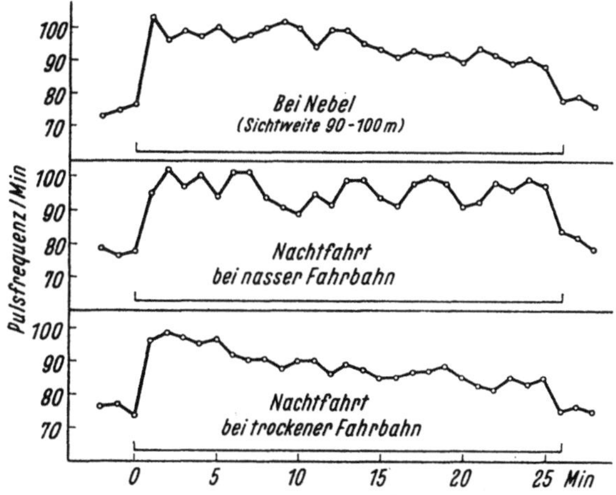

Abb. 11. Das Verhalten der Pulsfrequenz beim Fahren im Nebel sowie bei Nachtfahrt auf nasser und trockener Fahrbahn. Wie man sieht, bleibt bei einer Nachtfahrt auf nasser Fahrbahn die Pulsfrequenz erhöht, während sie bei Fahren im Nebel oder bei Nacht auf trockener Fahrbahn nach initialem Anstieg auf einen niedrigeren Wert abfällt, der aber zur Ausgangsfrequenz noch erhöht ist. (Nach Luff u. Bohne, 1954; aus Müller, 1962).

Aufmerksamkeit und Konzentration ohnehin schon ein erhöhtes Aktivitätsniveau erzeugen, müssen beim Führen eines Kraftfahrzeugs Pulsfrequenzerhöhungen und Blutdrucksteigerungen verschiedenen Ausmaßes Begleiterscheinungen beim Autofahren sein. Allerdings sind die Pulsfrequenzerhöhungen beim Autofahren oft kurzanhaltend, so daß minutliche Pulsfrequenzmessungen im Zusammenhang mit der Verkehrssituation nur schwer gedeutet werden können. Man muß deshalb die Pulse während der Fahrt fortlaufend auf einem Tonband speichern, später integrieren und mit dem Fahrtbericht korrelieren (Dupuis, 1963). Auf diese Weise kann nachgewiesen werden, daß unter starkem Stadtverkehr oder bei Überholvorgängen Pulsfrequenzerhöhungen um 40 Pulse/min vorkommen können. Pfropft sich diese psychonervös bedingte, aber physiologisch erklärbare intensive Pulsfrequenzerhöhung der durch nach Fahrzeugtyp verschiedenen Körperarbeit am Steuer entstandenen, also stoffwechselbedingten erhöhten Pulsfrequenz auf, so wird deutlich, daß Autofahren eine echte Kreislaufbelastung darstellt. Die Untersuchungen von Luff und Bohne (1954) zeigen deutlich, daß bei gleicher Durchschnittsgeschwindigkeit von 100 km/h die *Pulsfrequenzerhöhung verschieden groß ausfallen* kann (Abb. 11). *Der Pulsfrequenzanstieg ist beim Autofahren um so größer, je geringer die Fahrpraxis, je größer die Geschwindigkeit und je schlechter die Straßen- und Verkehrsverhältnisse sind.* Dabei treten diese Erhöhungen aber wesentlich rascher ein und verschwinden auch schneller als stoffwechselbedingte Pulsfrequenzveränderungen (MÜLLER, 1962). Wie reine Affektsituationen sich auf die Durchblutung und den Muskeltonus auswirken, zeigt die Abb. 12. GOLENHOFEN (1959) registrierte bei einem entspannt liegenden Examenskandidaten die Muskeldurchblutung und den bioelektrisch erfaßten Muskeltonus am linken Unterarm. Zwischen 12.16 und 12.17 Uhr trat ein vermutlich gefürchteter Prüfer in das Laboratorium und unterhielt sich mit dem Versuchsleiter, ohne den Studenten in das Gespräch einzubeziehen. Trotzdem kam es infolge des ängstlich gespannten

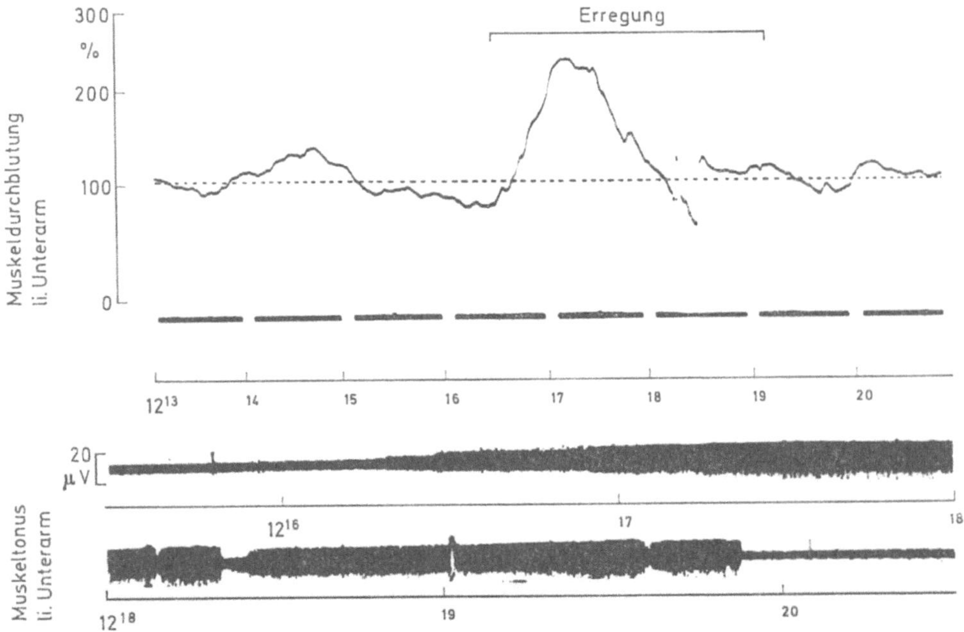

Abb. 12. Durchblutung und elektromyographische Aktivität der linken oberen Extremität im Affekt, ausgelöst durch das Eintreten einer Respektsperson in das Laboratorium. Obere Kurve: Durchblutungsänderungen im linken Unterarm in % des Ausgangswertes. Untere Kurve: Das Elektromyogramm aus der Unterarmmuskulatur. Unter Erregung (eine Respektsperson betritt das Laboratorium) steigt die Durchblutung erheblich an, ebenso erhöht sich der Muskeltonus, wobei die Tonuszunahme das Ende des Erregungszustandes erheblich überdauert. (GOLENHOFEN, 1959)

Affekts zu einer Steigerung der Muskeldurchblutung und zu einer stetigen und langanhaltenden Erhöhung des Muskeltonus bis kurz vor 12.20 Uhr. Derartige Befunde lassen sich auch bei Erwartungssituationen, Schmerzen, Blendung, geistiger Tätigkeit und Lärm nachweisen. Da die Hautdurchblutung sich zur Muskeldurchblutung entgegengesetzt verhält, muß unter derartigen Situationen in der Haut und in den äußersten Enden der Extremitäten die Durchblutung gedrosselt werden. Dementsprechend nimmt unter Lärmeinwirkung die Amplitude im Fingerplethysmogramm ab (MEYER-DELIUS, zit. n. LEHMANN, 1962).

Die *emotionale Schweißsekretion*, die von apokrinen, adrenergischen Drüsen ausgeht und besonders an Fußsohlen, Handflächen, Achselhöhlen und Stirn eintritt, besteht in der Absonderung eines milchigen Schweißes. Er wird nach einer Latenz von wenigen Sekunden abgesondert und erscheint zuerst in den Handflächen (ASCHOFF, 1960). Diese Sekretion ist manchem Kraftfahrer schon bewußt geworden, da die „*feuchten Hände*" die *Griffigkeit des Lenkrades* verschlechtern. In solchen Fällen sollte man *Handschuhe mit weicher und dünner Innenfläche* überziehen. Der *Handschuhrücken* sollte aber *offen* sein oder dort wenigstens genügend große Öffnungen zur Schweißverdunstung aufweisen. Andererseits wäre zu überlegen, ob das Lenkrad nicht eine rauhere Oberfläche durch einen Kunststoffüberzug bekommen sollte. Die Kraftfahrzeugzubehörindustrie stellt derartige griffige *Lenkradüberzüge* als Perlongeflecht her, die ein Handschuhtragen überflüssig machen.

Die Einbeziehung des Hypothalamus in die beim Autofahren beanspruchten, subcorticalen Steuerungsmechanismen erklärt noch zwei weitere Fakten: Wenn beim Berufskraftfahrer oder bei Menschen, die aus beruflichen Gründen tagtäglich über längere Zeiträume ein Kraftfahrzeug führen müssen, in der Reticularformation ein erhöhtes Aktivitätsniveau anhaltend verursacht wird, dann führen die Begleitstimulationen des Hypothalamus zu Schlaf-Wach-Störungen („man

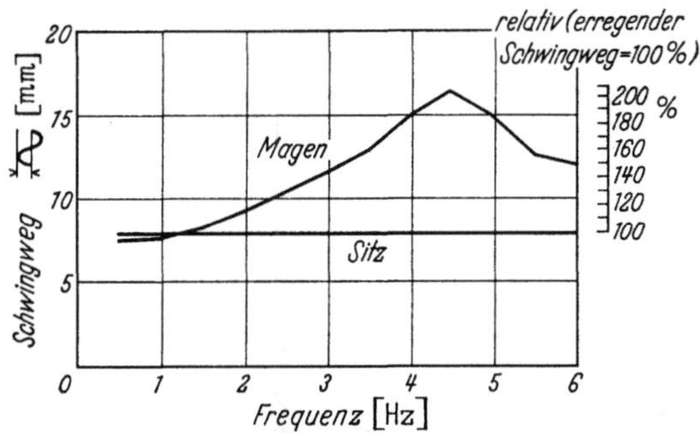

Abb. 13. Schwingwegveränderung des Magengrundes gegenüber dem Sitz (Mittelwerte von 4 Vpn.). Für den Magengrund liegt das Resonanzmaximum zwischen 4 und 5 Hz. Danach kann der Schwingweg des Magens auf den doppelten Wert der Schwingwege des Sitzes ansteigen. (Dupuis u. Christ, 1966)

fährt im Bett noch weiter") und zu erhöhter Reizbarkeit mit vegetativen Begleitsymptomen, die sich oft am *Magen* äußern. In Reizexperimenten an Affen wiesen Porter et al. (1953) nach, daß sowohl vom vorderen unter Vaguseinfluß als auch vom hinteren Hypothalamus humoral via Hypophyse und Nebenniere eine Sekretionssteigerung im Magen ausgelöst werden kann. Der letztere Fall könnte bei psychischen Daueranspannungen eintreten und verbunden mit den Veränderungen der Magenmotorik und der Histaminvermehrung im Blut nach Hypothalamusreizung (Kurotsu et al., 1950) eine Erklärung dafür sein, warum manche *Berufskraftfahrer unter Magenbeschwerden leiden*, deren Eintritt durch die von Dupuis und Christ (1966) nachgewiesene *Übertragung der Kraftfahrzeugschwingungen auf den Magen* (Abb. 13) noch erleichtert werden könnte. Sowohl bei der Steigerung der Magensekretion als auch der Histaminvermehrung im Blut ist die Nebenniere in den Auslösemechanismus eingeschaltet (Kurotsu et al., 1955). Wenn überhaupt bei anhaltenden emotionalen Reaktionen und Erregungen unter starker psychophysischer Belastung bzw. bei Übermüdung das vegetative Nervensystem regelmäßig und über ein gewisses Maß beteiligt wird, dürfte es sich um *Stress-Situationen* handeln. Dabei erzeugt die Anregung des Hypothalamus auf humoralem Wege unter Bildung eines spezifischen Peptids eine Veränderung der Hypophysenfunktion. Nach Selye (1950) spielt sich die Ausbildung eines *Stress* in *drei Phasen* ab:

1. Alarmreaktion mit Blutdruckabfall
2. Widerstandsphase mit vermehrter ACTH-Ausschüttung und
3. Erschöpfungsstadium.

Die vermehrte Ausschüttung von adrenocorticotropem Hormon (ACTH) erhöht dann in der Nebenniere vornehmlich die Produktion und Abgabe von *Cortisol*, also eines Glucocorticoids. Cortisol bewirkt einen *verstärkten Eiweißabbau* mit starker Gluconeogenese bei gesteigerter Glykogendeponierung in der Leber und gewisser Hemmung des Kohlenhydratumsatzes im Gewebe. Wenn auch in der Regel unter Cortisol-Einwirkung Erhöhungen des Blutzuckergehalts nicht eintreten, weil sie durch eine kompensatorische Insulinausschüttung abgefangen werden, so kann die Herbeiführung einer Stress-Situation doch einen latenten Diabetes mellitus manifest werden lassen bzw. einen *diabetischen Kraftfahrer erheblich gefährden. Nachtfahrten und Langfahrten sollten Diabetiker deshalb nicht unternehmen und aus eigenem Entschluß sollten sie nicht zu schnell fahren* (FRANKE, 1964).

Die vorstehenden Ausführungen haben gezeigt, daß das extrapyramidale System bei den im Straßenverkehr vorkommenden Tätigkeiten stark beteiligt ist und daß von ihm manche Einflüsse auf andere Organsysteme als das motorische System möglich sind. Neben diesem gewinnt aber mit fortschreitender Entwicklung und Differenzierung in der aufsteigenden Tierreihe ein weiteres motorisches System zunehmend an Bedeutung, das *pyramidale System.*

Seine Bahnen ziehen durch die Pyramide der Medulla oblongata und ihr Ursprung liegt im Bereich des Gyrus praecentralis. Dazu kommt noch ein supplementäres Areal auf der Medianfläche der Großhirnfläche. Die Repräsentation der Körpermuskulatur in der vorderen Zentralwindung ist aber unterschiedlich und zwar in Abhängigkeit vom Ausmaß der motorischen Differenzierung der entsprechenden Körpergebiete. So haben Gesicht und Hände größere und gegliedertere Projektionsgebiete als der Rumpf. Eine Aktivierung eines solchen Gebietes führt stets zu koordinierten Bewegungstypen, wobei schon eine Einwirkung auf die entgegengesetzte Bewegung herbeigeführt werden kann, z.B. eine stärkere Beugung kann in eine Streckung übergehen. Nach einer Aktivierung folgt im Gyrus praecentralis rasch eine subnormale Phase, während in der supplementären Rinde die Aktivierung anhaltender ist. Sie dient offenbar mehr *tonischen*, d.h. also *Haltefunktionen*, während vom Gyrus praecentralis mehr *rasche, phasische Bewegungen* ausgehen. Die Pyramidenbahnen stammen im übrigen nicht alle aus dem Gyrus praecentralis, sondern z.T. auch aus fronto-centralen Arealen und den sensiblen Projektionsfeldern des Gyrus postcentralis (FULTON, 1952). Ferner nehmen nur wenige Pyramidenfasern direkt an den α-Motoneuren der Vorderhörner synaptischen Kontakt auf, die meisten bilden zunächst Synapsen mit spinalen Schaltneuren (HOFF, 1932). Daraus geht hervor, daß die Muskeltätigkeit durch das pyramidale System nicht isoliert gesteuert wird, sondern daß auch manche andere sensomotorischen Funktionen des Zentralnervensystems eng damit verknüpft sind.

In der Tat sind für eine natürliche, zielgerichtete Willkürbewegung die rostral zu den pyramidalen Projektionsfeldern liegenden Stirnhirnwindungen notwendig; denn bei ihrer Ausschaltung sind komplexe Bewegungsmuster nicht mehr möglich. Motorische, sensible und sensorische Funktionen des Gehirns sind eng miteinander verknüpft. Für die mannigfachen, im Straßenverkehr notwendigen Willkürtätigkeiten ist das insofern von Bedeutung, als diese corticalen Relationen durch *Narcotica und Alkohol* reduziert oder aufgehoben werden. Weitere wichtige Beziehungen zwischen dem pyramidalen System bestehen zum extrapyramidalen System und zwar nicht nur zu den extrapyramidalen Anteilen im Neocortex oder den Stammganglien, sondern auch zur Reticularformation des Hirnstamms über Kollateralen der Pyramidenbahnen und auch über corticoreticuläre Fasern. Infolgedessen bewirkt eine Aktivierung der motorischen Rindenfelder stets eine Begleitaktivierung der Reticularformation. Darum lösen lokale, höher frequente, aber schwache Rindenreizungen natürliche Bewegungsmuster aus, die sonst die motorischen Begleiterscheinungen einer Weckreaktion oder eines physiologischen Erregungszustandes sind. Höhere Reizintensitäten rufen dann je nach dem Reizort umschriebene Bewegungsabläufe in einzelnen Extremitäten oder Muskelgruppen aus (CASPERS, 1957). In Übereinstimmung hierzu finden sich in der bioelektrischen

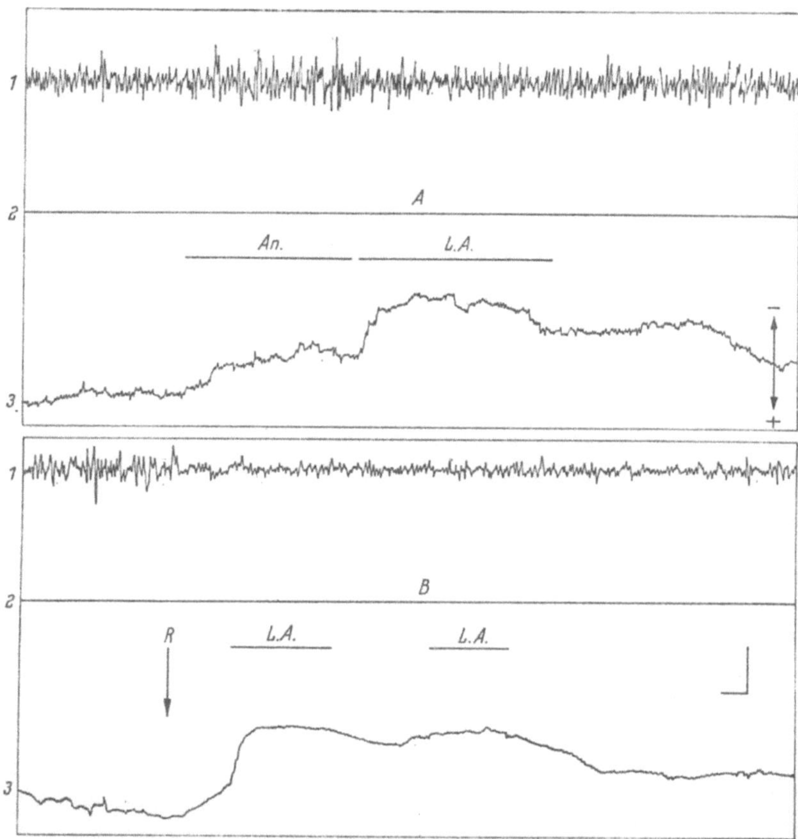

Abb. 14. Verhalten der corticalen Gleichspannung vor, während und nach einer lokomotorischen Aktivität bei der frei beweglichen Ratte (*1* Elektrocorticogramm; *2* Vergleichslinie; *3* Gleichspannungsregistrierung). Die Ableitung erfolgte vom motorischen Cortex gegen einen extracerebralen Bezugspunkt. Eine Verschiebung der corticalen Gleichspannung zur negativen Seite entspricht einer Erhöhung des corticalen Erregungsniveaus. A Eine Annäherung an das Tier innerhalb der Fluchtdistanz (*An*) löst eine lokomotorische Reaktion (*L.A.*) aus. Der äußerlich erkennbaren Tierbewegung geht eine Negativierung der Cortexoberfläche voraus. B Der gleiche Befund wie unter A bei taktiler Reizung der Schnurrhaare (*R*). Die initiale Gleichspannungsverschiebung ist über größeren Arealen beider Hemisphären nachweisbar und deutet auf eine primäre Aktivierung von Hirnstrukturen mit ausgedehnten corticalen Projektionen hin. Eichung in B: 1 sec und 200 μV. (Caspers, 1961)

Tätigkeit des Cortex, besonders gut erkennbar an der *Veränderung der corticalen Gleichspannung, Aktivierungszeichen schon vor dem Einsatz einer Spontanbewegung.*

Der in Abb. 14 dargestellte Versuch von Caspers (1961) zeigt das. Wie man im oberen Teil der Abb. 14 sieht, führt bei einer frei beweglichen Ratte schon die Annäherung des Versuchsleiters an das Tier (*An.*) innerhalb der Fluchtdistanz zu einer Verschiebung der corticalen Gleichspannung (3) zur elektronegativen Seite, die sich bei einer Lokomotion (*L. A.*) noch mehr verstärkt. Zugleich kommt es im Elektrocorticogramm (*1*) zu einer Aktivierung. Ein ähnliches Bild zeigt sich bei Berührung der Vibrissae (Abb. 14, unterer Teil). Da solche Gleichspannungsverschiebungen über beiden Hemisphären über großen Bereichen feststellbar sind, müssen hier offensichtlich Hirnstrukturen mit ausgedehnten corticalen Projektionen primär aktiviert worden sein. Dabei wird mit dieser subcorticalen Aktivierung auch die γ-Efferenz angeregt, vermutlich erfolgen die normalen Willkürbewegungen primär über das γ-System (Merton, 1953). Lediglich rasche und intensive Willkürbewegungen haben eine unmittelbare Aktivierung der α-Motoneuren notwendig.

Offenbar hat das γ-*System* eine *Starterfunktion* (Granit u. Holmgren, 1955), wobei eine rasch leitende Bahn die α- und γ-Efferenz mobilisiert und rasche Bewegungen auslöst, während eine zweite langsamere Bahn langsam ablaufende Tonusschwankungen herbeiführt. Beide sind also bei Führen eines Kraftfahrzeugs gleich wichtig und damit wird unterstrichen, daß *jedes Pharmakon, das einen reticulären Angriffspunkt besitzt, zugleich auch die Fahrleistung beeinträchtigen muß.* Die mit der raschen Efferenz aus der Reticularformation herbeigeführte simultane Aktivierung der γ-Efferenz neben der α-Efferenz bewirkt, daß mit einer Willkürbewegung unter der Muskelkontraktion die Dehnung der Muskelspindeln nicht abnimmt. Folglich bleiben unter der Kontraktion die α-Motoneuren gebahnt. Daß die Muskeltätigkeit so eng mit der Reticularformation und diese mit anderen Hirnstrukturen verbunden ist, erscheint sehr sinnvoll, da auf diese Weise unter der Willkürtätigkeit auch Herzfrequenz, Blutdruck und Atmung und andere vegetative Funktionen angeregt werden.

Bemerkenswert ist überdies die Feststellung von Göpfert et al. (1953), daß jede geistige, also rein corticale Aktivität, ja selbst die Intention einer Willkürtätigkeit den Muskeltonus erhöht. Infolgedessen führt nicht nur die psychische Anspannung, sondern auch die Verarbeitung der sensorischen und sensiblen Einströme in den Cortex zu einer Tonuserhöhung, die sich zu der im Autositz erforderlichen statischen Arbeit addiert und damit den Eintritt der körperlichen, also muskulären Ermüdung fördert. Darum ist *Autofahren unter erschwerten Verkehrssituationen körperlich anstrengender* als bei Wanderfahrten über eine einsame Landstraße.

Die primäre Aktivierung des γ-Systems gilt auch für die Entwicklung von *Muskelkraft.* Dabei wird je nach dem Erfahrungsinhalt des sensorischen Einstroms über die Reticularformation eine Bereichseinstellung der Muskelkraft vorgenommen, indem über die Spindelinnervation Zahl und Entladungsfrequenz der α-Motoneuren vorbestimmt werden. Bei einer groben Verschätzung eines zu hebenden Gewichtes wird dieses *ruckartig* und *überschießend* angehoben. Dieser Vorgang kann z.B. eintreten, wenn das Lenkrad einen *zu großen toten Gang,* also mehr als 10°. aufweist oder wenn eine Hilfskraftlenkung während der Fahrt ausfällt. In einem solchen Fall sind also leichte *überschießende Lenkbewegungen* mit der Gefahr des *Abkommens von der Fahrbahn* möglich bzw. Reaktionsverzögerungen infolge zu niedriger Bereichseinstellung der Muskelkraft.

4. Die Sinnesorgane

a) Auge

Eine der wesentlichsten Voraussetzungen für die Abwicklung des motorischen Verkehrs sind gute Sehbedingungen, also eine der in Abb. 1 aufgeführten Fahrleistungsvorbedingungen. Ortsfeste *Beleuchtungsanlagen an Straßen und Plätzen* und die *Lichtanlagen der Kraftfahrzeuge* bestimmen über den Gesichtssinn die Leistungsbereitschaft und damit die Fahrleistung. Da für Straßenbeleuchtungen nicht nur die Beleuchtungsstärke (Lichtstrom in Lumen pro Fläche in Quadratmetern: lm/m^2) maßgebend ist, sondern auch der Reflexionsgrad (ϱ) der Straßenoberfläche, ist für die Beurteilung einer Straßenbeleuchtung die Ermittlung der Leuchtdichte zweckmäßiger (von der Trappen, 1963). (Vgl. auch den Beitrag von Reeb in diesem Handbuch.)

Ein Gegenstand wird sichtbar durch Bildung eines Kontrastes durch Helligkeits- und Farbunterschiede zu seiner Umgebung. Trifft ein nicht sichtbarer *Lichtstrom* (Lumen) von einer Lichtquelle mit meßbarer *Beleuchtungsstärke* (Lux) auf eine ebene Fläche, so wird ein Teil des Lichtstroms von ihr zum Beobachter zurückgestahlt. Die Lichtquelle strahlt also in Richtung auf den Gegenstand eine *Lichtstärke* (candela) aus, also ein Lichtstrombündel, das einen Teil der *Lichtleistung* darstellt. Der zum Beobachter reflektierte Lichtstrom hat wiederum eine Lichtstärke (candela), die nunmehr auf die Fläche bezogen wird. Infolgedessen ist die so gesehene Helligkeit die Leuchtdichte der Straßenoberfläche (VON DER TRAPPEN, 1963).

Im modernen Verkehrsablauf muß neben der Schaffung optimaler Fahrleistungsvorbedingungen bezüglich der Beleuchtung dem Gesichtssinn als dem wichtigsten Sinnesorgan besondere Aufmerksamkeit entgegengebracht werden; denn schließlich rangiert das optische System weit vor dem Gehörsinn in der Bewertungsskala der Informationswege, die für den Kraftfahrer die Verbindung zur Außenwelt herstellen. Um so begreiflicher ist es, wenn man vom Gesichtssinn eine besonders gute Funktion verlangen muß. Hinter dem Lenkrad des Kraftfahrzeugs werden überdies vom Auge besonders hohe Leistungen auf längere Zeit bezüglich *Unterscheidungsempfindlichkeit* und *Wahrnehmungsgeschwindigkeit* gefordert (SCHOBER, 1963). Um diese Anforderungen an den Gesichtssinn umreißen zu können, sind folgende Sinnesleistungen des Auges auf ihre Beteiligung an der Sicherung einer ausreichenden Unterscheidungsempfindlichkeit und Wahrnehmungsempfindlichkeit kurz zu untersuchen (vgl. die ausführliche Darstellung im Beitrag von PIPER in diesem Handbuch ab S. 296).

a) Akkomodation
b) Sehschärfe
c) Refraktionsanomalien
d) Tiefensehen
e) Adaptation und
f) Farbensehen.

Bekanntlich nimmt die Fähigkeit zur *Akkomodation* mit dem Lebensalter ab, erkennbar an einer Zunahme der Nahpunktdistanz von 10 cm mit 20 Jahren auf 4 m mit 70 Jahren und an einer Abnahme der Akkomodationsgeschwindigkeit. Da aber für den Kraftfahrer das Sehen in die Ferne wichtiger ist und die im Nahbereich am Armaturenbrett befindlichen Anzeigeninstrumente und Bedienungsknöpfe groß genug sind, um auch ohne Akkomodation noch erkannt zu werden, bedarf die Presbyopie des alternden Kraftfahrers keiner besonderen Korrektur. Infolgedessen sind beim Vorliegen einer Refraktionsanomalie zusätzlich zu einer Presbyopie die sonst im Arbeitsprozeß so wesentlichen *Zweistärkenbrillen* für den Kraftfahrer unnötig. Lediglich *Omnibus- und Straßenbahnfahrer* hätten eine solche Brille notwendig, sofern sie vom Fahrersitz aus auch Schaffnerdienste verrichten (SCHOBER, 1963). Die Brille zur Presbyopiekorrektur braucht der ältere Kraftfahrer in seinem Privatfahrzeug nur im Handschuhfach parat zu haben, um beispielsweise auf einer Autokarte etwas nachlesen zu können.

Von beträchtlich größerer Bedeutung sind demgegenüber die *Refraktionsanomalien*, die ein unscharfes Netzhautbild von der Umwelt entwerfen. Es handelt sich hierbei in den meisten Fällen um Achsenametropien, d.h. die Augäpfel sind zu kurz (Hyperopie=Weitsichtigkeit) oder zu lang (Myopie=Kurzsichtigkeit). Es können aber auch die Krümmungsradien vom Normalen abweichen (Krümmungsametropien, Astigmatismus). Obwohl man in allen diesen Fällen von einer *herabgesetzten „Sehschärfe“* spricht, ist diese Bezeichnung der Zustände — physiologisch gesehen — falsch; denn unter Sehschärfe ist das „Auflösungsvermögen der Netzhaut“ zu sehen, also die Fähigkeit der nervösen Retinaelemente z.B. zwei eng nebeneinanderliegende Lichtpunkte noch getrennt wahrzunehmen. Die eigentliche Sehschärfe hängt von retinalen Prozessen ab, während beim Vorliegen einer Refraktionsanomalie durch Abbildungsunschärfe die normale Sehschärfe nicht ausgenutzt werden kann. Die Abbildung in Form von Zerstreuungsfiguren führt zwangsläufig zur Überdeckung benachbarter Details, die somit nicht mehr erkannt werden können. Diese Überdeckung bewirkt überdies einen Kontrastverlust, so daß auch die Unterscheidungsempfindlichkeit erhebliche Einbußen erfährt, besonders unter den Bedingungen des Dämmerungssehens (Schober, 1963).

Unter *Sehleistung* versteht man klinisch den Sehwert *ohne* korrigierendes Glas (Visus naturalis seu sine correctione), unter *Sehschärfe* den Sehwert *mit* Glaskorrektur (Visus cum correctione). Demgegenüber ist die Sehschärfe physiologisch gesehen das Auflösungsvermögen der Retina. Unter *Sehvermögen* wird die Gesamtleistung des Sehorgans, also der Visus, das Gesichtsfeld, das Farben- und Dunkelsehen, verstanden (vgl. Jaensch-Hollwich, 1964).

Wie wichtig für den Kraftfahrer die Korrektur einer Refraktionsanomalie ist, zeigen die folgenden einfachen Überlegungen: Liegt beispielsweise eine Achsenmyopie vor mit einer Längenzunahme des Bulbus um 1 mm, so entspricht dem eine Zunahme der Gesamtbrechkraft des Auges um +2,5 dptr., d.h. der Fernpunkt dieses Myopen liegt bei 1/2,5 m, also bei 40 cm. Infolgedessen wird schon jenseits der Kühlerhaube die gesamte Umwelt für den Fahrer unscharf abgebildet werden, wobei durch Überschneiden der von zwei Sehdingen auf der Retina gebildeten Zerstreuungskreise eine getrennte Wahrnehmung nicht mehr möglich ist. *In der Straßensituation kann so für das Fahrverhalten Wesentliches übersehen werden.* Selbst geringfügige Myopien sind beim Kraftfahrer auszukorrigieren, weil bei Nachtfahrten die Nachtmyopie hinzukommt und damit die Sehleistung deutlich herabgesetzt wird. Besteht andererseits bei einem jungen Teilnehmer im Straßenverkehr eine Hyperopie, sind also seine Bulbi zu kurz, was einer Verminderung der Gesamtbrechkraft des Auges gleichkommt, so muß ein solcher Mensch schon beim Sehen in die Ferne, also im Bereich des Anhalteweges ständig seine fehlende Brechkraft durch die Akkommodation ausgleichen: *latente Hyperopie.* Eine so erforderliche Dauerkontraktion des M. ciliaris ist anstrengend und das Autofahren muß zu einer *starken Ermüdung der Augen* führen. Zugleich kommt es mit der Akkomodation zu einer Konvergenzbewegung, so daß bei einer Hyperopie auch die äußeren Augenmuskeln (Mm. recti nasales) beansprucht werden und deshalb ermüden können. Geht mit zunehmendem Lebensalter die Akkomodationsfähigkeit mehr und mehr verloren, so wird die latente Hyperopie manifest, d.h. die aus der Ferne kommenden Strahlen werden hinter der Retina vereinigt, auf der Retina erfolgt wiederum unscharfe Abbildung in Zerstreuungskreisen. Auch Astigmatismen beeinträchtigen die Fahrleistung erheblich, da durch sie das Bild eines Sehdings auf der Retina nicht nur unscharf, sondern zugleich in seiner Höhe oder Breite verzogen wird.

Aus den knappen Hinweisen läßt sich ohne weiteres ableiten, daß jeder fehlsichtige Kraftfahrer stets mit einem dem Grad seiner Refraktionsanomalie angepaßten *Korrekturbrille* fahren muß (entsprechende Eintragung auf dem Führerschein auf der Paßbildseite). Diese Korrektur ist um so wichtiger, je länger und anstrengender die Fahrten des Kraftfahrers sind. Hier können schon kleinste und an sich unbedeutende Sehfehler verhängnisvoll werden, da — wie oben ausgeführt — sich eine Ermüdung der Augen dann früher einstellt und die Aufmerksamkeit abnimmt.

Die wichtigste Sehfunktion der Retina ist die *Unterscheidungsempfindlichkeit*, die bei bestehenden Refraktionsanomalien Einbußen erleidet. Man versteht unter der Unterscheidungsfähigkeit die Fähigkeit des Gesichtssinns, Helligkeitsunterschiede im Gesichtssinn wahrzunehmen (Schober, 1963). Ein Helligkeitsunterschied ist immer das wichtigste Kriterium für die Wahrnehmung, daß ein Objekt im Gesichtsfeld vorhanden ist, das die Aufmerksamkeit erregt. Darum ist zu fordern, daß ein Kraftfahrer stets eine den gegebenen Umständen maximale Unterscheidungsempfindlichkeit besitzt. Dabei kommt es sowohl auf die zeitliche Unterscheidungsfähigkeit als auch auf die Unterscheidungsfähigkeit für Leuchtdichteunterschiede an. Beide Größen hängen von der betroffenen Retinastelle und dem Adaptationszustand ab.

Die *zeitliche Unterscheidungsempfindlichkeit* spielt bei dem *Bewußtwerden der Fahrgeschwindigkeit* eine Rolle. Beim Blick auf die Fahrbahn werden die Randbepflanzungen und Randbebauungen am Straßenrand auf peripheren Retinabezirken abgebildet, wobei durch das Fahren mit dem Fahrzeug zeitlich nacheinander immer neue Sehdinge zur Abbildung gelangen. Ob diese nun getrennt wahrgenommen werden, hängt von der zeitlichen Unterscheidungsempfindlichkeit der Retina ab, die wiederum von der Retinastelle, der Lichtintensität und vom Adaptationszustand bestimmt wird. In der Retinaperipherie, nachweisbar schon 5° parafoveal ist die Flimmerverschmelzungsfrequenz (FVF) niedriger als in der Fovea. Bereits *15°* parafoveal ist mit etwa 20 Flimmerreizen/sec die FVF so niedrig wie in den extrem peripher gelegenen Retinabereichen. Die Fovea hat dagegen mit 60/sec die höchste FVF. Beide FVF-Werte gelten aber nur für hohe Reizintensitäten. Mit abnehmender Lichtintensität verringern sich auch die FVF-Werte, wobei die Fovea eine höhere Schwelle aufweist als die Retinaperipherie. Schwache Flimmerreize können deshalb von der Fovea nicht, wohl aber von der Retinaperipherie wahrgenommen werden. Wichtig ist ferner, daß es bei niedrigen Reizstärken eine unterschiedliche FVF in Abhängigkeit von der Wellenlänge gibt — die FVF ist für kurzwellige Lichter höher als für langwellige — nicht aber bei höheren Reizstärken (vgl. Müller-Limmroth, 1962). Entsprechend wird das *rotierende Blaulicht* der Polizei- und Krankenfahrzeuge intensiver wahrgenommen als das *rotierende Gelblicht* der Straßenbaufahrzeuge. Mit zunehmender Dunkeladaptation sinkt die FVF, unter Helladaptation steigt sie an.

Sind die Fließbilder bei Fahrt über eine Autobahn durch eine eintönige Landschaft gleichförmig, so erzeugen sie auf der Retinaperipherie eine *Lokaladaptation*, d.h. in den entsprechenden Retinabezirken eine Herabsetzung der Empfindlichkeit. Diese Empfindlichkeitsverminderung kann bei einem absolut still stehenden Retinabild so stark werden, daß die Stelle infolge nervöser Hemmungsprozesse „blind" gestellt wird. Um einen solchen retinalen Hemmungsvorgang außerhalb eines Fahrzeugs zu verhindern, führen die Augen *spontane Fixationsschwankungen* von 3—25″ aus und garantieren zusammen mit stets vorhandenen Körperschwankungen eine retinale Bilderneuerung. Im Kraftfahrzeug verringern sich diese Fixationsschwankungen, sie sind dort auch unnötig, da durch das Fahren selbst für eine Bilderneuerung gesorgt wird. Wenn aber die Autobahn keine *Mittelstreifen- und Seitenbepflanzung* aufweist, kann trotzdem eine gewisse Lokaladaptation eintreten, die nur durch häufige willkürliche Änderung der Blickrichtung (unter Einbeziehen des Rückspiegels!) vermieden werden kann. Ein *„Stieren auf die Fahrbahn"* vor allem bei Nachtfahrten kann somit dazu führen, daß man wegen der Lokaladaptation Vorgänge, die sich in der Gesichtsfeldperipherie abspielen (abgestellte Kraftfahrzeuge am Randstreifen, Radfahrer am Fahrbahnrand) einfach nicht sieht. Für das Ermüdungsproblem sei noch festgestellt, daß derartige Veränderungen in der zeitlichen Unterscheidungsfähigkeit nicht nur von der Stäbchen- und Zapfenbesiedlung der Retina und damit von photochemischen Vorgängen abhängen, sondern daß hier sehr stark nervöse Prozesse der Hemmung und Bahnung hineingreifen.

In diesem Zusammenhang seien noch einige Bemerkungen zur *Zeitschwelle für Einzelreize* (Monjé et al., 1961) angefügt. Um ein Sehding erkennen zu können, muß es sich in seiner Leuchtdichte genügend stark (i) von der Umfeldleuchtdichte abheben und außerdem lang genug dargeboten werden. Bis zu einer Darbietungszeit (t) von $^1/_{20}$ sec gilt das Bunsen-Roscoe'sche Gesetz: $i.t{=}$konst. Liegt also ein *Gegenstand auf der Fahrbahn* oder erscheint im Lichtkegel der Scheinwerfer ein

Hindernis, so hängt das Erkennen nicht nur davon ab, wie groß es ist (Sehschärfe), sondern auch davon, wie stark es sich von der Umgebung abhebt (Leuchtdichteunterschied), *wann* es vom Fahrer gesehen wird und wie schnell er fährt. Nur bei längerer Zeitdauer wird die Empfindungsstärke von der Reizdauer unabhängig. Die Zeitschwelle spielt also nur eine Rolle für das Reagieren auf Einzelvorgänge, die sich bei hoher Geschwindigkeit kurz vor der Kühlerhaube abspielen (Igel auf der Fahrbahn).

Wichtiger ist für den Verkehrsteilnehmer die *Unterscheidungsfähigkeit für Leuchtdichteunterschiede*; denn ein Helligkeitsunterschied im Gesichtsfeld ist immer ein Alarmzeichen dafür, daß ein die Aufmerksamkeit des Fahrers anregendes Objekt vorhanden sein muß. Infolgedessen soll ein Kraftfahrer bei gegebenen äußeren Umständen eine maximale Unterscheidungsempfindlichkeit besitzen, weil alle Leuchtdichteunterschiede im Gesichtsfeld, die kleiner als die aktuell vorhandene Unterscheidungsempfindlichkeit sind, nicht erkannt werden können. Erst wenn ein Leuchtdichteunterschied vom Fahrer erfaßt worden ist, wird eine Deutung dieses Unterschiedes mit Hilfe der Sehschärfe vorgenommen (:*Formenerkennen*). Unterscheidungsempfindlichkeit und Sehschärfe werden aber um so besser sein, je größer der Leuchtdichteunterschied zwischen den Objektdetails und der Umgebung ist. Die Unterschiedsempfindlichkeit hängt wesentlich von der Beleuchtung ab. Während bei einer mittleren Beleuchtung ein Helligkeitsunterschied von $^1/_{100}$ ausreicht, um eben erkannt zu werden, reicht bei sehr schwachen Beleuchtungen dieser Unterschied von $^1/_{100}$ nicht aus, wohingegen bei starker Beleuchtung der Unterschied verkleinert werden kann. Bei zu hohen Beleuchtungsstärken nimmt die Unterscheidungsempfindlichkeit wieder ab. Das Weber'sche Gesetz, nach dem $\Delta\, I/I$ konstant sein soll, gilt folglich nur für Beleuchtungen, die dem Tagessehen entsprechen. Etwa 660 Helligkeitsstufen und 160 Wellenlängenunterschiede sind unterscheidbar; wenn die Sättigung der Farben berücksichtigt wird, gibt es 600000 Farbtöne. Entscheidend für diese Leistung des Sinnesorgans sind die Hintergrundleuchtdichte, die Leuchtdichte des Umfeldes, die Testfeldgröße und schließlich die Form der Objekte. Das Umfeld wirkt sich auch auf die Sehschärfe aus, sie steigt mit der Umfeldleuchtdichte. Deshalb sind *weiße Nummernschilder mit schwarzer Schrift lesbarer* als schwarze Schilder mit weißer Schrift. Bei dunklem Umfeld steigt aber die Sehschärfe mit der Leuchtdichte der Lichtpunkte, was für die *Beleuchtung von Signalen* bei der Eisenbahn wichtig ist. Es gibt auch geringe spektrale Sehschärfenunterschiede, bedingt durch die chromatische Aberration. Im gelben Licht (Natriumdampflampen) ist die Sehschärfe um 13% höher als im weißen Licht. Die Unterscheidungsempfindlichkeit ist bis zu einer Umfeldleuchtdichte von 200 asb ($\sim$65 nt) am größten, wenn Um- und Infeld etwa gleiche Leuchtdichte aufweisen. Bei hohen Infeldleuchtdichten ist eine geringere Umfeldleuchtdichte günstiger. Die Feldgröße fällt bei schwachen Hintergrundsleuchtdichten wesentlich stärker ins Gewicht (Abb. 15). Bei Nacht müssen für eine Leuchtdichtenunterscheidung die Testfelder erheblich größer sein. Ferner ist die Helligkeitsunterscheidung bei länglichen Objekten besser als bei quadratischen, weil die Helligkeitsunterscheidung an den langseitigen und zugleich geraden Grenzen merkbarer ist als an kurzseitigen oder gezackten Grenzen. Bei Helladaptation und fovealer Feldgröße ist die Unterschiedsempfindlichkeit binocular nicht größer als monocular, wohl aber bei überfovealer Feldgröße und Dunkeladaptation. Bei Einäugigen ist bei Nachtfahrten deshalb die Erkennbarkeit von Objekten in der Peripherie (Fußgänger am Straßenrand) schlechter.

Aus den vorstehend aufgeführten Fakten ergeben sich viele Fragen für den Straßenbauer, den Lichttechniker und für die Autoindustrie (auf die ausführlichen Darstellungen in den Beiträgen von Bitzl, Coermann, Reeb und Schmidt wird hingewiesen). Ein auf der Straße vorhandenes Objekt wird gut erkannt, wenn es wesentlich dunkler oder heller als die Straßenoberfläche ist. Bei den z. Zt. noch ziemlich dunklen Straßenbelägen dürften deshalb helle Kraftwagenfarben (chamonixweiß, alabastergrau, savannegelb, strandbeige, granadarot und horizontblau) besser sein als dunkle (schwarz, royalblau, schiefergrau, malagarot, tundragrün und edeltürkis). Ferner sollten Personen, die sich auf der Fahrbahn aufhalten müssen (*Verkehrspolizisten, Straßenbauarbeiter, Rettungspersonal bei Unfällen*), so gekleidet werden, daß entsprechend große Leuchtdichteunterschiede bestehen: *weiße Mäntel*, mit *Blinklicht* versehene *Gürtel, Mützen und Mäntel mit stark reflektierenden oder fluoreszierenden Streifen.* Ferner seien hier die Pedalrückstrahler am Fahrrad, die weißen Sturzhelme der Kradfahrer und die stets sauber

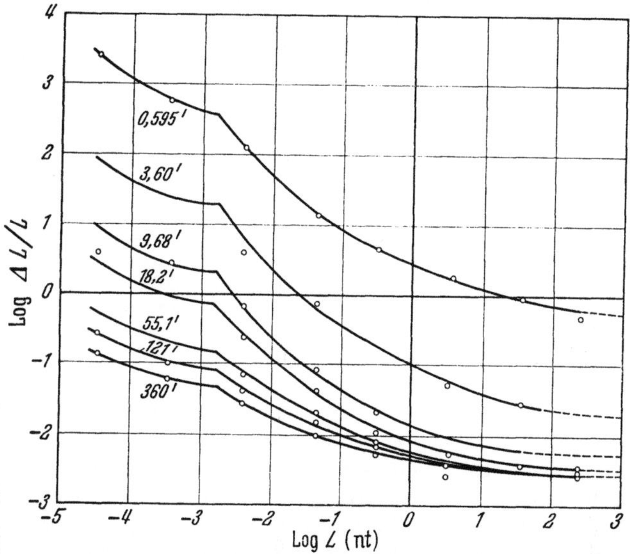

Abb. 15. Unterschiedsschwellen als Funktion der Hintergrundsleuchtdichte L und der Größe des Prüffeldes in Winkelminuten. Die Schwelle wird bei Sichtbarkeit in 50% der Fälle angenommen. Die Reizdauer ist unbegrenzt und das Prüffeld ist heller als der Hintergrund (Mittelwert von 25 Vpn.). (Nach BLACKWELL; aus MONJÉ, SCHMIDT u. SCHÜTZ in Trendelenburg, 1961)

zu haltenden Rückleuchten an den Kraftfahrzeugen zu erwähnen. Für den Straßenbau empfiehlt sich eine *helle Begrenzung der Straßenränder*, sowie die Anbringung von *Rückstrahlersäulen* zur Markierung des Straßenverlaufs. Um hier jedoch vor allem bei S-Kurven keinen Täuschungen zu unterliegen, sollten die Rückstrahlersäulen der rechten Straßenseite mit einer anderen Farbe ausgestattet werden als bei denen der linken Seite. Weil die Unterscheidungsempfindlichkeit im wesentlichen von der Hintergrundsleuchtdichte abhängt, spielt die Leuchtdichte auf der Fahrbahn eine sehr große Rolle. Sie ist zunächst einmal durch eine *gleichmäßige Leuchtdichte* zu erreichen, d.h. die nicht zu dunkle Fahrbahndecke sollte geschlossen sein. *Wasserpfützen* und *Schlaglöcher* vermögen die Unterscheidungsempfindlichkeit zu beeinträchtigen. Ferner kann das durchschnittliche Leuchtdichteniveau auf der Fahrbahn durch eine *ortsfeste Straßenbeleuchtung* erheblich erhöht werden. Einer Verstärkung der Kraftfahrzeugbeleuchtung sind wegen der Blendgefahr Grenzen gesetzt. Sie soll aber auch nicht zu schwach ausgelegt sein, damit nicht die Erkennbarkeit der Fahrbahn und eventueller Hindernisse Einbußen erfährt. *Gelbscheinwerfer* erzeugen kein ausreichendes Leuchtdichteniveau auf der Fahrbahn (SCHOBER, 1963).

Dem mit dem binocularen Sehakt verbundenen *Tiefensehen* kommt eine weitere wichtige Rolle zu. Es ist für den *Überhol- und Begegnungsvorgang* sowie für das *Einfahren in Parklücken* wichtig. Zwar verfügt der Einäugige mit der scheinbaren Gegenstandsgröße, den Linienüberschneidungen, den Relativbewegungen und den perspektivischen Verkürzungen über Hilfen, die eine Entfernungswahrnehmung gestatten, aber diese Möglichkeiten können nur sehr begrenzt ausgenutzt werden. Jedoch kann ein seit vielen Jahren einäugiger Kraftfahrer diese Hilfen so verwenden, daß er in der Regel zum Führen eines Fahrzeugs geeignet ist. Nur bei besonders großer Verantwortung wie bei Omnibus- und Schwerlastfahrern bedeutet Einäugigkeit einen Ausscheidungsgrund. Gefährdeter sind Einäugige im Rechtsverkehr bei Verlust des linken und im Linksverkehr bei Verlust des rechten Auges, weil wegen der bestehenden Einschränkung des binocularen Gesichtsfeldes ein überholendes Fahrzeug zu spät erkannt werden kann. Einäugigkeit ist auch dann gegeben, wenn zwischen beiden Augen Refraktionsdifferenzen von mehr als 2 dptr bestehen oder wenn auf einem Auge vorübergehend medikamentös eine Pupillenerweiterung erzeugt wurde.

Das binoculare Gesichtsfeld muß vom Kraftfahrer voll ausgenutzt werden. Er darf es sich selbst durch zu starke Konvergenz beider Blicklinien, also durch zu nahes und zu starres (Lokaladaptation) Fixieren, nicht einengen, z. B. beim Achten auf den Sicherheitsabstand zum vorherfahrenden Kraftfahrzeug. Als Faustregel für die *Blickentfernung* könnte der *Anhalteweg* gelten (Müller-Limmroth, 1961). So ist beispielsweise der Bildausschnitt, der bei 30 m Blickentfernung noch scharf fixiert werden kann, nur etwa 1,50 m breit; bei einer Blickentfernung von 100 m sind es schon 5 m, bei 300 m sogar 16 m. Je weiter also der Blick gerichtet wird, um so mehr vermag man zu sehen. Zwar erfaßt man zunächst in den unscharfen Randbereichen des Blickfeldes eine bestimmte Verkehrssituation. Jedoch führt die so herbeigeführte Erregung peripherer Retinabezirke zur reflektorischen Auslösung der Blick- oder sogar Kopfzuwendung, um das peripher Abgebildete in die Fovea zu bringen.

Schon bei der Erörterung der Bedeutung der Sehschärfe und der Unterscheidungsfähigkeit für den Verkehrsteilnehmer tauchte das Problem der *Adaptation* auf. Sie spielt eine noch gewichtigere Rolle bei der *Blendung*. Unter Adaptation versteht man die Anpassung der Retina an den jeweiligen mittleren Beleuchtungszustand. Bei diesen Vorgängen handelt es sich nicht nur um die Einstellung eines neuen Wirkungsgleichgewichts zwischen dem Stäbchensehstoff Rhodopsin bzw. dem Zapfensehstoff Jodopsin und seinen jeweiligen Zerfallsprodukten, sondern auch um nervöse Umschaltungen. Dabei wird in der Dunkelheit die Retina lichtempfindlicher, aber die zeitliche und örtliche Unterscheidungsfähigkeit sinkt (niedrige FVF, geringere Sehschärfe), da die nervösen Netzhautelemente dann zur Integration neigen. Unter den Bedingungen des Tagessehens vollzieht sich der umgekehrte Vorgang, die Netzhaut neigt zur Differenzierung. Dementsprechend kennt man eine Dunkel- und Helladaptation. Der von den Stäbchen beherrschte Dämmersehapparat, das *skotopische System* schaltet unter Tagessehbedingungen auf das von Zapfen und Stäbchen gebildete *photopische System* um. Die umgekehrte Umschaltung bei der Dunkeladaptation spielt sich in 3—10 min in einem Leuchtdichtebereich zwischen 0,02 und 50 asb ab. Somit gibt es eine *Sofortadaptation*, die von der nach 40—50 min maximalen *Daueradaptation* verschieden ist. Der in Abb. 16a und b zu erkennende Kurvenknick trennt die Adaptation des photopischen Systems von der des skotopischen Systems. In der Fovea ist die Adaptation der Zapfen (photopisches System) schon nach wenigen Minuten abgeschlossen (Abb. 16a), erst danach beginnt die Stäbchenadaptation im skotopischen System, die eine 100000fache Empfindlichkeitssteigerung herbeiführt. Bei Nachtblindheit adaptiert lediglich das photopische System, das skotopische System ist ausgefallen.

Auch die Helladaptation läuft in zwei Phasen ab. Nach einem Übergang aus der Dunkelheit in das Tageslicht, tritt zunächst eine etwa 50 msec dauernde,

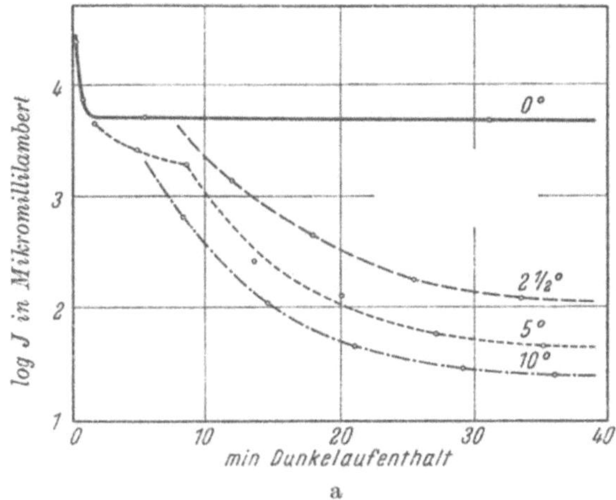

a

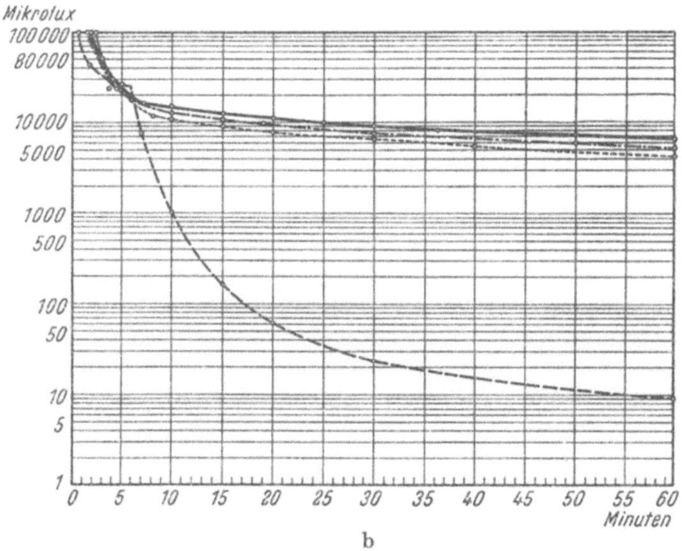

b

Abb. 16a u. b. a Verlauf der Dunkeladaptation innerhalb der Fovea und extrafoveal 2,5°, 5° und 10° davon entfernt. Man beachte die rasch beendete Adaptation in der Fovea und den Kurvenknick bei den extrafoveal erhaltenen Kurven. b Dunkeladaptation der Gesamtretina beim Normalen (weit gestrichelte Kurve) und Hemeralopen (eng gestrichelte und Strich-Punkt-Kurve). Der Nachtblinde adaptiert seine Gesamtretina wie die Fovea des Normalen (ausgezogene Kurve), d.h. es adaptieren nur die Zapfen. (Aus MÜLLER-LIMMROTH, 1962)

nervös bedingte Empfindlichkeitsdrosselung um maximal 80%, die *α-Adaptation*, ein, die in einer Abschaltung von nervösen Querverbindungen in der Retina besteht, verbunden mit einer Zunahme der Sehschärfe. Ihr folgt eine photochemisch bedingte und deshalb langsamer ablaufende *β-Adaptation*. Generell kann man bei den nervösen Adaptationsvorgängen eine Zunahme der Bahnungsvorgänge unter Dunkeladaptation und eine Steigerung der Hemmungsprozesse unter Helladaptation annehmen (MÜLLER-LIMMROTH, 1959).

Die mit der Dunkelheit erfolgende Empfindlichkeitssteigerung des Gesichtssinnes ist die Voraussetzung für die *Blendung*, die die Unterschiedsempfindlichkeit und andere Sehfunktionen herabsetzt. Die Ursache für die Blendung liegt in einer Störung des nervös und photochemisch bedingten Adaptationszustandes, die dadurch entstehen kann, daß bei einer gegebenen Adaptation die allgemeine Leuchtdichte plötzlich so stark erhöht wird, daß diese nicht mehr dem Adaptationszustand entspricht. Man spricht von *Adaptationsblendung*. Ihr ist ein Kraftfahrer ausgesetzt, der eine bestimmte Zeit lang durch einen *schlecht beleuchteten Straßentunnel* fuhr und dann beim Verlassen des Tunnels vom Tageslicht geblendet wird. Eine Adaptationsblendung dieser Art kann aber leicht wirkungsvoll verringert werden, indem man am Tage die Ein- und Ausgänge der Tunnel stärker beleuchtet und von beiden Seiten her zur Tunnelmitte die Beleuchtung kontinuierlich abklingen läßt (bei Nacht umgekehrt). Das *Einschalten der Scheinwerfer* bei der Einfahrt in den Tunnel schafft hier keine Verbesserung der Verhältnisse, weil die von den Scheinwerfern hervorgerufene Beleuchtungsstärke keinesfalls ausreicht, um die Sichtverhältnisse wesentlich zu verbessern. Diese Maßnahme kann nur eine Warnung für entgegenkommende Fahrzeuge bedeuten. Darum sollte man das bisher übliche weiße *Schild* mit dem Hinweis „*Licht anschalten*" auch als echtes Warnschild gestalten wie z.B. beim Hinweis auf „Glatteisgefahr". Eine Adaptationsblendung kann ferner eintreten, wenn nach Durchfahren eines Waldstücks die Straße wieder in die freie Landschaft führt. Auch kann durch das Fernlicht eines entgegenkommenden Fahrzeugs die Leuchtdichte im gesamten Gesichtsfeld des Fahrers so stark erhöht werden, daß man nach der Vorüberfahrt dieses Fahrzeugs selbst in ein „dunkles Loch" hineinzufahren glaubt. Eine zu spärlich ausgelegte Straßenbeleuchtung vermag ebenfalls Adaptationsblendungen zu bewirken (z.B Straßenbeleuchtungen in kleinen Dörfern). Zwischen den zwei oder drei Straßenlaternen einer Ortschaft, deren Lampenkörper, an einem Telegraphenmasten montiert, frei sichtbar sind, durchfährt man „dunkle Löcher", die durch Adaptationsblendung entstanden sind.

Eine andere Blendungsart ist die *Relativblendung*. Bei ihr liegen an einer umschriebenen Retinastelle so hohe Leuchtdichtenunterschiede vor, daß eine Lokaladaptation nicht mehr möglich ist. Eine derartige Relativblendung kann durch eine *nicht abgeschirmte Straßenlampe* oder durch das *Fernlicht* eines Autoscheinwerfers ausgelöst werden. In diesem Fall kommt es nicht nur zu einer lokalen Veränderung der Sehstoffkonzentration in der Retina, sondern simultan auch zu einer nervös bedingten Empfindlichkeitsverminderung (α-Adaptation) in der benachbarten Netzhautregion. Wenn der lokale Adaptationsvorgang nicht ausgeglichen werden kann und die Leuchtdichtenunterschiede längere Zeit bestehen bleiben, können echte Ermüdungsprozesse hinzukommen. Die Relativblendung hat zwei Wirkungen. Neben der Verschlechterung der Sehleistung infolge der erfolgten Adaptationseinstellung auf ein ungünstigeres Niveau kommt es zugleich zu einer gefährlichen Ablenkung der Aufmerksamkeit von der eigentlichen Schauaufgabe (SCHOBER, 1964). Überschreitet die Relativblendung ein gewisses Ausmaß, so treten Blendungsschmerzen und Lidreaktionen auf.

Der Relativblendung ähnelt in gewisser Weise die *Nebelblendung*, die sich immer dann ausbildet, wenn sich über die Sehziele eine Störleuchtdichte überlagert, die den Kontrast herabsetzt. Diese Blendungsart tritt beim Fahren in diesigem und nebligem Wetter ein, aber auch beim Blick durch eine verschmutzte, durch eine bei Regen nicht gleichmäßig benetzte oder durch eine beschneite bzw. bereifte oder innen beschlagene *Windschutzscheibe* ein, ebenso bei Benutzung von schlecht gereinigten oder zerkratzten Brillengläsern oder bei Trübungen in den Augenmedien (SCHOBER, 1963).

Schließlich gibt es noch die *Absolutblendung*. Sie tritt ein, wenn der Gesichtssinn sich nicht mehr der im Gesichtsfeld herrschenden Leuchtdichte anzupassen vermag, wenn also eine Leuchtdichte gegeben ist, die oberhalb des durchschnittlichen Tageslichts liegt. Ein solcher Fall kann beim *Fahren in sonnenbeschienener Schneelandschaft, auf Deichen und Brücken über große Wasserflächen, im Hochgebirge und bei tiefstehender Sonne eintreten* (SCHOBER, 1963).

Die häufigste und unangenehmste Blendungsart ist die Relativblendung, da jede Störlichtquelle im Gesichtsfeld des Kraftfahrers den Kontrast auf der Retina reduziert. Der wesentlichste Faktor ist dabei das *Streulicht*, das z.B. von jedem Wassertropfen oder Schmutzpartikel auf der Windschutzscheibe erzeugt wird.

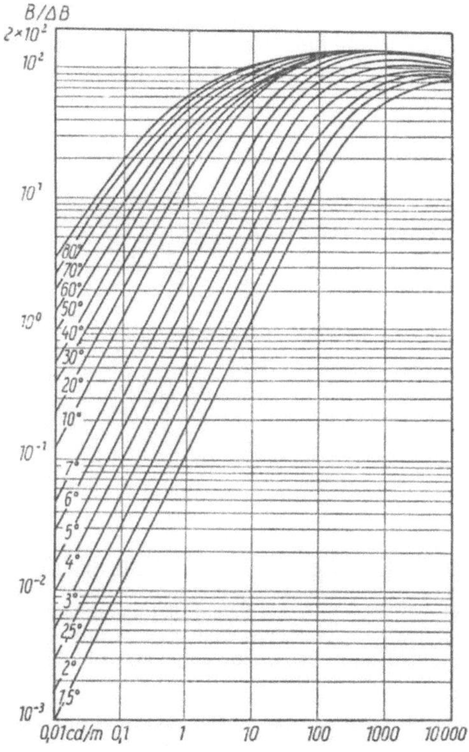

Abb. 17. Die Erkennbarkeit des Testzeichens von HARTMANN in Abhängigkeit von der Umfeldleuchtdichte in cd/m² (Abscisse). Ordinate: relativer photometrischer Schwellenkontrast. Parameter: Blendwinkel. Die durch die Blendquelle erzeugte Beleuchtungsstärke an der Pupille betrug 70 lx. (Aus SCHOBER, 1964)

Die dadurch entstehende Lichtstreuung wird natürlich um so stärker die Fahrtüchtigkeit des Fahrers beeinträchtigen, *je näher die Blendquelle am Fixierpunkt* (Abb. 17) liegt, weil dann die vom Streulicht besonders intensiv erregten parafovealen Bezirke die Foveafunktion am stärksten herabsetzen (HARTMANN, 1961, 1963a, b). Ist die Lichtquelle punktförmig, so wächst in diesem Fall die Blendgefahr mit der 3. Potenz der Leuchtdichte der Blendquelle (SCHOBER, 1954). Ferner steigt die Blendungswirkung *mit geringer werdender Entfernung* vom Auge, da die Netzhautbeleuchtungsstärke mit der Annäherung wächst. Außerdem sind oberhalb der Blickrichtung liegende Blendquellen (Straßenbeleuchtung) nicht so störend und gefährlich wie seitlich oder unterhalb befindliche (entgegenkommendes Fahrzeug, Reflexion von der nassen Straßenoberfläche).

Mit zunehmendem *Lebensalter* nimmt nun noch die Zahl der in jedem Auge vorhandenen Streulichtquellen (Abb. 18) zu und damit auch die Blendungsgefahr.

Ältere Verkehrsteilnehmer klagen oft auch über eine erhöhte Blendempfindlichkeit. Diese Behauptung basiert auf einem reellen Vorgang (Schober, 1954). Am Tage ist die Straßenoberfläche dunkler als der Himmel, während es bei einer Nachtfahrt umgekehrt ist. Somit werden beim Übergang vom Tag zur Nacht *in der Dämmerung die Leuchtdichten im Gesichtsfeld vertauscht*, wobei jeder Kraftfahrer ein Intervall durchlaufen muß, bei dem die Kontraste verschwinden. Zwar ist das Intervall gewöhnlich so kurz, daß es nicht bewußt wird, wohl aber bei verringerter Unterschiedsempfindlichkeit, weil sich dann Dauer und Intensität des Intervalls vergrößern. Das ist sowohl bei schlecht oder nicht korrigierten Fehlsichtigen der Fall als auch bei älteren Menschen, bei denen im Gesichtsfeld mehr Störlichtquellen vorhanden sind. Eine derartige Kontrastumkehr führt

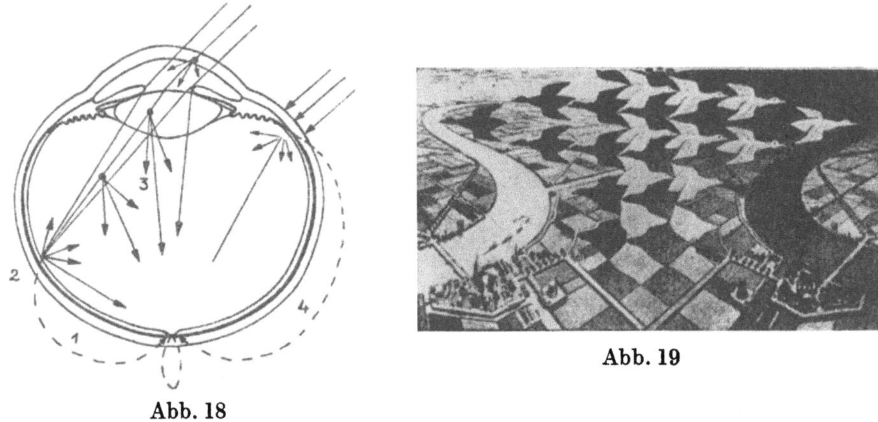

Abb. 18. Die physikalischen Blendungsursachen und ihre physiologischen Wirkungen. Das an der Cornea, in der Linse und im Glaskörper erzeugte Streulicht schwächt die Kontraste im Bild auf der Retina ab (*3*). Das von der Blendquelle erzeugte Netzhautbild (*2*) wirkt auf nervösem Wege (*1*) als Empfindlichkeitsherabsetzung in der gesamten Retina. Das durch die Sklera eindringende Streulicht wirkt ähnlich. (Schober, 1964)

Abb. 19. Tag-Nachttäuschung von Escher. Bei der links dargestellten Landschaft am Tage sieht man schwarze, nach links fliegende Vögel, während in der nächtlichen Landschaft (rechts) durch Aufmerksamkeitsverlagerung weiße Vögel nach rechts fliegen. (Aus Schober, 1964)

nicht zu Erkennungsschwierigkeiten, sondern auch zu optischen Täuschungen (Abb. 19). Es sei am Rande erwähnt, daß bestimmte Pharmaka wie Rauschgifte, Schlafmittel, Alkohol u.a.m. ebenfalls das Intervall verlängern.

Wie schon auf S. 140 erwähnt wurde, haben alle Sinnesorgane eine unspezifische Bahn, die zur Reticularformation zieht. Eine Blendung bewirkt deshalb über die unspezifische Bahn eine reticuläre Aktivierung und führt auf diese Weise zu einer Störung der Feineinstellung von Willkürbewegungen. Das zeigt eindrucksvoll das von Scholz (1953) durchgeführte, in Abb. 20 dargestellte Experiment. Deshalb bekommt ein geblendeter Kraftfahrer auch bei geringer Blendempfindlichkeit Schwierigkeiten bei den Lenkbewegungen, wobei die auch auf gerader Straße vorhandenen feinen *Lenkradbewegungen grobschlägiger* werden und so Anlaß zu Kollisionen sein können.

Alle erwähnten Blendungsarten können sowohl im Moment ihrer Einwirkung als auch noch danach wirken: Es gibt folglich neben einer *Simultan-* auch noch eine *Sukzessivblendung*. Vor einer Absolutblendung bei Fahrten im Schnee oder bei tiefstehender Sonne kann man sich durch *Blendschutzbrillen* schützen, die

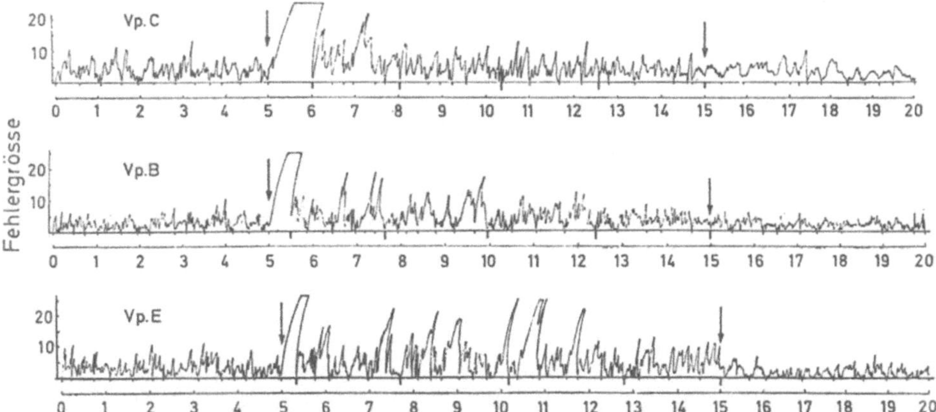

Abb. 20. Wirkung einer Momentanblendung (Pfeil) auf die Koordinationsfähigkeit blendunempfindlicher (obere Kurve) und blendempfindlicher Personen (untere Kurve). Eine regellos sich bewegende Scheibe sollte in die Mitte eines Kreises gebracht werden. (Ordinate: Fehlergröße; Abscisse: Zeit in min.) Die Blendungswirkung auf die Koordinationsfähigkeit hält 10 min an. (Nach SCHOLZ, 1953; aus LEHMANN, 1962)

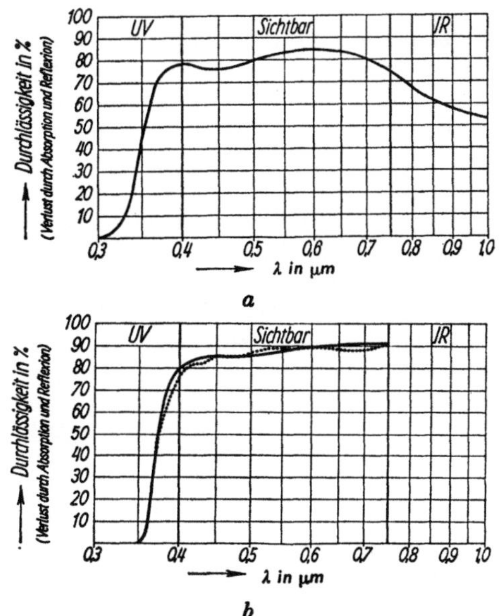

Abb. 21a u. b. Absorptionskurven typischer Filtergläser mit geringer Absorptionswirkung im sichtbaren Bereich. a Zeiss-Uropal. Transmissionsgrad etwa 80%. Absorption im kurzwelligen Infrarot und im Vergleich zu b verringerte Absorption im langwelligen Ultraviolett. Glasfarbe: schwach bräunlich. b Verschiedene Filtergläser mit einem Transmissionsgrad von etwa 90% bei starker Absorption im langwelligen Ultraviolett, aber geringer Absorption im Infrarot (ausgezogene Kurve: Rodenstock-Rogal, Busch- bzw. Nietzsche & Günther-Ultrazin, Möller-Ultrax; Glasfarbe: schwach bräunlich; gestrichelte Kurve: Rodenstock-Hygal, Glasfarbe: schwach grünlich). (SCHOBER, 1964)

nach SCHOBER (1958) einen Transmissionsgrad von 25—50% aufweisen sollen, wobei die Absorption sich auf alle Wellenlängen gleichmäßig auswirken soll, um nicht in einzelnen Spektralbereichen eine stärkere Kontrastabschwächung herbeizuführen (Abb. 21). Blendschutzbrillen guter Qualität mit Gläsern bräunlicher, blaugrauer oder grünlicher Farbe erfüllen diese Forderung. *Nebelschutzbrillen* sollen eine stärkere Transmission von mehr als 70% aufweisen und leicht gelblich getönte Gläser besitzen.

Weil an der Relativblendung die nervös bedingte α-Adaptation beteiligt ist und zwischen den beiden Retinae Interaktionen vorkommen (*biretinale Assoziation*, MÜLLER-LIMMROTH, 1954), kann man für die Dauer der Begegnung mit einem entgegenkommenden Fahrzeug das dem Blendlicht gegenüberstehende, linke Auge schließen und rechtsäugig weiterfahren. Auf diese Weise werden die biretinalen, wechselseitigen Hemmungsprozesse reduziert, die von einem Auge über den seitlichen Kniehöcker zum anderen Auge geleitet werden. Die Readaptation ist dann nach der Blendung beschleunigt.

Gegenüber den für den Verkehrsteilnehmer wesentlichen Faktoren Unterscheidungsempfindlichkeit und Sehschärfe tritt der zwar auch wichtige Faktor *Farbensinn* deutlich zurück. Lediglich im *Eisenbahnverkehr*, wo nach Farbsignalen gefahren wird, ist eine normale Trichromasie unabdingbar. Demgegenüber bestehen sowohl bei der *See- und Luftfahrt* neben der Signalfarbe noch weitere optische Kriterien zur Beurteilung der Signale oder der Flugschneisenbefeuerung. Das gilt erst recht im *Straßenverkehr*. Das zeigt allein schon die Tatsache, daß recht viele Deuteranomale seit vielen Jahren Verkehrsteilnehmer sind, ohne daß ihnen selbst oder anderen Personen die Farbfehlsichtigkeit bekannt geworden wäre. Wenn Unfälle beschrieben worden sind, die eindeutig aus einer Farbsinnstörung heraus verursacht waren, so handelte es sich praktisch immer um eine *Protostörung* oder sehr selten um eine totale Farbenblindheit. Bei Deuterostörungen besteht praktisch keine entscheidende Beeinträchtigung der Fahrtauglichkeit, obwohl bei beiden Störungen die Farbenkontrastwahrnehmung, die Farbtonunterschiedsempfindlichkeit, die Sättigungsempfindlichkeit in bestimmten Wellenlängenbereichen herabgesetzt sind, die Farbempfindungszeitschwelle heraufgesetzt ist und Verwechslungsfarben vorkommen. Daß Protogestörte einer stärkeren Unfallgefährdung ausgesetzt sind, liegt wohl an der Schwierigkeit, schwach rote Lichter zu erkennen, was dem Deuterogestörten keine Schwierigkeiten bereitet. Deshalb vermag der Protogestörte unter Umständen die *roten Schlußlichter bei starker Beschmutzung der Wagenheckpartie* nicht zu erkennen (*Auffahrunfall*!). Verwechslungen bei den Ampellichtern und den Verkehrszeichen sind wohl kaum möglich, da noch andere Kriterien (Reihenfolge, Schaltungsart u. a. m.) weitere Unterscheidungshilfen bieten.

b) Ohr

So wie in den übrigen Bereichen der Arbeitsphysiologie tritt auch im Straßenverkehr die Bedeutung des Gehörsinns zurück. Tatsächlich hat sich nach LEWRENZ (1964) die *Gehörlosigkeit* als ein *gut kompensierbarer Sinnesdefekt* bei den im Straßenverkehr geforderten Leistungen herausgestellt. Trotzdem werden an das Gehör beim Führen eines Kraftfahrzeugs Anforderungen gestellt, vor allem zur *Feststellung akustischer Warnzeichen* (Hupe, Horn) oder *Signale* (Trillerpfeife des Verkehrspolizisten, akustische Signale beim Rangierbetrieb, Nebelhorn im Schiffsverkehr). Aber auch Veränderungen der Fahr- und Motorgeräusche sollten vom Fahrer wahrgenommen werden. Somit stellt eine Verschlechterung des Hörvermögens durchaus eine Verminderung der Fahrleistungsfähigkeit dar; denn die partielle Kompensierbarkeit der Gehörschädigung bedeutet doch eine stärkere Inanspruchnahme der Leistungsreserve eines anderen Sinnesorgans (s. Abb. 1), hier meist des optischen Systems. Für den Tauben dürfte daher das Autofahren entsprechend der zwar geringen, aber doch vorhandenen Bedeutung des Gehörs, etwas anstrengender sein. Andererseits schneiden Schwerhörige und Taube in der Unfallstatistik günstig ab, weil sie offenbar durch Gehörreize nicht abgelenkt oder erschreckt werden und zudem über eine bessere optisch-sensorische Leistungsfähigkeit verfügen (LEWRENZ, 1964, vgl. auch den Beitrag von SCHUBERT in diesem Handbuch ab S. 553).

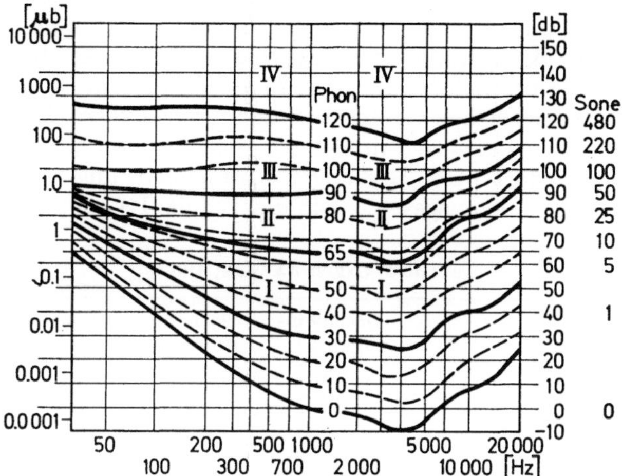

Abb. 22. Kurven gleicher Lautstärke mit Eintragung der vier Lärmbereiche nach LEHMANN (1962)

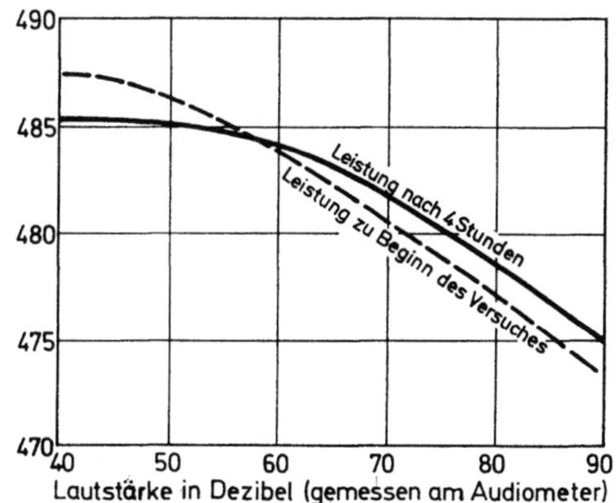

Abb. 23. Die Wirkung kontinuierlicher Geräusche auf die Geschicklichkeitsleistung (Nach LAIRD). Ordinate: Maßwerte der Geschicklichkeit; Abscisse: Lautstärke in db. Oberhalb eines Geräuschpegels von 60—70 db sind die lärmbedingten Leistungseinbußen zu Beginn der Lärmversuche stärker als nach $4^1/_2$ Std, was auf eine gewisse Anpassungsfähigkeit an die Lärmstörung hinweist. (Aus GRANDJEAN, 1963)

Wenn auch der Gehörsinn als Informationsquelle für den Verkehrsteilnehmer zurücktritt, so hat dieses Sinnesorgan doch größere Bedeutung für die Fahrleistung wegen seiner Ankopplung an die Reticularformation über die unspezifische Gehörbahn (s. S. 140). Wie die Abb. 22 zeigt, sind in dem Diagramm der Kurven gleicher Lautstärke vier Lautstärkenbereiche eingetragen, wobei Lärm der Stufe IV (oberhalb 120 Phon) Gehörschäden und Lärm der Stufe III (90 bis 120 Phon) psychische und physische Reaktionen bei vorhandener Gefahr der Ausbildung einer Schwerhörigkeit erzeugen. Auch in der Lärmstufe II (65 bis

90 Phon) können neben psychischen Effekten auch schon physische Reaktionen nachweisbar werden. Die Intensität dieser Reaktionen hängt vom Frequenzspektrum des Geräusches ab und das Abklingen der reversiblen Reaktionen von der Dauer der Lärmeinwirkung. Die physischen Reaktionen, die über die Reticularformation veranlaßt werden, sind *vegetativer* (Durchblutungsveränderungen, Herzfrequenz- und Atemrhythmusveränderungen sowie Motilitäts- und Sekretionsveränderungen im Bereich des Magen-Darmkanals) *und muskulärer Art* (Tonuserhöhungen, Koordinationsstörungen s. S. 139). Die letztere Reaktion ist für den Kraftfahrer wichtig. In Abb. 23 ist dargestellt, wie unter der Einwirkung eines kontinuierlichen Geräusches die *Geschicklichkeitsleistung* (Einführen eines Stabes in Löcher einer sich drehenden Scheibe) von einer Lautstärke von 60—70 db an vermindert wird. Derartigen Lärmeinwirkungen ist der Verkehrsteilnehmer aber durchaus ausgesetzt, wie die Tabelle 1 (Jansen, 1963) zeigt, so

Tabelle 1. (Nach Jansen, 1963)

Fahrzeug	Geschwindigkeit (km/h)	Seitliche Entfernung (m)	Schwellpegel (db)
Moped	—	—	75—77
Personenauto	50	6	74—85
Motorrad	40	7	78—88
Motorrad	60	7	81—98
Motorrad	anfahren	7	85—98
Leichter Lastwagen	50	6	81—92
Schwerer Lastwagen	50	6	85—97
Straßenbahn	30	7	83—90
Im Fahrzeug			**Lautstärke (phon)**
4-achsige Straßenbahn			83—85
Ruhige Passagierkajüte (Motorschiff)			40—50
Laute Schiffskajüte			65—85
Führerkabine im Dieselzug			98
Abteil im Dieselzug			77
Eisenbahnwagenabteil			70—75
Passagierraum im Flugzeug			97—101
Cockpit des Flugzeugs			105—106

daß es doch wesentlich ist, den Führer eines Verkehrsmittels von diesen Lärmeinwirkungen zu isolieren, indem man von der Konstruktionsseite her für einen leise gehenden Motor, eine Schallisolation des Motorraums zum Wageninneren sowie für eine Behandlung der Karosserie gegen das Dröhnen gesorgt wird, so daß am Ohr des Fahrers die Stärke des Lärms nicht mehr als 60 db beträgt. Das *Führerhaus des Lastkraftwagens* (65—125 Phon: Tope, 1961) und das *Cockpit im Flugzeug*, aber auch noch mancher Personenkraftwagen bedürfen danach eines besseren Lärmschutzes. Moped- und Motorradfahrer stehen ständig unter der Lärmeinwirkung der Stufe III. Der Schwerhörige oder Taube ist diesem leistungsmindernden Faktor kaum oder nicht ausgesetzt und vermag auch aus diesem Grunde geschickter zu fahren. Andererseits bestimmt aber die akustische Afferenz zur Formatio reticularis das Wachniveau des Fahrers mit, so daß *Schwerhörigen und Tauben bei längeren Nachtfahrten* die Gefahr des Einschlafens hinter dem Steuer eher droht (s. S. 140).

c) Vestibularapparat

Das Labyrinth ist der Ausgangsort von Reflexen für die äußeren Augenmuskeln und die Skeletmuskulatur. Die Bedeutung dieser Reflexe liegt in der Aufrechterhaltung oder Wiederherstellung der normalen Kopf- und Körperhaltung sowie der Augenstellung zusammen mit Reflexen, die von der Retina ausgelöst werden. Hautsinne, die Tiefensensibilität sowie das Gehör wirken neben dem Auge mit dem Vestibularapparat zusammen. Doch werden Labyrinthstörungen am ehesten vom Gesichtssinn ausgeglichen, wobei die bioelektrischen Potentiale aus dem Auge und Vestibularapparat mathematisch genau integriert werden (MIES, 1962). Auf diese Weise wird die Haltungs- und Bewegungsregelung im Körper mehrfach gesichert (BUYTENDIJK, 1956), so daß auch zum *sicheren Kurvenfahren* oder zur sicheren *Lagekorrektur beim Führen einspuriger Kraftfahrzeuge* nicht unbedingt ein intakter Vestibularapparat erforderlich ist (LEWRENZ, 1964). Immerhin sind der Statolithen- und der Bogengangsapparat beim Führen eines Kraftfahrzeugs beansprucht, so z.B. beim Festhalten der Blicklinien während des *Fahrens über holprige Straßen* oder beim Festhalten der Körperstellung im Fahrersitz während des *Durchfahrens einer Kurve,* wobei die meisten vom Vestibularapparat stammenden Erregungen wiederum über die Reticularformation auf das motorische System umgeschaltet werden (vgl. S. 138f.). Die Funktion des Sacculus ist noch nicht genügend geklärt. Möglicherweise dient der Sacculus auch als Rezeptorareal für Vibrationsreize (MIES, 1962). Vgl. hierzu auch den Beitrag von SCHUBERT in diesem Handbuch ab S. 553.

d) Hautsinne

Die *Mechanorezeptoren* und die *Thermorezeptoren* der Haut haben für den Führer eines Kraftfahrzeugs Bedeutung. Für die *Mechanorezeptoren* ist die Verformung der Haut der adäquate Reiz, wobei Biegungs- und Scherungskräfte einwirken. Diese Mechanorezeptoren sind nicht nur für die Signalisierung von Druckschwankungen in Form von Vibrationsreizen oder von Dauerdruckeinwirkungen verantwortlich, sondern vermögen über Schaltneuren auch das Erregungsniveau der α- und γ-Motoneuren zu modulieren und damit auf die Willkürtätigkeit und Muskeltonusverteilung einzugreifen (vgl. S. 136f.). Die phasisch tätigen Mechanorezeptoren vermitteln die Vibrationsempfindungen. Die Frequenzschwellenkurve für Hautvibrationsempfindungen beim Menschen (Abb. 24) zeigt, daß bei 200 Hz die Schwelle am niedrigsten ist (SCHNEIDER, 1962), allerdings je nach dem Reizort zwischen 200 und 400 Hz wechseln kann. Die für eine Schwellenempfindung geringsten Deformationsamplituden der Haut liegen im Bereich der Finger, der Hand und der Fußsohle (deshalb Betätigen der Fußpedale in einem *Schuhwerk mit weicher Sohle!*), so daß die im Kraftfahrzeug vorhandenen Vibrationen vornehmlich über den *Fahrzeugboden,* das *Gaspedal* und die *Lenkradsäule* wahrgenommen werden. Demgegenüber sind für die *Haut über dem Gesäß* die größten Deformationsamplituden erforderlich. Über die Mechanorezeptoren der Gesäßregion werden aber *Seitenabweichungen aus der Fahrbahn bei Seitenwind,*

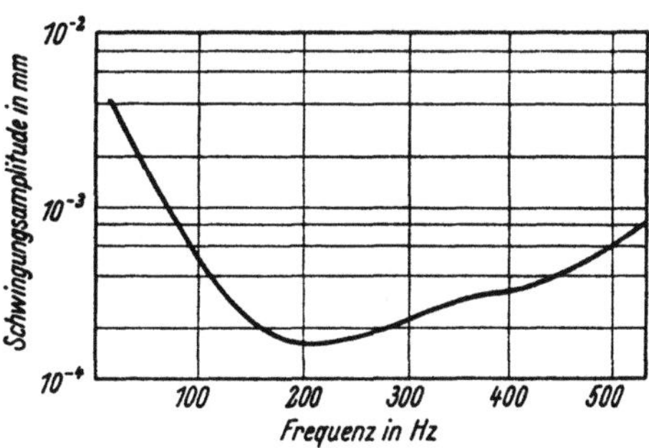

Abb. 24. Frequenzschwellenkurve der Hautvibrationsempfindung des Menschen. (Nach SCHNEIDER, 1962)

das *Ausbrechen des Wagens* aus einer Kurve, *Schleuderbewegungen* sowie *Beschleunigungen* und *Verzögerungen* des Kraftfahrzeugs dem Zentralnervensystem signalisiert. Zugleich werden durch die Erregung dieser Rezeptoren fremdreflektorisch Korrekturen der Körperlage veranlaßt. Diese Faktoren sind bei der Konstruktion des Fahrzeugsitzes zu berücksichtigen, da die Scherkraftwirkungen auf die Haut über die Mechanorezeptoren des Gesäßes doch eine wichtige Information für den Fahrzeugführer bedeuten.

Auch die *Thermorezeptoren* (Kalt- und Warmrezeptoren) stehen nicht nur im Dienst der Information über die Hauttemperatur, sondern finden über unspezifische Bahnen Anschluß an das reticuläre System, wobei Kaltsignalisierungen Weckwirkungen haben, während die Warm-Signalisierungen den Ermüdungs- bzw. Schlafeintritt fördern. Beginnende Ermüdung kann deshalb durch Öffnen des Wagendachs oder eines Seitenfensters vorübergehend verringert werden. Weil über die Thermorezeptoren die γ-Motoneuren entweder über Schaltneuren fremdreflektorisch oder über die Reticularformation Zuflüsse erhalten, kann es je nach der *Temperatur im Inneren des Kraftfahrzeugs* oder unter der *Kleidung eines Motorradfahrers* zu Tonusveränderungen in der Skeletmuskulatur und deshalb auch zu Beeinflussungen der Körperbewegungen kommen (s. S. 137). Durch die Afferenz aus den Thermorezeptoren kommt es ferner über hypothalamische Strukturen zu Modulationen der Stimmung, des Antriebs, der Reizbarkeit und der Schlaf-Wach-Steuerung (Schellongsche Zwischenhirnsyndrome), was zur Vermittlung der Behaglichkeitsempfindung beiträgt, die sich wiederum auf die Fahrleistungsbereitschaft auswirkt (vgl. Abb. 1). Daraus läßt sich ableiten, wie wichtig die *Heizung und Lüftung des Wageninneren* ist. In Abb. 25 sind bei normalem Feuchtigkeitsgehalt der Luft die Beziehungen zwischen Lufttemperatur und Luftgeschwindigkeit aufgestellt und zugleich die Behaglichkeitsgrenzen bei Körperruhe und leichter Arbeit eingetragen (Koch, 1963). Wie man sieht, sollte das *Heizungs- bzw. Lüftungsgebläse* im Kraftfahrzeug eine Stufenschaltung aufweisen, um Luftgeschwindigkeiten von 0,2—1,2 m/s in Verbindung mit *verstellbaren Lüftungsschlitzen* erzeugen zu können. Ferner müßte die Heizung so angelegt werden, daß wenigstens eine Temperatur im Wageninneren von 16° C bei fehlender Luftbewegung hergestellt werden kann.

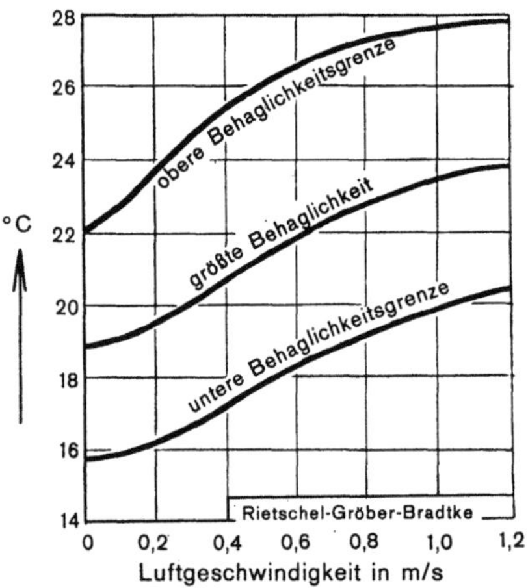

Abb. 25. Behaglichkeitsbereich bei Ruhe und leichter Arbeit (Ordinate: Lufttemperatur in °C). (Nach Koch, 1963)

5. Die biologische Rhythmik

Nimmt ein Mensch Körperarbeit über eine bestimmte Zeit auf, so wird er nur in sehr seltenen Fällen zu jedem Zeitpunkt die gleiche Leistung vollbringen. Stets kommt es zu Beginn zu einem Anstieg der Arbeitsleistung, der durch die *Einarbeit* verursacht ist. Das gegen Ende der Arbeitszeit zu beobachtende Absinken der Leistung wird als Ermüdung gedeutet. Konstruiert man die sich aus allen positiv und negativ wirkenden Faktoren der Leistungshöhe ergebende Arbeitskurve, so finden sich Kurvenschwankungen, die nicht mit Einarbeit und

Ermüdung erklärt werden können. Danach folgt am Morgen auf eine 30—60 min dauernde Einarbeitsphase ein Anstieg der Leistungsbereitschaft auf einen zwischen 9 und 11 Uhr liegenden Gipfel. Von ihm aus sinkt die Kurve wieder ab zu einem in der Mittagszeit liegenden Minimum, das aber nicht durch die mit dem Mittagessen verbundenen Blutverschiebungen zusammenhängt (GRAF, 1934). Am frühen Nachmittag folgt ein Anstieg auf einen zweiten Kurvengipfel zwischen 16 und 18 Uhr. Danach sinkt die Kurve der Leistungsbereitschaft kontinuierlich ab auf einen um 2 Uhr früh liegenden Tiefpunkt, von dem aus die Kurve wieder auf das morgendliche Maximum des nächsten Tages ansteigt. In Abb. 26 sind die prozentualen Schwankungen der physiologischen Leistungsbereitschaft dargestellt. Diese mehrfach bestätigte Rhythmuskurve kann zwar durch äußere Einflüsse modifiziert, aber nicht beseitigt werden (LEHMANN, 1962). Sie gilt somit

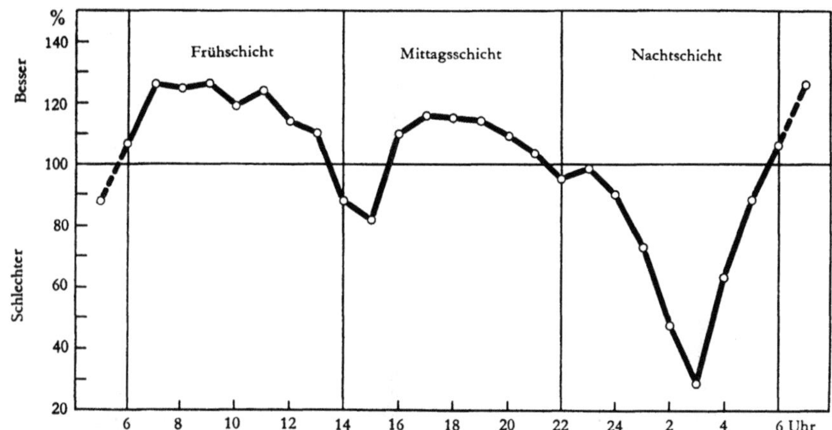

Abb. 26. Prozentuale Schwankungen der physiologischen Leistungsbereitschaft im Verlauf von 24 Std. (Nach BJERNER et al.; aus SCHMIDTKE, 1965)

auch für den Autofahrer. Durch Befragen von österreichischen *Fernlastfahrern* hat PROKOP (1955) in Übereinstimmung mit dieser Rhythmuskurve herausgefunden, daß zu den Zeiten der Minima der Rhythmuskurve die meisten Fernfahrer eine Einschlafneigung zugeben. Daß die Verteilung der Unfallziffern diesen Kurvenverlauf nicht zeigt, liegt daran, daß zu den Zeiten größter Leistungsbereitschaft zugleich hohe Verkehrsdichten vorliegen und daß diese während der Kurvenminima nicht so hoch sind. Die stark verminderte Leistungsbereitschaft um *2—3 Uhr früh*, die zudem mit einer „physiologischen Kollapsneigung" einhergeht — erkennbar an einer starken Blutdrucksenkung und verminderter Blutdruckamplitude, muß bei Nachtfahrten stets in Rechnung gestellt werden. Zu dieser Zeit sollte der nächtliche Fahrer die Autobahn verlassen und sich auf einer Parkstelle einen 1—2stündigen *Kurzschlaf im Fahrzeug* gönnen oder diese Phase mit einem kreislaufwirksamen und belebenden Kaffee- oder Teetrunk überbrücken, unterstützt durch Maßnahmen, die das Wachniveau anzuheben vermögen. (Vgl. den Beitrag von EFFENBERGER und HOFFMANN).

6. Die Übung

Wie auf S. 138f. ausgeführt wurde, sind am Erlernen bestimmter Bewegungsabläufe neben dem Cortex subcorticale Strukturen und vielfältige Reflexvorgänge und Regelkreise maßgeblich beteiligt. Viele beim Autofahren vorkommende Bewegungsformen wie Fahrtrichtungsänderungsanzeige, Kuppeln, Schalten, Gasgeben, Bremsen und die Handhabung des Lenkrades müssen zunächst in der

Fahrschule vornehmlich unter optischer Kontrolle, aber auch unter akustischer Kontrolle (Motorengeräusch ist Anlaß zum Umschalten auf den nächsten Gang) bewußt willkürlich erlernt werden, werden jedoch später zu *automatisierten Bewegungsabläufen*. Dabei handelt es sich nicht um Reflexe über die Stammganglien trotz des Vorherrschens subcorticaler Steuerungsmechanismen.

Die bei der Ausübung derartiger Bewegungsabläufe erfolgenden *Wahrnehmungen* über die Sinnesorgane werden im Zentralnervensystem zu *Vorstellungen* verarbeitet, die durch das *Gedächtnis* gespeichert werden. Die Summe dieser gespeicherten Vorstellungen ist die *Erfahrung*. Auch Bewegungen oder Bewegungsmuster, die über die Primitivformen hinausgehen, werden im Gedächtnis gespeichert und zwar als Bewegungsvorstellungen. Diese Bewegungen können nun durch Übung erlernt werden, wobei der Einsatz der Muskelgruppen zeitlich und räumlich so verteilt wird, daß mit einem Minimum an Energieaufwand oder Innervation die gekonnte Bewegung hinsichtlich ihrer Kraft und Exkursion wohl dosiert ausgeführt wird. Wesentlich ist bei der Erlernung der Bewegungen, daß die simultan stattfindenden Informationen aus den Sinnesorganen nicht nur in ihren spezifischen Hirnzentren gespeichert, sondern über Parallelschaltung zu anderen Hirngebieten (Reticularformation) bei der Regelung der Bewegungen herangezogen werden. Dabei eröffnen sich mannigfaltige Kombinationsmöglichkeiten für die verschiedenen im Gehirn ankommenden Informationen. Sie haben damit die Möglichkeit einer Kontrolle der Bewegung nach Größe und Ausmaß, d.h. es findet eine *Informationsverarbeitung* statt.

Hiervon hängt das Erlernen weitgehend ab. Die motorische Leistung wird also dem Gehirn zurückgemeldet, wo dann die Informationen der peripheren Sinnesorgane mit den gespeicherten Informationen aus früheren Bewegungsversuchen verglichen werden. Erst dadurch eröffnet sich die Möglichkeit zur Korrektur. Das ausgiebige Erlernen und das ständige Üben sind also für Bewegungsabläufe und komplizierte Bewegungsmuster unabdingbar. Mit der Übung wird aber nicht nur ein ökonomischerer, sondern auch ein rascherer Bewegungsablauf erzielt, da eine Synapse um so erregbarer für die Impulsübertragung wird, je mehr Impulse über die Synapse laufen. Es findet also eine *Bahnung* statt. ECCLES (1953) fand, daß eine wiederholte Erregung von Pyramidenbahnen die synaptische Verzögerung in den Schaltneuren des Rückenmarks von 4,5 auf 1 ms verkürzt. Zu dieser Bahnung, die zu Verkürzungen der Reaktionszeiten führt, kommt noch die erwähnte Automatisierung der motorischen Leistung hinzu. Während vor dem Erlernen die Schaltstellen durch bewußte Befehle aus dem Cortex erst gebahnt werden müssen, ist das nach dem Erlernen und ständiger Übung nicht mehr notwendig: Die Bewegung ist geübt und gekonnt (STRUPPLER, 1962). Dieser Vorgang ist mit einer „Punktschweißung" an der Schaltstelle vergleichbar (TÖNNIES, 1949).

Die geschilderten Vorgänge *unter der Übung* führen beim Autofahren also dazu, daß die erforderlichen *Bewegungsabläufe rascher, ökonomischer sowie automatisiert ausgeführt werden*. Folglich ist das Führen eines Kraftfahrzeugs bei regelmäßigem, d.h. täglichem Fahren *weniger anstrengend* und belastet die Großhirnrinde weniger mit dem „Ballast" der willkürlichen Bahnung der verschiedenen Handlungen. Die Großhirnrinde bleibt darum gleichsam frei für die optischen Informationen über die Verkehrssituation und deren Änderung, auf die nun der geübte Fahrer rascher und leichter zu reagieren vermag. Der Kraftfahrer *gewinnt* deshalb *durch ständige Übung an Sicherheit* im Straßenverkehr. Allerdings genügt schon eine Unterbrechung von wenigen Tagen, um einen *Übungsverlust* herbeizuführen. Insofern gibt es in der Tat den fahrtechnisch schlechteren *„Sonntagsfahrer"* und aus dem gleichen Grunde ist der von den Vororten einer Großstadt in die Stadt nur gelegentlich hineinfahrende Kraftfahrer, der zu Hause sein Fahrzeug nicht regelmäßig benutzt, im Stadtverkehr unsicherer, wobei diese Unsicherheit noch durch die mangelhafte Ortskenntnis verstärkt wird. In diese Gruppe ist auch der alternde Kraftfahrer einzustufen, der nach seinem Ausscheiden aus dem Berufsleben sein Fahrzeug nur selten noch benutzt. Es zeugt von großer Einsicht und Selbstkritik, wenn diese Menschen ihren Führerschein zurückgeben.

7. Die Ermüdung

Der wichtigste Faktor, der die Fahrleistung eines Teilnehmers im Straßenverkehr zu reduzieren vermag, ist die Ermüdung. Sie ist gekennzeichnet durch eine Reihe physiologisch und psychologisch definierbarer Merkmale (SCHMIDTKE, 1965), von denen hier nur die physiologischen behandelt werden können.

Die Ermüdung bewirkt generell

1. eine reversible Leistungs- oder Funktionsminderung,
2. eine Beeinflussung des organischen Zusammenspiels der Funktionen,
3. eine abnehmende Arbeitsfreudigkeit,
4. ein gesteigertes Anstrengungsgefühl, und
5. eine Störung des Funktionsgefüges der Persönlichkeit.

Bei der Suche nach den Gründen, die beim Kraftfahrer eine Verminderung seiner Fahrleistung herbeiführen können, stößt der Untersucher praktisch erneut auf alle die Organsysteme und deren Funktionen, die im ausgeruhten Zustand zugleich auch die Leistungsfähigkeit bestimmen. Lediglich die in der Technik bekannte, aber auch im biologischen Bereich vorkommende Materialermüdung (z.B. Marschfraktur, Schipperkrankheit) spielt in der Verkehrsmedizin keine Rolle. Andererseits sind oft genug psychische und physische Ermüdungsprozesse miteinander gekoppelt, so daß eine exakte Definition des Ermüdungsbegriffs nicht leicht ist. Auf die hierbei bestehenden Schwierigkeiten hat SCHMIDTKE (1965) hingewiesen. Sie machen verständlich, warum es schwierig ist, exakt jeweils festzustellen, welcher Faktor entscheidend zur Ermüdung des Kraftfahrers beigetragen hat.

Wenn es biologisch bedingte, vom Willen unabhängige Schwankungen in der Leistungsfähigkeit gibt (s. Absatz „Biologische Rhythmik"), so muß es zwangsläufig auch biologisch bedingte *Schwankungen der Ermüdungsfähigkeit* geben, die sich zu den Leistungsfähigkeitsmodulationen reziprok verhalten. Die Befragungen von PROKOP (1955), die an Fernlastfahrern vorgenommen wurden, haben das bestätigt. Die Gefahr des Einschlafens ist zu Zeiten verminderter Leistungspotenz (14 Uhr und 2 Uhr) besonders groß. Die Ursache hierfür liegt in Schwankungen im Aktivitätsniveau der Schlaf-Wachsteuerungszentren des Hypothalamus und der Reticularformation (s. S. 140). Diesem Tatbestand ist vor allem bei Nachtfahrten Rechnung zu tragen, wobei zu berücksichtigen ist, daß die Zufuhr von Weckmitteln lediglich die Leistungsbereitschaft unter stärkerer Einbeziehung der Leistungsreserve vergrößert. Wird der natürliche Schlaf-Wach-Rhythmus gestört, so hat das unmittelbare Folgen für die Ermüdbarkeit des Gesamtorganismus. Die Wirkung eines *Schlafentzugs* zeigt sich in den Leistungstests nicht einheitlich, wohl ist nach Schlafentzug immer eine *größere Unregelmäßigkeit im Leistungsverlauf* feststellbar, jedoch ist das Ausmaß der Leistungsbeeinträchtigung nicht generell eine Funktion der Dauer der Wachperiode. Bei kurzfristigen Testsituationen scheint ein Schlafentzug durch Mobilisierung der Leistungsreserven kompensiert werden zu können, so daß Reaktionszeit, Tremor und Muskelkraft normal bleiben (EDWARDS, 1941; BLISS et al., 1959). Wenn aber die Beanspruchungszeit für die Tests in der Schlafentzugsperiode verlängert wird, so zeigen sich vor allen Dingen *Störungen der Konzentration und Aufmerksamkeit* (Tyler, 1947), erkennbar an multiplen Wahlreaktionsversuchen sowie Störungen *der opto-motorischen Koordination*. Nach Schlafentzug besteht deshalb höchste Unfallgefahr für den Kraftfahrer (vgl. auch den Beitrag von Effenberger u. Hoffmann in diesem Handbuch ab S. 595).

An der Ermüdung des Kraftfahrers ist auch die Skeletmuskulatur beteiligt. Dabei muß die muskuläre Ermüdung nicht unbedingt zur Abnahme der Kontraktionsfähigkeit führen, sondern schon die Empfindung eines *Steifigkeitsgefühls*, das später in einen dumpfen *Muskelschmerz* übergeht, ist ein Zeichen einer peripheren, muskulären Ermüdung. Weil diese Erscheinungen u.a. mit der Sauerstoffversorgung der Muskulatur und darum mit deren Durchblutung zusammenhängen, wird beim Führen eines Kraftfahrzeugs eine Muskelermüdung

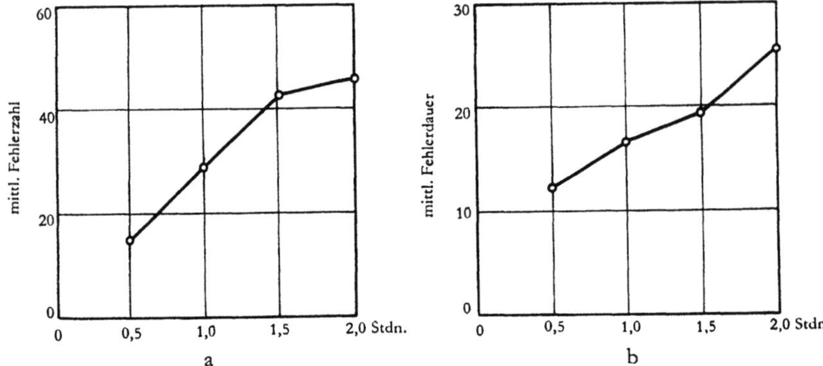

Abb. 27 a u. b. Der Einfluß der Versuchsdauer auf die Fehlerzahl und Fehlerzeit im Fahrversuchtest (Bewegungskompensationsversuch). (Nach Siddall u. Anderson, 1955; aus Schmidtke, 1965)

dort eher eintreten, wo statische Arbeit von der Muskulatur geleistet wird (rechtes Bein, Rückenmuskulatur, Nackenmuskulatur) oder auxotonische Kontraktionen erforderlich sind (s. S. 132). Die durch den erhöhten Muskelbinnendruck gedrosselte Durchblutung führt dann nicht nur zu einer Störung der Energiebereitstellung, sondern auch zu einer Verminderung der Synthesefähigkeit (ATP-Resynthese) und der Proteinlöslichkeit, was die Ursache für Veränderungen des Kolloidzustandes des Actomyosins sein kann. *Muskelhärten oder Myogelosen* sind vor allem *im Nackenbereich* möglich, weil beim Autofahren die Nackenmuskulatur eine mehr oder weniger unveränderte Haltearbeit aufwenden muß, da die Kopfhaltung vor allem beim Fahren auf Autobahnen ziemlich konstant beibehalten werden muß (*Nackenstütze*!). Die sich unter der Ermüdung einstellenden parästhetischen Empfindungen in der Haut über den Sitzbeinknorren, hängt mit den dort auf die Dauer sich ausbildenden ischämischen Hautbezirke zusammen.

Neben der Abnahme der Muskelkraft, den Steifigkeitsempfindungen, Parästhesien und Muskelschmerzen ist ein deutliches Zeichen der einsetzenden Ermüdung die *Störung der Koordination der Bewegungen*. Es bilden sich eine *Unsicherheit im Bewegungsablauf*, *Zittern* und *überschießende Bewegungen* aus, Symptome, die schon vor der Abnahme der Muskelkraft erkennbar sind (Durig, 1927). Nach anstrengender, ermüdender Autofahrt ist der bei gespreizten Fingern besonders gut beobachtbare Tremor charakteristisch. Am Zustandekommen dieser Koordinationsstörungen sind die auf S. 137ff. beschriebenen neurophysiologischen Strukturen beteiligt. Die im Fahrversuchstest am Bewegungskompensationsgerät mit der Versuchsdauer zunehmende Fehlerzahl und Fehlerdauer

(Abb. 27) sind Ausdruck derartiger Koordinationsstörungen (SIDDAL u. ANDERSON, 1955). Vor allem ist hier das Aktivitätsniveau der Reticularformation maßgebend. Sinkt dieses infolge gleichförmiger sensorischer Afferenz (Hitze, Motorengeräusch, Nachtfahrt, Monotonie) oder wegen zu geringer Afferenz, so wird die reticuläre Aktivierung der γ-Motoneuren absinken und damit auch die Spindelempfindlichkeit. Aus diesem Grunde kommt es im Verlauf von körperlicher oder geistiger Arbeit zum Ansteigen der Reflexschwellen (SUNG-KEN QUO, 1949) (Abb. 28) mit den nachteiligen Folgen für die Feineinstellung einer Bewegung. Mit diesen zentralnervös bedingten Veränderungen wird unter der Ermüdung auch die Leistungsfähigkeit des Gesichts- und des Gehörsinns herabgesetzt, z. B. erkennbar an der Abnahme der Flimmerverschmelzungsfrequenz (FVF) (Abb. 29). Wie die Abb. 30 zeigt ist bei ununterbrochener *Nachtfahrt* auf einer Autobahn für den ermüdeten Kraftfahrer zum Erkennen einer Testfigur eine höhere Beleuchtungsstärke erforderlich unter Zunahme der Streuung (HARTMANN, 1962), was auf eine Empfindlichkeitsabnahme im Gesichtssinn und eine Verminderung des Wachsamkeitsniveaus hinweist. Auch die einfache und räumliche Tastschwelle wird unter der Ermüdung erhöht. Vermutlich erfolgen alle diese beschriebenen Empfindlichkeitsverstellungen über die Reticularformation.

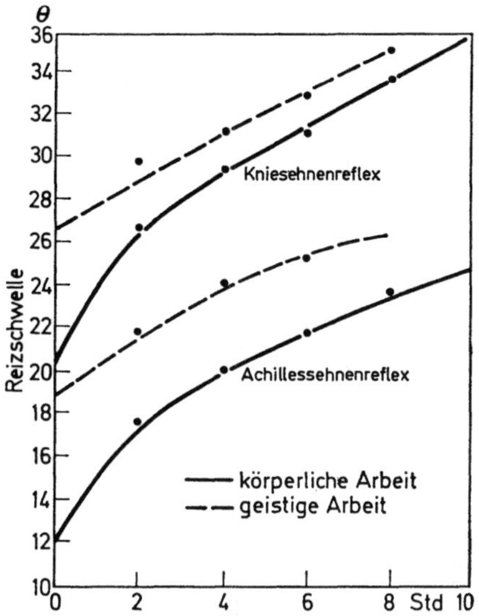

Abb. 28. Das Verhalten der Reflexschwelle bei körperlicher und geistiger Arbeit. (Nach SUN-KEN QUO, 1949; aus LEHMANN, 1962)

Die reticulären Strukturen sind wegen ihrer engen Beziehungen zum Hypothalamus auch für die unter Ermüdung beobachtbaren *vegetativen Reaktionen*

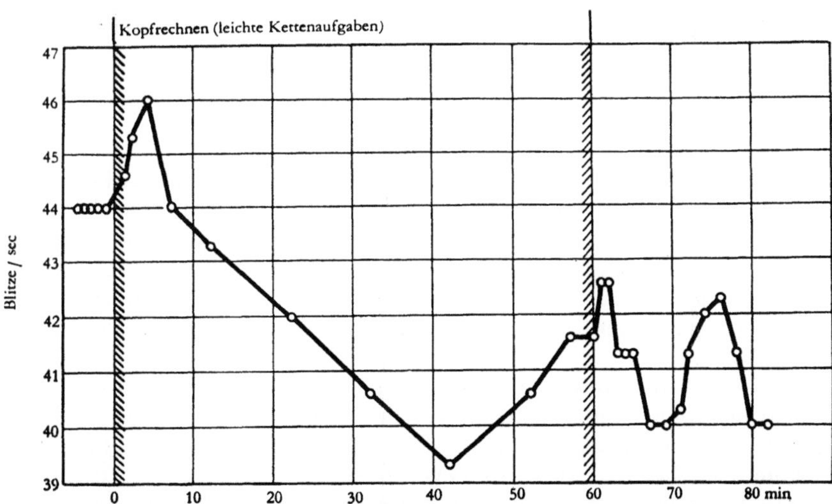

Abb. 29. Die Änderung der Flimmerverschmelzungsfrequenz (FVF) während und nach mittelschwerer geistiger Beanspruchung (Kopfrechnen). (Nach BUSCH u. WACHHOLDER, 1953; aus SCHMIDTKE, 1965)

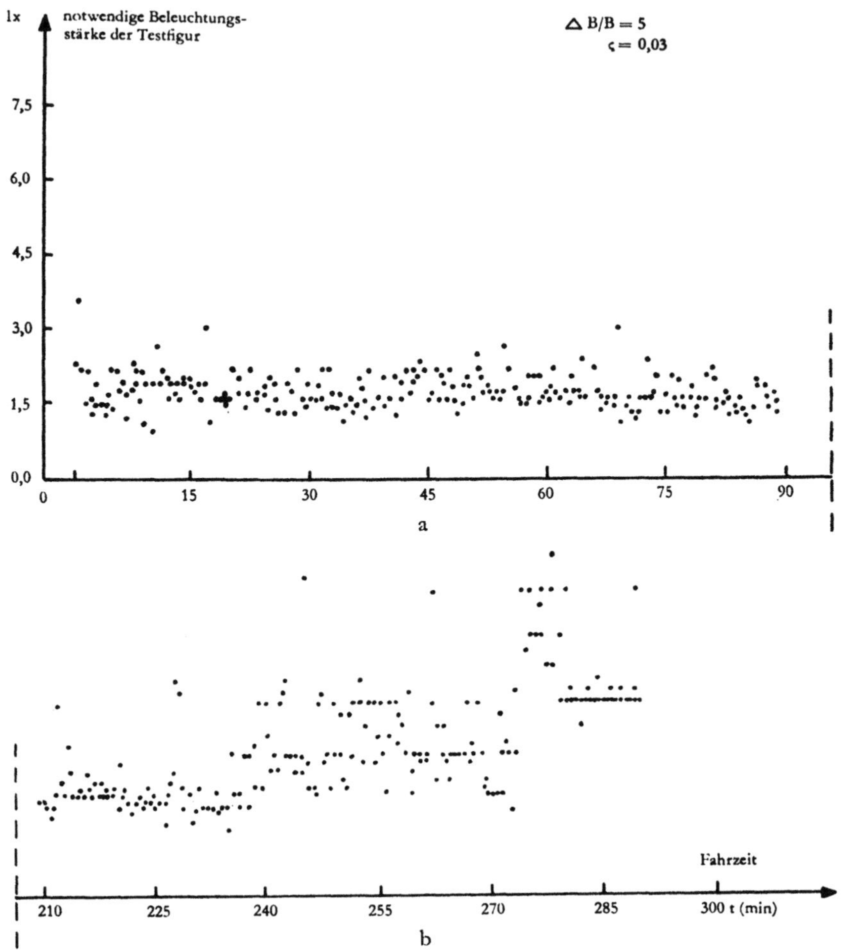

Abb. 30a u. b. Die Wirkung ununterbrochenen Autofahrens auf nächtlicher Autobahn auf die zur Wahrnehmung einer Testfigur erforderliche Beleuchtungsstärke (Ordinate: Beleuchtungsstärke in lx; Abscisse: Fahrzeit in min). Nach einer Fahrzeit von 200 min beginnt die Streuung zuzunehmen und steigt die notwendige Beleuchtungsstärke an. (Nach Hartmann, 1962; aus Schmidtke, 1965)

verantwortlich zu machen. Donahue (zit. n. Sturgis u. Bethell, 1943) fand bei *Fernlastfahrern* eine *Zunahme der Leukocytenzahl* relativ zur Fahrdauer nach dem letzten Schlaf, die vermutlich die Folge einer ACTH-Ausschüttung ist (Wachholder, 1957). Die schon auf S. 142 beschriebenen Puls- und Blutdruckveränderungen können sowohl durch die Muskelermüdung als auch indirekt durch die Reticularformation über die vegetativen Felder des Hypothalamus entstanden sein (vgl. S. 138).

Wenn schließlich die Reticularformation über kurze Neurenketten die corticale Aktivität bestimmt, muß es bei einer Verschiebung des reticulären Aktivitätsniveaus auch zu einer *Veränderung des Bewußtseins und der bewußten Wahrnehmung* kommen, die mit Muskeltonusveränderungen einhergeht. Deshalb hat der ermüdete Kraftfahrer eine *schlaffe Körperhaltung* und auch der *müde Gesichtsausdruck* ist ein Zeichen einer Tonusabnahme in der mimischen Gesichtsmuskulatur. Die Verminderung der Bewußtseins- und Wahrnehmungshelligkeit, die sich im EEG an einem reduzierten α-Rhythmus und leichten Dysrhythmien äußert, führt dann dazu, daß der Kraftfahrer die Fahrsituation nicht mehr zu erfassen und darauf nicht, nur verzögert, unkoordiniert und unkontrolliert zu reagieren vermag. So erklärt sich der von ABELE (1957) erhobene Befund, daß *mit zunehmender Ermüdung* beim Kraftfahrer sowohl die *Durchschnitts-* als auch die *Spitzengeschwindigkeit zunimmt*, während die *Gleichmäßigkeitsleistung* (Häufigkeitsverteilung der Geschwindigkeiten) *abnimmt*.

Literatur

ABELE, G.: Die Leistungsfähigkeit des Kraftwagenlenkers und die Analyse der Fahrweise. Dtsch. Z. ges. gerichtl. Med. **46**, 583 (1957).

ASCHOFF, J.: Wärmehaushalt. In LANDOIS-ROSEMANN, Lehrbuch der Physiologie des Menschen, 28. Aufl., Bd. II. München u. Berlin: Urban & Schwarzenberg 1962.

BAUMGARTEN, R. v.: Rautenhirn (Rhombencephalon). In: LANDOIS-ROSEMANN, Lehrbuch der Physiologie des Menschen, 28. Aufl., Bd. II. München u. Berlin: Urban & Schwarzenberg 1962.

BLISS, E. L., L. D. CLARK, and C. D. WEST: Studies of sleep deprivation. — Relationship to schizophrenia. Arch. Neurol. Psychiat. (Chic.) 81, 348 (1959).

BORNEMANN, E.: Untersuchungen über den Grad der geistigen Beanspruchung. Arbeitsphysiologie **12**, 142, 173 (1942).

BUCHTHAL, F., and E. KAISER: The rheology of the cross striated muscle fibre. Det. kgl. danske Vidensk. Selskab. Biol. Medd. **21**, 1 (1951).

BUSCH, G., u. K. WACHHOLDER: Der Einfluß ermüdender geistiger Beanspruchung auf die Flimmerverschmelzungsfrequenz. Arbeitsphysiologie **15**, 149 (1953).

BUYTENDIJK, F. J. J.: Allgemeine Theorie der menschlichen Haltung und Bewegung. Berlin 1956.

CASPERS, H.: Die zentralnervöse Regulation der Muskeltätigkeit. In: Handbuch der ges. Arbeitsmedizin, Bd. 1, Hrsg. G. LEHMANN. Berlin-München-Wien: Urban & Schwarzenberg 1961.

DENECKE, G.: Fahrtüchtig und fahrtauglich. Hippokrates (Stuttg.) **32**, (1961).

DIECKMANN, D.: Einfluß vertikaler mechanischer Schwingungen auf den Menschen. Int. Z. angew. Physiol. **16**, 519 (1957).

DUENSING, F., u. K. P. SCHAEFER: Die Neuronenaktivität in der Formatio reticularis des Rhombencephalons beim vestibulären Nystagmus. Arch. Psychiat. Nervenkr. **196**, 265 (1957).

DUPUIS, H.: Fahrkomfort ist meßbar. Bericht II. Studientagg für Verkehrswissenschaft, Hamburg 1963. Hrsg.: Verkehrswiss. Seminar e.V. Hamburg 1963.

—, u. W. CHRIST: Über das Schwingverhalten des Magens unter dem Einfluß sinusförmiger und stochastischer Schwingungen. Int. Z. angew. Physiol. **22**, 149 (1966).

DURIG, A.: Theorie der Ermüdung. In: E. ATZLER, Körper und Arbeit. Leipzig 1927.

ECCLES, J. C.: The neurophysiological basis of mind. Oxford: Clarenton Press 1953.

EDWARDS, A. S.: Effects of the loss of one hundred hours of sleep. Amer. J. Psychol. **54**, 80 (1941).

ELDRED, E., R. GRANIT, and P. A. MERTON: Supraspinal control of the muscle spindles and its significance. J. Physiol. (Lond.) **122**, 498 (1953).

FRANKE, H.: Verkehrsgefährdung und Sicherung bei internen Krankheiten. In: Schriftenreihe d. Bayerischen Landesärztekammer **3**, 264 (1964).

FULTON, F. J.: Physiologie des Nervensystems. Stuttgart: Ferdinand Enke 1952.

GAUER, O. H.: Die nervöse Regulation des Kreislaufs. In: LANDOIS-ROSEMANN, Lehrbuch der Physiologie des Menschen, 28. Aufl., Bd. I. München u. Berlin: Urban & Schwarzenberg 1960.

GERNANDT, B.: The effect of vestibular stimulation upon the activity of the primary motor neurons of the spinal cord. Acta physiol. scand. **27**, 169 (1953a).

GERNANDT, B. E., Y. KATSUKI, and R. LIVINGSTON: Functional organization of descending vestibular influences. J. Neurophysiol. **20**, 453 (1957).

—, and C. A. THULIN: Vestibular mechanism of facilitation and inhibition of cord reflexes. Amer. J. Physiol. **172**, 653 (1953b).

GLEES, P.: Morphologie und Physiologie des Nervensystems. Stuttgart: Georg Thieme 1957.

GOLENHOFEN, K.: Physiologie des menschlichen Muskelkreislaufs. S.-B. Ges. Beförd. ges. Naturwiss. Marburg **83**, 167 (1961).

GRANIT, R., and H. D. HENATSCH: Gamma control of dynamic properties of muscle spindles. J. Neurophysiol. **19**, 356 (1956).

Granit, R., H. D. Henatsch, and G. Steg: Tonic and phasic ventral horn cells differentiated by post-tetanic potentiation in cat extensors. Acta physiol. scand. 37, 114 (1956).
—, and B. Holmgren: Two pathways from brain stem to gamma ventral horn cells. Acta physiol. csand. 35, 93 (1955).
Hagbarth, K. E.: Excitatory and inhibitory skin areas for flexor and extensor motoneurones. Acta physiol. scand. 26, Suppl. 94 (1952).
Hartmann, E.: Vortrag "Symposium on lighting problems in highway traffic". Stockholm 1962.
— Untersuchungen zur physiologischen Blendung. Diss. München 1961.
— Disability glare and discomfort glare Lighting problems in highway traffic, vol. II. London: Pergamon-Press 1963a.
— Die Schwelle der physiologischen Blendung. Lichttechnik 15, 503—505 (1963b).
Henatsch, H. D., F. J. Schulte u. G. Busch: Wandelbarkeit des tonisch-phasischen Reaktionstyps einzelner Extensor-Motoneurone bei Variation ihrer Antriebe. Pflügers Arch. ges. Physiol. 270, 161 (1959).
Hensel, H.: Physiologie der Thermorezeption. Ergebn. Physiol. 47, 166 (1952).
Hess, W. R.: Die funktionelle Organisation des vegetativen Nervensystems. Basel: Benno Schwabe & Co. 1948.
Hoff, E. C.: The distribution of the spinal terminals (boutons) of the pyramidal tract, determined by experimental degeneration. Proc. roy. Soc. B111, 226 (1932).
Hoffmann, P.: Über die Beziehungen der Sehnenreflexe zur willkürlichen Bewegung und zum Tonus. Z. Biol. 68, 351 (1918).
Hunt, C. C.: The reflex activity of mammalian small-nerve fibres. J. Physiol. (Lond.) 115, 456 (1951).
— The effect of stretch receptors from muscle on the discharge of motoneurones. J. Physiol. (Lond.) 117, 359 (1952).
Jaensch†, P. A., u. F. Hollwich: Einführung in die Augenheilkunde, 4. Aufl. Stuttgart: Georg Thieme 1964.
Jansen, G.: Lärm im Betrieb. RKW-Reihe „Arbeitsphysiologie-Arbeitspsychologie". Berlin-Köln-Frankfurt: Beuth-Vertrieb GmbH 1963.
Jasper, H., L. D. Proctor, R. S. Knighton, W. C. Noshay, and R. T. Costello: Reticular formation of the brain. Henry Ford Hosp. Int. Symp. Boston and Toronto: Little Brown & Co. 1958.
Koch, H.: Lüftung des Arbeitsraumes. RKW-Reihe „Arbeitsphysiologie-Arbeitspsychologie". Berlin-Köln-Frankfurt: Beuth-Vertrieb GmbH. 1963.
Kummer, H.: Die Verkehrssicherheit in verkehrsmedizinischer Sicht. Hippokrates 32, 194 (1961).
Kurotsu, T., A. Ito, T. Tane, and T. Ban: Influence of the hypothalamus upon the histamine metabolism in normal or adrenalectomized rabbits. Med. J. Osaka Univ. 6, (2) (1955).
— K. Kurachi, and T. Ban: Experimental studies on oculation by the electrical stimulation of the hypothalamus of rabbits Med.J. Osaka Univ. 2 (1) (1950).
— C. Tabayashi, and T. Ban: Influence of the endocrine organs upon changes of blood sugar induced by electrical stimulation of the hypothalamic nucleus. Med. J. Osaka Univ. 3 (4) (1953).
Magoun, H. W., and R. Rhines: An inhibitory mechanism in the bulbar reticular formation. J. Neurophysiol. 9, 165 (1946).
Mies, H.: Vestibularapparat. In: Landois-Rosemann, Lehrbuch der Physiologie des Menschen, 28. Aufl. Hrsg. H. U. Rosemann. München u. Berlin: Urban & Schwarzenberg 1962.
Monnier, M. (Hrsg.): Physiologie und Pathophysiologie des vegetativen Nervensystems, Bd. 2. Stuttgart: Hippokrates-Verlag 1963.
—, et P. Krupp: Classification électro-physiologique des stimulants du système nerveaux central. II. Action des stimulants hallucinogènes, psychotoniques, analeptiques sur les mécanismes d'éveil et de détente. Arch. int. Pharmacodyn. 127, 337 (1960).
— — Classification électro-physiologique des stimulants du système nerveux central. II. Action des stimulants hallucinogènes, psychotoniques, analeptiques sur les mécanismes d'éveil et de détente. Arch. int. Pharmacodyn. 127, 337 (1960).
Müller, E. A.: Physiologie der körperlichen Leistungsfähigkeit. In: Landois-Rosemann, Lehrbuch der Physiologie des Menschen, Bd. II, Hrsg. H.-U. Rosemann. München u. Berlin: Urban & Schwarzenberg 1962.
Müller-Limmroth, W.: Elektrophysiologische Untersuchungen zum Nachweis einer bireti-nalen Assoziation. Z. Biol. 107, 206—240 (1954).
— Elektrophysiologie des Gesichtssinns. Berlin-Göttingen-Heidelberg: Springer 1959.
— Die Ermüdung des Kraftfahrers physiologisch betrachtet. Drucksache Nr. 33, Bundesverkehrswacht e.V., Bonn 1961.
— Gesichtssinn. In: Landois-Rosemann, Lehrbuch der Physiologie des Menschen, 28. Aufl. herausgeg. v. H. U. Rosemann. München u. Berlin: Urban & Schwarzenberg 1962.

NETTER, H.: Biologische Physikochemie. Potsdam: Akademische Verlagsgesellschaft Athenaion 1950.

NIEMER, W. T., and H. W. MAGOUN: Reticulo-spinal tracts influencing motor activity. J. comp. Neurol. **87**, 367 (1947).

PORTER, R. W., H. J. MOVIUS, and J. D. FRENCH: Hypothalamic influences on hydrochlorid acid secretion of the stomach. Surgery **33**, 875 (1953).

PROKOP, O., u. L. PROKOP: Ermüdung und Einschlafen am Steuer. Zbl. Verkehrs-Med. **1955**, H. 1, 19—29.

REICHEL, H.: Muskelphysiologie. Aus: W. TRENDELENBURG u. E. SCHÜTZ, Lehrbuch der Physiologie in zusammenhängenden Einzeldarstellungen. Berlin-Göttingen-Heidelberg: Springer 1960.

SCHAEFER, K. E.: Einflüsse auf die Atmung. In: LANDOIS-ROSEMANN, Lehrbuch der Physiologie des Menschen, 28. Aufl., Bd. I. München u. Berlin: Urban & Schwarzenberg 1960.

SCHMIDTKE, H.: Die Ermüdung. Bern u. Stuttgart: Hans Huber 1965.

SCHNEIDER, D.: Haut-'und Enterorezeptoren. In: LANDOIS-ROSEMANN, Lehrbuch der Physiologie des Menschen, 28. Aufl. Hrsg. H. U. ROSEMANN. München u. Berlin: Urban & Schwarzenberg 1962.

SCHNEIDER, M.: Einführung in die Physiologie des Menschen. Berlin-Göttingen-Heidelberg: Springer 1964.

SCHOBER, H.: Die Blendschutzbrille des Kraftfahrers. Zbl. Verkehrs-Med. **1958**, 3—12.

— Das Sehen II. Leipzig: VEB Fachbuchverlag 1964.

SCHOBERTH, H.: Sitzhaltung, Sitzschaden, Sitzmöbel. Berlin-Göttingen-Heidelberg: Springer 1962.

SCHOLZ, H.: Über den Einfluß der Blendung auf die Dämmersehleistung. Arbeitsphysiologie **15**, 1 (1953).

SCHREINER, L. H., D. B. LINDSLEY, and H. W. MAGOUN: Role of brain stem facilitatory systems in maintenance of spasticity. J. Neurophysiol. **12**, 207 (1949).

SELYE, H.: The physiology and pathology of exposureto stress. Montreal 1950.

SIEVERS, E.-F., u. W. WINKLER: Zur Systematik der Fahrtauglichkeitsuntersuchungen. Medizinische **1959**, 727.

SIDDALL, G., and D. M. ANDERSON: Fatigue during prolonged performance on a simple compensatory tracking task. Quart. J. exp. Psychol. **7**, 159 (1955).

STAUB, H., u. H. THÖLEN: Bewußtseinsstörungen. Symposion 10.—12. Januar 1961 St. Moritz. Stuttgart: Georg Thieme 1961.

STEINBUCH, K.: Automat und Mensch. Kybernetische Tatsachen und Hypothesen. Berlin-Heidelberg-New York: Springer 1965.

STRUPPLER, A.: Das Nervensystem als Regler körperlicher Leistung. In: H. GROH, Sportmedizin. Stuttgart: Ferdinand Enke 1962.

STURGIS, C. C., and F. H. BETHELL: Quantitative and qualitative variations in normal leucocytes. Psychol. Rev. **23**, 279 (1943).

SUNG-KEN QUO: A new method of measuring fatigue by the threshold stimulus of the achilles tendon reflex. J. appl. Physiol. **2**, 148 (1949).

THULIN, C. A.: Motor effects from stimulation of the vestibular nuclei and the reticular formation. Acta physiol. scand. **28**, Suppl. 103 (1953).

TÖNNIES, J. F.: Die Erregungssteuerung im ZNS. Erregungsfocus der Synapse und Rückmeldung als Funktionsprinzipien. Arch. Psychiat. Nervenkr. **182**, 478—535 (1949).

TOPE, O.: Welchen Beitrag kann die Fahrzeugindustrie durch die Ausgestaltung der Kraftfahrzeuge für die Sicherheit und Gesundheit leisten? Veröffentl. u. Forsch.-Arb. der Arbeits- u. Forschungsgemeinschaft für Stadtverkehr und Verkehrssicherheit, Bd. VIII: Die Sicherung des Menschen im Straßenverkehr. Köln 1961.

TRAPPEN, E. VON DER: Was soll Verkehrsinstanzen über künstliches Licht im Straßenraum bekannt sein? II. Studientagung für Verkehrswissenschaft 1963 Verkehrswiss. Seminar e.V. Hamburg. Hamburg: Auto und Erdöl Presse-Verlag 1963.

TRENDELENBURG†, W., bearb. v. M. MONJÉ, I. SCHMIDT u. E. SCHÜTZ: Der Gesichtssinn. Aus: W. TRENDELENBURG u. E. SCHÜTZ, Lehrbuch der Physiologie. Berlin-Göttingen-Heidelberg: Springer 1961.

TYLER, D. B.: Effect of amphetamine sulfate and some barbiturates on the fatigue produced by prolonged wakefulness. Amer. J. Physiol. **150**, 253 (1947).

WACHHOLDER, K.: Zur Entstehung der Veränderung des weißen Blutbildes bei und nach Muskelarbeit. Int. Z. angew. Physiol. **16**, 356 (1957).

WAGNER, R.: Probleme und Beispiele biologischer Regelung. Stuttgart: Georg Thieme 1954.

WILKIE, D. R.: The Relation between force and velocity in human arm muscle. J. Physiol. (Lond.) **110**, 249 (1950).

WRIGHT, S.: Applied physiology. London: Oxford University Press 1963.

Grundlagen der Beurteilung der Fahrtüchtigkeit und Entzug der Fahrerlaubnis aus der ärztlichen Sicht

F. Petersohn, Mainz

I. Der gesetzliche Rahmen für die Beurteilung des Kraftfahrers

1. Der Rechtsanspruch auf die Erteilung und die Voraussetzungen für die Verweigerung der Fahrerlaubnis

a) Die formalen Voraussetzungen

Die Führung eines Kraftfahrzeugs im Straßenverkehr ist, abgesehen von Ausnahmen, die im Gesetz verankert sind, nur dem gestattet, der hierzu von der zuständigen Behörde eine entsprechende Erlaubnis besitzt. Diese ist dann zu erteilen, wenn der Nachsuchende seine Befähigung, das in Betracht kommende Kraftfahrzeug zu führen, durch eine Prüfung dargetan hat und keine Tatsachen vorliegen, die die Annahme rechtfertigen, daß der Betreffende zum Führen eines Kraftfahrzeugs ungeeignet ist (§ 2 StGB). Sind jene Voraussetzungen erfüllt, so besteht ein Rechtsanspruch auf die Erteilung der Fahrerlaubnis. Dieser Anspruch kommt nicht nur in der Oberverwaltungsgerichtsentscheidung vom 2. 12. 1926, sondern auch in jener des Bayer. Oberverwaltungsgerichts vom 14. 5. 1928 zum Ausdruck, worin das Ermessen der Behörde nur so weit geht, als es den Nachweis und die Bewertung der Tatsachen betrifft, die den Bewerber als ungeeignet erscheinen lassen. Andererseits kann aber auch die Behörde nicht nach willkürlichem Ermessen die Fahrerlaubnis erteilen, wenn es an einer der erwähnten Voraussetzungen fehlt (Bayer. Verwaltungsgerichtshof, Urteil vom 31. 5. 1957).

Daß es sich demnach nicht um eine Ermessenentscheidung handelt, sondern ein klagbarer Anspruch gegeben ist, folgert sich aus dem zwar durch die Verwaltungsgerichtsordnung vom 21. 1. 1960 gegenstandslos gewordenen und auch formell aufgehobenen § 5 StVG, in dem bestimmt worden war, daß ein Rekurs gegen eine Entscheidung der Behörde nur dann zulässig ist, wenn die Versagung der Fahrerlaubnis aus anderen Gründen als wegen nicht bestandener Befähigungsprüfung erfolgt, was auch in gleicher Weise für die Entziehung der Fahrerlaubnis Gültigkeit haben soll. Inwieweit die sog. Generalklausel bestimmte Rechtskonsequenzen nach sich zieht, mag im Rahmen dieser Betrachtung offen bleiben. In jedem Fall ergibt sich aus der Berechtigung der Überprüfung der „anderen Tatsachen", daß dieselben objektiv erkennbar, also beweisbar sein müssen (vgl. hierzu auch die Ausführungen im Beitrag von Philipp in diesem Handbuch ab S. 103).

Es sind somit formal zwei Voraussetzungen für die Erteilung der Fahrerlaubnis gegeben, nämlich der Befähigungsnachweis durch eine Prüfung im Sinne des positiven Beweises des Bewerbers und des Fehlens von Tatsachen, welche erkennen lassen, daß der Betreffende zur Führung eines Kraftfahrzeugs nicht geeignet ist.

aa) Der Befähigungsnachweis

Gemäß § 11 StVZO, II, hat sich der Sachverständige und der Prüfer zu überzeugen, ob der Prüfling ausreichende Kenntnisse der für den Führer eines Kraftfahrzeugs maßgebenden gesetzlichen und polizeilichen Vorschriften und die zur sicheren Führung eines Kraftfahrzeugs im Verkehr erforderlichen technischen Kenntnisse hat und zu ihrer praktischen Anwendung fähig ist.

Es handelt sich somit um eine Überprüfung der durch Schulung und Übung erworbenen Fähigkeiten, und der Führerschein ist zu erteilen, wenn diese Voraussetzungen erfüllt sind.

Es ist aber auch im Absatz III des § 11 StVZO ausgeführt, daß dann, wenn der Sachverständige oder Prüfer Beobachtungen macht, die bei ihm Zweifel über die körperliche oder geistige Eignung des Prüflings begründen, er der Verwaltungsbehörde Mitteilung zu machen hat. Sie kann dann nach § 12 StVZO verfahren, hat aber auch aus § 9 StVZO von sich aus die Verpflichtung, vor der Erteilung der Fahrerlaubnis zu ermitteln, ob Bedenken der Eignung des Antragstellers bestehen. Das Bestehen der Fahrprüfung ist zwar nicht die einzige, aber doch eine sehr wesentliche Voraussetzung zur Erteilung der Fahrerlaubnis. Gegenüber des damit gegebenen Beweises der Befähigung klingen die übrigen Bestimmungen etwas abgeschwächt und, wenn auch nur scheinbar, einer Ermessensentscheidung ähnlich.

bb) Der Begriff der „Mängel“ im Sinne von „Tatsachen“

Tatsachen im Sinne des Gesetzes sind in Ergänzung des § 2 StVG zu § 4 StVO in körperlichen, geistigen und charakterlichen (sittlichen) Mängeln zu erblicken. Aber auch in dieser Beziehung ist allein mit dem Nachweis solchen Mangels die Versagung der Fahrerlaubnis nach rechtlicher Auffassung nicht begründet. Es muß auch erwiesen sein, daß jener Mangel sich auf die sichere Führung eines Kraftfahrzeugs bzw. je nach Art von Kraftfahrzeugen, für welche der Bewerber die Erlaubnis begehrt, auswirkt. (Siehe OVG Bremen vom 11. 12. 1962.) Schließlich ist aber auch dann, wenn bestimmte körperliche Mängel vorhanden sind, die nach allgemeiner Erfahrung eine Fahruntüchtigkeit bedingen, zu prüfen, ob der Betreffende durch Vorsicht und Umsicht diese auszugleichen vermag (OVG Münster 17. 11. 1953). Bemerkenswert ist in diesem Zusammenhang, daß in den verschiedenen Kommentaren unter die Gruppe der geistigen Mängel neben den organischen Geisteskrankheiten (OVG, Entscheidung vom 5. 11. 1936) hochgradige Neurasthenien und psychopathische Veranlagung (Bundesverwaltungsgericht 8. 2. 1963), die Epilepsie (OVG Braunschweig vom 4. 8. 1939), Ohnmachten (VGH Karlsruhe 9. 7. 1940) und Schwachsinn erheblichen Grades (OVG 8. 2. 1963 und LVG Schleswig und Schwerin vom 29. 3. 1936 und 10. 6. 1955) gerechnet werden.

Als Mängel in sittlicher Beziehung (charakterlicher Beziehung) sind solche der Reife zu sehen. Die Beurteilung richtet sich nach dem Gesamtverhalten des Bewerbers (OVG Münster vom 4. 8. und 18. 10. 1950), weshalb auch eine *Unzuverlässigkeit* (s. nähere Ausführungen) oder ein Hang zur Mißachtung behördlicher Anordnung (Hess. Verwaltungsgericht Kassel vom 23. 2. 1951) bzw. starke Mängel in der sittlichen Lebensführung (Hess. Verwaltungsgericht Kassel vom 9. 6. 1950), spezielle allgemeine moralische Unzuverlässigkeit (Bayer. Verwaltungsgerichtshof vom 23. 10. 1929) Grundlage einer Entscheidung des Ungeeignetseins bilden kann.

2. Der Entzug der Fahrerlaubnis aus rechtlicher Sicht

Mit Rücksicht auf den speziellen Beitrag von PHILIPP zu diesem Thema werden skizzenhaft nur die wesentlichsten Daten aufgeführt und im übrigen auf die Ausführungen von PHILIPP (vgl. ab S. 103) Bezug genommen. Analog der Verweigerung der Erteilung bzw. Wiedererteilung der Fahrerlaubnis sind auch die rechtlichen Grundlagen der Entziehung der Fahrerlaubnis (§ 4 StVG, § 3 StVZO und § 15 StVO, § 42m StVG). In allen kommt zum Ausdruck, daß der Entzug der Fahrerlaubnis dem Schutz der Allgemeinheit dient, weshalb sich auch die Beurteilung, ob eine Entziehung angezeigt ist, sich nach der Gefährlichkeit richtet, die von dem Fahrzeugführer für andere Verkehrsteilnehmer am Straßenverkehr ausgeht (BGV vom 20. 10. 1955). Die Maßnahme ist jedoch im Unterschied zu dem Versagen der Fahrerlaubnis, bei der „Tatsachen" vorliegen müssen, bereits dann berechtigt, wenn sich jemand als ungeeignet „erweist", d.h. wenn es sich erkennen läßt, daß die „Annahme oder der Verdacht" objektiv gerechtfertigt erscheint.

In dem § 3 Abs. 1 StVZO wird dann noch ausgeführt, daß zur Prüfung der körperlichen und geistigen Eignung sowie bei Vorbereitung einer Entscheidung nach § 15 StVZO die Beibringung eines amts- oder fachärztlichen Zeugnisses oder das Gutachten eines amtlich anerkannten Sachverständigen oder Prüfers für den Kraftfahrzeugverkehr oder das eignungstechnische Gutachten einer Untersuchungsstelle angeordnet werden kann, wobei der Gegenstand der Untersuchung die Begutachtung der körperlichen und geistigen Eignung im allgemeinen oder eine bestimmte Eigenschaft sein kann. Im Absatz 2 des § 3 StVZO ist noch besonders hervorgehoben, daß zur Führung eines Verkehrsmittels, insbesondere der ungeeignet ist, wer unter erheblicher Wirkung geistiger Getränke oder Rauschgifte am Verkehr teilnimmt oder sonst gegen verkehrsrechtliche Vorschriften oder andere Strafgesetze erheblich verstoßen hat. Weitere Einzelheiten hierzu müssen dem Beitrag von G. PHILIPP ab S. 103 in diesem Handbuch entnommen werden.

3. Die Grundlagen der Entscheidung über die Fahreignung

Bei näherer Betrachtung der verschiedenen Bestimmungen, speziell die des § 2 StVG, ergibt sich, daß die Gesetzgeber zwischen einer durch die Fahrprüfung zu ermittelnden Befähigung einerseits und der in der Persönlichkeit des Fahrers begründeten Eigenschaften, die zur sicheren Führung eines Kraftfahrzeugs notwendig sind, andererseits unterscheiden. Außerdem ist aus dem Passus zu entnehmen, daß grundsätzlich die Voraussetzungen der Fahreignung bei einem körperlich und geistig gesunden, sich unauffällig verhaltenden Menschen gegeben sind, so daß nur dann, wenn *Tatsachen* vorliegen, die ein Ungeeignetsein begründen, oder wonach sich der Betreffende als ungeeignet ,,erweist", die Fahrerlaubnis versagt bzw. entzogen werden kann. Man wird daher, und das ist für die spätere Beurteilung eines Probanden entscheidend und auch, wie noch gezeigt werden wird, für die Abgrenzung der verkehrsmedizinischen Untersuchung von einer speziellen ,,Eignungsbegutachtung" wichtig, im allgemeinen keine besondere Begabung festzustellen zu haben, sondern unter Zugrundelegung der allgemeinen, d.h. einer recht großen Spielbreite der Ausstattung und Strukturierung der menschlichen Persönlichkeit prüfen müssen, ob objektiv nachweisbare, gravierende Mängel vorhanden sind, welche in bezug auf die Anforderung im Straßenverkehr Bedenken rechtfertigen, daß jener nicht in der Lage ist, ein Kraftfahrzeug sicher zu führen.

II. Die Voraussetzungen der Fahrbefähigung unter den Gesichtspunkten der Anforderungen im Straßenverkehr

1. Die Fahrfertigkeit

Wendet man sich im einzelnen der Frage der Beurteilung des Kraftfahrers zu, so müssen sich die Gesichtspunkte, unter denen eine solche erfolgt, an den Anforderungen orientieren, die an den Kraftfahrer im Straßenverkehr gestellt werden

(PETERSOHN). Der Gesetzgeber hat mit Recht herausgestellt, daß die Befähigunn durch den Nachweis eines ausreichenden theoretischen Wissens, der zur sichereg Führung eines Kraftfahrzeugs im Verkehr erforderlichen technischen Kenntnisse und deren praktische Anwendung zu erbringen ist (§ 11 StVZO, II). Die auf diese Art gekennzeichnete Teilqualität soll als die „Fahrfertigkeit" bezeichnet werden.

2. Die Fahrtauglichkeit

Die Fertigkeit ist jedoch für sich genommen nicht ausreichend, um die sichere Führung eines Kraftfahrzeugs im Straßenverkehr zu gewährleisten. An den Kraftfahrer werden psychophysische Leistungsanforderungen verschiedener Art gestellt, denen der Betreffende, welcher „körperliche oder geistige Mängel" aufweist, nicht gewachsen ist (§ 2 StVG). Da es wohl kaum einen Menschen gibt, welcher der Idealforderung einer vollen Leistungsfähigkeit auf allen Gebieten entspricht, wird man unter Berücksichtigung der Anforderungen, welche an den Kraftfahrer im Straßenverkehr gestellt werden, jene psychophysische Ausstattung, die aufgrund der Erfahrung genügt, um ein Kraftfahrzeug ohne Eigen- und Fremdgefährdung auch bei Dauerbelastung im Straßenverkehr zu führen, als Fahrtauglichkeit bezeichnen.

Dabei beschränkt sich die Beurteilung der Tauglichkeit nicht nur auf die Bewertung der somatischen bzw. organischen, grob nachweisbaren Gegebenheiten im Sinne der „körperlichen Mängel", sondern umfaßt auch die der geistigen Mängel im Sinne der Geisteskrankheit im engeren Sinne, des Schwachsinns, der Psychopathie und der Neurasthenie.

3. Die Verkehrszuverlässigkeit

An den Kraftfahrer werden aber nicht nur körperliche und geistig-psychische Anforderungen gestellt, sondern er wird häufig vor Entscheidungen gestellt, die das Vorhandensein einer konstanten inneren Wertordnung und einer gemeinschaftsentsprechenden Lebenshaltung und Grundeinstellung voraussetzen. Tatsächlich ist der Mensch seinem Wesen nach auch in der Lage, eine bestimmte Vorstellung von der Umwelt und deren Beziehungen zum Ich zu entwickeln (ADLER), woraus eine im Bewußtsein verankerte Wertordnung erwächst, die in Verbindung mit der allgemeinen Zielsetzung den Lebensstil und die Grundhaltung bestimmt. Jene so geschaffene ethische Einstellung bildet in den verschiedenen konkreten Lebenslagen neben — oder besser ausgedrückt — gleichzeitig mit den aktuellen biophysischen Modulationen und den durch den Anforderungsreiz der Situation induzierten Instinktschemata (LORENZ) oder Reflexmechanismen (PAWLO) den Hintergrund der im Sinne einer Entscheidung zu bewertenden Verhaltensweise. Bei körperlicher und seelisch-geistiger Gesundheit sowie harmonischer psychischer Strukturierung ist der Mensch demnach befähigt, über den Erwerb eines bestimmten Maßes an Können, Wissen und Erfahrung hinaus in sein Bewußtsein eine Bezugsnorm aufzubauen, welche im Rahmen der gegebenen psychophysischen Determination die bei den einzelnen Persönlichkeiten unterschiedliche Entscheidungsmöglichkeit bedingt. So ist auch von dem Kraftfahrer das Bewußtsein des Gebundenseins an eine sittliche Ordnung zu fordern und darüber hinaus eine Risikoeinstellung geboten, welche einem sozialen Sicherheitsdenken entspricht (PETERSOHN, 1961, 1964, 1965). Jene Grundhaltung und Einstellung muß sich aber als relativ konstant erweisen, was in dem Begriff „Verläßlichkeit" zum Ausdruck kommt. Bezogen auf den Straßenverkehr soll jene dritte Teilqualität als die Verkehrszuverlässigkeit bezeichnet werden.

4. Die „Fahreignung“ und der Begriff der „Fahrtüchtigkeit“

Nur dann, wenn diese drei Teilqualitäten, nämlich die Fahrfertigkeit, die Fahrtauglichkeit und die Verkehrszuverlässigkeit gegeben sind, wird man auch sagen können, daß die Grundvoraussetzungen zur sicheren Führung eines Kraftfahrzeuges erfüllt sind. Jene Gesamtqualität soll mit dem Begriff der Fahrtüchtigkeit gekennzeichnet sein.

Während die *Feststellung* über die Fahreignung eine unter rechtlichen Gesichtspunkten auf „Tatsachen“ oder als „erwiesen zu erachtende Indizien“ getroffene Entscheidung der Zulassungsbehörde oder des Gerichts darstellt, die notwendigerweise die Erteilung oder Versagung oder die Entziehung der Fahrerlaubnis nach sich zieht, bedeutet die Beurteilung eines Probanden in dem Sinne der „Fahrtüchtigkeit“ oder auch der „Fahruntüchtigkeit“ eine unter verkehrsmedizinischen Gesichtspunkten gemachte *Aussage*, die sich auf eine bestimmte Situation — beispielsweise auf ein Unfallgeschehen — (situative Fahruntüchtigkeit), auf einen längeren Zeitraum (temporäre Fahruntüchtigkeit) oder unter allgemeinen Gesichtspunkten auf das Vorliegen der grundsätzlichen Voraussetzungen zur sicheren Führung eines Kraftfahrzeugs (generelle Fahruntüchtigkeit) bezieht (PETERSOHN). Im folgenden soll sich die Erörterung ausschließlich auf jene allgemeine generelle Fahrtüchtigkeit beschränken.

Gründet sich eine solche Aussage auf methodisch einwandfrei ermittelte Ergebnisse und erscheint sie in der Diktion nicht nur evident, sondern ist sie auch objektiv nachvollziehbar, so wird man in der medizinischen Beurteilung nicht nur eine als Hinweis aufzufassende Aussage, sondern auch eine als „Tatsache“ oder zumindest einen als schwerwiegendes Indiz zu wertenden Faktor für die Entscheidung über die Eignung zur Führung eines Kraftfahrzeuges zu erblicken haben. Die ärztlicherseits vorgetragenen Gesichtspunkte bilden unter diesen Voraussetzungen einen Bestandteil der seitens der Behörde oder durch den Richter zu treffenden *Feststellung zur Fahreignung*.

5. Die „verkehrsmedizinische Untersuchung“ zur Feststellung der „Fahrtüchtigkeit“ und ihre Abgrenzung zu dem „Eignungsgutachten“

Wenn damit zum Ausdruck gebracht wird, daß eine verkehrsmedizinische Begutachtung keine Feststellung der Eignung bedeutet, sollte man auch die Bezeichnung „Eignungsgutachten“ oder „Eignungsbegutachtung“ vermeiden. Noch mißverständlicher ist es aber, in Anlehnung an die Fassung des § 3 StVZO vom 14. 3. 1956 von einem „eignungstechnischen Gutachten“ zu sprechen. So könnte man die Auffassung daraus ableiten, daß es Sinn und Aufgabe der Untersuchung sei, eine Prognose der Eignung zum technischen Führen eines Kraftfahrzeugs zu stellen. Diese Auffassung drängt sich vor allem deshalb auf, weil in steigendem Maße „Eignungsuntersuchungen“ bei bestimmten Berufen oder Tätigkeiten mit Spezialleistung gefordert werden. Die verkehrsmedizinische Begutachtung zielt aber, von ganz bestimmten Sonderfällen abgesehen, nicht darauf ab, eine Sonderbegabung festzustellen, sondern, wie bereits erwähnt wurde, Mängel aufzudecken und deren Grad mit den erfahrungsgemäß sich im Straßenverkehr stellenden Anforderungen in Beziehung zu setzen, woraus sich die Beurteilung der „Fahrtüchtigkeit“ ergibt. Eine Prognose aber darüber, ob bei dem Probanden eine bestimmte Teilqualität, nämlich die der Fahrfertigkeit erreichbar sein wird, kann schon allein deshalb nicht Sinn einer verkehrsmedizinischen Untersuchung sein, weil die Fahrfertigkeit, wenn auch unter bestimmten Einschränkungen, in erster Linie aus dem Ergebnis der Fahrprüfung zu entnehmen ist. Anders liegen allerdings die Verhältnisse dann, wenn es sich um die Prognose der Auswirkungen von Mängeln im Sinne der Beeinträchtigung der Tauglichkeit oder in bezug auf die Verläßlichkeit handelt.

Um in jedem Fall dem Mißverständnis zu entgehen, daß die ärztliche Untersuchung keine Feststellung der Fahreignung sei (LEWRENZ) und um auf der anderen Seite auch klar herauszustellen, daß es sich nicht um eine Untersuchung zur Erfassung von Spezialqualitäten oder einer Sonderbegabung (HERTER) handelt, wurde der Begriff der „Fahrtüchtigkeit" geprägt.

III. Die ärztliche Beurteilung der Fahrtüchtigkeit

1. Grundforderungen zur Beurteilung der Fahrtüchtigkeit

a) Die Einheitlichkeit

In seinen Verankerungen in allen Bereichen der Persönlichkeit, der psychophysischen Ausstattung mit ihren dispositionellen Veränderungen, der Befähigung zum Erwerb von Wissen, Erfahrung und Fertigkeiten und der in bestimmten Vorstellungen sittlich-ethischer Wertordnung geprägten Verhaltensweisen ist mit dem Begriff der Fahrtüchtigkeit eine Persönlichkeitsqualität und nicht nur eine Leistungsqualität gekennzeichnet. Die Beurteilung der Fahrtüchtigkeit setzt somit auch das Erfassen der gesamten Persönlichkeit als Einheit und Ganzheit voraus (LEWRENZ a. a. O.). Es kann in diesem Zusammenhang offen bleiben, ob es zweckmäßig erscheint, einen verantwortlichen Gutachter zu wählen, dem es überlassen bleibt, Mitarbeiter mit speziellen Fachkenntnissen heranzuziehen bzw. Zusatzgutachten einzuholen oder von vorneherein ein sog. „Arbeitsteam" zu wählen und das gesamte Gutachten als Kommissionsgutachten zu erstellen. Es ergibt sich aber aus der Einheitlichkeit der Persönlichkeit des Menschen, daß die Beurteilung als solche diesem Umstand gerecht wird. Hieraus erwächst die Forderung, daß aus den Mosaikteilchen der Einzelfeststellungen stets ein einheitliches Gesamtbild geschaffen werden muß, das in bezug auf die Anforderungen im Straßenverkehr gesetzt werden kann.

b) Die Objektivität und Exaktheit

Dieser sich aus dem Qualitätsbegriff der Fahrtüchtigkeit ableitenden Forderung der Einheitlichkeit ist eine zweite, nämlich jene der Objektivität und Exaktheit zur Seite zu stellen.

Wenn die verkehrsmedizinischen Aussagen über die Fahrtüchtigkeit Grundlage einer Rechtsentscheidung sein soll, dann müssen die der Beurteilung zugrunde liegenden Befunde mit einer rechtlich zulässigen und exakten, d. h. objektiv nachprüfbaren Methode gewonnen werden. Sofern es sich aber um Sachverständigenfeststellungen handelt, die sich ihrer Natur nach nicht mit naturwissenschaftlicher Exaktheit erfassen lassen, müssen dieselben aus natürlicher Einsicht nachvollziehbar und in diesem Sinne unter rechtlichen Gesichtspunkten überprüfbar sein.

Mit diesen beiden Grundforderungen unterscheidet sich die verkehrsmedizinische Begutachtung der Fahrtüchtigkeit von jeder anderen Form der sog. Eignungs-, Tauglichkeits- oder Leistungsbegutachtung (PETERSOHN, 1962 a.a.O.).

Wendet man sich im einzelnen der Beurteilung der Teilqualitäten der Fahrtüchtigkeit zu, so bildet die Tauglichkeit die Grundlage jeder Aussage. Ist doch die psychophysische Ausstattung die Vollzugsgrundlage des Erwerbs von Fähigkeiten, wie Wissen und Erfahrung jeder sittlich-ethischen Entscheidung und nicht zuletzt auch der Formung und Verarbeitung von Vorstellungen und Bewußtseinsinhalten, die als Hintergrund der Erscheinungsbilder seines Verhaltens „charakteristisch“ für die damit zum Ausdruck kommende Einstellung und Haltung zum Gesetz, zur Gemeinschaft und zum Einzelnen gelten. Es soll deshalb auch die Beurteilung der Tauglichkeit als erste behandelt werden.

2. Die Beurteilung der Fahrtauglichkeit

Aufgabe ist es, bei der Untersuchung Mängel der psycho-physischen Ausstattung festzustellen und zu entscheiden, ob und inwieweit dieselben sich bei diesem Probanden als Fahrer eines bestimmten Fahrzeugs im Straßenverkehr auswirken.

a) Methode der Untersuchung

Wenn oben die Forderung erhoben wurde, daß die Beurteilung sich auf Befunde stützen muß, die durch Anwendung einer Untersuchungsmethode gewonnen worden sind, die rechtlich zulässig und exakt, d.h. objektiv nachprüfbar ist, so wird man diese Grundvoraussetzung im Rahmen der *üblichen* ärztlichen Untersuchung als erfüllt ansehen können. Es handelt sich bei den physikalischen, chemischen und elektrophysiologischen Untersuchungen um naturwissenschaftlich exakte „Experimente, die wiederholbar und somit nachprüfbar sind, die zu ihrer Interpretation aber Erfahrung und Wissen voraussetzen. An ihrer rechtlichen Zulässigkeit ist ebenfalls nicht zu zweifeln. Es handelt sich weder um Untersuchungen, mit denen in die Intimsphäre eingedrungen wird, noch wird man von einer „Täuschung“ sprechen können (HÖRSTEL). Eine Sonderstellung nimmt lediglich die psychiatrische Untersuchung und die sich darauf gründende Diagnose ein. Hierauf wird jedoch im Zusammenhang mit der Erörterung des psychisch-geistigen Funktionskreises näher eingegangen werden. Da sich die Ausführungen ausschließlich auf ärztliche Gesichtspunkte beschränken, erübrigt sich auch eine Stellungnahme zu der psychologischen Untersuchungsmethode im einzelnen. Es sei jedoch in diesem Zusammenhang auf die Ausführungen von HELM, BAUMGARTEN, BRENGELMANN, MEILI, CABANIS, SUCHENWIRTH, KUHN, HEIMANN, KRIEGER 1965; CZERMAK, SCHNEIDER 1964; DORCUS, JÄGER, MARSCHNER, WEBER, SCHMIDT, BÖCHER 1962, 1965; HOSKOVEC, WELLEK, FIRGAU verwiesen. Ferner wird auf die Beiträge von BÖCHER (vgl. ab S. 218) und RAUCH (ab S. 376) in diesem Handbuch verwiesen.

b) Grade der Tauglichkeit

Der Grad der Tauglichkeit kann mit drei Abstufungen, nämlich tauglich, bedingt tauglich und untauglich angegeben werden.

Nach allgemeiner Erfahrung haben sich bei einzelnen Funktionskreisen oder bestimmten Funktionseinheiten gewisse Richtlinien der Beurteilung der Mängel ergeben; bei anderen werden hingegen über die Auswirkungen von Störungen recht unterschiedliche Auffassungen — teils sogar gegensätzlicher Art — vertreten. Während bei ersteren besonders dann, wenn sie durch Obergerichtsentscheidungen oder gar gesetzliche Ausführungsbestimmungen bzw. Verordnungen fundiert sind oder Entschließungen von wissenschaftlichen Gremien vorliegen, ein schematisches Gerippe gegeben ist, wonach der Tauglichkeitsgrad an sich tabellenmäßig ablesbar sein müßte, muß bei den letzteren der Gutachter stets eine verantwortliche Entscheidung fällen. Kommt er hierbei zu dem Ergebnis einer zweifelsfrei gegebenen absoluten Untauglichkeit, würde sich die Diskussion über die Zuverlässigkeit und die Fahrfertigkeit erübrigen. Die Fahruntüchtigkeit gründet sich hierbei ja allein auf festgestellte Ausfälle in der Teilqualität der Tauglichkeit, womit in diesen Fällen die Aussage über die „Tauglichkeit“ mit der über die „Fahrtüchtigkeit“ identisch wäre. Diesen nur ganz seltenen Fällen sind aber diejenigen der viel häufigeren „relativen Untauglichkeit“ gegenüber zu stellen. Hier handelt es sich um unterschiedliche Grade „körperlicher und geistiger Mängel“, wie der Gesetzgeber es formuliert, welche, sei es durch besondere Fahrfertigkeit (Fahrerfahrung, Wissen und Geschick) bzw. durch Hilfsmittel bei der Bedienung des Kraftfahrzeugs, durch Medikamente und Lebensverhalten (Diät) oder durch charakterliche Qualitäten der Zuverlässigkeit ausgeglichen werden können.

c) Die Funktionsbereiche

Bei dem praktischen Vorgehen der Untersuchung und der Beurteilung erscheint es zweckmäßig, zwei Funktions*bereiche* zu unterscheiden: Der somatosensorische und der psychisch-geistige Funktionsbereich. So wenig man die beiden in Wirklichkeit isolieren soll, so wenig ist es auch möglich, Kompetenzabgrenzungen beispielsweise des Psychologen und des Mediziners damit vorzunehmen.

aa) Der somato-sensorische Funktionsbereich

α) Die Grundfunktionen. Wendet man sich zunächst dem somato-sensorischen Funktionsbereich zu, so steht der der Funktionsgruppe der Sinnesorgane, der des Gehirns des Rückenmarks und des peripheren Nervensystems sowie der der Motorik als einheitliche Gruppe, welche die biologischen Grundfunktionen repräsentiert, bei der Beurteilung der Fahrfertigkeit und -tauglichkeit im Vordergrund. Hier sind der Sinnesphysiologe, der Neurologe, der Orthopäde angesprochen, deren Aufgabe es ist, durch Grundlagenforschung die Basis der Beurteilung zu liefern und die daher auch in erster Linie dazu berufen sind, in Grenzfällen und Zweifelsfragen gehört zu werden. Bezüglich des optischen Funktionskreises (Ganter-Schriftenreihe GRAMBERG-DANIELSEN) hat die Deutsche Gesellschaft für Ophthalmologie Richtlinien erlassen, die, zumindest vorerst, als Grundlage der Beurteilung dienen können (Vgl. hierzu auch den Beitrag von PIPER ab S. 296 in diesem Handbuch). Daneben existieren aber auch die Richtlinien des Verbandes Öffentlicher Verkehrsbetriebe vom Oktober 1958 (ENGELBRECHT, LEWRENZ a.a.O., PEUKERT a.a.O. S. 96—97), die in ihren Forderungen etwas milder sind; es sind aber in dem Merkblatt des Wissenschaftlichen Beirates des Präsidiums des Deutschen Ärztetages von 1955 ebenfalls Vorschläge für die Beurteilung gemacht (Ärztl. Mitteilungen vom 11. 9. 1955) und nicht zuletzt bestehen auch noch Richtlinien der Weltgesundheitsorganisation vom 24. 2. 1956. Obwohl, wie eingangs erwähnt, hier ein gewisses Gerüst für die Entscheidung gegeben ist, ist der Gutachter doch seiner Verantwortung nicht enthoben.

Die in den einzelnen Richtlinien gegebene Unterschiedlichkeit erstaunt um so mehr, wenn man berücksichtigt, daß im Vergleich zu anderen Funktionen gerade die Sinnesfunktion des Auges relativ leicht mit einer exakten Methode bestimmbar und die Auswirkung eines Mangels auf die Fahrfähigkeit gut übersehbar ist. Wenn sich trotzdem hier unterschiedliche Auffassungen erkennen lassen, so wird darin deutlich, daß auch bezüglich der übrigen Funktionsgruppen kaum mit einer allgemein gültigen Bewertung gerechnet werden kann.

Es soll daher auch in den folgenden Ausführungen nur das Prinzipielle und nicht das Spezielle der Beurteilung besprochen werden. Dies gilt uneingeschränkt neben den Sinnesfunktionen auch bezüglich der Bewertung der Nervenleiden und Funktionsausfälle des Bewegungsapparates (GANSTER). Vor allem, was das letztere anbelangt, so wird man unter Berücksichtigung der noch auszuschöpfenden technischen Möglichkeiten der Kompensation der vorhandenen Mängel eine Beurteilung vornehmen können. Ich verweise in diesem Zusammenhang auf die einzelnen Fachbeiträge in diesem Handbuch (Zusammengefaßte Literatur auch bei LEWRENZ a.a.O. und bei PEUKERT-NIESSCHKE a.a.O.).

β) *Die Leistungsfunktionen.* Wenn die Sinnes-, Nerven- und Bewegungsfunktionen im sensomotorischen Bereich aus dem Gesichtspunkt der Grundvoraussetzungen zur Fahrzeugprüfung zusammengefaßt und besprochen worden sind, so sind die übrigen somatischen Funktionsgruppen unter dem Gesichtspunkt der Dauerbeanspruchung und Leistung zu sehen. Sie sollen deshalb im Unterschied zu den zuerst erwähnten „Grundfunktionen" als „Leistungsfunktionen" zu einer Gruppe zusammengefaßt und im ganzen betrachtet werden.

Damit soll gleichzeitig zum Ausdruck gebracht werden, daß Störungen in der Funktion der übrigen lebenswichtigen Organe, wie bei der des Stoffwechsels einschließlich des innersekretorischen Systems und der biologischen Reaktionslage nur insofern eine Beeinträchtigung der Fahrtauglichkeit bedingen, als die vorhandenen Störungen sich im Sinne einer Verminderung der Belastungsfähigkeit auswirken. Sofern nicht die Notwendigkeit einer klinischen Betreuung besteht, ist der an einer inneren Krankheit leidende oder mit einem Hautleiden behaftete Mensch, eine schwangere oder unterleibskranke Frau oder eine sonstwie mit einer Krankheit behaftete Person zwar in der Lage, ein Kraftfahrzeug zu fahren, die sichere Führung desselben ist jedoch in bestimmten Fällen wegen der engen Belastbarkeitsgrenze nicht mehr gewährleistet. Da nach außen der Leistungsmangel nicht unmittelbar und vor allem nicht zu jeder Zeit in Erscheinung zu treten braucht, ist es auch häufig recht schwierig, von einem Laien die im Sinne einer Fahruntauglichkeit oder einer beschränkten Tauglichkeit lautende Beurteilung eines Arztes nachzuvollziehen oder anzuerkennen. Damit ist aber der grundsätzliche Gesichtspunkt, unter dem die Beurteilung überhaupt erfolgen soll, gekennzeichnet, nämlich der Abwägung, ob und in welchem Umfang der Proband einer Dauerbelastung ausgesetzt werden kann bzw. er einer erfahrungsgemäß gegebenen Belastung gewachsen ist. Das gilt ganz allgemein für jede Erkrankung mit Einfluß auf die Dauerleistung (Literatur: BARSCHNEIDER, BERGRATH u. a., LUFF).

γ) *Die Kompensation.* Während bestimmte Ausfälle der sog. Grundfunktionen, wie bereits erwähnt, durch technische Einrichtungen am Fahrzeug kompensierbar sind, sind die im sog. Leistungssektor gelegenen Störungen zumindest teilweise durch Einhaltung einer bestimmten Lebensweise oder durch Medikamente zu kompensieren. Damit aber ergibt sich ein weiterer Gesichtspunkt, nämlich der, in welchem Umfang durch die Medikation als solche eine Beeinträchtigung der Tauglichkeit gegeben ist. Neben den Erfahrungen der praktischen Medizin sind somit auch jene der theoretischen Medizin in die Gesamtbeurteilung einzubeziehen (Literatur: s. SOEHRING, WAGNER (in diesem Handbuch ab S. 854 bzw. ab S. 884), PETERSOHN, MÜLLER, PLETTENBERG).

bb) Der psychisch-geistige Funktionsbereich

Der zweite Funktionsbereich umfaßt die psychische Leistung und Strukturierung. Er wurde nur deshalb als psychisch-geistiger Funktionsbereich bezeichnet, weil die hier einzuordnenden Störungen, wie das Vorliegen der Geisteskrankheit, des Schwachsinns, der Epilepsie, der Paroxysmen (Ohnmachtsanfälle), der Psychopathie und der Neurasthenie in den Rechtskommentaren in die Gruppe „Geistige Mängel" eingeordnet sind.

α) *Die Besonderheit psychiatrischer Untersuchung und Diagnose.* Wenn im Rahmen des somato-sensorischen Funktionsbereichs die Diagnose durch eine als naturwissenschaftlich exakt zu beurteilende Methode gestellt wird, nimmt im Rahmen dieser Betrachtung die „psychiatrische Diagnose" eine besondere Stellung ein. Ungeachtet der Frage, ob und in welchem Umfang die psychisch-geistige Funktion bzw. deren Störungen ein naturwissenschaftlich faßbares Substrat besitzen, erhebt sich die Frage, ob die in Anwendung kommende psychiatrische Untersuchung den gestellten Anforderungen der Exaktheit entspricht und die Diagnose der Nachprüfbarkeit zugänglich ist. Mit Rücksicht auf den Beitrag von RAUCH (vgl. in diesem Handbuch ab S. 376) wird hier nur eine zusammenfassende Übersicht gegeben und bezüglich der Einzelheiten auf die Ausführungen von RAUCH verwiesen.

Eine psychiatrische Untersuchung unterscheidet sich vor allem darin von den sog. allgemein-klinischen Untersuchungen, daß sie sich neben einzelnen Feststellungen, die analog zu den üblichen ärztlichen diagnostischen Hilfsmitteln auf dem Boden des biologischen Experiments getroffen werden, auf ein ganzheitliches Erfassen eines psychisch-geistigen Zustandes gründet (LANGEN, WYRSCH). Man könnte daraus den Schluß ziehen, daß die Entscheidung über das Vorliegen einer Geisteskrankheit oder einer anderen krankhaften Störung der Geistestätigkeit auf einer im Sinne der subjektiven Meinung abgewerteten Intuition beruht. Es ist wohl richtig, daß die Intuition, welche auf der ganzheitlichen Erlebnisfähigkeit beruht und damit im Subjekt verankert ist, auch als subjektiv bezeichnet werden muß. Dies ist aber nur dann der Fall, wenn der subjektiv gewonnene intuitive Eindruck ohne Nebenassoziation, also ohne Analyse bzw. Synthese und vor allem ohne Prämisse einer Erfahrung wiedergegeben wird. Besitzt der Arzt aber ein Vergleichsbild im Sinne eines prägnanztypischen Eindruckes über das Zustands- bzw. Krankheitsbild (PETRILOWITSCH), welches allgemein anerkannt ist und das, wenn zunächst auch nur von dem erfahrenen Kenner, bei Darlegung aber auch von dem Nichtfachmann, verstanden wird, so ist auch die psychiatrische Diagnose nachprüfbar und zumindest bezüglich ihrer Evidenz nachvollziehbar. In der psychiatrischen Diagnose ist somit die aufgestellte Forderung der Exaktheit erfüllt, wenn auch nur in einer Analogie zu der sonstigen ärztlichen Diagnose. Berücksichtigt man aber außerdem, daß die psychiatrische Diagnose sich keinesfalls allein auf den „Eindruck" gründet, sondern, und das nicht in minder großer Bedeutung, auf die Längsschnittbetrachtung und schließlich auch die spätere Entwicklung miteinbezieht, womit im Einzelfall, speziell im Rahmen der verkehrsmedizinischen Beurteilung auch eine Revision der Entscheidung möglich wäre, so wird man der psychiatrischen Diagnose den gleichen Rang wie den übrigen ärztlichen Feststellungen einräumen können.

β) Die Auswirkung der Erkrankung auf die Anforderungen als Grundlage der Beurteilung. Entscheidend für die Beurteilung der Fahrtauglichkeit ist aber häufig gar nicht die Diagnose, sondern, wie schon mehrfach betont, die im speziellen Fall gegebene Auswirkung des Zustandes auf die im Verkehr gegebenen Anforderungen (LEWRENZ a.a.O.). Die hier aufgeworfene Problematik kommt vor allem in der sehr unterschiedlichen Bewertung der Emotionspsychose zum Ausdruck (MAYER, PETER, BRESSER). Verkehrspolitische und verkehrsmedizinische Aspekte bedingen recht verschiedene Auffassungen. Generelle Richtlinien sind hier ebenso wenig am Platz wie bei den anderen Erkrankungen. Es ist auch zu betonen, daß nicht die Krankheit, sondern der Einzelfall zur Beurteilung ansteht. Der Sachverständige muß seine Auffassung begründen, die Behörde und der Richter haben unter Würdigung der ärztlichen Gesichtspunkte dann über die Eignung zu entscheiden.

Aber nicht nur bei den Emotionspsychosen, sondern auch bei den Paroxysmen, den Anfallsleiden, findet man recht unterschiedliche Auffassungen über die Beurteilung der Tauglichkeit (GROSSJOHANN). Obwohl es naheliegend erscheint, diejenigen, die dazu neigen, sei es nach bestimmten Vorzeichen oder auch ohne dieselben, in eine Bewußtseinsstörung hinein zu geraten, als fahruntauglich zu bezeichnen, vertreten eine Reihe von Gutachtern auch bei Störungen dieser Art die Meinung, daß auch hier nur der Einzelfall und nicht die Diagnose entscheidend sei (s. Mayer, Koschlig und Hirschmann, Petersohn). Ferner wird auf die Beiträge von Hirschmann (ab S. 402) und Rauch (ab S. 376) in diesem Handbuch verwiesen.

In den Rahmen der psychiatrischen Diagnose gehört aber auch die Kennzeichnung eines Menschen als Schwachsinnigen, Psychopathen (Koschlik), Neurotiker oder sonst in irgend einer Form in der psychischen Struktur abartigen Persönlichkeit. Es handelt sich somit nicht um eine charakterologische Feststellung, sondern um die Auslese von Persönlichkeiten, die in ihrem Verhalten, sei es aufgrund ihrer Anlage, durch Umwelteinfluß (Prägung) oder aus ihrer Vorstellungswelt heraus in ihrem Gesamtsein bzw. ihrer Erlebnisverarbeitung als so stark veränderte Persönlichkeiten auffallen, daß sie zur Frage herausfordern, ob sie den im Straßenverkehr gestellten Anforderungen gerecht werden können (Mayer, Xanke u. Weigelt, Portugal, Koschlig). Sieht man von dem Schwachsinn ab, der als echte Geisteskrankheit unschwer von dem Intelligenzmangel abgegrenzt werden kann, so wird man ganz allgemein sagen müssen, daß wie auch bei den übrigen erwähnten „geistigen Mängeln“ der jeweilige Einzelfall mit seinen Besonderheiten zu beurteilen ist. Nicht der Grad der Abnormität, sondern die Auswirkung derselben auf die Fahrsicherheit ist entscheidend.

d) Die allgemeine Disposition und die Fahrtauglichkeit

Die Tauglichkeit ist aber nicht nur durch faßbare, als Krankheiten oder krankhafte Zustände zu bezeichnende Mängel beeinträchtigt, sondern es können auch körperliche und psychisch „nicht kranke Personen“ untauglich für die Führung eines Kraftfahrzeuges sein (Winkler). So ist der Jugendliche zwar gesund im Sinne des nicht Nachweisbaren einer Krankheit, aber körperlich und psychisch-geistig nicht „reif“ (Müller); bei alternden oder allgemein schwächlichen Menschen wird man insofern bei einer relativen Gesundheit annehmen können, daß der Gealterte zwar über die in seiner Altersstufe zu erwartende psycho-physische Strukturierung verfügt, aber ebenso wie der Schwächliche in seiner Leistung gegenüber dem Menschen in der mittleren Lebensphase gemindert ist. Abgesehen von der Beurteilung der Fertigkeit, die bei dem alternden Menschen eine besondere Rolle spielt, und der Betrachtung der Zuverlässigkeit, die vor allem bei dem jungen Kraftfahrer oder Führerscheinbewerber eingehend zu prüfen sein wird, steht somit die Frage der Dauerbelastbarkeit im Vordergrund (Böcher a.a.O.). Einzelheiten s. auch im Beitrag von Lewrenz ab S. 193 in diesem Handbuch.

Wenn aus arbeitsmedizinischen Untersuchungen bestimmte Erkenntnisse über die recht schwankenden Grenzen der Belastungsfähigkeit gesunder, aber konstitutionell unterschiedlich gearteter Menschen in allen Altersstufen gewonnen worden sind, so müssen diese auch bei der verkehrsmedizinischen Beurteilung der Tauglichkeit angewandt werden, und zwar nicht nur im Blickpunkt auf die allgemeine Sicherheit, sondern auch in bezug auf die Gesunderhaltung des Einzelnen (Paul, Tope, Coermann, Kraemar). Es kann zwar rechtlich zweifelhaft sein, ob unter diesen Gesichtspunkten die Entscheidung des Ungeeignetseins zur Führung eines Kraftfahrzeuges begründet werden kann. Es soll aber nochmals betont werden, daß die aufgrund einer Untersuchung abgegebene Beurteilung nur die ärztliche Auffassung wiedergibt, die von der Behörde oder dem Richter verantwortlich gewürdigt werden muß.

3. Die Beurteilung der Fahrfertigkeit

Im Rahmen der Betrachtung über die Beurteilung der Fahrtauglichkeit ist bereits angeklungen, daß nur selten bei dieser Teiluntersuchung vom ärztlichen Standpunkt aus gesehen eine Fahruntüchtigkeit angenommen werden muß. Einzelne Mängel sind bei größerem Geschick und Erfahrung weitgehendst ausgleichbar, andere bedürfen einer technischen Kompensation.

Man wird deshalb die Beantwortung der Frage nach der Fahrfertigkeit nicht ausschließlich in die Kompetenz des technischen Prüfers verweisen, obwohl mit den neuen Richtlinien (Verkehrsblatt Nr. 63/1463 vom 15. 3. 1963) das Ausleseverfahren zum Nutzen der allgemeinen Verkehrssicherheit straff geregelt ist (MERZ).

Zwar ist die ärztliche Fahrprobe in ihrem Wert umstritten, man wird aber aus verkehrsmedizinischer Sicht mit allem Nachdruck darauf hinwiesen müssen, was im übrigen bereits LEWRENZ a.a.O. ausgeführt hat, daß die bestandene Fahrprüfung oder die als sog. Testfahrt durchgeführte Fahrprobe weder geeignet ist, einen irgendwie gearteten Mangel festzustellen, noch den Schluß zuläßt, daß bei Bekanntsein eines solchen eine Kompensation desselben vorliegt. Mit anderen Worten ausgedrückt, eine Fahrprobe ersetzt keinesfalls die ärztliche Untersuchung. Andererseits wird man aber besonders in jenen Fällen, in denen ein durch besondere Erfahrung und Geschicklichkeit ausgleichbarer Mangel der Tauglichkeit besteht oder wie beispielsweise bei dem gealterten Menschen, wo ein besonders hoher Grad an Fertigkeit die allgemeine Leistungsminderung ausgleichen kann, zusätzlich eine unter verkehrsmedizinischer Aufsicht durchgeführte Fahrprobe durchführen lassen. Hier bildet sie eine echte Ergänzung der übrigen Untersuchungen und gewährt einen Einblick in das technische Können, weshalb man sie gerade in bestimmten Grenzfällen der Fahrtüchtigkeitsbegutachtung heranziehen sollte. Eine solche Probefahrt läßt aber auch gelegentlich Verhaltensweisen erkennen, die die bei der Untersuchung getroffenen Feststellungen über die Persönlichkeit sinnvoll zu ergänzen vermögen. Es wäre daher ratsam, gerade dann, wenn die sog. psychotechnische Prüfung gewisse Unzulänglichkeiten aufdeckt, dem Probanden die Gelegenheit zu geben, sich im praktischen Straßenverkehr zu bewähren.

4. Die Beurteilung der Verkehrszuverlässigkeit

a) Methodische Fragen der Ermittlung der Verläßlichkeit

Wird bereits bei der Betrachtung der Fahrtauglichkeit und der Fahrfertigkeit die enge Verknüpfung der beiden Teilqualitäten deutlich, so ergibt sich für die Teilqualität der Zuverlässigkeit, daß es sich hier nicht um eine Aussage mit einer nur dem Richter oder der Behörde zustehenden Beweiswürdigung der verschiedenen Lebensdaten handelt, sondern um eine aus ärztlicher Sicht notwendige Ergänzung der Ergebnisse, welche bei der Untersuchung der Fahrtauglichkeit und den Beobachtungen der Fahrfertigkeit gewonnen worden sind. Es ist eine rechtlich anerkannte Auslegung des § 2 StVG, daß die Eignung zum Führen eines Kraftfahrzeugs neben dem Beherrschen der Fahrtechnik und der Verkehrsregeln einen bestimmten Grad sittlicher Reife voraussetzt (KAESTNER, MEYER, UNDEUTSCH). Dies ergibt sich nicht nur aus dem Kommentar von FLÖGEL-HARTUNG, sondern auch aus dem § 7 StVZO und insbesondere aus dem § 15e StVZO, worin sogar ausdrücklich der Begriff der „persönlichen Zuverlässigkeit“ erwähnt ist. Es erhebt sich daher die Frage, ob ungeachtet der erwähnten Beweiswürdigung eine Aussage über die Verläßlichkeit allein aufgrund objektiver ärztlicher Feststellungen und ohne Eindringen in die sog. persönliche Intimssphäre möglich ist und ob die hier angewandte Methode dem Grundsatz der Exaktheit entspricht.

Darüber hinaus wäre zu prüfen, ob es sich überhaupt um eine ärztliche Aufgabe handelt und nicht durch Verwerten der äußeren Daten des Lebenslaufes, wie Vorstrafen, Berufsentwicklung, Familienstand, ohne Sachverständigenmithilfe eine ausreichende Beurteilungsgrundlage gegeben ist (HOYOS). Bei näherer Betrachtung der Verhältnisse ist die zuletzt aufgeworfene Frage zu verneinen. Der Lebenslauf eines Menschen spiegelt nur sein äußeres Verhalten wider. Die inneren Zusammenhänge hingegen werden erst deutlich, wenn der Betreffende zu seiner eigenen Lebensentwicklung Stellung nimmt. Hier setzt die ärztliche Tätigkeit ein, in der es darum geht, die aus der biologischen Situation oder einer bestehenden Krankheit heraus erklärbaren oder sogar bedingten Verhaltensweisen zu erfassen (GOTTSCHALDT). Die Erfahrung aus der kriminalbiologischen Begutachtung lehrt, daß konstitutionelle Gegebenheiten, durchgemachte Erkrankungen oder der wechselnde Verlauf chronischer Leiden neben dem Milieu und den wirtschaftlichen Verhältnissen den Lebenslauf weitgehend beeinflussen, und es hat sich im Rahmen der verkehrsmedizinischen Begutachtung gezeigt, daß diese auf kriminalbiologischer Ebene gewonnenen Erkenntnisse ohne weiteres auf die verkehrsmedizinische Fragestellung zu übertragen sind. Damit ist aber auch die Frage nach der Methodik beantwortet. Sie besteht in einer Verarbeitung der äußeren Daten unter Mitwürdigung der eigenen Interpretation, wobei der Betreffende im Rahmen der Exploration darauf hingewiesen wird, daß er nicht bedrängt wird, Erklärungen zu geben und Ausführungen zu machen. Man wird dann außerdem bemüht sein, bei dem Hinweis des Probanden auf eine bestimmte Krankheit nach Entbindung der behandelnden Ärzte von der ärztlichen Schweigepflicht die sachlichen Grundlagen für die Beurteilung zu bekommen. Diese ebenfalls im Rahmen der kriminalbiologischen Begutachtung angewandte Methode ist insofern exakt, als sie sich an Tatsachen orientiert und insofern auch rechtlich zulässig, als kein unerlaubtes Eindringen in die Intimssphäre vorliegt; sie ist objektiv nachprüfbar bzw. in der Schlußfolgerung nachvollziehbar.

b) Grundlagen der Beurteilung der Verläßlichkeit

Da sich bei Bewertung der einzelnen Fakten das Augenmerk in erster Linie auf die Fragestellung der Sozialfähigkeit, auf das Erfassen der Art und Konstanz der inneren Wertordnung und auf den Grad der bewußten, von Wille und Zielstrebigkeit getragenen Lebensgestaltung richtet, braucht nicht eigens betont zu werden. Letzteres wird vor allem daraus deutlich, wie der Proband sich in bestimmten Lebenslagen und Lebensaufgaben verhält, wobei das Verkehrsverhalten sicherlich besonders interessiert. Unter diesem Gesichtspunkt gesehen handelt es sich bei der Beurteilung der Zuverlässigkeit nicht um eine Untersuchung, die den verborgenen Charakter eines Probanden bloßlegt oder bei der Verfahren angewandt werden, die sich der Kontrolle des Betreffenden entziehen und bei der gelegentlich unwissend offenbarte Mängel zu seinem Nachteil bzw. zur Beschränkung seiner Freiheit verwandt werden. Es ist vielmehr eine aus ärztlichem Aspekt gewürdigte Tatsachenverarbeitung, die teils offenkundig sind oder von ihm freiwillig zum Zwecke der Begutachtung geoffenbart werden.

Ergeben sich bei einer solchen Untersuchung Hinweise für bestimmte Mängel, so sind diese nach Art und Grad unter Berücksichtigung der Anforderungen im Straßenverkehr, und zwar in dem Sinne zu würdigen, daß nur schwerwiegende Abweichungen von dem niemals fehlerfreien Durchschnittsmenschen und nur solche, welche als erheblich für das Verhalten im Straßenverkehr ins Gewicht fallen, herangezogen werden. Eine nur aus dem Aspekt der Zuverlässigkeit erfolgende Beurteilung im Sinne der absoluten Fahruntüchtigkeit dürfte daher äußerst selten vorkommen. Hingegen wird man die Beurteilung einer fraglichen Zuverlässigkeit stets in Beziehung zu den übrigen Untersuchungsergebnissen, vor allem denen der Tauglichkeit, zu setzen haben. Daß in der Gesamtbetrachtung bei der Begutachtung junger Menschen, vor allem Jugendlicher und der sog. Mehrfachtäter, sei es bezüglich der Entziehung der Fahrerlaubnis oder als Bewerber zur Wiedererteilung derselben, gewisse Schwierigkeiten auftreten, ist unverkennbar (SCHNEIDER). Hierbei besteht die Gefahr, daß die Gutachter sich zum „Sittenrichter“ aufschwingen, was unter keinen Umständen der Fall sein darf. Ärztliche Interpretation unter Hinweis auf konstitutionelle und strukturelle Gegebenheiten, Erkrankungen oder Entwicklungsphasen müssen frei von moralisierenden Aspekten sein; nur dann ist das Urteil, welches bei einer solchen Untersuchung gefällt wird, glaubwürdig und objektiv.

c) Die charakterliche Kompensation anderer Mängel

Aber nicht nur das Negative ist aus einer solchen Betrachtung Gegenstand der Beurteilung. Man wird auch die positiven Komponenten, welche sich bei der Betrachtung der Verläßlichkeit ergeben, herauszustellen haben, und das insbesondere dann, wenn es sich darum handelt, die Frage zu beantworten, ob eine in der Tauglichkeit beschränkte Person die bei ihr bestehenden Mängel durch ihre Zuverlässigkeit kompensieren kann (PETERSOHN a. a. O.). Das gilt für alle Kranken und Leistungsschwachen, speziell aber für den Hirnverletzten. Es ist deshalb gerade bei ihm eine Notwendigkeit, aus ärztlichem Aspekt den Grad der Verläßlichkeit zu würdigen. Wenn aber der Einbeziehung des „Charakters“, um diesen umstrittenen und oft schillernd-retorisch verwandten Begriff zu gebrauchen, in die Beurteilung dieser Fälle nicht entgegengetreten wird, besteht auch keine Veranlassung, vor einer sich aus der medizinisch-biologischen Betrachtung ergebenden und aufgrund objektiver Feststellungen nachprüfbaren Aussage über das Vorliegen einer bedingten oder auch absoluten Unzuverlässigkeit zurückzuschrecken (PETERSOHN a. a. O.).

Nach Würdigung der Ergebnisse einer Untersuchung bezüglich der drei Teilqualitäten, der Tauglichkeit, der Fahrfertigkeit und der Zuverlässigkeit erfolgt die medizinische Beurteilung, ob bei dem Betreffenden eine generelle Fahrtüchtigkeit, eine beschränkte Fahrtüchtigkeit oder nach ärztlicher Auffassung eine Fahruntüchtigkeit vorliegt. Die Verwaltungsbehörde prüft, würdigt und entscheidet, ob danach die Voraussetzungen dafür gegeben sind, den Betreffenden als geeignet, bedingt geeignet oder als ungeeignet zur Führung eines Kraftfahrzeuges zu bezeichnen, woraus sich notwendigerweise die Erteilung, Versagung und Entziehung der Fahrerlaubnis ergibt.

IV. Allgemeine ärztliche Gesichtspunkte zur Entziehung der Fahrerlaubnis

Abgesehen von der Beurteilung des Einzelfalles ergeben sich aus ärztlicher Sicht generelle Gesichtspunkte über den Führerscheinentzug (K. WAGNER). Sie gliedern sich in den *Leistungsaspekt*, den *Gefährdungsaspekt* und den *Verhaltensaspekt*.

1. Der Leistungsaspekt

K. WAGNER sprach von einem Sicherheitsquotienten, bei dem er das Produkt aus Fahrfertigkeit und Fahrtauglichkeit als Leistungsfaktor bezeichnet und diesen zu den Anforderungen in Relation setzt, die den Betreffenden im Straßenverkehr erwarten. Halten sich beide nicht das Gleichgewicht, d.h. wird hierbei der Quotient kleiner als eins, so sei dem Betreffenden die Fahrerlaubnis zu entziehen.

In dieser Konzeption kommt die enge Verknüpfung der Fahrfertigkeit mit der körperlichen Leistungsfähigkeit zum Ausdruck. Dabei wird nicht die Diagnose einer bestimmten Krankheit oder ein Mangel, sondern allein die Auswirkung einer Disposition auf die Fahrleistung gewürdigt und das aus der Erfahrung gewonnene Ergebnis zu den gegebenen Anforderungen in Relation gesetzt. Der Entzug der Fahrerlaubnis erscheint deshalb auch dann geboten, wenn ohne faßbare Krankheit" der Leistungsgrad als Produkt aus Fahrfertigkeit und körperlicher Kondition zu gering ist. Dabei kann es sich sowohl um vorübergehende Leistungsmängel wie sie nach überstandenen Krankheiten und operativen Eingriffen auftreten, als auch um bleibende Leistungseinbußen, wie beispielsweise im Rahmen einer sich allmählich entwickelnden Alterung, oder um eine aus anderen Gründen gegebene Beeinträchtigung des körperlichen Wohlbefindens ohne direkt faßbare organische Ursache handeln. Der Leistungsaspekt kommt der rechtlichen Voraussetzung der Entziehung der Fahrerlaubnis, nämlich der, daß der Betreffende sich als ungeeignet „erweisen" muß, deshalb besonders nahe, da nicht die Diagnose, sondern das Leistungsbild entscheidet.

2. Der Gefährdungsaspekt

Neben diesem, aus einer solchen pragmatischen Konzeption heraus erwachsenden Aspekt, wirkt der zweite, nämlich der der Gefährdung, spekulativ. Und doch ist er von ärztlicher Seite mit ebenso großem Nachdruck vorzutragen (Göbbels, Denecke). Hier soll neben der dispositionellen Leistung jene sich aus der speziellen Art der Erkrankung abzuleitende Gefährdung Berücksichtigung finden. Das Wort Gefährdung ist hier in doppelter Bedeutung zu sehen; Gefährdung der Sicherheit des Straßenverkehrs, Gefährdung aber auch der Person des Kraftfahrers selbst. Der Präventivcharakter, welcher in jedem ärztlichen Rat oder in der ärztlichen Maßnahme enthalten ist, kommt in diesem Gesichtspunkt zum Ausdruck. Hier steht die Diagnose mit dem Wissen und der Erfahrung über die Besonderheiten und den Verlauf der Erkrankung im Mittelpunkt. So kann beispielsweise die Herzleistung in Verbindung mit der Fahrfertigkeit, dem technischen Können und der Erfahrung im Zähler des Sicherheitsquotienten noch als ausreichend erscheinen. Die Gefahr eines plötzlichen Herzversagens, sei es im Sinne eines akuten Anfalls oder eines vollständigen Zusammenbruchs, kann es aber notwendig werden lassen, daß dem Betreffenden zur eigenen Sicherheit und zum Schutz der anderen Personen die Fahrerlaubnis doch entzogen wird. Noch deutlicher wird dies beim Hirnverletzten und Anfallskranken, dessen Leistungsfähigkeit bei Anfallsfreiheit uneingeschränkt sein kann, weshalb bei der Entscheidung über die Eignung vielfach der Gefährdungsaspekt als ausschlaggebend für die Maßnahme der Entziehung der Fahrerlaubnis werden wird (Hirschmann).

3. Der Verhaltensaspekt

Als letztes ist der Verhaltensaspekt vom ärztlichen Standpunkt aus für die Entscheidung über den Entzug der Fahrerlaubnis neben den beiden vorangegangenen vorzutragen (Hirschmann, 1964). Hierbei handelt es sich darum, auf bestimmte Verhaltensweisen aufmerksam zu machen, die das Ungeeignetsein zur Führung eines Kraftfahrzeuges bedingen können. Abgesehen von den im Rahmen der allgemeinen Erörterung der Beurteilung der Zuverlässigkeit gegebenen Hinweise soll hier auf gewisse Besonderheiten aufmerksam gemacht werden. Zwar wird durch eine entsprechende Medikation, eine Diät oder eine streng eingehaltene Lebensführung ein bestimmter körperlicher Mangel kompensiert (MOHNIKE). Der Betreffende muß sich aber auch nach den gegebenen Vorschriften richten. Der Entzug der Fahrerlaubnis ist deshalb dann zu fordern, wenn das Verhalten des Betreffenden darauf schließen läßt, daß er in eine Dekompensation hineingeraten wird.

So wird man unter diesen drei Gesichtspunkten grundsätzlich zu prüfen haben, ob vom ärztlichen Standpunkt aus der Entzug der Fahrerlaubnis zu fordern ist und zwar auch dann, wenn gegebenenfalls durch vorausgegangene Begutachtung oder auf der Grundlage einer Rechtsentscheidung die in Frage kommende Person den Führerschein besitzt.

Rechtliche und ärztliche Gesichtspunkte liegen nicht immer in einer Ebene, sie berühren sich aber in dem Bemühen um die Sicherheit des Einzelnen wie der der Gemeinschaft. In Wahrung der Grundrechte der Person und unter Berücksichtigung der gesetzlichen Bestimmungen und Verordnungen müssen die Behörde und der Richter ihre Entscheidungen treffen. Der Arzt aber hat die Aufgabe, als Gutachter die für eine Entscheidung notwendigen Unterlagen zu liefern, indem er in persönlicher Verantwortung seine Auffassung über die Beurteilung der Fahrtüchtigkeit des ihm anvertrauten Falles niederlegt. Als Wissenschaftler aber ist er verpflichtet, die allgemeinen Aspekte aufzuzeigen, die nach seinem Wissen und nach seiner Erfahrung den Entzug der Fahrerlaubnis rechtfertigt.

Literatur

ADLER, A.: Der Sinn des Lebens. Wien u. Leipzig 1933.

BARSCHNEIDER, M. E.: Leberleiden und Kraftfahren. Hippokrates **30**, 555—558 (1959).

BAUMGARTEN, F.: Die Testmethoden. Abt. VI, experimentelle Psychologie, Teil C 2, 2, Methoden der angewandten Psychologie. S. 1057—1103. In: Handbuch der biologischen Arbeitsmethoden, Bd. VI, von E. ABDERHALDEN. Berlin u. Wien: Urban & Schwarzenberg 1935.

BERGRATH, H. G., u. H. VALENTIN: Die Reaktion von Herz und Kreislauf während des Autofahrens bei verschiedenen Geschwindigkeiten und unter verschiedenen Verkehrsbedingungen. Münch. med. Wschr. **102**, 1542—1543 (1960).

BÖCHER, W.: Über die Brauchbarkeit des Rorschach-Tests als klinische Untersuchungsmethode. Fortschr. Neurol. Psychiat. **30**, H. 1 (1962).

— Psychiatrisch-psychologische Begutachtungsprobleme. Mitteilungsblatt des T.Ü.V., Oktober 1962).

— Mängel und Ausgleichsmöglichkeiten alternder Kraftfahrer. Arb. u. Leistung **18**, 219—223 (1964).

— Wege und Probleme einer Erfassung der menschlichen Persönlichkeit. Fortschr. Neurol. Psychiat. **33**, 162—168 (1965).

— Gedanken zu Richtlinien über die ärztliche Beurteilung der Fahrtauglichkeit unter besonderer Berücksichtigung zweier neuerer Regelungen in Europa. Zbl. Verkehrs-Med. **11**, 202—207 (1965).

BRENGELMANN, C. J.: Probleme der Messung in der objektiven Untersuchung der Persönlichkeit. In: Perspektiven der Persönlichkeitsforschung. Bern 1961.

— Psychologische Methodik und Psychiatrie. In: Psychiatrie der Gegenwart, Bd. I/2, S. 134. Berlin-Göttingen-Heidelberg: Springer 1963.

BRESSER, P.: Zur Frage der Fahrtauglichkeit vom Standpunkt des Nervenarztes. Ärztl. Mitt. (Köln) **19**, 968—971 (1960).

CABANIS, D.: Zur forensischen Bedeutung der Testpsychologie. Münch. med. Wschr. **106**, 974—977 (1964).

COERMANN, R.: Übertragung von Fahrzeugerschütterungen auf den Menschen und ihre Wirkung auf den Organismus. In: Der Mensch im Verkehr, Beiheft 3 Arbeitswissenschaft, Mainz, 126—131 (1965).

CZERMAK: Eignungsprüfungen im Fahrerlaubnisrecht. Dtsch. Autorecht **32**, 380—381 (1963).

DENECKE, G.: Der chronisch Kranke im Verkehr. Hippokrates **11**, 425 (1965).

DORCUS, R. M., and M. H. JONES: Handbook of Employer Selection. New York 1950.

ENGELBRECHT, K.: Die bahnärztliche Augenuntersuchung. Leipzig 1949.

FIRGAU, H. J.: Testbegriff und Testkategorien in der Psychodiagnostik. Zbl. Verkehrs-Med. **10**, 197—203 (1964).

FLOEGEL, J., u. F. HARTUNG: Straßenverkehrsrecht, 15. Aufl. München u. Berlin 1965.

GANSTER, F. J.: Zur Beurteilung der Fahrtauglichkeit von Körperbehinderten. Bahnarzt 124—131 (1960).
GANTER, H.: Die ärztliche Begutachtung der Kraftfahrzeugführer. In: Praxis des Gesundheitsamtes. Schriftenreihe der Akademie für Staatsmedizin Hamburg. Bielefeld 1962.
GÖBBELS, H.: Der Kranke am Steuer, eine Gefährdung der Verkehrssicherheit. Med. Klin. 55, 893—898 (1960).
GOTTSCHALDT, K.: Probleme der Diagnose und Prognose im Lichte der Längsschnittuntersuchung an Zwillingen. Ber. über d. 21. Kongr. d. Dtsch. Ges. f. Psychol. Bonn, September 1957.
GRAMBERG-DANIELSEN, B.: Die Bedeutung des Gesichtsfeldes im Verkehr. Klin. Mbl. Augenheilk. 137, 494—504 (1960).
— Altersproblem im Straßenverkehr vom Standpunkt des Ophthalmologen. Dtsch. med. Wschr. 86, 2089—2091 (1961).
— Problem der Sehschärfe und der Einäugigkeit im Straßenverkehr. Klin. Mbl. Augenheilk. 138, 261—264 (1961).
GROSSJOHANN, A.: Körperliche und geistige Eignung zum Führen von Kraftfahrzeugen bei Hirnverletzten. Stuttgart 1956.
HEIMANN, H.: Leistungstests in der Psychiatrie. Schweiz. med. Wschr. 94, 1656—1661 (1964).
HELM, J.: Über den Gegenstand psycho-diagnostischer Methoden. Psychiatrie 16, 269—274 (1964).
HERTER, B.: Klinisch-psychologische Methodik zur Beurteilung der Eignung zum Führen von Kraftfahrzeugen. Zbl. Verkehrs-Med. 11, 89—103 (1966).
HIRSCHMANN, J.: Verkehrsgesinnung, Verkehrsdisziplin und Verkehrseignung. Z. Präv.-Med. 9, 235—251 (1964).
— Anfallsleiden und Fahrtauglichkeit. Dtsch. Z. ges. gerichtl. Med. 54, 366—381 (1966).
HÖRSTEL, R.: Wird die Würde des Menschen durch psychologische Untersuchungen im Auftrage der Verwaltung angetastet. Dtsch. V. B. 47, 1004—1014 (1964).
HOFFMANN, H.: Experimentelle Kreislaufuntersuchungen bei gesunden Kraftfahrzeugführern unter variierter Bedingung. Münch. med. Wschr. 103, 2335—2338 (1961).
—, u. W. REYGERS: Kreislaufuntersuchungen bei Kraftfahrzeugführern unter variierten Fahrbedingungen. Zbl. Verkehrs-Med. 6, 131—151 (1960).
— — Über den Einfluß hoher Geschwindigkeiten auf das Kreislaufverhalten von Kraftfahrzeugführern. Zbl. Verkehrs-Med. 4, 138—147 (1961).
HOSKOVEC, J.: Psychologische Untersuchungen im Bereich des Lastkraftwagenverkehrs der Tschechoslowakei. Z. Verkehrssicherh. 11, 23 (1965).
HOYOS, C.: Persönliche Vorgeschichte und Bewährung im motorisierten Straßenverkehr. Z. Verkehrssicherh. 10, 284—290 (1964).
JÄGER, A. O.: Zum prognostischen Wert psychologischer Eignungsuntersuchungen. Psychol. Rdsch. 11, 160—178 (1960).
KAESTNER, N. F.: Driver Immaturity — a Key Trait in fatal Accidents. Oregon Department of Motor Vehicles, Salem, Oregon Traffic Safety Division. Publikation des Oregon DMV 15 (1963).
KOSCHLIG, G.: Psychopathie und Fahrerlaubnis. Verkehrsmed. 11, 543—546 (1964).
— Zum Stand: Epilepsie und Kraftfahrtauglichkeit. Verkehrsmed. 12, 413—446 (1965).
KRAEMER, F.: Über die durch die Kraftfahrzeugführung ausgelösten vegetativen Reaktionen. In: Der Mensch im Verkehr, Beiheft 3 Arbeitswissenschaft, Mainz, 70—73 (1965).
KRIEGER, H.-J.: Die medizinisch-psychologischen Institute des T. Ü. V. D. V. B. 49, 410—419 (1964).
— Verwaltungsgerichtsbarkeit und verkehrspsychologische Eignungsuntersuchung. Dtsch. Autorecht 34, 113—119 (1965).
KUHN, R.: Projektionstests in der Psychiatrie vom Standpunkt des Psychiaters. Schweiz. med. Wschr. 97, 1661—1663 (1964).
LANGEN, D.: Der erste Eindruck und seine medizinisch-diagnostische Verwertbarkeit. Arch. Psychiat. Nervenkr. 192, 67—100 (1954).
LEWRENZ, H.: Die Eignung zum Führen von Kraftfahrzeugen. Stuttgart 1964.
— Der Begriff „Kraftfahreignung“ im rechtlichen und medizinisch-psychologischen Sinn. Dtsch. med. Wschr. 15, 785—789 (1964).
LORENZ, K.: Über tierisches und menschliches Verhalten. München 1966.
LUFF, K.: Die physische und psychische Belastung im Straßenverkehr. Akt. Probl. Verkehrsmed. (1959).
MARSCHNER, G.: Die Prüfungsangst und das Ergebnis psychologischer Eignungsuntersuchungen. Mensch u. Arbeit 8, 178—179 (1956).
MAYER, K.: Epilepsie und Fahreignung. Med. Welt 39, 2050—2057 (1964).
— Fahreignung und Entziehung der Fahrerlaubnis bei neurologischen und psychiatrischen Erkrankungen. Med. Welt I, 35—44 (1965).

MEILI, R.: Einige Hauptprobleme der Persönlichkeitsforschung. In: Perspektiven der Persönlichkeitsforschung. Bern 1961.
MERZ, F.: Zu den neuen Richtlinien für die Prüfung der Führerscheinbewerber. Z. Verkehrsicherh. **10**, 128—132 (1964).
MOHNIKE, G.: Diabetes und Verkehrsunfall. Dtsch. Gesundh.-Wes. **16**, 722—725 (1966).
MÜLLER, A.: Der jugendliche Führerscheinbewerber in der Praxis der Eignungsbegutachtung. Zbl. Verkehrs-Med. **7**, 195—200 (1958).
MÜLLER-PLETTENBERG, D.: Arzneimittel und Verkehr. Ärztl. Mitt. (Köln) **59**, 1069—1071 (1962).
PAUL, H.: Arbeitswissenschaftliche Grundlagen des Verkehrsgeschehens. Arbeit u. Leistung **18**, 29—33 (1964).
PAWLO, L.: Sämtliche Werke, III, S. 367 ff. Berlin 1953.
PETER, H.: Die psychiatrische Beurteilung von Motorfahrzeugführern. Bern u. Stuttgart 1960.
PETERSOHN, F.: Der Mensch im Straßenverkehr. Heilkunst **47**, 213—218 (1961).
— Projektive Test- und Fahrtüchtigkeit. Kriminologische Schriftenreihe **7**, Hamburg (1962).
— Voraussetzungen der Verkehrssicherheit und Maßnahmen zur Unfallverhütung. Zbl. Arbeitsw. Wiss. **18**, 49—52 (1964).
— Die Problematik der Beurteilung der Fahrtüchtigkeit. Akt. Probl. Verkehrsmed. **2**, 78—88 (1965).
— Der Begriff der Fahrtüchtigkeit unter dem Gesichtspunkt der Anforderungen im Straßenverkehr. In: Der Mensch im Verkehr, Beiheft 3 Arbeitswissenschaft, Mainz, 43—47 (1965).
— Die Beurteilung der Fahrtauglichkeit von Schädelhirnverletzten. Akt. Probl. Verkehrsmed. **3**, 72—80 (1966).
— Erfahrungen bei der verkehrsmedizinischen Oberbegutachtung der Fahrtüchtigkeit. Dtsch. Z. ges. gericht.l Med. **54**, 381—389 (1966).
— Einfluß von Genuß- und Arzneimittel auf die Funktionstüchtigkeit des Sehorgans. Veröffentlicht im Kongreßbericht d. Lichttechnischen Gesellschaft März 1966 (im Druck).
PETRILOWITSCH, N.: Beiträge zu einer Strukturpsychopathologie. Basel 1958.
— Zur Strukturtheorie der endogenen Psychose. Schweiz. Arch. Neurol. **81**, 322 (1958).
PEUKERT, E., u. W. NIESCHKE: Die Beurteilung der körperlichen und geistigen Eignung des Kraftfahrers. Stuttgart 1963.
PORTUGAL-ALVAREZ, J. A., y M. TOLOSA-LATOUR: Psicopatia y accidentes de circulacion. Bol. Inform. Asoc. nac. Méd. forens. (Madr.) **76**—78, 650—653 (1963).
SCHMIDT, H. G.: Möglichkeiten und Grenzen der eignungsdiagnostischen Arbeit aus werksärztlicher Sicht. Arbeitsmed. **2**, 91—95 (1964).
SCHNEIDER, H. J.: Die Verwendung psycho-diagnostischer Testverfahren bei der Prüfung der Eignung zum Führen von Kraftfahrzeugen. Juristenztg **19**, 750—755 (1964).
— Kraftfahrzeug und Jugendkriminalität. Acta Crim. Med. leg. jap. **30**, 119—129 (1964).
SUCHENWIRTH, R., V. FILIPIDIS u. H. KOTTENHOFF: Der Wert grafischer Tests in der medizinischen Diagnostik. Z. ges. Neurol. Psychiat. **205**, 348—357 (1964).
TOPE, O.: Arbeitsphysiologische Forderungen und Mängel in der Arbeitsplatzgestaltung. In: Der Mensch im Verkehr, Beiheft 3 Arbeitswissenschaft, Mainz, 90—117 (1965).
UNDEUTSCH, U.: Integrierte Verantwortung. Dtsch. Verkehrswacht 83 (1965).
WAGNER, K.: Der Führerscheinentzug (§ 42 m) aus verkehrsmedizinischer Sicht. Mitt. Dtsch. Ges. Verkehrsmed. III (1958).
— Methoden und Ergebnisse der medizinischen Unfallforschung. Vortrag II. Kolloquium über Verkehrsunfallforschung der Gesellschaft für Unfallursachenforschung, November 1963 (unveröffentlicht).
—, u. H. J. WAGNER: Mißbrauch und Sucht im Hinblick auf den Verkehr. In: Sucht und Mißbrauch. Stuttgart 1964.
WELLEK, A.: Grenzen und Möglichkeiten der Testung zur Beurteilung der Kraftfahrtauglichkeit. Psychol. Rdsch. **16**, 167—186 (1965).
WINKLER, W.: Bewertungsquellen und Belastungsfolgen im motorisierte Straßenverkehr. Ärztl. Mitt. (Köln) **77**, 705—711 (1954).
WYRSCH, J.: Über die Intuition bei der Erkennung der Schizophrenie. Schweiz. med. Wschr. **46**, 1173—1176 (1946).
XANKE, G., u. W. WEIGELT: Lexikon straßenverkehrsrechtlicher Entscheidungen, 4. Aufl. Berlin: E. Schmidt 1965.

Rechtssprechung

BVG 20. 10. 1955: Beurteilung der Entziehung (§ 4 StVG) richtet sich nach der Gefährlichkeit des Fahrzeugführers. NJW **9**, 357—359 (1956).
LVG Schwerin 24. 3. 1939: Psychopathie macht gegebenenfalls mit Neigung zum Alkoholgenuß fahruntüchtig. VAE 4—8, 253 (1939).

LVG Schleswig 10. 6. 1955: Analphabeten werden regelmäßig als zum Führen von Kraftfahrzeugen ungeeignet angesehen. SchlHA **202**, 373—374 (1955).

OVG 2. 12. 1926: Rechtsanspruch an die Erteilung der Fahrerlaubnis. DJZ 1486 (1927).

OVG 14. 5. 1928: Ermessen der Behörde nur insoweit als der Nachweis und die Bewertung von Tatsachen, die in betracht kommen die Ungeeignetheit des Bewerbers ergeben könnten. JW **3**, 3200—3201 (1928).

OVG 5. 11. 1936: Trunkenheit und Psychopathie können den Bewerber ungeeignet machen. JW **64**, 2861—2862 (1938).

OVG Münster 4. 8. 1950: Entscheidend ist nicht die Folge einer Verkehrsverfehlung, sondern das Gesamtverhalten des Bewerbers. DAR **21**, 15 (1952).

OVG Münster 17. 11. 1953: Auch bei Mängel zu erteilen, wenn diese durch Vorsicht und Umsicht ausgeglichen werden. VerkBl. 158—192 (1954).

OVG Bremen 11. 12. 1962: Bei Neubewerbung Tauglichkeit nicht zu verneinen, wenn Intelligenzmängel Bewerber in langjähriger Fahrpraxis bewährt hat. NJW, H. 23, 1076—1078 (1963).

OVG Münster 8. 2. 1963: Neurasthenie oder sonstige Nervenleiden machen unter Umständen fahruntüchtig. DVBl. **48**, 518 (1963).

VGH Bayern 23. 10. 1929: Gründe der Versagung der Fahrerlaubnis können auch allgemeine moralische Unzuverlässigkeit darstellen. JW II, 1998—1999 (1931).

VGH Braunschweig 4. 8. 1939: Verdacht auf Epilepsie macht fahruntüchtig. VAE **9—10**, 53 (1940).

VGH Karlsruhe 9. 7. 1940: Wiederholte Ohnmachten bedingen eine Fahruntüchtigkeit. VAE **10**, 182 (1940).

VGH Kassel 4. 6. 1950: Werden sittliche Mängel in der Lebensführung erkennbar, so kann der Bewerber als ungeeignet bezeichnet werden. DAR **20**, 163 (1951).

VGH Kassel 23. 2. 1951: Unzuverlässigkeit oder der Hang zur Mißachtung behördlicher Anordnungen nacht ungeeignet. DAR **20**, 195 (1951).

VGH Bayern 31. 5. 1957: Fehlt es an einer der Voraussetzungen der Erteilung der Fahrerlaubnis, so darf diese nicht nach Ermessen erteilt werden. DAR **26**, 368—369 (1957).

Der alternde Mensch im Straßenverkehr

H. Lewrenz, Hamburg

Mit 14 Abbildungen

I. Allgemeine Betrachtungen zum Anpassungsproblem des älteren Menschen

Der moderne motorisierte Straßenverkehr stellt an die Leistungs- und Belastungsfähigkeit des einzelnen Verkehrsteilnehmers heute ganz besonders hohe Anforderungen. Mit dem Nachlassen der psychophysischen Leistungsfähigkeit des Menschen im höheren Lebensalter müssen darum auch Anpassungsschwierigkeiten erwartet werden.

Naturgemäß findet das Anpassungsproblem eine ganz besondere Beachtung beim alternden Kraftfahrer; denn die Schwierigkeiten, denen der alternde Mensch als Verkehrsteilnehmer ausgesetzt ist, drücken sich eindeutig in den alljährlich bekannt werdenden Unfallstatistiken aus. Danach sind alternde Menschen durch ihre Anpassungsschwächen besonderen Gefahren ausgesetzt. Sie stellen einen großen Anteil der Unfallverletzten und Unfalltoten im Straßenverkehr. Nejedlik konnte schon 1952 feststellen, daß nicht nur Kinder, sondern vor allem auch ältere Fußgänger unverhältnismäßig häufig durch eigene Schuld verunglücken (Abb. 1).

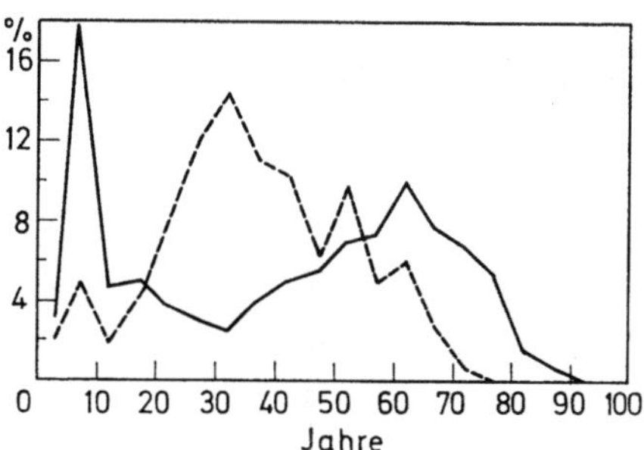

Abb. 1. Altersverteilung in Prozent. Am Verkehr teilnehmende Fußgänger (------) $n = 7507$; durch eigene Schuld verunglückte Fußgänger (———) $n = 1748$. (Nejedlik, 1962, zit. bei Winkler)

Der früher oft und auch heute immer noch wieder vorgenommene Vergleich der absoluten Unfallhäufigkeiten zwischen jüngeren und älteren Verkehrsteilnehmern im allgemeinen und jüngeren und älteren Kraftfahrern im besonderen verleitete zu der unzutreffenden Schlußfolgerung, daß der jugendliche Kraftfahrer durch Erfahrungslosigkeit und unreife Verhaltensweisen weit mehr Unfälle verursacht, als der alternde Kraftfahrer. Durch angemessenere statistische Analysen, die entweder zur Gefahrenexposition (jährliche Kilometerleistungen) oder zum Anteil des Alterskollektivs am Gesamtkollektiv der Kraftfahrer oder auch der Fahrerfahrung (gemessen am Alter der Fahrerlaubnis) in Beziehung gesetzt wurde, und schließlich durch eine Untersuchung der Ursachenfälle nach dem Alter der Fahrer (Ander) konnten die mit zunehmendem Lebensalter offenbar anwachsenden Anpassungsschwächen aufgedeckt werden (s. auch: Goldberg, Häkkinen, Langen, Lauer, Luff, Mach, O. Maier, A. Müller, Schumacher, Schwenk, Swanson, Siebrecht, Winkler).

Die Leistungsschwächen der alternden Menschen werden auch, wie Winkler zuletzt zeigen konnte, ganz eindeutig erkennbar bei der Fahrschulung durch eine ständig zunehmende Anzahl von Fahrstunden mit ansteigendem Lebensalter und bei der Fahrprüfung durch eine ansteigende Zahl nicht bestandener Prüfungen bereits zwischen dem 37. und 48. Lebensjahr. Zwischen dem 49. und 60. Lebensjahr betrug die Zahl der Prüfungsversager (beim TÜV Hannover 1958) bereits 32,6% und jenseits des 60. Lebensjahres 37,1%, wogegen sie in den Lebensaltersklassen bis zum 36. Lebensjahr lediglich 14,4% ausmachten ($n = 157090$). Zu einem ähnlichen Ergebnis führten die Untersuchungen A. Müllers im gleichen Jahr beim TÜV Köln (Abb. 2).

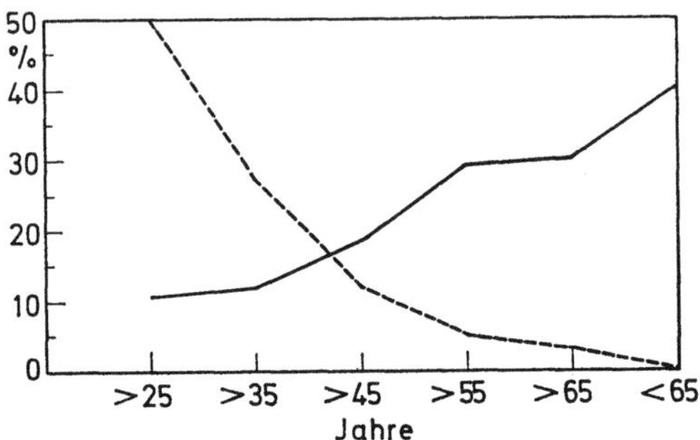

Abb. 2. Fahrerlaubnisbewerber (-------) in Prozent und Prüfungsversager (———) in Prozent nach Lebensalter gruppiert ($n = 12001$). (Nach A. Müller, TÜV Köln, 1958)

Aus welcher Sicht das Problem des alternden Menschen im Straßenverkehr in den letzten Jahren auch untersucht wurde, nahezu alle Autoren kamen zu der Überzeugung, daß dem alternden Menschen die Beherrschung der Anforderungen, die der moderne Straßenverkehr stellt, schwer fällt und daß es schließlich einer großen Gruppe älterer Menschen, ob als Fußgänger oder als Kraftfahrer, überhaupt nicht möglich sein kann, sich den zunehmenden Belastungen gewachsen zu zeigen. Dabei wird nach unserer Auffassung durchaus noch zu fragen sein, ob nicht durch eine konsequentere Reglementierung des Verhaltens *aller* Verkehrsteilnehmer dem älteren Menschen wesentliche Hilfen geleistet werden können, so daß er selbst als Kraftfahrer den gestellten Anforderungen länger gerecht zu werden vermag, als es heute offenbar der Fall ist.

II. Die Ursachen der Anpassungsschwächen

Die allgemeine Betrachtung der Anpassungsschwierigkeiten, mit denen der Verkehrsteilnehmer im höheren Lebensalter zu rechnen hat, führt natürlich zu der Frage, worin die Ursachen im einzelnen zu suchen sind.

Sie ergeben sich nach unseren umfassenden kasuistischen Studien im wesentlichen aus zwei Ursachenkreisen:

1. durch die im höheren Lebensalter gehäuft vorkommenden altersspezifischen Erkrankungen und

2. durch die im Alterungsprozeß selbst liegenden Umbauten der psychophysischen Verfassung und u. U. in Verbindung mit der altersbedingten Änderung der Wesensart eines Menschen.

Von den altersspezifischen Erkrankungen interessieren insbesondere die Leistungsschwächen der Sinnesorgane und in diesem Bereich vor allem wieder die Schwächen des Sehorgans. Bedeutungsvoll sind schließlich auch die Erkrankungen des Herz-Kreislaufsystems im höheren Lebensalter und die Abnutzungs- und Altersinsuffizienzen im Bereich der Knochen und Gelenke. Seltener, aber im gegebenen Fall dann doch besonders schwerwiegend, sind neben der eindeutigen senilen Demenz auch die im Präsenium auftretenden frühatrophisierenden Hirnprozesse (Picksche und Alzheimersche Krankheit).

Im Hinblick auf die spezielleren fachärztlichen Probleme, die sich durch altersspezifische Systemerkrankungen ergeben, sei auf die Darstellungen der einzelnen Fachdisziplinen verwiesen. Im Zusammenhang mit der Beurteilung der Kraftfahreignung gelten für alle Erkrankungen des höheren Lebensalters die gleichen Prinzipien die für Erkrankungen überhaupt zu beachten sind. Insofern erscheint eine sichere Verkehrsteilnahme dann nicht mehr möglich, wenn eine Erkrankung vorliegt, die unvorhersehbar jederzeit plötzlich und mit einem gewissen Grad von Wahrscheinlichkeit zum Leistungsversagen bei Teilnahme am motorisierten Straßenverkehr führen kann, oder wenn eine Erkrankung die allgemeine Leistungsfähigkeit eines Menschen ständig unter das zum Führen eines Kraftfahrzeuges erforderliche Maß herabgesetzt hat (Lewrenz).

Hieraus ergibt sich wie für Erkrankungen im allgemeinen so auch für Erkrankungen im höheren Lebensalter, daß weniger die diagnostische Bestimmung einer Erkrankung entscheidend für die Beurteilung eines alternden Kraftfahrers wird, sondern die Auswirkungen einer Krankheit auf die spezifischen Leistungssysteme, die dem Verkehrsteilnehmer sowohl als Fußgänger als vor allem auch als Kraftfahrer eine schnelle und zuverlässige Orientierung, eine realitätsangemessene Situationsbeurteilung sowie angemessen schnelles Reagieren und Handeln erlauben.

Von besonderem Interesse sind neben Organ- und Systemstörungen vor allem jene Leistungsschwächen, die sich aus dem Einfluß des Alters auf die psychophysischen Leistungsabläufe ergeben und die u. U. mit einer altersbedingten Wesensänderung auch bei geringfügiger Ausprägung schon eine besondere Bedeutung erlangen können. Darum wird man wie beim jüngeren so auch beim alternden Menschen die physischen und die psychischen Vorgänge in ihrem Zusammenhang sehen müssen. Diese Betrachtungsweise nach dem Prinzip der psychologischen Kausalität (Münsterberg) muß bei Bewertung der Leistungsfähigkeit des alternden Kraftfahrers sogar ganz besonders akzentuiert werden. Erst unter dieser Betrachtung gewinnen vergleichende Reaktionszeitmessungen, Prüfungen der sensomotorischen Koordination, Zeitschätzversuche und auch Wahrnehmungsprüfungen ihren im Einzelfall u. U. erheblich wechselnden Stellenwert.

Für die Beherrschung technischer Vorgänge wurde die Reaktionsfähigkeit als eine zentrale menschliche Leistung angesehen. Die Bedeutung, die man ihr beimißt, dürfte sich nicht zuletzt auch daraus ergeben, daß es sich hierbei um eine Leistung handelt, die besonders leicht meßbar ist. So spielte sie in der Geschichte der Verkehrspsychologie schon sehr früh eine Rolle und Exner hat bereits im Jahre 1873 (zit. nach Farag) sehr genaue Reaktionszeitmessungen vornehmen können.

Bemerkenswert ist, daß Farag im Altersgruppenvergleich an 116 Fällen die eindeutigste Altersabhängigkeit nicht für die einfachen optischen Reaktionsleistungen fand, daß die einfachen akustischen Reaktionsleistungen nur in einem schwachen Zusammenhang mit dem zunehmenden Lebensalter stehen ($r = 0{,}24$ signifikant auf 1%-Niveau), und daß die dichtesten Zusammenhänge gegeben sind zwischen der Mehrfachwahlreaktion, geprüft mit dem Determinationsgerät nach Mierke, und dem Lebensalter. Die Korrelationsmatrix (Abb. 3) gibt eine Übersicht über die von Farag geprüften Zusammenhänge. Als interessantes Ergebnis erbrachte die Untersuchung, daß sich bei manchen Menschen mit zunehmendem Alter auch das Zeitschätzvermögen (hier geprüft für 5 sec) verändert, indem der Zeitablauf kürzer geschätzt wird, als es der Realität entspricht.

Mit derartigen vorerst nur noch vereinzelt durchgeführten Untersuchungen werfen sich u. E. biologisch-psychologische Probleme auf, deren Bearbeitung nicht nur für den verkehrsmedizinisch interessierten Wissenschaftler von Interesse sein sollte, zumal man davon ausgehen kann, daß die Veränderungen der psychomotorischen Leistungen im höheren Lebensalter in enger Beziehung zum Nachlassen der Sinnesleistungen stehen (Winkler). So konnte Fortuin nicht nur feststellen, daß ältere Menschen für das Erkennen eines Gegenstandes nicht nur wesentlich längere Beobachtungszeiten als jüngere benötigen, sondern daß für sie auch eine größere Beleuchtungsstärke des Objekts gegeben sein muß (zit. bei Winkler). Nach Richards sollen die optischen Leistungen der Menschen

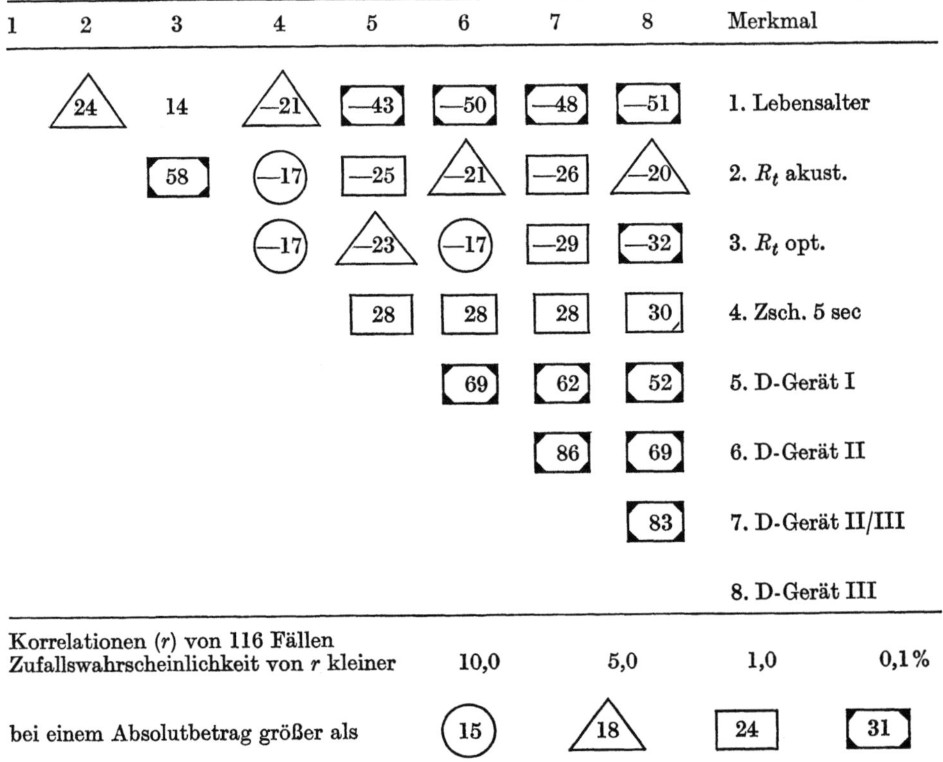

Abb. 3. Die Korrelationskoeffizienten wurden mit 100 multipliziert

über 70 Jahre so schlecht sein, daß sie vor allem bei Dunkelheit überhaupt nicht mehr fähig sind, ein Kraftfahrzeug zu führen (zit. bei Gramberg-Danielsen). Ob man nun in der Beurteilung der physiologischen Leistungsschwächen beim älteren Kraftfahrer so weit gehen will oder nicht, sicher ist aber, daß die Zahl der Sehdefekte beim Menschen im höheren Lebensalter erheblich ist. Schober fand bei 50jährigen 71 % und bei 70jährigen 95 % Defekte am peripheren optischen Organ. Sie treten nicht nur in der Form der Alterssichtigkeit auf, sondern vor allem auch mit gleicher statistischer Verteilung als erhöhte Blendempfindlichkeit.

Den wichtigsten psychophysischen Leistungsbereich (sensomotorische Koordination, optische Auffassungsschnelligkeit und Präzision in der optischen Auffassung, Umstellvermögen in der Rechts-Links-Orientierung) untersuchte Pittrich in Ergänzung zu Farag an einer größeren Stichprobe mit der Varianzanalyse im Gruppenvergleich. Dabei konnte die Altersabhängigkeit, wie aus den Abb. 4 bis 11 zu ersehen ist, für alle geprüften Leistungen nachgewiesen werden. Sie war

Mittelwerte der Altersgruppen

Altersgruppen		Anzahl	Mittelwert	Stand.-Abw. (s)
I	bis 25 Jahre	154	6,12	5,60
II	26 bis 35 Jahre	140	5,14	5,68
III	36 bis 45 Jahre	62	5,55	4,71
IV	46 bis 55 Jahre	40	7,28	7,44
V	über 55 Jahre	70	14,83	10,20
total		466	7,17	7,33

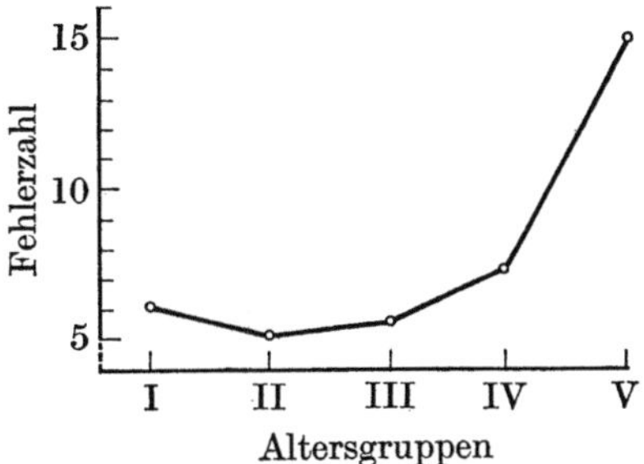

Varianzanalyse

Quelle der Varianz	S.A.Q.	df	M.Q.	F-Wert
zwischen den Altersgruppen	5002,96	4	1250,74	28,87++
innerhalb der Altersgruppe	19973,30	461	43,33	
total	24976,27	465		

Zufallswahrscheinlichkeit: kleiner 5% bei F größer 2,37+
kleiner 1% bei F größer 3,32++

Multipler Vergleich der Altersgruppen (Scheffé-Test)

2 = 46—55 J.	3 = bis 25 J.	4 = 36—45 J.	5 = 26—35 J.	
33,47+++	84,18+++	65,38+++	101,26+++	1 = über 55 Jahre
	0,99	1,70	3,29	2 = 46—55 Jahre
		0,33	1,63	3 = bis 25 Jahre
			0,17	4 = 36—45 Jahre

Zufallswahrscheinlichkeit: kleiner 10% bei S^2 größer 7,76+
kleiner 5% bei S^2 größer 9,48++
kleiner 1% bei S^2 größer 13,28+++

(Die Altersgruppen wurden entsprechend der Höhe ihrer Meßwerte geordnet.)

Abb. 4. Kraftfahreignungsuntersuchung. Sensomotorische Koordination (TL-Prüfer, *Reizzeit* 1,2 *s*) — Fehlerzahl

Mittelwerte der Altersgruppen

Altersgruppen		Anzahl	Mittelwert	Stand.-Abw. (s)
I	bis 25 Jahre	154	10,97	7,41
II	26 bis 35 Jahre	139	9,98	7,99
III	36 bis 45 Jahre	62	10,56	6,62
IV	46 bis 55 Jahre	40	14,48	8,58
V	über 55 Jahre	67	22,09	10,22
total		462	12,53	9,01

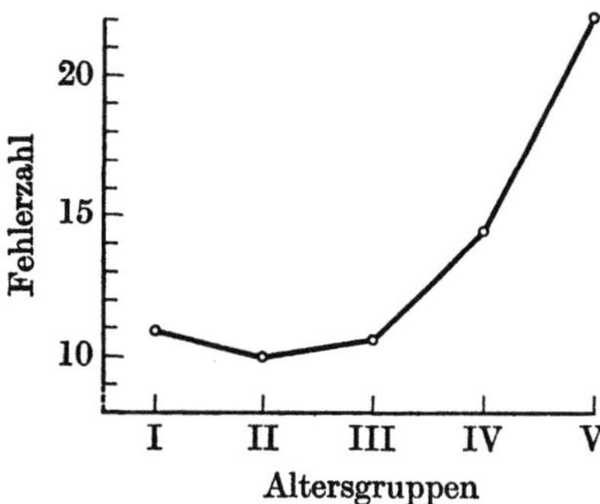

Varianzanalyse

Quelle der Varianz	S.A.Q.	df	M.Q.	F-Wert
zwischen den Altersgruppen	7794,56	4	1948,64	30,03++
innerhalb der Altersgruppe	29656,45	457	64,89	
total	37451,01	461		

Zufallswahrscheinlichkeit: kleiner 5% bei F größer 2,37+
kleiner 1% bei F größer 3,32++

Multipler Vergleich der Altersgruppen (Scheffé-Test)

2 = 46—55 J.	3 = bis 25 J.	4 = 36—45 J.	5 = 26—35 J.	
22,38+++	89,05+++	66,09+++	102,26+++	1 = über 55 Jahre
	6,03	5,76	9,69++	2 = 46—55 Jahre
		0,11	1,10	3 = bis 25 Jahre
			0,22	4 = 36—45 Jahre

Zufallswahrscheinlichkeit: kleiner 10% bei S^2 größer 7,76+
kleiner 5% bei S^2 größer 9,48++
kleiner 1% bei S^2 größer 13,28+++

(Die Altersgruppen wurden entsprechend der Höhe ihrer Meßwerte geordnet.)

Abb. 5. Kraftfahreignungsuntersuchung. Sensomotorische Koordination (TL-Prüfer, *Reizzeit* 1,0 *s*) — Fehlerzahl

Mittelwerte der Altersgruppen

Altersgruppen		Anzahl	Mittelwert	Stand.-Abw. (s)
I	bis 25 Jahre	175	353,17	89,86
II	26 bis 35 Jahre	147	354,20	86,55
III	36 bis 45 Jahre	65	367,11	90,62
IV	46 bis 55 Jahre	46	342,54	110,15
V	über 55 Jahre	74	330,26	89,05
total		507	352,10	91,40

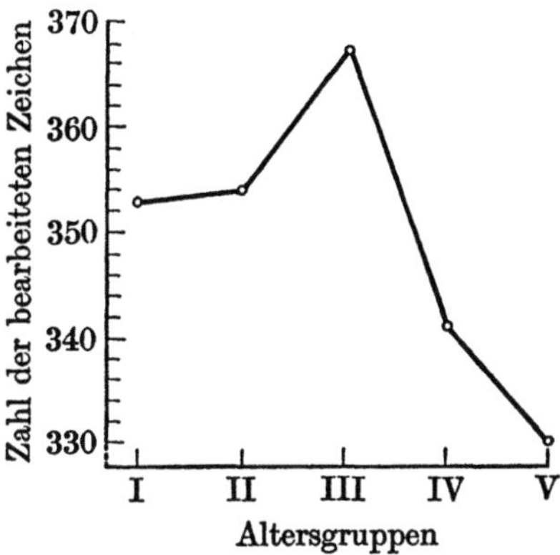

Varianzanalyse

Quelle der Varianz	S.A.Q.	df	M.Q.	F-Wert
zwischen den Altersgruppen	77819,95	4	19454,99	2,35
innerhalb der Altergruppe	4149105,92	502	8265,15	
total	4226925,87	506		

Zufallswahrscheinlichkeit: kleiner 5% bei F größer 2,37+
kleiner 1% bei F größer 3,32++

Multipler Vergleich der Altersgruppen (Scheffé-Test)

2 = 26—35 J.	3 = bis 25 J.	4 = 46—55 J.	5 = über 55 J.	
0,91	1,11	1,97	5,68	1 = 36—45 Jahre
	0,01	0,58	3,42	2 = 26—35 Jahre
		0,50	3,31	3 = bis 25 Jahre
			0,52	4 = 46—55 Jahre

Zufallswahrscheinlichkeit: kleiner 10% bei S^2 größer 7,76+
kleiner 5% bei S^2 größer 9,48++
kleiner 1% bei S^2 größer 13,28+++

(Die Altersgruppen wurden entsprechend der Höhe ihrer Meßwerte geordnet.)

Abb. 6. Kraftfahreignungsuntersuchung. Konzentrationsfähigkeit, Aufmerksamkeit und Belastbarkeit (d2-Test) — Leistung (Tempo)

Mittelwerte der Altersgruppen

Altersgruppen		Anzahl	Mittelwert	Stand.-Abw. (s)
I	bis 25 Jahre	175	89,36	93,77
II	26 bis 35 Jahre	148	124,18	114,29
III	36 bis 45 Jahre	68	120,75	118,12
IV	46 bis 55 Jahre	46	131,43	125,07
V	über 55 Jahre	74	159,31	120,59
total		511	117,54	112,33

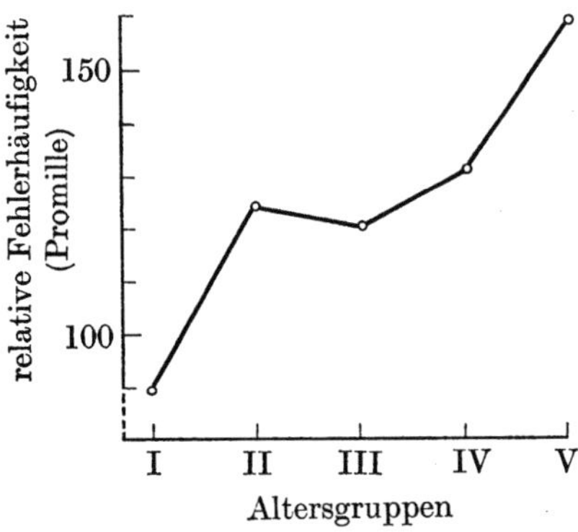

Varianzanalyse

Quelle der Varianz	S.A.Q.	df	M.Q.	F-Wert
zwischen den Altersgruppen	284190,22	4	71047,56	5,85++
innerhalb der Altersgruppe	6150506,79	506	12155,15	
total	6434697,01	510		

Zufallswahrscheinlichkeit: kleiner 5% bei F größer 2,37+
kleiner 1% bei F größer 3,32++

Multipler Vergleich der Altersgruppen (Scheffé-Test)

2 = 46—55 J.	3 = 26—35 J.	4 = 36—45 J.	5 = bis 25 J.	
1,82	5,00	4,34	20,79+++	1 = über 55 Jahre
	0,15	0,26	5,31	2 = 46—55 Jahre
		0,05	7,98+	3 = 26—35 Jahre
			3,97	4 = 36—45 Jahre

Zufallswahrscheinlichkeit: kleiner 10% bei S^2 größer 7,76+
kleiner 5% bei S^2 größer 9,48++
kleiner 1% bei S^2 größer 13,28+++

(Die Altersgruppen wurden entsprechend der Höhe ihrer Meßwerte geordnet.)

Abb. 7. Kraftfahreignungsuntersuchung. Konzentrationsfähigkeit, Aufmerksamkeit und Belastbarkeit (d2-Test) — relative Fehlerhäufigkeit

Mittelwerte der Altersgruppen

Altersgruppen		Anzahl	Mittelwert	Stand.-Abw. (s)
I	bis 25 Jahre	171	10,94	4,85
II	26 bis 35 Jahre	149	10,56	4,79
III	36 bis 45 Jahre	69	10,29	4,63
IV	46 bis 55 Jahre	43	6,19	4,32
V	über 55 Jahre	72	2,71	3,82
total		504		

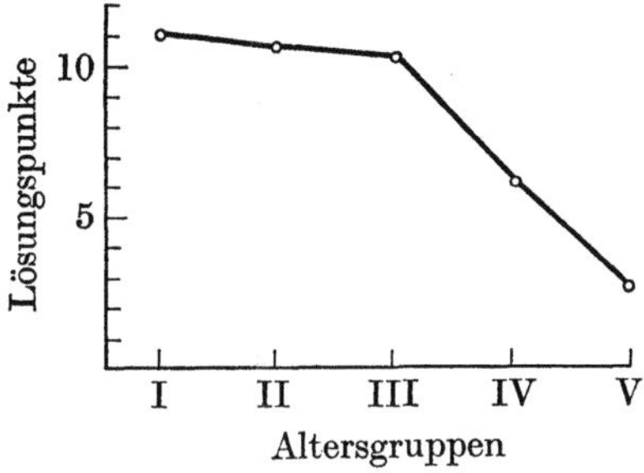

Varianzanalyse

Quelle der Varianz	S.A.Q.	df	M.Q.	F-Wert
zwischen den Altersgruppen	4298,85	4	1074,71	50,24++
innerhalb der Altersgruppe	10673,77	499	21,39	
total	14972,62	503		

Zufallswahrscheinlichkeit: kleiner 5% bei F größer 2,37+
kleiner 1% bei F größer 3,32++

Multipler Vergleich der Altersgruppen (Scheffé-Test)

2 = 26—35 J.	3 = 36—45 J.	4 = 46—55 J.	5 = über 55 J.	
0,54	0,97	36,25+++	160,74+++	1 = bis 25 Jahre
	0,16	29,76+++	139,85+++	2 = 26—35 Jahre
		20,79+++	94,58+++	3 = 36—45 Jahre
			15,22+++	4 = 46—55 Jahre

Zufallswahrscheinlichkeit: kleiner 10% bei S^2 größer 7,76+
kleiner 5% bei S^2 größer 9,48++
kleiner 1% bei S^2 größer 13,28+++

(Die Altersgruppen wurden entsprechend der Höhe ihrer Meßwerte geordnet.)

Abb. 8. Kraftfahreignungsuntersuchung. Optische Auffassung (tachistoskopischer Auffassungsversuch II — TAVT)

Mittelwerte der Altersgruppen

Altersgruppen		Anzahl	Mittelwert	Stand.-Abw. (s)
I	bis 25 Jahre	172	27,52	13,46
II	26 bis 35 Jahre	149	28,58	12,88
III	36 bis 45 Jahre	68	29,50	12,21
IV	46 bis 55 Jahre	46	21,26	13,21
V	über 55 Jahre	71	17,70	11,05
total		506	26,15	13,36

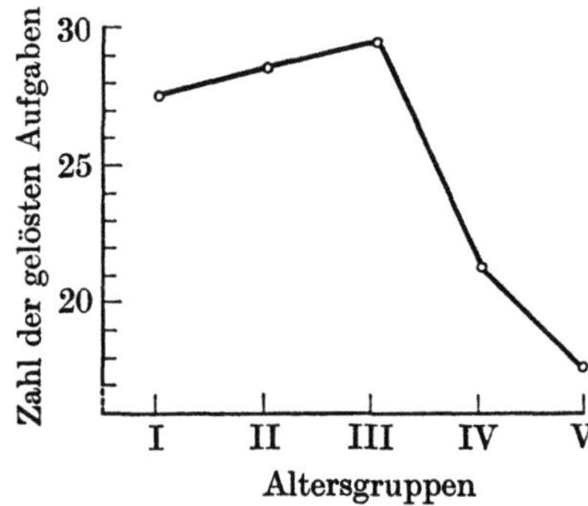

Varianzanalyse

Quelle der Varianz	S.A.Q.	df	M.Q.	F-Wert
zwischen den Altersgruppen	8134,21	4	2033,55	12,43++
innerhalb der Altersgruppe	81957,77	501	163,59	
total	90091,98	505		

Zufallswahrscheinlichkeit: kleiner 5% bei F größer 2,37+
kleiner 1% bei F größer 3,32++

Multipler Vergleich der Altersgruppen (Scheffé-Test)

2 = 26—35 J.	3 = bis 25 J.	4 = 46—55 J.	5 = über 55 J.	
0,24	1,27	11,40++	29,55+++	1 = 36—45 Jahre
	0,55	11,53++	34,79+++	2 = 26—35 Jahre
		8,71+	29,62+++	3 = bis 25 Jahre
			2,16	4 = 46—55 Jahre

Zufallswahrscheinlichkeit: kleiner 10% bei S^2 größer 7,76+
kleiner 5% bei S^2 größer 9,48++
kleiner 1% bei S^2 größer 13,28+++

(Die Altersgruppen wurden entsprechend der Höhe ihrer Meßwerte geordnet.)

Abb. 9. Kraftfahreignungsuntersuchung. Raumorientierung und optische Umstellungsfähigkeit (WFT)

Mittelwerte der Altersgruppen

Altersgruppen		Anzahl	Mittelwert	Stand.-Abw. (s)
I	bis 25 Jahre	174	70,83	12,79
II	26 bis 35 Jahre	150	69,07	11,66
III	36 bis 45 Jahre	70	64,37	13,94
IV	46 bis 55 Jahre	46	60,78	10,77
V	über 55 Jahre	75	50,76	12,95
total		515	65,62	14,22

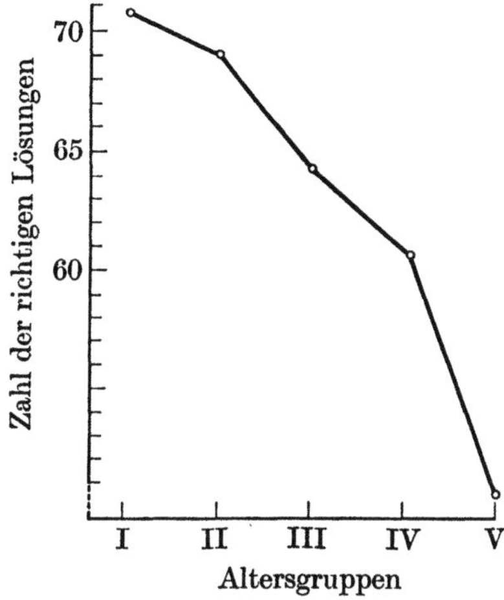

Varianzanalyse

Quelle der Varianz	S.A.Q.	df	M.Q.	F-Wert
zwischen den Altersgruppen	24258,06	4	6064,51	38,85++
innerhalb der Altersgruppe	79615,35	510	156,11	
total	103873,41	514		

Zufallswahrscheinlichkeit: kleiner 5% bei F größer 2,37+
kleiner 1% bei F größer 3,32++

Multipler Vergleich der Altersgruppen (Scheffé-Test)

2 = 26—35 J.	3 = 36—45 J.	4 = 46—55 J.	5 = über 55 J.	
1,60	13,38+++	23,61+++	135,80+++	1 = bis 25 Jahre
	6,74	15,50+++	107,38+++	2 = 26—35 Jahre
		2,29	42,99+++	3 = 36—45 Jahre
			18,38+++	4 = 46—55 Jahre

Zufallswahrscheinlichkeit: kleiner 10% bei S^2 größer 7,76+
kleiner 5% bei S^2 größer 9,48++
kleiner 1% bei S^2 größer 13,28+++
(Die Altersgruppen wurden entsprechend der Höhe ihrer Meßwerte geordnet.)

Abb. 10. Kraftfahreignungsuntersuchung. Optische Auffassungsschnelligkeit und Orientierung (LVT)

Mittelwerte der Altersgruppen

Altersgruppen	Anzahl	Mittelwert	Stand.-Abw. (s)
I bis 25 Jahre	173	13,37	3,83
II 26 bis 35 Jahre	150	11,41	4,42
III 36 bis 45 Jahre	69	10,89	4,63
IV 46 bis 55 Jahre	46	8,17	5,45
V über 55 Jahre	74	6,30	5,10
total	512		

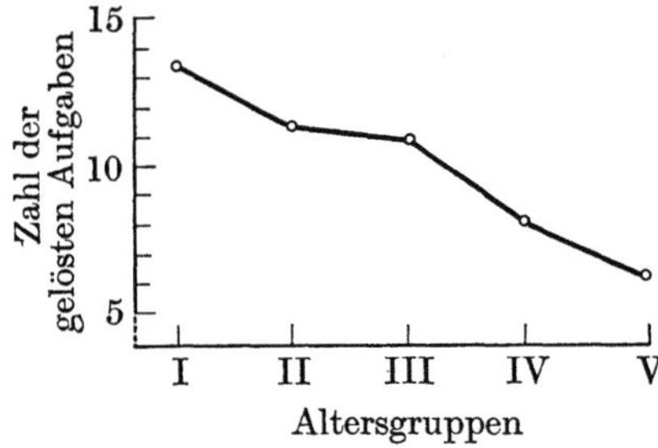

Varianzanalyse

Quelle der Varianz	S.A.Q.	df	M.Q.	F-Wert
zwischen den Altersgruppen	3002,18	4	750,55	37,59++
innerhalb der Altersgruppe	10123,32	507	19,97	
total	13125,50	511		

Zufallswahrscheinlichkeit: kleiner 5% bei F größer 2,37+
kleiner 1% bei F größer 3,32++

Multipler Vergleich der Altersgruppen (Scheffé-Test)

2 = 26—35 J.	3 = 36—45 J.	4 = 46—55 J.	5 = über 55 J.	
15,39+++	15,17+++	49,24+++	129,69+++	1 = bis 25 Jahre
	0,64	18,51+++	64,73+++	2 = 26—35 Jahre
		10,23++	37,67+++	3 = 36—45 Jahre
			4,97	4 = 46—55 Jahre

Zufallswahrscheinlichkeit: kleiner 10% bei S^2 größer 7,76+
kleiner 5% bei S^2 größer 9,48++
kleiner 1% bei S^2 größer 13,28+++

(Die Altersgruppen wurden entsprechend der Höhe ihrer Meßwerte geordnet.)

Abb. 11. Kraftfahreignungsuntersuchung. Fähigkeit zum Erfassen von Verkehrssituationen (VBOT)

lediglich für das Ergebnis der Prüfung mit dem Konzentrationsfähigkeits-, Aufmerksamkeits- und Belastungstest (d2-Test nach BRICKENKAMP) selbst beim Vergleich der am schnellsten arbeitenden Altersgruppe (26—35 Jahre) mit der am langsamsten arbeitenden Gruppe (über 55 Jahre) nicht signifikant, während sich beim Vergleich der relativen Fehlerhäufigkeit (Relation zwischen Leistungstempo gemessen an der Zahl der bearbeiteten Testzeichen zur absoluten Fehlerzahl) gerade zwischen der Altersgruppe jenseits des 55. Lebensjahres und allen anderen geprüften Gruppen ein hochsignifikanter Leistungsunterschied fand, d. h. aber in dieser Altersgruppe steht bei vielen Menschen das Leistungstempo im Mißverhältnis zur Qualität der Leistung (zumindest in bezug auf die Untersuchungsanforderungen).

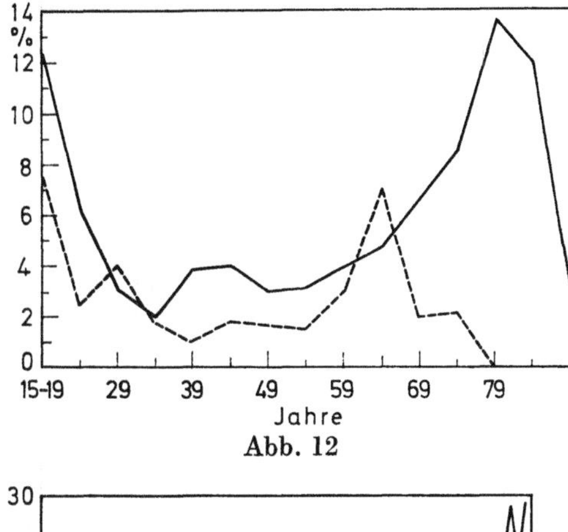

Abb. 12

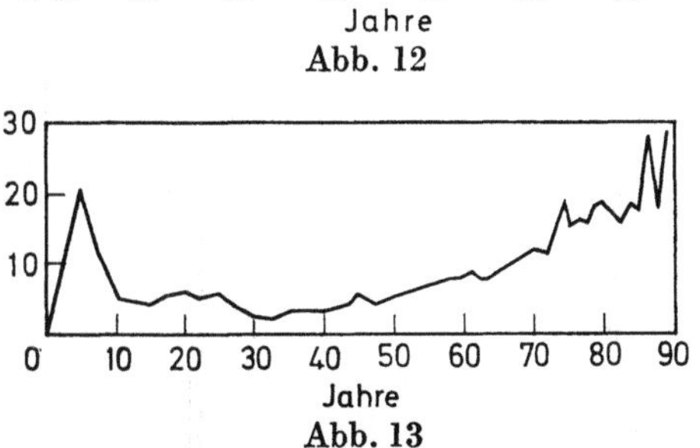

Abb. 13

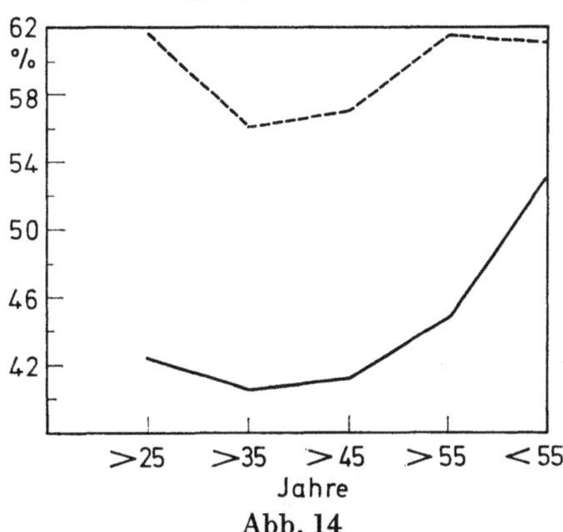

Abb. 14

Abb. 12. Tödliche Verkehrsunfälle bei männlichen (————) und weiblichen (--------) Kraftfahrern in Prozent, bezogen auf 100 Millionen. Zweijährige Beobachtungsperiode, nach Altersklassen. (SWANSON, SCHUMACHER u. LAUER, 1960, zit. bei WINKLER)

Abb. 13. Fußgängerunfälle nach ANDER 1955—1956 in Baden-Württemberg, gruppiert nach Altersklassen

Abb. 14. Pkw-Unfälle (nach ANDER, 1961) $n = 37538$. Ursachenanteil der beteiligten Fahrer nach Lebensalter und Alter der Fahrerlaubnis: seit einem Jahr (--------); mehr als 6 Jahre (————)

Bemerkenswert erscheint es uns auch, daß sich ein übereinstimmender Leistungsknick im Bereich der sensomotorischen Koordination, der optischen Auffassungsschnelligkeit und der zuverlässig schnellen Rechts-Links-Orientierung offenbar im Alter zwischen 46 und 55 Jahren entwickelt, während die optischen Orientierungsleistungen, geprüft an einem sog. Linienverfolgungstest, der ebenso wie die Fähigkeit zum Erfassen von Verkehrssituationen mit einem Verkehrsbilder-Ordnungs-Test visomotorische Schnelligkeit und schnelles Kombinationsvermögen erfordert, in den Altersgruppen mehr oder weniger kontinuierlich absinkt, ohne daß ein ausgesprochener Leistungsknick sichtbar wird.

Vergleicht man nun diese Untersuchungen PITTRICHs mit den ganz unabhängig davon gewonnenen Unfallstatistiken sowohl für Kraftfahrer (Abb. 12) als auch für Fußgänger (Abb. 13) und mit der Statistik der Prüfungsversager, wie sie von verschiedenen Technischen Überwachungs-Vereinen veröffentlicht wurden (siehe S. 194), so zeigt sich eine derart bemerkenswerte Übereinstimmung zwischen

Altersabhängigkeit der Unfälle, des Prüfungsversagens und der Leistungsschwächen, daß sich die Annahme des Zusammenhanges nicht mehr abweisen läßt.

Es wird mit diesem statistischen Vergleich deutlich, daß die oft vorgetragene Behauptung, der alte Mensch kompensiere seine Schwächen durch Ruhe, Besonnenheit und vor allem durch eine langjährige Fahrpraxis nicht für jeden alternden Kraftfahrer Gültigkeit besitzen kann. Aus der Untersuchung von ANDER (Abb. 14) läßt sich vielmehr eindeutig entnehmen, daß Erfahrungslosigkeit kurz nach Erwerb einer Fahrerlaubnis sich im höheren Lebensalter genauso unfallträchtig auswirkt wie im Alter unter 25 Jahren, und daß beim Vergleich der Altersgruppen jenseits des 45. Lebensjahres mit der Altersgruppe unter 25 Jahren nach mehr als 6 Jahren Fahrpraxis altersbedingte Leistungsschwächen offenbar unfallträchtiger sind als mangelnde Reife im jugendlichen Alter.

III. Beurteilung der Kraftfahr-Eignung des alternden Menschen

Bei diesem Sachverhalt drängt sich die Empfehlung an den Gesetzgeber auf, den alternden Kraftfahrer, ob als Fahrerlaubnisinhaber oder Fahrerlaubnisbewerber wesentlich umfassender und zuverlässiger als bisher zu kontrollieren und seine Eignung zum Führen von Kraftfahrzeugen überprüfen zu lassen. Es wäre sogar zu prüfen, ob man sich nicht an einheitlich festgelegten objektiven Leistungsnormen orientieren soll, bevor einem alternden Kraftfahrer eine Fahrerlaubnis erteilt wird oder bevor man ihn weiterhin am Verkehr teilnehmen läßt. Selbstverständlich kann man LUFF darin zustimmen, daß die absoluten Zahlen der Verkehrsunfälle, die durch alternde Kraftfahrer verursacht werden, gering sind, weil auch die Zahl der Menschen, die im höheren Lebensalter stehen, nur gering ist. Insofern steht man also nicht vor einem verkehrspolitisch besonders dringenden Problem. Dennoch sollte erkannt werden, daß die Gefahren, die vom einzelnen altersinsuffizient gewordenen Verkehrsteilnehmer, speziell einem Kraftfahrer ausgehen, für den betreffenden Menschen selbst wie für die Allgemeinheit, erheblich sein können. Derartige Gefahren sind durch rechtzeitig angeordnete Untersuchungen als Eignungsprüfungen beherrschbar. Der Widerstand hiergegen sollte durch allgemein anzuerkennende Argumente überwindbar sein (vgl. auch den Beitrag von WAGNER über Verkehrsmedizin in Gegenwart und Zukunft in diesem Handbuch ab S. 35).

Die Dienstanweisungen zu den §§ 2 und 3 der StVZO lassen erkennen, daß der Gesetz- und Verordnungsgeber „das Nachlassen der Kräfte im Alter“[1] zu jenen körperlich-geistigen Mängeln zählt, die dazu führen können, daß sich ein Mensch nicht mehr sicher im Verkehr bewegen kann. Gemäß §§ 3 und 12 der StVZO hat darum die Verwaltungsbehörde schon beim Verdacht auf das Vorliegen derartiger Mängel die Pflicht, die Eignung eines Kraftfahrers zu überprüfen und sich im Zusammenhang mit dieser Überprüfung gegebenenfalls des Gutachtens eines Sachverständigen zu bedienen (vgl. auch den Beitrag von PETERSOHN ab S. 174 in diesem Handbuch).

Hieraus ergibt sich bereits ohne gesetzlich geregelte Sondervorschriften für alternde Kraftfahrer für den medizinischen und psychologischen Sachverständigen das Erfordernis, sich mit dem „Nachlassen der Kräfte im Alter“ (also nicht nur speziell mit Alterserkrankungen) gutachtlich zu befassen.

Auch durch die Rechtsprechung des Bundesverwaltungsgerichts ist anerkannt daß altersbedingte Insuffizienzen zum Führen eines Kraftfahrzeuges ungeeignet machen können. Dennoch ergeben sich für den einzelnen Begutachtungsfall nicht

[1] DA zu §§ 2 u. 3 Abs. 3 StVZO v. 1. 6. 1964.

selten beträchtliche Schwierigkeiten im Verwaltungsgerichtsverfahren. Diese Schwierigkeiten sind vor allem darauf zurückzuführen, daß die Befunde zur psychophysischen Leistungsanalyse wie psychologische Befunde überhaupt in der Rechtsprechung noch nicht jene tradierte Anerkennung erfahren haben, wie die im engeren Sinne medizinischen Befunddaten.

Eine weitere Schwierigkeit ergibt sich aber noch daraus, daß psychophysische Schwächen genau wie krankhafte Beeinträchtigungen der Leistungsfähigkeit (z.B. Sehmängel) je nach der Intentionalität und Emotionalität der Persönlichkeit, bei der sich diese Schwächen eingestellt haben, einen unterschiedlichen Stellenwert besitzen. Dabei ist zu beachten, daß in Einzelfällen auch langjährig erworbene Fahrerfahrungen den Stellenwert psychophysischer Leistungsschwächen mitbestimmen können.

Unter Beachtung des negativen Ausleseprinzips für den Entzug oder die Verweigerung einer Fahrerlaubnis bei einem alternden Kraftfahrer sollten darum folgende Beurteilungsprizipien gelten.

Die Annahme, daß ein älterer *Fahrerlaubnisinhaber* den Belastungen, die mit dem motorisierten Straßenverkehr verbunden sind, nicht mehr gewachsen ist, setzt *eindeutig* nachgewiesene unter der Norm liegende Leistungsbefunde voraus. Psychische und physische Minderleistungen sind erfahrungsgemäß bei allen Menschen im höheren Lebensalter zu erwarten. Entscheidend ist der Schweregrad ihrer Auswirkungen. Sie können in der Regel die Annahme mangelnder Eignung nur stützen, wenn sie zusammen mit einer schweren altersbedingten Wesensänderung (z.B. hochgradige egozentrische Erstarrung oder Kritikschwäche u.ä.) auftreten.

Die Bewertung der Leistungsbefunde muß im allgemeinen bei älteren *Fahrerlaubnisinhabern* anders erfolgen als bei älteren *Fahrerlaubnisbewerbern.*

Bei älteren *Fahrerlaubnisinhabern* kann — wenn sie die Fahrerlaubnis schon in jüngeren Jahren erworben haben — damit gerechnet werden, daß Erfahrungsbildungen und gewohnheitsmäßig geprägte Bedienungshandlungen zur Beherrschung des Fahrzeuges gewisse psychophysische Leistungsminderungen ausgleichen.

Bei älteren *Fahrerlaubnisbewerbern* ist zu beachten, daß die gesamtpersönlichen Voraussetzungen eine angemessene Erfahrungsbildung bei Teilnahme am motorisierten Straßenverkehr zulassen müssen und daß die psychophysischen Leistungsvoraussetzungen noch die Entwicklung hinreichend zuverlässiger Bedienungsautomatismen ermöglichen. Diese Voraussetzungen können bei Fahrerlaubnisbewerbern im höheren Lebensalter auch schon bei leichteren psychophysischen Leistungsschwächen nicht mehr gegeben sein.

Im Zusammenhang mit der Untersuchung zur Vorbereitung eines Gutachtens sollte beim älteren *Fahrerlaubnisinhaber* in der Regel, beim *Fahrerlaubnisbewerber* wenn möglich, die Untersuchungsmethode der Fahrprobe eingesetzt werden[2].

Die Begutachtung der Kraftfahreignung, wie sie vorstehend für das verwaltungsrechtliche Verfahren dargestellt wurde, kann für das strafrechtliche Verfahren nach den gleichen Aspekten vorgenommen werden. Der Sachverständige wird allerdings beachten müssen, daß er für seine Schlußfolgerungen im Verfahren vor den Verwaltungsgerichten leichter in Beweisnot gerät als im strafrechtlichen Verfahren, da vor allem die formalrechtlichen Beweisanforderungen im

[2] Diese Beurteilungsprinzipien entsprechen in Anlehnung dem Richtlinienentwurf, der von einer Kommission der Deutschen Akademie für Verkehrswissenschaft des Deutschen Verkehrswissenschaftlichen Seminars e.V. Hamburg erarbeitet wurde (4. Teilentwurf, Stand vom 24. 10. 1966).

verwaltungsgerichtlichen Verfahren außerordentlich hoch sind. Das Gutachten eines Sachverständigen unterliegt sowohl in seinem sachlichen Gehalt als auch hinsichtlich der angewandten medizinischen und medizinisch-psychologischen Untersuchungsverfahren in vollem Umfang der verwaltungsgerichtlichen Nachprüfung. Das gilt selbst für die sachlichen Feststellungen, die bei einer Fahrprobe gemacht werden[3]. Die unterschiedlichen Anforderungen an die Beweismittel durch Strafgerichte einerseits und Verwaltungsgerichte andererseits dürften sich nicht zuletzt daraus ergeben, daß dem Strafrichter gemäß § 42m StGB bereits die Straftat Veranlassung zu der Überzeugung geben muß, daß der Täter zum Führen von Kraftfahrzeugen ungeeignet ist. Das Gutachten eines Sachverständigen stellt also in diesem Zusammenhang nur ein zusätzliches Beweissicherungsmittel dar, während es im verwaltungsrechtlichen Verfahren nicht selten als die einzige zur Verfügung stehende sachliche Entscheidungsgrundlage angesehen wird.

Diese Hinweise haben zwar für die medizinische und psychologische Eignungsbegutachtung im verwaltungsrechtlichen Verfahren allgemeine Bedeutung, sie gewinnen aber im Zusammenhang mit der Begutachtung des alternden Kraftfahrers ein besonderes praktisches Gewicht, weil sich gerade bei ihnen oft Leistungsinsuffizienzen mit allgemeiner Wesensänderung im Sinne der Kritikschwäche und undurchbrechbaren querulatorischen Neigungen verbinden, so daß es zu schwierigen verwaltungsgerichtlichen Auseinandersetzungen kommen kann, bei denen der Sachverständige die Hauptlast des Beweismaterials vorzutragen und zu vertreten hat, wenngleich er selbstverständlich weder der Verwaltungsbehörde noch dem Verwaltungsgericht die Entscheidung über das Eignungsurteil abnehmen soll.

IV. Zusammenfassung

Unfallstatistische Analysen, zahlreiche medizinische und psychologische Untersuchungen haben zu der Einsicht geführt, daß der alte Mensch im modernen Straßenverkehr besonders gefährdet ist. Diese Erkenntnis entspricht auch unabweisbar den Erfahrungen, die amtlich anerkannte Sachverständige und Prüfer für den Kraftfahrzeugverkehr seit Jahren bei Befähigungsprüfungen machen konnten.

Die Ursachen der Anpassungsschwierigkeit sind nicht nur im Bereich der Alterserkrankungen zu suchen, sondern sie liegen vor allem im Bereich der sensorischen und sensomotorischen Leistungsfähigkeit. Sie ergeben sich aber auch durch Verlangsamung und Verarmung gewisser psychophysischer Abläufe, und besondere Gefahren entstehen durch die Kombinationen altersbedingter Leistungsschwächen mit involutiven oder gar senilen Wesensänderungen, die zur Einsichtslosigkeit für die Grenzen des eigenen Leistungsvermögens, zur Erstarrung der Urteilsbildung und zur Querulanz führen können.

Die Gefahren, die von altersinsuffizienten Kraftfahrern ausgehen, dürfen nicht gering eingeschätzt werden. Geeignete Maßnahmen durch regelmäßige Eignungsprüfungen, vor allem aber konsequent getroffene Entscheidungen bei auffälligen, altersbedingt leistungsschwachen Kraftfahrern, aber auch älteren Fahrerlaubnisbewerbern würden für die Sicherheit im Straßenverkehr einen bedeutenden Fortschritt mit sich bringen. Außerdem würden wirksamere Reglementierungen des Verhaltens jüngerer Kraftfahrer (z.B. Geschwindigkeitsbeschränkungen, Überholvorschriften etc.) manchem älteren leistungsschwach gewordenen Verkehrsteilnehmer die Chance der Teilnahme am Straßenverkehr länger lassen, als es heute im Grunde genommen verantwortet werden kann.

[3] Demgegenüber nicht so bei der Befähigungsprüfung gemäß § 11 StVZO.

Literatur

ANDER, A.: Einfluß von Lebensalter und Fahrpraxis bei Verkehrsunfällen. Hefte Unfallheilk. **66**, 28—38 (1961).

—, u. N. MACH: Verkehrsentwicklung, Verkehrsstruktur und Verkehrsunfälle. Stuttgart: Statistisches Landesamt von Baden-Württemberg 1959.

EXNER, S.: Experimentelle Untersuchungen der einfachsten psychischen Prozesse. Pflügers Arch. ges. Psychol. 7, 601—609 (1873).

FARAG, I. M.: Einfluß des Lebensalters auf Reaktionszeiten, Zeitschätzungen und sensomotorische Koordination bei Führerscheinbewerbern. Diss. 1965, Universität Hamburg.

FORTUIN, G. J.: Die Beleuchtung und die Bedingungen der visuellen Wahrnehmung. In: Die Anpassung der Arbeit an den Menschen. Berlin: RKW, Benth 1960. Zit. nach WINKLER.

GOLDBERG, S.: Die Straßenverkehrsunfälle in Abhängigkeit vom Alter der Kraftfahrer. Rev. Automobil Med. **132**, 7—19 (1963). Zit. nach WINKLER.

GRAMBERG-DANIELSEN, B.: Sehen und Verkehr. Berlin-Heidelberg-New York: Springer 1967.

HÄKKINEN, S.: Trafic accidents and driver characteristics. Helsinski: Suomalaisen Kirjallisuuden Kirjapaino Oy 1958.

LANGEN, D.: Verkehrsunfall und Lebensalter. Kriminalbiologische Gegenwartsfragen 4, 86—99 (1967).

LAUER, A. R.: Age and Sex in relation to accidents. Highway Res. **60**, 25—35 (1952).

LEWRENZ, H.: Die Eignung zum Führen von Kraftfahrzeugen. Stuttgart: Ferdinand Enke 1964.

LUFF, K.: Medizinische Betrachtungen zum Problem der steigenden Verkehrsunfallziffern unter besonderer Berücksichtigung der Frage Alter und Verkehrssicherheit. Ärztl. Wschr. **8**, 179—186 (1953).

MACH, N.: Statistische Anhaltspunkte über Fahrpraxis und Lebensalter. Jb. für Statistik u. Landeskunde von Baden-Württemberg **1**, H. 34. Stuttgart: Statistisches Landesamt von Baden-Württemberg 1961.

MAIER, O.: Lebensalter und Straßenverkehrsanpassung. Arch. ges. Psychol. **5** (1961).

MÜLLER, A.: Verkehrs- und Unfallbeteiligung von Kraftfahrern in ihrer Abhängigkeit vom Lebensalter. Technische Überwachung **2**, 302—304 (1961).

MÜNSTERBERG, H.: Psychologie und Wirtschaftsleben. Leipzig: Johann Ambrosius Barth 1913.

NEJEDLIK, R.: Ursachen von Fußgängerunfällen. Wien. Arch. Psychol. Psychiatr. Neurol. **2**, H. 4 (1952).

PITTRICH, W.: Über optische Auffassungen und deren Abhängigkeit von Lebensalter, Geschlecht, Vegetativfunktionen und Persönlichkeitsmerkmalen. Schriftenreihe deutsch. Akad. Verkehrswiss. 4 (1966).

RICHARDS, O. E.: Motorist vision and the drivers license. Traffic Quart. **166**, 1. Zit. nach GRAMBERG-DANIELSEN, S. 4.

SCHOBER, H.: Die physiologischen Anforderungen an die Augen des Kraftfahrers und Hilfsmittel zur Verbesserung des Sehens. In: Sehen und Beleuchten, Z. Verkehrssicherh. **9**, H. 3—4, S. 9—24 (1963).

SWANSON, C. O., L. C. SCHWENK, and A. R. LAUER: Age and fatal motor vehicle accidents. Highway Res. **212**, 21—27 (1959).

WINKLER, W.: Lebensalter und Verkehrsverhalten. In: Psychologie des Straßenverkehrs. Hrsg.: C. G. HOYOS. Bern u. Stuttgart: Huber 1965.

Der Schädel-Hirnverletzte als Verkehrsteilnehmer

A. Grossjohann, Stuttgart

I. Zahl der Hirnverletzten und Anforderung im Straßenverkehr

Die verkehrsmedizinische Bedeutung des Hirnverletzten läßt sich erkennen wenn man bedenkt, daß jährlich durch Verkehrsunfälle 30000—40000 Menschen im Bundesgebiet Hirnverletzungen erleiden. Direkte Zusammenhänge zwischen Hirnverletzungen und der Unfallentstehung sind auch klinisch erwiesen (Friese). Allerdings ist der Begriff „*Hirnverletzung*" uneinheitlich und wird vielfach irrtümlicherweise auch für Schädelverletzungen ohne Hirnbeteiligung, für leichtere, vorübergehende Schädigungen des Gehirns, für Hirnprellungen und Folgeerscheinungen nach Hirnoperationen mit Substanzdefekt verwendet. Bei der begrifflichen Uneinheitlichkeit, der vielfältigen Symptomatik und den Unterschieden in den Schweregraden der Schädigungen des Gehirns ist es kaum möglich, allgemeingültige und für jeden Fall zutreffende verkehrsmedizinische Folgerungen zu ziehen, da es die verschiedensten körperlichen oder psychischen Ausfälle sein können, durch welche eine Gefährdung im motorisierten Straßenverkehr entsteht bzw. die Fahrtauglichkeit gemäß §§ 3, 9, 12 STVZO vermindert oder aufgehoben wird (Grossjohann, Rauch, Schwarz, Tönnis).

Um die verkehrsmedizinische Bedeutung der durch eine Hirnschädigung bedingten Ausfallserscheinungen in vollem Umfange würdigen zu können, sei zunächst eine zusammenfassende Vorbemerkung über die Belastungen, die im motorisierten Straßenverkehr für den Kraftfahrer entstehen, gestattet. Eine exakte, umfassende Grundlagenforschung steht diesbezüglich erst in den Anfängen (Petersohn) und ausführliche Darstellungen finden sich in den Handbuchbeiträgen von Böcher (ab S. 218), Müller-Limmroth (ab S. 122), Petersohn (ab S. 174) und Rauch (ab S. 376). Weiß man zwar, daß die Belastungen, denen der Kraftfahrer ausgesetzt ist, außerordentlich uneinheitlich sind und von der Verkehrslage, den zufälligen sich ergebenden Verkehrskonstellationen, den geführten Fahrzeugen, der Straßenführung, der Beleuchtung abhängen, muß immer berücksichtigt werden, daß die Belastungen auch weitgehend von dem Fahrer selbst abhängig sind, je nachdem, welche Geschwindigkeit er wählt, wie lange er fährt und ob er seine Leistungsgrenzen richtig einzuschätzen vermag. Wenig weiß man aber über eine sog. Durchschnittsbelastung des Kraftfahrers, die als Maßstab dienen und für die Beurteilungen der noch tragbaren Belastbarkeitsgrenze eines Erkrankten als Grundlage genommen werden könnte. Der Schwerpunkt der Anforderungen liegt zweifellos beim Kraftfahrer auf psychischem Gebiet. Hoffmann fand bei schwierigen Fahrten EKG-Veränderungen, Steigerungen von Puls und Blutdruck, insbesondere bei Überholvorgängen, plötzlichen Hindernissen und unübersichtlichen Straßenführungen, als Ausdruck des durch die Fahrt hervorgerufenen Stress auf das Risikoerlebnis. Luff konnte neben Einwirkungen auf den Kreislauf noch Stoffwechselstörungen nachweisen.

Die *optischen Funktionen* einschließlich der optischen Wahrnehmungsvorgänge sind stärker belastet als andere Sinnesfunktionen und letzten Endes sind teilweise auch *körperliche Belastungen* gegeben. Handelt es sich auch beim Führen von

Kraftfahrzeugen um keine schwere körperliche Arbeit, wird doch bei langen Fahrten eine gewisse statische Energieleistung gefordert, die eine physiologische Ermüdung mit sich bringt, die oft stärker sein kann als die Ermüdung nach dynamischer Arbeit. Nach mehrstündigem Fahren kann außerdem durch eine Überbeanspruchung der Eigenreflexe eine Reflexermüdung eintreten, wodurch die Koordination beeinträchtigt wird (MÜLLER-LIMMROTH, 1958, vgl. auch seinen hier abgedruckten Beitrag ab S. 122). Die Erschütterungen während einer Fahrt machen außerdem eine fortgesetzte eigenreflektorische Korrektur notwendig und wirken sich besonders auf ein vorgeschädigtes Gehirn ungünstig aus. Um ins einzelne zu gehen, sei noch herausgestellt, daß die *psychophysischen Funktionen*, wie Auffassung, Aufmerksamkeit, Konzentration, kritische Beurteilung der Verkehrssituation, konkretes Beziehungserfassen, Antizipation, richtige Handlungsweise, für die Reaktionsleistung entscheidend sind und somit ein gewisses Ausmaß und eine gewisse Konstanz besitzen müssen, um ein ausreichendes Reaktionsverhalten zu gewähren (v. HEBENSTREIT).

Da *Überarbeitung, Übermüdung, Erregung* auch beim völlig gesunden Menschen zu Ausfällen im funktionellen Bereich führen können, wird für die Fahrsicherheit die Fähigkeit, seine Leistungsgrenze zu erkennen, sich selbst zu überwachen und sich angemessen seiner Leistungsgrenze zu verhalten, besonders wichtig sein. Somit kommt der Kritikfähigkeit, insbesondere der Selbstkritik, eine besondere Bedeutung zu, eine ebenso große wie ganz allgemein der gegebenen charakterlichen Veranlagung des Kraftfahrers. Affektive und emotionale Ausgeglichenheit, harmonisierte Selbstgefühlslage sind die Grundvoraussetzungen konstanter rationaler Steuerung, auch wenn gute intellektuelle Funktionen gegeben sind. Sobald die tieferen Persönlichkeitsschichten in ihrer Abgewogenheit gestört sind, wird die Anpassung schlechter, besonders wenn die rationalen Steuerungsmechanismen geschädigt sind. Das Sicheinfügen in die Verkehrsumwelt unter Mitberücksichtigung der Intentionen der anderen Verkehrsteilnehmer setzt voraus, daß die Beziehungsfähigkeit der eigenen Person zum Mitmenschen ungestört ist, so daß in entsprechenden Situationen zur Unfallverhütung selbst eine Unterordnung eigener Interessen unter diejenigen anderer möglich wird. Durch Aggressionen, kompensierte Insuffizienzgefühle, durch neurotische Persönlichkeitseinengungen und durch traumatische Wesensveränderungen können sich gerade diese Voraussetzungen so verschlechtern, daß selbst durch relativ ordentliche intellektuelle Voraussetzungen und ungestörte psychophysische Leistungsfähigkeit eine Kompensation nicht mehr möglich ist. Auf der Basis einer solchen entsprechend ausgeprägten Persönlichkeitsstruktur sind keine weiteren psychosomatischen Mängel mehr tragbar.

II. Ausfallserscheinungen nach einem Hirntrauma

Die *hirntraumatischen Ausfallserscheinungen* erstrecken sich von den rein körperlichen Symptomen über die psychophysischen Leistungsmängel bis zu intellektuellem Abbau und zu Persönlichkeitsveränderungen (WIECK). Teilweise treten diese Symptome einzeln auf, in schwereren Fällen sind die verschiedensten Kombinationen möglich. Augenmuskellähmungen, Gesichtsfeldausfälle, Skotome können dazu führen, daß die Verkehrsumwelt nicht vollständig und genau genug erfaßt werden kann, wobei latente Ausfälle oft erst dann in Erscheinung treten, wenn eine besondere Belastung der betreffenden Funktion gegeben ist, beispielsweise in der Dämmerung, bei ungünstigen Sichtverhältnissen (LOSSAGG), oder in unübersichtlichen rasch wechselnden Situationen. Besonders gefährlich sind optische Ausfallserscheinungen, durch welche die Übersicht eingeengt wird, oder

Skotome, so daß Lücken innerhalb des optischen Bildes entstehen, wenn sie nicht durch Bewegung der Augen oder des Kopfes kompensiert werden können (vgl. auch den hier veröffentlichten Beitrag von PIPER ab S. 296). Hemianoptiker kompensieren aber im Auto scheinbar weniger gut als im Leben (TÖNNIS). Allerdings benötigt die Entwicklung solcher Kompensationserscheinungen stets eine gewisse Zeit und Plastizität der psychischen Substanz, die in höherem Lebensalter, bei Abbauerscheinungen oder bei Hirnleistungsschwäche reduziert ist (PETER). Auch Neurotiker, Psychopathen oder Debile können weniger kompensieren, so daß dann ein hirntraumatisch bedingtes Symptom hinsichtlich der Fahrtauglichkeit als schwerwiegender zu bewerten sein wird, wie wenn es im selben Schweregrad bei einem Hirntraumatiker gegeben ist, bei dem prämorbid keine Abartigkeiten vorgelegen hatten.

Zentralbedingte Farberkennungsstörungen dürften, wenn sie nicht an generelle Occipitalhirnläsionen geknüpft sind, eine geringere Rolle spielen.

Eine gewisse Bedeutung besitzen verkehrsmedizinisch gesehen auch die Paresen einzelner Gliedmaßen mit Koordinationsbeeinträchtigung, Kraftverminderung oder rascherer Muskelermüdbarkeit. Der Wechsel Gas — Bremse muß jederzeit während der Fahrt rasch und absolut sicher vollzogen werden. Die Gefahr des Abrutschens vom Bremspedal ist bei Unsicherheit und Kraftlosigkeit der Bewegung leicht möglich. Durch technische Spezialeinrichtungen können solche Mängel meist ausgeglichen werden. Auch bei Paresen der Arme sind analoge technische Einrichtungen zum Teil möglich, so daß die Bedienung des Fahrzeugs mit den noch erhaltenen motorischen Funktionen erfolgen kann. Zweckmäßig ist in solchen Fällen aber stets eine Beschränkung auf das speziell eingerichtete Fahrzeug (FAUBEL).

Eine Zwischenstellung zwischen körperlichen und psychischen hirntraumatischen Ausfallserscheinungen stellen die *vegetativen Symptome* dar (bei Markläsionen). Bei der in der heutigen Bevölkerung sehr weit verbreiteten vegetativen Dystonie sind nur solche hirntraumatische vegetative Symptome von Bedeutung, die ein stärkeres Maß besitzen, die die Konstanz der psychophysischen Leistungsfähigkeit beeinträchtigen oder überdurchschnittliche Schreckhaftigkeit bewirken (MÜLLER-JENSEN). Gerade die Leistungslabilität und Belastbarkeitsmängel sind für die Unfallentstehung besonders bedeutsam, da Fehlleistungen dann nicht voraussehbar sind und in Verbindung mit einer entsprechend gelagerten Verkehrssituation zum verhängnisvollen Versagen führen können. Exogene und endogene Einflüsse wirken sich beim vegetativ Labilen auf seine psychophysische Leistungsfähigkeit eben stärker aus als beim stabilen Menschen. Stimulantien, Arzneimittel, bioklimatische Einflüsse, affektive Erregungen können leicht zu einer vegetativen Dekompensation mit Leistungszusammenbruch führen. Je nach Ausprägung der vegetativen Labilität sind alle Übergänge von der gestörten Aufmerksamkeit und Konzentration bis zur nervös zerfahrenen Überforderungssituation oder bis zum vasomotorischen Anfall möglich. Wenn durch entsprechende Selbstkritik und Selbstbeobachtung diese Schwankungen subjektiv bemerkt werden, was allerdings eine gewisse psychische Differenzierung voraussetzt, kann das Verhalten der augenblicklichen Reaktionslage angepaßt werden. Viele Hirnverletzte mit uneingeschränkter intellektueller Differenzierung benutzen ihr Fahrzeug nur dann, wenn sie sich leistungsfähig fühlen. Sobald aber die kritischen Funktionen reduziert sind, die Selbstkritik ausfällt oder unfallabhängige psychopathologische Besonderheiten vorliegen, können sich solche Kompensationen nicht entwickeln.

Am schwierigsten sind die Auswirkungen der *psychopathologischen hirntraumatischen Symptome* zu bewerten (BRESSER). Generell gesagt sind dieselben in jedem

Fall schlechter kompensierbar als körperliche Symptome. Bei der Bedeutung der Orientierung im motorisierten Straßenverkehr durch die optischen Funktionen kommen den Störungen der Wahrnehmung und Auffassung, wie sie beispielsweise in der Folge von Occipitalhirnverletzungen zu beobachten sind, eine besondere Bedeutung zu. Es können dann wohl Verkehrsobjekte gesehen, jedoch nicht psychisch erfaßt werden, so daß nur eine verspätete oder gar keine Reaktion mehr erfolgen kann (FAUST). Die optimale Funktionsweise des Reagierens liegt ja im raschen Erfassen und im gut koordinierten, beherrschten Agieren und nicht umgekehrt. Wahrnehmungsstörungen, insbesondere Quadrantenausfälle, sind immer bedeutsam, wenn sie unkompensiert sind oder überkompensiert werden. Man bedenke, daß ein großer Teil der Verkehrsunfälle auf eine Verminderung der Aufmerksamkeitsleistung zurückzuführen sein dürfte, die schon beim gesunden, „normalen“ Menschen unter gewissen Voraussetzungen gering sein kann.

Mit schwereren hirntraumatischen Schädigungen sind häufig *Intelligenzdefekte* gekoppelt. Insbesondere können Merkfähigkeit, Gedächtnisleistung, Urteilsfähigkeit, Kritikfähigkeit, Selbstkritik, geistige Anpassungsfähigkeit, das psychische Tempo, Sicherheit und Selbständigkeit des persönlichen Verhaltens, verständnisvolle Aufnahme der Verkehrsumwelt, geistige Umstellbarkeit, entweder mehr praktische oder auch mehr theoretische Funktionen beeinträchtigt sein (SCHWARZ). Insbesondere können die höheren Intelligenzfunktionen nach Hirnverletzungen abgebaut werden bis zu extremen Demenzzuständen. Allerdings wird beim Persönlichkeitsabbau die praktische Intelligenz weniger beeinträchtigt als die theoretische Intelligenz, was verkehrsmedizinisch wichtig ist. Während mit einem Abbauprozeß einhergehende Interessenverarmung nicht unbedingt verkehrsmedizinisch bedeutsam sein mag, fällt eine Antriebsstörung im allgemeinen eher ins Gewicht. Fahren auch antriebsgestörte Hirntraumatiker im allgemeinen langsamer, kommt es meist auch zu Reaktionsstörungen, da der Handlungsimpuls erst verlangsamt in Gang kommt. Durch Merk- und Gedächtnisstörungen kann in komplexen Verkehrssituationen die richtige Handlung durch die Unfähigkeit des Sich-gleichzeitig-Merkens verschiedener Einzelvorgänge unmöglich werden. Bei Hirnverletzten stößt aber gerade die gleichzeitige Beurteilung mehrerer Faktoren häufig auf Schwierigkeiten. Wenn dann noch die Urteilsfähigkeit vermindert ist, sind alle Voraussetzungen für eine Fehlreaktion gegeben. Es entsteht dann leicht eine Fehleinschätzung der eigenen Leistungsmöglichkeiten, was allerdings nicht nur als hirntraumatisches Symptom vorkommt, sondern auch bei gesunden Menschen häufig beobachtet wird. Kommen aber zu einer solchen Charakterveranlagung zusätzlich noch gewisse hirntraumatische Ausfälle dazu, steigert sich die Gefährdung.

Die *psychische Verlangsamung*, die Schwerbeweglichkeit und Klebrigkeit eines organisch Defekten wirkt sich naturgemäß in einer Verlangsamung der Reaktion aus und kann bei stärkerer Ausprägung auch durch vorsichtiges Fahren nicht kompensiert werden. Eine gewisse Fahrgeschwindigkeit muß heute von jedem Kraftfahrzeugführer verlangt werden und diese bringt heute bereits Situationen mit sich, denen schon ein mäßig organisch abgebauter Patient nicht mehr gewachsen sein kann. Wenn auch psychisch veränderte Menschen eine mehr oder weniger lange Zeit Kraftfahrzeuge ohne Unfälle führen können, so beruht dies nicht immer etwa darauf, daß sie alle Verkehrssituationen bemeistern — wie sie bei verminderter Selbstkritik selbst meist annehmen —, sondern darauf, daß andere Verkehrsteilnehmer durch einfühlendes Verhalten die Fehlleistung des beeinträchtigten Fahrers ausgleichen, ohne denselben auf seinen Fehler aufmerksam zu machen. Häufig ist auch das logische Gedächtnis beim Hirnverletzten gestört (Verfügbarkeitsstörung), was zu einem Versagen in unvorhergesehenen Situationen, bei denen gemäß vorliegender Erfahrungsbildung reagiert werden sollte, führen kann.

Mit den Ausfallserscheinungen im intellektuellen Bereich ist die *posttraumatische Wesensveränderung* oft eng verflochten. Die Affektivität gewinnt dann bei einer Persönlichkeit die Oberhand, wenn die Hemmungsfunktionen vom Rationalen her reduziert sind oder die affektiven Zentren selbst geschädigt sind, so daß eine besondere Labilität entsteht. Der Ablauf der psychophysischen Leistungsfunktionen wird vom Affektiven her in solchen Fällen schon durch kleine Reize beeinträchtigt, graduell sich steigernd bis zu Erregungszuständen und Gewalttätigkeiten. Da der Hirnverletzte durch seine seelische Fehlhaltung bisweilen zu abnormen Erlebnisreaktionen neigt, besteht auch eine Gefährdung in schwierigen Verkehrssituationen durch die gestörte Beziehung zum anderen Verkehrsteilnehmer. Besonders verhängnisvoll sind die Wesensveränderungen, die von den betreffenden Verletzten nicht bemerkt werden infolge eingeschränkter Selbstkritik. Die prämorbide Persönlichkeitsstruktur prägt die Farbe der organischen Veränderung. Insofern soll hier betont werden, daß jeder Fall hinsichtlich seiner verkehrsmedizinischen Konsequenzen speziell bewertet und beurteilt werden muß. Beziehungen zwischen Art und Lokalisation der Läsion sind zweifellos häufig gegeben und können zu einer gezielten Psychodiagnostik beitragen: Orbitalhirnläsionen sind häufig mit Mängeln der sittlichen Gesinnung verknüpft, es kommt zu mangelnder ethischer Steuerung, zu Willensschwäche und Gesinnungslosigkeit. Bei Stirnhirnläsionen sind häufiger Euphorien und Antriebsarmut festzustellen. Neben einer Stimmungslabilität kann durch die Verletzung auch die Gesamtstimmungslage in negativer Hinsicht verändert werden, so daß Depressionszustände entstehen, häufig genährt durch exogene Momente. Kompensationen durch Stimulantien werden hierbei nicht selten beobachtet. Zum Teil wird übermäßiger Alkoholkonsum als euphorisierendes Mittel der Wahl beobachtet, zum Teil wird durch Arzneimittel versucht, die Stimmungslage zu heben, so daß wir dann vor die noch schwierigere Frage gestellt sind, welche verkehrsmedizinischen Konsequenzen der Hirnversehrte mit seinen psychischen Ausfällen und zusätzlich mit den von ihm eingenommenen Medikamenten zeitigt.

III. Beurteilung der Fahrtauglichkeit bei Hirnverletzten

Betrachtet man die oben zusammengestellten psychischen und körperlichen Belastungen des Kraftfahrzeugführers im motorisierten Straßenverkehr (vgl. vor allem den Beitrag von Müller-Limmroth ab S. 122) und vergleicht sie mit der kurzen Übersicht der Symptomatik des Hirntraumatikers, läßt sich leicht erkennen, daß der organisch Gehirngeschädigte häufig in denjenigen Funktionsbereichen beeinträchtigt ist, die zum sicheren Führen von Kraftfahrzeugen notwendig sind. Über die Häufigkeit der vorkommenden hirntraumatischen Ausfallserscheinungen und die realen Verhältnisse aufgrund derer man Rückschlüsse über die konkrete Unfallgefährdung durch Hirntraumatiker gewinnen könnte, bestehen kaum allgemeingültige statistische Aufstellungen. Allerdings können sich diejenigen verkehrsmedizinischen Gutachter, die ein größeres Kollektiv von Hirnverletzten, die Unfälle verschuldeten, untersucht haben, aufgrund ihrer Erfahrungen ein gewisses Bild über die wirklichen Verhältnisse machen. Während meiner langjährigen Tätigkeit als Leiter einer verkehrsmedizinisch-psychologischen Untersuchungsstelle und im Rahmen einer verkehrsmedizinischen fachärztlichen Arbeitsgemeinschaft untersuchte ich über 300 Hirnverletzte und wertete die Ergebnisse hinsichtlich ihrer verkehrsmedizinischen Bedeutung aus.

Es fanden sich unter den Hirnverletzten, die von den Verwaltungsbehörden zur verkehrsmedizinischen Untersuchung zugewiesen wurden, mehr Leichtversehrte als Schwerverletzte. Dies ist insofern verständlich, als viele Schwerbeschädigte von sich aus davon Abstand nehmen, Kraftfahrzeuge führen zu wollen. Auch fanden sich häufiger Dauerschäden als frische Hirnverletzungen. Meist war schon eine gewisse Anpassung an den Mangel erfolgt. Am häufigsten wurden Stirnschläfenlappenverletzungen beobachtet, an zweiter Stelle standen Scheitelhirnverletzungen. Weiterhin fand ich, daß auch diagnostizierte „leichte Gehirnerschütterungen" gelegentlich zu schwereren psychischen Ausfallserscheinungen geführt haben, daß aber die Länge der Bewußtlosigkeit noch ein relativ gutes Kriterium für die Schwere des zurückbleibenden Schadens darstellt. Die größte Bedeutung hatten psychische Ausfallserscheinungen, wie sie oben bereits beschrieben wurden. Am häufigsten fanden sich aber psychische Ausfallserscheinungen mit körperlichen Funktionsstörungen gekoppelt, eine Tatsache, die ja wohl im Wesen der Hirnverletzung liegt und die psychosomatische Beurteilung des Falles durch einen verkehrsmedizinisch versierten Facharzt am zweckmäßigsten erscheinen läßt. Dem Syndrom Auffassungsstörung, Kritikschwäche, Persönlichkeitsabbau dürfte in der Praxis die größte Bedeutung für die Unfallentstehung zukommen.

Die bei einem Fünftel der von mir untersuchten Hirntraumatikern vorkommenden Anfälle von Bewußtlosigkeit erschienen besonders gefährlich. Lange Bewußtlosigkeit bei offenen Hirnverletzungen im Bereich des Stirn- oder Scheitelbeins war am häufigsten dem Anfallsleiden zugrunde gelegen. Muß auch jeder Fall als Einzelfall beurteilt werden und sind auch die Ansichten über den Gefährlichkeitsgrad der traumatischen Epileptiker im motorisierten Straßenverkehr uneinheitlich, hat die verkehrsmedizinische Praxis gezeigt, daß wenigstens eine objektiv nachweisbare Anfallsfreiheit von mindestens 1 Jahr und negative Ergebnisse bei der letzten encephalographischen Untersuchung gefordert werden müssen. Die objektive Anamnese stößt jedoch destomehr auf Schwierigkeiten, je weniger objektive Unterlagen vorliegen, je weniger die Patienten wegen der Anfälle Ärzte aufsuchten, und schwankt auch je nach der Selbstkritik und charakterlichen Einstellung des betreffenden Verletzten. Überwiegend wurde das Vorliegen von Anfällen bagatellisiert, so daß Widersprüche zu den meist zugezogenen Akten entstanden (vgl. auch den Beitrag von PORTIUS in diesem Handbuch ab S. 1048).

Am zweckmäßigsten dürfte die Fahrtauglichkeit Hirnverletzter durch eine sachgemäß und gründlich durchgeführte *neurologisch-psychiatrische Untersuchung* erfaßt werden können, wobei eine Überprüfung der Funktionstüchtigkeit des Zentralnervensystems erfolgen muß, Intelligenz, Affektivität und tiefere Persönlichkeitsschichten zu beurteilen sind. Eine Überprüfung des peripheren Nervensystems, der Kraft in den Extremitäten, der psychomotorischen Koordination, der von den Gehirnnerven versorgten Sinnesorgane ist ohnedies Gegenstand jeder neurologisch-psychiatrischen Untersuchung (RAUCH, GROSSJOHANN).

Beim Hirnverletzten sollte der Schwerpunkt bei den Funktionsprüfungen des Zentralnervensystems auf einer Untersuchung der optischen Wahrnehmungsvorgänge, der Konzentration, der Belastbarkeit, der Kritik und der Selbstkritik sowie der praktischen Intelligenz liegen. Weiterhin ist die vegetative Stabilität zu überprüfen und ist nach Veränderungen im Bereich der Persönlichkeit, nach Verlangsamung oder Persönlichkeitsabbau zu forschen: Die optische Wahrnehmung wird zweckmäßig durch tachistoskopische Untersuchungen mit entsprechenden Bilderserien geprüft (REICHNER, FAUST). Die übrigen psychischen

Funktionen lassen sich durch verschiedene, mehr oder weniger bekannte (ARNOLD, DORSCH) und zweckmäßige Testverfahren ermitteln (BOURDON oder Konzentrationsverlaufstest nach ABEL, HAMBURG-WECHSLER, GIESE, PAULI-KRAEPELIN usw.). Nach meinen Erfahrungen ist es zweckmäßiger, durch spezielle Einzeltests die psychischen Grundfunktionen zu erfassen, als durch mehr komplexere Verfahren, wie beispielsweise Reaktionsgeräte, pauschal zu versuchen, eine Situation zu schaffen, die der Verkehrssituation entspricht, bei kritischer Überprüfung aber doch ganz andere Voraussetzungen bietet. Bei projektiven Testverfahren ist größte Vorsicht zu empfehlen (PETERSOHN).

Bei der Überprüfung der Funktionstüchtigkeit des Zentralnervensystems und der Ermittlung persönlichkeitsbedingter Faktoren kommt der Bewertung der vorliegenden Befunde eine ganz besondere Bedeutung zu. Eine entsprechende verkehrsmedizinische Erfahrung ist hier als Voraussetzung zu betrachten. Werden psychischer und körperlicher Befund in Teamarbeit erstellt, ist es mehr oder weniger unbefriedigend, wenn in Anbetracht der gegenseitig zu wenig abgestimmten Nomenklatur zwischen Naturwissenschaftler und Philologen der körperliche Befund beziehungslos neben dem psychischen Befund steht. Besonders beim Hirnverletzten sind dadurch Fehlbeurteilungen möglich, weil die Verflechtung zwischen organischem und psychopathologischem Befund so eng ist, daß sie nicht auseinandergerissen werden kann, wenn der Fall schwerpunktsmäßig richtig beurteilt werden soll. Weiterhin werden häufig vernachlässigt die Disposition am Untersuchungstag und die Tatsache, daß gerade der Hirnverletzte Testuntersuchungen gegenüber außerordentlich ängstlich ist und ein anderes Verhalten zeigen kann als in der realen Situation. Bestehen beim Hirnverletzten bereits eingeschliffene Bedienungsreflexe des Kraftfahrzeugs, wie dies bei älteren Kraftfahrern der Fall ist, hat die Beurteilung wieder völlig andere Voraussetzungen zu berücksichtigen, als wenn der Hirngeschädigte erst das Führen von Kraftfahrzeugen zu erlernen beabsichtigt. Auch ist bei der Bewertung der Befunde stets zu berücksichtigen, was für Fahrzeuge geführt werden wollen und in welchem Umfang sich daraus ergebende Belastungen zu erwarten sind. Es sei daran erinnert, daß grundsätzlich alle Arten von Beschränkungen der Fahrerlaubnis zulässig sind (beispielsweise Geschwindigkeitsbeschränkungen, Beschränkungen auf einen gewissen Umkreis, Beschränkungen auf gewisse Fahrzeugklassen). Es kann auch von der Auflage einer jährlichen Nachuntersuchung Gebrauch gemacht werden, was sich besonders dann empfiehlt, wenn der betreffende Fall prognostisch ungünstig liegt oder aber aus anderen Gründen eine Änderung der körperlichen oder psychischen Voraussetzungen zu erwarten ist.

Gerade für den Hirnverletzten besitzt die Frage der Fahrtauglichkeit eine besondere Bedeutung und ist im heutigen verkehrsreichen Leben innerhalb der Rehabilitation ein besonderer Schwerpunkt. Es sollte aus diesem Grunde vom Verkehrsmediziner nicht nur festgestellt werden, daß eine Tauglichkeit oder eine Untauglichkeit vorliegt, sondern eine entsprechende Beratung oder gar Therapie des Verletzten durchgeführt werden (vgl. hierzu auch die Ausführungen im Beitrag von PORTIUS ab S. 1408 in diesem Handbuch). Aufklärungen über die Wirkung von Medikamenten, die Darlegung des Gefährlichkeitsgrades von Ausfallserscheinungen mit den sich daraus ergebenden schwerwiegenden Folgen für die Existenz, die Bedeutung einer ausgeglichenen Lebensführung für die Leistungsfähigkeit, die Erziehung zum Erkennen der eigenen Leistungsgrenzen sind ebenso wichtig wie medikamentöse Behandlungen oder gewisse psychotherapeutische Maßnahmen. Ganz allgemein wird nach meinen Erfahrungen für die spezifisch „verkehrsmedizinische Beratung“ des Hirnverletzten noch zu wenig Zeit genommen.

Literatur

ARNOLD, W.: Der Paulitest, 3. Aufl. München: Johann Ambrosius Barth 1961.
BRESSER, P. H.: Zur Frage der Fahrtauglichkeit vom Standpunkt des Nervenarztes. Ärztl. Mitt. (Köln) Nr 19, 968—971 (1960).
DORSCH, F.: Das Giese-Testsystem. Stuttgart: Testverlag S. Wolf 1952.
FAUBEL, W.: Verkehrstüchtigkeit Gliedmaßenverletzter. Akt. Probl. Verkehrsmed. 2, 169—175 (1965).
FAUST, CL.: Die cerebralen Herdstörungen bei Hinterhauptsverletzungen und ihre Beurteilung. Stuttgart: Georg Thieme 1955.
— Das klinische Bild der Dauerfolgen nach Hirnverletzung. In: Arbeit und Gesundheit. Stuttgart: Georg Thieme 1956.
FRIESE, K. H.: Auslösung von Verkehrsunfällen durch Hirnerkrankung. Mschr. Unfallheilk. 62, 1—8 (1959).
GROSSJOHANN, A.: Körperliche und geistige Eignung zum Führen von Kraftfahrzeugen bei Hirnverletzten. Stuttgart: Georg Thieme 1956.
— Psychische und somatische Unfallursachen. Landarzt 34, H. 4, 96—99 (1958).
— Hirnverletzung und Kraftfahrtüchtigkeit. Fortschr. Med. 79, 515—516 (1961).
HEBENSTREIT, B. v.: Grundzüge einer Verkehrspsychologie. München: Johann Ambrosius Barth 1961.
HOFFMANN, H.: Experimentelle Kreislaufuntersuchungen bei gesunden und vegetativ-labilen Kraftfahrzeugführern. Hefte Unfallheilk. 71, 126 (1962).
KETZ, E.: Hirndauerschäden nach Straßenverkehrsunfällen. Schweiz. med. Wschr. 91, 270—273 (1961).
KÖBCKE, K.: Das Hirnschädeltrauma. Leipzig: Georg Thieme 1944.
LOSSAGG, H.: Sinnestäuschung und Verkehrsunfälle. Dortmund: Verkehrs- u. Wirtschaftsverlag 1953.
LUFF, K.: Die physische und psychische Belastung im Straßenverkehr. Akt. Probl. Verkehrsmed. H. 1, 44—55 (1959).
MIFKA, P., u. E. SCHERZER: Das posttraumatische Psychosyndrom. Wien. med. Wschr. 112, 615 (1962).
MÜLLER-JENSEN, W.: Colloquium zum Thema Anfallsleiden und Fahrtauglichkeit. Zbl. Verkehrsmed. 5, 95 (1959).
MÜLLER-LIMMROTH, W.: Arbeit und Ermüdung vom Standpunkt des Physiologen. Mitt. dtsch. Ges. Verkehrsmed. 2, 1—14 (1958).
PETER, H.: Die psychiatrische Beurteilung von Motorfahrzeugführern. Bern u. Stuttgart: Huber 1960.
PETERSOHN, F.: Projektive Tests und Fahrtüchtigkeit. Kriminologische Schriftenreihe, Bd. 4. Hamburg: Kriminalistikverlag 1962.
— Die Problematik der Beurteilung der Fahrtüchtigkeit. Akt. Probl. Verkehrsmed. H. 2, 78—88 (1965).
— Die Beurteilung der Fahrtauglichkeit von Schädelhirnverletzten. Akt. Probl. Verkehrsmed. H. 3, 72—80 (1966).
PORTIUS, W.: Klinische Erfahrungen und zahlenmäßige Bedeutung der Schädelhirnverletzten für die Verkehrssicherheit. Akt. Probl. Verkehrsmed. H. 3, 13—22 (1966).
RAUCH, H. J.: Anforderungen an die Fahrtauglichkeitsuntersuchung. Mitt. dtsch. Ges. Verkehrsmed. 1, 1—4 (1958).
—, u. A. GROSSJOHANN: Die verkehrsmedizinischen Belange der Fachärzte für Neurologie und Psychiatrie. Med. Sachverständige 60, Nr. 4, 80—83 (1964).
REHWALD, E.: Das Hirntrauma. Stuttgart: Georg Thieme 1956.
REICHNER, H.: Tachistoskopische Auffassungsprüfung insbesondere bei Hirnverletzten. Akt. Probl. Verkehrsmed. H. 1, 97—103 (1959).
SCHEID, W.: Organische Nervenleiden und Fahrtauglichkeit. Akt. Probl. Verkehrsmed. H. 1, 79—85 (1959).
SCHWARZ, F.: Arzt und Straßenverkehr. Med. Klin. 55, 870—874 (1960).
TÖNNIS, W.: Fahrtauglichkeit bei Verletzungen und Störungen des Zentralnervensystems. Hefte Unfallheilk. Nr 62, 30—35 (1960).
WAGNER, K.: Die Frage der Fahrtauglichkeitsuntersuchungen, Denkschrift der Dtsch. Ges. f. Verkehrsmedizin. Ärztl. Mitt. (Köln) 45, 787—791 (1960).
WEILER, K.: Traumatische Hirnschädigungen. Stuttgart: Wissenschaftl. Verlagsgesellschaft 1946.
WIECK, H. H.: Zur Psychopathologie des traumatischen Hirnschadens. Dtsch. med. Wschr. 87, 1140 (1962).

Verkehrsmedizin und Psychologie

W. Böcher, Köln

Wenn wir unter Verkehr das gesamte Geschehen auf öffentlichen Verkehrswegen und das „Insgesamt von Beziehungen" verstehen, „die aus Begegnungen auf den öffentlichen Verkehrswegen resultieren" (v. Hebenstreit) und uns vergegenwärtigen, daß der eigentliche Gegenstand der Psychologie die Untersuchung des Menschen hinsichtlich seiner Verhaltensweisen, seiner Befindlichkeiten und Erlebnisse ist, so erhellt daraus der weite Rahmen einer Verkehrspsychologie.

Man kann diesem Rahmen eine gewisse Kontur geben, wenn man folgende zwei große Gebiete gegenüberstellt:

I. Die Anpassung des Verkehrs an den Menschen und

II. die Anpassung des Menschen an den Verkehr.

I. Um die objektiven Gegebenheiten zentrierte verkehrspsychologische Bemühungen (Anpassung des Verkehrs an den Menschen)

Lohr definiert das Kraftfahren, das im Grunde als Begriff eine Vielzahl von Tätigkeitsarten zusammenfaßt, als fortlaufende Zielhandlung mit Hilfe eines Instrumentes, wobei „die Handlung darin besteht, aufgrund teils regelmäßig und teils unregelmäßig zufließender Informationen über die Umwelt, über das Instrument Auto und über den eigenen Zustand das Instrument während der fortlaufenden Handlung stets an einer optimalen Stelle im Operationsraum zu halten."

Mit der zunehmenden Motorisierung unseres Verkehrs erwächst nun dem Menschen mehr und mehr die Aufgabe, eine zunehmende Anzahl von Objekten und ihren Parametern gleichzeitig zu steuern. Dazu kommt, daß der Mensch sich immer mehr von den gesteuerten Objekten entfernt und daß sich die Anforderungen an die Geschwindigkeit seiner Handlungsabläufe beträchtlich vergrößern. So ergeben sich etwa Fragen, wieviele Signale ein Mensch gleichzeitig wahrnehmen kann, zu welcher Höchstgeschwindigkeit seiner Reaktionen er in der Lage ist oder wie schnell und genau er Dekodierungsoperationen ausführen kann.

Das Ziel der hier zu besprechenden Bemühungen besteht somit darin, den Verkehr wie überhaupt die technische Umwelt so zu gestalten, daß die objektiven Gegebenheiten weitgehend den biologischen und psychologischen Möglichkeiten des Menschen entsprechen. Hierbei kommt es nicht so sehr auf das Hemmen oder Löschen falscher Verhaltensweisen an, sondern auf die durch ständige Verstärkung bewirkteFestigung eines Verhaltens, das letztlich vom Gesichtspunkt der *Sicherheit und Flüssigkeit des Verkehrs* anzustreben ist. Die mit der Planung und Regelung unseres Verkehrs betrauten Instanzen werden vor allem darauf zu achten haben, die natürlichen, im Menschen liegenden psychischen Tendenzen zu berücksichtigen und die äußeren Gegebenheiten an diese Tendenzen anzupassen (Undeutsch, 1958, 1962a, 1966).

Obwohl es sich eingebürgert hat, 80% der Unfälle einem *„menschlichen Versagen"* anzulasten (Meyer, Jakobi), gibt es doch zu denken, daß nach Untersuchungen des British Road

Research Laboratory (zit. nach LEINS) folgende deutliche Senkungen der Unfallziffer erreicht werden konnten:

Nach Verbesserung der Längsprofile in Kurven	um 70%
Nach Entschärfung der Kreuzungen	um 85%
Nach Trennung der Fahrbahnen	um 30%
Nach Bau von Kreuzungen mit Rundverkehr	um 60%
Nach Sichtverbesserungen an Kreuzungen	um 30%
Nach Verbesserung von Brückenprofilen	um 70%
Nach entsprechender Schwerpunktsbeschilderung	um 80%

In anderen Untersuchungen konnte eine erhebliche Senkung der Unfälle bei Dunkelheit nach Installierung einer ausreichenden Straßenbeleuchtung festgestellt werden. Hier kann auf den Beitrag von REEB und ADRIAN in diesem Handbuch verwiesen werden (vgl. ab S. 766).

In den gleichen Problemkreis gehört auch die Frage nach der besten Form der Informationsdarbietung in einem bestimmten Regelungssystem und nach den Kennwerten des „motorischen Ausgangs".

Es kommt also letztlich auf die Erforschung des geschlossenen Regelungssystems an, in dem der Mensch — durch direkte Koppelung und Rückkoppelung mit dem geregelten Objekt verbunden — die Rolle des Reglers als wichtigsten Systemgliedes übernimmt (LOMOW).

1. Die Objektpsychologie unter dem Aspekt der menschlichen Fähigkeiten

In diesem Zusammenhang können unter informationstheoretischem Ansatz 3 Bereiche (Sensorik = input, Verarbeitung und Motorik = output) unterschieden werden, wobei innerhalb jedes dieser 3 Bereiche eine analoge Untergliederung möglich ist:

1. Intaktheit
2. Ansprechbarkeit
3. Geschwindigkeit
4. Qualität
5. Belastbarkeit
   a) Intensität
   b) Räumliche Extensität
   c) Zeitliche Extensität
   d) Dichte

Dies bedeutet zunächst die somatisch-organische Intaktheit der jeweiligen Substrate (1.), d.h. die Intaktheit der Sinnesorgane und Wahrnehmungsprozesse einerseits, der Bewegungsorgane und motorischen Prozesse andererseits sowie das Fehlen irgendwelcher Hirnstörungen und die Intaktheit der Verarbeitungsprozesse.

Die Ansprechbarkeit (2.) beinhaltet sensorisch die Aufmerksamkeitsphänomene und die Problematik der Schwelle, im Verarbeitungsbereich die geistige Wachheit und Vorausplanung (Antizipation), d.h. das spontane Ansprechen geistiger Prozesse bei endogenen oder exogenen Anlässen und schließlich im motorischen Bereich das Ansprechen motorischer Prozesse sowie den Randbereich der Äußerungsleichtigkeit.

Zu der Bedeutung der Geschwindigkeit (3.) und der Qualität (4.) der jeweiligen Prozesse in den einzelnen Bereichen, beispielsweise dem Wert einer raschen und richtigen Auffassung sowie eines schnellen und sicheren Reagierens braucht nichts Ergänzendes ausgeführt zu werden.

Der Begriff der Belastbarkeit im weiteren Sinne (5.) läßt sich wiederum in 4 Dimensionen untergliedern. Im sensorischen Bereich ist etwa an die Intensität eines optischen oder akustischen Reizes zu denken, die vom menschlichen Organismus noch verkraftet werden kann, im motorischen Bereich ist die Intensität der Belastbarkeit nichts anderes als die Kraft, die für eine bestimmte Bewegung benötigt wird, und im Bereich der Verarbeitung bedeutet Intensität lediglich den Anforderungsgrad geistiger Beanspruchung, d.h. die Schwierigkeit einer Aufgabe.

Der Aspekt der räumlichen Extensität beinhaltet die gleichzeitige Wahrnehmung verschiedener Objekte und Gegebenheiten, die gleichzeitige Durchführung verschiedener Bewegungen mit verschiedenen Gliedmaßen und die Möglichkeit, in der Zeiteinheit verschiedene geistige Aufgaben und Probleme in Angriff nehmen zu können.

Die zeitliche Extensität bedeutet die Dauer, über die ohne negative Effekte (etwa durch Ermüdung) die Aufmerksamkeit wachgehalten oder über die ein Krafteinsatz oder eine echte geistige Zuwendung aufrechterhalten werden kann.

Die 4. Dimension der Dichte kommt etwa im Phänomen der Flimmerverschmelzungsfrequenz, der Refraktärzeiten und dem Begriff der Plastizität, d.h. der Umstellungsfähigkeit im Geistigen zum Ausdruck.

a) Die Aufnahme von Information

Hier handelt es sich im wesentlichen um die Erforschung der Beziehungen zwischen physikalischen Signaleigenschaften und den Empfindlichkeitskennwerten der Analysatoren, wobei zusätzlich das Problem der *Kanalkapazität* oder der informativen Sättigung zu berücksichtigen ist (Attneave; Frick; Goldman; Hick; Küpfmüller; Lomow; G. A. Miller, 1956; Strizenec). Je größer beispielsweise die Anzahl der Reize bei konstanter Zeiteinheit ist, um so deutlicher steigt die Anzahl der Fehler (Lohr).

Goldman, Sokolow und Warski bemühten sich im besonderen um Methoden zur Berechnung derjenigen Information, die der Mensch bei Abbildung einer einfachen Kontur erhält. Offenbar ist der Faktor der Unterscheidbarkeit von Reizen von besonderem Einfluß auf die *Genauigkeit und Geschwindigkeit des Erkennens* (Crossman, Leonhard, Leontiew und Krintschik). Bei Berücksichtigung vieldimensionaler Reize werden die Verhältnisse wesentlich schwieriger, wobei mit einer Erhöhung der Leistungsfähigkeit von Wahrnehmungssystemen bezüglich vieldimensionaler Reize gleichzeitig eine Leistungseinschränkung hinsichtlich jeder einzelnen Dimension eines Reizes einherzugehen scheint. Dies läßt darauf schließen, daß die für das Erkennen entscheidende Informations-Integration nach einem Prinzip geschieht, das von der einfachen Summation verschieden ist. Durchgeführte Untersuchungen berechtigen zu der Annahme, daß die Geschwindigkeit der Informationsübertragung vom *Komplexionsgrad der menschlichen Tätigkeit*, d.h. letztlich von Art und Zahl der Informationsumwandlungen abhängt (Lomow, G. A. Miller, 1958).

Den Faktor der *Bedeutung eines Signals* auf die Geschwindigkeit der Informationsübertragung in einer Entscheidungssituation untersuchten u.a. Leontiew und Krintschik. Dabei zeigte sich, daß eine rein formale Untersuchung der Geschwindigkeit der menschlichen Informationsaufnahme und Informationsübertragung ohne Einbeziehung des Wesens der Informationsverarbeitungsprozesse unvollständig bleiben muß.

Ein anderes Problem ergibt sich dann, wenn die *Geschwindigkeit der Informationsdarbietung*, die ja beim Kraftfahren wesentlich eine Funktion der selbstgewählten Geschwindigkeit ist, die Aufnahme und Übertragungsmöglichkeiten des Menschen, d.h. seine Kapazität übersteigt. Es kommt dann zum Auslassen und zu einer Verzerrung bestimmter Signale sowie zu einer Verzögerung in der Übertragung und zu einer Filterung des Informationsstromes. Das wesentliche Kennzeichen für das Absinken der Leistungseffektivität bei *Überlastung* konnte im übrigen nicht in einer Erhöhung der Fehlerzahl, sondern in einer Erhöhung der Verluste an Eingangsinformation aufgewiesen werden (Lomow).

Einen weiteren Problemkreis stellt die Speicherung der erhaltenen Information im Sinne des Gedächtnisses dar (Goode; Küpfmüller; McCulloch; G. A. Miller, 1956; Schaefer). In den meisten Fällen kommt es im Verkehr nur auf eine kurzzeitige *Speicherung* in der Größenordnung von Minuten oder gar Sekunden an („operatives *Gedächtnis*"; Lomow). Dabei ist wichtig, daß Veränderungen des Informationsgehaltes eines Reizes auch die Speicherkapazität dieses operativen Gedächtnisses ändern. Für die Art der Kodierung spielt selbstverständlich die Lebenserfahrung des Einzelnen eine große Rolle (G. A. Miller, 1956), wobei die einfachste Umkodierung in der Vereinigung einlaufender Signale zu Gruppen und in der Bezeichnung der Gruppen durch neue Symbole besteht. So betonen die Gestaltgesetze der Wahrnehmung die Bedeutung der Gradlinigkeit, der durchgehenden Kurve, des glatten Verlaufs, der Nähe, der Prägnanz und der guten Gestalt. Das Wahrnehmungsfeld gliedert sich so, daß die wahrgenommenen Gebilde möglichst einfach, regelmäßig, geschlossen und vollständig sind. Dies bedeutet praktisch, daß um so schnellere und eindeutigere Reaktionen möglich sind, je eindeutiger und intensiver der Reiz ist (Tolman), und daß mit zunehmender Häufigkeit, Eindeutigkeit und Intensität des Reizes sein Wert für die Festigung und Generalisierung bedingter Reflexe ansteigt (Hilgard und Marquis, Hovland). Prägnante Reizmuster werden eher und weitergehend Informationskürzungen bei gleichem Informationsgehalt erlauben und haben einen höheren Einprägungswert, während zu häufige oder unnötige Informationen an stimulierender Wirksamkeit einbüßen (Burkhardt, 1965).

Aus gestaltpsychologischen Gesetzen läßt sich für die Praxis beispielsweise ableiten, daß der Geradeausverkehr als bevorrechtigt erlebt wird (Undeutsch, 1958, 1962a; Dienstbach; Greenshields et al., 1947; Mayr), daß breiteren, helleren, verkehrsreicheren Straßen ein erlebnismäßiger Vorrang zukommt und daß auch das größere, schwerere und schnellere Fahrzeug im Erleben der Verkehrsteilnehmer als vorrangig gilt (Undeutsch, s. o.).

Bei der Erörterung dieser Probleme können die Eigenschaften der *menschlichen Analysatoren* nicht unberücksichtigt bleiben, und es fragt sich, inwieweit sie eine isomorphe Abbildung physikalischer Prozesse erlauben und welche Beziehungen zwischen den Leistungen der Sinnesapparate des Gehirns und dem physikalischen Signalalphabet bestehen.

Hieran schließt sich die weitere Frage an, welches Analysatorsystem am besten für die Aufnahme bestimmter Informationen geeignet ist bzw. welche Bedeutung der *Paarigkeit* der Analysatoren für die Raumwahrnehmung zukommt.

Nach Untersuchungen Ananjews (1951) sind die Beziehungen beider Seiten zueinander dynamischer Art. So übernimmt bei den meisten Menschen bei kleinem Sehwinkel das rechte Auge für das Anvisieren die führende Rolle, die bei Vergrößerung des Sehwinkels auf das linke Auge übergeht.

Wichtige Untersuchungen gelten auch der Empfindlichkeit der Analysatoren, wobei eine *absolute Reizschwelle* und eine *Unterschiedsschwelle* gegenübergestellt werden. Letztere hängt in ihrer Größe wesentlich von der Geschwindigkeit ab, mit der die Änderungen der Reizintensität erfolgen (Valter). Räumliche Eigenschaften und Dauer der Reizeinwirkung auf den Analysator sind vor allem auch für *Adaptationsvorgänge* von Bedeutung. Es ist jedem Verkehrsteilnehmer bekannt, daß eine gleichförmige Struktur der Randbebauung zu einer Unterschätzung und eine wechselnde Struktur der Randbebauung zu einer Überschätzung der eigenen Geschwindigkeit führen. Ganz allgemein bewirkt Randbebauung eine höhere Einschätzung der eigenen Geschwindigkeit. Für diese Schätzung spielen ferner die Breite der Fahrbahn, die Größe des eigenen Fahrzeuges, die Stärke der Begleitgeräusche und andere Phänomene eine Rolle. Interessant ist auch, daß bei hohen Geschwindigkeiten die Geschwindigkeit des entgegenkommenden Fahrzeuges ebenso wie dessen Abstand unterschätzt werden (Lejeune; Kunert, 1958).

Von großer Bedeutung, wenn auch bisher nur in geringem Umfange systematisch erforscht, sind ferner *Vibrationsänderungen* im Fahrzeug als Signale objektiver Zustandsänderungen (Bechterew). Erfahrungen von Rennfahrern sind in dieser Beziehung von besonderem Interesse.

Zweifellos kommt dem optischen System für den Signalempfang die größte Bedeutung zu. Man weiß allerdings auch, daß das Gehör für den Empfang stetiger, das Auge für den Empfang diskreter Signale gewisse Vorteile bietet und daß auf Schallreize schnellere Reaktionen möglich sind als auf Lichtreize. Ebenso ist hinsichtlich der proprio- und interozeptiven Sinneseindrücke verständlich, daß schlechte Reifen, glatte Straßendecken und gute Polsterung der Sitze einen Informationsverlust für den Fahrer bedeuten.

Schließlich erhebt sich in diesem Zusammenhang die Frage nach den jeweiligen Vor- und Nachteilen einer simultanen oder sukzessiven *heteromodalen Signaldoppelung* auf die Zuverlässigkeit der Regelungsleistung. Mitunter können durch solche Signaldoppelungen Schwierigkeiten der Informationsverarbeitung entstehen. Entgegen der Erwartung, daß die Verdoppelung eines Signals infolge der entstehenden Redundanz die Zuverlässigkeit der Informationsaufnahme erhöht, kann unter bestimmten Bedingungen ein entgegengesetzter Effekt beobachtet werden, wenn das duplizierende Signal am sensorischen „Eingang“ einläuft, noch ehe die Aufnahme des Grundsignals beendet ist (vgl. Lee-Effekt).

Von größerer grundsätzlicher Bedeutung erscheint das Problem der *Störresistenz* von Operateuren, wobei ein enger Zusammenhang zwischen Störresistenz und allgemeiner Leistungsfähigkeit anzunehmen ist.

Interessant sind auch die Fälle, in denen eine Handlung die Ausführung einer anderen stört. Diese Möglichkeit ist um so eher gegeben, je ähnlicher die gleichzeitig ablaufenden Handlungen einander sind. Diese Beobachtung läßt an Probleme der optischen Tarnung und Abhebung denken, die Metzger eingehend beschrieb (Schwierigkeit, einen grauen, unbeleuchteten Wagen in der Dämmerung, einen grünen Wagen vor einer Wiese oder einen hellgelben Wagen auf einer durch Ährenfelder führenden kreuzenden Straße zu erkennen; Förderung des Erkanntwerdens bei Dämmerung durch Einschalten der Beleuchtung; Grundprinzip des intermittierenden Blinklichtes gegenüber einem Dauerlicht usw.).

Wenn auch Ganzheitlichkeit und Strukturiertheit der Wahrnehmung gelegentlich zum Ausgangspunkt von Täuschungen und Störungen werden können, so bedeuten sie doch im allgemeinen gegenüber Signalverzerrungen eine Erhöhung der Zuverlässigkeit der Informationsaufnahme. Auch hier bietet sich noch ein weites Feld systematischer Forschungen an.

b) Die Verarbeitung von Information

Sie umfaßt, wie oben gezeigt, verschiedene Aspekte: Die Intaktheit der Hirnfunktionen, eine bestimmte geistige Wachheit, Ansprechbarkeit und Anregbarkeit mit den Möglichkeiten der Konzentration und Vorausplanung, des Lernens und Übens, die Geschwindigkeit, Plastizität und Flüssigkeit der geistigen Abläufe, die Klarheit, Komplexität und Gliederungsfähigkeit der geistigen Gehalte sowie die Möglichkeit einer längerwährenden echten geistigen Zuwendung.

Schon bei einer so einfachen Tätigkeit wie einer Reaktion spielen Prozesse der höheren Verarbeitung der sensorischen Information eine Rolle (Lohr). Geht doch in die Reaktionszeit eine sog. Entscheidungszeit (von der Größenordnung von etwa 0,6 Sek.) ein. Diese zeitliche Reaktionsverzögerung ist eine Funktion der Schwierigkeit der zu fällenden Entscheidung (etwa bei großer Ähnlichkeit der zu verarbeitenden Reize). Je mehr (heterogene) Informationen man einer Entscheidung zugrundelegen muß, um so längere Zeit benötigt man dazu (beispielsweise beim Verhalten an einer Wegegabelung, beim Herannahen an eine Fußgängerinsel oder beim Überholen großer Lastzüge und unerwartetem Auftauchen von Gegenverkehr).

Im übrigen treten mit größerer Schwierigkeit der Aufgabe größere individuelle Differenzen hervor.

Ein weiterer wichtiger Gesichtspunkt ist die geistige Antizipation bestimmter Verhaltensweisen als regulierendes und präzisierendes Element des Verhaltens. Ohne eine solche Antizipation wird später reagiert (wesentlicher Sinn der Verkehrszeichen und sog. Vorsignale) und die Möglichkeit des Antizipierens setzt die Anzahl der Fehler wesentlich herab (Poulton, 1952). Allerdings wird auch mit steigender Kompliziertheit des zu Antizipierenden die Möglichkeit einer präzisen geistigen Vorwegnahme geringer und die Zahl der Fehler größer (Lohr).

Wenn auch Entscheidungsprozesse und Antizipationsfunktion die vielleicht wesentlichsten Aspekte der zentralen Verarbeitung darstellen, darf auch die Bedeutung von Erfahrung, rationaler Steuerung, Lernen und Geübtheit für sich in diesem Zusammenhang nicht übersehen werden, wie auch umgekehrt Verlernen oder Ermüdung die Desintegration eines gebahnten Verarbeitungsansatzes bewirken, was wiederum zu einem Ansteigen von Fehlverhaltensweisen führt.

Letztlich sind diese Urteilsfunktionen im weitesten Sinne eng mit der Gesamtpersönlichkeit verflochten und es konnten gewisse Beziehungen zwischen der Tendenz, extreme Urteile abzugeben, und der Risikoeinstellung aufgezeigt werden (Lohr). Biäsch nennt als wichtige Gesichtspunkte in diesem Zusammenhang u. a. das Verhältnis der Antriebe zur Steuerungsfähigkeit, die Stabilität der Affektivität, eine persönlichkeitsspezifische psychische Störresistenz und eine sozial-mitmenschliche Anpassungsfähigkeit. Gerade im Straßenverkehr werden kognitive Leistungen gefordert, die mit affektiven und voluntativen Momenten hochgradig verflochten (Spoerli), d.h. in der Motivationsstruktur verankert, zugleich aber weitgehend präverbal sind.

c) Die resultierende Aktion

Neben bewegungsphysiologischen und ergonomischen Gesichtspunkten sind immer auch bewegungspsychologische Aspekte ins Auge zu fassen.

So zeigt sich beispielsweise eine zunehmende Präzision der *Handlungsmuster* bei größerer Eindeutigkeit der Entscheidung und es ist auch bekannt, daß sich die Latenzzeit einer motorischen Reaktion mit zunehmendem Training verkürzt und daß sich bestimmte Verhaltensmuster um so schneller automatisieren, je genauer und präziser die Anweisungen und je eindeutiger sie bestimmten Verhaltensweisen zugeordnet sind. So wie einerseits zum Einschleifen von *Automatismen* gleichbleibende Reizbedingungen erforderlich sind, ist ein automatisches Fahren gegenüber einem bewußt gesteuerten nur so lange angemessen, wie sich die Bedingungen gleichbleiben (SCHUBERT, 1965).

Für die Reaktionszeit gelten im übrigen ähnliche Zusammenhänge wie für die Informationsaufnahme und -verarbeitung. Auch sie ist im Prinzip eine lineare Funktion zum Informationsbetrag der dargebotenen Reize. Beim konkreten Fahrverhalten im Straßenverkehr ist sie um etwa eine Zehnerpotenz länger als bei einfachen Reaktionsversuchen.

Ein weites Feld psychologischer Betätigung bietet die Konstruktion von Bedienungselementen (BARNES, BERNSTEIN, DONSKOY, PLATONOW, PUNI, WINOGRADOW).

So weiß man, daß der Geschwindigkeitsbereich der Handbewegungen sehr breit ist (0,01 bis 8000 cm/s), daß Handbewegungen in der Richtung zum Körper schneller als in der Richtung vom Körper weg erfolgen und daß sich rotatorische Bewegungen etwa anderthalb mal schneller als translatorische Bewegungen vollziehen. Für die Ermittlung der Typen von Bedienungselementen und ihrer Anordnung im motorischen Feld des Operateurs ist die Kenntnis des maximalen Umfanges der Bewegungen verschiedener Körperorgane wichtig. Ebenso spielt die Kenntnis der Kraft, mit der der Mensch eine Bewegung ausführen kann, zur Bestimmung des zulässigen Widerstandes der Bedienungselemente eine Rolle. Diese Grundparameter sind für die Anforderungen an die Konstruktion von Bedienungselementen hinsichtlich Amplitude, Geschwindigkeit und Gegendruck von Bedeutung. Für Genauigkeit und Zuverlässigkeit der Operateurtätigkeit sowie für Besonderheiten der Bewegungskoordination kommt sensorischen Korrekturen und Reafferenzen eine wesentliche Rolle zu (kinaesthetische Empfindungen und Tastsinn).

In neueren Untersuchungen gewinnt der Gedanke einer regelnden und korrigierenden Funktion der Reflexabläufe immer mehr Raum (BARNES, 1958; BARTLETT, 1947; CRAIK; FLEISHMAN, 1956, 1959; WELFORD, 1954).

Nach Untersuchungen von ANANJEW ist die rechte Hand hinsichtlich der raumzeitlichen Orientierung der Kinaesthesie stärker entwickelt, die linke stärker hinsichtlich der Unterschiedsschwelle statischer Reize, der Taktilempfindung und der Tastgeschwindigkeit.

Wesentlich ist auch die Berücksichtigung der Phasenbeziehungen geläufiger Extremitätenbewegungen (bei Vorsetzen des linken Fußes beim Gehen wird gleichzeitig der rechte Arm nach vorne bewegt). Denn schon eine partielle Phasenverschiebung der Bewegung einer Extremität im Verhältnis zu anderen Gliedmaßen kann zur Desintegration eines Bewegungsentwurfes führen. Außerdem wies SPOERLI auf die Bedeutung der Bremsung von Primärimpulsen hin.

Die Schwierigkeit einer einfachen physiologischen Zuordnung konnte TUČNY aufweisen, der bei der Untersuchung von Gerätegriffen feststellte, daß Griffe, deren Form der Hand genau angepaßt sind, für den Menschen leicht unbequem werden und zu unpräzisen Handlungen und Ermüdung führen. Er sieht einen der Gründe dieses Phänomens darin, daß solche Handgriffe die gnostischen Bewegungen und Anpassungsbewegungen der Hand als eines komplizierten, steuerbaren Systems mit Rückkoppelungen unterdrücken und dadurch weniger plastische und koordinierte Bewegungen zur Folge haben (vgl. auch die Beiträge von MÜLLER-LIMMROTH, ab S. 122, und von COERMANN, ab S. 784).

Schließlich haben auch Maschinen sog. time-lags, d.h. sie haben wie der Mensch Zeitlücken, Reaktions- und Refraktärzeiten, bis sie auf einen Steuerimpuls ansprechen. In diesem Sinne ist darauf zu achten, daß im Rahmen der Maschinendynamik nur solche time-lags auftreten, die dem Führer des Kraftfahrzeuges „eine optimale Integrierung ihrer Charakteristik in seine antizipatorischen Bewegungsvollzüge erlauben" (LOHR).

Im Rahmen allgemeinpsychologischer Fragestellungen spielen auch Monotonie-, Ermüdungs- und Aufmerksamkeitsprobleme eine große Rolle. In diesem Zusammenhang verdienen die im bestimmten Rhythmus spontan auftretenden Fluktuationen der Aufmerksamkeit, die bei homogenen und kontinuierlichen Tätigkeiten in rhythmischer Folge vorkommenden Blockierungen, die Schwankungen der subjektiven Wahrnehmungsintensität bei schwellennahen Reizen, die Frage des Verhältnisses von Motivationsintensität zu Störintensität, die Bedeutung der Reizwiederholung, Gesetzmäßigkeiten der pausenbedingten Erholungseffekte und Monotoniewirkungen nach längerem Fahren auf schnurgeraden nächtlichen (reizarmen) Autostraßen Interesse (Schmidtke; Bills; Kennedy und Travis, 1948).

Wahrscheinlich handelt es sich hierbei gewissermaßen um kortikale Sättigungsprozesse, die zu einer internen Hemmung führen bzw. um periodische Zusammenbrüche zentraler Integrationsmechanismen, während umgekehrt ein stimulationsbedingter retikulärer Aktivierungsgrad eine Anpassung der nervösen Strukturen an eine erhöhte Aktivität des Organismus bewirkt (Barmack, 1937; Bartenwerfer; Poffenberger, 1928; Szewczuk u.a.).

2. Die Objektpsychologie unter dem Aspekt der objektiven Gegebenheiten

a) Der Verkehrsraum

Die zuletzt erörterten Gedanken leiten unmittelbar zu diesem Themenkreis über. Ist es doch keineswegs so, daß zwangsläufig eine absolut glatte Fahrbahn mit weiter Sicht den Fahrer am wenigsten ermüdet; vielmehr wird in den meisten Fällen eine *Linienführung der Straße* vorzuziehen sein, die den Fahrer zum Handeln und Beobachten zwingt (Schalten, Kuppeln, Bremsen, Lenken; durch die Straße und Umgebung geforderte Aufmerksamkeitszuwendung), die aber andererseits auch nicht so schwierig ist, daß der Fahrer zu stark beansprucht wird, weshalb man auch moderne Autobahnen gerne mit leichten Krümmungen und Steigungen baut (vgl. auch die Ausführungen im Beitrag von Bitzel ab S. 740). Der Wesensart des Menschen scheint „ein gewisses Mittelmaß an Abwechslungsreichtum am ehesten zu entsprechen, das der Mensch als dynamisches Wesen braucht, um nicht der Monotonie und der Langeweile, aber auch nicht einer psychophysischen Übermüdung zu unterliegen“ (v. Hebenstreit).

Hinsichtlich der wichtigen Abschnitte Straßenführung, Fahrbahndecke, Umgebungsfeld und Beleuchtungsverhältnisse muß auf die speziell hierfür vorgesehenen Beiträge von Bitzl und von Reeb in diesem Handbuch ab S. 740 bzw. ab S. 766 verwiesen werden. In diesem Rahmen kann die Psychologie wesentliche Beiträge zu einer, auch für das Erleben des Fahrers optimalen Gestaltung der Verkehrswege leisten.

b) Die Verkehrsmittel

Hier interessieren zunächst *Anordnung und Gestaltung* von Bedienungs- und Kontrollinstrumenten. McFarland (1956) nannte dazu folgende Gesichtspunkte: ein Platz, an dem sie leicht und exakt zu erreichen sind, eine analoge Bewegungsrichtung, die zur Bedienung notwendige Kraft, die Häufigkeit des Gebrauchs — vor allem auch in kritischen Situationen — sowie Größe und Form der Einrichtungen. Wichtig sind hier Untersuchungen über die Quantität der Größenänderung des Signals (Leuchtintensität einer Lampe, Größe eines Zeigerausschlages, Höhe eines Tones), über die Ablesbarkeit verschiedener Indikatorarten (Vorteile von Fensterskalen gegenüber Kreis-, Halbkreis-, Horizontal- und Vertikalskalen (Graham, 1956; Murrel; Slight), über die leichtere Ablesbarkeit von Anzeigen im linken oberen Quadranten gegenüber denen im rechten unteren

Quadranten (McCormick; Murrel), über die Ablesbarkeit bei verschiedener Größe der Teilungen, Ziffern und Striche, über die Beziehungen zwischen Skalendurchmesser, Abstand der bezifferten Teilstriche, Teilungsschritt und Betrachtungsabstand, über die Ablesegenauigkeit bei verschiedener Dicke des Zeigers, über die Frage der optimalen Unterteilung der Skala (Murrel u. a.) und über die Gestaltung von Ziffern (Lunsdell).

Weitere Einzelheiten hierüber sowie über die Gestaltung des Innenraumes von Fahrzeugen müssen dem Beitrag von Coermann, ab S. 784, entnommen werden.

Schließlich beschäftigen sich — allerdings nicht unter vorwiegend psychologischem Gesichtspunkt — verschiedene Untersuchungen mit der Weite des Ausblicks aus dem Wagen, dem *Beobachtungsfeld*, den optischen Eigenarten von Windschutzscheiben, mit Sinn und Art des Rückspiegels und seiner Benutzung sowie mit den Wahrnehmungsbedingungen von Rücklichtern, Bremsleuchten und Rückstrahlern (British Road Federation; Bussien; Burkhard, 1965; Hoppe und Lauer, 1951a und b; McFarland, 1956).

Einen weiteren Problemkreis stellt die Beziehung zwischen Fahrzeugtypen und bestimmten Gefahrenmomenten dar.

c) Die Verkehrsregelung

Hier besteht das wesentliche Anliegen der Psychologie darin, den im Menschen liegenden natürlichen Tendenzen zur Berücksichtigung zu verhelfen und psychische Überforderungen der Verkehrsteilnehmer zu vermeiden.

Interessante psychologische Aspekte schnitt kürzlich Undeutsch zu den Fragen der Vorfahrtregelung, des Vertrauensgrundsatzes, der Benutzung der Überholspur und der Geschwindigkeitsbegrenzungen an (1966). Er konnte beispielsweise an 8 T-förmigen Einmündungsstellen im Stadtgebiet von Köln feststellen, daß 92,8% der Vorfahrtberechtigten nicht von ihrem Recht Gebrauch machten und andererseits 96,3% der Wartepflichtigen sich wie vorfahrtberechtigt verhielten (Beobachtung an insgesamt 1656 Kraftfahrern).

Schon zu der *Gestaltung der Verkehrszeichen* an sich ist zu sagen, daß sie mit zunehmender Kompliziertheit schwerer erkennbar sind, daß aber keineswegs mit der Gestaltung der einfachsten Zeichen auch die höchste Erkennbarkeitsstufe einhergeht (Tutuschkina, nach Lomow). Im übrigen ist eine Ähnlichkeit des Zeichens mit dem zu bezeichnenden Objekt anzustreben, was etwa für die Signalisierung von Kurven gilt (Undeutsch, 1963).

Selbstverständlich sind für ihre *Erkennbarkeit* gestaltpsychologische Gesetzmäßigkeiten zu beachten. So wies Burkhardt (1965) darauf hin, daß die verkehrsregelnden und -leitenden Einrichtungen eindeutig klar, zweifelsfrei unterscheidbar und prägnant sein sowie auch einen intensiven Aufforderungscharakter haben müssen. Soweit sie zu unreflektierten Fahrtätigkeiten anregten, müßten sie häufig und nachdrücklich auftreten, führten sie dagegen zu Entscheidungsprozessen, so sei eine maßvolle Verwendung angezeigt. Undeutsch (1963a) nannte als Erschwerungsgründe der Wahrnehmung von Verkehrszeichen ihre schlechte Sichtbarkeit, ihre Unleserlichkeit, eine ungenügende Abhebung vom Hintergrund, eine bedeutungsmäßige Verdrängung, eine schlechte Sichtbarkeit speziell bei Dunkelheit, eine ungünstige Aufstellung (zu hoch, zu niedrig, am linken Fahrbahnrand), die Verwendung von Beschriftung anstelle klar verständlicher Symbole und ihre Unübersichtlichkeit. Schwierigkeiten des *Verstehens von Verkehrszeichen* sah er in einer uneinheitlichen Verwendung, in einer Widersprüchlichkeit der Bedeutung, in einer Unvollständigkeit der Information und einer Uneinsehbarkeit des Inhalts durch den Verkehrsteilnehmer (vgl. auch Böhm u. Schneider).

Über die *Überforderung* durch zu viele Verkehrszeichen und deren damit verbundene Entwertung (Schilderwald) wurde gerade in letzter Zeit sehr viel geschrieben (Reizüberflutung, Reizabstumpfung). v. Klebelsberg und Kallina

(1960) sowie UNDEUTSCH (1963a) beschäftigten sich mit der Frage, wieviele Verkehrszeichen gleichzeitig erfaßt werden können, und gelangten zu ähnlichen Ergebnissen (2 Zeichen; bei 3 dargebotenen Verkehrszeichen wurden diese nur noch von 25% bzw. 30% der Versuchspersonen wiedergegeben).

UNDEUTSCH beschäftigte sich darüberhinaus mit der Auffassungsfähigkeit für Schilderkomplexionen und -abfolgen während des Fahrens und ermittelte einen Streubereich von unter diesen Bedingungen wahrgenommenen Verkehrszeichen von 61,6% bis 91,9%. Als Gründe des Übersehens fand er auch hier wieder eine übermäßige Verkehrszeichenhäufung an einzelnen Stellen, die Verdeckung eines Verkehrszeichens durch ein anderes, durch Zweige oder haltende Fahrzeuge, die mangelnde Abhebung eines Verkehrszeichens vom Hintergrund (Litfaßsäule, Plakatwand, Leuchtreklame) und die unnötige Aufstellung von Schildern (besonders an Baustellen).

Einen anderen Problemkreis stellt der *Merkwert der einzelnen Zeichen* dar. Es zeigte sich, daß ein Fahrer in einer Art sinnvollen Entlastungsvorganges vor allem die Zeichen beachtet, die für ihn persönlich wichtig sind. Interessante Fragen ergeben sich in diesem Zusammenhang hinsichtlich der Beeinflussung des Fahrverhaltens durch die gemeinsame Anbringung von vorfahrtregelnden und richtungsweisenden Schildern, durch die gemeinsame Anbringung von Verkehrsschildern für den fließenden und für den ruhenden Verkehr sowie bezüglich der Wirkung von Warn- und Hinweisschildern auf das Fahrverhalten.

Interessant ist hierbei, daß bei Anbringen eines Zusatzschildes, das nähere Informationen über die Art der Gefahr bringt, der Merkwert des Zeichens von 29% auf 55% steigt (UNDEUTSCH, 1963a). Eine andere, mehr an den Gesetzen der Optik orientierte Frage betrifft den Punkt des ersten Erkennens der Existenz eines verkehrsrelevanten Etwas, den Punkt der deutlichen Wahrnehmung der Gegenstandsqualität und den Verschwindpunkt (HELLER). Dieser Punkt ist verständlicherweise für Lkw-Fahrer und Pkw-Fahrer verschieden. CHAPPÉ und CHAPPÉ stellten fest, daß länglich geformte Schilder aus der Ferne, Quadrate und Kreise aus der Nähe besser wahrgenommen werden. Schließlich ist auch die Signalbedeutung und kontrastierende Abhebung bestimmter Farben vom Hintergrund von nicht unerheblicher Bedeutung. Besonders wichtig sind alle diese Gesichtspunkte für die Verkehrsregelung an Kreuzungen, Verkehrsknoten und Fußgängerüberwegen (OEHM; HUK-Festschrift; PFUNDT, 1964b). Über das Problem des Behaltens von verhaltensbedeutsamen Verkehrszeichen liegen noch kaum exakte Untersuchungen vor.

Von mehr grundsätzlicher Bedeutung ist der Beitrag der Psychologie zur Schaffung eines *optimalen Ausgleiches von Reglementierung und sinnvoller Initiative des einzelnen*. Von vielen Seiten wird auf diesen Gegensatz zwischen einem starren egozentrischen Rechtsdenken, das letztlich die Eigenverantwortlichkeit zu untergraben droht, und einem flexiblen, soziozentrischen Denken, das auf die Anpassung an die jeweilige spezifische Situation gerichtet ist, hingewiesen (GUNZERT; MUNSCH, 1961c).

II. Um den Menschen zentrierte verkehrspsychologische Bemühungen (Anpassung des Menschen an den Verkehr)

1. Ausbildung

a) Der Unterricht in den Schulen

Die Erfahrung lehrt, wie schwer es älteren Menschen fällt, sich an den heutigen motorisierten Straßenverkehr anzupassen, wenn sie früher noch keine nennenswerte Berührung mit diesem Verkehr hatten, daß dagegen Kinder, die von früh an mit diesem Geschehen aufwuchsen, den später entstehenden Anforderungen als Verkehrsteilnehmer sehr viel eher gewachsen sind. Deshalb sollten schon im Kindesalter Bemühungen um eine angemessene Anpassung an den motorisierten Straßenverkehr einsetzen. Diese Bemühungen sollten den jugendlichen Menschen vom Kindergarten bis in die höhere Schule begleiten. Dabei kann es sich um die Einstreuung entsprechender auf den Verkehr bezogener Gesichtspunkte in den Unterricht, um die Einführung eines eigenen Faches „Verkehrskunde" oder um regelmäßige Sondervorträge von Experten handeln. In Veröffentlichungen von FRIEDMANN, HÜRLIMANN, MIKOREY, VONOLFEN, BOCKELMANN u.a. finden sich systematische Stoffverteilungspläne und Anregungen für die Gestaltung eines solchen Unterrichts. In Holland wurde der „Verkehrsunterricht" obligatorisch als Fach eingeführt (MOENS). Er ist meist in die Geographiestunde eingebaut und geht jedes Jahr mit einer freiwilligen Prüfung der Schüler einher, der sich etwa 250000 Kinder stellen. Daß solche Bemühungen sinnvoll sind, belegen Erfahrungen aus den USA, nach denen Absolventen einer Oberschule, auf der ein Verkehrserziehungsprogramm bestand, nur ein Drittel so viel Unfälle hatten wie Schüler, denen keine Verkehrserziehung zuteil geworden war (COBB, 1939; LEVONIAN, 1963; SHUPE und LAUER).

Dabei ist wichtig, daß nicht nur in einem möglichst anschaulichen Unterricht entsprechendes Wissen vermittelt wird, sondern daß auch die praktischen Tätigkeiten geübt werden (Verkehrskindergarten, Verkehrsspielplatz, Schülerlotsendienst usw.). Schließlich ist ein solches Programm nicht durchzuführen, wenn nicht entsprechend ausgebildete Lehrer vorhanden sind, so daß der Verkehrsunterricht — angereichert durch pädagogisch-psychologische Gesichtspunkte — auch seinen Platz im Rahmen der Lehrerausbildung auf den Seminaren beanspruchen muß. Über Einzelheiten zu diesen Fragen unterrichtet der Beitrag von SCHNEIDER in diesem Handbuch (vgl. ab S. 278).

b) Der Unterricht in den Fahrschulen

Auch hier handelt es sich darum, daß nicht nur ein theoretisches Wissen vermittelt und der Prüfling einseitig auf die richtige Beantwortung entsprechender Prüfungsfragen ausgerichtet wird, sondern es sollte gleichzeitig eine Einführung in *übergreifende Sinnzusammenhänge* des Verkehrsgeschehens und die Aneignung eines allseits angepaßten Fahrverhaltens durch Schaffung angemessener gewohnheitsmäßiger Einstellungen und Heranbildung guter Fahrgewohnheiten erfolgen. Der Begriff der Gewohnheitsbildung verweist hier auf die Bedeutung sog. Konditionierungs-, Verstärkungs- und Transferprobleme, wie sie die Lerntheorie behandelt.

Über die Einschleifung entsprechender Automatismen durch genaue, eindeutige und präzise Anweisungen hinaus muß der Schüler auch darauf vorbereitet werden, ungewohnten und unerwarteten Situationen zu begegnen, die ein bewußt gesteuertes Denken und Entscheiden verlangen. Dazu gehört aber auch, daß eine innere Vorbereitung auf ein sinnvolles und richtiges Verhalten in *gefährlichen Verkehrssituationen* nicht durch das sinnarme Auswendiglernen unwichtiger Dinge (etwa der gesetzlich vorgeschriebenen Höhe von Schlußleuchten eines Kraftfahrzeuges oder der gesetzlich zugelassenen Höchstgeschwindigkeit eines bestimmten Lkw-Typs, den man nie zu fahren gedenkt) bedeutungsmäßig verdrängt wird (v. FÜRSTENBERG). In einem solchen, nach psychologischen Gesichtspunkten organisierten Fahrunterricht würde dann auch ein sog. *mentales Gefahrentraining* einzubauen sein, um den zukünftigen Fahrer innerlich gegen sinnlose Schreck-, Angst- und Panikreaktionen zu feien (Platzen eines Reifens, unvermutet auftauchendes Hindernis, plötzliche Glatteisbildung mit Schleudern des Fahrzeuges usw.). Diese geistige Vorbereitung auf sog. kritische Situationen sollte aber nicht nur beinhalten, wie man in einer schon eingetretenen Gefahr mit dieser fertig wird, sondern auch, wie man durch eine entsprechende Form der Orientierung, Einstellung und Haltung die Gefährlichkeit einer Situation angemessen vorherzusehen in der Lage ist (WINKLER, 1963). In die Hand des Fahrlehrers sind damit auch die ersten Schritte der Prägung verkehrsangepaßter Einstellungen und der zunehmenden Differenzierung antizipatorischer Wahrnehmungen gelegt.

Schubert stellte 1965 in einer Verkehrsunterrichtslehre für die Ausbildung der Bewerber um eine Fahrerlaubnis unter lernpsychologischen Aspekten didaktische Prinzipien für eine psychologische Durchdringung des Fahrschulunterrichts heraus.

Er bespricht hier im einzelnen: den planmäßigen und systematischen Aufbau des Unterrichts mit klarer und sinnvoller Gliederung des Stoffes, die Betonung kleiner Lernschritte, das Vorgehen vom Bekannten zum Unbekannten, vom Leichten zum Schweren, vom Einfachen zum Komplexen, den Wert eines methodischen Umschaltens, die Wichtigkeit einer genauen und konkreten Information und Anweisung, die Vorteile beziehungsreicher, anschaulicher und bildhafter Hinweise, das Prinzip zunehmender Eigenaktivierung und abnehmender Hilfe, den Wert der Wiederholung und prägnant zusammengefaßter Gehalte, die Bedeutung der inneren Freude und der mitmenschlichen Beziehung für eine einsichtsvolle Aneignung und schließlich die pädagogische Wirksamkeit positiver Beispiele und des Lernens am Erfolg.

Dazu treten die pädagogischen Möglichkeiten einer Erklärung und Vertiefung in Gruppen-, Streit- und Rollengesprächen.

2. Weiterbildung und Erziehung im eigentlichen Sinne

Auch nach Abschluß des eigentlichen Fahrschulunterrichts und der bestandenen Fahrerlaubnisprüfung treten neben die mehr rationalen Aspekte der Ausbildung und Aufklärung erzieherische Gesichtspunkte im eigentlichen Sinne zur Förderung von Vorsicht, Umsicht und Rücksicht. So dient schon der *freiwillige oder zwangsweise Verkehrsunterricht* nicht nur dem Ausfüllen von Wissenslücken, sondern auch einer verständnisgebundenen Verarbeitung des Stoffes.

Sicher ist es wichtig, daß der wenig erfahrene Verkehrsteilnehmer, gerade weil er über keine spezifisch verkehrsbezogenen instinktiven Schutzmechanismen verfügt, in ausreichender Weise immer wieder sachlich informiert wird, um entsprechende Gefahren vermeiden zu können. Interessanterweise konnte Munsch (1962) hinsichtlich des *reinen Verkehrswissens* eine signifikante Beziehung zur Verkehrsbewährung feststellen: Von den Fahrern mit der schlechtesten Verkehrsbewährung (6 und mehr gerichtlich ausgesprochenen Verkehrsstrafen) hatten 60,8% einen Wissenstest nicht bestanden, von den Fahrern mit der einwandfreiesten Verkehrsbewährung dagegen nur 21,8%. So ist es zu verstehen, daß in der Öffentlichkeit gerade in letzter Zeit häufiger die Einführung regelmäßiger — zumindest *theoretischer* — *Wiederholungsprüfungen* gefordert wird.

Spezielle Ausführungen zum Thema „Verkehrserziehung Erwachsener“ (Erweiterung der Umsicht durch Erfahrung und Gewöhnung, Prägung angepaßter Einstellungen, Wirksamkeit einer systematischen Nacherziehung) müssen dem Beitrag von Gunzert in diesem Handbuch (vgl. ab S. 263) entnommen werden. Wichtig ist auch hier für die Zukunft eine verstärkte und gezielte Anwendung lerntheoretischer Erkenntnisse.

3. Weitere Beeinflussungsmöglichkeiten

Das Wesen aller hier zu erörternden Bemühungen und Maßnahmen besteht darin, den Menschen zu einem sicheren und angepaßten Verhalten im Verkehr durch Prägung entsprechender Einstellungen, Haltungen und Gewohnheiten zu motivieren. Dabei kann vorausgeschickt werden, daß *Appelle* in engerem Sinne und zeigefingerhafte Belehrungen die grundlegenden Motive des Menschen nicht tangieren können und daß die Erfahrung lehrt, daß die Inhalte solcher Appelle in der dynamischen Situation des Verkehrs nicht aktualisiert werden. Ein geringer Wert kommt offenbar auch den bekannten *Auszeichnungen* („Ritter der

Landstraße", „Kraftfahrer des Monats", „Kavalier am Steuer" u.a.) und bestimmten *Bevorteilungen* (Prämiennachlaß der Versicherungsgesellschaften bei unfallfreiem Fahren) zu. Vermehrten sich doch seit der Einführung der Prämienrückvergütung die Fälle von Unfallflucht auf Parkplätzen erheblich!

Über die Wirksamkeit von *Strafen* vgl. die Ausführungen von LANGE, HÄNDEL und GUNZERT in diesem Handbuch auf den S. 47, 72 bzw. 263.

a) Psychologisch wirksame Verkehrswerbung

Sie bedient sich des Verkehrsfilms, des Fernsehens, des Rundfunks und der Presse, führt Wettbewerbe und Quizveranstaltungen durch und arbeitet mit Plakaten (vorwiegende Erinnerungswirkung), Broschüren, Handzetteln und Flugschriften.

Für die psychologische Gestaltung einer geschickten Werbung sind zwei Gesichtspunkte von besonderer Bedeutung: Einmal kommt es darauf an, den zentralen Begriff der Sicherheit in eine von allen Verkehrsteilnehmern oder zumindest von großen Gruppen akzeptierte Ganzheit einzugliedern, d.h. sie in ein umfassendes, positiv erlebtes Bezugssystem im Sinne *umgreifender Motivationszusammenhänge* einzubauen (UNDEUTSCH, 1961a und b). Sicherheit darf damit nicht als unangenehme Pflicht, sondern sie muß als positives Ziel erlebt werden.

Zum anderen ist es notwendig, die in einer Gesellschaft oder in bestimmten Bevölkerungsgruppen vorhandenen Tendenzen und beherrschenden Wertordnungen zu erforschen, d.h. Werbemaßnahmen auf motivanalytischen Befragungen aufzubauen und ihre Wirksamkeit vorher an geeigneten Stichproben auszutesten. Denn nur auf dieser Basis können letztlich wissenschaftlich fundierte Empfehlungen gegeben werden. Dies impliziert zunächst die Kenntnis darüber, was das Auto für den Menschen überhaupt bedeutet (Gebrauchsobjekt, Kapitalanlage, Maßstab der sozialen Stellung und Mittel zur Förderung der Geselligkeit, Symbol der Selbstbeherrschung und Mittel des Persönlichkeitsausdrucks; MARTINEAU; NEWMAN, PACKARD; BERTH). Verschiedene Menschen neigen zu *bestimmten Fahrzeugtypen* und sind auch für eine unterschiedliche Art von Werbung zugänglich. Auch die erlebnismäßige *Bedeutung des Autofahrens* ist für die verschiedenen Menschen je nach ihrer Persönlichkeitsstruktur und -dynamik verschieden. UNDEUTSCH (1961a und b) unterscheidet den sportlichen, repräsentations- und geltungsbedürftigen, den um seinen Wagen besorgten, den moralischen und selbstgerechten Fahrertyp; in einem Bericht der Marplan-Forschungsgesellschaft werden als Motivationen des Autofahrens der Wunsch nach Schutz und Geborgenheit, nach Ich-Erweiterung, nach Dominanz und Überlegenheit und nach Befriedigung des Spieltriebes genannt. Alle Werbemaßnahmen, die wirklich Erfolg haben wollen, müssen in dieser Sicht konsumenten-psychologisch aufgebaut, d.h. auf den Verbraucher ausgerichtet sein. Erstes Gebot der *Konsumentenpsychologie* ist aber, aus der fundierten Kenntnis des Verbrauchers unter Meidung eines negativen Appeals positive Anreize zu setzen, wobei sie sich bevorzugt ständig wiederholter, kurzer, einprägsamer Parolen bedient.

b) Pädagogisch-therapeutisches Wirken im engeren Sinne

Auch hier unterscheiden sich die bestehenden Möglichkeiten je nach der Gruppe, die bevorzugt angesprochen werden soll, wobei vor allem die verschiedenen Lebensaltersphasen von Bedeutung sind (MOENS).

Immer wird es bei diesen, mehr auf den einzelnen Menschen gerichteten Bemühungen darauf ankommen, eine echte soziale Situation zu schaffen, in der im Grunde erst eine sinnvolle Beratung erfolgen kann. Eine solche *Beratung* ist auf die Ermittlung spezifischer Fehlverhaltensweisen und persönlicher Schwierigkeiten ausgerichtet und soll in einem echten Gespräch zur Korrektur von Fehlhaltungen und falschen Fahrgewohnheiten beitragen.

In besonderer Weise haben sich in anderen Ländern *gruppentherapeutische Gespräche* bewährt, in denen der andere in der Diskussion nicht als Hindernis, sondern als Hilfe für die eigene Urteilsbildung erlebt wird.

Durch Wechsel und Relativierung des eigenen Bezugssystems wird ein Verstehen der Schwierigkeiten des anderen, ein Sicheinordnen in eine gemeinsame Problematik und das organische Herausbilden eines Partnerschaftsgefüges ermöglicht. Im *Rollenspiel,* in der Besprechung von Beinahe-Unfällen und Problemsituationen kommt es dabei zu einem stärker werdenden persönlichen Engagement (Roche, 1954; Trumpler; Moens).

Besondere *individuelle Beratung und Behandlung* sollte den fehlangepaßten Verkehrsteilnehmern zuteil werden können, die die Gesellschaft nicht für Lebenszeit von der weiteren Verkehrsteilnahme ausschalten möchte, deren Rückfälligwerden sie aber auch nicht ohne weiteres hinnehmen kann. Die Schaffung *spezieller Institutionen* (Beratungsstellen, Driver-Clinics) wurde in diesem Zusammenhang verschiedentlich gefordert, teilweise auch schon verwirklicht (Lauer, 1960; Winkler; Johnson, 1938).

4. Die Auslese der Ungeeigneten

a) Das Wesen der Eignungsauslese

Auch sie stellt eine um den Menschen zentrierte Maßnahme zur Hebung der Verkehrssicherheit dar.

Ihr erster Aspekt sind die Fahrerlaubnisprüfungen, von Gubser und Spoerli als „Korrelate operational definierter Fahrerlaubniserteilungsvorschriften" definiert, durch die der Nachweis der für die Teilnahme am motorisierten Straßenverkehr erforderlichen Kenntnisse und Fertigkeiten erbracht werden muß.

Ihr zweiter Aspekt sind die im folgenden zu erörternden *Tauglichkeits- oder Eignungsuntersuchungen.* Sie sind ihrem Wesen nach vorbeugender Art und dadurch — zumal in der engen Koppelung an beratende Aspekte — ein echter Teilbereich eines um den Menschen bemühten Handelns, obwohl sie in der Öffentlichkeit wegen der für die Betroffenen emotional wichtigen Entscheidung mit all ihren Konsequenzen oft auf nicht unerhebliche Ablehnung stoßen.

Sie dienen dem Ziel, festzustellen, ob der betreffende Mensch nach seinen Möglichkeiten zu einem angepaßten Verkehrsverhalten in der Lage ist. Man versteht in diesem Sinne unter der im übrigen konkret definierten Größe „*Eignung*"[1] die im Menschen gegebenen Voraussetzungen, bestimmte Umweltforderungen zu bewältigen, d.h. letztlich ein Fahrzeug sicher auch in schwierigen Situationen und über eine längere Zeit im Verkehr zu führen. Damit ist jede Eignungsdiagnose letztlich eine Prognose über das zukünftige Verhalten des Untersuchten unter bestimmten Anforderungsbedingungen.

Zentraler Begriff für diese Prädiktion ist der Begriff der konkreten Gefährdung, die als eine nahe, auf Tatsachen beruhende hohe Wahrscheinlichkeit des Eintritts eines Schädigungsereignisses angesehen wird. Bei den meisten Eignungsuntersuchungen handelt es sich aber nicht um eine echte Vorhersage, sondern eher um eine Postdiktion, bei der entsprechende Aussagen unter Kenntnis der realen Tatbestände der Vorgeschichte (etwa der Unfallzahl) auf dem Boden entsprechender Untersuchungsbefunde getroffen werden.

Wenn auch in manchen Fällen die Voraussetzungen einer *Bestauslese* gegeben sind (Fliegertauglichkeitsuntersuchungen, Untersuchungen bestimmter Berufsgruppen usw.), so handelt es sich doch meist um eine *Negativ-Auslese.* Jedoch

[1] Juristisch gesehen ist die Eignung ein unbestimmter Rechtsbegriff, der durch die ständige Rechtsprechung inhaltlich aufgefüllt wird.

sollte auch hier die Untersuchung zugleich die Ermittlung positiver Aspekte im Sinne bestimmter für die Teilnahme am Straßenverkehr förderlicher Qualitäten berücksichtigen. Denn letztlich handelt es sich immer um die Untersuchung und Beurteilung des ganzen Menschen und nicht einzelner Funktionsbereiche. Das der Negativauslese zugrunde liegende Prinzip umfaßt einmal die *Anforderungen* (die mehr und mehr durch die Beschleunigung des Verkehrs, die Stärke der Verkehrsmittel und die gleichzeitige Notwendigkeit mehrerer Handlungen bestimmt werden) und andererseits die Ermittlung bestimmter *Mängel*, die allerdings bisher meist mehr heuristisch gesetzt als empirisch exakt belegt sind (HEEGNER, 1961). BIÄSCH empfiehlt im übrigen, die Negativauslese nicht unter dem Aspekt einer „nachgewiesenen Unfallgefährdung, sondern unter Hinweis auf eine ungenügende Stabilität und Belastbarkeit" der betreffenden Probanden zu betreiben und MAUKISCH schlägt anstelle der Suche nach „Unfällerpersönlichkeiten" die Bestimmung der konkreten Anpassungsleistung vor.

In jedem Falle erfolgt eine solche Eignungsuntersuchung im Rahmen eines Entscheidungsverfahrens im Sinne der von CRONBACH so genannten „zweiphasigen sequentiellen Strategie" an bereits von den Behörden vorselegierten heterogenen Gruppen. So wie aber letztlich von juristisch-administrativer Seite festgelegt wird, daß für bestimmte Menschengruppen unter definierten Bedingungen die Eignung zum Führen von Kraftfahrzeugen zu unterstellen ist, unterliegt es auch einer administrativ und juristisch — unter Berücksichtigung allgemeiner Vorsichts- und Risikotendenzen und nach öffentlicher und privater Interessenabwägung — festzulegenden Setzung, welchen Grad einer über das durchschnittliche Maß hinausgehenden konkreten *Gefährdungswahrscheinlichkeit* die Gesellschaft zu tolerieren gewillt ist. Das heißt, die wertsetzenden Stellen legen den Bereich fest, in dem ihre Vorstellungen über die gerade noch erträgliche Gefährdung mit den Vorstellungen über die gerade noch vertretbare Selektionsrate konvergieren (MAUKISCH).

Dabei ist einmal zwischen zwei verschiedenen Gefährdungsbegriffen und zum anderen zwischen den juristischen Anforderungen an den Wahrscheinlichkeitsbegriff im Strafrecht und im Sicherungsrecht zu unterscheiden: Wenn eine bestimmte Funktionseinbuße (etwa Einäugigkeit) vorliegt, so bedeutet dies eine teilweise, aber dauernd gegebene Einschränkung der Fahrtauglichkeit; völlig anders kommt es etwa im Falle einer Epilepsie auf eine Prognose darüber an, mit welcher Wahrscheinlichkeit ähnliche, die Tauglichkeit zum Führen von Kraftfahrzeugen lediglich vorübergehend, aber dann vollständig ausschließende Zustände in absehbarer Zukunft zu erwarten sind. Müssen im Strafrecht die einen Straftatbestand erfüllenden Tatsachen mit einer an Sicherheit grenzenden Wahrscheinlichkeit feststehen, so wird im Sicherungsrecht nur eine überwiegende Wahrscheinlichkeit gefordert (LÜTKES nach SCHNEIDER und SCHUBERT).

Aufgabe des Psychologen wie des Arztes ist es in diesem Zusammenhang, das Vorliegen einer bestimmten Gefährdungswahrscheinlichkeit zu belegen, wobei er es zur Zeit als Erleichterung empfinden mag, neben den Möglichkeiten einer logischen Ableitung der Gefährlichkeit und einer Bezugnahme auf empirisch-wissenschaftliche Untersuchungsergebnisse, auf fachinterne Richtlinien zurückgreifen zu können. In vielen Fällen wird es sich darüberhinaus darum handeln, den Besitz des Führerscheins wenigstens unter bestimmten Bedingungen zu ermöglichen (sog. Klassifikationsentscheidungen im Sinne CRONBACHS).

Eine Fragestellung von besonderem Interesse ist für den Gutachter dabei, ob die beobachteten Fehlverhaltensweisen oder festgestellten Mängel auf persönlichkeitsimmanente oder relativ vorübergehende Merkmale zurückzuführen sind. MITTENECKER (1950) unterscheidet in gleichem Sinne *zeitlich relativ konstante und zeitlich variable Bedingungen*, wobei für die Beurteilung wichtig ist, sich des „dynamisch-prozessualen" Charakters der Persönlichkeit bewußt zu sein und nach Möglichkeit über die notwendige Kenntnis der Entwicklungsbedingungen des Menschen und der Vorhersagbarkeit der Umweltbedingungen zu verfügen. Wichtig sind aber auch im Sinne einer gerechten Beurteilung die Schaffung einer *vergleichbaren Ausgangssituation* für die Untersuchungen und das ständige kritische Bemühen, die vielseitige Dynamik der Untersuchungssituation systematisch unter Kontrolle zu bringen und eine methodisch klare und rationale Datenintegration zu erreichen. In dem Maße, in dem sich Eignungsurteile auf Korrelationen zu bestimmten Kriterien stützen, muß sich der Gutachter ferner der Gefahr des Übersehens der Varianzreduktion in selegierten Gruppen, des Übersehens nichtlinearer Beziehungen und des Übersehens von Moderator- oder Supressorvariablen bewußt sein (Jäger, 1965).

Daß trotz dieser und anderer Schwierigkeiten psychologische Ausleseuntersuchungen erfolgreich sein können und sind, ist vielfach belegt (Snow; Vernon, 1936; Eysenck; Bernard; Cleeton et al.; Kraft und Royster; Viteles; Biesheuvel; Lahy; Cassan; Brandaleone und Flamm; Ghiselli und Brown; Häkkinen, 1958; Cobb, 1939; Johnson; Jardiller; Ledent und Wellens; Schnebelen; Granier; Goguelin; Lauer u.a.). Einige der genannten Untersucher berichten eine Senkung der Unfallziffer nach Einführung von Eignungsuntersuchungen von 14,1% auf 0,6% oder von 20% auf 3% oder ein durch Eignungsuntersuchungen bedingtes Absinken der wegen mangelnden Ausbildungserfolges notwendigen Entlassungen von 20% auf 4% bzw. eine Korrelation zwischen Testurteil und Ausbildungserfolg in der Größenordnung von $r = 0{,}40$—$0{,}89$. Skeptische Überlegungen steuerte kürzlich unter Heranziehen mathematischer Modellvorstellungen Drösler (1965) bei.

Schließlich sei nicht vergessen, daß den Eignungsuntersuchungen auch eine allgemein *pädagogisch-psychologische* Wirkung zukommt (stärkere subjektive Beachtung verkehrsbedeutsamer Mängel und des Verkehrsverhaltens überhaupt, warnende Existenz von Untersuchungsstellen, wirtschaftliche Aspekte der Untersuchung usw.). In manchen Fällen mag sogar das Aufzeigen bestimmter Schwächen zu positiven Kompensationsbestrebungen und das Wissen um eine regelmäßige Kontrolle zu einer Änderung der Lebensführung beitragen (therapeutische Wirkung). Exakte Untersuchungen zu diesem Komplex stehen aber noch weitgehend aus.

b) Kriterien der Auslese

Zunächst schien sich als einfachstes und zugleich eindruckvollstes Kriterium der *Unfall* anzubieten (Lejeune). Bedenkt man aber die sicher nicht geringe Dunkelziffer, die Schwierigkeiten der Definition, Registrierung und Rekonstruktion von Unfällen sowie deren plötzliche und unerwartete Entstehung, mag die erste Skepsis an diesem Kriterium wach werden. Dazu kommt, daß es sich beim Unfall um ein ausgesprochen komplexes Geschehen am Schnittpunkt mehrerer Kausallinien handelt, so daß eine direkte Korrelation zwischen Persönlichkeitsmerkmalen und der Wahrscheinlichkeit des Eintrittes von Unfällen nicht zu erwarten ist; denn im Grunde könnte nur die „gleichzeitige kontrollierte Variation aller beteiligten Bedingungen das Netzwerk möglicher Zusammenhänge entwirren" helfen (Mittenecker, 1962).

Zu diesen Bedingungen gehört nicht zuletzt auch die Tätigkeitsspezifität der Unfälle und ihre Abhängigkeit von der Berufs- bzw. Fahrerfahrung. Alle diese Überlegungen lassen den Unfall als weitgehend unreliables Kriterium erscheinen, so daß eine mangelnde Übereinstimmung mit Testergebnissen nicht unbedingt gegen letztere sprechen müßte, zumal die Möglichkeit zu unterstellen ist, daß zwischen verschiedenen Unfalltypen und spezifischen Mängeln wesentlich höhere Korrelationen bestehen könnten.

Schließlich sind Unfälle ausgesprochen seltene Ereignisse, was auch die niedrigen Korrelationen zwischen kürzeren intraindividuellen Vergleichszeiten mit erklärt. Gubser und Spoerli bezeichnen es unter diesen Umständen als gar nicht möglich, daß in der Regel normalverteilte Testresultate mit Ereignissen hoch korrelieren, die ausgesprochen selten sind und von zufälligen Konstellationen abhängen. So setzte auch an dem relativ seltenen Auftreten von Unfällen die von mathematischen Modellvorstellungen ausgehende Kritik ein, nach der die individuell verschiedene Häufigkeit von Unfällen nicht ohne weiteres auf eine unterschiedliche *Unfalldisposition* (MARBE; LEJEUNE, 1957, 1958) zurückzuführen, sondern weitgehend als zufallsbedingt anzusehen ist (Poisson-Verteilung; COBB; GREENWOOD und WOODS; NEWBOLD, 1927; DRÖSLER, 1965; UNDEUTSCH, 1962b; HADDON; MINTZ, 1954a; BATES und NEYMAN; ARBOUS und KERRICH; MITTENECKER, 1962 u.a.). Selbst bei Unterstellung einer annähernd verläßlichen Diagnostizierung einer Unfalldisposition kann aber kaum ein Wahrscheinlichkeitsgrad angegeben werden, mit dem diese Disposition auch tatsächlich innerhalb eines bestimmten Zeitabschnittes zu einem Unfall führt.

Tatsächlich lassen aber Vergleiche empirischer Unfallverteilungen mit einfachen Poisson-Verteilungen nicht selten Abweichungen erkennen (BURKARDT, 1962; CLEVELAND; HOYOS, 1957; SHAW), d.h. es finden sich in bestimmten Populationen mehr Personen mit vielen und mehr mit gar keinen Unfällen, als nach der reinen Poisson-Verteilung anzunehmen wäre.

Die wissenschaftliche Diskussion wird im Augenblick von der kritischen Ablehnung der „Minderheitentheorie“ beherrscht, wenn auch — für die Beurteilung des Einzelfalles — zugegeben werden muß, daß die Zufallsverteilung im einzelnen ebenfalls einer Determination unterliegt, die nur aufgrund der zahllosen interferierenden Variablen nicht bestimmbar ist und daß der geringe prozentuale Anteil einer echten Unfalldisposition in absoluten Zahlen für eine zahlenmäßig große Gesellschaft doch sehr viel bedeuten mag.

Die aufgrund polizeilicher Aufnahmen zunächst genannten typischen Unfallursachen wie Rückwärtsfahren, Richtungsänderung, Vorfahrtsverletzung usw. verflüchtigen sich bei einer eingehenden Analyse mehr und mehr. So konnte UNDEUTSCH (1962b) durch explorative Feldarbeit als *tiefere Gründe menschlichen Versagens* im Straßenverkehr den Durchbruch natürlicher Verhaltenstendenzen, eine indirekte Situationsbeurteilung, falsche Erwartungen bezüglich anderer Verkehrsteilnehmer, falsche Abschätzungen, Abgelenktsein und eingeschliffene Verhaltensgewohnheiten nachweisen. Diese interessanten Ergebnisse bestätigen die schon von verschiedenen anderen Autoren betonte Häufigkeit psychologischer Ursachenfaktoren bei Unfällen. Zugleich hängen aber natürlich sowohl die Zahl der Unfälle als auch die Zahl der Verkehrsdelikte maßgeblich von der Höhe der Fahrleistung ab (SCHUBERT, 1967).

Aufgrund der oben aufgezeigten Schwierigkeiten wurde verschiedentlich vorgeschlagen, anstelle der seltenen und zufallsbelasteten Unfälle andere Kriterien zu wählen, zumal signifikante Beziehungen zwischen bestimmten — im übrigen für Führer einzelner Fahrzeugarten, bestimmte Straßenarten und bestimmte Tageszeiten spezifischen — Verhaltensfehlern und der Unfallvorgeschichte bzw. auch einer spezifischen Unfallgefährdung aufgewiesen werden konnten (McFARLAND und MOSELEY, SCHUBERT und EDLER). Als solche Kriterien bieten sich an: *Beinaheunfälle* (critical incidents), *Verhaltensfehler und Verkehrsverstöße* (MITTENECKER, 1965; FORBES; McFARLAND und MOSELEY; COMREY; HOYOS, 1961b; SCHUSTER und GUILFORD). Neuere Untersuchungen belegen den Wert einer Herausarbeitung spezifischer Fehlverhaltensformen (SCHUBERT und EDLER), die sich signifikant häufiger wiederholen, als es den Erwartungswerten entspricht.

Eine weitere Möglichkeit bietet die Beschreibung des Fahrverhaltens aufgrund freier Beobachtung oder systematisch-empirischer Studien mittels Skalierung oder apparativer Messungen (DORSCH, 1959; McFARLAND; HOYOS, 1961b; UNDEUTSCH; LAUER, 1964; BARMACK et al., 1962; UHLANER et al., 1952a und b; KLEBELSBERG und KALLINA; McGLADE; ABELE, 1957; GREENSHIELDS, 1963; SCHUBERT und EDLER). KLEBELSBERG nennt in diesem Zusammenhang das Kriterium der Verkehrsangepaßtheit und meint damit ein sowohl sicheres als auch zügiges Fahrverhalten. Der bessere Fahrer hält das Steuer fester, braucht weniger Treibstoff und bedient seltener Gas- und Bremspedal (LAUER und SUHR).

Bei der Beurteilung der Kriterienfrage ist aber eine grundsätzliche kritische Besinnung angezeigt. Denn die Anforderungen an die Verkehrsteilnehmer sind beispielsweise für die verschiedenen Fahrerlaubnisklassen keineswegs gleich (Bartelme; Fletcher, 1949d; Brown und Ghiselli, 1948), die verschiedenen Kriterien zeigen meist nur eine geringe Korrelation miteinander (Allgaier und Lauer; Severin), die Übereinstimmung verschiedener Beurteiler ist ebenfalls oft nur schwach (Bonnardel, 1939, 1957), und ein Kriterium selbst mag in sich vieldimensional sein (Jäger, 1965). So wechselte der begriffliche Schwerpunkt des guten Fahrens in den letzten Jahrzehnten von einer sportlichen Fahrweise in den Bedeutungsumkreis der Sicherheit (Undeutsch, 1963b). Damit ergibt sich letztlich die Notwendigkeit, das Kriterium eindeutig zu definieren (Ausbildungserfolg, Berufserfolg, Fahrleistung — etwa wieder unterteilt in zügige Angepaßtheit und vorwiegend sicher-sorgsame Fahrweise —, Straffreiheit, Unfallfreiheit usw.), genauso wie es für einen Arbeitgeber notwendig ist, seine Zufriedenheit mit einem Angestellten in die Schnelligkeits- und Sorgfaltskomponente seiner Leistungen, seinen Einfluß auf das Betriebsklima und andere Faktoren mehr aufzugliedern. In diesem Sinne ist zweifellos mancher Vorwurf gegenüber den Kennwerten psychologischer Verfahren auf die mangelnde Zuverlässigkeit und Gültigkeit der benutzten Kriterien zurückzuführen.

c) Die psychologische Diagnostik im Rahmen der Verkehrsmedizin

α) Im Rahmen der psychiatrischen Diagnostik übt der Psychologe primär eine *Hilfsfunktion* aus, indem er dem diagnostizierenden Psychiater Bausteine in die Hand gibt, mit denen dieser in zusammenfassender integrierender Gesamtschau zu einem diagnostischen Urteil zu gelangen versucht (vgl. den Beitrag von Rauch ab S. 376). Die Befunde des Psychologen können eine klinisch hervorgetretene Diagnose stützen und bestätigen, können aber auch zur Vorsicht mahnen, eine voreilige diagnostische Festlegung zu vermeiden und vielleicht sogar zu einer Änderung der ursprünglichen diagnostischen Konzeption beitragen. Besonders wertvoll wird die Beteiligung der Psychologie dann sein, wenn aus irgendeinem Grunde eine eingehende klinische Untersuchung nicht möglich ist, wenn ein atypisches Syndrom vorliegt, das dem Arzt eine genaue diagnostische Festlegung erschwert, und wenn das vorliegende Syndrom die Schwelle klinischer Manifestation nicht erreicht oder durch eine anderes Syndrom verdeckt wird (Pichot; Böcher, 1964). In einigen Untersuchungen konnte auch nachgewiesen werden, daß die durch psychologische Methoden gewonnenen Erkenntnisse Aufschlüsse ergeben, die über die klinisch-psychiatrische Befunderhebung hinausgehen (Fisher, Gonda und Little). Über den Wert verschiedener experimentalpsychologischer Verfahren bei bestimmten klinischen Gruppen (allgemeine Abnormität, emotionale Auffälligkeiten und Neurosen, Psychopathien, Psychosen, organisch bedingte geistige Leistungsminderungen und Wesensänderungen) finden sich Hinweise bei Pichot und Böcher (1964). Zu den *diagnostischen und differentialdiagnostischen Beiträgen* treten die *Möglichkeiten einer größeren Objektivierung, Quantifizierung und Präzisierung der Aussage* sowie eine größere und fundiertere Kenntnis über die Irrtumswahrscheinlichkeit dieser Aussagen, die zudem für eine statistische Auswertung besser geeignet sind. Der Psychologe sollte sich dabei stets über die methodologische Stellung des von ihm angewandten Verfahrens und über dessen geprüften Wert im klaren sein und sich vor Augen halten, daß es sich bei der *Validität psychologischer Verfahren* nur um die Gültigkeit bestimmter, in ganz bestimmten Fällen angewandter sowie auf bestimmte Weise und unter bestimmter Zielsetzung durchgeführter und ausgewerteter Methoden handeln kann. Dabei wird der Einsatz experimental-psychologischer Verfahren immer unter dem Aspekt gesehen werden müssen, welche auf anderem Wege nicht erreichbare Informationsquantität durch sie gewonnen werden kann (Pichot, 1963).

In ähnlicher Weise mögen die Einsatzmöglichkeiten des Psychologen im Rahmen *pharmakopsychologischer Untersuchungen* und Prüfungen zu sehen sein, ohne daß hier der Psychologe, wie manchmal im klinischen Bereich, in den Verdacht gerät, Techniken zu benutzen, die — wenn überhaupt — nicht exakt validiert sind, um Patienten in Kategorien einzureihen, deren Inadäquatheit von allen zugegeben wird (Roe).

β) Die gegenseitige Ergänzung von Medizin und Psychologie bei bestimmten Untersuchungsgruppen ist sicher am häufigsten und belegt Wert und Bedeutung einer echten medizinisch-psychologischen Teamarbeit. Hierbei handelt es sich einmal um die große Gruppe der *Tatauffälligen,* insbesondere auch die Gruppe der wegen mehrfacher Trunkenheit am Steuer aufgefallenen Personen, bei denen der Psychologe durch Erheben entsprechender Leistungsbefunde, durch eine gezielte anamnestische Befragung und psychologisch-soziologische Exploration wertvolle Beiträge zur Beurteilung liefern kann. Zum anderen sind es vorwiegend die *jugendlichen und alten Führerscheinbewerber oder -inhaber*, die aus irgendeinem Anlaß auf ihre Eignung hin untersucht werden. Bei den ersteren wird es darauf ankommen, Hinweise auf Art und Ausmaß der willentlich-rationalen Steuerung, auf die realistische Einschätzung der eigenen Fähigkeiten und Fertigkeiten, auf den Ausprägungsgrad der Abenteuerlust, des Geltungsdranges oder der Opposition, auf die Ausreifung der intellektuellen und psychophysischen Leistungsfähigkeit, die Belastbarkeit und schließlich das Maß sozialer Anpassungsbereitschaft und -fähigkeit zu gewinnen (Heegner, 1956; Lewrenz, 1964; Müller, 1961). Bei den älteren Menschen steht die Frage nach dem Nachlassen des allgemeinen Leistungsvermögens (Störung der motorischen Funktionen, Geschwindigkeit und Sicherheit der Bewegungen, Verlangsamung der Reaktionen, Nachlassen von Ausdauer und Belastbarkeit, Mangel an Umstellungsfähigkeit und Beweglichkeit, Versagen gegenüber komplexen Anforderungen oder unter Zeitdruck, Nachlassen der allgemeinen elastischen Anpassung, der Lernfähigkeit und des Erfassens neuer Situationen usw.) sowie die Frage nach der Intaktheit von Kritik und Urteilsfähigkeit, von Einsicht und Steuerung und der Ausschluß einer egozentrisch-egoistischen Interesseneinengung im Vordergrund (Lewrenz, 1958; Winkler, 1965; Böcher, 1962; Hase; Maier). Dabei wird immer zu berücksichtigen sein, daß das Untersuchungsergebnis allein nicht unmittelbar den Leistungsstand spiegelt, sondern in weitem Umfange durch Motivationen (etwa auch niedergedrückte Stimmung) bestimmt sein kann (vgl. auch den Beitrag von Lewrenz in diesem Handbuch ab S. 193).

γ) Die Frage der „Kompensation" bestimmter Mängel (Notwendigkeit einer medizinisch-psychologischen Gesamtschau). Hier folgt der Einsatz des Psychologen zeitlich der auf einem bestimmten medizinischen Fachgebiet vorgenommenen Befunderhebung. Aber nicht der Befund als solcher ist entscheidend, sondern die durch den festgestellten Mangel bedingte Art des *spezifischen Informations- bzw. Aktionsverlustes* und ihre *Bedeutung für die Verkehrsteilnahme.*

Hier sind zwei Möglichkeiten zu unterscheiden:

1. Bei einem leichteren Mangel wird es sich um die Frage handeln, ob bei dem betreffenden Probanden noch andere körperliche oder geistige Mängel vorliegen, die in der Gesamtschau stärkere Bedenken an seiner Eignung begründen.

2. Bei einem schwereren Mangel wird festzustellen sein, ob bei dem Betreffenden insgesamt außergewöhnlich günstige Verhältnisse vorliegen, die trotz des an sich schweren Mangels eine Verkehrsteilnahme vertretbar erscheinen lassen.

Der Psychologe wird hier einmal die *allgemeinen Leistungsmöglichkeiten* (s. S. 238ff.), vor allem Aufmerksamkeit, Konzentration und Belastbarkeit, Auffassung und Orientierung, Reaktionsverhalten und sensomotorische Koordination,

Vorausplanung und Entscheidungsprozesse überprüfen. Zum anderen wird er die *Gesamtpersönlichkeit*, ihre Struktur und Dynamik zu berücksichtigen haben. Hierzu gehören Fragen der lebendigen Umweltzugewandtheit, der inneren Ausgeglichenheit, einer rationalen Verhaltenssteuerung und einer sachlich-vernünftigen Grundeinstellung (Frustrationstoleranz, Selbstsicherheit), der Anstrengungsbereitschaft und Lernmotivation sowie nicht zuletzt der Selbstkritik, eines echten Realitätsbezuges und der Kenntnis der eigenen Leistungsgrenzen. Als interessant hat sich in diesem Zusammenhang auch die Risikoeinstellung mit den Bedeutungsumkreisen der Vorsicht, der Verantwortlichkeit und Verläßlichkeit erwiesen.

Schließlich kann auch — allerdings schon jenseits der im engeren Sinne psychologischen Möglichkeiten — die tatsächlich vorhandene *Verkehrserfahrung*, wie sie sich aus der Aktenlage, in der Exploration oder bei Prüfen des Verkehrsverständnisses ergibt, eine gewisse Kompensationsfunktion übernehmen. Positive Auswirkungen einschlägiger Erfahrungen konnten u.a. Schoch (1956), Levonian (1963) und McGlade (1963) aufweisen.

d) Die psychologischen Untersuchungsverfahren

α) Allgemeines. Unter den eignungspsychologischen Methoden stehen zunächst bestimmte *Grunduntersuchungsverfahren* (Standard-Verfahren, obligatorische Kernserie) im Vordergrund, die in der Regel bei Eignungsuntersuchungen angewandt werden. Bei besonderen Untersuchungsgruppen (Tatauffällige, Jugendliche, Prüfungsversager, Fahrlehrerbewerber u.a.) finden darüberhinaus sog. *Bereichs- oder Indikationsverfahren* Anwendung, und im konkreten Einzelfall wird der Gutachter bei gegebenen Erfordernissen *spezielle Methoden* (Individual- oder Differentialverfahren) einsetzen.

Zusammenfassende Darstellungen über die einzelnen Untersuchungsmöglichkeiten finden sich u.a. bei Burkardt und Schweitzer; Fine, Malfetti und Shoben (1965), Goldstein (1961), Häkkinen (1957), Hoyos (1965), Lewrenz (1959 und 1962), Schubert (1965) und Voge (1962a), wobei Hoyos für die neuere Psychologie die beiden Trends herausstellt, einmal Verfahren zu bevorzugen, die stärker am konkreten Verhalten orientiert sind, und zum anderen komplexere Handlungsmodelle an das Verkehrsverhalten heranzutragen.

Zu besonderen Diskussionen in der Öffentlichkeit gaben die sog. *Tests* Anlaß. Lienert (1961) versteht unter einem Test ein wissenschaftliches Verfahren „zur Untersuchung eines oder mehrerer empirisch abgrenzbarer Gültigkeitsmerkmale mit dem Ziel einer möglichst quantitativen Aussage über den relativen Grad der individuellen Merkmalsausprägung". Die Anwendung dieser Verfahren entspricht einer Tendenz zu größerer Gültigkeit, Zuverlässigkeit, Objektivität und Vergleichbarkeit der getroffenen Aussagen, wobei allerdings eine zunehmende Objektivierung mit einem Verlust an sonstigen, in ihrer Gültigkeit jedoch meist nicht bewiesenen Informationen bezahlt wird.

Zur Bestimmung der Validität der im Rahmen der Verkehrspsychologie angewandten Tests dienten vor allem *Gruppenvergleiche*, auf deren methodische Gefahren u.a. Mittenecker (1962) und Kunkel (1966) hinwiesen. Es ist wichtig, sich darüber klar zu sein, daß diese fast ausschließlich den Validitätsuntersuchungen zugrundeliegende Methode nur grobe und für den Einzelfall nur mit Zurückhaltung verwertbare Anhaltspunkte liefert, daß auf diese Weise lediglich die Existenz von Zusammenhängen, aber nicht deren Art aufgedeckt werden kann, und daß in zahlreichen Fällen mit einer Nicht-Linearität dieser Beziehungen gerechnet werden muß. Außerdem kann keineswegs selbstverständlich eine Konstanz eines einmal ermittelten Validitätskoeffizienten unterstellt werden, und dieser kann im Grunde auch nur für die ganz bestimmte Fragestellung und die genauen Bedingungen der Eichuntersuchungen gelten. Gerade für diese Situationsspezifität der Befunde und den überdeckenden Einfluß der Motivation konnten in letzter Zeit wesentliche Hinweise gewonnen werden (HOETH; BÖCHER, 1967).

Durch diese Bedenken ist jedoch die praktische Begutachtungssituation nicht so schwerwiegend betroffen, wie es zunächst den Anschein haben könnte. Denn für die aus juristischen Gründen nahegelegte extreme Negativauslese genügt meist eine relativ grobe Qualifizierung der Befunde. SCHNEIDER und SCHUBERT weisen andererseits daraufhin, daß sich von einem mehr oder weniger breiten gruppenstatistisch indifferenten Mittelbereich nach oben und unten je eine Gruppe abhebt, deren Werte in bestimmten Tests teils sichere, teils hochwahrscheinliche Schlüsse auf die Eignung zulassen, und daß durch die sinnvolle Vermehrung von Tests die Gültigkeit einer diagnostischen Aussage zum Teil erheblich verbessert werden kann. Dazu werden in der Begutachtungssituation *persondiagnostische Erhebungen* durch *aktualdiagnostische* ergänzt (MERZ), so daß in dem Einzelfall an die Seite einer mehr oder weniger durch eine statistische Gültigkeit gestützten Aussage Belege für eine *kausale Gültigkeit*[2] treten und die für diesen Einzelfall vollzogenen Gedankengänge durch ihre logische Stringenz überzeugen. Es bedeutet dies praktisch eine Annäherung an ein „*klinisches*“ *Vorgehen,* das sich unter Berücksichtigung des gesamten praktischen Kontextes der Untersuchung mehr auf eine breit angelegte Bedingungsanalyse des Einzelfalles stützt. Der gewissenhafte Gutachter wird in diesem Sinne seine Methoden der jeweiligen Fragestellung elastisch anpassen und ständig kontrollieren.

In diesem Rahmen einer „klinischen“ Untersuchung nimmt die *Exploration* einen zentralen Platz ein. Sie soll erstens einen allgemeinen Eindruck von der Persönlichkeit des Probanden, von seinem geistigen Niveau und Horizont, seiner Interessiertheit und seinen Interessen, seiner Aufgeschlossenheit, seiner sozialen Kontaktfähigkeit usw. vermitteln. Sie soll zweitens anamnestische Daten beitragen und drittens die bei den Leistungstests gemachten Beobachtungen ergänzen (v. HEBENSTREIT). Es sei im übrigen auf die weiteren Ausführungen von RAUCH und PETERSOHN in diesem Handbuch (vgl. ab S. 376 bzw. ab S. 174) verwiesen.

Der psychologische Gutachter wird also immer den gesamten Menschen vor Augen haben und den *Stellenwert der erhobenen Einzelbefunde* in der gegenseitigen Abhängigkeit, Über-, Unter- und Nebenordnung in einem integralen Persönlichkeitsgefüge zu ermitteln suchen (v. HEBENSTREIT; MEILI, 1958).

Beide Wege, der streng objektive Einsatz metrischer Verfahren und ein der speziellen Frage und dem Einzelfall elastisch angepaßtes Vorgehen werden sich somit in sinnvoller Weise ergänzen, und der gewissenhafte Gutachter wird alle Quellen, die sich bieten, kritisch nutzen und alle Aspekte zur Beantwortung der gestellten Frage in sachverständig-kritischer Würdigung heranziehen, wobei er sich keineswegs in praxisferner Abstraktion weigern sollte, statistisch nicht gesicherte Erkenntnisse zu verwenden, wie es bisweilen in der Verabsolutierung bestimmter wissenschaftlicher Konzeptionen nahegelegt wird. So wird der Psychologe neben den metrischen Ergebnissen gleichberechtigt die Art der Testbewältigung, das allgemeine Verhalten (klare Antworten, ruhiges oder nervös-unsicheres Auftreten), bestimmte dynamische Besonderheiten oder individuell relevante Verlaufsgestalten für sein Urteil verwerten. Damit dürfte sich aber der *wahre Nutzwert eines bestimmten Verfahrens* nicht aus dessen isolierter Gültigkeitsbestimmung, sondern aus seiner Effektivität im Rahmen der gesamten Untersuchungssituation und aller anderen vorliegenden Informationen ergeben. In

[2] Nach MERZ stützt sich die statistische Prognose auf bereits angestellte Beobachtungen und schließt unter Kenntnis der Fehlergrenzen von einer Stichprobe auf die Gesamtheit oder von einem beobachteten Merkmal auf ein anderes, während die kausale Prognose auf einer Erfassung und Kontrolle der Systembedingungen beruht und dadurch Aussagen über Gegebenheiten ermöglicht, die noch nicht beobachtet wurden.

diesem Zusammenhang sind auch die folgenden Darlegungen über einzelne Untersuchungsbereiche und -verfahren zu verstehen.

β) Der allgemeine geistige Leistungsstand. Bei dem in diesem Zusammenhange meist benutzten Begriff der *Intelligenz* handelt es sich um einen reinen Leistungsbegriff, „durch den die Fähigkeit gekennzeichnet wird, in ungewohnten Situationen ohne angeborene Verhaltensformen sowie ohne langwieriges Versuchen sich zurecht zu finden" (Lersch), womit bevorzugt eine mit der sinnlichen Wahrnehmung verknüpfte Form des Zurechtfindens in der Umwelt bei wechselnden Verhältnissen gemeint ist [„dynamisches Sehen" nach Munsch, „Antizipation des Kommenden" nach Fuchs (1956)]. In diesem Zusammenhange sind allgemein *grundlegende Funktionen* wie Aktivität, Spontaneität, Anregbarkeit, Umstellbarkeit, das allgemeine psychische Tempo, die Weite des Verarbeitungsfeldes und der Aufmerksamkeitsumfang, Remanenzstärke, Profiliertheit und Aufgliederungsgrad der sinnlichen Inhalte, die Einsicht in einen Sachverhalt, die Möglichkeit der Verfügung über das eigene Verhalten, das Erfassen sinnvoller Zusammenhänge, der Überblick über komplexere Gegebenheiten, das Weiterdenken sowie das Einordnen in einen sozialen Bezug von Interesse.

Als *Untersuchungsverfahren* werden der Hamburg-Wechsler-Intelligenztest für Erwachsene, der Intelligenz-Strukturtest nach Amthauer, die Visualitätsprobe nach Munsch, der Labyrinth-Test nach Chapuis, der Mechanical Comprehension-Test nach Bennett, der Ruppsche Wabentest, zusätzlich auch Ergebnisse und Verhalten in Reaktions- und Auffassungsproben genannt. Die mitgeteilten Koeffizienten von Validitätsuntersuchungen sind unterschiedlich, durchgehend jedoch nicht sehr hoch (Cobb, 1939; Ghiselli und Brown, 1951; Bartelme und Fletcher; Lauer, 1936 und 1937; Moffie et al., 1952b; Häkkinen, 1957; Brickenkamp; Farmer und Chambers, 1936; Kunert, 1953, 1955; Granier, 1954a; McFarland und Moseley et al.; Schoch; Kallina, 1964, und Klebelsberg; Hampel; Conger et al., 1957, 1959; Hoyos, 1960b; Hase, 1965; Quenault).

Im einzelnen seien noch einige interessante Hinweise gegeben: „Unfäller" — vor allem bei Berufskraftfahrern, Handwerkern, angelernten und Hilfsarbeitern gegenüber Kaufleuten und Akademikern — sind als Gruppe gesehen weniger intelligent als die Durchschnittspopulation (Hampel, 1962); Ergebnisse in Intelligenztests korrelieren deutlicher mit dem Ausbildungserfolg — insbesondere der theoretischen Prüfung — als mit dem Unfallkriterium (Granier, 1954; Hampel, 1962; Biesheuvel); zwischen allgemeinem geistigen Leistungsstand und dem Gelingen der Verkehrsanpassung scheint eine mehr logarithmische Beziehung zu bestehen: von einem gewissen Intelligenzgrad ab bedeutet eine höhere Intelligenz keine merkliche Veränderung zum Positiven hin, während mit sinkendem Intelligenzniveau ein zunehmender Einfluß auf die Fahreignung nachweisbar ist, der besonders bei geringerer Integration der Betreffenden in die Industriegesellschaft spürbar wird (Biesheuvel; Hampel, 1962; Heegner, 1957, 1960); die Leistungsdifferenzen werden mit steigender Fahrpraxis geringer (Hampel, 1962); der allgemeine geistige Leistungsstand spielt vor allem bei Bewältigung komplizierterer oder überraschender Verkehrssituationen ein Rolle (Hampel; Heegner); das Fahren schwerer Lkw's scheint ein höheres Maß mechanisch-technischen Verständnisses zu erfordern (McFarland und Moseley; Moffie, 1952; Brickenkamp, 1962). Die allgemeine Bedeutung des technischen Verständnisses für ein angemessenes Verkehrsverhalten ist jedoch unklar.

γ) Spezielle verkehrsrelevante Leistungsaspekte. Hier bietet sich zunächst eine Untersuchung der *optischen Auffassung und Orientierung* an. Mittenecker (1965) spricht in diesem Zusammenhange von Prüfungen der „Überblicksgewinnung" und nimmt für ein günstiges Abschneiden bei diesen Tests verschiedene, individuell variierende Faktoren an.

Als *psychologische Verfahren* dieses Leistungsbereichs werden meist genannt: tachistoskopische Untersuchungsmethoden im Sinne möglichst kurzzeitiger richtiger Erkennung verschiedener Objekte und Gegebenheiten, die Untertests „Bilderergänzen" und „Bilderordnen" aus dem HAWIE, das Verkehrsbilderordnen, der Linienverfolgungs-Test, der Wegfiguren-Test, das Zahlensuchfeld, Labyrinth-Tests, bestimmte Detailbeachtungsaufgaben.

Noch im Vorfeld dieser Auffassungs- und Orientierungsprüfungen stehen Untersuchungen der *psychophysiologischen Sinnesleistungen*, die in den durchgeführten Gruppenvergleichen durchgehend nur eine höchst geringe Beziehung zur Fahreignung erkennen ließen (GOGUELIN; LAUER; DAVIS und COILEY; HÄKKINEN; COBB, 1939; BRODY, 1954; LAUER und ALLGAIER; FLETCHER, 1949e; KALLINA, 1964; ENO-Foundation, 1948; HASE, 1964; BRANSFORD; PARKER; GHISELLI und BROWN; GANTER et al., 1954).

Demgegenüber lassen die Untersuchungen zur optischen Auffassung und Orientierung einen engeren Zusammenhang mit Kriterien des Fahrverhaltens erkennen als die rein physiologischen Sinnesuntersuchungen, ohne daß aber auch sie durchgehend befriedigende Korrelationen in einer höheren Größenordnung ergeben (GOLDSTEIN, 1961, 1962; LAUER; GRANIER; HÄKKINEN, 1958; HOYOS, 1965; NEJEDLIK; SCHUBERT, MÜLLER und SENF; KALLINA, 1964; UHLANER und DRUCKER).

Das *Reaktionsverhalten*. Die einfache Reaktionszeitbestimmung auf visuelle oder akustische Reize galt lange und gilt auch heute noch bei Laien als Hauptaufgabe einer psychologischen Eignungsuntersuchung. Ein mangelhaftes Reaktionsvermögen scheint auch für die Ablehnung in der praktischen Führerscheinprüfung eine entscheidende Rolle zu spielen (HAMPEL, 1964). Die vorliegenden Untersuchungsergebnisse werfen aber die Frage auf, ob überhaupt eine nennenswerte Entsprechung zwischen der in isolierter Laboratoriumsuntersuchung festgestellten Reaktionszeit und dem Reaktionsverhalten in der aktuellen Lebenssituation besteht. Dazu sind die interindividuellen Unterschiede so gering, daß ihnen für das praktische Fahrverhalten nur eine untergeordnete Bedeutung zukommen kann. Andererseits variieren die Reaktionszeiten beim gleichen Menschen mindestens in der Größenordnung einer weit angesetzten Variationsspielbreite verschiedener normaler Menschen (CHOCHOLLE, V. KLEBELSBERG), wobei gerade eine erhöhte intraindividuelle Schwankungsbreite in der Untersuchungssituation diagnostisch aufschlußreich sein mag. Von besonderem Einfluß scheinen dabei Müdigkeit und Motivationsfaktoren zu sein. Es ließen sich aber auch Abhängigkeiten von der Langeweile, von der Sättigung, von Übungseffekten, der Stimmungslage, von Intelligenz, Gedächtnis, Alter und Geschlecht, schließlich auch von der Tageszeit, von dem zeitlichen Intervall zur letzten Mahlzeit, von der generellen sportlichen Betätigung, von meteorologischen Bedingungen und von dem Grad der Extraversion nachweisen. Eine Untersuchung des *Reaktionsverhaltens auf einfache Reize* verhilft aus diesen Gründen nach übereinstimmender Auffassung zu keinen verwertbaren Aussagen über die Eignung eines Untersuchten, auch wenn sie nicht nur die Ermittlung der *Reaktionsschnelligkeit*, sondern auch die der *Reaktionssicherheit* und *Reaktionsbeständigkeit* umfaßt (wobei letztere noch am ehesten gewisse Beziehungen zu Außenkriterien aufzuweisen scheint) (BLUTON; LAHY-KORNGOLD, 1936; LAHY; FORBES; MIERKE; GRANIER; GREENSHIELDS, 1963; BARTELME; FLETCHER; BROWN und GHISELLI, 1947; CATION; MOUNT und BRENNER; BONNARDEL; LE FETZ; HÄKKINEN, 1958; VOGE, 1963; HALLBAUER; BRANSFORD; COBB, 1939; EMOND; SONNS u.a.).

Eine größere Bedeutung wird demgegenüber sog. *Wahlreaktionsversuchen* oder *Mehrfachreaktionen* zugeschrieben, wobei sich eine Wahlreaktion keineswegs additiv aus der einfachen Reaktionszeit und der Zeit für eine Wahl zusammensetzt. Es bestehen auch keineswegs überzeugende Übereinstimmungen zwischen beiden Reaktionsweisen (Woodworth). Neben die metrische Bestimmung der Reaktionszeit und der Fehlerzahl treten bei Reaktionsversuchen dieser Art vor allem auch *Aspekte der Verhaltensbeobachtung* in der Belastungssituation (besonders bei Überschreitung der Kapazitätsgrenze), deren einzelne Variablen experimentell verändert werden können. Bei einschlägigen Untersuchungen, die mit verschiedenen Geräten durchgeführt wurden (*Clock-Test, Mierke-Determinationsgerät, Kölner-Reaktions-Belastungsgerät, Wiener-Determinationsgerät* u. a.), konnten häufiger signifikante Beziehungen zu Außenkriterien festgestellt werden, deren Ausmaß allerdings nach den Angaben der verschiedenen Autoren schwankt (Viteles, 1939; Moede, 1934; Piorkowski; Lahy, 1933; Pacaud, 1954; Bonnardel, 1954; Farmer und Chambers; Shellow; De Silva, 1939b; Biesheuvel, 1939; Ghiselli und Brown, 1951; Goguelin; Lauer; Häkkinen, 1957; Nagatsuka und Kitamura; Hoyos, 1960a; Kottenhoff, 1951, 1961; Müller und Uslar; Kunkel, 1964; Kallina, 1964).

Bemerkenswert mag noch sein, daß schlechte Fahrer und Unfäller gerade in solchen Reaktionsversuchen als Gruppe schlechter abschnitten, in denen sie ihr eigenes Handlungstempo nicht selbst bestimmen konnten (Lahy-Korngold, 1936), daß das Vorkommen sehr schneller (und damit oft überstürzter und impulsiver) Reaktionen eher als negatives Merkmal aufzufassen ist, zumal es häufig mit einer größeren Fehlerzahl einhergeht (Lahy-Korngold, 1936; Drake, 1942; Pacaud, 1954), daß sich bei Mehrfach-Wahlreaktionen über ein bestimmtes Komplexitätsoptimum hinaus keine günstigeren Differenzierungsmöglichkeiten mehr ergeben (Bonnardel, 1945; Goguelin) und daß man im großen und ganzen im Rahmen aller Untersuchungsmöglichkeiten des Reaktionsverhaltens eine Skala aufstellen kann, die sich bezüglich ihrer prädiktorischen Brauchbarkeit von der Bestimmung der Reaktionsgeschwindigkeit auf einfache Reize bis zur Zuverlässigkeit bzw. Fehlerzahl bei Wahlreaktionen erstreckt.

Zum Teil dienen Reaktionsversuche auch dazu, *Aufmerksamkeit, Konzentrationsvermögen* und *Belastbarkeit* zu untersuchen. Dabei versteht die Psychologie unter „Aufmerksamkeit" mehr die willentliche Regulierung der Wahrnehmungsprozesse, unter „Konzentration" mehr die willentliche Regulierung der Vorstellungen, Gedanken und Vornahmen (tiefere Verankerung in der Gesamtpersönlichkeit), wobei zu beachten ist, daß die Aufmerksamkeit des Verkehrsteilnehmers selbstverständlich immer auf das von ihm erlebte und mitgestaltete Verkehrsgeschehen bezogen ist.

Innerhalb der Aufmerksamkeitsleistungen werden noch verschiedene Faktoren unterschieden. So nennt Süllwold den Mengen-Umfangsfaktor (z. B. im Zahlensuchfeld möglichst viel zugleich erfassen), den Erwartungs-Vorwegnahmefaktor (z. B. bei Durchstreichtests bestimmte Vornahmen und Vorstellungen auf höchstem Bewußtseinsniveau halten) und den Isolierungsfaktor (z. B. bei gleichzeitigem Addieren mehrerer Zahlenreihen die Inhalte getrennt behalten können). Gleichzeitig handelt es sich auch bei den Reaktionsversuchen um eine Überprüfung der sensomotorischen Koordination. An eigentlichen Konzentrationstests werden im Rahmen der Verkehrseignungsuntersuchungen der Test d2, der KLT (Düker, 1949), der KVT von Abels, der Durchstreichtest von Meili und der Bourdon-Durchstreichtest (letzterer auch in der Modifikation von Munsch) genannt. Entsprechende Untersuchungen zu dieser Frage liegen u.a. von Bischof, Mierke, Brickenkamp, Brunner, Kallina (1964), Rump und Hase (1965) vor.

Zur Untersuchung der *sensomotorischen Koordination* und der *Psychomotorik* dienen darüberhinaus meist mehr oder weniger komplizierte *apparative Vorrichtungen* wie der Fahrstand oder Fahrsimulatoren von mehr oder weniger großer

Lebensnähe, das Bremsfahrgerät (Aktionsprobe), der Zweihandprüfer, das Pursuitmeter, der Kugelfallversuch (GORA), der Risikoversuch (MITTENECKER) oder auch der Ambiguous-Situation-Test und der Expectancy-Reaction-Test (über die HÄKKINEN (1957) berichtete). Bei synoptischer Betrachtung scheint es, daß mit dem Komplexitätsgrad der motorischen Prüfungen — wahrscheinlich durch Hineinspielen emotionaler Faktoren — auch deren Validität als Prädiktoren des Fahrverhaltens ansteigt, während einfache Klopfversuche — allerdings mit Ausnahmen — weniger günstige Ergebnisse lieferten (HÄKKINEN, 1957; BONNARDEL; CHAMBERS, 1955; LAHY-KORNGOLD).

Über Untersuchungen der Beidhand-Koordination legten LAUER, GOLDSTEIN (1961), GRANIER (1954), BONNARDEL (1955 und 1957), MKELE (1956) und HÄKKINEN Ergebnisse vor mit Korrelationen von $r = +0{,}11$ bis $r = +0{,}44$. Auch hierbei scheint die Verwertbarkeit des Zeitfaktors gegenüber dem Sorgfaltsfaktor zurückzutreten (GOGUELIN; PACAUD, 1947; GRANIER, 1954a; HÄKKINEN). Über mikromotorische Untersuchungen berichtete u.a. STEINWACHS. Psychomotorische Tests wurden u.a. von WEISS und LAUER, COBB (1939), FARMER und CHAMBERS, SEIFERT, GHISELLI und BROWN, HÄKKINEN, KALLINA (1962), der ENO-Foundation (1948 und 1949), LE FETZ, BONNARDEL (1955 und 1957), FLEISHMAN (1953, 1956 und 1957), LAHY (1924 und 1927), GELDARD (1952), VAN LIERDE und KALLINA (1964) angewandt. Zum größten Teil fanden sich signifikante Mittelwertsunterschiede zwischen den untersuchten Gruppen bei einem r in der Größenordnung von 0,2—0,3. Die mit Fahr-Simulatoren erzielten Ergebnisse sind ebenfalls z.T. signifikant, streuen aber recht stark (SHELLOW, 1925, 1926; VITELES; COBB, 1939; LAUER und ALLGAIER; BARTELME; FLETCHER; HÄKKINEN; KALLINA, 1964).

Bei vielen dieser Proben, wie etwa dem Labyrinth-Test von CHAPUIS, die besonders auch durch die anfallenden Verhaltensstudien aufschlußreich sind, kommt es für den Untersuchten im wesentlichen darauf an, aus eigener Entscheidung zu einem optimalen Ausgleich zwischen *Schnelligkeits- und Sorgfaltstendenzen* zu kommen, wobei verständlicherweise für diese Entscheidung die jeweils gegebene Instruktion von großem Einfluß ist. Die Analogie zu einem hinsichtlich Sicherheit und Zügigkeit angepaßten Fahrverhalten scheint auf der Hand zu liegen. Dabei besteht offenbar ein polares Verhältnis zwischen der statistisch bevorzugten Erfassung isolierter Leistungsfunktionen und dem Einblick in umfassendere Bereiche der Gesamtpersönlichkeit.

In diesem Zusammenhang sei schließlich noch die *Fahrprobe* erwähnt. LEWRENZ erkennt ihr, obwohl sie von juristischer Seite oft als entscheidender Realbeweis gewertet wird, bei kritischer Würdigung nicht die Funktion einer in jedem Falle vorrangigen absoluten Kontrolle zu, sondern lediglich die Funktion einer — allerdings oft wertvollen — Ergänzung der experimentalpsychologischen Untersuchungen. Würde sie doch auch alleine keineswegs zur Erfassung aller verkehrsrelevanten Eignungsmängel ausreichen (Beispiel der Anfallskranken, der Tatauffälligen oder der leicht bis mittelgradig unter Alkoholeinfluß stehenden Personen, die sich selbstverständlich in Gegenwart eines Prüfers völlig anders verhalten, als wenn sie alleine im Fahrzeug säßen). Andererseits ist die Fahrprobe ausgesprochen indiziert, um die Auswirkung bestimmter, experimentalpsychologisch ermittelter Leistungsmängel auf das tatsächliche Fahrverhalten festzustellen, das aufgrund von Routine und Erfahrung einen höheren Leistungsstand spiegeln mag, als er in den ungewohnten Experimentalanforderungen der eigentlichen Untersuchungssituation zutage trat (etwa bei alternden Menschen). Zudem bietet auch die Fahrprobe ausreichend Gelegenheit zu besonderen Beobachtungen (unausgeglichene Fahrweise, auffälliges Verhalten wie Fahrigkeit, Schreckhaftigkeit usw.). Sie gewinnt an Wert durch die Beobachtung der eingeschliffenen Verhaltensgewohnheiten. Korrelationen zwischen Fahrproben und verschiedenen Kriterien (Unfälle, Fahrzeugschäden, Roger-Lauer-Skala, Verkehrsbewährung usw.) wurden u.a. von UHLANER et al. (1952), DANIELS und EDGERTON, LAUER,

Coppin, Suhr und Allgaier, Billion, Brody (1962), McGlade berechnet. Untersuchungen auf einer standardisierten Fahrstrecke führten im deutschen Sprachbereich in neuerer Zeit v. Klebelsberg (1963a, 1964, 1965a) und Schubert durch.

δ) Verkehrsrelevante Wesenszüge, Einstellungen und Verhaltensweisen. Man glaubte früher, daß körperliche Gesundheit und gutes Leistungsvermögen eine ausreichende Gewähr für eine angepaßte Verkehrsteilnahme darstellten. Inzwischen konnte aber festgestellt werden, daß selbst schwerere Mängel der Gesundheit oder des Leistungsvermögens durch andere Persönlichkeitsqualitäten (besonders ausgeprägte Fähigkeiten in anderen Bereichen, allgemein höhere Sorgfalt und Selbstkritik mit entsprechender Fahreinstellung usw). ausgeglichen werden können.

So verschob sich der Tauglichkeitsschwerpunkt von der Beurteilung einzelner Leistungen immer mehr zu der *Erfassung der gesamten Persönlichkeit* unter besonderer Berücksichtigung von Ausgeglichenheit, Besonnenheit, Einordnungsbereitschaft, Verträglichkeit, Gewissenhaftigkeit und Zuverlässigkeit. Undeutsch (1962) bezeichnet in diesem Zusammenhang die „sozial-kulturelle Persönlichkeit" als „Inbegriff der im Erziehungs- und Bildungsprozeß integrierten Normen" als schlechthin entscheidenden Faktorenkomplex. In diesem Zusammenhang wird auch oft der Begriff der „*Zuverlässigkeit*" genannt, der den gleichbleibenden, sachgemäßen und situationsangepaßten Einsatz aller Kräfte und ein Freisein von affektiv-unüberlegten Tendenzen beinhaltet (v. Hebenstreit). Winkler (1962a) stellt als wesentliche *positive Persönlichkeitsmerkmale* ein gesteigertes Maß geistiger Beweglichkeit, eine gute Kritikfähigkeit und innere Ausgeglichenheit sowie eine gute soziale Einordnungsbereitschaft heraus. Demgegenüber werden als *negative Persönlichkeitstypen* genannt:

1. Antriebsunmittelbare, leichtsinnige Draufgänger
2. Starre, bequeme Gewohnheitsmenschen mit geringem Eigenmachtsgefühl
3. Zwieschichtige Naturen mit egozentrischer Umwelteinstellung und Schwäche der rational-willentlichen Steuerung
4. Starre und unbewegliche Willensmenschen
5. Ängstlich gehemmte und unentschlossen zerrissene Naturen (vgl. auch Scharge).

Lewrenz (1964a) spricht in diesem Zusammenhang von egoistisch-egozentrischen und primitiv-hyperthymen Naturen mit einer eher ungeordneten Aktivität, andererseits aber auch von realitätsfern-autistischen und hypobulisch-depressiven Menschen, während Eysenck vor allem auf die Unfall- und Deliktgefährdung extravertierter Menschen hinweist.

Sicher gibt es keine *spezifische Unfällerpersönlichkeit*, und es besteht auch kaum Aussicht, eine einzige bestimmte Struktur für verkehrsauffälliges Verhalten verantwortlich machen zu können. Bei Durchsicht der Literatur treten dagegen immer wieder psychische Gegensätze hervor, deren Pole in extremer Ausprägung eine gesteigerte Affinität zu Unfällen oder auffälligen Verhaltensweisen erkennen lassen, während einer ausgeglichenen Persönlichkeitsstruktur ohne Überwertigkeit einzelner Züge oder Schichten durchweg eine gute Verkehrsangepaßtheit zugeschrieben wird (Böcher, 1962a; Trüb). In diesem Sinne werden in der Literatur immer wieder die „Psychopathen" als wesentlich verkehrsgefährdender beschrieben als kranke Menschen, wobei unter Psychopathie nicht eine Krankheit, sondern eine praktisch immer vorhandene Bereitschaft zu abnormen Reaktionen verstanden wird, der aber in vielen Fällen Krankheitswert zukommt, indem sie den Betreffenden immer wieder in Schwierigkeiten bringt oder veranlaßt, anderen

Schwierigkeiten zu bereiten (vgl. hierzu auch die Ausführungen von RAUCH in diesem Handbuch ab S. 376).

Eine oft entscheidende Frage in diesem Rahmen gilt der *konstitutionellen oder dispositionellen Bedingtheit* von Auffälligkeiten, d.h. ihrem persönlichkeitsimmanenten oder passageren Charakter, wobei eine klare Abtrennung zweifellos nicht immer möglich ist; denn neben Menschen, die sich in einer labilisierenden akuten Krise befinden (etwa im Verlauf von Scheidungen oder bei Schwierigkeiten mit Vorgesetzten), gibt es solche, die durch stetige Mißerfolge in eine konstante Lebenskrise geraten sind oder latente Krisen durch ständige Selbstüberforderung zu kompensieren versuchen.

Für den untersuchenden Psychologen stellt sich in diesem Zusammenhange letztlich die Frage nach bestimmten „charakteristischen, d.h. aller Wahrscheinlichkeit nach häufig wiederkehrenden Reaktionsweisen"; seine Untersuchung ist daher auf die Ermittlung der voraussichtlichen Konstanz bestimmter Verhaltensweisen gerichtet, die der Betreffende schon früher gegenüber seiner Umwelt an den Tag legte (THOMAE et al., 1963).

Als *Untersuchungsverfahren* (vgl. BÖCHER, 1965) bieten sich hier Exploration und Durchführung einer biographischen Anamnese, kriminalsoziologische und soziometrische Ansätze, Fragebogenverfahren, projektive und objektive Persönlichkeitstests sowie nicht zuletzt eine psychologische Analyse der früheren auffälligen Verhaltensweisen (insbesondere im Verkehr) und eine Verhaltensanalyse während der Untersuchung an. Zu der rein experimentellen Querschnittsuntersuchung tritt also in jedem Falle eine Längsschnittbeobachtung. Insgesamt scheinen sich dabei explorativ-biographische Ermittlungen besser zu bewähren als Fragebogen, obwohl auch sie gewissen situationsspezifischen Verfälschungstendenzen unterliegen und deshalb durch objektive biographische Erhebungen zu ergänzen sind. Dabei muß sich der Untersucher jedoch vor einer Kontamination zwischen Explorationsinformation und objektivem Ermittlungsergebnis hüten und sollte auch nicht die Frage nach dem Zusammenhang einer seelischen Anfälligkeit von vornherein unter dem Blickwinkel einer bestimmten Theorie sehen. Aus diesen und aus anderen Gründen sollten der Erhebung weit zurückliegender Daten und dem Eindringen in die Intimsphäre Grenzen gezogen sein.

Untersuchungsergebnisse über Zusammenhänge zwischen *explorativ-biographischen Daten* und verkehrsbezogenen Außenkriterien wurden von CONGER et al. (1957), TILLMANN und HOBBS (1949), RÜSSEL (1961), MCFARLAND und MOSELEY, BINGHAM, DUNBAR, HOYOS, STREICH, SUHR und LAUER, DAVIS und COILEY, BROWN und GHISELLI, MCFARLAND, GOLDSTEIN und MOSEL, DENNIS, BARMACK und PAINE u.a. durchgeführt, wobei sich häufig signifikante Unterschiede zwischen den gewählten Gruppen ergaben.

Besonders interessant sind auch die *kriminal-soziologischen Erhebungen,* die u.a. von HEEGNER (1961), UNDEUTSCH und SCHNEIDER (1962), LANGE (1964), dem MPI des TÜV Essen, HÄNDEL (1956 und 1961), HARTMANN (1958) und MIDDENDORFF durchgeführt wurden. Sie weisen eine deutliche Beziehung zwischen Verkehrsdelinquenz und Allgemeindelinquenz nach. Überhaupt bieten soziologisch-biographische Ermittlungen aus der Vorgeschichte oft überraschend gute Aufschlüsse, besonders wenn man die Entwicklung der Persönlichkeit über einen längeren Zeitverlauf überblicken kann. In diesem Zusammenhang werden immer wieder Faktoren wie Auffälligkeiten in der Kindheit, schwierige wirtschaftliche Verhältnisse, unharmonisches Familienleben, schlechte Zusammenarbeit mit den Kollegen, häufiger Wohnort- und Arbeitsplatzwechsel, zahlreiche Krankmeldungen, Spannungen mit Vorgesetzten, häufigere Aufnahme von Krediten, geringe Beteiligung an irgendwelchen Gemeinschaften, häufiges unentschuldigtes Fehlen im Dienst usw. genannt.

Auch über Ergebnisse *soziometrischer Ansätze* wird berichtet (Speroff und Kerr, die eine hohe Korrelation zwischen der Ablehnung von Arbeitern durch die Gruppe und ihrer Unfallquote feststellten).

Demgegenüber sind die Zusammenhänge zwischen *Persönlichkeitsfragebogen* und Kriterien des Fahrverhaltens gewöhnlich nicht sehr eng, andererseits aber auch nicht durchgehend ignorierbar (Brody, 1941; McGuire, 1956b, 1962; Moffie; Symmes und Milton; Parker; McFarland und Moseley; Conger et al., 1957, 1959; Lauer, 1960; McFarland, 1952, 1953, 1956, 1957; Allgaier und Yakisch; Fulkerson; Häkkinen, 1958; Kallina, 1962; Klebelsberg und Kallina, 1963; Böcher, 1966; Schuster und Guilford; Uhlaner und Drucker; Quenault, 1967).

Einen besonderen Persönlichkeitsbereich versuchen *Einstellungs-, Motivations- und Interessenfragebogen* zu erfassen (Cobb, 1939; ENO-Foundation, 1948, 1949; Parker; McFarland und Moseley; Ghiselli und Brown; Lauer; Conover, 1948a und b; Goldstein und Mosel; Case und Stewart, 1956, 1957, 1964; Schuster und Guilford; Levonian und Case, 1961; Fine; Malfetti und Shoben; Quenault; Schubert, 1967, und Kunkel, 1966), ohne daß sich aber übereinstimmende Korrelationen zu Verkehrskriterien ergeben hätten. Es ist noch nicht erwiesen, in welchem Ausmaß tatsächlich die Meinungen und Haltungen des Menschen als Verkehrsteilnehmer in seine sonstigen Persönlichkeitsauffassungen integriert sind. Möglicherweise ist das Kraftfahren in diesem Sinne ein relativ selbständiger Verhaltensbereich mit verhältnismäßig starker Permeabilitätsschranke. Ähnlich sind auch die verschiedentlich eingesetzten Risikofragebogen zu beurteilen. Müller fand in einem Satzergänzungstest bei Auffälligen vermehrt eine aggressiv-intolerante, überangepaßt-unechte, ausweichend-bagatellisierende oder egozentrisch-utilitaristische Einstellung. Neuere methodische Ansatzpunkte zeigte in letzter Zeit Ehlers auf.

Über die Verwendung *projektiver Tests* (Rorschach-Test, TAT, Rosenzweig-Test, Baum-Test, Farbpyramiden-Test, Wartegg-Zeichentest, Szondi-Test) liegen bisher nur wenige systematische, auf verkehrsrelevante Kriterien bezogene Untersuchungen vor.

Während Bernard (1952, 1962a und b), Trites, Kubala und Sels sowie Häkkinen (1957) keine verwertbaren Befunde in dieser Richtung erheben konnten, berichtet McGuire (1956c) über positive Erfahrungen mit dem Rosenzweig-Test und Hase sowie Kunkel (1963) mit dem Rorschach-Test. Letzterer fand bei Trunkenheitsdelinquenten signifikant mehr Wasser- und Fischdeutungen. Achtnich referierte über ein spezielles Szondi-Test-Syndrom bei „Autorasern". Kürzlich legte Hoyos (1965a) eine Arbeit über den TAT nach McClelland vor, in der er sich besonders mit den Variablen „Hoffnung auf Erfolg" und „Furcht vor Mißerfolg" beschäftigte. Nach Angaben von Biesheuvel und vor allem auch Shaw scheinen sich bei südafrikanischen Eignungsuntersuchungen projektive Verfahren (in Form des TAT und eines selbstentwickelten, an bestimmte zeichnerische Darstellungen anknüpfenden Erzähltests) recht gut bewährt zu haben.

Zweifellos liegt aber der Wert projektiver Persönlichkeitsverfahren mehr im Rahmen eines „klinischen Ansatzes", der sich ohnehin einem statistischen Zugriff der üblichen Form weitgehend entzieht. Mit der Bedeutung der Handschrift bei Eignungsbeurteilung beschäftigten sich u. a. A. Müller (1959, 1964), Kroeber-Keneth (1935, 1938), Gubser.

Über die Anwendung *objektiver Persönlichkeitstests* (myokinetischer Test von Mira y Lopez, Untersuchungen des Anspruchsniveaus) liegen bisher nur wenige Mitteilungen vor, so daß zunächst noch weitere Erfahrungen zu sammeln sind. Günstige Anwendungsmöglichkeiten werden gerade in der Verkehrspsychologie der Schreibdruckwaage zuerkannt. Es kann auf die Arbeiten von Steinwachs und seinen Mitarbeitern verwiesen werden. Bei den sog. psychomotorischen Persönlichkeitstests im engeren Sinne handelt es sich meist entweder um die Erschwerung einer an sich einfachen psychomotorischen Aufgabe oder um den Einbau affektiver Stressmomente in eine solche.

e) Kritischer Überblick über den Stellenwert psychologischer Verfahren in Eignungsuntersuchungen

Fülle und Uneinheitlichkeit des vorliegenden Materials machen es sehr schwierig, sichere Schlüsse auf die Brauchbarkeit experimental-psychologischer Verfahren im Rahmen von Tauglichkeits- oder Eignungsuntersuchungen zu ziehen (MITTENECKER, 1962). Soweit signifikante Beziehungen zwischen Untersuchungsergebnissen und Außenkriterien gefunden wurden, liegen diese meist in der Größenordnung von $r = 0{,}20$ bis 0,50 (GHISELLI, 1960).

Sicher kann ein isolierter Test für sich keinen überzeugend hohen Prädiktionswert für verkehrsrelevante Entscheidungen beanspruchen. Aus diesem Grunde bietet sich die Verwendung sog. Testbatterien an, die auf dem Wege einer multiplen Korrelationsstatistik und einer Gewichtung von Einzelbefunden zu höheren Validitätskoeffizienten führen. Zusätzlich könnten damit die Relationen zwischen einzelnen Variablen erfaßt (Darstellung komplexer Konfigurationen) und das Gesamtverfahren durch die Festlegung bestimmter Mindestnormen für jede einzelne Methode (multiple cut-off) ergänzt werden.

Verschiedene Autoren gelangten aufgrund faktorenanalytischer Untersuchungen zu dem Ergebnis, daß man eine begrenzte Anzahl von Faktoren herausschälen könne, die im Rahmen einer *Minimal-Testbatterie* untersucht werden sollten. Über diese begrenzte Anzahl von Untersuchungen hinaus sei kein wesentliches Ansteigen der Validität zu erwarten. In diesem Zusammenhang werden etwa eine Überprüfung des Wahlreaktionsverhaltens und der sensomotorischen Koordination (evtl. mit einem Beidhandprüfgerät) sowie ein Test des mechanischen Verständnisses oder der „praktischen Intelligenz" genannt (GOGUELIN; GRANIER, 1954a und b; BONNARDEL, 1949; HÄKKINEN, 1958).

Ein möglicher methodischer Ansatz zur Verbesserung der Gültigkeit relativ umschriebener Verfahren könnte darin gesehen werden, daß man über einen einstufigen Ansatz hinausgeht, in dem eine bestimmte Prädiktorvariable mit einem bestimmten empirischen Ereignis korreliert wird, und in einem *zweistufigen Ansatz* durch Gewinnen bestimmter spezifischer Werte zu ermitteln versucht, auf welche Weise andere Ergebnisse zu behandeln sind, deren Korrelation zu einem Außenkriterium den Untersucher interessiert.

Darüberhinaus liegen zahlreiche Hinweise dafür vor, daß psychologische Befunde, wenn sie auch als solche in kritischer Weise sinngemäß interpretiert und gewichtet wurden, doch erst im *Zusammenhang mit anderen Befunden, Beobachtungen und Fakten*, über die der Gutachter in einer Untersuchungssituation verfügt, und unter systematischer Kontrolle der sog. situativen Variablen einen wesentlichen Beitrag zur Erfassung bestimmter verkehrsrelevanter Persönlichkeitszüge zu liefern vermögen. Insofern liegt der wahre klinische Wert eines Tests nicht in seiner isoliert geprüften Validität, sondern in der Möglichkeit von Aussagen, die er als Teilaspekt einer im echten Sinne umfassenden Untersuchung bietet. Es ist also durchaus möglich, daß ein in Gruppenuntersuchungen nur mäßig valider Test in bestimmten Einzelfällen doch zu oft wichtigen und auch logisch-kausal stringenten Ergebnissen führt. So meinte auch schon ARBOUS, daß das Konzept der Unfallneigung Gültigkeit haben könne, wenn es auf ein jeweils zu untersuchendes Individuum beschränkt bleibe, und EYSENCK (1965) bringt das Beispiel des Blitzes, der in einen bestimmten Gegenstand eben deshalb einschlage, weil dieser Gegenstand durch irgend etwas ausgezeichnet sei, was den Blitz anziehe.

In diesem Rahmen spricht MÜLLER von einer sequentiell-disjunktiven Methode und meint damit den Prozeß einer progressiven Sicherung möglicher bzw. eines progressiven Ausscheidens unwahrscheinlicher Schlüsse.

Außerdem wäre noch zu prüfen, worauf HAMPEL kürzlich hinwies, welchen Einfluß die mathematischen Notwendigkeiten der verwendeten statistischen Verfahren auf die Höhe der Koeffizienten haben und was unter Berücksichtigung dieser mathematischen Notwendigkeiten bestenfalls überhaupt erreichbar ist. Es wäre nämlich durchaus denkbar, daß man über eine Testbatterie verfügt, die in der Praxis eine völlige Trennung in negative und positive

Gruppen gestattet, aber trotzdem bei rechnerischer Überprüfung einen nur niedrigen Validitätskoeffizienten aufweisen würde. Genau so wenig ist zu erwarten, daß ein isoliertes medizinisches Verfahren wie etwa die Blutdruckmessung mit den Alternativen krank-gesund in einer hohen Korrelation steht.

Schließlich mag es auch möglich sein, durch eine *größere Differenzierung von Methoden und Kriterien* zu günstigeren Ergebnissen zu gelangen.

Einige interessante Aspekte seien kurz angeschnitten:

Generell lassen zeitvariable Bedingungen eindeutigere und allgemeiner gültige Beziehungen erkennen (MITTENECKER, 1962). Dies gilt beispielsweise für das Alter, das nicht nur mit einem Absinken von Leistungswerten eindeutig korreliert, sondern auch mit einer deutlich größeren Streuung der Untersuchungsergebnisse einhergeht, indem schon früher mäßige Leistungen mit zunehmendem Alter sehr viel stärker reduziert werden als vordem höhere (PACAUD, 1965). Demgegenüber sind die Ergebnisse hinsichtlich zeitkonstanter Faktoren vielfältiger und widersprechen sich auch häufiger, was zum Teil schon an der Schwierigkeit einer einwandfreien Isolierung solcher Faktoren liegt (MITTENECKER, 1962).

Der Wert von Fähigkeitstests ist abhängig vom Grad der Vorselektion und der Spezifität der Außenkriterien.

Verkehrsnahe Verfahren erwiesen sich gegenüber allgemein anwendbaren Tests als aufschlußreicher.

Elementare, isolierte Funktionsprüfungen stehen in ihren Ergebnissen eindeutig hinter komplexeren Untersuchungen zurück, bei denen umfassende psychische Funktionen wie Leistungs- und Sicherheitseinstellung, allgemeine Motivationen, emotionale Faktoren und das Verhalten in Konfliktsituationen ins Spiel treten. Diejenigen Untersuchungen, in denen ein solches komplexes Zusammenspiel seelischer Funktionen und Kräfte eine Rolle spielt, bieten also zweifellos Vorteile gegenüber einfachen Funktionstests, obwohl sie statistisch schwieriger zu bearbeiten sind und bisweilen in ihren Anforderungen an die rasche Etablierung neuer Verhaltensmuster nicht unmittelbar auf bereits erworbene komplexe Fertigkeiten oder geprägte Verhaltensweisen zu schließen gestatten.

Insbesondere erwiesen sich solche komplexeren Untersuchungen als vorteilhaft, wenn der Proband in ihnen unter Zeitdruck gestellt wurde, die Schnelligkeit seines Handelns nicht selbst bestimmen konnte und soziale Verhaltensweisen mit zum Anklingen gebracht wurden. In die gleiche Richtung weist die Bedeutung der Leistungsintegration von Schnelligkeits- und Sorgfaltstendenzen, wobei sich im allgemeinen Güte-Scores als aufschlußreicher erwiesen als Tempo-Scores. Es sei hier an die von HOYOS (1965) herausgestellte Bedeutung des Verkehrs als Stress- und Entscheidungssituation erinnert. Gegenüber explorativ-biographischen Erhebungen und objektiv-anamnestischen kriminal-biologischen und kriminal-soziologischen Daten scheinen Testergebnisse in ihrer Bedeutung eher zurückzutreten.

Der Faktor der Fahrerfahrung ist in jedem Falle in der Gesamtbeurteilung mit zu berücksichtigen; gegebenenfalls kann auch eine Fahrprobe weitere Aufschlüsse über den Stellenwert experimental-psychologischer Befundabweichungen vermitteln. Dazu ist zu bedenken, daß die Leistungsanforderungen des Verkehrs ihrerseits keineswegs konstant sind und deshalb auch die Zuordnung bestimmter Befunde zu bestimmten Außenkriterien ein prozessuales Geschehen darstellt. Dies wird schon deutlich, wenn man die heutigen Verkehrsverhältnisse und Anforderungen mit denen vor 15 oder 20 Jahren vergleicht.

In jedem Falle sind eine methodisch-kritische und zugleich aufgeschlossene Haltung sowie die synoptische Integration der Befunde und Gegebenheiten von ausschlaggebender Bedeutung, wie es auch Ziel jeder Eignungsuntersuchung sein muß zu ermitteln, wie sich der gesamte Mensch wahrscheinlich in Zukunft im Straßenverkehr verhalten wird.

Für die Ableitung einer negativen Eignungsbeurteilung aus erhobenen Untersuchungsbefunden haben sich im übrigen folgende Richtlinien bewährt (nach MUNSCH):

1. Nur Befunde, die eine klare, deutlich ausgeprägte, d.h. erhebliche und in sich eindeutige Normabweichung darstellen, werden als Hinweise auf tatsächliche Eignungsmängel aufgefaßt *(Prinzip der diagnostischen Prägnanz und Relevanz des Einzelbefundes)*.

2. Die getroffenen Aussagen sollen sich nach Möglichkeit auf mehrere, unabhängig voneinander erhobene und in die gleiche Richtung weisende Einzelbefunde stützen *(Prinzip der Mehrfachsicherung)*.

3. Eine negative Beurteilung erfordert die Übereinstimmung aller an der Untersuchung beteiligten Gutachter, die gegebenenfalls nach einer eingehenden Besprechung zustandekommt *(Prinzip der Einstimmigkeit)*.

4. Die Auswirkung von Befunden, die Eignungsmängel anzeigen, muß in der bisherigen Lebensgeschichte bzw. im Realverhalten des Untersuchten nachweisbar sein, oder sie können nur dann ein negatives Eignungsurteil rechtfertigen, wenn sich wissenschaftlich belegen läßt, daß sich diese Mängel bei einer Teilnahme am motorisierten Straßenverkehr in nachhaltiger Weise zwangsläufig auswirken müssen *(Prinzip der Realsicherung)*.

Eine 100%ige psychologische Prognose kann im Rahmen der Verkehrs-Eignungsuntersuchungen sicher nicht getroffen werden. Ebenso würden auch Korrelationen zwischen Abiturnote und Lebensbewährung, zwischen Führerprüfung und Fahrbewährung, ganz allgemein zwischen Prüfungen und beruflicher Bewährung keineswegs zu mathematisch befriedigenden Ergebnissen führen, was selbst für richterliches und ärztliches Handeln gelten mag. Und trotzdem haben diese Tätigkeiten in unserer Gesellschaft sicher nicht unberechtigte Anerkennung gefunden.

So handelt es sich auch für die Beurteilung des Stellenwertes psychologischer Verfahren mehr darum zu ermitteln, welche Informationen durch sie gewonnen wurden, die der Untersucher ohne sie nicht erhalten hätte bzw. um wieviel zutreffender und genauer die Prognose durch das Einbeziehen psychologischer Verfahren wurde.

Es kann nicht ausbleiben, daß in einem so bedeutungsvollen und gefährlichen Bereich wie dem Straßenverkehr die Gesellschaft zu Entscheidungen aufgerufen und bestrebt ist, „ein im Einzelfall erkennbares und belegbares konkretes Übel abzustellen“ (MAUKISCH). Und es ist sinnvoll, daß sich auch der Psychologe mit aller Sachkritik solchen Entscheidungen stellt, wenn er — etwa durch Berücksichtigung besonderer individueller Konstellationen — Informationen beitragen kann, zu denen man ohne ihn nicht gelangen würde. Dabei legt das Prinzip der Rechtsgleichheit nahe, daß sich nur eine begrenzte Anzahl besonders spezialisierter Psychologen dieser Art von Begutachtung widmen sollte.

In dieser Sicht mögen sich psychologische Verfahren schon deshalb bewährt haben, weil sie im Vergleich zu einer a-priori-Strategie insgesamt deutlich günstiger abschneiden und weil ihnen in bestimmten Fällen unter den jeweils praktikablen Möglichkeiten ein höherer Nutzeffekt zukommt. Über „Nutzeffekte“ wurden bisher nur wenige systematische Untersuchungen durchgeführt. Es liegen jedoch Anhaltspunkte dafür vor, daß der Nutzeffekt — mitunter trotz geringer Validität — beträchtlich sein kann.

Die tägliche Erfahrung mit Eignungsuntersuchungen und Begutachtungen, die zum großen Teil an bereits negativ selektierten Gruppen durchgeführt wurden, mag in diesem Sinne neben Zweifel und Skepsis durchaus auch eine Bestätigung nützlichen und sinnvollen Handelns liefern. Dazu ist zu bedenken, daß selbst bei sehr milden Beurteilungsmaßstäben — auf die Gesamtheit gesehen und in absoluten Zahlen berechnet — durch Eignungsuntersuchungen ein nicht zu vernachlässigender Beitrag zur allgemeinen Verkehrssicherheit geleistet werden kann.

Literatur

Abele, G.: Die Leistungsfähigkeit des Kraftwagenlenkers und die Analyse der Fahrweise. Dtsch. Z. ges. gerichtl. Med. **46**, 583 (1957).
Achtnich, W.: Autoraser im Szondi-Test. Bulletin No 2 (1966), Schweiz. Berufsverband für Angewandte Psychologie.
Allgaier, E., and A. R. Lauer: A preliminary analysis of the psychophysiological correlatives of automobile manipulation. Amer. J. Optom. **18**, 49—57 (1941).
—, and S. Yaksich: Effectiveness of the autotrainer. Traffic Engineering and Safety Department, American Automobile Assn., Part I, Res. Rep. No 62, June, 1956; Part II, Res. Rep. No 65, August, 1957. Washington, D. C.
Ananjew, B. G.: Prostranstwenoje raslitschenie. Isd. LGU, 1951.
Arbous, A. G., and J. E. Kerrich: Accident statistics and the concept of accident proneness. Biometrics **7**, 340—432 (1951).
— — The phenomenon of accident proneness. In: W. Haddon et al. (eds.), Accident research. New York 1964.
Arnold, K.: Bewährungskontrollen in der Berufsberatung im Lichte der Grundsatzfragen des psychologischen Dienstes. Psychol. Praxis **3** (1959).
Attneave, F.: Informationstheorie in der Psychologie. Psycholog. Kolloqu. Bd. II, Bern und Stuttgart 1965.
Barch, A. M.: Further studies of turn-signalling behavior. Papers of the Mich. Acad. of Science. Arts and Letters **14** (1960).
Barmack, J. E.: Boredom and other factors in the physiology of mental effort. Arch. Psychol. **218**, 83 (1937).
— R. A. Fabrizio, D. E. Payne, and M. Prince: A field evaluation of the Smith-Cummings-Sherman driver performance rating scale. Traff. Saf. Res. Rev. **6**, 25—30 (1962).
—, and D. E. Payne: Injury-producing private motor vehicle accidents among airmen. Highway Res. Bd. Bull. **285**, 1—22 (1961).
Barnes, R. M.: Motion and time study. New York 1949; 4th ed. 1958.
Bartelme, P. F., E. D. Fletcher, C. W. Brown, and E. E. Ghiselli: The prediction of driving skill. J. appl. Psychol. **35**, 98—100 (1951).
Bartenwerfer, H.: Über die Auswirkungen einförmiger Arbeitsvorgänge. Untersuchungen zum Monotonieproblem. Marburger Sitzungsber. **80** (1957).
Bartlett, F. C.: The measurement of human skill. Occup. Psychol. **22**, 1—2 (1947).
Bates, G. E.: Joint distributions of time intervals for the occurrence of successive accidents in a generalized Polya scheme. Ann. Math. Statist. **26**, 705—720 (1955).
—, and J. Neymann: Discriminatory analysis. Contributions to the theory of accident proneness. Part 1: An optimistic model of the correlation between light and severe accidents. USAF Sch. Aviat. Med. Rep. 8 (1951). Part 2: True or false contagion. USAF Sch. Aviat. Med. Rep. **9** (1951). — Also in: Univ. Cal. Publ. Statist. **1**, 215—253 (1952).
Beamish, J. J., and J. L. Malfetti: A psychological comparison of violator and non-violator automobile drivers in the 16 to 19 year age group. Traff. Saf. Res. Rev. **6**, 12—15 (1962).
Bechterew: Zit. nach Lomow.
Beirlaen: Diskussionsbemerkung, Panel Discussion on the problem of the accident-prone driver. Int. Road Safety and Traffic Rev. **9**, 39 (1961).
Benton, J. F., et al.: Auto driver fitness: an evaluation of useful criteria. A study of records kept on individual drivers and on results of physical, psychological, ophtalmological and reaction time tests. J. Amer. med. Ass. **176**, 419—431 (1961). Ref. in Zbl. Verkehrs-Med. 8, 64 (1962).
Bernard, M.: Observations sur la sélection de certains conducteurs de véhicules automobiles. Echangé de lettres publié dans les Feuilles de Renseignement du Secrétariat Régional d'O. P. de Toulose, Mars 1962, p. 26—31.
— La psychotechnique au service de la sécurité routière. Protection-Sécurité-Hygiène du Travail **42**, 23 (1962).
Bernstein, N. A.: O postrojenii dwishenij. Moskwa, Medgis 1947.
Berth, R.: Marktforschung zwischen Zahl und Psyche. Stuttgart 1959.
Biesheuvel, S.: Air personnel research in South-Africa. In: F. Baumgarten, Progrès etc. 1939—1945, p. 12—48.
Billion, C. E.: Community study of the characteristics of drivers and driver behavior related to accident experience. Highway Res. Bd. Bull. **172** (1958).
Bills, A. G.: Blocking: a new priciple in mental fatigue. Amer. J. Psychol. **43**, 230 (1931).
Bingham, W. V.: The accident-prone driver. Hum. Factors **6**, 158—169 (1932).
Bischof, N.: Die Durchstreichprobe nach Bourdon als Verfahren zur Untersuchung der Aufmerksamkeit und des Arbeitsverhaltens. Mitt. aus der Luftfahrtpsychologie des DLV-

Instituts für Flugmedizin **5** (1958). Ref. in H. KIRSCH, Ergebnisse einer Bewährungskontrolle von quantitativen Verfahren für die Vorhersage der Fliegereignung. Diagnostica **7**, 4, 123 (1961).
BITZL, F.: Straßenverkehrsunfälle bei Dunkelheit und schlechter Sicht. Z. Verkehrssicherh. H. 3/4 (1963). Auch in: Sehen und Beleuchten. Hrsg. vom Kuratorium „Wir und die Straße", Frankfurt a. M. 1963.
BLYTHE, J. D.: Highway lighting and accidents in Indiana. Highway Res. Bd. Bull. **146** (1956).
BOCKELMANN, P.: Die eigentliche Aufgabe der Verkehrserziehung. Verkehrswacht **13**, 1 (1963).
BÖCHER, W.: Die charakterlichen Eignungsvoraussetzungen des Kraftfahrzeugführers. Zbl. Verkehrs-Med. **8**, 215—225 (1962).
— Psychiatrisch-psychologische Begutachtungsprobleme. 12. Mitt.-Bl. MPI Stuttgart, Okt. 1962.
— Motivations- und situationsspezifische Einflüsse auf die Ergebnisse von Fragebogenuntersuchungen. Bericht über den 25. Kongr. der Dtsch. Ges. für Psychologie. Göttingen: Verlag f. Psychologie, Dr. C. J. Hogrefe (1967).
— Über die Anwendung experimentalpsychologischer Untersuchungsverfahren bei der psychiatrischen Begutachtung im Rahmen der Verkehrsmedizin. Dtsch. med. J. **15**, 23 (1964).
— Wege und Probleme einer Erfassung der menschlichen Persönlichkeit. Fortschr. Neurol. Psychiat. **33**, 4 (1965).
— Erprobung einer bewährten amerikanischen Fragebogenmethode (Manson Evaluation) zur Erkennung besonders gefährdeter Verkehrsteilnehmer in Deutschland. Forschungsauftrag des Kuratoriums „Wir und die Straße" e.V., 1965.
— Erprobung einer amerikanischen Fragebogen-Methode zur Erkennung gefährdeter Verkehrsteilnehmer in Deutschland. Z. Verkehrssicherh. **12**, 128—133 (1966).
BÖHM, H., u. W. SCHNEIDER: Gesichtspunkte für psychologisch richtige und gute Aufstellung von Verkehrszeichen. Vorläufiger Bericht über die Ergebnisse einer im Auftrage des Kuratoriums „Wir und die Straße" durchgeführten Untersuchung. Köln 1962.
BOER, J. B. DE: Fundamental experiments on visibility and admissible glare in road lighting. Commission Internat. d'Eclairage, 12th Meeting, Stockholm 1951.
BOESCH, E.: Die diagnostische Systematisierung. In: Handbuch der Psychologie, Bd. 6, Psychologische Diagnostik (Hrsg. R. HEISS). Göttingen 1964.
BONNARDEL, R.: Recherches expérimentales sur la prévention des accidents au moyen des méthodes psychotechniques. Ann. psychol. **30**, 84—94 (1939).
— La psychométrie et la prévention des accidents du travail — l'importance du facteur intelligence concrète. Trav. Hum. **12**, 1—15 (1949).
— Examen de chauffeurs de camions au moyen de tests de réaction. Trav. Hum. **17**, 272—281 (1954).
— Analyse factorielle d'une batterie de tests manipulatifs. Signification des facteurs en fonction du comportement au travail. Trav. Hum. **18**, 1—16 (1955).
— Analyse factorielle d'une batterie comportant des tests manipulatifs et des tests de réaction. Trav. Hum. **20**, 313—322 (1957).
BORNEMANN, E.: Psychologische Analyse von Unfallpersönlichkeiten. Zbl. Arbeitswiss. **5**, 170—172 (1951).
BRANDALEONE, H., Destination: Safety. Industr. Bull. **32**, 3—7 (1953).
—, and E. FLAMM: Psychological testing-effect on the accident frequency of bus operators. Industr. Med. Surg. **24**, 296—298 (1955).
BRANSFORD, T.: Relation of performance on drivers' tests to automobile accidents and violations of traffic regulations in the district of Columbia. Unpubl. Ph. D. Diss. Amer. Univ. Washington 1939.
BRICKENKAMP, R.: Bewährungsstudie über die Aussagekraft von Leistungstests zum Problem der Kraftfahrereignung. Z. exp. angew. Psychol. **9**, 165—175 (1962).
BRISSON DE LAROCHE: Médecin Commandant de: Evolution de la motivation pour le pilotage. In: F. A. GELDARD, Defence etc. 1962.
British Road Federation: Rearlights and road accidents. Mth. Bull. **178** (1951).
BRODY, L.: Personal factors in safe operation of motor vehicles. Center for Safety Education, N.Y. University, New York 1941.
— The role of vision in motor vehicle operation. Quart. Rev. Opht. **167**, 365 (1954).
— Personal characteristics of chronic violators and accident repeaters examined at the Accident Prevention Clinic of the New Jersey Division of Motor vehicles. Paper presented at meeting of the Highway Research Board, Washington, January 1956. Also in Highway Res. Bd. Bull. **152**, 1—2 (1957).
— The MCGLADE Road Test for use in driver licensing, education and employment. Center for Safety Education, New York University 1962.
BROWN, C. W., and E. E. GHISELLI: Factors related to the proficiency of motor coach operators. J. appl. Psychol. **31**, 477—479 (1947).

Brown, C. W., and E. E. Ghiselli: Accident proneness among streetcar motormen and motor coach operators. J. appl. Psychol. **32**, 20—23 (1948).
— — The prediction of proficiency of taxicab drivers. J. appl. Psychol. **37**, 437—439 (1953).
Brunner, A.: Die Daueraufmerksamkeit und ihre Untersuchung durch ein neues Testverfahren. München 1961. Ref. in Ärztl. Dienst **22**, 100 (1961).
Bull, J. P.: Safe drivers — born or made? Listener **65**, 1041ff. (1961).
Burkardt, F.: Stand der Unfällerforschung und praktische Schlußfolgerungen. Arbeitswiss. **1**, 11—14 (1962).
— Fahrbahn, Fahrzeug und Fahrverhalten. In: C. Graf Hoyos (Hrsg.), Psychologie des Straßenverkehrs etc. 1965.
—, u. H. Schweitzer: Die Beeinträchtigung der Verkehrssicherheit durch Blutalkoholkonzentration unter 1,5‰. Bericht über einen Forschungsauftrag des Landes NRW. TÜV Essen e.V., Essen 1960.
Bussien, R.: Die verkehrssichere Ausgestaltung des Kraftfahrzeuginnern auf Grund der jetzt vorliegenden Erkenntnisse der Ursachen von Verletzungen bei Unfällen. Köln 1962.
Case, H. W., and R. G. Stewart: Driving attitudes. Traffic Quart. **10**, 364—376 (1956).
— — Some personal and social attitudes of habitual traffic violators. J. appl. Psychol. **41**, 46—50 (1957).
— — Development of a driving attitude scale. Highway Res. Bd. Bull. **172**, 30—35 (1958). Ref. in Fahreignung und Verkehrssicherheit, 14. Mitt.-Bl. MPI Stuttgart, Juli 1964, 19. Ref. in Z. Verkehrssicherh. **7**, 203 (1961).
Cassan: Les moyen mis en oeuvre par les réseaux pour la prévention des accidents de transport. Rapport à la 12e Assemblée Générale technique de l'Union des voies ferrées. Nice 1956.
Cation, W. L., G. E. Mount, and R. Brenner: Variability of reaction time and susceptibility to automobile accidents. J. appl. Psychol. **35**, 101—107 (1951).
Chambers, E. G.: Psychological tests for accident proneness and industrial proficiency. Med. Res. Counc. Memo. No 31, London 1955.
Chappé et Chappé: Zit. nach v. Hebenstreit.
Chapuis, F.: Der Labyrinth-Test. Bern 1959.
Chocholle, R.: Les temps de réaction. In: P. Fraisse et J. Piaget, Traité de psychologie expérimentale II: Sensation et motricité, p. 63—112. Paris 1963.
Cleeton, G. U., M. A. Kraft, and R. F. Royster: Selection and employment of transit operating personnel. New York: Amer. Transit Ass. 1946.
Cleveland, D. E.: Driver characteristics and speed performance related to the facility. Highway Res. Bd. Bull. **212** (1959).
Cobb, P. W.: Automobile driver tests administered to 3663 persons in Connecticut, 1936—1937, and the relation of the test scores to the accidents sustained. Unpubl. Rep. Highway Res. Bd., Washington, D.C. 1939. Ref. in L. G. Goldstein, Research on etc. 1961. Ref. in R. L. Thorndike, The human etc. 1951.
Comrey, A. L.: A factor analysis of variables related to driver training. J. appl. Psychol. **42**, 218—221 (1958).
Conger, J. J., et al.: Personal and interpersonal factors in motor vehicle accidents. Amer. J. Psychiat. **113**, 1069—1074 (1957).
— R. S. Gaskill, D. D. Glad et al.: Psychological and psychophysiological factors in motor vehicle accidents. J. Amer. med. Ass. **169**, 1581—1587 (1959).
— W. C. Miller, and R. V. Rainey: Effects of driver education: The role of motivation, intelligence, social class and exposure. Traffic safety **10**, No 3 (1966).
Conover, D. W.: A preliminary analysis of attitudes relating to driving. Proc. Iowa Acad. Sci. **54**, 227—229 (1947).
— Development of certain techniques for the measurement of driver attitudes. Unpubl. Master's Thesis, Iowa State College, Ames, Ia. 1947.
Coppin, R. S., and G. van Oldenbeek: Control of the negligent driver, part II: Driving performance of negligent drivers. State of California, Department of motor etc., Report No 11, October 1962.
Craik, K. J. W.: Theory of the human operator control systems. Brit. J. Psychol. **38**, 2 (1947); 3 (1948).
Cronbach, L. J., and G. C. Gleser: Psychological tests and personal decisions. Urbana: Univ. Illinois Press 1965.
Crossman, E. R. F. W.: The measurement of discriminatility. Quart. J. exp. Psychol. **7** (1955).
Dach, J. S.: Psychophysische Wahrnehmungsfehlleistung als Ursache von Straßenverkehrsunfällen und Maßnahmen zu ihrer Beseitigung. Zbl. Verkehrs-Med. **3**, 4 (1957).
Daniels, H. W., and H. A. Edgerton: The development of criteria of safe operation for groups. J. appl. Psychol. **38**, 47—53 (1954).

DAVIS, D. R., and P. A. COILEY: Accident proneness in motor vehicle drivers. Ergonomics 2, 239—246 (1959).
DENNIS, W.: Differential social characteristics of convicted automobile drivers. In: WEISS and LAUER, Psychological principles etc. 1930.
DE SILVA, H. R.: Normal versus accident drivers. J. Psychol. (Princetown) 7, 337—342 (1939).
DIRKS, H.: Persönlichkeitsstruktur und Unfallgefährdung. Arch. Berufsbildg. 5, 9 (1953).
DIENSTBACH (Hrsg. d. Hess. Min. f. Arb., Wirtsch. u. Verk.): Vorfahrtbeachtung an Kreuzungen. Wiesbaden 1958 (nicht im Buchhandel).
DONSKOJ, D. D.: Biomechanika fisitscheskich uprashnenii. Moskwa: Isd. „Fiskultura i sport" 1958.
DORSCH, F.: Merkwelt und Wirkwelt des Kraftfahrers. 1. Fachtagg. des Österr. Kuratoriums f. Verkehrssicherheit, 1959, S. 11—22.
DRAKE, C. A.: Personnel selection by standard job tests, p. 113—122. New York-London-Toronto 1942.
DRÖSLER, J.: Zur Methodik der Verkehrspsychologie. In: Graf C. HOYOS (Hrsg.), Psychologie des Straßenverkehrs etc. 1965.
DÜKER, H.: Über ein Verfahren zur Untersuchung der psychischen Leistungsfähigkeit. Psychol. Forsch. 23, 10 (1949).
DUNBAR, F.: Susceptibility to accidents. Med. Clin. N. Amer. 28, 653—662 (1944).
DUPONT, J. B.: La séléction des conducteurs de véhicules. Paris 1964.
EHLERS, T.: Über den Vorhersagewert einiger psychologischer Untersuchungsverfahren. Psychol. u. Praxis 5 (1961).
— Über die Art der Beziehung von Persönlichkeitsmerkmalen und individueller Unfallhäufigkeit. Ref. 6. Tagg. der exp. arbeitenden Psychologen, Marburg a. d. Lahn, 24. 3. 1964.
— Über persönlichkeitsbedingte Unfallgefährdung. Arch. ges. Psychol. 117 (1965).
EMOND, E. J.: The human element — the 1953 Marcus A. Dow memorial award lecture. Nat. Saf. Council Trans. 18, 33—36 (1954).
ENO Foundation for Highway Traffic Control: Personal characteristics of traffic accident repeaters. Saugatuck, Conn. 1948.
ENO Foundation for Highway Traffic Control: The motor vehicle driver: His nature and improvement. Saugatuck, Conn. 1949.
FARMER, E., and E. G. CHAMBERS: The prognostic value of some psychological tests. Rep. industr. Hlth. Res. Bd. (Lond.) 74 (1936).
— — A study of accident proneness among motor drivers. Rep. industr. Hlth. Res. Bd. (Lond.) 84 (1939).
FINE, J. L., J. L. MALFETTI, and J. L. SHOBEN: The development of a criterion for driver behavior. New York 1965.
FISHER, J., T. A. GONDA, and K. B. LITTLE: The RORSCHACH and central nervous system pathology. Amer. J. Psychiat. 111, 487—492 (1955).
FLEISHMAN, E. A.: Testing for psychomotor abilities by means of apparatus tests. Psychol. Bull. 50, 241—262 (1953).
— Psychomotor selection tests: Research and application in the United States Air Force. Personn. Psychol. 9, 449—467 (1956).
— A comperative study of aptitude patterns in unskilled and skilled psychomotor performances. J. appl. Psychol. 41 (1957).
—, and R. M. GAGUÉ: Psychology and human performance. New York 1959.
—, and W. E. HEMPEL jr.: Factorial analysis of complex psychomotor performance and related skills. J. appl. Psychol. 40, 96—104 (1956).
FLETCHER, E. D.: The effect of measuring driving ability. J. Amer. optometr. Ass. 20, 560—563 (1949).
— Visual acuity and safe driving. J. Amer. optometr. Ass. 20, 439—442 (1949).
FLOEGEL, J., u. F. HARTUNG: Straßenverkehrsrecht. 14. Aufl. München u. Berlin 1963.
FLOREZ: Zit. nach LOMOW.
FORBES, T. W.: Measuring drivers' reactions. Personn. J. 11, 111—119 (1932).
— Age-performance relationships among accident repeater automobile drivers. J. cons. Psychol. 2, 143—148 (1938).
— The normal automobile driver as a traffic problem. J. gen. Psychol. 20, 471—474 (1939).
— Analysis of "near accident" reports. Highway Res. Bd. Bull. 152, 23—37 (1957).
FREIBICHLER, H.: Kriterien des Reaktionsverhaltens am Beck-Gerät. 15. Mitt.-Bl. MPI Stuttgart 1965, S. 30—33.
FRICK, F. K.: Theory of information. In: KOCH (ed.), Psychology: A study of a science. New York-London-Toronto 1959.
FRIEDMANN, W.: Das Phänomen Straße. In: Verkehrsparlament der Südd. Zeitg. (Hrsg.), Neue Wege der Verkehrserziehung. 1954.

Fuchs, W.: Der psychologische Zusammenhang zwischen Erlebnisstörung und Fehlhandlung. Referat BDP-Tagg. 1956. Zit. nach Zbl. Verkehrs-Med. **1/2**, 342 (1956).
— Funktionsanalyse der Motivation. Z. exp. angew. Psychol. **10**, 626—645 (1963).
Fürstenberg, E. v.: Psychoanalyse und Psychotherapie hinter dem Lenkrad. Bundesverkehrswacht e.V. Bonn 1962, Drucksache Nr. 37.
Fulkerson, S. C., S. L. Freud, and G. H. Raynor: The use of the MMPI in the psychological evaluation of pilots. J. Aviat. Med. **29**, 122—129 (1958). Ref. in Psychol. Abstr. **33**, Tit. 6231 (1959).
—, and S. B. Sells: Adaption of the MMPI for aeromedical practice norms for military pilots. USAF Sch. Aviat. Med. Rep. 1958, No 58—128. Ref. in: Psychol. Abstr. **33**, Tit. 11083 (1959).
Ganter, H., u. H. Kunert: Über die Bedeutung des Sehvermögens für die Verkehrssicherheit. Arbeitsgem. Dtsch. Augenopt. Bundesverkehrsw. 8 (1954).
Geldard, F. A.: The selection of pilots in the US Air Force. In: F. Baumgarten, S. 500—506 (1952).
Ghiselli, E. E.: Differentiation of individuals in terms of their predictability. J. appl. Psychol. **40**, 374—377 (1956).
— Differentiation of tests in terms of the accuracy with which they predict for a given individual. Educ. Psych. Measmt. **20** (1960).
— The prediction of predictability. Educ. Psychol. Measmt. **20**, 3—8 (1960).
— Moderating effects and differential reliability and validity. J. appl. Psychol. **47** (1963).
—, and C. W. Brown: Learning in accident reduction. J. appl. Psychol. **31**, 580—582 (1947).
— — The prediction of accidents of taxicab drivers. J. appl. Psychol. **33**, 540—546 (1949).
— — Validité des tests destinés à prévoir les possibilités d'apprentissage des travailleurs. Personn. Psychol. **4**, 3 (1951).
— —, and E. W. Minium: The use of the test scores for the prediction of accidents of street car motormen. Rep. to Municipal Railway System of San Francisco, 1946. Ref. in Ghiselli and Brown 1948.
Goguelin, P.: Recherches sur la sélection des conducteurs de véhicules. Trav. Hum. **13**, 9—35 (1950).
— Etude du poste d'électricien de tableau et examen de sélection pour ce poste. Trav. Hum. **14**, 15—57 (1951).
— Nouvelles recherches sur la sélection des conducteurs de véhicules. Trav. Hum. **15**, 185—218 (1952).
— Pré-étude sur la sélection des pontiers-grutiers. Trav. Hum. **16**, 41—70 (1953).
— Etude du poste de dispacher dans l'industrie électrique et de la sélection pour ce poste. Trav. Hum. **16**, 191—205 (1953).
Goldberg, S.: Die Straßenverkehrsunfälle in Abhängigkeit vom Alter des Kraftfahrers. Rev. Automob. Med. **132**, 7—19 (1963).
Goldman, S.: Teorija informazii. Moskwa, I. L. 1957.
Goldstein, L. G.: Research on human variables in safe motor vehicle operation: a correlational summary of predictor variables and criterion measures. The Driver Behavior Research Project. Washington, D.C. 1961.
— Human variables in traffic accidents. Highway Res. Bd. Bull. **31** (1962).
—, and J. N. Mosel: A factor study of drivers' attitudes, with further study on driver aggression. NAS-NRC Publication 532, Washington, D.C. 1956. Highway Res. Bd. Bull. **172**, 9—29 (1958). Ref. in: Fahreignung und Verkehrssicherheit, 14. Mitt.-Bl. des TÜV Stuttgart. Juli 1964, 19. Ref. in Z. Verkehrssicherh. **7**, 203 (1961).
Goode: Zit. nach Lomow.
Gora, A.: Experimente zur Frage der persönlichen Unfallneigung unter dem Aspekt der Sicherheitseinstellung und affektiven Belastbarkeit. Phil. Diss. Wien 1957.
Graf, O., A. Mausolff, O. Neuloh, A. Rüssel u. H. Ruhe: Der Arbeitsunfall und seine Ursachen. Stuttgart u. Düsseldorf 1957.
Graham, N. E.: The speed and accuracy of reading horizontal, vertical and circular scales. J. appl. Psychol. **40**, 4 (1956).
Granier, V.: Réflexions sur l'examen des conducteurs de véhicules ou d'engins de levage. Bull. C.E.R.P. **3**, 12—21 (1954).
— Examen de candidats à des postes de sécurité. Manuscrit C.E.R.P., Paris 1954.
Greenshields, B. D.: Driving behavior and related problems. Highway Res. Rec. **25**, 14—31 (1963).
— D. Shapiro, and E. L. Erikson: Traffic performance at urban street intersections. Techn. Rep. No 1, Yale Bureau of Highway Traffic, 1947.
Greenwood, M., and H. M. Woods: Incidence of industrial accidents upon individuals, with special reference to multiple accidents. Ind. Hlth. Rep. Bull. 4, London 1919.

GREVE u. MESECK: Klärung des diagnostischen Wertes von Verfahren der psychologischen Eignungsuntersuchung. Köln 1966.

GROHER, H.: Unfallminderung durch bessere Straßenbeleuchtung. Lichttechnik **6**, 283—287 (1954).

GUBSER, F. J.: Ist-Stand der Verkehrspsychologie in der Schweiz. Ergebnisse einer Umfrage. Bull. Internes Mitt.-Bl. No 2 (1966), Schweizer. Berufsverband für angewandte Psychologie.

GUILFORD, J. P.: DF opinion survey. Beverley Hills 1956.

GUION, R. M., and R. F. COTTIER: Validity of personality measures in personnel selection. Personn. Psychol. **18** (1965).

GUNZERT, R.: Verkehrssicherheit — eine wichtige Aufgabe der modernen Gesellschaft. DAR **35**, 326—343 (1966).

— Soziologische Problematik der Verkehrsunfälle und ihrer Bekämpfung. Augenarzt u. Verkehr, Stuttgart **1964**, 107—130.

HADDON, W., E. A. SUCHMAN, and D. KLEIN: Accident research. Methods and approaches. Evanston and London 1964.

HÄKKINEN, S.: Psychological tests and traffic accidents frequency. Reports from the Institute of Occupational Health, Helsinki 1957, p. 156.

— Traffic accidents and driver characteristics. A statistical and psychological study. Helsinki 1958.

— Estimation of distance and velocity in traffic situations. Reports from the Institute of Occupational Health, Helsinki 1963, Nr. 3.

HÄNDEL, K.: Zur Frage der Häufigkeit alkoholbedingter Unfälle. Zbl. Verkehrs-Med. **1/2**, 309—320 (1956).

— Jugend im Straßenverkehr. Berlin-Neuwied-Darmstadt 1960.

— Die Persönlichkeit alkoholbeeinflußter Verkehrsteilnehmer. In: H. HOFF und K. HÄNDEL, Verkehrsunfall und Persönlichkeit. Schriftenreihe zum Problem der Suchtgefahren **8**, Hamm 1961.

HAGGARD: Zit. nach LOMOW.

HAIDER, M.: Ermüdung, Beanspruchung und Leistung. Wien 1962.

HALLBAUER, A.: Die Bedeutung der inneren Beherrschtheit für die Fahreignung. Z. angew. Psychol. **53**, 129—232 (1937).

HAMPEL, B.: Untersuchungen zur Beziehung zwischen Fahrtauglichkeit und Intelligenzniveau. Psychol. u. Praxis **6**, 1—13 (1962).

— Über das Intelligenz-Niveau von Berufskraftfahrern. Zbl. Verkehrs-Med. **10** (1964).

— Fahreignung und Intelligenz. 14. Mitt.-Bl. MPI Stuttgart, Juli 1964, S. 19—25.

— Beurteilung von Fahrschülern durch Fahrlehrer und Kfz.-Sachverständige als Außenkriterien für Testleistungen. Ber. II. Kongr. f. psychol. Fortbildg. des BDP, Marburg 1965.

HARRIS, F. J.: Can personality tests identify accidentprone employees? Personn. Psychol. **3**, 455—459 (1950).

HARTMANN, R.: Der rückfällige Verkehrssünder. Z. Verkehrssicherh. **3**, 185ff. (1959).

HASE, W.: Verkehrssicherheit und Lebensalter. 12. Mitt.-Bl. MPI Stuttgart, Oktober 1962, S. 26—29.

— Optische Wahrnehmung. Fahreignung und Verkehrssicherheit. 14. Mitt.-Bl. MPI Stuttgart, Juli 1964, S. 26—35.

— Unfall- und Delikthäufigkeit im Spiegel medizinisch-psychologischer Diagnostik. Fahreignung und Verkehrssicherheit. 15. Mitt.-Bl. MPI Stuttgart, Dez. 1965, S. 8—20.

— Praktische Fahrproben und psychologische Diagnostik. 16. Mitt.-Bl. MPI Stuttgart, 1966, S. 30—34.

HASEMANN, K.: Verhaltensbeobachtung und Verhaltensbeurteilung in der psychologischen Diagnostik. Göttingen 1964.

HEBENSTREIT, B. v.: Grundzüge einer Verkehrspsychologie. München 1961.

HEEGNER, F.: Erkennbarkeit von Verkehrsschildern. Zbl. Verkehrs-Med. **1** (1955).

— Jugendliche als Kraftfahrer. Zbl. Verkehrs-Med. **1**, 171—176 (1956).

— Zum Problem des Reaktionsvermögens. Zbl. Verkehrs-Med. **3**, 130—143 (1957).

— Reaktionsverhalten und Fahrtauglichkeitsprognose. Zbl. Verkehrs-Med. **6**, 71—81 (1960).

— Untersuchungen zur Verkehrsdelikt-Belastung bei mehrfach rückfälligen Straftätern. Phil. Diss. München 1961.

HEISS, R. (Hrsg.): Psychologische Diagnostik, Bd. 6 d. Hdb. d. Psychol. Göttingen 1964.

HELLER, F.: Regeln zur Bemessung und Gestaltung beschrifteter Verkehrsschilder. Straßenverkehrstechn. **1**, 77 (1957).

HENCKEL, E.: 45 Eignungsuntersuchungen bei den deutschen Bundesbahnen. Arbeit u. Leistung **17** (1963).

HERTER, B.: Klinisch-psychologische Methodik zur Beurteilung der Eignung zum Führen von Kraftfahrzeugen. Zbl. Verkehrs-Med. **12**, 89—103 (1966).

Herwig, B.: Ist der Verkehrsteilnehmer überfordert? In: Straßenverkehr — Problem ohne Ausweg? Kröners Taschenbuchausgabe, Bd. 333, S. 21—37. Stuttgart 1961.
Hick, W. E.: On the rate of gain of information. Quart. J. exp. Psychol. **4**, 1 (1952).
Hilgard, E. R., and D. G. Marquis: Conditioning and learning. New York 1940.
Hörmann, H.: Aussagemöglichkeiten psychologischer Diagnostik. Z. angew. Psychol. **11** (1964).
Hoeth, F.: Experimentelle Untersuchungen zur Validität von Persönlichkeitsfragebogen. Vortr. II. Kongr. psychol. Fortbildg. BDP, Marburg 1965.
Holt, R., and L. Luborsky: Personality patterns of psychiatrists. Menninger Clinic Monograph Series No 13, London 1958.
Hoppe, D. A., and A. R. Lauer: Factors affecting the perception of relative motion and distance between vehicles at night. Highway Res. Bd. Bull. **43** (1951).
— — Some effects of color on perception of relative motion at night. Proc. Iowa Acad. Sci. **58** (1951).
Hovland, C. L.: Human learning and retention. In: S. S. Stevens (ed.), Handbook of experimental psychology. New York 1951.
Hoyos, Graf C.: Möglichkeiten des statistischen Nachweises von Unfallneigung bei Kraftfahrern. Psychol. Rdsch. 8, 264—280 (1957).
— Über Motivationsprozesse beim Führen von Kraftfahrzeugen. Psychol. Rdsch. **10**, 270—282 (1959).
— Diskussionsbemerkung zu „Psychometrischer Ausbau der Kieler Belastungsprobe für die klinisch-psychologische Diagnostik". Psychol. u. Praxis **3**, 122—124 (1960).
— Probleme der Entwicklung verkehrspsychologischer Prüfverfahren. Diagnostica **6**, 121—135 (1960).
— Die psychophysische Belastbarkeit als diagnostische Kategorie der Kraftfahrtauglichkeit. Z. exp. angew. Psychol. **7**, 226—243 (1960).
— Objektive Daten und subjektive Stellungnahmen zur Fahrpraxis: Gesichtspunkte zur Auswertung der Verkehrsvorgeschichte. Z. Verkehrssicherh. **7**, 188—204 (1961).
— Probleme apparativer Prüfverfahren zur Begutachtung der Fahrtauglichkeit. Techn. Überwach. **2**, 180—182 (1961).
— Über den Zusammenhang von Verkehrsunfällen und Verkehrsverstößen im Straßenverkehr. Psychol. u. Praxis **5**, 49—58 (1961).
— Über das Risikoverhalten im Verkehr. Z. Verkehrssicherh. **10**, 14—30 (1964).
— Persönliche Vorgeschichte und Bewährung im motorisierten Straßenverkehr. (Kurzfassung eines Berichtes an den Bundesminister für Verkehr.) Z. Verkehrssicherh. **10**, 284—290 (1964).
— Motivationspsychologische Untersuchungen von Kraftfahrern mit dem TAT nach McClelland. Erg.-Heft zum Arch. ges. Psychol., Frankfurt a. M. 1965.
— Verkehrsverhalten und Persönlichkeit. In: Psychologie des Straßenverkehrs, hrsgeg. v. Graf C. Hoyos, 1965, S. 77—134.
— Zur Analyse der Verkehrserfahrung. Vortr. II. Kongr. psychol. Fortbildg. des BDP, Marburg 1965, Göttingen 1966.
— Probleme und Tendenzen der verkehrspsychologischen Persönlichkeitsforschung. In: Beiheft 3 „Der Mensch im Verkehr" d. Z. Arbeitswiss., Mainz 1965, S. 20—23.
Hürlimann, E.: Die Verkehrserziehung in der Schule. Bern 1946.
HUK-Verband: 10 Jahre im Dienste der Schadenverhütung. Köln 1961.
Jäger u. Moser: Gute und schlechte Schützen; eine experimentelle Untersuchung mit Hilfe der Triebdiagnostik nach Szondi. Schweiz. Z. Psychol. Nr. 2 (1963).
Jäger, A. O.: Prognose und Bewährung in der Eignungsdiagnostik. Vortr. II. Kongr. psychol. Fortbildg. des BDP, Marburg 1965, Göttingen 1966.
Jappe, G., G. John u. H. Vogel: Die Testuntersuchung als spezifisches Übertragungsfeld. Psyche **14**, (1) (1960).
Jardillier, P.: L'avenir de la psychologie industrielle. Trav. Hum. **23**, 207—340 (1960).
Johnson, H. M.: Biographical methods of detecting accidentprone drivers. Psychol. Bull. **35**, 511—512 (1938). Ref. in Psychol. Abstr. **13**, Tit. 497 (1939).
— The detection and treatment of accidentprone drivers. Psychol. Bull. **43**, 489—532 (1946).
—, and P. W. Cobb: The educational value of driver's clinics. Psychol. Bull. **35**, 758—766 (1938).
Kallina, H.: Eine ökonomische Möglichkeit zur Erforschung persönlichkeitsbedingter Tendenzen zu Unfallverhütungsmaßnahmen. Arch. Unfallforsch. **1/2** (1962).
— Validitätsuntersuchung und Faktorenanalyse verkehrspsychologischer diagnostischer Methoden. Z. exp. angew. Psychol. **11**, 56—70 (1964).
Kennedy, J. L., and R. C. Travis: Prediction and automatic control of alertness. II. Continuous tracking. J. comp. physiol. Psychol. **41**, 203—210 (1948).

KIRSCH, H.: Ergebnisse einer Bewährungskontrolle von quantitativen Verfahren für die Vorhersage der Fliegereignung. Diagnostica 7 (1962).
KLEBELSBERG, D. v.: Ergebnis einer Verhaltensanalyse des Kraftfahrers. Z. exp. angew. Psychol. 10, 597—603 (1963).
— Bisherige Erfahrungen bei der Durchführung einer Verhaltensanalyse des Kraftfahrens. 14. Mitt.-Bl. MPI Stuttgart, Juli 1964.
— Analyse des Verkehrsverhaltens. In: Graf C. HOYOS (Hrsg.), Psychologie des Straßenverkehrs usw. 1965, S. 15—75.
— Zur Bewährung einzelner Verhaltensmerkmale für die Beschreibung des Fahrverhaltens. Vortr. II. Kongr. psychol. Fortbildg des BDP, Marburg 1965. Göttingen 1966.
—, und H. KALLINA: Wieviele Verkehrszeichen können gleichzeitig wahrgenommen werden? Kriminalistik, August 1960.
— — Verhaltensanalyse des Kraftfahrers. Kleine Fachbuchreihe des Kuratoriums für Verkehrssicherheit 5 (1963).
KÖHLER, W.: Verkehrssichere Beleuchtung von Schnellverkehrsstraßen. In: Sehen und Beleuchten, hrsgeg. vom Kuratorium „Wir und die Straße". Frankfurt a. M. 1963.
KOTTENHOFF, H.: Psychometrischer Ausbau der Kieler Belastungsprobe für die klinisch-psychologische Diagnostik. Psychol. u. Praxis 3, 303—313 (1959).
— Ergänzungsbeitrag zu „Psychometrischer Ausbau der Kieler Belastungsprobe für die klinisch-psychologische Diagnostik". Psychol. u. Praxis 5, 28—31 (1961).
KRIEGER, H. J.: Verwaltungsgerichtsbarkeit und verkehrspsychologische Eignungsuntersuchungen. DAR 34, 113—119 (1965).
— Die Medizinisch-Psychologischen Institute bei den Technischen Überwachungs-Vereinen. Dtsch. Verw. Bl. 11, 3—15 (1964).
KROEBER-KENETH, L.: Unfallneigung und Handschrift. Ind. Psychot. 12, 321—334 (1935). Ref. in Psychol. Abstr. 10, Tit. 2173 (1936).
— Unfallneigung und Handschrift. Z. Menschenk. 14, 17—32 (1938). Ref. in Psychol. Abstr. 12, Tit. 6018 (1938).
KÜPFMÜLLER, K.: Informationsverarbeitung durch den Menschen. NTZ 2 (1959).
KUNERT, H.: Abkommen von der Fahrbahn. Forschungsbericht 1958.
— Informationstheoretische Aspekte des Straßenverkehrs. Verkehrswissenschaftliches Seminar. III. Studientagg. für Verkehrswissenschaften, II. Teil 1966.
KUNKEL, E.: Reaktion und Fahrtauglichkeit (Erfahrungen mit dem Kölner Reaktions-Belastungsgerät). Arch. ges. Psychol. 115, 257—268 (1963).
— Der Rorschach-Test bei tatauffälligen „Alkoholikern." Psychol. u. Praxis 7, 35—43 (1963).
— Orientierungs-Reaktionsprobe nach POPPELREUTER. Psychol. u. Praxis 8, 155—164 (1964).
— Experimentelle Untersuchung zur Zuverlässigkeit von Reaktionsleistungen. Erfahrungen mit dem Kölner Reaktions-Belastungsgerät. Z. exp. angew. Psychol. 11, 301—313 (1964).
— Zur Theorie der Validitätsbestimmung durch Gruppenvergleiche im Rahmen der Verkehrspsychologie. Unveröffentl. Manuskr. 1965.
— Validitätsbestimmung durch Gruppenvergleiche bei Fahrtauglichkeitsuntersuchungen. Psychol. u. Praxis 10, 59—75 (1966).
— Die Einschätzung der relativen Gefährlichkeit verschiedener Verkehrsdelikte. Z. exp. angew. Psychol. 13, 581—595 (1966).
LAHY, J. M.: La sélection psycho-physiologique des machinistes de la société des transports en commun de la région parisienne. Ann. Psychol. 15, 106—172 (1924).
— La sélection psycho-physiologique des travailleurs conducteurs de tramways et autobus. Paris 1927.
— Test d'Attention à réactions manuelles. Trav. Hum. 1, 304—308 (1933).
—, et S. KORNGOLD: Sélection professionnelle des aiguilleurs. Prague, compte-rendu de la 8e Conf. Internat. Psychotech., 1934, p. 245—255.
— — Recherches expérimentales sur les causes psychologiques des accidents du travail. Trav. Hum. 4, 1—64 (1936).
LANGE, R.: Hauptursachen der Verkehrskriminalität und ihre gesetzliche Erfassung. Z. Verkehrssicherh. 10, 208—213 (1964).
LAUER, A. R.: Methods of measuring the ability to drive an automobile. Bull. 115, Engineering Extension Service, Iowa State College, Ames, Iowa 1936.
— Facts and fancy regarding driver testing procedures. J. appl. Psychol. 21, 173—184 (1937).
— A criterion scale for classification of automobile drivers. Proc. Iowa Acad. Sci. 64, 542—545 (1957). Ref. in 14. Mitt.-Bl. MPI Stuttgart, Juli 1964, 19.
— Psychology of driving. Factors of traffic enforcement. Springfield, Ill. 1960.
—, and E. ALLGAIER: A preliminary analysis of the psycho-physiological correlates of automotive manipulation. Amer. J. Optometr. 18, 49—57 (1941).

Lauer, A. R., V. W. Suhr, and E. Allgaier: Development of a criterion for driving performance. Highway Res. Bd. Bull. **172**, 1—8 (1958); — Traff. Saf. Res. Rev. **2**, 24—27 (1958); Highway Res. Bd. Proc. **40** (1961). Ref. in 14. Mitt.-Bl. MPI Stuttgart, Juli 1964, 19.

Ledent, R., et L. Wellens: La sélection et la surveillance des conducteurs de tramways de Liège. Trav. Hum. **3**, 385—406 (1935).

Le Fetz, M.: Mise au point d'un test dit de Double-Poursuite. Trav. Hum. **17**, 207—214 (1954).

Lefèvre, P.: Straßenverkehrsunfallquoten in Abhängigkeit von der Straßenbeleuchtung. In: Sehen und Beleuchten, hrsgeg. vom Kuratorium „Wir und die Straße". Frankfurt a. M. 1963.

Leins, W.: Fahrzeug, Straße, Mensch. Vortrag gehalten auf der Jahrestagg. der Dtsch. Ges. f. Verkehrs-Med. 30. 9.—2. 10. 1963 Heidelberg.

Lejeune, W.: Die Bedeutung des „Minderheiten-Problems" für die Verkehrssicherheit. Zbl. Verkehrs-Med. **3**, 61—71 (1957).

— Unterrichtslehre für die Ausbildung der Bewerber um eine Fahrerlaubnis. Forschungsauftrag des Ministers für Wirtschaft, Mittelstand und Verkehr des Landes Nordrhein-Westfalen, 1965 (unveröffentlichtes Manuskript).

—, u. H. Kunert: Erkennbarkeit von Verkehrsschildern. Forschungsbericht 1954.

Leonard, J. A.: Factors which influence channel capacity. In: H. Quastler (ed.), Informationnn theory in psychology. Glencoe, Ill. 1956.

Leontjew, A. N., i E. P. Krintschik: O primenenii teorii informazii w konkreto-psichologitscheskich issledowanijach. „Woprosy psichologii" **1961**, No 5.

Lersch, Ph.: Aufbau der Person. München 1956.

Levonian, E.: Prediction of negligent operators. Institute of Transportation and Traffic Engineering, Univ. of California, Special Report. Berkeley, Calif. 1963, 23 pp.

Lewrenz, H.: Die Rückbildungserscheinungen im höheren Lebensalter als Unfallursache im Straßenverkehr. Zbl. Verkehrs-Med. **3** (1958).

— Die medizinisch-psychologische Kraftfahrer-Eignungsuntersuchung. Habil.-Schr. 1959.

— Kritische Anmerkungen zur Begutachtung der Kraftfahreignung. Z. Verkehrs-Med. **8**, 4—13 (1962).

— Die Eignung zum Führen von Kraftfahrzeugen. Forum der Psychiatrie, Bd. 7. Stuttgart 1964.

Lienert, G. A.: Testaufbau und Testanalyse. Weinheim 1961.

Lierde, A. M. van: Essai de validation d'un test de surveillance sur une population de chauffeurs d'autobus. Bull. C.E.R.P. **10**, 193—205 (1961).

Lohr, W.: Zur Psychologie des Autofahrens. Schweiz. Z. Psychol. **22**, 113—132 (1963).

— Ideen zur psychologischen Analyse des Autofahrens. Psych. Beitr. **9**, 273—287 (1966).

Lomow, B. F.: Ingenieurpsychologie. Übers. aus dem Russischen. Berlin (Ost) 1964.

Lossagk, H.: Straßenbeleuchtung im Verkehr. Automobil-Revue, Bern, 21. 3. 1951.

— Sinnestäuschung und Verkehrsunfall. 2. Aufl. Dortmund 1953.

Lunsdell: Zit. nach Lomow.

Maier, O.: Lebensalter und Straßenverkehrsanpassung. Arch. ges. Psychol., 5 Erg.-Bd. Frankfurt a. Main 1961.

Maile, H. R.: Empfehlungen zur Verkehrserziehung. Zbl. Verkehrs-Med. 8, 2 (1962).

MARPLAN Forschungsgesellschaft für Markt und Verbrauch m.b.H.: Erziehbarkeit der Verkehrsteilnehmer zu besserem Verhalten im Straßenverkehr. Frankfurt a. Main 1965.

Martineau, P.: Motivation in advertising. New York 1957. (Dtsch. Übers.: Kaufmotive. Düsseldorf 1959.)

Maukisch, H.: Entscheidungskonzepte und Probleme der Erfolgskontrolle bei Fahrtauglichkeitsbeurteilungen. Psychologie u. Praxis **10**, 107—125 (1966).

Mayr, R.: Die Vorfahrtregelung im Straßenverkehr. Stadtverkehr **1957**, 266—268.

McCormick, E. J.: Human engineering. New York 1957.

McCulloch: Zit. nach Lomow.

McFarland, R. A.: Human factors in highway-transport safety. Highway Res. Bd. Bull. **60**, NAS-NRC Publ. 244, 36—43, Washington, D.C. 1952.

— Human factors in air-transportation. New York 1953.

— Human and environmental factors of automobile safety. SAE Trans. **64**, 625—654 (1956).

—, and R. C. Moore: Human factors in highway safety. New Engl. J. Med. **256**, 792—799, 837—845, 890—897 (1957).

— —, and A. B. Warren: Human variables in motor vehicle accidents, a review of the literature. Harv. Sch. Publ. Hlth., Boston 1955.

—, and A. L. Moseley: Human factors in highway transport safety. Harv. Sch. Publ. Hlth., Boston 1954.

McGlade, F.: Testing driving performance — developmental and validation techniques. Higway Res. Bd. No 5, 13—23 (1963).

McGuire, F. L.: A psychological comparison of accident-violation free and accident-incurring automobile drivers. Res. Proj. NM 005.052.33.04, Nav. Med. Field Res. Lab., Camp Le Jeune, N. C. 1955.
— Rosenzweig Picture Frustration Study for selecting safe drivers. USAF med. J. **7**, 200—207 (1956a).
— The safe-driver inventory. USAF med. J. **7**, 1249—1264 (1956b).
— Psychological comparison of automobile drivers. USAF med. J. **7**, 1741—1748 (1956c).
— The McGuire safe driver scale. Beverly Hills, Calif. 1962. Ref. in Z. Verkehrssicherh. **8**, 320 (1962).
— A brief outline of techniques in driver selection. Beverly Hills, Calif. 1962. Ref. in Z. Verkehrssicherh. **8**, 320 (1962).
Meili, R.: Klinische Beurteilung und statistische Prüfung. Schweiz. Z. Psychol. **17** (1958).
Merz, F.: Grundlegende Probleme von Prognose und Bewährung. Vortr. II. Kongr. Psychol. Fortbildg. BDP, Marburg 1965. Göttingen 1966.
— Prognose und Bewährung in der psychologischen Diagnostik. Göttingen 1966.
Metzger, W.: Gesetze des Sehens. Frankfurt a. M. 1953.
Meyer, E., E. Jacobi u. E. C. Stiefel: Typische Unfallursachen im deutschen Straßenverkehr. Veröffentlichung des Kuratoriums „Wir und die Straße", Bad Godesberg, und des HUK-Verbandes e.V., Hamburg. Ohne Ort und Jahr.
Michaels, R. M., and Stephens: Part-task-simulation in driving research. Highway Res. Rec. No 25 (1963).
Middendorf, W.: 600 Alkoholtäter. Beitrag zur Kriminologie der Verkehrsdelikte. Hamburg 1961.
Mierke, K.: Fahrtauglichkeitsprüfungen mit dem „Kieler Determinationsgerät". Z. exp. angew. Psychol. **6**, 329—334 (1959).
— Die Konzentrationsfähigkeit und ihre Grenzen im Straßenverkehr. Ber. X. Tagg. Krim.-biol. Ges. Stuttgart 1960.
Mikorey, M.: Betrachtungen zur Psychologie des motorisierten Straßenverkehrs. Med. Klin. **55**, 865 (1960).
Miller, G. A.: Human memory and storage of information. Trans. I.R.E. on information theory. Inform. Theory **2**, 3 (1956).
— The magical number seven, plus or minus two: limits on capacity for processing information. Reading in perception. London-New York-Toronto 1958.
Miller, J. C.: Information, input overload and psychopathology. Amer. J. Psychiat. **116**, 8 (1960).
Mintz, A.: The inference of accident liability from the accident record. J. appl. Psychol. **38**, 41—46 (1954).
Mittenecker, E.: Entstehung und Verhütung gefährlicher Fehlhandlungen. Sichere Arbeit **3**, 2, 1—4 (1950).
— Methoden und Ergebnisse der psychologischen Unfallforschung. Wien 1962.
— Fahrverhalten als Kriterium. Ber. II. Kongr. Psychol. Fortbildg. BDP, Marburg 1965.
—, u. B. Veis: Sicherheitseinstellung und Unfallneigung. Psychol. Rdsch. **5**, 284—290 (1954).
Mkele, N.: The two-hand co-ordination test. Quality of performance as a test variable. J. nat. Inst. Pers. Res. **6**, 30—33 (1955). Ref. in: Psychol. Abstr. **30**, Tit. 3574 (1956).
Moede, W.: Unfäller und Nichtunfäller im Lichte der eignungstechnischen Untersuchung. Ind. Psychot. **11**, 1—10 (1934).
Moens: Zit. nach Trumpler, unveröffentlichtes Manuskript.
Moffie, D. J., A. Symmes, and C. R. Milton: Relation between psychological tests and driver performance. Highway Res. Bd. Bull. **60**, NAS-NRC Publ. 244, Washington, D.C. 1952, 17—24.
Morgan, C. T., J. S. Cook, A. Chapanis, and M. W. Lund: Human engineering guide to equipment design. New York 1963.
Moseley, A. L., and R. A. McFarland: Development of a procedure for the detection of the accident repeaters. Harv. Sch. Publ. Hlth., Boston 1953. Ref. in: McFarland and Moseley 1954.
Moser, Schneider u. I. v. Zeppelin: Über den Wert der Computer-Simulation auf die psychodiagnostische Erfassung von Abwehrprozessen. Schweiz. Z. Psychol.
Müller, A.: Möglichkeiten und Grenzen der Graphologie bei der diagnostischen Erfassung der Unfallgefährdung. Phil. Diss. Freiburg 1956. Lebensversicher.-Med. **9**, 77 (1959). Ref. in: Zbl. Verkehrs-Med. **5**, 108—109 (1959).
— Die Verkehrs- und Unfallbeteiligung von Kraftfahrern in ihrer Abhängigkeit vom Lebensalter. Techn. Überwach. **2**, 302—304 (1961).
— Ergebnisse mit einem Satzergänzungstest bei verkehrspsychologischen Eignungsuntersuchungen. Diagnostica **11**, 74—92 (1965).

Müller, A.: Zur Methodik verkehrspsychologischer Begutachtung. Z. Verkehrssicherh. **13**, 3—19 (1967).
—, u. D. v. Uslar: Ergebnisse mit dem Determinationsgerät nach Mierke bei Fahrtauglichkeitsuntersuchungen. Diagnostica **9**, 156—170 (1963).
Munsch, G.: Fahrtauglichkeitsbegutachtungen in Psychologisch-Medizinischen Untersuchungsstellen. Zbl. Verkehrs-Med. **1**, 39 (1955).
— Verkehrsgesinnung oder Verkehrssinn. Bericht vom 5. Verkehrsforum der Hannoverschen Presse, 5. März 1961. Hannover 1961.
— Bericht des Technischen Leiters für das Geschäftsjahr 1962 der Psychologisch-Medizinischen Untersuchungsstelle des TÜV Bayern.
— Möglichkeiten zur Reform der Verkehrserziehung. In: Deutsche Verkehrswacht 1965, S. 96—98.
Murrel, H.: Comparison of three forms of scales in check reading. Ergonomics **3**, 3 (1960).
Nagatsuka, Y., and S. Kitamura: Discriminative reaction test of multiple performance type: A test for discrimination of accident proneness in motor driver. Tohoku Psychol. Folia **20**, 21—34 (1961). Ref. in: Psychol. Abstr. **36**, Nr 5LN21N, 856 (1962).
Nejedlik, R.: Ursachen von Fußgängerunfällen. Wien. Arch. Psychol. Psychiat. Neurol. **2**, 4 (1952).
Newbold, E. M.: Practical applications of the statistics of repeated events, particularly to industrial accidents. J. roy. Statist. Soc. **90**, 487—547 (1927).
Newman, J. W.: Motivation research and marketing management. Boston 1957. (Dtsch. Übersetzung: Marktforschung und Absatzlenkung. Frankfurt a. M. 1960.)
Nikitin: Zit. nach Lomow.
Oehm, E.: Fahrbahnmarkierungen an Knoten. In: HUK-Verband, Verkehrstechnik und Verkehrsordnung. Köln 1962.
Pacaud, S.: Sélection des mécaniciens et des chauffeurs de locomotive. Etude de la validité des tests employés et composition des batteries sélectives. Trav. Hum. **10**, 180—253 (1947).
— Analyse psychologique et psycho-physiologique du travail, p. 579—619. Les facteurs déterminant la validité, p. 647—701. In: Traité de psychologie appliquée, t. III. Paris 1954.
— Influence conjuguée de l'âge et du niveau d'instruction sur le déclin des fonctions psychologiques et psychophysiologiques. Hyg. ment. **54**, 49—70 (1965).
Packard, V.: The hidden persuaders. New York 1957. (Dtsch. Übersetzung: Die geheimen Verführer. Düsseldorf 1958.)
Parker jr., J. W.: Psychological and personal history data related to accident records of commercial truck drivers. J. appl. Psychol. **37**, 317—320 (1953).
Petersohn, F.: Projektive Tests und Fahrtüchtigkeit. Eine kriminologische Untersuchung zur Beurteilung des Kraftfahrers. Kriminol. Schriftenreihe 4 (1962).
Peukert, E., u. W. Nieschke: Die Beurteilung der körperlichen und geistigen Eignung des Kraftfahrers. Stuttgart 1963.
Pfundt, K.: Sicherheit an Straßenknoten: Beziehungen zwischen Verkehrsunfällen, Straßenanlage und Verkehrsregelung. Beitr. zur 7. Internat. Straßenverkehrstagg. in London (OTA-Tagg) 1964.
Pichot, P.: Les tests psychologiques en psychiatrie. In: Psychiatrie der Gegenwart. Forschung und Praxis, Bd. I/2, S. 176—248. Berlin-Göttingen-Heidelberg 1963.
Piorkowski, C.: Die psychische Eignung. In: A. Kühne, Berufswahl und Berufsberatung, S. 50ff. Berlin 1919.
Piret, R.: L'examen psychotechnique des chauffeurs privés et professionels en Belgique. Z. Verkehrssicherh. **3**, 169 (1957).
Platonow, K. K.: Woprosy psichologii truda. Moskwa: Medgis 1962.
Poffenberger, A. T.: The effect of continuous work upon output and feelings. J. appl. Psychol. **12**, 459 (1928).
Poppelreuter, W.: Beitrag zur Analyse der Fahrer-Lenkertätigkeit und deren Begutachtung. Psychot. Z. **4**, 53—64 (1929).
Puni, A. Z.: Otscherki psichologii sporta. Moskwa: Isd. „Fiskultura i sport", 1960.
Quenault, S. W.: Methods of Obtaining Information on Drivers Attitudes. Unveröff. Department of Scientific and Industrial Research Road Research Laboratory 1964.
— Driver behaviour — safe and unsafe drivers. Road Research Laboratory Report LR 70; Crowthorne 1967.
Roche, M.: Le rôle du psychologue dans la prévention des accidents. Trav. Hum. **17**, 97—104 (1954).
— L'homme et la route. Paris 1961.
Roe, A.: Integration of personality theory and clinical practice. J. abnorm. soc. Psychol. **44**, 36—41 (1949).

Rüssel, A.: Arbeitspsychologie. Bern u. Stuttgart 1961.
Rump, G.: Die Psychologie im Dienste der Sicherheitsbestrebungen in der Industrie. Mitt. IHK Köln Nr. 1 (1965).
Sader, M.: Möglichkeiten und Grenzen psychologischer Testverfahren. Bern 1961.
Saunders, D. R.: Moderator variables in prediction. Educ. Psych. Measmt. 16, (1956).
Schaefer, E.: Das menschliche Gedächtnis als Informationsspeicher. Elektron. Rdsch. 14, 3 (1960).
Schaefer, V. G.: Safety supervision. New York-Toronto-London 1941.
Scharge, H.: Persönlichkeitsstruktur und Unfallaffinität. Diss. Göttingen 1954.
Schmidtke, H.: Die Ermüdung. Bern u. Stuttgart 1965.
Schnebelen, A.: Validation d'examens psychotechniques de candidats au permis de conduire de transports en commun. Manuscrit C.E.R.P., Paris 1957.
Schneider, W., u. H. Böhm: Der Sicherheitsgurt und sein typischer Träger. Ergebnis einer Fragebogenaktion der Bundesverkehrswacht. Hrsgeg. von der Forschungsgemeinschaft „Der Mensch im Verkehr", Köln 1962.
—, u. G. Schubert: Verkehrspsychologie. In: Handbuch der Psychologie, Bd. 11, Forensische Psychologie, Hrsg. U. Undeutsch, Göttingen 1967.
Schoch, H.: Bericht über das Ergebnis der Bewährungskontrolle von Eignungsgutachten in Nahverkehrsbetrieben aus den Jahren 1953/54/55. Med.-Psychol. Institut für Verkehrs- und Betriebssicherheit Köln e.V., 1956.
— Bewährungskontrolle medizinisch-psychologischer Eignungsuntersuchungen bei den Bonner Verkehrsbetrieben 1956, unveröffentlicht.
— Zur Psychologie des Fahrverhaltens. „Informationen und Mitteilungen" der Sektion Verkehrspsychologie des BDP 1, 10—27 (1965).
Schubert, G.: Zusammenstellung von bisherigen wissenschaftlichen Untersuchungen über Prädiktoren und Kriterien des sicheren Kraftfahrens. 1. Bericht zum Forschungsauftrag des Bundesministers für Gesundheitswesen „Die Auswirkung von Konstitution und Persönlichkeit auf die Unfallgefährdung im Verkehr". Vervielf. Manuskript. Köln 1965.
— Untersuchung der verkehrsspezifischen Haltungen und Meinungen von Kraftfahrern durch Fragebogen. 3. Bericht des Forschungsauftrages des Bundesministers für Gesundheitswesen „Die Auswirkung von Konstitution und Persönlichkeit auf die Unfallgefährdung im Verkehr". Vervielf. Manuskript. Köln 1966.
—, u. G. Edler: Methoden zur Beobachtung des Fahrverhaltens. 2. Bericht des Forschungsauftrages des Bundesministers für Gesundheitswesen „Die Auswirkung von Konstitution und Persönlichkeit auf die Unfallgefährdung im Verkehr". Vervielf. Manuskript. Köln 1965.
—, A. Müller u. E. Senf: Testserie zur Untersuchung der optischen Orientierung bei Kraftfahrtauglichkeitsuntersuchungen. Psychol. u. Praxis 6, 147—153 (1962).
—, u. U. Schubert: Sicherheitslehre für die Ausbildung der Bewerber um eine Fahrerlaubnis. Forschungsauftrag des Ministers für Wirtschaft, Mittelstand und Verkehr des Landes Nordrhein-Westfalen, unveröffentlichtes Manuskript, 1965.
Schubert, U.: Die Auslese des sicheren Kraftfahrers mit Hilfe eines Persönlichkeitsfragebogens. Z. Verkehrssicherh. 8, 317—320 (1962).
Schuster, D. H., and J. D. Guilford: The psychometric prediction of problem drivers. Univ. of Southern California, Los Angeles, Calif. 1961.
Seifert, R.: Reiz-Reaktionsgeräte in der luftfahrtpsychologischen Diagnostik. Mitt. aus der Luftfahrtpsychologie, Deutsche Versuchsanstalt für Luftfahrt e.V., Institut für Flugmedizin, Nr. 4, Bad Godesberg 1958.
— Referat über Untersuchungsmethoden der Psychomotorik und Fliegerauslese. Diagnostica 5, 135—154 (1959).
— Neue Geräte zur Untersuchung der Psychomotorik. Diagnostica 12, 1 (1966).
Setschenow, I. M.: Isbrannye proiswedenija. T. 1. Moskwa-Leningrad: Isd. AN SSSR 1952.
Severin, D.: The predictability of various kinds of criteria. Pers. Psychol. 5, 93—104 (1952).
Shaw, L.: The practical use of projective personality tests as accident predictors. Traff. Saf. 9, No 2 (1965); — Res. Rev. 3, 34—80 (1965).
—, and H. S. Sichel: The reduction of accidents in a transport company by the determination of the accident liability of individual drivers. Traff. Saf. Res. Rev. 5, 2—13 (1961).
Shellow, S. M.: Research in selection of motormen in Milwaukee. J. Personn. Res. 4, 222—237 (1925).
— Selection of motormen: further data on value of tests in Milwaukee. J. Personn. Res. 5, 183—188 (1926).

Shupe, L. E., and A. R. Lauer: The prediction of driving ability from laboratory measures and experience indices from a systematized interview. Proc. Iowa Acad. Sci. **49**, 418—423 (1942).
Slight, R. B.: The effect of instrumental dial shape on legibility. J. appl. Psychol. **32** (1948).
Slocombe, C. S.: Consistency of operating efficiency. Person. J. 8, 413—414 (1930).
—, and E. E. Brakeman: Psychological tests and accident proneness. Brit. J. Psychol. **21**, 29—38 (1930).
Snow, A. J.: Tests for chauffeurs. Industr. Psychol. 1, 30—45 (1926).
Sokolow, E. N.: Werojatnostnaja model wosprijatija. „Woprosy psichologii" **1960**, No 2.
Sonns, St.: Kombination von Individual- und Gruppenuntersuchungen bei der Eignungsprüfung von Motorfahrzeugfahrern. Z. Verkehrssicherh. 8, 321—322 (1962).
Speroff, B. J., and W. Kerr: Steel mill "hot strip" accidents and interpersonal desirability values. J. clin. Psychol. **8**, 89—91 (1952).
Spörli, S.: Bremsung von Primärimpulsen und Fahrverhalten. Bull. Internes Mitteilungsbl. No 2 (1966). Schweiz. Berufsverband für angewandte Psychologie.
Steinwachs, Fr.: Diagnostische Bereiche der mikromotorischen Tonusregistrierung. Aviation Psychological Research, Bad Godesberg 1963.
— Klinisch-psychologische Persönlichkeitsfaktoren der Kraftfahreignung. Z. Arb.-Wiss., Beih. **3**, 24—32 (1965).
Streich, H.: Das Persönlichkeitsbild des Kraftfahrers im projektiven Testverfahren. Der Mensch im Straßenverkehr. Stuttgart u. München 1957.
— Typisches Fehlverhalten im Straßenverkehr. Z. Verkehrssicherh. **7**, 4 (1961).
— Typische Strukturmerkmale einer erhöhten Konfliktbereitschaft im Straßenverkehr. 14. Mitt.-Bl. MPI Stuttgart 1964, S. 36—44.
Striženec, M.: Vycon v discriminativnoj úlohe z hl'adiska teorie informácie. Psychologicke štúdie SAV, III, Bratislava 1961.
Süllwold, E.: Ein Beitrag zur Analyse der Aufmerksamkeit. Z. exp. angew. Psychol. **2**, 495—513 (1954).
Suhr, V. W., and A. R. Lauer: Revue des recherches concernant les conducteurs commerciaux. Rev. Psychol. Appl. **5**, 119—125 (1955).
Szewczuk, W.: Teoria monotonijnego zmeczenia. In: Zeszyty Problemowe Nauki Polskiej XVII „Psychologiczne i pedagogiczne problemy wydajnosci pracy". Warschau 1961.
Taylor, H. C., and J. T. Russel: The relationship of validity coefficients to the practical effectiveness of tests in selection. J. appl. Psychol. **23**, 565—578 (1939).
Thomae, H., Krüskemper: Arbeitsunfall und seelische Belastung. Basel 1963.
Thorndike, R. L.: Personnel selection. New York 1949.
— The human factor in accidents, with special reference to aircraft accidents. Proj. No 21-30-001, Rep. No **1**, USAF Sch. Aviat. Med., Randolph Field, Tex. 1951.
Tiffin, J.: Industrial psychology. New York 1942; Neudruck 1947.
Tillmann, W. A.: The psychiatric and social approach to the detection of accident prone drivers. MS Thesis, University of Western Ontario, London, Ont. 1948.
—, and G. E. Hobbs: The accident-prone automobile driver. A study of the psychiatric and social background. Amer. J. Psychiat. **106**, 321—331 (1949).
Tolman, E. C.: Theories of learning. In: F. A. Moss, Comparative psychology. New York 1934.
Trappen, E. von der: Straßenbeleuchtung von heute unter besonderer Berücksichtigung des Kraftwagenverkehrs. Licht **7**, 118—121 (1937).
— Das Problem der Straßen- und Verkehrsbeleuchtung. Straße u. Autobahn 8 (1951).
Trites, D. K., A. L. Kubala, and S. B. Sells: Aircraft accidents vs. characteristics of pilots. J. Aviat. Med. **26**, 486—494 (1955).
Trumpler, H.-J.: Einleitende Ausführungen zur gemeinsamen Erarbeitung von Vorschlägen für einen breiteren verkehrspädagogischen Einsatz der Medizinisch-Psychologischen Institute. Unveröffentl. Manuskr. 1964.
Tschanz, W.: Die Bewährung von betriebspsychologischen Eignungsuntersuchungen. Bern 1962.
Tučny, P.: Nový přistup k estetizaci technického prostředi. In: Technika Praca 1960, N 10, October.
Tutuschkina: Zit. nach Lomow.
Uhlaner, J. E., and A. J. Drucker: Selection Tests — dubious aid in driver licensing. Presentation to the Annual Meeting of the Highway Research Board, Wash., D.C., Jan. 1964.
— L. G. Goldstein, and N. J. van Steenberg: Development of criteria of safe motor-vehicle operation. Highway Res. Bd. Bull. **60**, 1—16 (1952); — Road User Characteristics, Publ. 244, National Academy of Science. National Research Council, Washington, D.C. 1952.

UHLANER, J. E., N. J. VAN STEENBERG, and L. G. GOLDSTEIN: The development of criteria of safe driving for the individual. PRS Rep. 935, PRPB, Adj. Gen. Off. Deptmt. of the Army, 1952.
UNDERWOOD, B. J.: Experimental Psychology. New York 1949.
UNDEUTSCH, U.: Psychologisch richtige Verkehrsordnung. In: Die Sicherung des modernen Straßenverkehrs, Bd. 6, Köln 1958, S. 239—263. Hrsgeg. v. d. Arb.-Gem. f. Straßenverkehr und Verkehrssicherheit Köln.
— Verkehrssicherheit kann man verkaufen. Werbung für Sicherheit im Straßenverkehr. Dtsch. Verkehrswacht, H. 4, 49—51 (1961).
— Psychologische Richtlinien einer wirksamen Werbung für Verkehrssicherheit. In: Die Sicherung des Menschen im Straßenverkehr, Köln 1961, S. 179—208. Bd. 8 der Buchreihe der Arb.- und Forschgs.-Gem. f. Straßenverkehr und Verkehrssicherheit. — Schriftenreihe der Bundesverkehrswacht e.V., Drucksache Nr. 35 (1961).
— Ergebnisse psychologischer Untersuchungen am Unfallort. Forschungsber. des Landes NRW Nr. 1087. Köln u. Opladen 1962.
— Persönlichkeit und Vorkommenshäufigkeit der „Unfäller" unter den Kraftfahrern. Buchreihe der Arb.- und Forschgs.-Gem. f. Straßenverkehr und Verkehrssicherheit e.V., Bd. 9: Die Sicherung des Menschen im Straßenverkehr. Bad Godesberg 1962, S. 51—74.
— Die Auffassungsfähigkeit für Verkehrszeichen. Z. Verkehrssicherheit 9, 212—225 (1963).
— Die geistig-seelischen Voraussetzungen des sicheren Fahrens. In: Der Mensch im Straßenverkehr, Vorträge der 1. Studientagg. der Kathol. Bundesarbeitsgem. Verkehr am 8. 3. 1963 in Köln.
— Integrierte Verantwortung. Dtsch. Verkehrswacht 6/7, 83—86 (1965).
— Verkehrsvorschriften psychologisch betrachtet. DAR 12, 319—326 (1966).
— Neuere Erkenntnisse auf dem Gebiet der Fahreignungsuntersuchung. In: Bd. 13 der Buchreihe der Arbeits- und Forschungsgemeinschaft für Straßenverkehr u. Verkehrssicherheit, 1966, S. 45—56.
—, u. W. SALBER: Motive des menschlichen Sicherheitsbedürfnisses als Grundlage für wirksame Werbung zu Gunsten der Verkehrssicherheit. Hrsgeg. von der Forschungsgem. „Der Mensch im Verkehr", Köln 1962.
—, u. W. SCHNEIDER: Die Persönlichkeit des Verkehrsdelinquenten unter Alkoholeinfluß. In: Technische und volkswirtschaftliche Berichte des Ministeriums für Wirtschaft, Mittelstand und Verkehr des Landes NRW Nr. 58, 134—206 (1962).
United States Congress: Motor vehicle traffic conditions in the United States. The accident-prone driver. House Document, No 462, Part VI. Washington, D.C.: Gouvernment Printing Office 1938.
VALTER, V.: Sávislost' pocitu od podnetu meniaceho sa v čase. „Psychologické štúdie SAV." III. Bratislava 1961.
VENABLES, P.: Car-driving consistency and measures of personality. J. appl. Psychol. 40, 1 (1956).
VERNON, H. M.: Accidents and their prevention. Cambridge 1936.
VITELES, M. S.: Research in the selection of motormen. Personn. J. 4, 173—199 (1924).
— The use of psychological methods in the selection and classification of employees in the United States; Guiding principles and current trends. In: F. BAUMGARTEN 1939—1945, S. 146—164.
— The aircraft pilot — five years of research — a summary of outcomes. Psychol. Bull. 42, 489—526 (1945).
— Psychology in civil aviation. In: F. BAUMGARTEN 1952, S. 491—500.
VOGE, F.: La psychotechnique et les capacités professionelles des conducteurs d'engins lourds dans les Travaux Publics. Journées Nationales d'Etudes de Médecine du Travail du Bâtiment et des Travaux Publics. 26—28 Avril 1962, en cours de publication.
— Psychologie du travail. Centre d'études psychotechniques Albert Burloud, Université de Rennes. 1962/63.
VONOLFEN, W.: Der Verkehrsunterricht. Dortmund 1954.
WALBEEHM, B.: The accident-prone driver. The World Touring and Automobile Organisation (OTA). London 1960.
WARSKIJ, B. W., i M. A. GUSEWA: Sawisimost prostranstwenych porogow widenija ot informazionnogo sodershanija kontura ploskoj figury. „Woprosy psichologii" 1962, No 2.
WEISS, A. P., A. R. LAUER, H. E. BURTT, W. DENNIS, C. R. ELLIS, T. W. FORBES, R. A. HARE, L. GOLDSTEIN, J. LEFTWICK, and J. C. RINGWALD: Psychological principles in automotive driving. Ohio State Univ. Studies, Contribution to Psychology No 11, 165 (1930).
WELFORD, A. T.: Timing and organization of manual skilled performance. Summary XVI. Internat. Congr. Psychol. Montreal 1954.
— Age and learning. Theory and needed research. In: Experimentia Supplementum, IV. Sympos. Experim. Gerontology, p. 136—143, Basel 1956.

WELLEK, A.: Grenzen und Möglichkeiten der psychologischen Testung zur Beurteilung der Kraftfahrtauglichkeit. Psychol. Rdsch. 8, 3 (1965).
WINKLER, W.: Störungen der Anpassungsfähigkeit von Kraftfahrern an den Verkehr infolge charakterlicher Besonderheiten. Mitt.-Bl. MPI Stuttgart 3, 49 (1955).
— Die charakterliche Eignung zum Führen von Kraftfahrzeugen und ihre Feststellung durch die Verwaltungsbehörden. Z. Verkehrssicherh. 3, 116 (1957).
— Der Richter und der Sachverständige in Verkehrssachen. 4. Deutscher Gerichtstag 1966.
— Die forensische Bedeutung der Verkehrspsychologie. In: G. BLAU und E. MÜLLER-LUCKMANN (Hrsg.), Gerichtliche Psychologie. Berlin-Neuwied 1962.
— Persönlichkeit und Fahrverhalten. Techn. Überw. **1962**, H. 1.
— Panikreaktion und Gefahrentraining. Diskussionsbem. zum 6. Arbeitskreis anläßlich des III. Colloquiums über Verkehrsunfallforschung, 1963.
— Lernen und Sozialverhalten im Straßenverkehr. Dtsch. med. J. 15, 792—797 (1964).
— Lebensalter und Verkehr. In: Graf C. HOYOS (Hrsg.), Verkehrspsychologie (1965), S. 173 bis 243.
— Einige Probleme der medizinisch-psychologischen Fahreignungsbegutachtung. Technischer Überwachungs-Verein Hannover, Mitteilungen Mai 1967.
WINOGRADOW, M. I.: Fisiologija trudowych prozessow. Isd. LGU, 1958.
WOODWORTH, R. S., and H. SCHLOSBERG: Experimental psychology. New York 1954.

Soziologie und Verkehrsmedizin einschließlich Verkehrserziehung der Erwachsenen

R. Gunzert, Frankfurt a. M.

I. Definition und Aufgaben der Soziologie

Eine einfache Definition des Begriffs der Soziologie verdanken wir René König. Nach ihm ist Soziologie „die wissenschaftlich systematische Behandlung der allgemeinen Ordnungen des Gesellschaftslebens, ihrer Bewegungs- und Entwicklungsgesetze, ihrer Beziehungen zur natürlichen Umwelt, zur Kultur im allgemeinen und zu den Einzelgebieten des Lebens und schließlich zur sozialkulturellen Person des Menschen[1]". Wie in allen Wissenschaften gibt es einerseits einen allgemeinen bzw. theoretischen Teil, andererseits spezielle und angewandte Soziologien. Bei den speziellen Soziologien geht es zum Teil um die Anwendung soziologischer Betrachtungsweisen und Methoden auf Gebiete, die bereits Gegenstand anderer Wissenszweige sind, zum Teil um die soziologische Erforschung besonderer Problemstellungen. Angewandte Soziologie hingegen ist „der Inbegriff aller Bemühungen, Erkenntnisse der Soziologie auf die Praxis anzuwenden und sozialreformatorisch oder sozialpolitisch auszuwerten" (F. Bülow[2]). In engster Beziehung zu den speziellen Soziologien und erst recht zu der angewandten Soziologie steht die Sozialpsychologie, die sich aus der Soziologie heraus zu einer selbständigen Wissenschaft entwickelt hat. Wir verdanken insbesondere ihrer experimentellen Richtung die Erkenntnis, daß viele unserer bisherigen — zumeist spekulativ begründeten — Ansichten über menschliche Verhaltensweisen falsch sind.

Eine Medizinsoziologie ist schon seit einigen Jahrzehnten existent. Es gibt sogar hauptberufliche Medizinsoziologen. Nach einem Bericht von Ray H. Elling[3] arbeiteten im Januar 1958 in den USA 106 Wissenschaftler ausschließlich auf dem Gebiet der Medizinsoziologie.

In der Bundesrepublik ist die Medizinsoziologie noch nicht so weit entwickelt[4].

Die Aufgabenstellung der Medizinsoziologie wird besonders deutlich, wenn man nach dem Vorbild von Robert Strauss zwischen einer „sociology *in* medicine" und einer „sociology *of* medicine" unterscheidet. Bei der „sociology *in* medicine" handelt es sich weitgehend um das „Studium der Einwirkung sozialer Faktoren auf die Gesundheit und Krankheit des Menschen (H. Schelsky). Allerdings wird diese Definition, wie R. König betont, nicht ausreichen, um den Unterschied zur alten Sozialmedizin bzw. Sozialhygiene unmißverständlich deut-

[1] König (a), S. 7.
[2] Bülow, S. 506.
[3] König (b), S. 273.
[4] Wer sich über den Stand und die Probleme der Medizinsoziologie informieren will, sei auf Sonderheft 3 der Kölner Zeitschrift für Soziologie und Sozialpsychologie verwiesen. Der von R. König und M. Tönnesmann herausgegebene Band ist nicht zuletzt durch seine reichen Literaturangaben wertvoll.

lich zu machen. Nach dem Vorschlag KÖNIGs ist es notwendig, „die psychischen und sozialen Konstellationen sichtbar zu machen, welche Gesundheit und Krankheit, sowohl in ihrer konkreten Erscheinung als auch in Diagnose und Therapie, bestimmen. Hier ist Soziologie nicht Hilfsdisziplin für die Medizin, sondern es wird umgekehrt eben eine eigenständige Medizin-Soziologie oder soziologisch erleuchtete Medizin verlangt“[5].

Bei der „sociology of medicine“ handelt es sich nach H. SCHELSKY darum, daß „die eine Disziplin als Ganze zum Gegenstand der anderen wird“[6]. Es geht also um eine „Soziologie des Gesundheitswesens“ und zwar, „weil das Gesundheitswesen mit seinen vielen, scheinbar rein technisch bedingten Institutionen in Wahrheit den gleichen Gesetzen sozial-kultureller Konditionierung unterliegt wie das Verhalten der Menschen insgesamt und Gesundheit und Krankheit“[7]. Der Soziologe tritt hier der Medizin nicht so sehr als Wissenschaft als vielmehr ihren institutionellen Auswirkungen gegenüber. Das Eigenartige der fraglichen Institutionen liegt darin, daß sie alle letztlich dem Schutz der Gesundheit dienen. Diese Feststellung ist schon deshalb wichtig, weil die Gesundheit offenbar eine der funktionalen Vorbedingungen eines jeden sozialen Systems ist (TALCOTT PARSONS). Während früher die Medizin zur Reduktion aller Krankheiten auf die physiologische und biologische Ebene neigte, ist dies heute anders geworden. Man hat seit langem die soziale Wirklichkeit als Ursachen von Krankheiten erkannt.

II. Soziologie der Verkehrsmedizin

Eine spezielle *Soziologie der Verkehrsmedizin* existiert zur Zeit noch nicht. Selbst Ansätze sind bislang in der Literatur nicht zu erkennen. Der hiermit vorgelegte Beitrag darf deshalb nur als ein erster Versuch gewertet werden, dem alle Mängel und Unvollständigkeiten anhaften, die nun einmal bei Betreten von Neuland unvermeidlich sind. Mit Rücksicht auf die Begrenzung des zur Verfügung stehenden Raumes wird nur jener Teil der Verkehrsmedizin behandelt, der sich mit dem *Straßenverkehr* befaßt. Sowohl die Luftfahrts- als auch die Schiffahrtsmedizin erfassen vergleichsweise nur einen relativ kleinen Personenkreis. Es können also hier keine derartigen „Massenprobleme“ entstehen. Auch die eigentliche Unfallheilkunde sowie alle jene Fragen der theoretischen Verkehrsmedizin, der Pharmakologie usf., bei denen ein Bezug zur Soziologie nicht auf der Hand liegt, müssen ausgeklammert werden. Von der Verkehrsmedizin wird also nur der präventive Teil berücksichtigt, dem es obliegt, Mängel, Krankheiten usf. festzustellen, „die den Menschen für bestimmte Funktionen im Verkehr untüchtig und dadurch verkehrsgefährdend machen können“ (K. H. BAUER). *Institutionell* tritt uns die Verkehrsmedizin vor allem in Gestalt der Institute für gerichtliche Medizin und der medizinisch-psychologischen Institute der technischen Überwachungsvereine entgegen; andere Institutionen wie Kliniken und Gesundheitsämter sowie freipraktizierende Ärzte können außeracht gelassen werden.

Bevor wir uns nun der speziellen Soziologie der Verkehrsmedizin zuwenden können, muß einiges über die Probleme des Kraftverkehrs und des Verkehrsstrafrechts aus soziologischer Sicht gesagt werden, da nur in diesem größeren Rahmen die gesellschaftliche Bedeutung der Verkehrsmedizin erkennbar wird. Der Kraftverkehr auf der Straße ist zu einem echten Massenproblem geworden, bei dem die Quantität zwangsläufig zu qualitativen Folgen führt.

[5] KÖNIG (a), S. 8.
[6] SCHELSKY, S. 170.
[7] KÖNIG (a), S. 7.

1. Umfang und soziologische Bedeutung der Motorisierung

Im April 1966 waren bereits mehr als 10 Millionen Personenkraftwagen und etwa 0,6 Millionen Krafträder, insgesamt etwa 13,6 Millionen Kraftfahrzeuge in der Bundesrepublik zugelassen. 1961 gab es 15,4 Millionen Mehrpersonen- und 4 Millionen Einpersonenhaushalte. Bei etwas mehr als 10% dieser Haushalte sind die Mitglieder durch Alter oder Gebrechlichkeit am Führen eines Kraftfahrzeuges verhindert. Unter den Einpersonenhaushaltungen befindet sich andererseits ein großer Anteil von jungen Menschen, bei denen aus wirtschaftlichen Gründen ein eigenes Kraftfahrzeug noch nicht im Bereich des Möglichen liegt. Den etwa 16 Millionen für Kraftfahrzeugbesitz in Frage kommenden Haushalten stehen immerhin rund 11 Millionen Kraftfahrzeuge (Pkw und Kr) gegenüber. Nahezu zwei Drittel aller Haushaltungen verfügen also über ein Kraftfahrzeug. Da die Zahl der Führerscheinbesitzer auch in jenen Kreisen, die noch über kein eigenes Kraftfahrzeug verfügen, sehr beachtlich ist — jährlich werden etwa 1,5 Millionen Führerscheine ausgegeben —, darf unterstellt werden, daß mehr als zwei Drittel aller Haushaltungen am Kraftverkehr unmittelbar beteiligt sind. Bei diesen Größenordnungen wird es zur Selbstverständlichkeit, daß alle Vorgänge auf dem Gebiet des Verkehrs — und dahin gehört auch die Verkehrsmedizin — im weitesten Maße gesellschaftliche Reaktionen auslösen.

Das *Kraftfahrzeug* nimmt *in der heutigen Gesellschaft* eine Sonderstellung ein. Es ist zweifelsfrei *das am meisten begehrte Gebrauchsgut.* Die Breite des Begehrens ist in allen sozialen Schichten annähernd gleich groß und wird in ihrer Effizienz nur durch die Kaufkraft begrenzt. Dem Kraftfahrzeug kommt dadurch ein Primat vor allen anderen Gebrauchsgütern zu; ein Sachverhalt, der bislang noch nie in der Wirtschaftsgeschichte zu beobachten war.

Diese Sonderstellung ist leicht zu erklären, da das Kraftfahrzeug gleichzeitig mehrere Arten von Nutzen gewährt. Rational gesehen an erster Stelle steht der Nutzen als Transportmittel besonderer Art. Es gewährt im Nah- und im Mittelstreckenverkehr ein Optimum an Schnelligkeit und an Bequemlichkeit. Nur durch das Kraftfahrzeug ist die moderne dezentralisierte Siedlungsweise in Großstadtnähe möglich. Das flache Land verdankt dem Kraftfahrzeug den Anschluß an den städtischen Lebensstandard und die Kultur. Zahllose Berufe sind heute, da sie eine schnelle Überwindung des Raumes erfordern, ohne Kraftfahrzeug undenkbar. Das Kraftfahrzeug besitzt darüber hinaus einen außerordentlich hoch eingeschätzten Nutzen als Instrument der Freizeitgestaltung. Ob es sich um die individuell gestaltete Urlaubsreise oder den Sonntagsausflug handelt oder um den jederzeit möglichen Besuch von Verwandten und Freunden, die Unabhängigkeit von den öffentlichen Verkehrsmitteln und deren Fahrplänen steht bei der Mehrzahl der Menschen in der Rangordnung der Werte ganz oben. In unserer Industriegesellschaft will man in jeder Hinsicht unabhängig sein und durch Rücksicht auf Kollektiveinrichtungen — wie z.B. öffentliche Verkehrsmittel — nur so wenig wie möglich behindert werden.

Schließlich sei noch an den Geltungsnutzen erinnert. Trotz des verbreiteten Besitzens von Kraftfahrzeugen sind diese — je nach Größe und Art — ein Statussymbol. Zwischen dem Einkommen und der Art des Fahrzeuges wird allgemein eine enge Korrelation angenommen. Bei der Bedeutung der Einkommenshöhe als sozialem Schichtenkriterium in einer „klassenlosen" Gesellschaft ist die Unterstellung einer solchen Korrelation von großer Wichtigkeit. Kulturkritiker nehmen daran Anstoß und behaupten gerne, der Geltungsnutzen würde verschwinden, wenn erst jede Familie, wie z.B. in den USA, ihr Auto habe. Aber gerade dieser Hinweis stimmt skeptisch. Wir wissen aus den Studien anerkannter Sozialforscher, daß auch in den USA der Geltungsnutzen des Kraftfahrzeuges im allgemeinen eine beachtliche Rolle spielt.

Die Menschen unserer Zeit betrachten den Besitz bzw. die Benutzung eines Kraftfahrzeuges als ein Grundrecht des Bürgers. Die mitunter von Juristen vertretene Überzeugung, die Fahrerlaubnis sei ein Recht, das der Staat den Bürgern „gestatte", verkennt die Wirklichkeit. *Kraftfahren ist kein Privileg*. Es gehört nicht zur Zuständigkeit des Staates, Handlungen des täglichen Lebens zu „gestatten". Der demokratische Staat hat weder eine Eisenbahnfahrt noch einen Theaterbesuch noch das Anlegen von Festtagskleidern zu gestatten. Die absoluten Fürsten konnten einstmals verordnen, an welchen Tagen der Bürger das Theater besuchen dürfe und an welchen es nur dem Adel vorbehalten blieb. Heute garantiert bereits das Grundgesetz in Artikel 2, Absatz 1 die freie Entfaltung der Persönlichkeit. Der Staat kann nur Verbote aus schwerwiegenden Gründen erlassen.

Faßt man das oben Gesagte unter soziologischen Gesichtspunkten zusammen, dann kommt man zu dem Ergebnis, daß alle Maßnahmen im Straßenverkehr gesellschaftliche Reaktionen auslösen müssen. Eingriffe in die grundgesetzlich garantierte Entfaltungsfreiheit des Kraftfahrers betreffen dessen „heiligste" Gefühle und haben nicht nur rationale sondern auch in geradezu unübersehbarem Ausmaß emotionale Auswirkungen. Solche Zusammenhänge sind für eine soziologische Betrachtung der Verkehrsmedizin grundlegend.

2. Straßenverkehrsrecht und Verkehrsstrafrecht aus soziologischer Sicht

Die Verkehrsmedizin ist neben den sich aus der Präventivmedizin ergebenden Aufgaben durch Fragestellungen der Justiz und der Verwaltung entscheidend beeinflußt worden. Straßenverkehrsrecht und Verkehrsstrafrecht verlangen die „Eignung zum Führen von Kraftfahrzeugen". Die mit dieser „Eignung" im Zusammenhang stehenden Fragen stehen im Mittelpunkt der Interessen der Verkehrsmediziner und der medizinisch-psychologischen Institute. Diese Bindung an das Verkehrsrecht bzw. -strafrecht ist in mehrfacher Hinsicht fatal. In den Augen der Bürger erscheint der Verkehrsmediziner zumeist nur als ein Erfüllungsgehilfe der Polizei, der Gerichte und der Verwaltung. Man unterstellt oft, daß er gegen die Interessen seiner unfreiwilligen „Klienten" handle. Es besteht also von vornherein ein ebenso geringes Vertrauensverhältnis wie gegenüber dem „Vertrauensarzt" der Sozialversicherung. In der erkennbaren Tätigkeit der Verkehrsmediziner wird fälschlicherweise ein Widerspruch zu dem Auftrag des Arztes, zu heilen und zu helfen, gesehen.

Diese Situation darf vor allem deshalb nicht aus den Augen gelassen werden, weil unser Verkehrsrecht und insbesondere das Verkehrsstrafrecht zu der „unbewältigenden Gegenwart" gehören. Es ist eine historisch einmalige Situation, daß bei uns das viel zitierte „*Volk der Vorbestraften*" im Werden ist. Bei jährlich rund 1,2 Millionen Eintragungen in das Verkehrszentralregister kann sich jeder ausrechnen, daß es nicht mehr lange dauern kann, bis nahezu alle am Kraftverkehr aktiv teilnehmenden Personen zu den Vorbestraften gehören. Das Institut für Markt- und Verbrauchsforschung der Freien Universität Berlin kam aufgrund einer Umfrage zu dem Ergebnis, daß im Sommer 1965 bereits 56% aller aktiven Kraftfahrer zumindest einmal „straffällig" geworden waren. Während früher der typische Bürger am Strafrecht völlig uninteressiert war, da er normalerweise damit rechnen durfte, niemals in eines der klassischen Delikte verwickelt zu werden, befindet er sich heute als Verkehrsteilnehmer täglich in einer potentiellen

Deliktsituation. Er kann sich mit an Sicherheit grenzender Wahrscheinlichkeit ausrechnen, daß es nur eine Frage der Zeit ist, bis auch er zu den wegen Verkehrsdelikten Vorbestraften gehört. Die überwältigende Mehrheit aller sogenannten Verkehrsdelikte sind aber nichts anderes als Fehlleistungen, die zwar grundsätzlich vermeidbar sind, aber bei jeder Gelegenheit jedermann allem guten Willen zum Trotz unterlaufen können.

Viele Gebote und Verbote unseres Verkehrsrechts haben bei den Kraftfahrern den Symbolgehalt des Geßlerhutes bekommen Sie beugen sich der Macht, d.h. den angedrohten Sanktionen, ohne sie innerlich anzuerkennen. Die Rechtsprechung in Verkehrssachen beweist, daß das Denken der Juristen in „kategorischer Distanz vom Bürger"[8] steht. Der daraus resultierende Mangel an Anerkennung des Verkehrsrechts durch die Gesellschaft verhindert dessen „soziale Geltung" (Geiger). Das ist eine Tatsache, die kein Teilnehmer am Kraftverkehr bestreiten kann. Auch mit der Zeit gelang es, die unpopulären Normen in Gewohnheiten umzuformen. Die Folge ist eine stetige Konfliktsituation des kraftfahrenden Bürgers gegenüber der Justiz und ihren Hilfsorganen. Die Wahrscheinlichkeit des Eintritts gefährlicher gesellschaftlicher Reaktionen liegt auf der Hand.

Die praktische Verkehrsmedizin (in der Beschränkung auf den Straßenverkehr) befaßt sich im gegenwärtigen Stadium — wie schon bemerkt — nahezu ausschließlich mit der Frage, ob, bzw. in welchem Grade jemand zum Führen eines Kraftfahrzeuges geeignet ist.

Die gesetzlichen Bestimmungen findet man in den §§ 2, 4 und 6 StVG bzw. 3, 4, 7, 9, 10, 11, 12 und 15b StVZO sowie in den einschlägigen Bestimmungen des StBG.

Vom soziologischen Gesichtspunkt aus gehört die Teilnahme am Kraftverkehr heute zweifelsfrei zu den allgemeinen Freiheitsrechten nach Artikel 2 GG. Nach der im Staatsrecht nahezu unwidersprochenen Auffassung, klärt der Artikel 2 Absatz 1 GG, worin inhaltlich (materiell) die in Artikel 1 Absatz 1 GG garantierte Würde des Menschen besteht. Im Wertsystem der Grundrechte steht der aus der Menschenwürde rührende Wert der Freiheit an erster Stelle. Dieser gewährt bekanntlich auch die Gleichheit in den Entfaltungsmöglichkeiten. Die allgemeinen Freiheitsrechte finden nach Artikel 2 Absatz 1 GG ihre Grenze erst dort, wo sie die Rechte anderer verletzen, andererseits können sie nur durch solche Bindungswerte eingeschränkt werden, ohne die im sozialen Bereich Freiheit gar nicht entfaltbar wäre. Es kann sich dabei aber ausschließlich „um Werte handeln, deren Nichtbeachtung jegliche Freiheit paralysiert, also um *Minimalwerte* eines störungsfreien, schaden- und gefahrenlosen Gemeinschaftslebens"[9].

Sowohl nach dem GG als auch nach dem allgemeinen Rechtsempfinden kann eine Person nur dann als zum Führen eines Kraftfahrzeuges im Sinne des Straßenverkehrsrechts als ungeeignet bezeichnet werden, wenn die Rechte anderer Personen an der unbehinderten Teilnahme am Kraftverkehr mit Sicherheit gefährdet werden. Eine extensive Auslegung der „Gefährdung" ist aber nach dem Grundsatz der Minimalwerte unmöglich. Die Tauglichkeit zum Führen eines Kraftfahrzeuges, eine von der Mehrheit der in dem entsprechenden Alter stehenden Bevölkerung ausgeübte Tätigkeit, kann deshalb auch nur an relativ bescheidene medizinische Vorbedingungen geknüpft werden. Es handelt sich hier um etwas völlig anderes als etwa um die Tauglichkeit zum Führen eines Passagierflugzeuges oder eines Hochseedampfers.

---

[8] Geiger, S. 392.

[9] Maunz-Düring, S. 3, Erl. z. Art. 2I.

3. Soziologische Betrachtung der Fahrtauglichkeitsuntersuchungen

Vom Gesichtspunkt der Verkehrsmedizin läßt sich die Beeinträchtigung der Fahrtauglichkeit zweckmäßigerweise in vier Gruppen systematisieren:

a) Beeinträchtigungen aus dem Lebensalter,

b) Beeinträchtigungen durch Krankheit und allgemeine Ermüdungserscheinungen,

c) Beeinträchtigungen durch Alkohol und Arzneimittel,

d) Beeinträchtigungen durch Charaktermängel.

a) Beeinträchtigungen aus dem Lebensalter

Jugendliches Alter stellt den Verkehrsmedizinern in der Regel keine besonderen Probleme, weil gemäß § 7 StVZO ein relativ hohes Mindestalter vorgeschrieben ist. Krafträder und Personenkraftwagen dürfen erst nach Vollendung des 18. Lebensjahres geführt werden, schwere Lastwagen usf. ab dem 21. Lebensjahr; für Omnibusse hat man das Mindestalter sogar auf 23 Jahre festgelegt. Lediglich für Mopeds und Fahrräder mit Hilfsmotor liegt die Altersgrenze beim 16. Lebensjahr. Der Gesetzgeber hat diese Mindestalter damit begründet, daß Jugendlichen die nötige Reife, Besonnenheit und vor allem das Verantwortungsgefühl fehle.

Typisch deutschem Autoritätsdenken zufolge gibt es eine Ausnahmegenehmigung für die Bundeswehr, da Altersgrenzen „wegen der straffen Disziplinargewalt entbehrlich" seien[10].

Aus der Unfallstatistik ist bekannt, daß jugendliche Fahrer mit überdurchschnittlicher Häufigkeit an Verkehrsdelikten und Unfällen beteiligt sind. Andererseits bringt die Akzeleration der körperlichen Reifung, aber auch die völlig veränderte Eingliederung der jungen Menschen in die moderne Gesellschaft neue Probleme. Man wird sich — je mehr die Teilnahme am Kraftverkehr zur Selbstverständlichkeit geworden ist — sehr ernsthaft mit einer — wenn auch mäßigen — Herabsetzung des Mindestalters befassen müssen, obwohl die „Gesamtpersönlichkeit" etwa eines 17jährigen keineswegs allen idealtypischen Anforderungen an einen Kraftfahrer entspricht. Darüber, was geschehen soll, wenn Jugendliche über der Altersgrenze die durchschnittliche Reife nicht erreicht haben, findet man in der StVZO keine Vorschrift. Hier wären dann die allgemeinen Regeln über die Ungeeignetheit zum Führen von Kraftfahrzeugen anzuwenden. Soziologisch hätte allerdings eine quasi-amtliche Bescheinigung der Unreife sicher schwerwiegende Konsequenzen für die berufliche, aber auch für die Persönlichkeitsentwicklung der Jugendlichen.

Der Einfluß des Alters auf die Fahrtauglichkeit ist in der verkehrsmedizinischen Literatur sehr eingehend untersucht worden. Zwei Gruppen von Ursachen können Fahruntauglichkeit herbeiführen. Entweder altersspezifische Erkrankungen oder aber Änderungen der psycho-physischen Verfassung. Sicher gibt es für jeden Menschen, wenn er nur alt genug wird, einen Zeitpunkt, in dem er altersbedingt fahruntauglich wird. Die Schwierigkeit besteht darin, diesen Zeitpunkt exakt zu bestimmen (vgl. hierzu den Beitrag von H. Lewrenz in diesem Handbuch ab S. 193). Hier soll nur festgehalten werden, daß sich in aller Regel das Eignungsurteil erst aus der Betrachtung der Leistungssuffizienz und dem gesamtpersönlichen Hintergrund ergibt[11].

Wichtig im Hinblick auf die verschiedentlich erhobene Forderung regelmäßiger Untersuchung älterer Fahrer ist deren außergewöhnlich geringe Unfallbeteiligung. Das gleiche gilt für die Verkehrsdelikte.

---

[10] Flögel-Hartung, S. 826.

[11] Lewrenz (a), S. 119.

Auf 100000 Personen der gleichen Altersklassen kamen in den Jahren 1958/1959 Verurteilte[12]:

21 bis unter 25 Jahre	3737
25 bis unter 55 Jahre	—
55 bis unter 60 Jahre	1120
60 bis unter 65 Jahre	727
65 bis unter 70 Jahre	437
70 bis unter 75 Jahre	221

Da wir den Motorisierungsgrad der einzelnen Altersgruppen nicht genau kennen, ist der Aussagewert obiger Ziffern begrenzt. Nach LEWRENZ[13] hätten A. ANDER und O. MEIER bewiesen, daß die Ursachen der Unterschiede in den verschiedenen Kilometerleistungen der Altersgruppen zu suchen sei. ANDER stellte aber lediglich eine Vermutung dahingehend an, daß die jüngeren Jahrgänge relativ am meisten am Straßenverkehr teilnehmen würden. Bewiesen ist diese These nicht, da unsere bislang einzige Stichprobenerhebung über die Fahrleistungen vom Jahre 1959 nicht nach dem Alter der Fahrer gegliedert ist. Man könnte nach den Karteien der Zulassungsbehörden eher umgekehrt schließen, daß der Motorisierungsgrad der 20—25jährigen geringer ist als etwa der auf dem Gipfel des beruflichen Einkommens stehenden 55—60jährigen. Dann wäre die Unfall- bzw. Delikthäufigkeit der jugendlichen Fahrer noch weit größer und die der älteren Jahrgänge weit geringer als aus den Ziffern von ANDER zu schließen ist.

Es kann deshalb auch angenommen werden, daß alternde Kraftfahrer eine außergewöhnlich geringe Unfall- und Delikthäufigkeit haben. Offenbar gelingt also in der Mehrzahl der Fälle eine Kompensation der altersbedingten Abbau- und Krankheitserscheinungen. Die Forderung nach regelmäßigen Kontrolluntersuchungen auf Eignung ist alles andere denn dringlich. Soziologisch gesehen wäre es sogar sehr bedenklich, da wieder einmal ein Ausnahmerecht gegen Kraftfahrer proklamiert würde. Mit gleicher Berechtigung könnte man für Staatsmänner, Abgeordnete, Richter, höhere Beamte, Ärzte usf. regelmäßige Eignungsuntersuchungen verlangen, denn ihre Tätigkeit bringt gleichfalls die Gefahr der Schädigung der Rechte dritter Personen mit sich; sie wird in der Regel sogar einen weit größeren Personenkreis gefährden, als ein „untauglicher" Kraftfahrer.

b) Beeinträchtigungen durch Krankheit und allgemeine Ermüdungserscheinungen

In der Unfallstatistik kommt dieser Ursachengruppe eine sehr geringe Häufigkeit zu. Im Jahre 1963 waren von 244342 Unfällen mit Personenschaden bei Personenkraftwagen nur 3281 auf Ermüdung, körperliche oder gesundheitliche Behinderung zurückzuführen. Das sind nur rund 1,4% aller fraglichen Unfälle. Der Aussagewert dieser Zahlen ist allerdings nicht allzu groß, weil die Polizeistatistik mehr auf die unmittelbaren als auf mittelbare Unfallursachen Wert legt (vgl. auch die Ausführungen bei WAGNER im Einführungskapitel ab S. 35 in diesem Handbuch). Am schlechtesten stehen die Chancen für die Erkennbarkeit von Krankheiten als Unfallursachen, weil die Polizei nicht die geeignete Instanz für medizinische Unfallursachenforschung ist! Wenn man, wie LEWRENZ, Unfallfreiheit *nicht* für das letzte Kriterium der Fahrtauglichkeit hält[14], wird man hinsichtlich der Erkenntnismöglichkeiten noch skeptischer werden. Bis heute gibt es keine zuverlässigen Unterlagen über die Häufigkeit (Erwartungswerte) krankheitsbedingter Verkehrsunfälle. Von wenigen Erkrankungen bzw. körperlichen

[12] ANDER, S. 40.
[13] LEWRENZ (a), S. 117.
[14] LEWRENZ (a), S. 127.

Mängeln abgesehen (z.B. Ausfälle im optischen System), besteht nur eine hypothetische Gefährdungswahrscheinlichkeit. Der Ermessensspielraum der Gutachter ist also nahezu unbegrenzt, wenn nicht die Empirie zur Hilfe gerufen wird. Leider ist hier empirische Forschung nur unter sehr erschwerten Bedingungen möglich, da unfallfreie Fahrer als Kontrollgruppen den Verkehrsmedizinern in einer signifikanten Fallzahl bislang nicht zur Verfügung standen. Es bleibt also nichts anderes übrig, als daß der Verkehrsmediziner die theoretische Gefährdungswahrscheinlichkeit anhand der Erfahrungen aus dem Unfallgeschehen überprüft.

Soziologisch bedenklich sind allzu enge Auslegungen des Tauglichkeitsbegriffes. Die Entziehung der Fahrerlaubnis ist heute eine der schwerwiegenden Eingriffe in das private und berufliche Leben. Die Gerichte stellen sich auf den Standpunkt — fiat justitia et pereat mundus —, daß wirtschaftlichen Schädigungen keine Bedeutung gegenüber dem „öffentlichen Interesse" zukomme[15]. Das Rechtsbewußtsein der Bevölkerung kann solche Entscheidungen so lange nicht billigen, als die in Folge gesundheitlicher Schädigungen angeblich ungeeigneten Personen noch erfolgreich in ihrem Beruf tätig sind. Die Furcht vor Behördenwillkür ist weit verbreitet. Darüber hinaus ist das Quasimonopol der medizinisch-psychologischen Untersuchungsstellen nach § 3 StVZO denkbar ungünstig für das Ansehen der Verkehrsmedizin; im Gegensatz etwa zu Universitätskliniken werden diese Institute keineswegs als unabhängig betrachtet. Ihre existentielle Bindung an Justiz und Verwaltung wird als Abhängigkeit gedeutet.

Während die Krankheiten bzw. körperlichen Mängel eine längerfristige bzw. dauernde Fahruntauglichkeit begründen können, verursacht Ermüdung immer nur eine relativ kurzfristige Untauglichkeit. Ermüdung am Steuer gehört aber zu den gefährlichsten Situationen, denen ein Fahrer ausgesetzt ist. Für den Soziologen interessant ist die Tatsache, daß die sonst so gepriesene „Entballung" unserer Städte mit der Verlegung des Wohnsitzes auf das Land immer häufiger zu dem Resultat führt, daß Menschen, die von einem langen und angestrengten Arbeitstag erschöpft sind, noch größere Entfernungen zurücklegen müssen.

c) Beeinträchtigungen durch Alkohol und Arzneimittel

Die Frage „Alkohol und Verkehr" ist wohl das in der Verkehrsmedizin am häufigsten und ausführlichsten behandelte Thema. Die Zahl der erschienenen Veröffentlichungen ist unübersehbar. Bedauerlich ist, daß gelegentlich an sich verdienstvolle Arbeiten durch Werturteile oder aufdringliche Ideologien bzw. Vorurteile ihren wissenschaftlichen Charakter verlieren. Die Geltung von Werten zu beurteilen ist Sache des Glaubens, nicht aber die einer empirischen Wissenschaft (Max Weber).

Über die potentiellen Gefahren alkoholischer Getränke für Kraftfahrer herrscht heute im Grundsätzlichen Einverständnis. Hier kann auf den Beitrag von J. Gerchow in diesem Handbuch (vgl. ab S. 827) verwiesen werden.

Es ist nicht Aufgabe des Autors, zu der Problematik des, wie Gerchow selbst zugibt, nur *stochastischen* Zusammenhangs zwischen BAK und Trunkenheitsgrad bzw. Fahrtüchtigkeit Stellung zu nehmen; die Richtigkeit obiger Thesen sei also hypothetisch unterstellt. Welche soziologisch relevanten Konsequenzen ergeben sich daraus?

Beginnen wir mit der wichtigsten: Einem Kraftfahrer, der einer Bestrafung mit Sicherheit entgehen will, bleibt nichts anderes übrig, als — auf Zeit — Abstinenzler zu werden! Diese These ist unwiderlegbar. Der Gesetzgeber hat weder im StGB noch in einem der Verkehrsgesetze gesagt, unter welchen Voraus-

[15] Flögel-Hartung, S. 1416.

setzungen ein Fahrer strafrechtlich fahrunsicher ist. „Fahrunsicherheit" ist in der Sprache der Juristen ein „auslegungsbedürftiges normatives Tatbestandselement".

Damit wird für den Verkehrsteilnehmer die Rechtslage völlig unvoraussehbar. Es gibt keine untere Grenze der BAK, bei der ein Fahrer mit *Sicherheit* nicht bestraft werden kann, es sei denn, ein bei nahe Null liegender Wert. Der Bundesgerichtshof hat in einem Urteil (BGH St IV vom 15. 7. 1960, VRS 19, 296) entschieden, die untere Grenze, von der ab Fahruntüchtigkeit vorliegen könne, liege bei einem Kraftradfahrer schon bei 0,3 Promille. Bei Fahrern von Personenkraftwagen begegnet man in Urteilen häufig dem Wert von 0,5 Promille[16].

Die von der Verkehrsmedizin und der Rechtsprechung entwickelten Begriffe der Gefahrengrenzwerte im Gegensatz zum absoluten Grenzwert der Fahruntüchtigkeit, sind für den Nicht-Juristen schwer verständlich. Davon abgesehen gilt, daß dem Kraftfahrer mit einer eindeutig festgelegten Promillegrenze kaum gedient wäre. Wie soll sich denn der Kraftfahrer davon vergewissern, ob seine BAK noch unter oder bereits über dem erlaubten Grenzwert liegt? Es ist unmöglich dem Kraftfahrer Tabellen in die Hand zu geben, aus denen er erkennen könnte, was er trinken darf. J. Gerchow schreibt mit Recht, daß selbst der Arzt bei den leichten Formen der Alkoholisierung, dem sogenannten „Gesellschaftsschwips", die alkoholbedingte Ausfallerscheinung kaum oder nur andeutungsweise feststellen kann[17]. Rechtspolitisch und soziologisch ist diese Sachlage höchst fatal. Der Kraftfahrer wird straffällig, ohne daß er weiß oder auch bei größter Sorgfalt wissen könnte, daß er sich strafbar gemacht hat. Das Bundesverfassungsgericht hat schon mehrfach dahingehend entschieden, daß zu Rechtsstaatlichkeit immer auch die Voraussehbarkeit der rechtlichen Konsequenzen gehört (z.B. BVerfGE 7, 92f; 11, 72).

Das heute geltende Recht läßt ausschließlich die Abstinenz vor und während der Fahrt als Absicherung gegen eine Bestrafung zu. Man muß sich nun fragen, warum der Gesetzgeber nicht ausdrücklich eine derartige Vorschrift erlassen hat, anstatt nach dem Goethewort zu handeln: „Du läßt den Armen schuldig werden, dann überläßt du ihn der Pein". Nun, Regierung und Parlament wissen genau, daß ein Alkoholverbot für Kraftfahrer politisch unrealisierbar ist. Die Erfahrungen mit der Prohibition in den USA haben uns gelehrt, daß ein solcher Eingriff in die Privatsphäre der Bürger die gefährlichsten Folgen hat. Dies gilt auch für eine partielle Prohibition, wenn sie den größten Teil der erwachsenen Bevölkerung betreffen würde.

Man begegnet in der Literatur immer wieder der Behauptung, daß Alkohol „eine absolut vermeidbare Belastung sei"[18]. Gewiß, niemand *muß* Alkohol trinken, genausowenig wie niemand sich seine Haare schneiden oder seine Wäsche waschen lassen muß. Theoretisch ist man in all diesen Entscheidungen frei, denn kein Gesetz verbietet — bis jetzt — einem Staatsbürger, sich in einen „Gammler" zu verwandeln. Wenn aber mit dieser These mehr als nur eine banale Aussage gemacht werden soll, dann wird verkannt, daß es eine soziale Kontrolle (social control) gibt, also Regulierungs- bzw. Integrierungsprinzipien der Gesellschaft. Der sich aus der „social control" ergebende Konformitätsdruck ist einer der stärksten Kräfte, die in unserer Gesellschaft wirken. Von dem einzelnen Menschen wird heute mehr denn je Anpassung an die für ihn relevante Umwelt verlangt. Die abendländische Kultur und unsere gesellschaftlichen Lebensformen sind seit jeher mit gewissen Trinksitten verbunden. Kulturkritiker werden nicht müde zu betonen, der Kraftfahrer habe zwischen dem Genuß von Alkohol und dem Führen

[16] Vgl. Flögel-Hartung, S. 65.
[17] Gerchow, S. 34.
[18] Vgl. Gerchow, S. 24.

eines Kraftfahrzeuges zu wählen; im übrigen müßten und könnten die Trinksitten geändert werden. Der ersten These läßt sich entgegenhalten, daß unser tägliches Leben so eng mit dem Kraftfahrzeug verbunden ist, daß diese Forderung praktisch nicht realisierbar ist. Das aus beruflichen Gründen etwa mit Kunden usf. stattfindende Mittag- oder Abendessen bringt, genauso wie die Teilnahme an einer Party, einer repräsentativen Veranstaltung usf. die große Gefahr eines gewissen Alkoholkonsums mit sich. Die Enthaltsamkeit setzt ein Maß von Nonkonformismus voraus, das die wenigsten Menschen haben. Der Verzicht auf die Benutzung eines Wagens ist in der Praxis oft undurchführbar, da nur wenige Verkehrsteilnehmer einen Berufsfahrer zur Verfügung haben, oder aber bei größeren Strecken sich eines Taxis bedienen können. Erschwerend tritt hinzu, daß das Ausmaß des Alkoholgenusses vielfach auch bei dem besten Willen nicht erkennbar ist. Eine Gesetzgebung, die von dem Kraftfahrer Abstinenz verlangt, würde zwangsläufig zu einem Klassenrecht führen. Wohlhabende Kreise können, wie erwähnt, durch den eigenen Berufsfahrer oder durch die Inanspruchnahme von Mietwagen an Veranstaltungen aller Art teilnehmen, ein Ausweg, der den Mittelschichten verwehrt bliebe.

Auf eine baldige Änderung der sogenannten Trinksitten zu hoffen, scheint recht aussichtslos zu sein. Gewiß, zumeist gibt es auch ein alkoholfreies Getränk. Der Manager, der gerade seinen Herzinfarkt hinter sich hat, wird auch eine Zeitlang auf alkoholische Getränke verzichten können. Aber nur eine Zeitlang, wenn er Wert darauf legt, seine Stellung zu behalten; denn für Kranke und Leistungsgeminderte hat die moderne Industriegesellschaft im Management keine Verwendung. Eine Änderung der Trinksitten ist auch aus anderen Gründen wenig wahrscheinlich. Die alkoholfreien Getränke sind zwar als Erfrischungsgetränke allgemein geschätzt, ihr Aufforderungsgradient ist aber minimal im Vergleich zu den alkoholhaltigen Getränken.

Fahruntauglichkeit kann unter Umständen auch durch *Arzneimittel* allein oder in Verbindung mit Alkohol herbeigeführt werden. In erster Linie dachte der Gesetzgeber an die Gruppe der sogenannten Rauschgifte und an andere berauschende Mittel in der Formulierung von § 315c StGB. In den letzten Jahren haben sich Verkehrsmediziner und Pharmakologen zunehmend mit den Wirkungen bestimmter Arzneimittel auf die Fahrsicherheit befaßt und dabei auch die Frage geprüft, ob und inwieweit Alkohol die Wirkungen bestimmter Arzneien verstärkt. Hier kann auf den Beitrag von K. SOEHRING in diesem Handbuch (vgl. ab S. 854) verwiesen werden.

Vom soziologischen Standpunkt aus sind Feststellungen bedenklich, wonach jeder wisse, daß Arzneimittel auch ohne zusätzliche Wirkung von Alkohol zu Fahruntüchtigkeit führen könnte[19]. Wir wissen, daß selbst Akademiker über lange Zeit Medikamente einnehmen, ohne auch nur deren Namen zu kennen, geschweige denn den Begleitzettel zu lesen. Es ist hier nicht der Ort, um dieses an sich erstaunliche Phänomen zu erläutern. Wer unterstellt, daß die „Laien" über Wirkungsweisen, Nebenwirkungen usf. von Arzneimitteln sich Gedanken machen, hält das Seinsollen für das Sein.

d) Beurteilung der „Gesamtpersönlichkeit" insbesondere durch medizinisch-psychologische Institute

Gegen die Bemühung der Verkehrsmedizin, die Fahrtauglichkeit durch einen Rückgriff auf die „Gesamtpersönlichkeit" festzustellen, muß der Soziologe starke Bedenken anmelden. Aus den einschlägigen gesetzlichen Bestimmungen, ins-

[19] Vgl. GERCHOW, S. 32.

besondere den §§ 3 und 12 StVZO glaubt der Nicht-Jurist schließen zu dürfen, daß letztlich nur Untersuchungen bestimmter körperlicher und geistiger Funktionen auf krankhafte Zustände erlaubt seien. Umsomehr als im Gesetzestext lediglich von „Tatsachen" die Rede ist. In dem letzten Jahrzehnt waren es vor allem die medizinisch-psychologischen Institute, die bei den von der Verwaltung oder Justiz angeforderten Gutachten auf die sogenannte Gesamtpersönlichkeit zurückgriffen. Man ging von der These aus, daß zwischen der „Persönlichkeit" eines Menschen und seinem Fahrverhalten eine Korrelation bestehen müsse. Die amerikanische Redensart „they drive as they live" soll die Beziehung zwischen Sozialverhalten und Verkehrsverhalten treffend charakterisieren[20]. Diese Redensart ist aber in ihrer Allgemeinheit vom wissenschaftlichen Standpunkt falsch. Jeder hat wohl schon die Erfahrung gemacht, daß die Verhaltensweisen eines Diplomaten, einer Dame der Gesellschaft oder etwa eines Pädagogen im Kraftverkehr radikal von dem sonstigen Lebensstil abweichen können. Die neueren Untersuchungen von G. MUNSCH, der mit Recht zwischen Verkehrscharakter und Sozialcharakter unterscheidet, zeigen, daß Zuchthäusler hervorragende Kraftfahrer sein können, was für eine Kontrollgruppe wie die bayerischen Pfarrer keineswegs gilt. Besonders fragwürdig ist die Überzeugung der medizinisch-psychologischen Institute, daß aufgrund der Beurteilung der Gesamtpersönlichkeit eine Prognose des Zukunftsverhaltens möglich sei. Bedenklich ist, daß die Gutachten der medizinisch-psychologischen Institute in aller Regel voll der massivsten Werturteile sind. Das mehrfach zitierte Buch von LEWRENZ bringt in seiner Kasuistik zahllose Beispiele hierfür. LEWRENZ selbst sieht allerdings im Werturteil keinen Verstoß gegen ein Grundprinzip der Wissenschaft. Es ist hier nicht der Ort, auf den Erkenntnisgehalt und die Zuverlässigkeit der von den medizinisch-psychologischen Instituten angewandten Methoden der Persönlichkeitsbeurteilung einzugehen. Das Oberverwaltungsgericht Bremen hat in einem viel beachteten und im übrigen ausgezeichnet begründeten Urteil vom 6. 11. 1962 (VRS 24, 76) gegen die Pflicht der Kraftfahrer, sich charakterologischer und psychologischer Tests zu unterwerfen, entschieden. Das Bundesverwaltungsgericht hat dann allerdings dieses Urteil aufgehoben. Es hat aber die gerichtliche Anerkennung der fraglichen Gutachten an Bedingungen geknüpft. Eine Stellungnahme des Bundesverfassungsgerichts steht noch aus.

Das Urteil des Bundesverwaltungsgerichts ist vor allem deshalb überraschend, weil der Bundesgerichtshof in dem bekannten Urteil (BGH/St *5*, 332) entschieden hat, daß Lügendedektoren oder ähnliche Testgeräte gemäß Artikel 2 Absatz 1 GG nicht verwendet werden dürfen, da in einen lebensnotwendigen, unverzichtbaren seelischen Eigenraum nicht eingegriffen werden dürfe. Das Bundesverwaltungsgericht entkräftet diesen Hinweis mit einer nicht ohne weiteres verständlichen Behauptung: Lügendedektoren usf. und die Erforschung der menschlichen Persönlichkeit mit Hilfe der psychologischen Wissenschaft seien nicht auf eine Stufe zu stellen. Sollte es dem Bundesverwaltungsgericht entgangen sein, daß der Lügendedektor auch nichts anderes ist als eine Testapparatur der psychologischen Wissenschaft? Für den Soziologen lehrreich ist der Hinweis des Bundesverwaltungsgerichts auf die Möglichkeit der Einweisung eines Angeklagten in eine Klinik zur Beobachtung. Gegen eine solche Einweisung habe man nie Einwendungen aus dem Grundgesetz abgeleitet. Das Gutachten eines medizinisch-psychologischen Instituts sei im Prinzip dasselbe. Nun, Kliniken sind Institutionen zur Hilfe für kranke Menschen; sie genießen das Vertrauen der Bevölkerung. Die medizinisch-psychologischen Institute hingegen sind Institutionen, die nach Ansicht der

---

[20] Vgl. LEWRENZ, S. 210.

Bevölkerung überwiegend Hilfsorgane der Justiz und Verwaltung sind. An Stelle des Vertrauens genießen die medizinisch-psychologischen Institute in breitesten Kreisen ausgesprochenes Mißtrauen. Schon diese Tatsache schafft eine wenig erfreuliche Situation, die selbstverständlich auch die Untersuchungsergebnisse bei den zwangsweise den medizinisch-psychologischen Instituten zugewiesenen Kraftfahrern beeinflußt.

Das Bundesverwaltungsgericht erwartet die Prüfung der Frage, ob es sich bei den von den medizinisch-psychologischen Instituten verwendeten Tests um wissenschaftlich gesicherte Erkenntnisse handle. Dieser Fragenkomplex wird sicherlich gewichtige Auseinandersetzungen veranlassen. Man denke nur daran, daß ein führender Psychologe wie P. R. HOFSTÄTTER sowohl die Verläßlichkeit (reliability) wie vor allem auch die diagnostische Valenz (validity) der üblichen Tests sehr skeptisch beurteilt. HOFSTÄTTER weist z.B. darauf hin, daß die in den USA während des zweiten Weltkrieges mit einem ungeheueren Aufwand an Geld und Fachwissen durchgeführten Testuntersuchungen über die Eignung zum Piloten bei der USA-Luftwaffe nur eine diagnostische Valenz von 0,46 erreichten[21].

Wieder einmal muß darauf hingewiesen werden, daß die von dem Bundesverwaltungsgericht gebilligte testpsychologische Ermittlung der Gesamtpersönlichkeit des Kraftfahrers ein Ausnahmerecht darstellt, für das es in keinem anderen Beruf eine Parallele gibt. Was für den Kraftfahrer rechtens ist, müßte selbstverständlich auch in all jenen Berufen gelten, bei denen „Störungen" der Gesamtpersönlichkeit für breitere Bevölkerungskreise zu einer Gefahr werden könnten.

III. Verkehrserziehung für Erwachsene

Die unbestreitbare Tatsache, daß auf Deutschlands Straßen der Verkehrsablauf häufig recht unerfreuliche Formen aufweist, hat seit langem den Wunsch nach Verkehrserziehung entstehen lassen. Hier soll nur auf die Verkehrserziehung Erwachsener eingegangen werden, da eine solche für Kinder und Jugendliche an anderer Stelle behandelt wird (vgl. den Beitrag von H. SCHNEIDER, S. 278).

Es gibt Skeptiker, wie z.B. den Psychologen B. VON HEBENSTREIT, die an die Möglichkeit der Verkehrserziehung für Erwachsene nicht glauben, da „eine rechte Verkehrsgesittung stets von der Jugenderziehung abhänge"[22]. Sich diesem Pessimismus anzuschließen, besteht kein Anlaß. Die Bemühungen um die Erwachsenenbildung haben gezeigt, daß der moderne Mensch bis ins Alter bildbar ist und sich der biologische Prozeß des Alterns unerwartet gering auswirkt[23]. Es kommt nur darauf an, den pädagogisch richtigen Weg zu finden. Erwachsenenbildung unterscheidet sich von den üblichen Bildungsintentionen dadurch, daß kein altersbedingtes Erzieher-Zöglingsverhältnis besteht. Der moderne Mensch lehnt auch jedes patronale oder missionarische Verhältnis der Beteiligten ab. Unter „patronalem" Verhältnis wird — nach SCHULENBERG — jene Situation verstanden, in der den Unterwiesenen die „Mündigkeit" abgesprochen wird. Bei dem „missionarischen" Verhältnis wird zwischen „Wissenden" und „Unwissenden" unterschieden, wobei die letzteren bei erfolgreicher Annahme der Lehre in den Stand der Wissenden aufrücken können.

Der patronale bzw. missionarische Typ der Verkehrserziehung wird vertreten durch Autoren, wie z.B. MEYER-JACOBI. Bei diesen ist Erziehungsziel und Erziehungsmethode höchst einfach definierbar. Man muß die Kraftfahrer dazu bringen, „sich der so dringend notwendigen und leicht einzuhaltenden Ordnung

[21] HOFSTÄTTER, S. 292.
[22] HEBENSTREIT, S. 151ff.
[23] SCHULENBERG, S. 70ff.

zu fügen". Denn: „Wer nie vom geraden Weg der Straßenverkehrsordnung abweicht, kann auch niemals von sich aus in eine kritische Situation geraten. Sein Unterbewußtsein zur ausnahmslosen Beachtung der Verkehrsregeln erzogen, steuert ihn automatisch wie ein Radargerät sicher durch den Verkehr"[24].

Zu dem patronalen Typ gehört auch die von dem Senatspräsidenten a.D. WIMMER propagierte Erziehung zur defensiven Fahrweise. „Defensivität bedeutet Vorbeugung gegen jederlei Gefahr"[25]. Der Generalbundesanwalt MARTIN hat in einer geistreichen Kritik[26] dargetan, daß an diesem aus den USA übernommenen Begriff nur eines wirklich neu ist, nämlich eine erhebliche Beschneidung des Vertrauensgrundsatzes im Verkehr, der — gewissermaßen freiwillig — durch den Mißtrauensgrundsatz ersetzt werden soll. Über die gesetzlichen Vorschriften hinaus „muß jedes riskante Tun und Unterlassen im Verkehr unterbleiben"[27]. Diese Gedankengänge entsprechen in etwa der Maxime eines alten Fahrlehrers, der die Summe seiner Erfahrungen dahingehend zusammenfaßte: „Fahre so, als ob alle Anderen Verbrecher oder Idioten seien".

Die hier nur kurz skizzierte Richtung sieht das Ziel der Verkehrserziehung darin, dem Kraftfahrer alle gesetzlichen Bestimmungen und gerichtlichen Entscheidungen auf das gründlichste beizubringen; gelänge dies, dann wäre nach ihrer Überzeugung die Problematik des Straßenverkehrs gelöst. Das Eintrichtern von Paragraphen und Entscheidungen ist aber keine „Erziehung" sondern lediglich die Vermittlung von Kenntnissen. Die Vertreter dieser Richtung übersehen dabei das Wichtigste: Würden alle Verkehrsteilnehmer die Vorschriften des Verkehrsrechts auf das allergenaueste beachten und dazu noch alle die Warntafeln zur Vermeidung von „Fahrlässigkeiten" berücksichtigen, die unsere Gerichte in einer unübersehbaren Judikatur aufgestellt haben, dann bräche der Verkehr bestimmt zusammen. Es entstünde eine Situation, die haargenau jener neuen Streikmethode entspricht, die man im Bereich der öffentlichen Verwaltung als „Arbeiten nach Vorschrift" bezeichnet. Darüber hinaus wäre als sicher zu unterstellen, daß die Kraftfahrer für so gründliche juristische Belehrungen es an der nötigen Begeisterung und dem wünschenswerten Verständnis fehlen ließen, da sie mit Recht den Verkehr nicht primär als juristisches Problem sehen.

Was durch Verkehrserziehung nicht bewirkt werden kann, soll nach dem Wunsch dieser Richtung dann durch staatliche Sanktionen, d.h. also durch mehr oder minder harte Strafen erreicht werden. Typisch für die Anhänger der harten Hand ist die Feststellung von LEWRENZ „... nicht Strafen sondern Erziehen im Verkehr sei das wesentliche; und wenn dabei die Einsicht unterdrückt wird, daß sich neben der Strafe bis heute kein anderes Erziehungsmittel auch nur ähnlich wirksam durchsetzen konnte, um ganz gewöhnliche Leichtfertigkeiten, Gedankenlosigkeiten und Disziplinlosigkeiten einzuschränken"[28]. Nun, Gefängnis oder Erziehung sind keine echten Alternativen!

An dieser Stelle wäre auch noch der höchst interessante Versuch der Erziehung durch abschreckende Belehrung über Sanktionen zu erwähnen. Der Psychologe GÜNTHER H. RUDDIES hat ein Buch geschrieben „In bester Gesellschaft — kleiner Kittchenführer für alle Autofahrer" (Möglingen 1965), das es binnen dreier Monate nach dem Erscheinen schon zu drei großen Auflagen gebracht hat. An den Erlebnissen eines Kraftfahrers, der wegen eines kleinen Vergehens vier Wochen Gefängnis erhielt, zeigt der Verfasser unter genauer Zitierung

[24] JACOBI, S. 241ff.
[25] WIMMER, S. 170.
[26] MARTIN, S. 288ff.
[27] WIMMER, S. 174.
[28] LEWRENZ (b), S. 18.

der Dienst- und Vollzugsordnungen, daß der Strafvollzug in der Bundesrepublik noch nicht allzu weit vom Mittelalter entfernt ist. Da aber Verkehrsteilnahme weitgehend „vorbewußtes Tun" (G. Munsch) ist, wird auch das Grauen vor dem, was hinter Gefängnismauern vor sich geht, den Verkehrsteilnehmer kaum in seiner Verhaltensweise ändern.

Diese Folgerung gilt auch für ein Buch ganz anderer Art. Der Frankfurter Polizeipräsident Littmann und der Leiter des Frankfurter Technischen Überwachungsvereins, Röhr, haben ein umfangreiches Buch der A.A.A. übersetzt und für deutsche Verhältnisse bearbeitet (Wir im Straßenverkehr, Frankfurt a.M., 1965). Es wendet sich an alle Kraftfahrer, vor allem an die Anfänger. Die Autoren haben es als Ergänzung des Unterrichts durch die Fahrlehrer gedacht; darüber hinaus soll es in den Schulen als Grundlage für den Verkehrsunterricht dienen. Das Buch ist zweifelsfrei sehr nützlich und jeder Leser, nicht nur der Anfänger, wird eine Menge aus ihm lernen können. Ob es aber als eigentlicher Beitrag zur Verkehrserziehung zu betrachten ist, scheint fraglich zu sein.

Wenig praktischen Nutzen verspricht der Versuch, die Kraftfahrer durch Propagierung von „Leitbildern" für einen vorbildlichen Fahrstil zu begeistern. Im Auftrage des Kuratoriums „Wir und die Straße" hat das Infratest-Institut in München sich unter anderem bemüht festzustellen, mit welchen Leitbildern sich die Kraftfahrer identifizieren würden. Das Institut gab vier Leitbilder vor, den korrekten Fahrer, den höflichen, den sportlichen und schließlich den angepaßten Fahrer. Der letztere fand am meisten Beifall unter den Befragten. Aber was bedeutet das für die Verkehrserziehung? Wahrscheinlich gar nichts. Die Fahrer sind bekanntlich zu über 90% der Überzeugung, daß sie selbst gute, ja sogar sehr gute Autofahrer sind. Ein ähnlich hoher Anteil wird dann wohl auch der Überzeugung sein, daß *er* dem Idealtypus des angepaßten Fahres entspricht, nicht aber leider alle anderen Kraftfahrer. Gegen eine Verkehrserziehung mit Hilfe von Leitbildern spricht ferner, daß es in unserer heutigen Gesellschaft überhaupt keine anerkannten Leitbilder mehr gibt, denen man nachzueifern gewillt wäre. Infolgedessen fehlt es auch an einer social control, die Abweichungen von einem Leitbild beanstanden und gegebenenfalls durch Sanktionen belegen würde.

Über das, was man heute gewissermaßen amtlich unter Verkehrserziehung versteht, informiert uns der Ministerialrat K. Ebel anläßlich der achten gemeinsamen Verkehrssicherheitskonferenz[29]. Verkehrserziehung ist nach Ebel eine Gesamtheit von Maßnahmen, die technische bzw. juristische Kenntnisse vermitteln oder aber die ethische Qualität der Menschen verbessern. Die fraglichen Maßnahmen sind aber keine Verkehrs*erziehung*, wenn dieser Begriff einen spezifischen pädagogischen Inhalt haben soll. Wir wissen schon seit langer Zeit — auch wenn des öfteren das Gegenteil behauptet wird — daß sehr viele technisch und juristisch gebildete Personen von hoher Intelligenz und unanzweifelbaren ethisch-moralischen Qualifikationen sich als Verkehrsteilnehmer keineswegs bewähren. Verkehrstüchtigkeit ist weitgehend von anderen Eigenschaften abhängig.

Es ist das große Verdienst von Gerhard Munsch, nachgewiesen zu haben, daß es in erster Linie auf das ankommt, was er als „*Verkehrssinn*" bezeichnet. Munsch weist immer wieder darauf hin, daß sich ein Großteil der Gefahren im Straßenverkehr aus völlig anderen Momenten und auf völlig andere Weise ergibt, als es bei Gefahren in anderen Lebensbereichen der Fall ist. Genauso große Unterschiede gibt es im Bereich der „moralischen Verhaltensweisen". Bei dem Kraftfahrer sind die Vorbedingungen einsichtsvollen Verhaltens prinzipiell anders als sonst im Leben (Munsch).

---

[29] Ebel, S. 56.

Der *Verkehrssinn*, den MUNSCH auch *als „siebenten Sinn" bezeichnet*, umfaßt einen exakt beschreibbaren Fähigkeitskomplex, dessen Basis ein konkretes, sich allmählich entwickelndes, also bildbares „Wissen" ist. „Ein Wissen schließlich, dessen Bedeutung weniger in der Beeinflussung der höheren Denkprozesse, also des bewußten Urteilens und Wertens, als in der Regelung des vorbewußten Handelns liegt, das den Menschen in charakteristischer Weise sich verhalten läßt, seinen *Charakter* bestimmt"[30].

Aus der Analyse dessen, was der Verkehrssinn beinhaltet, hat MUNSCH eine *Systematik der Verkehrserziehung* entwickelt. Er gliedert nach drei großen Sachgebieten: *Umweltgegebenheiten, Grundformen des Verkehrs* und schließlich *taktische Verhaltensgrundsätze* sind die Eckpfeiler seiner Systematik. Auf die sorgfältig ausgearbeiteten Details kann hier nicht eingegangen werden. Sicher ist aber, daß MUNSCHs Konzeption des Verkehrssinns den bislang einzig erkennbaren Ausgangspunkt für eine eigenständige Verkehrserziehung gesetzt hat.

Literatur

ANDER, A.: Verkehrsdelikte usf. nach den Mitteilungen zum Verkehrszentralregister, 1. Aufl. Boppard a. Rh.: Boldt 1964.

BÜLOW, F.: Soziologie. In: W. BERNSDORF und F. BÜLOW (Hrsg.), Wörterbuch der Soziologie, 1. Aufl., S. 498—506. Stuttgart: Ferdinand Enke 1955.

EBEL, K.: Grundsatzfragen der Verkehrserziehung. In: Die Achte Gemeinsame Verkehrssicherheitskonferenz 1965. Schriftenreihe des Bundesministers für Verkehr, H. 30, 56—67 (1965).

FLÖGEL, J., u. F. HARTUNG: Straßenverkehrsrecht, Becksche Kurzkommentare, 14. Aufl., Bd. 4. München u. Berlin: Beck 1963.

GEIGER, TH.: Vorstudien zu einer Soziologie des Rechts. Soziologische Texte, Bd. 20. Neuwied u. Berlin: Luchterhand 1964.

GERCHOW, J.: Medizinische Grundlagen zur Frage Alkohol und Fahrtüchtigkeit. In: H. SCHNEBLE (Hrsg.), Alkohol — Verkehrssicherheit. Ein Handbuch für den Verkehrsjuristen. S. 24—39. Hamburg: Steintor 1965.

HEBENSTREIT, B. VON: Grundzüge einer Verkehrspsychologie, 1. Aufl. München: Johann Ambrosius Barth 1961.

HOFSTÄTTER, P. R.: Artikel Tests. In: P. R. HOFSTÄTTER (Hrsg.), Das Fischer Lexikon, Band Psychologie, 1—306 Tausend, S. 287—294. Frankfurt a. M. 1957 u. ff.

JACOBI, E.: Unfallursachenbereiche der Verkehrsunfälle. In: Zweite Studientagg für Verkehrswissenschaft, 1. Aufl., S. 234—241. Hamburg: Auto und Erdöl, Presse-Verlag 1963.

KOHLHAAS, M.: Ärztliche Schweige- oder Offenbarungspflicht bei kranken Kraftfahrern. Ärztl. Mitt. (Köln) 29, 862—864 (1957).

KÖNIG, R.: Einleitung zu R. KÖNIG (Hrsg.), Das Fischer Lexikon, Band Soziologie, 1. Aufl., S. 7—14. Frankfurt a. M. 1958a.

— Probleme der Medizin-Soziologie. KZfSS (Kölner Zeitschrift für Soziologie und Sozialpsychologie), Sonderheft 3, 1—9, 1958b.

LEWRENZ, H.: Die Eignung zum Führen von Kraftfahrzeugen, 1. Aufl., Stuttgart: Ferdinand Enke 1964a.

— Der Mensch und sein Kraftfahrzeug — eine Untersuchung aus der Psychiatrie des Alltags. In: Arbeitswissenschaft, Beiheft 3: Der Mensch im Verkehr, S. 17—19. Mainz: Krausskopf-Verlag 1965b.

MARTIN, L.: Das defensive Fahren und der Vertrauensgrundsatz. DAR 33, 299—306 (1964).

MAUNZ, TH., u. G. DÜRIG: Grundgesetz (Kommentar), 1. Aufl., München u. Berlin: Beck 1963ff. (Loseblattausgabe).

MUNSCH, G.: Bedürfnisse und Möglichkeiten zur Reform der Verkehrserziehung. Mitteilungen des Technischen Überwachungsdienstes Bayern, 1956.

SCHELSKY, H.: Die Soziologie des Krankenhauses im Rahmen einer Soziologie der Medizin. Krankenhausarzt 31, 169—170 (1958).

SCHULENBERG, W.: Erwachsenenbildung. In: H. H. GROOTHOFF und E. REIMERS (Hrsg.), Das Fischer Lexikon, Band Pädagogik, 1. Aufl., S. 65—74. Frankfurt a. M. 1964.

WIMMER, A.: Der verpflichtende Unterbau des defensiven Kraftfahrens. DAR 34, 170—174 (1965).

[30] MUNSCH, S. 738ff.

Verkehrserziehung des Kindes und des Jugendlichen

H. Schneider, Wiesbaden

Mit 2 Abbildungen

Es genügt bekanntlich nicht, Straßen und Fahrzeuge mit den modernsten Mitteln relativ verkehrssicher zu gestalten, sondern es muß in der Zukunft auch gelingen, den Menschen für die leistungsanfordernden Situationen im Straßenverkehr zu schulen und zu formen. Die schönsten und breitesten Straßen nützen wenig, wenn das Verhalten der einzelnen gravierende Fehlleistungen aufweist.

Die beste Prävention gegen Unfälle liegt in einer guten Ausbildung der Verkehrsteilnehmer. Eine Voraussetzung hierfür ist es, psychosomatische Entwicklungsvorgänge (Kleinkinder, Schulkinder, Jugendliche, Heranwachsende, alte Menschen), von der Sache her gesehene Leistungsanforderungen (Wissen, Erfahrungen, Fertigkeiten) und erzieherische Maßnahmen (Verkehrszuverlässigkeit) miteinander in einem Bildungssystem in Einklang zu bringen.

Das damit angestrebte Ziel der Verkehrstüchtigkeit zu erreichen, stellt einen äußerst komplizierten Vorgang dar, der in einer Zeit des ständig wachsenden Verkehrs ohne pädagogische Mitwirkung nicht zu erzielen ist (vgl. auch den Einführungsbeitrag von Wagner ab S. 35 in diesem Handbuch).

Nach Petersohn beinhaltet der Begriff der Verkehrstüchtigkeit „die nach entsprechender Schulung erreichte Geschicklichkeit und das erworbene Wissen", sowie „charakterliche Zuverlässigkeit".

Bei einem Nichtvorliegen dieser Einzelfaktoren, d.h. bei einer „Beeinträchtigung der Verkehrstüchtigkeit durch mangelnde Verkehrsausbildung bzw. Fahrpraxis oder durch bestimmte charakterliche Eigenschaften" (Schneider, 1965) kommt es nicht selten zu Fehlleistungen und Unfällen, wie unter anderem oftmals bei der Begutachtung eines Unfallgeschehens zu erkennen ist.

I. Grundlagenwissen

Die Verkehrserziehung des „jungen Menschen" umfaßt neben der des Erwachsenen den wichtigsten Bereich der Verkehrserziehungsarbeit. Das ergibt sich nicht nur dadurch, daß es als besonders tragisch empfunden wird, wenn Kinder und Jugendliche zu Opfern des Straßenverkehrs werden, sondern wird von der Erkenntnis getragen, daß die Jugend von frühester Kindheit an mit dem modernen Straßenverkehr vertraut gemacht werden muß. Daß hierzu neben der Elternarbeit, der Einwirkung in Kindergärten und Vorklassen sowie den Bemühungen der Jugendorganisationen, privater Körperschaften und Verbände das zur fundamentalen Grundstruktur der modernen Gesellschaft gehörende Erziehungswesen herangezogen wird, bietet sich an und ist in sämtlichen hochentwickelten Ländern Tatsache.

Im Vordergrund stehen also die Bestrebungen der Verkehrserziehung in der Schule. Vom Kuratorium für Verkehrssicherheit[1] in Wien wurde dies bereits 1962

---

[1] *Kuratorium für Verkehrssicherheit:* Unser Weg in der Verkehrserziehung. Wien: Buchdruckerei und Zeitungsverlag Karner 1962, S. 20.

treffend begründet und man vertritt dort die Meinung, die Schule sei ganz besonders dafür prädestiniert:

„weil der junge Mensch Fragen des Straßenverkehrs gegenüber besonders aufgeschlossen und aufnahmefähig ist;

weil durch die Erziehungsarbeit in der Schule eine außerordentliche Breitenwirkung erzielt wird, nicht zuletzt deshalb, weil der junge Mensch seinen Wissensvorsprung auf technischem Gebiet gerne und vielfach mit großem Erfolg an die ältere Generation weitervermittelt;

weil die Schule die Aufgaben der Verkehrserziehung in zahlreichen Bildungsfächern sinnvoll einbauen kann, ohne daß dadurch eine zusätzliche Belastung für den Bildungsplan, den Lehrer und den Schüler erwächst;

weil die Schule die Gewähr für eine pädagogisch richtige Vermittlung des Bildungsgutes bietet."

Die Konferenz der Regierungssachverständigen des Europarats und die Europäische Konferenz der Verkehrsminister (C.E.M.T.) haben in der gemeinsamen Tagung vom 1.—4. Oktober 1963 in Paris in Empfehlungen zur Schulverkehrserziehung unter anderem festgestellt:

„Wirklich nachhaltige Erziehungsarbeit auf diesem Gebiet kann ohne regelmäßige und tatkräftige Einwirkung seitens der Schule nicht geleistet werden.

Durch die Verkehrserziehung in der Schule können nicht nur die Unfälle verhütet werden, die die Kinder durch Leichtsinn oder Unkenntnis der Verhaltensvorschriften verursachen; auf längere Sicht kann darüber hinaus auf diese Weise dazu beigetragen werden, daß eine neue *Generation* von vorsichtigen und besonnenen Fahrern und Bürgern herangebildet wird, die die Gesetze achtet. Die Verkehrserziehung liegt also in hervorragendem Maße im öffentlichen Interesse."

Der Vorteil einer umfassenden gleichmäßigen Einflußnahme, wie es bei Kindern und Jugendlichen mit dem Schulbesuch möglich ist, bietet sich auch späterhin nicht mehr bei Erwachsenen. Auch ist die Anpassung der Erwachsenen insbesondere der älteren Menschen an die veränderten Verhältnisse nur in gewissen Grenzen möglich, womit in besonderem Maß die Forderung unterstrichen wird, die heranwachsende Generation vom Kleinkind an mit den Gegebenheiten und Erfordernissen des motorisierten Straßenverkehrs vertraut zu machen.

So besteht bei allen Sachkennern des In- und Auslandes die Gewißheit, daß über die Schulverkehrserziehung eine Verbesserung der Verhältnisse im Straßenverkehr zu erreichen ist.

In welcher Weise ergeben sich nun aber seitens der Verkehrserziehung Einwirkungsmöglichkeiten? Wenn man Begriff und Ziel der Verkehrserziehung sprachlich klar faßt, ist damit bereits eine Antwort gegeben.

Folgendes zu einer kurzen Definition:

Verkehrserziehung ist das planmäßig gesteuerte, systematische Zusammenwirken von *Erziehung*, *Unterricht* und *Erfahrungsgewinn* im Hinblick auf ein angepaßtes Verhalten im Straßenverkehr:

Was die *Erziehung* anbetrifft, so besteht sie mit der geistigen Einwirkung des Verkehrslehrers auf das Verhalten der Verkehrsteilnehmer. Das Erziehungsziel ist charakterliche Formung, die sich in einer Verkehrszuverlässigkeit ausdrückt und die repräsentiert wird durch Verantwortungsbewußtsein, Sozialempfinden, soziale Einordnungsbereitschaft, Leistungswillen, Selbstdisziplin und Selbsterziehung. Im Unterschied dazu umfaßt der *Unterricht* eine altersgemäße Wissenvermittlung sowie einen *Erfahrungsgewinn*, der aus der unmittelbaren Begegnung mit dem Straßenverkehr und Übungen im Schonraum resultiert, d.h. im gesicherten Übungsbereich, z.B. Schulhof, Turnhalle, Jugendverkehrsgarten, Sportplatz usw.

Unterricht und Erfahrungsgewinn sind in der Bezeichnung „Verkehrskunde“ zusammengefaßt.

Graphisch gesehen ergibt sich folgendes Bild:

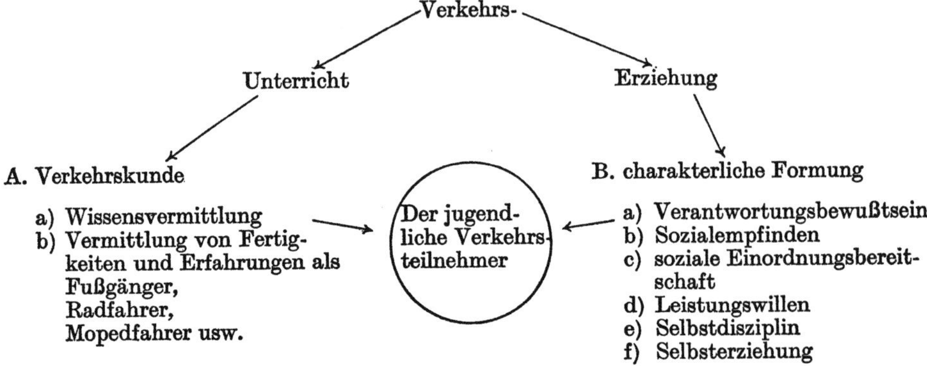

Es geht also darum, daß einerseits Wissen und Fertigkeiten altersgemäß dargeboten und geübt werden, so daß eine immer wirksamere Verstärkung von elementaren Denkverhaltensformen in bezug auf die Anpassung im Straßenverkehr eintritt. Andererseits wird durch Darbietung überindividuell erwünschter Verhaltensmuster eine bestimmte Haltung geformt.

Eine Anhebung des Denk- und Leistungsvermögens im Raume der Straße wird sich damit zwangsläufig ergeben.

Entsprechend diesen Überlegungen kann ein Fehlverhalten oder Versagen aus einem Nicht-wollen, Nicht-wissen bzw. Nicht-können resultieren.

Mit diesen grundsätzlichen Darlegungen sind die wesentlichen Faktoren aufgezeigt, die zur Verkehrstüchtigkeit des Verkehrsteilnehmers pädagogischerseits beitragen können.

Wie in allen anderen pädagogischen Bildungsbereichen ist der Erfolg einerseits von der Qualität des Unterrichts abhängig, andererseits spielen aber auch persönlichkeitsgegebene Faktoren des Verkehrsteilnehmers eine wesentliche Rolle, womit die psycho-physische Ausstattung des Kindes, Jugendlichen und Erwachsenen gemeint ist.

Im Zusammenhang mit dieser Frage gilt es, die Anforderungen des Straßenverkehrs an den Menschen aufzuzeigen und die Gründe seines oft gezeigten Fehlverhaltens darzulegen. Hier kann bezüglich der Einzelheiten auf die Beiträge von BÖCHER, MÜLLER-LIMROTH sowie von PETERSOHN in diesem Handbuch hingewiesen werden.

Zusammenfassend läßt sich danach folgendes feststellen:

Die Verkehrstüchtigkeit des Verkehrsteilnehmers ist abhängig von

A. Verkehrskunde: sie beinhaltet Wissen, Fertigkeiten und Erfahrungen im Hinblick auf die Sache und gewährleistet Können und Gewandtheit im Straßenverkehr.

B. Verkehrserziehung: das ist charakterliche Formung in bezug auf bestimmte Ordnungen und Werthaltungen für das Geschehen im Straßenverkehr. Einstellung und Haltung eines in der rechten Weise geprägten Verkehrsteilnehmers zeigen sich in der Verkehrszuverlässigkeit, d.h. in Verantwortungsbewußtsein, Sozialempfinden, sozialer Einordnungsbereitschaft, Selbstbeherrschung, Selbstdisziplin und Selbsterziehung.

C. Tauglichkeit: sie ist vorhanden bei normaler körperlich-seelisch-geistiger Ausstattung, ist abhängig vom Alter, von der körperlichen Verfassung, insbesondere der Funktionstüchtigkeit der Sinnesorgane und von der geistig-seelischen Eignung. Im gesamten gesehen drückt sich dies in dem psycho-physischen Leistungsvermögen des Verkehrsteilnehmers aus. — Ein gutes Leistungsvermögen wird zeitweilig oder dauernd, mehr oder weniger gemindert durch Krankheit, Körperbehinderung, falsche Ernährung, Genußmittel, Medikamente, Übermüdung, Klima, Ärger, Freude, Hast usw.

Der vorbildliche Verkehrsteilnehmer verfügt also über Können und Gewandtheit im Straßenverkehr, ist getragen von Verkehrszuverlässigkeit und hat ein, den Anforderungen entsprechendes psychophysisches Leistungsvermögen.

Gesamtübersicht

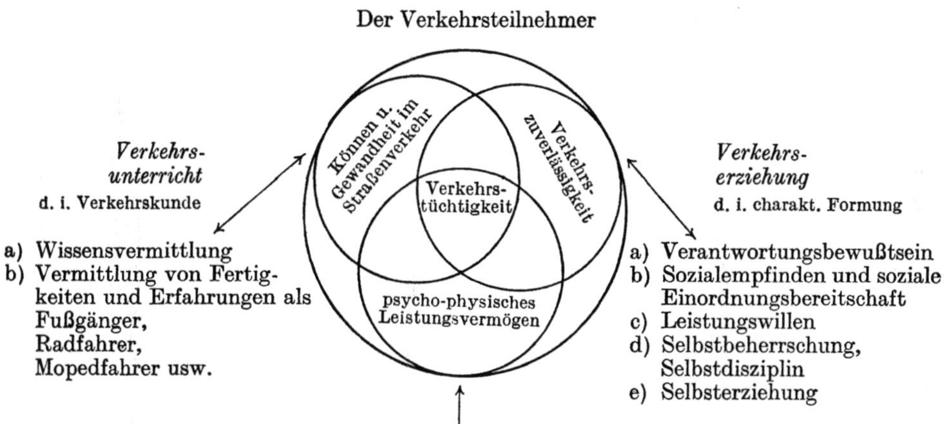

körperlich-seelisch-geistige Ausstattung und Fähigkeit zur Bewältigung des Straßenverkehrs = Tauglichkeit (somato-sensorische Funktionen, geistige Funktionen, senso-motorische Funktionen, andere psychische Funktionen)

II. Statistische Unterlagen zur Notwendigkeit der Verkehrserziehung

Aus der Sicht der Statistiker stellen Kinder und Jugendliche einen erheblichen Anteil bei Straßenverkehrsunfällen. Sie sind als Fußgänger und Radfahrer nicht nur in besonderem Maße gefährdet und in schwere Unfälle verwickelt, sondern auch meist selbst die dabei tatsächlich Leidtragenden. Aus dem für 1965 erstellten Diagramm des Statistischen Bundesamtes (Abb. 1) lassen sich altersspezifische Einflüsse und Unfallbeteiligung der Fußgänger und Radfahrer aller Altersjahre deutlich erkennen, insbesondere die gravierenden Kinderunfälle.

Jeder dritte Verkehrsunfall mit Kindern wird auf dem Schulweg ausgelöst. Knaben sind stärker unfallanfällig und verunglücken doppelt so häufig wie Mädchen. 62% der getöteten oder verletzten Kinder waren Buben.

Die größte Gefahr zu verunglücken ergibt sich beim Überschreiten der Straße. Über die Hälfte aller Kinderunfälle kommen dadurch zustande, daß sich ihre Aufmerksamkeit überhaupt nicht oder nur unzulänglich auf den Fahrzeugverkehr richtet. Radunfälle der Kinder und Jugendlichen ereignen sich in beträchtlicher Anzahl vom 6. Lebensjahr an. Die Unfallbeteiligung erreicht bei 15jährigen Radfahrern den Höchststand. Jeder dritte Unfall mit einem Fahrrad ereignet sich auf dem Schulweg. Wenn auch vom 8. Lebensjahr ein Rückgang der

Unfallhäufigkeit zu erkennen ist, so bestehen doch bei Kindern und Jugendlichen als Fußgänger und Radfahrer soviel Unfälle wie bei keiner anderen Altersgruppe. 70% von ihnen traf die hauptsächliche oder überwiegende Schuld beim Zustandekommen des Unfalls.

Im Wissen und Verständnis der vorausgegangenen grundsätzlichen Erörterungen kann nun auf die Frage des Leistungsvermögens beim Kleinkind, Schulkind und Jugendlichen näher eingegangen werden:

Mit Sicherheit ist die Tauglichkeit beim Kleinkind nicht vorhanden. Es verfügt weder über verkehrskundliches Wissen noch über die notwendigen Erfahrungen

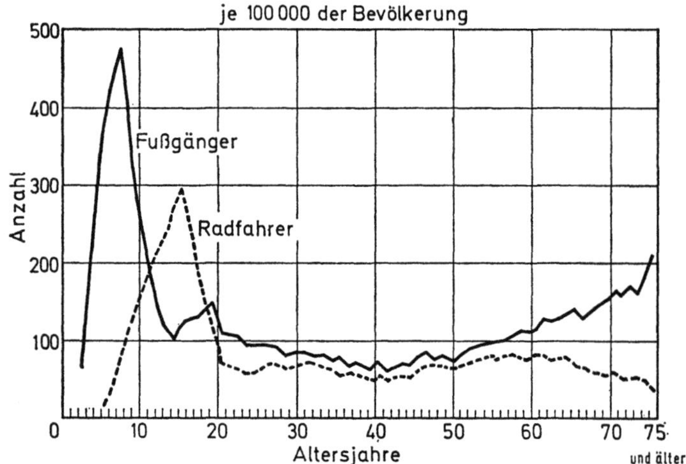

Abb. 1. An Straßenverkehrsunfällen[1] 1965 beteiligte Fußgänger und Radfahrer nach Altersjahren je 100000 der Bevölkerung

Tabelle 1. *Bei Straßenverkehrsunfällen 1965 verunglückte Kinder*

Verunglückte	Einheit	Insgesamt	Darunter		
			Fußgänger	Radfahrer	Mitfahrer von Fahrzeugen
Getötete	Anzahl	1612	1065	294	253
Schwerverletzte	Anzahl	19197	12288	3499	3395
Leichtverletzte	Anzahl	33662	15599	6917	11135
zusammen	Anzahl	54471	28952	10710	14783
darunter Knaben	Anzahl	33887	17680	—	7943
	%	62,2	61,1	—	51,5

als Fußgänger. Es ist nicht zur Beurteilung konkreter Sachverhalte des Straßenverkehrs in der Lage und demnach auch nicht zur Entscheidung seines Verhaltens im Sinne von Willenshandlungen. Kleinkinder stellen somit eine beachtliche Gefahr im Straßenverkehr dar. Sie leben in ihrer eigenen Welt und sind verhaftet im „Jetzt und Hier" der sie momentan erfassenden subjektiven Wichtigkeiten. Deshalb sind Drei- bis Siebenjährige besonders gefährdet. Sie stellen die größte Anzahl der Verkehrstoten bei Kindern. Unter den Fußgängern aller Altersklassen neigen Sechs- und Siebenjährige, also Schulanfänger, am häufigsten zu

[1] Unfälle mit Personenschaden und nur Sachschaden über 1000 DM bei einem der Beteiligten.

Tabelle 2. *Verunglückte Fußgänger 1965 im Alter bis zu 17 Jahren*

Altersjahr	Knaben		Mädchen	
	Verunglückte	je 100000 Einwohner	Verunglückte	je 100000 Einwohner
1 und darunter	121	11	88	9
2	382	73	258	52
3	1174	231	698	144
4	1904	379	1158	241
5	2278	472	1377	300
6	2612	550	1480	329
7	2644	588	1497	351
8	2033	460	1231	294
9	1421	334	908	224
10	1039	254	696	179
11	786	193	591	152
12	547	138	473	125
13	421	105	390	102
14	318	80	427	113
bis 14 zusammen	17680	257	11272	172
15	400	98	515	133
16	450	109	535	137
17	494	125	459	123

Straßenverkehrsunfällen. Beim älteren Schulkind spielen in weit stärkerem Maße bereits von der Umwelt gesetzte Zielvorstellungen verschiedenster Art eine Rolle, was sich naturgemäß auch positiv zur Bewältigung des Straßenverkehrs auswirkt.

Dennoch vergessen auch Kinder der Mittel- und Oberstufe hin und wieder die Anforderungen und Gefahren im Straßenverkehr, bewegen sich unüberlegt und unberechenbar. Oftmals steht nur das momentane Spiel oder eine wichtig erscheinende Zielvorstellung im Blickpunkt ihres ganzen Interesses, so daß sie selbst dann nicht ein Fahrzeug bemerken, wenn sie in die Richtung schauen, aus der es kommt.

Wenn Knaben doppelt so häufig in Unfälle verwickelt sind, so liegt dies daran, daß sie in ihren Verhaltensweisen anders geartet sind als Mädchen, ihre Freizeit in besonderer Weise gestalten, andere Spiele haben, und möglicherweise nehmen sie als Fußgänger und Radfahrer zahlreicher am Straßenverkehr teil. Für Knaben wie Mädchen gilt es, daß sie im allgemeinen nur über ein unzulängliches Wissen und Erfahrungen verfügen, wie ein Versuch in Frankfurt gezeigt hat. Dort war nur ein geringer Teil der Kinder der 6. Schuljahre trotz intensiver Vorbereitungen in der Lage, „die Radfahrprüfung" mit Erfolg abzulegen. Erfahrungsgemäß wagen sich Zwölf- und Dreizehnjährige als Radfahrer in den Verkehr und sind hier besonders gefährdet.

Den sich fortlaufend im Großstadtverkehr ergebenden vielfältig gefahrenträchtigen Situationen ist kindliches Leistungsvermögen selbst als Fußgänger und Radfahrer nur bedingt gewachsen. Für Landkinder liegen die Verhältnisse selbstverständlich günstiger, weil die Anforderungen geringer sind. Sie versagen aber schon bei weit einfacheren Situationen, wie Übungen in Schulverkehrsgärten in aller Deutlichkeit demonstrieren. Sie sind nicht in der Lage, Mehrfachhandlungen zu bewältigen. z.B. Fahrrad fahren, Verkehrsschilder oder Leiteinrichtungen zu beachten, die Situation, die sich durch andere ergibt, zu erfassen, die Aufmerksamkeit entsprechend der Situation zu verteilen und demgemäß zu handeln. Selbst

Tabelle 3. *An Straßenverkehrsunfällen 1965 beteiligte und verunglückte*

Merkmal	Im Alter von ... Jahren					
	0—1	2	3	4	5	6
Insgesamt Knaben und Mädchen						
Unfallbeteiligte[a] insgesamt	240	662	1909	3123	3847	4537
darunter: Fußgänger	219	661	1902	3089	3708	4146
Radfahrer	8	1	6	34	133	391
Hauptverursacher insgesamt	44	385	1377	2394	2975	3448
darunter: Fußgänger	31	384	1374	2367	2874	3147
Radfahrer	5	1	2	27	97	301
Verunglückte insgesamt	1247	1940	3197	4468	5053	5547
davon: Getötete	47	76	151	161	182	185
Schwerverletzte	283	511	1103	1643	1904	2127
Leichtverletzte	917	1353	1943	2664	2967	3235
darunter: als Fußgänger Verunglückte	209	640	1872	3062	3655	4092
davon: Getötete	16	55	121	136	156	154
Schwerverletzte	58	256	830	1362	1569	1765
Leichtverletzte	135	329	921	1564	1930	2173
als Mitfahrer von Fahrzeugen Verunglückte	1028	1299	1318	1373	1268	1089
davon: Getötete	31	21	30	24	21	16
Schwerverletzte	221	254	272	273	280	225
Leichtverletzte	776	1024	1016	1076	967	848
darunter Knaben						
Unfallbeteiligte[a] insgesamt	142	390	1193	1944	2414	2964
darunter: Fußgänger	124	389	1189	1918	2312	2649
Radfahrer	6	1	3	26	96	315
Hauptverursacher insgesamt	35	235	893	1524	1922	2294
darunter: Fußgänger	23	234	892	1504	1847	2042
Radfahrer	4	1	—	20	71	252
Verunglückte insgesamt	690	1085	1934	2685	3062	3477
darunter: als Fußgänger Verunglückte	121	382	1174	1904	2278	2612
als Mitfahrer von Fahrzeugen Verunglückte	562	702	756	755	690	568

[a] An Unfällen mit Personenschaden und nur Sachschaden über 1000 DM bei einem der

Jugendlichen fällt dies noch schwer. Hinzu kommt wiederum bei ihnen eine noch weit stärkere Risikobereitschaft, als dies bei Schulkindern der Fall ist, oft damit verbunden, daß die Bedeutung der gegebenen Umstände nicht klar genug erfaßt und nicht gründlich genug überdacht wird. In den meisten Fällen ihrer Fehlleistungen ist ihre jugendliche Wesensart auslösender Gefährdungs- bzw. Unfallfaktor, und in vielen Fällen wird ihr Verhalten nicht durch die Richtlinien der Straßenverkehrsordnung bestimmt, sondern eigene Beweggründe werden ausschlaggebender. Es darf nicht übersehen werden, daß von ihnen die Straßenverkehrsordnung und der damit gegebene Ordnungs- und Pflichtenbereich, dem ein aus der Bewährung entwickelter Zwang eigen ist, oftmals abgelehnt oder nicht als handlungsbestimmend erkannt wird.

Tatsächlich steht jeder Jugendliche wie auch der Erwachsene im Straßenverkehr vor dauernden Entscheidungen und in ständigen Konfliktsituationen. Er hat zu wählen zwischen eigenen oder überindividuell erwünschten Interessen, oftmals im Bruchteil von Sekunden. Bei mangelnder charakterlicher Haltung,

Kinder und Jugendliche unter 18 Jahren in der Bundesrepublik Deutschland

7	8	9	10	11	12	13	14	bis 14 zusammen	15	16	17
4866	4251	3496	3097	3007	2767	2758	2924	41484	3458	6364	10229
4206	3326	2378	1786	1418	1055	860	785	29539	973	1038	1008
655	923	1115	1305	1582	1699	1889	2110	11851	2361	1998	1426
3552	3038	2495	2103	1970	1700	1580	1549	28610	1705	3121	4789
3057	2342	1675	1233	937	648	492	408	20969	411	432	374
492	695	820	868	1027	1047	1083	1121	7586	1197	930	602
5649	5043	4202	3809	3654	3390	3424	3848	54471	5357	9505	13651
173	132	115	87	88	67	62	86	1612	106	181	280
2172	1903	1597	1321	1201	1138	1087	1207	19197	1659	3038	4310
3304	3008	2490	2401	2365	2185	2275	2555	33662	3592	6286	9061
4141	3264	2329	1735	1377	1020	811	745	28952	915	985	953
135	79	67	40	39	25	23	19	1065	28	40	40
1729	1382	1018	707	542	421	325	324	12288	366	384	381
2277	1803	1244	988	796	574	463	402	15599	521	561	532
900	909	847	876	848	844	918	1266	14783	2366	4043	5247
14	13	13	10	11	14	11	24	253	33	67	99
207	203	210	213	209	233	259	336	3395	699	1218	1553
679	693	624	653	628	597	648	906	11135	1634	2758	3595
3198	2798	2338	2104	2004	1877	1931	2043	27340	2458	5392	9364
2686	2080	1459	1074	814	574	457	340	18065	433	482	529
509	716	876	1024	1183	1294	1465	1676	9190	1907	1599	1112
2412	2079	1747	1477	1350	1186	1146	1122	19422	1264	2751	4459
2029	1533	1075	789	567	376	286	192	13389	191	228	215
381	545	672	686	777	806	855	910	5980	979	776	473
3602	3171	2651	2435	2310	2152	2221	2412	33887	3210	6663	10607
2644	2033	1421	1039	786	547	421	318	17680	400	450	494
492	459	424	461	466	454	505	649	7943	1153	2130	2990

Beteiligten.

und in sehr vielen Fällen unzureichendem Wissen und Können, ist es nicht verwunderlich, daß sehr viele Unfälle mit Todesfolge von Jugendlichen und Heranwachsenden ausgelöst werden.

Bisherige Verkehrserziehung, Fahrschule und die selbstgemachten Erfahrungen haben nicht zu dem Ausbildungsstand geführt, den wir zu erreichen versuchen. Es fragt sich, ob an dieser Sachlage unzulänglicher Ausbildung nicht eine Änderung herbeigeführt werden kann.

Es gilt, pädagogischerseits eine systematische Fußgänger- und Radfahrer- Grundausbildung zu betreiben, die eine echte Grundlage darstellen muß, daß daran anschließend die Ausbildung des Führerscheinanwärters eine kontinuierliche Entwicklung darstellt.

Wenn auch junge Menschen noch nicht über die körperlich-seelisch-geistige Ausstattung verfügen, die eine volle Tauglichkeit erfordert, so muß es doch die Zielsetzung der Verkehrserziehung sein, durch Erziehung, Unterricht und Erfahrungsgewinn in möglichst optimaler Weise auf das Verkehrsverhalten hinzuwirken und die spätere volle Verkehrstüchtigkeit der zukünftigen Erwachsenen vorzubereiten.

Dieser Bildungsweg ist zwar langwierig, führt aber sicher zum Erfolg, sofern er von den Bildungsinstanzen konsequent beschritten wird, denn solides Wissen, gut funktionierende Fertigkeiten und eine gefestigte Einstellung der Verkehrsteilnehmer sind wie in jedem anderen Denk- und Leistungsbereich menschlichen Seins die Voraussetzung dafür, daß Fehlleistungen nur in geringem Maß vorkommen.

III. Der Verkehrsunterricht

Eine kritische Gegenwartsanalyse läßt erkennen, daß Verkehrserziehung nicht selten im Sinne des Gelegenheitsunterrichts betrieben wird, daß vielfach mit Ermahnungen, Hinweisen auf ein gutes Benehmen oder auch Angst versucht wird, den jungen Verkehrsteilnehmer positiv zu beeinflussen.

Diese Arbeitstechniken sind pädagogisch nicht vertretbar, werden aber trotzdem praktiziert. Für den Pädagogen bietet an und für sich *Gelegenheitsunterricht* nicht die Gewähr, einen wirkungsvollen Erfolg zu erzielen, und was *Ermahnungen* anbetrifft, so haben sie bei Erwachsenen und Jugendlichen — auch wenn sie mit dem Hinweis auf eine gerichtliche Bestrafung verbunden sind — *nur eine vorübergehende Wirkung*. In ganz eindeutiger Weise belegen dies die verschärften Vorschriften bei Alkoholbeeinflussung im Straßenverkehr, die nur für eine gewisse Zeit die Verhaltensweisen der Verkehrsteilnehmer zum Guten veränderten.

Ähnlich ist es mit der *Angst* vor Unfallverletzung und Tod: Wenn Verkehrsteilnehmer beispielsweise auf der Autobahn einen schweren Unfall gesehen haben, sind sie einige Kilometer nach dem Passieren der Unfallstelle in ihrem Verkehrsverhalten merklich zurückhaltend und besonders die Fahrgeschwindigkeit wird verringert. Nach dieser kurzfristig schockähnlichen Vorsicht treten wiederum alte eingelaufene Mechanismen ihre volle Wirkung an. Bei Kindern zeigen Ermahnungen und Angst als verkehrserzieherische Maßnahme einen ähnlichen, nur vorübergehenden Erfolg.

Das berechtigt zu der Forderung, daß Bildung und Ausbildung der jungen Verkehrsteilnehmer qualitativ angehoben werden müssen. Neben dem in bescheidener Weise vertretbaren „Du mußt ...“, „Es ist verboten ...“, „Du sollst ...“, „Du darfst nicht ...“, sollte aufgezeigt werden, wie die Funktion der Verkehrszeichen zu verstehen ist, wie man die Verkehrssituation richtig sieht, darauf reagiert und angepaßt handelt, wie man sich absichert, warum diese oder jene Verhaltensweise ratsam ist.

Die Tendenz, pädagogisch nicht vertretbare Unterrichtspraktiken in der Verkehrserziehung durch neue Konzeptionen zu überwinden, findet sich in starkem Maß in der Literatur der letzten Jahre. So fordert Holstein den „erziehenden Verkehrsunterricht“; Blendermann versucht in Vorträgen und Veröffentlichungen unter dem Begriff der „Verkehrssicherheitspädagogik“ neue Vorstellungen in die Lehrerschaft zu tragen; Munsch legt Wert auf die Entwicklung des Verkehrssinnes und hat in seinem Buch sehr konkrete ausführliche Hinweise für die Ausbildung des motorisierten Verkehrsteilnehmers dargeboten, vor allem für den Fahrschüler. Nach ihm, handelt es sich bei dem, was man mit Verkehrstüchtigkeit bezeichnet, um einen ganz bestimmten Fähigkeitskomplex, der exakt beschrieben werden kann und dessen tragende Basis ein ganz konkretes, sich allmählich entwickelndes, also bildbares „Wissen“ ist. Littmann und Röhr versuchen mit einer Übersetzung der amerikanischen Originalausgabe „Sportmanlike Driving“

eine umfassende Darstellung des Ausbildungsstoffes zu geben. Für Abschlußklassen, Realschulen, Berufsschulen und Gymnasien stellt das Buch eine wertvolle Hilfe dar, besonders für solche Schüler, die einmal ein Kraftfahrzeug fahren wollen.

Bei dieser Sachlage der klareren Erkenntnis pädagogischer Möglichkeiten, kann dem — von den Kultusministerien geforderten Verkehrsunterricht — besser als bisher entsprochen werden. Nach Ansicht aller Experten muß im Hinblick auf die Zielsetzung und bei der geringen Zeit, die dem Lehrer für Verkehrserziehung jährlich zur Verfügung steht, wirkungsvoller, systematischer Unterricht betrieben werden. Das schließt aus, daß Themen zur Verkehrserziehung besprochen werden, die zwar zur Problematik Straßenverkehr gehören, wie z.B. Verkehrsgeschichte, Verkehrswirtschaft, Verkehrsstatistik, Unfallschäden und ihre Bearbeitung durch Versicherungen, die jedoch kaum eine Bedeutung für das verkehrsgerechte Verhalten erlangen.

Dagegen sind verkehrserzieherisch wirksam all jene altersgemäßen Problemverarbeitungen, die Verkehrsanpassung im Rahmen der jeweiligen Verhaltensweisen als Fußgänger, Radfahrer oder Motorisierter zur Folge haben. Wie bereits unter I. besprochen, liegen die Grundlagen der Verkehrstüchtigkeit in solidem Wissen, gut funktionierenden Fertigkeiten und einer gefestigten Einstellung.

Wenn diese Überlegungen als richtig anerkannt werden, so ist damit auch die Aufgabenstellung für den Pädagogen umrissen, d.h. Wissensvermittlung zu betreiben, Fertigkeiten zu üben, Erfahrungen in verständnisvoller und einsichtiger Weise weiterzugeben und für den Straßenverkehr spezifische Werthaltungen zu formen.

Eine einseitige Wissensvermittlung, etwa des im juristischen Sinne richtigen vorschriftsmäßigen Verhaltens, ohne Behandlung der Verkehrslage, sowie technisch-physikalischer Fragen und sozialer Probleme oder nur moralisches Einwirken auf den Jugendlichen ist pädagogisch ebenfalls nicht vertretbar. Schwerpunktmäßige Einsätze der Wissensvermittlung oder ganz bestimmte Übungen als Fußgänger, Radfahrer, Mopedfahrer usw. oder auch die Formung bestimmter Werthaltungen, das ist Einwirkung in ethisch-moralischem Sinn, lassen sich lediglich im Verlauf altersmäßig bedingter Entwicklungsphasen rechtfertigen.

Im Gesamten gesehen wird dabei aber keiner der wesentlichen pädagogischen Faktoren übersehen und auf Dauer nicht behandelt, denn die oben genannten Aufgaben führen nur als Komponenten des Ganzen zu dem angestrebten Ziel einer Verkehrstüchtigkeit.

Es gilt, die Verkehrswirklichkeit durchschaubar werden zu lassen, dem jungen Menschen Einsichten zu vermitteln, ihm Zusammenhänge aufzuzeigen, ihm Wege für die eigene Sicherheit klar zu machen, bei ihm Verständnis für Regeln und Zeichen zu entwickeln und ihn allmählich zu Feinheiten und Differenzierungen des Verhaltens hinzuführen.

Verkehrszeichen, -regeln und gesetzliche Vorschriften sind hierzu zwar unbedingt nötig, aber doch nur *ein* Wissensbereich unter vielen anderen gleichermaßen wichtigen.

Die zur Unterrichtsgestaltung wichtigen Themen, die unumgänglich sind für die Verstärkung von elementaren *Denk-* und *Verhaltensformen* im Straßenverkehr sind nachfolgend zusammengestellt.

Mit dieser Systematisierung wird eine Gesamtzusammenstellung aller für das Kind und den Jugendlichen wesentlichen Themen dargeboten, wird praktisch ein Überblick zu einem verkehrspädagogischen Programm gegeben.

IV. Verkehrspädagogisches Programm

A. Verhaltensweisen in geregelten Verkehrssituationen
(So wie es nach dem Willen des Gesetzgebers ablaufen soll!)

Themen:

1. Verkehrszeichen und Verkehrsregeln
   a) Warnzeichen
   b) Gebots- und Verbotszeichen
   c) Hinweiszeichen — Leiteinrichtungen
   d) Verkehrsregeln
   e) Polizeiliche Verkehrslenkung
2. Wichtige Bestimmungen der Straßenverkehrsordnung (§ 1 usw.)
3. Richtige Aufmerksamkeitsverteilung als Voraussetzung zu einem verkehrsangepaßten Reagieren und Handeln
4. — Eine Straßenverkehrsordnung muß sein — Ohne Verkehrszeichen und Regelungen gäbe es ein Chaos auf den Straßen und noch weniger Sicherheit
5. Die innere Haltung des Verkehrsteilnehmers zu Regelungen und Bestimmungen
6. Vorübungen im Schonraum und praktische Übungen im Straßenverkehr
   a) Reaktionsübungen und Verkehrsspiele im Turnunterricht
   b) Praktische Übungen im Straßenverkehr, z.B. Überqueren einer Straße als Fußgänger
   c) Zur Technik des Fortbewegens:
   Rad-, Mofa- und Mopedfahrübungen (Spur einhalten, schnelles Spurten, Veränderung von Tempo und Richtung, schnelles und langsames Abbremsen)
   d) Übungen am Kraftfahrzeug im Sinne einer Vorausschulung von Fahrschülern im Schonraum, ausschließlich von Übungen im Straßenverkehr (kuppeln, schalten, anfahren, anhalten, wenden, rückwärtsfahren in eine Parklücke, Tempo-gestalten, spurten, lenken, spuren)
7. Wissenswerte Erfahrungen aus der Verkehrspraxis in bezug auf örtliche Verhältnisse

Zu 1: Formales Besprechen und Auswendiglernen genügt nicht. Das Verstehen des Sinnes und der Funktion eines Verkehrsschildes oder einer Verkehrsregel oder einer bestimmten Regelung im Straßenverkehr ist nötig. Einsichten in den Funktionsmechanismus des Verkehrsgeschehens sind zu geben. Zum Beispiel: Warum gelten bestimmte Regelungen, wie z.B. die der Einbahnstraße, weshalb schafft man Umleitungen usw.

B. Verschiedenartigkeiten der Straßen- und Verkehrsverhältnisse

1. Arten der Straßen (Autobahn — Bundesstraßen — Landstraßen usw.) — vorfahrtsberechtigte Straßen
2. Fahrbahnbeläge (Beton — Asphalt — Pflaster usw.)
   (Erhöhte Vorsicht bei gepflasterten Straßen ist angezeigt, da dort die Unfallgefahren — statistisch erwiesen — größer sind.) Fahrbahnbeschaffenheit bei Nässe, Regen, Schnee, Eisglätte; nasse Blätter, Schlamm, Öl auf der Straße
3. Einwandfreies Wahrnehmen der Straßen- und Verkehrsverhältnisse bei Tag; Sichtbehinderung bei Nacht, Nebel, Regen, Schneetreiben; Blendung durch Sonne oder Fahrzeug

4. Eigenheiten von Straßen an Steigungs- bzw. Gefällstrecken, an Kreuzungen, Einmündungen, in Kurven und das jeweils verkehrsgerechte Verhalten
5. Erscheinungsformen im Straßenverkehr:
   Verkehrsdichte — Verkehrsspitze; Fußgängerstraße — Radfahrweg — Autostraße — Mischverkehr;
   Formen des Verkehrs im Sinne von:

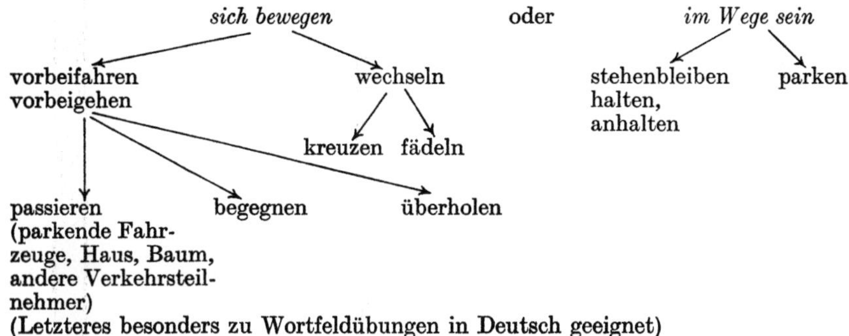

(Letzteres besonders zu Wortfeldübungen in Deutsch geeignet)

C. Fortbewegungsmittel des Straßenverkehrs

1. Das Fahrzeug: seine Verkehrs- und Betriebssicherheit
   (Fahrrad, Mofa, Moped, Motorrad, Auto)
   Bereifung, Bremsen, Lenkung, Beleuchtung
2. Physikalische Probleme — von der Natur geschaffene „Verkehrsgesetze"
   Reibung, Schwerkraft, Fliehkraft, Anhalteweg
3. Die Radfahrprüfung
4. Führerscheinprüfung Kl. V/IV
5. Vorbereitung auf den Führerschein Kl. III

D. Partnerkunde — d.h. Erörterung des Verhaltens der anderen Verkehrsteilnehmer

1. Verkehrsbeobachtungen (Fußgänger, Radfahrer, Motorisierte)
2. Alter und Aufmerksamkeitsgrad des einzelnen erkennen, sowie seine Absichten deuten lassen
   (Hierzu Vorübung mit geeigneten Dias)
   Die Sprache der Blicke, der Hinwendung, der Richtungsänderung, der Fahrspur und des Spurts lassen die Absichten des anderen erkennen
3. Die Beurteilung der anderen Verkehrsteilnehmer aus der jeweiligen Verkehrssituation heraus ist wichtig und bestimmend für das eigene Verhalten (also Aufmerksamkeitsverteilung und unter Umständen erhöhte Aufmerksamkeitszuwendung)
   oder
   völlige Nichtbeachtung, da der andere, ein Fahrzeug bzw. ein sonstiges Detail im Straßenverkehr als unwichtig für die eigene Situation erkannt wird (Löschobjekt nach Munsch)
4. Unfallursachen im Straßenverkehr durch:
   a) unzulängliche Ausbildung — zu wenig Erfahrung
   b) entwicklungsbedingt unterschiedliches Leistungsvermögen des einzelnen Menschen, wobei in erheblicher Weise eine Rolle spielen:
      Alter, Geschlecht, persönliches Befinden in Zusammenhang mit Stimmung, Erlebnisverarbeitung, Ermüdung, Erschöpfung, Krankheit, Medikamenteinnahme, Genußmittel (u.a. Alkohol) s. auch Punkt 5

c) Die Verkehrslage, d.h. Straßen- und Verkehrsverhältnisse, Landschaft und Witterung
d) Fahrzeugmängel

5. Die Delikte im Straßenverkehr sind teils altersspezifisch bedingt, wie sich ganz eindeutig aus beiliegender Statistik (Abb. 2) erkennen läßt:

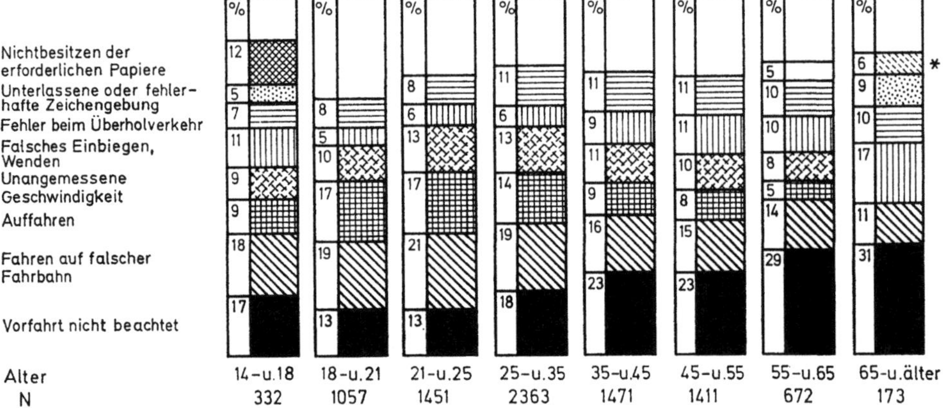

Abb. 2. Häufigste, unmittelbare, teils altersspezifisch bedingte Delikte (Unfallfaktoren) bei Fahrzeugführern. Weiße Felder = vielfältig andere Delikte, im einzelnen zahlenmäßig gering, graphisch nicht darzustellen. * Unachtsames Einordnen in den Verkehr

6. Wie steht es um das Leistungsvermögen der Jugendlichen? Wo liegen in erster Linie die Ursachen ihres Fehlverhaltens?

7. Das war die Schuld:
   Es geschah beim Spielen
   Falsch überholt
   Er hatte nicht die Vorfahrt
   Zu schnell
   Bei Dunkelheit ohne Licht
   Das konnte der Hintermann nicht ahnen

Bei Fragestellungen zur Partnerkunde geht es um Aspekte, die sich vornehmlich im sozialkundlichen Unterricht besprechen lassen.

E. Grundsätze für ein sicheres verkehrszuverlässiges Verhalten

Themen:

1. Ordnung muß sein:
   Auf dem Bürgersteig gibt es eine Ordnung.
   Wenn es in der Klasse keine Ordnung gäbe?
   Es gibt eine Schulordnung!
2. Der andere: mein Rivale oder Weggenosse?
   Er hat ebenfalls Rechte.
   Wenn jeder etwas Rücksicht nimmt.
3. Auch du kannst helfen:
   die ganz Kleinen können es nicht wissen;
   dem Opa fällt es schwer;
   es gibt blinde und gebrechliche Leute;
   auf der Straße mußt du für dein Tier mitdenken.

4. An der Bushaltestelle — alle wollen einsteigen.
5. Die Straße ist kein Spiel- oder Übungsplatz für Radfahrer!
6. Du trägst die Verantwortung,
   wenn du die Straße betrittst,
   wenn du dein Fahrrad besteigst,
   wenn du die Zeichen nicht kennst,
   wenn du Signale mißachtest.
7. Rechte und Pflichten des Schülerlotsen;
   sie müssen Vorbild sein
8. Ein Unfall ist passiert:
   Du bist allein und kannst nicht helfen
9. Unfälle schaden der Volkswirtschaft
10. Unfallflucht!
11. Erste Hilfe nach Unfällen!
    Verkehrsgerechtes Verhalten gewährleistet Gesundheit,
    verhütet Unfallverletzung und Tod auf den Straßen.
12. a) Positive Werthaltungen und Verhaltensformen im Straßenverkehr:
    Defensives Verhalten! Gereifter Fahrstil!
    „Verbotenes nie"
    „Gebotenes immer"
    „doch auch Erlaubtes manchmal nicht"
    „und kluges berechnendes Verhalten in nicht geregelten Verkehrssituationen."
    (vgl. G. Munsch: Jugendverkehrserziehung. München 1966, S. 38ff.)
    b) Negative Verhaltensformen im Straßenverkehr:
    Offensives Verhalten!
    Gewagtes Durchsetzen eigener Interessen;
    Vorteile im Straßenverkehr werden erzwungen.
13. Was verstehen wir unter dem Begriff „Verkehrscharakter"?
    a) Verantwortungsbewußtsein
    b) Sozialempfinden und soziale Einordnungsbereitschaft
    c) Leistungswillen
    d) Selbstbeherrschung und Selbstdisziplin
    e) Selbsterziehung
14. Tauglichkeit ist nicht immer vorhanden:
    Verkehrssicherheit und Alkohol
    Verkehrssicherheit und Krankheit
    Verkehrssicherheit und Medikamente
    Verkehrssicherheit und situative Faktoren
    (Ärger, Freude, Eile, Hast ...)

Der Pädagoge weiß, daß die Voraussetzung für jedes richtige Handeln des jungen Menschen ein Wissen ist — um was es geht; daß Verhaltensweisen aber nicht nur über eine Wissensvermittlung gesteuert werden, ist eine altbekannte pädagogische Weisheit; Übungen und Erfahrungen gehören ebenso wie die Erziehung dazu. Im Unterricht selbst werden sich dabei fließende Übergänge ergeben, denn Wissensvermittlung intendiert sich im Hinblick auf ein Handeln und jede Erziehung vermittelt selbstverständlich auch Wissen. Im Gegensatz zu den erstgenannten Bildungseinheiten.

A. Verhaltensweisen in geregelten Verkehrssituationen
B. Straßen- und Verkehrsverhältnisse
C. Fortbewegungsmittel
D. Partnerkunde

werden unter Punkt E ausschließlich Themen zusammengestellt, mit denen die Bildung einer bestimmten Haltung durch charakterliche Formung erreicht werden soll. Mit einer schlechthin guten Erziehung zum anständigen Menschen ist dieses Ziel nicht zu erreichen, da die Gegebenheiten und Ordnungen im sozialen Raum der Straße andere sind als im sozialen Bereich des Elternhauses, der Schule oder einer Lehrstelle. Nicht nur dies, daß einem das Gros der anderen Verkehrsteilnehmer persönlich unbekannt bleibt, läßt andere Verhaltensweisen als mit Bekannten oder nahestehenden Personen zu, sondern auch die Verkehrsabläufe selbst vollziehen sich im Gegensatz zu denen des anderen Gemeinschaftslebens in einer Schnelligkeit, die im allgemeinen kein Ausgleichen einer Fehlhandlung ermöglicht. Auch ändern sich in den konkreten Situationen Dinge und Menschen, sie sind jeweils neu und anders und stellen den Verkehrsteilnehmer vor Aufgaben, die noch nie gestellt wurden und die man auch nie hätte vorauswissen können. Was wir also im Unterschied zu Verhaltensweisen in anderen Lebensbereichen benötigen, sind für den Straßenverkehr ganz spezifische, auf das Geschehen im Raum der Straße gerichtete Denkweisen. Das bedeutet, daß zu der Grundhaltung des Verantwortungsbewußtseins, des Sozialempfindens, der Einordnungsbereitschaft, des Leistungswillens, der Selbstdisziplin und der Anerkennung der Verkehrsregeln hinzukommen muß, eine Aufgeschlossenheit, ein Blick und eine stete Wendigkeit für Situationen und Aufgaben, die neu, selten oder verkehrswidrig auftreten können. Der Einzelmensch kann ihnen nicht entsprechen, wenn er sie mit Vorrang aus der Perspektive überzeitlicher Normen und vorgegebener Leitbilder ins Auge faßt. Der Erzieher muß ausdrücklich dafür Sorge tragen, daß das Kind und der Jugendliche nicht von dem in der vorschriftsmäßigen Situation Abgelaufenen und Erfahrenen verbindlich auf das in anderen Situationen Geforderte — über das Vorschriftsmäßige hinausgehend oder davon abweichend — schließt. Denn nur wenn Einsicht und Erfahrungen überholbar bleiben, ist die Gewähr gegeben, daß das Kind dereinst als Erwachsener jede Situation neu, d.h. so bedenkt, wie sie wirklich ist und von sich aus zu sein verlangt.

Entscheiden und Handeln im Straßenverkehr gipfeln demzufolge in einer festen Wertordnung, die bei dem Jugendlichen und vor allem Erwachsenen ihren vollen Ausdruck im Streben nach Werthaltung und Selbsterziehung findet, zugleich aber auch im Wissen, Erkennen und Verstehen von Fehlhandlungen und Versagensweisen anderer.

Moralische Hinweise allein sind fragwürdig, da ihre Anerkennung ein ethisches Niveau voraussetzt, das im allgemeinen aber erst im Verlauf der späteren Entwicklung des Menschen erreicht wird.

V. Stand der Verkehrserziehung

1. In der Bundesrepublik

Für *Verkehrserziehung in der Schule* ist kein benotetes Pflichtfach vorgesehen. Dennoch sollen die Schüler das richtige Verhalten im Straßenverkehr lernen. In allen Ländern der Bundesrepublik ist durch entsprechende Erlasse, der Schule zur Pflicht gemacht, Verkehrserziehung in einer gewissen Anzahl von Unterrichtsstunden zu betreiben. In einigen Ländern ist Verkehrserziehung zur Pflicht eines planmäßigen Verkehrsunterrichts von mehreren Unterrichtsstunden im Jahr erhoben, ohne daß hierfür ein besonderes Fach vorgesehen ist.

In den meisten Ländern geschieht die Eingliederung der Problematik in die Heimat- und Sozialkunde, in Berlin wird Verkehrserziehung als Bildungseinheit der „politischen Bildung“ zugewiesen und Verkehrskunde, soweit dies technische Fragen betrifft, der „naturwissenschaftlich-technischen Bildung“. Darüber hinaus erlangt Verkehrserziehung hin und wieder als Unterrichtsprinzip, also als vorrangige Grundlage des Unterrichts, in anderen Fächern Geltung.

In der *Lehrerausbildung* der Pädagogischen Hochschule gibt es kein Studienfach „Verkehrserziehung“. Es finden sich lediglich Ansätze einer Integration im Gesamtaspekt des Gesellschaftlich-Politischen. Die Verkehrswirklichkeit und die hiermit verbundenen Problemstellungen werden damit im Hinblick auf die sachlichen Ansprüche an das menschliche Verkehrsverhalten nur unzulänglich behandelt.

In der *Lehrerfortbildung* werden Lehrgänge durchgeführt, die durch Darstellung der Verkehrswirklichkeit und der Behandlung didaktischer Fragen der Verkehrserziehung dem Verkehrslehrer eine wirkungsvolle Arbeit in der Schule ermöglichen. Damit im Zusammenhang stehend werden — beispielsweise in Nordrhein-Westfalen — erheblich Mittel als Beihilfe zur Kraftfahrausbildung der Lehrkräfte aufgewendet. Diese sollen in die Lage versetzt werden unter anderem aus eigenen Erfahrungen als Motorisierte lebensnahe Verkehrskunde und charakterliche Formung zu betreiben. Jedoch wird nur ein geringer Teil der Lehrerschaft mit solchen Lehrgängen erfaßt und viele Lehrer, die an keinem Fortbildungslehrgang teilgenommen haben, stehen den neuen Aufgaben unvorbereitet, fragend und unsicher gegenüber.

Bei den meisten kommt es dann im Unterricht lediglich zu einer formalen Behandlung des Problems. Man bemüht sich, so gut es eben möglich ist, den Anweisungen von „oben“ zu entsprechen.

Aus Gründen dieser Unzulänglichkeiten wird die Errichtung von Verkehrsinstituten bzw. Lehrerseminaren geplant, so daß die besondere Fortbildung von Lehrern aller Schularten in stärkerem Maße intensiviert werden kann.

Erfahrungen im Inland (Verkehrsinstitut Quelle bei Bielefeld) und in Österreich (Lehrerseminare für Verkehrserziehung in Hallein bei Salzburg und in Wien) ermutigen hierzu, denn die Ausbildung und Fortbildung der Lehrer aller Schulformen ist die wichtigste Voraussetzung eines wirkungsvollen Verkehrsunterrichts.

Erstmals seit 1966 haben in München und Hamburg Lehrerseminare ihre Tätigkeit aufgenommen, die ebenso wie ein geplantes Ausbildungsinstitut in Frankfurt, Lehrer aller Schularten mit der Schulverkehrserziehung vertraut machen wollen.

In ganz besonderer Weise ist noch hervorzuheben, daß sich im Rahmen der Schulverkehrserziehung Polizei, Verkehrswacht und ADAC bisher in erheblichem Maße verdient gemacht haben. Die Polizei kommt mit dem Einsatz ausgesuchter und pädagogisch geschulter Kräfte der Schule zu Hilfe. Diese unterrichten die Schüler über die wichtigsten Verhaltensregeln im Verkehr, bilden Schülerlotsen aus und übernehmen in Jugendverkehrsgärten den Unterricht und die praktischen Übungen.

Die Unterstützung der Schule durch die Verkehrswacht erfolgt hauptsächlich in der Bereitstellung und Überlassung von Lehr- und Lernmaterial, in der Hilfe bei der Durchführung von Radfahrprüfungen und der Betreuung des Schülerlotsendienstes, sowie in der Mithilfe bei Lehrgängen.

Über den Stand der Schulverkehrserziehung nach Berichten der Landesverkehrswachten wird eingehend in der Schulverkehrswacht[2] vom September 1966 Stellung genommen.

2. Im Ausland (besondere Aspekte)

In Frankreich wird Verkehrserziehung als Unterrichtsprinzip im Rahmen der Persönlichkeitserziehung betrieben; Verkehrskunde ist zwei bestimmten Fächern als integrierter Bestandteil zugeordnet, nämlich die theoretische Verkehrskunde, dem Fach „Gemeinschaftskunde“ und praktische Verkehrsübungen dem „Turn- und Sportunterricht“.

In *Luxemburg* ist Verkehrserziehung ein Unterrichtspflichtfach und wird als benotetes Fach in das Zeugnis eingetragen.

In den *USA* veranstalten die Oberschulen Fahrkurse. Schüler, die einen Fahrkursus besucht haben, verursachen nach statistischen Unterlagen weniger Unfälle und Verstöße gegen die Straßenverkehrsordnung, als solche, die keinen Lehrgang absolviert haben.

Versicherungsgesellschaften gewähren demzufolge Oberschülern niedrigere Prämien, wenn der Nachweis eines Fahrkursus erbracht wird. Schulen, die ein vollständiges Programm für die Kraftfahrausbildung einrichten, erhalten finanzielle Hilfe vom Staat.

Literatur

Blendermann, K.-A.: Miteinander — Füreinander im Straßenverkehr. Ganzheitliche Bildung, 2, S. 1—58. Oberursel: Finken-Verlag 1966.

Bongard, A.: Zum Thema Verkehrserziehung. Freiburg i. Br. Arch. Unfallforsch. 1, 217—225 (1963).

Bühler, O., u. K. Albert: Arbeitsblätter- und Arbeitsunterlagen zur Verkehrserziehung für weiterführende Schulen. Freising: Verlagsdruckerei Freisinger Tagblatt 1965.

Bundesverkehrswacht: (a) Die Schulverkehrserziehung in der Lehrerbildung und Lehrerfortbildung. Bonn: Hermes 1965.

— (b) Schul-Verkehrswacht: Zeitschrift für den Erzieher im Verkehrsunterricht, 64. Dortmund: Verlag Dr. Borgmann 1966.

Daumann v. Langenn, E.: Das Kleinkind auf der Straße, 2. Aufl. Heidelberg: Quelle & Meyer 1959.

Everling, E.: Menschliches Verhalten — Technisches Gestalten. Essen: Kolbenstetter 1961.

Gövert, H., u. H. Friese: Abenteuer Verkehr — Verkehrskundlicher Unterricht an der Jugend. Lübeck: Verlag für polizeiliches Fachschrifttum 1965.

Goldschmidt, R.: (a) Verkehrserziehung im gesamten Unterricht, 3. Aufl. Hannover: Rot-Gelb-Grün Verlag 1962.

— (b) Die Straßenverkehrsgesetze in der Schulpraxis, 5. Aufl. Hannover: Rot-Gelb-Grün Verlag 1962.

Händel, K.: Jugend im Straßenverkehr — Ein Wegweiser für die Verkehrserziehung Minderjähriger. Neuwied: Luchterhand Verlag 1960.

Holstein, H.: Erziehender Verkehrsunterricht. Bochum: Neue Deutsche Schule Verlagsgesellschaft 1964.

Kuratorium für Verkehrssicherheit: Unser Weg in der Verkehrserziehung. Wien: Karner Verlag 1962.

Lange, R.: Die publizistische Erörterung des Straßenverkehrsrechts und das Problem der Verkehrserziehung. Bad Godesberg: Kirschbaum 1962.

Linden, W.: Helft Unfälle verhüten, 3. Aufl. Dortmund: Verkehrs- und Wirtschaftsverlag 1964.

Littmann, G., u. E. Röhr: Wir im Straßenverkehr, 1. Aufl. Frankfurt: Behörden- und Industrie-Verlag 1965.

Michaelis, P.: Kinder und Verkehrsunfälle. Darmstadt: Stoytscheff 1961.

Munsch, G.: Jugendverkehrserziehung. München: ADAC 1966.

[2] *Bundesverkehrswacht,* Schul-Verkehrswacht, Zeitschrift für den Erzieher im Verkehrsunterricht. Dortmund: Verkehrs- und Wirtschaftsverlag Dr. Borgmann. 64 (1966).

PETERSOHN, F.: Die Aussagefähigkeit und Bedeutung projektiver Testverfahren bei der verkehrsmedizinischen Beurteilung der Persönlichkeit des Kraftfahrers. Habil.-Schr. Mainz 1960.

RAAFLAUB, A.: Zehn Jahre Verkehrserziehungsaktionen der Schweizerischen Konferenz für Sicherheit im Straßenverkehr. Freiburg i. Br. Arch. Unfallforsch. 1, 227—232 (1963).

SCHNEIDER, H.: (a) Verkehrserziehung — eine Lebensnotwendigkeit, 5. Aufl. Hannover: Rot-Gelb-Grün Verlag 1965.

— (b) Das Verkehrspädagogische Programm in der Schule. Hannover: Rot-Gelb-Grün Verlag 1967.

STOLL, W.: Straßenverkehrsrecht. München: Kommunalschriften-Verlag Jehle 1965.

UNDEUTSCH, U.: (a) Erfolge und Probleme der Verkehrssicherheitswerbung. Hilversum: Verbond voor Veilig Verkeer. Informatiereeks, Deel 5, 1964.

— (b) Psychologische Richtlinien einer wirksamen Werbung für Verkehrssicherheit. Bonn: Bundesverkehrswacht 1961.

WACKER, H.: Verkehrserziehung im Anfangsunterricht, 4. Aufl. Hannover: Rot-Gelb-Grün Verlag 1961.

WINKLER, H.: Verkehrskunde für Jugendliche von 12 bis 18 Jahren, 6. Aufl. München: Vogel 1965.

Ophthalmologie und Verkehrsmedizin

H. F. PIPER, Wuppertal

Mit 20 Abbildungen

Vorbemerkung

Dem Augenarzt fällt im Rahmen der Verkehrsmedizin eine wichtige Rolle zu. Zunächst wirkt er bei der Auswahl der Führerscheinbewerber mit; aufgrund einer Verwaltungsverordnung, die auf Vorschlag der Deutschen Ophthalmologischen Gesellschaft in den einzelnen Ländern erlassen wurde, muß sich *jeder Führerscheinbewerber* einer *Sehprüfung* unterziehen, die bei der Fahrprüfung durchgeführt wird. Wird bei diesem „Sehtest", der durch Laien angestellt wird, ein Mangel an Sehvermögen aufgedeckt, so ist der Augenarzt zuzuziehen; er soll dann feststellen, ob der Sehfehler ausgeglichen werden kann. Ist das nicht oder nur teilweise möglich, so sind Schwere und Art der Abweichung zu beurteilen; die Behörde, vor allem aber der Bewerber selbst müssen erfahren, welcher Sehfehler vorliegt. Je nach dem Ausmaß des Leistungsdefektes ist in bestimmten Verkehrssituationen mit einer erhöhten Unfallgefährdung zu rechnen.

Eine weitere Aufgabe wird dem Augenarzt vom Gericht gestellt: Ist ein Unfall eingetreten, so muß er dann bei der Aufklärung des Tatbestandes mitwirken, wenn eine oder mehrere der beteiligten Personen einer Fehlinformation von seiten des Sehorgans zum Opfer gefallen sein konnten. Es kann sich dabei um Unterwertigkeiten handeln, die dem Fahrer bewußt waren, aber auch um solche, die ihm bis dahin nicht bekannt gewesen waren. Auch muß mit sog. Schutzbehauptungen gerechnet werden, etwa mit einer Störung des Dämmerungssehens oder einer erhöhten Blendempfindlichkeit; derartige Angaben müssen dann objektiviert oder in den Bereich der psychischen Überlagerung verwiesen werden.

Der Augenarzt kann solchen Aufgaben nur gerecht werden, wenn er sich an feste Regeln der Beurteilung halten kann. Einerseits soll dem Einzelnen sein „Recht auf Straße" (SACHSENWEGER) nicht mehr als nötig beschnitten werden, andererseits kann die Allgemeinheit jedoch von jedem Verkehrsteilnehmer erwarten, daß er über eine Mindestreaktionsfähigkeit verfügt. Neben Anlagestörungen und Erkrankungen des Auges, welche mit einer Einbuße an Sehvermögen einhergehen, muß bei jedem auch mit der Möglichkeit einer allmählich und unbemerkt eintretenden Leistungsminderung gerechnet werden. Einen besonderen Platz nehmen hier die Alterungsvorgänge am Auge ein, die nur durch regelmäßige Nachuntersuchungen der älteren Führerscheininhaber erfaßt werden können. Vorschriften über solche Wiederholungsuntersuchungen sind von augenärztlicher Seite wiederholt gefordert worden.

I. Verkehrsophthalmologische Vorschriften

Gesetzliche Vorschriften über die Mindestforderungen, die an das Sehvermögen des Kraftfahrzeugführers gestellt werden müssen, gibt es in der Bundesrepublik nicht. Ebenso wie in den meisten anderen europäischen Länder wurden — im Anschluß an eine 1950 auf internationaler Ebene gegebenen Empfehlung (Tabelle 1) — Richtlinien aufgestellt, in denen Grenzwerte bezüglich der Sehschärfe, des Gesichtsfeldes, der Dunkelanpassung und der Blendempfindlichkeit, des

Tabelle 1. *Tauglichkeitsvorschriften für Kraftfahrer (Vorschläge der Kommission für den Internationalen Kongreß in London 1950)* [a]

Klasse A. Berufskraftfahrer

Klasse B. Private Kraftfahrer

A. Berufskraftfahrer: I. von Autobussen
II. von Taxi und Lieferwagen

A. I. Autobusführer (mehr als sieben Sitzplätze):
Sehschärfe des besseren Auges 1,0 Gläsertragen nicht gestattet
Sehschärfe des zweiten Auges 0,7
Gesichtsfelder: normal

Die Führer von Autobussen, besonders wenn sie auch im Gebirge verkehren müssen, sollen mit dem Perimeter untersucht werden. Die Gesichtsfeldzeichnung soll dem Gutachten beigefügt werden.

Kein Doppeltsehen, normales Binocularsehen.
Normaler Licht- und Farbensinn.
Periodische Prüfung alle drei Jahre.

Bei Erneuerung der Fahrerlaubnis jenseits 40 Jahren: Gläsertragen erlaubt, wenn die Korrektion 4 Dioptrien nicht übersteigt. Auch die Kombination von Hypermetropie oder Myopie mit Astigmatismus darf diese Zahl nicht überschreiten.

A. II. Führer von Wagen wie Lieferwagen und Führer von Taxis (höchstens sieben Plätze):
Sehschärfe des besseren Auges 1,0
Sehschärfe des zweiten Auges 0,7

Gläser dürfen von Anfang an getragen werden unter der Bedingung, daß die Hypermetropie, die Myopie oder eine der beiden in Kombination mit Astigmatismus 6 (sechs) Dioptrien nicht überschreitet. Übrige Vorschriften wie unter A. I., jedoch kann bezüglich des Farbensinnes entgegengekommen werden.

Wiederholungsprüfung alle drei Jahre.

Für die Fahrer des öffentlichen Dienstes oder von Taxis soll nach Überstehen einer Augenkrankheit mit Arbeitsunfähigkeit von mehr als einem Monat der Fahrer gehalten sein, ein Zeugnis seines behandelnden Arztes beizubringen, in dem erklärt wird, daß er weiter als Fahrer geeignet ist.

B. Private Kraftfahrer:

Fahrerlaubnisschein ist obligatorisch und wird nur nach einer schriftlichen Erklärung des Kandidaten und einer praktischen Prüfung sowohl bei Tage als auch bei Nacht ausgehändigt.

Vorgängige Erklärung:

a) Schriftliche Erklärung des Kandidaten, die bezeugt, daß er sich körperlich für geeignet hält, seinen eigenen Wagen zu fahren.
b) Sowohl der Kandidat als auch die Behörde haben das Recht, eine ärztliche Untersuchung zu fordern, der Kandidat vor der Unterschrift, die Behörde nur, wenn die praktische Prüfung den Verdacht erweckt, daß die körperliche Eignung fehlt.
c) Nach jedem Unfall, bei welchem der Fahrer verantwortlich erscheint, ist eine strenge Prüfung der körperlichen Eignung erforderlich.
d) Eine ähnliche Erklärung ist alle fünf Jahre abzugeben bis zum 50. Lebensjahr, vom 55. bis 65. Lebensjahr alle drei Jahre, von da an jährlich.

Sehleistung (Mindestleistung):

a) „Totale Sehschärfe" mindestens 0,7 (0,7 und 0,0; 0,6 und 0,1; 0,5 und 0,2; 0,4 und 0,3, wenn beide Augen in Betracht gezogen werden).
b) Gläsertragen gestattet.
c) Kein Doppeltsehen.
d) „Totales Gesichtsfeld" von 140° (mindestens).
e) Keine erkennbare Beeinträchtigung des Lichtsinnes.
f) Tafeln zur Prüfung des Farbensinnes sollen im Groben gelesen werden.

Bei Vorliegen einer Farbenblindheit soll ein Auge eine Sehschärfe ohne Gläser von 0,8 haben. Beträgt die Sehschärfe 0,5 oder weniger, so soll der Untersucher versichern, daß die Art des Farbensinnes des Kandidaten die Herabminderung der Sehschärfe nicht störend beeinflußt.

g) Einäugige sind berechtigt zu fahren, wenn der Zustand mindestens ein Jahr besteht. Die Sehschärfe des verbliebenen Auges soll mindestens 0,8 betragen. Gesichtsfeld, Lichtsinn und Farbensinn sollen normal sein.

[a] Bericht über die 60. Zusammenkunft der Deutschen Ophthalmologischen Gesellschaft, S. 346—347 (1953).

Tabelle 2. *Richtlinien der D.O.G. für die Beurteilung der*

Führerscheinklasse	1 Sehschärfe mit Korrektur (zugelassene Brillenglasstärke)	
	bei Zweiäugigen	bei praktisch Einäugigen[b]
1	0,5/0,2 (+5,0 sph = +2,0 cyl) (—7,0 sph = —2,0 cyl)	0,8 (+2,0 sph = +1,0 cyl) (—3,0 sph = —1,0 cyl)
2		
a) Beförderung fremder Personen (gewerblich oder im Auftrag) b) Lkw (zulässiges Gesamtgewicht mehr als 3,5 t) c) Kraftfahrzeuge mit mehr als 170 km/h Höchstgeschwindigkeit	1,0/0,8 (+2,0 sph = +1,0 cyl) (—3,0 sph = —1,0 cyl)	untauglich
3 sonstige Kraftfahrzeuge der Klasse 3	0,5/0,2 (+ 8,0 sph = +3,0 cyl) (—10,0 sph = —3,0 cyl)	0,8 (+5,0 sph = +2,0 cyl) (—7,0 sph = —2,0 cyl)
Traktor bis zu 20 km/h	0,4/0,1 (+12,0 sph = +3,0 cyl) (—15,0 sph = —3,0 cyl)	0,5 (+ 8,0 sph = +2,0 cyl) (—10,0 sph = —2,0 cyl)
4 sonstige Kraftfahrzeuge der Klasse 4	0,5/0,2 (+ 8,0 sph = +3,0 cyl) (—10,0 sph = —3,0 cyl)	0,8 (+5,0 sph = +2,0 cyl) (—7,0 sph = —2,0 cyl)
5		

[a] Bericht über die 64. Zusammenkunft der Deutschen Ophthalmologischen Gesellschaft, S. 624—625 (1962).

[b] Vor der Ersterteilung oder Wiedererteilung einer Fahrerlaubnis soll 1 Jahr Gewöhnung verstrichen sein.

[c] „Gleichwertiges beidäugiges Gesichtsfeld" bedeutet hier, daß die Gesamtausdehnung mindestens der eines normalen einäugigen Gesichtsfeldes entspricht und daß bei Gewährleistung einer ständigen Fusion kleinere parazentrale Ausfälle an einem Auge vom Gesichtsfeld des anderen Auges gedeckt sind.

[d] Deuteranomalie mit geringer Einstellbreite ist zuzulassen.

Farbensinnes und des räumlichen Sehens festgelegt sind (Tabelle 2). Die Straßenverkehrszulassungsordnung kennt 5 Klassen von Fahrerlaubnissen, die jeweils zum Führen verschiedener Fahrzeugarten berechtigt. Es hat sich als zweckmäßig erwiesen, für diese Klassen eine abgestufte Leistungsskala zu entwerfen. Außerdem werden Berufs- und Privatkraftfahrer unterschieden; auch dieser Gesichtspunkt wurde erstmals auf der internationalen Verkehrskommission in London 1950 deutlich herausgestellt. Allerdings werden in der Bundesrepublik die Berufskraftfahrer nicht durch den Augenarzt, sondern durch den Amtsarzt untersucht, der nur in Zweifelsfällen den Ophthalmologen hinzuzieht.

Auch ein anderer Bewertungsmaßstab kann zugrunde gelegt werden: Die Untersuchten werden nach dem Ergebnis der Prüfung in die Gruppen: tauglich — bedingt tauglich — untauglich — eingeteilt. Für diese Gruppen gelten entweder die uneingeschränkte Fahrerlaubnis oder aber eine Fahrerlaubnis mit beschränkenden Auflagen bzw. Fahrverbot.

Fahrtauglichkeit durch den Augenarzt (Mindestanforderungen)[a]

2 Erforderliche Gesichtsfeld-größe	3 stereoskopisches Sehen	4 Farbsehen	5 Nachtsehen	6 Empfindlichkeit gegen Blendung
normales Gesichtsfeld *eines* Auges oder gleichwertiges beidäugiges Gesichtsfeld[c]				
normales Gesichtsfeld *beider Augen*	normales stereoskopisches Sehen erforderlich	normaler[d] Farbsinn erforderlich	normale Adaptation erforderlich	darf nicht erhöht sein
normales Gesichtsfeld *eines* Auges oder gleichwertiges beidäugiges Gesichtsfeld[c]				
normales Gesichtsfeld *eines* Auges oder gleichwertiges beidäugiges Gesichtsfeld[c]				
normales Gesichtsfeld *eines* Auges oder gleichwertiges beidäugiges Gesichtsfeld[c]				

Allgemeine Bemerkungen: Bei der Beurteilung der Fahrtauglichkeit muß der Augenarzt den Zustand der optischen Medien und des Augenhintergrundes sowie die Motilität berücksichtigen. Außerdem muß er sich davon überzeugen, daß die benutzten Brillen eine zweckmäßige Form und einen richtigen Sitz haben.

Eine Anleitung zur Bewertung der verschiedenen krankhaften Befunde wird in einem besonderen Merkblatt gegeben.

Fahrlehrer sind nach den Anforderungen an die Führerscheinklasse 2 zu beurteilen.

Diese Richtlinien gelten nur für den Ersterwerb einer Fahrerlaubnis. Bei späteren Nachuntersuchungen der Fahrtauglichkeit sind die Verhältnisse des Einzelfalles zu berücksichtigen.

II. Die Gesichtssinnleistungen und ihre Untersuchung

Die Deutsche Ophthalmologische Gesellschaft hat eine Anleitung für die augenärztliche Untersuchung zur Beurteilung der Fahrtauglichkeit herausgegeben, die in Tabelle 3 mitgeteilt wird.

1. Sehschärfe

Es ist besonders schwierig, Grenzen für die Mindestsehschärfe festzulegen. Auch mit relativ geringer Sehschärfe können Kraftfahrer jahrelang unfallfrei fahren (Heinsius). Auch entzieht sich die wichtige Frage, ob schlechtes Sehen in der Unfallstatistik eine große Rolle spielt, bis heute der exakten Nachprüfung (Münchow). Der Grund für unsere mangelnden Kenntnisse auf diesem Gebiet liegt offenbar darin, daß eine gewisse Unterwertigkeit des Sehorgans in dieser oder jener Hinsicht in der Durchschnittsbevölkerung häufig ist; bei jedem

Tabelle 3. *Anleitung für die augenärztliche Untersuchung zur Beurteilung der Fahrtauglichkeit*

Alle Führerscheinbewerber sollen möglichst vollständig untersucht werden. Der Bewerber soll auf die Mängel seines Sehvermögens hingewiesen werden, besonders dann, wenn diese ihn nicht fahruntauglich machen.

Das vorliegende Merkblatt gibt Hinweise für die Untersuchung. Es wird angestrebt, die Führerscheinbewerber einheitlich zu untersuchen, um unterschiedliche Beurteilungen zu vermeiden.

1. Die Untersuchung des zentralen Sehvermögens:

Das Ergebnis einer Sehschärfenprüfung wird von der Raumbeleuchtung beeinflußt. Deshalb sollte stets unter denselben Beleuchtungsvoraussetzungen, also nicht bei wechselndem Tageslicht, sondern in einem künstlich erleuchteten Zimmer untersucht werden. Die Raumbeleuchtung soll weder die Sehzeichentafel noch die Augen des Untersuchten direkt anstrahlen. Als Lichtquelle für einen mittelgroßen Raum mit mäßig hellem Anstrich wird eine 60 Watt Glühbirne empfohlen.

Als Sehproben sind Transparenztafeln oder Sehzeichenprojektoren zu verwenden. Die Sehproben sollten zweckmäßigerweise alle in den Richtlinien vorkommenden Grenzwerte enthalten. Die Sehschärfeprüfung soll in einem Abstand von mindestens 4 m erfolgen.

Eine bestimmte Sehschärfe ist nur dann erreicht, wenn die betreffende Reihe fehlerlos gelesen wird. Angaben wie „teilweise“, „partiell“ und ähnliches sollen vermieden werden. Es wird geraten, die Sehschärfe im Gutachten in Dezimalzahlen anzugeben, um die Auswertung zu erleichtern. Bei Verwendung verschiedener Optotypen können unterschiedliche Sehschärfewerte gefunden werden. Deshalb soll in Zweifelsfällen die mit Landoltringen ermittelte Sehschärfe als maßgebend angesehen werden.

Bei einer Fahrtauglichkeitsuntersuchung ist auf sorgfältiges Abdecken des nicht geprüften Auges besonders zu achten, da mit Dissimulation zu rechnen ist.

Für die Benutzung im Straßenverkehr ist die bestmögliche Brillenkorrektur zu verordnen, die gut vertragen wird. Geringe und auch latente Brechungsfehler sind zu beachten, weil sie eine vorzeitige Ermüdung im Straßenverkehr verursachen können.

Bewerber, die die Mindestanforderung an die Sehschärfe mit den in den Richtlinien maximal zugelassenen Korrektionsgläsern erreichen, sollen auch mit stärkeren Gläsern zugelassen werden, wenn diese die Sehschärfe weiter verbessern.

2. Die Untersuchung des Gesichtsfeldes:

Die Untersuchung muß so ausgeführt werden, daß größere absolute oder relative Ausfälle im Gesichtsfeld jedes Auges aufgedeckt werden können.

Als Gerät können Kreisbogen- oder Halbkugelperimeter bei konstanter künstlicher Beleuchtung benutzt werden. Es sollen mindestens drei Isopteren bestimmt werden. Die dazu verwendeten Prüfmarken sollen in ihrem Reizwert so abgestuft sein, daß die wichtigen zentralen Gesichtsfeldbereiche und Außengrenzen erfaßt werden (vgl. Abb. 7). Diese Abstufung kann — je nach vorhandenem Gerät — durch Veränderung der Größe, der Helligkeit oder der Farbe der Prüfmarke vorgenommen werden. Es ist zweckmäßig, durch Prüfung von gesunden Augen drei Standardprüfmarken zu ermitteln, die bei den jeweiligen Untersuchungsbedingungen etwa die in der Abbildung dargestellte Isopterenlage ergeben. Die beiden äußeren Isopteren sollen durch Bestimmung von 12 Punkten, die inneren durch Bestimmung von mindestens 8 Punkten ermittelt werden.

Werden bei dieser Routineuntersuchung Gesichtsfeldausfälle gefunden, so ist deren Ausdehnung und Ausmaß genauer zu bestimmen. Es ist besonders darauf zu achten, ob sich die Ausfälle beider Augen im beidäugigen Gesichtsfeld decken. Ausfälle im zentralen Gesichtsfeldbereich sind zweckmäßigerweise in großem Maßstab aufzunehmen (z. B. Bjerrum-Schirm, Registrierperimeter mit großer Übersetzung).

3. Die Untersuchung des stereoskopischen Sehens:

Die Untersuchung kann am Stereoskop oder Synoptophor mit Dahlfeldringen, mit einem Dreistäbchengerät oder anderen stereoskopischen Proben erfolgen. Der qualitative Nachweis der Funktion ist ausreichend.

4. Die Untersuchung des Farbsehens:

Die Untersuchung kann mit Pigmenttafeln oder am Anomaloskop erfolgen. Werden die Pigmenttafeln nicht fehlerfrei erkannt, so ist in jedem Fall eine Anomaloskopuntersuchung erforderlich. Die Untersuchung mit Pigmenttafeln muß bei vollem Tageslicht (mit dem Rücken des Prüflings zum Fenster) in 1 m Abstand vorgenommen werden. Jede Tafel muß nach 2 sec erkannt sein. Die Untersuchung am Anomaloskop ist immer bei Führerscheinbewerbern für die Klasse 2 und die besondere Gruppe der Klasse 3 durchzuführen.

Tabelle 3 (Fortsetzung)

5. Die Untersuchung des Nachtsehens:
Die Leuchtdichte der vom Kraftfahrzeug beleuchteten nächtlichen Straße ist so hoch, daß der Kratffahrer sich im Grenzbereich zwischen Tagessehen (photopisches Sehen) und Nachtsehen (skotopisches Sehen) befindet. Die Geschwindigkeit und das Ausmaß der Sofortadaptation — und damit auch der Readaptation nach Blendung — sind für den Kraftfahrer wichtig. Demgegenüber spielt das reine skotopische Sehen eine untergeordnete Rolle, weil es nur auf der unbeleuchteten nächtlichen Straße (z. B. nach Unfällen) notwendig werden kann. In der Regel ist deshalb die Untersuchung der Sofortadaptation ausreichend. Zur Prüfung der Sofortadaptation kann man die meisten üblichen Adaptometer oder einfachere Methoden (z. B. Skotoptikometer) verwenden.
Finden sich Hinweise auf Störungen des skotopischen Sehens (Verhalten des Untersuchten; Störungen der Sofortadaptation; Erkrankungen des Auges, die die Adaptation beeinträchtigen können), soll bei Untersuchung für die Führerscheinklasse 2 und die besondere Gruppe der Klasse 3 eine vollständige Dunkeladaptationsuntersuchung durchgeführt werden.

6. Die Untersuchung der Empfindlichkeit gegen Blendung:
Die Untersuchung der für das Fahren bei Nacht wichtigen Blendempfindlichkeit kann am Nyktometer von Comberg und mit einigen anderen Geräten ausgeführt werden. Die für den Kraftfahrer zulässigen Grenzwerte sind jedoch bisher nicht festgelegt. Deshalb ist der Augenarzt einstweilen darauf angewiesen, aus den objektiven krankhaften Veränderungen der Augen eine erhöhte Blendempfindlichkeit zu erschließen. Trübungen in den brechenden Medien (Hornhaut, Vorderkammer, Linse, Glaskörper) verursachen eine vermehrte Lichtzerstreuung im Auge und damit eine erhöhte Empfindlichkeit gegen Blendung. Ähnlich wirken sich Störungen in der Pupillenform und im Pupillenspiel aus. Bei der Beurteilung ist besonders darauf zu achten, daß auch einseitige Trübungen der brechenden Medien Blendung verursachen.

7. Die Untersuchung der optischen Medien:
Die Untersuchung soll an der Spaltlampe und im durchfallenden Licht erfolgen.

8. Die Untersuchung des Augenhintergrundes:
Bei der Ophthalmoskopie sollen Papille, Makulabereich und Peripherie beurteilt werden.

9. Die Untersuchung der Motilität:
Der Untersuchte ist nach spontaner Diplopie zu fragen. Auf Kopfzwangshaltung ist zu achten. Die Blickexcursionen einschließlich der Convergenzbewegung sind zu überprüfen, mit dem Abdecktest nach Einstellbewegungen zu fahnden, sowie ein Heterophorietest bei Fernblick vorzunehmen. Wird Doppeltsehen angegeben oder werden Einstellbewegungen festgestellt, so muß die Differentialdiagnose zwischen Heterophorie, Strabismus concomitans und paralyticus durchgeführt werden. Auf Nystagmus ist zu achten und gegebenenfalls die Erkennungsgeschwindigkeit für Sehzeichen zu bestimmen. Bei Lähmungsschielen wird die Zone des binocularen Einfachsehens — ohne Vorsatz von dissociierenden Gläsern — am Maddoxkreuz oder Projektionskoordimeter festgelegt. Bei Begleitschielen soll der Schielwinkel am Maddoxkreuz mit Hilfe der Einstellbewegungen gemessen werden. Wenn die Sehschärfe dazu nicht ausreicht, soll der Schielwinkel mit Hilfe der Hornhautspiegelbildchen geschätzt werden. Liegt eine Heterophorie oder ein Strabismus vor oder bestehen asthenopische Beschwerden, so ist die Refraktion unter Akkommodationslähmung zu bestimmen.
In dem augenärztlichen Gutachten sollen vorwiegend Befunde angeführt werden. Spezielle Diagnosen und ätiologische Angaben sind nur dann unerläßlich, wenn sie für die Beurteilung der Fahrtauglichkeit erforderlich sind.

Unfall können daher Personen mit nicht ganz vollen Sehleistungen beteiligt sein. Nach Gramberg-Danielsen ist in jedem Einzelfall erst zu prüfen, wie weit der Augenfehler den Unfall mitverursacht haben könnte.

Harms hat erklärt, daß trotz Fehlens der statistischen Beweise unsere Kenntnisse von der Physiologie des Sehapparates allein ausreichen, um Grenzwerte für die Sehschärfe festzulegen. Zunächst sei darauf hinzuweisen, daß die Normalsehschärfe einer jugendlichen Person über 1,0 liege und meist 1,5 erreiche; die Durchschnittssehschärfe von 1,0 bedeute also bereits ein Zugeständnis an ein größeres Kollektiv, das auch einige nicht mehr ganz volle Sehschärfen enthalte.

Harms hat mit seinen Mitarbeitern die erlaubte Höchstgeschwindigkeit des Kraftfahrzeuges für bestimmte Sehschärfen errechnet. Der Anhalteweg darf nicht länger sein als die Sichtweite, die wiederum von der Sehschärfe unmittelbar abhängt; daher muß ein Fahrer mit herabgesetzter Sehschärfe langsamer fahren, wenn er noch in der Lage sein soll, vor einem Hindernis — etwa vor einem auf der Straße liegendem Menschen — anzuhalten (vgl. Abb. 1). Diese Werte, denen u. a. die Empfindungszeit von 0,1 sec zugrundegelegt ist, werden allerdings noch durch unbekannte Faktoren, wie Reaktionsvermögen des Fahrers, Qualität der Bremsen usw. beeinflußt werden.

Offensichtlich bedeutet „Sehschärfe" für die Fragen der Verkehrsmedizin keine isolierte Größe, sondern die in ihr enthaltene Information gehört — an entscheidender Stelle — in eine physiologische Faktorenkette. Die Darbietungszeit und die Momente der Bewegung spielen hier eine maßgebliche Rolle. Monjé

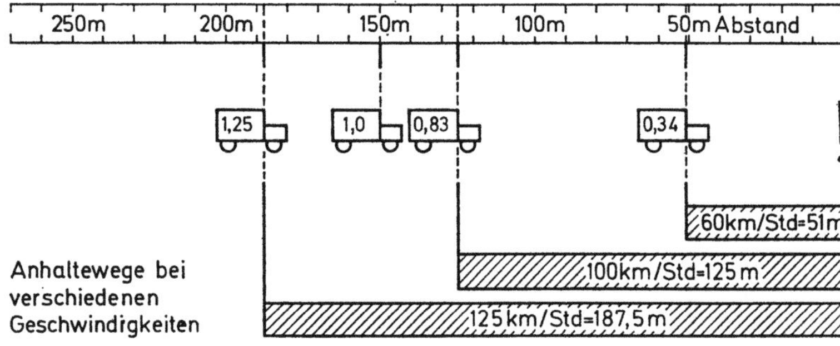

Abb. 1. Um vor einem Hindernis von der Größe eines Menschen rechtzeitig anhalten zu können, darf ein vollsichtiger Kraftfahrer 125 km/h, ein solcher mit einer Sehschärfe von nur 0,83 100 km/h, ein solcher mit nur 0,34 60 km/h fahren, wenn das Kfz., unter Berücksichtigung der Sichtweite und des Bremsweges, noch vor dem Hindernis zum Halten gebracht werden soll (Aulhorn)

hat den Begriff der Chronopsie geprägt: solange die Reizdauer den Betrag von 0,1 sec nicht überschreitet, wird die Empfindungsschwelle durch das Produkt aus Pupillenbeleuchtungsstärke mal Reizdauer bestimmt. Diese Regel besagt, daß es eine Spanne optimaler Darbietungszeiten gibt; wird diese über- oder unterschritten, so sinkt die Gesichtssinnleistung wieder ab. Langsame Objektbewegung erhöht die Sehschärfe (Söllner).

Die *visuelle Auffassung ist abhängig von der Objektbewegung* im dreidimensionalen Raum und der Motorik des Sehorganes selbst, welches mit Hilfe gröberer und kleinerer Einstell- und Fixationsbewegungen die Umwelt abtastet. Wichtig sind hier die von Jaeger und Honegger gefundenen Gesetzmäßigkeiten. Sie sahen bei manchen Augenkrankheiten einen raschen Abfall der Sehschärfe für bewegte Objekte; besonders bei Ringskotomen und Ausfällen großer Gesichtsfeldteile, ferner bei Koordinationsstörungen der Augenmuskeln verschlechterte sich die Sehschärfe für bewegte Objekte gegenüber der Ruhesehschärfe unverhältnismäßig rasch. Anders lagen die Dinge bei Patienten mit nicht korrigierten Refraktionsanomalien, reinen Zentralskotomen und isolierten Augenmuskelparesen, besonders aber beim kongenitalen Nystagmus; in diesen Fällen erwies sich die Sehschärfe als besser, wenn das Objekt bewegt wurde. Diese Ergebnisse erinnern an die von Günther mit der Methode des optokinetischen Nystagmus gewonnenen Befunde oder an die Flimmerfrequenzgrenze bei den verschiedenartigen Krankheitsbildern (Kleberger).

Diese *Unterschiede zwischen statischer und dynamischer Sehschärfe* mahnen zu einer kritischen Einstellung gegenüber Normwerten und gegenüber der Einführung starrer Gesetzesvorschriften für die Mindestsehschärfe schlechthin. Es ist möglich, daß eine volle oder noch ausreichende Sehschärfe im bewegten Straßenverkehr unzulänglich ist, in einem anderen Falle hingegen zwar eine schlechte Sehschärfe für ruhende Gegenstände gemessen ist, trotzdem aber für die Fahrpraxis eine bessere Leistung zur Verfügung steht.

Die Sehschärfe wird in der augenärztlichen Praxis und Klinik bestimmt mit *Optotypen*, die nach dem Snellenschen Prinzip gebaut sind. International empfohlen ist der *Landoltring*, dessen Öffnung einen Winkel von 1 min umfaßt (Abb. 2 und 3). Praktisch benutzt aber der Augenarzt Zahlen- oder Buchstabenreihen, die

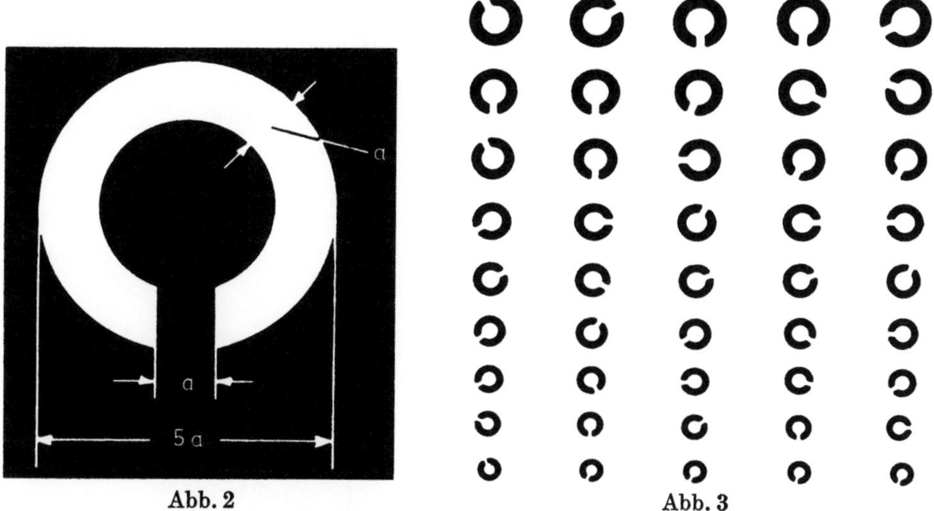

Abb. 2 Abb. 3

Abb. 2. Konstruktionsprinzip des Landoltringes; $a = 1$ min

Abb. 3. Sehprobentafel mit Landoltringen (Kroebel)

zwar nach dem Snellenschen Prinzip konstruiert, aber in ihrer Erkennbarkeit verschiedenwertig sind. Schober rät diejenige Zeile als voll gelesen anzuerkennen, in der mindestens drei Viertel der vorkommenden Zeichen erkannt werden; dabei ist die Tatsache berücksichtigt, daß bestimmte Zeichen leicht miteinander verwechselt werden können, andere jedoch prägnantere Unterschiede aufweisen. Schober empfiehlt eine Testfeldhelligkeit von 500—1000 asb. Die Leuchtdichtenunterschiede zwischen Sehzeichen und Untergrund schwanken nach Aulhorn zwischen 10 und 40%, je nachdem ob Tafelproben, Transparenttafeln oder projizierte Optotypen verwendet werden. Die Helligkeit des Raumes, in dem geprüft wird, soll nach Schober 10—50% der Testfeldhelligkeit betragen und die Helladaptation des Auges gewährleisten. Zu hohe Leuchtdichten verengen jedoch die Pupillen und erhöhen die Tiefenschärfe derart, daß Refraktionsfehler überdeckt werden können (Aulhorn). Die Sehzeichen für die Fernvisusprüfung sollen sich in 5 oder 6 m Abstand befinden und untereinander einen Mindestzwischenraum von doppelter Sehzeichenbreite besitzen. Diese Untersuchung muß durch eine andere ergänzt werden, bei der ein zusammenhängender Text geboten wird; für diese Prüfung wird Arbeits- oder Leseabstand gewählt. Gerade auch für das Verhalten im Straßenverkehr muß es von großer Bedeutung sein, ob nur Einzelheiten gerade erfaßt oder auch die Details im Zusammenhang überblickt werden können. Von der Schielschwachsichtigkeit her ist es uns bekannt, daß die Sehschärfe für Einzeloptotypen gut, die für gebundenen Text aber völlig unterwertig sein kann. Anomalien der senso-motorischen Reflexe, die solchen Störungen zugrundeliegen, müssen die Reaktionsfähigkeit des Fahrers erheblich beeinträchtigen. Unter Tageslichtverhältnissen ist die Sehschärfe mehr vom Winkel, unter dem das Zeichen gesehen wird, abhängig als vom Leuchtdichtenunterschied zum

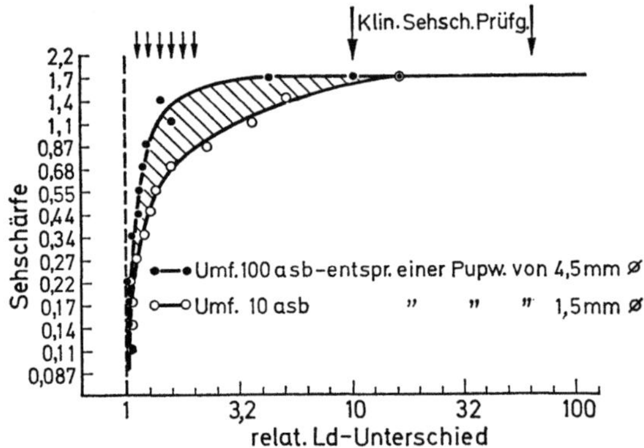

Abb. 4. Abhängigkeit der Sehschärfe vom photometrischen Kontrast zwischen Sehzeichen und Testfeld (Aulhorn)

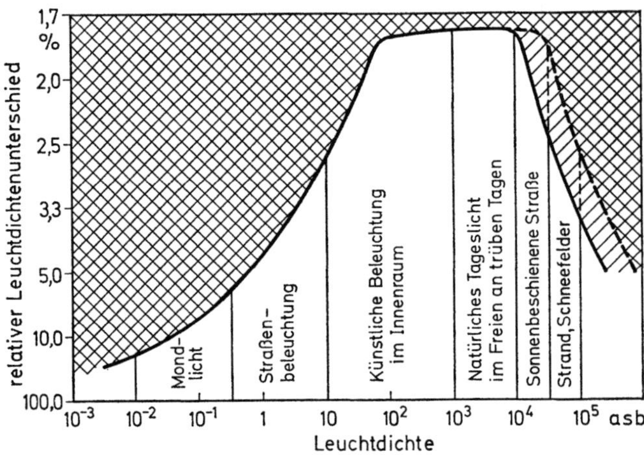

Abb. 5. Absinken der Sehschärfe (Unterschiedsempfindlichkeit) bei verschiedenen Beleuchtungsverhältnissen (Nach Schober)

Testfeld; liegt dieser photometrische Kontrast über 10%, so ist das Optimum der Sehschärfe erreicht; eine weitere Verbesserung tritt auch nicht auf, wenn der Kontrast bis auf 100% gesteigert wird. Anders liegen die Dinge dann, wenn der Kontrast sehr gering ist; schon eine kleine Erhöhung der Leuchtdichtenunterschiede läßt dann das Auflösungsvermögen des Auges sprunghaft ansteigen (Abb. 4). Unter ungünstigen Beleuchtungsverhältnissen, also besonders auf der nächtlichen Straße und in der Dämmerung muß der Kraftfahrer sich an schwach kontrastierenden Objekten orientieren und mit gering sich abhebenden Hindernissen auf der Fahrbahn rechnen (Abb. 5). Diesem Absinken der physikalischen Kontraste wirkt zunächst eine Zunahme der Kontrastempfindlichkeit in der Gesichtsfeldmitte entgegen, so daß ein Sehzeichen erkennbar bleibt, auch wenn die

Beleuchtungsstärke in seiner Umgebung in die Gegend der mesopisch-photopischen Grenze abfällt. Diese Anpassungsfunktion der Sehschärfe kann isoliert gestört sein; die betroffenen Personen vermögen also — trotz voller Tagessehschärfe — die schwachen Dämmerungskontraste nicht aufzulösen. Es sollte also gerade für die Frage der Verkehrstüchtigkeit die *Sehschärfe auch unter herabgesetzter Umfeldbeleuchtung geprüft* werden. Diese Forderung wurde bereits von COMBERG aufgestellt und in seinem „*Nyktometer*" verwirklicht.

Voraussetzung für eine wissenschaftliche Sehschärfenprüfung ist eine physikalisch genau eingestellte und vielseitige Untersuchungseinrichtung. Von augenärztlicher Seite aus muß weiterhin darauf hingewiesen werden, daß zur Beurteilung der Gesichtssinnleistung niemals die Überprüfung einer einzelnen Funktion

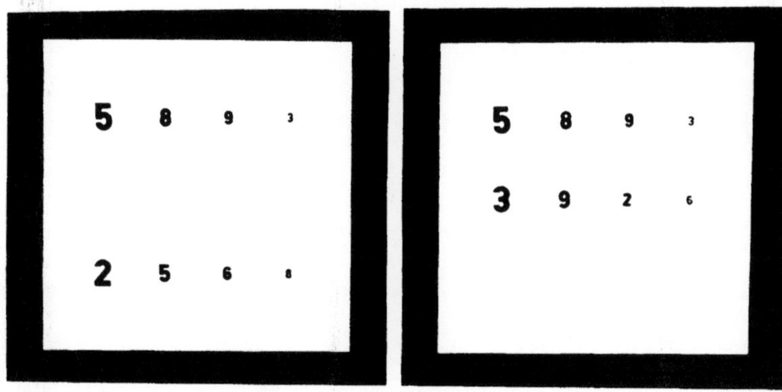

Abb. 6. Testbild des R 3-Gerätes (stereoskopische Halbbilder). Die obere Zeile wird von beiden die 2. und 3. nur von einem der Augen gesehen

ausreichend ist; in jedem Fall gehört auch eine *objektive Messung des Augapfelbaues* (z. B. durch Skiaskopie) und die Untersuchung des *vorderen Augenabschnittes* an der Spaltlampe sowie diejenige des *Augenhintergrundes* mit dem Augenspiegel hinzu. Nur wenn diese Ergebnisse und auch die Werte der übrigen Gesichtssinnleistungen, die in den nächsten Kapiteln genannt werden, berücksichtigt sind, kann man Sehschärfe und Sehvermögen einschätzen und zu einem Endurteil über die Verkehrstauglichkeit kommen.

Der Sehschärfenbestimmung durch den Augenarzt vorgeschaltet ist der Sehtest, dem sich jeder Bewerber um eine Fahrerlaubnis unterziehen muß. Da es sich um eine Methode handelt, welche von Laien durchgeführt wird, kommt nur ein sehr einfaches Testverfahren infrage; geprüft wird die Sehschärfe jeden Auges für sich und in gewissem Maße auch die beidäugige Zusammenarbeit (Abb. 6). So wichtig es wäre, auch andere Sehfunktionen bei der ersten Untersuchung mitzuerfassen, so muß es doch zunächst aus organisatorischen Gründen bei dem für Nichtärzte von SCHOBER durchkonstruierten R 3-Gerät bleiben.

2. Gesichtsfeld

Das Gesichtsfeld rechnet SCHOBER zu den Grundfunktionen des Auges. Es gestattet uns die Orientierung im Raume und besitzt daher im Rahmen der Verkehrsmedizin eine wichtige Bedeutung. Es ist definiert als die Gesamtheit der Seheindrücke, die das Auge bei unbewegtem Blick erfassen kann. Nach POLYAK haben wir uns das Gesichtsfeld aus rezeptorischen Feldern (HARTLINE) zusammengesetzt zu denken; nur das Zapfenmosaik der Netzhautmitte wird — unter Einzelableitung für jeden Rezeptor — auch anatomisch als Punktraster zentralwärts geleitet und ist im Sehnervenquerschnitt, im seitlichen Kniehöcker und in der Sehrinde als solches vertreten, jedenfalls solange der Sehapparat auf optimale Beleuchtung und Abbildungsbedingungen geschaltet ist. Zur Äquatorzone des Bulbus hin werden jedoch die Rezeptoren der Netzhaut (vorwiegend Stäbchen) zu sich überlappenden Flächen zusammengefaßt und damit gruppenweise zentralwärts geführt. Zur Netzhautperipherie hin werden diese Felder zunehmend größer. Die absolute Empfindlichkeit dieser Felder liegt über der der einzelgeschalteten Rezeptoren; nach der *Treffer-Theorie* ist die Wahrscheinlichkeit höher, daß die zur Erregung erforderlichen Lichtquanten wirksam werden. Die Größe dieser

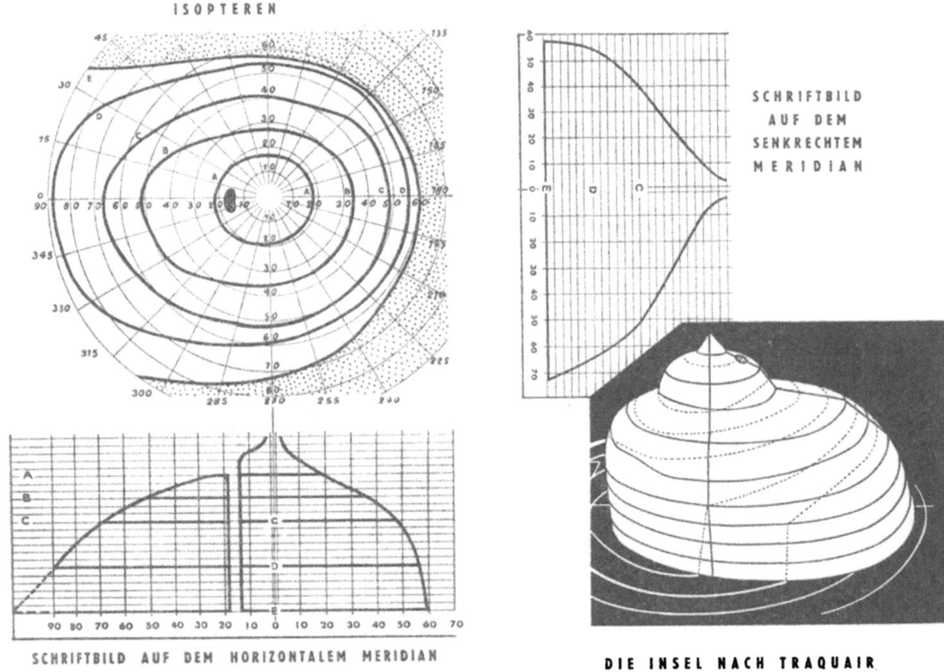

Abb. 7. Das Isopterengesichtsfeld (als horizontale Projektion) und das Profilgesichtsfeld (als Vertikal-Schnitt) abgeleitet von der Gesichtsfeldinsel (mit freundlicher Genehmigung der Fa. Gambs, Lyon)

rezeptorischen Felder, deren Eigenschaften Kuffler näher studiert hat, ist veränderlich, was besonders für die ohnehin unter Tageslichtbedingungen nur kleinen der parazentralen Gesichtsfeldzone gilt; diese vermögen durch Flächenzunahme ihre Empfindlichkeit in erheblichem Ausmaße zu erhöhen.

Prüft man die Unterschiedsempfindlichkeit in einzelnen Gesichtsfeldbereichen mit Hilfe der statischen und kinetischen Perimetrie, so erhält man unter Tageslichtbedingungen einen zentralen Gipfel an Empfindlichkeit, zur Peripherie hin aber einen stetigen Abfall. Lauber und Harms haben die Schwellen der einzelnen Netzhautstellen in der dreidimensionalen Gesichtsfeldinsel sinnfällig dargestellt, und Harms hat auch für die Dokumentation der Befunde Querschnitte durch diese Gesichtsfeldinseln verwandt. Jede genaue Gesichtsfeldprüfung beginnt mit der *Isopteren-Perimetrie;* für verkehrsmedizinische Zwecke fordert die Deutsche Ophthalmologische Gesellschaft, daß drei Isopteren bestimmt werden. Die *statische Profilperimetrie* — von Monjé auch Lichtsinnperimetrie genannt — untersucht dann in den einzelnen Meridianen die Empfindlichkeit einer Anzahl von Netzhautstellen. Unter Dämmerungsbedingungen sieht das Gesichtsfeld anders aus; die Empfindlichkeit des parazentralen Gürtels wächst in höherem Maße als die der engsten Fixierpunktsgegend; schließlich entsteht eine zentrale Einsenkung der Gesichtsfeldinsel (Abb. 7 und 8).

Die Arbeitsteilung zwischen zentralem und peripherem Gesichtsfeld hat PARSONS treffend einer epikritischen und dyskritischen Gesichtssinnleistung zugeordnet: Die großen Abhänge der Gesichtsfeldinsel dienen einer allgmeineren Orientierung; hier treten Einzelheiten zurück, wahrgenommen werden hingegen gröbere Leuchtdichtenunterschiede, besonders wenn sie durch Bewegung die Grenzen der rezeptorischen Felder überschreiten. Wird dann aufgrund dieser orientierenden Information der Gegenstand des Interesses auf das Zapfenraster der Netzhautmitte überführt und das hohe Auflösungsvermögen des zentralen

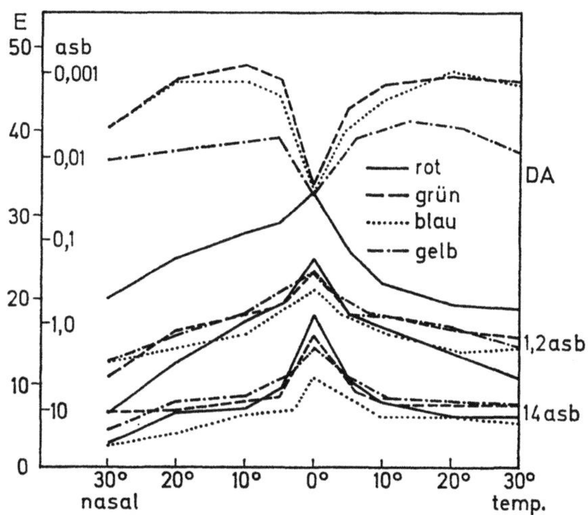

Abb. 8. Gesichtsfeldprofile unter photopischen und skotopischen Helligkeitsbedingungen (dargestellt an den unspezifischen Schwellen farbiger Reize) (Nach MONJÉ)

Gesichtsfeldes eingesetzt, so werden andere aus der Gesichtsfeldperipherie stammende Reize weniger beachtet. Sitz dieser Hemmungsvorgänge ist nach neueren Anschauungen das Corpus geniculatum laterale. Für die epikritischen Fixierpunktsfunktionen sind Umfeldleuchtdichten von 200—8000 asb nötig (SCHOBER). Wie die Abb. 9 und 10 von AULHORN zeigen, sind zentrales und parazentrales Gesichtsfeld Hauptträger der Orientierung im Straßenverkehr. Die optische Führung durch Begrenzungslinien, Leitplanken, Verkehrszeichen, Lichtsignale beanspruchen also gerade die Bezirke größter Anpassungsfähigkeit und Leistung. Vgl. hierzu auch die Ausführungen im Beitrag von MÜLLER-LIMMROTH — im Abschnitt Sinnesorgane — über die physiologischen Grundlagen der Anforderungen im Straßenverkehr ab S. 148 in diesem Handbuch.

Die Richtlinien der Deutschen Ophthalmologischen Gesellschaft fordern vom Führer eines Kraftfahrzeuges ein Gesichtsfeld von der Größe wenigstens eines Auges; sind also Skotome vorhanden, so sollen diese von der anderen Seite her lückenlos gedeckt sein. Allerdings bleiben die Anpassungsfunktionen gerade durch parazentrale Defekte gestört; denn sie verhindern den Aufbau größerer rezeptorischer Felder. Die Bedeutung eventueller Gesichtsfeldausfälle kann erst voll gewürdigt werden, wenn sie mit Hilfe der statischen Perimetrie ausgemessen sind; der etwas verwaschene Begriff der relativen Skotome wird durch den exakten der Skotomtiefe ersetzt (HARMS).

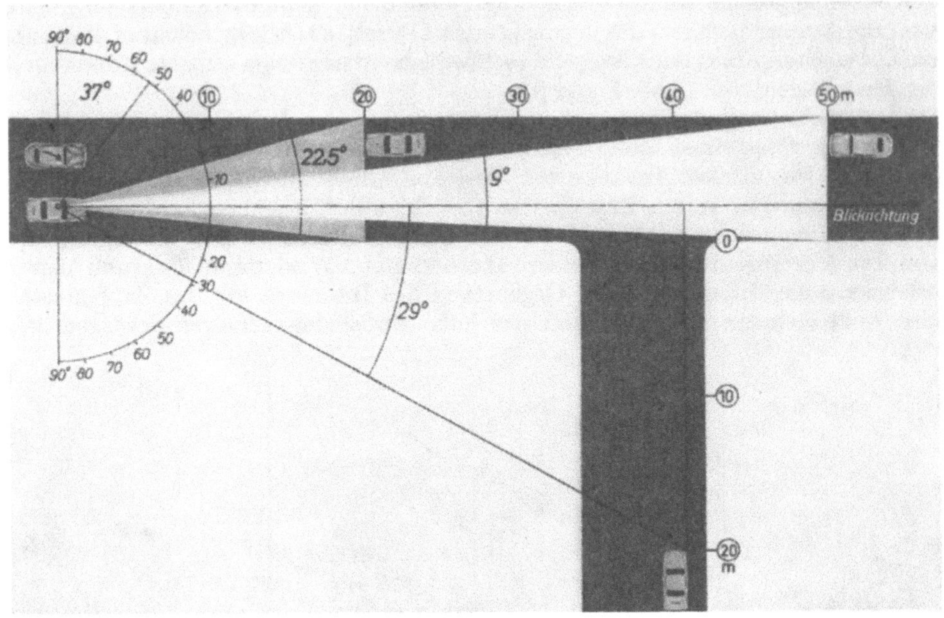

Abb. 9

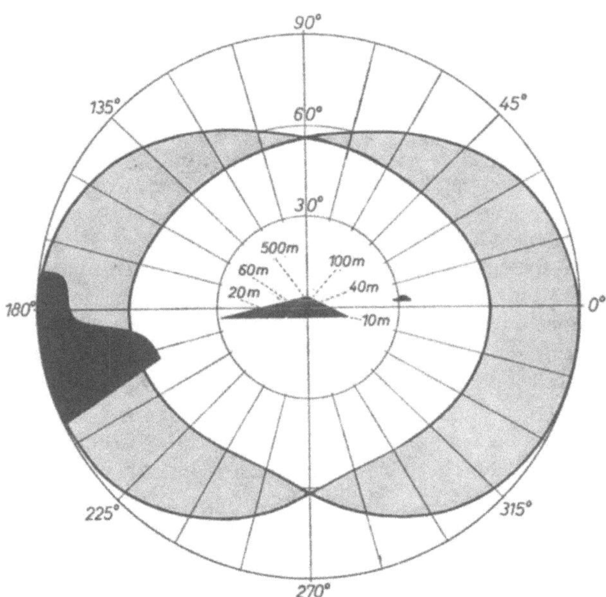

Abb. 10

Abb. 9 u. 10. Gezeigt wird das binokulare Gesichtsfeld eines Kraftfahrers, der geradeaus und nach vorn in 20 m Abstand von seinem Kfz. auf die Straße blickt. In dieses Gesichtsfeld ist der Verlauf der Straße eingezeichnet sowie das den Kraftfahrer links überholende und das auf der Querstraße von rechts kommende Auto. Die zentralen Teile des Gesichtsfelds erfassen die zu befahrende Straße, die peripheren können die Aufmerksamkeit auf seitliche Objekte lenken (AULHORN)

Jede Gesichtsfelduntersuchung wird vom Augenarzt oder unter augenärztlicher Aufsicht durchgeführt. Eine exakte Bestimmung des Gesichtsfeldes ist zeitraubend und kann in Form eines Massentestes nicht erfolgen. Erfahrungen mit einer einfachen Ersatzmethode, und zwar zahlreichen im Gesichtsfeld verteilten Leuchtpunkten (Übersichtsperimetrie nach SALZER) liegen verkehrsophthalmologisch nicht vor. Würde die Sehschärfe auch unter Dämmerungsbedingungen untersucht, so könnte ein unverhältnismäßig starker Abfall der Sehleistung auf einen Defekt im Bereich der parazentralen Gesichtsfeldzone hinweisen.

3. Lichtsinn

(Empfindlichkeitsänderung und zeitlicher Verlauf der Anpassung)

Der einfache Lichtsinn vermittelt die amorphe oder integrale Helligkeitsempfindung; diese Grundstimmung des Auges bildet die Basis für die höheren Leistungen der Orientierung und des Scharfsehens. Sie vermag sich in weiten Grenzen der Umweltleuchtdichte anzupassen; insbesonders nimmt die Unterschiedsempfindlichkeit — wie bei der Besprechung des Dämmerungsgesichtsfeldes erwähnt — mit absinkender Grundleuchtdichte zu. In der klassischen Adaptationskurve wird die Unterschiedsempfindlichkeit gegenüber absoluter Dunkelheit gemessen; sie wird nach totaler Ausblendung des gesamten Gesichtsfeldes, also maximaler Hellanpassung, bestimmt und der zeitliche Ablauf des Anpassungsvorganges registriert.

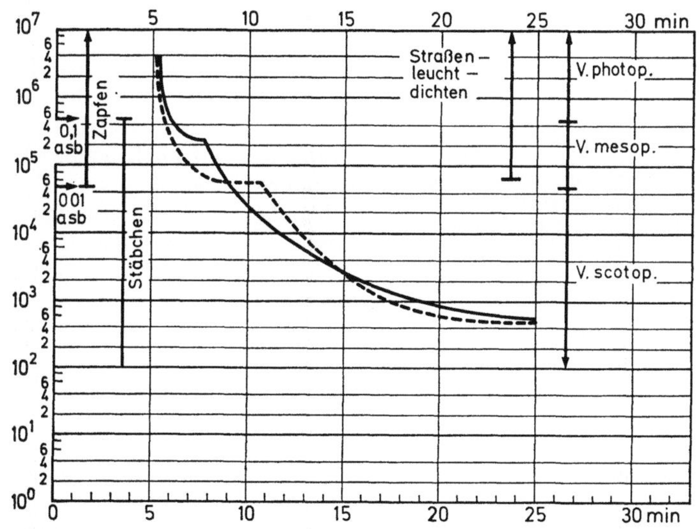

Abb. 11. Adaptationskurve einer 22jährigen und 52jährigen Person. Überblick über die drei Helligkeitszonen und die auf der Straße gegebenen Helligkeitsbereiche (LAVERGNE)

An der *Adaptationskurve* werden 3 Phasen unterschieden (Abb. 11):

1. der noch photopische rasch verlaufende Anfangsteil, der dem Begriff der Sofort- bzw. Zapfenadaptation zuzuordnen ist.

2. der mesopische Teil in einem Helligkeitsbereich von 10 bis 0,01 asb, der zwischen der 8. und 10. min mit dem sog. Kohlrauschschen Knick endet.

3. der skotopische Endteil. Die für diese Endadaptation erforderlichen photochemischen Prozesse bedürfen einer Zeitspanne von mindestens 40 min; sie findet in den rezeptorischen Feldern der stäbchentragenden peripheren Netzhaut statt.

In der älteren Literatur werden Anpassungsstörungen im Anfangs- und im Endteil der Kurve unterschieden, und zwar können entweder die Schwellen als solche unterwertig bleiben, oder aber die Endschwelle bzw. -Empfindlichkeit liegt zwar normal, wird aber erst in einer überdurchschnittlich langen Zeit erreicht.

Die drei Adaptationsphasen bzw. Abschnitte der Kurve entsprechen recht unterschiedlichen Leistungsstufen des Gesichtssinnes. Gerade für verkehrsmedizinische Zwecke kommt es nicht auf die Fähigkeit an, amorphe Leuchtdichtenunterschiede zu erfassen. So scheint es sinnvoll, die beiden ersten Teile der Adaptationskurve mit Sehzeichen zu prüfen, die der photopischen bzw. skotopischen Sehfunktion adäquat sind. So hat bereits Comberg eine Sehschärfenprüfung bei herabgesetzter Beleuchtung mit einer Messung des zeitlichen Verlaufes verbunden (Nyktometrie). Harms und Aulhorn haben den Meßbereich mehr in den mesopischen Teil der Adaptationskurve verlegt und benutzen als Sehzeichen einen Landoltring, dessen Öffnung 10 Bogenminuten umfaßt (Mesoptometrie). Die Endadaptation kann naturgemäß nur mit integralen Lichtreizen gemessen werden; am Adaptometer nach Goldmann-Weekers besteht die Möglichkeit, alle drei Adaptationsphasen mit Sehzeichen, Mustern bzw. Lichtreizen von adäquater Konfiguration zu prüfen (Abb. 12).

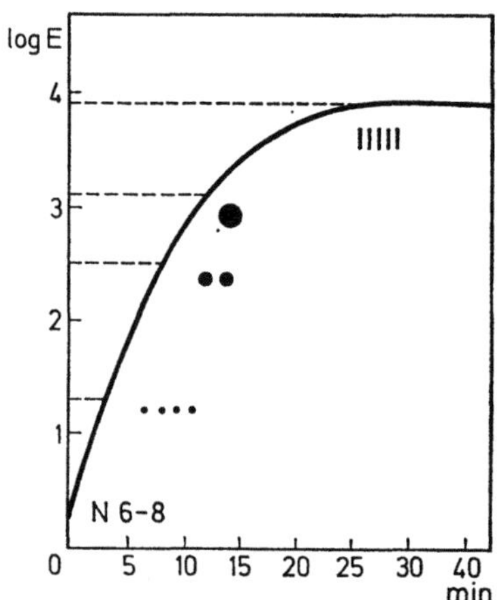

Abb. 12 Die Adaptationskurve wird mit Objekten verschiedener Wertigkeit abgetastet: Streifenmuster, Kreisflächen verschiedener Größe, Lesetext

Wie Harms und Aulhorn ausführen, kommt nun der Endschwelle im rein skotopischen Helligkeitsbereich für den Kraftfahrer auf nächtlicher Straße keine besondere Bedeutung zu. Es sei daher auch nicht erforderlich, den zeitraubenden Untersuchungsgang der Gesamtadaptation durchzuführen. Die Leuchtdichtenbestimmungen, die Nolte auf der beleuchteten Stadtstraße und im Lichte des Scheinwerferkegels durchgeführt hat, haben diese Auffassung bestätigt. Es ist demnach vertretbar, die innerhalb der ersten Minuten erreichte Unterschiedsempfindlichkeit des Auges zu messen und die benutzte Sehzeichengröße unterhalb der vollen Tagessehschärfe anzusetzen. Offenbar handelt es sich um eine Leistung der zentralen und parazentralen Gesichtsfeldzone; hier werden die rezeptorischen Felder durch nervöse Vorgänge gröber geschaltet und damit die Empfindlichkeit — auf Kosten der letzten Rastergenauigkeit — erhöht.

Auch während des Überganges vom Dunkeln zum Hellen ist die optische Orientierung zunächst behindert, allerdings weniger durch die sensorische Latenzzeit als vielmehr durch die Blendung, die nach Schober dann entsteht, wenn im Gesichtsfeld diffuse oder umschriebene Helligkeiten auftreten, die dem Adaptationszustand nicht entsprechen. Der subjektiv störende Lösch- und Überstrahlungseffekt, sowie die anschließenden Nachbilder kommen zustande einerseits durch Lichtstreuung im Bereich der brechenden Medien, andererseits durch Lähmung der photosensiblen Reaktionen, verbunden mit Reizung des Cortex. Das Ausmaß hängt ab von der Discrepanz zwischen Adaptationszustand und Lichtintensität, sowie dem Ort, auf dem die Netzhaut getroffen wird. Auch dieser Teil der optischen Anpassung ist auf der nächtlichen Straße ständig in Anspruch genommen; wichtig sind 1. die *Leistungsschwellen* während eines derartigen Blendvorganges und 2. die *Readaptationszeit* nach der Einwirkung eines solchen, beide in Beziehung zur Ausgangsempfindlichkeit vor Eintritt der Blendung. Im Gegensatz zur Dunkeladaptation benötigt die Helladaptation nur kurze Zeiten, um das Auge auf die neue Umfeldleuchtdichte einzustellen, meist nur einige Sekunden; aber auch der Readaptationsprozeß ist — nach SIEGERT, PAPST und ECHTE sogar im Bereich der Endadaptation — ein rasch ablaufender Vorgang, solange es sich um kurz einwirkende und nicht zu intensive Blendreize handelt und — im Straßenverkehr besonders wichtig — die Gesichtsfeldmitte nicht unmittelbar betroffen ist. Nach SCHOBER muß diese Anpassung zum und vom Hellen der nervösen Steuerung der receptorischen Felder zugeordnet werden (α-Adaptation nach SCHOUTEN); diese vermag sich offenbar rasch umzuschalten. Der photochemischen Adaptation wohnt hingegen ein Trägheitsmoment inne, d.h. sie ist bestrebt, an dem jeweiligen Adaptationszustand festzuhalten. Nach eigenen Untersuchungen hängt dieser Readaptationsvorgang — ebenso wie die Überwindung des Blendungszustandes selbst — von der Leistungsfähigkeit der parazentralen Gesichtsfeldbezirke ab und ist stets gemeinsam mit den Schwellen der photopisch/mesopisch/skotopischen Kontrastempfindlichkeit verändert. Umgekehrt können die genannten Schwellen erhöht sein, ohne daß Blendempfindlichkeit und Readaptationszeit pathologisch sein müßten.

Eine denkbar *einfache Untersuchungsmethode*, wie sie TIBURTIUS empfiehlt, ist folgende: zunächst wird genau die Makula mit dem Licht eines Augenspiegels ausgiebig geblendet; dann wird die Zeit gemessen, die verfließt, bis der zuvor gemessene Visus wieder erreicht ist. Auch für farbige Qualitäten kann so die Readaptationszeit bestimmt werden (PIPER).

Bis heute ist es nicht gelungen, einheitliche Methoden und Beurteilungsrichtlinien für die Anpassungsleistungen des Auges zu entwickeln. Sehschärfe und Gesichtsfeld, Farbsinn und Tiefensehen werden in aller Welt mit den gleichen Standardmethoden geprüft (die erst für wissenschaftliche Fragestellungen durch besondere Anordnungen erweitert werden). Die Anpassungsleistungen des Auges werden deshalb nirgends gern eingeschätzt, weil es sich stets um zeitraubende und für Arzt und Patienten anstrengende Schwellenbestimmungen handelt, die in ihrer Gesamtheit gerade dem Patienten kaum zugemutet werden können. Der Aufgabe, abgekürzte Verfahren zu entwickeln, welche doch die wesentlichen Fragen beantworten, haben sich NOWAK und WETTHAUER, TSCHERMAK-SEYSENEGG, COMBERG, MÖLLER, HEINSIUS, SCHOBER — um nur die in Deutschland bekannten Autoren zu erwähnen — unterzogen; sie nannten ihre Geräte z. B. Nyktoskop, Nyktometer, Nyktotest, Skotopticometer. Diese Geräte haben sich aber nicht eingeführt. Das erst vor kurzem für die Zwecke der Verkehrsmedizin geschaffene *Mesoptometer* von HARMS u. AULHORN ist in allen Prüfsituationen genau den Verhältnissen im nächtlichen Straßenverkehr angepaßt. Zunächst wird die Dämmerungssehschärfe bei 0,32 asb und 0,1 asb gemessen, dann die Readaptionszeit nach und die Unterschiedsempfindlichkeit während einer Blendung bestimmt. Dabei entspricht eine fixierpunktsnahe Lichtquelle dem Fernlicht eines in weitem Abstand nahenden Fahrzeuges, eine fixierpunktferne dem Abblendlicht, wie es bei der Begegnung zweier Fahrzeuge wirksam wird. Testfigur ist ein Landoltring mit dem Sehschärfenwert 0,1, der in verschiedenen Kontraststufen geboten wird.

Für die verkehrsmedizinische Beurteilung müssen Grenzen für die Adaptations- und Readaptationszeit festgelegt werden. Für das Mesoptometer sind derartige Mindestleistungen unterdessen ermittelt, die jeder Kraftfahrer erreichen sollte. In Zweifelsfällen muß nach eigenen Untersuchungen doch die Gesamtadaptation überprüft werden. Ist das Nachtsehen isoliert gestört, so wird die Fahrerlaubnis auf Fahrten bei Tage beschränkt.

4. Farben

Zu den Untersuchungen, die jeder Augenarzt bei der Prüfung auf Verkehrstauglichkeit durchführt, gehört auch die auf *Farbtüchtigkeit.* Wir unterscheiden eine angeborene Unterwertigkeit des Farbunterscheidungsvermögens und erworbene Störungen, die JAEGER als „Verfallsformen" des normalen Farbsehens bezeichnet. Die letztgenannten gehen mit Visus-, Gesichtsfeld-, und Lichtsinnstörungen einher; daher bemerkt der Betroffene seine Erkrankung aus der Gesamtheit seiner Fehlleistungen. Anders die angeborenen „Alterations- oder Reduktions-Systeme" des Farbensinns; nur die schwereren Deutero- oder Protostörungen sind dem Patienten bewußt, der in bestimmten Bereichen des Spektrums Lichter verschiedener Wellenlängen nicht oder nur unvollkommen zu unterscheiden vermag; die Schwellen des Lichtsinnes sind nicht nur nicht abgebaut, sondern

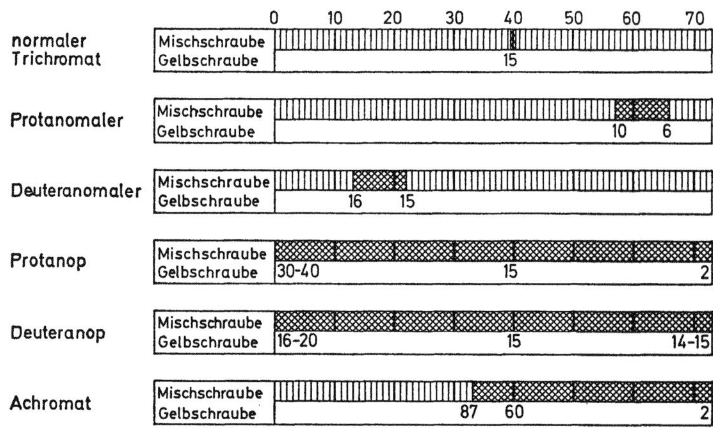

Abb. 13. Anomaloskopeinstellung des Farbnormalen und der Farbanomalen (nach JAEGER und GRÜTZNER) eingetragen in das Diagramm nach VIERLING

in bestimmten Situationen sogar gesteigert. Nach JAEGER müssen sowohl die angeborenen, als auch die erworbenen Formen in zwei Gruppen eingeteilt werden; er unterscheidet jeweils eine solche mit und eine solche ohne Verkürzung des Spektrums am langwelligen Ende. Die Wahrnehmung eines Farbschwachen, dem das Spektrum sichtbarer Wellenlängen derart verengt ist, kann sich der Farbnormale mit der Dämmerungssilhouette vor Augen führen: Die am langwelligen Ende gelegenen Farben, vor allem rot, orange und gelb verblassen, die am kurzwelligen befindlichen, besonders das blau-violett behalten am längsten ihre Farbqualität. Mit dieser Umstimmung verlagert sich auch das Helligkeitsmaximum zum kurzwelligen Ende.

Vieles spricht dafür, daß diese Gruppe die roten Signal- und Bremslichter nicht oder verspätet erkennt und in kritischen Situationen, bei denen es allein auf die Differenzierung solcher Lichter ankommt, vermehrt versagt. Hingegen scheint eine Entsättigung der Farben gerade im mittleren Bereich des Spektrums, wie sie den Deutero-Störungen zugrundeliegt — auch unter Berücksichtigung der pathologischen Verwechslung von Farbtönen — verkehrstechnisch von geringer Bedeutung zu sein. Die Farbe der Ampeln ist wegen der Häufigkeit derartiger Farbsinnstörungen (rund 10% der männlichen Kraftfahrer) von rot zum orange bzw. vom grün zum blaugrün eingestellt; die erste Anordnung nimmt Rücksicht auf die Protogestörten, die zweite auf die Deuterogestörten.

Die genaue *Analyse einer Farbsinnschwäche* und vor allem die Entscheidung, ob es sich um eine leichte oder schwere Form der Störung handelt, ist nur durch einen erfahrenen Augenarzt zu treffen, der über *pseudoisochromatische Tafeln* und ein *Anomaloskop* verfügt. Am Anomaloskop läßt sich vor allem der Grad der Umstimmbarkeit festlegen. Leichter Farbschwache werten z. B. rotes oder grünes Licht quantitativ ungenügend, wie sich aus dem Mischungsverhältnis der entsprechenden Wellenlängen zu einem bestimmten Gelb erkennen läßt; sie besitzen jedoch unter (günstigen) Tageslichtbedingungen noch eine recht bestimmte Farberkennung. Farbschwache mit unsicherer Einstellung am Anomaloskop hingegen richten sich weniger nach der spezifischen Farbwahrnehmung überhaupt sondern nach dem Helligkeitsverhältnis der Wellenlängen, das aber diesen Farbanomalen — ebenso wie dem Farbnormalen unter Dämmerungsbedingungen — großen Schwankungen unterworfen ist. Farbblinde schließlich beurteilen nur noch die Helligkeit der spektralen Lichter, vermögen also am Anomaloskop für jedes Rot-Grün-Verhältnis ein entsprechend helles „Gelb" zu finden. Untersuchungsanweisungen können bei MONJÉ sowie GRÜTZNER und JAEGER nachgelesen werden (Abb. 13).

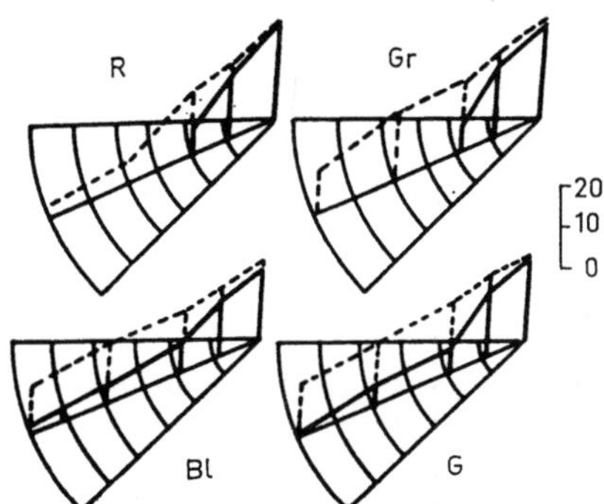

Abb. 14. Empfindlichkeitsverteilung für rotes, grünes, blaues und gelbes Licht. Die Spitze des keilförmigen Gesichtsfeldausschnittes stellt den Fixierpunkt dar. Die Schwellen für den farblosen (unterbrochene Linie) und den farbigen (ausgezogene Linie) Lichteindruck sind erhaben aufgetragen (MONJÉ)

Die für eine wissenschaftlich genaue Farbsinnuntersuchung erforderlichen Methoden sind Spezialinstituten und -kliniken vorbehalten; so prüfen JAEGER und GRÜTZNER die Helligkeitsverteilung im Spektrum mit dem *Flimmerphotometer*, die Unterschiedsempfindlichkeit für Farbtöne einschließlich der neutralen (grauen) Strecke, die für jede Farbsinnstörung eine charakteristische Lage besitzt, am *Farbenmischapparat*. JAEGER weist aber auch auf die Möglichkeit einfacher Untersuchungen und die Bedeutung der Flächengröße hin, welche das Testfeld besitzt. Es entspricht der verkehrsmedizinischen Erfahrung, daß farbige Signale vom Umfang der Verkehrsampeln auch von Farbsinngestörten erkannt werden (LENZ). Die Prüfung mit Farblaternen, wie sie u. a. von ENGELBRECHT und HEINSIUS angeregt wurde, hat sich aber doch als zu ungenau erwiesen; GRAMBERG-DANIELSEN berichtete kürzlich über neue Versuchsreihen.

Bei der Orientierung auf der Straße spielt auch die unspezifische Schwelle farbiger (monochromatischer) Lichter eine Rolle; im Schwellenbereich heben sie sich nach ihrer Helligkeit und nicht durch ihre Farbigkeit von der Umgebung ab. Wie die Abb. 14 von MONJÉ zeigt, stimmt für rot und grün die Empfindlichkeit im Gesichtsfeld überein; sie ist auf das engste Zentrum begrenzt. Gelb und blau bilden ein anderes Paar, dessen spezifische Grenzen weiter sind. Anders verteilen sich die Grenzen für die unspezifische, unbunte Helligkeitswahrnehmung; sie richten sich nach der spektralen Helligkeitsenergie und weisen daher für die Lichter mittlerer Wellenlängen wie gelb und grün die weitesten, für das langwellige rot die engsten Isopteren auf. Blau, das ja durch die Helligkeitsverschiebung im Dämmerungssehen als kurzwelliges Licht aufgewertet wird, hat ebenfalls weite Grenzen bezüglich seiner absoluten Schwelle. Wie eigene Untersuchungen gezeigt haben, besitzt rot mit seinem geringen Weißgehalt als Kontrast zur diffusen Dämmerungshelligkeit eine besondere Bedeutung.

Mit Ausnahme der Führerscheinklasse 2 und der Berufskraftfahrer wird vom Bewerber um eine Fahrerlaubnis Farbtüchtigkeit nicht verlangt; auch für die

Gruppen mit strenger Anforderung ist eine leichte Form der Deuterostörung zugelassen. Jeder Farbschwache oder -blinde muß über seinen Leistungsmangel aufgeklärt sein. Im Sehtest, wie ihn andere Länder mit jedem Führerscheinbewerber anstellen, sind mancherorts auch einige pseudo-isochromatische Tafeln eingebaut. In der Bundesrepublik ist der von Laien durchgeführte Sehtest für eine Farbsinnprüfung nicht eingerichtet.

5. Statik und Motorik

Grundlage der Orientierung im Raum ist der Beobachtungsstandpunkt der Augen und ihre Bewegungen. Die Sehorgane des Menschen sind in der Stirnebene angeordnet; damit überdecken sich die Gesichtsfelder weitgehend, der monokulare

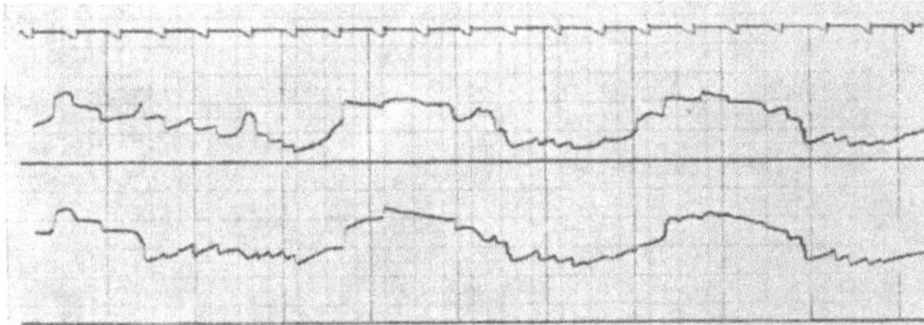

Abb. 15. Elektro-okulographische Aufzeichnung von Führungs- und Lesebewegungen. Akinetischer Bewegungsablauf, von Gegenrucken und unregelmäßigen Zacken überlagert

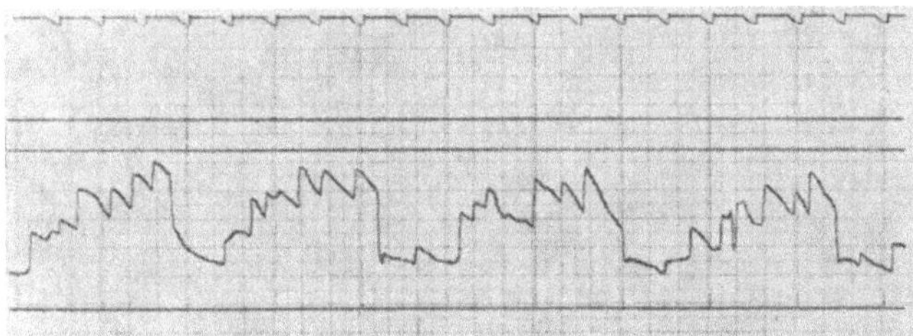

Abb. 16. Nystagmische Verstimmung der Bewegungsführung, ausgezeichnet durch grobe Ruck-Salven

seitliche Anteil hingegen ist auf einen kleinen Rest beschränkt (Chavasse). Mit der Höhe der Augen über dem Erdboden, die bei stehenden oder im Kfz. sitzenden Personen annähernd gleich sein dürfte, ist ein schräger Aufblick auf das Relief des Bodens bzw. der Straße gegeben. Da die Augen im Kopf einen seitlichen Abstand besitzen, erscheinen nahegelegene Gegenstände jedem unter einem etwas anderen Blickwinkel; diese parallaktische Differenz erlaubt eine genaue Tiefenlokalisation durch Auswertung der „querdisparaten" Bilder auf der Netzhaut.

Die Motorik erhält — gesteuert vom Gleichgewichtsapparat — die Konstanz der räumlichen Orientierung, erweitert den überblickbaren Raum und tastet die Details ab. In einer Phase der allgemeinen Umschau führen die Augen grobe Spähbewegungen aus. Diese dyskritische Umweltsbeobachtung wird durch eine gezielte Einstellbewegung abgeschlossen, welche die Gesichtsfeldmitte als Stelle des schärfsten Sehens, den sog. Fixierpunkt, zum Haften am Objekt veranlaßt. Wie wir durch das Elektromyogramm wissen, befinden sich die sechs Muskeln jedes Auges in einer tetanischen Dauerkontraktion. Das Auge führt in einer mikroskopischen Dimension ständige Pendeloscillationen und unregelmäßige Schwankungen um die Fixation als senso-motorischen Nullpunkt herum aus (Drischel und LANGE). Diese subkortikale, dauernd fließende Grundinnervation wird durch die willkürlichen, kortikal gesteuerten Intentionen modifiziert (v. D. HOEVE).

In einer epikritischen Leistungsstufe tasten die Augen dann mit gleichsinnigen — und in der 3. Dimension mit gegensinnigen — Blicksprüngen Relief und Formen der Umwelt ab. Erst diese senso-motorische Leistung bringt den „morphoskopischen Visus" (SCHUBERT).

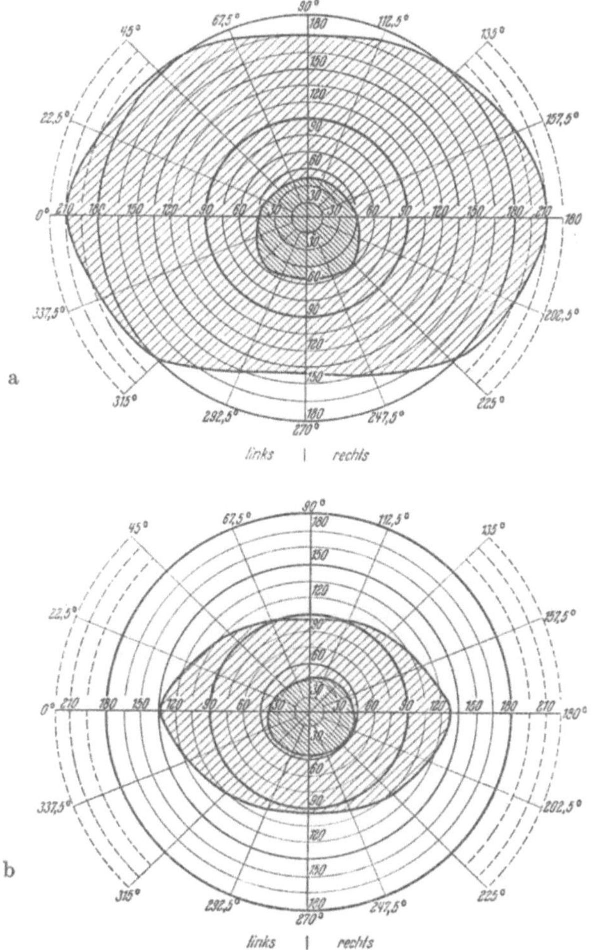

Abb. 17. Blickfeld (eng schraffiert) und Umblickfeld (weit schraffiert) eines jugendlichen (a) und eines älteren (b) Menschen. Sowohl die Beweglichkeit der Augen als auch die Kopf-Hals-Rumpfwendungen sind im Alter eingeengt (COMBERG)

Die Gesamtheit derartiger verschiedenwertiger Blickbewegungen erfordert eine motorische Latenzzeit, die in die Gesamtreaktionszeit eingeht. Je nach der Situation und augenblicklichen Reaktionsbereitschaft ist sie verschieden lang; nach SCHOBER ist die Qualität des Bewegungsverhaltens auch übbar. Das motorische Verhalten kann genauer mit dem Elektrookulogramm aufgezeichnet werden. Nach MACKENSEN gibt es eine nystagmische und eine akinetische Form der motorischen Entgleisung; beide Abartigkeiten müssen die Reaktionszeit verlängern. Ursachen sind nicht selten frühkindliche Entwicklungsstörungen und seniler Abbau (Abb. 15 und 16).

Die extremen Exkursionen des Auges können ebenfalls gemessen werden (monokulares Blickfeld). Diese werden — für die Einordnung im Straßenverkehr wichtig — unter Beteiligung von Hals und Rumpf ausgeführt; Comberg und Hager untersuchten das Blickfeld der Augen in Verbindung mit dem „Umblickfeld" und fanden beide Bewegungsdiagramme beim alternden Menschen eingeengt (Abb. 17).

Von großer Bedeutung ist schließlich die Prüfung des binokularen statisch-motorischen Gleichgewichtes. Binokulares Einfachsehen und das genaue, auf Querdisparation beruhende Tiefensehen sind nur dann gewährleistet, wenn — bei beiderseits voller Sehschärfe — die engsten Fixierpunkte mit der Einstellung der Augen auf den gleichen Punkt ausgerichtet sind und diese „Fusion" in allen Richtungen behalten (Abb. 18). Die sensomotorische Korrespondenz wird mit dem *Blickfeldapparat* von Hess geprüft, der qualitative Nachweis des Tiefensehens ist mit *Stereoskopen* und dem *Stereoeidometer* nach Monjé zu erbringen. Im Straßenverkehr besitzt allerdings das binokulare Tiefensehen nur eine Bedeutung für den Nahraum; in Entfernungen über 50 m wird die parallaktische Verschiebung zu gering.

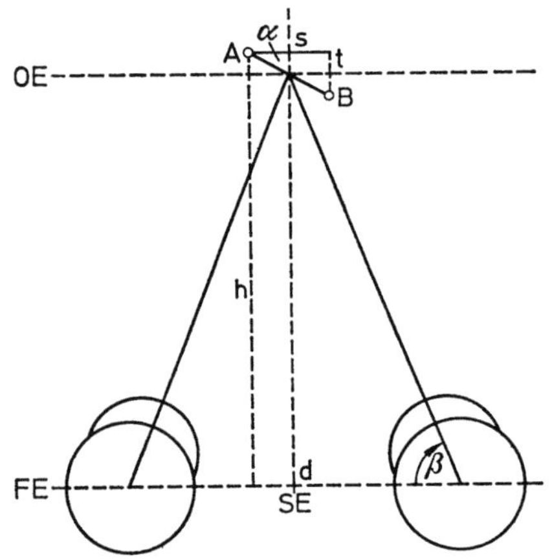

Abb. 18. Konvergenzeinstellung und Abbildungsverschiedenheit sind miteinander verschränkt und bilden so die Grundlage des Tiefensehens

In der Dämmerung, wenn die Fixierpunktsregion des Gesichtsfeldes ihre Dominanz verliert, werden die Augenbewegungen gröber, die räumliche Orientierung ungenauer (Sachsenweger). Bei erhaltener statischer Korrespondenz der Augen kommt es aber gerade unter derartigen Schwellenbedingungen zu einer Summation der binokularen Gesichtssinnleistungen (H. Piper). Daher hält Sachsenweger das volle beidäugige Sehen gerade auch für den Straßenverkehr für eine besonders verläßliche Leistungsreserve.

Jeder Kraftfahrer sollte — auch wenn Binokularität neben Farbentüchtigkeit am ehesten entbehrlich zu sein scheint — über Statik und motorische Leistungen seines Auges sowie über die Qualität seines Tiefensehens Bescheid wissen.

6. Komplexe Gesichtssinnleistung

Die Einzelleistungen des Gesichtssinnes, die der Augenarzt in Form der Sehschärfe, des Gesichtsfeldes, des Tiefensehens, der Adaptation, des Farbensinnes und der Motorik untersucht, arbeiten im Sehvorgang untrennbar zusammen. Gerade die Anforderungen, die der moderne Straßenverkehr an die Funktionen der Anpassung, der groben Orientierung und der genauen Analyse stellt, lassen erkennen, daß die gesonderte Behandlung der genannten Einzelfunktionen nicht den wirklichen Verhältnissen voll gerecht wird. Meßergebnisse sind nur dadurch zu gewinnen, daß die übrigen Teilleistungen konstant gehalten werden. Im natürlichen Sehen beeinflussen sie sich aber untereinander und nacheinander. Die Güte der Sehfunktionen hängt daher nicht nur von den Einzelfaktoren, sondern auch von ihrer Zusammenarbeit ab, und diese bedeutet mehr als die Summe der Teilleistungen. Die augenärztlichen Standardmethoden sollten daher durch sog. „*Komplextests*" ergänzt werden.

Die Ophthalmologen beschäftigen sich mit diesen Komplexmethoden kaum; sie sind eine Domäne der medizinisch-psychologischen Untersuchungsstellen. COMBERG hatte seine Methode der Blickfeld-Umblickfelduntersuchung zu einer Anordnung weiterentwickelt, in der sensorische und motorische Teilfunktionen zugleich erfaßt werden sollten: Verschiedenfarbige und -helle Lichter waren im Raum verteilt; gemessen wurde die Reaktionszeit, welche die Versuchsperson für die Blickeinstellung benötigte. In den medizinisch-psychologischen Untersuchungsstellen wird das Kieler *Determinationsgerät* nach MIERKE verwendet, mit dem die Reaktion auf visuelle und akustische Reize getestet wird. In diesen Institutionen wird ferner die *tachystoskopische Bildanalyse* verlangt: der Prüfling muß ein kurzzeitig dargebotenes Bild interpretieren. Weiterhin sind Untersuchungen an der künstlichen Straße, die sich unter einem im Zimmer aufgestellten Führersitz hindurchbewegt, gebräuchlich. Schließlich ist als komplexeste aller Methoden die *praktische Fahrprüfung* zu erwähnen, bei der auch Anhaltspunkte für die Reaktion auf optische Signale gewonnen werden können (SPIEKKER). Aufgrund ihrer Erfahrungen nehmen die Verkehrspsychologen an, daß eine mangelhafte Gesichtssinnleistung durch andere psycho-somatische Eigenschaften kompensiert werden kann. JAENSCH hat die Möglichkeit eines solchen Ausgleiches bezweifelt.

Eine eigene Methode beruht auf dem Gedanken, daß der Sensorik des dunkelangepaßten Auges auch besondere motorische Reaktionen adäquat seien. So wurde an der skotopischen Schwelle der optokinetische Nystagmus als unfreie Komplexbewegung ausgelöst, im Bereich der mesopischen Adaptation das Auge zum Haften an einer gröberen Reizmarke veranlaßt, mit weiterer Helligkeitssteigerung des Adaptometers Such- und Einstellbewegungen auf zwei auseinanderliegende mittelgroße Reizmarken verlangt und schließlich am Übergang zur photopischen Leuchtdichte feine Zähl- und Lesebewegungen gefordert. Die Augenbewegungen wurden elektrooculographisch registriert; sie geben (in Zusammenhang mit der sensorischen Schwellenlage) einen Einblick in die sensomotorische Zusammenarbeit im Bereiche der einzelnen Adaptationsphasen unter Schwellenbedingungen.

Die Eignung zum Kraftfahrzeugführer hängt von angeborener Geschicklichkeit oder Ungeschicklichkeit, der jedem Lebensalter eigenen Reaktionsform, aber auch der Bahnung und Erleichterung senso-motorischer Abläufe durch tägliche Übung und langjährige Praxis, also sicherlich vom Zusammenspiel vieler Faktoren ab; es ist daher auch der Gesamtleistung Beachtung zu schenken.

III. Augenkrankheiten und Verkehrstauglichkeit

Die Augenkrankheiten, welche sich auf die optischen Funktionen im Straßenverkehr nachteilig auswirken, werden am besten nach Wertigkeit ihrer Symptome besprochen; es lassen sich subjektiv-positive Störfaktoren und subjektiv-latente Leistungsausfälle unterscheiden. Die erstgenannten sind dem Patienten bewußt, ja er ist ständig durch dieselben behindert. Die an zweiter Stelle erwähnten treten nur in bestimmten Situationen hervor und sind gelegentlich den Patienten nicht bekannt. Die Unterschiede zwischen beiden Gruppen sind allerdings fließend, einerseits deshalb, weil akute Krankheitsprozesse, die abheilen, bleibende Ausfälle hinterlassen können, an die sich der Organismus völlig anpaßt. Andererseits können zunächst latente Störungen manifest werden, wenn eine gewisse Schadensgröße überschritten wird. Schließlich gibt es Veränderungen, die — trotz objektiver Gleichartigkeit — von einem Patienten als ständige Störung empfunden werden, dem anderen aber kaum oder garnicht ins Bewußtsein treten.

Trotz dieser Einschränkung sei folgende Einteilung vorgeschlagen:

A. Subjektiv positive Störfaktoren:
   1. aus der sensiblen Peripherie
   2. aus dem dioptrischen Apparat
   3. aus der sensorisch-afferenten Substanz
   4. aus der motorisch-efferenten Substanz und Peripherie

B. Subjektiv latente Leistungsausfälle:
   1. stationäre
      a) angeborene
      b) erworbene
   2. progrediente
      a) isolierte
      b) allgemeine
   3. periodische

A1. Schmerzhafte (entzündliche) Erkrankungen der Lider, der Bindehaut, der Hornhaut und der vorderen Augenkammer können die Fahrfähigkeit erheblich beeinträchtigen. Hornhauttrübungen und Vorderkammerexsudation verursachen subjektiv ein Verschwommensehen, objektiv eine Herabsetzung der Sehschärfe und der anderen optischen Funktionen. Das eigentliche Symptom dieser Erkrankungen ist aber der Schmerz, und zwar speziell der *Blendschmerz*, der sich bis zur Lichtscheu und zum Lidkrampf, begleitet von lästigem Tränenträufeln, steigert. Diesem Lidschluß- und Tränenbildungsreflex liegen offenbar zwei Reflexbögen zugrunde. 1. Der afferente Schenkel des Bogens beginnt in den sensiblen Nervenendigungen der Horn- und Bindehaut; er veranlaßt physiologischerweise periodische Lidschläge und sorgt damit für Befeuchtung der Hornhautoberfläche. In pathologischer Steigerung wird er zu einem Abwehrreflex gegenüber äußeren Schädigungen. 2. Die afferente Wurzel des Reflexbogens wird durch die Rezeptoren der Netzhaut dargestellt; stärkerer Lichteinfall veranlaßt Lidspalte und Pupille zur Engstellung, also zu einer Abschirmreaktion, der dann die sinnesphysiologische Anpassung nachfolgt. Beide Reflexbögen enden offensichtlich in der gleichen motorischen Peripherie. Klinisch sind sie oft miteinander verschränkt, d. h. eine Entzündung oder Entzündungsbereitschaft der sensiblen Peripherie hat eine vermehrte Blendempfindlichkeit zur Folge, und physiologische Blendreize steigern die Blutfülle der Bindehaut und den Tränenfluß. Verbindendes Glied ist hier der Blendschmerz, der zum Begriff der psychologischen Blendung hinzugehört. Die Schwelle für diese Blendwirkungen ist ferner noch von individuell vegetativen Momenten abhängig; auch spielt die psychisch-emotionelle Erregung, die gerade durch den Straßenverkehr gesteigert werden kann, eine entscheidende Rolle (LÖHR). Patienten mit cerebraler Schädigung, bei denen die subcorticalen Funktionen enthemmt sind, unterliegen ebenfalls krampfartigen Lidschlußreflexen. Amerikanische Autoren haben Tests erdacht, mit denen die Grenze der psychologischen Blendung ermittelt werden kann (HARTMANN). ZECHNAL und BEST berichten, daß die physiologische Blendung von der Fixierpunktsnähe der Lichteinwirkung, die psychologische hingegen vom Raumwinkel des einstrahlenden Lichtes abhängen.

Die äußerste Steigerung einer solchen Schmerzsituation stellen die protopathischen Schmerzen dar, wie sie der Patient im Glaukomanfall erlebt. Die sensiblen Nervenendigungen können dabei bereits gelähmt sein (PAU). Ein derartiger Glaukomanfall kann unter Umständen auch den Führer eines Kraftfahrzeuges überraschen.

A2. Abbildungsfehler, die auf Refraktionsanomalien zurückgehen, setzen vor allem die Sehschärfe herab. Ist die Abweichung doppelseitig ausgeprägt und übersteigt sie 1 dptr, so wird das herabgesetzte Sehvermögen meist schon im Kindesalter aufgedeckt. Höhere Fehlsichtigkeit ist als echte Entwicklungsanomalie aufzufassen; übersichtige und astigmatische Augen sind daher auch unter korrigierender Brille häufig nicht vollsichtig. Ophthalmoskopisch findet man in diesen Fällen im Augenhintergrund Anzeichen einer nicht ganz ausgereiften Gewebsdifferenzierung. Höhere Kurzsichtigkeit wiederum ruft degenerative Veränderungen am hinteren Augenpol hervor; zu diesem Bilde gehört zwar zunächst noch ein guter morphoskopischer Visus, besonders für die Nähe, die Höhe der zentralen und parazentralen Gesichtsfeldinsel und die Anpassungsleistung des Auges sind aber abgebaut. Nach COMBERG kann bei hoher Fehlsichtigkeit auch noch das Brillenrandskotom im Straßenverkehr die Orientierung behindern; dieser letztgenannte Störfaktor hat Veranlassung dazu gegeben, in den einzelnen Führerscheinklassen die erlaubte Brillenglasstärke zu beschränken. Im übrigen gilt für den Fehlsichtigen die Fahrerlaubnis nur mit korrigierender Brille; seltene Ausnahmen sind solche Patienten, die an das regelmäßige Tragen der Korrektur nicht gewöhnt sind und deren Sehschärfe auch ohne dieselbe ausreicht. Eine leicht übersichtige Refraktion ist für das Spiel der Akkommodation von Vorteil und scheint daher die Bewegungssehschärfe zu verbessern (GULLSTRAND, SCHOBER).

Veränderungen der Pupille und Trübungen der Linse oder auch des Glaskörpers hindern gelegentlich gerade den Lichteinfall zur Netzhautperipherie, während die Abbildung auf der Netzhautmitte noch mit ausreichender Schärfe erfolgt. Anpassungsleistungen und Blendempfindlichkeit sind in diesen Fällen mehr beeinträchtigt als die Sehschärfe. Eine solche Störung des Dämmerungssehens kommt besonders bei Patienten mit Katarakt infrage, bei denen die Trübungszonen vom Linsenäquator ausgehen; sie klagen über vermehrte Blendempfindlichkeit und fühlen sich im Straßenverkehr unsicher; nur selten ist ihnen von der Störung nichts bekannt. Eben beginnende Trübungen am hinteren Linsenpol hingegen beeinträchtigen gerade das scharfe Sehen und werden dem Patienten daher noch früher bewußt. Ähnliche Unterschiede verursachen Hornhautnarben verschiedenen Sitzes.

Abnorm enggestellte, aber auch operativ veränderte Pupillen beeinträchtigen das Anpassungsvermögen des Auges. Wird die Pupille nur eines Auges medikamentös erweitert, so tritt eine räumliche Verstimmung auf (Pulfrich-Phänomen); nach GRAMBERG-DANIELSEN können dadurch Verkehrsunfälle verursacht werden.

A3. Akute Erkrankungen der Netzhaut oder der diese ernährenden *Aderhaut, des Sehnerven und der Sehbahn* rufen nicht allein eine Sehstörung hervor und setzen nicht nur das Sehvermögen und andere Gesichtssinnleistungen herab. Vielmehr berichten die Patienten über Phosphene, die als Reizerscheinungen zu deuten sind: im Dunkeln kommt es zu Lichterscheinungen, im Hellen zu Verdunkelungen. Die Patienten sprechen auch von Flimmern und Schattensehen. Besonders bekannt sind solche Sinnestäuschungen, die sich dem Bewußtsein in krankhafter Weise aufdrängen, bei der Retinitis zentralis serosa; obwohl die zentrale Sehschärfe kaum beeinträchtigt ist, erblicken die Patienten ständig einen dunklen Fleck, dem sie sich nicht entziehen können. Die Skotome haben auch farbige Eigenschaften, so daß eine Ähnlichkeit zum Blendvorgang besteht. Weiterhin sind die Größenmaße verfälscht und gerade Linien verzerrt, was mit der Verlagerung der Sinneselemente durch den subretinalen Erguß zusammenhängt. Das mesopische Sehen und die Blendempfindlichkeit (nach eigenen Untersuchungen besonders hinsichtlich der Farben) ist pathologisch verändert.

Erkrankungen der Sehrinde verursachen Gestalt-Halluzinationen im hemianopisch-blinden Gesichtsfeldbereich. Schober beobachtete kortikale Farbsinnstörungen. Einige Medikamente, besonders Santonin und Digitalis rufen farbige Phosphene hervor.

Ist durch einen Krankheitsprozeß die Sehschärfe stärker herabgesetzt, so ist diese Veränderung dem Patienten alsbald bekannt und bewußt. Störungen des peripheren Gesichtsfeldes und der Anpassungsfunktionen müssen hingegen schon ein erhebliches Ausmaß besitzen, bis die Patienten sich behindert fühlen. Zentralskotome machen absolut fahruntauglich, ebenso massive periphere Gesichtsfeldausfälle, z. B. Hemianopsien. Parazentrale und kleinere Skotome bedürfen in ihrer Auswirkung auf die Anpassungsfunktionen einer sorgfältigen Analyse.

A4. Leitsymptome der okulostatischen und -motorischen Störung sind Lageveränderungen des Auges mit falscher Lokalisation des Gesehenen und Auftreten von Doppelbildern, Bewegungsausfälle mit Scheinbewegungen der Umwelt sowie binokularen Wettstreitphänomenen (sog. Konfusion), Blickzwangshaltungen und -starre bzw. Blickdéviationen und -hyperkinesen (Nystagmus), beide mit Reaktionszeitverlängerung einhergehend. Als Ursache kommen *Orbitopathien* oder *Lähmung peripherer Nerven* infrage, ferner *Enthemmung subcortikaler Zentren.* Gefordert wird in jedem Fall ein störungsfreies Gebrauchsblickfeld von 30° Durchmesser und im Falle von Nystagmus eine ausreichende Lesegeschwindigkeit.

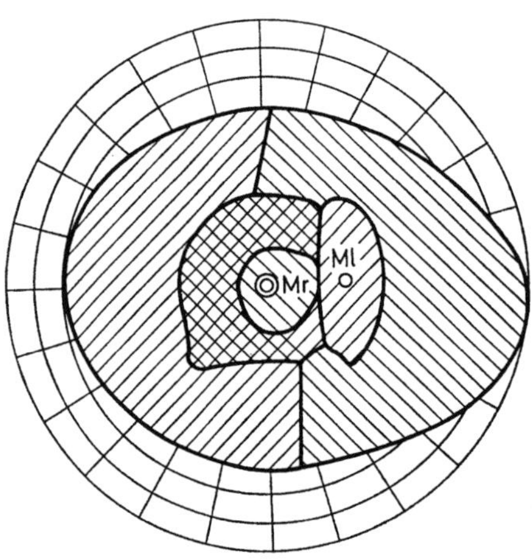

Abb. 19. Mosaik-Gesichtsfeld des Schielenden

B1a. Gerade *leichte Unterwertigkeiten des Sehens,* wie sie bei Entwicklungsanomalien vorkommen, sind dem Betroffenen nicht wirklich bekannt. Das gilt etwa von den *Farbsinnstörungen* und einseitigen oder sehr gering ausgebildeten *Refraktionsanomalien. Amblyopie des schielenden Auges* und *Fehlen des exakten Tiefensehens,* das auf Querdisparation beruht, in Verbindung mit *Fehlsichtigkeit* bilden ein häufiges, frühkindlich entstandenes Syndrom. Von diesen vier Hauptsymptomen kann eines und können selten auch zwei fehlen, d. h. es gibt Schielen ohne Schwachsichtigkeit, Entwicklung von Tiefensehen trotz Schielens, Schielen ohne Fehlsichtigkeit und sogar Schwachsichtigkeit und mangelhaftes Tiefensehen ohne Schielen. Die besondere Sehweise der Schielenden ist auch gerade vom Standpunkt der Verkehrsophthalmologie wichtig: die genaue Korrespondenz der Fixierpunkte ist aufgehoben, die Verschmelzung der Gesichtsfelder, die beim Normalen fast total ist, auf bestimmte parazentrale Bezirke eingeengt. An die Stelle einer gleichzeitigen und räumlich einheitlichen Verwertung der beidäugigen Gesichtsfeldeindrücke tritt das Prinzip der alternierenden Projektion und anomalen Korrespondenz. Das Gesichtsfeld ist mosaikartig aus Bezirken zusammengesetzt, in denen das eine oder das andere Auge dominiert (Hamburger) (Abb. 19). Am leichtesten verständlich ist diese Aufteilung im Falle der alternierenden Fixation: In derjenigen Blickrichtung, zu der jedes der Augen abzuweichen neigt, wird dieses gewohnheitsmäßig zur Fixation benutzt, während das andere Auge für die gleiche Richtung gesperrt bzw. gehemmt ist. Parazentral ist eine Zone der beidäugigen gemeinsamen Wahrnehmung vorhanden, die auch eine Verschmelzung grober Konturen und für diese auch ein echtes Tiefenschätzungsvermögen erlaubt (periphere Fusion nach BURIAN).

Das beschriebene Syndrom des Schielens hebt die Fahrtauglichkeit nicht auf; ungünstigenfalls, nämlich bei hoher Schwachsichtigkeit eines Auges, ist die Sehschärfe des besseren maßgeblich und die für das monokulare Gesichtsfeld geforderte Ergänzung vorhanden. Mehr oder weniger unterwertig ist allerdings — trotz der erwähnten Stereopsis für grobe Konturen — das räumliche Sehen. Der Schielende muß sich daher im Nahraum, also beim Überholen, beim Heranfahren an die Bordkante der Straße und beim Einrücken in Parklücken auf die monokular faßbaren Gegebenheiten verlassen, also auf die Größenverhältnisse und Konturenüberschneidungen; ebenso wie beim Einäugigen ist daher mit erhöhter Unfallgefährdung zu rechnen und entsprechende Vorsicht am Platze.

Seltener gibt es angeborene Abartigkeiten des sensomotorischen Sehapparates, welche mit beiderseits hoher Schwachsichtigkeit und Bewegungsstörungen der Augen einhergehen. Soweit — z. B. bei Albinismus und schweren Formen des Nystagmus — die Sehschärfe nicht ausreicht, ist die Fahrerlaubnis zu verweigern. Schwieriger ist oft die Entscheidung, wenn die Augenmuskulatur fibrotisch angelegt ist, ein Syndrom, das einzelne Muskelgruppen oder die gesamte Muskulatur betreffen kann und oft eine Blick- und Kopfzwangshaltung umfaßt. Hierher gehört auch die Ptosis des Oberlides. In bestimmten Blickrichtungen oder einem eingeengten Gesichtsfeldbereich kann aber ausreichende Sehschärfe oder sogar beidäugiges Sehen vorhanden sein. Für diese Fälle ist zunächst Fahrunfähigkeit anzunehmen. Andererseits sind diese Patienten nicht selten durch eine spastische Motorik allgemein behindert, können sich aber mit einem geeigneten Kraftfahrzeug fortbewegen. Dieser Möglichkeit der Rehabilitation schwergeschädigter Menschen muß Rechnung getragen werden.

B1b. Bei den *erworbenen Störungen* (in gewisser Hinsicht auch bei schweren angeborenen) ist die subjektive Latenz oft nur relativer Natur; d. h. die Patienten wissen zwar von ihren Ausfällen, fühlen sich aber nicht oder kaum von ihnen behindert und halten sich vor allem zum Führen eines Kraftfahrzeuges noch für geeignet. Jedem Augenarzt sind extreme Fälle bekannt: der Patient beantragt einerseits aufgrund seines Augenleidens die Pensionierung, andererseits Zulassung als Kraftfahrzeugführer. SPIECKER berichtet, daß Einäugige, die den Beruf wechseln müssen, gerade Lastkraftwagenfahrer werden wollen. Derartige Bestrebungen sind sicherlich menschlich verständlich.

Um auch solchen Patienten, die eine herabgesetzte Sehschärfe oder andere Ausfälle der Gesichtssinnleistung aufweisen, doch noch das Führen eines Kraftfahrzeuges zu ermöglichen, werden zur Fahrerlaubnis einschränkende Auflagen angeordnet und in den Führerschein eingetragen. Ist die Sehschärfe herabgesetzt, so wird die Höchstgeschwindigkeit herabgesetzt; sind Gesichtsfeld- und Anpassungsfunktionen gestört, so darf der Fahrer nur bei Tageslicht sein Fahrzeug führen. Die von der DOG gebilligten Grenzen sind dem Merkblatt zu entnehmen.

Ursache dieser stationären Ausfälle sind vor allem Trübungen im Bereich der brechenden Medien, Narben im Augenhintergrund und Sehbahnausfälle. Einer ausführlicheren Besprechung bedürfen einige typische Krankheitsbilder: die Aphakie, die Hemianopsie, der Monoculus.

Die einseitige *Aphakie* ist aus optischen Gründen (Aniseikonie) nicht mit Brille zu korrigieren. Ein linsenloses Auge gilt daher als vom Sehen ausgeschaltet, und es ist einäugige Sehweise anzunehmen. Wird eine Cornealschale benutzt, so kann binoculares Sehen vorhanden sein. Allerdings verträgt ein Großteil der Patienten den auf der empfindlichen Hornhaut sitzenden Kunststoff nicht oder vermag ihn nur einige Stunden zu verwenden. Rententechnisch wird der Patient daher — gleichgültig ob Haftschale vertragen wird oder nicht — als einäugig angesehen.

Ob Haftschalen für den Kraftfahrer empfohlen oder gar vorgeschrieben werden können, darüber ist bisher noch nicht genügende Einigung erzielt. Beim einseitig Aphaken kann aber auch dann, wenn die Haftschale benutzt wird, das beidäugige Sehen durch Augenstellungsabweichungen, die sich im Verlaufe einseitiger Sichtbehinderung einzustellen pflegen, aufgehoben sein. Praktisch bleibt der einseitig Aphake für die verkehrsophthalmologische Beurteilung einäugig.

Doppelseitige Aphakie läßt sich durch Brillen ausgleichen, so daß — bei sonst normalen Verhältnissen — volles Sehvermögen und im günstigen Falle sogar beidäugiges Sehen vorhanden ist. Trotzdem sind die dioptrischen Verhältnisse verändert; der Abbildungsmaßstab ist vergrößert und damit der im Gesichtsfeld erfaßte Teil der Umwelt kleiner. Auf diesen ganz anderen Raumeindruck hat sich die motorische Innervation mit ihren Zielbewegungen neu einzuschulen. Durch den Brillenrand entsteht bei hoher Übersichtigkeit von 12 dptr, wie sie im Durchschnitt vorliegt, ein Ringskotom, das gerade einen wichtigen seitlichen Straßenanteil überdeckt (COMBERG). Auch die Anpassungsleistung auf nächtlicher Straße scheint herabgesetzt zu sein. Nach den Richtlinien der DOG ist den Aphaken die Führerscheinklasse 3 zugänglich, wenn mit Haftschalen eine ausreichende Gesichtssinnleistung erzielt werden kann. Hingegen wird man senile Aphake, die bereits über eine langjährige Fahrpraxis verfügen, nach ausreichender Gewöhnung auch mit ihrer Brille weiterhin zulassen können, es sei denn, daß die senilen Veränderungen der Netzhaut einen Gegengrund abgeben. Schwieriger ist es mit den seltenen Fällen der Aphakie, bei denen die Operation bereits im frühen Kindesalter ausgeführt werden mußte. Diese Personen sind seit Jahren an den Zustand gewöhnt, unterliegen aber als Neuzuzulassende den Vorschriften über Brillenglasstärke und Gesichtsfeld. Sie dürfen daher nur mit Haftschalen ein Kraftfahrzeug führen.

Dem *Einäugigen* fehlt auf der erblindeten Seite ein Teil des Gesichtsfeldes. SPIECKER teilte verkehrsmedizinische Erfahrungen an einäugigen Kraftfahrern mit: Bei rechtsseitiger Erblindung wird der Straßenrand nicht gesehen, bei linksseitiger werden überholende Fahrzeuge zu spät erkannt. Der Mangel an stereoskopischem Sehen kommt hinzu. Im Dämmerungssehen sind die Schwellen erhöht. Einäugige sind für Führerscheinklasse 3 zugelassen, sollen aber das fehlende Gesichtsfeld durch geeignete Rückspiegel ersetzen.

Gesichtsfeldausfälle am letzten Auge und homonyme Hemianopsie machen fahruntüchtig. AULHORN berichtete über einen Verkehrsunfall, bei dem ein absolutes Raumskotom eine verhängnisvolle Rolle spielte. Im Falle einer heteronymen Hemianopsie ergänzen sich die erhaltenen Hälften, soweit nicht die Fusion unzureichend ist. Derartige Erkrankungen der Sehbahn oder Systemerkrankungen des Augenhintergrundes beeinträchtigen zusätzlich die Anpassungsleistungen; trotz erhaltener Sehschärfe erreichen die Gesichtsfeldausfälle häufig die parazentrale Zone. Werden Gesichtsfeldausfälle eines Auges durch Gesichtsfeldteile des anderen, aber hochamblyopen Auges gedeckt, so muß — trotz vorschriftsmäßiger Sehschärfe und Gesichtsfeldausdehnung — die Fusion und Anpassungsfähigkeit unterwertig sein. Personen, deren Sehleistung durch derartige Erkrankungen der Sehbahn abgebaut ist, können höchstens mit weitreichenden Einschränkungen zum Führen eines Kraftfahrzeuges zugelassen werden.

B2a. Als Ursache *progredienter Abbauvorgänge* kommen degenerativ-dystrophische Erkrankungen der Orbitalregion und der Schutzorgane, des äußeren

Auges und des hinteren Augenabschnittes infrage, die meist zu einem allgemeineren Krankheitssyndrom gehören. Einige allerdings spielen sich fast ausschließlich am Auge ab; genannt seien chronische Blepharitis und Conjunktivitis, Hornhautdystrophie und Keratoconus, progressive Irisatrophie, Linsenluxation, Katarakt, degenerative Myopie und tapetoretinale Degeneration. Die genannten Bilder können entweder schleichend fortschreiten, aber auch subakut exacerbieren oder akut dekompensieren. In einem akuteren Stadium entstehen naturgemäß subjektive Sehbeschwerden, die zu Nachuntersuchungen Anlaß geben. Ein rein chronischer Verlauf kann hingegen den Patienten, ohne daß er es bemerkt, in einen verkehrsbedenklichen Zustand hineingeraten lassen. Das gilt besonders

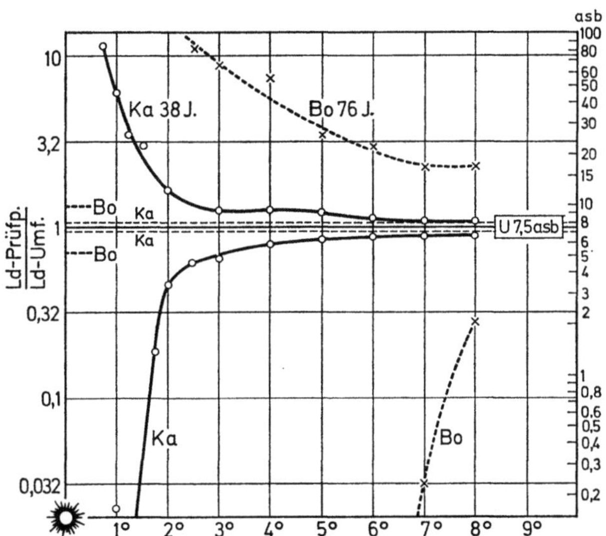

Abb. 20. Blendempfindlichkeit einer jugendlichen und einer älteren Person. Erst wenn die Blendlichtquelle näher als 3° an die Sehprobe herangerückt wird, sinkt die Unterschiedsempfindlichkeit des Jugendlichen ab; der ältere Patient vermag nur bei Abständen über 8° eine brauchbare Sehschärfe aufzubringen (Aulhorn)

von Katarakt und Glaukom: Glaukomatöse Gesichtsfeldausfälle beginnen in der nasalen Peripherie und lassen oft die engste Fixierpunktsgegend zunächst ausgespart. Der Patient ist im täglichen Leben dadurch wenig behindert, im Straßenverkehr ist aber die Anpassungsleistung schon erheblich gestört. Ähnliches gilt für frühe Stadien der Retinopathia pigmentosa, die ja schon in früher Jugend die Dunkelanpassung aufhebt. Wieder anders liegen die Dinge, wenn die Netzhautmitte, wie z. B. bei der Makuladegeneration, beteiligt ist.

Bleibt bei diesen Erkrankungen die Sehschärfe zunächst gut, so ist der Patient auch in der Lage, den amtlichen Sehtest zu bestehen. Ist ein progredientes Leiden erkannt, so müssen regelmäßige Nachuntersuchungen angesetzt werden. Für den alternden Menschen, also Personen über 60 Jahre, bei dem mit dem Auftreten von Katarakten und Glaukomen sowie sklerotischen Augenhintergrundsveränderungen zu rechnen ist, werden ophthalmologische Nachuntersuchungen zur Pflicht gemacht werden (Abb. 20).

B2b. Zahlreiche Allgemeinleiden verursachen Augenveränderungen. Erwähnt seien Augenhintergrunds- und Glaskörpererkrankungen beim diabetischen Spätsyndrom, ferner Fundusveränderungen bei Erkrankungen des Kreislaufes und des Blutes. Seltener treten Linsen- oder Hornhauttrübungen bei Stoffwechselerkrankungen des Organismus auf. Diese Kranken müssen auch schon aufgrund ihres Allgemeinleidens regelmäßigen ärztlichen Kontrollen unterzogen werden.

B2c. Hört man von *periodischen Augenbeschwerden*, so denkt man zunächst an die Migräne; Flimmerskotome und Gesichtsfeldverdunkelungen können den Betroffenen zeitweise fahruntüchtig machen. Manche Patienten berichten über anfallsartige Kopfschmerzen, die in den Bereich der Augenhöhlen und zur Stirn hin ausstrahlen, verbunden mit Unscharfsehen, erhöhter Empfindlichkeit des Auges und einem Ermüdungsgefühl sowie schließlich dem Zwang, die Augen schließen zu müssen. Teils kommt es zu einem derartigen Leistungsverfall und „eye-strain" erst nach erheblicher körperlicher Belastung, teils aber auch spontan oder sogar nach dem Schlafen. Es handelt sich hier oft um vegetativ-labile Personen, bei denen hypertone oder hypotone Kreislaufregulationsstörungen vorhanden zu sein pflegen.

Solche ungewöhnliche Ermüdbarkeit kann eine Mitursache am Auge selbst besitzen; man spricht dann auch von asthenopischen Beschwerden. Unkorrigierte Refraktionsfehler, insbesonders auch Hyperopien, die einen Ausgleichstonus der Akkommodation unterhalten, ferner nicht korrigierte astigmatische Fehler können hier eine unterstützende Rolle spielen. Schließlich ist das große Kapitel der latenten Augenmuskelgleichgewichtsstörungen zu erwähnen, deren Ausgleich einer ständigen Innervation bedarf. Bekannt sind die Heterophorien, die genauer in verschiedene Formen der sensomotorischen Asymmetrie untergegliedert werden müssen.

IV. Optische Hilfen und augenärztliche Maßnahmen

Die Einführung eines Sehtestes, der den Führerscheinbewerbern vorgeschrieben ist, muß als Fortschritt angesehen werden. Im Grunde handelt es sich aber um einen Umweg; die große Zahl von Sehfehlern in der Bevölkerung machte es an sich erforderlich, daß jeder Bewerber um eine Fahrerlaubnis dem Augenarzt zugeleitet würde. Ist durch diesen der vordere Augenabschnitt mit der Spaltlampe, der hintere mit dem Augenspiegel untersucht und die Refraktion objektiv durch Skiaskopie oder Refraktometrie gemessen und die Motorik geprüft, so sind die Ursachen für eine vorhandene Sehstörung in den meisten Fällen klargestellt, und die möglichen Maßnahmen können unmittelbar eingeleitet werden. Am häufigsten wird die Verordnung einer Brille notwendig sein. Vom verkehrsophthalmologischen Standpunkt ist es wichtig, daß die *Brille* gut zentriert ist und der Rahmen den Blick möglichst wenig behindert („Verkehrsbrille"). Der Patient muß an das Tragen der Brille gewöhnt sein, was besonders auch für die latente Übersichtigkeit Jugendlicher gilt. Alterssichtige Kraftfahrzeugführer tragen nach Schober zweckmäßigerweise Trifokal-Brillen, mit deren Fernteil die Straße, Mittelteil das Instrumentenbrett und Nahteil eventuell die Karte betrachtet werden können. Lageanomalien der Augen werden gegebenenfalls mit Prismenbrillen korrigiert.

Wichtig ist die Auswahl der *Blendschutzbrille*, bei der aber auch psychische Momente mitsprechen. Bei überhellem Tageslicht getragen, erhöht sie die Unterschiedsempfindlichkeit und Sehschärfe und verhindert Blendskotome; aber auch für eine spätere Nachtfahrt ist die Adaptationsfähigkeit erleichtert. Sie soll einen Absorptionsgrad von mindestens 50 bis 75% besitzen, im Falle großer Gesichtsfeldleuchtdichten sogar bis zu 95%, wobei wieder die individuelle Empfindlichkeit zu berücksichtigen ist. Wenn alle Farb- und Helligkeitskontraste richtig wiedergegeben sein sollen, darf das Glas keinen Wellenbereich des Spektrums vollständig verschlucken (Schober). Diesem Prinzip ist man bei den gelb gefärbten Gläsern absichtlich nicht gefolgt, da sie unter schlechten Sichtverhältnissen und im Nebel die Kontraste steigern sollen. Ob es sich dabei um eine physiologisch begründete Wirkung der Lichter mittlerer Wellenlängen oder um subjektive Einflüsse (komfortable Lichtfarbe) handelt, wird diskutiert. Manche Personen empfinden sie jedenfalls gerade als störend und klagen über ein Gefühl vermehrter Blendung.

Schließlich ist die *medikamentöse Beeinflussung von Sehleistungen* zu erwähnen. Nicht gemeint ist an dieser Stelle die Behandlung echter Augenkrankheiten. Unterschiedlich beurteilt wird z. B. die an sich wichtige Frage, ob die Adaptationsfähigkeit des Augengesunden durch Adaptinol (Helenien) noch gesteigert werden kann. Neuere Untersucher haben die Ansicht von MONJÉ bestätigen können, daß eine solche Verbesserung möglich ist. Allerdings werden solche A-Vitaminkuren für den modernen Straßenverkehr, der ja bezüglich der Endadaptation wahrscheinlich keine hohen Anforderungen stellt, kaum eine Bedeutung erlangen. Wichtiger ist es, Ermüdung zu vermeiden, welche Anpassungsfähigkeit und optische Reaktion vermindert. Soweit die Blendgefühle in den Bereich der psychologischen Blendung hineingehören, kann man die Reizbarkeit der sensiblen Peripherie durch Augentropfen, welche die Blutfülle der Bindehäute herabsetzt, zu beeinflussen suchen. Auch die sog. Augentonika haben hier eine gewisse Indikation. Ängstliche Personen sollten über die normalen Vorgänge und die bei jedem zu erwartenden Schwierigkeiten und ihre bestmögliche Überwindung aufgeklärt, andererseits aber auch gleichgültige Menschen auf ihre Leistungsschwächen aufmerksam gemacht werden.

Durch *operative Maßnahmen*, wie etwa Staroperation oder Augenmuskelchirurgie, kann die Fahrfähigkeit eines Patienten nicht selten wieder hergestellt werden. Sind operative Eingriffe ausgeführt worden oder das Auge durch Verletzungen oder Erkrankungen geschädigt, so muß der Patient über die eingetretenen Folgen und ihre Auswirkung im Straßenverkehr belehrt werden.

Schlußbemerkung

(Beurteilung und weitere Untersuchungen)

Ein Merkblatt für die Bewertung von Augenveränderungen hat die Deutsche Ophthalmologische Gesellschaft herausgegeben (Tabelle 4). Das Ergebnis wird einheitlich in einem Gutachtenformular dargestellt (Tabelle 5). Einschränkende Auflagen und Kontrolluntersuchungen müssen in manchen Fällen vom Augenarzt vorgeschlagen werden. Schließlich ist in bestimmten Fällen eine Untersuchung in der medizinisch-psychologischen Untersuchungsstelle vorgeschrieben (Tabelle 6).

Neben dem amtlichen Sehtest bemühen sich Institutionen wie die Verkehrswacht (Deutsches grünes Kreuz), große Personenzahlen zu testen. So soll erreicht werden, daß jedermann auf eventuelle Leistungsfehler aufmerksam gemacht wird; im anglo-amerikanischen Schrifttum wird von „eye-screening“ gesprochen. Oft bedient man sich eigener Untersuchungsgeräte, die eine Beurteilung von Sehschärfe, Farbensinn, Tiefensehen, Muskelgleichgewicht ermöglichen sollen. Die Apparate sind z. T. so gebaut, daß die Testfiguren auf einer plastisch wirkenden Straße erscheinen. Die Augenärzte sind allerdings im Zweifel, ob diesen Untersuchungen großer Wert zukommt.

Die Deutsche Ophthalmologische Gesellschaft hat beschlossen, daß die verkehrsophthalmologischen Untersuchungsmethoden im Rahmen der Facharztausbildung besonders berücksichtigt werden sollen. Der Berufsverband der Augenärzte hat eine eigene Arbeitsgruppe gebildet, in der die an der Verkehrsmedizin interessierten Kollegen sich zur Fortbildung zusammenfinden. Schließlich haben die Probleme der Verkehrsophthalmologie Anregung für gemeinschaftliche Arbeiten von Physikern, Physiologen und Ophthalmologen gegeben.

Tabelle 4. *Merkblatt für die Bewertung von Augenveränderungen bei der Beurteilung der Fahrtauglichkeit*

Dieses *Merkblatt* ist eine *Ergänzung* der *Richtlinien* der Deutschen Ophthalmologischen Gesellschaft für die Beurteilung der Fahrtauglichkeit durch den Augenarzt. Die *Richtlinien* gehen von der Sehfunktion, das *Merkblatt* von den krankhaften Veränderungen des Auges aus.

Das Merkblatt gilt — wie die Richtlinien — für den Ersterwerb einer Fahrerlaubnis. Bei Nachuntersuchungen der Fahrtauglichkeit soll es ebenfalls als Richtschnur dienen, jedoch kann in begründeten Ausnahmefällen abgewichen werden.

Bei *akuten* Erkrankungen und bei Verletzungen besteht oft *vorübergehend* Fahruntauglichkeit; dem Augenarzt wird geraten, den Kranken darauf hinzuweisen.

Alle progredienten Augenleiden, die eine fortschreitende Funktionsstörung erwarten lassen, bedingen Fahruntauglichkeit für die Klasse 2 und die in den Richtlinien angeführten besonderen Gruppen der Klasse 3 [a]. Bei allen übrigen Führerscheinklassen sind sämtliche progredienten Augenleiden nach ihren Funktionsausfällen und den krankhaften Veränderungen des Augapfels zu beurteilen.

Für die Bewertung der einzelnen Veränderungen gilt folgendes:

A. Chronische Reizzustände

durch Erkrankung der Lider, Bindehaut und des Tränenapparates

1. Für die *Klasse 2* und für die in den Richtlinien der Deutschen Ophthalmologischen Gesellschaft angeführten *besonderen Gruppen der Klasse 3* bedingen Fahruntauglichkeit:
   chronische Reizzustände der Lider und der Bindehaut sowie andere Erkrankungen der Sehorgane, die zeitweisen oder ständigen Tränenfluß verursachen.
2. Bei *allen übrigen Führerscheinklassen* ist nach den individuellen Verhältnissen zu urteilen. Bei allen offenen Fahrzeugen (z. B. Motorrad, Moped, offener Sportwagen) sind strengere Maßstäbe anzulegen. Gegebenenfalls ist eine einschränkende Auflage (z. B. Geschwindigkeitsbegrenzung) zu veranlassen.

B. Störungen der Motilität und der binocularen Koordination

1. Für die *Klasse 2* und für die in den Richtlinien der Deutschen Ophthalmologischen Gesellschaft angeführten *besonderen Gruppen der Klasse 3* bedingen Fahruntauglichkeit:
   a) eine sehbehindernde (auch einseitige) Ptosis
   b) Nystagmus
   c) Lähmungsschielen und sonstige Bewegungseinschränkungen
   d) stärkere Heterophorien (über 4°); Korrekturen sind jeseits bis zu drei Prismendioptrien zugelassen.
2. Bei *allen übrigen Führerscheinklassen* gilt folgendes:
   a) sehbehindernde einseitige Ptosis ist wie Einäugigkeit zu beurteilen, doppelseitige Ptosis mit deutlicher Zwangshaltung macht fahruntauglich:
   b) bei Nystagmus ist die Tauglichkeit abhängig von der Zeit, die der Bewerber zum Erkennen der Optotypen für die Mindestsehschärfe benötigt (höchstens 1 sec pro Sehzeichen);
   c) bei Begleitschielen mit Schielwinkel über 12° ist der Bewerber wie ein Einäugiger zu beurteilen;
   d) Lähmungsschielen macht in der Regel fahruntauglich, wenn nicht ein binoculares Einfachsehen in einem zentralen Blickfeldbereich von mindestens 30° Durchmesser vorhanden ist. Ferner kann Lähmungsschielen dann der Einäugigkeit gleichgesetzt werden, wenn ein Auge wegen Doppelsehens schon länger als 1 Jahr dauernd verdeckt wird. (Im Straßenverkehr muß das Mattglas durch einen lichtdichten Abschluß ersetzt werden);
   e) Heterophorien, die zeitweise Diplopie verursachen, machen fahruntauglich. Korrekturen sind jederseits bis zu 5 Prismendioptrien zulässig.

C. Veränderungen der Iris und Pupille

1. Für die *Klasse 2* und für die in den Richtlinien der Deutschen Ophthalmologischen Gesellschaft angeführten *besonderen Gruppen der Klasse 3* bedingen Fahruntauglichkeit:
   a) Iriskolobome im Lidspaltenbereich
   b) stärkere Pupillenverformung
   c) erhebliche Störungen der Pupillenreaktion
   d) chronische Iritiden

[a] Beförderung fremder Personen, gewerblich oder im Auftrag Lkw (zulässiges Gesamtgewicht mehr als 3,5 t).

Tabelle 4 (Fortsetzung)

2. Bei *allen übrigen Führerscheinklassen* soll die Beurteilung von dem Grad der Blendungsempfindlichkeit abhängig gemacht werden. Falls die Störungen nicht fahruntauglich machen, kann die Fahrerlaubnis durch Auflagen, insbesondere für das Fahren bei Dunkelheit, eingeschränkt werden.

D. Trübungen der brechenden Medien, Linsenlosigkeit

1. Für die *Klasse 2* und für die in den Richtlinien der Deutschen Ophthalmologischen Gesellschaft angeführten *besonderen Gruppen der Klasse 3* bedingen Fahruntauglichkeit:
   a) Trübungen der brechenden Medien, die die Blendungsempfindlichkeit steigern.
   b) Linsenlosigkeit, auch einseitige
2. Bei *allen übrigen Führerscheinklassen* soll die Beurteilung von dem Grad der Blendungsempfindlichkeit abhängig gemacht werden. Falls die Störungen nicht fahruntauglich machen, kann die Fahrerlaubnis durch Auflagen, insbesondere für das Fahren bei Dunkelheit, eingeschränkt werden.
   Aphake werden in der Regel die Mindestanforderungen der Richtlinien nicht erfüllen. Falls sie (mit Brille oder gutsitzendem Haftglas) den Anforderungen entsprechen, kann die Fahrerlaubnis mit Auflagen (z. B. nur mehrspurige Fahrzeuge, angemessene Geschwindigkeitsbegrenzungen) erteilt werden.

E. Veränderungen des Augenhintergrundes und der Sehbahn

1. Für die *Klasse 2* und für die in den Richtlinien der Deutschen Ophthalmologischen Gesellschaft angeführten *besonderen Gruppen der Klasse 3* bedingen Fahruntauglichkeit:
   krankhafte Veränderungen des Augenhintergrundes und der Sehbahn (einzelne Netzhaut- oder Aderhautnarben sind zulässig).
2. Bei *allen übrigen Führerscheinklassen* muß im Hinblick auf die für die betreffende Erkrankung typischen Funktionsausfälle eingehend untersucht und danach beurteilt werden.

F. Glaukom

1. Für die *Klasse 2* und für die in den Richtlinien der Deutschen Ophthalmologischen Gesellschaft angeführten *besonderen Gruppen der Klasse 3* bedingen Fahruntauglichkeit:
   alle Winkelblockglaukome, auch ohne daß Funktionsausfälle nachzuweisen sind (einschließlich der durch die laufenden Behandlungen verursachten Störungen)
2. Bei allen übrigen Führerscheinklassen sind die Funktionsausfälle für die Beurteilung maßgebend.

Besteht von seiten der Augen Tauglichkeit

finden sich *aber Anzeichen für* eine *Allgemeinerkrankung*, müssen zusätzliche Untersuchungen entsprechend dem Vordruck „Augenärztliches Gutachten zur Beurteilung der Fahrtauglichkeit" veranlaßt werden.

Außerdem kann eine allgemeine medizinische und eine psychologische Untersuchung in einer Medizinischen-Psychologischen Untersuchungsstelle empfohlen werden, wenn folgende Befunde vorliegen:

1. Herabsetzung der Sehschärfe eines oder beider Augen unter 0,7
2. Ametropien von mehr als sechs Dioptrien
3. Gesichtsfeldausfälle
4. Erhebliche Störungen des Binocularsehens
5. Farbsinnstörungen
7. Angeborene Veränderungen am Auge

Solche Untersuchungen sollen die Frage klären, ob und in welchem Umfange sich das Verhalten eines Bewerbers der Funktionsbehinderung seines Sehorgans anpaßt.

Auflagen

Nach der Straßenverkehrszulassungsordnung kann der Geltungsbereich einer Fahrerlaubnis durch Auflagen eingeschränkt werden.

Da die Gruppierung in den Richtlinien der Deutschen Ophthalmologischen Gesellschaft nicht der derzeitigen Einteilung entspricht, ist es notwendig, sie durch Auflagen einander anzupassen.

Alle Bewerber um Fahrerlaubnis der *Klasse 3*, die den Anforderungen für die besondere Gruppe [a] nicht genügen oder auf die erforderlichen Untersuchungen verzichten, erhalten die Auflagen:

„Führerschein der Klasse 3 gilt nicht für Beförderung fremder Personen, gewerblich oder im Auftrag,
zum Führen von Lastwagen über 3,5 t Gesamtgewicht."

[a] Beförderungen fremder Personen, gewerblich oder im Auftrag Lkw (zulässiges Gesamtgewicht mehr als 3,5 t).

Tabelle 4 (Fortsetzung)

Alle Bewerber um Fahrerlaubnis der *Klasse 4*, die nur den Anforderungen für Traktoren genügen, erhalten die Auflage:

„der Führerschein der Klasse 4 gilt nur für Traktoren bis 20 km/h".

Sehhilfe und Schutzbrille

Der Kraftfahrer soll die verträgliche optimale Korrektur verwenden. Die Notwendigkeit einer Brille oder einer Kontaktschale ist als Auflage einzutragen; in jedem Fall ist außerdem eine Reservebrille erforderlich.
Einäugige sollen beim Führen offener Kraftfahrzeuge eine Brille mit Seitenschutz verwenden. Dasselbe gilt für Zweiäugige, wenn die Sehschärfe des besseren Auges geringer als 1,0 ist.

Beschränkung der Fahrzeugart

Die Fahrerlaubnis kann gegebenenfalls auf geschlossene oder mehrspurige Fahrzeuge beschränkt werden.

Beschränkung der Geschwindigkeit

Bei Herabsetzung der Sehschärfe, Gesichtsfeldeinschränkungen, erhöhter Blendungsempfindlichkeit, unzureichendem stereoskopischen Sehen und bei leistungsmindernden Augenerkrankungen kann es notwendig sein, die Höchstgeschwindigkeit zu beschränken.
Für die Geschwindigkeitsbegrenzung bei Herabsetzung der Sehschärfe wird folgender Vorschlag gemacht:

Höchstgeschwindigkeit bei **Zweiäugigen**

besseres Auge — weniger als 1,0	100 km/h
besseres Auge — weniger als 0,7	70 km/h

Höchstgeschwindigkeit bei **praktisch Einäugigen**

wenn das gute Auge 1,0 und mehr sieht	100 km/h
wenn das gute Auge weniger als 1,0 sieht	70 km/h

(Die untere Grenze für die Sehleistung des guten Auges beim praktisch Einäugigen ist 0,8).
Nach den Mindestbedingungen kommen diese Geschwindigkeitsbeschränkungen nur bei den milden Anforderungsgruppen in Betracht, weil für die Klassen 3a und 2 ein höherer Visus verlangt wird.
Es ist zu berücksichtigen, daß Begrenzungen der Höchstgeschwindigkeit unter 50 km/h verkehrsbehindernd wirken können.
Auf die in den Richtlinien festgelegten Mindestanforderungen ist zu achten.

Beschränkung der Fahrerlaubnis auf eine bestimmte Tageszeit

Bei Trübungen der brechenden Medien (auch einseitig) und bei anderen Erkrankungen, die die Blendungsempfindlichkeit störend erhöhen, soll die Auflage

„Fahrerlaubnis beschränkt auf Fahrten bei Tageslicht"

erteilt werden.
Auch bei Nachtblindheit kann eine gleiche Auflage notwendig sein.

Beschränkung des Fahrbereichs

Diese Auflage ist vor allem bei den Bewerbern in Betracht zu ziehen, die von seiten der Augen an der unteren Grenze der Fahrtauglichkeit liegen.

In diesen Fällen kann auch die Benutzung bestimmter Straßenarten ausgeschlossen werden (Autobahn/Bundesstraßen).

Beschränkung der Fahrtdauer

Eine Beschränkung der Fahrtdauer oder eine Festlegung von Mindestpausen ist möglich, wenn vorzeitige Ermüdung aufgrund einer Leistungsminderung der Augen zu erwarten ist.

Augenärztliche Kontrolluntersuchung

Fahrer mit progredienten Augenleiden und Allgemeinerkrankungen, die eine Augenbeteiligung erwarten lassen, müssen in angemessenen Zeitabständen vom Augenarzt nachuntersucht werden. Eine entsprechende Auflage ist zu veranlassen.

Weitere Auflagen (z. B. technische Zusatzeinrichtungen) können im Einzelfall notwendig sein. Nicht selten werden mehrere Auflagen erforderlich sein. Der Augenarzt hat dadurch die Möglichkeit, persönliche Härten auszugleichen, ohne die Verkehrssicherheit zu gefährden.

Tabelle 5. *Augenärztliches Gutachten zur Beurteilung der Fahrtauglichkeit*

Sehtestergebnis ☐ ☐ ☐

Name: Vorname: geb.:
Wohnung: Beruf:

1. Zentrale Sehschärfe ohne Glas: R/L ——; mit Glas: R/L ——

		Untersuchungsmethode:
2. Gesichtsfeld:	....	....
3. Stereoskopisches Sehen:	....	....
4. Farbsehen:	....	....
5. Nachtsehen:	....	....
6. Empfindlichkeit gegen Blendung:	....	....

7. Optische Medien: ....
8. Augenhintergrund: ....
9. Motilität: ....
10. Wodurch ist das Sehen beeinträchtigt? ....

....

	ja	nein
11. Die vorhandene Brille ist richtig und für den Verkehr geeignet	☐	☐
12. Der Bewerber ist aus augenärztlicher Sicht für Kl. 1, 2, 3, 4, 5		
uneingeschränkt geeignet	☐	☐
mit Auflagen oder Beschränkungen geeignet	☐	☐
ungeeignet	☐	
13. Folgende Auflagen oder Beschränkungen sind nach dem Ergebnis der Augenuntersuchung erforderlich:		
a) Tragen der Fernbrille	☐	
b) Bei Fahrerlaubnis Klasse 3 keine Personenbeförderung gewerblich oder im Auftrag, und keine Fahrzeuge mit zulässigem Gesamtgewicht über 2,8 t	☐	
c) Höchstgeschwindigkeit begrenzt auf .... km/h	☐	
d) Nur bei Tageslicht	☐	
e) Augenärztliche Nachuntersuchung in .... Jahren	☐	
f) Sonstige	☐	
14. Der Bewerber wurde über die festgestellten Mängel und deren Auswirkungen im Straßenverkehr aufgeklärt?	☐	☐
15. Weitere Untersuchungen sind aus augenärztlicher Sicht zur Feststellung der körperlichen oder geistigen Eignung erforderlich:	☐	☐
Gründe:		
a) Durch Amtsarzt oder Facharzt	☐	
b) medizinisch/psychologische Untersuchungsstelle	☐	
c) amtlich anerkannten Sachverständigen	☐	

16. Bemerkungen: ....

....

Datum: ....

Stempel des Arztes .... (Unterschrift des Arztes)

Tabelle 6. *Liste der Sehfehler, die zur Untersuchung in der medizinisch-psychologischen Untersuchungsstelle führen* (SPIECKER)

A/F = Gutachten des *Amtsarztes* oder eines *Facharztes* erforderlich (bei Schäden an den Bewegungsorganen kann das Gutachten auch vom Körperbehinderten-Fürsorgearzt erstattet werden).

S = Gutachten eines amtlich anerkannten *Sachverständigen* oder Prüfers für den Kraftfahrzeugverkehr erforderlich.

M = Eignungsgutachten einer Medizinisch-Psychologischen Untersuchungsstelle (MPU) erforderlich.

X = *Nichteignung*, nur in Zweifelsfällen MPU-Eignungsgutachten erforderlich.

Art der Mängel	Untersuchungsarten für das Führen von					
	Kfz. Kl. 1, 4, 5	landw. Zugm. d. Kl. 4	Kfz. Kl. 3	Kfz. Kl. 2	Taxi	Omnibusse
Sinnesorgane: Auge:						
Leichtere Fehlsichtigkeit [geminderte Sehleistung auf einem Auge unter 1,0 in Rheinland-Pfalz bzw. 0,7 in Nordrhein-Westfalen (nach Sehtestergebnis)]	A/F	A/F	A/F	M	M	M
Erhebliche Fehlsichtigkeit [geminderte Sehleistung auf einem Auge von 0,5 und weniger oder wenn Mindestanforderungen der Deutschen Ophthalmologischen Gesellschaft nicht erreicht werden (nach A/F-Gutachten)]	M	M	M	M	M	M
Einäugigkeit oder geminderte Sehleistung auf einem Auge von 0,3 und weniger (nach A/F-Gutachten)	M	M	M	M	X	X
Störung der Augenbeweglichkeit (wie Schielen, Augenzittern)	M	M	M	M	X	X
Schwere Störung des Lichtsinnes (wie Nachtblindheit, gestörtes Dämmerungssehen, starke Blendempfindlichkeit)	M	A/F	M	M	M	M
Farbsinnstörungen	M	A/F	M	M	M	M

Literatur

ADRIAN, W.: Der Einfluß störender Lichter auf die extrafoveale Wahrnehmung des menschlichen Auges. Lichttechnik **13**, 450, 508, 558 (1961).

— Der Einfluß der Pupillenweite bei der Bewertung der physiologischen Blendung. Lichttechnik **16**, 442 (1964).

—, u. S. KOKOSCHKA: Zur Abhängigkeit der fovealen Sehschärfe von der Wellenlänge des Lichtes. Lichttechnik **17**, 32A—38A (1965).

— Physiologische und psychologische Blendung. Süddtsch. Optikerztg **21**, 3—10 (1966).

— Zur Frage der Blendungsbegrenzung in der Außenbeleuchtung. Arbeitstagg Auge, Licht, Verkehrsgeschehen, Mainz, 23./24. 3. 1966.

AHLENSTIEL, H.: Straßenverkehr und Farbensinn. Farbe **2**, 33 (1955).

AMMENDE, H. P.: Zur Frage der Beteiligung von Sehstörungen an den Ursachen von Straßenverkehrsunfällen. Zbl. Verkehrs-Med. **8**, 21—25 (1962).

AULHORN, E.: Über die Sehschärfe bei herabgesetzter Beleuchtung. Ber. dtsch. ophthal. Ges. **64**, 555—559 (1961).

— Die Blendung aus der Sicht des Augenarztes. Ber. dtsch. ophthal. Ges. **65**, 454—462 (1963).

— Über die Beziehung zwischen Lichtsinn und Sehschärfe. Albrecht v. Graefes Arch. Ophthal. **167**, 4—74 (1964).

— Über die Beeinträchtigung der Fahrsicherheit durch Sehmängel. Verkehrswissenschaftl. Seminar Hamburg, III. Studientagg für Verkehrswissenschaft, Teil I, S. 231 (1964).

AULHORN, E.: Psychophysische Gesetzmäßigkeiten des normalen Sehens. Ber. dtsch. ophthal. Ges. **66**, 144—161 (1964).
— H. HARMS u. M. RAABE: Die Lichtunterschiedsempfindlichkeit als Funktion der Umfeldleuchtdichte. Docum. ophthal. ('s-Grav.) **20**, 537—556 (1966).
BARTHELMESZ, G.: Zur Sehprüfung des Kraftfahrers. KVDA-Mitt. **39**, 69 (1963).
BECKER, E.: Zur ärztlichen Untersuchung der Kraftfahrer. Ärztl. Mitt. (Köln) **55**, 49 (1955).
BECKER, F.: Gefahren des Nebels im Straßenverkehr. Sehen und Beleuchten. Sonderdruck aus Z. Verkehrssicherh., S. 269. Frankfurt a.M.: Tetzlaff 1964.
BEST, W., u. K. BOHNEN: Beziehung zwischen Sehschärfe und zentralem Gesichtsfeld. Ber. 59. Zusk. Dtsch. Ophthal. Ges. S. 305 (1955).
— Die Rolle der Blendung in der Verkehrsmedizin. Ber. dtsch. ophthal. Ges. **65**, 463—467 (1963).
BEUNINGEN, E. G. A. v.: Über die Wiederanpassung an die Dunkelheit nach Helladaptation bei Gesunden und Hemeralopen. Diss. Berlin 1940.
— Lichtsinn und Sehschärfe eines Normalsichtigen, eines Kurzsichtigen und eines Nachtblinden bei herabgesetzter Beleuchtung. Albrecht v. Graefes Arch. Ophthal. **147**, 164 (1944).
BÖCHER, W.: Gedanken zu Richtlinien über die ärztliche Beurteilung der Fahrtauglichkeit unter besonderer Berücksichtigung zweier neuerer Regelungen in Europa. Zbl. Verkehrs-Med. **11**, 202—207 (1965).
BOER, J. B. DE: Leuchtdichtemessungen bei Straßen- und Wegebeleuchtung. Int. Licht. Rdsch. **4**, 19 (1950/51).
— Fundamental experiments on visibility and admissible glare in road lighting. Commission Internat. d'Eclairage, 12th Meeting, Stockholm 1951.
— Ein Autoscheinwerfer mit asymmetrischem Abblendlicht. Lichttechnik **7**, 80 (1955).
— Fundamental experipents on visibility and admissible glar in road lighting. Interne Werkmitt. Philips-Werke Eindhoven **1956**, 1.
— Progress in automobile lighting as a result of international visibility tests. Int. road safety and traffic Rev. **4**, 1 (1956).
— Blendung beim nächtlichen Straßenverkehr. Zbl. Verkehrs-Med. **3**, 185 (1957).
— Grundlegende Versuche über die Sichtbarkeit und die zulässige Blendung bei der Straßenbeleuchtung. Zbl. Verkehrs-Med. **2**, 37 (1957).
— Straßenleuchtdichte und Blendungsfreiheit. Lichttechnik **10**, 359 (1958).
— Ungestörtes Sehen und Verkehrssicherheit. Int. Licht-Rdsch. **1**, 12 (1958).
— Untersuchungen über den Einfluß der Lichtfarbe auf das Sehen im Straßenverkehr. Zbl. Verkehrs-Med. **6**, 3 (1960).
— Road surface luminance and glare limitation in highway lighting. HRB Bull. **298**, 56 (1961).
— Untersuchungen der Sehverhältnisse bei Tunneleinfahrten. Lichttechnik **15**, 124 (1963).
— Kraftwagenscheinwerfer. Philips Techn. Rdsch. **12**, 11 (1951).
—, and J. F. T. v. HEEMSKERCK-VEECKENS: Observations on discomfort glare in street lighting. Influence of the colour of the light. Commission Internat. d'Éclairage, Zürich 1955.
—, and A. OOSTRIJCK: Reflection properties of dry and wet road surfaces and a simple method of their measurement. Philips Res. Rep. **9**, 209 (1954).
—, and D. A. SCHREUDER: Glare as a criterion for quality in street lighting. Illum. Eng. Soc. Summer Meeting Harrogate, p. 1, May 16—18, 1966.
—, and D. VERMEULEN: On measuring the visibility with motorcar headlighting. I.C.I. Kongr. Paris 1948, B **2**, 1 (1950).
—, et H. O. WESTERMANN: Caractérisation et classification des revêtements routiers du point de vue de la luminance en éclairage public. Rev. LUX Nr 30, Nov. 1964.
BOHNE, G.: Der Einfluß des Rauchens auf spezielle für den Kraftfahrer wichtige Sinnesleistungen des Auges. Klin. Mbl. Augenheilk. **140**, 717 (1962).
— Über die Einwirkung von Coffein auf die Readaptationszeit von Kraftfahrern nach Blendung. Zbl. Verkehrs-Med. 8, 225 (1962).
BRAUN, R.: Über die verschiedenen Faktoren des nächtlichen Sehens. Ber. dtsch. ophthal. Ges. **54**, 219—227 (1948).
— Blendung und sonstige Störeinflüsse im nächtlichen Sehen. Ber. dtsch. ophthal. Ges. 255 (1951).
BROSCHMANN, D.: Erkennbarkeit eines Lichtsignals in Abhängigkeit vom Sehwinkel. Verkehrs-Med. **10**, 383 (1963).
— Über die Bezeichnung der Mindestsehschärfe in Tauglichkeitsvorschriften. Verkehrs-Med. **10**, 531 (1963).
— Starke Kurzsichtigkeit und Haftschalen. Verkehrs-Med. **11**, 363 (1964).
— Chorioiditis disseminata beiderseits. Verkehrs-Med. **11**, 629 (1964).

Broschmann, D.: Empfehlungen zur augenärztlichen Beurteilung der Verkehrsfähigkeit von sehbehinderten Radfahrern und Fuhrwerkslenkern. Verkehrs-Med. **12**, 11 (1965).
— Über die Beeinflussung der Farbwahrnehmung durch Lärmexposition. Albrecht v. Graefes Arch. Ophthal. **168**, 250—255 (1965).
— Der Einäugige im Straßenverkehr. Verkehrs-Med. **12**, 571 (1965).
— Zur Frage der Kraftfahrtauglichkeit bei einseitiger Mydriasis. Klin. Mbl. Augenheilk. **151**, 116—119 (1967).
Bügge, M.: Verkehrsmedizinische Tauglichkeitsuntersuchungen. Diss. Kiel 1961.
Bunge, E.: Zum Dämmerungssehen bei Aphakie. Klin. Mbl. Augenheilk. **140**, 119 (1962).
Comberg, D.: Verkehrsgefährdung durch Protanope und Protanomale. Verkehrs-Med. **9**, 113 (1962).
— Zur Notwendigkeit der Belehrung des farbenuntüchtigen Kraftfahrzeugführers. Verkehrs-Med. **11**, 1 (1964).
— Eine Wendestielbrille für Tauglichkeitsuntersuchungen. Verkehrs-Med. **11**, 359 (1964).
— Die Gegenlichtblendung im nächtlichen Straßenverkehr und Möglichkeiten ihrer Verminderung durch Blendschutzbrillen. Verkehrs-Med. **12**, 1 (1965).
Comberg, W.: Erkennbarkeit eines Verkehrszeichens. Vortrag auf der 3. Tagg Märkischer Augenärzte in Berlin 1938.
— Ein neues Verfahren zur Untersuchung der Dämmerungssofortleistung und der Blendempfindlichkeit. Ber. dtsch. ophthal. Ges. **52**, 11 (1938).
— Das Sehen bei herabgesetzter Beleuchtung. Ber. dtsch. ophthal. Ges. **53**, 6 (1940).
— Blendungsstörungen beim Autofahren. Klin. Mbl. Augenheilk. **106**, 480 (1941).
— Der Ringdefekt im Gesichtsfeld der Brillenträger. Klin. Mbl. Augenheilk. **107**, 585 (1941).
— Blickfeld und Umblickfeld des Auges. Ber. dtsch. ophthal. Ges. **58**, 6—14 (1953).
—, u. G. Hager: Technik und Ergebnisse bei Untersuchungen mit einem Komplexverfahren zur Augenprüfung von Autofahrern usw. Ber. dtsch. ophthal. Ges. **59**, 348 (1955).
Denden, A.: Die Doppelknickung in der Dunkeladaptationszeit. Ber. dtsch. ophthal. Ges. **66**, 182 (1965).
Deutsche ophthalmologische Gesellschaft: Entschließung der D.O.G. zu verkehrsmed. Fragen. Klin. Mbl. Augenheilk. **139**, 845 (1961).
— Symposion über ophthalmologisch-verkehrsmedizinische Fragen. Ber. 64. Tagg Heidelberg 1961, S. 525.
— Ber. d. Kommission für ophthalmologisch-verkehrsmedizinische Fragen. Ber. 64. Tagg Heidelberg 1961, S. 614.
— Richtlinien der D.O.G. für die Beurteilung der Fahrtauglichkeit durch den Augenarzt. Bericht 64. Tagg Heidelberg 1961, S. 624.
Dix, U.: Zur Frage der medikamentösen Verbesserung des nächtlichen Sehens. Forschungsber. des Landes Nordrhein-Westfalen, Nr 1040. Köln-Opladen: Westdeutscher Verlag 1962.
Drischel, H., u. C. Lange: Über unwillkürliche Augenbewegungen beim einäugigen Fixieren. Pflügers Arch. ges. Physiol. **262**, 307—333 (1956).
Engelbrecht, A.: Dämmerungsmyopie des Hypermetropen. Klin. Mbl. Augenheilk. **114**, 543 (1949).
Engelking, E.: Die Vorschläge der Internationalen Kommission zur Vereinheitlichung der Tauglichkeitsvorschriften für Flieger, Kraftfahrer usw. Klin. Mbl. Augenheilk. **84**, 95 (1930).
Ey, W.: Die Bedeutung des Alkohollagenystagmus. Med. Sachverständige **60**, 89 (1964).
— Zur Beurteilung der Alkoholwirkung auf den durch Drehung ausgelösten Nystagmus. Med. Sachverständige **60**, 93 (1964).
— Störungen des oculo-vestibulären Systems bei alkoholisierten Personen. Ber. 65. Zusk. Dtsch. Ophthal. Ges., S. 349—352 (1964).
Finger, R.: Augenärztliche und med. psychol. Untersuchungsmethode bei älteren Führerscheinbewerbern. Diss. Kiel 1961.
Fleischer, B.: Diskussionsbemerkung zu W. Plitt: Brauchen wir Tauglichkeitsvorschriften im Staßenverkehr? Klin. Mbl. Augenheilk. **127**, 488 (1955).
Fuchs, W.: Zum Begriff und Tatbestand der „Reaktionszeit". Zbl. Verkehrs-Med. **5**, 71 (1959).
Ganter, H.: Farbenfehlsichtige im Straßenverkehr. Zbl. Verkehrs-Med. **1**, 7—12 (1955).
— Einäugige als Kraftfahrer. Zbl. Verkehrs-Med. **1**, 99 (1955).
— Straßenverkehrsunfälle durch Farbenfehlsichtige. Zbl. Verkehrs-Med. **1**, 273 (1955).
— Auswirkungen von Gesundheitsstörungen bei Verkehrsteilnehmern. Ärztl. Mitt. (Köln) **40**, 51 (1955).
— Ärztl. Überlegungen zum mot. Straßenverkehr. Medizinische **1958**, 1048.
— Über die Beziehungen zwischen Sehen und Verkehrssicherheit. Stud. gen. **13**, 523 (1960).
— Das Führerscheinverfahren im Staate Kalifornien. Zbl. Verkehrs-Med. **8**, 25 (1962).
— Die ärztliche Begutachtung der Kraftfahrzeugführer. Best. Nr. 60.01.059.62. Bielefeld: Bertelsmann.

GANTER, H., u. H. KUNERT: Über die Bedeutung des Sehvermögens für die Verkehrssicherheit. Drucks. Nr 8 (1954) der Arb.-Gem. d. dtsch. Augenoptiker.
GERNET, H.: Das Umblick-Wahrnehmungsfeld des rückwärtsfahrenden Kraftfahrers. Klin. Mbl. Augenheilk. **140**, 879 (1962).
GLEES, M.: Diskussionsbemerkungen zum Vortrag v. BRAUN. Ber. dtsch. ophthal. Ges. **54**, 225 (1948).
— Über den Einfluß der Tiefenwahrnehmung auf das Sehen im Dunkeln. Albrecht v. Graefes Arch. Ophthal. **149**, 680 (1949).
— Über einige strittige Probleme der sogen. normalen Dunkeladaptation. Ber. dtsch. ophthal. Ges. **55**, 286 (1949).
— Diskussionsbemerkung zum Vortrag von K. LISCH: Läßt sich die Dunkeladaptation medikamentös beeinflussen? Ber. dtsch. ophthal. Ges. **61**, 286 (1957).
— Über die Tiefenwahrnehmung des führenden Auges. Ber. dtsch. ophthal. Ges. **61**, 280—285 (1957).
— K. A. ROCHELS u. W. WÜSTENBERG: Läßt sich der Licht- und Farbensinn des gesunden Menschen durch Vitamine und ähnliche Stoffe beeinflussen? Albrecht v. Græfes Arch. Ophthal. **153**, 188 (1952).
GRAMBERG-DANIELSEN, B.: Monoculare Doppelbilder. Klin. Mbl. Augenheilk. **130**, 610 (1957).
— Dysmegalopsie und Metamorphopsie vom Standpunkt des Ophthalmologen. Ophthalmologica (Basel) **136**, 12 (1958).
— Die Rechtserheblichkeit der Körperschädigung in der gesetzlichen Unfallversicherung. Klin. Mbl. Augenheilk. **133**, 281 (1958).
— Das Reafferenzprinzip in seiner Bedeutung für die Augenheilkunde. Albrecht v. Graefes Arch. Ophthal. **161**, 192 (1959).
— Die Bedeutung des Gesichtsfeldes im Verkehr. Klin. Mbl. Augenheilk. **137**, 499 (1960).
— Die Geschwindigkeitsbegrenzung im Straßenverkehr vom Standpunkt des Ophthalmologen. Klin. Mbl. Augenheilk. **137**, 637 (1960).
— Die Aphaken-Brille im Straßenverkehr. Klin. Mbl. Augenheilk. **137**, 640 (1960).
— Bedeutung der Farbentüchtigkeit im Straßenverkehr. Klin. Mbl. Augenheilk. **137**, 811 (1960).
— Die stärkeren Refraktionsanomalien im Straßenverkehr. Ber. dtsch. ophthal. Ges. **63**, 313 (1960).
— Probleme der Sehschärfe und der Einäugigkeit im Straßenverkehr. Klin. Mbl. Augenheilk. **138**, 261 (1961).
— Augenarzt und Straßenverkehrsrecht. Klin. Mbl. Augenheilk. **138**, 264 (1961).
— Dunkeladaptation, Beleuchtung und Blendung im Straßenverkehr. Klin. Mbl. Augenheilk. **138**, 403 (1961).
— Untersuchungen über die Unfallhäufigkeit von Farbenuntüchtigen im Straßenverkehr. Klin. Mbl. Augenheilk. **139**, 677 (1961).
— Altersprobleme im Straßenverkehr vom Standpunkt des Ophthalmologen. Dtsch. med. Wschr. **86**, 2089 (1961).
— Gefährdung der Verkehrssicherheit durch Starbrillenträger. Fortschr. Med. **79**, 253 (1961).
— Epikritische Betrachtungen zum Problem der Farbentüchtigkeit im Straßenverkehr. Ber. dtsch. ophthal. Ges. **64**, 529 (1961).
— Die Farbentüchtigkeit im Straßenverkehr. Dtsch. med. Wschr. 88, 1528—1530 (1963).
— Ursachen des Pulfrich-Phänomens und seine Bedeutung im Straßenverkehr. Klin. Mbl. Augenheilk. **142**, 738 (1963).
— Optische Barrieren infolge hoher Beschleunigungen und Geschwindigkeiten in der modernen Luftfahrt. Dtsch. med. Wschr. 88, 2470 (1963).
— Die Bedeutung der Blickbewegung des Kraftfahrers. Ber. dtsch. ophthal. Ges. **65**, 360 (1963).
— Optische Funktionsleistungen und Verkehr. Beitrag in: Der Augenarzt, Bd. 6. Leipzig: VEB Thieme 1964.
— Das Sehen im Straßenverkehr. Bücherei des Augenarztes, Heft 43. Stuttgart: Ferdinand Enke 1964.
— Ophthalmologische Probleme im Rahmen des § 315a StGB. Klin. Mbl. Augenheilk. **145**, 446 (1964).
— Die Beeinflussung Trichromasie. Ber. dtsch. ophthal. Ges. **66**, 190 (1964).
— Farbenuntüchtigkeit und Straßenverkehr. Zbl. Verkehrs-Med. **11**, 1—12 (1965).
— Negative medikamentöse Beeinflussung des Sehorganes und Verkehr. Med. Mschr. **19**, 398 (1965).
— Die Wirkung von Alkohol und anderen berauschenden Mitteln auf die Augen. Handbuch für Verkehrsjuristen. Hamburg: Verkehrswissenschaftliches Seminar 1965.
— Ophthalmologische Befunde nach Alkoholgenuß. Zbl. Verkehrs-Med. **11**, 129—135 (1965).

GRAMBERG-DANIELSEN, B.: Visusminderung und Unfallhäufigkeit unter dem Gesichtspunkt des Personalmangels. Klin. Mbl. Augenheilk. **148**, 579 (1966).
— Störungen der optischen Wahrnehmung bei hohen Geschwindigkeiten. Wehrmed. **4**, 119 (1966).
— Verwaltungsrechtliche Entscheidungen zur Fahrerlaubnis. Klin. Mbl. Augenheilk. **149**, 567 (1966).
— Die Farbempfindungszeitschwelle der Farbsinngestörten im Verkehr. Klin. Mbl. Augenheilk. **149**, 745 (1966).
— Sehen und Verkehr. Berlin-Heidelberg-New York: Springer 1967.
GROSSJOHANN, A.: Dürfen Farbenuntüchtige bzw. Farbenschwache Omnibusse oder Taxis fahren? Dtsch. med. Wschr. **79**, 1099 (1954).
— Ärztliche Untersuchung von Kraftfahrzeugführern. Dtsch. med. Wschr. **79**, 1294 (1954).
— Dürfen Epileptiker Auto fahren? Dtsch. med. Wschr. **79**, 1698 (1954).
— Zur Untersuchung von Kraftfahrzeugführern. Dtsch. med. Wschr. **80**, 1423 (1955).
— Krankheit und Verkehrsunfall. Med. Monatsspiegel **5**, 25 (1956).
GROSSMANN, TH.: Farbenblindheit und Führerschein. Öst. Ärzteztg **10**, 492 (1955).
GÜNTHER, G.: Objektive Sehschärfenbestimmung. Samml. zwangloser Abhandlungen aus dem Geb. der Augenheilk., H. 1. Halle: Carl Marhold 1950.
GUNZERT, R.: Soziologische Bedingtheit von Verkehrsunfällen und daraus zu ziehende Konsequenzen. Colloq. über Verkehrsunfallforschung in Bad Krozingen am 22. 11. 1962.
— Soziologische Problematik des Verkehrsstrafrechtes. Ref. 1. Verkehrsgerichtstag in Goslar, 25. 1. 1963.
HAASE, M.: Der Stand des Autoblendschutzes mit polarisiertem Licht. Augenoptiker **8**, 10 (1953).
HAGEMANN, W.: Verkehrsbeleuchtung. In: SEWIG, Handbuch der Lichttechnik, S. 792. Berlin: Springer 1938.
HAGER, G.: Augenärztliche Verbesserungsvorschläge für die Gestaltung von Verkehrszeichen. Bahnarzt **6**, 523 (1959).
— Das Blickfeld, Gesichtsfeld und Umblickfeld von Brillenträgern sowie von Patienten mit cornealen Haftschalen und Pat. mit intraocularer Korrektur. Klin. Mbl. Augenheilk. **139**, 317 (1961).
— Die Bedeutung von Gesichtsfeld- und Blickfeldausfällen durch Brillenrahmen und Folgerungen für Brillenrahmenherstellung und -anpassung. Klin. Mbl. Augenheilk. **139**, 543 (1961).
— Die Bedeutung von Sehbehinderungen für die Unfallgefährdung im Straßenverkehr. Ber. dtsch. ophthal. Ges. **64**, 572 (1961).
— Die Untersuchung des Farbensinnes im Rahmen der Verkehrsmedizin. Z. ärztl. Fortbild. **56**, 1014 (1962).
— Beleuchtungsfragen bei Verkehrsmitteln, Verkehrsanlagen- und werkstätten aus der Sicht des Ophthalmologen. Verkehrs-Med. **9**, 369 (1962).
— Augenärztliche Hinweise auf die neue Tauglichkeitsvorschrift für Kraftfahrzeugführer. Z. ärztl. Fortbild. **57**, 342 (1963).
— Untersuchungen über die Brauchbarkeit der Florkontrastprobe in der Verkehrsmedizin. Verkehrs-Med. **10**, 113 (1963).
— Das Sehorgan und das Unfallgeschehen im Straßenverkehr. Klin. Mbl. Augenheilk. **142**, 427 (1963).
— Erläuterungen zur Tauglichkeitsvorschrift zum Führen von Kraftfahrzeugen für Augenärzte. Verkehrs-Med. **12**, 253 (1965).
— u. H. G. GIESSMANN: Experimentelle und praktische Untersuchungen über die Erkennbarkeit von farbigen Signalen bei Beleuchtung mit Quecksilberhochdrucklampen. Verkehrs-Med. **10**, 19 (1963).
— J. HAMMER, M. KINDEL u. A. STAMS: Untersuchungsergebnisse mit den Velhagen-Farbentafeln, 22. Aufl. Verkehrs-Med. **10**, 301 (1963).
HALLERMANN, W.: Sehstörungen und Verkehrsunfälle. Dtsch. med. Wschr. **78**, 1537—1539 (1953).
HAMBURGER, F. A.: Das Sehen in der Dämmerung. Wien: Springer 1949.
— Lichtsinn und Adaptation. Mod. Probl. Ophthal. **1**, 202—218 (1956).
HARMS, H.: Aufgaben der Deutschen Ophthalmologischen Gesellschaft im Bereich der Verkehrsmedizin. Ber. dtsch. ophthal. Ges. **64**, 525 (1961).
— Gutachten für den Bundesminister für Gesundheitswesen.
HARTINGER, H.: Zum Blendungsschutz durch lichtdämpfende Brillengläser. Z. ophthal. Opt. **21**, 129 (1933).
— Blendschutzwirkung von Brillen. Klin. Mbl. Augenheilk. **92**, 402 (1934).
— Über die Änderung des Sehvermögens durch farbige Schutzgläser. Klin. Mbl. Augenheilk. **105**, 337 (1940).

HARTLEBEN, H.: Die Farbentüchtigkeit in ihrer Bedeutung für Kraftfahrer und Polizei. Vortrag im Rahmen des Coll. der Redaktion d. Zbl. Verkehrs-Med. am 6. 2. 1957. Zbl. Verkehrs-Med. 3, 79 (1957).
HARTMANN, E.: Untersuchungen zur physiologischen Blendung. Diss. München 1961.
— Die Schwelle der physiologischen Blendung. Lichttechnik 15, 503—505 (1963).
— Die Blendung aus der Sicht des Physikers. Ber. dtsch. ophthal. Ges. 65, 446—453 (1963).
— Das Sehen im Straßenverkehr. Polizei, Technik, Verkehr 1963, 288.
— Erkennbarkeit der Lichtzeichen bei Signalanlagen an Straßen. Sehen und Beleuchtung, S. 204—212. Frankfurt a.M.: Tetzlaff-Verlag 1964.
— Die Windschutzscheibe darf nicht gefärbt sein. Motor-Rdsch. 20, 1020—1021 (1965).
— Der Einfluß der Umfeldgröße auf die Detailwahrnehmung. Lichttechnik 18, S. 79—81 (1966).
— Zeitabhängige Blendprobleme. Z. Verkehrssicherh. 12, 270—283 (1966).
HARTMANN, H.: Diabetes und Fahrtauglichkeit. Helv. med. Acta 31, 257 (1964).
HASE, W.: Der Wirkungsgrad von Blinklichtanlagen. Bundesbahn 29, 900 (1955).
HECKEL, L.: Pulfrich-Effekt bei seitlicher Blendung. Arbeitsphysiologie 15, 395 (1954).
HEEGNER, F.: Erkennbarkeit von Verkehrsschildern. Zbl. Verkehrs-Med. 1, 33 (1955).
— Zum Problem des Reaktionsvermögens. Zbl. Verkehrs-Med. 3, 130 (1957).
— Reaktionsverhalten und Fahrtauglichkeitsprognose. Zbl. Verkehrs-Med. 6, 71 (1960).
HEIFER, U.: Der grobschlägige Drehnachnystagmus als Zeichen der Alkoholwirkung. Blutalkohol 1, 257 (1962).
HEIMBURG, J. H. v.: Die Erteilung des Führerscheines an Sehbehinderte. Klin. Mbl. Augenheilk. 128, 485 (1956).
HEINSIUS, E.: Über eine Farblaterne zur Untersuchung der Farbenfehlsichtigkeit. Klin. Mbl. Augenheilk. 120, 86 (1952).
— Über die Möglichkeit medikamentöser Beeinflussung des Dämmerungssehens. Med. Klin. 48, 1370 (1953).
— Die Störungen des Farben- und Dämmerungssehens und ihre praktische Bedeutung im modernen Verkehr. Medizinische 1955, 971.
— Nachtblindheit und erworbene Farbuntüchtigkeit. Ärztl. Dienst Dtsch. Bundesbahn 4, 107 (1957).
— Über die verschiedenen Formen der Trichromasie sowie über die Grenze zwischen Farbentüchtigkeit und Farbenuntüchtigkeit. Klin. Mbl. Augenheilk. 135, 95 (1959).
— Die angeborenen Farbsinnstörungen und die Bedeutung für die verschiedenen Laufbahnen der Handelsschiffahrt. Zbl. Verkehrs-Med. 7, 10 (1961).
— Beurteilung des Grades der Farbsinnstörung bei verkehrsmed. Gutachten. In: Entwicklung und Fortschritt der Augenheilkunde, herausgeg. von H. SAUTTER, S. 614—623. Stuttgart: Ferdinand Enke 1963.
— Sehschärfe und Kraftfahrtauglichkeit. Klin. Mbl. Augenheilk. 143, 429 (1963).
— Sehorgan und Verkehrssicherheit. Ärztl. Dienst 25, 53 (1964).
— Auge und Verkehrssicherheit. Zbl. Verkehrs-Med. 10, 208—216 (1964).
— Individuelle Unterschiede des Dämmerungssehens. Wehrmed. 2, 75—87 (1964).
— Die Anforderungen an das Sehvermögen im Verkehr. Dtsch. Ärztebl. 62, 782 (1965).
— Zur Farbsinnprüfung mit pseudoisochromatischen Tafeln bei Kunstlicht. Ärztl. Dienst 26, 81 (1965).
— Zur augenärztlichen Beurteilung der Kraftfahrtauglichkeit. Klin. Mbl. Augenheilk. 147, 409—413 (1965).
— Die höhere Verantwortung des Bahnarztes bei Beurteilung des Augenbefundes nach der neuen Tauglichkeitsvorschrift. Ärztl. Dienst 26, 107 (1965).
—, u. G. GREVSMÜHL: Untersuchungen über die Feststellung der einzelnen Formen von Farbenfehlsichtigkeit mit Hilfe des Farbfleckverfahrens v. TRENDELENBURG. Klin. Mbl. Augenheilk. 118, 269 (1951).
—, u. F. A. HAMBURGER: Über die Vergleichbarkeit von Prüfungsergebnissen der Dunkeladaptation und des Dämmerungssehens. Klin. Mbl. Augenheilk. 109, 204 (1943).
HEINZ, H.: Zur Prüfung des Stereosehens mit dem Rodatestgerät an Untersuchungsstellen über Fahrtauglichkeit. Ber. dtsch. ophthal. Ges. 64, 533 (1961).
HELLER, F.: Regeln zur Bemessung und Gestaltung beschrifteter Verkehrsschilder. Straßenverkehrstechnik 1, 12 (1957); in Straße u. Autobahn.
— Die Wegweisung auf den Autobahnen. Straße u. Verkehr 49, 568 (1963).
HESSE, E.: Kurven- und Nebelscheinwerfer. Licht 3, 225 (1932).
HIRSCH, W.: Sicherheitspflanzungen an der Autobahn. Straße u. Autobahn 9, 304 (1954).
HOFFMANN, J.: Leuchtdichte-Technik, neue Wege der Beleuchtungsbewertung. Lichttechnik 2, 201 (1950).
HOLLAND, G.: Analyse von 2309 Verletzungen der Augen und Lider. Klin. Mbl. Augenheilk. 145, 915 (1964).

HOLLAND, G.: Augen- und Lidverletzungen bei Verkehrsunfällen. Zbl. Verkehrs-Med. **11**, 208—212 (1965).
— Verletzungen der Augen und Lider bei Verkehrsunfällen. Klin. Mbl. Augenheilk. **151**, 415—420 (1967).
HONEGGER, H., u. W. D. SCHÄFER: Registrierung von Augenbewegungen als Beitrag zur Untersuchung der Sehschärfe für bewegte Objekte. Albrecht v. Graefes Arch. Ophthal. **166**, 601—616 (1964).
JÄGER, A.: Optische Anforderungen an Windschutzscheiben. Ber. dtsch. ophthal. Ges. **59**, 350 (1955).
— Optische Anforderungen an Windschutzscheiben. Zbl. Verkehrs-Med. **5**, 210 (1959).
JAEGER, W., u. P. GRÜTZNER: Erworbene Farbsinnstörungen. In: Entwicklung und Fortschritt in der Augenheilkunde, herausgeg. von H. SAUTTER, S. 591—614. Stuttgart: Ferdinand Enke 1963.
—, u. H. HONEGGER: Untersuchungen über Sehschärfe für bewegte Objekte. I. Mitt. Albrecht v. Graefes Arch. Ophthal. **166**, 583—600 (1964).
—, u. K. IRMER: Starbrille mit Gläserkombination zur Erweiterung des Gesichtsfeldes. Ber. dtsch. ophthal. Ges. **67**, 384 (1965).
JAENSCH, P. A.: Können farbenuntüchtige Kraftfahrer auch weiterhin zum Führen von Omnibussen und Fernlastzügen zugelassen werden? Klin. Mbl. Augenheilk. **119**, 196 (1951).
— Farbentüchtigkeit bei Fahrern der Bundespost. Klin. Mbl. Augenheilk. **123**, 494 (1953).
— Erteilung und Entzug eines Führerscheines. Klin. Mbl. Augenheilk. **124**, 205 (1954).
— Das Sehorgan in seiner Bedeutung für die Sicherheit beim Transport und Verkehr. Verh. dtsch. Ges. Arbeitsschutz **4**, 218—227 (1956).
— Anforderungen an das Sehorgan der Kraftfahrer. Hefte Unfallheilk. **56**, 207—209 (1957).
— Auge und Verkehr. Bahnarzt **4**, 77—83 (1957).
— Berufswahl und Auge. Stuttgart: Ferdinand Enke 1958.
— Anforderungen an das Sehorgan der Kraftwagenführer. In: Augenheilkunde, Klinik und Praxis, S. 371—380. Stuttgart: Ferdinand Enke 1958.
— Augenschädigungen in Industrie und Gewerbe. Stuttgart: Wiss. Verlagsgesellschaft 1958.
JAHN, E.: Sehvermögen und Kraftverkehr. Bundesgesundheitsblatt **6**, 393 (1963).
JUNGHANNS, K.: Beleuchtungs- und Blendungsfragen bei Kraftfahrern aus augenärztlicher Sicht. Med. Mschr. **17**, 285—288 (1963).
— Erfahrungen mit den Skotoptikometer nach HEINSIUS bei der Untersuchung auf Fahrtauglichkeit. Klin. Mbl. Augenheilk. **147**, 588—594 (1965).
KATZ, J.: Zur Frage der Dämmerungs- und Nachtmyopie. Klin.-Mbl. Augenheilk. **111**, 219 (1945/46).
— Untersuchungen über farbige Blendung. Klin. Mbl. Augenheilk. **114**, 548 (1949).
KEERL, G.: Über den Einfluß des Brillenrahmens auf das Gesichtsfeld. Zbl. Verkehrs-Med. **4**, 200 (1958).
KINDEL, M.: Untersuchungen zur Beleuchtungsfrage bei der Prüfung des Farbensinnes. Verkehrs-Med. **10**, 431 (1963).
— Welche Augenkrankheiten machen ständig untauglich für den Fahrdienst in den verschiedenen Verkehrszweigen? Verkehrs-Med. **11**, 221 (1964).
KITTEL, V.: Ein augenärztlicher Beitrag zum Problem der Verkehrsunfälle. Dtsch. Gesundh.-Wes. **10**, 943—948 (1955).
— Die Bedeutung der Pseudohemeralopie für die Verkehrsophthalmologie. Ber. dtsch. ophthal. Ges. **64**, 564—567 (1961).
KLAES, H., u. H. RIEGEL: Die Beeinflussung der Dunkelanpassung des menschlichen Auges durch Adaptinol. Med. Mschr. **5**, 334 (1951).
KLEBELSBERG, D. v.: Reaktionszeit des Kraftfahrers. Arch. Unfallforsch., Beiheft **1965**, 1.
—, u. H. KALINNA: Wieviele Verkehrszeichen können gleichzeitig wahrgenommen werden? Zbl. Verkehrs-Med. **7**, 20 (1961).
KLEBERGER, E.: Verschmelzungsfrequenz am gesunden und kranken Auge. Albrecht v. Graefes Arch. Ophthal. **155**, 314—323, 324—336; **157**, 158—166, 167—182 (1955).
KLEIN, C. G.: Physiologische Bewertungsmethoden für Straßen- und Verkehrsbeleuchtungs-Anlagen. Licht u. Lampe **20**, 10 (1931).
KÖHLER, W.: Lichttechnik. Leipzig: Jänecke 1936.
— Lichttechnik. Berlin-Borsigwalde: Helios 1952.
— Verkehrssichere Beleuchtung von Schnellverkehrsstraßen. Sehen und Beleuchten, S. 175—201. Z. Verkehrssicherh. Frankfurt a.M.: Tetzlaff 1963.
—, u. W. SPRIEWALD: Verkehrsbeleuchtung. VDI-Z. **96**, 965 (1954).
KOSCHLIG, G.: Über Frequenz und Dauer des Lidschlages in Verkehrssituationen. Verkehrs-Med. **13**, 387 (1966).
KRAUSE, H., u. I. KRAUSE-LIEBSCHER: Zur Erklärung des Phänomens der Nachtmyopie. Klin. Mbl. Augenheilk. **139**, 338 (1961).

KROEBEL, W.: Die physikalische Grundlage bei der Beurteilung der Güte von Bildern. Rundfunktechn. Mitt. **2**, 234—345 (1958).
KURUS, E.: Beurteilung der einseitigen Aphakie und Einäugigkeit im Straßenverkehr. Klin. Mbl. Augenheilk. **141**, 301 (1962).
— C. LÖSCHER u. A. ABEL: Das Problem der Einäugigkeit. Zbl. Verkehrs-Med. **7**, 3 (1961).
KYRIELEIS, W.: Untersuchungen über den Ablauf der Dunkelanpassung. Albrecht v. Graefes Arch. Ophthal. **138**, 564 (1938).
— A. KYRIELEIS u. P. SIEGERT: Untersuchungen über das Gesichtsfeld bei Sauerstoffmangel und bei Unterdruck. Arch. Augenheilk. **109**, 178 (1935).
LANGE, F.: Untersuchungen zur normalen Verteilung des Lichtsinns in der Netzhaut und ihre Altersabhängigkeit. Albrecht v. Graefes Arch. Ophthal. **153**, 93—104 (1952).
— Die Pupillomotorik im Alter. Klin. Mbl. Augenheilk. **124**, 76—81 (1954).
LAVERGNE, M. G.: Die Sehfähigkeit der Automobillenker bei Nacht. Bull. Soc. belg. Ophthal. **108**, 3—19 (1955).
LENZ, F.: Gedanken und Beobachtungen zur Physiologie und Humangenetik des Farbensehens. Ärztl. Mitt. (Köln) **1963**, 253—256.
LEYDHECKER, W.: Die besonderen Anforderungen an das Sehvermögen bei Autofahrten in der Nacht. Landarzt **38**, 366 (1962).
LISCH, K.: Ophthalmologische verkehrstechnische Fragen unter besonderer Berücksichtigung der optischen Wahrnehmungszeit. Ber. dtsch. ophthal. Ges. **64**, 539 (1961).
—, u. J. SCHMID: Läßt sich die Dunkeladaptation medikamentös beeinflussen? Ber. dtsch. ophthal. Ges. **60**, 282 (1957).
LÖHLE, F.: Über die Schätzung der Sichtweite. Metheor. Z. **55**, 54 (1938).
— Über die Abhängigkeit der Dämmerungsschärfe von den Beleuchtungs- und Sichtverhältnissen. Optik **2**, 19 (1947).
LÖHR, K.: Die Blendung und ihre medikamentöse Beeinflussung. Ber. dtsch. ophthal. Ges. **56**, 288—293 (1951).
LOSSAGK, H.: Fehlwirkung der Beleuchtung als Unfallursache. In: SEWIG, Handbuch der Lichttechnik. Berlin: Springer 1938.
— Wahrnehmungsvermögen im Kraftfahrzeugscheinwerferlicht. VDI-Z. **83**, 1283 (1939).
— Die rückwärtige Sicherung langsamer oder haltender Verkehrsteilnehmer unter den im Verkehr möglichen Wahrnehmungsbeeinträchtigungen. Techn. Forschungsber. i.A. des RVM (1939), Vorbericht Nr 31.
— Kraftfahrzeugscheinwerferlicht. Nutzfahrzeug (3) (1949).
— Straßenbeleuchtung im Verkehr. Automobil-Rev., Bern, 21. 3. 1951.
— Blendung, Elektrotechnik. Fachheft Licht u. Wärme (36) (1951).
— Leuchtdichteunterschiede und Verkehrsunfall. Lichttechnik **3**, 28 (1951).
— Verkehrsunfälle durch fehlerhaftes Licht. Int. Licht-Rdsch. (3 u. 4) (1951/52).
— Leuchtwerbung und Verkehrssicherheit. Lichttechnik **5**, 66 (1953).
— Der Sachverständige in der Verkehrsunfallklärung. In: Sicherung des modernen Straßenverkehrs, H. 29. Düsseldorf: Droste 1953.
— Sinnestäuschung und Verkehrsunfall, 2. Aufl. Verkehrs- u. Wirtschaftsverlag 1953.
— Sehsicherheit bei Tageslicht in Unterführungen. Lichttechnik **7**, 49 (1955).
— Die Blendstörwirkung im Straßenverkehr. Dtsch. Kraftfahrtforschung 1955.
— Alluminium auf der Straßendecke. Baumarkt **63**, 183 (1964).
— Typische Fälle von Sehirrtümern aus der Praxis eines lichttechnischen Unfallsachverständigen. Arbeitstagg Auge, Licht, Verkehrsgeschehen, Mainz, 23./24. 3. 1966.
LUFF, K.: Medizinische Betrachtungen zum Problem der steigenden Verkehrsunfallziffern unter besonderer Berücksichtigung der Frage: Alter und Verkehrssicherheit. Ärztl. Wschr. **8**, 179 (1953).
— Über die Verkehrssicherheit von körperbehinderten Kraftfahrern. Öff. Gesundh.-Dienst **17**, 287 (1955).
— Die Frage der Grenzziehung bei strittiger Fahrtauglichkeit durch Minderung des Sehvermögens. Z. Verkehrssicherh. **9**, 80—85 (1963).
MACKENSEN, G.: Geschwindigkeit horizontaler Blickbewegungen. Albrecht v. Graefes Arch. Ophthal. **160**, 47—64 (1958).
MARCHESANI, O., u. H. SCHOBER: Die Wirkung des Beflavins auf das Farbensehen. Albrecht v. Graefes Arch. Ophthal. **148**, 420 (1948).
MATTHÄUS, W.: Nachtmyopie und Straßenverkehr. Dtsch. Gesundh.-Wes. **20**, 920 (1965).
MEYNER, M.: Vorschlag zur Untersuchung des Adaptationsvermögens bei Kraftfahrern. Ber. dtsch. ophthal. Ges. **64**, 547 (1961).
— Experimentelle Trennung des Einflusses von Umfeldleuchtdichte und Adaptationszustand auf Lichtunterschiedempfindlichkeit. Ber. dtsch. ophthal. Ges. **64**, 547 (1961).
MONJÉ, M.: Die Beziehung des Stereoeffektes zur Tiefensehschärfe. Pflügers Arch. ges. Physiol. **249**, 377—384 (1947).

Monjé, M., u. K. Hertel: Über den Einfluß des Zeitfaktors auf das räumliche Sehen. Pflügers Arch. ges. Physiol. **249**, 295 (1947).
— Über die Abhängigkeit des Stereoeffektes vom Grade der Helladaptation. Pflügers Arch. ges. Physiol. **249**, 280—294 (1947).
— Über die Untersuchung der Tiefensehschärfe mit dem Stereoeidometer. Albrecht v. Graefes Arch. Ophthal. **148**, 343—357 (1948).
— Über den Einfluß des Heleniens auf die Dunkelanpassung von Menschen mit normalem Nachtsehvermögen. Albrecht v. Graefes Arch. Ophthal. **148**, 679—705 (1948).
— Die Abhängigkeit der Sehschärfe von der Darbietungszeit. Ber. dtsch. ophthal. Ges. **55**, 270—272 (1949).
— Die Nutzzeit bei der Sehschärfenmessung. Pflügers Arch. ges. Physiol. **256**, 47 (1950) und Ber. über 56. Zusk. der Dtsch. Ophthal. Ges. 1950, S. 47—49 (1950).
—, u. H. Schober: Vergleichende Untersuchungen an Sehproben für die Fernvisusbestimmung. Klin. Mbl. Augenheilk. **117**, 561—570 (1950).
— Über die Farbempfindlichkeit der zentralen und peripheren Netzhautbezirke bei verschiedenen Adaptationszuständen. Farbe **4**, 223 (1955).
— Die Empfindlichkeit des Auges nach farbiger Verstimmung und bei Farbfehlsichtigkeit. Ber. dtsch. ophthal. Ges. **60**, 6 (1956).
— Anleitung zur Untersuchung des Farbensinnes mit dem Anomaloskop. Klin. Mbl. Augenheilk. **130**, 701 (1957).
— Der Lichtsinn. In: Der Augenarzt, Bd. I. Leipzig: VEB Thieme 1958.
— Über die Abhängigkeit der Empfindlichkeit für farbige Prüfreize im Gesichtsfeld des nicht farbentüchtigen Auges. Klin. Mbl. Augenheilk. **132**, 635 (1958).
— Die Empfindlichkeit des Auges bei herabgesetzter Umfeldleuchtdichte und ihre Beziehung zur fortlaufenden Dunkeladaptation. Fortschr. Med. **76**, 631 (1958).
— I. Schmidt u. E. Schütz: In: Der Gesichtssinn. Berlin-Göttingen-Heidelberg: Springer 1961.
Müller, H.: Sehstörungen und Verkehrssicherheit. Sehen und Beleuchtung, S. 35—62. Z. Verkehrssicherh. **9** (1963).
Müller, K.: Über visuell wahrgenommene Geschwindigkeit sagittal gerichteter Bewegung. Z. exp. angew. Psychol. **4**, 307 (1957).
Müller-Jensen, W.: Beurteilung der Kraftfahrtüchtigkeit als ärztliche Aufgabe. H.n.b. Ärzteblatt **13**, 287 (1959).
— Verkehrsmedizinisch-psychologische Überlegungen für die Praxis. Allmanach ärztl. Fortb. **1963**, 371.
Müller-Limmroth, W.: Die Ermüdung des Kraftfahrers physiologisch betrachtet. Bundesverkehrswacht Drucks. Nr 33, Bonn 1961.
— Elektrophysiologie des Gesichtssinnes. Berlin-Göttingen-Heidelberg: Springer 1959.
—, u. J. Küper: Über den Einfluß des Adaptinols auf das ERG bei tapetoretinalen Degenerationen. Klin. Mbl. Augenheilk. **138**, 37 (1960).
— — ERG und Adaptationsfähigkeit bei der Retinitis pigmentosa mit einem Beitrag zur Theorie des ausgelöschten ERG. Albrecht v. Graefes Arch. Ophthal. **162**, 359 (1960).
—, u. B. Schmidt: Das ERG des Menschen nach Blendlichtern im Verlauf der frühen Dunkeladaptation und dessen Veränderung durch Adaptinol. Med. Welt **1961**, 1413—1421.
— D. Berges u. G. Schmitt: Die Wirkungen des Heleniens und des Vitamin A auf den primären Sehvorgang. 1. Mitt.: Z. Biol. **110**, 457 (1958; 2. Mitt.: Z. Biol. **111**, 213 (1959); 3. Mitt.: Z. Biol. **111**, 219 (1959).
Münchow, Chr., u. H. Wiese: Verkehrsophthalmologische Untersuchungen. Klin. Mbl. Augenheilk. **150**, 911—920; **151**, 566—575 (1967).
Niedermeyer, S.: Zur medikamentösen Beeinflussung der Dunkeladaptation. Dtsch. med. Wschr. **76**, 210 (1951).
— Zur Frage der medikamentösen Beeinflussung der Dunkelanpassung in der Praxis. Medizinische **1952**, 1162.
Nolte, W.: Die Leuchtdichteverhältnisse im Straßenverkehr als Grundlage für die Augenuntersuchung von Kraftfahrern. Ber. dtsch. ophthal. Ges. **64**, 543—547 (1961).
Papst, W.: Wesen und Gefahren des Nachtsehens im Straßenverkehr. Umschau **61**, 749—752 (1961).
— Die Readaptationszeit im Verlauf der Dunkeladaptation. Ber. dtsch. ophthal. Ges. **60**, 11—15 (1956).
—, u. K. Echte: Das Problem der Blendungsempfindlichkeit für die Sicherheit im Straßenverkehr. Med. Welt **1961**, 1409—1413.
Peukert, E.: Untersuchungen der Dunkelanpassungsfähigkeit von Kraftfahrern. Zbl. Verkehrs-Med. **4**, 1—11, 202 (1958).
—, u. W. Nieschke: Die Beurteilung der körperlichen und geistigen Eignung des Kraftfahrers. Stuttgart: Ferdinand Enke 1963.

PFEIFER, H.: Versuche über die Wirkung des Heleniens auf die normale und herabgesetzte Dunkeladaptation. Albrecht v. Graefes Arch. Ophthal. **159**, 311 (1957).
PIETRUSCHKA, G.: Vorschläge für die Beurteilung der Tauglichkeit für eine Fahrerlaubnis im motorisierten Straßenverkehr beim Vorliegen eines Glaukoms. Verkehrs-Med. **11**, 479 (1964).
PILLAT, A.: Auge und Verkehrssicherheit. Int. Kongr. der Vereinig. Ärztl. Kraftfahrerverbände, Wien, 8. 9. 1954.
— Auge und Verkehrssicherheit. Öst. Ärzteztg **10**, 319 (1955).
— Auge und Verkehrssicherheit. K.V.D. A.-Mitt. **35**, 133 (1959).
PIPER, H.: Über Dunkeladaptation. Z. Sinnesphysiol. **31**, 161 (1903).
— Zur messenden Untersuchung und zur Theorie der Hell-Dunkeladaptation. Klin. Mbl. Augenheilk. **45**, 357 (1907).
PIPER, H.F.: Augenarzt und Tauglichkeitsvorschriften für Kraftfahrer. Med. Klin. **52**, 1624—1628 (1957).
— Über die Grenzen der normalen und subnormalen Gesichtssinnleistung. Albrecht v. Graefes Arch. Ophthal. **160**, 131 (1958).
— Korreferat zum Vortrag von SCHOBER: Aktuelle Probleme der physiologischen Optik in der Verkehrsmedizin. In: Aktuelle Probleme der Verkehrsmedizin, S. 68. Stuttgart: Ferdinand Enke 1959.
— Klinisch und elektrooculographisch gewonnene Gesichtspunkte für die Beurteilung von Blicklähmung und Nystagmus. Ber. dtsch. ophthal. Ges. **62**, 108 (1959).
— Zusammenhänge zwischen verschiedenartigen elektrooculographisch gemessenen Bewegungen und der Sehleistung des Auges. Z. ärztl. Fortbild. **54**, Beiheft, 112 (1959); **54**, Beiheft, 75—77 (1960).
— Zusammenhänge zwischen verschiedenartigen passiven und aktiven Bewegungsqualitäten des Auges und der jeweiligen Sehleistung. Albrecht v. Graefes Arch. Ophthal. **162**, 8 (1960).
— Formen des motorischen Abbaues im Senium. Ber. dtsch. ophthal. Ges. **63**, 308 (1960).
— Welche Gesichtsinnleistungen müssen vom Führer eines Kraftfahrzeuges verlangt werden? Klin. Mbl. Augenheilk. **140**, 405 (1962).
— Über Schwellenbestimmungen mit farbigen Reizen am dunkeladaptierten Auge. Ber. dtsch. ophthal. Ges. **65**, 337—345 (1963).
— Blendung als angebliche Ursache von Verkehrsunfällen. Sitzungsber. 110. Vers. Rhein-Westf. Augenärzte, S. 60. Balve: Zimmermann 1964.
— Die Readaptation auf Sehzeichen und Farben nach vorheriger Blendung. Klin. Mbl. Augenheilk. **148**, 591 (1966).
PLITT, W.: Brauchen wir Tauglichkeitsvorschriften im Straßenverkehr? Klin. Mbl. Augenheilk. **127**, 488 (1955).
RANKE, O. F.: Die optische Simultanschwelle als Gegenbeweis gegen das fechnersche Gesetz. Z. Biol. **105**, 224 (1952).
— Die Nachwirkung der Blendung und die Readaptationszeit. Lichttechnik **4**, 64 (1952).
— Probleme der Blendung. VDI-Z. **94**, 136 (1952).
— Die Blendung. Motorwelt **6**, 241 (1953).
— Objektive Lichtverhältnisse bei der Blendung. Arbeitsphysiologie **15**, 388 (1954).
— Sehschärfe, Unterschiedsschwelle und Leuchtdichte. Pflügers Arch. ges. Physiol. **266**, 69 (1957).
RAUCH, R.: Ursachen und Behandlung der Dämmersehschwäche. Ärztl. Prax. **9**, 19 (1957).
RAUE, H.: Über die Möglichkeiten der medikamentösen Beeinflussung nächtlichen Sehens im Straßenverkehr. Med. Klin. **59**, 1979 (1964).
REEB, O.: Zur Frage der Kontrastverhältnisse bei der Straßenbeleuchtung. Lichttechnik **6**, 283 (1954).
— Licht und Verkehrsgeschehen. Arbeitstagg Auge, Licht und Verkehrsgeschehen, Mainz, 23./24. 3. 1966.
REMKY, H.: Augenärztliche Befunde bei akuter Alkoholeinwirkung. In: LAVES-BITZEL-BERGER, Der Straßenverkehrsunfall. Stuttgart: Ferdinand Enke 1956.
RIECKER, E.: Der experimentelle Lagenystagmus nach Luminalgaben. Z. Laryng. Rhinol. **28**, 138 (1949).
ROSENGREN, B.: Diskussionsbem. zu E. AULHORN u. H. HARMS, Untersuchungen über das Wesen des Grenzkontrastes. Ber. dtsch. ophthal. Ges. **60**, 18 (1956).
RÜSSEL, A.: Psychologische Untersuchungen über Blendung im Straßenverkehr. Zbl. Verkehrs-Med. **3**, 1 (1957).
— Versuche über Herabsetzung der Blendwirkung durch einen Seitenscheinwerfer. Zbl. Verkehrs-Med. **4**, 13 (1958).
SACHSENWEGER, R.: Untersuchung über den Zusammenhang von Unfallaffinität und Fehlsichtigkeit. Dtsch. Gesundh.-Wes. 8, 172—175 (1953).

SACHSENWEGER, R.: Untersuchung über die Beeinflussung der Tiefenwahrnehmung durch Refraktionsanomalien. Albrecht v. Graefes Arch. Ophthal. **154**, 617—636 (1954).
— Experimentelle Untersuchungen über den Einfluß der Ermüdung auf das räumliche Sehen. Dtsch. Z. ges. gericht. Med. **44**, 66—76 (1955).
— Die Tiefensehschärfe in der Dämmerung. Albrecht v. Graefes Arch. Ophthal. **155**, 496—517 (1955).
— Der Einfluß von Heterophorien auf das räumliche Sehen. Dtsch. Gesundh.-Wes. **11**, 883—890 (1956).
— Untersuchungen über den Zusammenhang zwischen stereoskopischem Sehen und Unfallaffinität. Zbl. Arbeitsmed. **6**, 34—39 (1956).
—, u. L. LUKOFF: Das dreidimensionale Sehen bei beidseitiger Aphakie. Klin. Mbl. Augenheilk. **137**, 160—170 (1960).
—, u. E. NOTHAAS: Eine Analyse von 4011 Verkehrsunfällen aus augenärztlicher Sicht. Dtsch. Gesundh.-Wes. **16**, 868 (1961).
—, u. U. PIEHLER: Das räumliche Sehen bei Kranführern. Dtsch. Gesundh.-Wes. **21**, 685 (1966).
SARTORI, C.: Die Sehtestaktion für Kraftfahrer in Bayern aus augenärztlicher Sicht. Med. Mschr. **18**, 61—66, 549—552 (1964).
SCHLEYER, F., u. K. SELLIER: Untersuchungen über die alkoholbedingte Sehstörung nach Momentblendung. Zbl. Verkehrs-Med. **9**, 2—11 (1963).
—, u. D. WICHMANN: Statistische Untersuchungen über die Beziehungen zwischen Blutalkohol und Pupillenweite und Lichtreaktion. Blutalkohol **1**, 58 (1961).
SCHMIDT, R.: Zur Notwendigkeit obligatorischer Augenuntersuchungen der Kraft- und Motorradfahrer. Fortschr. Med. **72**, 387 (1954).
SCHMÖGER, E., u. R. KAIZIK: Blendempfindlichkeit — ein verkehrsmedizinisches Problem. Münch. med. Wschr. **107**, 2021—2025 (1965).
SCHOBER, H.: Die Nachtmyopie und ihre Ursachen. Albrecht v. Graefes Arch. Ophthal. **148**, 171 (1948).
— Die Koppelung der Pupillenweite, Akkommodation und Konvergenz und ihre Bedeutung für die Erklärung der Blendung usw. Klin. Mbl. Augenheilk. **127**, 497 (1955).
— Ein neues Sofortadaptometer. Ber. dtsch. ophthal. Ges. **60**, 285 (1956).
— Diskussionsbem. zu K. LISCH u. J. SCHMID, Läßt sich die Dunkeladaptation medikamentös beeinflussen? Ber. dtsch. ophthal. Ges. **61**, 285 (1957).
— Die Blendschutzbrille des Kraftfahrers. Zbl. Verkehrs-Med. **4**, 1—10 (1958).
— Aktuelle Probleme der physiologischen Optik in der Verkehrsmedizin. In: Akt. Probl. Verkehrsmed. **1**, 63—68 (1959).
— Fragen der Fahrtauglichkeit vom Standpunkt des Ophthalmologen. Hefte Unfallheilk. **62**, 44 (1960).
— Das Sehen I und II. Leipzig: Fachbuchverlag 1960 u. 1964.
— Die Brille des Verkehrsteilnehmers. Ber. dtsch. ophthal. Ges. **64**, 560 (1961).
— Die Mehrstärkenbrille des Verkehrsteilnehmers. Augenspiegel **7**, 140 (1961).
—, u. W. PIEPENBRINK: Ein neues Sehtestgerät für die Untersuchung von Kraftfahrern. Zbl. Verkehrs-Med. 8, 78—81 (1962).
— Die physiologischen Anforderungen an die Augen des Kraftfahrers und Hilfsmittel zur Verbesserung des Sehens. Z. Verkehrssicherh. **9**, 9—34 (1963).
— Anforderungen an das Auge des Verkehrsteilnehmers und die dazu erforderlichen Sehhilfsmittel, S. 3—16. Hamburg: Verkehrswissenschaftl. Seminar 1963.
— Optische und optometrische Probleme bei der Bekämpfung der Blendung bei Nacht und im Straßenverkehr. Internat. Augenoptikerkongr. 1964, Kopenhagen.
—, u. M. MUNKER: Die Bestimmung der Sehschärfe und ihre Reproduzierbarkeit. Klin. Mbl. Augenheilk. **146**, 210—216 (1965).
SCHÖNWALD, B.: Die Beobachtung von Lichtreizen kleiner Sehwinkelgröße auf einem Umfeld hoher Leuchtdichte. Licht **9**, 10 (1939).
— Die Tragweite von Lichtzeichen bei Tage. Licht **10** (9) (1940).
— Das Riccosche Gesetz und die Sehschärfe. Licht **11** (1) (1941).
SCHOLZ, H.: Über die Leistungsminderung durch Blendung. Diss. Kiel 1951.
SCHUBERT, G.: Augenbewegungen und optische Lokalisation. Ergebn. Physiol. **45**, 423—463 (1944).
— Die Grundlage der Stereoskopie. Albrecht v. Graefes Arch. Ophthal. **164**, 386—390 (1962).
— Über den Einfluß der Blendung auf die Dämmersehleistung. Untersuchungen mit dem Grafschen Gerät. Arbeitsphysiologie **15**, 1 (1953).
SCHUMANN, CH.: Über einige Wechselbeziehungen zwischen Auge und Ohr hinsichtlich des Begriffes der Verkehrstauglichkeit. Bahnarzt **6**, 56 (1959).
— Zur Methodik einer vereinfachten Lichtsinnprüfung bei Kraftfahrern. Bahnarzt **6**, 104 (1959).

SCHUMANN, CH.: Über das Farbensehen bei Quecksilberhochdruckleuchtstofflampenlicht. Bahnarzt **6**, 149 (1959).
— Das stereoskopische Sehen im Verkehr. Bahnarzt **6**, 292 (1959).
— Schlußwort zur Diskussion von SACHSENWEGER zu dem Beitrag: Das stereoskopische Sehen im Verkehr. Bahnarzt **6**, 415 (1959).
— Augenuntersuchung und Tauglichkeit im Reichsbahn-Betriebsdienst. Bahnarzt **6**, 285 (1959).
— Untersuchung der spektralen Durchlässigkeit von Sonnenschutzgläsern mit dem Nagelschen Anomaloskop. Bahnarzt **6**, 444 (1959).
— Grobe Gesichtsfelddefekte bei einem Lokführer. Bahnarzt **6**, 454 (1959).
— Ophthalmo-physiologische Fragen der Erkennbarkeit von farbigen Lichtsignalen bei der Deutschen Reichsbahn. Dtsch. Eisenbahntechn. **7**, 306 (1959).
— Über ophthalmologische Tauglichkeitsfragen bei fortschreitender Technisierung des Verkehrs. Z. ärztl. Fortbild. **53**, 1108 (1959).
— Aufgaben des verkehrsmedizinischen Augenarztes im Bereich des Straßenverkehrs. Dtsch. Straßenverkehr **7**, 82 (1959).
— Gemeinsame Probleme der Augenoptik und der verkehrsmedizinischen Ophthalmologie. Mschr. Feinmechanik Optik **76**, 3 (1959).
— Probleme der Ophthalmologie im Verkehrswesen. Verh. öst. ophthal. Ges. **1959**, 144.
— Über einige Fehlerquellen bei der Farbensinnprüfung. Bahnarzt **7**, 63 (1960).
SIEBECK, R.: Praktische Bedeutung der Raumsinnstörung durch Anisokorie. Klin. Mbl. Augenheilk. **123**, 86 (1956).
SIEGERT, P.: Der Ablauf der Dunkeladaptation unter natürlichen Lebensbedingungen beim Gesunden und Hemeralopen. Albrecht v. Graefes Arch. Ophthal. **146**, 579—642 (1944).
SÖLLNER, G.: Zur Formenempfindlichkeit des Auges bei Beobachtung bewegter Objekte. Diss. der Fakultät für Maschinenwesen der Technischen Hochschule Karlsruhe 1961.
SPIECKER, H. D.: Augenkranke im Straßenverkehr. Ber. dtsch. ophthal. Ges. **64**, 567 (1961).
— Untersuchungen zur Straßenverkehrstauglichkeit bei medikamentöser Mydriasis und Miosis. Ber. dtsch. ophthal. Ges. **65**, 353 (1963).
— Vorschläge zur einheitlichen Untersuchung der Sehschärfe bei Kraftfahrern. Klin. Mbl. Augenheilk. **145**, 610 (1964).
— Empirische Erhebungen über die tatsächlich benötigte Sehschärfe im Straßenverkehr. 109. Versamml. Rhein.-Westfäl. Augenärzte 1964.
— Praktische Untersuchungen über das Verhalten Farbsinngestörter im Straßenverkehr. Ber. dtsch. ophthal. Ges. **66**, 186 (1964).
— Die Bedeutung der Scheibenhygiene am Kraftfahrzeug für die Verkehrssicherheit. Sonderdruck Sitzungsber. 110. Versamml. Rhein.-Westfäl. Augenärzte 1964.
STRAUB, W.: Untersuchungen über die Beeinflussung des ERG bei Menschen durch Äthylalkohol. Albrecht v. Graefes Arch. Ophthal. **159**, **353** (1957).
STUDNITZ, G. v.: Über die Beeinflussung der menschlichen Dunkeladaptation durch Pervitin. Klin. Mbl. Augenheilk. **111**, 154 (1954).
—, u. H. K. LÖVENICH: Über die Hebung der menschlichen Dunkeladaptation durch Karotinoide. Klin. Mbl. Augenheilk. **111**, 193 (1947).
— Praktische Anwendung der Sehtheorien. Verh. dtsch. Zoologen, Kiel 1948.
— Die Steigerung der Dunkeladaptation durch Adaptinol. Klin. Mbl. Augenheilk. **120**, 632 (1952).
— Zur Steigerung der Dunkeladaptation durch Helenien und Vitamin A-Emulsionen. Albrecht v. Graefes Arch. Ophthal. **154**, 137 (1953).
TIBURTIUS, H.: Über das Blendungsskotom. Ber. dtsch. ophthal. Ges. **64**, 551 (1961).
— H. WOJAHN u. F. GLASS: Über Änderung der Readaptationszeit des menschlichen Auges nach fovealer Blendung unter Alkoholbelastung. Albrecht v. Graefes Arch. Ophthal. **169**, 318 (1966).
TRAPPEN, E. V. D.: Straßenbeleuchtung von heute unter besonderer Berücksichtigung des Kraftwagenverkehrs. Licht **7**, 118 (1937).
— Über Versuche zur Beleuchtung von Verkehrsunterführungen. Licht **10**, 167 (1940).
— Das Problem der Straßen- und Verkehrsbeleuchtung. Straße u. Autobahn 237 (1951).
— Straßenbeleuchtung und Verkehrssicherheit. In: Die Sicherung des modernen Straßenverkehrs, H. 29. Düsseldorf: Droste-Verlag 1953.
— Beleuchtung von Verkehrsunterführungen und Tunneln. Lichttechnik **6**, 427 (1954).
— Die Beleuchtung des Lämmerbuckeltunnels. Lichttechnik **9**, 506 (1957).
— Das asymmetrische Abblendlicht. Z. Verkehrssicherh. **4**, 155 (1958).
— Hamburger Verkehrsgespräch. Zbl. Verkehrs-Med. **6**, 94 (1960).
— Abhängigkeiten zwischen Verkehrsunfällen und künstlicher Beleuchtung im Straßenraum. Arch. Unfallforsch. **1962** (1—2).
— Veränderlichkeit der Gefahren im Verkehrsgeschehen bei Tag und Nacht. Riv. Dim. Ussicioaci **1963** (3).

TRENDELENBURG, W.: Ein Signallichtapparat zur Prüfung auf Farbenblindheit. Klin. Mbl. Augenheilk. **93**, 433 (1934).
— Der Gesichtsinn. Berlin-Göttingen-Heidelberg: Springer 1961.
TSCHERMAK-SEYSENEGG, A. v.: Methodik des optischen Raumsinnes und der Augenbewegungen. In: Abderhaldens Handbuch der biologischen Arbeitsmethoden, Bd. 6. Berlin u. Wien: Urban & Schwarzenberg 1937.
— Einführung in die physiologische Optik, 2. Aufl. Wien: Springer 1947.
—, u. E. HEINSIUS: Über Nacht-Sehproben mit Leuchtfarben. Klin. Mbl. Augenheilk. **115**, 120 (1949).
UNDEUTSCH, O.: Die Auffassungsfähigkeit für Verkehrszeichen. Sonderdruck aus Zeitschrift für Verkehrssicherheit, Sehen und Beleuchten. Frankfurt a. M.: Tetzlaff 1963/64.
UNGER, L.: Über Sehstörungen nach Blutverlusten. Klin. Mbl. Augenheilk. **126**, 41 (1955).
VELHAGEN, K.: Das praktische Farbenerkennungsvermögen farbenuntüchtiger Personen für Signale des Luftverkehrs. Klin. Mbl. Augenheilk. **96**, 442 (1936).
— Weitere Untersuchungen über die Brauchbarkeit von Neophangläsern bei angeborener Farbenuntüchtigkeit. Klin. Mbl. Augenheilk. **96**, 660 (1936).
— Zur Frage der Farbentüchtigkeit im Straßenverkehr. Klin. Mbl. Augenheilk. **104**, 377 (1940).
VIERLING, F.: Die Farbensinnprüfung bei der Deutschen Reichsbahn. Melsungen: A. Bernecker 1935.
VUKOVICH, V., u. G. SCHUBERT: Fixationsschwankungen und binoculares Einfachsehen. Albrecht v. Graefes Arch. Ophthal. **149**, 706—718 (1949).
WAGENAAR, Y. W.: The importance of the relationship "figure and grond" in fast trafic. Ophthalmologica (Basel) **124**, 309—315 (1952).
WAGNER, H.: Sehen und Beleuchten im Kraftverkehrsrecht aus der Sicht des Juristen. Sehen und Beleuchten, S. 255. Frankfurt a. M.: Tetzlaff 1964.
WEIGELIN, E., H. HEINRICHS, F. LEONARDI u. P. MIESEL: Die Beziehung zwischen subjektiv bestimmter Sehschärfe und dem Ausfall der objektiven Prüfung am Gerät nach v. ROMBERG. Klin. Mbl. Augenheilk. **127**, 174 (1955).
WINDUS, H.: Vergleichende Adaptationsmessungen am Tübinger Perimeter, Mesoptometer und Untersuchungen der Empfindlichkeit für Leuchtdichteunterschiede während der einzelnen Adaptationsphasen. Diss. Med. Lübeck 1967.
WÖLFFLIN, E.: Gelingt es, die angeborenen Farbsinnstörungen zu beeinflussen? Klin. Mbl. Augenheilk. **114**, 399 (1949).
ZENKER, C.: Diskussionsbem. zu W. PLITT, Brauchen wir Tauglichkeitsvorschriften im Straßenverkehr? Klin. Mbl. Augenheilk. **127**, 488 (1955).
ZUSCHLAG, H. G.: Alkoholbedingte Störungen von Sehfunktionen. Klin. Mbl. Augenheilk. **147**, 594 (1965).

Innere Medizin und Verkehrsmedizin

H. Hoffmann, Dortmund

Mit 2 Abbildungen

Verkehrsmedizin bedeutet die Bearbeitung der mit dem modernen Verkehrswesen zusammenhängenden medizinischen Fragen in Cooperation der klassischen medizinischen Einzeldisziplinе. Naturgemäß ist das Gewicht der Einzelfächer in den Spezialfällen jeweils unterschiedlich. Verkehrsmedizin hat sowohl prophylaktische als auch kurative Aspekte. Wichtigste Themen sind

I. Untersuchung der Einflüsse auf den Menschen, die mit dem Führen oder mit dem Benutzen von modernen Verkehrsmitteln verbunden sind.

II. Untersuchung und ggf. Ausschaltung der medizinisch faßbaren beim Menschen liegenden Unfallursachen.

III. Beseitigung von Gesundheitsstörungen, die durch das Führen oder das Benutzen der modernen Verkehrsmittel hervorgerufen wurden (Unfallfolgen oder auch nicht-unfallmäßig verursachte aber ursächlich auf „Verkehrsmittel" rückführbare Gesundheitsstörungen.).

Der Beitrag der „inneren Medizin" zu diesem „verkehrsmedizinischen Programm" entspricht der Rolle, die das medizinische Fachgebiet im Rahmen der gesamten Medizin spielt.

Die *amtliche Verkehrsunfallursachenstatistik* hat für die Beurteilung der Bedeutung von Erkrankungen aus dem innermedizinischen Fachgebiet keinen praktischen Wert. Mit Sicherheit ist für die Rubrik Nr. 21 („körperliche und gesundheitliche Behinderung des Fahrers") mit einer beträchtlichen Dunkelziffer zu rechnen. Es hängt nämlich allein von dem zuerst am Unfallort eintreffenden Polizeibeamten bzw. von dem mit der Aufnahme und Bearbeitung des Unfalles betrauten Angehörigen der Verkehrspolizei ab, ob die an dem Unfall Beteiligten einer ärztlichen Untersuchung zugeführt werden. Solange also dem Laien aufgebürdet wird, die Indikation zur medizinischen Untersuchung zu stellen, und damit Diagnostik am Unfallort ohne entsprechende Vorbildung und ohne Anwendung von Untersuchungsverfahren zu treiben, wird eine unschätzbar hohe Anzahl medizinisch faßbarer Persönlichkeitsmängel unentdeckt bleiben müssen. Dies trifft besonders für den innermedizinischen Sektor zu, da das Erkennen von Erkrankungen der inneren Organe besonders schwer und das Verbergen derartiger Erkrankungen hinwiederum besonders leicht ist. Es entspricht der Erfahrung, daß bei Verkehrsunfällen der Angeschuldigte geistige oder körperliche Mängel meist nicht nur nicht geltend macht, sondern sogar zu verbergen sucht.

I. Einflüsse auf die inneren Organe des Menschen durch das Führen oder Benutzen moderner Verkehrsmittel

Aufdeckung und Ausschaltung medizinisch faßbarer beim Menschen liegender Unfallursachen und Verhütung von nicht-unfallmäßig entstandenen aber mit dem Führen oder Benutzen moderner Verkehrsmittel zusammenhängender Gesundheitsstörungen setzen sowohl die Kenntnis der Leistungsanforderungen als auch die möglichen schädigenden Einflüsse voraus. Es erscheint berechtigt, in diesem Zusammenhang von Verkehrsphysiologie und auch von Verkehrspathologie zu sprechen.

1. Physikalische Belastungen und deren Auswirkungen auf innere Organe beim Führen oder Benutzen moderner Verkehrsmittel

a) Einfluß der Geschwindigkeit auf innere Organe

Die Fahrgeschwindigkeit der *erdgebundenen Verkehrsmittel* (sofern es sich nicht um Spezialanfertigungen für Rekordversuche handelt) ist als reine physikalische Größe nicht in der Lage, morphologische oder funktionelle Veränderungen an den inneren Organen hervorzurufen. Untersuchungen von Hoffmann und Reygers ergaben, daß Änderungen der Herzstromkurve, der Pulsfrequenz und des Blutdrucks bei Fahrgeschwindigkeiten oberhalb von 100 km/h bis 145 km/h auf freier Strecke bei guter Sicht in einem hierfür geeigneten Kraftfahrzeug gegenüber den Werten, die bei Geschwindigkeiten unter 100 km/h ermittelt wurden, nicht eintreten (Tabelle 1).

Tabelle 1. *Verhalten der Kreislaufgrößen gesunder Kraftfahrer bei hohen Geschwindigkeiten auf freier Strecke im Vergleich zu den Kreislaufgrößen, die unter „normalen Fahrbedingungen" mit Geschwindigkeiten unterhalb von 100 km/h ermittelt wurden*

n = 172	weniger als 100 km/h %	100 km/h %	110 km/h %	120 km/h %	130 km/h %	140 km/h %	145 km/h %
Puls: ± 0%	41=23,8	41=23,8	39=22,7	38=22,1	40=23,2	39=22,7	41=23,8
+10%	131=76,2	121=70,4	125=72,7	122=70,9	132=71,6	124=72,1	121=70,4
+20%	—	10= 5,8	8= 4,6	11= 6,4	9= 5,2	8= 4,6	10= 5,8
+30%	—	—	—	1= 0,6	—	1= 0,6	—
+40%	—	—	—	—	—	—	—
über +50%	—	—	—	—	—	—	—
EKG: keine pathologischen Änderungen	169=98,3	168=97,7	169=98,3	169=98,3	167=97,1	169=98,3	169=98,3
pathologische Änderungen	3= 1,7	4= 2,3	3= 1,7	3= 1,7	5= 2,9	3= 1,7	3= 1,7
Blutdruck:							
± 0%	166=96,5	164=95,4	165=95,6	165=95,9	166=96,5	165=95,9	166=96,5
+10%	6= 3,5	8= 4,6	6= 3,5	6= 3,5	7= 4,1	5= 2,9	6= 3,5
+20%	—	—	1	—	—	—	—
+30%	—	—	—	—	—	2= 1,2	—

Naturgemäß ändern sich die Verhältnisse dann, wenn nicht etwa auf freier Strecke sondern im Verkehrsfluß gefahren wird (s. hierzu die Ausführungen über psychische Beeinflussung der Kraftfahrzeugführer), da hier Kreislaufbelastungen — allerdings durch psychischen Stress verursacht — wie unter Stadtverkehrsverhältnissen, registriert wurden (s. Tabelle 3).

Die *Schiffsgeschwindigkeit* als reine physikalische Belastungsgröße ist unerheblich und hat keine nachweisbaren Auswirkungen auf innere Organe.

Auch die Geschwindigkeit von *Luftfahrzeugen*, selbst der Flugkörper mit mehrfacher Schallgeschwindigkeit — ist als rein physikalische Größe, solange sie konstant bleibt und keinen Änderungen unterliegt, nicht in der Lage morphologisch oder funktionell faßbare Einflüsse auf die inneren Organe auszuüben. Im Gegensatz dazu stellt die Geschwindigkeitsänderung, nämlich die positive oder negative sowie auch die transversale Beschleunigung, ein erstrangiges Problem der Luftfahrtmedizin dar. Die Auswirkungen auf den Kreislauf und auf andere innere Organe sind erheblich (zusammenfassende Darstellung und Literaturübersicht bei HOWARD). Wegen der Einzelheiten wird auf den Abschnitt „Flugmedizin" von LAUSCHNER auf S. 709 dieses Handbuchs verwiesen.

b) Biologische Wirkung mechanischer Schwingungen in ihrer Auswirkung auf innere Organe

Die in Landfahrzeugen auftretenden Schwingungen liegen frequenzmäßig vielfach im Bereich der Grundresonanz des menschlichen Körpers oder der Eingeweide (ca. 5 Hz!). Vgl. hierzu die grundlegenden Ausführungen in den Beiträgen von COERMANN sowie von MÜLLER-LIMMROTH auf S. 804 bzw. S. 145 in diesem Handbuch. Die größten Relativbewegungen führen die Organe der Bauchhöhle mit dem Zwerchfell, das Herz und das Lungengewebe aus. Gewebszerstörungen sind auch in den weichen Organen trotz hoher Dehnbarkeit durch Resonanzeffekte denkbar. Es kann jedoch angenommen werden, daß bei den hier in Frage kommenden Frequenzbereichen die Organe der Bauchhöhle sich parallel verschieben, so daß nur unbedeutende Relativbewegungen stattfinden, was allerdings auch Gewebszerrungen bei niederen Frequenzen zwischen den einzelnen Organen nicht unbedingt ausschließt, da die Grundresonanz zwischen 3 und 7 Hz liegt. Die Eigenfrequenz des Herzens wird zwischen 4 und 6 Hz angetroffen. Relativbewegungen werden im wesentlichen durch die Atmung beeinflußt und können 2—3 cm pro g betragen. Dagegen ist das Lungengewebe als visköse Masse anzusehen, die praktisch keine Zugelastizität hat. Die Resonanz wird bei 1 Hz vermutet. Nachweisbar war dies jedoch bisher nicht (R. COERMANN).

COERMANN und MÜLLER kamen bei ihren 1940 durchgeführten Untersuchungen zu dem Ergebnis, daß mechanische Schwingungen auf den Kreislauf erst dann zu einer signifikanten Pulsfrequenzerhöhung führen, wenn die Erträglichkeitsgrenze erreicht ist. Ursächlich wurde die erhöhte Muskelkontraktion und eine mit dem Schwingungseinfluß verbundene psychische Belastung angeschuldigt. Die Untersuchungen zeigten, vor mehr als 25 Jahren, daß bei schwächeren Schwingungen eine Pulsfrequenzerhöhung meist nur kurz nach Beginn der Schwingungseinwirkung auftrat, nach längerer Einwirkungsdauer jedoch die Pulsfrequenz häufig unter den Ausgangswert absank. Auch hier wurde ein Absinken des allgemeinen Muskeltonus unter den Ruhewert vermutet.

Neuere Untersuchungen (HOFFMANN) zeigten dagegen, daß auch mechanische in Fahrzeugen auftretende Schwingungen weit unter der Erträglichkeitsgrenze — allerdings nur auf schlechten Straßen — signifikante Pulsfrequenzbeschleunigungen hervorrufen, die allerdings nicht als unmittelbare Schwingungswirkung sondern als Folge der statischen Haltearbeit der Muskulatur entsprechend den in den verschiedenen Achsrichtungen erlittenen Beschleunigungen durch den Schwingungseinfluß zu verstehen sind. Vgl. hierzu auch die Ausführungen im Beitrag von MÜLLER-LIMMROTH ab S. 135 in diesem Handbuch. Untersuchungen (WENDEBORN und HOFFMANN) zeigten ein analoges Verhalten bei den Fahrern landwirtschaftlicher Nutzfahrzeuge. Hier war es sogar möglich, an Hand der Kreislaufveränderungen (Puls- und Atemfrequenz) die gegenüber dem Ausgangswert bis zu 30% Abweichungen zeigten, Meßstrecken mit unterschiedlicher Beschleunigungswirkung auf den Menschen voneinander zu unterscheiden. Einflüsse der Schwingungen auf den arteriellen Blutdruck konnten im Bereich bei 3—4 Hz schon 1940 nachgewiesen werden. Allerdings vermutet man hier wohl zu Recht die Relativbewegungen des Zwerchfells als eigentliche Ursache. Die Änderungen waren nicht stärker als sie durch forcierte Atmung erzielt werden können (MÜLLER, COERMANN). Die Wirkung auf den peripheren Kreislauf bei Schwingungsbelastung ist deutlicher. Hier ergeben sich infolge Arteriolenkontraktion Einschränkungen der peripheren Hautdurchblutung (Coermann), ähnlich wie dies bei Lärmbelastungen (Jansen) nachgewiesen werden konnte. Allerdings ist der Effekt individuell sehr verschieden. Auch Dilatationen der Gefäße wurden beobachtet. Größte Beeinflussung des Arteriolentonus fand man nach 1—5 min in Abhängigkeit von den Beschleunigungen. Bei den Untersuchungen diente als Maßstab die Fingerpulsamplitude. Eine Beziehung zwischen der Schädlichkeit der Vibrationsbelastung und der Veränderung der Gefäßweite besteht nicht, da konstitutionelle und dispositionelle Faktoren den Arteriolentonus mitbestimmen. Jedoch ergibt sich eine Korrelation zum „subjektiven Lästigkeitsgrad".

In Tierversuchen (Cope u. Polis) wurde ein vorübergehender Anstieg der Serum-Glutaminsäure-Oxalessigsäure-Transaminase (SGOT) nachgewiesen. (Schwingungsbelastung von Rhesusaffen in sitzender Haltung über 3 Std mit 20 Hz und 2,5 mm Amplitude.) Bei Fortsetzung der Belastung über mehrere Tage bildeten sich die Ferment-Anstiege jedoch zur Norm zurück. Veränderungen im Blutserum (Mandel, Robinson u. Luce) oder Veränderung der Eosinophilen im peripheren Blut (Jansen) konnten im Experiment nicht signifikant nachgewiesen werden. Mandel untersuchte den Harn mehrerer Versuchspersonen, die über 6 Monate bis zu 2 Jahren wöchentlich mindestens einmal Schwingungsbelastungen bis zur Toleranzgrenze unterworfen wurden. Harnzylinder oder Eiweiß im Urin wurden nicht gefunden. Die Ergebnisse dieser Untersuchungen bei vorerkrankten Patienten (Pyelitis, infektiöse Mononukleose) waren uneinheitlich. Sinicyn und Rumjancev untersuchten die Wirkung von Ganzkörpervibrationen auf den Kohlenhydratstoffwechsel und die Adrenalinaktivität im Experiment. Diese russischen Autoren fanden im Tierversuch (Kaninchen) Absinken der Blutzucker- und Glykogenspiegel sowie ein gestörtes Gleichgewicht zwischen freiem Adrenalin und Nor-Adrenalin im Blut.

Untersuchungen bei Insassen von Pkw's der Mittelklasse (Hoffmann) ließen *Erhöhungen der Atem- und Pulsfrequenz* nur bei sehr schlechten Straßen — auch hier in Folge statischer Haltearbeit — erkennen. Die in Krankenkraftwagen liegend Transportierten zeigten (Hoffmann) bedenkliche Resonanzerscheinungen am Kopf und am Brustkorb im Bereich zwischen 5 und 7 Hz, Befunde, die für den Gesunden wahrscheinlich aber unerheblich, für den Kranken oder Verletzten keinesfalls bagatellisierbar sind. (Vgl. auch die Ausführungen von Harff in diesem Handbuch ab S. 540).

Eindrucksvoll konnten Christ und Dupuis röntgenologisch auf dem Schütteltisch Absolut- und Relativbewegungen des Magens bei unterschiedlichen Schwingbelastungen nachweisen. Gesicherte Beziehungen zwischen Vibrationsbelastung des Magens oder der übrigen Verdauungsorgane mit Magen- oder Verdauungserkrankungen sind bisher nicht hergestellt. In dieser Hinsicht geäußerte Vermutungen (Rosegger) betreffen die Führer von landwirtschaftlichen Nutzfahrzeugen, ohne daß diese Arbeiten als Nachweis für die ätio-pathogenetische Rolle der Schwingbelastung im Hinblick auf Erkrankungen der inneren Organe angesehen werden dürfen.

Die *Schwingungsprobleme bei schienengebundenen Fahrzeugen* liegen nicht prinzipiell anders, da mit etwa gleichen Frequenzverteilungen und Schwingungsmaxima — wenn auch bei den modernen Schienenfahrzeugen mit etwas geringeren Beschleunigungen — zu rechnen ist (s. „Die verkehrsmedizinischen Aufgaben des Bahnarztes" von Pohle; S. 611 dieses Handbuchs).

Mechanische Schwingungen können besonders auf *Schiffen* aus verschiedenen Richtungen auf den Menschen einwirken. In der Frequenz liegen die wichtigsten praktisch im Bereich zwischen 0,1—5 Hz. Daneben kommen naturgemäß auch höherfrequente Schwingungen in den Maschinenräumen der Schiffe selbst und in deren Umgebung vor, die in ihrer Frequenzverteilung bis in den Hörbereich gehen. Als höherfrequente mechanische Schwingungen sind sie aber im Hinblick auf die inneren Organe uninteressant.

Subjektiv werden schräg auf den Menschen eintreffende Schwingungen besonders belastend empfunden, sie scheinen bei der Einwirkung auf den sitzenden Menschen am häufigsten *Kinetosen* (Bewegungskrankheiten, Seekrankheit, Luftkrankheit) hervorzurufen. Die Anfälligkeit des Menschen gegenüber Kinetosen ist groß. Es braucht nicht immer zum Erbrechen zu kommen. Müdigkeit, Hyperventilation, Übelkeit, gastrische Symptome, Verstopfung, Atemstörungen und Kopfschmerzen sind Symptome der Kinetosen. Allerdings spielen psychische Faktoren und Gewöhnung eine wesentliche Rolle, obwohl Kinetosen in der Erregung des Labyrinths eine organische Teilursache haben. Die vegetative Ausgangslage ist entscheidend. Vibrationen höherer Frequenzen jenseits von 5 Hz sind für die Entstehung von Kinetosen ohne Belang. Zwischen der Größe der Schwingbeschleunigung, der Fahrzeugschwingungen und Zahl sowie Schwere der an Kinetosen Erkrankten, haben sich Korrelationen ergeben (GELLER). Andere experimentelle Untersuchungen von GOETHE und FISCHER stellten „den Ruck der Schwingungen" als sog. kinetisches Reizmaß in den Mittelpunkt der Betrachtungen. Auch hier wurde eine Abhängigkeit von der Schwingbeschleunigung gefunden. Einzelheiten hierzu können dem Beitrag von GOETHE in diesem Handbuch ab S. 634 entnommen werden.

Auch in *Flugzeugen* treten biologisch wichtige niederfrequente mechanische Schwingungen auf. So verursachen die Kolbentriebwerke von Propellermaschinen Schwingungen zwischen 10 Hz und 10^4 Hz. Die auf das Flugzeug selbst übergeleiteten Maschinenschwingungen der Luftschrauben und Rotoren (Helicopter) liegen zwischen 8 Hz und 10^3 Hz. Während so das Schwingungsspektrum der Triebwerke bis in den Hörbereich sich erstreckt, bleiben die durch Flugmanöver verursachten Schwingungen zwischen 0,1 und 0,6 Hz (in Extremfällen zwischen 0,1 und 2 Hz) sowie die durch meteorologische Turbulenzen am Flugzeug verursachten Schwingungen zwischen 0,5 und 20 Hz, ebenso wie die der meteorologischen Turbulenzen selbst zwischen 0,1 Hz und 1 Hz ganz im Bereich niederfrequenter aber im Hinblick auf die inneren Organe biologisch wichtiger mechanischer Schwingungen.

Die biologische Wirkung dieser niederfrequenten mechanischen Schwingungen sind nicht anders zu beurteilen als die der in erdgebundenen Fahrzeugen auftretenden Schwingungen gleicher spektraler Zusammensetzung und gleicher Beschleunigung (s. oben). Eine zusammenfassende Darstellung der Schwingungsprobleme in Luftfahrzeugen bringt J. C. GUIGNARD. Dort auch ausführliche Literaturübersicht. Wegen der weiteren Einzelheiten wird auf den Abschnitt „Flugmedizin" von LAUSCHNER auf S. 709 und auf den Beitrag von COERMANN auf S. 804 dieses Handbuchs verwiesen.

c) Einwirkungen des Verkehrslärms auf innere Organe

Geräuschspektren bei *Zweiradfahrzeugen* und *Vierradfahrzeugen* sind beginnend bei der unteren Hörgrenze bis etwa 10 kHz zu erwarten. In dieser Bandbreite zeigen die Zweiradfahrzeuge ein Schalldruckmaximum bei etwa 200 Hz (Motorräder bei fast 90 dB, Roller bei fast 80 dB und Moped bei fast 70 dB), Vierradfahrzeuge bei etwa 100 Hz (Lastwagen, Omnibusse und Pkws zwischen 80 und 90 dB). Einzelheiten s. bei HAMMERFORS und KAJLAND. Dabei ist aber zu berücksichtigen, daß die niedrigen Frequenzen physiologisch weniger bedeutsam sind, so daß trotz des Steilabfalls jenseits von 1000 Hz bei einem Auftragen der Lautheits- oder Lärmigkeitspegel pro Oktave sich ein zweites Maximum für die genannten Fahrzeuge bei etwa 2 kHz ergibt. Für *Schienenfahrzeuge* sind die Geräuschspektren und Schalldruckkurven ähnlich unterschiedlich, wobei nicht nur eine Differenz zwischen Antriebsmaschinen (Lokomotiven) und Personenwagen, sondern auch innerhalb dieser Gruppen erhebliche Unterschiede durch Alter, Bauart und Schallschutz festgestellt wurden.

Auswirkungen des Lärms auf innere Organe stellten u.a. LEHMANN und TAMM, JANSEN und auch speziell hinsichtlich des Kreislaufs VON EIFF und

BRAMBRING fest. Übereinstimmend ergab sich, daß eine Änderung der Pulsfrequenz nicht eintritt, nur vorübergehende rasch rückbildungsfähige Veränderungen des systolischen Blutdrucks und des Mitteldrucks beobachtet werden und der periphere Widerstand in aller Regel ansteigt. Entsprechend finden sich auch Erhöhungen des diastolischen Blutdrucks. Jedoch sind die Kreislaufveränderungen als Folge vegetativer Reaktionen bei Lärmeinwirkungen sehr vom Geräusch (Frequenz, Amplitude, kontinuierliche oder diskontinuierliche Darbietung) abhängig. Beweise, daß die in Kraftfahrzeugen oder in Schienenfahrzeugen auftretenden Geräusche krankheitsverursachend sein könnten, fehlen bisher.

Insbesondere das *Maschinenpersonal der Schiffahrt* ist meist erheblich Lärmbelastungen bis 95 Phon ausgesetzt, wobei die hohen Frequenzen vorherrschen. Während die Lärmschwerhörigkeit als echte Schädigung des Maschinenpersonals beobachtet wird, sind Schäden an den inneren Organen bisher nicht bekannt geworden.

Ein besonderes Problem stellt der *Flugzeug- und Flughafenlärm* dar (s. hierzu auch Abschnitt „Arbeitsmedizin und Verkehrsmedizin von EFFENBERGER und HOFFMANN auf S. 596 dieses Handbuchs).

Der Lärm der Triebwerke reicht in allen Fällen bis in den Hörbereich und zum Teil sogar darüber. Das Spektrum der Kolbenmotoren (Propellermaschinen) reicht von unterhalb der Hörgrenze bis 10^4 Hz, die Bandbreite der Maschinenschwingungen von Luftschrauben und Rotoren liegt unterhalb der Hörgrenze beginnend bis 10^3 Hz. Der Luftschall durch Hubschrauberrotorblätter und auch Propeller verursacht hat ein enges Spektrum zwischen 10^3 und 10^5 Hz. Strahltriebwerke bedecken den Bereich zwischen 150 und 10^4 Hz. Raketentreibsätze haben ein ähnliches Spektrum zwischen 50 und 10^5 Hz. Der Flugkörper selbst verursacht in den Wechselwirkungen mit der umgebenden Atmosphäre bei hohen Geschwindigkeiten Luftschwingungen zwischen 150 und 10^5 Hz.

Spezielle durch den Flugzeuglärm hervorgerufene und von anderen Lärmquellen gleicher Frequenz und gleichen Schalldrucks etwa unterschiedliche biologische Wirkungen im Hinblick auf den Kreislauf sind nicht bekannt geworden. Eine zusammenfassende Darstellung mit ausführlicher Literaturübersicht bringt J. C. GUIGNARD. Zu den luftfahrtmedizinischen Spezialproblemen wird auf den Abschnitt „Flugmedizin" von LAUSCHNER S. 729 dieses Handbuchs verwiesen.

d) Die Wirkung von Treibstoffen und Abgasen auf innere Organe

Naturgemäß kann hier nur die Wirkung der Kraftfahrzeug-, Lokomotiv-, Schiffs- und Flugzeugtreibstoffe unter Berücksichtigung der mit Führung, Benutzung und Wartung der Verkehrsmittel verbundenen *üblichen* Exposition besprochen werden. Die Folgen absichtlicher (suizidaler) oder unabsichtlicher (unfallweiser) peroraler bzw. massiver inhalativer Aufnahme der Substanzen findet hier keine Berücksichtigung. Hierzu muß auf die einschlägige Spezialliteratur der Toxikologie, der Gewerbemedizin und der Unfallheilkunde verwiesen werden.

Eine Schädigung der inneren Organe durch Verschütten und Verspritzen der flüssigen Treibstoffe (Benzin, Benzin-Benzolmischungen, Mischungen von Benzin und Antiklopfmitteln) beim Hantieren bzw. Füllen und Leeren der Behälter auch in der heißen Jahreszeit ist im allgemeinen nicht zu befürchten.

Während Benzin, das heute im wesentlichen aus Hexan, Heptan und Oktan besteht bei üblicher und nicht etwa außergewöhnlicher Exposition (s. oben) als relativ harmlos gelten darf, trifft dies für Benzol nicht zu. Gerade die langfristige Einwirkung oder die wiederholte Exposition gegenüber kleinen Dosen von Benzol, wie sie beispielsweise beim Reinigen von Motorteilen mit Benzol mittels einer Sprühpistole erfolgt, kann — wenn auch individuell unterschiedlich — zu hämatologischen Erkrankungen (Leukopenie, Leukosen, Thrombopenien, Panmyelophtisen) führen (MOESCHLIN).

Auswirkungen des Dieselkraftstoffs auf innere Organe, insbesondere auf Herz- und Kreislauf sind nicht bekannt geworden, sofern es sich um die *übliche* Exposition und nicht um Sonderfälle handelt. Auch die carzinogene Wirkung ist für den Menschen im Rahmen einer solchen Exposition noch nicht nachgewiesen.

Ein sehr modernes Problem betrifft die Gefährdung durch *Raketentreibstoffe* deren Giftigkeit zwischen 0,005 ppm und mehreren 100 ppm liegen kann. Isozyanate, Borhydride, Nitrobenzol, Nitrotoluol und Amine sind Gase oder Flüssigkeiten, die entweder auf inhalativem Wege, auf peroralem Wege oder durch Hautresorption in den Körper gelangen. Besonders toxisch sind Boranverbindungen. Hier ist das Tragen von Atemschutzmasken vorgeschrieben. Bei Beachtung der Schutzmaßnahmen sind Vergiftungen selten. Hinsichtlich der Vergiftungssymptomatik wird auf die einschlägigen Lehrbücher der Toxikologie (u. a. MOESCHLIN) verwiesen.

Bei den *gasförmigen Treibstoffen* ergibt sich — allerdings nur unter der Voraussetzung ungeschickter Handhabung oder defekter Leitungen vor allem durch Propan die Möglichkeit der Vergiftung mit Benommenheit, Pulsverlangsamung und Krampfzuständen der glatten Muskulatur.

Die *Abgase* der Motoren und Triebwerke enthalten u. a. unverbrannte *Kohlenwasserstoffe*. Bei den Analysen der Auspuffgase wurden aliphatische Kohlenwasserstoffe (C 1 bis C 11), aromatische Kohlenwasserstoffe (Benzol und Toluol) in Konzentrationen zwischen 0,04 Vol.-% und 0,09 Vol.-% (entsprechend 400 bis 900 ppm) nachgewiesen. In eigenen Untersuchungen (HOFFMANN, STRUBEL und SCHÖNAUER) konnten wir feststellen, daß die genannten Kohlenwasserstoffe in einem Verdünnungsgrad von etwa 1:100 gegenüber der Konzentration im Auspuffgas im Fahrgastraum auftreten. Wesentliche Unterschiede hinsichtlich der benutzten Kraftstoffe bestanden nicht. Im einzelnen ergaben sich in den Fahrgasträumen — allerdings abhängig von Drehzahl und Belastung des Motors sowie Geschwindigkeit des Fahrzeugs folgende Verteilung:

Äthan: 0,003—0,012 ppm
Äthylen: 0,006—0,05 ppm
Azethylen: 0,019—0,0044 ppm
Propan: 0,01 —0,14 ppm
Propen: 0,021—0,2 ppm
Iso-Butan: 0,02 —0,39 ppm
n-Butan: 0,002—1,1 ppm

Ungesättigte C_4 Kohlenwasserstoffe: knapp oberhalb der Nachweisgrenze

Iso-Pentan: 0,023—0,52 ppm
n-Pentan: 0,044—0,6 ppm
Penten: 0,026—0,041 ppm
Hexan: 0,093—0,16 ppm
n-Heptan: 0,003—0,19 ppm
n-Oktan: 0,005—0,033 ppm

Nonan von knapp oberhalb der Nachweisgrenze bis 0,021 ppm

Benzol: 0,011—0,18 ppm
Toluol: 0,016—0,21 ppm
Methan: 0,09 —0,62 ppm

Von diesen unverbrannten Kohlenwasserstoffen als Abgasbestandteilen ist in den genannten Konzentrationen bisher nicht bekannt, daß auch durch langfristige Einwirkungen Schäden an den inneren Organen auftreten können. Eine Ausnahme bildet jedoch die Allergie. Sensibilisierungen gegen die genannten Kohlenwasserstoffe sind offensichtlich von praktischer Bedeutung, wie die Allergie gegen Treibstoffe und die in den Abgasen enthaltenen unverbrauchten

Kohlenwasserstoffe in einzelnen Fällen bei Kraftfahrern und Kraftfahrzeughandwerkern beweist.

Methan hat nicht nur als Abgasbestandteil der Triebwerke und Motoren Bedeutung, Methan tritt auch in erheblich größeren Konzentrationen auf Kohlenschiffen dann auf, wenn unfallweise ein Ladungsbrand entsteht.

Auch *halogenierte Kohlenwasserstoffe* kommen vor, Sie sind in Kühlanlagen enthalten (in Methylchlorid auf Kühlschiffen!). Die Giftigkeit geht daraus hervor, daß die maximale Arbeitsplatzkonzentration nur 100 ppm beträgt. Über Schwindel, Kopfschmerzen, Sehstörungen, gastrointestinale Erscheinungen und Schlafsucht kommt es zum tiefen Koma mit schwerer Cyanose und Krämpfen. Der Tod tritt an Atemlähmung ein. Leichtere Vergiftungen werden überlebt.

Neue Aspekte hinsichtlich der Kohlenwasserstoffe in den Abgasen haben sich durch die Untersuchungen von Kotin ergeben, der nachweisen konnte, daß nicht nur Benzpyren und verwandte polyzyklische Kohlenwasserstoffe Tumoren erzeugen, sondern daß auch aliphatische Kohlenwasserstoffe karzinogen wirken können.

Die Zusammenhänge zwischen Luftverunreinigung und Karzinom sind noch keineswegs völlig geklärt. Es muß auf den Beitrag von Effenberger ab S. 907 und auf die zusammenfassende Literaturübersicht in „Motor vehicles, Air Pollution, and Health" hrsg. vom US Department of Health Education and Welfare Juni 1962 verwiesen werden.

Aldehyde entstehen in den Abgasen durch Teilverbrennung der Kohlenwasserstoffe. Sie haben einen ausgesprochen brenzlich-stechenden Geruch, wie etwa Formaldehyd, Acethaldehyd und Acrolein. Trotz der geringen Konzentrationen (0,14% im Auspuffgas bei extremen Fahrbedingungen wie Anfahren, Beschleunigen, Bergfahrt) sind unangenehme Reizwirkungen auf Augen und Atmungsorgane die Folge, die zwar zur Behinderung des Menschen führen, aber nachweisbare Rückwirkungen auf die inneren Organe nicht haben.

Ebenfalls kommen in den Abgasen bei Verbrennungsmotoren *Stickoxyde* vor, die als starke Blutgifte (NO, NO_2, N_2O, N_2O_3) bekannt sind. Beim Einatmen dieser Gase bilden sich in den Atmungsorganen salpetrige Säure, die die Schleimhäute angreift. Die Wirkung tritt erst nach 6—10 Std ein. Wird das Blut zersetzt kommt es zum Lungenoedem. 0,07% Stickoxydgehalt in der Luft führt nach halbstündiger Einatmung zum Tode. Die maximal zuläsige Arbeitsplatzkonzentration (MAK) für einen 8stündigen Arbeitstag beträgt für Stickoxyde 0,0025%. Auch der Gehalt der Abgase an Stickoxyden ist vom Belastungsgrad der Maschine abhängig. Die Konzentration im Fahrzeug ist jedoch klein, so daß sie meist unter der Nachweisgrenze liegt.

Das in Kraftstoffen enthaltene *Blei* wird dampfförmig in den Abgasen ausgestoßen. Einzelheiten hierzu und zu den möglichen Schädigungen im Abschnitt „Einwirkungen von Blei und Motorabgasen auf den Kraftfahrer" von Effenberger auf S. 903 dieses Handbuchs.

Der *Schwefelgehalt* der Markenbenzine wird mit den modernen Raffinerieverfahren sehr niedrig gehalten. In den Abgasen wird Schwefel in Form von SO_2 in Mengen bis zu 0,1% wiedergefunden. Gefährliche Konzentrationen an Schwefeldioxyd treten nicht auf, da die maximale Arbeitsplatzkonzentration von 5 ppm im Fahrgastraum in aller Regel nicht erreicht werden kann.

Wichtigster Bestandteil der Abgase von Verbrennungsmotoren ist das Kohlenoxyd. Zu den Einzelheiten und zur Literatur der kohlenoxydhaltigen Abgase wird auf „Einwirkungen von Blei und Motorabgasen auf den Kraftfahrer" von Effenberger auf S. 900 dieses Handbuchs verwiesen. Kohlenoxyd ist auch auf Schiffen eine praktisch wichtige Gefahrenquelle, da nicht nur bei Ladungsbränden sondern auch in Maschinenräumen gelegentlich hohe CO-Konzentrationen auftreten.

Berichte über Schädigungen und sogar Todesfälle durch *CO_2* (*Kohlensäure*) Intoxikationen stammen eigentlich nur aus der Schiffahrt. Dort wird CO_2 als Kohlensäureschnee zur Kühlung benutzt. Weiterhin können gärende Früchte in Schiffsräumen hohe CO_2 Konzentrationen verursachen. Tödlich wirken CO_2 Anreicherungen bis zu 20%. Bei Konzentrationen von 8—10% treten zuerst Vertiefung der Atmung, dann Atemnot, Tachycardie, Kopfschmerzen, Erregung, Schwindel, Schwächegefühl, krampfartige Zuckungen und schließlich Bewußtlosigkeit auf (MOESCHLIN, dort auch weitere Literatur).

e) Änderungen des Gesamtluftdrucks und der Partialdrucke (O_2; CO_2; N_2) und die Auswirkungen auf innere Organe

Luftdruck und Partialdruckänderungen kommen im Bereich der Schiffahrt (Taucher) oder im Bereich der Luftfahrt (Höhenflug) vor. Der Begriff Barotrauma umfaßt alle Störungen bzw. Schädigungen, die bei Steigerung (Taucher) oder Erniedrigung (Höhenflug) des Luftdrucks auch in Verbindung mit schnellem Luftdruckwechsel (Kompression und Dekompression) auftreten (Einzelheiten hierüber müssen den Beiträgen von GOETHE und von LAUSCHNER in diesem Handbuch ab S. 670, bzw. ab S. 707 entnommen werden. Ferner findet sich eine umfassende Literaturübersicht zu diesen Themen bei H. H. S. BROWN, bei P. F. KING, bei D. I. FRYER and H. L. ROXBURGH.

Die Reaktion des gesunden Menschen auf *Sauerstoffmangel* ist ausreichend bekannt. Auch zum Thema Erniedrigung des Sauerstoffpartialdrucks insbesondere in der Luftfahrt sind zahlreiche Literaturstellen vorhanden. Zusammenfassende Darstellungen mit kritischer Literaturübersicht finden sich bei J. ERNSTING and W. K. STEWART, bei J. ERNSTING, bei I. D. GREEN. Hinsichtlich der Spezialfragen der Flugmedizin wird auf den Abschnitt ,,Flugmedizin" von LAUSCHNER ab S. 703 dieses Handbuchs verwiesen.

2. Psychische Belastung durch das Führen und Benutzen moderner Verkehrsmittel sowie deren Auswirkungen auf die inneren Organe

a) Kraftfahrzeuge und Schienenfahrzeuge

Ein Fahrzeug sicher durch den heutigen Verkehr zu führen, bedeutet Arbeit, sogar komplizierte Mehrfacharbeit mit hoher Verantwortung und damit Belastung. (Stress!). Experimentelle Untersuchungen (HOFFMANN) konnten an 600 gesunden Kraftfahrzeugführern nachweisen, daß das Führen eines Kraftfahrzeuges Kreislaufbelastung zur Folge hat. Emotionale Faktoren sind ursächlich zusammen mit der Aufmerksamkeitsspannung für die Belastung des Herzkreislaufsystems anzuschuldigen, die selbst auf verkehrsarmen Straßen nachweisbar ist, im Stadtverkehr nicht unerheblich zunimmt und bei kritischen Verkehrssituationen in die Größenordnung körperlicher Belastung hineinreicht (Tabelle 2).

Überraschend war, daß hierbei offensichtlich Spitzenbelastungen auftreten, die auch bei Kreislauf-Gesunden ein Mißverhältnis zwischen Sauerstoffangebot und Sauerstoffbedarf elektrokardiographisch für den Herzmuskel nachweisbar werden ließen. *Steigerungen der Pulsfrequenz, des Blutdrucks und passagere pathologische Kurvenverläufe im EKG* (selbst bei Gesunden) lassen das Ausmaß der Kreislaufbelastung erkennen, die *als Funktion des Risikoerlebnisses* und nicht des objektiven Risikogehaltes der Verkehrssituation aufzufassen ist. So traten bei hohen Geschwindigkeiten über 100 km/h auf freier Strecke keine Änderungen der Kreislaufgrößen gegenüber niedrigeren Geschwindigkeiten ein, obwohl hinsichtlich

Tabelle 2. *Das Kreislaufverhalten von gesunden Kraftfahrzeugführern in verschiedenen Verkehrslagen (600 Fahrer)*

Pulsfrequenz

	Anstieg gegenüber den Ruhewerten						
	±0%	+10%	+20%	+30%	+40%	+50%	+60%
Verkehrsarme	65	472	63	—	—	—	—
Landstraßen	(10,8%)	(78,7%)	(10,5%)	—	—	—	—
Stadtverkehr	—	69	362	122	39	8	—
	—	(11,5%)	(60,3%)	(20,3%)	(6,5%)	(1,4%)	—
Kritische Verkehrs-	—	69	277	170	67	17	—
situationen	—	(11,5%)	(46,2%)	(28,3%)	(11,2%)	(2,8%)	—

Elektrokardiogramm

	Keine zusätzlichen pathologischen Änderungen	Zusätzliche pathologische Änderungen
Verkehrsarme Landstraßen	600 (100%)	—
Stadtverkehr	505 (84,3%)	95 (15,7%)
Kritische Verkehrssituationen	458 (76,3%)	142 (23,7%)

Blutdruck

	Anstieg gegenüber den Ruhewerten				
	±0%	+10%	+20%	+30%	+40%
Verkehrsarme Landstraßen	506 (84,3%)	67 (11,2%)	27 (4,5%)	—	—
Stadtverkehr	422 (70,3%)	171 (28,5%)	7 (1,2%)	—	—
Kritische Verkehrssituationen	344 (57,3%)	182 (30,3%)	67 (11,2%)	7 (1,2%)	—

der zu erwartenden möglichen Unfallfolgen der objektive Risikogehalt beim Fahren mit höheren Geschwindigkeiten wesentlich größer ist als bei geringerer kinetischer Energie. Dies änderte sich aber sofort, wenn der Verkehr dicht und unübersichtlich wurde, so daß Stadtverkehrsbedingungen gegeben waren. Die Veränderungen der Kreislaufgrößen entsprachen dann auch denen, (Tabelle 3) wie sie im sog. Innerortsverkehr zu registrieren waren (Hoffmann). (Vgl. hierzu auch die grundlegenden Ausführungen im Beitrag von Müller-Limmroth in diesem Handbuch ab S. 143).

Aber auch auf verkehrsarmen oder praktisch verkehrsfreien Straßen waren noch Kreislaufbelastungen nachweisbar (s. Tabelle 2). Da wir bei Beifahrern auch über lange Zeiträume entsprechende Kreislaufveränderungen nicht nachweisen konnten, kann es sich hierbei nicht um den Ausdruck statischer Haltearbeit gehandelt haben. Auch emotionale Faktoren schieden in diesen Situationen aus. Vielmehr handelt es sich um die Folge der den meisten erfahrenen Kraftfahrern nicht mehr bewußten und auch weitgehend unreflektierten „Aufmerksamkeitsspannung", die nur der Fahranfänger noch bewußt empfindet. Diese Aufmerksamkeitsleistung wird aber zweifellos erbracht und ermöglicht neben den notwendigen „Reflexen", die den Fahrer in den Stand versetzen, sein Fahrzeug überhaupt zu beherrschen, sowie neben den mit steigender Fahrpraxis zunehmend erworbenen „Automatismen" (s. unten) nicht nur die Perzeption sondern gerade die rasche und rechtzeitige Apperzeption der Verkehrssituation. Diese ist unab-

Tabelle 3. *Vergleich des Kreislaufverhaltens gesunder Kraftfahrzeugführer auf a) Kraftfahrzeugschnellstraßen ohne Geschwindigkeitsbegrenzung bei Geschwindigkeiten zwischen 90 und 120 km/h bei dichtem Verkehr und b) den Straßen einer Großstadt im üblichen Innerortsverkehr*

	Anstieg gegenüber den Ruhewerten					
	±0%	+10%	+20%	+30%	+40%	+50%
Puls:						
Schnellstraße n=172	—	19=11,0%	86=50,0%	46=26,8%	16=9,3%	5=2,9%
Stadtverkehr n=600	—	69=11,5%	362=60,3%	122=20,3%	39=6,5%	8=1,4%
Blutdruck:						
Schnellstraße n=172	121=70,4%	37=21,5%	13= 7,5%	1= 0,6%	—	—
Stadtverkehr n=600	422=70,3%	171=28,5%	7= 1,2%	—	—	—

	Keine zusätzliche pathologische Änderung	Zusätzliche pathologische Änderung
Elektrokardiogramm:		
Schnellstraße n=172	139=80,8%	33=19,2%
Stadtverkehr n=600	505=84,3%	95=15,7%

dingbare Voraussetzung für verkehrsgerechtes Verhalten und sinnvolles Einordnen in die jeweils herrschenden schnellwechselnden Verkehrslagen. Situationsabhängige Pulsfrequenzanstiege bei Kraftfahrern sahen — wenn auch an kleinen Kollektiven — auch LUFF sowie BERGRATH und VALENTIN. DUPUIS, der nur die Pulsfrequenz beobachtete, kam bei den von ihm untersuchten Einzelfällen, zu ähnlichen Feststellungen. Auch T. KONDO, der den Einfluß der Straße auf den Fahrer und dessen Kreislauf untersuchen wollte, kam im japanischen Stadtverkehr zu Feststellungen, die mit den unsrigen übereinstimmten.

BOROWER, J. S. konnte bei den Lokomotivführern insbesondere bei Fahrten mit hohen Geschwindigkeiten, die erhöhte Aufmerksamkeit verlangen, Blutdruckanstiege und Pulsfrequenzanstiege sogar in Abhängigkeit von der Dauer des Dienstes und von der Höhe der Aufmerksamkeitsspannung, die allerdings bei schienengebundenen Fahrzeugen im Gegensatz zu Straßenfahrzeugenmit steigender Geschwindigkeit ebenfalls ansteigt, feststellen.

Die *Fahrpraxis* hat für den Straßenverkehr allerdings entscheidenden *Einfluß auf die psychische Belastung* und damit auch auf die Kreislaufbelastung. Experimentelle Untersuchungen (HOFFMANN) konnten belegen, daß steigende Fahrpraxis durch den zunehmenden Erwerb von „Automatismen" in gleichem Maß zu einem Rückgang der Kreislaufbelastung führt, die aber stets noch nachweisbar bleibt und damit auch beim sehr erfahrenen Kraftfahrer die notwendigen Reste an Aufmerksamkeitsspannung belegt, die erforderlich sind, um verkehrsgerecht zu fahren. Automatismen setzen den Fahrer in die Lage auf häufig stereotyp sich wiederholende Verkehrssituationen ohne die Einschaltung in der Helle des Bewußtseins sich vollziehender Entscheidungen gleichfalls stereotyp zu antworten. Diese, ähnlich bedingten Reflexe sich vollziehenden Automatismen, die zum Teil noch mindestens randbewußt sind, entlasten gerade den erfahrenen und ermöglichen es vielfach, kritische Situationen im voraus zu „ahnen" und damit dem Risiko zu entgehen. Diese Automatismen sind wahrscheinlich nur durch Erfahrung zu erwerben. Es ist zu befürchten, daß die Fahrpraxis in dieser Hinsicht weder durch theoretische Unterweisungen, noch durch praxisferne — wenn auch sinnreiche — Laboratoriumskonstruktionen (Bremsfahrgerät, Link-Trainer usw.) zu ersetzen ist (Tabelle 4).

Tabelle 4. *Steigende Fahrpraxis verringert die Kreislaufbelastung. Einfluß der Fahrpraxis auf die Kreislaufbelastung, n=600 (gesunde Fahrer)*

Fahrpraxis	Anstieg der Pulsfrequenz im Stadtverkehr					
	+10%	+20%	+30%	+40%	+50%	Σ
bis 10000 km	5= 8,7%	21=36,8%	18=31,6%	10=17,6%	3=5,3%	57
10000—50000 km	6= 6,9%	48=50%	24=25%	15=15,7%	3=2,1%	96
50000—250000 km	22= 8,6%	162=63,3%	56=21,9%	14= 5,4%	2=0,8%	256
250000 bis 1 Mill. km	24=17,6%	22=67,7%	20=14,7%	—	—	136
>1 Mill. km	12=21,9%	39=70,9%	4= 7,2%	—	—	55
	69 (11,5%)	362 (60,3%)	122 (20,3%)	39 (6,5%)	8 (1,4%)	600 (100%)

Trotzdem ist das Führen von Kraftfahrzeugen nicht eine Kette von Reflexen und Automatismen, sondern eindeutig höhere geistige Tätigkeit. Darauf beruht auch die strafrechtliche Verantwortlichkeit des Fahrzeugführers.

Der Stress des Fahrzeugführers ist nicht nur durch Kreislaufuntersuchungen nachgewiesen. Ebenfalls kommt es zu einem von der Fahrpraxis und der Verkehrssituation abhängigen *Anstieg des Plasmacortisolspiegels* (HOFFMANN u. Mitarb.) sowie auch zu einem *Anstieg der Ausscheidung von Vanillin-Mandelsäure* (SCHMID) als Hinweis auf *vermehrte Katecholaminproduktion*. Auch mit einem Anstieg der freien Fettsäuren im Blut muß gerechnet werden (HOFFMANN u. Mitarb.).

Schwierige Straßen- oder Beleuchtungsverhältnisse belasten den Fahrer zusätzlich, wie experimentell an Hand vermehrter Kreislaufbelastung (HOFFMANN) nachgewiesen werden konnte.

Einblick in die Belastung von Fahrzeugführern unter den modernen Verkehrsbedingungen haben im wesentlichen biotelemetrische Untersuchungen erbracht, bei denen auf dem Funkwege aus dem fahrenden Fahrzeug vom Fahrzeugführer mehrere biologische Meßwerte (Pulsfrequenz, EKG, Blutdruck, Atemfrequenz), vom Fahrzeug technische Meßwerte (Fahrgeschwindigkeit, Gas- und Bremspedalbewegungen) neben einer fortlaufenden Schilderung der Verkehrssituation in eine Empfangsstation bis zu Entfernungen von 30 km übertragen, fortlaufend im Magnettonverfahren gespeichert und nach verschiedenen Gesichtspunkten ausgewertet wurden (HOFFMANN, HOFFMANN und REYGERS).

b) Luftfahrzeuge

Die Kenntnis vom psychischen Stress der Piloten und dessen Rückwirkungen auf innere Organe beruht im wesentlichen auf biotelemetrischen Untersuchungen (Funkübertragung mehrerer biologischer und technischer Meßwerte vom Piloten und seiner Maschine auf den Boden). Hier liegt eine umfangreiche einschlägige Literatur vor (u.a. J. A. ROMAN; J. G. ROTH u.a.; J. A. ROMAN u.a.; CH. A. SYRNOFF u.a.; C. W. SEM-JACOBSEN; G. R. HOLDEN u.a.; N. L. BARR; E. P. MCCUTCHEON; M. J. HOLTER). HOFFMANN u. Mitarb. beobachteten bei Piloten von einmotorigen Propellerflugzeugen unter üblichen Flugbedingungen (Starts, Landungen, Chandel, Lazy eight, Tatch and go, GCA, Forced landing) erhebliche

Steigerungen der Pulsfrequenz, frequenzabhängige EKG-Deformierungen und Blutdrucksteigerungen, wobei eine echte Notlandung infolge Zusammenbruchs der Drehzahl im Start zu einer Pulsfrequenzsteigerung bis auf 200 Schläge/min während dieses Ereignisses und interessanterweise auch bei der Schilderung der Vorgänge nachträglich gegenüber dem Vorgesetzten führte. Gleichartige Untersuchungen bei Hubschrauberpiloten (Hoffmann u. Mitarb.) zeigten die Spitzenbelastung dieser Flugzeugführer bei der Autorotation (Pulsfrequenzanstiege bis auf 180 Schläge/min mit Blutdruckanstiegen und frequenzabhängigen EKG-Veränderungen), aber überraschenderweise während des gesamten Fluges vom Start bis zur Landung Pulsfrequenzen, die 100 Schläge/min nicht unterschritten. Pulsfrequenzanstiege zwischen 130 und 150 Schlägen/min wurden schon bei üblichen Hubschrauberflugmanövern (Rollstart, Rollandung, Senkrechtstart, Ziellandung, Hovern im Hoverquadrat, Low-level-Flüge, Zielabsetzen einer Last, Winshing) beobachtet. Biotelemetrische Untersuchungen bei Piloten auf Strahlflugzeugen mit nur einem Triebwerk (Hoffmann u Mitarb.) ließen ähnliche Belastungen erkennen, wobei Spitzenwerte während des Formationsfluges als Nr. 2 und bei Low-Level-Zielanflügen mit taktischen Aufgaben erhalten wurden.

Wegen luftfahrtmedizinischer Einzelheiten wird auf den Abschnitt „Flugmedizin" von Lauschner ab S. 714 in diesem Handbuch verwiesen.

c) Schiffahrt

Hochseeschiffer und Binnenschiffer sind mannigfachen psychischen Belastungen ausgesetzt. Über Rückwirkungen dieser psychischen Belastungen auf die inneren Organe in nennenswertem Umfang ist bisher nichts bekannt. Auf den Abschnitt „Schiffahrtsmedizin" von Goethe wird verwiesen (s. S. 634 dieses Handbuchs).

3. Kombinierte Einwirkung psychischer und physikalischer Faktoren auf Führer und Insassen moderner Verkehrsmittel

Psychische Belastung durch Affekte, Emotionen und Aufmerksamkeitsspannung einerseits, die besondere Sitzhaltung des Pkw-, Lkw- oder Schlepperfahrers andererseits, und die Einwirkung niederfrequenter mechanischer Schwingungen wurden gemeinsam oder mindestens als Teilursache für das Auftreten von Magenschleimhautentzündungen oder sogar Magengeschwüren diskutiert (Rosegger). Verwertbare, kritische und beweisende Untersuchungen zu diesem Thema wurden bisher aber nicht vorgelegt.

Ebenso ist vereinzelt die sonst in keiner Weise mehr bestätigte Vermutung geäußert worden, daß die Sitzhaltung des Kraftfahrers in Verbindung mit der Einwirkung niederfrequenter mechanischer Schwingungen ursächlich oder teilursächlich — ggf. im Sinne der Verschlimmerung — für Lebererkrankungen in Frage kommen könnte (Ernst und Bärschneider). Auch hierfür fehlen bisher jegliche Beweise.

Inwieweit die von manchen Kraftfahrern vielfach geäußerten Beschwerden im Sinne eines häufigen Stuhldrangs auf psychische Belastung, Sitzhaltung, Einwirkung niederfrequenter mechanischer Schwingungen oder unzweckmäßige Ernährung zurückzuführen sind, muß bisher offenbleiben. Wissenschaftliche Untersuchungen hierzu sind bisher nicht bekanntgeworden.

Die kombinierte Wirkung belastender psychischer und physischer exogener Faktoren spielt eine hervorragende Rolle bei der *„Ermüdung"*. Zweifellos ergeben sich hier Rückwirkungen auf die inneren Organe, da Veränderungen der Pulsfrequenz nicht nur bei physischen sondern auch bei psychischen Dauerleistungen sowie aktuellen Belastungen auftreten. Die Meßbarkeit des Grades der Ermüdung ist in diesem Bereich viel problematischer als im Bereich der reinen körperlichen Muskelermüdung durch körperliche Tätigkeit. Der sog. „Ermüdungspuls", der unter körperlicher Belastung registriert werden kann, hat mit der Ermüdung unter vorwiegend psychischer Dauerleistung nichts zu tun. Große Aussichten hat allerdings in dieser Hinsicht ein Verfahren aus dem Bereich der muskelphysiologischen Methoden, nach dem VON EIFF die zentralnervöse Beeinflussung des Elektromyogramms nachweisen konnte. Hier steht jedoch die Anwendung bei verkehrsmedizinischen Fragestellungen noch aus. Es wird an dieser Stelle erneut auch auf die Einzelheiten hierüber im Beitrag von MÜLLER-LIMMROTH in diesem Handbuch ab S. 167 verwiesen.

Im Rahmen der Ermüdungsforschung der Verkehrsmedizin wird allerdings die innere Medizin noch wesentliche Beiträge insbesondere unter Berücksichtigung der Veränderung humoraler Faktoren (Hormonanalysen, Fermentbestimmungen) in Kombination mit der Elektroencephalographie, Elektrokardiographie und weitere Kreislaufuntersuchungen leisten müssen.

Weitere Einzelheiten zum Thema „Ermüdung" unter verkehrsmedizinischem Aspekt s. „Arbeitsmedizin und Verkehrsmedizin" von EFFENBERGER und HOFFMANN auf S. 602 dieses Handbuchs.

II. Funktionsstörungen und Krankheiten innerer Organe als mögliche beim Menschen liegende Unfallursachen

Die Beherrschung der technischen Bedienungseinrichtung des Verkehrsmittels allein gewährleistet nicht Verkehrssicherheit. Die Beziehungen zwischen Gesundheitsstörungen und Fehlverhaltensweisen im Verkehr stehen außer Zweifel, obwohl verwertbar Statistiken hierüber praktisch nicht vorliegen. Unfälle, verursacht durch Herzinfarkte am Steuer, und auch am Steuerknüppel von Flugzeugen, durch hypoglykämische Zustände, Schlaganfälle und Hirnembolien, epileptische Anfälle und vorzeitige Ermüdung bei schweren chronischen Erkrankungen sind bekanntgeworden. Neben den körperlichen Funktionen ist jedoch die gesamtpersönliche Verfassung eines Menschen entscheidend für sein Verhalten im Straßenverkehr, da selbst schwere körperliche Insuffizienzen unter besonders günstigen Voraussetzungen durch gesamtpersönliche Veranlagung — allerdings nur in Einzelfällen — weitgehend ausgleichbar sind.

1. Erkrankungen des Herz-Kreislauf-Systems

Die verkehrsmedizinische Bedeutung der Herz- und Kreislauf-Erkrankungen war vor etwa 10 Jahren, als experimentelle Untersuchungen noch nicht bekannt waren, schwierig zu beurteilen. Entsprechend zurückhaltend äußerte sich dann auch SCHULTEN, KALK und BOHNENKAMP. Es erhoben sich aber auch Stimmen, die Untersuchungen und auch routinemäßige Nachuntersuchungen der Führerscheinbesitzer forderten, da an der Bedeutung von Erkrankungen — hier auch bei Herz-Kreislauf-Erkrankungen — für die Verkehrssicherheit nicht gezweifelt wurde (MUELLER, WAGNER). Die zahlenmäßigen Übersichten von GERFELD, der bei 25% eines großen Kraftfahrerkollektivs organische Erkrankungen fand und auch die Reihenuntersuchungen bei Berufskraftfahrern von HOFFMANN, bei denen jenseits des 45. Lebensjahres in 50% aller Fälle organische krankhafte Befunde am Herz-Kreislauf-System nachgewiesen wurden, gaben Veranlassung zu experimentellen Untersuchungen (HOFFMANN, HOFFMANN und REYGERS).

In den letzten Jahren ist von zahlreichen Autoren die Tatsache, daß Erkrankungen des Herz-Kreislauf-Systems — und nicht nur solche, die mit unvermittelt auftretendem Bewußtseinsverlust einhergehen — zu einer praktischen Gefährdung der Verkehrssicherheit werden können (PEUKERT, BRANDALEONE, BRANDALEONE und FRIEDMAN, LEWERENZ, PEUKERT und NIESCHKE) entweder nicht bestritten oder mit unterschiedlichem Gewicht nachdrücklich vertreten worden. Selbst GÜNTHER, HALHUBER und KIRCHMAIR, die die sehr problematische Auffassung vertreten, daß für viele Herz-Kreislauf-Kranke die am Steuer verbrachte Zeit eine Entspannung und Erholung bedeute (eine Meinung, die inzwischen experimentell von HOFFMANN u. Mitarb. widerlegt werden konnte), leugnen im Grunde genommen die Bedeutung der Herz-Kreislauf-Erkrankungen für die Verkehrssicherheit nicht. Hierbei muß auch berücksichtigt werden, was besonders von LEWRENZ, SCHARPF und GROSSJOHANN noch herausgestellt wurde, daß nicht nur der unvermittelt auftretende Bewußtseinsverlust sondern auch die Einschränkung der allgemeinen Leistungsfähigkeit durch vorzeitige Ermüdbarkeit, Erschöpfbarkeit, verminderte Belastbarkeit und besonders Leistungsschwankungen bei Herzkranken verkehrsmedizinisch bedeutsam sind.

a) Herzinfarkt

Der plötzliche Tod von Kraftfahrern am Lenkrad ihres Kraftfahrzeugs gehört, wie man der Literatur entnehmen kann, schon nicht zu den Seltenheiten. Dabei muß man berücksichtigen, daß die Mitteilungen meist aus dem Obduktionsmaterial der gerichtsmedizinischen Institute stammen. Es gehen somit nur Herzinfarkte mit tödlichem Ausgang in die Statistik ein.

Schon 1929 berichtete LECOUT und RUKSTINAT über 3 durch Coronarsklerose bzw. Coronarthrombose bedingte plötzliche Todesfälle, die jedoch zu keinem Unfall führten. TATCHER fand bei der Obduktion eines 28jährigen Mannes, der tot neben dem Lenkrad seines Kraftfahrzeuges aufgefunden worden war, ein 775 g schweres Herz und eine Vernarbung des Herzmuskels. Einem Bericht von BUCHALY zufolge war der plötzliche Tod eines 40jährigen Fahrschülers die Folge einer Coronarstenose. Ein Unfall konnte hier nur durch rasches Eingreifen des Fahrlehrers vermieden werden. Aus jüngerer Zeit liegen zahlreiche Mitteilungen über plötzlichen Herztod am Steuer mit oder ohne nachfolgenden Verkehrsunfall (SMITH, FRIEDMAN) vor. SCHWARZ berichtet aus dem Stadtgebiet Zürich von 23 Todesfällen am Steuer für die Zeit von 1933—1952, die unmittelbar vor Beginn einer Fahrt oder gleich nach dem Anhalten auftraten. Nur in 3 Fällen trat der Tod während der Fahrt ein. DOTZAUER und NAEVE legten 1956 Untersuchungen über 3892 Coronartodesfälle aus dem Hamburger Stadtgebiet vor, die von 1935—1955 auftraten. Nur in 14 Fällen war der Tod am Steuer eines Kraftfahrzeuges während der Fahrt nachzuweisen. LAVES konnte dagegen über 212 Fälle von plötzlichem Herztod am Steuer berichten. Eine kasuistische Mitteilung von BECKER über plötzlichen Tod im Straßenverkehr stammt aus dem Jahre 1952. Folgt man GANTER, so starben 1956 im Bundesgebiet 157 Menschen den plötzlichen Herztod am Steuer ihres Kraftfahrzeuges. GANTER schätzt, daß etwa $^1/_3$ dieser Fahrer einen Unfall verursacht hat. Wenn diese Schätzung auch im Einzelnen nicht nachgeprüft werden kann, so ist doch die Ansicht von SIEVERS, daß der Herztod am Steuer niemals während der Fahrt einträte, mit Sicherheit nicht richtig. Aus dem Obduktionsmaterial berichtet TAMASKA von 60 aktiven Kraftfahrern, die einem plötzlichen Herztod erlagen. 30 davon starben vor oder nach dem Dienst plötzlich in der Wohnung, 2 auf dem Wege zum Dienstort, 12 in der Garage während der Inbetriebsetzung des Kraftfahrzeuges und 11 am Lenkrad. LAVES kommt aufgrund seiner Untersuchungen zu dem Ergebnis, daß es sich bei den im Straßenverkehr vom plötzlichen Herztod Ereilten fast stets um Personen im Alter von über 45 Jahren handele. Auch DÖRKEN hat Herzinfarktfälle mit Todesfolge am Lenkrad von Kraftfahrzeugen veröffentlicht, ist aber auch der Ansicht, daß der plötzliche Herztod am Lenkrad eine nur untergeordnete Unfallursache sei.

Tatsächlich ist das Verhältnis derartiger Todesfälle und erst recht das Verhältnis der hierdurch verursachten Unfälle zur Gesamtzahl der Kraftfahrer und zur Gesamtzahl aller verursachten Unfälle erstaunlich gering. Die Mitteilungen können aber aus mehreren Gründen nicht repräsentativ sein. Es handelt sich nur um Todesfälle, so daß in die Statistik also alle Infarktfälle, die überlebt wurden oder erst nach Tagen oder Wochen zum Tode führten, nicht eingingen. Zum anderen wurden alle die Todesfälle nicht erfaßt, in denen eine gerichtsärztliche Untersuchung nicht angeordnet worden war. Untersuchungen am klinischen Krankengut über 10 Jahre aus dem Krankengut einer Großstadtklinik förderten 31 Fälle von Herzinfarkt des Kraftfahrzeuges zutage, die primär überlebt wurden und deshalb zur Einlieferung in die Klinik kamen. In 10 Fällen (30%) kam es durch den Herzinfarkt am Steuer zu einem Unfall (Hoffmann).

Naturgemäß läßt auch eine so kleine Zahl generelle Schlußfolgerungen zur Beurteilung der Rolle des Herzinfarktes als Unfallursache nicht zu. Die Zahl ist aber geeignet zu demonstrieren, daß allein aus dem Obduktionsmaterial der gerichtsärztlichen Institute eine Beurteilung der Rolle des „Herzinfarktes am Steuer" als Unfallursache nicht erfolgen kann. Dies umsomehr, als experimentelle klinische Untersuchungen mit einer Methode, die die Registrierung mehrerer Kreislaufgrößen und technischer Meßwerte aus dem Kraftfahrzeug auf dem Funkwege ermöglichten (Hoffmann, 1961, 1962, 1963; Hoffmann u. Reygers, 1960, 1961) über das Kreislaufverhalten von Kraftfahrzeugführern insbesondere von kreislaufkranken Kraftfahrern Aufschlüsse gab, die es nahelegen, daß bei entsprechender Vorschädigung der Herzkranzgefäße ein Herzinfarkt durch die mit dem Führen eines Kraftfahrzeugs verbundene Belastung provoziert werden kann.

Für die Beurteilung der Infarktfolgen im Hinblick auf die Fahrtauglichkeit gilt, daß mindestens 1 Jahr nach Überstehen eines Herzinfarktes die Eignung zum Führen von Kraftfahrzeugen nicht vorliegt und nach Ablauf dieser Frist Untersuchungen im Individualfall eine Entscheidung über die Eignung zum Führen von Kraftfahrzeugen unter Berücksichtigung der Gesamtpersönlichkeit, der eventuellen Funktionsausfälle oder des Kompensationsgrades eine Entscheidung herbeiführen sollen.

Während im *Seeverkehr* der plötzliche Herzinfarkt als Unfallursache bzw. als Gefährdung der Schiffssicherheit keine praktische Rolle zu spielen scheint, ist der plötzliche Herztod des *Piloten* mehr als nur eine theoretische Möglichkeit des Flugunfalls. Mitteilungen über entsprechende Unfallereignisse finden sich bei Kirchhoff, Silliphant u. Stembridge; Enderle, Kettenmeyer, Rillad u. Evrar; Townsend, Glantz u. Stembridge, Mason (vgl. hierzu auch den Handbuchbeitrag von Lauscher ab S. 714).

b) Angina pectoris

Die Diskussion um den *Herzinfarkt am Steuer* hatte die Frage der Verkehrstauglichkeit von Patienten mit einer ungenügenden Leistung der Herz-Kranzgefäße in den Vordergrund gerückt. Hier liegen experimentelle Untersuchungen (Hoffmann) mit Beobachtungen des Kreislaufverhaltens während der Fahrt vor (Tabelle 5).

Obwohl die stärkeren Anstiege der Pulsfrequenz und des Blutdrucks den Arzt schon zu Überlegungen über eine mögliche Gefährdung des Patienten selbst zwingen, sind die elektrokardiographischen Befunde jedoch besonders wichtig. Die Kurvenverläufe des EKG wiesen sowohl auf verkehrsarmen Landstraßen als auch im Stadtverkehr und erst recht *bei kritischen Verkehrssituationen häufiger pathologische Veränderungen* auf, als bei gesunden Fahrern. Es kommt zu Ernährungsstörungen des Herzmuskels und auch zu Angina pectoris-Anfällen, die für die Verkehrssicherheit nicht mehr bedeutungslos sind. Auch wenn es den meisten Fahrern mit Erkrankungen der Herzkranzgefäße beim Auftreten eines Angina pectoris-Anfalles oder — was häufiger ist — beim Auftreten eines Unwohlseins noch gelingt, das Fahrzeug am Straßenrand abzustellen, so darf man nicht derartig günstige Verkehrssituationen unterstellen, die es ermöglichen, das Fahrzeug zu jeder Zeit so rechtzeitig aus dem Verkehr zu ziehen, daß die Gefährdung anderer ausgeschlossen ist. Bei durch häufige Angina-pectoris-Anfälle gekennzeichneter und somit klinisch manifester Coronarinsuffizienz ergeben sich Anhaltspunkte dafür, daß die Eignungsvoraussetzungen zum Führen von Kraft-

Tabelle 5. *Das Kreislaufverhalten von Kraftfahrzeugführern mit einer Koronarinsuffizienz in verschiedenen Verkehrslagen (62 Fahrer)*

Pulsfrequenz

	Anstieg gegenüber den Ruhewerten						
	±0%	+10%	+20%	+30%	+40%	+50%	+60%
Verkehrsarme	8	49	5	—	—	—	—
Landstraßen	(12,9%)	(79,0%)	(8,1%)	—	—	—	—
Stadtverkehr	—	9	28	18	7	—	—
	—	(14,5%)	(45,1%)	(29,1%)	(11,3%)	—	—
Kritische Verkehrs-	—	8	17	12	11	14	—
situationen	—	(12,9%)	(27,4%)	(19,3%)	(17,8%)	(22,6%)	—

Elektrokardiogramm

	Keine zusätzlichen pathologischen Änderungen	Zusätzliche pathologische Änderungen
Verkehrsarme Landstraßen . . .	54 (82,1%)	8 (12,9%)
Stadtverkehr.	36 (58,0%)	26 (42,0%)
Kritische Verkehrssituationen . .	29 (46,7%)	33 (53,3%)

Blutdruck

	Anstieg gegenüber den Ruhewerten				
	±0%	+10%	+20%	30%	+40%
Verkehrsarme Landstraßen . . .	20 (32,3%)	32 (51,5%)	10 (16,2%)	—	—
Stadtverkehr	7 (11,3%)	40 (64,6%)	12 (19,3%)	3 (4,8%)	—
Kritische Verkehrssituationen .	—	25 (40,3%)	29 (46,8%)	8 (12,9%)	—

fahrzeugen fehlen können. Auch Kalk hatte schon davor gewarnt, Kranken mit fortgeschrittenen Kranzgefäßstörungen die Fahrerlaubnis zu erteilen. Besonders interessant sind die Feststellungen von Döring und Loddenkemper, die eine besondere Anfälligkeit der Ärzte und der Kraftfahrer zu Kranzgefäßerkrankungen bei Aufarbeitung des statistischen Materials von Lebensversicherungen fanden. Auch Hartmann kommt auf Grund seiner Erfahrungen zu dem Ergebnis, „daß die Angina pectoris — bzw. der Infarkt — mit seinen Folgen im statistischen Kollektiv die Anfälligkeit zu verkehrsgefährdenden Übertretungen offenbar in einem gewissen Grade erhöht".

Die *Coronarsklerose* ist aber auch ein hinsichtlich der *Flugsicherheit* relevanter Befund. Mason fand bei 93 Sektionen der englischen Luftwaffe in 32 Fällen eine mehr oder weniger ausgeprägte Coronarsklerose. Enos, Holmes und Beyer geben den Prozentsatz arteriosklerotischer Veränderungen 1. Grades mit 29,3% und 2. sowie 3. Grades mit 12,3% unter 300 Autopsien von Luftwaffenpiloten an. Daß hier nicht nur die älteren Jahrgänge betroffen sind, ist eine nicht nur für die Fliegerei sondern für das gesamte Verkehrswesen wichtige Feststellung. Fischer fand nämlich bei Untersuchungen der Herzkranzgefäße von Piloten, daß bereits 70% der 20—24Jährigen Zeichen einer Coronarsklerose aufwiesen. Davon hatten 14% eine Lumeneinengung. Unter den 25—29 Jährigen wird der Prozentsatz mit 65% entsprechend 19% mit stärkerer Lumeneinengung angegeben. Schließlich berichten Lamb und Kable über einen 21jährigen Luftwaffenkadetten mit nachgewiesenem Infarkt. In diesem Zusammenhang gewinnen biotelemetrische Untersuchungen bei Hubschrauberpiloten und bei Piloten von Strahlflugzeugen Interesse (HOFFMANN, 1966), die Pulsfrequenzsteigerungen bis 160 Schläge/min bei der Autorotation und in gleicher Größenordnung auch beim Formationsflug sowie bei Schießübungen zeigten.

Da aber auch schon die Benutzung moderner Verkehrsflugzeuge als ***Fluggast*** wegen des verminderten Luftdrucks (auch bei Druckkabinen), wegen der Luftdruckänderung, wegen des plötzlichen Klimawechsels oder gar der Zeitverschiebung, wegen der psychischen Belastung und wegen der Anfälligkeit gegen Eigenbewegung des Flugzeugs, (Luftkrankheit) besondere Bedingungen bietet, sind Kranke mit Angina pectoris-Anfällen auch leichterer Art ebensowenig *Flugreise-fähig* wie Patienten mit einem frischen Herzinfarkt innerhalb der ersten 8—10 Wochen (KRIEBEL; JANTZEN).

Tabelle 6. *Das Kreislaufverhalten bei Kraftfahrzeugführern mit einer Herzmuskelschädigung (42 Fahrer)*

Pulsfrequenz

	Anstieg gegenüber den Ruhewerten						
	±0%	+10%	+20%	+30%	+40%	+50%	+60%
Verkehrsarme Landstraßen	—	—	19 (45,2%)	14 (33,3%)	9 (21,5%)	—	—
Stadtverkehr	—	—	—	12 (28,6%)	16 (38,2%)	7 (16,6%)	7 (16,6%)
Kritische Verkehrssituationen	—	—	—	7 (16,6%)	14 (33,3%)	9 (21,5%)	12 (28,6%)

Elektrokardiogramm

	Keine zusätzlichen pathologischen Änderungen	Zusätzliche pathologische Änderungen
Verkehrsarme Landstraßen . . .	38 (90,5%)	4 (9,5%)
Stadtverkehr.	21 (50,0%)	21 (50,0%)
Kritische Verkehrssituationen . .	17 (40,5%)	25 (59,5%)

Blutdruck

	Anstieg gegenüber den Ruhewerten				
	±0%	+10%	+20%	+30%	+40%
Verkehrsarme Landstraßen . . .	16 (38,0%)	21 (50,0%)	5 (12,0%)	—	—
Stadtverkehr	14 (33,3%)	17 (40,5%)	11 (26,2%)	—	—
Kritische Verkehrssituationen .	7 (16,6%)	23 (54,8%)	9 (21,5%)	3 (7,1%)	—

c) Herzmuskelschwäche (Herzinsuffizienz)

Auch hier liegen experimentelle Untersuchungen (HOFFMANN) vor (Tabelle 6). Die Kurvenverläufe im Elektrokardiogramm zeigen das Mißverhältnis zwischen Sauerstoffangebot und Sauerstoffbedarf. Gleichzeitig tritt jedoch die erhebliche Steigerung der Schlagfrequenz hinzu, die eine Größenordnung nicht unerheblicher körperlicher Belastung erreicht, so daß sich eine unzumutbare Belastung für das kranke Herz ergibt. Von Interesse sind hier die Untersuchungen von C. H. und M. M. MILLS, die aus korrelationsstatistischen Erhebungen eine Abhängigkeit der kardio-vasculären Todesfälle zwischen dem 30. und 49. Lebensjahr fanden, aber gleichzeitig nachwiesen, daß die Todesfälle in der Gruppe der Patienten mit einer Jahresfahrleistung von 12000 Meilen als Kraftfahrzeugführer auch noch signifikant höher war als in der Kontrollgruppe mit geringerer Jahresmeilenleistung. Mit welch überraschend schweren Befunden bei Vorschädigung des Herzens in ursächlichem Zusammenhang mit dem „Autofahren“ und der Verkehrslage gerechnet werden muß, zeigen 2 von HOFFMANN mitgeteilte Fälle.

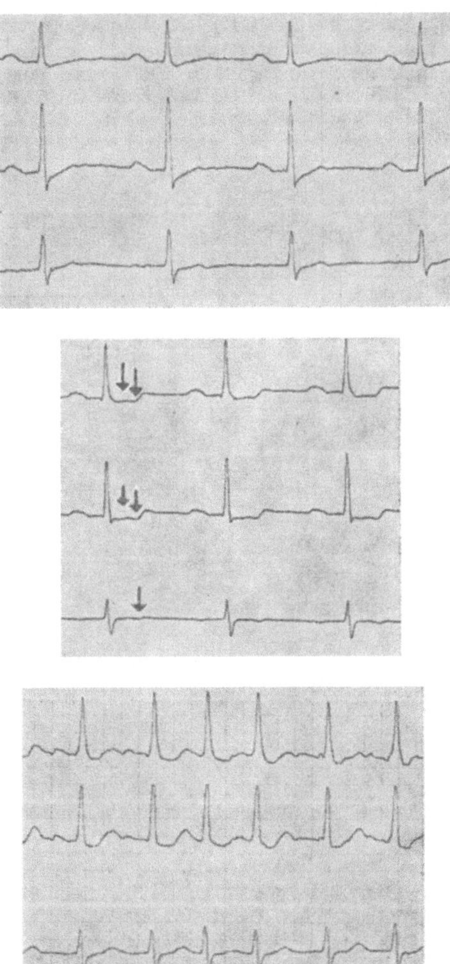

Abb. 1. Auftreten einer absoluten Arrhythmie bei einem Herzkranken im dichten Stadtverkehr. Bewußtseinstrübung

Fall Nr. 1

Herr K. B., 42 Jahre; B. klagte über Kurzluftigkeit, schon bei geringfügiger körperlicher Belastung, über gelegentliche Oedeme an den Unterschenkeln und über Herzstiche bei Aufregungen sowie auch bei körperlicher Belastung. Er übte seinen Beruf als Postbeamter aber noch aus. Röntgenologisch war das Herz verbreitert. Eine geringe Lebervergrößerung, ein leichter Katarrh über beiden unteren Lungenabschnitten sprachen für eine auch unter Ruhebedingung vorhandene cardiale Dekompensation.

Diagnose. Dekompensierter, kombinierter Mitralfehler.

Im Fahrversuch vor Antritt der Fahrt ein gegenüber dem Ruhe-EKG identischer elektrocardiographischer Kurvenverlauf.

Während der Fahrt über verkehrsarme Landstraßen keine Pulsfrequenzzunahme. Nachdem etwa 15 km zurückgelegt waren und B. angab, daß er sich mit dem Fahrzeug vertraut gemacht habe, ergab der Eintritt in den Stadtverkehr erhebliche Veränderungen der Kreislaufgrößen. Es stellte sich im dichten Stadtverkehr eine absolute Arrhythmie und ein Pulsdefizit von 150 Schlägen/min zentral und nur 72 Schlägen/min peripher heraus. Der systolische Blutdruck betrug nurmehr 100 mm Hg. Wegen der schweren Veränderungen der Kreislaufgrößen sahen wir uns veranlaßt die Fahrt abzubrechen (Abb. 1).

Fall Nr. 2

Herr B. K., 60 Jahre, Berufskraftfahrer. Altersentsprechender Allgemeinzustand, über dem verbreiterten Herzen ein systolisches Geräusch und ein leises diastolisches Geräusch. Absolute Arrhythmie. Kein Pulsdefizit. Periphere Gefäße mit deutlich tastbar vermehrtem Wandwiderstand. Röntgenologisch war die Gefäßsklerose auch durch vermehrte Schattendichte und Verbreiterung des Gefäßbandes nachzuweisen. Im EKG: Absolute Arrythmie, Vorhofflimmern bei Schlagfrequenz von ca. 80 Schlägen/min.

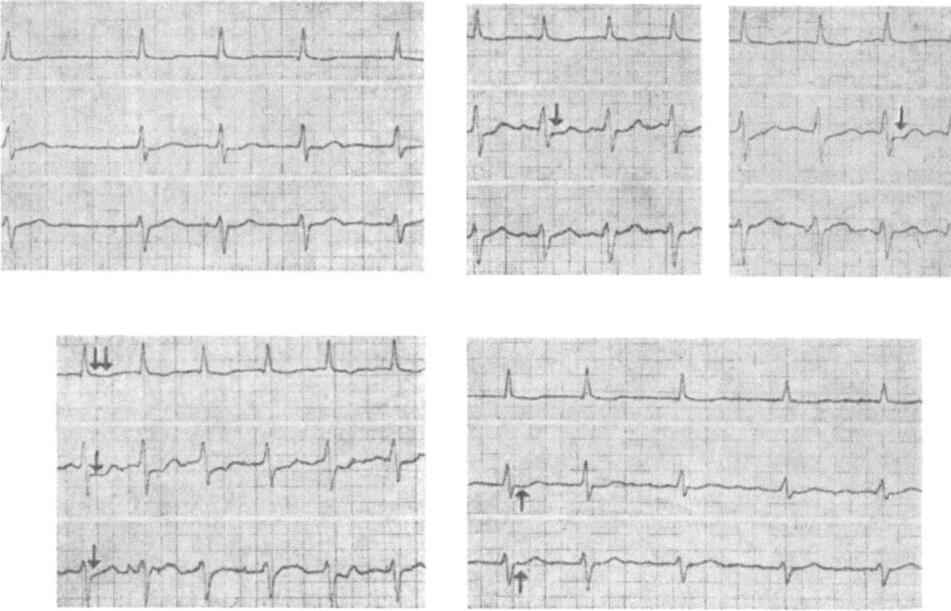

Abb. 2. Auftreten einer schweren Bewußtseinstrübung bei einem herzkranken Kraftfahrer während der Fahrt durch akute Kreislaufkrise

Diagnose. Absolute Arrythmie bei Vorhofflimmern auf dem Boden einer Herzmuskelentartung bei allgemeiner Gefäßsklerose und Herzkranzgefäßsklerose. Herzinsuffizienz.

Im Fahrversuch vor Beginn der Fahrt Puls bei absoluter Arrythmie ca. 80 Schläge/min. Blutdruck 120/100 mm Hg, keine Änderung gegenüber dem Ruhe-EKG.

Noch auf relativ verkehrsarmer Straße stieg die Frequenz auf 100 Schläge an, des weiteren auf 120 Schläge. Auf Anruf durch Funktelefon wurde die Fahrt unterbrochen. Pulsdefizit von 120 (zentral) zu 76 (peripher) (Abb. 2).

In beiden Fällen verhielten sich unsere Probanden kurz vor Abbruch des Fahrversuches wegen der schweren EKG-Veränderungen, die auf dem Funkwege gleichzeitig beobachtet wurden, grob verkehrsgefährdend. Einer der Probanden durchfuhr eine enge Ortschaft, die belebt war, mit der zu hohen Geschwindigkeit von 60 km/h. Dabei konnte eine Kollision mit einem entgegenkommenden Fahrzeug nur durch Eingreifen des Versuchsleiters vermieden werden. Der andere Proband versuchte im dichtesten Stadtverkehr mit unangemessen hoher Geschwindigkeit von 60 km/h am Hauptbahnhof vorbeizufahren, wobei er das Stop-Signal des dort aufgestellten Polizeibeamten übersah (Abb. 1).

Beide Versuchpersonen hatten offenbar infolge einer mangelnden Sauerstoffversorgung des Gehirns durch Verschlechterung der Kreislaufverhältnisse keine Einsicht in das Verkehrsgefährdende ihres Verhaltens.

Liegen also manifeste Zeichen cardialer Minderleistung im Sinne einer Herzinsuffizienz vor, dann ergeben sich auch hier deutliche Anhaltspunkte dafür, daß die *Eignungsvoraussetzungen für das Führen eines der modernen Verkehrsmittel* wahrscheinlich fehlen.

Steht die *Flugreisefähigkeit* zur Diskussion (KRIEBEL; JANTZEN) wird zu prüfen sein, ob dem Patienten trotz der cardialen Dekompensation ein Aufenthalt unter den Bedingungen des Sauerstoffpartialdrucks (s. oben) in 2400 m Höhe entsprechend dem Kabinendruck, also etwa entsprechend der Höhe des Schneefernerhauses zugemutet werden darf.

d) Bluthochdruck (Hypertonie)

Drucksteigerungen mit Werten von weit über 250 mm Hg wurden bei experimentellen Untersuchungen (HOFFMANN) an Kraftfahrern während der Fahrt festgestellt. Die praktische Bedeutung für die Gefährdung der Verkehrssicherheit ergibt sich auch aus der eigenen Beobachtung von Einzelfällen (Schlaganfälle im Verkehr mit und ohne Unfallfolge, Trübungen der Bewußtseinslage). Allerdings sind nicht alle Formen der Bluthochdruckerkrankungen gleichweise gefährdend, so daß differenzierte Untersuchungen nicht vermieden werden können. Gerade bei der Hypertonie zeigt sich die Variation der Kreislaufbelastung durch die Verkehrserfahrung. Die Beurteilung der Fahrtauglichkeit setzt aber auch die Kenntnis des Augenhintergrundbefundes, der Hochdruckursachen und der typischen Sekundärkomplikationen zerebraler, kardialer und renaler Art voraus. Die praktische Gefährdung der Verkehrssicherheit durch Hochdruckkranke ergibt sich auch aus dem Beobachtungsgut von HARTMANN.

In 25 Fällen war es am Steuer oder unmittelbar im Anschluß an eine Fahrt zu einer akuten Kreislaufkrise gekommen, die achtmal zum Tode des Betroffenen führte. Zweimal war ein solcher Zustand Unfallursache mit Tötung eines Verkehrsteilnehmers. Zehnmal wurden zerebrale Komplikationen beobachtet, die überwiegend zu einem Unfall führten.

Eindeutig erhöhte Blutdruckwerte schließen die Tauglichkeit als *Flugzeugführer* aus. Auch die *Flugreisefähigkeit* ist bei Werten von mehr als 200/100 mm Hg für längere Flugreisen nicht mehr gegeben, bei kürzeren Flugreisen vielfach eingeschränkt (KRIEBEL).

Bei der Tauglichkeitsbeurteilung für *Schienenfahrzeuge* spielt der Bluthochdruck eine erhebliche Rolle. Für die Deutsche Bundesbahn ist eine Differenzierung der noch zugelassenen Blutdruckhöchstwerte für die einzelnen Dienstzweige vorgenommen worden. Einzelheiten s. bei POHLE „Die verkehrsmedizinischen Aufgaben des Bahnarztes“ auf S. 618 dieses Handbuchs.

e) Sonstige Erkrankungen des Herz-Kreislauf-Systems (Störungen der Sauerstoffversorgung des Gehirns durch Verschluß von Hirngefäßprovinzen, Herz-Rhythmus-Störungen, generalisierte Arteriosklerose oder durch Herzklappenfehler)

Bei Erkrankungen des Herz-Kreislauf-Systems, die durch dauernde oder syncopale schwere Funktionsstörungen mit Rückwirkungen auf die Bewußtseinslage gekennzeichnet sind, ist meist schon die Fahrfähigkeit und darüberhinaus auch die strafrechtliche Verantwortlichkeit ausgeschlossen. Hierzu zählen Adam-Stokes-Anfälle ebenso wie die Neigung zu Hirnembolien bei schweren Herzkrankheiten mit Vorhofflimmern oder auch bei ausgedehnten Aortenaneurysmen mit Embolieneigung (PEUKERT) und auch bei der fortgeschrittenen Polyglobulie.

Auch paroxysmale Tachycardien können ebenso wie extreme Bradycardien, die plötzlich einsetzen wie auch salvenförmige Extrasystolen die Fähigkeit, ein Verkehrsmittel sicher zu führen, augenblicklich aufheben. Im wesentlichen richtet sich die Beurteilung jedoch nach dem Grundleiden (absolute Arrhythmie bei Vorhofflimmern!).

Kasuistische Beispiele zeigen die verkehrsmedizinische Bedeutsamkeit von Herzanfällen (Imric, Levy, de la Chapelle u. Richards, Fahrenkamp, Hartmann, Somerville). Hierher gehören auch die Beobachtungen von Norman, der 14 Herztodesfälle am Steuer unter 20000 Fahrern der Londoner Verkehrsbetriebe beschrieb.

Im Bereich der Schienenfahrzeuge werden Schenkelblockierungen (intraventrikuläre Reizleitungsstörungen) als so gravierend angesehen, daß die Tauglichkeit in aller Regel verneint wird (Bunse u. Wirth).

Auch *generalisierte Arteriosklerose* mit hirnsklerotischen Symptomen und psychischen Ausfallerscheinungen bedeuten eine praktische Gefährdung der Verkehrssicherheit. Naturgemäß ist die Auswirkung entzündlicher Gefäßerkrankungen mit gleichen zerebralen Funktionsausfällen nicht anders zu beurteilen.

Die *Herzklappenfehler* bilden keine einheitliche Gruppe. Hier hängt es naturgemäß sehr vom Kompensationsgrad ab, ob und inwieweit sich verkehrsmedizinisch relevante Rückwirkungen ergeben. Auch die kongenitalen Vitien mit und ohne Mischblutzyanose sind einer einheitlichen Beurteilung nicht zugängig, selbst wenn bei Mischblutzyanosen in aller Regel die Verkehrsgefährdung als außerordentlich vordergründig bezeichnet werden muß.

Um eine einheitliche Beurteilung der Herz-Kreislauf-Erkrankungen hinsichtlich der Fahrtauglichkeit von Kraftfahrzeugführern zu gewährleisten, hat der Fachausschuß „Medizinisch-psychologische Arbeitsgebiete" bei der Vereinigung der Technischen Überwachungsvereine Essen e.V. auf Vorschlag von Peukert sich bereits 1958 auf eine „Richtlinie" geeinigt (s. hierzu bei Lewrenz: Die Eignung zum Führen von Kraftfahrzeugen, Ferdinand Enke-Verlag Stuttgart 1964, S. 129).

Die Tauglichkeit zum *Führen von Luftfahrzeugen* ist bei Bewerbern um eine solche Erlaubnis ebenso wie bei Inhabern entsprechender Lizenzen zu verneinen, wenn Erkrankungen mit dem hier geschilderten Gefährdungsgrad vorliegen. Darin stimmen sowohl die Richtlinien für die Beurteilung der Tauglichkeit von Luftfahrzeugführern für den zivilen Bereich der ICAO ebenso wie die Richtlinien über die Wehrfliegerverwendungsfähigkeit im Bereich der NATO (Lauschner) überein.

Krisenzustände des Herz-Kreislauf-Systems mit Rückwirkungen auf die Hirndurchblutung, wie sie in diesem Abschnitt angesprochen sind, bedürfen, wenn die *Flugreisefähigkeit* zur Diskussion steht, einer ganz besonderen Prüfung, da der Summationseffekt von Luftdruckänderung und psychischer Belastung ggf. sogar in Kombination mit schnellwechselnden klimatischen Bedingungen und Zeitverschiebung besonders kreislaufbelastend ist, Embolien und kardiale Versagenszustände sogar erst provozieren kann. Im Zweifelsfall ist es ratsam von einer Flugreise Abstand zu nehmen (Kriebel).

2. Diabetes mellitus (Zuckerharnruhr)

Aus den Statistiken (Gerritzen, Brandaleone, Pannhorst) die Rolle der Zuckerkrankheiten als Unfallursache aufzuklären ist zur Zeit noch nicht möglich, obwohl sich aus den Erfahrungen von Hartmann eine größere Unfallneigung der Diabetiker insbesondere im Hinblick auf die Alkoholdelikte ergibt. An Hand der Kasuistik ist aber kein Zweifel möglich, daß die Zuckerkrankheit und speziell die mit der Zuckerkrankheit auftretenden Komplikationen Ursachen von Verkehrsunfällen sein können. Unfälle im Zusammenhang mit der Hypoglykämie sind bekannt geworden (Pannhorst, Oberdisse, Bertram, Ganter und Hoffmann). Da nicht damit gerechnet werden kann, daß der Fahrzeugführer im hypoglykämischen Schock durch das vorangehende Stadium so rechtzeitig gewarnt wird, daß er sein Fahrzeug zum Anhalten bringen kann, liegt die Bedeutung hypoglykämischer Zustände für die Verkehrssicherheit auf der Hand. Dieser richtet sich nicht so sehr nach der Höhe des Insulinbedarfs als vielmehr nach der Ausgeglichenheit oder nach den Schwankungen der Stoffwechsellage, die erst die Toleranz und damit auch die Gefahren (Blut- und Harnzuckerwerte) hinsichtlich des Eintretens von Schockzuständen erkennen lassen. Daneben ist die Disziplin des Diabetikers hinsichtlich Lebensführung und Diätetik wesentlich. Ein regulärer Tag-Nacht-Rhythmus ist Mindestvoraussetzung für die Erteilung der Fahrerlaubnis. Störungen dieses Rhythmus haben deutliche Rückwirkungen nicht nur auf Herz und Kreislauf sondern auch auf den Stoffwechsel schon beim Gesunden und erst recht bei Diabetikern. Die Verwendung im Schichtdienst mit wechselnden Arbeitszeiten und damit stets wechselnder Belastung, unregelmäßiger Nahrungsaufnahme und dann wohl unregelmäßiger Medikamentation schließt die Eignungsvoraussetzungen aus. Diese fehlen ohnehin bei Diabetikern in folgenden Fällen:

a) Häufige Stoffwechselentgleisungen, auffallende Schwankungen des Blutzuckers, Neigungen zu hypoglykämischem Schock bei schwierig einzustellenden Diabetikern;

b) Gefäßkomplikationen mit oder ohne Rückwirkungen auf die Leistungsfähigkeit des Herzens, Kombination von Diabetes mit Bluthochdruck und Augenhintergrundsveränderungen III. und IV. Grades;

c) Kombinationen von Diabetes mit vorzeitigem Altersabbau und Rückwirkungen auf die Hirnleistungsfähigkeit (Aufmerksamkeit, Konzentration, Umstellfähigkeit, Kritik und Urteilsvermögen);

d) wenn seit Einstellung auf die Insulinmedikation nicht mehr als 6 Monate vergangen sind.

Der Diabetiker sollte gemäß Bertram und Pannhorst sich an folgende Forderungen halten:

1. Im Kraftfahrzeug genügende Menge von schnellresorbierbaren, d. h. wirksamen Kohlehydraten griffbereit halten.

2. Bei geringstem Verdacht auf Schockzeichen keine Fahrt antreten.

3. Bei geringstem Verdacht auf Schockzeichen während der Fahrt sofort anhalten, Kohlehydrate zu sich nehmen und die sichere Überwindung des Schockzustandes abwarten.

4. Vor einer Fahrt niemals mehr Insulin und auch nicht die übliche Insulinmenge zu einer anderen Tageszeit als sonst spritzen.

5. Vor Antritt einer Fahrt niemals weniger Kohlehydrate essen als sonst; empfehlenswert ist eher eine etwas erhöhte Abdeckung mit Kohlehydraten (1—2 BE mehr).

6. Bei längeren Fahrten jede Stunde eine Kleinigkeit und alle 2 Stunden eine bestimmte Menge Kohlehydrate zu sich nehmen (Joslin).

7. Nachtfahrten oder sonstige lange Fahrten, wenn sie den üblichen Tagesrhythmus stören, sind zu unterlassen.

8. Eine Begrenzung der Fahrgeschwindigkeit aus eigenem Entschluß ist für den Insulin spritzenden Diabetiker eine wichtige Sicherung.

9. Der Diabetiker sollte darauf verzichten, Fahrzeuge mit höchsten Geschwindigkeitsleistungen zu fahren.

Besondere Probleme bietet die Begutachtung der Schuldhaftigkeit des Zuckerkranken. Oberdisse fordert bei der Prüfung dieser Frage Aufklärung in folgender Hinsicht:

1. Hat der Zuckerkranke alles getan, damit sein Stoffwechsel in befriedigender Weise eingestellt war?

2. War die vor und während der Fahrt getroffene Vorsorge ausreichend, d. h.

a) hat der Kranke sein Insulin zur vorgeschriebenen Zeit injiziert,

b) hat er die kohlehydrathaltigen Mahlzeiten rechtzeitig eingenommen,

c) hat er die zur Kupierung der Unterzuckerung (Hypoglykämie) notwendigen Kohlehydrate bei sich geführt und in regelmäßigen Abständen eingenommen,

d) hat er bei dem ersten Anzeichen von Hypoglykämie die Fahrt abgebrochen, bevor Entschluß- und Ratlosigkeit ihn daran hinderten?

Wenn feststeht, daß eine dem Diabetes eigentümliche Komplikation Unfallursache war, wird ein schuldhaftes Verhalten nicht auszuräumen sein.

Die Deutsche Bundesbahn hat hinsichtlich der Tauglichkeit von Diabetikern als *Fahrzeug- und Lokomotivführer* besondere nur für den Bereich der DB gültige Beurteilungsrichtlinien erlassen. (Tauglichkeitsvorschriften der Deutschen Bundes- bzw. Reichsbahn gültig seit dem 1. 1. 1939 und die Tauglichkeitsvorschriften der Deutschen Bundesbahn vom 1. 7. 1964 herausgegeben von der Hauptverwaltung der Deutschen Bundesbahn.)

Diabetiker sind in aller Regel als *Führer von Luftfahrzeugen* ungeeignet. Dies gilt sowohl für die Zivilfliegerei (s. Richtlinie der ICAO) als auch für die Wehrfliegerverwendungsfähigkeit (Lauschner).

Steht die *Flugreisefähigkeit* zur Diskussion so ist Voraussetzung, daß die Patienten selbst in der Lage sind, das notwendige Insulin zu injizieren. Meist besteht die Möglichkeit beim Buchen der Flugkarte gegenüber der Fluggesellschaft besondere Diätwünsche anzumelden, die dann auch an Bord erfüllt werden können. In jedem Fall soll der Insulin-bedürftige Diabetiker Zucker bei sich führen, um hypoglykämischen Zuständen infolge Appetitlosigkeit (Aufregung, meteorologische Turbulenzen) selbst vorbeugen zu können. Gegen Luftkrankheit anfällige Diabetiker sollten von der Flugreise abgehalten werden, da starkes Erbrechen in kürzester Zeit zu schweren hypoglykämischen Zuständen führt, denen durch unmittelbare ärztliche Hilfe dann an Bord nicht begegnet werden kann (Kriebel).

3. Nierenkrankheiten

Entsprechend der unterschiedlichen Art, der unterschiedlichen Ausprägung und der differenten Funktionsbeeinträchtigung bei verschiedenen Nierenerkrankungen ist aus der Diagnose allein ein Rückschluß auf die Verkehrsgefährdung nicht möglich. Hier wird man sich nach den Symptomen und Funktionsausfällen richten müssen. Neben der Trübung der Bewußtseinslage in den komatösen und präkomatösen Zuständen stehen die Komplikationen, wie z.B. Augenhintergrundsveränderungen und der Bluthochdruck im Vordergrund. Wesentlich ist aber auch hier die *Einschränkung der Leistungsfähigkeit und der Leistungskonstanz*, wie sie sich entweder aus der renalen Insuffizienz, die auch ohne merkliche Einwirkung auf die Bewußtseinslage einhergehen kann (geringere Rest-N-Steigung, Einschränkung der Konzentrationsfähigkeit, Ausfälle in der Clearance) oder aber durch große Eiweißverluste (nephrotisches Syndrom) ergeben kann. Diese Einschränkung der Leistungsfähigkeit und Leistungskonstanz hat größere verkehrsmedizinische Bedeutung als etwa die eigentliche schwere Urämie, die ohnehin ausschließt, daß der Betroffene überhaupt den Versuch macht, ein Verkehrsmittel zu führen. Besonders wichtig sind auch die Gefäßkomplikationen und hier der Bluthochdruck. Die Beeinträchtigung der Verkehrssicherheit durch den Nierenkranken ergibt sich auch aus vielfachen Begleiterscheinungen und Symptomen. Die statistische Dunkelziffer ist sicher sehr groß. Die Maßstäbe, die bei den Führern von Luftfahrzeugen angelegt werden müssen, sind unter Berücksichtigung der gleichen Grundsätze besonders scharf, da physikalische Einflüsse des Fliegens, neben ggf. Klimawechsel und Zeitverschiebung und den auch nicht zu vernachlässigenden psychischen Belastungen besonders hohe Gefährdungen für die Flugsicherheit schaffen. Ähnliche Überlegungen gelten auch, wenn die *Flugreisefähigkeit* zur Diskussion steht.

4. Leberkrankheiten

Bei Erkrankungen der Leber spielen die Trübungen der Bewußtseinslage als Unfallursache praktisch keine Rolle, da der komatöse oder präkomatöse Leberkranke sich wohl kaum als Führer eines Verkehrsmittels betätigt. Wichtiger ist die Einschränkung der Leistungsfähigkeit — besonders der Aufmerksamkeitskonstanz —, aber auch die Gefahr einer Oesophagus-Varizenblutung, die beim *Kraftfahrer* wohl weniger zur Unfallursache werden wird als bei Führern von *Luftfahrzeugen*. Die Eignungen zum Führen von Flugzeugen liegen dann nicht mehr vor. Auch für die *Schiffahrt* ist eine solche Gefahr bedeutsam, da bei einer schweren Blutung auf See wirksame ärztliche Hilfe kaum gewährleistet ist.

Auch bei der Beurteilung der *Flugreisefähigkeit* spielt die Blutungsgefahr naturgemäß eine hervorragende Rolle, da physikalische Einflüsse eine Blutung provozieren können.

5. Magen- oder Zwölffingerdarmgeschwür

Hier gelten ähnliche Überlegungen insbesondere im Hinblick auf die Blutungsgefahr, wie bei Leberkrankheiten. Jedoch ist die individuelle Spielbreite besonders groß, so daß je nach den Erfordernissen des Verkehrsmittels die Entscheidung gefällt werden muß. Der akut Magengeschwürskranke ist bettlägeriger Patient, der als Führer eines Verkehrsmittels schon aus ärztlichen Überlegungen ausscheiden sollte, zumal die psychischen Belastungen des Verkehrs, selbst bei weitgehender Symptomarmut die Ausheilung des Geschwürs sicherlich nicht fördert.

6. Blutkrankheiten, bösartige Geschwülste

Bösartige Geschwülste bedingen wegen des zehrenden Charakters ebenso wie die Anämie und auch die Leukose eine Einschränkung der Leistungsfähigkeit. Allein im Hinblick hierauf ist die Fähigkeit zum Führen moderner Verkehrsmittel besonders kritisch zu prüfen. In den meisten Fällen liegen die Eignungsvoraussetzungen wohl nicht mehr vor. Kranke mit eine Polyglobulie scheiden im Hinblick auf die Möglichkeit von zerebralen Komplikationen (Embolie) als *Führer moderner Verkehrsmittel* aus.

Darüberhinaus ist selbst die *Flugreisefähigkeit* zu verneinen bei Patienten mit weniger als 3 Mill. Erythrocyten pro mm^3 oder einem Hämoglobinwert von weniger als 60% der Norm. Bei akuten Krisen im Rahmen einer Sichelzellanämie (Afrikaner) sind Sauerstoffmangelzustände im Zusammenhang mit Flugreisen beschrieben worden (KRIEBEL).

7. Chronische Lungen- und Bronchialerkrankungen (Tbc; allergische Erkrankungen; Asthma; Heuschnupfen)

Die Rückwirkungen auf das Herz-Kreislauf-System (pulmonale Hypertension und Cor pulmonale) und die Rückwirkungen auf die Zusammensetzung der Blutgase (Partialinsuffizienz oder sogar Globalinsuffizienz) sowie der Allgemeinzustand (Emphysemkachexie!) sind die entscheidenden Komplikationen chronischer Lungenerkrankungen im Hinblick auf die Verkehrssicherheit. Auch plötzlich eintretende Hustensynkopen mit hämodynamischen Auswirkungen (Schwarzwerden vor den Augen) können zur Unfallursache werden. Das allergische Asthma bronchiale wird durch die Anfallshäufung für die Verkehrssicherheit bedeutsam, wobei aber die Medikation insbesondere von Antihistaminica, die auch bei der allergischen Rhinitis (Heuschnupfen) eine wesentliche Rolle spielt, als Ermüdungsfaktor nicht zu unterschätzen ist und bereits praktisch zu Unfällen geführt hat.

Bei der Lungentuberkulose ergibt sich die Gefährdung aus der weitgehenden Zerstörung des Lungengewebes mit Rückwirkung auf das Herz-Kreislaufsystem und die Zusammensetzung der Blutgase. Ebenso beeinträchtigt die erhebliche

Herabsetzung des Allgemeinzustandes wegen mangelnder Leistungskonstanz die Verkehrssicherheit.

Die Quarz-Staublungenerkrankungen sind nach den Rückwirkungen auf das Herz-Kreislauf-System und die Zusammensetzung der Blutgase im Hinblick auf die Verkehrssicherheit zu beurteilen. Chronische Lungen und Bronchialerkrankungen in dem hier angesprochenen Sinne schließen in aller Regel die Fähigkeit zum Führen von Luftfahrzeugen aus. Selbst bei Beurteilung der *Flugreisefähigkeit* ist zu beachten, daß die Anpassung an die verminderten Druckverhältnisse (Sauerstoffpartialdruck in der Einatmungsluft) bei Erkrankungen (entzündlicher, reaktiver, allergischer Art, Neoplasmen) der zuführenden Luftwege und im Bereich der Lunge selbst nur störungsfrei ablaufen kann, wenn nicht nur die Lunge sondern auch das Herz-Kreislauf-System noch über ausreichende Leistungsreserven verfügt. Partialinsuffizienz und erst recht Globalinsuffizienz sind ernsthafte Hindernisse für die Attestierung der Flugreisefähigkeit.

8. Schilddrüsenüberfunktion und vegetative Regulationsstörungen

Die Schilddrüsenüberfunktion und auch die starken vegetativen Dysregulationen sind für die Verkehrssicherheit von großer praktischer Bedeutung. In experimentellen Untersuchungen (HOFFMANN) war nachzuweisen, daß Kraftfahrer mit vegetativen Regulationsstörungen stärker belastet werden, als dies bei gesunden Fahrern der Fall war (Tabelle 7). Wichtiger war aber noch die Feststellung,

Tabelle 7. *Das Kreislaufverhalten von Kraftfahrzeugführern mit einer vegetativen Labilität n = 210*

	Verkehrsarme Landstraßen	Stadtverkehr	Kritische Verkehrssituationen
Puls: ± 0%	7 = 3,3%	—	—
+10%	94 = 44,8%	27 = 12,8%	17 = 8,1%
+20%	58 = 27,6%	44 = 20,9%	30 = 14,3%
+30%	51 = 24,3%	71 = 33,9%	58 = 27,6%
+40%	—	51 = 24,3%	68 = 32,4%
+50%	—	17 = 8,1%	27 = 12,8%
+60%	—	—	10 = 4,8%
EKG: keine zusätzliche pathologische Änderung	166 = 79,1%	92 = 43,8%	64 = 30,5%
zusätzliche pathologische Änderung	44 = 20,9%	118 = 56,2%	146 = 69,5%
Blutdruck: ± 0%	98 = 46,7%	58 = 27,6%	48 = 22,8%
+10%	58 = 27,6%	61 = 29,1%	54 = 25,7%
+20%	54 = 25,7%	64 = 30,5%	71 = 33,9%
+30%	—	27 = 12,8%	37 = 17,6%

daß gerade diese Gruppe durch schlechten Fahrstil und mangelndes Anpassungsvermögen an die Verkehrssituation auffiel. Hinzukamen die erhöhte Ablenkbarkeit und Störbarkeit und die Neigung zu emotional bestimmten Verhaltensweisen, die unfallträchtige Situationen schafft. An der Gefährdung der Verkehrssicherheit durch Schilddrüsenüberfunktionen und auch durch starke vegetative Regulationsstörungen ist nicht zu zweifeln. Gleiches gilt mit allerdings verschärften Maßstäben für die *Luftfahrt*.

Auch bei der Beurteilung der *Flugreisefähigkeit* ist zu berücksichtigen, daß gerade die Flugreise psychische Belastungen mit sich bringen kann, die es ratsam macht, die Behandlung durch zeitgerechte, d.h. bereits während der Reisevorbereitungen einsetzende zusätzliche sedative Medikation zu erweitern oder ggf. auf die Flugreise zu verzichten (Kriebel).

Richtlinien für die Beurteilung innerer Erkrankungen in ihrer Bedeutung für die Verkehrssicherheit:

1. Straßenverkehr:

Gesetzlich verankerte Richtlinien liegen nicht vor. Praktikable Vorschläge machte der Fachausschuß „Medizinisch-Psychologische Arbeitsgebiete" bei der Vereinigung der Technischen Überwachungsvereine e.V. Essen (s. Lewerenz „Die Eignung zum Führen von Kraftfahrzeugen". Stuttgart: Ferdinand Enke 1964) und weiterhin die American Medical Association (AMA) sowie die WHO.

2. Eisenbahn:

Hier liegen die Tauglichkeitsvorschriften der Deutschen Bundes- bzw. Reichsbahn (gültig seit dem 1. 1. 1939) und die Tauglichkeitsvorschriften der Deutschen Bundesbahn vom 1. 7. 1964 herausgegeben von der Hauptverwaltung der Deutschen Bundesbahn vor. Der Bundesminister für Verkehr erließ eine Eisenbahnbefähigungsverordnung vom 22. 8. 1957, veröffentlicht im Bundesgesetzblatt II S. 1234.

3. Schiffahrt:

Aufgrund des Seemannsgesetzes darf als Kapitän oder Besatzungsmitglied auf Kauffahrteischiffen nur derjenige beschäftigt werden, der von einem von der Arbeitsschutzbehörde ermächtigten Arzt auf Seediensttauglichkeit untersucht sowie von ihm als seediensttauglich erklärt worden ist (§ 81 Abs. 1 des Seemannsgesetzes). Hierzu sind Richtlinien der See-Berufsgenossenschaft zur Beurteilung der Seediensttauglichkeit vorhanden.

4. Luftfahrt:

Für die Zivilluftfahrt gelten die XIX. Bestimmungen der ICAO (Internation Civil Airways Organisation) als Mindestbestimmungen. Außerdem sind die Tauglichkeitsanforderungen der Zivilluftfahrt geregelt durch das Verkehrsgesetz vom 21. 8. 1936 und 26. 1. 1943 sowie durch die Verordnung über Luftverkehr vom 21. 8. 1936 mit zahlreichen Änderungen bis einschließlich 21. 7. 1955. Für die Bundesrepublik Deutschland gültige Richtlinien bei der Beurteilung der Tauglichkeit für Zivilluftfahrt werden zur Zeit neu beraten.

Hinsichtlich der Wehrfliegerverwendungsfähigkeit wird auf Lauschner „Kritische Betrachtungen zur Frage der Untersuchung auf Wehrfliegerverwendungsfähigkeit in 7 NATO-Staaten" verwiesen.

III. Die kurativen Aspekte der Verkehrsmedizin im Bereich der inneren Medizin

Bei der modernen Unfallheilkunde sind sowohl die Denkweisen als auch die Methoden der Chirurgie und die der inneren Medizin sowie der der Anästhesiologie eng verwoben, wenn es um die Beseitigung der unmittelbaren bedrohlichen Unfallfolgen geht. Die zur Zeit gültigen Maßstäbe für die Schockbehandlung sind aus gemeinsamer Diskussion zwischen Chirurgen, Physiologen, Internisten und Anästhesisten entstanden (Duesberg-Spitzbart; Allgöwer u. a.).

Die mindestens konsiliarische Tätigkeit des Internisten am Krankenbett des Schwerunfallverletzten im Hinblick auf die renalen Komplikationen (Crush-Niere), indirekte traumatische Herzschädigung, Elektrolytsteuerung, Stoffwechselentgleisungen gehören zu den Selbstverständlichkeiten klinischer Unfallmedizin.

Ein Arbeitsfeld für die Innere Medizin hat sich auch durch die Erkenntnis ergeben, daß dem Krankentransport und den Krankentransportfahrzeugen in Bau, Ausstattung und Ausrüstung, Personal und Ausbildung größere Beachtung geschenkt werden muß (Friedhoff, Stoeckel, Hoffmann).

Untersuchungen von Hoffmann u. Mitarb. (Cors, Hölter, Akrami und Rumphorst) haben hier Mängel in Ausrüstung und Bau der Krankentransportfahrzeuge als auch in der Ausbildung des Personals aufdecken können, die insbesondere auf dem Sektor der wirksamen Schock- und Kollapsbekämpfung liegen (Vgl. hierzu vor allem den Beitrag von Herzog in diesem Handbuch ab S. 1024).

Literatur

AHNEFELD, F. W., u. M. ALLGÖWER: Der Schock; Entstehung, Verlauf und Therapie. Dtsch. med. Wschr. 87, 425—431 (1962).

AKRAMI, R.: Untersuchungen über krisenhafte Zustände des Herz-Kreislaufsystems beim Transport von Patienten mit Weichteilverletzungen einschließlich Bagatellverletzungen, Erkrankungen und Intoxikationen. Med. Diss. Bonn 1966.

ALLGÖWER, M.: Schock. In: HELLNER-NISSEN-VOSSCHULTE, Lehrbuch der Chirurgie. Stuttgart: Georg Thieme 1963.

BABADSCHANJAN, M. G., W. N. SOKOLOWA, J. I. KOSTINA, M. I. MAMAZASCHWILI i W. J. TSCHIRKOW: Isutschenije pritschin utomljajemosti pojesdnüch dispetscherow. In: A. A. LETAWETA u. S. A. KOSILOWA, Materialü k fisiologitscheskomu obosnowaniju trudowüch prozessow, S. 154. Moskau: Madgis 1960.

BÄRSCHNEIDER, M., u. W. ERNST: Leberleiden und Kraftfahren. Hippokrates (Stuttg.) 30, 355—358 (1959).

BARR, N. L.: The radio transmission of physiological information. Milit. Surg. 114, 79 (1954).

BARTENWERFER, H., L. KÖTTER u. W. SICKEL: Beiträge zum Problem der psychischen Beanspruchung. Teil II: Verfahren zur graduellen Beurteilung der psychischen Beanspruchung in der Industrie. Köln-Opladen: Westdeutscher Verlag 1963.

BECKER, A.: Dürfen Schwerhörige einen Führerschein erhalten? Dtsch. med. Wschr. 78, 1684 (1953).

BERGRATH, H. G., u. H. VALENTIN: Die Reaktion von Herz und Kreislauf während des Autofahrens bei verschiedenen Geschwindigkeiten und unterschiedlichen Verkehrsbedingungen. Münch. med. Wschr. 102, 1542—1543 (1960).

BERTRAM, F., u. R. PANNHORST: Mahnung an alle insulinspritzenden Autofahrer. Diabetiker 7, 135—136 (1957).

BOHNENKAMP, H.: Innere Medizin und Verkehrsunfälle. Landarzt 36, 1201 (1960).

BOROWER, J. S.: Funktionszustand des Herz- und Gefäßsystems von Lokomotivführern während der Arbeit bei erhöhten Fahrgeschwindigkeiten. Verkehrsmedizin 12, 243—252 (1965).

BRAMBRING, D.: Verhalten des Kreislaufs, der Atmung und des reflektorischen Muskeltonus bei andauerndem und unterbrochenem Industrielärm. Mes. Diss., Bonn 1965.

BRANDALEONE, H.: Diabetes in industry and transportation. In: Health, medical, and drug factors in highway safety, p. 3.1—3.10. Nat. Acad. of Sciences, Publ. 328, Washington 1954.

— Heart disease and motor vehicle accidents. J. occup. Med. 2, 76—79 (1960).

—, and G. J. FRIEDMAN: Physical standards for vehicle operators; an aid to accident prevention. Industr. Med. Surg. 25, 17—22 (1955).

— — The medical aspects of motor vehicle accident prevention. Ann. intern. Med. 48, 363—371 (1956).

BROWN, H. S.: Sect. II: The general effects of reduced atmospheric pressure. Chapt. 5: Introduction, p. 97—99. Chapt. 9: The pressure cabin, p. 152—186. In: J. A. GILLIES (ed.), Textbook of aviation physiology. Oxford-London-New York-Paris-Frankfurt: Pergamon-Press 1965.

BUCHALY, J. F.: Plötzlicher Tod eines scheinbar gesunden Autoführers. Münch. med. Wschr. 79, 134—135 (1932).

BUCHBORN, E.: Schock und Kollaps. In: Handbuch der inneren Medizin, 4. Aufl. Berlin-Göttingen-Heidelberg: Springer 1960.

BUNSE, W., u. R. WIRTH: Der Schenkelblock und seine Beurteilung im bahnärztlichen Dienst. Ärztl. Dienst DB 22, 323—324, 327—330, 333 (1961).

BURCH, N. R., and T. H. GREINER: Drugs and human fatigue: GSR-parameters. J. Psychol. (Provincetown) 45, 3 (1958).

CHRIST, W., u. H. DUPUIS: Der Einfluß vertikaler Schwingungen auf Wirbelsäule und Magen. Zbl. Arbeitsmed. 13, 3—9 (1963).

COERMANN, R.: Untersuchungen über die Einwirkung von Schwingungen auf den menschlichen Organismus. Z. Luftfahrtmed. 4, 73ff. (1940).

— Die Wirkung mechanischer Schwingungen auf den Menschen und seine Arbeitsleistung. Werkstattstechnik 52, H. 1, 18—25 (1962).

COPE, F. W., and B. D. POLIS: Increased plasma glutamic-oxaloacetic transaminase activity in monkeys due to nonspecific stress effect. Aerospace Med. 30, 90ff. (1959).

CORS, H.: Untersuchungen über das Auftreten transportbedingter krisenhafter Situationen des Kreislaufs bei 270 Kopfverletzungen. Med. Diss., Bonn 1965.

DÖRING, H., u. R. LODDENKEMPER: Statistische Untersuchungen über den Herzinfarkt. Z. Kreisl.-Forsch. 51, 401—442 (1962).

DOERKEN, H.: Der Herzinfarkt am Steuer. Dtsch. Ärztebl. 62, 17—19 (1965).

DOTZAUER, G., u. W. NAEVE: Der Panoramawandel des akuten Coronartodes. Lebensversicher.-Med. 8, 61—66 (1956).
DUESBERG, R., u. H. SPITZBARTH: Klinik und Therapie der Kollapszustände. Stuttgart: F. K. Schattauer 1963.
DUPUIS, H.: Senkrechte Schwingungsbeschleunigungen von Fahrern in Kraftfahrzeugen auf Ackerschleppern und selbstfahrenden Arbeitsmaschinen. Grundlagen d. Landtechnik **16**, 9—12 (1963).
EFFENBERGER, E.: Das Kohlenoxyd und dessen Bedeutung in der Hygiene. Medizin-Meteorolog. Hefte **12**, 1—128 (1957).
EIFF, A. W. v.: Zentralnervöse Beeinflussung des Elektromyogramms. Verh. dtsch. Ges. inn. Med. **71**, 160—170 (1965).
Eisenbahnbefähigungsverordnung (EBefVo) vom 22. 8. 1957. BGBl II, S. 1234, herausgeg. vom Bundesministerium für Verkehr.
ENDERLE, KETTENMEYER, RILLAD u. EVRAR: Zit. nach H. W. KIRCHHOFF (s. dort).
ENOS, W. F., J. C. BEYER, and R. H. HOLMES: Pathogenesis of coronary disease in American soldiers killed in Korea. J. Amer. med. Ass. **158** (II), 912—914 (1955).
— R. H. HOLMES, and J. BEYER: Coronary disease among United States soldiers killed in action in Korea. J. Amer. med. Ass. **152** (II), 1090—1093 (1953).
ERNSTING, J.: Sect. III: Oxygen deprivation at reduced barometric pressure. Chapt. 12: Respiration and anoxia, p. 214—263. Chapt. 14: The effects of anoxia on the central nervous system, p. 270—289. Chapt. 15: The metabolic effects of anoxia, p. 290—302. In: J. A. GILLIES (ed.), Textbook of aviation physiology Oxford-London-Paris-New York-Frankfurt: Pergamon-Press 1965.
—, and W. K. STEWART: Sect. III: Oxygen deprivation at reduced barometric pressure. Chapt. 11: Introduction, p. 209—213. In: J. A. GILLIES (ed.), Textbook of aviation physiology. Oxford-London-New York-Paris-Frankfurt: Pergamon 1965.
FAHRENKAMP, K.: Der Herzkranke als Kraftfahrer. Med. Welt **6**, 1312, 1351 (1932).
FISCHER, H.: Pathologisch-anatomische Untersuchungen bei Flugzeugunfällen. Münch. med. Wschr. **104**, 325—329 (1962).
FRIEDHOFF, E.: Forderungen des Arztes an den Kranken- und Verletztentransport von heute. Zbl. Verkehrs-Med. **7**, 67—73 (1961).
FRIEDMAN, G. J.: Cardiac cases in transportation. In: Health, medical, and drug factors in highway safety, p. 3.11—3.14, Nat. Acad. of Sciences, Publ. 328, Washington 1954.
FRYER, D. I.: Sect. II: The general effects of reduced atmospheric pressure. Chapt. 10: Failure of the pressure cabin, p. 187—206. In: J. A. GILLIES (ed.), Textbook of aviation physiology. Oxford-London-New York-Paris-Frankfurt: Pergamon-Press 1965.
—, and H. L. ROXBURGH: Sect. II: The general effects of reduced atmospheric pressure. Chapt. 8: Decompression sickness, p. 122—151. In: J. A. GILLIES (ed.), Textbook of aviation physiology. Oxford-London-New York-Paris-Frankfurt: Pergamon-Press 1965.
GANTER, H.: Auswirkungen von Gesundheitsstörungen bei Verkehrsteilnehmern. Ärztl. Mitt. (Köln) **40**, 51—54 (1955).
— Ärztliche Überlegungen zum motorisierten Straßenverkehr. Med. 8, 1048—1062 (1958).
GELLER, W.: Die Seekrankheit und ihre Behandlung. Klin. Wschr. **19**, 1310 (1940).
GERFELDT, E.: Pathogenese und Prophylaxe der Straßenverkehrsunfälle und ihre Bedeutung für den Gesundheitsdienst. Jahrbuch Akad. Staatsmed. Düsseldorf 1954.
GERRITZEN, F.: Zuckerkrankheit und Verkehrsunfall. Zbl. Verkehrs-Med. **1/2**, 165—168 (1956).
GLANTZ, W. M., and V. A. STEMBRIDGE: Coronary atherosclerosis as a factor in aircraft fatalities. J. Aviat. Med. **30**, 75ff. (1959).
GOETHE, H., u. G. FISCHER: Überlegungen zur Erfassung der physikalischen Größen, die zur Entstehung der Seekinetose führen. Zbl. Verkehrs-Med. **3**, 148—153 (1957).
GREEN, I. D.: Chapt. 3: The circulation in anoxia. In: J. A. GILLIES (ed.), Textbook of aviation physiology, p. 264—269. Oxford-London-New York-Paris-Frankfurt: Pergamon-Press 1965.
GROSSJOHANN, A.: Wie häufig sind Straßenverkehrsunfälle auf Krankheiten der Fahrer zurückzuführen. Dtsch. med. Wschr. **80**, 508 (1955).
— Zur Untersuchung von Kraftfahrzeugführern. Dtsch. med. Wschr. **80**, 1423—1426 (1955).
— Körperliche und geistige Eignung zum Führen von Kraftfahrzeugen bei Hirnverletzungen. Stuttgart: Georg Thieme 1957.
GÜNTHER, R., M. J. HALHUBER u. H. KIRCHMAIR: Der Kreislaufkranke als Verkehrsteilnehmer. Med. Klin. **57**, 317—319, 357—358, 403—404 (1962).
GUIGNARD, CH. B.: Sect. IV: Noise and vibration. Chapt. 28: Introduction, p. 807—812. Chapt. 29: Vibration, p. 813—894. Chapt. 30: Noise, p. 895—967. In: J. A. GILLIES (ed.), Textbook of aviation physiology. Oxford-London-New York-Paris-Frankfurt: Pergamon-Press 1965.

HAMMERFORS, P., and A. KAJLAND: Analyses of noise from motor vehicles. Acustica **13**, 258—269 (1963).
HARTMANN, H.: Diabetes und Fahrtauglichkeit. Helv. med. Acta **31**, 257—279 (1964).
— Wesen der Verkehrsmedizin. Z. Unfallmed. Berufskr. **57**, 125—134 (1964).
— Der Herz- und Kreislaufkranke im Verkehr. Helv. med. Acta **32**, 135—154 (1965).
HEINZE, H.: Die Eignung des psychogalvanischen Hautreflexes zur objektiven Erfassung eines Ermüdungsvorganges. Psychol. Beitr. **2**, 98 (1955).
HETTCHE, O.: Gesundheitsgefährdung durch Kraftfahrzeugabgase. Öff. Gesundh.-Dienst **26**, 480—488 (1964).
HÖLTER, W.: Untersuchungen über Häufigkeit und Ursachen des Auftretens von krisenhaften Situationen des Kreislaufs (Schock, Kollaps) beim Transport Unfallverletzter. Med. Diss., Bonn 1965.
HOFFMANN, H.: Reihenuntersuchungen bei Berufskraftfahrern. Dtsch. med. Wschr. **82**, 2219—2222 (1957).
— Die Feststellung der Tauglichkeit oder der speziellen Eignung zum Führen eines Kraftfahrzeuges. Zbl. Verkehrs-Med. **7**, 131—138 (1961).
— Experimentelle Kreislaufuntersuchungen bei gesunden Kraftfahrzeugführern unter variierten Fahrbedingungen. Münch. med. Wschr. **103**, 2335—2338, 2385—2389 (1961).
— Kreislaufuntersuchungen bei Kraftfahrzeugführern im fahrenden Wagen. Acta medicotechnica **9**, 442—443 (1961).
— Tauglichkeitsuntersuchungen bei Kraftfahrern. Bundesverkehrswacht e.V., Drucksache Nr. 37, 5—17 (1962).
— Experimentelle Untersuchungen des Kreislaufverhaltens von Kraftfahrzeugführern. Therapiewoche **12**, 355—357 (1962).
— Experimentelle Kreislaufuntersuchungen bei gesunden und vegetativ-labilen Kraftfahrzeugführern. Hefte Unfallheilk. **71**, 126—140 (1962).
— Anforderungen an den Krankenkraftwagen für den Transport von Patienten mit Erkrankungen der inneren Organe. Zbl. Verkehrs-Med. **8**, 140—142 (1962).
— Kreislaufuntersuchungen bei Kraftfahrzeugführern. Med. Habil.-Schr., Bonn 1962.
— Das Kreislaufverhalten beim Kraftfahrer und die Beeinträchtigung der Fahrsicherheit durch Krankheiten. Bayer. Ärztebl. **18**, 478—485 (1963).
— Der Herzinfarkt am Steuer. Münch. med. Wschr. **105**, 1785—1789 (1963).
— Herzkranke am Steuer von Kraftfahrzeugen. Münch. med. Wschr. **105**, 1790—1796 (1963).
— Experimentelle Untersuchungen zur Frage der Tauglichkeit von Herzkranken als Kraftfahrzeugführer.
— Die Beurteilung der Eignung zum Führen von Kraftfahrzeugen bei einigen inneren Erkrankungen. Internist (Berl.) **6**, 292—301 (1965).
— Verkehrsmedizinische Fragestellungen in der täglichen Praxis. Rhein. Ärztebl. **19**, 779—788, 820—827, 876—888 (1965).
— Medizinisch-psychologische Untersuchungen zum Fahren im Verkehrsfluß. Z. Verkehrssicherh. **11**, 145—155 (1965).
— Untersuchungen zur Frage des Transporttraumas bei Kranken und Unfallverletzten. Vortrag auf d. Symposion „Anaesthesie unter Feldverhältnissen", Bonn, 24. Mai 1965 (im Druck: Wehrdienst und Gesundheit 1966).
— Biotelemetrische Untersuchungen bei Piloten von Propellerflugzeugen, Hubschraubern und Maschinen mit Strahltriebwerken. (im Druck: Hefte Unfallheilk. 1966).
—, u. W. ENSTE: Untersuchungen über den Plasma-Cortisol-Spiegel bei Kraftfahrzeugführern (im Druck, 1966).
— H. W. KIRCHHOFF u. M. KOCH: Biotelemetrische Untersuchungen bei Piloten von Maschinen mit Strahltriebwerken. (Im Druck, 1966.)
— — u. H. RABE: Biotelemetrische Untersuchungen bei Hubschrauberpiloten. Wehrmed. u. Gesundheit (im Druck, 1966).
—, u. W. REYGERS: Über den Einfluß hoher Geschwindigkeiten auf das Kreislaufverhalten von Kraftfahrzeugführern. Zbl. Verkehrs-Med. **7**, 138—147 (1961).
— — Kreislaufuntersuchungen bei Kraftfahrzeugführern unter variierten Fahrbedingungen. Zbl. Verkehrs-Med. **7**, 138—147 (1961).
—, u. W. SCHNEIDER: Untersuchungen über das Verhalten der freien Fettsäuren im Blut von Kraftfahrzeugführern. (Im Druck, 1966.)
—, und H. SCHUMACHER: Biologische Wirkung mechanischer Schwingungen in PKW und Krankenkraftwagen. (Im Druck, 1966.)
—, H. STRUBEL u. G. SCHÖNAUER: Raumgasuntersuchungen in Kraftfahrzeugen. Hefte Unfallheilk. **78**, 252—261 (1964).
HOLDEN, G. R., J. R. SMITH jr., and H. A. SMEDAL: Physiological instrumentation system for monitoring pilot response to stress at zero and high G. Aerospace Med. **33**, 420—427 (1962).

HOLTER, N. J.: Radioelectrocardiography: A new technique for cardiovascular studies. Ann. N.Y. Acad. Sci. 65, 913 (1957).
HOWARD, P.: Sect. V: Accelerations. Chapt. 22: Introduction, p. 517—550. Chapt. 23: The physiology of positive acceleration, p. 551—687. Chapt. 24: The physiology of negative acceleration, p. 688—716. Chapt. 25: The physiology of transverse acceleration, p. 717—745. In: J. A. GILLIES (ed.), Textbook of aviation physiology. Oxford-London-New York-Paris-Frankfurt: Pergamon-Press 1965.
ICAO 1957: International standards and recommended practices. Personnel, licensing. Annex 1 to the convention of international civil aviation. 4. ed., Oct. 1957. Internat. Civil Aviation Organization.
— 1962: International standards and recommended practices. Personnel, licensing. Annex 1. Amendement 155 to the convention of international civil aviation. Internat. Civil Aviation Organization. June 1962.
IMRIC, I. A.: Medical standards of fitness for driving. Practitioner 188, 508—514 (1962).
JANSEN, G.: Einwirkung des Lärms auf den Menschen. In: Handbuch der gesamten Arbeitsmedizin, Bd. I. Arbeitsphysiologie, S. 680—700. Berlin-München-Wien: Urban & Schwarzenberg 1961.
— Wann darf ein Herzkranker fliegen? Ärztl. Mitt. (Köln) 58, 629—630, 632 (1961).
KALK, H.: Innere Medizin und Verkehrsunfall. Therapiewoche 10, 264—271 (1960).
KIKUTH, W.: Die biologische Wirkung von staub- und gasförmigen Immissionen. Köln-Opladen: Westdtsch. Verlag 1963.
KING, P. F.: Sect. II: The general effects of reduced atmospheric pressure. Chapt. 6: Otitis barotrauma, p. 100—111. Chapt. 7: Sinus barotrauma, p. 112—121. In: J. A. GILLIES (ed.), Textbook of aviation physiology. Oxford-London-New York-Paris-Frankfurt: Pergamon-Press 1965.
KIRCHHOFF, H. W.: Koronarsklerose, Koronarinfarkt und Flugsicherheit. Zbl. Verkehrs-Med. 11, 72—76 (1965).
KONDO, T.: Studies on physical and mental reation of motor drivers to the change of traffic condition. J. Sci. Lab. (Tokyo) 37, 195—210 (1961).
— Studies on physio-psychological reactions of car drivers to the change of road and traffic conditions. I. Experimental studies on the effect of speed, cartype and road condition on drivers mental strain. II. Studies on the effect of traffic and road conditions on drivers mental strain. Ninon University, Tokyo UDC 6.
— The practical study on the traffic condition and the driver's reflex. Kansai Med. Univ. 13, No. 2 (1961).
— The case study on physical and mental reaction of motor driver to the change of traffic condition. J. Jap. Soc. Mech. Eng. 65, No. 520 (1962).
KOTIN: Zit. nach W. KIKUTH (s. dort), S. 14.
KRIEBEL, A.: Zur Beurteilung der Reisefähigkeit in Verkehrsflugzeugen. Münch. med. Wschr. 102, 2069—2074 (1960).
KROEBEL: Ein objektiver Ermüdungstest. Naturwissenschaften 41, 278 (1954).
LAUSCHNER, E. A.: Kritische Betrachtungen zu Fragen der Untersuchung auf Wehrfliegerverwendungsfähigkeit in sieben Nato-Staaten. Zbl. Verkehrs-Med. 10, 146—164 (1964).
LAVES, W.: Der plötzliche Tod im Straßenverkehr. Dtsch. Z. ges. gerichtl. Med. 47, 303—308 (1958).
LEHMANN, G., u. J. MAYER-DELIUS: Gefäßreaktionen der Körperperipherie bei Schalleinwirkung. Köln-Opladen: Westdtsch. Verlag 1958.
—, u. J. TAMM: Über die Veränderungen der Kreislaufdynamik des ruhenden Menschen unter Einwirkung von Geräuschen. Int. Z. angew. Physiol. 16, 217 (1956).
— — Die Beeinflussung vegetativer Funktionen des Menschen durch Geräusche. Köln-Opladen: Westdtsch. Verlag 1956.
LEVY, R., C. DE LA CHAPELLE, and D. RICHARDS: Heart disease in drivers of public motor vehicles as a cause of highway accidents. J. Amer. med. Ass. 184, 481 (1963).
LEWRENZ, H.: Die Rückbildungserscheinungen im höheren Lebensalter als Unfallursache. Zbl. Verkehrs-Med. 4, 151 —158(1958).
— Die Involutions- und Abbauerscheinungen als Unfallursache im Straßenverkehr. Hefte Unfallheilk. 60, 144—151 (1959).
— Charakterologische Aspekte der Begutachtung von Kraftfahrern. Kriminalbiologische Gegenwartsfragen, H. 4, S. 23—32. Stuttgart: Ferdinand Enke 1960.
— Lebensphasische Einflüsse auf das Verhalten Jugendlicher im Straßenverkehr. Techn. Überwachung 2, 101 (1961).
— Die Eignung des jugendlichen und alternden Menschen zum Führen von Kraftfahrzeugen. Mat. Med. Nordmark 2, 56—63 (1963).
— Kritische Anmerkungen zur Begutachtung der Kraftfahreignung. Zbl. Verkehrs-Med. 8, 4—13 (1963).

LEWRENZ, H.: Die Eignung zum Führen von Kraftfahrzeugen. Stuttgart: Ferdinand Enke 1963.
LUFF, K.: Zur Voraussehbarkeit plötzlich eintretender Zustände von Fahruntüchtigkeit. Dtsch. Z. ges. gerichtl. Med. **49**, 587 (1959).
MANDEL, M. J.: Effect of sinusoidal vertical vibration on the urinary sediment in man. Rep. No. MRL-TDR 62—63 (Jun. 1962) Wright Patterson AFB.
— F. R. ROBINSON, and E. A. LUCE: SGOT-levels in man and in the monkey following physical and emotional exertion. Aerospace Med. **33**, 1216—1233 (1962).
MASON, J. K.: Aviation accident pathology. A study of fatalities. London: Butterworth 1962.
— Asymptomatic disease of coronary arteries in young man. Brit. med. J. **1963**, 1234—1237.
McCUTCHEON, E. P.: Physiological responses of the astronaut. Results of the second U.S. manned orbital space flight. P-54. May 24, 1962 (NASA SP-6).
McFARLAND, R. A., and A. L. MOSELEY: Human factors in highway transport safety. Havard School of Public Health, Boston 1954.
MEYER-DELIUS, J.: Die Schalleinwirkung auf den Menschen. Automobiltechn. Z. **59**, H. 10 (1957).
MILLS, C. A., and M. M. PORTER: Tobacco smoking and automobil-driving stress in relation to deaths from cardiac and vascular causes. Amer. J. med. Sci. **234**, 35—43 u. 1023 (1957).
MOESCHLIN, S.: Klinik und Therapie der Vergiftungen, 3. Aufl. Stuttgart: Georg Thieme 1959.
Motor Vehicle, Air Pollution, and Health. A Report of the Surgeon General to the US Congress. US Department of Health, Education, and Welfare, Washington 1962.
MUELLER, B.: Gibt es Grenzen der ärztlichen Schweigepflicht bei einem ernsthaft erkrankten Verkehrsteilnehmer? Therapiewoche **12**, 286 (1962).
MÜLLER, E. A.: Die Wirkung von Schwingungen auf den Menschen. Luftfahrtmed. **3**, 37—42 (1940).
NORMAN, L. G.: The health of bus drivers. Lancet **1958 II**, 807.
— Medical aspects of road safety. Lancet **1960 I**, 989, 1039.
OBERDISSE, K.: Fahrtauglichkeit bei Diabetikern, die Insulin verwenden. Zbl. Verkehrs-Med. **6**, 67 (1960).
PANNHORST, R.: Diabetes mellitus und Führerschein. Verh. Internat. Diabetes Federation 3. Kongr. S. 691—699. Stuttgart: Georg Thieme 1958.
— Der Insulin-Diabetiker und seine Fahrtauglichkeit im Kraftverkehr. Dtsch. med. J. **14**, 772—776 (1963).
PEUKERT, E.: Praktische Gesichtspunkte in der Bewertung der Fahrtauglichkeit von diabetischen Kraftfahrern. Ärztl. Mitt. (Köln) **55**, 600—601 (1958).
— Die Beurteilung der Fahrtauglichkeit von herz- und kreislaufkranken Kraftfahrern. Ärztl. Mitt. (Köln) **56**, 160—164 (1959).
—, u. W. NIESCHKE: Die Beurteilung der körperlichen und geistigen Eignung des Kraftfahrers. Stuttgart: Ferdinand Enke 1963.
RADKE, A. O., u. A. K. SIMONS: Schwingungstechnische Betrachtungen über einen LKW-Fahrersitz. Automobil-Industrie **2**, 113—119 (1963).
ROMAN, J. A.: Cardiorespiratory functioning in flight. Aerospace Med. **34**, 322—336 (1963).
—, and L. E. LAMB: Electrocardiography in flight. Aerospace Med. **33**, 527 (1962).
ROSEGGER, R.: Übersicht über das Problem des Arbeitens mit Schleppern und selbstfahrenden Landmaschinen vom Standpunkt des Arbeitsphysiologen. Gesundheitsschutz und Hygiene auf dem Lande, Leipzig 1960.
— Arbeitsmedizinische Erkenntnisse beim Schlepperfahren. Arch. Landtechnik **2**, 3—66 (1960).
— Arbeitsphysiologische Probleme in der Landtechnik, insbesondere beim Schlepperfahren. Grundlagen d. Landtechnik H. 13, 62—66. Düsseldorf: VDI-Verlag 1961.
ROTH, J. G., S. J. COHEN, and A. J. SILBERMAN: Bioelectric meatures during flight. Aviat. Med. **29**, No 2, (1958).
RUMPHORST, W.: Untersuchungen über transportbedingt auftretende Kreislaufkrisen bei Mehrfachverletzten während des Transportes im Unfallrettungswagen. Med. Diss., Bonn 1965.
RUTENFRANZ, J.: Über das Verhalten der Pulsfrequenz bei Arbeiten unter Zeitdruck. Int. Z. angew. Physiol. **18**, 264 (1960).
SARNOFF, W., and C. E. HABERER: The technique of studying disturbances of consciousness at altitude. Aviat. Med. **30**, No 4 (1959).
SCHARPF, H.: Die inneren Erkrankungen in ihrer Bedeutung im Straßenverkehr. Mitt.-Bl. TÜV Stuttgart **5**, 9—11 (1957).
SCHMID, E., u. CH. MEYTHALER: Untersuchungen über die sympathicoadrenale Reaktion bei Autofahrern mit Hilfe der Vanillinmandelsäurebestimmung im Harn. Klin. Wschr. **42**, 139—140 (1964).

SCHMIDTKE, H.: Die Ermüdung. Bern u. Stuttgart: Hans Huber 1965.
SCHULTEN, H.: Verkehrsmedizin und innere Medizin. Akt. Probl. Verkehrsmed. **1**, 19 (1959).
SCHWARZ, F.: Arzt und Straßenverkehr. Med. Klin. **55**, 870—874 (1960).
— Grundsätzliche Überlegungen zur ärztlichen Begutachtung von Motorfahrzeugführern. Z. Unfallmed. Berufskr. **55**, 142—153 (1962).
See-Berufsgenossenschaft: Richtlinien der See-Berufsgenossenschaft.
Seemannsgesetz vom 26. Juli 1957. BGBl II, S. 713. Verordnung über die Untersuchung der Seeleute auf Hör-, Seh- und Farbunterscheidungsvermögen vom 9. 4. 1929. Reichsministerialblatt 57 vom 19. 4. 1929.
SEM-JACOBSEN, C. W.: Electroencephalographic study of pilot stresses in flight. Aerospace Med. **30**, 797—801 (1959).
—, and H. E. SEM-JACOBSEN: Selection and evaluation of pilots for high performance aircraft and spacecraft by inflight EEG study. Aerospace Med. **34**, 605—609 (1963).
SIEVERS, E. F.: Bewußtlosigkeit und Tod am Steuer. Zbl. Verkehrs-Med. **3**, 249—259 (1957).
SILIPHANT, W. M., and V. A. STEMBRIDGE: The role of the pathologist in investigation of aircraft accident fatalities. USAF med. J. **9**, 207—223 (1958).
SINICYN, S. N., and G. J. RUMJANCEV: Untersuchungen der Wirkung von Ganzkörpervibrationen auf den Kohlehydratstoffwechsel und Adrenalinaktivität im Experiment. Gig. Tr. prof. Zabol. 8, 3—7 (1964).
SMITH, J. E.: Comments on heart cases in transportation. In: Health, Medical and Drug Factors in Highway Safety, 3.16—3.19, Nat. Acad. Sci., Publ. 328, Washington 1954.
SOMMERVILLE, W.: The driver and his health. Med. Sci. Law **3**, 423 (1962).
STOECKEL, W.: Der Krankenkraftwagen im Unfallrettungsdienst. Zbl. Verkehrs-Med. 8, 138—140 (1962).
TAMASKA, L.: Gesundheitszustand der Kraftwagenlenker im Spiegel des Obduktionsmaterials. Dtsch. Z. ges. gerichtl. Med. **49**, 725—732 (1960).
TAUVO 1939: TAUVO der Deutschen Reichsbahn vom 1. 1. 1939.
— 1964: TAUVO der Deutschen Bundesbahn vom 1. 7. 1964, herausgeg. von der Hauptverwaltung der Deutschen Bundesbahn in Frankfurt a. Main.
TOWNSEND, F. M.: The utilization of pathology in aircraft accident investigations. Armed Forces Inst. of Pathology 1—15 (1959).
WAGNER, K.: Verkehrsmedizin und Verkehrssicherheit. In: Aktuelle Probleme der Verkehrsmedizin. Stuttgart: Ferdinand Enke 1959.
WENDEBORN, J. O., u. H. HOFFMANN: Mechanische Schwingungen an landwirtschaftlichen Fahrzeugen, insbesondere Ackerschleppern. Hefte Unfallheilk. (1966) (im Druck).

Psychiatrie und Verkehrsmedizin

H.-J. RAUCH, Heidelberg

I. Beurteilung der Fahrtauglichkeit aus psychiatrischer Sicht

Das Schwergewicht der praktischen psychiatrischen Tätigkeit in der Verkehrsmedizin liegt auf der Beurteilung der Fahrtauglichkeit (F). Dadurch, daß sie die Ergebnisse ihrer praktischen Untersuchungen auswertet, kann sie dazu beitragen, Grundlagen für die Beurteilung der Fahrtauglichkeit zu erarbeiten. Das kann nur auf dem Wege einer statistischen Erfolgskontrolle geschehen und durch die sorgfältige Analyse und katamnestische Untersuchung von Einzelfällen. Theoretische Erwägungen über die mögliche Auswirkung psychischer Störungen auf das Verkehrsverhalten helfen nicht weiter. Das tatsächliche Verhalten entspricht nicht in allen Fällen den Erwartungen, die man aufgrund der klinischen Erfahrungen an einzelnen Krankheitsformen gehabt hat. Dies zeigt sich am Beispiel der Schizophrenen, von denen man annehmen konnte, sie würden in ihrer Aufmerksamkeit abgelenkt durch Halluzinationen, innerlich beschäftigt mit ihren Wahnideen, ja zuweilen beherrscht von ihnen, die zeitweise den Bewußtseinsraum ausfüllen, unfähig, sich auf eine Aufgabe zu konzentrieren, von plötzlich aufschießenden, unkontrollierten Impulsen getrieben, schlechte Fahrer seien. Die Holzbachsche Untersuchung zeigt ein anderes Bild. Man muß zugeben, es gibt nicht viele solcher grundlegenden Arbeiten. Das hat nach meiner Auffassung zweierlei Gründe.

1. Die Zahl der rein psychiatrisch untersuchten Fälle, über die der einzelne Arzt und die einzelne Klinik verfügt, ist zu gering. Die größten Fall-Sammlungen besitzen zweifellos die MPI bei den TÜV. Hier werden Gutachten aber nicht nur von Psychiatern erstattet. Psychologische Gesichtspunkte spielen bei der Beurteilung eine erhebliche Rolle. Die von den MPI herausgebrachten Statistiken über die Ergebnisse der Fahrtauglichkeitsbegutachtung beruhen aber verständlicherweise auf diesen in Teamarbeit entstandenen Gutachten.

2. Es gibt noch keine Kriterien, mit deren Hilfe man die Richtigkeit der aufgrund der Untersuchungsbefunde gestellten Prognose für das zukünftige Fahrverhalten beurteilen könnte. Wenn man von der Unfallsfreiheit ausgeht und man zu dem Ergebnis kommt, daß die positiv begutachteten Fahrer signifikant weniger Unfälle verursachen als der Durchschnitt eines aus unausgelesenen Durchschnittsfahrern gebildeten Kollektivs, so würde dies zwar beweisen, daß alle verkehrsunsicheren, unfallgefährdeten Fahrer ausgeschieden worden sind, nicht aber, daß nur die gefährlichen und gefährdeten Fahrer eliminiert wurden. Unter den ungünstig beurteilten Fahrern kann sich eine unbestimmte und unbekannte Anzahl befinden, die fahrtauglich sind. Da sie keine Fahrerlaubnis mehr haben, können sie ihre Fahrtauglichkeit aber nicht durch praktische Bewährung beweisen. Nähere Auskunft könnte die Untersuchung eines Kollektivs geben, das sich aus solchen Fahrern zusammensetzt, die zwar von Sachverständigen als fahruntauglich begutachtet wurden, denen aber die Behörden den Führerschein belassen oder wiedergegeben hat. Sollten sich bei diesen Fahrern signifikant die Unfälle häufen,

so wäre ihre Fahruntauglichkeit bewiesen und zugleich wahrscheinlich gemacht, daß die bei ihnen festgestellten Mängel als ursächlich für ihr Versagen anzusehen sind.

Über die *Aufgaben des Nervenarztes* bei der Beurteilung der Fahrtauglichkeit haben sich ausführlich unter Aufzählung der einzelnen Krankheiten und abnormen Zustände, bei denen eine nervenärztliche Untersuchung angezeigt ist, GROSSJOHANN und RAUCH geäußert. Hier sollen zuerst einige grundsätzliche Fragen behandelt werden. Zuerst die Frage, ob es berechtigt ist, daß der Psychiater den Vorrang bei der Untersuchung auf Fahrtauglichkeit beansprucht, den Vorrang jedenfalls in dem Sinne, daß er das Untersuchungsergebnis der verschiedenen medizinischen Fachdisziplinen und der psychologischen Untersuchung zusammenzufassen hat, auch wenn das Schwergewicht der abnormen Befunde auf einem anderen medizinischen Gebiet liegt.

Der Psychiater ist gewohnt, den Menschen ganzheitlich zu betrachten, er ist auch gewohnt, die Biographie in die Diagnosestellung einzubeziehen. Manche psychiatrische Diagnosen können nur mit Hilfe der biographischen Methoden gestellt werden, häufig z. B. die Diagnose Hebephrenie. Der Psychiater hat auch gelernt, die Einzelbefunde und den gesamten Querschnittsbefund im Zusammenhang mit der Entwicklung der Persönlichkeit, kurz mit der Biographie, zu sehen und ihm darin den richtigen Platz zuzuweisen. Bestreben der Psychiatrie ist es in den letzten Jahrzehnten immer gewesen, die Grundzüge einer Persönlichkeit, ihre unwandelbaren Anlagen, ihre Einstellungen, Strebungen usw. festzustellen, ihre dauernden Eigenschaften, wenn man den nicht gerne gebrauchten Begriff Eigenschaft verwenden soll (hier gemeint im Sinne der Definition GRUHLES: Eigenschaft ist eine Disposition zu bestimmten Reaktionen in bestimmten Situationen). Als Psychiater versucht man, das der augenblicklichen Situation zuzuordnende Beiwerk zur Seite zu schieben, um an den Kern der Persönlichkeit zu kommen. Dies ist bei der Beurteilung der Fahrtauglichkeit besonders wichtig. Es kann nicht darauf ankommen, wie jemand bei der Untersuchung reagiert, ob er hierbei Fehlleistungen vollbringt. Entscheidend ist nur, ob man aus diesem Verhalten den Schluß ziehen kann, daß es sich um eine Dauereigenschaft bei ihm handelt und daß er sich auch in Zukunft nicht anders verhalten wird. Sind dagegen die Fehlleistungen nur auf besondere situationsbedingte Umstände zurückzuführen, etwa auf eine abnorme Aufregung infolge seelischer Spannungen, in die ein Proband etwa durch einen jahrelangen Kampf um die Erhaltung des Führerscheines geraten ist, so kann man dem Untersuchungsergebnis, auch wenn es grob negativ ist, keine große Bedeutung zumessen. Um das beurteilen zu können, bedarf es einer großen, sich täglich erneuernden psychiatrischen Erfahrung, die von anderen medizinischen Disziplinen nicht aufgebracht werden kann, auch wenn diese sich mit psychischen Problemen befassen. Der ärztliche „Konkurrent“ in dem „Kompetenzstreit“ der Beurteilung der Fahrtauglichkeit ist der Internist, der hier das andere umfassende Fach der Medizin vertritt. Aber auch er muß seine Aufmerksamkeit, um seiner Aufgabe gerecht zu werden, vorwiegend den physiologischen Vorgängen und deren Störungen widmen. Diejenigen Internisten, die sich mit der Psychogenie der bis jetzt als organisch bezeichneten Krankheiten beschäftigen, stehen überwiegend auf dem Boden der sog. Tiefenpsychologie und sind für die eigentlichen psychiatrischen Probleme nicht aufgeschlossen. Diese Ansicht wird von anderen Autoren geteilt, so fordern auch ERHARDT und VILLINGER, daß der Neuropsychiater in Zukunft mehr als bisher mit der Begutachtung der Fahrtauglichkeit befaßt werde. Auch LEWRENZ betont die Rolle des Nervenarztes bei der Untersuchung auf Kraftfahrtauglichkeit. Fragestellungen aus anderen Fachgebieten als denen der Psychiatrie und Neurologie seien seltener.

Mit der Begründung, daß der prozentuale Anteil wegen krankheitsbedingter Störungen als fahruntauglich begutachteter Kraftfahrer gering sei, wird in zahlreichen Veröffentlichungen der Vorrang der Psychologie in der Beurteilung der Fahrtauglichkeit vor allen Fächern und Sparten der Medizin betont, und es werden daraus die praktischen Konsequenzen gezogen, daß der Psychologe das letzte Wort in der Begutachtung zu sprechen habe. Diese Forderung und Folgerung beruht meiner Überzeugung nach auf einem Denkfehler. Wenn ich einen Menschen auf seine körperliche und geistige Gesundheit untersuchen muß, habe ich mich dazu medizinischer Methoden zu bedienen. Alle anderen Methoden sind der Aufgabe nicht adäquat. Diese Einstellung ändert sich nicht, wenn es sich nicht um einen einzelnen Probanden, sondern um eine große Anzahl handelt. Auch bei ihnen muß ich, bei jedem einzelnen, medizinische Untersuchungsmethoden anwenden, um eine krankhafte Störung ausschließen zu können. Dabei spielt es keine Rolle, wie hoch der Prozentsatz der nach der Untersuchung festgestellten krankhaften Störungen tatsächlich ist. Selbst wenn gar keine krankhaften Störungen festgestellt würden, ist die Anwendung der medizinischen Methode nicht nur berechtigt, sondern erforderlich. Denn vor der Untersuchung kenne ich das Resultat der Untersuchung nicht. Wenn ich aber krankhafte Störungen ausschließen will, muß ich mit Methoden arbeiten, die die Diagnose einer solchen Störung ermöglichen. Es kommt also nicht auf das Ergebnis der Untersuchung an, sondern auf die Fragestellung, wenn es darum geht, zu entscheiden, welche Methode dem Problem angemessen ist.

Wenn ich diesen Punkt besonders hervorhebe, so tue ich dies nicht aus standespolitischen Erwägungen, nicht, um irgendwelche andere wissenschaftliche Disziplinen bei der Untersuchung auf Fahrtauglichkeit auszuschalten. Bei der Untersuchung auf Fahrtauglichkeit handelt es sich aber in erster Linie — und das dürfte unbestritten sein — darum, krankhafte Veränderungen des Probanden aufzufinden, welche seine Kraftfahrtauglichkeit aufheben. Es muß aber zugegeben werden, daß auch nicht-krankhafte Störungen vorkommen, welche die Kraftfahrtauglichkeit ungünstig zu beeinflussen vermögen, z. B. gilt dies für den Schwachsinn, der ja in den meisten, besonders in seinen leichten Formen, nicht durch einen Krankheitsprozeß entstanden ist, sondern bei dem es sich um eine Variation der Verstandesbegabung handelt, also im Grunde um eine Variation der Persönlichkeitsanlage.

Umstritten ist und bestritten wird, daß charakterologische Besonderheiten allein genügen, um die Fahrtauglichkeit zu verneinen. Man muß ferner im Auge behalten: nicht jede psychische Abweichung von einer gedachten Durchschnittsnorm macht fahruntauglich, auch wenn sie die Eignung beeinträchtigt. Die Fähigkeiten des Kraftfahrens, besser ausgedrückt, die Fähigkeiten, die ein Mensch besitzen soll, um ein Kraftfahrzeug gut zu beherrschen, um alle Handgriffe geschickt auszuführen und um sich den Anforderungen im Wechsel der Situationen und Belastungen des Straßenverkehrs anzupassen, variiert von Mensch zu Mensch in einer erheblichen Streubreite. Bei der Untersuchung auf Fahrtauglichkeit soll aber nicht der ungeschickte Kraftfahrer ausgeschaltet werden, sondern nur der untaugliche. Ein Beispiel soll das Gemeinte erläutern. Es gibt Kraftfahrer, welche die Verkehrsregeln beherrschen, die vorsichtig und zurückhaltend fahren, die aber mit einzelnen technischen Vorgängen nicht ganz fertig werden, etwa mit dem Schalten oder mit dem Einsetzen in eine Parklücke. Bei diesen Fahrern kann man von einer gewissen Ungeschicklichkeit und einer geringen Eignung sprechen, aber nicht von Untauglichkeit, denn die Grundvoraussetzungen bieten sie. Es wäre falsch, wenn man die Anforderungen an die Fahrtauglichkeitsuntersuchung zu hochschraubte und sie als Mittel ansähe, ungeschickte, für das Fahren nicht besonders begabte Fahrer auszuschalten. Die Besserung der Fahrgeschicklichkeit, die Hebung des Ausbildungsstandes ist die Aufgabe anderer Stellen, nicht derjenigen, die mit der Untersuchung der Fahrtauglichkeit betraut sind.

Daß es hier überhaupt zu Mißverständnissen kommen kann, liegt in der doppelten Bedeutung, welche der Begriff der Fahrtauglichkeit hat. Einmal sind damit gemeint die körperlich-geistigen Fähigkeiten, das Kraftfahrzeug zu lenken und sich den Situationen im Verkehr und ihrem Wechsel rasch genug und adäquat anzupassen. Zweitens die Fähigkeit, sich insofern als zuverlässig zu erweisen, daß man den gesetzlichen Bestimmungen gehorcht, welche den Straßenverkehr regeln. Hier handelt es sich um zwei ganz verschiedene Kategorien, deren Verquickung zu einem Begriff ich für recht unglücklich halte. Bei der Frage 1 handelt es sich um eine rein medizinische Angelegenheit. Durch medizinische Methoden läßt sich feststellen, ob eine Krankheit oder ein Folgezustand nach einer Krankheit besteht, der die Fähigkeiten, ein Kraftfahrzeug zu bedienen, erheblich erschwert oder einschränkt, z. B. Lähmungen, grobe Ataxie usw. Dazu gehören natürlich auch psychische Krankheitserscheinungen, auch solche vorübergehender Art, wie etwa in Abständen auftretende Bewußtseinsstörungen aus dem Formenkreise der Epilepsie. Alle diese Veränderungen und Zustände lassen sich grundsätzlich mit Hilfe medizinischer Methoden diagnostizieren, es läßt sich ihr Schweregrad feststellen, es lassen sich daraus einleuchtende und begründete Schlüsse auf die Fahrtauglichkeit ziehen. Es handelt sich auch um Befunde, die von mehreren Untersuchern, unabhängig voneinander, getroffen werden können. Ein Babinskischer Reflex als Symptom einer latenten Parese, eine Denkstörung im Sinne des Faselns, Spikes im EEG sind wohl definierte Befunde, die für den praktischen Gebrauch als objektiv bezeichnet werden können. Diskutabel bleibt natürlich, welchen Einfluß diese erhobenen Befunde auf die Fahrtauglichkeit haben. In Fällen, in denen die Veränderungen ausgeprägt sind, herrscht in der Regel Übereinstimmung zwischen verschiedenen Untersuchern. Schwierig wird es erst und strittig, wenn es sich um sog. Grenzbefunde handelt, etwa einen angedeuteten Babinski, um bei unserem Beispiel zu bleiben. Das sind aber keine grundsätzliche, sondern praktische Schwierigkeiten. Grundsätzlich anders ist die Frage bei Ziffer 2. Hier ist die Persönlichkeit für die Beurteilung maßgebend, insbesondere das, was man in der Umgangssprache als Charakter bezeichnet. Es wird gefragt, ob der betreffende Proband sich in Zukunft „angepaßt" verhalten wird, d. h., ob von ihm zu erwarten ist, daß er sich den Verkehrsbestimmungen fügt, und das auch dann, wenn kein Polizist in der Nähe ist, der ihn beobachtet. Gefragt wird also nach der Zuverlässigkeit. Zwischen diesen beiden Arten der Fahrtauglichkeit klafft aber im Einzelfall oft eine erhebliche Diskrepanz. Gerade derjenige Fahrer, der sein Fahrzeug besonders gut beherrscht, der die Verkehrssituation rasch erkennt und schnell auf die Notwendigkeiten reagiert, neigt oft zu einer „sportlichen" Fahrweise, also zu einem Fahrstil, bei dem er alle Möglichkeiten ausnutzt, schnell vorwärts zu kommen, seine „Konkurrenten" auf der Straße zu überholen, sein Fahrzeug auszufahren, auch wenn er dies nicht ohne einige Verstöße gegen die Verkehrsregeln tun kann. Viele Betroffene, denen nach mehrmaliger Bestrafung wegen Verkehrsdelikten die Fahrerlaubnis mit der Begründung entzogen wird, sie seien nicht fahrtauglich, verstehen diese Entscheidung nicht. Sie weisen darauf hin, daß sie ihr Fahrzeug besonders gut beherrschen, daß sie besonders schnell reagieren, daß sie auch nicht wegen schlechten Fahrens aufgefallen seien oder Unfälle verursacht hätten, sondern weil sie irgendwelche Verkehrsbestimmungen nicht so ernst genommen hätten, ein Geschwindigkeitsgebot nicht eingehalten hätten usw. Sie wollen damit zum Ausdruck bringen, und das trifft wohl auch zu, daß sie sich hätten anders verhalten können, wenn sie nur gewollt hätten. Der Unterschied zwischen den beiden Gruppen ist offensichtlich. Bei der Gruppe 1 handelt es sich um Kranke, die nicht anders handeln können, als sie es getan haben. Der infolge eines organischen Hirnprozesses umstellungserschwerte und verlangsamte Mensch kann nicht schneller reagieren als er es getan hat und als es für den Straßenverkehr nicht ausreicht. Der andere „charakterlich Unzuverlässige" könnte sich anders verhalten, er verhält sich auch in der Überzahl der Fälle anders, bei ihm ist das vorschriftswidrige Verhalten eine Ausnahme, er ist in seinen Möglichkeiten nicht eingeschränkt wie ein Kranker. Wenn er sich nicht an die Verkehrsbestimmungen hält, so ist dies eine Frage der Motivation. Es waren nicht genügend Motive wirksam, um ihn zum Einhalten der gesetzlichen Bestimmungen zu veranlassen.

Hier darf ich einschalten, daß man mit der Folgerung vorsichtig sein sollte, jemand, der sich nicht auf die übliche Weise motivieren läßt, Ordnungsbestimmungen zu respektieren, müsse psychisch abnorm sein, es fehle ihm an der normalen Motivierbarkeit. Auch bei den Fahrern, welche die gesetzlichen Bestimmungen nicht übertreten, sind die Motive ihres Verhaltens unterschiedlich. Die Achtung vor dem Gesetz ist oft nicht das Hauptmotiv. Bei vielen Fahrern ist es die Furcht vor Komplikationen, die entstehen könnten, wenn sie sich nicht an die Verkehrsregeln halten. Bei anderen ist es Unsicherheit, Ängstlichkeit, blinder Gehorsam, nur bei einem Teil Einsicht in die Notwendigkeiten der Regelung (das letztere setzt auch voraus, daß die Verkehrsregelung, etwa Setzung der Verkehrszeichen, sinnvoll erfolgt). Das Nichtbefolgen einer Verkehrsregel kann aber auch dadurch bedingt sein, daß der betreffende Fahrer einen Grund dafür hat, der ihm wichtiger erscheint als die objektiv nicht sinnvolle oder aber ihm nicht als sinnvoll erkennbare Verkehrsregelung. Ein solcher Fahrer ist durchaus normal motivierbar, er beweist es vielleicht sogar dadurch, daß er die Verkehrsregeln überschreitet, daß normale Motive die normale Wirkung auf ihn ausüben.

Wir sehen also hier auch einen weiteren Unterschied zur ersten Gruppe der Fahruntauglichkeit. Bei der Beurteilung der Zuverlässigkeit handelt es sich nicht mehr um rein medizinische Fragen, sondern vorwiegend um psychologisch-charakterologische Probleme, also um ein

Gebiet, auf dem die Beurteilung sehr viel unbestimmter, unsicherer und subjektiver ist, als in den Fällen der Gruppe 1. Gleichviel wie man Charakter definieren will, als das System der Triebfedern oder als das Gesamt der angeborenen und erworbenen Antriebe, Haltungen und Einstellungen, faßbar und beschreibbar sind nur Merkmale oder Eigenschaften, die sich aus dem Verhalten des betreffenden Individuums abstrahieren lassen. Eigenschaften sind aber nur Dispositionen zu Reaktionen bei bestimmten Situationen (GRUHLE). Also: auch wenn sie ständig vorhanden sind, treten sie nicht immer in Erscheinung, sie sind nicht immer faßbar, sie sind nicht immer wirksam. Man darf nicht vergessen, daß auch der wegen mehrfacher Rücksichtslosigkeit im Straßenverkehr verurteilte Kraftfahrer sich nicht während der ganzen Zeit rücksichtslos benimmt, in der er hinter dem Steuer seines Wagens sitzt, ganz gleichgültig aus welchen Motiven. Man darf sich durch eine verhältnismäßig hohe Zahl von Verurteilungen nicht täuschen lassen, auch dann nicht, wenn man dahinter eine ziemlich hohe Dunkelziffer vermuten kann. Die Zahl der Situationen im Straßenverkehr, die jeweils einen Anreiz zum rücksichtslosen Durchsetzen bieten, ist sehr groß und wenn auch manche Fahrer dieser Verlockung zum Leichtsinn und zur Rücksichtslosigkeit erliegen, ist dagegen die Zahl der Fahrer, die dieser Verlockung widersteht, immer noch sehr viel größer.

1. Spezielle Untersuchungsfragen

Was soll bei der Untersuchung auf Fahrtauglichkeit eigentlich festgestellt werden? Wir sehen hier konstante ungünstige Eigenschaften, welche die Fahrtauglichkeit einschränken, dann auch variable Eigenschaften, vorübergehende Dispositionen, die sich ungünstig auf die Fahrtauglichkeit auswirken. Das *Schwergewicht der Untersuchungen* muß auf die konstanten ungünstigen Eigenschaften gerichtet bleiben. Die Untersuchung auf Fahrtauglichkeit hat eine *prognostische Aufgabe.* Es ist nicht so interessant, wie der Proband gerade zur Zeit der Untersuchung zu beurteilen ist, ob etwa seine Reaktionsschnelligkeit wegen Übermüdung als Folge einer durchgemachten Infektionskrankheit o. ä. nachgelassen hat, wichtig ist vielmehr, ob man voraussehen kann, daß er für eine längere Zeitstrecke in der Zukunft Verhaltensweisen aufweisen wird, die sich ungünstig auf seine Fähigkeit auswirken werden, ein Kraftfahrzeug sicher zu führen. Eine voraussichtlich vorübergehende ungünstige Disposition verlangt nach einem ärztlichen Rat und erfordert eine Behandlung, sie rechtfertigt aber nicht die Entziehung der Fahrerlaubnis. Anders ist es mit einer voraussichtlich dauernden ungünstigen Disposition, vor allen Dingen dann, wenn eine Behandlung nicht möglich oder nicht erfolgversprechend ist. Hier ist eine Entziehung der Fahrerlaubnis am Platze. Eine Wiedererteilung kann ja jederzeit erfolgen, wenn der Proband nachweist, daß sich sein Zustand entscheidend gebessert hat.

Die psychiatrische Untersuchung auf Fahrtauglichkeit unterscheidet sich nicht grundsätzlich von der psychiatrischen Routineuntersuchung zu sonstigen Zwekken. Im Vordergrund steht die *Exploration,* hier vor allem die Erhebung der Anamnese, um einen Überblick über die *Biographie des Untersuchten* zu erhalten. Vgl. hierzu auch die Beiträge von BÖCHER, LEWRENZ sowie von PETERSOHN in diesem Handbuch auf den S. 230, 206 und 179. Es ist natürlich wie auch sonst bei der Beurteilung der Fahrtauglichkeit besonders wertvoll, wenn man subjektive Anamnese mit objektiven Berichten vergleichen kann. Es wäre allerdings nicht richtig, wenn man alles, was in den Akten verzeichnet ist, als objektiv den subjektiven Angaben des Probanden gegenüberstellen wollte. Auch in den Akten sind meist subjektiv gefärbte Berichte über das Verhalten des Probanden auf bewahrt und auch Fakten, wie etwa Eintragungen in das Strafregister oder die Tatsache, daß jemand in einem Heim erzogen worden ist, oder daß er häufig den Beruf wechselte, sind nicht eindeutig, sondern bedürfen der Interpretation. Dasselbe Verhalten kann, das braucht nicht besonders ausgeführt, es soll nur erwähnt werden, von ganz verschiedenartigen Motivationen bestimmt sein. Bei der Bewertung dieser Fakten muß man sich von jedem Vorurteil freizumachen versuchen, denn auch die Bedeutung von bestimmten Verhaltensweisen und Fakten wandelt sich im Laufe der Zeit. Als Beispiel sei angeführt: während man früher in einer stabilen Gesellschaft den häufigen Wechsel des Berufs als Hinweis auf einen unstabilen Charakter nehmen konnte, als einen Umstand, der Zweifel an der Anpassungsfähigkeit erweckte, muß man heutzutage, jedenfalls bei bestimmten Berufen, eher darin den Drang zum sozialen Vorwärtskommen und eine erhöhte Anpassungsfähigkeit an die Wandlung der wirtschaftlichen Verhältnisse erblicken. Diese Dinge zu wissen ist besonders wichtig, weil man ja bei der Fahrtauglichkeit auch die *charakterliche Zuverlässigkeit* mitbewertet und berücksichtigt und auf die charakterliche Zuverlässigkeit aus dem sozialen Verhalten geschlossen wird. Bei der Erhebung der Anamnese wird man sich also nicht auf das Erfahren von Begebenheiten beschränken, man wird sich nicht damit begnügen, den äußeren Ablauf der Ereignisse kennzulernen, sondern man wird die Stellungnahme des Probanden berücksichtigen. Deshalb ist es nach meiner Überzeugung falsch, wenn man sich den Lebenslauf schriftlich geben läßt oder wenn man die Anamnese etwa gar durch eine Hilfskraft aufnehmen läßt. Man wird vielleicht sagen, der schriftliche Lebenslauf diene als Anhalt für weitere anamnestische Fragen, die dann im Laufe der Exploration gestellt werden können. Man darf aber nicht vergessen, daß schriftliches Fixieren der Angaben eine spätere Korrektur erschwert. Es ist dies leichter im Gespräch möglich. Sicher ist es auch für die Atmosphäre der Untersuchung richtiger, wenn man anfangs ohne Akten exploriert, also zum mindesten es dem Probanden nicht deutlich macht, daß man den Akteninhalt kennt, die Akten nicht vor sich auf den Tisch legt. Es erweist sich häufig als zweckmäßig, wenn man nach Abschluß der Untersuchung einige anamnestische Dinge noch einmal vornimmt und bespricht. Wenn es gelingt, während der Untersuchung eine vorher vielleicht bestehende abwartende, mißtrauische oder gar ablehnende Haltung zu beseitigen, wird man mehr erfahren, als der Proband anfangs preiszugeben beabsichtigte. Man darf nicht vergessen, die Probanden kommen bei der Fahrtauglichkeitsuntersuchung zum Untersucher mit einer bestimmten Absicht, sie wollen so gesund und unauffällig wie möglich erscheinen, sie wollen ja ihren Führerschein behalten oder wiederbekommen, sie vermeiden daher, das anzugeben, was sie für belastend halten. Es gibt nur ganz wenige, die wirklich offen über ihre Vorgeschichte sprechen. Jeder Arzt, mag er noch so erfahren und geschickt in der Explorationstechnik sein, sollte sich vor der Illusion hüten, er erfahre von seinen Patienten alles über ihre Vorgeschichte, ihre gegenwärtige Situation, ihre Konflikte usw. Das erfährt nicht der behandelnde Arzt von seinem Patienten, das erfährt um so weniger der Gutachter, dessen günstige Meinung über seine Persönlichkeit von so ausschlaggebender Bedeutung für den Probanden ist. Es ist nicht immer böser Wille, der die Probanden manches verschweigen läßt, sondern es ist oft eine sonderbare Einstellung, die sie dem Untersucher gegenüber haben. Es gibt Leute, die denken: „Es ist Aufgabe des Arztes herauszufinden, was mir fehlt, warum soll ich ihm dabei helfen. Wenn er so tüchtig ist, dann muß er doch selbst daraufkommen, was mit mir los ist, was ich durchgemacht habe". Andere wieder sind eingeengt, sie berichten nur über das, was nach ihrer Ansicht für die spezielle Untersuchung von besonderem Interesse ist. Wenn es um die Fahrtauglichkeit geht, berichten sie nur Dinge, die mit Fahren etwas zu tun haben, sie sind erstaunt, oft unangenehm überrascht oder verärgert, wenn nach anderen, nach ihrer Ansicht weit abliegenden Vorkommnissen, gefragt wird, etwa nach den Verhältnissen im Elternhaus. Sicher muß der Untersucher verstehen, sich zu beschränken, er darf die Anamnese nicht ins Uferlose ausweiten, er muß versuchen, das für die gutachterliche Fragestellung Wesentliche herauszubekommen. Wo das im Einzelfall liegt, ist Sache der Erfahrung, dafür kann kein allgemein gültiges

Rezept gegeben werden. Als Beispiel etwa: in den meisten Fällen ist das Sexualleben des Führerscheinbewerbers für die Frage der Fahrtauglichkeit uninteressant. Es könnte sich in einem Falle aber auch die Tatsache ergeben, daß auffälliges Verhalten die Folge einer abnormen Erlebnisverarbeitung ist, die wiederum ihre Ursache in einem gestörten Sexualverhalten hat.

Wichtig ist, daß der Untersucher Zeit hat. Gemeint ist hiermit nicht, daß er den Patienten einfach reden läßt, daß er eine lange Unterhaltung mit ihm führt. Der Untersucher kann knapp, konzentriert, also rationell explorieren, vermieden werden muß aber jede äußere Rationalisierung in der Exploration. Bei dem Patienten muß vor allem auch das Gefühl vermieden werden, daß für ihn nur eine bestimmte, eng bemessene Zeit zur Verfügung steht. Es darf nicht der Eindruck entstehen, daß der Patient durch eine Art Untersuchungsmaschine gejagt wird. Der Untersucher muß den Patienten ausreden lassen, er soll ihm nicht das Wort abschneiden, wenn er einmal einen Gedanken äußert, der nicht unmittelbar zum Thema gehört. Er soll vor allen Dingen nicht die Gedanken des Patienten formulieren, ihm vorlegen und dann von ihm die Antwort ja oder nein fordern. Ein zwangloses einleitendes Gespräch, auch wenn es scheinbar Zeit kostet, wirkt zeitsparend, da es eine günstigere Atmosphäre schafft, die Patienten aufschließt und sie bereiter macht, auch über ihnen unangenehme, sie bedrückende Probleme Auskunft zu geben.

Ich möchte hier nicht mißverstanden werden. Zu einer psychiatrischen Untersuchung ist ein guter Kontakt zwischen Patient und Arzt nicht unbedingt notwendig. Krankhafte psychische Störungen, etwa organische Defektsymptome oder auch schizophrene Denkstörungen, um nur zwei Beispiele zu nennen, kann man objektiv genausogut feststellen, gleichgültig ob man mit dem Kranken einen guten Kontakt hat, oder ob der Patient den Untersucher ablehnt und sich aggressiv gegen ihn einstellt. Für die psychiatrische Begutachtung ist es wünschenswert, aber keine Voraussetzung, daß eine Begegnung im Sinne der modernen psychiatrischen Anthropologie (v. Baeyer) zwischen Gutachter und Begutachteten stattfindet. Wenn das nicht so wäre, könnte man bei einem stuporösen Schizophrenen, bei einem Epileptiker im Dämmerzustand, aber auch bei einem Patienten in psychogenem Ausnahmezustand keine Diagnose stellen.

Es kann an dieser Stelle nicht die Explorationstechnik im einzelnen beschrieben werden. Es soll nur darauf hingewiesen werden, daß es zweckmäßig ist, mit den Sorgen und Nöten des Probanden zu beginnen. Sicher muß man ein gewisses Explorationsschema im Kopf haben, damit man wichtige Gebiete nicht vergißt. Es ist aber ebenso zweckmäßig, worauf kürzlich K. Doerner hingewiesen hat, etwa die Frage nach erblicher Belastung in die Exploration einfließen zu lassen und nicht mit ihr zu beginnen, wie manche psychiatrische Anamnesenschemata fordern. Auch die Haltung des Explorators ist wichtig. Er soll eine gewisse Distanz halten, er soll sich nicht, wie das etwa bei den psychotherapeutischen Systemen gefordert wird, mit dem Patienten identifizieren, er soll immer daran denken, daß er nicht nur als Arzt dem Individuum gegenübersitzt und dessen Interessen zu vertreten hat, sondern auch die berechtigten Interessen der Gesellschaft gegenüber dem Individuum berücksichtigen muß.

2. Spezielle Untersuchungsmethoden

Noch zur Methodik der Untersuchung. Zur Erkennung psychischer Krankheiten reicht die gewöhnliche psychiatrische Untersuchungstechnik, also in erster Linie die Exploration, die Verhaltensbeobachtung und die körperlich-neurologische

Untersuchung aus. Entgegen der Ansicht von PEUCKERT, der meint, der Psychologe habe in Fällen organischer Hirnveränderungen, schizophrenen Defekten und bei der Persönlichkeitsbeurteilung feinere Instrumente zur Verfügung, ist zu fordern, daß auch diese Zustände vom Psychiater untersucht und beurteilt werden. Der Psychiater wendet selbstverständlich auch psychologische Methoden an. Die Psychiatrie ist, wie die übrige klinische Medizin, keine Grundwissenschaft. Diese bedient sich immer auch solcher Methoden, die von anderen wissenschaftlichen Disziplinen erarbeitet worden sind, z. B. chemischer oder physikalischer. Der Psychiater sollte gewisse *psychologische Untersuchungsmethoden*, vor allen Dingen gewisse Testmethoden beherrschen, etwa Intelligenztests, die einfacher Art sein können, aber auch projektive Testmethoden wie den Rorschach-Test. Im Interesse der Einheitlichkeit der Untersuchung ist es wenig zweckmäßig, regelmäßig den psychiatrischen Begutachtungsfall von einem Psychologen testen zu lassen und dann die Resultate dieser Testuntersuchung zu übernehmen. Es ist bei der Durchführung psychologischer Testuntersuchungen genauso wichtig zu beobachten wie sich der Patient dabei anstellt wie die Resultate zu erhalten. Auch bei den standardisierten Tests bedarf das Ergebnis der Interpretation. Diese kann aber nur dann sinngemäß erfolgen, wenn das Testergebnis mit dem übrigen Verhalten des Probanden und mit seiner Vorgeschichte in Beziehung gesetzt wird. Bei der Bewertung der Testergebnisse spielt auch eine Rolle, daß die Testsituation eine Ausnahmesituation ist. Selbst bei einem Leistungstest wie dem Hamburg-Wechsler-Intelligenztest hängt das erzielte Ergebnis nicht nur vor der Intelligenz, sondern auch von der Persönlichkeit des Untersuchten und von seinem Leistungswillen ab. Um Leistungen zu erzielen, muß man nicht nur Fähigkeiten haben, sondern muß die Fähigkeiten auch einsetzen. Es gibt Untersucher, bei denen durchschnittlich die Probanden bessere Leistungen erzielen als bei anderen. Dabei sind es nicht nur sachliche Gründe, welche in die Motivation der Probanden eingehen. So strengen sich häufig Männer bei einem weiblichen Untersucher mehr an, weil sie einer Frau imponieren oder sich nicht vor ihr blamieren wollen. In den Alltagssituationen strengen sie sich aber nicht auf dieselbe Weise an und leisten deshalb tatsächlich weniger als sie unter besonderen Umständen leisten zu können bewiesen haben. Andere wieder sind befangen, sobald sie sich in einer Prüfungssituation befinden. Sie bemühen sich zu sehr, weil sie auch bei einfachen Aufgaben versteckte Schwierigkeiten erwarten. Dies ist häufig bei intelligenten, aber selbstunsicheren Untersuchten der Fall. Bei manchen kommt — gar nicht ganz unberechtigte — Furcht hinzu, sie könnten sich verraten, sie könnten Seiten ihres Wesens decouvrieren, die sie lieber verbergen wollen. Sie erkennen die Bedeutung der ihnen gestellten Aufgaben nicht, sie wissen nicht, was man aus ihren Antworten und ihren Lösungen macht, was man ihnen entnimmt, wie man sie ausdeutet. Gewiß kann man hier einwenden, daß auch bei der Exploration der Untersuchte nicht weiß, wie man seine Angaben bewerten wird. Der Unterschied ist aber, daß er in der Exploration seine Gedanken frei formulieren kann, von denen er annimmt, sie werden von dem Untersucher in einem bestimmten, von dem Untersuchten gewünschten Sinne verstanden. Eine solche willentliche Formulierung ist bei den psychologischen Testuntersuchungen nicht möglich, denn wie will der Proband wissen, was aus seiner Antwort entnommen wird, wenn er etwa bei Tafel V der Rorschach-Serie die Deutung „Fledermaus" gibt. Wenn man Testfragen geschickt und kaschiert in die Exploration einstreut, wird man in solchen Fällen ein besseres Bild von der tatsächlichen Leistung und Leistungsbereitschaft bekommen als durch das Ergebnis einer systematischen Testuntersuchung. Sicher wird es Fälle geben, in denen der Psychologe eingeschaltet werden soll, wo eine genaue und umfangreiche Testuntersuchung notwendig ist. Insbesondere dann, wenn es sich um die Beurteilung einer oligophrenen Persönlichkeit handelt bzw. um die Feststellung des Grades der Debilität oder wenn bei Demenzzuständen der Umfang und die Art der psychischen Ausfälle genauer bestimmt werden soll.

In verkehrsmedizinischen Veröffentlichungen wird vielfach besonderer Wert auf die sog. Team-Arbeit gelegt, also auf das Zusammenwirken von Fachleuten verschiedener Disziplinen, im speziellen Falle der Fahrtauglichkeitsuntersuchung hauptsächlich von Ärzten und Psychologen (Lewrenz, Nieschke und Peukert, Erhardt u. Villinger et al.). Es ist eine Selbstverständlichkeit, daß niemand alle Spezialuntersuchungen allein ausführen kann. In jeder Klinik, schon in jeder Praxis, gibt es eine Team-Arbeit, in der gewisse Routinearbeiten, der Labortechnik etwa, von Hilfskräften ausgeführt werden. Spezialuntersuchungen, wie Röntgenaufnahmen, von besonders ausgebildeten Kräften. *Team-Arbeit* muß aber *strukturiert* sein, die Struktur kann und soll sich den Erfordernissen des Falls anpassen. Im Einzelfall wird immer der Schwerpunkt auf einem Gebiet liegen, da es sich bei der Fahrtauglichkeitsuntersuchung um die Erkennung bzw. Ausschließung von körperlichen und psychischen krankhaften Störungen bzw. charakterlichen Eignungsmängeln handelt, muß der Schwerpunkt beim Arzt liegen, der beide Aspekte zusammenschauen kann. Dies ist keine Minderbewertung eines anderen Fachgebietes, es gibt z. B. Aufgaben, bei denen der Psychologe, um ein Beispiel zu nennen, das entscheidende Wort zu sprechen hat, der Arzt nur Hilfsstellung leistet. Etwa wenn es sich darum handelt, die besondere Eignung für irgendeine Sparte des Berufsfahrertums festzustellen. Schließt der Arzt körperliche oder psychische Krankheitszustände aus, überläßt er die Beurteilung, ob der Proband nun eine spezielle Begabung, etwa Eignung für das Führen von schweren Kraftfahrzeugen hat, dem Psychologen, der dies nach seinen Methoden entscheiden kann und hierfür über überlegenere Untersuchungsmittel verfügt. Eine derartige Trennung der Aufgabengebiete erfolgt aus der Sache heraus und dient nach meiner Überzeugung der Verständigung beider Disziplinen.

Diese Auffassung von der Rolle der Psychiatrie bei der Untersuchung auf Fahrtauglichkeit kann, dies möchte ich zusammenfassend feststellen, allerdings nur dann aufrecht erhalten werden, wenn man von zwei Voraussetzungen ausgeht.

1. Es muß die Aufgabe des Arztes sein, möglichst vielen Fahrern den Führerschein zu erhalten, soweit dies in ihrem eigenen Interesse, im Interesse ihrer Sicherheit und der Sicherheit der anderen Verkehrsteilnehmer vertretbar ist. Gemeint ist damit nicht, daß man jemandem den Führerschein um jeden Preis lassen sollte, der infolge körperlicher und geistiger Mängel nicht mehr fähig ist, sein Kraftfahrzeug verkehrssicher zu steuern, aber gemeint ist, daß man nicht die Schwierigkeiten, welche die heutige Motorisierung mit sich bringt, dadurch zu erleichtern versucht, daß man einer möglichst großen Zahl von Kraftfahrern die Fahrerlaubnis abnimmt, um dann stolz darauf zu sein, wieviel man zur Verkehrssicherheit beigetragen hat (vgl. hierzu auch den Beitrag von Gunzert ab S. 268).

2. Damit hängt eng zusammen die 2. Voraussetzung, nämlich die Voraussetzung, mit der man an den Begriff der Fahrtauglichkeit herangeht. Wir definieren die Fahrtauglichkeit negativ: Tauglich ist, wer nicht infolge einer krankhaften physischen oder psychischen Störung oder einer hochgradigen Abnormität in seinen für das verkehrssichere Lenken eines Kraftfahrzeuges notwendigen Funktionen behindert ist. Untauglich ist, bei wem diese Störungen nicht durch ärztliche Behandlung oder sonstige Maßnahmen beseitigt werden können.

Diese Voraussetzungen halte ich für berechtigt, weil nur unkorrigierbare Mängel eine so einschneidende Maßnahme wie den Entzug oder die Versagung der Fahrerlaubnis wegen Fahruntauglichkeit rechtfertigen können.

Nur solche Mängel gestatten aber auch eine einigermaßen gesicherte Prognose, während auf Persönlichkeitsmerkmalen beruhende Eignungsmängel grundsätzlich als durch soziale Maßnahmen, darunter durch Sanktionen beeinflußbar angesehen werden müssen. Eine als Sanktion verfügte Entziehung der Fahrerlaubnis sollte sich aber nicht auf die Behauptung der Fahruntauglichkeit stützen, sondern als Reaktion der Allgemeinheit auf das vorschriftswidrige, die Verkehrssicherheit gefährdende Verhalten erkennbar sein, als Reaktion, die zu einer Änderung des Verhaltens auffordert. Ein solcher Appell kann aber nur dann wirksam sein, wenn der Angerufene fähig ist, sein Verhalten zu kontrollieren, also frei ist von krankhaften Störungen, die

seine Bestimmbarkeit durch normale Motive beeinträchtigen oder aufheben. Läßt sich aber jemand durch solche Maßnahmen nicht zu einer Änderung seines Verhaltens bewegen, so beweist er damit seine Ungeeignetheit, auch wenn er im medizinischen und psychologischen Sinn fahrtauglich ist.

II. Beurteilung der Fahrtauglichkeit bei verschiedenen psychiatrischen Diagnosen

1. Schizophrenie

Die verbreitetste psychische Krankheit ist die Schizophrenie. Nach der Schätzung verschiedener Autoren ist 1% der Bevölkerung schizophren. (Dieser hohe Prozentsatz kommt wohl dadurch zustande, daß alle, die einmal einen schizophrenen Schub durchgemacht haben, als schizophren bezeichnet werden, gleichgültig, wie ihr gegenwärtiger psychischer Zustand ist.)

An dieser Stelle brauchen wir nicht die theoretischen Fragen zu erörtern, was Schizophrenie eigentlich ist; ob es sich um eine psychische Krankheit mit einem im körperlichen sich abspielenden, den psychischen Erscheinungen zugrunde liegenden Prozeß handelt, was die wahrscheinlichste Hypothese ist, oder um eine psychische Reaktion auf belastende Erlebnisse und Lebensschwierigkeiten. Wir brauchen auch nicht darüber zu diskutieren, ob es zweckmäßig ist, irgendwelche Randpsychosen von der Kerngruppe der eigentlichen Schizophrenien abzutrennen. Wir können davon ausgehen, daß es eine Gruppe von Krankheiten gibt, die in der ganzen Welt als Schizophrenie, wenn auch zuweilen mit etwas anderer Bezeichnung, etwa im angelsächsischen Bereich als schizophrenic reaction diagnostiziert wird. Es ist an dieser Stelle auch nicht wichtig, was man als sog. Grundstörung der Schizophrenie annehmen will.

Von Bedeutung kann die Auffassung über die kausale Pathogenese der Schizophrenie allerdings werden, wenn es sich um die Prognose handelt. Die *Prognose* ist weitgehend davon abhängig, welche theoretische Grundvorstellung man hat. Der Autor, der grundsätzlich die Schizophrenie als eine unheilbare Krankheit ansieht, muß die Prognose ungünstiger stellen als derjenige, der zu der Auffassung neigt, es handelt sich hier um eine psychogene Reaktion auf frühere Kindheitserlebnisse, die in ihrer Struktur der Neurose nahestehe und gleich einer solchen durch Psychotherapie heilbar sei. Von den verschiedenen Formen der Schizophrenie (Hebephrenie, Katatonie, paranoide Form, Dementia simplex) machen für die Beurteilung der Fahrtauglichkeit die akuten Formen keine Schwierigkeiten. Bei einem Patienten mit einem akuten katatonen Schub, der erregt, denkzerfahren ist oder unter Halluzinationen leidet oder der sich in einem Stupor befindet, wird niemand Zweifel an der Fahruntauglichkeit haben. Praktisch sind solche akute Zustände ohne Bedeutung. Der erregte Kranke wird von seiner Umgebung als krank anerkannt, in den meisten Fällen wird es gelingen, ihn davon abzuhalten, sich an das Steuer seines Kraftfahrzeuges zu setzen. Auch wenn dies nicht gelingt, richten kataton erregte Schizophrene merkwürdigerweise kaum Schaden an.

In einem Fall meiner Beobachtung ließ sich ein 40jähriger Holzhändler beim Einsetzen seines zweiten katatonen Schubes nicht davon abhalten, eine ganze Nacht auf seinem Anwesen um sein Haus herumzufahren, dabei ständig mit den Scheinwerfern auf- und abzublenden, wobei er offensichtlich unter dem Einfluß von Sinnestäuschungen stand.

Die Gefahr, sich verkehrswidrig zu benehmen, ist bei akut Paranoiden größer.

Ein 32jähriger Handelsvertreter wendete auf der Autobahn, weil eine Stimme ihm sagte, eine lange von ihm erwartete Geldsendung sei auf der Post angekommen, er fuhr auch mehrmals, wenn auch geschickt und ohne daß es dabei zu Zusammenstößen kam, bei rotem Licht über Kreuzungen, weil er glaubte, daß die Verkehrszeichen von seinen Gegnern betätigt würden, um ihn zu behindern. Ein anderer Paranoider benutzte auf der Autobahn die Gegenfahrbahn, weil er „seinen Feinden in die Augen schauen wollte“. Auch hierbei kam es nicht zu einem Unfall. Solche Vorfälle sind aber anscheinend selten.

Schon HOLZBACH hat darauf aufmerksam gemacht, daß Schizophrene selten Unfälle verursachen. Man muß bedenken, daß auch bei Erregung die Fähigkeit, eine Verkehrssituation zu erfassen, die Fähigkeit zu reagieren und die Auffassung im allgemeinen nicht beschränkt zu sein braucht. Der gespannte, innerlich erregte, paranoide Schizophrene hat Angst, er beschwört infolge krankhafter Erlebnisse verkehrsgefährdende und unfallsträchtige Situationen herauf, er bemüht sich aber, sein eigenes Leben und seine Gesundheit nicht zu gefährden. Beispiele dafür, daß ein Schizophrener in der psychotischen Erregung aggressiv wurde und mit dem Kraftfahrzeug seine Gegner angriff, habe ich in der Literatur nicht gefunden. Das soll nicht heißen, daß ich einen solchen Schizophrenen für fahrtauglich oder für fahrtüchtig hielte. Ich möchte nur davor warnen, die reale Verkehrsgefährdung akut Schizophrener zu überschätzen; um die Fahrtauglichkeit zu verneinen, genügt aber sicher die potentielle Gefährlichkeit. Wenn eine derartig tiefgreifende und schwere psychische Störung nachgewiesen ist, wie sie eine akute Erkrankung an Schizophrenie immer bedeutet, so braucht der Patient nicht konkret durch das Verursachen eines Unfalls oder durch eine Übertretung der Verkehrsvorschriften seine Fahruntauglichkeit zu beweisen. Die Möglichkeit, daß er infolge seiner Erkrankung Unfälle verursacht, ist ausreichender Grund, ihn am weiteren Fahren zu hindern. Dies dürfte jedenfalls der allgemeine ärztliche Standpunkt sein, der von den juristischen Ansichten insofern abweicht, als der Jurist im praktischen Einzelfall konkrete Anhaltspunkte wünscht, welche die Gefährlichkeit beweisen und sich nicht gerne mit der potentiellen Gefährlichkeit begnügt, die in der festgestellten Krankheit begründet ist.

Auch die stiller verlaufenden Formen der Schizophrenie, etwa die *Hebephrenie* oder eine paranoide Erkrankung des höheren Lebensalters mit erhaltener Persönlichkeit, bedingen Fahruntauglichkeit. Hier gilt der Grundsatz, daß die Schwere einer schizophrenen Erkrankung nicht von der Fülle der Symptome abhängt. Dies gilt vor allem für die hebephrenen Verläufe. Die affektive Abstumpfung, Gleichgültigkeit, die Gefahr, plötzlich aufschießenden Impulsen ausgesetzt zu sein, läßt die Hebephrenen besonders verkehrsgefährdend erscheinen. Auch diagnostisch machen sie die größten Schwierigkeiten. Bei einer ambulanten Untersuchung wird es häufig nicht gelingen, die Differentialdiagnose zwischen einer hebephrenen Erkrankung und einer abnormen Entwicklung oder dem Verhalten einer psychopathischen Persönlichkeit zu stellen. In solchen Fällen kann nur die klinische Beobachtung die Entscheidung bringen. Auch die Erkennung einer paranoiden Schizophrenie macht zuweilen erhebliche Schwierigkeiten, vor allen Dingen bei den chronischen Verläufen. Die Kranken lernen es, ihre psychotischen Erlebnisse zu verbergen, jedenfalls nicht davon zu berichten. Sie haben die Erfahrung gemacht, daß man das, was sie ständig erleben, als krankhaft, als unsinnig, als lächerlich bezeichnet, daß man ihnen nicht glaubt oder daß man sich von ihnen zurückzieht, sobald sie davon zu sprechen beginnen. Der akut Erkrankte ist allerdings meist von seinem Erleben so erfüllt und von ihm so geängstigt, daß er spontan davon spricht, weil er sich beim Arzt Rat holen will, mitunter auch, weil er eine Bestätigung dafür sucht, daß es sich um reale Vorkommnisse handelt. Der chronisch Kranke hat sich zuweilen an seine außergewöhnlichen Erlebnisse so gewöhnt, daß er sie von seinem sonstigen Leben trennen kann. Er führt dann, wie man es mit einem Schlagwort zur Anschaulichmachung bezeichnen kann, eine „doppelte Buchführung". Es ist mitunter nicht leicht, den Schlüssel zu den krankhaften Erlebnissen zu finden, es gehört vor allen Dingen viel Geduld dazu, man muß dem Kranken zuhören, um Hinweise zu bekommen, was an krankhaften Vorstellungen in ihm steckt. In solchen Fällen ist es zuweilen nützlich oder notwendig, direkt nach krankhaften Erlebnisweisen zu fragen, und zwar in einer Form, die den Kranken erkennen läßt, daß der Frager von dem Vorkommen solcher Dinge weiß. Man fragt also nicht: „Hören Sie

Stimmen", sondern: „Was werfen Ihnen Ihre Stimmen vor?", „Beschimpft man Sie wegen Ihres sexuellen Verhaltens?" Es ist erstaunlich, wie manche Patienten darauf reagieren und mit einer Fülle von psychotischen Erlebnissen aufwarten. Aber auch, wenn der Patient auf solche Fragen nichts hergibt, kann man aus der Art seiner Antwort entnehmen, ob er dissimuliert, also tatsächlich vorhandene abnorme Erlebnisweisen verschweigt und verleugnet oder ob er sie tatsächlich nicht hat. Im letzteren Falle ist er über die Frage erstaunt, er versteht sie nicht, während er im ersten Falle ausweichend antwortet oder in überstürzter Weise verneint. Es ist auch zu beobachten, daß Denkstörungen nur dann auftreten, wenn Patienten von Vorkommnissen berichten, die für sie eine besondere abnorme Bedeutung haben. Auf jeden Fall sei man bei Probanden, bei denen infolge ihres Verhaltens, der Angaben dritter Personen oder weil sie früher einmal erkrankt waren, der Verdacht einer paranoiden Schizophrenie besteht, vorsichtig mit der Feststellung, daß sie frei von psychischen Störungen seien. Man begnüge sich in allen Zweifelsfällen eher mit der Feststellung, man habe bei der Untersuchung nichts Krankhaftes gefunden.

Die wichtigste Frage, welche die Schizophrenie dem Verkehrsmediziner aufgibt, ist: wann kann man einen Patienten nach einem durchgemachten schizophrenen Schub wieder als fahrtauglich erklären. Es gibt allerdings auch die Ansicht, daß dies grundsätzlich überhaupt nicht möglich sei. In diesem Sinne hat sich BRESSER ausgesprochen.

Dem liegt die Auffassung einer Schizophrenie als einer grundsätzlich unheilbaren Krankheit zugrunde, als einer Krankheit, die unbeeinflußbar fortschreitet, bei der zwar die psychischen Symptome nicht immer erkennbar sind, die aber auch in diesen Zwischenzeiten latent weiterhin besteht. Er und die Autoren, die seine Meinung teilen, erkennen also eine latente Schizophrenie an. Gegen diese Auffassung haben sich FEUERLEIN, RAUCH, BÖCHER u. a. ausgesprochen. Nach meiner Ansicht muß man unterscheiden:

1. Chronische Schizophrenie, d. h. Krankheitsverläufe, bei denen ständig Prozeßsymptome festzustellen sind. Zu solchen sind akustische Halluzinationen, Denkstörungen zu rechnen, ebenso Wahnwahrnehmungen und Wahneinfälle. Ein chronisch Schizophrener ist grundsätzlich als fahruntauglich anzusehen, auch wenn er besonnen ist. Es besteht bei ihm immer die Gefahr unerwarteter, unangepaßter und unzweckmäßiger Reaktionen. In den meisten Fällen ist die Aufmerksamkeit gestört, sie wird durch die inneren Vorgänge abgelenkt, es kann zu wahnhaften Verkennungen der Verkehrssituationen kommen. Aber selbst, wenn Reaktionsverhalten, Aufmerksamkeit, Verkehrsbeobachtung usw. unauffällig sind, wird man einen chronisch Schizophrenen nicht fahren lassen, weil man ihn für sein Verhalten nicht verantwortlich machen kann.

2. Defektschizophrenie. In vielen Fällen heilt ein schizophrener Schub nur unvollkommen aus, er hinterläßt einen psychischen Defekt, vor allem auf dem Gebiet des Antriebs und der Affektivität. Die affektiven Störungen sind bekannt. Viele Defektschizophrene leiden selber unter ihnen, sie klagen über den Verlust der Empfindungsfähigkeit, sie fühlen, daß sie kälter geworden sind, daß sie sich nicht mit anderen freuen können, daß sie an den Gefühlen anderer nicht mehr teilhaben können. Der Verlust an gefühlsmäßiger Ansprechbarkeit (der nicht bei allen schizophrenen Defektzuständen anzufinden ist) kann zu rücksichtslosem Verhalten im Verkehr führen. Der defektgeheilte Schizophrene wirkt egozentrisch, er nimmt keine Rücksicht auf seine Umgebung und auf seine Mitmenschen, auf sie anderen Verkehrsteilnehmer, er ist auch unempfindlich dafür, wie man auf sein Verhalten reagiert. Strafe und Drohungen machen keinen Eindruck auf ihn.

Dies gilt aber nur für ausgeprägte Defekte. Es gibt alle denkbaren Abstufungen auf dem Gebiet der Affektivitäts- und Antriebsstörungen, zwischen kaum merkbaren Veränderungen, solchen, die nur demjenigen auffallen, der den Betreffenden schon früher gekannt hat und groben Dauerstörungen, die jedem Untersucher sofort als schizophren defektuös imponieren. Der Maßstab, den man bei der Beurteilung der Fahrtauglichkeit anwenden soll, ist der Grad der allgemeinen sozialen Anpassung, die der defektgeheilte Schizophrene erreicht hat. Bei der Begutachtung der Fahrtauglichkeit handelt es sich um eine praktische Frage. Man sollte nach meiner Ansicht nicht auf dem Rücken des einzelnen Probanden den Kampf um die Theorie der Schizophrenie austragen. Wenn jemand zur Zeit der Untersuchung fahrtauglich ist, sollte man ihm die Fahrtauglichkeit auch nicht deswegen bestreiten, weil man die Auffassung hat, daß eine Schizophrenie grundsätzlich nicht vollständig ausheilen kann und weil zu befürchten ist, daß er in kurzer oder langer Zeit wieder einen schizophrenen Schub bekommt.

So halte ich die Auffassung eines Gutachter-Teams nicht für richtig, daß bei einem 40jährigen Manne nach dem zweiten schizophrenen Schub die Fahrtauglichkeit verneinte mit der lapidaren Begründung: „Bei der Schizophrenie handelt es sich um eine grundsätzlich unheilbare Krankheit, also ist der Proband für immer als krank anzusehen und fahruntauglich". Dabei wurde nicht berücksichtigt, daß der Proband inzwischen seine berufliche Tätigkeit schon längere Zeit wieder aufgenommen hatte — er war selbständiger Holzhändler —, daß ihn die Universitätsklinik, die ihn behandelt hatte, für fahrtauglich hielt, daß er in der Anamnese keine Verkehrsunfälle und keine nennenswerten Verkehrsüberschreitungen aufzuweisen hatte und daß bei den Untersuchungen keinerlei schizophrenes Symptom aufgedeckt werden konnte. Es wurde auch nicht berücksichtigt, daß der Proband ein Spezialfahrzeug, mit Geschwindigkeitsbegrenzung durch seine Bauart, vorwiegend auf Feld- und Waldwegen benutzen wollte und daß seine berufliche Existenz von der Fahrerlaubnis abhing.

Wie können nach meiner Ansicht nicht einmal verlangen, daß der Proband ganz frei von Defekterscheinungen ist. Affektive Veränderungen geringeren Ausmaßes, feinere Veränderungen des Antriebsverhaltens schließen die Fahrtauglichkeit nicht aus. Dabei ist immer zu bedenken, daß sich solche Veränderungen nur schätzen aber nicht messen lassen, auch nicht mit Hilfe von Testverfahren. Deswegen werden immer wieder Sachverständige in konkreten Fällen verschiedene Meinungen über das Ausmaß des schizophrenen Defekts und seine Auswirkungen auf das Verhalten, insbesondere das Fahrverhalten haben.

Es sollte aber als Grundsatz gelten: Die allgemeine Feststellung, daß ein schizophrener Defektzustand vorliege, genügt nicht, es muß ebenso ein Zusammenhang zwischen den psychischen Auffälligkeiten und den zum Führen von Kraftfahrzeugen notwendigen Funktionen aufzuweisen sein.

Eine weitere, sehr wichtige Frage ist, wann einem Patienten der einen schizophrenen Schub durchgemacht hat, die *Fahrerlaubnis* wiedererteilt werden kann. In der Literatur werden Sperrfristen von 2 Jahren (PETER) bis zu 3—5 Jahren (PEUKERT u. NICHKE) genannt, innerhalb deren keine Fahrerlaubnis erteilt werden soll. Diese Forderung ist zu hoch. Es ist nicht einzusehen, warum ein voll oder sozial gut remittierter Kranker, der in seinem Beruf wieder tätig ist und auch in seinem Familienleben keine Schwierigkeiten hat, nicht auch wieder fahren soll. Solche Fälle müssen natürlich individuell behandelt und beurteilt werden. Es kann ein Unterschied gemacht werden, ob jemand in seinem schizophrenen Schub im Verkehr auffällig geworden ist, ob er eine Verkehrsübertretung begangen hat, Unfälle verursacht hat oder ob ihm die Fahrerlaubnis nur entzogen worden ist, weil die Behörde zufällig erfuhr, daß er in psychiatrische Behandlung kam. Um einem solchen ehemals Kranken die Fahrerlaubnis vorzuenthalten, müßte nachgewiesen werden, daß Fahrer, die eine Schizophrenie durchgemacht haben und gut remittiert sind, mehr Unfälle verursachen oder häufiger Verkehrsgebote übertreten als der Durchschnitt der Kraftfahrer. Ein solcher Nachweis ist bisher nicht geführt, im Gegenteil haben HOLZBACH u. a. gezeigt, daß Schizophrene an weniger Unfällen beteiligt sind, als ihrem prozentualen Vevölkerungsanteil entspräche. Es kann also nur der Gedanke sein, man könne die Fahrerlaubnis zu schnell wieder geben, es könne bald zu einem neuen Schub kommen, die eine so lange führerscheinlose Zeit fordern läßt. Nun liegt die Individualprognose der Schizophrenie sehr im argen. Wir können nicht mit einigermaßen Zuverlässigkeit voraussagen, ob ein bestimmter Kranker wiedererkranken wird, wir können vor allem nicht sagen, wann das geschehen wird. Auf die subjektive Vermutung des Gutachters hin, daß der Rückfall in 1, 2, 5 oder 10 Jahren erfolgen könne, ist es nach meiner Ansicht aber nicht berechtigt, die Fahrerlaubnis vorzuenthalten. Dasselbe Problem zeigt sich vielleicht noch krasser bei den Zyklothymien. Darauf soll in dem entsprechenden Abschnitt eingegangen werden. Bei den Schizophrenien entsteht es hauptsächlich bei den Fällen, die in Schüben verlaufen. Es gibt aber auch immer wieder einmal Fälle, in denen ein chronischer Krankheitsprozeß zum Stillstand kommt und bei dem selbst eine jahrelange Krankheitsdauer nur geringe Persönlichkeitsveränderungen hinterläßt, jedenfalls so geringe, daß die Fahrtauglichkeit dadurch nicht beeinträchtigt wird. Bei den phasenhaft verlaufenden Schizophrenien, vor allem bei denen, bei welchen in den Zwischenkrankheitszeiten eine gute Remission erreicht ist, nehmen manche Autoren an, daß sie nicht zur Schizophrenie gehören. Erwähnt werden sollen beispielsweise die schizophrenieähnlichen Emotionspsychosen (LABHARDT und STAEHELIN). Wenn man die Diagnose Schizophrenie in erster Linie nach dem Verlauf stellt und nicht nach dem Querschnittssymptombild, so wird man diese Fälle nicht zur Schizophrenie rechnen. Es werden also auch die strengsten Anhänger der Lehre von der grundsätzlichen Unheilbarkeit der Schizophrenie die Heilbarkeit dieser Psychosen zugeben. Die Frage der Prognose bleibt allerdings auch in diesen Fällen offen, auch bei ihnen besteht Rückfallgefahr. Es gibt vielleicht einen, wenn auch recht unsicheren Anhaltspunkt, nämlich den, daß die Wahrscheinlichkeit eines neuen Schubes größer ist, wenn jemand schon mehrere Schübe durchgemacht hat, als wenn es sich um den ersten Schub handelt. Auch wenn der Schub im jugendlichen Alter auftritt, ist es wahrscheinlicher, daß es zu weiteren kommt, als wenn der erste Schub im reiferen Lebensalter einsetzt. Allerdings gibt es hier auch Ausnahmen. Es werden Fälle beobachtet, in denen der erste schizophrene Schub während der Pubertät ablief und erst im Präsenium, nach 35 oder 40 Jahren, wiederum die schizophrene Erkrankung manifest wurde. Sollte man einem solchen Probanden, weil er einmal in der Jugend einen schizophrenen Schub durchgemacht hat, die Fahrtauglichkeit für sein ganzes Leben bestreiten ? Man bedenke dabei, welch tiefen Eingriff in ihr Berufsleben heutzutage die Versagung der Fahrerlaubnis für viele Menschen bedeutet, ganz abgesehen davon, daß es auch eine gewisse Prestigefrage ist, ob jemand einen Führerschein besitzt oder nicht, besonders für junge Leute. Es gibt viele Berufe, die nur mit Hilfe des Führerscheins ausgeübt werden können und es gibt andere Berufe, in denen der Nichtbesitz der Fahrerlaubnis ein Hindernis bedeutet. Hier kommt der Gedanke zum Zug, den FEUERLEIN, RAUCH u. a. schon früher in die Debatte geworfen haben, nämlich, daß zu strenge Richtlinien bei der Erteilung der Fahrerlaubnis an Schizophrene die Bemühung um Rehabilitation und Sozialanpassung stören. Auch wenn man an der Theorie festhält, die Erscheinungsbild und Verlauf der Schizophrenie am besten erklärt, wonach es sich bei der Schizophrenie um eine echte Krankheit handelt, die durch einen körperlichen Krankheitsprozeß verursacht wird, kann man nicht übersehen, daß psychische Einflüsse nicht nur bei der Ausgestaltung der Symptome, etwa bei dem Inhalt der Wahnideen eine Rolle spielen, sondern auch die Stellung des Schizophrenen zur Gesellschaft entscheidend beeinflussen.

Welche wichtige Rolle psychische Faktoren auf die Unterdrückung vieler sekundärer Symptome haben, hat C. Schneider schon vor Jahren überzeugend dargestellt. Zu den wichtigen psychischen Faktoren gehört zweifellos, daß der remittierte Schizophrene sich von seiner Umgebung als gleichwertig und vollberechtigt anerkannt fühlt. Wenn ihm das Recht, ein Kraftfahrzeug zu führen, vorenthalten wird, so erlebt er dies als Diskriminierung, die seine Unsicherheit gegenüber seiner eigenen psychischen Gesundheit verstärkt. Gerade weil sich viele Schizophrene nach einem Schub in einem labilen seelischen Gleichgewicht befinden, sollte man alle Maßnahmen vermeiden, die das seelische Gleichgewicht zu erschüttern geeignet sind. Man kann sie nur dann verantworten, wenn das Interesse der Allgemeinheit sie verlangt, in unserem Falle, wenn durch die Versagung der Fahrerlaubnis die Verkehrssicherheit tatsächlich erhöht wird, oder bei Gewährung der Fahrerlaubnis die Verkehrssicherheit gefährdet wird.

Gerade das ist bis jetzt nicht bewiesen und ist nicht einmal wahrscheinlich. Wir machen es daher ganz von dem Zustand des Patienten abhängig und befürworten die Wiedererteilung der Fahrerlaubnis auch schon 4—6 Wochen nach der Entlassung aus der Klinik, wenn keine schizophrenen Prozeß- oder Defektsymptome nachweisbar sind.

Ein Kaufmann wurde von seinem Hausarzt in die Klinik wegen einer paranoiden Schizophrenie eingewiesen. Er halluzinierte, er fühlte sich verfolgt, war innerlich erregt und gespannt. Bis kurz vor seiner Klinikeinweisung hatte er in seinem Beruf als Vertreter einer Mehlgroßhandlung täglich seinen Wagen benutzt und hatte erhebliche Strecken zurückgelegt, ohne in einen Unfall verwickelt zu sein oder eine Verkehrsübertretung begangen zu haben. Er war lediglich dadurch aufgefallen, daß er auf einer Landstraße einen hinter ihm fahrenden Kraftfahrer anhielt und bat, ihn doch zu erschießen. Er fühlte sich von diesem Manne beobachtet, beeinflußt und verfolgt. Nach mehrwöchiger Behandlung kam es zu einer vollständigen Remission. Auf unseren Vorschlag wurde der Patient erst einige Wochen im Innendienst eingesetzt, um 3 Monate nach der Entlassung wieder seine Vertretertätigkeit aufzunehmen, zu der er die Fahrerlaubnis benötigte.

Eine besondere Schwierigkeit bereiten die Patienten, die, frühzeitig aus der Klinik entlassen, weiterhin in ambulanter Behandlung bleiben und laufend *neuroleptische Medikamente* einnehmen. Über „Medikamente und Verkehr“ wird im Beitrag von Soehring berichtet. Auf die besonderen Verhältnisse bei den chronischen Schizophrenien sollte doch aber auch hier eingegangen werden. Man würde es sich allzu leicht machen, wenn man die Forderung aufstellte, daß niemand sich ans Steuer seines Wagens setzen sollte, der ein neuroleptisches Medikament zu sich nimmt. Entscheidend ist die Höhe der Dosierung. Bei höheren Dosen, die geeignet sind, irgendwelche akinetischen Symptome hervorzurufen, und seien sie auch nur in der Handschrift erkennbar, wird die Fahrtauglichkeit schon deswegen verneint werden müssen, weil die Reaktionsschnelligkeit herabgesetzt ist. Bei niedrigen Dosierungen von 2 oder 5 mg sind diese Nebenwirkungen praktisch zu vernachlässigen. Es zeigt sich eine günstige Wirkung auf die Psyche im Sinne eines Ausgleichs von Spannungen, einer besseren gemütlichen Ansprechbarkeit, einer besseren Kontaktbereitschaft, alles Faktoren, die sich günstig auf das Verhalten im Straßenverkehr auswirken können. Die klinische Erfahrung lehrt, daß die Patienten sich sehr an die Mittel gewöhnen, daß vor allen Dingen die bei Beginn jeder Behandlung auftretenden orthostatischen Beschwerden später ganz verschwinden. Auch eine Beeinträchtigung der Bewußtseinsfunktionen ist bei kleinen Dosierungen nicht zu erwarten. Man kann tatsächlich von einer Normalisierung der psychischen Funktionen durch diese Medikamente sprechen. Die Wirkung läßt sich also nicht ohne weiteres der Wirkung desselben Medikamentes auf den gesunden Menschen gleichsetzen, weil die Ausgangslage eine ganz andere ist. Man könnte nun einwenden, daß ein remittierter Schizophrener, der Medikamente einnimmt, sowieso nicht fahrtauglich ist, weil er die Medikamente deshalb einnimmt, weil bei ihm noch Krankheitssymptome vorhanden sind. Dies trifft aber nicht ganz zu. Man verordnet die Medikamente auch als Erhaltungsdosis, um den Wiedereintritt eines Schubes aufzuschieben oder zu verhindern. Das Entscheidende scheint mir doch zu sein, daß der Betreffende keinerlei Symptome bietet, solange er die Medikamente einnimmt. Wenn er dann auch zuverlässig erscheint, d. h., wenn man von ihm erwarten kann, daß er die Medikamente regelmäßig zu sich nimmt, so halte ich es in einzelnen Fällen für möglich, die Fahrerlaubnis zu befürworten. Eine Voraussetzung wäre dann noch, daß der Betreffende von seinem Hausarzt oder dem behandelnden Nervenarzt auch in der Richtung betreut wird, daß die Auswirkungen seines jeweiligen Zustandes auf die Fahrtauglichkeit beachtet werden. Die tatsächlichen Verhältnisse sind ja so, daß die Mehrzahl der Patienten ohne Zutun und ohne Wissen der Behörden zur Behandlung in die Kliniken eingewiesen werden und niemand auf den Gedanken kommt, ihnen ihre Fahrerlaubnis deswegen zu entziehen. Sie fahren in vielen Fällen unmittelbar nach der Entlassung, auch schon in der Zeit, in der sie noch nicht als arbeitsfähig bezeichnet werden, in einzelnen Fällen fahren sie sogar während einer Beurlaubung aus der Klinik. Es entwickelt sich mit den langzeitig ambulant behandelten Schizophrenen dasselbe Problem wie bei den Epileptikern. Ist man zu streng in der Beurteilung der Fahrtauglichkeit, setzt man den Akzent zu sehr auf zwar theoretisch mögliche, aber praktisch nicht verwirklichte Gefährdung, so besteht die Gefahr, daß sich die Probanden der Behandlung entziehen und dadurch ganz aus ärztlicher Kontrolle geraten, so daß auch nicht mehr eingegriffen werden kann, wenn sich der Zustand verschlechtern sollte. Dadurch würde die Gefahr für den Straßenverkehr nur größer werden.

2. Zyklothymie

Auch bei der Besprechung der Zyklothymie wollen wir uns mit theoretischen Streitfragen über Pathogenese, Ätiologie usw. nicht aufhalten. Die diagnostische Abgrenzung zur Schizophrenie ist nicht immer einfach, die Grenze wird auch, je nach der psychiatrischen Schule, unterschiedlich gezogen. So werden von manchen Autoren die episodisch verlaufenden schizoformen Psychosen zur Zyklothymie gerechnet, während andere sich hauptsächlich nach dem jeweiligen Erscheinungsbild, nicht so sehr nach dem Verlauf richten. Die verkehrsmedizinische Bedeutung der Zyklothymie ist nicht groß, auch wenn man berücksichtigt, daß die Zahl der an Zyklothymie leidenden Menschen nicht unbeträchtlich ist, allerdings kleiner als die der an Schizophrenie erkrankten (0,4—1% der Bevölkerung). Das Verhältnis zwischen manischen und depressiven Phasen ist ungleich. Man spricht von einer manischen Phase, die auf 50 oder 80 depressive Phasen komme. Während der Phase ist sowohl der *Manische* als auch der zyklothym *Depressive* fahruntüchtig. Der Manische wegen seiner Erregung, der Selbstüberschätzung, der mangelnden Konzentration, der depressiv Kranke wegen seiner Hemmung, seiner Unsicherheit, seiner Entschlußlosigkeit. Bei den Depressiven spielt auch die Suicidtendenz eine Rolle, deren Bedeutung man nicht unterschätzen soll. Es ist allerdings bis jetzt noch nicht bekannt, wieviele Depressive mit Hilfe des Autos einen Selbstmord begangen haben (vgl. hierzu den Beitrag von Müller ab S. 1067). Die Zahlen werden verschieden hoch geschätzt. Die klinische Erfahrung lehrt, daß wenigstens bis jetzt der zyklothym Depressive eine altertümliche Selbsttötungsart vorzieht (Erhängen), so daß es sich bei den als Verkehrsunfällen getarnten Suiciden Depressiver vorwiegend um Bilanz-Selbstmorde oder um Suicide reaktiv depressiver Patienten handelt. Außerdem wird der depressiv Kranke auch deswegen keine ernstliche Gefahr für die Sicherheit des Straßenverkehrs darstellen, weil er meist zu gehemmt ist, um sich an das Steuer seines Fahrzeugs zu setzen und er folgt, wenn sein Arzt ihm vom Fahren abrät. Trotzdem ist es selbstverständlich, daß der Kranke während der Phasen als nicht fahrtauglich beurteilt wird.

Die *Diagnose* der zyklothymen Depression zu stellen ist nicht so einfach, wie mancher psychiatrisch nicht ausgebildeter Arzt annimmt. Leichtere depressive Zustände, bei denen die psychomotorische Hemmung nicht ausgeprägt ist, verbergen sich hinter körperlichen Störungen, hauptsächlich Klagen über Magen- und Herzbeschwerden. Die Patienten suchen deswegen eher den praktischen Arzt oder den Internisten auf als den Nervenarzt, in dessen Behandlung sie aber gehören.

Mit der Wiedererteilung der Fahrerlaubnis nach Ablauf der zyklothymen Phase kann man großzügig sein. Allerdings muß man sicher sein, daß die Phase wirklich abgeklungen ist, daß der Kranke nicht nur dissimuliert, wie man es bei ausklingenden depressiven Phasen nicht selten beobachten kann. In diesem Stadium ist die Suicidgefahr bekanntlich besonders hoch. Es wäre sinnlos, eine längere Zeit ohne Symptome zu verlangen, wie etwa nach einem abgeklungenen schizophrenen Schub, also etwa zu sagen, daß ein Depressiver erst 2 Jahre nach Abklingen der Phase wieder fahren dürfte. Man kann es vielmehr vom ärztlichen Standpunkt aus vertreten, daß der Kranke gleich wieder fährt, wenn die Symptome verschwunden sind. Es sei an dieser Stelle noch bemerkt, daß die Gefahr, einen Patienten medikamentensüchtig zu machen, beim Depressiven nicht gegeben ist. Früher behandelte man zyklothyme Depressionen vielfach mit Tinctura opii in steigenden Dosen, mit einer sog. Opium-Kur. Man konnte dies ohne Gefahr tun, da der Depressive unter der Wirkung der Betäubungs- und Anregungsmittel nicht euphorisch wird. Mittel aus der Gruppe der Weckamine und verwandter Gruppen, die den Antrieb steigern und bei vielen Menschen eine leichte Euphorie hervorrufen, machen den Depressiven zwar unruhig durch Verstärkung des Antriebs, sie heben seine Stimmungslage aber nicht, er fühlt sich gequält und nicht euphorisiert.

Der endogen Depressive greift auch nicht zum Alkohol, um „sich seinen Kummer wegzutrinken", um sich zu betäuben. Trunksucht eines zyklothym Depressiven ist so selten, daß die vereinzelt beobachteten Fälle kasuistisch veröffentlicht werden. Im allgemeinen wird man bei zyklothym erkrankten Patienten, vor allen Dingen bei Depressiven ohne irgendwelche Verwaltungs- oder gerichtliche Maßnahmen auskommen. Ist aber der Verwaltungsbehörde aus irgendeinem Grunde bekannt geworden, daß ein Kraftfahrer an einer Zyklothymie erkrankt ist, die eine stationäre Behandlung notwendig machte, so ist nach abgeklungener Phase das einzige Problem bei der Frage nach der *Wiedererteilung der Fahrerlaubnis* die Prognose in bezug auf das Wiedererscheinen einer Phase. Auch hier kann man, wie bei der Schizophrenie, im Einzelfall keine wissenschaftlich begründete, einigermaßen zuverlässige Prognose stellen. Selbstverständlich ist die Wahrscheinlichkeit größer, daß jemand, der schon einmal eine zyklothyme Phase durchgemacht hat, wieder erkrankt, als die Krankheitserwartung der Durchschnittsbevölkerung. Es kann aber nicht vorher gesagt werden, ob der Betreffende wirklich wiedererkrankt, vor allen Dingen nicht, wann er wiedererkranken wird. Einen gewissen empirischen Anhaltspunkt hat man erst, wenn bei einem Patienten mehrere zyklothyme Phasen abgelaufen sind. Je häufiger jemand an einer zyklothymen Phase erkrankt war, um so größer ist die Wahrscheinlichkeit, daß er wiedererkranken wird. Je enger die einzelnen Phasen aufeinander folgten, um so höher ist die Wahrscheinlichkeit, daß bald nach Abklingen einer Phase sich die nächste Phase einstellen wird. Es lehrt auch die Erfahrung, daß die Phasen im höheren Lebensalter schneller aufeinander folgen, so daß in einzelnen, allerdings sehr seltenen Verläufen fast keine normale gesunde Zwischenzeit mehr vorhanden ist. Im Präsenium geht gelegentlich die manische Stimmungsschwankung in einen Dauerzustand über und verliert also ihren phasenhaften Charakter. Es entwickelt sich dann eine chronische Manie. Wenn solche ungünstigen Verläufe auch selten sind, so muß man doch diese Möglichkeit kennen, schon weil sie mahnt, die Prognose individuell zu stellen. Das Verwaltungsdenken neigt dazu, zu schematisieren und etwa zu sagen: Wenn nicht ausgeschlossen werden kann, daß der Zyklothyme wieder infolge einer Phase fahruntauglich wird, kann man ihm die Fahrerlaubnis nicht wiedergeben. Wir Verkehrsmediziner dürfen dieses Denken nicht unterstützen, zumal wir damit unserer doppelten Aufgabe, nämlich des Schutzes der Allgemeinheit vor den Auswirkungen einer Krankheit auf die Verkehrssicherheit und der Heilung und Betreuung des einzelnen Patienten nicht gerecht würden. Zwar ist die soziale Wiedereingliederung, das, was man als Rehabilitation bezeichnet, nun leider keine Behandlung der Krankheit selber, verhindert auch nicht das Wiederauftreten einer neuen Phase, gehört aber zu den ärztlichen Bemühungen, dem Kranken das Leben mit der Krankheit bzw. mit der Veranlagung zu der Krankheit zu erleichtern und seine soziale Leistungsfähigkeit zu erhalten. Zu einer Rehabilitation kann aber auch der Besitz der Fahrerlaubnis gehören, da er in vielen Fällen die Voraussetzung zu einer erfolgreichen beruflichen Tätigkeit ist und außerdem für das Individuum eine starke emotionale Bedeutung hat, nämlich als Beweis dafür angesehen wird, daß es von seiner Umgebung wieder voll anerkannt wird.

3. Organische Hirnkrankheiten mit psychischen Störungen

Die Cerebralsklerose und die senile Demenz werden von Lewrenz, die Hirnverletzungsfolgen von Grossjohann in anderen Kapiteln dieses Handbuches bearbeitet. Die übrigen Hirnschäden und Hirnkrankheiten haben praktisch keine große Bedeutung. Die hirnatrophischen Prozesse, die nicht zu den genannten Krankheiten ätiologisch gehören, sind recht selten. Eine beginnende Chorea Huntington habe ich nur einmal wegen der Frage der Fahrerlaubnis untersuchen müssen. Erwähnt werden soll nur die *progressive Paralyse*, deren Häufigkeit in den letzten Jahren wieder etwas zunimmt; eine floride progressive Paralyse macht natürlich fahruntauglich; darüber kann es keine Diskussion geben. Sehr viel schwieriger ist die Frage zu beantworten, ob die Paralyse erfolgreich behandelt worden ist. Es ist im psychiatrischen Schrifttum anerkannt, daß es Heilungen mit einem ganz leichten, blanden Defekt geben kann, bei denen man von einer Demenz und von einer ausgesprochenen Persönlichkeitsveränderung nicht sprechen kann. Es ist darüber schon gesagt worden, daß es Paralytiker gibt, die sich nach der Paralyse sozial besser angepaßt verhielten als vorher. Es muß zugegeben werden, daß es Fälle gibt, in denen ein Paralytiker trotz eines leichten Defektes als fahrtauglich angesehen werden kann, ebenso wie es defektgeheilte Paralytiker gibt, die in ihrer strafrechtlichen Zurechnungsfähigkeit nicht eingeschränkt zu sein brauchen. Gefordert werden muß aber, daß keine erhebliche gemütliche Entdifferenzierung festzustellen ist, keine Antriebsstörung, keine Enthemmung und auch keine motorischen Ausfallserscheinungen. Eine weitere Voraussetzung zur Belassung der Fahrerlaubnis ist ein sanierter Liquor und die regelmäßige ärztliche Kontrolle des Befundes.

Auch eine *floride Hirnlues* schließt die Fahrtauglichkeit aus, zum mindesten, solange sich noch Liquorveränderungen nachweisen lassen. Im übrigen hängt das Urteil über die Fahrtauglichkeit davon ab, ob und welche psychischen Veränderungen auftreten, ob und welche neurologischen Ausfälle vorhanden sind und ob sie für die Bedienung des Kraftfahrzeuges von Bedeutung sein können. Sowohl bei defektgeheilten Paralytikern wie bei Hirnluetikern wird man strenge Maßstäbe anlegen.

Die Erteilung der Fahrerlaubnis an einen juvenilen Paralytiker zu befürworten, wird wohl nie möglich sein. Die Veränderungen der Persönlichkeit und die Veränderungen der geistigen Leistungsfähigkeit sind bei der juvenilen Paralyse in aller Regel so ausgeprägt, daß sie das Führen eines Kraftfahrzeugs unmöglich machen.

Es wäre sinnlos, hier alle einzelnen Krankheitszustände getrennt aufzuführen, die ein *psychoorganisches Syndrom* hervorrufen können. Grundsätzlich muß dann immer die Fahrtauglichkeit verneint werden. Gründe dafür sind die Verlangsamung der Auffassung, die Verlangsamung der Reaktion, die verminderte emotionale Belastbarkeit, die vorschnelle Ermüdbarkeit und das bei dem psychoorganischen Syndrom immer wieder zu beobachtende Phänomen der unkritischen Überschätzung der eigenen Leistungsfähigkeit und des Übersehens, des Nichterkennens der vorhandenen Defekte. Wenn auch die sog. Werkzeugstörungen im neurologischen Kapitel (HIRSCHMANN) abgehandelt werden, so sei doch hier die Bemerkung gestattet, daß auch sie fast immer Fahruntauglichkeit bedingen, da sie nicht isoliert auftreten, sondern in einem psychoorganischen Syndrom eingebettet zu sein pflegen. Besonders deutlich ist dies bei den Aphatikern, bei denen man in der Regel eine Antriebsstörung, Schwierigkeiten in der Erfassung auch konkreter Situationen, Verminderung der emotionalen Belastbarkeit und schnelle Ermüdbarkeit findet.

4. Oligophrenie

Es ist die allgemeine Ansicht, daß leichter Schwachsinn allein einen Menschen nicht fahruntauglich macht (LEWRENZ, PETER, PEUKERT u. NIESCHKE). Bedenklich ist allerdings die Kombination von Schwachsinn, auch leichteren Grades, mit abnormen Persönlichkeitszügen, besonders mit Gemütsarmut, Reizbarkeit, Erregbarkeit oder Hyperthymie. Strengere Anforderungen wird man dann stellen, wenn der Schwachsinnige Berufsfahrer werden will. Höhere Schwachsinnsgrade, Imbezillität oder gar Idiotie, schließen natürlich Fahrtauglichkeit aus. Bei der psychiatrischen Beurteilung kommt es nicht so sehr auf eine differenzierte Intelligenzprüfung an, als vielmehr auf den Nachweis sozial positiver Persönlichkeitsmerkmale, auf das, was man gerne mit dem allgemeinen Begriff der charakterlichen Zuverlässigkeit umschreibt. Man wird also die Biographie sehr sorgsam analysieren müssen. Ein Unsicherheitsfaktor bleibt: auch der leicht Schwachsinnige ist weniger belastbar als der Normsinnige. In unvorhergesehenen Situationen kann es zu Schreckreaktionen kommen, kann er überschießend, unzweckmäßig reagieren, da er die Übersicht verliert: so vergaß ein leicht schwachsinniger bis dahin gut bewährter Fahrer eines Lastzuges zu bremsen, als ihm auf einer schmalen abschüssigen Straße in einer Stadt das Rückschalten auf den nächstniedrigen Gang mißlang. Derartige Verhaltensweisen sind aber bei einer Untersuchung nicht mit genügender Sicherheit voraussagbar. Einen Unterschied in der Beurteilung der Fahrtauglichkeit für Privatfahrer und Berufsfahrer zu machen, ist auch unter dem Gesichtspunkt berechtigt, daß Debile, gerade wenn sie sozial angepaßt sind, häufig gutmütige und willensschwache Persönlichkeiten haben. Sie geraten dadurch leicht in Gefahr, etwa dem Druck eines Arbeitgebers nachzugeben, eine Fahrt mit einem nicht fahrtüchtigen Fahrzeug auszuführen, zu überladen, zu schnell zu fahren, um möglichst viele Fahrten zu liefern u. ä. m.

Auch für den leicht Debilen ist die theoretische Fahrprüfung besonders schwierig. Ein Versagen bei ihr braucht kein zutreffendes Bild über die tatsächliche geistige Leistungsfähigkeit zu vermitteln. Das Abstraktionsvermögen ist bei

Debilen immer schwach entwickelt. Sie können zwar eine konkrete Situation beurteilen und auf ihre Erfordernisse richtig reagieren, sie vermögen es aber nicht, eine mit Worten gegebene Schilderung einer Situation ins Anschauliche zu übersetzen und sie verstehen es nicht, ihre angesichts der anschaulichen Situation gefaßten Entscheidungen in Worten auszudrücken. Einfacher ausgedrückt: sie wissen zwar, was in einer bestimmten Situation richtig ist, sie tun es auch, aber sie können es nicht sagen, vor allem nicht begründen. Besonders beeinträchtigt sind sie bei der schriftlichen Führerscheinprüfung.

5. Abnorme Persönlichkeiten

Von den abnormen Persönlichkeiten interessieren uns nur diejenigen, die wir nach KURT SCHNEIDER als *Psychopathen* bezeichnen, also diejenigen, welche unter ihrer seelischen Abnormität leiden oder andere leiden lassen, vor allem die letzteren, die Störer. Der Begriff Psychopath und Psychopathie droht obsolet zu werden, weil man ihn nicht mehr wertfrei verwendet, sondern als ein herabsetzendes Attribut, jedenfalls in der Umgangssprache. Trotzdem bleibt der Tatbestand nach wie vor vorhanden. Es gibt und es wird immer Persönlichkeiten geben, deren Charakterstruktur starke Spannungen aufweist, welche ihre Anpassungsfähigkeit, oder besser, welche ihre Anpassungsmöglichkeiten einschränken. Bei ihnen sind Persönlichkeitsmerkmale, wie sie bei jedem Menschen vorkommen, besonders ausgeprägt und bestimmen dadurch das Persönlichkeitsbild. Psychopathen sind also keine kranken Persönlichkeiten, auch dann nicht, wenn sie sich auffälliger verhalten als viele psychisch Kranke. Auffälliges Verhalten, das kann man nicht oft genug sagen, ist zwar ein Anlaß zur Untersuchung auf psychische Krankheit, aber kein Beweis für das Vorliegen einer Krankheit. Noch etwas anderes muß betont werden: In der deutschen Psychiatrie umfaßt der Begriff Psychopath eine viel größere Anzahl von Persönlichkeitstypen als in der angelsächsischen Psychiatrie, besonders der nordamerikanischen, bei der man mit Psychopath nur den Typ des asozialen, kriminellen Psychopathen bezeichnet. Wir gebrauchen den Begriff Psychopath wertfrei, also unabhängig von seiner sozialen Bedeutung. Naturgemäß beschäftigen uns in erster Linie die Psychopathen, die stören, nicht diejenigen, die unter ihrer seelischen Abnormität leiden. Allerdings haben auch solche Psychopathie-Formen für die Beurteilung der Fahrtauglichkeit ihre Bedeutung. Der selbstunsichere und der depressive Psychopath können Schwierigkeiten beim Fahren haben, sie trauen sich nicht genug zu, sie vertrauen nicht auf ihre Fähigkeiten, sie sind gehemmt, in einer schwierigen Situation sich schnell zu entscheiden. Selbstunsichere Psychopathen versagen schon bei der Führerscheinprüfung, sie neigen oft zur Pedanterie, zur übertriebenen Genauigkeit und haben deswegen Schwierigkeiten, Fragen zu beantworten, weil sie sich nicht sicher sind, ob ihre Antwort auch wirklich ganz richtig sei. Ob sie tatsächlich einen erheblichen Anteil an der großen Zahl der Unfallverursacher stellen, ist unbekannt. Man kann daran denken, daß depressive Psychopathen das Kraftfahrzeug zu Selbstmordversuchen benutzen, zu Selbstmordversuchen, die als Unfall getarnt werden. Hier gibt es wahrscheinlich eine erhebliche Dunkelziffer. Aus der Art des Unfalls wird man in manchen Fällen den Verdacht schöpfen, daß es sich hier um einen Selbstmord handelt, der Nachweis wird sich nicht häufig führen lassen (vgl. auch hierzu den Beitrag von MÜLLER ab S. 1067).

Eine größere Bedeutung haben zweifellos die *Untergruppen der gefühlsarmen und der hyperthymen Psychopathen*. Beide Psychopathie-Formen disponieren zur Rücksichtslosigkeit, zur Überschätzung der eigenen Interessen, zur Nichtbeachtung der Interessen anderer. GRUHLE hat einmal gesagt: „Wenn es einen geborenen

Kriminellen gibt, dann ist es der verstandesmäßig schwach begabte, gefühlslose Psychopath, zumal wenn er in ungünstigen sozialen Verhältnissen lebt.“ Derartige Psychopathen verhalten sich auch im Verkehr kriminell, sie kennen keine Rücksicht auf die anderen, für sie gilt nur die Durchsetzung der eigenen Wünsche. Gefühlsarme Psychopathen sind meist auch wertblind, sie beachten die Wertordnung nur dann, wenn deren Vorschriften mit Gewalt durchgesetzt werden können. Das Eigentum, die Gesundheit, das Leben anderer bedeutet für sie keinen Wert, sie verhalten sich ihnen gegenüber rücksichtslos, wenn ihre eigenen Interessen auf dem Spiel stehen. Unter den rücksichtslosen Überholern, den Schnellfahrern trotz Geschwindigkeitsbegrenzung, aber auch unter denen, die die Vorfahrt erzwingen, finden wir gefühlsarme Psychopathen. Ihre größte Gefahr für die Allgemeinheit besteht darin, daß auch ihre eigene Persönlichkeit, ihr Leben, ihre Gesundheit keinen Wert für sie bedeuten, so daß sie deswegen nicht nur rücksichtslos gegen andere, sondern auch rücksichtslos gegen sich selbst sind. Das führt dazu, daß sie riskant fahren, auch wenn sie das Risiko erkennen.

Hyperthyme Psychopathen ähneln in ihrem Verhalten zuweilen den gemütsarmen, sie täuschen Gemütslosigkeit vor, sie sind aber nicht gemütslos. Ihre Umtriebigkeit, ihre Vielgeschäftigkeit verhindern sie, die Reaktionen anderer Menschen genügend zu beachten. Sie merken es gar nicht, wenn sie verletzen, wenn sie vernachlässigen, sie wollen es nicht sehen, sie sind aber für Werte empfänglich. Die Werte spielen bei ihren Motivationen eine Rolle. Sie verhalten sich daher oft rücksichtslos, ohne es zu bemerken, sie sind erstaunt, wenn sie darauf aufmerksam gemacht werden. Ihre Fähigkeit, sich in den Zustand anderer Menschen zu versetzen, ist gering. Auch der Hyperthyme kommt als Fahrer mit den Verkehrsbestimmungen in Konflikt, weil er ganz in der Erreichung seines derzeitigen Zieles aufgeht und er dagegen auftretende Hindernisse nicht ernst nimmt. Er ist daher oft erstaunt, wenn ihm Vorwürfe gemacht werden, weil er irgendwelche Verkehrsregelungen nicht beachtete, die ihm im Augenblick lästig waren. Hyperthyme sind auch nicht allzu selten an dem Vergehen „Trunkenheit am Steuer“ beteiligt. Sie unterschätzen die Gefahr, die entsteht, wenn man sich unter Alkoholeinfluß an das Steuer seines Wagens setzt, sie rechnen in ihrem Optimismus nicht damit, von der Polizei gestoppt zu werden, sie überschätzen ihre Fähigkeiten unter Alkohol. Ihre Persönlichkeitseigenart läßt es nicht zu, einzusehen oder einzugestehen, daß sie nicht mehr fähig sind, ein Kraftfahrzeug sicher zu führen. Es kommt hinzu, daß gesetzliche Bestimmungen keine wirklich abschreckende Wirkung auf sie haben und daß auch eigene Erfahrungen nicht nachhaltig auf sie einwirken, ihr Verhalten jedenfalls nicht dauernd prägen.

Unter den alkoholbeeinflußten Verkehrsteilnehmern finden sich wohl hauptsächlich *willensschwache Psychopathen*. Unter ihnen kann man vielleicht 2 Gruppen unterscheiden, einmal die wirklich Süchtigen, die *vom Alkohol abhängig* sind und das Trinken nicht lassen können, auch wenn sie sich der Folgen des Trinkens für ihre gesamte Lebensführung bewußt sind, und zweitens die Gruppe der leicht Beeinflußbaren, leicht Verführbaren, die keine chronische Alkoholiker zu sein brauchen, die sich aber gelegentlich betrinken, weil sie nicht rechtzeitig Schluß machen können und weil sie den Anregungen unvernünftiger Kameraden nachgeben. Unter dieser zweiten Gruppe findet sich eine ganze Zahl Gelegenheitstrinker, die nicht regelmäßig Alkohol zu sich nehmen, aber „über die Stränge schlagen“, wenn sie in entsprechende Gesellschaft kommen. Gerade diese haben oft Pech und fallen auf, wenn sie sich unter Alkoholeinwirkung an das Steuer setzen. Der Gewohnheitstrinker kennt sich, er trinkt etwa gleichmäßig, so daß die Alkoholeinwirkung nicht so stark ist und sein Verhalten nach außen hin deutlich beeinflußt oder er hat sich soweit unter Kontrolle, daß er nach außen hin nicht als betrunken auffällt oder er fährt überhaupt nicht, wenn er getrunken hat, weil er vorher weiß, daß er zu viel trinken wird und seinen Wagen stehen läßt. Der Willensschwache gerät aber gelegentlich in Situationen, die er nicht voraussah oder voraussehen konnte und läßt sich dann verleiten, mehr zu trinken als er verträgt und als mit den gesetzlichen Bestimmungen vereinbar ist. Da ihm die Übung im Umgang mit Alkohol fehlt, über die der Gewohnheitstrinker verfügt, wirkt sich die Alkoholisierung wesentlich stärker, jedenfalls nach außen hin aus, so daß er den Polizeiorganen durch Schlangenfahren, durch zu langsames Fahren, durch schlechtes Schalten, unmotiviertes Bremsen usw. auffällt, wodurch seine Trunkenheit entdeckt wird.

So unumstritten es ist, daß abnorme Persönlichkeitsmerkmale eine Unfallursache sein können, so unumstritten ist es, daß der Nachweis des Zusammenhangs zwischen Versagen im Verkehr und abnormen Persönlichkeitsmerkmalen schwierig ist. Auf eines muß mit Nachdruck hingewiesen werden: Psychopathie ist keine Diagnose wie etwa Schizophrenie oder Epilepsie. Wenn wir jemanden als Psychopathen bezeichnen, so ordnen wir ihn einem gewissen Typ zu. Ein Typ hat aber seiner Definition nach keine scharfen Grenzen gegenüber anderen Typen, wie sie, zum mindesten theoretisch, eine Krankheit gegen andere Krankheiten hat. Die Persönlichkeitsabnormität oder die abnorme Persönlichkeit sind auch nicht qualitativ zu klassifizieren. Bei ihnen finden wir nichts Neues, nichts, was wir bei den normalen Persönlichkeiten nicht auch antreffen. Wir finden nur einzelne Persönlichkeitsmerkmale stärker ausgeprägt. Man kann zwar sagen, es handelt sich um quantitative Unterschiede, es sind jedoch keine Quantitäten, die meßbar wären. Das bedeutet: Man kann nicht feststellen: Ich finde bei diesem Patienten gewisse Symptome und schließe daraus, daß er an Psychopathie leidet, wie man etwa aus dem Nachweis verbaler Halluzinationen, von Denkstörungen, von inadäquaten Affektreaktionen oder anderer schizophrener Symptome auf die Diagnose Schizophrenie schließt. Die Untersuchung ergibt deswegen in vielen Fällen keinerlei auffälligen Befund. Ohne genaue Kenntnis der Vorgeschichte, oder anders ausgedrückt, der Biographie, wird man niemanden einem Psychopathentyp zuordnen können. Man wird also nur dann von Psychopathie sprechen, wenn man das *Verhalten im Längsschnitt* recht genau kennt. Wenn das der Fall ist, wenn genügend objektive Unterlagen vorhanden sind, brauchte man aber in vielen Fällen eine psychiatrische Untersuchung eigentlich nicht mehr — so könnte man einwenden — denn dann könnte die Verwaltungsbehörde oder das Gericht von sich aus feststellen, daß der Betreffende zum Führen von Kraftfahrzeugen ungeeignet ist, weil er eben eine lange Reihe von Verstößen begangen hat. Bei der Beurteilung des Lebenslängsschnittes schleichen sich aber viele Ungewißheiten ein. Auch das Verhalten eines Psychopathen ist nicht nur von seiner Persönlichkeitsstruktur abhängig, äußere Einflüsse, die jeweiligen Situationen spielen eine entscheidende Rolle. Es ist sehr schwierig abzugrenzen, inwieweit ein Delikt oder ein antisoziales oder kriminelles Verhalten durch die Persönlichkeitsstruktur, inwieweit es durch die äußere Situation bedingt war. Eine große Erfahrung in der Erkennung und Wertung abnormer Persönlichkeitsmerkmale und ihrer Bedeutung für das Verhalten ist daher erforderlich, wie sie nur der ständige ärztliche berufliche Umfang mit psychisch Kranken verschaffen kann.

Eine besondere Frage ist, wie kriminelle Persönlichkeiten zu beurteilen sind, die sich nicht oder nicht wesentlich auf dem Verkehrsgebiet strafbar gemacht haben. Es gibt z. B. willensschwache Psychopathen, die mehrfach Diebstähle oder Betrügereien begangen haben, aber keine Einträge in der Flensburger Kartei aufweisen. Von den Behörden wird öfters in solchen Fällen die Fahrtauglichkeit bezweifelt, mit der Begründung, der Betreffende sei nicht zuverlässig, seine Verstöße gegen die allgemeinen Strafbestimmungen zeigten, daß er nicht gewillt sei, gesetzliche Vorschriften zu beachten. Die Frage ist so zu stellen: Handelt es sich bei dem kriminellen Verhalten um den Ausfluß konstanter Persönlichkeitsmerkmale, die das Verhalten auf allen Gebieten des Lebens bestimmen oder wirken sich solche Merkmale auf den verschiedenen Sektoren unterschiedlich aus. Nur wenn es sich um durchgehende Persönlichkeitsmerkmale handelte, könnte man aus einer allgemeinen Kriminalität auf die Wahrscheinlichkeit schließen, sich auch im Verkehr nicht an die Verkehrsregeln zu halten. Einer solchen Auffassung widerspricht die praktische Erfahrung.

Es gibt z. B. psychopathische Persönlichkeiten, die mehrfach Betrügereien begangen haben, die aber keinerlei Verkehrsverstöße aufweisen. So habe ich z. B. einen etwas über 30jährigen Mann beobachtet, der während einer Ehekrise etwa 1 Jahr lang wiederholt als Handelsvertreter Betrügereien begangen hat, indem er Aufträge fälschte. Die Firma entließ ihn nicht, er übte zwischen Verurteilung und Strafantritt seinen Beruf weiter aus, erst als er in Strafhaft saß, leitete die Verkehrsbehörde ein Führerscheinentzugsverfahren ein mit der Begründung, er habe durch seine Straftaten bewiesen, daß er nicht gewillt sei, die gesetzlichen Bestimmungen zu beachten. Bei dem Mann, der sich inzwischen offensichtlich wieder gefangen hatte und zur Zeit der Begutachtung nach Verbüßung einer einjährigen Gefängnisstrafe schon wieder mehrere Monate bei seiner alten Firma als Vertreter tätig war, fanden sich keinerlei Auffälligkeiten auf körperlichem oder psycho-physischem Gebiet, die seine Fahrtauglichkeit hätten beeinträchtigen können. Aus der Vorgeschichte wurde die Willensschwäche allerdings deutlich. Ich habe die weitere Fahrtauglichkeit bejaht. Weder aus seinen Straftaten noch aus seinem sonstigen Verhalten, das aktenkundig war, ließen sich Zeichen einer Rücksichtslosigkeit oder einer allgemeinen antisozialen Einstellung erkennen. Es wäre zu konstruiert, aus der Tatsache, daß er Betrügereien begangen hat, also rücksichtslos gegenüber dem Vermögen anderer Personen war, zu schließen, daß er sich im allgemeinen, überall und immer rücksichtslos verhalten werde.

Es ist dabei auch folgendes zu bedenken: Zwar ist der gemütsarme und der hyperthyme Psychopath auch gegen sich selbst rücksichtslos, der willensschwache aber nicht. Ein Verhalten im Verkehr, das sich über die Verkehrsregeln hinwegsetzt, bringt den Fahrer selbst in Gefahr. Betrüger als Typ sind keine rücksichtslosen, explosiven oder impulsiven Persönlichkeiten, sie sind vielmehr meist vorsichtig, denken an die eigene Sicherheit, versuchen, das Risiko möglichst klein zu halten. Schon daraus ergibt sich, daß man aus Betrugskriminalität keinen Rückschluß auf die allgemeine Tendenz annehmen kann, Gesetzesbestimmungen nicht zu beachten. Ähnliches gilt auch für Sittlichkeitsverbrecher, natürlich nicht für den Typ des primitiven Triebverbrechers. Aber manche Persönlichkeiten mit abnormen sexuellen Einstellungen, welche sie in Konflikt mit der Gesellschaft bringen, zeigen keinerlei Persönlichkeitsmerkmale, welche sie für andere Verkehrsteilnehmer gefährlich erscheinen ließen. Dies gilt für Homosexuelle, Fetischisten, auch für Exhibitionisten. Sie können im Beruf, im Straßenverkehr, in ihren sonstigen menschlichen Beziehungen zuverlässig sein. Man kann aus der Tatsache, daß jemand auf einem Lebensgebiet gegen die Gesetze gehandelt hat, nicht schließen, daß er es überall und immer tun wird. Man wehrt sich auch dagegen, einen „Verkehrssünder“ als kriminell zu bezeichnen und wird aus der Nichtbeachtung einzelner Verkehrsbestimmungen nicht auf eine allgemeine, gegen Gesetzesbestimmungen gerichtete Haltung und eine durchgehende Unzuverlässigkeit schließen.

Ähnlich urteilt NIESCHKE (in: PEUKERT und W. NIESCHKE „Beurteilung der körperlichen und geistigen Eignung des Kraftfahrers“) wenn er meint, daß Kriminelle, die wiederholt zu Gewaltverbrechen neigen, in der Regel nicht erwarten ließen, daß sie sich der Verkehrsordnung anpassen würden. Es handele sich überwiegend um gemütskalte, rücksichtslose, egoistische Psychopathen. Er hält sie für untauglich, wenn ihre kriminelle Vorgeschichte bis in die jüngste Zeit hineinreiche und die psychiatrische Untersuchung keinen Anhaltspunkt für eine Änderung der ethischen Grundhaltung finde. Hier droht allerdings nach meiner Ansicht schon eine Überschreitung der dem Psychiater gesetzten Grenzlinien. Ein Urteil über die ethische Grundhaltung des Menschen steht ihm nicht zu. Er kann höchstens feststellen, daß der Persönlichkeit die Voraussetzungen zu einer ethischen Haltung fehlen, z. B. wegen Gemütslosigkeit oder wegen hochgradiger Intelligenzschwäche.

Im Gegensatz zu der hier vertretenen Auffassung meint HANS PETER („Die psychiatrische Beurteilung von Motorfahrzeugführern", Stuttgart, 1960): Psychopathen sind Menschen, die in ihrer seelischen Eigenart so weit vom Mittelmaß abweichen, daß ihrer psychischen Abartigkeit Krankheitswert zukomme. Er verweist darauf, daß die Auffassung, psychopathische Menschen seien besonders häufig gefährliche Fahrzeuglenker, in der einschlägigen Literatur fast überall vertreten werde, daß sich aber nur wenig Angaben darüber fänden, wie ihre Fahrtauglichkeit ärztlich zu beurteilen sei. Die Richtlinien des eidgenössischen Justizdepartments verlangten, daß Kraftfahrzeugführer frei von Psychopathie seien. Mit SCHWARZ hält er abnorme Reizbarkeit, Triebhaftigkeit, Stimmungslabilität und Haltlosigkeit als disponierend zu gefährlichem Fahren. PETER nennt als positiv zu bewertende Kriterien bei der Beurteilung von Psychopathen: Nachreifung, soziale Bewährung während einer bestimmten Zeit, Fehlen von Charakterzügen, die eine vermehrte Verkehrsgefährdung bedingen (in diesem Falle spielt die Feststellung sonstiger vorhandener psychopathischer Charakterzüge keine Rolle), Einsichtigkeit, Zuverlässigkeit, Fehlen von Erregungszuständen oder Gewalttätigkeit.

Auf jeden Fall sollte der Arzt sich kein Urteil über Dinge anmaßen, die nicht zu seinem medizinischen Aufgaben gehören. Er muß dabei bedenken, daß die Begriffe wie charakterliche Eigenschaften, Charaktermängel im Zusammenhang mit dem Führerscheinentziehungsverfahren rechtliche und nicht medizinisch-psychologische Begriffe sind. Ich bin jedenfalls der Ansicht, daß es keinen psychopathologischen Maßstab gibt, der die Unterscheidung zwischen krankhafter bzw. krankhaft abnormer Willensschwäche und Willensschwäche als Charaktermangel ermöglicht. Es gibt noch einen anderen Gesichtspunkt, der zur Vorsicht mahnt, Psychopathie als Krankheit oder als von Krankheitswert, als krankhaftig (LANGE) zu bezeichnen. Es erscheint nicht als logisch, wenn jemand wegen Vergehen, die auf seine besonderen Charaktereigenschaften zurückgeführt werden können, bestraft wird und wenn ihm dann die Fahrerlaubnis entzogen bzw. die Wiedererteilung verweigert wird, weil man diese Charaktereigenschaften als krankhaft bezeichnet. Wenn auch in der Rechtswissenschaft die Auffassung gilt, daß es in den verschiedenen rechtlichen Gebieten unterschiedliche Definitionen des Krankheitsbegriffes gibt, so bleibt ein solcher Widerspruch für den juristischen Laien unverständlich. Man kann auch diesen Widerspruch nicht weg diskutieren wenn man etwa sagt: Zwar seien diese Persönlichkeitsmerkmale krankhaftig, sie seien aber nicht so ausgeprägt, daß dadurch die Einsichtsfähigkeit und die Fähigkeit zur Selbststeuerung erheblich vermindert gewesen sei. Ist das nicht der Fall, so besteht auch kein Grund, den Betreffenden als Kraftfahrzeuglenker auszuschalten, denn es ist ihm ja im Strafverfahren bestätigt worden, daß er die Fähigkeit der Einsicht und der Kontrolle in ausreichendem Maße besitzt, daß er darin also dem psychisch gesunden durchschnittlichen Bürger gleichsteht. Es besteht also vom medizinischen Standpunkt aus gesehen kein ausreichender Grund, ihm die Fahrerlaubnis vorzuenthalten. Es muß der Verwaltungs- bzw. Justizbehörde vorgehalten bleiben, ob sie sein bisheriges Verhalten als Charaktermangel ansieht und ihm deswegen die Fahrerlaubnis entzieht.

6. Abnorme Reaktionen

Als Unfallursache spielen akute abnorme Reaktionen wahrscheinlich eine große Rolle, eine größere Rolle als Krankheiten. Traurige Verstimmung, Verzweiflung, Ärger, Zorn, Angst beschäftigen den Geist des Fahrers und lenken ihn vom Verkehr ab. Manche Vorfahrtverletzung, manches falsche Überholen beruht auf Unaufmerksamkeit infolge innerer Spannung und auf der Bereitschaft, ein erhöhtes Risiko einzugehen, die aus der Verstimmung erwächst. Solche abnorme Reaktionen ließen sich bei einer Untersuchung zwar entdecken, der Zeitpunkt und die Gelegenheit ihres Auftretens lassen sich aber nicht vorhersagen. Wenn man auch sagen kann, daß manche Typen abnormer Persönlichkeiten mit Wahrscheinlichkeit gelegentlich auf belastende Erlebnisse abnorm reagieren werden, so reicht eine solche Vermutung aber doch nicht aus, um irgendwelche Maßnahmen, wie etwa die Entziehung oder Verweigerung der Fahrerlaubnis damit zu begründen. Es ist ja nicht so, daß auf jede stärkere oder ungewöhnliche Belastung abnorm reagiert wird. Konstellative Faktoren müssen hinzukommen, über welche die Untersuchung des Probanden keinen Aufschluß geben kann.

Etwas anders steht es mit den sog. *Neurosen,* also chronischen abnormen Erlebnisreaktionen und dadurch hervorgerufene Fehlhaltungen und Fehleinstellungen. Neurosen sind keine Krankheiten. Ob und wann sie, inwieweit sie Krankheitswert haben können, ist umstritten, außer bei der Zwangsneurose, deren Krankheitscharakter wohl allgemein anerkannt ist. Die Zahl der an „Neurose leidenden" Menschen kann nicht geschätzt werden. Die Angaben darüber schwanken bei den verschiedenen Autoren in sehr weiten Grenzen, weil die Auffassung dessen, was unter den Begriff Neurose fällt, in den verschiedenen psychiatrischen Richtungen weitgehend variiert, von den extrem tiefenpsychologischen Anschauungen, daß jeder menschliche Konflikt eine Neurose darstelle, bis zu der Auffassung, daß man von Neurose nur dann sprechen sollte, wenn sich ein seelischer Konflikt in körperlichen Störungen ausdrückt (Conversionsneurose). Praktisch ist die Zahl der wegen neurotischer Störungen zur Begutachtung Kommenden gering. In PETERS Material wurde nur in 2 Fällen deswegen die Fahrtauglichkeit verneint. Eine ausgeprägte Zwangsneurose, eine Herzphobie oder sonstige phobische Zustände werden wohl die Fahrtauglichkeit ausschließen. Allerdings fahren solche Patienten in der Regel von selber nicht.

In ihrer Fahrtauglichkeit eingeschränkt können auch die Persönlichkeiten sein, die man ohne genaue diagnostische Einordnung als gehemmt bezeichnet. Sie haben meist schon bei der Fahrprüfung Schwierigkeiten. Im Verkehr fallen sie auf und stören dadurch, daß sie sich nicht rasch genug entscheiden können, daß sie in Situationen, die eine schnelle Reaktion verlangen, zögern, dann aber gelegentlich zum falschen Zeitpunkt versuchen, forsch und riskant zu fahren. Gefährlich können neurotisch gehemmte Persönlichkeiten dann werden, wenn sie sich zu weitgehend mit ihrem Fahrzeug identifizieren, seine Kraft und Geschwindigkeit als ihre erleben und auf diese Weise ihre Hemmung anderen Menschen gegenüber kompensieren. Die Beurteilung solcher Persönlichkeiten kann keineswegs schematisch, sie muß besonders sorgfältig erfolgen, vor allem im Hinblick auf die Möglichkeit, sie durch eine vernünftige Psychagogik in den Stand zu setzen, sich den Anforderungen des Straßenverkehrs besser anzupassen.

Literatur

BRESSER, P.: Zur Frage der Fahrtauglichkeit vom Standpunkt des Nervenarztes. Ärztl. Mitt. (Köln) **19**, 968—971 (1960).

BÖCHER, W.: Psychiatr. Neurolog. Begutachtungsprobleme. Mitt.-Bl. d. Techn. Überwachungs-Vereins, Stuttgart, Okt. 1962.

Böcher, W.: Die charakterlichen Voraussetzungen des Kraftfahrzeugführers. Zbl. Verkehrs-Med. **4**, 215 (1962).
— Schizophrenie und Fahrtauglichkeit. Zbl. Verkehrs-Med. **10** (1963).
Doerner, K.: Interview und Exploration. Nervenarzt **37**, 18 (1966).
Durst, W.: Über die Probleme der Straßenverkehrssicherheit aus psychiatrischer und neurologischer Sicht. Med. Klin. **52**, 1827 (1957).
Erhardt, H.: Verkehrssicherheit als medizinisch-psychologisches Problem. Nervenarzt **27**, 561—563 (1956).
— Neuropsychiatrische Probleme der Kraftfahreignung. Zbl. Verkehrs-Med. 8, 67 (1962).
—, u. W. Villinger: Psychiatrie der Gegenwart, Forschung und Praxis, soziale und angewandte Psychiatrie, Bd. 3. Berlin-Göttingen-Heidelberg: Springer 1961.
Feuerlein, W.: Beurteilung der Fahrtüchtigkeit nach Psychosen. Med. Wschr. **1959**, 295.
Gruhle, H.-W.: In: Handbuch der forensischen Psychiatrie. Berlin: Springer 1934.
Hebenstreit, B.: Grundzüge einer Verkehrspsychologie. München: Johann Ambrosius Barth 1961.
Hirschberg, E.: Die Kraftfahrtauglichkeit neuropsychiatrischer Patienten. Münch. med. Wschr. **109**, 509—514 (1967).
Holzbach, R.: Verkehrsunfälle durch Geisteskranke. Zbl. Verkehrs-Med. **1**, 265 (1955/56).
Janz, D.: Die Beurteilung der Kraftfahrtauglichkeit vom nervenärztlichen Standpunkt aus. Öff. Gesundh.-Dienst **20**, 195—202 (1958).
Koester, H.: Süchtige und Delirante im Straßenverkehr. Zbl. Verkehrs-Med. **1**, 320 (1955/56).
Kummer, H.: Soll Menschen, die eine endogene Psychose durchgemacht haben, die Auto-Fahrerlaubnis entzogen werden? Dtsch. med. Wschr. **84**, 199 (1959).
Lewrenz, H.: Die Eignung zum Führen von Kraftfahrzeugen. Stuttgart: Ferdinand Enke 1964.
Mayer, Kl.: Fahreignung und Entziehung der Fahrerlaubnis bei neurologischen und psychiatrischen Erkrankungen. Med. Welt **65** (1965).
Payne, H.: The subnormal motorist. J. ment. Subnorm. **10** (1964).
Peter, H.: Die psychiatrische Beurteilung von Motorzeugführern. Bern u. Stuttgart: Huber 1960.
Peukert, E., u. W. Nieschke: Die Beurteilung der körperlichen und geistigen Eignung des Kraftfahrers. Stuttgart: Ferdinand Enke 1962.
Rauch, H.-J.: Stellungnahme zu Bresser: Die Fahrtauglichkeit vom Standpunkt des Nervenarztes. Ärztl. Mitt. (Köln) **61** (1960).
— Psychiatrische Probleme bei Beurteilung der Fahrtauglichkeit. Österr. Ärzte-Ztg. **22**, 1714 (1967).
—, u. A. Grossjohann: Die verkehrsmedizinischen Belange der Fachärzte für Neurologie und Psychiatrie. Med. Sachverständige **50**, 80—83 (1964).
Sievers, E. F.: Beurteilung der Fahrtauglichkeit nach Psychosen. Med. Wschr. **1950**, 394—395.
— Einige tiefenpsychologische Aspekte der Eignung zum Führen von Kraftfahrzeugen. Psyche (Stuttg.) **14**, 471—480 (1960).
— Was ist Verkehrsmedizin. Ärztl. Mitt. **35**, (Köln) 990—994.
Tuchler, M. J.: Personality factors in traffic accidents: Psychiatric aspects. J. forens. Sci. 1958, S. 5.
Zech, K.: Die Kriminalität der Manisch-Depressiven und ihre forensische Begutachtung. Med. Sachverständige **55**, 1 (1959).

Neurologie und Verkehrsmedizin

J. HIRSCHMANN, Tübingen

Obwohl wir wissen, daß zahlreiche organische Erkrankungen des Nervensystems schon im Beginn oder während ihres Fortschreitens die Fahrsicherheit entscheidend beeinträchtigen, gibt es bisher keine repräsentativen Statistiken über das Versagen des Fahrers infolge neurologischer Störungen (TÖNNIS). Die vorliegenden Publikationen beziehen sich auf das nicht auslesefreie Krankengut einzelner Institutionen, auf Kasuistik oder unter Zugrundelegung einzelner Krankheitsbilder auf mögliche Zusammenhänge und Gefahren. Auch statistische Untersuchungen, die sich mit der Kontrolle der getroffenen Entscheidung über die Fahrtauglichkeit befassen, existieren im neurologischen Bereich nicht. Es erscheint wenig sinnvoll, die Beurteilung der Fahrtauglichkeit allein darauf zu stützen, in welcher Häufigkeit diese oder jene Erkrankung Versagen des Fahrers herbeiführte. Vorbeugende Maßnahmen sind wichtiger. Der Verkehrssicherheit ist besser gedient, wenn Kriterien erarbeitet sind, deren Beachtung es gestatten, den Fahrzeuglenker vor Eintritt der Katastrophe vom Steuer fernzuhalten. Die Kenntnis der neurologischen Krankheitsbilder und deren Verlauf erlaubt im Einzelfall unter sorgfältiger Abwägung aller Anforderungen, die das Bedienen und sichere Führen eines Kraftfahrzeuges im gegenwärtigen Straßenverkehr stellt, eine weitgehend zutreffende Entscheidung.

Aus Raumgründen verbietet es sich im Einzelnen und erschöpfend auf die in Frage kommenden Krankheitszustände einzugehen. Es wird auf die einschlägigen neueren Hand- und Lehrbücher verwiesen (BODECHTEL, SCHEID, HOFF-OSLER, SCHALTENBRAND, Neurologie-Bände des Handbuches der inneren Medizin), sowie auf Monographien und wichtige Einzelarbeiten (s. Text). Aus dem gleichen Grunde ist nur eine abrißartige Darstellung, oft nur der Hinweis möglich.

I. Fahrtauglichkeit bei extrazerebralen neurologischen Störungen

Hierher gehören Schädigungen *des peripheren Nervensystems, des Rückenmarks, der Medulla oblongota*, die zu Gebrauchsstörungen führen und die Bedienung des Kraftfahrzeuges beeinträchtigen, vornehmlich schlaffe und spastische Lähmungen, Störungen der Oberflächen- und Tiefenwahrnehmung, spinale Koordinationsstörungen, sensible Reizzustände. Stets überzeuge man sich genau, ob nur eine Gebrauchsstörung vorliegt oder ob die Grundkrankheit, die zur Schädigung der genannten Organe geführt hat, nicht auch die Gehirnfunktionen beeinträchtigt und damit Einfluß nimmt auf das psychische Verhalten.

Bei der *diabetischen Polyneuritis* ist nicht nur zu überprüfen, ob die Stoffwechselstörung richtig eingestellt ist (SCHAEFER, SCHRADER und WEINGES, FOWLER, GERRITZEN, OBERDISSE), sondern auch daran zu denken, daß beim Diabetiker die *Arteriosklerose* früher und häufiger eintritt (DE JONG). Der der *funikulären Spinalerkrankung* zugrunde liegende Viatamin B_{12}-Mangel kann *psychische Störungen* sogar mit Bewußtseinstrübung hervorrufen (SCHEID).

Handelt es sich um *bleibende Restfolgen* nach abgeklungenen extrazerebralen Erkrankungen, wie Mono- oder Polyneuritis, Poliomyelitis, traumatische Schäden des Rückenmarkes und der peripheren Nerven, Myelitis, operierte spinale Tumoren, Abszesse, Angiome, Hämatomyelie, so wird es vom Umfang und Ausprägungsgrad der neurologischen Ausfälle abhängen, ob die Bedienung des Kraftfahrzeuges noch gewährleistet ist (SCHALTENBRAND, J.-E. MEYER, SCHEID). Schlaffe und spastische Lähmungen an den oberen und unteren Extremitäten, Lagesinnstörungen der Arme und Beine, stärkere ataktische Erscheinungen, erhebliche Störungen der Oberflächenempfindung (BRESSER, JANZEN), chronische Schmerzzustände der Extremitäten stellen die Bedienungsfähigkeit in Frage. Bei Gebrauchsunfähigkeit einzelner Gliedmaßen sind die Maßstäbe wie bei Amputierten anzulegen (JENTSCHURA). *Rehabilitierte Querschnittsgelähmte* sind fahrtauglich, wenn ein im Bedienungsmechanismus dem Ausfall der Beine entsprechend abgeändertes Fahrzeug zur Verfügung steht. Das Fahren mit neurologisch bedingten Gebrauchsstörungen der Gliedmaßen, des Rumpfes und des Halses stellt erhöhte Anforderungen auch an die geistige Leistungsfähigkeit. Stets ist deshalb zu untersuchen, ob die intellektuellen und charakterlichen Voraussetzungen vorhanden sind, trotz Körperschadens sicher die Verkehrssituationen zu meistern (BORGMANN, BRESSER).

Progressiv verlaufende Krankheitsbilder und solche, deren Fortschreiten durch *ständige Medikation* aufgehalten werden kann, bedürfen ständiger ärztlicher Kontrolle unter sorgfältiger Beachtung des Verlaufs, dem jeweiligen Ausprägungsgrad der Symptome, der medikamentösen Einstellung und der regelmäßigen Einnahme der Medikamente.

Zur Gruppe der schicksalhaft progressiv verlaufenden Erkrankungen ohne therapeutische Einwirkungsmöglichkeiten gehören vornehmlich die spinale progressive Muskelatrophie und die amyotrophe Lateralsklerose, die neurale Muskelatrophie, die Syringomyelie, die Neurofibromatose von RECKLINGHAUSEN, wenn sich peripher neurologische Störungen durch Befallensein der Extremitätennerven oder Nervenwurzeln (auch Akustikusneurinome, Optikus- und Chiasma-opticum-Spongioblastome) entwickelt haben, die Polyneuritis bei Porphyrie, Amyloidose und Periarteriitis nodosa. Steroide haben bei letzterer nur einen hinhaltenden therapeutischen Effekt. Besonders zu beachten sind bei diesen Erkrankungen akute Exacerbationen, plötzliche Änderung des Verlaufstempos und das oft rasche Fortschreiten. So beträgt beispielsweise die Krankheitsdauer bis zum Eintritt des Todes bei zahlreichen Formen der spinalen progressiven Muskelatrophie des amyotrophen Lateralsklerose 2—4 Jahre, oft nur 6—12 Monate (HOFF-OSLER); diejenige der periarteriitischen Polyneuritis in nicht wenigen Fällen nur 1 Jahr (STAMMLER). Bei der Porphyrie-Polyneuritis besteht die Gefahr, daß ein plötzlich einsetzender Schub der Grundkrankheit nicht überlebt wird (STICH).

Bei den *therapeutisch zugänglichen Erkrankungen* wird man die Fahrtauglichkeit nur bejahen können, wenn es gelingt, den Prozeß aufzuhalten, ehe sich schwerwiegende Gebrauchsstörungen entwickelt haben. Bei der behandelten Tabes dorsalis beispielsweise dürfen außer Pupillenstörungen und geringfügigen Reflexanomalien keine weiteren neurologischen Ausfälle, insonderheit keine Ataxie (SCHALTENBRAND), stärkerer Verlust der Tiefenempfindung und keine psychischen Veränderungen, die auf eine in Entwicklung begriffene progressive Paralyse hinweisen, vorhanden sein (PAPST, MÜHSAM, HEIDEPRIEM); bei der funikulären Spinalerkrankung bei erfolgreicher Substitution mit Vitamin B_{12} keine stärkeren Koordinationsstörungen, spastischen Paresen und Schwäche der Extremitäten (SCHEID, WIECK); bei der diabetischen Polyneuritis keine stärkeren schlaffen Paresen. Da der Erfolg der Behandlung bei medikamentös beeinflußbaren Erkrankungen nicht vorausbestimmt werden kann, ist bis zur endgültigen Feststellung des Behandlungsergebnisses die Fahrerlaubnis zu versagen.

II. Fahrtauglichkeit bei Myopathien

Die Beurteilung der Fahrfähigkeit bei der *Dystrophia musculorum progressiva* richtet sich nach dem Ausmaß des Muskelschwundes. Die Schultergürtelform schreitet in der Regel etwas langsamer fort als die Beckengürtelform. Beide Formen können sich erst im Erwachsenenalter manifestieren, erstere zwischen dem 7. und 30., letztere vor dem 40. Lebensjahr (Becker). Ernstlich bedroht ist die Bedienung des Kraftfahrzeuges erst in vorgerückteren Stadien.

Die abnorme Kontraktionsnachdauer bei der *Myotonia congenita* (Thomsen), die Unfähigkeit eine Muskelkontraktion blitzschnell zugunsten einer anderen aufzugeben, kann die Bedienungsvorgänge schwer beeinträchtigen. Zwar gelingt es meist durch Vornahme einiger Willkürbewegungen die Kontraktion schließlich zu lösen. Da aber beim Fahren mit Arm-, Hand-, Bein- und Fußmuskulatur oft lange Zeit bestimmte Haltungen eingenommen werden müssen, die mit anhaltenden Muskelkontraktionen verbunden sind, gelingt es nicht rasch, eine andere Bewegung auszuführen, z. B. Lösen der das Steuer umspannenden Finger, um den Schalthebel zu ergreifen oder mit Bein und Fuß rasch vom Gas- auf das Bremspedal überzuwechseln.

Bei der *Myotonia dystrophica* (Kuhn) wird die Gebrauchsfähigkeit zusätzlich beeinträchtigt durch den myodystrophischen Prozeß (Muskelschwund), im Beginn an den distalen, später auch an den proximalen Extremitätenabschnitten, durch die fortschreitende Adynamie und durch das Absinken des Intelligenzniveaus (Kataraktbildung s. S. 319). Manche Kranke sind von Haus aus schon minderbegabt.

Besonderer ärztlicher Überwachung bedürfen Kranke mit *Myasthenia gravis pseudoparalytica*. (Vorkommen etwa bis zum 50. Lebensjahr.) Wenn sich auch diese Krankheit in leichten und mittelschweren Fällen medikamentös hinreichend beeinflussen läßt, so können die Symptome bei besonderer Anstrengung, wie langen Autofahrten, bei Hinzutreten von Infektionen, auch unter der Schwangerschaft, oft ohne erkennbaren Grund verstärkt hervortreten (Erbslöh). Die Unfähigkeit während des Fahrens die Augen zu öffnen, den Kopf aufrecht zu halten, Arme und Beine mit der erforderlichen Kraft zu betätigen, bedingt absolute Fahruntüchtigkeit. In leichteren Fällen ist von längeren Fahrten abzuraten und in solchen, die sich medikamentös nicht befriedigend beherrschen lassen, die Fahrerlaubnis zu versagen. Eigenmächtig vorgenommene Höherdosierung der Medikamente, die nach dem Prinzip der Cholinesterasehemmer wirken, in der Absicht die Fahrt durchzustehen, kann eine cholinergische Krise (Erbslöh), ähnlich der Muskarin- und Nikotinvergiftung, hervorrufen, wobei infolge mangelnden Abbaus des Azetylcholins an den motorischen Endplatten wiederum ein neuromuskulärer Block mit Unfähigkeit, die Muskeln willkürlich zu kontrahieren, entsteht.

III. Fahrtauglichkeit bei zerebellaren Erkrankungen

In Betracht zu ziehen sind die *zerebellare Heredoataxie* (Nonne-Marie), deren erste klinische Erscheinungen sich zumeist im 4. Lebensjahrzehnt zeigen (Sjögren) und die neben den das Bild beherrschenden Koordinationsstörungen zu spastischen Paresen, Augenmuskellähmungen, Opticusatrophie, zentraler Schwerhörigkeit und im Verlaufe auch zu Demenz führt; ferner die zwischen dem 50. und 60. Lebensjahr auftretende *systematische Atrophie der Kleinhirnrinde* mit schwerer lokomotorischer Ataxie. Wenn auch die meisten Kranken sehr bald von sich aus zu der Einsicht gelangen, daß sie das Kraftfahrzeug nicht mehr führen können, ist in den Frühstadien, wenn die Fahrfähigkeit noch nicht aufgehoben ist, der Verlauf sorgfältig zu verfolgen.

IV. Fahrtauglichkeit bei zerebralen Erkrankungen

Angeborene *Hirnarterienaneurysmen* werden meist erst diagnostiziert, wenn die Blutung in den Liquorraum erfolgte. Hat der Kranke das akute Ereignis überstanden und deckt die Angiographie weitere Aneurysmen auf, die einer operativen Entfernung nicht zugänglich sind, so besteht hohe Rezidivgefahr (KRAYENBÜHL). Es muß damit gerechnet werden, daß die weitere Blutung auch während des Fahrens erfolgen kann (J.-E. MEYER). Auch wenn die erste Blutung nur leichtere Symptome hervorruft, so wissen wir, daß jede weitere Blutung nach Wochen, Monaten, Jahren, zu immer schwereren Erscheinungen, oft zum plötzlichen Tode (HAAG) führt. Infolge der hohen Rezidivgefahr kann das Belassen am Steuer nicht verantwortet werden. Auch angiographisch nicht darstellbare Aneurysmen sind in Betracht zu ziehen.

Besonders sei darauf hingewiesen, daß die Symptomatik *leichterer Blutungen*, die nur für Stunden heftige Kopfschmerzen verursacht, den Kranken nicht zu Bettruhe und Unterbrechung seiner beruflichen Tätigkeit zwingt, häufig fehlgedeutet wird (OLIVECRONA und LADENHEIM). Die Fehldiagnosen lauten: atypische Migräne, vasomotorische Kopfschmerzen, „Kopfgrippe", Insolation, Nikotinabusus, Nebenhöhlenerkrankung, zervikale Migräne, Glaukomanfall. Setzen bei bisherigem Wohlbefinden schlagartig heftige, in ihrer Intensität bisher nicht empfundene Kopfschmerzen ein, so sollte immer an ein intracranielles Geschehen gedacht, entsprechende Untersuchungen veranlaßt und frühzeitig Liquor entnommen werden, um auch eine leichtere Xanthochromie aufzudecken (BERNSMEIER).

Dieselben Überlegungen gelten auch für *Subarachnoidalblutungen anderer Genese*, bei hämorrhagischen Diathesen, Leukämien, Polycytämie, infolge intrakraniellem arteriovenösem Angiom, das sich meist längere Zeit vor Eintritt der Blutung durch neurologische Herdsymptome ankündigt und infolge eines Karotis-Kavernosusaneurysma (u. a. pulssynchrones Gefäßgeräusch, pulsierender Exophthalmus, Trigeminuserscheinungen, Augenmuskellähmungen).

Hirngefäßerkrankungen, die, wenn sie ein bestimmtes Stadium erreicht haben, die Fahrfähigkeit aufheben (FRIESE), bilden die *Arteriosklerose* (FRANKE), die *Thrombangitis obliterans*, die *vaskuläre Lues* und die Hyalinose infolge *Hochdruckkrankheit*. Allen diesen Erkrankungen ist gemeinsam, daß sie neben subjektiven Beschwerden psychisch-geistige Veränderungen und zerebrale Herderscheinungen hervorrufen können. Lange bevor die Patienten klinischer Behandlung bedürfen und bei noch leichteren Formen kann es infolge ungenügender Durchblutung des Gehirns leichter zu Erschöpfungszuständen und gesteigerter Ermüdbarkeit sowohl im Beruf als auch während längeren strapaziösen Autofahrten kommen (J.-E. MEYER, SCHALTENBRAND). Stehen psychische Veränderungen im Vordergrund, so hat sich die Beurteilung der Fahrtauglichkeit nach dem Grad des Leistungsnachlasses zu richten. Bei Bejahung der Fahrtauglichkeit ist das Fortschreiten zu überwachen. Treten zerebrale Herderscheinungen hervor — Mono-, Hemiparesen, Koordinationsstörungen, Blickparesen, Gesichtsfeldausfälle, Störungen des Raumerlebens — so verbieten diese das Führen eines Kraftfahrzeuges. Auch flüchtige Herderscheinungen schließen die Gefahr einer raschen Progredienz ein.

Hochdruckleiden, gleich welcher Genese, verändern in ihrem Verlaufe die Wandungen der Arterien und Arteriolen auch des Gehirns im Sinne einer Hyalinose. Infolge des erhöhten Blutdruckes kann es zur Ruptur der geschädigten Gefäßwand, häufig der Aa. striae lenticulares kommen und damit zur *hypertonischen Massenblutung* in das Gehirn (SCHWARZ, BERNSMEIER). Dieses Ereignis mit einer Letalität von ca. 80% erfolgt meist nach dem 40. Lebensjahr. $^4/_5$ der Blutungen treten untertags auf, zu einem Zeitpunkt höheren Blutdrucks und infolge körperlicher und seelischer Beanspruchung größerer Blutdruckschwankungen.

Die hypertonische Massenblutung kann unvermittelt aus relativem Wohlbefinden erfolgen. Häufig kündigt sie sich durch *Prodrome* an: verstärkte Kopfschmerzen, „eingenommener Kopf", Schwindel, in vorgeschrittenen Stadien durch flüchtige Bewußtseinsstörungen oder vorübergehende zerebrale Herderscheinungen, denen kleinere Kugelblutungen zugrunde liegen. Kommt der Kranke mit diesen Symptomen zum Arzt, so ist nicht nur die Zurücknahme vom Steuer oberstes Gebot (Hübner), sondern klinische Behandlung. Der chronische Hochdruckkranke bedarf hinsichtlich seines zerebralen Zustandes sorgfältiger und fortlaufender ärztlicher Überwachung (Peukert, Haag, Franke). Er ist anzuhalten, die Strapazen längerer Autofahrten, höhere Fahrtgeschwindigkeiten zu unterlassen (Franke) und sofort bei Auftreten von verstärkten Kopfbeschwerden den Arzt aufzusuchen. Hypertoniker zeigen unter Emotionen einen wesentlich höheren Anstieg und eine wesentlich verzögerte Rückbildung der Blutdruckwerte (Hoffmann, Mainzer, Pfeiffer, Wolff). Auf die die Fahrtüchtigkeit beeinträchtigende *psychische Wirkung* blutdrucksenkender *Medikamente* (bes. Rauwolfia-Präparate, auch Alpha-Methyldopa u. a.) ist zu achten.

Bei anderen, chronisch fortschreitenden, zerebralen Gefäßerkrankungen, in erster Linie der Arteriosklerose (Reisner, Franke), auch Endangitis obliterans, Periarteriitis nodosa können sich, begünstigt durch extrazerebrale Ursachen (u.a. Linksversagen und Rhythmusstörungen des Herzens, Erkrankungen der Atmungsorgane, Hämoglobinmangel, Zunahme der Gerinnungsvalenzen), infolge arterieller Thrombosen *Hirninfarkte* entwickeln. Die meisten Kranken stehen im letzten Lebensdrittel. Die Ausbildung der zerebralen Herderscheinungen, die sich an das Versorgungsgebiet der thrombosierten Arterie halten, erfolgt im Gegensatz zur Massenblutung langsamer, im Verlaufe von Minuten oder Stunden, oft bei erhaltenem Bewußtsein. Kommt es auf dem Boden des zerebralen Gefäßleidens zur *intermittierenden Ischämie* (Bernsmeier) infolge Abnahme der Durchblutung in einem umschriebenen Hirngefäßgebiet mit flüchtigen fokalen neurologischen Symptomen, wie Benommenheit, Bewußtseinsstörungen von der Dauer weniger Minuten, höchstens Stunden, oft sich häufig wiederholend, so verbietet diese für sich schon das Fahren. Sie ist immer als Signum des drohenden Infarktes zu werten. Bei festgestellten chronischen zerebro-vaskulären Erkrankungen ist der Zustand des Kranken fortlaufend zu überprüfen. Unter den die Verkehrssicherheit beeinträchtigenden zerebro-vaskulären Krankheiten steht nach Ansicht aller Fachleute (s. Franke) die *zerebro-vaskuläre Insuffizienz der Zerebralsklerotiker* im Vordergrund. Sie führt sowohl zu Störungen der geistig-psychischen Leistungsfähigkeit mit Einengung des Aufmerksamkeitsbereichs, Verminderung der Urteilskraft und Selbstkritik als auch zu plötzlich auftretenden, oft massiven zerebralen Herderscheinungen.

Nicht voraussehbar ist die *Thrombembolie*, der plötzliche Verschluß einer Hirnarterie, meist der A. cerebri media, durch ein Blutgerinnsel, das in den meisten Fällen vom Herzen ausgeht. Herzleiden, bei welchen die Gefahr der Thrombenbildung nicht auszuschließen ist, bedürfen als solche der Beurteilung.

Die Fahrfähigkeit nach *Commotio cerebri* kann als wiederhergestellt gelten, wenn unter Belastung keine oder nur geringe postcomotionellen Beschwerden auftreten und die Kreislaufverhältnisse (Blutdruckabfall, orthostatischer Kollaps) wieder stabil geworden sind. Alkoholunverträglichkeit kann die postcommotionellen Beschwerden überdauern.

Das *epidurale Hämatom* bildet keinen Gegenstand spezieller Beurteilung der Fahrtüchtigkeit, da es sich wenige Stunden nach dem Hirntrauma wie ein sehr rasch fortschreitender raumfordernder Prozeß entwickelt zu einem Zeitpunkt, da die Aktionsfähigkeit aus Gründen der Commotio oder Contusio cerebri noch lahmgelegt ist.

Dagegen kann das *chronisch traumatische subdurale Hämatom* zu plötzlichen Zwischenfällen führen (WOLF). Nach Schädeltrauma kann durch Zerreißung von Brückenvenen eine venöse Sickerblutung zwischen Dura und Arachnoidea mit Hämatombildung entstehen, die oft über beiden Großhirnhemisphären anzutreffen ist (KRAYENBÜHL). Der Krankheitsverlauf ist protrahiert. Bis zum Auftreten manifester zerebraler Symptome können Wochen und Monate vergehen. Die verursachenden Schädeltraumen sind oft harmlos, gehen oft nicht mit einem Commotionssyndrom einher und werden deshalb vom Patienten garnicht bewertet (SCHEID). Wenn nach Kopfprellung oder Commotio cerebri die Beschwerden ganz oder teilweise abgeklungen sind, setzen neu in Erscheinung tretende dumpf bohrende Kopfschmerzen ein, oft auf der Seite des Hämatoms, verbunden mit Schwankschwindel, Gangunsicherheit, Benommenheit. Da aber im Beginn diese Symptome häufig im Liegen abnehmen oder ganz verschwinden können (SCHALTENBRAND), um dann allerdings nach einiger Zeit in aufrechter Körperhaltung verstärkt wieder aufzutreten, kann es vorkommen, daß robuste Menschen doch eine Fahrt antreten.

Es wurde uns eine 56jährige Bäuerin überwiesen, die bewußtlos vom Steuer des fahrenden Traktors gefallen war. Bei der bei der Einweisung noch stark bewußtseinsgetrübten Frau fanden sich eine linksseitige Halbseitenlähmung und beiderseits Stauungspapillen von 2 Dioptrien. Die Karotisangiographie links und rechts ergab je ein großes subdurales Hämatom links parietal und rechts temporo-parietal, die beide ausgeräumt wurden. Später gab die Patientin an, daß sie 6 Wochen vor dem Ereignis, beim Aufrichten aus dem Bücken, den Kopf in der Scheitelgegend angeschlagen und dadurch eine Beule davongetragen hatte. Sie hatte dem keine Beachtung geschenkt, auch später einsetzende Kopfbeschwerden hatte sie ignoriert.

Besonders bei älteren Menschen ist auch nach harmlosen Schädeltraumen an die Entwicklung eines chronisch subduralen Hämatoms zu denken, da im Alter wegen der erhöhten Fragilität der Gefäße die venöse Sickerblutung häufiger ist.

Die *Pachymeningitis haemorrhagica interna*, bei der die hämatomartige Blutansammlung sich zwischen den Durablättern entwickelt, tritt nur im vorgerückten Alter auf unter der Einwirkung konsumptiver Leiden, wie chronischer Alkoholismus, hämorrhagische Diathese, Kreislauf- und Nierenerkrankungen, Leberleiden, Arteriosklerose, chronische Affektionen des Magen-Darmkanals. Treten in Verbindung mit diesen Erkrankungen Kopfbeschwerden und zerebrale Symptome auf, so ist differentialdiagnostisch die Pachymeningitis haemorrhagica interna in Betracht zu ziehen (WOLF), der Kranke vom Steuer fernzuhalten, bevor eine nie auszuschließende größere, oft plötzliche Blutung erfolgt. Die Symptomatologie unterscheidet sich nicht von der des chronisch traumatischen subduralen Hämatoms.

Nach Genesung von Hirnverletzungen, Hirngeschwulst-, Angiom- und Abszeßoperationen sind mehr oder weniger schwerwiegende Funktionsausfälle zu erwarten. Am bedeutungsvollsten sind *Visusminderung* und *Gesichtsfeldausfälle.* Das wichtigste Problem ist hier die Frage der Anpassungsfähigkeit. Der Hemianopiker vermag im täglichen Leben den Gesichtsfeldverlust gut auszugleichen, beim Fahren vermag er das nicht (TÖNNIS, JANZEN). Bei Beurteilung von *restierenden Hemi- oder Monoplegien* wird die Fähigkeit der Kompensation des körperlichen Mangels durch seelisch-geistige Funktionen den Ausschlag geben (BRESSER, BORGMANN, SCHEID). Entscheidend ist der Funktionszustand des ganzen Gehirns (TÖNNIS). War die Geschwulst von einem ausgedehnten Hirnödem begleitet, so muß mit diffuser Hirnatrophie gerechnet werden, die in der Regel immer eine *psychische Hirnleistungsschwäche* zur Folge hat und die Kompensation der neurologischen Ausfälle oft nicht gewährleistet. Die Vornahme einer medizinisch-psychologischen Untersuchung nach abgelaufenen Hirnkrankheiten jeder Art und nach Hirnoperationen ist unumgänglich.

Die oft langsame Entwicklung der Symptome bei *Hirntumoren* und anderen zerebralen Erkrankungen veranlassen den Patienten häufig, nicht rechtzeitig das Kraftfahren aufzugeben. FRIESE beschrieb 18 Kranke mit Hirntumoren, 9 mit symptomatischer Epilepsie, 2 mit zerebralen Gefäßprozessen und 5 Hirntraumatiker, die mit neurologischen und psychischen Ausfällen Auto fuhren oder einen Unfall verursachten. In Haags Krankengut fanden sich Hirnmassenblutungen, Hirnembolien, Hirnbasisarterienblutungen, zerfallende Hirntumoren, Hirnabszesse, Stielzysten im Liquorstrom, die ohne besondere Vorboten plötzlichen Tod auslösten.

Häufig vorkommende Krankheiten, bei welchen *extrapyramidale Erscheinungen* das klinische Bild prägen, die sich im Erwachsenenalter manifestieren und in ihrem Verlauf die Fahrtauglichkeit beeinträchtigen und schließlich aufheben, bilden die progressiven Formen des *Parkinson-Syndroms*, die postencephalitische, die primär degenerative, die zerebral-vaskuläre (arteriosklerotische) Form; die progressive Form der *Chorea Huntington;* der *Torticollis spasticus* und die *Torsionsdystonie.*

Parkinson-Syndrome. Das klinische Bild wird bestimmt durch den Rigor der Muskulatur, Hypo- später Akinese mit Verarmung an Mit- und Reaktivbewegungen, Ruhetremor, vegetative Störungen und psychische Veränderungen im Sinne einer Antriebsminderung und Verlangsamung. Das Leiden beginnt schleichend und schreitet nur langsam fort. Das Verlaufstempo kann wechseln. Bei noch wenig ausgeprägten Formen, sofern sie nicht von gravierenden psychischen Veränderungen begleitet sind (zerebral-vasculäre Form!) ist die Fahrtauglichkeit nicht eingeschränkt. Es ist aber zu fragen, in welcher Phase der Krankheitsentwicklung das Steuern eines Kraftfahrzeuges nicht mehr verantwortet werden kann (Bresser, Schaltenbrand). Dieser Zeitpunkt ist gekommen, wenn infolge Rigidität der Muskulatur, der Akinese, der Minderung der Muskelkraft, der Antriebsstörung die Finger am Lenkrad kleben, die Füße an den Pedalen, wenn die Ausführung schneller, behender Bewegungen nicht mehr spielend funktioniert (Scheid). Die medikamentös therapeutischen Möglichkeiten sind begrenzt. Die stereotaktische Operation beseitigt — vorwiegend am Arm — Rigor und Tremor, nicht aber die Akinese (Mundinger und Riechert). — *Blickkrämpfe* (Schauanfälle), eine Besonderheit des postencephalitischen Parkinsonismus, wobei die Bulbi nach oben oder schräg oben gewendet sind, oft verbunden mit Atem- und Kreislaufstörungen, Speichelfluß, deutlicherem Hervortreten der vorhandenen extrapyramidalen Symptome und angsterfülltem Zwangsdenken, schließen die Fahrtauglichkeit aus.

Dringend zu warnen ist vor Einnahme von *Phenothiazinen* vor und während der Fahrt, sei es aus Gründen der Dämpfung innerer Unruhe oder zur Bekämpfung chronischer Schmerzzustände (Trigeminusneuralgie, Phantom-, Stumpfschmerzen). Auch sie können *extrapyramidale Paroxysmen* — Hyperkinese der Muskulatur des Kopfes, des Halses, der Zunge, des Schlundes — oder hypokinetisch-rigide Phänomene hervorrufen. Bei der unterschiedlichen Ansprechbarkeit einzelner Menschen auf diese Medikamente, namentlich bei jüngeren, können solche toxisch bedingten extrapyramidalen Funktionsstörungen schon nach einmaliger Gabe hervortreten. Der einzelne Anfall hält Minuten bis zu einigen Stunden an.

Bei der *Chorea Huntington,* durchschnittlicher Beginn mit 44 Jahren (Wendt), ist fortlaufend zu überprüfen, ob die für die Krankheit typischen unwillkürlichen Agonistenkontraktionen der Muskeln das sichere und stetige Hantieren nicht mehr gewährleisten und ob durch Persönlichkeitsabbau und zunehmende Demenz, welche sogar der choreatischen Bewegungsunruhe vorausgehen kann, auch die psychischen Voraussetzungen nicht mehr erfüllt sind.

Bei fortgeschrittenen Fällen von *Torticollis spasticus* — Beginn zumeist im mittleren Lebensalter — wird infolge der torsionsdystonischen Erscheinungen der Hals- und Nackenmuskulatur mit extremer Wendung des Kopfes zur einen und Neigung zur anderen Seite der Fahrer nicht mehr hinreichend imstande sein, die Fahrbahn und die Kurven, die entgegengesetzt zur Wendung des Kopfes verlaufen, hinreichend ins Blickfeld zu nehmen.

Die *multiple Sklerose* stellt insofern kein besonders schwieriges Problem bei der Beurteilung der Fahrtüchtigkeit dar, weil die meisten Kranken, wie ich an einem größeren Erfahrungsgut feststellen konnte, mit fortschreitender neurologischer Symptomatik — Spastik an den oberen und unteren Extremitäten, zerebellare Störungen stärkeren Grades, Lagesinnstörungen an Armen und Beinen, erhebliche Störungen der Oberflächenempfindung (BRESSER), Doppelbilder, stärkere Herabsetzung der Sehschärfe — von sich aus das Steuern aufgeben. Da die Mehrzahl der Kranken im Durchschnitt 9 Jahre (HOFF-OSLER) ihrem Beruf, wenn dieser keine besondere körperliche Beanspruchung erfordert, nachgehen kann, ist die Fahrfähigkeit erst längere Zeit nach Ausbruch der Erkrankung in Frage gestellt. Besonders gehbehinderten Kranken steht zur Erweiterung ihres Aktionsradius die Benutzung eines Kraftfahrzeuges allein noch zur Verfügung. Man wird ihnen deshalb *so lange als vertretbar das Fahren erlauben*, ja, ihnen sogar raten, das körperlich weniger anstrengende und weniger ermüdende Fahren dem Zurücklegen von Wegstrecken zu Fuß (Einkaufen, Weg von und zur Arbeitsstätte) vorzuziehen. Diese Maßstäbe sind *nach abgeklungenem Schub und bei langsam fortschreitenden Krankheitsbildern* anzulegen. *Der akute Schub*, auch wenn die Symptome nur gering ausgeprägt sind, *bedarf* der *Bettbehandlung* und für die notwendige Dauer Unterbrechung jeder Betätigung, auch des Kraftfahrzeug-Steuerns. Kranke mit ausgeprägter Euphorie neigen dazu, ihre Leistungsfähigkeit zu überschätzen (SCHALTENBRAND). Sie beurteilen Verkehrssituationen falsch und negieren ihre körperliche Behinderung. In solchen Fällen ist die Fahrerlaubnis zu versagen.

Kopfschmerzen bilden eine häufige Begleiterscheinung bei zahlreichen Erkrankungen des Nervensystems und der inneren Organe. In zahlreichen Fällen wird früher oder später die die Kopfschmerzen verursachende Erkrankung ihre besondere Symptomatik entfalten und den Kranken zum Arzt führen. Dies ist der Zeitpunkt, auch die Fahrtauglichkeit zu überprüfen.

Kopfschmerzen, die nicht auf einem progressiven Nerven- oder internen Leiden beruhen, wie Hemikranien (Migräne), Kopfschmerzen habituell-vasomotorischen Charakters oder als Residuen abgeklungener Hirnkrankheiten, sind in ihrem Einfluß auf die Fahrtüchtigkeit von Fall zu Fall zu beurteilen. Sie bilden bei mäßiger Intensität kein Hindernis, die Fahrt anzutreten oder zu unterbrechen. Wohl stellen sie erhöhte Anforderungen bei der Fahrtätigkeit. Empfindsamen, beeindruckbaren Menschen, die sich durch solche Kopfschmerzen leicht ablenken lassen, sollte man allerdings raten, bis zum Eintritt der Beschwerdefreiheit das Fahren zu unterlassen. Häufig entsteht die Gefährdung des sicheren Steuerns weniger durch die Kopfschmerzen selbst, als vielmehr infolge der zur Bekämpfung der Kopfschmerzen im Übermaß eingenommenen barbiturat- und phenacetinhaltigen *Schmerzmittel* (HEYCK, MOESCHLIN, RUEFER), die Ermüdung, Benommenheit, Aufmerksamkeits- und Konzentrationsstörungen, Reaktionsverlangsamung hervorrufen können. Nikotin, Genuß starken Kaffees, Sauerstoffmangel und überhöhte Temperaturen im Wageninneren, die Strapazen einer langen Fahrt und schließlich Alkoholaufnahme können diese Kopfschmerzen erheblich steigern. Eine individuelle Beratung, die sich auf das Persönlichkeitsverhalten unter Einwirkung der Kopfschmerzen, erlaubte Medikamente und deren Dosierung sowie auf die kopfschmerzverstärkenden Faktoren zu erstrecken hat, muß in jedem Falle vorgenommen werden.

Schwere *Migräneattacken* mit initialen Flimmerskotomen, Übelkeit, Erbrechen, gesteigerter psychischer Erregbarkeit und nachfolgenden Depressionen (HEYCK) schließen bis zu ihrem Abklingen die Fahrfähigkeit aus, ebenso die „Migraine ophthalmoplégique“ mit passagerer, Stunden bis Tage dauernder einseitiger Oculomotoriusparese (Doppelbilder, Herabhängen des Lides) und solche Migräneattacken, die von vorübergehenden Mono- und Hemiparesen, Paraesthesien, Sensibilitätsstörungen, Sprachstörungen, Hemianopsien begleitet sind. Gefahren werden darf nur im Intervall. Behandlung ist unverzüglich einzuleiten.

Jeder plötzlich hereinbrechende Kopfschmerz verlangt exakte diagnostische Überlegungen in jeder Richtung unter Einschluß der Überprüfung der Fahrtüchtigkeit. Auch neurologisch noch symptomlose Hirntumoren können anfallsartige lokalisierte Kopfschmerzen erzeugen. Nur zu oft bilden Kopfschmerzen das Initialsymptom der diabetischen Azidose, einer Hypoglykämie, einer Herzinsuffizienz, der Hyper- oder Hypotonie (Bodechtel).

Beim *narkoleptischen Anfall* sinken die Kranken zu ungewöhnlichen Zeiten in einen mehr oder minder tiefen Schlaf, aus dem sie durch energisches Rütteln oder Anrufen zu wecken sind. Andernfalls wachen sie nach wenigen Stunden, Minuten, seltener erst nach Stunden wieder auf. Diese Störung des Schlaf-Wachrhythmus entsteht häufig ohne erkennbare Ursache, gelegentlich nach Hirntraumen, Encephalitis epidemica, Malaria, Fleckfieber, selten nach anderen Hirnkrankheiten. Frequenz und Rhythmus der Schlafanfälle sind unterschiedlich und hängen weitgehend von äußeren Bedingungen ab. Da u. a. besonders einförmige Geräusche, monotone Tätigkeiten, auch physiologische Ermüdung die Auslösung des narkoleptischen Anfalles begünstigen, ist die Gefährdung beim Kraftfahren groß (Janzen, Scheid). In meinem Beobachtungsgut finden sich eine Reihe von LKW- und PKW-Fahrern, die zumeist beim einförmigen Dahinfahren einen Schlafanfall erlitten und deshalb von der Straße abkamen oder kollidierten. In der Regel wurde das Leiden erst anläßlich des Unfalles erkannt. Bevor nicht eine befriedigende medikamentöse Einstellung mit zentral angreifenden Stimulantien (Ephedrin, Ephetonin, Ritalin) erzielt ist, darf das Fahren nicht gestattet werden (Durst, J.-E. Meyer), aber auch dann nicht über größere Strecken, da eine völlig sichere Behebbarkeit des Leidens nicht garantiert werden kann.

Kranke mit Narkolepsie leiden nicht selten außerdem an einem *affektiven Tonusverlust*. Besonders unter der Einwirkung plötzlicher Gemütsbewegungen — heitere (Witzanhören) und traurige Anlässe, Schreck, Angst, Zorn — kommt es ohne Bewußtseinseinschränkung für Sekunden, selten länger, infolge Tonusverlust zur Erschlaffung umschriebener Muskelgruppen oder der gesamten Körpermuskulatur, die die Fähigkeit, das Kraftfahrzeug zu bedienen, aufhebt. Sorgfältige Überprüfung ist notwendig, da das Erleben der vielfältigen Verkehrssituationen sehr häufig jähe Emotionen — Schreck, Ärger, nicht zuletzt Schadenfreude — auslösen kann. Die Beurteilung der Fahrtauglichkeit richtet sich nach dem Behandlungserfolg (s. Narkolepsie).

Bei allen neurologischen Erkrankungen sind, wenn diese *LKW- und Omnibusfahrer* betreffen, wegen der größeren körperlichen Belastung und höheren Verantwortung strengere Maßstäbe anzulegen.

V. Fahrtauglichkeit bei zerebral-organischen Anfallsleiden

Die viel diskutierte Frage der Fahrtauglichkeit bei Kranken mit zerebralorganischen Anfällen hat bis heute noch keine einheitliche Beantwortung erfahren. Zahlreiche Autoren vertreten die Forderung, kompromißlos die Fahrerlaubnis bei allen Arten zerebral-organischer Anfälle zu verweigern (H. L. Müller, Goebbels, Bresser, Peukert und Nieschke, Hoff und Schindler, Lewerenz, Nittner, Hierons, Scheid, K. Mayer). Andere stützen sich darauf, daß man da, wo Anfallskranken in größerem Umfange die Fahrerlaubnis erteilt oder belassen wurde, keine schlechten Erfahrungen gemacht hat (vgl. auch die weiteren Ausführungen hierzu in den Beiträgen von GROSSJOHANN ab S. 210 und PORTIUS ab S. 1048).

LENNOX und DAVIDSON berichten, daß bei 396 Patienten mit Epilepsievorgeschichte, die mit behördlicher Genehmigung ein Kraftfahrzeug steuern durften, die Unfallhäufigkeit innerhalb 7 Jahren den vergleichbaren Durchschnitt nicht wesentlich überstieg. In Massachusetts sollen nach ELBEL innerhalb 3 Jahren keine tödlichen Verkehrsunfälle durch epileptische Anfälle erfolgt sein. PETER berichtet aus der Schweiz, daß die Verkehrsbewährung zugelassener Epileptiker im Allgemeinen gut sei. POTTER meint, daß 80% der ärztlich überwachten Epileptiker für den Verkehr keine Gefahr bedeuten. SEUS führt 300—400 in Bayern eingehend überprüfte Epileptiker an, die den Führerschein erhielten und bisher nicht auffällig geworden seien. Die engherzige Begutachtungspraxis basiere auf Heranziehung von Einzelfällen, die nicht als repräsentativ gelten könnten.

Bei der Erarbeitung klarer Richtlinien muß man sich stets vergegenwärtigen, daß nicht schlechthin von *dem* Anfallskranken gesprochen werden kann, sondern daß es eine Fülle von Erscheinungsbildern der Anfallskrankheiten gibt, die jede für sich einer ganz auf den Einzelfall gerichteten Beurteilung unterzogen werden muß.

Allgemein gültige Unterlagen über die *Zahl kraftfahrender Anfallskranker* liegen nicht vor und werden sich, da die Krankheit immer wieder aufs Neue zum Ausbruch gelangt, auch nicht beschaffen lassen.

Die Zahl der an hirnorganischen Anfällen leidenden Menschen der Gesamtbevölkerung der Bundesrepublik wird mit 5% angegeben (SCHEID). HOLZBACH schätzt die Zahl der kraftfahrenden Epileptiker in der Bundesrepublik auf 10000, NITTNER auf 30000. Ebenso differieren die Angaben, die sich auf das begrenzte Erfahrungsgut einzelner Kliniken beschränken. Einen Führerschein besaßen nach JANZ jeder zweite Epileptiker über 18 Jahren, nach TÖNNIS 71 von 175, nach DURST 288 von 768, nach PETERS nur 45 von 600, nach KRISCHEK 58 von 148. K. MAYER stellt unter 2315 Anfallskranken 188 (8,1%) mit einer Spätepilepsie fest (Manifestation der Anfälle nach dem 40. Lebensjahr), von denen 84 (63,5%) eine gültige Fahrerlaubnis der Klassen I—III besaßen.

So sehr diese Angaben auch differieren, es läßt sich aber deutlich erkennen, daß die Zahl der Anfallskranken mit Fahrerlaubnis beachtlich groß ist.

Über die *Zahl von Unfällen infolge eines Anfalles* können nur Beobachtungen einzelner Untersucher angeführt werden.

GANTER teilte 25 Fälle, davon 3 mit tödlichem Ausgang mit. SIEVERS begutachtete 19 anfallskranke Kraftfahrer, von denen 4 einen Anfall und 2 mehrfach am Steuer erlitten. Von 276 in Verkehrsunfälle verwickelten Anfallskranken NITTNERs besaßen 99 eine gültige Fahrerlaubnis, 115 waren Radfahrer. Einige davon hatten täglich mehrere Anfälle, hielten sich aber für fahrtauglich. Bei $^1/_3$ der Führerscheinbesitzer lag eine Wesensänderung vor, $^1/_3$ hatte dazu Lähmungen, Gesichsfeldausfälle oder Störungen der Sinnesfunktionen. HOLZBACH berichtet über 3 Unfälle infolge Anfalles am Steuer. Von den 58 kraftfahrenden Epileptikern KRISCHEKs erlitten 13 einen Unfall infolge eines Anfalles am Steuer, einer verlief tödlich. Unter K. MAYERs 147 verkehrsmedizinischen Obergutachten fanden sich 18 (12,9%) Grand mal-Unfälle, die zur Kenntnis der Behörden gelangt waren. Wir selbst fanden bei der Begutachtung von Verkehrsunfällen 1960—1963 12 Unfälle, deren Ursache eindeutig ein epileptischer Anfall war, bei 9 weiteren bestand der dringende Verdacht.

Manifeste Anfallsleiden mit sich ständig wiederholenden Anfällen schließen die Fahrtauglichkeit aus, wobei die verschiedenen Anfallsformen — Grand mal, Petit mal (Dämmerattacke, psychomotorischer Anfall) fokale Anfälle einschließlich vom Jackson-Typ, Absencen — die gleiche Gefährdung hervorrufen. Für die überwiegende Anzahl der Erkrankten stellt die Epilepsie wegen des unvorhersehbaren Auftretens des Anfalles eine absolute Kontraindikation für das Lenken von Kraftfahrzeugen dar.

Das *Auraerlebnis* bildet keinen ausreichenden Schutz, vor Einsetzen des Anfalles am Steuer noch rechtzeitig anzuhalten (GANTER). Die Aura verändert das psychische Gesamt so vollständig, daß der Betreffende nicht mehr imstande ist, die zweckgerichtete Handlung des Haltens durchzuführen. Außerdem dürfte es in Anbetracht der Dichte des Verkehrs selten möglich sein, rasch auszuscheren (Autobahn, Hauptverkehrsstraßen), denn die Aura dauert meist nur wenige Sekunden.

Wenn *Prodrome* als verläßliches Zeichen des nahenden Anfalles geltend gemacht werden, da sie Minuten, Stunden oder auch Tage dem Paroxysmus vorausgingen, so ist dem entgegenzuhalten, daß bei der Unberechenbarkeit des Ablaufes der Krankheit die Möglichkeit des Ausbleibens solcher Prodrome nie auszuschließen ist.

Eine Anzahl von Kranken wird geltend machen, daß die Anfälle nur nachts im Schlaf auftreten — *Schlafepilepsie*—, niemals im Wachzustand und deshalb keine Gefahr für das Kraftfahren bildeten. Verfolgt man diese Epilepsien über längere Zeit, so zeigt sich, daß bei einer stattlichen Anzahl die Gebundenheit der Anfälle an den Schlaf nur im Beginn besteht und daß sie dann regellos auch am Tag erfolgen.

Das *EEG* stellt fraglos ein unentbehrliches Mittel in der Diagnose und Differenzierung der Anfallsleiden dar. Seinem Aussagewert sind in bestimmten Fällen Grenzen gesetzt. Ein negativer EEG-Befund spricht nicht gegen das Vorliegen einer Epilepsie.

Eine Reihe von mir betreuter Anfallskranker mit einer Anfallsfrequenz von 2—8 pro Jahr zeigte über Jahre nie Veränderungen der Kurve. Allerdings konnten die Ableitungen nur in Abständen von Monaten vorgenommen werden. Durch Anwendung von Provokationsmethoden läßt sich bei mehrfach hintereinander wiederholter Untersuchung fast bei jedem Anfallskranken ein positiver EEG-Befund gewinnen.

Andererseits kennen wir Patienten, bei denen aus zufälligem Anlaß ein *krampfspezifisches EEG* gefunden wurde, die aber nachweislich *keinen Anfall* bisher erlitten (Janzen). Solche typischen Krampfpotentialmuster sind als positiver Nachweis einer latenten Anfallsbereitschaft zu werten. Die Wahrscheinlichkeit, daß zu einem späteren Zeitpunkt Anfälle auftreten, ist groß. Ebenso können in solchen Fällen provokatorische Einflüsse — Alkoholgenuß, Ermüdung, Schlafentzug, Hitzeeinwirkung, Affekte, Sauerstoffmangel — zu Anfällen führen. Die Fahrerlaubnis ist deshalb zu versagen und die spätere Beurteilung vom Erfolg der Behandlung (s. u.) abhängig zu machen. Auch Dämmerzustände können durch die genannten provozierenden Faktoren zur Auslösung gelangen, die die Erscheinungsform eines pathologischen Rausches annehmen oder, wenn das Hirnstrombild nicht bekannt ist, als pathologischer Rausch klassifiziert werden.

Die zahlreichen publizierten Arbeiten, die sich mit der Fahreignung der Epileptiker auseinandersetzen, beschäftigen sich vorwiegend mit dem Anfall, dem die Verkehrssicherheit gefährdenden Ereignis. Weniger Berücksichtigung erfährt die den Anfällen als gleichbedeutend zu setzende *Wesensänderung*.

Die *seelischen Umwandlungen*, die sich im Laufe der Erkrankung früher oder später entwickeln, bestehen in Perseverationsneigung, Umständlichkeit, Ichbezogenheit, schwer korrigierbarer Beharrlichkeit, Rechthaberei, Reizbarkeit, später Abgleiten in Demenz. Wo sich solche psychischen Veränderungen finden, ist die Anpassung beim Führen eines Kraftfahrzeuges an die ständig wechselnden Situationen des Straßenverkehrs in Frage gestellt. Allein Erschwerung der Umstellfähigkeit infolge Perseveration, des Verlustes an Wendigkeit und Flexibilität können in einer Verkehrssituation, die rasches Reagieren verlangt, den Unfall herbeiführen. Rechthaberei und Ichbezogenheit führen häufig zu einem Verhalten im Straßenverkehr, das die Belange der anderen Verkehrsteilnehmer gar nicht zur Kenntnis zu nehmen, imstande ist.

Wenn es gelungen ist, durch konsequent durchgeführte antikonvulsive Behandlung Anfallsfreiheit zu erzielen, so steht dann oft die Wesensänderung der Bewilligung der Fahrerlaubnis entgegen. Anfallsfreiheit allein ist kein ausreichendes Kriterium für die Fahrtauglichkeit. Ebenso bedeutsam ist die Prüfung der psychischen Veränderungen.

Über die Stellungnahme zu der Frage, ob bei einer *medikamentös erfolgreich eingestellten Epilepsie* die Fahrerlaubnis befürwortet werden kann, gehen die Meinungen ebenfalls auseinander. Peter, Janz, Lennox und Davidson vertreten die Auffassung, daß die antikonvulsive Therapie unter regelmäßiger klinischer und EEG-Kontrolle einen ausreichenden Schutz gegen das Wiederauftreten von Anfällen darstellt. HOFF und WINKLER sowie PEUKERT und NISCHKE sind gegenteiliger Ansicht. Wenn die optimale Medikation gefunden ist und die Anfälle unter dauernder Einwirkung derselben über Jahre ausbleiben, so stellt sich die Frage, ob die Krampfbereitschaft durch die Medikamente nur zugedeckt ist, oder ob es tatsächlich möglich war, die pathologische Krampfbereitschaft zu beseitigen. Auch die Krampfbereitschaft selbst ist im Verlauf nicht selten Schwankungen unterworfen. Sie ist einmal größer, einmal geringer. Den Erfolg wird man nur verläßlich beurteilen können, wenn auch nach Absetzen des Mittels Anfallsfreiheit bestehen bleibt.

In Deutschland sind etwa 45 verschiedene *antikonvulsive Medikamente* im Handel. Von diesen bilden eine Reihe Kombinationspräparate mit Acidum-phenyl-aethyl-barbituricum (Luminal, Phänemal) und Natrium methyl-äthyl-barbituricum (Prominal). Da diese Medikamente im Allgemeinen in einer Dosierung von 2—3 Tabletten pro Tag eingenommen werden, beträgt die täglich konsumierte Menge an Barbituraten zwischen 0,05 und 0,15 g. Bei dieser Dauermedikation kommt es zu Summierungseffekten in Form von Verlangsamung der Auffassungsgeschwindigkeit und -reaktion, sowie der Umstellung (K. MAYER). Mit Hilfe von psychodiagnostischen Methoden konnten wir diese Veränderungen des psychischen Verhaltens objektivieren. Das EEG zeigte die charakteristischen Ermüdungszeichen oder die Potentialformen eines Schlaf-EEGs verschiedener Stadien.

Die Entscheidung über die Fahreignung eines Epileptikers ist nicht nur abhängig vom Risiko eines plötzlich am Steuer auftretenden Anfalles, sondern auch davon, ob die Dauermedikation mit antikonvulsiven und gleichzeitig sedierend wirkenden Medikamenten zu den die Fahreignung mindernden psychischen Nebenerscheinungen führt.

Manifeste Anfallsleiden mit ständig sich wiederholenden Anfällen, ganz gleich welcher Ursache und welcher Anfallsform, deutliche Wesensänderung, Dämmerzustände und autochthone epileptische Verstimmungen, durch Medikamente nur zugedeckte Anfallsbereitschaft oder durch Medikamente bewirkte psychische Veränderungen, sowie krampfspezifisches EEG, auch wenn bisher kein Anfall erfolgte, schließen die Fahrtauglichkeit aus.

Nur in bestimmten Fällen wird man sich zur Befürwortung der Fahrerlaubnis bei Anfallskranken entschließen können. Die anzulegenden Maßstäbe werden streng sein müssen.

1. Krampfanfälle, die sich in unmittelbarem zeitlichen Zusammenhang mit *Schädel-Hirntraumen* ereignen und in den der Verletzung folgenden 2 Jahren nicht wieder auftreten, werden sich erfahrungsgemäß auch in der Folgezeit nicht wiederholen, vorausgesetzt, daß das EEG keine krampfspezifischen Veränderungen zeigt. Die Fahrerlaubnis kann befürwortet werden, wenn stärkere psychische Veränderungen oder gravierende zerebrale Herderscheinungen, wie Lähmungen, Visusminderung, Gesichtsfeldausfälle, nicht vorliegen.

Findet sich nach Schädelhirntraumen ein krampfspezifisches EEG, so ist die Wahrscheinlichkeit groß, daß im Laufe von $^1/_2$—3 Jahren Anfälle auftreten (LERNER). Diese Hirntraumatiker sind zu behandeln. Von 11 Hirnverletzten LERNERs, die krampfspezifische EEG-Veränderungen zeigten, blieben mit antikonvulsiver Therapie 9 anfallsfrei, von 13 Kranken ohne antikonvulsive Behandlung bekamen 11 Anfälle.

2. Gelingt es durch geeignete *Medikation* Anfallsfreiheit zu erzielen, so ist die Wahrscheinlichkeit des Wiederauftretens von Anfällen gering, wenn diese 3 Jahre mit und weitere 2 Jahre ohne Medikamente ausblieben, wenn keine bedeutende Wesensänderung und keine für Epilepsie kennzeichnenden Befunde im EEG vor-

handen sind. In Übereinstimmung mit Tönnis, Hirons, Lewerenz, Jung und Meyer-Mickeleit und den Richtlinien der deutschen EEG-Gesellschaft muß eine *anfallsfreie Zeit von 5 Jahren gefordert werden.* Auch dann noch ist jede Zustandsänderung zu melden, sowie Alkoholabstinenz vor und während der Fahrt einzuhalten.

3. Erlaubt ist die Befürwortung der Fahrerlaubnis, wenn *nur nächtliche Anfälle* aus dem Schlaf heraus ohne Therapie höchstens 1—2mal jährlich auftreten und pathologische EEG-Veränderungen fehlen, oder wenn sich ein *einmaliger Anfall* ohne Behandlung 3 Jahre nicht wiederholte und das EEG stets normal war (Jung und Meyer-Mickeleit). Solche Anfälle sind nicht einem progressiv verlaufenden Anfallsleiden zuzurechnen. Auf Noxen, die auch hier Anfälle provozieren können — Alkohol, Schlafentzug usw. — ist hinzuweisen.

Grossjohann, Krischek, Peter wollen die Fahrerlaubnis erteilt wissen, wenn die Unfallwahrscheinlichkeit eines Epileptikers nicht wesentlich höher ist als unter normalen psychischen und physischen Bedingungen, wenn die jährliche Anfallsfrequenz nicht mehr als 4 betrage. Gegen diese Auffassung sind Bedenken anzumelden, da es bei einem solchen Verlaufstyp ungewiß ist, ob die Zahl der Anfälle nicht doch eine Zunahme erfährt.

Die Feststellung der Häufigkeit der Anfälle, ihrer tageszeitlichen Gebundenheit, ihrer Erscheinungsform sowie die Befolgung der festgelegten Medikation setzen die absolute *Wahrhaftigkeit der Patienten* voraus. Damit kann nicht in jedem Falle gerechnet werden.

Von 27 Epileptikern Phemisters, die einen gültigen Führerschein besaßen, gab keiner zu, während des Fahrens durch Anfall einen Schaden verursacht zu haben und jeder dieser 27 behauptete mit Sicherheit rechtzeitig zu spüren, wenn der Anfall herannahe.

Wichtig bei der Beurteilung ist die genaue *Kenntnis der Gesamtpersönlichkeit*, um abschätzen zu können, ob mit einer gewissenhaften Einhaltung der gestellten Bedingungen gerechnet werden kann. Von psychisch eingeengten Wesensveränderten mit Ichbezogenheit, Rechthaberei, Reizbarkeit ist die Einsicht in die Gefährlichkeit des Kraftfahrzeugsteuerns nicht zu verlangen. Hier scheidet die Eignung schon aus psychopathologischen Gründen aus. Wenn Anfallskranke von sich aus die Sprechstunde aufsuchen, so widerstrebt es dem verantwortungsvollen Arzt, das entgegengebrachte Vertrauen zu brechen und der Behörde Mitteilung zu machen. Bei Wahrung der ärztlichen Schweigepflicht ist damit zu rechnen, daß mehr Anfallskranke den Arzt aufsuchen und daß verläßliche Informationen erteilt werden. Die Verantwortung, den Kranken weiter fahren zu lassen, kann auch der Arzt nicht übernehmen, der sich an seine Schweigepflicht hält. Er wird den Betreffenden eingehend auf die Gefahren, die diesem selbst und seiner Umwelt beim Steuern aus dem Anfallsleiden erwachsen, aufmerksam machen und dies sich unterschriftlich bestätigen lassen. Wird diesem *Appell an die Eigenverantwortlichkeit* durch Unterschrift nicht nachgekommen, so muß die Belehrung vor einem Zeugen erfolgen (vgl. auch den Beitrag zu Arztrechtfragen von Wagner ab S. 108).

Zur *Mitteilung an die Behörde* wird man sich aber entschließen müssen, wenn die Eigenverantwortlichkeit aus Gründen eines schon erheblichen Grades von Wesensänderung beeinträchtigt und der Kranke nicht mehr imstande ist, sein Leiden von sich aus kritisch zu beurteilen. Der Entschluß zur Meldung an die Behörde wird dadurch erleichtert, wenn der Grad der psychischen Veränderungen etwa demjenigen entspricht, der die Errichtung einer Pflegschaft rechtfertigt, im Sonderfall bezogen auf das Führen eines Kraftfahrzeuges.

Solange die Eigenverantwortlichkeit vorhanden ist — dies gilt für *alle* die Fahrtauglichkeit in Frage stellenden neurologischen Erkrankungen — wird man die Entscheidung dem Patienten nicht abnehmen können, es sei denn die Untersuchung ist behördlich angeordnet.

Literatur

Handbuch der inneren Medizin, herausgeg. von G. v. BERGMANN, W. FREY u. H. SCHWIEGK, Bd. V, 1—3, Neurologie. Berlin-Göttingen-Heidelberg: Springer 1953.

BECKER, P. E.: Dystrophia musculorum progressiva. Stuttgart: Georg Thieme 1953.

BERNSMEIER, A.: Differentialdiagnose der Zirkulationsstörungen des Gehirns, der Meningen und des Rückenmarkes. In: G. BODECHTEL, Differentialdiagnose neurologischer Krankheitsbilder, 2. Aufl., S. 309ff. Stuttgart: Georg Thieme 1962.

BODECHTEL, G.: Differentialdiagnose neurologischer Krankheitsbilder, 2. Aufl. Stuttgart: Georg Thieme 1963.

BORGMANN, W.: Die Beurteilung der Verkehrstüchtigkeit des Kraftfahrers als ärztliches Problem. Ärztl. Mitt. (Köln) **41**, 382 (1956).

BRESSER, P.: Zur Frage der Fahrtüchtigkeit vom Standpunkt des Nervenarztes. Hefte Unfallheilk. **19**, 968 (1960).

DURST, W.: Über Probleme der Straßenverkehrssicherheit aus psychiatrischer und neurologischer Sicht. Med. Klin. **42**, 1827 (1957).

EHRHARD, H.: Neuropsychiatrische Probleme der Kraftfahreignung. Zbl. Verkehrs-Med. **8**, 67 (1962).

ERBSLÖH, F.: Muskelkrankheiten, Myasthenie. In: G. BODECHTELs Differentialdiagnose neurologischer Krankheitsbilder, S. 822ff. Stuttgart: Georg Thieme 1963.

FOWLER, A. F.: Diabetes and highway safety. Canad. Serv. med. J. **12**, No 5 (1956).

FRANKE, H.: Verkehrsgefährdung bei internen Krankheiten. Dtsch. med. Wschr. **90**, 981 (1965).

FRIESE, K. H.: Auslösung von Verkehrsunfällen durch Hirnerkrankungen. Mschr. Unfallheilk. **62**, 1 (1959).

GANTER, H.: Auswirkungen von Gesundheitsstörungen bei Verkehrsteilnehmern. Hefte Unfallheilk. **2**, 51 (1955).

— Ärztliche Überlegungen zum motorisierten Straßenverkehr. Medizinische **26**, 1048 (1958).

GERRITZEN, F.: Zuckerkrankheit und Verkehrsunfall. Zbl. Verkehrs-Med. **1/2**, H. 3 (1956).

GÖBBELS, H.: Die Verkehrsgefährdung durch Gesundheitsschäden des Kraftfahrers als wagniserhöhendes Moment der Versicherung. Medizinische **46**, 1552; **47**, 1584 (1954).

GROSSJOHANN, A.: Ärztliche Untersuchung von Kraftfahrern. Dtsch. med. Wschr. **79**, 1294 (1954).

HAAG, W.: Die forensische Bedeutung von Todesursachen und Unfallzusammenhang bei Verkehrsunfällen. Hefte Unfallheilk. **81**, 249 (1965).

HEIDEPRIEM, C.: Ergebnisse amtsärztlicher Untersuchungen über die Berufseignung von Kraftfahrern. Med. Klin. **1932**, 329.

HEYCK, H.: Der Kopfschmerz, 3. Aufl. Stuttgart: Georg Thieme 1964.

HIERONS, R.: The epileptic driver. Brit. med. J. **1956**, No 4960, 206.

HOFF, H., u. G. OSSLER: Neurologie auf den Grundlagen der Physiologie. Wien u. Bonn: Wilhelm Maudrich 1957.

—, u. R. SCHINDLER: Prinzipien zur psychologischen und psychiatrischen Beurteilung der Verkehrsteilnehmer. Wien. klin. Wschr. **70**, 73 (1958).

HOFFMANN, H.: Reihenuntersuchungen bei Berufskraftfahrern. Dtsch. med. Wschr. **1957 II**, 2219.

HOLZBACH, R.: Die Bedeutung und Beurteilung epileptischer Kraftfahrer. Zbl. Verkehrs-Med. **3**, 125 (1957).

— Das Führerscheinproblem vom Standpunkt des Psychiaters. Hefte Unfallheilk. **2**, 68 (1959).

HÜBNER, A.: Apoplexie und Unfall. Mschr. Unfallheilk. **64**, 72 (1961).

JANZ, D.: Die Beurteilung der Kraftfahrfähigkeit vom nervenfachärztlichen Standpunkt aus. Öff. Gesundh.-Dienst **20**, 195 (1958).

JANZEN, R.: Krankheit und Führerschein vom Standpunkt des Neurologen. Fortschr. Med. 73 (1955).

JENTSCHURA, G.: Zur Beurteilung der Kraftfahrfähigkeit von Körperbehinderten. Fortbild.-tagg d. Bundes d. Dtsch. Medizinalbeamten, 26. 10. 57, Baden-Baden.

JONG, DE: R.n.D. J. nerv. Dis. **111**, 181 (1950).

JUNG, R., u. R. W. MEYER-MICKELEIT: In: Das ärztliche Gutachten im Versicherungswesen. Von A. W. FISCHER, R. HERGERT u. G. MOLINEUS. München: Johann Ambrosius Barth 1955.

KRAYENBÜHL, H.: Das Hirnaneurysma. Schweiz. Arch. Neurol. Psychiat. **47**, 155 (1941).

—, u. G. G. NOTO: Das intrakranielle subdurale Haematom. Bern: Hans Huber 1949.

KRISCHEK, J.: Epilepsie und Kraftfahrtauglichkeit. Fortschr. med. **78**, 611 (1961); — Ärztl. Mitt. (Köln) **45**, 904 (1960).

KUHN, E.: Studien zur Pathogenese der myotonischen Dystrophie. Berlin-Göttingen-Heidelberg: Springer 1961.

LENNOX, W. G., and D. T. DAVIDSON: Publ. 328, Nat. Res. Council 3, 25.
LERNER, R.: Die Wertung von Krampfzeichen im EEG bei Hirntraumatikern ohne klinische Anfallssymptomatik. Dtsch. Z. Nervenheilk. **186**, 5 (1964).
LEWERENZ, H.: Die Eignung zum Führen von Kraftfahrzeugen. Stuttgart: Ferdinand Enke 1964.
MAINZER, F.: Über den Einfluß der Angst auf das EKG. Med. Klin. **1953**, 1651.
MAYER, K.: Epilepsie und Fahreignung. Med. Welt **1964**, 2050.
— Fahreignung und Entziehung der Fahrerlaubnis bei neurologischen und psychiatrischen Erkrankungen. Med. Welt **1965**, 35.
MEYER, J.-E.: Rundfrage, Psychiatrie und Neurologie. Münch. med. Wschr. **1955 I**, 404.
MOESCHLIN, S.: Klinik und Therapie der Vergiftungen, 2. Aufl. Stuttgart: Georg Thieme 1956.
MÜHSAM, R.: Über die Notwendigkeit der Nachuntersuchung von Kraftfahrzeugführern. Dtsch. med. Wschr. **1928**, 1305.
MUNDINGER, F., u. T. RIECHERT: Die stereotaktischen Hirnoperationen zur Behandlung extrapyramidaler Bewegungsstörungen (Parkinsonismus u. Hyperkinesen) und ihre Resultate. Fortschr. Neurol. Psychiat. **31**, 1 (1963).
NITTNER, K.: Die Beurteilung der Fahrtüchtigkeit Anfallskranker. Ärztl. Prax. **6**, 158 (1959).
— Die Beurteilung der Verkehrssicherheit und Fahrtauglichkeit anfallskranker Fahrzeuglenker. Med. Klin. **1960**, 905.
OBERDISSE, K.: Fahrtauglichkeit bei Diabetikern, die Insulin verwenden. Zbl. Verkehrs-Med. **6**, H. 2 (1960).
OLIVECRONA, H., and J. LADENHEIM: Congenital arterio-venous aneurysms of the carotid and vertebral arterial systems. Berlin-Göttingen-Heidelberg: Springer 1957.
PABST, H.: Die Bedeutung der Lues für den Kraftfahrer und die Verkehrssicherheit. Z. Haut- u. Geschl.-Kr. **25**, 6 (1958).
PETER, H.: Die psychiatrische Beurteilung von Motorfahrzeugführern. Bern: Hans Huber 1960.
PEUKERT, E.: Über den Stand der medizinischen Verkehrsunfall-Ursachenforschung. Ärztl. Mitt. (Köln) 1059 (1960).
—, u. W. NIESCHKE: Die Beurteilung der körperlichen und geistigen Eignung des Kraftfahrers. Stuttgart: Ferdinand Enke 1963.
PFEIFFER, J. B., u. WOLFF: Zit. nach H. HOFFMANN.
PHEMISTER, J. C.: Epilepsy and car-driving. Lancet **1961 I**, 1276.
POTTER, C. A.: Some medical aspects of traffic accidents. Zit. nach H. PETER.
REISNER, H.: Die Pathogenese, Differentialdiagnose und Therapie des cerebralen Insultes. Z. Alternsforsch. **12**, 140 (1958).
RUEFER: Zit. nach HEYCK.
Rundfrage — Standpunkt der Neurologen. Münch. med. Wschr. **97**, 403 (1955).
SCHAEFER, H.: Beitrag zur Frage der Führerscheinerlaubnis bei Diabetikern. Ärztl. Mitt. (Köln) 290 (1958).
SCHALTENBRAND, G.: Die Nervenkrankheiten. Stuttgart: Georg Thieme 1951.
SCHEID, W.: Aktuelle Probleme der Verkehrsmedizin. Hrsg. v. K. WAGNER, SCHULTEN, A. GROSSJOHANN u. J. KÜHN. Stuttgart: Ferdinand Enke 1959.
— Lehrbuch der Neurologie. Stuttgart: Georg Thieme 1963.
SCHRADER, A., u. K. WEINGES: Peripher-neurologische Erkrankungen beim Diabetes mellitus. Internist (Berl.) **2**, 100 (1961).
SCHWARZ, P.: Die Arten der Schlaganfälle. Berlin: Springer 1930.
SEUS, H.: Epilepsie und Fahrtauglichkeit. Med. Monatsspiegel **10**, 134 (1961).
SIEVERS, E. F.: Epilepsie und das Führen von Kraftfahrzeugen. Ärztl. Mitt. (Köln) **44**, 1624 (1959).
SJÖGREN, T.: Klinische und erbbiologische Untersuchungen über die Heredoataxien. Acta psychiat. scand., Suppl. 27 (1943).
STAMMLER, A.: Pathologie und Probleme der Periarteriitis nodosa. Heidelberg u. Frankfurt a. M.: Alfred Hüthig 1958.
STICH, W.: Humane und experimentelle Porphyrinkrankheiten. Münch. med. Wschr. **101**, 455—458, 514—517 (1959).
THOMSEN, J.: Tonische Krämpfe in willkürlich bewegten Muskeln in Folge von ererbter psychischer Disposition. Arch. Psychiat. Nervenkr. **6**, 702 (1876).
TÖNNIS, W.: Tagg der Dtsch. Ges. f. Neurochir., Neurol. u. der EEG-Gesellsch. Heidelberg, 1956.
— Fahrtauglichkeit bei Verletzungen und Störungen des Zentralnervensystems. Hefte Unfallheilk. **61**, 30 (1959).
WENDT, G. G., I. LANDZETTEL u. K. SOLTH: Krankheitsdauer und Lebenserwartung bei der Huntingtonschen Chorea. Arch. Psychiat. Nervenkr. **201**, 298 (1960).
WOLF, G.: Das subdurale Haematom und die Pachymeningitis hämorrhagica interna. Berlin-Göttingen-Heidelberg: Springer 1962.

Chirurgie und Verkehrsmedizin

Klinik, Mechanik und Biomechanik des Unfalls

E. Gögler, Heidelberg

Mit 55 Abbildungen

Daß der Verkehr Opfer fordert, ist schlechthin unvermeidlich. Alle 15 sec ereignet sich irgendwo in der Welt ein Straßenverkehrsunfall. Die Gesamtzahl dieser Unfälle fordert Jahr um Jahr rd. 180000 Tote und weit mehr als 4 Mill. Verletzte.

Die Gesamtübersicht der *Pkw-Unfallforschung* nach Barényi (Abb. 1) deutet in den 6 Hauptkomponenten: I. *Straße*, II. *Umwelt*, III. *Fahrzeug*, IV. *Ausbildung*, V. *Beförderung*, VI. *Allgemeine und übergeordnete Gesichtspunkte* die Verzahnung von über 60 wissenschaftlichen Disziplinen an, stellt aber in großartiger Konzeption zugleich die *Integrierung durch den Zentralfaktor Mensch* heraus, der keineswegs nur als Verkehrsteilnehmer konkrete Verkehrssituationen setzt, sondern ebenso bei vielfältigen Berufsausübungen den Verkehrsablauf beherrschend mitbestimmt. In diesem Kreis ist der *Chirurg* unbestreitbar der *Experte für die Unfallopfer* (K. H. Bauer).

I. Aufgaben der Chirurgie

Der Beitrag der Chirurgie beschränkt sich nicht nur auf die *chirurgische Behandlung der Unfallopfer*, die schon am Unfallort mit der chirurgischen Erstversorgung, mit der Organisation, der Nachrichten- und Ausrüstungsfrage beginnt, mit der Erstversorgung in der Klinik durch Schockbehandlung, Beseitigung von Atemstörungen, chirurgischer Diagnostik, Feststellung der Dringlichkeitsstufe und Notoperationen fortgesetzt wird, bis sich über die endgültige chirurgische Versorgung durch den Allgemeinchirurgen und zugezogene Spezialisten wie Neurochirurgen, Urologen, Ophthalmologen, Augenärzte und Internisten bei Schwerverletzten in immer größerer Zahl die *Probleme der Rehabilitation*, wiederherstellender chirurgischer Korrekturoperation, beruflicher Umschulung und sozialer Eingliederung stellen.

Als zweite große Aufgabe obliegt der Chirurgie die *Forschung über die Entstehung der Verletzungen*. Nur die Konfrontierung verletzter Pkw-Insassen mit ihren Fahrzeugen und des Fußgängers mit der äußeren Formgebung des verletzenden Fahrzeugs, ermöglicht die Analyse der Verletzungsursache, natürlich in Zusammenschau mit den physikalischen Daten von Unfallfahrzeug und Insassen.

Durch *klinische Dokumentation und Statistik* können schließlich Schwerpunkte der Verletzungsarten und ihrer Lokalisation und verletzender Fahrzeugteile herausgestellt werden. Damit liefert die Chirurgie die entscheidenden Argumente für die Forderungen nach konstruktiver Sicherheit. Wo Sicherheitseinrichtungen benützt wurden, vermag der Chirurg wiederum in der Konfrontierung der Unfallopfer mit dem Unfallfahrzeug deren Wirksamkeit zu beurteilen.

Die Übersicht erhebt weder hinsichtlich der aufgeführten Fachgebiete bzw. wissenschaftlichen Disziplinen, die außerhalb der Kraftfahrzeug-Technik liegen, einen Anspruch auf Vollständigkeit, noch erhebt sie einen Anspruch auf die Richtigkeit der aufgestellten Rangordnung dieser Disziplinen bzw. Fachgebiete untereinander oder in bezug auf das Kraftfahrzeug selbst.

STRASSENVERKEHR

PKW

UNFALLFORSCHUNG

GESAMTÜBERSICHT

ENTWICKLUNGS-STUFE 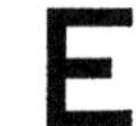

ANALYSE UND KLASSIFIKATION

u. a. der

menschlichen, psychologischen, physiologischen, pädagogischen, straßen-, signal-, fahrzeug-, transport-, versicherungs-, werbe-, dokumentationstechnischen, verkehrsmedizinischen, unfall-mechanischen, chirurgischen, klimatischen, optischen, akustischen, chemischen, „Umwelt"-bedingten, juristischen, strafrechtlichen, privat- und volkswirtschaftlichen, soziologischen, statistischen, der Normung oder Typisierung bzw. Internationalisierung zugänglichen, VERKEHRS- bzw. UNFALL-PROBLEME, -KOMPONENTEN, -SCHWERPUNKTE

nach

BÉLA BARÉNYI

Stuttgart

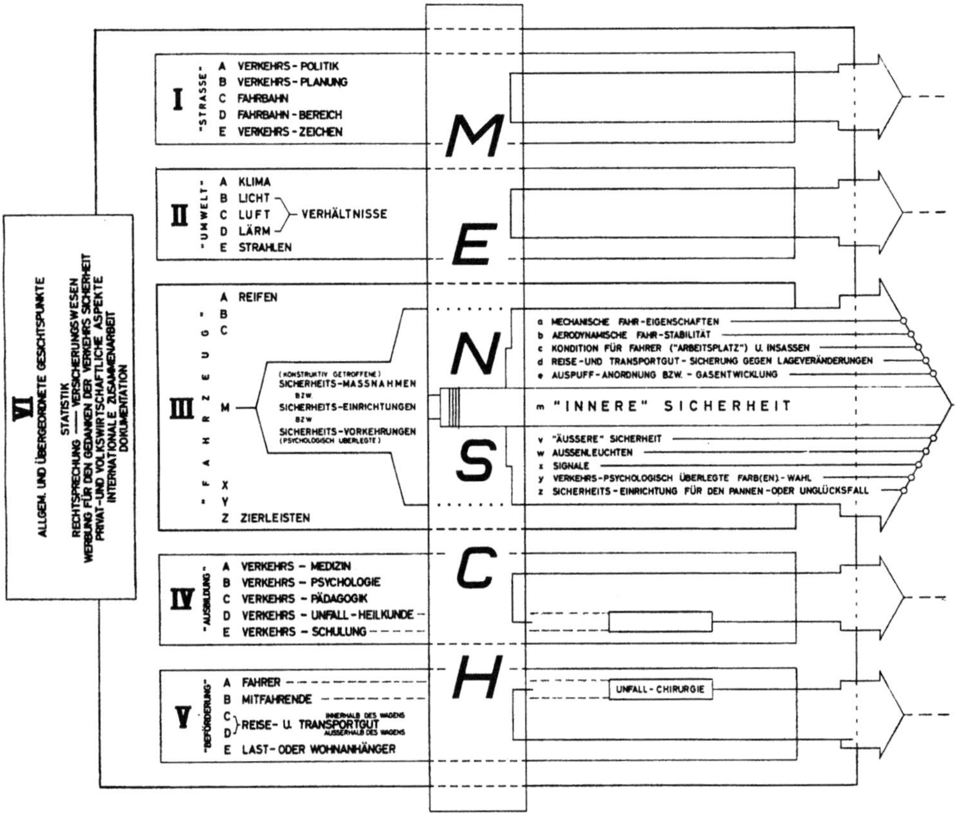

VI
ALLGEM. UND ÜBERGEORDNETE GESICHTSPUNKTE
STATISTIK
RECHTSPRECHUNG — VERSICHERUNGSWESEN
WERBUNG FÜR DEN GEDANKEN DER VERKEHRS SICHERHEIT
PRIVAT- UND VOLKSWIRTSCHAFTLICHE ASPEKTE
INTERNATIONALE ZUSAMMENARBEIT
DOKUMENTATION

I "STRASSE"
A VERKEHRS-POLITIK
B VERKEHRS-PLANUNG
C FAHRBAHN
D FAHRBAHN-BEREICH
E VERKEHRS-ZEICHEN

II "UMWELT"
A KLIMA
B LICHT
C LUFT
D LÄRM
(B–D) VERHÄLTNISSE
E STRAHLEN

III "FAHRZEUG"
A REIFEN
B
C
M (KONSTRUKTIV GETROFFENE) SICHERHEITS-MASSNAHMEN bzw. SICHERHEITS-EINRICHTUNGEN bzw. SICHERHEITS-VORKEHRUNGEN (PSYCHOLOGISCH ÜBERLEGTE)
X
Y
Z ZIERLEISTEN

a MECHANISCHE FAHR-EIGENSCHAFTEN
b AERODYNAMISCHE FAHR-STABILITÄT
c KONDITION FÜR FAHRER ("ARBEITSPLATZ") U. INSASSEN
d REISE- UND TRANSPORTGUT-SICHERUNG GEGEN LAGEVERÄNDERUNGEN
e AUSPUFF-ANORDNUNG BZW. -GASENTWICKLUNG
m "INNERE" SICHERHEIT
v "ÄUSSERE" SICHERHEIT
w AUSSENLEUCHTEN
x SIGNALE
y VERKEHRS-PSYCHOLOGISCH ÜBERLEGTE FARB(EN)-WAHL
z SICHERHEITS-EINRICHTUNG FÜR DEN PANNEN- ODER UNGLÜCKSFALL

IV "AUSBILDUNG"
A VERKEHRS-MEDIZIN
B VERKEHRS-PSYCHOLOGIE
C VERKEHRS-PÄDAGOGIK
D VERKEHRS-UNFALL-HEILKUNDE
E VERKEHRS-SCHULUNG

V "BEFÖRDERUNG"
A FAHRER
B MITFAHRENDE
C INNERHALB DES WAGENS
D AUSSERHALB DES WAGENS
(C, D) REISE- U. TRANSPORTGUT
E LAST- ODER WOHNANHÄNGER

UNFALL-CHIRURGIE

M E N S C H

1960

Diese Gesamtübersicht wurde Ende 1964 im Zuge der vorbereitenden Arbeiten für den am 12. 1. 1965 gehaltenen Vortrag „40 Jahre INNERE Sicherheit" an der Technischen Hochschule Karlsruhe (Lehrstuhl Prof. Dr.-Ing. K. Kollmann) ergänzt.

Die unter III aufgeführte sachliche Hauptkomponente „FAHRZEUG" wurde am 17. 4. 1965 aus Gründen besserer Übersichtlichkeit um die Nebenkomponenten A und Z erweitert; die einzelnen Sicherheits-Schwerpunkte (a—e, m, v—z) wurden dem neuesten Stand angepaßt und zum Teil geringfügig umgruppiert.

1965

Abb. 1

Die Unfallopfer sind in dem unfreiwilligen Massenexperiment der Verkehrsunfälle die naturwissenschaftlichen Testobjekte sowohl für die biomechanischen Grenzen des Menschen als auch für die innere und äußere Sicherheit im Kraftfahrzeugbau. Die physikalischen Daten der Geschwindigkeit, der Stoßrichtung, der Verzögerung und der Anprallflächen sind variabel.

Wenn Unfälle als solche schon nicht zu verhüten sind, so ist es das Ziel aller Bemühungen zur Verhütung von Verletzungen, die wirksamen Kräfte nach Größenordnung und in ihrem Verlauf über der Zeit der dynamischen Widerstandsfähigkeit menschlicher Organe und Gewebe anzupassen. Wo sich die Biophysik in experimenteller Forschung um die Aufstellung von Parametern der dynamischen Widerstandsfähigkeit menschlicher Organe und Gewebe bemüht, ist der Beitrag der Chirurgen unentbehrlich, die am menschlichen Objekt tagtäglich die Überschreitung der Toleranzgrenze in vielen Variationen erleben.

II. Statistik der Verkehrsunfälle

1. Allgemeine Statistik

Die allgemeine Statistik umreißt die Größenordnung der Verluste und des chirurgischen Einsatzes und weist mit der Aufteilung der Unfälle nach Jahren und Tageszeiten, nach Wochentagen, nach verschiedenen Arten der Verkehrsteilnehmer und Lebensalter sowie nach Ortslage, Schwerpunkte gehäufter Unfallsituationen nach.

In den 10 Jahren von 1956—1965 haben Straßenverkehrsunfälle in der Bundesrepublik gekostet:

Getötete:	142576	
Verletzte:	4186974	davon Schwerverletzte: 1406120
		Leichtverletzte: 2780852

Getötete und Verletzte: 4329550 (Abb. 2 und 3).

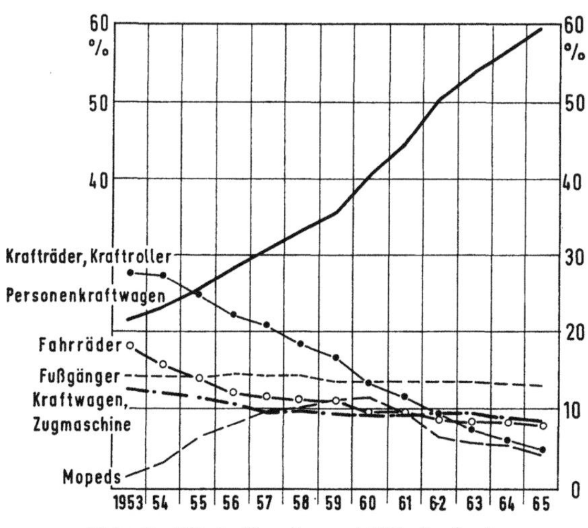

Abb. 2. (Stat. Bundesamt Wiesbaden)

Bei Reisegeschwindigkeiten über 60 mph (96 km/h) — nicht Kollisionsgeschwindigkeit — wird das Risiko tödlicher und lebensgefährlicher Verletzungen um mehr als das Doppelte erhöht (Moore) (Abb. 4). Kontrollierte Geschwindigkeitsbegrenzung senkt in jedem Falle die Verletzungsrate.

Ist die Progression der Unfallziffern in den ganzen Jahren seit 1953 nahezu eine mathematische Funktion der Steigerung der Kraftfahrzeuge (Statistisches Bundesamt Wiesbaden, Reihe 6, Straßenverkehrsunfälle 1953—1965, GÖGLER, Shell AG), so hebt sich davon die Kurve der innerorts Getöteten deutlich ab: Die *Aufhebung der Geschwindigkeitsbegrenzung innerorts* am 1. 1. 1953 *bewirkte einen sprunghaften Anstieg, ihre Wiedereinführung* am 1. 9. 1957 *einen Knick nach unten*, eine Niveausenkung; 1959 steigt die Kurve wieder im alten Schwung

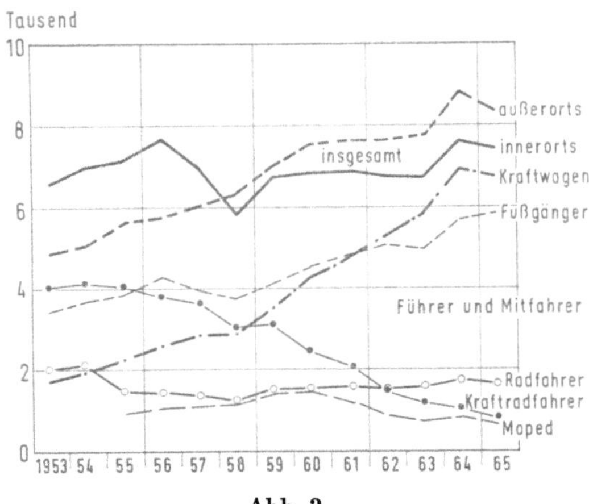

Abb. 3

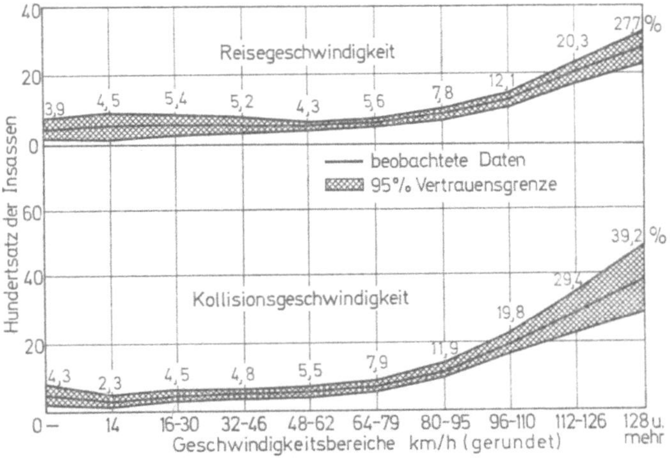

Abb. 4. Häufigkeit gefährlicher oder tödlicher Verletzungen entsprechend zunehmend höherer Reise- und Kollisionsgeschwindigkeiten. (Nach MOORE, 1958)

an, aber das Ausgangsniveau bleibt für die Progression aller Folgejahre gesenkt, in Nordrhein-Westfalen allein um 1043 weniger Innerorts-Tote gegenüber dem gleichen Zeitraum des Vorjahres. Die absteigende Kurve der Kraftradfahrer entspricht der anhaltenden Umschichtung vom Motorrad zum Pkw (Shell AG., 1961).

Fast auf 1% genau ereignen sich seit 1953 Jahr für Jahr *77—78% der Straßenverkehrsunfälle in geschlossener Ortslage*, aber trotz der großen Gefährdung der innerorts angefahrenen Fußgänger verschiebt sich als Folge der großen Außerorts-Geschwindigkeiten das Innerorts-Außerorts-Verhältnis bei Unfällen mit Getöteten auf etwa 1:1; 1965 49% Innerorts-Unfälle mit Getöteten, 51% außerorts (Tabelle 1, Abb. 5). Bei den Unfällen mit Verletzten ist die Verschiebung gleichartig, wenn auch zahlenmäßig geringer (69% innerorts, 31% außerorts). Chirurgisch ergeben sich daraus Konsequenzen für die Organisation der ärztlichen Erstversorgung am Unfallort, für Fragen des Transporttraumas und für die Planung von Schwerpunktkrankenhäusern (vgl. hierzu den Beitrag von HERZOG in diesem Handbuch ab S. 1024).

Tabelle 1. *Straßenverkehrsunfälle nach Ortslage, 1965, Statistisches Bundesamt Wiesbaden*

	Unfälle (Zahlen 1964)	Unfälle mit Verletzten und Getöteten	Unfälle mit Getöteten	Unfälle mit Verletzten	Verunglückte, davon		
					Getötete und Verletzte	Getötete	Verletzte
Innerorts	833000	214676	7175	207501	281029	7411	273618
Außerorts	256000	101685	7438	94247	168214	8342	159872
Insgesamt	1089000	316361	14613	301748	449243	15753	433490
Innerorts (in %)	77	67	49	69	62	47	63
Außerorts (in %)	23	33	51	31	38	53	37
Insgesamt (in %)	100	100	100	100	100	100	100

Auf den Autobahnen sind Auffahr- und Schleuderunfälle Verletzungs- und Todesursache Nummer 1; Innerorts stehen Fahrzeugkollisionen, Fußgängerunfälle und Auffahrunfälle an erster Stelle; Außerorts führen als Verletzungs- und Todesursache Kollisionen, Schleuderunfälle, Auffahrunfälle. Insgesamt stehen an erster Stelle Fahrzeugkollisionen, gefolgt von Fußgängerunfällen, dann von Auffahrunfällen, an vierter Stelle stehen Schleuderunfälle.

Die eigentliche Struktur der Straßenverkehrsunfälle wird deutlich, wenn wir die einzelnen Verkehrsteilnehmer nach Art der Verkehrsbeteiligung aufschlüsseln. Von 100 Verletzten und Getöteten sind 68 Fahrer und Mitfahrer von Kraftwagen, Krafträdern und Mopeds, 17 sind angefahrene Fußgänger (s. Tabelle 2).

Tabelle 2. *Getötete und Verletzte, Bundesstatistik 1965*

Verkehrsbeteiligung	Getötete	Schwerverletzte	Getötete und Verletzte	Getötete und Verletzte in %
Pkw	6062	64308	248523	55,0
Motorrad, Motorroller	801	10158	30921	6,9
Moped	632	8060	25262	5,7
Fahrrad	1643	13069	43025	9,6
Sonstige Fahrzeuge	712	5276	24380	5,5
Fußgänger	5903	31854	77132	17,3
Summe	15753	132725	449243	100,0

Die *Altersverteilung* ist von sozialer Bedeutung. Die für das Sozialprodukt so wichtigen Jahrgänge von 21—45 Jahren stellen fast 50% der Verletzten und Toten im Straßenverkehr. Mit 15833 (3,5%) Verletzten und Getöteten unter 6 Jahren werden pädiatrisch-chirurgische Probleme, mit den 25810 (5,6%) über 65jährigen gerontologisch-chirurgische Probleme, damit unter anderem Strukturprobleme des Krankenhauses, der Ausbildung und Koordinierung aufgeworfen, die letzten Endes für optimale Heilergebnisse von Bedeutung sind.

Im internationalen Vergleich steht die Bundesrepublik Deutschland an der Spitze aller vergleichbaren Länder, gleichviel, ob man die Verkehrstoten auf 100000 Einwohner oder auf 100 Mill. Fahrzeugmeilen bezieht (Tabelle 3, 4 und 5).

Dieser Vergleich beschwört Einkehr und Umkehr menschlicher Verhaltensweisen des Einzelnen, wie auch aller in den 6 sachlichen Hauptkomponenten angesprochenen Gruppen. Die Senkung der Verletzten und Toten in der Bundesrepublik ist möglich.

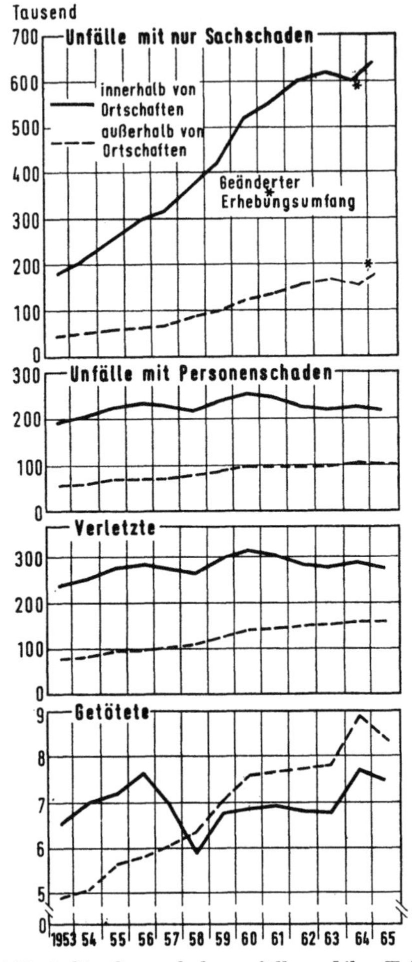

Abb. 5. Straßenverkehrsunfälle und ihre Folgen (Stat. Bundesamt Wiesbaden 6681)

Tabelle 3. *Bei Kraftfahrzeugunfällen Getötete 1963. Internationaler Vergleich*

	Getötete je 100000 Einwohner
Bundesrepublik Deutschland[a]	25,4
Australien	24,5
Österreich	24,4
Kanada[b]	23,6
USA[b]	23,1
Frankreich[c]	21,4
Dänemark	17,9
Schweden[a]	15,7
Großbritannien	13,6
Norwegen	9,5

[a] 1962.
[b] Einschließlich der Getöteten innerhalb des 1. Jahres nach dem Unfall. Die anderen Daten beziehen sich auf Todesfälle innerhalb 30 Tagen nach dem Unfall, außer [c].
[c] Getötete innerhalb 3 Tagen nach dem Unfall.

Tabelle 4. *Getötete bei Kraftfahrzeugunfällen je 100000000 Fahrzeugmeilen 1963*

Bundesrepublik Deutschland[a]	12,9
Niederlande[b]	12,6
Norwegen	9,1
Großbritannien	8,4
Dänemark	7,8
USA[c]	5,4

Quelle: Statistik der Straßenverkehrsunfälle in Europa, 1963 (United Nations, ADL 1215).
[a] Fahrzeugmeilen einschließlich West-Berlin, Getötete ohne West-Berlin.
[b] 1962.
[c] Accident Facts (1965, ADL 195).

2. Klinische Statistik der Verletzungen und Todesursachen

Die klinische Statistik der Verletzungen hat das Bild vom „Schlachtfeld des Verkehrs und der Straße“ gezeichnet. Zusammen mit der allgemeinen Verkehrsunfallstatistik als Bezugsystem für den Repräsentationswert klinischer Daten aus kleineren Kollektiven ist sie Grundlage der Krankenhausplanung in Verkehrszentren und überregionalen Verkehrsräumen, sie bestimmt die Krankenhausstruktur, Gliederung in Fachabteilungen, Ausrüstung, Ausbildung, Koordinierung mit den nichtchirurgischen Fachdisziplinen. Die Kenntnis bestimmter Verletzungsarten, Verletzungskombinationen und deren Entstehungsmodus entwickelt Routine in der Diagnostik, feste Regeln in der chirurgischen Indikationsstellung, in der zeitlichen Folge des Vorgehens und in der chirurgischen Technik. Schließlich kommen aus dem täglichen Dialog des Chirurgen mit den verletzten Menschen und aus der klinischen Behandlung der Verletzungen und aus deren analytischer Projektion die entscheidenden Impulse zum Studium der Entstehungsmechanismen, zur Verhütung durch konstruierte Sicherheit und zur Vervollkommnung chirurgischer Technik.

Tabelle 5. *Straßenverkehrsunfälle im Ausland. Straßenverkehrsunfälle mit Personenschaden und Verunglückte in einigen europäischen Ländern und den Vereinigten Staaten*

Land	Jahr	Straßenverkehrsunfälle mit			Verunglückte		
		Getöteten	Verletzten	Personenschaden zusammen	Getötete[a]	Verletzte	insgesamt
Bundesrepublik Deutschland	1963	13413	301229	314642	14513	424298	438811
	1964	15263	313405	328668	16494	446172	462666
	1965	14613	301748	316361	15753	433490	449243
Belgien	1963	1084	62764	63848	1207	85951	87158
	1964	1203	72052	73255	1351	98546	99897
	1965	—	—	—	1391	99195	100586
Dänemark	1963	757	16785	17542	808	21522	22330
	1964	848	18486	19334	893	23975	24868
	1965	—	—	19932	1010	25067	26077
Frankreich	1963	9167	167108	176275	10027	240954	250981
	1964	10055	182944	192999	11105	264075	275180
	1965	—	—	214085	12335	292681	305016
Großbritannien[b]	1963	6415	265116	271531	6922	349257	356179
	1964	7258	284987	292245	7820	377678	385498
	1965	—	—	—	7952	389985	397937
Irland	1963	316	3172	3488	335	4422	4757
	1964	319	3501	3820	341	4864	5205
	1965	342	3734	4076	356	5311	5667
Italien	1963	9015	168878	177893	9839	230759	240598
	1964	8971	167758	176729	9694	232817	242511
	1965	—	—	—	8990	215320	224310
Jugoslawien	1963	1079	12662	13741	1168	17927	19095
	1964	1342	15754	17096	1461	22269	23730
Niederlande	1963	1889	43402	45291	2007	51216	53223
	1964	2218	50071	52289	2375	59187	61562
	1965	—	—	—	2465	61882	64347
Norwegen	1963	341	5794	6135	371	7626	7997
	1964	363	6175	6538	385	8050	8435
	1965	—	—	6389	423	7973	8396
Österreich	1963	1682	42054	43736	1811	57963	59774
	1964	1855	43929	45784	1983	60720	62703
	1965	1707	43263	44970	1829	59987	61816
Portugal	1963	729	14491	15220	789	18081	18870
	1964	852	15644	16496	904	19689	20593
Schweden	1963	1126	17108	18234	1217	23400	24617
	1964	1087	18121	19208	1189	24809	25998
	1965	1110	17276	18386	1215	23981	25196
Schweiz	1963	1217	23799	25016	1330	31308	32638
	1964	1305	24055	25360	1398	31834	33232
	1965	—	—	23729	1304	29538	30842
Vereinigte Staaten	1963	37000	1000000	1037000	43600	1600000	1643600
	1964	39000	1100000	113900	47700	1700000	1747700
	1965	40000	1150000	1190000	49000	1800000	1849000

[a] Belgien: an der Unfallstelle Getötete; Italien: 1963 an der Unfallstelle Getötete und beim Transport ins Krankenhaus Gestorbene, ab 1964 innerhalb 7 Tagen nach dem Unfall Gestorbene; Frankreich: innerhalb 3 Tagen Gestorbene; übrige europäische Länder: innerhalb 30 Tagen Gestorbene; Vereinigte Staaten: innerhalb eines Jahres Gestorbene.

[b] Ohne Nordirland.

Nach: Statistisches Bundesamt Wiesbaden 1965.

Die Kasuistik beginnt in den zwanziger Jahren. 1927 haben die Franzosen Breton und Blondeau die Hüftluxation als typische Knieanprallverletzung der Autoinsassen beschrieben; im deutschen Schrifttum hat Gross erstmals 1933 anhand von 4 Pkw-Insassen und 2 Motorradfahrern mit Hüftgelenksluxationen und gleichseitiger Patellafraktur auf diesen Verletzungsmechanismus hingewiesen; die erste 1934 erschienene Mitteilung über die therapeutisch schwerwiegende Kombination einer Hüftluxation mit gleichseitiger Oberschenkelfraktur stammt von Henry und Bayumi; 1935 hat Landa, 1938 Payr und im gleichen Jahr haben Baudet und Laurens die Kombination von Pfannengrundbruch mit Luxatio femoris posterior als typische Automobilverletzung beschrieben. Funsten, Kinser und Frankel haben anläßlich eigener Beobachtungen an 20 Fällen mit Hüftluxationen, davon 13 Autoinsassen, 1938 die seither übliche Bezeichnung „dashboard dislocation" (Armaturenbrettluxation) eingeführt. Weitere kasuistische Mitteilungen, darunter auch solche über die Kombination von Hüftverrenkung mit Oberschenkelfraktur, folgten 1943 von Hauke, 1948 von Urist (78 Fälle) und Armstrong, 1949 von Seifert, 1951 von Dehne und Immermann, 1953 von Detzel und Mau, 1955 von Weil und 1956 von Jonasch und weiteren; beidseitig symmetrische Hüftluxationen wurden 1939 von Gardiner beschrieben, 1940 von Taylor, 1953 von Speed und 1957 von Kulowski; über die Kombination von Luxationsfraktur der Hüfte mit Verletzungen im Bereich des Kniegelenkes in 47 von 175 Fällen berichteten im Jahre 1951 Cauchoix und Truchet.

War die Hüftluxation in ihren verschiedenen Variationen mit und ohne Pfannengrund- und Pfannenrandfraktur einmal als typische Autoinsassenverletzung durch Stoß des Knies gegen das Armaturenbrett definiert, so war mit der Zusammenfassung der Knieverletzungen (Ferciot, Smillie, Schönbauer, Ehalt), der Tibiakopf- und Femurkondylenfraktur, eines Großteils der Oberschenkelfrakturen der Auto- und Motorradfahrer und der Hüftschäden unter der ätiologischen Sammelbezeichnung *Knieanprallverletzungen* (Vollmar) ein weiterer Schritt zur „Epidemiologie" der Verletzungen im Straßenverkehr vollzogen.

Noch fehlten ein allgemeines Verletzungsschema für Verkehrsunfälle und eine Analyse der einzelnen typischen Phasen in dem komplexen Verletzungsmechanismus bei den verschiedenen Verkehrsteilnehmern. Allmählich aber entstand eine Traumatologie der Verkehrsunfälle. Sie ergab sich aus den Beobachtungen über Thoraxtraumen durch Anprall gegen das Lenkrad (Stuck, Fowler), durch die Beschreibung typischer Ellbogenverletzungen bei Autoinsassen, die ihren Arm in das offene Wagenfenster legen (Thompson und Chambers, Carswell), schließlich durch die Beschreibung der sog. Schleuderverletzung der Halswirbelsäule bei Autoinsassen (whiplash injury von Gay und Abbott) (Schaefer, Gershon-Cohen und Glauser, Lipow, Gotten, Hawkes, Vernon) (weitere Lit. Hoffmann, Gögler, 1962).

1938 hat Kirschner das Problem der Verkehrsunfälle aus ärztlicher Sicht aufgegriffen. Er weist sowohl auf die unfallchirurgische Ausbildung der Ärzte als auch auf die Tatsache hin, daß die bleibenden Folgen und die tödlichen Verkehrsunfälle vorwiegend die männlichen, arbeitenden Jahrgänge von 15—30 Jahren belasten. Bei 775 stationär aufgenommenen und 682 ambulant behandelten Verkehrsunfällen des klinischen Krankengutes der Heidelberger Klinik von 1934—1936 hielten die Motorfahrzeug-Unfälle den andern gerade die Waage, während von 1952—1958 in derselben Klinik Fußgänger und Radfahrer zusammen nur 38% des Krankengutes der Verkehrsunfälle ausmachten. Auch hinsichtlich der Verteilung der Verletzungen auf Körperabschnitte hat sich das Krankengut wesentlich geändert: 1934—1936 entfielen auf den Kopf 28%, auf die Extremitäten zusammen 62,5% der Verletzungen; 1947—1951 blieb das Verhältnis ungefähr gleich (30,4% Kopfverletzungen und 52,4% Verletzungen der Extremitäten), während 1952—1958 von 4924 Verkehrsopfern der Klinik 3517, das sind 71,4%, eine Kopfverletzung hatten.

Betrugen damals bei tödlichen Verkehrsunfällen die Kopfverletzungen 59%, so waren es von 1952—1955 schon 88,3%. Wenn aber die Letalität von 1938 bis 1958 fast auf die Dezimale gleichblieb — bei Kirschner 5,6%, 1952—1958 5,9% —, so offenbart sich uns bei der vergleichenden Betrachtung der Verkehrsunfälle über einen Zeitraum von 20 Jahren, der den Zweiten Weltkrieg, die technische Entwicklung der Atomkraft und das Deutsche Wirtschaftswunder überbrückt, eine ironische Paradoxie: *Die Fortschritte der Chirurgie* — ich nenne hier nur stichwortartig Antibiotika, moderne Anaesthesie, Thoraxchirurgie, Blut- und Knochenbank — *werden durch immer schwerere Unfallverletzungen zunichte gemacht*, so daß im Endeffekt alles gleichbleibt: Von 100 stationär eingewiesenen Verkehrsverletzten sterben 6.

Aus der alarmierenden Erkenntnis, daß das Unfallkrankengut von insgesamt 21865 frischen Unfällen und 2814 Nachbehandlungen von Unfällen und Kriegs-

Tabelle 6. *Verletzte Körperteile bei Verkehrs- und Nichtverkehrsunfällen (Chirurgische Universitätsklinik Heidelberg, 1952—1958)* (GÖGLER 1962)

	Motorradfahrer	Pkw-Fahrer	Lkw-Fahrer	Mopedfahrer	Radfahrer	Fußgänger	Sonstige	Summe der Verkehrsunfälle	Nichtverkehrsunfälle	Gesamtsumme
Verletzte insgesamt (100% =)	1747	670	91	315	747	1149	205	4924	6126	11050
	%	%	%	%	%	%	%	%	%	%
Kopf	70,3	74,3	49,4	78,1	82,3	66,6	58,5	71,4	31,3	46,5
Wirbelsäule	3,78	5,82	11	2,22	2,95	2,18	2,44	3,53	4,27	3,94
Thorax	6,13	21,2	23,1	7,61	8,97	8,1	12,7	9,74	6,04	7,7
Bauch	4,42	6,42	12,1	4,76	4,68	6,01	4,88	5,27	7,05	6,17
Becken	2,86	3,73	6,58	1,9	2,55	5,57	3,9	3,57	3,43	3,49
Untere Extremitäten	33,3	23,7	27,5	22,5	24,9	38,3	25,4	30,7	35,4	33,4
Obere Extremitäten	17,8	19,2	14,3	15,2	17,4	14,7	35,6	17,1	20,2	18,8

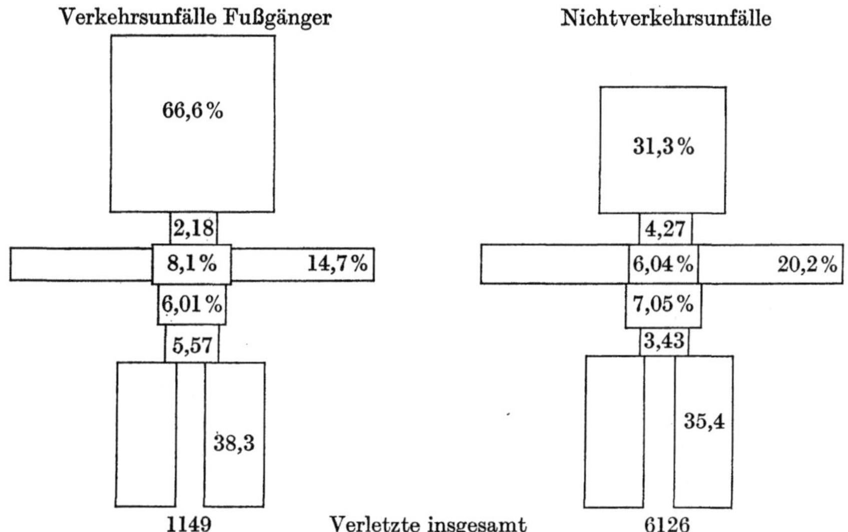

Abb. 6. (FAG 723). Prozentuale Verteilung der durch Verkehrs- und Nichtverkehrsunfälle verletzten Körperabschnitte. (Stationäres Krankengut der Chirurgischen Universitätsklinik Heidelberg, 1952—1958.) (Nach GÖGLER, 1962)

verletzungen 46,3% des gesamten Durchgangs der Heidelberger Klinik von 1947—1951 ausmachte, daß 27,3% der 6136 stationären Unfälle Verkehrsunfälle waren, und daß nach Aufhebung der Geschwindigkeitsbegrenzung vom 1. 1. 1953 sich schwerste Verkehrsunfälle häuften, hat 1954 K. H. BAUER auf dem 71. Kongreß der Deutschen Gesellschaft für Chirurgie das Verkehrsproblem aus ärztlicher Sicht erneut aufgerollt und als Chirurg ärztlich begründete Verhütungsmaßnahmen — Generalbereinigung aller Kreuzungen und Straßenmündungen, Schutzhelm für Motorradfahrer, Sicherheitsgurt und innere Sicherheit der Pkws — und die Geschwindigkeitsbegrenzung in geschlossener Ortslage vor dem Bundestag, Industrie- und Interessenverbänden in die öffentliche Diskussion getragen.

Tabelle 7. *Mehrfachverletzungen (Chirurgische Universitätsklinik*

	Motorrad-fahrer		Pkw-Fahrer		Lkw-Fahrer		Moped-fahrer	
	Fälle	%	Fälle	%	Fälle	%	Fälle	%
Kopfverletzte	*1228*		*498*		*45*		*246*	
Kopf allein	686	55,9	252	50,6	20	44,4	170	69,1
Kopf mit anderen Körperteilen	542	44,1	246	49,4	25	55,6	76	30,9
Verletzte der Wirbelsäule	*66*		*39*		*10*		*7*	
Wirbelsäule allein	14	21,2	11	28,2	3	30	1	14,3
Wirbelsäule mit andern Körperteilen	52	78,8	28	71,8	7	70	6	85,7
Thoraxverletzte	*107*		*142*		*21*		*24*	
Thorax allein	8	7,5	25	17,6	4	19,0	1	4,2
Thorax mit andern Körperteilen	99	92,5	117	82,4	17	81,0	23	95,8
Bauchverletzte	*77*		*43*		*11*		*15*	
Abdomen allein	23	29,9	6	14,0	2	18,2	6	40,0
Abdomen mit andern Körperteilen	54	70,1	37	86,0	9	81,8	9	60,0
Beckenverletzte	*50*		*25*		*6*		*6*	
Becken allein	12	24,0	6	24,0	1	16,7	2	33,3
Becken mit andern Körperteilen	38	76,0	19	76,0	5	83,3	4	66,7
Verletzte der unteren Extremitäten	*581*		*159*		*25*		*71*	
Untere Extremitäten allein	289	49,7	49	30,8	12	48,0	32	45,1
Untere Extremitäten mit andern Körperteilen	292	50,3	110	69,2	13	52,0	39	54,9
Verletzte der oberen Extremitäten	*310*		*129*		*13*		*48*	
Obere Extremitäten allein	59	19,0	18	14,0	4	30,8	9	18,7
Obere Extremitäten mit andern Körperteilen	251	81,0	111	86,0	9	69,2	39	81,3
Summe Solitärverletzte	1091	62,4	367	54,8	46	50,5	221	70,2
Summe Mehrfachverletzte	656	37,6	303	45,2	45	49,5	94	29,8

Der Vergleich mit Nichtverkehrsunfällen zeigt eindrücklich, daß bei den Verkehrsunfällen Kopfverletzungen dominieren (Tabelle 6 und Abb. 6). Von 100 durch Verkehrsunfälle verletzten Fußgängern hatten 66,6 eine Kopfverletzung. Bei Nichtverkehrsunfällen aber nur 31,3. Noch deutlicher wird die Gefährdung des Kopfes bei den Verkehrsunfällen, wenn wir wissen, daß von 100 Toten bei allen Verkehrsbeteiligten 70 an einem Schädel-Hirn-Trauma verstorben sind; bei den Motorradfahrern wird die Kopfverletzung sogar in 93,7% zur Todesursache.

Von 19749 verletzten Pkw-Insassen (1957—1961), eines alle Schweregrade einschließlich Bagatellunfällen umfassenden Kollektivs (SCHWIMMER und WOLF, 1962), waren 3,9% tödlich verletzt, 4,9% gefährlich, 22% mäßig schwer bis schwer, aber nicht lebensgefährlich, 61% leicht, bei 8,2% fehlen nähere Angaben.

Bei Nichtverkehrsunfällen herrschen einphasige Unfallmechanismen vor. Die Gewalteinwirkung trifft gezielt *einen* Körperabschnitt, etwa bei der Maschinenverletzung der Hände oder dem Sturz auf ebener Erde. Bei Verkehrsunfällen dagegen, gleich ob Fußgänger, Radfahrer, Moped-, Motorrad- oder Pkw-Fahrer, sind die Unfallmechanismen fast immer mehrphasig: Dem primären Körperanprall der Fußgänger folgt der Aufschöpfvorgang, dann die Abschleuderung. In

Heidelberg 1952—1958) (Nach GÖGLER, 1962)

Radfahrer		Fußgänger		Sonstige		Summe der Verkehrsunfälle		Nichtverkehrs-unfälle		Gesamt-summe	
Fälle	%	Fälle	%	Fälle	%	Fälle	%	Fälle	%	Fälle	%
615		*765*		*120*		*3517*		*1914*		*5431*	
439	71,4	410	53,6	71	59,2	2048	58,2	1394	72,8	3442	63,4
176	28,6	355	46,4	49	40,8	1469	41,8	520	27,2	1989	36,6
22		*25*		*5*		*174*		*261*		*435*	
9	40,9	2	8	5	100	45	25,9	169	64,8	214	49,2
13	59,1	23	92	—	—	129	74,1	92	35,2	221	50,8
67		*93*		*26*		*480*		*370*		*850*	
8	11,9	14	15,1	6	23,1	66	13,8	131	35,4	197	23,2
59	88,1	79	84,9	20	76,9	414	86,2	239	64,6	653	76,8
35		*69*		*10*		*260*		*432*		*692*	
16	45,7	14	20,3	4	40,0	71	27,3	259	60,0	330	47,7
19	54,3	55	79,7	6	60,0	189	72,7	173	40,0	362	52,3
19		*64*		*8*		*178*		*210*		*388*	
5	26,3	14	21,9	3	37,5	43	24,2	109	51,9	152	39,2
14	73,7	50	78,1	5	62,5	135	75,8	101	48,1	236	60,8
186		*440*		*53*		*1515*		*2169*		*3684*	
119	64,0	206	46,8	32	60,4	739	48,8	1957	90,2	2696	73,2
67	36,0	234	53,2	21	39,6	776	51,2	212	9,8	988	26,8
130		*169*		*73*		*872*		*1235*		*2107*	
38	29,2	43	25,4	47	64,4	218	25,0	1026	83,1	1244	59,0
92	70,8	126	74,6	26	35,6	654	75,0	209	16,9	863	41,0
634	84,9	703	61,2	168	71,5	3230	65,0	5045	82,4	8275	74,7
113	15,1	446	38,8	67	28,5	1724	35,0	1080	17,6	2804	25,3

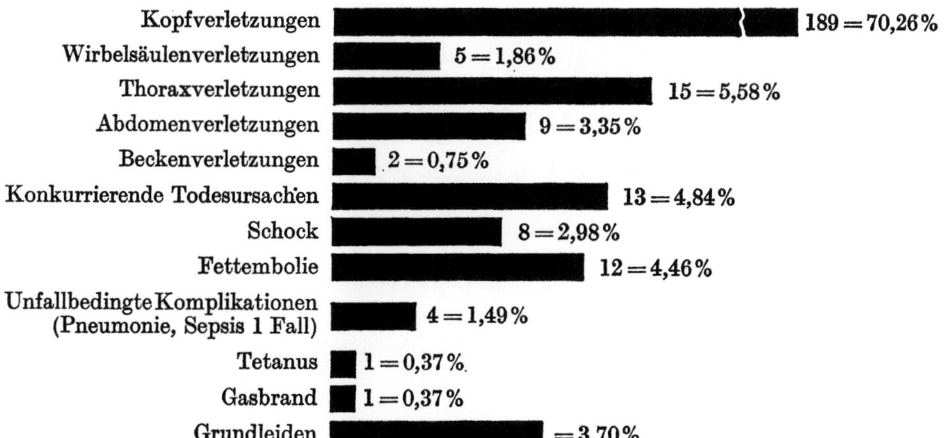

Abb. 7. (FAG 723). Todesursachen bei 269 tödlichen Verkehrsunfällen. (Stationäres Krankengut der Chirurgischen Universitätsklinik Heidelberg, 1952—1958.) (Nach GÖGLER, 1962)

der Summe der *Verkehrsunfälle* hat *jeder Dritte* (35%) *Mehrfachverletzungen* verschiedener Körperteile, bei den Pkw-Unfällen sogar jeder Zweite (45%), bei den *Nichtverkehrsunfällen* dagegen *nur jeder Sechste* (Tabelle 7).

Der Unterschied zwischen Verkehrsunfällen und Nichtverkehrsunfällen spiegelt sich auch in der Letalität wider. Sie beträgt bei den Verkehrsunfällen insgesamt 5,6%, bei 6126 Nichtverkehrsunfällen der Heidelberger Klinik von 1952—1958 3,85%. *Todesursache Nr. 1 bei Verkehrsunfällen sind die Kopfverletzungen* (70,3%) (Abb. 7). Nach dem Thorax mit 5,6% folgen die *konkurrierenden Todesursachen* der Mehrfachverletzten mit 4,8%, bei denen jede Verletzung allein schon als Todesursache ausreicht.

III. Dokumentation der Verkehrsunfälle

Ausgehend von der Erkenntnis, daß neben der amtlichen Unfallursachenstatistik genau wie bei uns keine *Ursachenforschung für die Verletzungen* bestand, und daß bei der großen Streuung der Gewalteinwirkungen hinsichtlich Richtung und Größe bei Pkw- und anderen Straßenverkehrsunfällen die Arbeiten einzelner Kliniken nicht ausreichend repräsentativ sein können, wurde 1952 die Forschungsgruppe für Autounfallverletzungen an der Cornell-Universität gegründet (ACIR), die heute, unterstützt vom National Safety Council, von Industrie, Heer- und Polizeiorganen, das sich in unzähligen Variationen abspielende Massenexperiment auf der Straße aus 21 Bundesstaaten durch ein sorgfältiges Datenverarbeitungsprogramm wissenschaftlich auswertet, als wären es Laborexperimente.

Speziell geschulte Gruppen von Ingenieuren und Polizeibeamten in Zusammenarbeit mit praktischen- und Krankenhausärzten garantieren die gleichartige und exakte Datenerhebung in einem 4 Seiten langen Bericht, ergänzt durch Fotographien der Unfallfahrzeuge und der Verletzungen. Bis Ende 1960 wurden 39519 Kraftfahrzeugunfälle tabelliert. Ein wesentlicher Schritt in der Aufarbeitung ist die Fallanalyse, bei der objektive Unfalldaten in wertende Urteile umgeformt und die ärztlichen Daten nach Schweregrad der Verletzungen interpretiert werden müssen (Tabelle 8 und 9).

Ziel dieser Dokumentation ist

1. Durch die Statistik Schwerpunkte zu erkennen, die Fragestellung einzugrenzen und nach Lösungen zu suchen.
2. Die so gefundenen Lösungen experimentell zu erproben und konstruktiv zu verwirklichen.
3. In einer erneuten statistischen Untersuchung die Wirksamkeit der Verbesserungen auszuwerten und die Notwendigkeit von Weiterentwicklungen aufzuzeigen.

Hier nur einige Themen, die mit dieser systematischen Methodik angesprochen wurden:

Verletzungen im Innern von Fahrzeugen und beim Hinausschleudern durch geöffnete Türen, Abhängigkeit der Schwere der Verletzungen von Reise- und Kollisionsgeschwindigkeit, Auswertung verbesserter Türschlösser, Verletzungen und Lebensrisiko mit und ohne Sicherheitsgurte. Verletzungen in Abhängigkeit von Größe und Gewicht verschiedener Fahrzeugtypen, Verletzungen durch Innenkonstruktionen, Unterschiede der Verletzungen des Fahrers und des Beifahrers. Augenverletzungen in Kraftfahrzeugen, Kopfverletzungen in Kraftfahrzeugen, Todesursachen bei Kraftfahrzeugunfällen, Verletzungen durch Anprall am Armaturenbrett, Verletzungen durch Windschutzscheibe und Seitenfenster, Verletzungen durch die aufstehende Handschuhklappe, Verletzungen bei Kindern, Fußgängerverletzungen und Außenkonstruktionen.

Tabelle 8. *ACIR-Verletzungsskala (1961)*

Verletzungsgrad	Verkürzte Form	Art der Verletzung
0 Nicht verletzt	0 Nicht verletzt	—
1 leicht verletzt	1 leicht verletzt	Prellungen, Schürfungen, oberflächliche Wunden
2 mäßig verletzt	2 nicht gefährlich verletzt	Tiefere Wunden, einfache Knochenbrüche, Gelenk- und Muskelzerrung
3 schwer verletzt		Ausgedehnte Wunden, offene Frakturen mit Dislokation, einfache Commotio cerebri [a], Schock I [a]
4 gefährlich verletzt	3 gefährlich	Wunden mit gefährlicher Blutung, Trümmer- und Kompressionsfrakturen, Schock II [a]
5 lebensgefährlich verletzt		Gefährliche Thorax- und Bauchverletzung, Rückenmarksverletzung, Kontusio cerebri [a], Schock III [a]
6 tödlich verletzt	4 tödlich	Tödliche Verletzungen eines Körperabschnitts mit schweren oder weniger schweren Verletzungen an anderen Körperabschnitten
7 tödlich		Tödliche Verletzungen eines Körperabschnitts mit gefährlichen und lebensgefährlichen Verletzungen anderer Körperabschnitte
8 tödlich		Tödliche Verletzungen an zwei Körperabschnitten
9 tödlich		Tödliche Verletzungen an drei oder mehr Körperabschnitten

[a] Ergänzungen des Verfassers.

Tabelle 9. *ACIR-Skala für die Schwere des Unfalls (1961)*

Schweregrad [a]	Fahrzeugschaden
1 leicht	leichte Karosseriedeformation, Rahmen und Chassis unbeschädigt
2 mäßig	Verknautschung der Karosseriestrukturen ohne Beschädigung von Rahmen und Chassis
3 mittelschwer	Verknautschung der Karosserie mit Distorsion der Rahmenstruktur
4 schwer	Größerer Schaden der Karosserie und Rahmenstruktur, Eindrückung der Insassenkabine
5 äußerst schwer	teilweise Zerstörung mit schwerer Impression der Insassenkabine
6 Extrem	Völlige Demolierung, Desintegration der Karosserie und der tragenden Strukturen

[a] Die Definitionen der Schweregrade sind ziemlich weit gefaßt. Die Kriterien zur Einstufung sind äußerst komplex und erfordern intensive Einarbeitung anhand von typischen Fotos.

In der Bundesrepublik Deutschland gibt es keine derartige repräsentative Dokumentation der Verletzungen bei Verkehrsunfällen. Die schweizerische Beratungsstelle für Unfallverhütung macht Ansätze zu einer echten Dokumentation. In dem nationalen Verkehrsforschungsinstitut Großbritanniens „road research laboratory" laufen alle Fäden der Verkehrswissenschaften und ihrer Experten zusammen. In Deutschland fehlt klare Zielsetzung, Planung, Koordinierung. Wir halten den Rekord an Verkehrsunfällen.

IV. Unfallmechanik - Verletzungsmechanik

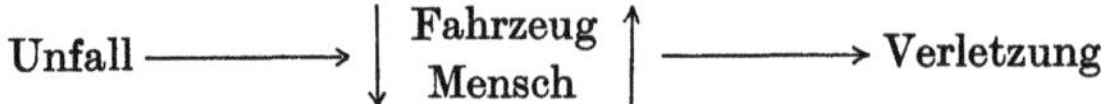

In der Kausalkette Unfall-Fahrzeug-Mensch-Verletzungen fragt der *Jurist* nach den *vor* dem Unfall liegenden Ursachen und ihrer Verschuldung; mit Hilfe der Tatbestandsaufnahme am Unfallort rekonstruiert der *Ingenieur* den Unfallablauf, Geschwindigkeiten, Brems- und Verzögerungswege und berechnet daraus die zur Deformierung von Fahrzeug und Mensch wirksamen Energien und Kräfte, deren Stoßrichtung und Dauer (vgl. hierzu den Beitrag von Dietl in diesem Handbuch ab S. 939).

Wo der *Chirurg* den umgekehrten Weg vom Menschen und seinen Einzelverletzungen zum Unfallfahrzeug geht, wo er von der Wirkung her die Ursache sucht, trifft er mit dem Ingenieur zusammen. Die Forschung, die sie nur gemeinsam leisten können, heißt *Biophysik*, die *Lehre von der Wechselwirkung zwischen physikalischen Größen und lebendigen Körpern.*

1. Simulation des Fahrzeugs

Zur Untersuchung der Unfallmechanik des Kraftfahrzugs stehen folgende Methoden zur Verfügung:

a) Kollisionsteste (Full stage crash Test). Dabei läßt man serienmäßige Kraftfahrzeuge gegen feste Hindernisse, gegen Leitplanken, gegen Fußgängerpuppen oder unter sich mit verschiedener Geschwindigkeit und Stoßrichtung kollidieren.

Elektronische Verzögerungsmeßgeräte an verschiedenen Positionen des Fahrzeugs registrieren über Oszillographen die Meßwerte in mindestens 3 Achsen über der Zeit. Gleichzeitig werden die Bewegungen der Fahrzeuge mit Hochleistungsfilmkameras (bis 3000 Aufnahmen in der Sekunde) aus verschiedenen Blickwinkeln mit Zeitregistrierung im Bild festgehalten.

Die ausführlichsten Untersuchungen, denen wir fundamentale Kenntnisse über den Frontalanprall gegen feste Hindernisse, über frontale und Front-zu-Seit-Kollisionen, sowie über Auffahrunfälle verdanken, stammen aus dem Institut of Trafic and Transportation der University of California Los Angeles (Severy u. Mitarb.), aber auch die amerikanische, deutsche, italienische und französische Automobilindustrie haben wesentliche Beiträge geliefert (Ford, General Motors, Daimler-Benz, Fiat, Renault).

Bei den Versuchen der Fiatwerke wurde die Kollisionsverzögerung durch Bremsseile simuliert, so daß mit ein und demselben Fahrzeug mehrere Versuchsreihen möglich wurden. Das Swedish Power Board ließ Fahrzeuge aus verschiedener Höhe abstürzen. Neuerdings werden am Institut für Kraftfahrzeuge, Berlin, ingenieurmäßig sehr exakt ausgewertete Kollisionsteste der deutschen Mittelklassewagen durchgeführt (Fiala).

b) Schleudersitz, Schlitten. Die Verzögerungscharakteristik der Fahrzeugkollision wird durch schienengeführte Schlitten mit verschiedenen Beschleunigungen, Geschwindigkeiten, Verzögerungswegen und Verzögerungszeiten nachgeahmt. Auf dem Schlitten können Karosserieteile, Windschutzscheiben, Lenksäule, Lenkrad, Armaturenbrett und andere Innenkonstruktionen montiert werden.

Gewinnen wir aus den Kollisionstesten Originaldaten über die Verzögerungscharakteristik der Fahrzeugkollision, so soll im Schlittenversuch diese Unfallmechanik möglichst echt nachgeahmt werden, um nun an den Insassen die Verletzungsmechanik unter verschiedenen Bedingungen zu studieren.

c) Nach *Mathematischen Modellen* haben KEIL und WERNER, EBERAN-EBENHORST, GRIME, HAGEN, HÖRTZ, SLIBAR, LOCATI, MARQUARD u.a. die Kinetik von Fahrzeug und Insassen unter verschiedenen Bedingungen mathematisch formuliert. Im Prinzip geht es um die Ableitung der Gleichungen für den schiefen exzentrischen Stoß mit Reibung aus den klassischen Stoßgesetzen. Steifigkeit und Radreibungskräfte komplizieren die Anwendung des Impuls- und Schwerpunktsatzes auf eindrehende oder abgleitende Auslaufbewegungen. Die experimentell gewonnenen Meßwerte ermöglichen die Entwicklung eines differenzierten mathematischen Modells des Verformungsablaufes und der Verformungseigenschaften verschiedener Kraftfahrzeuge, so daß nun mit dem Digital- und Analogrechner das zu erwartende Verhalten der Kraftfahrzeuge unter beliebigen Variationen der Geschwindigkeit, der Stoßrichtung, der Straßenhaftung und durch konstruktive Veränderung der Verformungseigenschaften analytisch untersucht werden kann.

In einer solchen Computerstudie hat MOORE (1965) den Bewegungsablauf der Fahrzeuge bei der Front-zu-Seitkollision trajektiert. Für die Rotation sind Geschwindigkeit und Anprallstelle am Fahrzeug ausschlaggebend, die Richtungsabweichung nach der Kollision wird bestimmt durch den Aufprallwinkel, das Fahrzeuggewicht spielt die geringste Rolle.

d) Straßenverkehrsunfall. Während beim ingenieursmäßigen Kollisionstest die Ausgangswerte festgelegt, das kinetische Verhalten der Fahrzeuge in Filmaufnahmen und Meßwerten kontrolliert ist, müssen beim wirklichen Straßenverkehrsunfall aus Endstellung und Deformierung und aus der mutmaßlichen Ausgangsposition im Moment der Kollision sowie aus Reifenspuren die Ausgangswerte berechnet und der Bewegungsablauf der Fahrzeuge rekonstruiert werden. Dazu sind die Erfahrungen aus Kollisionstesten unerläßlich, mit Hilfe der Computer-Analyse kann die Richtigkeit der Rekonstruktion überprüft werden.

2. Simulation der Unfallopfer

Die *Fragestellung* lautet: Welche Bewegungen führen die Insassen von Kraftfahrzeugen bei verschiedenartigen Fahrzeugen und Unfallmechanismen aus, welche Kräfte wirken auf sie ein, wie ist der Bewegungs- und Verzögerungsablauf über der Zeit, welche Verletzungen entstehen, welche Konstruktionselemente des Fahrzeugs sind dafür verantwortlich, welche Anordnung verschärft die Verletzungen, durch welche Konstruktionsänderung können Verletzungen vermieden werden und wo liegen die Toleranzgrenzen von Organen und Geweben gegenüber Beschleunigung oder Verzögerung, gegen den Aufbau von Verzögerungsspitzen über der Zeit und die Dauer der wirksamen Verzögerungskräfte.

Nach EVANS und PATRICK sollte die experimentelle Untersuchung der Belastungscharakteristik und Verletzungsmechanik des menschlichen Körpers integriert werden durch verschiedene Modelle:

1. Durch menschliche freiwillige Versuchspersonen in unterschwelligen Verletzungsbereichen;
2. durch Versuchstiere in allen Verletzungsbereichen bis zur völligen Destruktion;
3. durch Leichen;
4. durch dem menschlichen Körper nachgebildete Modelle, sog. anthromorphe Puppen;
5. durch Computeranalyse;
6. durch technologische und medizinische Auswertung des unfreiwilligen Experiments am Menschen bei tatsächlichen Verkehrsunfällen.

Die experimentelle Anordnung hängt ab von der jeweiligen Fragestellung: Zur Untersuchung der Kinetik im Kraftfahrzeug und bei Fußgängern kommt die ingenieurmäßige Kollision mit Puppen und serienmäßigen Kraftfahrzeugen der Wirklichkeit am nächsten. Für röntgenkinematographische Untersuchungen der

Bewegungen innerer Organe wie auch für Ermittlung von Toleranzgrenzen etwa der Gehirnsubstanz im Sinne commotioneller oder kontusioneller Hirnverletzungen eignen sich Versuchstiere am besten, sei es in Verbindung mit dem Schleudersitz oder indem umgekehrt nicht das Versuchstier verzögert wird, sondern durch einen nach Oberfläche, Masse und Geschwindigkeit berechneten Stoß, eine Beschleunigung in umgekehrter Richtung gegeben wird. Zur Ermittlung biomechanischer Parameter an Leichen eignet sich ebenfalls der berechnete Stoß, die Verzögerung aus freiem Fall und im Schleudersitz.

Das Prinzip der Versuchsanordnung ist immer ähnlich: Durch elektronische Verzögerungsmesser werden Verzögerungen oder Beschleunigungen in mehreren Achsen gemessen, fortlaufend oszillographisch registriert und der ganze Vorgang durch Kraftweg- und Kraftzeitdiagramme und Filmaufnahmen analysiert (Meßtechnik s. HEITZ, ROHRBACH).

Die Wahl der menschlichen Simulatoren begrenzt den experimentellen Spielraum und die Aussagekraft.

a) An menschlichen freiwilligen Versuchsobjekten sind ohne zusätzliche Sicherungseinrichtungen Verzögerungen bis maximal 5 g statthaft. Jeglicher Körperanprall mit Verletzungsfolgen muß vermieden werden, daher sind in dieser Anordnung allenfalls Grenzwerte für minimale Verletzungen zu erwarten, aber keine Meßwerte für verschiedene Verletzungsarten und Schweregrade. Die Kinetik innerer Organe kann am menschlichen Versuchsobjekt weder mit Meßgeräten noch röntgenologisch aufgeklärt werden.

b) Dazu eignen sich Versuchstiere trotz ihrer Verschiedenheit nach Größe, Gesamtgewicht und Gewichtsproportionen gegenüber dem Menschen, weil an ihnen biologische Reaktionen auf Verzögerungen oder Beschleunigungen in abgestuften Bereichen bis zur Destruktion abgeleitet werden können.

c) Abgesehen von den Schwierigkeiten bei der Beschaffung von *Leichen* zu solchen — auch die Integrität des äußeren verletzenden Untersuchungen und notwendiger Diskretion bei der Veröffentlichung — können bei Leichenversuchen die Meßwerte infolge der wesentlich verminderten Visco-Elastizität nicht direkt auf den Menschen übertragen werden. Selbst wenn die Leichenstarre durch Präparation und Massage überwunden ist, bleiben der veränderte Haut-Unterhautturgor, der fehlende Muskeltonus und die veränderte Elastizität innerer Organe und dadurch eben wesentliche Veränderungen des dynamischen Verhaltens gegen dynamische Belastung.

d) Obwohl die Nachbildung des Menschen ein jahrtausendealter Menschheitstraum ist, geht die Entwicklung mechanisch brauchbarer Modelle, ursprünglich für Luft- und Raumfahrtforschung gedacht, erst in die 50er Jahre zurück (SWEARINGEN).

In den USA liefern ALDERSON und die Sierra Engeneering Comp. *Puppen* für Durchschnitts-, Über- und Untergrößen Erwachsener, wie auch Modelle für Kinder verschiedener Lebensalter. Die Nachbildung des Skeletts besteht aus Metallröhren und Stäben, der für Einbau von Meßgeräten hohle Schädel meist aus Aluminium, der kindliche Thorax etwa aus Plexiglas, die Wirbelsäule aus Metallgliedern mit plastischen Zwischenscheiben entlang eines biegsamen, den Muskeltonus nachahmenden Drahtseils montiert. Viele Vorarbeiten hinsichtlich Gewichtsproportionen und Gelenken wurden von den Prothesenbauern geleistet.

Für realistische Nachahmung von Haut, Unterhaut und Muskulatur in ihrem Verhalten gegen Druck, Schnitt, Ablederung haben bisher alle bekannten Kunststoffe mehr oder weniger versagt.

Ziel ist das anthropomorphe, nach Konsistenz, Gewichtsproportionen, Gelenkfunktion, Elastizität und Eigenschwingung dem menschlichen Körper weitgehend ähnliche, verletzungsanzeigende Modell, sowohl in bezug auf Haut und Weichteile, wie auch hinsichtlich Skelett, Schädel-Hirnstrukturen und inneren Organen.

Nach COERMAN ist der Mensch mechanisch definierbar als ein Masse-Federsystem mit Dämpfern. Die spezifischen Daten haben aber beim Menschen selbst eine enorme Variationsbreite, an deren einem Ende die kindlichen Entwicklungsstadien zu berücksichtigen sind, am andern Ende der alte Mensch mit seinen degenerativen Veränderungen. Dazwischen liegen alle individuellen und akzidentellen Schwankungen von Körpergröße und Gewicht, Geschlecht, Training,

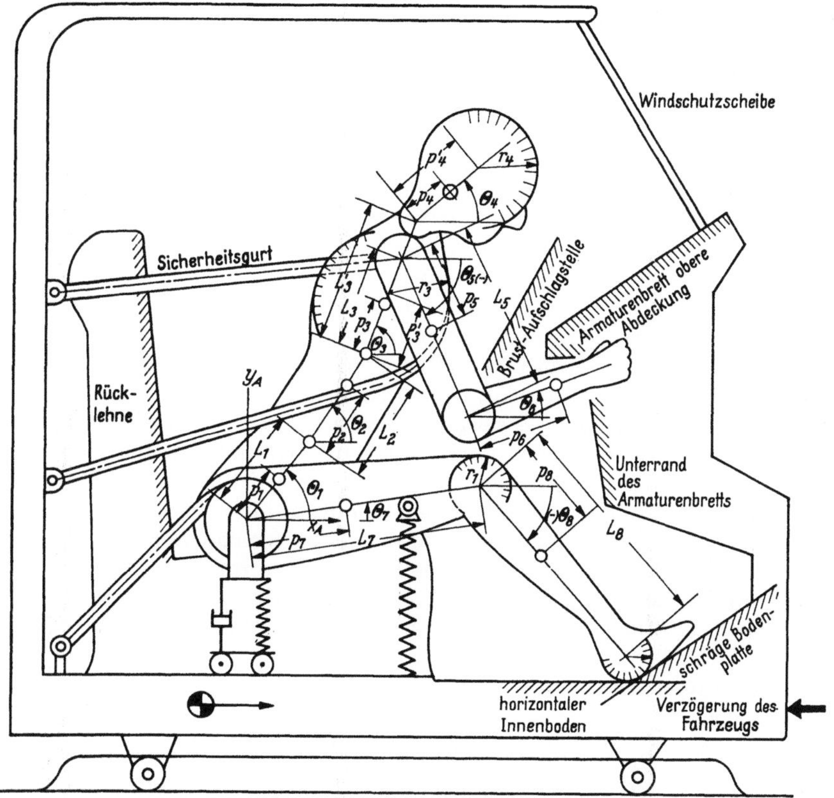

Abb. 8. Mathematisches Modell des menschlichen Körpers und des Gurtsystems auf Testschlitten (11 Freiheitsgrade). (Nach MCHENRY und NAAB, 1966)

Muskeltonus und anderen. Paßt somit das individuelle menschliche Versuchsobjekt in keine allgemeine Norm „Mensch“ so müssen der Konstruktion der Puppe doch Altersnormen und Meßwerte am Menschen unter der dynamischen Belastung zugrunde gelegt werden, wie etwa die Messungen von SWEARINGEN und HIRSCH über die muskuläre Kniesteifigkeit bei Vertikalbelastung oder die immer noch kaum annäherungsweise geklärte Frage der Steifigkeit der menschlichen Halswirbelsäule.

SEVERY berichtet von einer Frontalkollision mit maximaler Thoraxverzögerung von 75 g, bei der die Puppe dekapitiert wurde. Die HWS war mit einem Stahlkabel von 2500 kp Bruchlast dargestellt. Mit der Frage, ob diese Dekapitation unter diesen Bedingungen einer HWS-Fraktur des Menschen entspricht, ist die ganze Problematik und Schwierigkeit des anthropometrischen Modells umrissen.

Die Übereinstimmung des Bewegungsablaufs zwischen Mensch und Puppe wurde von RYAN, FIALA, SEVERY, PATRICK u. Mitarb. in unterschwelligen Verletzungsbereichen dadurch nachgewiesen, daß sie sich selbst neben die Puppe setzten und den Bewegungsablauf mit der Hochleistungsfilmkamera verglichen haben. Aber gerade zum Studium gefährlicher Kollisionen und besonders bei der Entwicklung und Prüfung von Sicherungseinrichtungen unter erlebbaren Grenzbelastungen ist die Übereinstimmung von Elastizität, Resonanz, Eigenschwingung, Gelenksteife und Verformung von ausschlaggebender Bedeutung für den Aussagewert der Untersuchungen.

e) Computer-Modell. Wenn nun das mathematische Modell Mensch als Masse-Federsystem mit Dämpfern, nach anthropomorphen Normen variiert, zusammen mit dem mathematischen Modell Kraftfahrzeug, ebenfalls in verschiedenen Variationen der Bauart und des Unfallmechanismus, dem Computer als Input eingegeben wird, kann man den Kraftfahrzeugunfall wie ein Planspiel mathematisch durchspielen (MCHENRY und NAAB, 1966; Abb. 8). Sind durch experimentelle Messungen in Kollisionstesten und mit Simulationen des Kraftfahrzeugs einerseits, mit Menschen oder Simulationen der Unfallopfer andererseits für Standardvorgänge gültige Meßwerte ermittelt, und stimmt der Computer-input und output mit diesen Standardvorgängen und Meßwerten überein, so können nun im Computerverfahren alle Varianten durchgespielt werden, die in experimentellen Anordnungen zu zeitraubend und teuer sind.

Der entscheidende Gewinn ist, daß im mathematischen Modell konstruktive Veränderungen am Fahrzeug vorgenommen werden können, die zugehörige Belastungscharakteristik und Verletzungsmechanik der mathematisch repräsentierten Insassen geprüft werden kann, durch die Computeranalyse alle möglichen Arten von Sicherungseinrichtungen und ihre Rückwirkung auf die Insassen getestet werden können, und daß schließlich im output nicht nur Meßgrößen, sondern sogar Urteile über die Verformungscharakteristik verschiedener Fahrzeuge, über die Leistungsfähigkeit von Sicherheitskonstruktionen und letztlich über das Ausmaß von Verletzungen zu erwarten sind, sobald wir mehr wissen über die biomechanischen Parameter des Normmenschen und seiner Varianten hinsichtlich der Verletzungsarten verschiedener Organe und Gewebe. Der Beitrag der Chirurgie ist dazu unentbehrlich.

3. Physik des Kraftfahrzeugunfalls

Physikalisch ist den Kraftfahrzeugunfällen eine Änderung der Geschwindigkeit, also eine Beschleunigung oder Verzögerung gemeinsam. Dabei wird die kinetische Energie in Verformungsarbeit umgesetzt. Bei der dynamischen Belastung werden primär Energien angeboten. Erst durch die Verformungscharakteristik von Fahrzeug und Kollisionsobjekt, also durch den Verformungswiderstand gegen eine bestimmte Verformungsgröße, bauen sich Kräfte auf (ZIFFER).

Nach MARQUARD, EBERAN-EBERHORST, LOCATI wird die Kraftfahrzeugkollision repräsentiert durch das mathematische Modell des unvollkommen-elastischen Stoßes. Bei kleiner Stoßgeschwindigkeit überwiegt noch die elastische Formveränderung, welcher die Stoßzahl 1 entspricht. Schon bei 4—6 km/h wird das Arbeitsvermögen der Stoßstangen überschritten; es kommt zur bleibenden Deformierung; bei 40 km/h nehmen sie kaum $1^0/_{00}$ der Verformungsarbeit auf. Bei großen Aufprallgeschwindigkeiten überwiegen immer mehr die plastischen, d.h. die bleibenden Verformungen, so daß sich bei hohen Anprallgeschwindigkeiten der Wagenkörper fast nur noch plastisch verhält; der Längenanteil $m \times l$ des Kraftfahrzeugs wird um den Betrag s gestaucht; die Stoßzahl k nähert sich mit zunehmender Geschwindigkeit dem Wert 0.

Durch die unvollkommen-elastische Verformungscharakteristik der Fahrzeugkörper wird im Augenblick der größten Zusammendrückung bereits ein Teil der

Gesamtenergie durch bleibende Formänderungen aufgebraucht, ein weiterer Teil ist im gestauchten Abschnitt des Kraftfahrzeugs elastisch gespeichert und wird beim Ausfedern wieder in Bewegungsenergie umgesetzt. Die Fahrzeuge trennen sich nach dem Stoß. Maßgebend für die Translations- und Rotationsbewegungen nach dem Stoß ist die Lage des Impulsvektors (ENDRES und HAGEN). Die Größe und Verteilung von Massen und Festigkeit im Fahrzeug bestimmen den Verzögerungsverlauf an den verschiedenen Stellen im Wagenkörper und die Energieaufnahme beim Stoß (FIALA).

Richtung und Verlauf der Verzögerung, der Geschwindigkeit und der Verformung über der Zeit, Gestaltfestigkeit, Verformungsenergie, Richtung und Kräfte im Auslauf der Fahrzeuge nach dem Stoß, sind die Größen, die für die konstruktive Sicherheit der Fahrzeuge und für den Entstehungsmechanismus der Verletzungen von Bedeutung sind.

Nach MORELAND ist die Schwere der Verletzungen korreliert mit dem Verformungsindex des Fahrzeuges. Der Verformungsindex ergibt sich aus der gemessenen Verformung in der Stoßrichtung (Tabelle 10).

Tabelle 10. *Verformungsindex von Kraftfahrzeugen*

Konstruktionsteil	Faktor	Verformung in cm: mittlerer Index		
		leicht	mittel	schwer
Frontaufbau Heckaufbau	2	1 bis 10 Index 30	10 bis 30 Index 100	30 bis 75 Index 260
Kabine	6	1 bis 5 Index 40	5 bis 10 Index 110	10 bis 30 Index 300
Chassis vorn hinten	9	1 bis 8 Index 90	8 bis 15 Index 250	15 bis 50 Index 670

Die Klassifizierung in „leicht", „mittel", „schwer" stammt aus den Meßwerten einer größeren Anzahl von Unfallfahrzeugen. Die Ziffern 2, 6, 9 geben den Wertigkeitsgrad für die 3 gemessenen Kategorien an. Die Zahlen unter den Meßwerten entsprechen dem jeweils errechneten mittleren Verformungsindex. Bei modernen Fahrzeugen mit selbsttragender Karosserie wird die Verformung der Konstruktionselemente gemessen, die nach ihrer Funktion dem Chassis entsprechen.

Setzt man nun willkürlich für die größte Chassisdeformation (18 in. = 45,7 cm) den Verformungsindex 1000 und zur mathematischen Definition des Wertigkeitsgrades der Deformierung am Chassis, an der Innenkabine und am Front- bzw. Heckaufbau die Multiplikationsfaktoren 9, 6, 2, so errechnet sich z.B. der Verformungsindex für die maximale Deformierung der Insassenkabine (12 in. = 30,5 cm)

$$1000 \frac{\text{max. Deformation der Kabine} \times \text{Faktor } 6}{\text{max. Deformation des Chassis} \times \text{Faktor } 9} = 1000 \frac{12 \cdot 6}{18 \cdot 9} = 444.$$

Der Gesamtindex ergibt sich als Summe der Indizes des Front- bzw. Heckaufbaus + Innenkabine + Chassis. Mit diesem Verformungsindex ist von der Fahrzeugdeformierung her ein Maßstab für die zu erwartenden Verletzungen gegeben.

a) Frontale Kollision — Fahrzeug

Innerhalb des Verformungsweges des *Fahrzeugs* wird die im Moment der Kollision bestehende Geschwindigkeit auf 0 verzögert. Der Verzögerungsweg des unzerstörten Wagenteils ist genau so groß wie die Summe des plastischen und elastischen Stauchungsbetrags des vom Aufprall betroffenen und zerstörten Frontteils. Der Stauchungsbetrag ist vom Quadrat der Geschwindigkeit abhängig, aber die Ausdehnung der Deformationszone am Fahrzeug ist ungefähr 5mal so tief wie die plastische Verkürzung selbst.

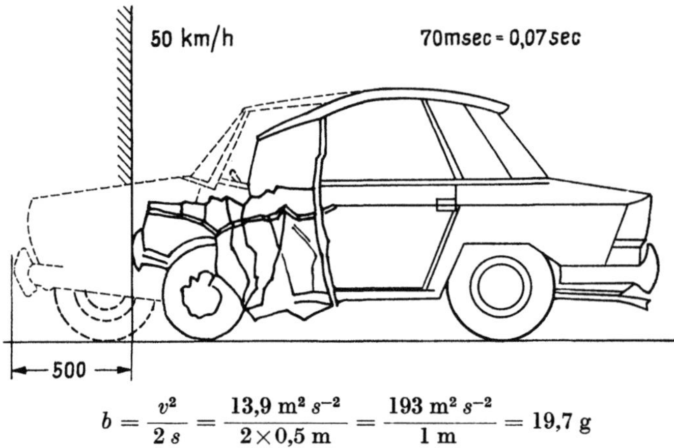

$$b = \frac{v^2}{2s} = \frac{13{,}9\ \mathrm{m}^2\, s^{-2}}{2\times 0{,}5\ \mathrm{m}} = \frac{193\ \mathrm{m}^2\, s^{-2}}{1\ \mathrm{m}} = 19{,}7\ \mathrm{g}$$

Abb. 9. Fahrzeugdeformierung — Verzögerungsweg — mittlere Verzögerung

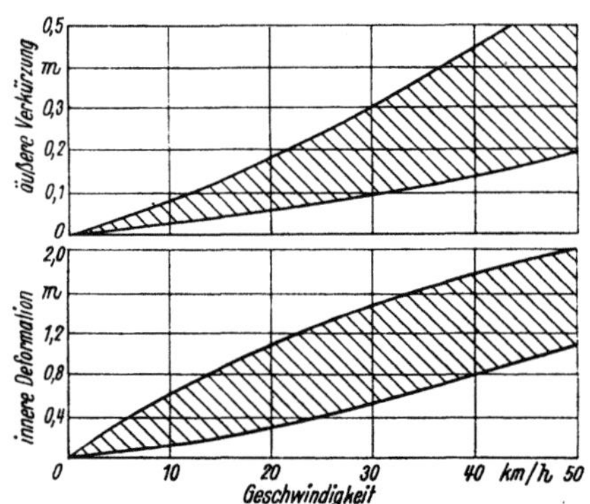

Abb. 10. Stauchungsbetrag und Ausdehnung des deformierten Abschnitts in Abhängigkeit von der Kollisionsgeschwindigkeit. (Nach E. Franchini)

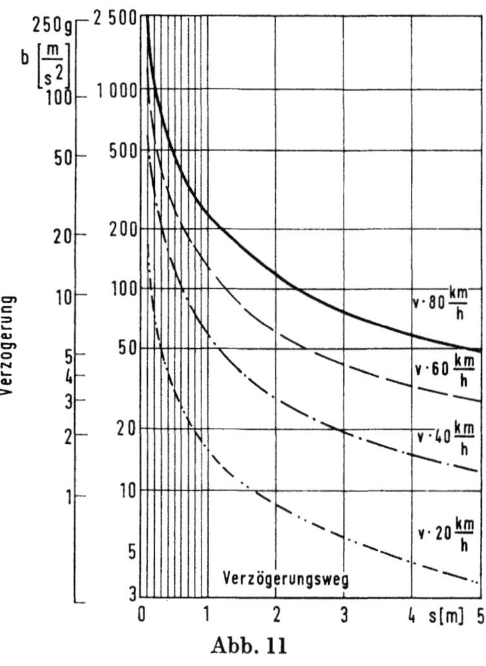

Abb. 11

Abb. 11. Kollisionsgeschwindigkeit — Verzögerungsweg — mittlere Verzögerung des Kraftfahrzeugs

Mit der Grundformel $b = \frac{V^2}{2s}$ errechnet sich die mittlere Verzögerung in Abhängigkeit von Kollisionsgeschwindigkeit und Verzögerungsweg (Abb. 9—11).

Das Zurückfedern eines amerikanischen Pkw's beginnt nach einer Stoßzeit von ca. 0,07 sec. Der Formveränderungsweg erreicht beim Anprall mit 48,3 km/h gegen eine feste Wand den größten Wert von 50,8 cm und am Ende des Stoßes den Wert des bleibenden Formveränderungsweges von 35,5 cm. Die Stoßzahl $k = 0{,}265$ entspricht dem unvollkommen plastischen Stoß (Severy).

In der ersten Phase vom Moment der Berührung bis zur größten Zusammendrückung errechnet sich die maximale Verzögerung auf 355,6 m/sec^2 = 36,2 g. Die maximale Stoßkraft beträgt bei einem Kraftfahrzeuggewicht von 1500 kp 53000 kp. Die starken Schwankungen der Kraft im Federdiagramm bei der Zusammendrückung entsprechen dem aufeinanderfolgenden Zusammenbrechen verschiedener Massen des Kraftfahrzeuges.

Bei frontaler Kollision eines Borgward mit 100 km/h gegen einen stehenden Lloyd-Pkw erreichten die Fahrzeuge nach 63 msec die größte Annäherung. Im einzelnen ermittelte FIALA die aus Tabelle 11 ersichtlichen Werte.

Tabelle 11. *Mechanische Größen vor dem Stoß und nach der Kompressionsphase* (FIALA)

	Borgward	Lloyd
Masse m [kps^2/m] (ohne Fahrer)	105	51
Geschwindigkeit vor dem Stoß [m/sec]	26,7	0
Geschwindigkeit nach der Kompressionsphase $v_1 = \frac{m_B}{m_B + m_L} \cdot v_0$ [m/sec]	18	
Stoßimpuls nach Kompression $m_L \cdot v_1 = m_B\,(v_0 - v_1)$ [kps]	915	
Deformationsenergie nach Kompressionsphase [$m$kps]	$1{,}38 \cdot 10^4$	
Deformationsweg [m]	0,95	
zeitlicher Mittelwert der Stoßkraft [kp]	14600	
Mittelwert der Stoßkraft über dem Deformationsweg [kp]	14520	

Bis 40 km/h verläuft die Kollision mit einem entgegenkommenden Fahrzeug gleicher Masse und gleicher Geschwindigkeit genau so wie der Anprall gegen eine Mauer (SEVERY, HAYNES, FREDERICKS) (Abb. 12).

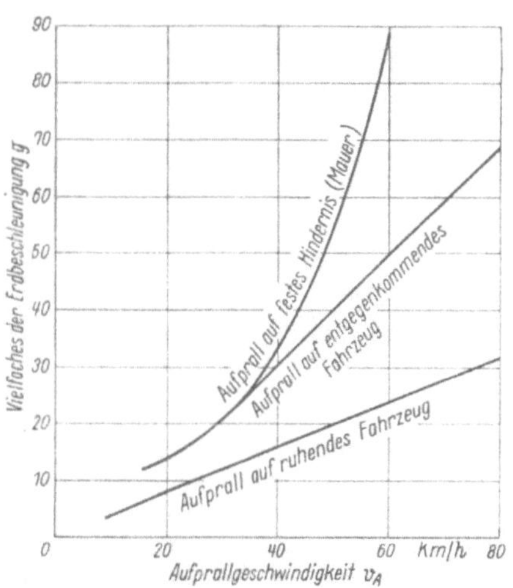

Abb. 12. Am Boden der Versuchsfahrzeuge hinter dem Fahrersitz gemessene Maximalverzögerungen bei verschiedenen Kollisionen. (Nach SEVERY, HAYNES, FREDERICKS)

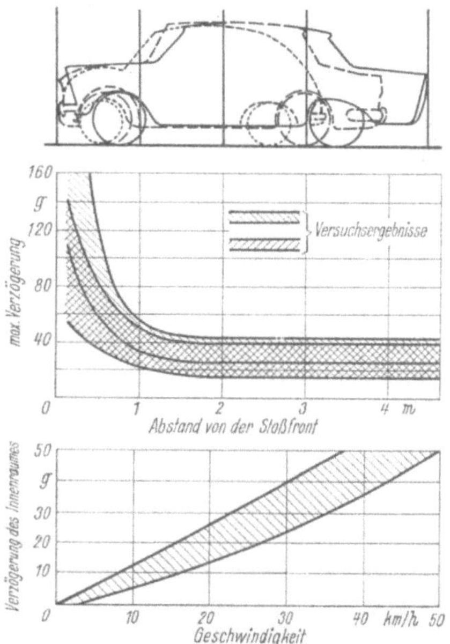

Abb. 13

Abb. 13. Abbau der Stoßverzögerung von der Stoßfront nach hinten bei 40 km/h. Fahrgastraumverzögerung in Abhängigkeit von der Kollisionsgeschwindigkeit. (Nach E. FRANCHINI)

Weil beim annäherungsweise plastischen Stoß die Verzögerungen im Fahrzeug von vorn nach hinten abgebaut werden (Fredericks, Haynes, Severy, Franchini), bei einem Aufprall mit 40 km/h an der Kühlerfront beispielsweise weit über 100 g, theoretisch unendlich betragen und 1,50 m von der Stoßfront der Stoßstangen entfernt im Fahrgastraum auf einen für diese Geschwindigkeit und dieses Fahrzeug konstanten Wert zwischen 20 und 40 g absinken, kommt für die Insassen alles darauf an, daß sie außerhalb der frontalen Stoßzone bleiben (Abb. 13).

Der zeitliche Verlauf der Verzögerung im Frontteil ist nicht gleichförmig, da das Zusammenbrechen verschiedener Konstruktionselemente stufenweise vor sich geht. Die Verzögerungsspitze des Frontteils fällt in die ersten 50 msec nach dem Anprall (Abb. 14).

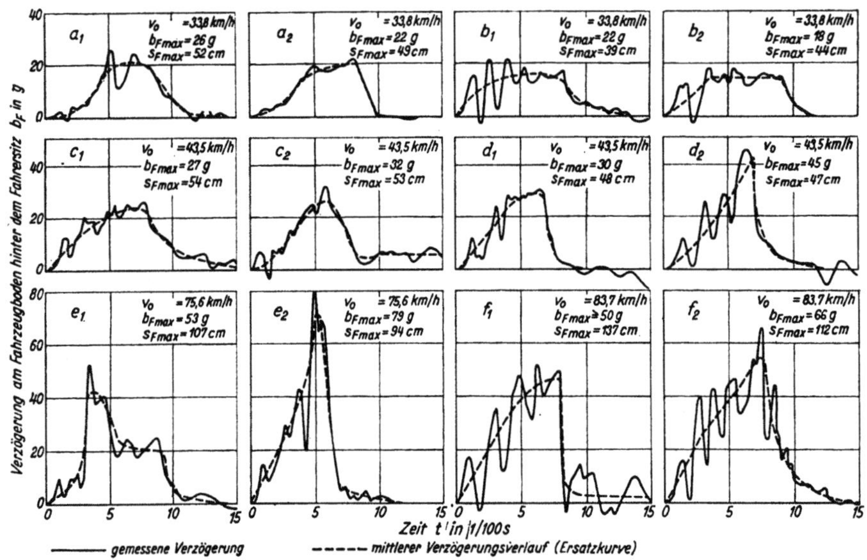

Abb. 14. Verzögerungsverlauf über der Zeit, gemessen hinter dem Fahrersitz beim Frontalaufprall in 6 Versuchen mit paarweise gleicher Aufprallgeschwindigkeit und gleicher Masse. (Nach Severy)

b) Frontale Kollision — Insassen

Der Bewegungsablauf ungeschützter Insassen bei der Frontalkollision wird aus dem Modellversuch nach Franchini deutlich (Abb. 15).

Die Verzögerung der Insassen folgt der Verzögerungsspitze des Fahrzeugs zeitlich wesentlich später. Die erste Kollision, der Unfall im engeren Sinne, spielt sich zwischen Fahrzeug und Hindernis ab; sie ist schon vorbei, wenn sich die zweite Kollision zwischen Insassen und Fahrzeug ereignet. So ist beispielsweise 50 msec nach einem Pkw-Aufprall mit 50 km/h die Fahrzeugverformung schon beendet, die Fahrzeuggeschwindigkeit beträgt nur noch 4 m/sec, wenn der Brustkorb des Fahrers gerade das Lenkrad berührt. Daher sagt Nahum: Die meisten Leute werden von Autos getötet oder verletzt, nicht von Unfällen.

Der zeitliche Ablauf der Bewegungen der Insassen bezogen auf die Fahrzeugverzögerung über der Zeit bestimmt die beim Anprall der Insassen an Innenteile des Fahrzeugs aufgebauten Kräfte.

Entscheidend dabei ist, daß die Insassen mit der durch Reibung am Sitz und durch muskuläre Abwehrkräfte kaum abgebremsten ursprünglichen Kollisionsgeschwindigkeit auf die schon nahezu zum Halten gebrachte vordere Innenwandung des Fahrzeugs geschleudert werden. Während aber bei der Kollisionsgeschwindigkeit von 50 km/h die Verzögerung des Fahrzeugs innerhalb von 70 msec über einen Verzögerungsweg von etwa 50 cm aufgebaut wird, geben die Anprallstellen im Innern des Fahrzeugs gegenüber den anprallenden Körperteilen nur wenige Zentimeter nach. Der Verzögerungsweg ist also weit geringer als beim Fahrzeug. Die sich aufbauenden Verzögerungen betragen ein Vielfaches. Verletzung bedeutet Energieabsorption, Umwandlung kinetischer Energie in Verformungsarbeit am Menschen. Die Verformbarkeit menschlicher Organe und Gewebe ist begrenzt. Nach Überschreitung der dynamischen Widerstandsfähigkeit der Gewebe kommt es zu Platzwunden, Knochenbrüchen, Quetschungen,

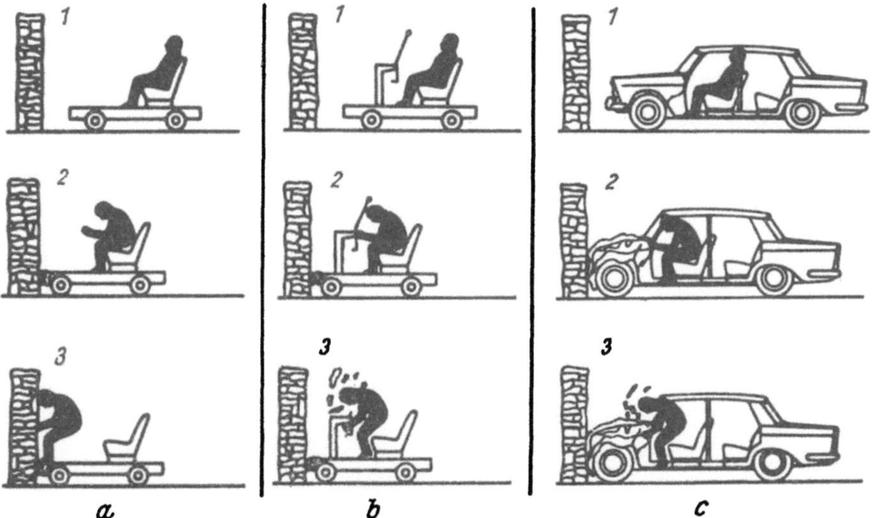

Abb. 15a—c. Bewegungsablauf bei Frontalkollisionen. (Nach Franchini). a Die Kollision von Wagen und Mann gegen die Mauer sind zwei zeitlich getrennte Akte. b Anstatt gegen die Mauer wird der Mann jetzt gegen die Windschutzscheibe geschleudert, aber immer noch sind die Kollision des Wagens gegen die Mauer und die des Mannes gegen die Windschutzscheibe zwei getrennte Vorgänge. c Genau dasselbe ereignet sich bei der Frontalkollision im Kraftfahrzeug. Erst nachdem die Deformierung der Stoßfront schon beendet und die Frontwandung des Innenraumes mit Windschutzscheibe, Armaturenbrett, Lenkrad und Bodenplatten schon zum Stehen gekommen ist, werden die Insassen mit der ursprünglichen unabgebremsten Kollisionsgeschwindigkeit gegen die schon zum Halten gebrachte Vorderwandung und ihre einzelnen Konstruktionselemente geschleudert und dabei ebenfalls schlagartig auf die Geschwindigkeit 0 verzögert

und Organrupturen. Bei den meisten Bauarten von Pkws mit weit vorn über der Vorderachse gelegenem Lenkgetriebe wird die Steuersäule im Zuge der Deformierung des Fahrzeugs in den Fahrgastraum hineingestoßen, so daß zu der nach vorn gerichteten Bewegungsenergie der Insassen mit Brustkorbanprall noch der gegen den Fahrer gerichtete Stoß der Steuersäule kommt.

Grime hat in Berechnungen über ein Sicherheitsfahrzeug die Kraftweg- und Kraftzeitrelationen durchgerechnet.

Unter der Annahme einer 50 km/h-Kollision gegen ein festes Hindernis und insgesamt 0,60 m Frontverkürzung des Fahrzeugs und 41 cm Abstand zur Windschutzscheibe und zu den Armaturen sind schon 59,5 cm der Fahrzeugdeformierung abgelaufen, wenn die Insassen an der vorderen Innenwand aufschlagen. Sie nehmen also an der Fahrzeugverzögerung nicht teil, sondern werden selbst aus voller Geschwindigkeit an der stehenden Innenwand abgebremst.

Bei insgesamt 0,15 m Verformung am gepolsterten Armaturenbrett und am aufprallenden Knie bleibt mit dem verbleibenden Verformungsweg des Fahrzeugs von 0,05 m ein Gesamtverzögerungsweg des Körpers von 0,20 m. Daraus ergibt sich die Insassenverzögerung von 64 g. Das sind bei 50 kp anteiligem Körpergewicht 3200 kp (Grime). Unterstellt man am gepolsterten oberen Kabinenrahmen einschließlich Schädel eine Verformung von 0,025 m, so beträgt die Schädelverzögerung 328 g = 3280 kp bei 5 kp Schädelgewicht + 5 kp Schub durch den Rumpf.

Bei den europäischen Mittelklassewagen mit etwa 35 cm Abstand zwischen Knie und Armaturen erfolgt zuerst der Knieanprall gegen die Armaturen 40—70 msec nach Beginn der Fahrzeugkollision; dann nach 75 msec bei durchschnittlich 45 cm Abstand des Kopfes zum vorderen oberen Rahmen der Schädelanprall, zuletzt und damit endgültig auf stehende Strukturen der Thoraxaufprall gegen die Armaturen nach 85 msec mit durchschnittlicher Entfernung von 55 cm vom Beifahrersitz.

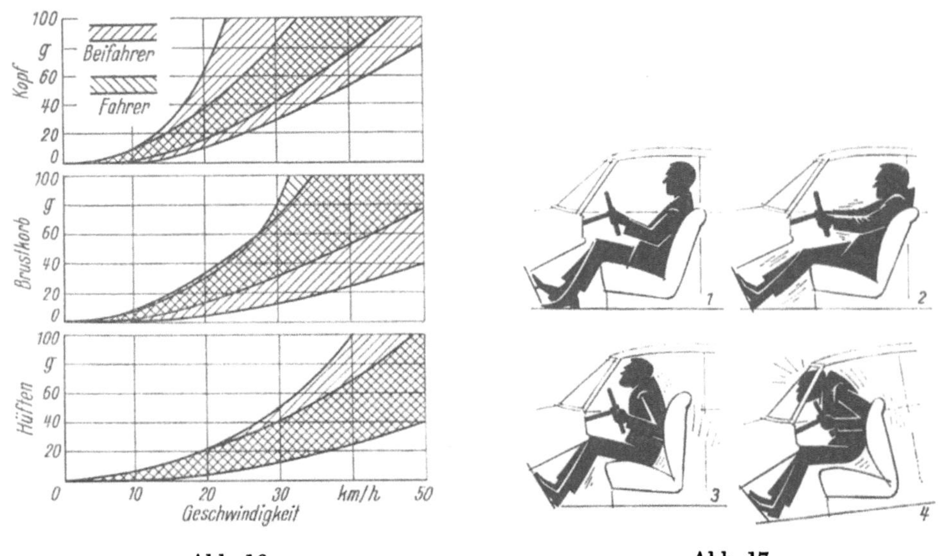

Abb. 16 Abb. 17

Abb. 16. Verzögerung an Kopf, Brustkorb und Hüften bei ungeschützten Insassen in Abhängigkeit von der Aufprallgeschwindigkeit. (Nach E. Franchini)

Abb. 17. Phasen der Insassen-Kinetik bei frontaler Kollision. *1* Ausgangsposition; *2* Abstemmphase, Längsstauchung an Fuß, Knöchel, Unterschenkel; *3* Knieanprall; *4* Schädel-Thorax-Leibanprall

Die bei Kollisionstesten an Puppen gemessenen mittleren Verzögerungen von Kopf, Thorax und Hüften, zeigen zwar in Abhängigkeit von der Geschwindigkeit breite Streuwerte an, insbesondere für die Beifahrer auf den Frontsitzen, aber sie lassen doch keinen Zweifel über die Größenordnung der Verzögerungskräfte, die bereits bei 50 km/h Kollisionsgeschwindigkeit mehrere Tonnen betragen (Abb. 16). Dazu kommt im Rücken der Frontinsassen ein Schub von 500—1500 kp durch die nach vorn klappenden Rücklehnen und die aus ihren Arretierungen gerissenen Sitze.

Wenn dennoch derartige Frontalkollisionen überlebt werden, so nur, weil die nach vorn gerichtete Bewegungsenergie der Insassen durch Anprall verschiedener Körperteile neben- und nacheinander stufenweise mit einer Stoßdauer von unter 70 msec an den äußeren und inneren Anprallstellen verschiedener Körperabschnitte und Organe aufgezehrt, also in Verformungsarbeit umgesetzt wird. Die kinetische Bewegungskette der Gliedmaßen und des Rumpfes fängt die dynamische Belastung des Stoßes auf (Payer).

In der ersten Phase kommt es zur Stauchung des abgestemmten Vorfußes und Knöchelbereiches, fortgeleitet auf das ganze Bein, dann zum Knieanprall an den Armaturen mit Verletzungen am Knie selbst oder fortgeleitet an Oberschenkel und Hüfte. Ein- oder zwei $^1/_{100}$ sec später prallt der Brustkorb des Fahrers gegen das Lenkrad und nach Bruch desselben gegen die Nabe der Steuersäule, wo sich die riesigen Verzögerungskräfte auf kleiner Fläche konzentrieren; der Oberkörper des Beifahrers wird gegen das Armaturenbrett oder gar gegen die waagrecht wie ein Spatenblatt aufstehende Klappe des Handschuhkastens geschleudert (Abb. 17).

Je nach Sitzhaltung, Körpergröße und Innenabmessung der Fahrzeuge erfolgt vorher, gleichzeitig oder kurz danach, oft eingeleitet durch eine Hebelwirkung und Rotationsbeschleunigung beim Knie- und Thoraxanprall (GRIME, DANIEL u. PATRICK 1966) der Schädelanprall am Rahmen der Windschutzscheibe, an Sonnenblende, Rückspiegel und deren Gestängen oder gegen die Windschutzscheibe selbst, dabei infolge des elastischen Anteils beim Stoß ein kurzes Zurückfedern des Schädels, dann erneuter Stoß mit Schub des Rumpfes über die Halswirbelsäule und Vorwärtsbewegung zuerst mit nach oben dann entlang der Windschutzscheibe nach unten gerichtetem Vektor, so daß Kopf und Hals auf der Circumferenz des Lenkringes oder auf der oberen Abdeckung der Armaturen landen, bis schließlich infolge der elastischen Kräfte des Stoßes der ganze Körper wieder in die Ausgangsposition zurückschwingt.

Die Rotationsbeschleunigung des Kopfes nach dem Knie- und Thoraxanprall in einem Bogen von oben nach unten bedeutet, daß jenseits der Kollisionsgeschwindigkeit von 20 km/h der Schädelanprall gegen die unteren Teile der Windschutzscheibe, gegen die obere Armaturenabdeckung und Lenkrad mit einer effektiv höheren Relativgeschwindigkeit zwischen Schädel und Aufprallstelle erfolgt, als der ursprünglichen Kollisionsgeschwindigkeit des Fahrzeugs (DANIEL u. PATRICK 1966).

c) Front-zu-Seit-Kollisionen

Front-zu-Seit-Kollisionen kennzeichnen den Pkw-Unfall auf Kreuzungen. Geschwindigkeit und Masse der beiden Fahrzeuge, die Anprallstelle am getroffenen Fahrzeug in Höhe des Vorderrades, Volltreffer in die Breitseite oder in Höhe des Hecks, und der Auftreffwinkel bestimmen den Bewegungsablauf der beiden Fahrzeuge nach der Kollision und die auf die Insassen wirkenden vektoriellen Kräfte.

Die grundlegenden Kenntnisse verdanken wir SEVERY und seinen Mitarbeitern, die unter fortlaufender Bilddokumentation und Ableitung der Verzögerungen am Fahrzeug und bei den Insassen Kollisionsteste unter 90° Auftreffwinkel bei Geschwindigkeiten von 10, 20, 30 und 40 Meilen in der Stunde ausgewertet haben. Am getroffenen Fahrzeug wurden die 3 typischen Anprallstellen vorne, Mitte, hinten, gewählt. Das getroffene und das auffahrende Fahrzeug waren beide Plymouth 4türige Sedan, Baujahr 1960. In früheren Experimenten wurde als auffahrender Wagen ein 1949er Pontiac 4 Tür-Sedan als getroffener, ein 1949er Chevrolett 4 Tür-Sedan benützt. Die Insassen wurden dargestellt durch anthropomorphe Puppen, der Fahrer durch das 90 kp Sierra Engineering Modell 157, der Beifahrer durch das 75 kp Modell 292 und 185, ein 6 Monate altes Baby auf dem Schoß des Beifahrers durch das 5 kp Modell UCLA-ITTE, ein 3jähriges Kind hinten rechts stehend durch das 15 kp schwere Modell der UCLA-ITTE.

Bei den Kollisionen mit 16, 32 und 48 km/h beider Fahrzeuge wurden verschiedene Gurtsysteme getestet, bei der 64 km/h-Kollision fuhren alle Insassen ohne Sicherungseinrichtungen.

c 1. Front-zu-Seit-Kollision, vorn. 75 msec nach Beginn der Kollision erreicht das kollidierende Fahrzeug seine Verzögerungsspitze von 17 g, das getroffene Fahrzeug 18 g. Entscheidend für die Richtung und Größe der auf die Insassen

Tabelle 12 *Front-zu-Seit-Kollision,*

Zeit ms nachO	Kollidierender Pkw				
	Pkw	Fahrer	Beifahrer	Schoßkind	
				Anna, 6 Mon.	Betsy, 3 J.
10					
25	Frontsitz losgerissen	nach vorn	nach rechts		
40					
50					zwischen Sitz und Pfosten geklemmt
60					
80		Knieanprall und Thoraxanprall ⌀ 16 g Thorax 11 g Lenkrad			
85					
95			Thorax gegen rechte Seitentür 24 g, ESG gebrochen		
100		Kopf 32 g rechte Seite des Lenkrads, Oberschenkel gegen Armaturen	Kopf gegen Dach über rechter Tür		
125		Kopf gegen Sonnenblende 41 g, Deflektion 28 g		gegen rechte Tür	
130			fliegt nach rechts teilweise raus		
140		Thorax ⌀ 9 g, jetzt 16 g			
150					
175	Sonnenblende ins Dach gedrückt	Kopf 45 g, rechtes Bein unter Armaturen gefangen	Thorax streckt sich draußen aus		

vorn, 64 km/h 90° (SEVERY)

Zeit ms	getroffener Pkw				
	Pkw	Fahrer	Beifahrer	Schoßkind	
				Anna, 6 Mon.	Betsy, 3 J.
10	18 g	Bewegung nach links	geht nach links	Bewegung nach links	Bewegung nach links
25					
40	Frontsitz lose				
50					
60	Bruch des linken Seitenfensters, durch Deformierung des Rahmens 17 g	Thorax 60 g + 12° nach links			
80					
85		Kopf gegen Rahmen links oben 85 g			
100		15 g Thorax durch Beifahrer Kopf nochmal gegen Rahmen	Schulter gegen Fahrer, Thorax 23 g + 12°		geht nach links, jetzt etwa Hälfte der Rücksitze überquert
125					
130					
140	0—30 ms ∅ 7 g	Kopf 27 g gegen Fensterrahmen	weiter nach links zur Tür		
150		fast nach links hinausgeschleudert 27 g	gegen A-Pfeiler links mit Rücken	gegen Lenkrad und linke Seitenwand	Füße unter verbogenen Lehnen des Vordersitzes verklemmt
175					

Tabelle 12

Zeit ms nachO	Kollidierender Pkw				
	Pkw	Fahrer	Beifahrer	Schoßkind	
				Anna, 6 Mon.	Betsy, 3 J.
215			rechte Seitentür schnappt zu, Thorax dazwischen 19 g		
225	Fahrzeuge klappen zusammen				
240	Fahrzeuge klappen zusammen	Fahrer gegen Beifahrer nach rechts, durch diesen am Hinausschleudern gehindert			
270	Türe offen	Schulter durch offene Türen, Thorax 9 g, Kopf ∅ 12 g			
275		Schulter gegen Türrahmen, Thorax 9 g, gegen Beifahrer			Beine und unterer Thorax teilweise hinausgeschleudert
300					zurück nach innen, Landung rechter Fußboden
320	Fahrzeuge trennen sich	F. bewegt sich nach links, linker Fuß schlägt gegen linke Tür			fraglich tot?
375			wird teilweise in den Wagen zurückgeschleudert		
400		Kopf 26 g gegen offenen Türrahmen rechts			
425			fliegt nochmal nach rechts, teilweise raus		
500	Sitz $^1/_3$ nach rechts draußen	F. rechtes Bein unter den Armaturen gefangen, Kopf teilweise zu rechter Tür draußen			

(Fortsetzung)

Zeit ms	getroffener Pkw				
	Pkw	Fahrer	Beifahrer	Schoßkind	
				Anna, 6 Mon.	Betsy, 3 J.
215					wird auf den Fußboden hinten geworfen, Fraktur beider Beine
225					
240			130—240 ms Thorax ∅ 5 g		
270			kniet, Gesicht nach unten, Rücken zum Dach		
275					
300					
320					
375					
400	Fenster links gebrochen	gegen linke Tür, Kopf ist draußen zum Fenster	Bewegung gegen Fahrer		
425					
500					Zurück nach rechts

Tabelle 12

Zeit ms nach O	Kollidierender PKW				
	Pkw	Fahrer	Beifahrer	Schoßkind	
				Anna, 6 Mon.	Betsy, 3 J.
600	Fahrzeuge sind getrennt, Nr. 1 150° nach links gedreht				
650				hoch auf Mutter's Schoß	
700			hinaus- geschleudert	Kopf voraus aus dem Fahr- zeug	
830	180° nach links		Aufschlag auf die Straße, 24 g		
840			bis 900 ms ∅ 7 g Aufschlag: 1. Kopf, 2. Schul- ter		
1100					
1400					
1700		fraglich getötet	liegt ruhig 10 m von der Stelle der Kollision entfernt †		
2700	270° nach links			15 m entfernt von Pkw, Schleuderbe- wegung be- endet, wahr- scheinlich getötet	

wirkenden Kräfte ist aber der Bewegungsablauf der beiden kollidierenden Fahrzeuge. Bei der Verzögerungsspitze 75 msec nach Kollisionsbeginn erfolgt die Verzögerung des kollidierenden Fahrzeugs in Fahrtrichtung, gleichzeitig abrupte Beschleunigung nach links, während das getroffene Fahrzeug bei Verzögerung in Fahrtrichtung durch den Schub der Kollision eine Beschleunigung nach rechts erfährt. Zwischen 400 und 800 msec legen sich die Breitseiten der beiden Fahrzeuge zusammen, um sich dann wieder zu trennen, das kollidierende Fahrzeug im Bogen nach links, das getroffene unter Überschlag nach rechts.

Durch die Verzögerung in Fahrtrichtung werden die Insassen in der ersten Phase nach vorn geschleudert, aber unter der Beschleunigung des kollidierenden Fahrzeugs nach links fliegen sie in Richtung auf die inzwischen aufgesprungene rechte Tür. Die Insassen des getroffenen Fahrzeuges werden entgegengesetzt der rechtsgerichteten Beschleunigung nach links geschleudert und nur durch den

(Fortsetzung)

Zeit ms	getroffener Pkw				
	Pkw	Fahrer	Beifahrer	Schoßkind	
				Anna, 6 Mon.	Betsy, 3 J.
600	Rotation	Kopf geht wieder ins Innere	fällt in den Sitz zurück		
650		F. geht nach rechts			
700					
830					
840			Bewegung nach rechts		Endstellung bei rechter Tür
1100			Kopf nach rechts gegen oberen Rahmen vorn	auf den Boden unter Armaturen geworfen	
1400	Rotation	Bewegung nach rechts gegen Beifahrer	Endstellung ähnlich Ausgangsposition		
1700		fraglich getötet	fraglich getötet	wahrscheinlich überlebt	überlebt
2700					

gleichzeitigen Stoß des kollidierenden Fahrzeugs am Hinausfliegen verhindert. Erst nachdem sich die Fahrzeuge trennen, werden die Insassen des kollidierenden Fahrzeugs nach rechts herausgeschleudert, während diejenigen des getroffenen Wagens unter der Beschleunigung nach rechts und der anschließenden Überschlagung mehrfachem Stellungswechsel unterworfen sind.

c 2. Bei der *Front-zu-Seit-Kollision zentral* in die Breitseite überschlagen sich beide Fahrzeuge, nachdem sie sich 400—800 msec nach Kollisionsbeginn getrennt haben.

c 3. Bei der *Front-zu-Seit-Kollision gegen das Heck* des getroffenen Fahrzeugs macht dieses eine Drehbewegung von 220°, während das kollidierende Fahrzeug lediglich um 30° in seiner Fahrtrichtung abgelenkt wird.

Die Tabelle 12 gibt einen groben Überblick über die zeitliche Zuordnung der Bewegungen des Fahrzeugs und der Insassen und der auf sie einwirkenden vektoriellen Kräfte. Das Verständnis des Verletzungsmechanismus der Insassen ist zugleich Grundlage konstruktiver Sicherungseinrichtungen.

Zusammenfassend ergibt sich aus dieser Darstellung der Kreuzungskollisionen:

1. Die Insassen werden immer in Richtung der Fahrzeugverzögerung und entgegengesetzt der Richtung der Fahrzeugbeschleunigung geschleudert.

2. Bei gleichzeitiger Fahrzeugverzögerung und Beschleunigung in mehreren Achsen ergeben sich Richtung und Geschwindigkeit der Insassenbewegungen aus dem Parallelogramm der Kräfte.

3. Richtungsänderungen der Fahrzeugverzögerung, oder Beschleunigung im zeitlichen Ablauf haben entsprechende Änderungen der Bewegungsrichtung der Insassen über der Zeit zur Folge.

Solche Richtungsänderungen, also Aufprall der Insassen an verschiedenen Innenkonstruktionen des Fahrzeugs in verschiedenen Richtungen und aus verschiedenen Körperhaltungen heraus sind beim Kreuzungsunfall die Regel.

4. Die Verzögerungen am getroffenen Fahrzeug sind größer als diejenigen am kollidierenden Fahrzeug.

5. Kritische Schädelanprallverletzungen beginnen schon bei Kollisionsgeschwindigkeiten von 30 km/h.

6. Die Spitzenverzögerung von Schädel und Thorax ist sowohl ohne Gurt als mit Hüftgurt bei den Insassen im getroffenen Fahrzeug höher als bei den Insassen des frontal kollidierenden Fahrzeugs. Der Thorax erreichte nach 60 msec beim Anprall gegen die linke Seitentür 60 g, der Schädel beim Anprall gegen den Rahmen des linken Seitenfensters 85 g.

7. Beim Anprall des Schädels gegen das Einscheibensicherheitsglas der Seitenfenster wurden während der Front-zu-Seit-Kollision gegen das Heck im getroffenen Fahrzeug ohne Bruch des Glases bei 48 km/h Kollisions-Geschwindigkeit 27 g Schädelverzögerung, bei 64 km/h 48 g gemessen.

d) Auffahrunfall

Beim *Auffahrunfall* auf ein stehendes oder langsamer fahrendes Fahrzeug von hinten erfährt das gerammte Fahrzeug eine Beschleunigung und erst in der zweiten Phase beim frontalen Stoß gegen ein Hindernis, etwa beim Kettenunfall der Autobahn, eine Verzögerung. Durch den Schub der Rücklehne wird der Rumpf der Insassen in der ersten Phase ebenfalls beschleunigt, während der frei auf der Halswirbelsäule ruhende Kopf, der Massenträgheit folgend, in der ersten Phase zurückbleibt. Es kommt zu einer Hyperextension der Halswirbelsäule und in der zweiten Phase der abrupten Verzögerung des Fahrzeugs zur gegenläufigen Bewegung der Hyperflexion.

Durch vergleichende Untersuchungen am Menschen und an der Puppe hat Severy den Beschleunigungsverlauf der Insassen im angefahrenen Fahrzeug beim Auffahrunfall mit +32 km/h ermittelt (s. Tabelle 13).

Beim Auffahrunfall mit +16 km/h sind die resultierenden Kräfte auf den Kopf größer als bei der +32 km/h Kollision, weil bei letzterer die stärkere Deformierung der Rücklehne den ganzen Körper anhebt, so daß die Winkelbeschleunigung bei der Reklination teilweise durch die lineare Beschleunigung aufgehoben wird.

1966er-Modelle haben gegenüber den Wagen vor 10 Jahren eine günstigere Verformungscharakteristik, und damit ein geringeres Verletzungsrisiko. Erreichte die Beschleunigung des Schädels beim Auffahrunfall 1966 erst mit +64 km/h den Spitzenwert von 10,2 g, so genügten 1956 schon +37 km/h für 8—10 g Beschleunigung (Severy).

In einer vergleichenden Untersuchung mit und ohne Kopfstützen erreichte der Kopf jedesmal eine Beschleunigungsspitze von 14,7 g, mit Kopfstütze nach 60 msec, ohne Kopf-

Tabelle 13. *Zeitliche Zuordnung beim Auffahrunfall mit +32 km/h. Die Zeitangabe gilt jeweils ab 0-Zeit von der ersten Berührung bei der Kollision* (nach SEVERY 1966)

Zeit msec	Kopf-beschleunigung g	Bewegungsablauf der Insassen
20	0	Kopf aufrecht
100	—1,0	Beginnende Reklination des Kopfes in der HWS
235	+8,3	Extreme Hyperextension der HWS
287	0	Der Kopf ist auf die Geschwindigkeit des Fahrzeugs beschleunigt, Reklination 86°
370	—4,0	Infolge Restitution der elastischen Rücklehnen, der Nackenmuskulatur und Halswirbelsäule schwingt der Kopf mit zunehmender Beschleunigung nach vorn, hat eben 11° Reklination erreicht
580	—3,0	Schädelanprall gegen Sonnenblende oberhalb der Windschutzscheibe
960	0	Der Körper wird erneut gegen den Sitz zurückgeworfen
1030	4,5	Nochmalige Beschleunigung des Körpers nach vorn durch die elastische Rücklehne, leichter Schädelanprall

stütze nach 180 msec. Während aber mit Kopfstütze das Bewegungsspiel der Halswirbelsäule sich lediglich über 6 Winkelgrade erstreckte, waren es bei der Hyperextension ohne Kopfstütze 74 Winkelgrade. Dabei wurden in der Horizontalen wirksame Kräfte in der Größenordnung von 38 kp, in der Vertikalen 140 kp und als resultierende 145 kp gemessen.

Nach dem Unfallmechanismus sprechen wir von der *Schleuderverletzung der Halswirbelsäule,* deren wesentliches Merkmal die Hyperextension selbst und die schnelle Folge von Hyperextension zu Hyperflexion ist. Nach Lokalisation, Art und Ausmaß entsprechen diesem typischen Mechanismus recht verschiedene Verletzungen, die von Distorsionen der Haltebänder und Gelenkkapseln der HWS über Überdehnung im Medullabereich mit kleinen Blutungen, Störungen der Vertebralisdurchblutung, Massenverschiebung im Schädelinnern bis zu Subluxationen und den typischen Hyperextensions- und Hyperflexionsfrakturen — und Luxationen mit oder ohne Bogenbruch und Markschädigung reichen. Prädilektionsstellen sind die unteren Halssegmente, ferner der Übergang $^2/_3$ und das untere Kopfgelenk.

Die klinische Sonderstellung der Schleuderverletzung der HWS ist aber nicht begründet durch die schweren Frakturen und Luxationen, die sich von denselben Verletzungen aus anderer Ursache allenfalls dadurch auszeichnen, daß Kippverrenkungen gegenüber Gleitverrenkungen begünstigt sind, als vielmehr durch die Zerrungen und Einrisse der hinteren und vorderen Bandgruppe und deren Spätfolgen. Distorsionen der HWS sind immer ernst zu nehmende Verletzungen; ganz besonders aber diejenigen nach Schleudertraumen, auch wenn im Röntgenbild zunächst nichts zu sehen ist; im Bereich des Atlas und der Axis geben sie sich auf guten Röntgenbildern durch Lageveränderungen der Wirbel gegeneinander oder zum Occipitale hin zu erkennen. Primäres Erbrechen und kurze Benommenheit ist bei Ausschluß von Schädelanprall und Commotio cerebri am ehesten durch Dehnung im Medullabereich bei der Hyperextension zu verstehen. Auch flüchtige Paresen werden bei Fehlen anderer Ursachen auf Gefäßeinrisse an der vorderen Circumferenz des Marks zurückgeführt.

Oft klagen die Patienten erst einige Stunden oder Tage nach dem Unfall über Nackenschmerzen und Ausstrahlung in den Hinterkopf und in das dorso-laterale

Schulterfeld, manchmal auch über Par- und Hypaesthesien der Arme. Die Nackenmuskulatur ist gespannt, manche Verletzten stützen den Kopf mit beiden Händen ab, die aktive und passive Beweglichkeit ist unter ängstlicher Abwehr eingeschränkt. Andere Patienten kommen erst nach einigen Tagen mit geringgradigen Nackenschmerzen zum Hausarzt, röntgenologisch findet sich allenfalls eine leichte Steilstellung der HWS, so daß man geneigt ist, Beschwerden und Befund zu bagatellisieren.

Charakteristisch für die Schleuderverletzungen sind die langanhaltenden subjektiven Beschwerden im Sinne eines *Cervikalsyndroms* mit Hartspann der Nackenmuskulatur, aktiver und passiver Einschränkung der Kopfbewegungen, lokalem Druckschmerz über den betroffenen Segmenten und oft einseitiger occipitaler oder dorsolateraler Schmerzausstrahlung. Das Reflexbild ist regelrecht. Wenn der Schleudermechanismus durch den Unfallvorgang wahrscheinlich gemacht werden kann, und eine Steilstellung der HWS als röntgenologisches Äquivalent der subjektiven Beschwerden auch in Funktionsaufnahmen zu objektivieren ist, kann eine MdE von 20—30% bis Ende des 2. Unfalljahres nicht mit guten Gründen abgesprochen werden.

Die von Bärtschi-Rochaix nach extremer Flexion der Halswirbelsäule beobachtete *Migraine cervicale* mit halbseitigen pulsierenden, bis in das Trigeminusgebiet ausstrahlenden Kopfschmerzen, Augenflimmern, Tränen, Schwindelzuständen und Rauschen im Ohr und dem typischen Verlauf der Rückbildung des Beschwerdebildes nach 2—3 Jahren wird durch sympathische Innervationsstörungen im Vertebralisgebiet im Zusammenhang mit Wurzelreizsymptomen auf dem Boden minimaler Gefügestörungen insbesondere in den Kopfgelenken erklärt. Für die Anerkennung als Folgezustand einer Schleuderverletzung der Halswirbelsäule sind neben dem subjektiven Beschwerdebild objektive Röntgenzeichen im Sinne der Steilstellung, der segmentären Bewegungseinschränkung oder der Subluxation unabdingbar.

e) Unterfahren von Lkws

Das Unterfahren von Lkws ist für Pkw-Insassen besonders gefährlich, einerseits, weil der Lkw nach Masse und Festigkeit sich wie ein festes Hindernis verhält, andererseits, weil die Deformierung am Pkw direkt an der Insassenkabine ansetzt, die Insassen sich also im Bereich der frontalen Stoßzone mit höchsten Verzögerungen befinden und der Kastenaufbau des Lkws als direkte Gewalteinwirkung in den deformierten Insassenraum hineinstößt.

f) Schleuderunfall

Beim *Schleuderunfall* mit oder ohne Überschlagung wird die kinetische Energie des Fahrzeugs über einen langen Verzögerungsweg in Deformierungsarbeit der Karosserie umgesetzt. Der Aufprall nach jeder Überschlagung hat zwar Verzögerungsspitzen in verschiedener Richtung zur Folge, solange sich aber die Insassen im Innenraum festhalten können, kommt ihnen der lange Verzögerungsweg des Fahrzeugs zugute. Wenn sie dann völlig unverletzt aus dem zertrümmerten Fahrzeug herausklettern, ist dies kein Wunder, sondern nur die Bestätigung der Unfallphysik: *Langer Verzögerungsweg — Geringe Verzögerungskräfte*

Geöffnete Türen sind die Hauptursache für das Hinausgeschleudertwerden der Insassen (Wolf, 1961). Das Hinausgeschleudertwerden ist gegenüber den im Innern des Fahrzeugs Verletzten mit dem 5fachen Lebensrisiko belastet (Wade, 1961).

Für die Öffnung der Türen während des Kollisionsablaufes sind folgende Vorgänge maßgebend (nach GROSS):

1. Stoß gegen die Tür von innen
1.1 durch Insassen
1.2 durch losgerissene Sitze
1.3 durch den Stoß der Sitzbank beim Treffer in die Breitseite

2. Deformierung der Kabine
2.1 in der Horizontalebene
2.2 durch longitudinale Stauchung
2.3 durch vertikale Scherkräfte infolge Torsion des Fahrzeugs beim Überschlag
2.4 durch zusammengesetzte Kräfte beim Überschlag

3. Deformierung der Tür
3.1 durch direkten Stoß gegen die Tür von außen
3.2 Durch Stoß gegen den Türrahmen, wo das Schloß einrastet

4. Betätigung des Türöffners
4.1 durch Trägheitskräfte
4.1 durch Insassen von innen
4.3 durch Bodenkontakt von außen.

Das *Hinausgeschleudertwerden* ist bei den Insassen der Kraftfahrzeuge *Todesursache Nummer 1.* 38% aller tödlich verunglückten Pkw-Insassen in den USA waren aus dem Fahrzeug hinausgeschleudert worden.

In einer Untersuchung von HUELKE und GIKAS von 139 Pkw-Unfällen mit Getöteten wurden 177 Insassen getötet, 48 davon durch Hinausschleudern; davon wiederum 64% durch offene Türen, 15% durch das Dach, 10% durch die Windschutzscheibe. 31% der durch Hinausschleudern Getöteten hatten außerhalb des Fahrzeugs eine tödliche Kopfverletzung erlitten, 33% eine Kopfverletzung mit Verletzungen anderer Körperabschnitte. Die Thoraxverletzungen bei 50% (24 Fälle) waren vorwiegend durch Überfahrung mit dem eigenen oder dem anderen beteiligten Fahrzeug entstanden.

In Schweden betrug bei 677 im Innern des Fahrzeugs Verletzten die Letalität 2,66% (18 Fälle), die Häufigkeit multipler Verletzungen 36,4% (246 Fälle); von 91 Herausgeschleuderten dagegen wurden 10% (9 Fälle) tödlich verletzt, 55% (50 Fälle) hatten multiple Verletzungen, so daß auch in dieser Auswertung BÄCKSTROMS die Lebensgefährdung der Herausgeschleuderten 4mal so groß ist wie bei den im Innern des Fahrzeugs Verletzten. 8 von 25 tödlich Herausgeschleuderten wurden vom eigenen Wagen überrollt, 10 waren möglicherweise schon im Innern des Fahrzeugs vor dem Herausschleudern getötet worden.

Seit 1956 sind in den Türen amerikanischer Pkws Sicherheitsschlösser eingebaut, mit dem Ergebnis, daß die Häufigkeit geöffneter Türen in einer Repräsentativerhebung von 24342 Unfällen von 41,6% vor 1956 auf 27,4% zwischen 1956—1962 und 23,2% in den 1963-Modellen zurückgegangen ist[1] (GARRETT, 1964). Die Häufigkeit des Hinausschleuderns ging dank verbesserter Türschlösser — bis dahin in 50% amerikanischer Pkws — um 39,6% und diejenige gefährlicher und tödlicher Verletzungen um 11,5% zurück, das sind 800 Tote weniger pro Jahr (GARRETT, 1961; WOLF, 1961). Zuverlässige Türverriegelungen in allen Fahrzeugen könnten in den USA jährlich 5500 Menschenleben retten.

g) Fahrzeugbrand

Unter 33250 Unfallfahrzeugen mit Verletzten beträgt das Risiko des Fahrzeugbrandes 0,45%, ohne signifikanten Unterschied zwischen Heck oder Frontmotor (CAMPBELL und KIHLBERG, 1964). Ursächlich dominieren Überschlagung und Beschädigung des im Heck gelegenen Tanks bei Auffahrunfällen. Von 340 Insassen in 156 brennenden Fahrzeugen erlitten 39 tödliche Verbrennungen (ROBINSON, 1965).

[1] Türöffnung bei Unfällen, USA (GARRETT, 1964).

	vor 1956	1956—1962	1963
Chrysler	47,3%	21,4%	16,3%
Ford	40,0%	25,5%	22,0%
General Motors	37,2%	27,7%	21,1%

h) Unfälle mit Kleinfahrzeugen und Frontlenkern

Bei den Frontlenkern und Kleinfahrzeugen werden die Insassen nicht nur mit der Endgeschwindigkeit des Fahrzeugs gegen die schon zum Halten gebrachte vordere Innenraumbegrenzung geschleudert, sondern die zusammenbrechende Vorderwand kommt ihnen, die sich im frontalen Stoßbereich der Deformierungszone befinden, noch entgegen. Frontlenker und Kleinfahrzeuge, deren Fuß- und Insassenraum nicht mindestens 1 m hinter der vordersten Stoßstangenbegrenzung liegt, sind konstruktiv gefährlich, wenngleich aus Gründen der aktiven Sicherheit, Sicht, Wendungsradius und anderen bei Omnibussen und Lkws die Entwicklung zum Frontlenker nicht rückgängig zu machen ist.

i) Verletzende Innenkonstruktionen

Bei 26131 Insassen in 1956 bis 1961-Pkw-Modellen rangiert nach ACIR als verletzende Innenkonstruktion allein nach der Häufigkeit das Armaturenbrett an 1. Stelle, gefolgt vom Lenkrad mit Steuersäule, dann Windschutzscheibe und Türstrukturen. Erst an 5. Stelle folgt das Hinausgeschleudertwerden (Schwimmer u. Wolf, 1962).

Wenn wir aber Häufigkeit *und* Schwere der Verletzungen berücksichtigen, indem leichte Verletzungen mit dem Faktor 1, tödliche mit dem Faktor 8 multipliziert werden, rückt das Lenkrad mit Steuersäule an 1. Stelle, das Hinausgeschleudertwerden an 3. Stelle (Schwimmer und Wolf, 1962). Der Quotient aus der 1-2-4-8-Verletzungshäufigkeit und Zahl der Insassen bei verschiedenen Kollisionsarten ergibt nun einen Index für das Verletzungsrisiko durch verschiedene Konstruktionsteile bei verschiedenen Kollisionstypen.

Bei der *Frontalkollision* stehen Lenkrad mit Steuersäule und Instrumentenbrett an 1. Stelle; beim Anprall gegen die Breitseite sind nach Häufigkeit und Schwere Türstrukturen und Hinausgeschleudertwerden die Hauptursachen für Verletzungen; beim *Überschlag* steht Hinausgeschleudertwerden an 1. Stelle; beim *Anprall von hinten* entstehen im elastischen Rückstoß leichtere Verletzungen durch das Armaturenbrett, gefolgt von den Indizes der Rücklehne des Frontsitzes, der Türstrukturen, Hinausschleuderung und Lenkrad.

Sind mit diesen Indizes Schwerpunkte der Verletzungsentstehung markiert, so ist klar, daß sich auf diese Konstruktionselemente auch die Schwerpunkte der Verletzungsverhütung konzentrieren müssen.

V. Verletzungen und ihre Beziehung zum Platz im Fahrzeug

Aus der Kenntnis des Kollisionsablaufs im Modellversuch, aus der klinischen Analyse der Verletzungen des Einzelfalls und ihrer Entstehung durch Anprall gegen bestimmte Konstruktionselemente des Fahrzeugs und schließlich aus der Bestätigung dieser Erfahrungen an der großen Zahl fügt sich nun das Verletzungsschema der Pkw-Insassen zusammen: Unser „Heidelberger Unfallmann“ zeigt eindringlich genug, daß bei den *Pkw-Insassen der Kopf weitaus am häufigsten verletzt* wird. Von 100 Verletzten haben 81 eine Kopfverletzung, 42 Verletzungen der unteren Extremitäten, jeder 4. eine Thoraxverletzung, 7,1% haben Verletzungen im Fußknöchelbereich durch Stauchungskräfte, forcierte Supination und Pronation zwischen den Pedalen, 22,5% Verletzungen im Bereich des Unterschenkels sei es durch Längsstauchung oder Direktanprall, 28% erleiden den klassischen Knieanprall mit den typischen Folgen am Ort der Gewalteinwirkung — vom Kniegelenkerguß über die offene und geschlossene, einseitige oder symmetrische

Patellafraktur bis zu den Varianten der Tibiakopf- und supracondylären Frakturen — und als Fernwirkungen 3,2% der Fälle Hüftluxationen, in 5% Oberschenkelfrakturen.

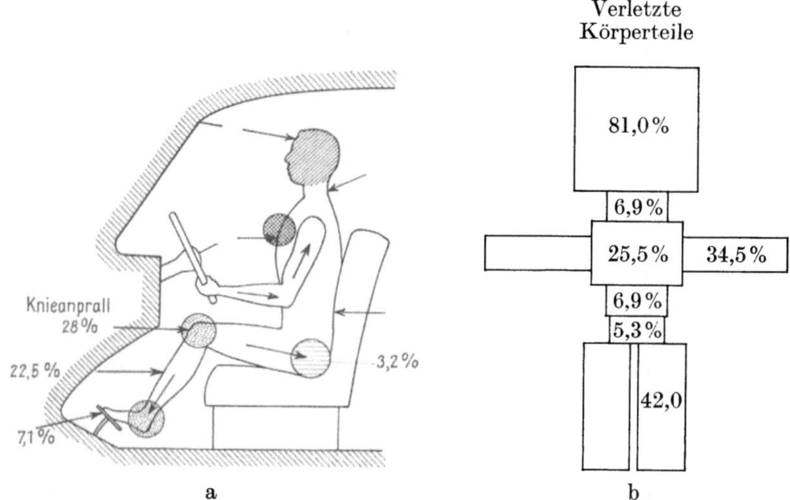

Abb. 18. (FAG 797). Exponierte Körperteile und Verletzungsschema der Pkw-Insassen. Nach 605 Fällen aus dem stationären Krankengut der Chirurgischen Universitätsklinik Heidelberg, 1952—1958 (Bagatellverletzungen sind mitgezählt)

1. Fußknöchel-Unterschenkelverletzungen

Die röntgenologische Differenzierung der *Knöchelfrakturen* in Pronations-Abduktions-, Supinations-Adduktions-, Supinations-Eversions- und Pronations-Eversions-Frakturen hat nicht nur klinisch-therapeutische Konsequenzen, sondern vermag ebenso, wie eine Talus- und Calcaneusfraktur als reine Stauchungsverletzung, mit der Rekonstruktion des Verletzungsmechanismus konstruktive Mängel der Pedalanordnungen aufzudecken.

Frakturen der Unterschenkel- wie *auch Oberschenkelfrakturen* beim Knieanprall — entstehen nicht nur als Biegungsbrüche oder durch Abscherung beim Direktanprall.

Nicht der äußere Kraftangriff, sondern die induzierten Spannungskräfte bestimmen die Bruchform. Weil bei plastischem Material die inneren Spannungen immer in einem Neigungswinkel von 45° zur einwirkenden Gewalt liegen, während im spröden Material die Spannungen im Winkel von 90° auftreten, führen Schub, Druck und Zug bei spröden alten Knochen zum Querbruch, während Spiral- und sog. Biegungsbrüche mit klassischem oder umgekehrten Biegungskeil am plastischen Knochen ebensosehr durch Stauchung in der Längsrichtung wie durch Biegung, Knickung, Zug und Drehung entstehen. Bei hoher Anprallgeschwindigkeit reagiert der Knochen eher spröde, bei geringer Auftreffgeschwindigkeit mehr plastisch (Patscheider, 1963; Pauweis, 1951; Haase, 1936/1937; Haase u. Richter, 1936; Messerer, 1880; Evans, Evans, Pedersen u. Lissner, 1952; Kneese, Hahne u. Biermann, 1956; Küntscher, 1935).

Von 670 stationär behandelten Pkw-Insassen hatten 23 Unterschenkelfrakturen, 28 Frakturen und Luxationen im Fußknöchelbereich, 24 besonders schwere Knochen-Weichteilzertrümmerungen mit Nerven-Gefäßverletzungen im Fußunterschenkelbereich.

2. Knieanprallverletzungen

Von 181 Pkw-Insassen mit Knieanprallmechanismen hatten 36 eine Patellafraktur, die übrigen geringere Prellungen und Kniegelenksergüsse, 20 Hüftluxationen und Hüftpfannenfrakturen.

Bei Männern mit abduziertem Oberschenkel in Ruhestellung und zentriertem Hüftkopf kommt mitunter auch die zentrale Hüftluxation durch Knieanprall vor, bei Frauen mit übereinandergeschlagenen Beinen fast ausschließlich die hintere obere Hüftluxation (Kulowski, 1961). In der zeitlichen Reihenfolge der Entstehung hat bei der Kombination einer Hüftluxation mit einer Oberschenkelfraktur die Hüftluxation den Vorrang vor der Oberschenkelfraktur.

Bei an sich gleichartigem Unfallmechanismus ist die Anprallfläche der Armaturen, der plastische und elastische Verformungswiderstand in der Stoßrichtung und wahrscheinlich die Zeitdauer des Anpralls ausschlaggebend für die Verletzung am Ort der Gewalteinwirkung, also am Knie selbst oder fernab davon an Oberschenkel und Hüften. So sehen wir oft an den Knien lediglich oberflächliche Schürfungen, an der gepolsterten unteren Armaturenkante eine deutliche Eindellung und als Fernwirkung die Oberschenkelfraktur oder Hüftverrenkung.

3. Schädel-Gesichtsverletzungen

37613 von 53720 verletzten Pkw-Insassen (70%) der Jahre 1953—1965 hatten *Kopfverletzungen* (Kihlberg, 1965; Kihlberg und Gensler, 1967). Weil in dem Gesamtkollektiv von 53720 Verletzten auch die Leichtverletzten enthalten sind, während ein klinisches Krankengut immer die in der Statistik als Schwerverletzte ausgewiesenen Verkehrsteilnehmer meint, verschieben sich die prozentualen Verhältnisse.

$^1/_3$ der 37613 Kopfverletzten hatten sich ihre Verletzungen durch Anprall gegen die Windschutzscheibe zugezogen (32,9%, darunter 19,4% reine Glasverletzungen). In 15,1% waren die Schädelverletzungen durch das Lenkrad, in 12% durch nicht weiter identifizierte Innenkonstruktionen, in 11% durch Hinausschleudern und in 10% durch das Armaturenbrett und andere vorngelegene Innenkonstruktionen entstanden. 4,1% entfallen auf das Fahrzeugdach, 2,6% auf den Rückspiegel.

Die überwiegende Mehrzahl der Kopfverletzungen, nämlich 66,2% sind leichterer Art, darunter fallen oberflächliche Gesichtsschürfungen, Nasenbein- und Zahnfrakturen. Aber jeder Vierte (24,0%) hat zwar nicht lebensgefährliche aber dennoch schwerwiegende, kosmetisch entstellende Gesichtsverletzungen, Gehirnerschütterungen bis zu 30 min Bewußtlosigkeit oder Schädelfrakturen ohne wesentliche Hirnbeteiligung. 4,9% gefährlicher und 5% tödlicher Schädelverletzungen betreffen vorwiegend geschlossene und offene Schädel-Hirntraumen und intrakranielle Blutungen.

Entsprechend dem Anprallmechanismus und den Anprallstellen haben 85% ihre Verletzungen im Bereich des Gesichts, 31% am behaarten Kopf und am Gehirnschädel. 80% der Schädelverletzten haben *Weichteilverletzungen* des Gesichts, 27% Verletzungen der Kopfschwarte, während Frakturen des Gesichtsschädels in 7,6%, Schädel-Hirnverletzungen in 38,4%, also bei 2 von 5 Schädelverletzten vorkommen (Kihlberg, 1965).

Die Tabelle 14 läßt erkennen, daß ein Verletzter meist mehrere Verletzungen am Schädel hat, also Schädel-Hirn-Traumen mit Weichteilverletzung oder mehrfache Verletzungen des Gesichts und des Gesichtsschädels und Kombinationen von Schädel-Hirn-Traumen und Gesichtsschädelverletzung.

Auf 61629 Pkw-Insassen, darunter Verletzte und nicht Verletzte bei insgesamt 27697 Unfällen in nicht geschlossener Ortslage, entfallen in 7,3% Weichteilverletzungen im Bereich der Augen, bei den Insassen der Frontsitze doppelt so häufig wie auf den Rücksitzen; 15% davon (675 Fälle) bieten kosmetische Probleme; bei 70 Verletzten bleiben dauernde Sehstörungen bzw. Verlust eines Auges, das sind 0,11% aller Beteiligten bei Pkw-Unfällen (Garrett, 1963).

Als klinische Besonderheit bei den häufigen Weichteilverletzungen und Knochenfrakturen des Gesichtsschädels und bei Schädelbasisfrakturen der vorderen und mittleren Schädelgrube sei auf die venöse Luftembolie über die Venensinus des Gehirns, die Paukenhöhle, das Siebbein- und die Keilbeinhöhle hingewiesen, wie auch auf die posttraumatischen diencephal-hypophysären Entgleisungen des Elektrolyt-, Wasser- und Zuckerhaushalts mit Oligurie und Hyperkaliämie, oder Polyurie und Hypokaliämie, mit Diabetes insipidus und Urämie, Diabetes mellitus mit Koma diabeticum und auf die dramatische Situation eines schweren zentral ausgelösten Lungenödems, das schon Minuten nach dem Trauma eine lebensgefährliche Verstopfung der Atemwege heraufbeschwört (Patscheider, 1962; weitere Lit. s. dort).

Tabelle 14. *Schädel-Gesichtsverletzungen* (nach KIHLBERG, 1965) *(37613 Schädelverletzte Pkw-Insassen)*

	%	%
1. Stirnbereich, Weichteile	37,2	
Schädel-Hirntrauma I—III [a]	27,9	
Kopfschwarte	26,7	91,8
2. Weichteile periorbital	16,7	
Wangen [a]	16,0	
Mund und Lippen [a]	14,8	
Nase [a]	14,2	
Kinn, Unterkiefer [a]	13,3	75,0
3. Geschlossene Frakturen des Gesichtsschädels	7,5	
Schädelfraktur ohne Hirntrauma	5,7	
Intrakranielle Hirnwunden	4,8	
Ohren — Gehör	4,0	22,0
		188,8

[a] Mit oder ohne Fraktur.

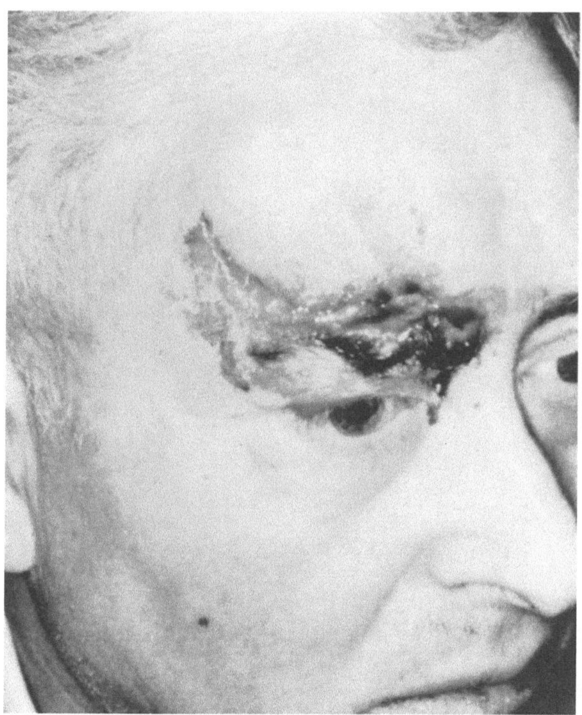

Abb. 19. FAG 1258. Beifahrer im Pkw. Typische supraorbitale Platzwunde durch A-Pfeiler und oberen Kabinenrahmen

Sowohl stumpfe Schädel-Hirn-Traumen wie auch die Weichteilverletzungen der Kopfschwarte und des Gesichtsschädels werden wesentlich bestimmt durch die Oberflächen-Beschaffenheit und Steifigkeit der Anprallstellen, also durch den oberen Rahmen der Windschutzscheibe, gepolsterte oder nicht gepolsterte Sonnenblenden, das Gestänge der Sonnenblenden, Rückspiegel und dessen Halterung (Abb. 19 und 20), durch den A-Pfeiler, die Strebe zwischen Seitenfenster und Ausstellfenster, durch die Beschaffenheit der oberen Abdeckung der Armaturen wie auch des Lenkrades mit Schalthebel, Lichthupe, Signalhupring und Nabe der Steuersäule.

Weil die Auffangfläche an Kanten, Spitzen, Knöpfen, hervorstehenden Griffen klein ist, überschreitet die Anprallenergie schon bei geringen Geschwindigkeiten, also auch bei der abgebremsten Kollision in geschlossener Ortslage unter 50 km/h die kritische Zerreißtoleranz menschlicher Gewebe und Organe. 90% der mittelschweren, nicht gefährlichen Verletzungen sind bei Geschwindigkeiten unter 60 km/h, 85% der gefährlichen Verletzungen im gleichen Geschwindigkeitsbereich

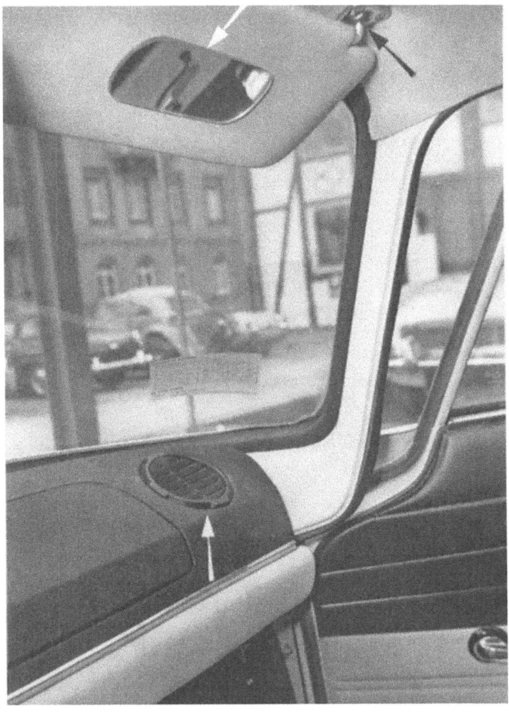

Abb. 20. FAG 1242/61. Traumatisierende Innenkonstruktionen für Schädel- und Gesichtsweichteile. Die durch Polsterung entschärfte Sonnenblende wurde durch Einbau des Kosmetikspiegels erneut scharf gemacht

entstanden. Beträgt die Bruchlast beim breitflächigen Schädelanprall 2500 kp (Ziffer) bei einer Grenzgeschwindigkeit von 20 km/h, so reicht zum Lochbruch beim Aufschlag auf einen vorstehenden Hebel von 3 cm Durchmesser, etwa den Griff des Schiebedaches oder das freiliegende Gestänge der Sonnenblende schon die Aufschlaggeschwindigkeit des Fußgängers von rd. 7 km/h.

Klar hat einen Fahrer erfolgreich operiert, der sich im Moment der Kollision abduckte, so daß ihm der Schalthebel durch die Augenhöhle hindurch tief in das Frontalhirn eingedrungen ist.

Beim *Sicherheitsglas* unterscheiden wir das durch Erhitzung und Abkühlung gefertigte vorgespannte Hart- oder *Einscheibensicherheitsglas* (ESG), das beim Schädelanprall in kleine Splitterkrümel zerfällt. Gefürchtet sind dabei die bizarren, am Rande stehenbleibenden Ränder, die in jedem Fall kosmetisch entstellende Rißwunden setzen (Abb. 21 und 22), manchmal mit Bulbusverletzung durch die Splitterkrümmel und, unter der Winkelbeschleunigung des Schädels, mit ausgedehnten Weichteilknochenverletzungen des Gesichtsschädels.

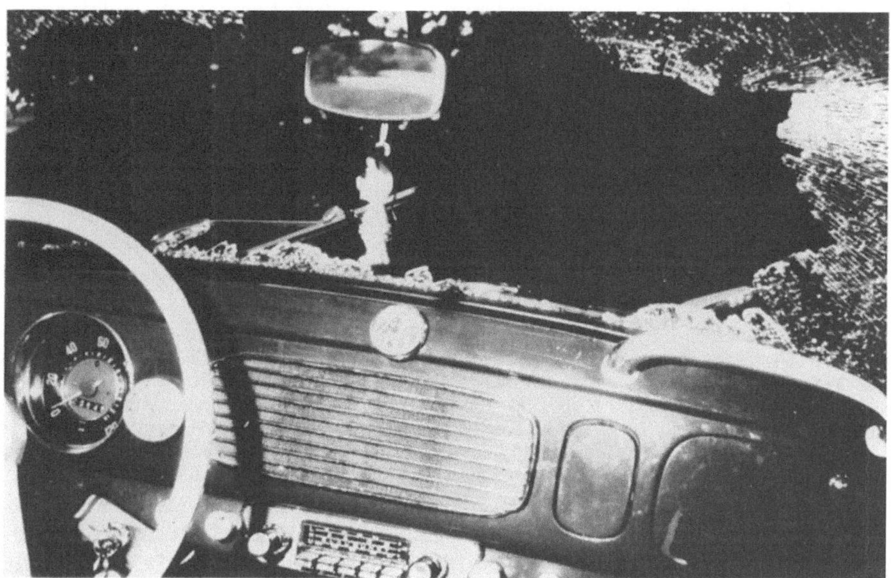

Abb. 21. FAG 1258. Bizarre stehenbleibende Ränder des Einscheibensicherheitsglases

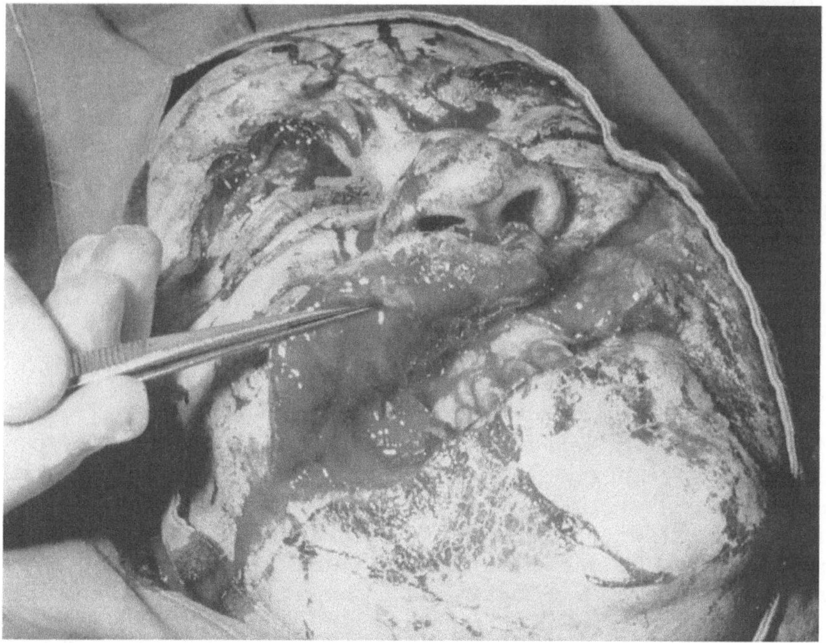

Abb. 22. T. J., 49 Krkbl. 8501/64. Ausgedehnte Gesichts-Oberkiefer-Verletzung durch die am Rand stehengebliebenen Fragmente des ESG

Das *Verbundglas* oder Mehrschichten-Sicherheitsglas (VSG) besteht aus zwei Glasschichten, die über eine Plastikfolie verklebt sind. Es springt in großen Scherben, die an der Plastikfolie haften bleiben und sich mit ihr beim Stoß ausmulden, um Schnittverletzungen zu verhüten. Die durch Verbundglas entstehenden Verletzungen sind scharfrandig, dafür tief, kosmetisch leichter zu behandeln, wenn nicht etwa der N. facialis oder Nasenknorpel und Muscheln mit durchtrennt sind. Hier ist der sog. Durchstoß mit lebensgefährlichen Hals-Schnittverletzungen gefürchtet (s. Kapitel Konstruktive Sicherheit, Glas).

Nach experimentellen Ergebnissen, die aus Tierversuchen, aus Schädelmodellen und Untersuchungen mit Leichen interpoliert wurden, ist beim Schädelanprall gegen beide Arten von Sicherheitsglas nicht mit stumpfen Schädel-Hirntraumen zu rechnen. Die klinische Bestätigung an einem genügend großen Krankengut mit gesichertem Verletzungsmechanismus, die nur durch Konfrontation von Unfallopfer und Unfallfahrzeug direkt am Unfallort zuverlässig durchgeführt werden kann, fehlt bislang.

Von 54 Verletzten mit Verbundglas hatten 57% eine Schädel-Hirnverletzung, 74% Wunden; von 37 Verletzten mit Ein-Scheiben-Sicherheitsglas 51% Schädel-Hirnverletzungen, 68% Wunden (HELLSTRÖM). Von 108 durch Ein-Scheiben-Sicherheitsglas verletzten Pkw-Insassen hatten bei BÜTTNER (1959) 55% Wunden, 3% eine Gehirnerschütterung, beim Verbundglas 35% Wunden, 10% Gehirnerschütterung. Ähnlich unbefriedigend sind die Untersuchungen der *Birmingham Accident Research Group,* (1966), wo von 8 Insassen mit Verbundglas 2 verletzt waren, von 384 mit Ein-Scheiben-Sicherheitsglas waren 19 verletzt.

Auch die *Cornell*-Gruppe konnte in einer Untersuchung von 956 Pkw-Insassen bei Unfällen mit Seitenkomponente hinsichtlich Häufigkeit, Art und Schwere der Verletzungen durch Glas keinen signifikanten Unterschied der beiden Glasarten feststellen. Dabei muß aber betont werden, daß in den USA für Windschutzscheiben gesetzlich Verbundglas vorgeschrieben ist, so daß die vergleichende Untersuchung sich auf Seiten- und Heckfenster beschränkt.

Von 204 Insassen mit Verbundglas hatten 10 (4,9%) Kopfverletzungen durch Glas; von 752 Insassen mit Ein-Scheiben-Hartglas hatten 33 (4,4%) glasbedingte Kopfverletzungen. Gefährliche Glasverletzungen durch Seitenfenster kamen in beiden Gruppen nicht vor (CAMPBELL und HOPENS, 1966). Bei 517 Fällen, die durch die Verglasung hinausgeschleudert wurden, erwies sich das Risiko für beide Glasarten gleich, doch muß wiederum darauf hingewiesen werden, daß hier nur eine vergleichende Untersuchung der Seiten- und Heckverglasung vorliegt (CAMPBELL und HOPENS, 1966).

Von 2143 Kopfverletzten, die ausschließlich durch die sog. nichtverbesserte Verbundglas-Windschutzscheibe verletzt wurden, hatten 1525 Insassen nur leichte Verletzungen, 535 (25%) zwar nicht gefährliche, aber zum Teil doch tiefe und kosmetisch problematische Verletzungen, 59 (2,7%) gefährliche und 24 (1,1%) tödliche Verletzungen. Während unter den nicht gefährlichen Verletzungen die reinen Schnittwunden die Waage halten mit stumpfen Schädeltraumen und gedeckten Weichteilverletzungen (48,5%:51,5%) überwiegen bei den gefährlichen und tödlichen Verletzungen die gedeckten Schädel-Hirntraumen mit 92,9%:7,1% bzw. 90,5:9,5% (CAMPBELL und HOPENS, 1964).

4. Halswirbelsäulen-Verletzungen

Weil die Stauchung vom Scheitel her in der Längsachse der HWS bei freier Flexion in der Regel in einer Hyperflexion, manchmal kombiniert mit vertikalen Stauchungskräften resultiert und weil auch beim Schädelanprall der nachfolgende Schub des Rumpfes eher zur Hyperflexion als zur Hyperextension führt, sind im Gefolge der Schädelanprallverletzungen, die an sich relativ seltenen Frakturen Luxationsfrakturen (1,3% GÖGLER) und Distorsionen der Halswirbelsäule überwiegend durch Hyperflexion mit gleichzeitigen Stauchungskräften zu erklären (vgl. die Ausführungen im Abschnitt über Verletzungen bei Schleudervorgängen auf S. 450).

5. Verletzungen des Thorax, des Abdomens und des Beckens mit Urogenitaltrakt

Verletzungen des Schädels, des Thorax und der Bauchorgane stellen das Hauptkontingent tödlich verletzter Pkw-Insassen. 16% aller schweren Atemstörungen des chirurgischen Krankengutes sind durch schwere *Thoraxverletzungen* bedingt (CLAEREBOUDT).

Von 142 Pkw-Insassen mit *Thoraxverletzungen* hatten 92 Rippenfrakturen, davon 46 einseitige, 5 Patienten beidseitige Rippenserienfrakturen, 9 hatten Frakturen des Brustbeins. Sind schon einseitige Rippenserienfrakturen oft von schweren respiratorischen und hämodynamischen Störungen begleitet, insbesondere wenn Brustwandbrüche zu paradoxer Atmung führen, so bedürfen die 20 Verletzten mit zusätzlichen komplexen intrathorakalen Verletzungen: Lungen- und Herzkontusionen, Hämato-Pneumothorax- und Spannungspneumothorax, Mediastinalemphysem, Bronchusriß, Trachea- und Zwerchfell- und Aortenruptur des ganzen personellen und materiellen Aufwandes abwartender und operativer Intensivbehandlung mit Schocktherapie, Langzeitbeatmung, fortlaufender Registrierung von Blutdruck, Puls, Temperatur, Venendruck, Blutgasanalysen und anderen Labordaten.

25 solitären thoraxverletzten Pkw-Insassen stehen 117 Thoraxtraumen mit Mehrfachverletzungen gegenüber, also Zwei-Höhlenverletzungen mit Milz-, Nieren-, Leber- oder Zwerchfellrupturen, Kombinationen mit schweren Schädel-Hirntraumen oder mit Skelettfrakturen, die sowohl für die Erstversorgung am Unfallort, für die Herstellung der Transportfähigkeit wie auch für die operative Indikationsstellung und klinische Therapie besondere Probleme darstellen.

Wenn nach Thoraxanprall gegen das Lenkrad und die Steuersäule, beim Beifahrer gegen die Armaturen, im Röntgenbild das Mediastinum verbreitert, die Trachea und der Oesophagus nach rechts verdrängt sind, klinisch eine Dysphagie und Dyspnoe, evtl. ein Hornersches Syndrom oder eine Recurrensparese und interskapuläre Rückenschmerzen oder sogar ein klassisches Koarktationssyndrom mit Puls- und Blutdruckdifferenz zwischen oberen und unteren Extremitäten bestehen, erbringt die Aortographie den letzten objektiven Beweis und die operative Indikationsstellung der gedeckten *Aortenruptur*, die meist an typischer Stelle am absteigenden Aortenbogen in Höhe des verödeten Ductus Botalli im Gefolge der nach vorn-abwärts gerichteten Bewegung der Herzbasis durch Zugspannung und lokalen Bandriß entsteht. Während die *Herzruptur* durch Überdruck im rechten Vorhof und linken Ventrikel nach Quetschung an der inneren Thoraxwand entsteht, bedürfte es zur Druckruptur der Aorta 2000—3000 mm Hg Überdruck. Dabei entstehen Längsrisse, beim Decelerationstrauma dagegen Querrisse. Aortenrupturen wurden aber im Tierversuch schon bei 40 g Beschleunigung über 30 msec Dauer bei einem intraaortalen Druck von 500 mm Hg über 20 msec Dauer dargestellt und zwar sowohl am normotonen wie am ausgebluteten Tier (Hanson, Roberts), sie entstehen also nicht durch intraaortalen Überdruck sondern durch Zugkräfte, die die Elastizität der Aortenwandung überfordern. Bei 20 g beträgt die Zugbelastung beim Tier schon 3 kp/cm^2 (Hanson).

Unter 43 Pkw-Insassen der Klinik mit *Verletzungen des Abdomens* waren eine Leberruptur, eine Milzruptur, insgesamt 26 Verletzte mit Organbeteiligung, einschließlich der hinsichtlich des protrahierten Schocks so gefährlichen retroperitonealen Hämatome. Diese Verletzungen haben in den letzten Jahren wesentlich zugenommen.

Beckenfrakturen, darunter auch Sprengung der Sacroiliacalfuge und der Symphyse, sehr selten mit Ruptur der V. iliaca, entstehen fortgeleitet durch Knieanprall, durch Anprall gegen die Türstrukturen oder im direkten Stoß beim Volltreffer in die Breitseite, besonders aber beim Herausgeschleudertwerden und sekundärer Überrollung. Sie stellen den größten Anteil der Fettembolien. Unter 670 Pkw-Insassen waren 21 Verletzte mit Beckenfrakturen einmal mit Harnröhrenverletzung.

Von 768 Pkw-Insassen Bäckströms, darunter 473 ambulant behandelten, 268 stationären und 27 tödlich Verletzten hatten 162 eine Thoraxverletzung, 15mal mit Komplexen intrathorakalen Läsionen; 28 hatten eine Verletzung des Abdomens, 11mal mit Leber-, 3mal mit Milz-, 5mal mit Nierenrupturen; 25 hatten Beckenverletzungen, darunter 2mal mit Verletzungen der Urogenitalorgane.

6. Verletzungen der Brust- und Lendenwirbelsäule

Kompressionsfrakturen der unteren Brust- und der Lendenwirbelsäule kennt man bei Trägern von Hüftgurten, bei den übrigen Pkw-Insassen fast nur bei Hinausgeschleuderten, unter besonderen Bedingungen, wenn die Insassen sich abducken und in den Bodenraum geschleudert werden oder durch forcierte Flexion durch den Stoß von Rücklehne und Sitz im Rücken der Frontinsassen, der durch Insassen auf den Rücksitzen noch verstärkt wird (2,6% des klinischen Krankengutes, GÖGLER).

7. Verletzungen der oberen Extremitäten

Die Verletzungen der oberen Extremitäten sind in ihrer Vielfalt schwer zu deuten. Der einfachen Parier- und Abstützfraktur des täglichen Lebens entsprechen nach Art und Ausmaß durch Abstützen am Lenkrad und an den Armaturen oder durch Stoß gegen die Türstrukturen verschieden schwere Verletzungen der Unterarme, der Handwurzel und, ähnlich dem Knieanprall, Fernverletzungen an Ellbogen und Schlüsselbein durch fortgeleitete Gewalt. Die breiten Armbänke an den Seitentüren verschiedener 1967iger Modelle mit einem Handgriff, der zwischen Griff und Türwandung Raum für die ganze Faust gibt, lassen neben Daumengrundgelenksluxationen schwere Handwurzel-Unterarmfrakturen durch Hebelwirkung in naher Zukunft erwarten.

Bei Insassen, die den Arm in das offene Wagenfenster legen, entstehen typische direkte Anprallverletzungen im Unterarm-Ellbogenbereich, bei der Front-zu-Seit-Kollision auch direkte schwerste Trümmerbrüche, wenn im Entlanggleiten der beiden Fahrzeuge ein zum kollidierenden Fahrzeug gerichteter Vektor auf die Insassen einwirkt.

Die Halteschlaufe am B-Pfeiler führte in zwei gleichgearteten Unfällen bei je zwei Frauen im Rücksitz durch Drehung des Körpers um den fixierten Oberarm während der Kollision zu symmetrischen Humerus-Torsionsfrakturen, bei der einen Frau rechts, bei der anderen links (GÖGLER).

8. Das Verletzungsrisiko in Abhängigkeit zum Fahrzeugplatz

In einer Analyse von 992 Unfallfahrzeugen (KIHLBERG, 1965), die jeweils mit Fahrer und Beifahrer besetzt waren, erweist sich das Verletzungsrisiko des Beifahrers mit 86,2% um 14% höher als das des Fahrers mit 75,8%; jedoch betrifft dieses erhöhte Verletzungsrisiko des Beifahrers nur die leichten und mäßig schweren Verletzungen, während bei Schwerverletzten das Risiko nahezu gleich ist (Fahrer 10,8%, Beifahrer 11,3%). Mit anderen Worten: Bei leichteren Fahrzeugkollisionen wird der Fahrer durch Abstemmen mit den Armen und durch Anprall gegen das Lenkrad weniger verletzungsgefährdend abgebremst als der frei gegen Vorder- und Seitenwand geschleuderte Beifahrer, bei schweren Kollisionen sind die muskulären Abstemmkräfte in der Größenordnung von maximal 3 g gegenüber Körperverzögerungen über 20 g nicht mehr wirksam. Schwere Thoraxverletzungen sind beim Beifahrer (10,5%) doppelt so häufig als beim Fahrer (5,8%). Lediglich hinsichtlich der Halswirbelsäule ist die Häufigkeit schwerer und tödlicher Verletzungen mit 24,2% beim Fahrer größer als beim Beifahrer mit 20,0%. Auch hinsichtlich multipler Verletzungen ist das Risiko des Beifahrers um 15% höher als das des Fahrers, mit Ausnahme der Thoraxverletzungen aller Schweregrade zusammen genommen, wo das Risiko für beide wieder gleich ist (Fahrer 31,1%,

Beifahrer 30,5%), während bei den Verletzungen des Abdomens der Beifahrer den Fahrer sogar um 42% übertrifft. Kopfverletzungen des Beifahrers entstehen hauptsächlich durch Anprall gegen die Windschutzscheibe, beim Fahrer oft durch das Lenkrad.

Zusammenfassend wird die alte Erfahrungstatsache bestätigt, daß der Beifahrer häufiger und schwerer verletzt ist als sein Fahrer (KIHLBERG, 1965).

Schwere Verletzungen des Beifahrers durch Anprall gegen die wie ein Spatenblatt gegen ihn gerichtete geöffnete *Handschuhklappe* sind zwar zahlenmäßig selten, doch könnte hier konstruktiv leicht Abhilfe geschaffen werden. GENSLER und CAMPBELL (1964) haben aus dem Kollektiv von über Hunderttausend Unfällen mit Verletzten des Cornell-Instituts 326 Fälle selektioniert, wo Verletzungen im Bereich der Handschuhklappe entstanden waren, aber nur 11mal durch die vor der Kollision geöffnete Klappe, darunter eine Beckenfraktur, eine offene Knieverletzung, eine offene Sternumfraktur und eine tödliche Sternum-Lungenverletzung. Wir selbst kennen eine Leberruptur durch die geöffnete Handschuhklappe.

VI. Biomechanik

Biomechanik ist eine neue Wissenschaft an der Nahtlinie zwischen Mechanik und Medizin.

Die technologische Analyse der zweiten Kollision fördert aus Experimenten und aus der Realität des Unfallgeschehens Daten des dynamischen Vorgangs der Entstehung von Verletzungen. Die biomechanische Forschung sucht nach Normen der Erträglichkeitsgrenzen menschlicher Organe und Gewebe und funktioneller Abläufe unter dynamischer Belastung.

Dynamische Probleme sind in der Raumfahrt Startbeschleunigung und Landeverzögerung, der Zustand der Schwerelosigkeit; in der Luftfahrtmedizin der Fallschirmöffnungsstoß und die Landeverzögerung, die Beschleunigung beim Katapultieren des Schleudersitzes, die Beschleunigung von Überschallflugzeugen bei richtungsändernden Manövern und in der Luftfahrt wie im Straßenverkehr die plötzliche Verzögerung von Fahrzeug und Mensch bei der Kollision gegen die Erde, gegen ein festes Hindernis oder ein anderes Fahrzeug.

Im 1. Weltkrieg war HUGH DE HAVEN als Kadett der US-Luftwaffe in Kanada der einizge Überlebende bei einem Flugzeugunglück. Er glaubte nicht an Zufall. 25 Jahre später konnte er mit einer Veröffentlichung über 7 Fälle „Mechanische Analyse des Überlebens aus Höhen von 15—45 m“ die begründete These aufstellen, daß der menschliche Körper unter kurzfristiger Dauer 200 g, also eine dem 200fachen seines Eigengewichts entsprechende Kraft aushalte und daß konstruktive Maßnahmen durch Verminderung des Stoßes und Druckverteilung die Überlebenschance innerhalb weiter Grenzen bei Flugzeug- und Pkw-Unfällen verbessern könnten. Damit war der Anstoß zur biomechanischen Forschung und ihrer Nutzanwendung für konstruktive Sicherheit im Kraftfahrzeugbau gegeben.

Die Etappen auf diesem Wege waren zunächst die Persönlichkeit von HUGH DE HAVEN, der frei von Vorurteilen den naturwissenschaftlichen Kausalitätsbeweis suchte, dann die Zusammenarbeit mit Dr. EUGEN D. DU BOIS vom Medical College der Cornell Universität New York, die Unterstützung der US Civil Aeronautics Administration und des US National Research Council; später Zentrifugenversuche mit Dr. WILLIAM GEOHEGAN vom Cornell Medical College, die schon zum Sicherheitsgurt führten und schließlich entstand, neben unabhängigen Arbeiten zur Verletzungsverhütung durch die Chirurgen der USA-Marine und Luftwaffe, neben den bahnbrechenden Selbstversuchen von Col. J. P. STAPP, in einem Kontrakt zwischen der Cornell Universität und dem Staat Indiana im Jahre 1950 das „Automobile Crash Injury Research-Programm“ (ACIR) als Keimzelle der nun auf die Straßenverkehrsunfälle gerichteten Forschung (HAASBROOK).

In Deutschland begann 1940 der Chirurg JUSTUS SCHNEIDER, ebenfalls zunächst aus Luftfahrtmedizinischer Fragestellung, mit biomechanisch-dynamischer Forschung (SCHNEIDER, 1938).

Während innerhalb des ACIR-Programmes eine umfassende Dokumentation der Verkehrsunfallverletzungen aufgebaut wurde (s. Abschnitt Dokumentation), blieb die *biomechanische* Forschung im Rahmen der Raketen- und Raumfahrtentwicklung bei der US-Luftwaffe und Marine; mit speziellen *verkehrsmedizinischen Fragestellungen* beschäftigen sich aus Ingenieuren und Ärzten gebildete Arbeitsgruppen an der Universität von Minnesota (Ryan u. Mitarb.), das Biomechanic Research Center der Universität von Michigan in Ann Arbor (Roberts) und der Wayne State Universität in Detroit mit Patrick u. Mitarb., Gurdjian als Neurochirurg, hier besonders in nützlicher Zusammenarbeit mit den großen Automobilkonzernen.

1. Grenzwerte für den menschlichen Organismus

Vom 12. 3. 1947 bis 6. 6. 1951 wurden von dem Pionier der Decellerationsversuche, Col. J. P. Stapp, auf verschiedenen raketenbetriebenen Verzögerungsschlitten 231 Teste durchgeführt, mit Spitzengeschwindigkeiten bis 1010 km/h, innerhalb von 1,4 sec auf 0 abgebremst; 73mal mit freiwilligen Versuchspersonen (meist Col. Stapp selbst), davon 19mal Gesicht rückwärts, 54mal Gesicht vorwärts, 88mal mit Schimpansen in verschiedenen Positionen, 72mal mit Puppen (Stapp, 1949, 1951).

Das Spezialgurtzeug bestand aus Nylon-Rucksackgurten (3800 kp Prüflast) mit 35% elastischem Dehnungsanteil, einem Hüftgurt und einem V-Gurt über beide Oberschenkel zur Bodenverankerung verlaufend, der den Hüftgurt nach unten hielt. Alle Gurte waren 7,6 cm breit.

Die Maximalbelastung des Menschen mit *Gesicht vorn*, Kopf weit vorgebeugt, erreichte 46,2 g bei einer Änderungsrate der Verzögerung von 492 g/sec und einer Verzögerungsdauer von 0,228 sec, während der Schlitten von 245 km/h auf 58,5 km/h über einen Verzögerungsweg von 9,4 m abgebremst wurde. Dabei traten keine gesundheitsschädigenden Folgen auf.

In der Position *Gesicht hinten* wurde über 0,16 sec Dauer eine mittlere Verzögerung von 35,4 g bei einer Zeitrate der Änderung der Verzögerung von 1200 g/sec erreicht; die an der Brust gemessene Maximalverzögerung betrug 57 g für 0,02 sec Dauer mit einer Druckkraft von 3950 kp = 2,4 kp/cm².

Während 40 g bei einer Verzögerungsrate von 331 g/sec folgenlos ertragen wurden, kam es unter 38,6 g über 0,12 sec Dauer bei 1370 g/sec zu schweren Kontusionen an den Gurtauflageflächen, 30 sec nach Beendigung des Versuchs zu schweren Schocksymptomen. Damit war die Toleranzgrenze erreicht; die Resonanz beträgt dabei 8 bis 9 Hertz.

Die schwersten Schocksymptome, Blutdruckabfall, Pulsanstieg, kalter Schweiß, Blässe, subjektive Muskelschmerzen und Bewußtseinsstörungen traten bei einem Zwischenfall auf, wobei Capt. Beeding mit Gesicht hinten einer Verzögerung von 40,4 g über 0,040 sec Dauer bei $b' = 2139$ g/sec ausgesetzt war. Die Resonanz auf den Stoß entspricht 12—14 Hertz und führte zu einer Spitzenverzögerung von 82,6 g über dem Sternum bei 3826 g/sec, also etwa einer Verdoppelung des Primärstoßes durch die Elastizität des Thorax. Die Druckkraft an den aufliegenden Rückenpartien betrug 3,1 kp/cm².

Ziel dieser heroischen Selbstversuche war die Ermittlung von Grenzwerten des Menschen unter dynamischer Belastung als Ausgangspunkt optimaler Richtlinien für konstruktive Sicherheit im Flugzeug- und Kraftfahrzeugbau und als Grundlage optimaler Sicherheitsgurte. Es zeigte sich dabei, daß bei der dynamischen Belastung folgende physikalische Daten von Bedeutung sind:

1. Spitzenbeschleunigung oder Verzögerung (b_{max}).
2. Mittlere Beschleunigung (b_{eff}).
3. Dauer der Beschleunigung. Je kürzer die Zeitdauer, desto geringer die Verletzungen.
4. Änderungsrate der Beschleunigung ($b' = db/dt$). Je langsamer die Änderungsrate, desto günstiger.
5. Lokalisation der Kräfte am Körper. Richtung der Kräfte zur Körperachse.
6. Verteilung der Kräfte je Flächeneinheit am Körper.
7. Kraft-Weg-Verlauf (Energie).
8. Kraft-Zeit-Verlauf.
9. Frequenzcharakteristik der Kräfte durch Resonanz des Organismus.

Untersuchungen beim freien Fall aus der Höhe lieferten einen wichtigen Beitrag zur Ermittlung der Grenzwerte, so etwa der Absprung des englischen Fliegerunteroffiziers Nicholas Alkemade aus einem Flugzeug in 5950 m Höhe, der mit einer Endgeschwindigkeit von 192 km/h unverletzt zunächst auf den schneebedeckten Wipfeln einer Fichte, dann zuletzt auf einer 46 cm dicken Schneedecke landete (Snyder).

Solange die Dauer der Verzögerung unter 70 msec bleibt, reagiert der Körper und reagieren die einzelnen Organe mechanisch als feste Masse, deren Strukturfestigkeit durch viskoelastische und plastische Eigenschaften bestimmt ist. Die Lokalisation innerer Verletzungen entspricht nicht notwendigerweise dem Ort der Gewalteinwirkung. Zug-Scher- und Druckkräfte, einerseits durch anatomische Lage und Aufhängung gegeben, andererseits durch die Richtung der Verzögerungskräfte ausgelöst, führen zum strukturellen Versagen.

Bei Verzögerungen über 70 msec Dauer als Schwellenwert beginnen Flüssigkeitsbewegungen, die mit zunehmender Zeitdauer zunehmende Bedeutung erlangen und über 2 sec Dauer überhaupt ausschlaggebend werden für die pathophysiologischen Reaktionen (THOMPSON, KORNHAUSER).

Als äußerste Grenzwerte unter optimalen Bedingungen der Druckverteilung gelten nach dem jetzigen Stand der Erkenntnisse folgende Parameter (STAPP, BIERMANN, THOMPSON, DE HAVEN, SNYDER, ALDMANN, ZIFFER):

> 200 g Spitzenbeschleunigung in transversaler a.p. oder p.a. Richtung, wenn die Dauer unter 70 msec liegt und die zeitliche Änderungsrate der Verzögerung unter 1370 g/sec bleibt.

Nach Versuchen über den biologischen Effekt von Druckwellen von G. S. WHITE definiert THOMPSON

> die Maximaltoleranz mit 3,3 kp/cm^2;
> erste Schocksymptome bei 1,9—2,2 kp/cm^2;
> STAPP gibt 1,85 kp/cm^2 an.

Unter Bedingungen, die dem realen Kfz-Unfall nahe kommen gelten bei Verzögerung, Gesicht nach vorn, mit 7,5 cm breitem Nylongurt folgende Toleranzen:

Geringe cardiovasculäre Symptome	< 25 g	100 msec Dauer
Keine Symptome	< 45 g	40 msec Dauer
	< 05 g	1 sec (1000 msec) Dauer

Bis 50 g und unterhalb der Beschleunigungsrate 1200 g/sec spricht man vom „überlebbaren Unfall“.

Für längere Wirkdauer von Verzögerungen weiß man aus der Luftfahrt, daß bei 3 g eine Verschleierung optischer Wahrnehmungsgegenstände, bei 5—6 g das sog. blackout, bei 6—7 g Bewußtlosigkeit durch Verminderung des venösen Rückstromes, cerebrale Minderdurchblutungen, Absinken des Minutenvolumens auftreten. ODELGARD und WEMAN geben als Grenzdauerbelastung des Menschen bei Zentrifugenversuchen 9—12 g an.

Der Einfluß von Resonanzfrequenzen unter Stoßbelastung und ihre Meßwerte für die menschliche Vulnerabilitätsgrenze sind noch weitgehend ungeklärt (Bibliographie COERMANN; vgl. auch seinen Handbuchbeitrag hier ab S. 784, weitere Literatur bei ZIFFER).

a) Grenzwerte für Schädel-Hirnverletzungen

Die größten Abweichungen zeigen die von verschiedenen Autoren angegebenen Grenzwerte für Schädel und Gehirn.

Grundsätzlich sind am Schädel zu unterscheiden die Stoßbelastung der knöchernen Schädelhülle mit verschiedenen Formen der Schädeldach- und Schädelbasisfrakturen und die Einwirkung auf das Gehirn selbst mit den klinischen Folgen der Gehirnschädigung 1. bis 3. Grades nach TÖNNIS oder sog. comotionellen und kontusionellen Hirnverletzungen. Pathologisch-anatomisch steht völlig offen, welcher Art die Läsion der Gehirnsubstanz bei der *Commotio cerebri* ist, ob es sich um eine reversible molekulare Zellschädigung, eine reversible Zerrung oder Druckschädigung von Nervenzellen und Nervenbahnen im Gehirn oder um den irreversiblen Untergang einzelner Nervenzellen handelt, deren Funktion von anderen Zellen übernommen wird.

Interessant ist in diesem Zusammenhang die hirnatrophische Wesensveränderung nach gehäuft kurzfristig aufeinanderfolgenden Schädeltraumen, z.B. bei Boxern (Byrom), die durch erst noch kompensierteren Zelluntergang auf dem Boden sekundärer lokaler Kreislaufstörungen mit Ausfall von Purkinje-Zellen, Gliaproliferation mit fleckförmigen pseudolaminären Parenchymnekrosen entsteht. Diese sekundär lokal-kreislaufbedingten Zellschädigungen sind das anatomische Substrat der klinischen Erfahrung, daß bei Stoßbelastung des Schädels in zeitlichem Abstand die commotionellen Schädigungen beim zweiten Unfall unverhältnismäßig schwerer sind (Unterharnscheidt, Symonds).

Während pathologisch-anatomisch die *kontusionelle Hirnschädigung* mit Hirnsubstanzquetschung, Diapedesisblutungen und Zerreißung kleiner Gehirngefäße, lokaler Nekrose, Hirnödem und Hirnschwellung bis zur intracerebralen Massenblutung klar definiert ist und während es so pathologisch-anatomisch von der commotionellen Hirnschädigung zur kontusionellen keine fließenden Übergänge gibt, ist der mechanische Vorgang für die verschiedenen Grade stumpfer Hirnschädigung lediglich quantitativ verschieden.

Die Rindenprellungsherde der *Contrecoup*-Verletzung erklärt Schneider durch einen Unterdruck mit Niveaubildung der Gehirnmasse am Gegenpol des Stoßes.

Auch Sellier und Unterharnscheidt erklären an einem Schädelmodell die Contrecoup-Herde mit der *Unterdrucktheorie* am Gegenstoßpol, wobei aber nicht etwa Stoßwellen das Gehirn durchlaufen. Durch den Unterdruck bilden sich feinste Gasbläschen, die aus den im Blut und Gewebssaft gelösten Gasen entstehen und die anatomische Gehirnstruktur zerstören. Die Unterdruckschwelle dafür liegt bei —1 Atm. Die Mindestzeitdauer von 1 msec und die Napf- oder Keilform der Contrecoup-Herde entspricht der Ausbreitung der Unterdruckzone. Bedingt durch die Schädeldeformation beim Stoß folgt der Unterdruckverlauf am Gegenpol der primären Überdruckamplitude am Stoßpol wesentlich später.

Chandler erklärt die *commotionelle Hirnschädigung* am Klarsicht-Calvarium des Affen durch *Relativbewegung des Gehirns* gegen die Schädelbasis mit dem Hirnstamm als Drehachse. Dabei bewegten sich die parietalen und occipitalen Teile des Gehirns weiter als die frontalen und temporalen. Ausgeprägtere Relativbewegungen des Gehirns nach Schlägen in die parietale und temporale Region, verglichen mit frontalen und occipitalen Stößen, bestätigen die klinische Erfahrung, wonach temporale und parietale Schläge gefährlicher sind. Der k.o.-Schlag des Boxers resultiert in einer Rotationsbeschleunigung des Schädels wiederum mit Relativbewegung des Gehirns. Bei der kontusionellen Hirnschädigung sind im Zuge der Relativbewegung des Gehirns nicht nur mechanische Irritationen im Medulla- und Stammhirnbereich zu denken, sondern es entstehen dabei Rindenprellungsherde mit kleinen Gefäßeinrissen oder aber die intracerebralen Blutgefäße schneiden aufgrund ihrer größeren Festigkeit in das umgebende Hirngewebe ein. Im Bereich des Hinterhauptloches kommt es dabei zu den Duretschen Blutungen, den Hirnstammblutungen und den Blutungen ins verlängerte Mark.

Lissner und Gurdjian (1960) konnten schließlich an Hunden mit nach Energie-input dosierten Hammerschlägen gegen den Frontalschädel erhöhte intracerebrale Druckwerte am Gegenpol messen. Dabei kam es manchmal zu Impressionsfrakturen mit lokalen Kontusionsherden. Zunächst konnte dabei die Zeitdauer der Schädelbeschleunigung und der erhöhten Druckwerte nicht gemessen werden. In verbesserter Anordnung wurden bemessene Druckstöße direkt auf die Dura, also ohne Schädelbeschleunigung verabreicht. Damit konnten leicht commotionelle und kontusionelle Hirnschädigungen gesetzt werden, aber es ergab sich keine gesetzmäßige Beziehung zwischen der Größe des Druckstoßes und der Schwere der Gehirnschädigung.

In einer dritten Versuchsreihe wurden nach Druck- und Zeitdauer kontrollierte Druckstöße direkt auf die Dura gegeben und der Druckeffekt an verschiedenen Stellen intradural gemessen. Nun zeigte sich, daß mit 4,2 kp/cm² über eine Millisekunde derselbe Effekt einer commotionellen Hirnschädigung gesetzt werden konnte, wie mit 0,7 kp/cm² über 100 msec. Dennoch konnte die commotionelle oder kontusionelle Hirnschädigung nicht als lineares Produkt von Zeit und Druck oder als Funktion der Energieabsorption je Volumeinheit definiert werden. Als entscheidendes Merkmal, zugleich als neurologisches Äquivalent der typischen klinischen Symptome der Atemstörung, Puls und Blutdruckveränderungen fanden sich mikroskopisch geschädigte Zellen im Hirnstammbereich oberhalb des Foramen magnum, in schwereren Fällen mit petechialen Blutungen und Gefäßrupturen ohne jegliche Veränderungen in anderen Hirnregionen. Mechanische Ursache dieser Schädigungen sind inter- und intramolekulare Scherkräfte im Hirnstamm, die nun auch im Schädelmodell dargestellt werden konnten. Das Ausmaß dieses intermolekularen Widerstands gegen scherende Relativbewegungen des Gehirns im Hirnstammbereich ist eine Funktion von intracraniellem Druck und Zeitdauer.

Die Stoßbelastung des Schädels von außen führt über das Dämpfungsglied der Weichteile zuerst zu einer lokalen, hier also frontalen Einbeulung des knöchernen Schädels, zu einer Ausbeulung im Temporal-Parietalbereich, intracraniell zu umschriebenem Wechsel von positivem zu negativem Druck im Stoßzentrum und umgekehrt im Temporal-Parietalbereich. Die gleichzeitige Schädelverzögerung führt zu intracranieller Drucksteigerung mit punctum maximum im Stoßzentrum, nach LISSNER und GURDJIAN zum Gegenpol abfallend auf Nullwerte, aber am Hirnstamm zu einem Druckgradienten, der durch Scherkräfte verantwortlich ist für die commotionelle und kontusionelle Hirnschädigung. Insoweit konnten an menschlichen Leichen die tierexperimentellen Befunde bestätigt werden.

Da Druckmessungen unter Stoßbelastung am Menschen nicht durchgeführt werden können, ging man auf dem weiteren Wege zur Ermittlung von Toleranzgrenzen davon aus, daß einfache lineare Schädelfrakturen häufig mit leichten Gehirnerschütterungen einhergehen, daß also im Stoßversuch an der menschlichen Leiche der Grenzwert für eine Schädelfraktur als Kriterium für die Commotio cerebri gesetzt werden kann. 2 von 4 Leichen, Frontalschädel voraus, hatten beim Sturz aus 90 cm Höhe gegen eine Stahlplatte eine Schädelfraktur. Die Verzögerung am Gegenpol betrug 176 bzw. 237 g, die temporale Druckmessung 2,9 kp/cm² über 6 msec bzw. 2,3 kp/cm² über 6 msec.

Daraus ist zu schließen, daß beim Menschen der temporale Druck unter 2,1 kp/cm² und die Zeitdauer des Druckes unter 6 msec gehalten werden müssen, um commotionelle Hirnschädigungen durch Scherkräfte im Hirnstammbereich auszuschließen (HAYNES und LISSNER).

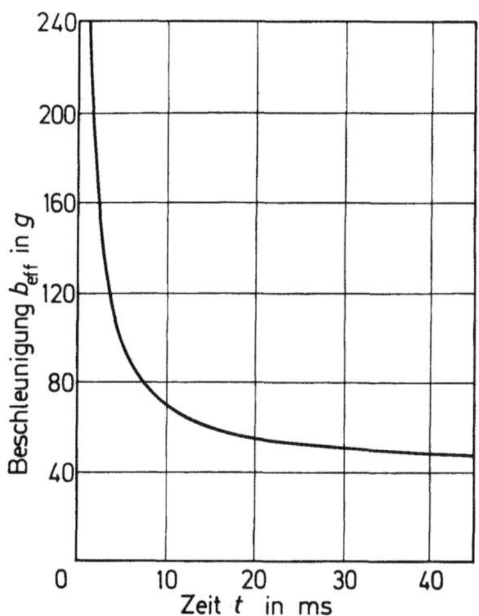

Abb. 23. Beschleunigung — Zeit-Erträglichkeitskurve des menschlichen Kopfes (Gehirnerschütterung ohne bleibende Nachwirkung) für den Stirnaufprall auf eine Stahlplatte (sog. Wayne-State-Kurve). (HAYNES, LISSNER, 1962; LISSNER, GURDJIAN, 1961)

Aus diesen Untersuchungen und Überlegungen ist die sog. *Wayne-State-Erträglichkeitskurve* für stumpfe Schädelhirntraumen entstanden, die besagt, daß mit zunehmender Zeitdauer der Einwirkung die Toleranz für Schädelverzögerung bzw. intracranielle Druckwerte abnimmt. Hinsichtlich des mechanischen Vorgangs sind also entscheidend die Scherkräfte im Hirnstammbereich, hinsichtlich der physikalischen Daten, die durch Schädeldeformierung und Schädelverzögerung entstandenen intracraniellen Druckwerte und die Zeitdauer ihrer Einwirkung.

Gemeint ist in der Kurve die effektive Verzögerung. Werte die oberhalb der Erträglichkeitskurve liegen, werden als lebensgefährlich angesehen, Werte unterhalb als erträglich, allenfalls mit leichteren commotionellen Hirnschädigungen einhergehend (Abb. 23).

Weil sich beim Stoß des Kopfes auf verschiedene Oberflächen, etwa verschiedene Arten von Windschutzscheiben, die Verzögerungskurven wesentlich von der der Wayne-State-Kurve zugrunde liegenden Kurvenform unterscheiden und somit eine Vergleichbarkeit nicht gegeben ist, haben SLATTENSCHEK und TAUFFKIRCHEN in dem Bestreben der Verallgemeinerung dieser Erträglichkeitskurve für die Bewertung jeder beliebigen Verzögerungskurve des Schädels ein

Kritische Werte für stumpfe Hirnverletzungen

SCHNEIDER nach ZIFFER	Commotio cerebri Contusio cerebri	b_{max} = 350 g b_{max} = 350—500 g
CHANDLER (Tiere)	Commotio cerebri	b_{max} = 300—600 g
SELLIER-UNTERHARNSCHEIDT	Commotio cerebri	b_{max} = 280—400 g Katzen — Affen b_{max} = 80—120 g Mensch
LISSNER, GURDJIAN, PATRICK, HAYNES	Commotio cerebri mäßig schwere C.C. Contusio keine Hirnverletzung	1,0 kp/cm² 6—12 msec intrakraniell 1,5 kp/cm² 6—12 msec 2,0 kp/cm² 6—12 msec <2,1 kp/cm² <6 msec
ELLIS	Commotio cerebri	2,1—6,3 kp/cm² >1 msec
GURDJIAN	Langzeitbelastung Schädelsturz mit Weichteilen Schädelsturz mit 3,7 cm Verformungsweg im Helm	„Schutzhelmgrenzwert" 0,40 m Höhe = 10 km/h = 42 g 2,40 m Höhe = 25 km/h = 42 g

mechanisches Schwingungsmodell entwickelt, das für alle Verzögerungsfälle der Wayne-State-Kurve die gleiche Amplitude $x_{\text{erträglich}}$ ausführt und damit die Erträglichkeit des Gehirns gegenüber der tatsächlich vorliegenden Verzögerung durch die gegebene Schwingungsamplitude $x_{\text{erträglich}}$ definiert. Mit diesem Schwingungsmodell ist die Möglichkeit geschaffen, Stöße mit vollkommen unterschiedlicher Verzögerungscharakteristik, wie sie beim Aufprall des Kopfes auf die verschiedenen Arten von Sicherheitsgläsern auftreten, hinsichtlich ihrer Erträglichkeit zu bewerten bzw. die Scheiben hinsichtlich ihrer Rückwirkung auf den Kopf zu vergleichen (vgl. die Ausführungen im Abschnitt über konstruktive Sicherheit, Glas).

GURDJIAN, WEBSTER und LISSNER haben in zahlreichen Untersuchungen mit Darstellung von feinsten Verformungen von Schädeldach und Basis durch einen Speziallack-Überzug den Mechanismus der *Schädelfrakturen* soweit aufgeklärt, daß man bei bekannter Stoßrichtung und Stoßenergie die zu erwartenden Frakturlinien voraussagen kann, umgekehrt aus den vorhandenen Bruchformen Schlüsse auf Stoßrichtung und Energie ziehen kann.

Für die Toleranz des knöchernen Hirnschädels liegen aus teils dynamischen, teils quasistatischen Versuchen und Berechnungen folgende Werte vor:

SCHNEIDER (Schädelstoß gegen Beton) (nach ZIFFER):

$b_{max} = b_{Bruch} = 515$ g,

dabei P_{max} = Bruchlast = 2575 kp

beim Sturz des Schädels mitsamt Gehirn und Weichteilen aus 1,80 m Höhe auf ebene Betonplatte. Dauer der maximalen Belastung einige msec bei Kontakt des Schädels mit großflächigem Gegenstand.

Im Augenblick des Bruches der Schädelkalotte hydrostatischer Innendruck = vis a tergo 8,75 kp/cm². Wenn man an der Schädelkalotteninnenseite im Stirnbereich eine gestützte Fläche von 7×10 cm annimmt, resultiert daraus eine vis a tergo von 610 kp. (Nähere Angaben zur mathematischen Berechnung, s. ZIFFER 1965.)

RAWLINS	b_{eff} Fraktur	= 200—300 g
	b_{max}	= 500—700 g
	E Fraktur	= 5,5—6,9 mkp
	b′	= 200000 g/sec
British Standards	P_{Bruch}	= 2230 kp = 500 g bei 4,5 kp Schädelgewicht.

b) Grenzwerte für Wirbelsäulenverletzungen

b_1) Halswirbelsäule. Aus der Tatsache, daß beim Vollzug der Todesstrafe durch den Strang in den USA bei einer Fallhöhe von 1,80 m der Tod immer durch Genickbruch eintritt, während in Japan bei einer Fallhöhe von 1,33 m nach Augenzeugenbericht in 2 Fällen von insgesamt 3 der Tod durch Strangulation eintrat, konnte als Annäherungswert in longitudinaler Belastung der Halswirbelsäule die Toleranz von 900 kp berechnet werden (SIMMONS und HERTING).

Nach einer ganz neuen und originellen Untersuchung von MERTZ und PATRICK aus dem Biomechanic Center der Wayne-State-University, bei der aus Meßwerten bei quasi-statischer Hyperflexion und Hyperextension und Torsion der Halswirbelsäule von Versuchspersonen, die Scher- und axialen Kräfte in der Ebene der Kopfgelenke berechnet wurden, kann man als noch weit unterschwellige Grenzwerte bei *normaler Kopfhaltung* gegen scherende Gewalten in posterio-anteriorer Richtung 18 kp, in anterio-posteriorer Richtung 36 kp, gegen axiale Belastung inferior-superior nach STAPP 110 kg annehmen; in *Hyperextension* gelten 32 kp gegen p.a., 86 kp gegen a.p., 115 kp gegen axial superior-inferior gerichtete Gewalten; in *Flexionsstellung* 25 kp p.a., 18 kp inferior-superior (Tabelle 2 nach MERTZ, 1967).

Indem nun unter Beschleunigung im Schleudersitz mit freiwilligen Versuchspersonen (hier nur 16 km/h Auffahrgeschwindigkeit), mit Puppen und Leichen Auffahrunfälle mit 16 und 37 km/h Auffahrgeschwindigkeit simuliert wurden und mit Hilfe einer Indexberechnung die Meßwerte der verschiedenen Versuchsobjekte auf die statisch an Versuchspersonen ermittelten Grenzwerte bezogen, und gleichzeitig an der Leiche Halswirbelsäulenschädigungen röntgenologisch festgestellt wurden, konnte als Ergebnis sichergestellt werden, daß mit fester Rücklehne und Anlegen des Kopfes an die flache Kopfstütze ein 70 km/h Auffahrunfall ohne nennenswerten Schaden zu ertragen ist. Entscheidend für Verletzungen sind nicht so sehr scherende Kräfte oder axiale Gewalteinwirkung, als vielmehr die Überschreitung der Toleranz für Torsion im Atlanto-Occipitalgelenk. Willkürliche Anspannung der Halsmuskulatur vor dem Anprall sowie Fixierung des vorgeneigten Kopfes durch die im Nacken verklammerten Hände, wie auch kontrollierte Nachgiebigkeit der ganzen Rücklehne reduzieren die Gefährlichkeit des Auffahrunfalls, während mit zunehmenden Abstand des Kopfes von der Kopfstütze die Verzögerungskräfte gegen die Kopfstütze wesentlich zunehmen. Sie liegen bei 37 km/h Auffahrgeschwindigkeit um 70 kp, bei 70 km/h um 150 kp, nach SEVERY bei 50 km/h Auffahrgeschwindigkeit und satter Kopfauflage bei 10 g über 170 msec Dauer, bei Kopfabstand über 20 cm bei 18 g über 170 msec Dauer, mit einem Maximalwert von 230 g nach Stoßbeginn 65 msec.

b_2) *Brust- und Lendenwirbelsäule.* In quasi-statischen Versuchen an anatomischen Präparaten ohne Muskulatur teilweise mit einem einzelnen Wirbelkörper oder mit mehreren bei erhaltener Bandscheibe wurden folgende Grenzwerte erhoben: (WYSS und ULRICH 1954, ZIFFER)

gegen Druck:	Bruchlast 600 kp ungefähr 40 kp/cm², ganze WS Bruchlast 400 kp, dabei Verkürzung von 211 mm auf 168 mm und anschließende Restitution auf 205 mm.
L_1/L_2	
gegen Zug: L_2, L_5, S_1	bei 280 kp = 12,6 kp/cm², noch kein Bruch des WK und der Bandscheiben; 22% Dehnung der Bandscheiben. Bruchlast Wirbelkörper 410 kp, Bruchlast Bandscheibe 600 kp, beim Alter von 74 Jahren nur 250 kp!

Die von FESSLER angegebene Bruchlast der HWS im Zugversuch von 113 kp, der BWS von 210 kp, der LWS von 412 kp stellt alle derartig quasi-statisch ermittelten Bruchlasten in Frage, wenn man sie vergleicht mit der dynamischen, beim Hängen ermittelten Bruchlast der HWS von 900 kp.

Torsion: L_3/L_5	Bis 1,5 mkp elastischer Bereich, bei 4,5 mkp Torsionsbruch der Verbindung zwischen Bandscheibe und Deckplatte.
Schub-Schwerkraft: L_1/L_4	Bruchlast, intervertebrale Artikulationen entfernt, 730 kp.

SCHNEIDER gibt für die *dynamische Belastung* in Längsrichtung der gesamten WS als Grenzbeschleunigung für Druck 18 g, für Zug 12 g an, bei 45 kp anteiligem Körpergewicht errechnet ZIFFER daraus die Bruchlast für Druck mit 810 kp, für Zug kommen 840 kp bei 70 kp Gewicht der wirklichen Grenze sehr nahe.

Vom Fallschirmöffnungsstoß kennt man als lebensgefährliche Zugbelastung den Wert von 20 g, Biermann gibt als Toleranzgrenze 16 g an der Spina iliaca ventralis und 9 g am Kopfscheitel an.

Die dynamische Drucktoleranz der WS liegt beim Schleudersitz bei 21 g, wobei die Grenze der Zeitrate der Änderung der Beschleunigung b' mit 300 g/sec ausgelegt wird.

c) Grenzwerte für Thoraxverletzungen

Biermann führte Stoßbelastungen an Versuchspersonen aus, die in Sitzhaltung des Körpers um 90° nach hinten gekippt waren, so daß der Rücken von der Unterlage gestützt wurde. Die Bedingungen entsprechen also nicht genau der Belastung beim Pkw-Unfall. Die Deformierung des Thorax in saggittaler Richtung von 3—4 cm unter einer Stoßlast von 540 kp durch ein quer über die Brust verlaufendes Gurtband wurde schadlos ertragen.

Bei den dynamischen Untersuchungen im Schleudersitz mit Gesicht nach hinten erreichte Capt. Beeding die Grenzbruchlast des Thorax schon mit schweren Schocksymptomen unter $b_{max} = 82{,}6$ g bei einer Beschleunigungsänderungsrate von b' 3826 g/sec. Mit einem angenommenen anteiligen Körpergewicht von nur 30 kg entspricht dies einer Thoraxlast von 3200 kp, wobei allerdings der Rücken breitflächig anliegt und die vis a tergo gegen den Rücken gerichtet ist. Entscheidend ist dabei die Resonanz durch den elastischen Thorax, die sowohl den von außen gesetzten Stoß wie auch die Änderungsrate der Beschleunigung verdoppelt.

In Leichenversuchen auf dem Schleudersitz (Patrick, Kroell, Mertz und Patrick, Mertz, Kroell) lag die Grenzbruchlast des Thorax bei 25 km/h Anprallgeschwindigkeit gegen ein 18 cm im Durchmesser messendes, 1,5 cm dick mit Rubatex und 1,5 cm dick mit Ensolite gepolstertes Ziel bei etwa 450 kp mit sagittaler Thoraxkompression von 3 cm und 60—50 msec Dauer.

In der zeitlichen Folge dieser den realen Pkw-Unfall nachahmenden Versuche kommt zuerst die Maximalbelastung durch Knieanprall, dann die Spitzenbelastung des Thorax, dann die des Kopfes.

Aldman hat Schweine in Richtung der Longitudinalachse auf einem Schwingtisch hin und herbewegt und dabei festgestellt, daß die Herzbewegungsamplituden dem Schwingungsverhalten bei einer gedämpften Schwingung entsprechen und demgemäß proportional der anregenden Frequenz sind. Die Schwingungsfrequenz um 6,7 Hertz scheint die größte Resonanz zu erzeugen. Die gleichzeitige Aortographie mit Carotis- und Subclaviadarstellung zeigte, daß die linke A. subclavia bei kopfwärtsgerichteter Beschleunigung des Herzens um 90° dicht am Aortenbogen umgelenkt wird. Bei schwanzwärtsgerichteter Beschleunigung resultiert eine Zugspannung an der linken A. subclavia. Der Winkel, den die A. subclavia sinistra mit der Aorta bildet, ist eine Prädelektionsstelle der Aortenruptur bei Pkw-Insassen. Auch die Winkel der Abgänge der Interkostalarterien veränderten sich unter der kopf- bzw. schwanzwärts gerichteten Schwingung der ganzen Brustaorta.

Die unterschiedliche Lokalisation der Aortenruptur bei Pkw-Insassen, bei Fußgängern, Radfahrern und Motorradfahrern (Ziffer) findet durch die Untersuchungen Aldmans ihre biomechanische Erklärung (s. auch Abschnitt Thoraxverletzungen).

d) Grenzwerte für Verletzungen der Bauchorgane

Natürlich kann man die viskoelastische Strukturfestigkeit der Leber, der Milz oder der Nieren durch Fallversuche auf verschieden feste Anprallflächen untersuchen. Doch gehen so gefundene Werte weit an der Wirklichkeit vorbei.

Nickerson, Drazic, Johnson, Udesen und Turner haben in longitudinaler Stoßbelastung an Hunden in unterschwelligen, nicht verletzenden Bereichen eine sinusförmige Schwingung der Abdominalorgane dargestellt. Bei Fallhöhen von 10—200 cm liegen die Verzögerungen der inneren Organe zwischen 7,1 und 58 g, während die Verzögerungen des Fallkörpers, in dem die Tiere verankert waren, jeweils doppelte g-Werte erreichten. Entsprechend waren die Verzögerungswege bzw. die erste Phase der Schwingungsamplitude beim Herzen nahezu 8—10mal so groß wie beim Bezugsystem des Käfigs, bei den Bauchorganen 5mal so groß.

Für die Entstehung innerer Organverletzungen scheinen die anatomische Aufhängung, die Viskoelastizität und die Schwingungsresonanz die entscheidenden Faktoren zu sein.

e) Grenzwerte für Verletzungen der Extremitäten

Nach ALDMAN erreichen die Abstemmkräfte der Arme unter der kurzzeitigen Belastung 180 kp bei angespannter Muskulatur, 130 kp bei Muskelentspannung. Die Ausbreitungsgeschwindigkeit einer Deformationswelle am Unterschenkel und Becken gibt ALDMAN mit 250—300 m/sec an. In quasi-statischen Belastungsversuchen gab MESSERER schon 1876 die Bruchlast des Schienbeinkopfes bei 18- bis 67jährigen mit 700 kp bis 1075 kp an. Der Elastizitätsmodul des Knochens ist mit 130000 kp/cm² dem Eichenholz vergleichbar. Die Zugfestigkeit mit 1700 kp entspricht dem Kupfer und Duraluminium, die Druckfestigkeit mit 1500 kp dem Muschelkalk und die statische Biegefestigkeit mit 1800 kp dem Flußstahl (KNESE, HAHNE und BIERMANN, 1956). Mechanisch minderwertig ist verkalkter Knorpel, Geflechtknochen hat schon beachtliche Festigkeit, am wertvollsten ist aber ohne Zweifel aufgrund seiner Verbundstruktur mit kollagenen Fasern für Zugfestigkeit und *mit* Apitatkristallen für Druckfestigkeit der lamelläre Knochen (SCHARF).

Bei ventrodorsalen und dorsoventralen Schlagversuchen gegen periostbedeckte Schienbeine quer zur Längsachse mit einem der Automobil-Stoßstange nachgebildeten Pendelschlagwerk konnte PATSCHEIDER mit Schlagenergien von 5,3—12,0 mkp Tibiafrakturen verschiedener Bruchformen erzeugen. Die Auftreffgeschwindigkeiten variierten zwischen 324 bis 610 cm/sec (12—22 km/h).

PATRICK, KROELL und MERTZ geben in Leichenversuchen bei über 50jährigen Individuen die Grenzbruchlast für den Oberschenkel nach Knieanprall zwischen 450—630 kp an, wobei die Maximallast ohne Fraktur bei 1700 kp, die Minimallast mit Fraktur bei 680 kp im Einzelfall lag.

Für die Pattella gelten ebenfalls 450—630 kp, obere Grenze ohne Fraktur 2650 kp, untere Grenze mit Fraktur 680 kp und für das Becken ebenfalls 450 bis 630 kp, obere Grenze ohne Fraktur 1200 kp, untere Grenze mit Fraktur 630 kp. Bei Freiwilligen wurde die Verzögerungskraft von 450 kp ohne Schaden ertragen.

Die Werte wurden bei Anprall gegen ein ungepolstertes Ziel mit Anprallgeschwindigkeiten um 25 km/h und einer Gesamtdauer der Spitzenbelastung von 3 msec ermittelt. Beim Anprall gegen eine gepolsterte Oberfläche, 2,54 cm Ensolite und 1,1 cm Rubatex liegt die Schwelle für den Knie-, Oberschenkel-Hüftkomplex bei 900 kp.

LISSNER und EVANS haben am Studium der Bruchlinien des Knochens im Reißlackverfahren gezeigt, daß für die Versagensform wesentlich die Zugspannungen sind. Die Angaben über statische Belastung führen für das Verständnis biomechanischer Festigkeitswerte nicht weiter.

f) Übersicht der Grenzwerte für dynamische Belastung

Die Tabelle der aus der Literatur entnommenen Festigkeitswerte (ZIFFER, REIDELBACH, SAE J 885) läßt nun ganz abgesehen von verschiedenen Versuchsanordnungen, von echten dynamischen, statischen und quasistatischen Belastungen die Verschiedenheit der physikalischen Bewertungsgrößen erkennen, andererseits die weit über die physiologische Streuung etwa verschiedener Altersgruppen reichende Diskrepanz der als Grenzwert bezeichneten Resultate; wobei der „Grenzwert" leichtere, nicht gefährliche Verletzungen einschließt (Tabelle 15).

Ziel biomechanischer Forschung als Grundlage physiologisch angemessener konstruktiver Sicherheit zur Verminderung der Verletzungen beim Kraftfahrzeugunfall ist die Ermittlung von *Erträglichkeitswerten* für verschiedene Körperabschnitte und Organe ähnlich der Wayne-State-Kurve für den Schädel und die Entwicklung mechanischer Schwingungsmodelle ähnlich des von TAUFFKIRCHEN und SLATTENSCHECK entwickelten Schädelmodells, die unter veränderten Bedingungen der Auftreffgeschwindigkeit und Auftrefffläche und der Einwirkungszeit die Übereinstimmung mit der jeweils gültigen Erträglichkeitskurve nachweisen, letzten Endes also verschiedene Grundkonzeptionen und Ausführungen konstruktiver Sicherheit überprüfen können. Der Weg dorthin ist weit, aber notwendig. Bisher sind lediglich Ansätze da.

Tabelle 15. *Grenzwerte für dynamische Belastung. Keine oder mäßige Verletzungen*

Autor	Körperabschnitt	Effektives Gewicht des Körperabschnitts kp	Beschleunigung g	Zeitdauer msec	Grenzbelastung kp	Stoßenergie mkp	Bemerkungen
SCHNEIDER, Ref. nach ZIFFER	Schädelfraktur		245 515			4,6—11,4 7,5—30	245 = Stoß gegen Fläche 3 cm ⌀ 515 = Stoß gegen Beton
SCHNEIDER, Ref. nach ZIFFER	Commotio Contusio Contrecoup		300—600 350—500 59				Zum Teil experimentell vermutet berechnet
SAE [a]	Schädel	9	100 75 50	4 8 30			Stoß gegen harte flache Oberfläche. Meßgerät am Knochen gegenüber dem Stoßzentrum
SAE	Gesicht	9	40	30			Weichteilverletzung, evtl. mit Gesichtsschädelfrakturen
ZIFFER	Thorax				540 2500		Versuche mit Freiwilligen Leichen
SAE	Thorax	40	60	100			Keine gefährlichen Verletzungen, Meßgerät über dem Sternum
Ref. nach ZIFFER	Wirbelsäule		18 12		400—600 113—412 400—730	4,5	Druck WK und Bandscheibe Zug Schwerkraft Torsion
Ref. nach ZIFFER	Extremitäten Arm Bein Knie Schienbein				15—65 35—106 350—650	5,3—13	Stützkraft durch Muskelspannung bei überraschtem bzw. erwartetem Stoß Biegungsbruch
SAE	Knie	23	20	30			Patellafraktur
Ref. nach ZIFFER	Ganzer Körper		40—60 83				p.-a. } unverletzt a.-p. } schwerer Schock

[a] SAE, Human tolerance to impact; J 885, Supplement 1964.

VII. Konstruktive Sicherheit

Die an Fahrzeug und Insassen sowie an angefahrenen Fußgängern, Rad- und Motorradfahrern ansetzende Deformierungsarbeit und die durch Geschwindigkeit, Anprallflächen und Deformierungseigenschaften von Fahrzeug und Mensch gegebenen Verzögerungskräfte zeigen nicht nur die unentrinnbare Gefährdung des Menschen im Kraftfahrzeug auf, sondern sind ebensosehr Ausgangspunkt konstruktiver Möglichkeiten der Bewahrung.

Unter *passiver Sicherheit* verstehen wir *alle Maßnahmen*, die bei Fahrzeuginsassen und angefahrenen Fußgängern, Radfahrern oder Motorradfahrern *die Entstehung und das Ausmaß von Verletzungen zu mindern vermögen.*

Von 355 Fahrzeugen mit nur einer Stoßrichtung lag die Frontalkollision mit 73,5% weit vorne, gefolgt vom Stoß gegen das Heck mit 10,4%, Seitenstoß mit

Hauptunfalltypen Pkw-Unfälle	Bohlin (1967) 28780 Fälle	ACIR (1961) nicht geschlossene Ortslage	Taru (1963) geschlossene Ortslage 308 Fälle
Frontalkollision	35,7%	53%	42,5%
Stoß in die Breitseite	33,5%	14%	46,7%
Schleuderunfall	17,2%	—	—
Überschlag	4,9%	23%	3,8%
Auffahrunfall	8,7%	6%	6,8%

16,1% (Grime). Weil die Frontalkollisionen bei Pkw-Unfällen mehr als $^1/_3$ ausmachen und weil die überwiegende Mehrzahl schwerer, gefährlicher und tödlicher Verletzungen — Schädel, HWS, Thorax, Abdomen — durch Anprall gegen die innere Frontwandung entstehen, also durch Windschutzscheibe, Lenkrad, Armaturen richtet sich der Schwerpunkt konstruktiver Sicherheit gegen die inneren und äußeren Frontkonstruktionen. Dabei werden leichtere ungefährliche Verletzungen auch mit prozentualer Zunahme gern in Kauf genommen, wenn gleichzeitig schwere und gefährliche Verletzungen verhütet oder vermindert werden können (Grime).

Grundsätzlich werden die auf die Insassen einwirkenden Kräfte durch folgende Faktoren moduliert:

1. Absorption der kinetischen Energie durch strukturelle Verformung
2. Zeitpunkt, Richtung und Geschwindigkeit der Bewegung der Insassen
3. Konfiguration und Widerstand der Anprallflächen
4. Zeitliche Rate der Einwirkung der Kräfte
5. Frequenzcharakteristik, Resonanz und Dämpfung der Kräfte im Körper selbst
6. Dauer der Einwirkung.

1. Strukturelle Verformung der Front- und Heckkonstruktionen

In der folgenden Tabelle 16 bedeutet die Stoßzahl $K = 0$ ein total unelastisches Verhalten des Fahrzeugs, $K = 1$ ein total elastisches Verhalten. Mit der für unsere europäischen Mittelklassewagen gültigen Stoßzahl $K = 0{,}2$ wird fast die ganze kinetische Energie des Fahrzeugs in Deformationsarbeit umgesetzt.

Tabelle 16. *Errechnete Werte der Deformationsarbeit für verschiedene Stoßzahlen ($K = 0$ = total unelastisch, $K = 1$ = total elastisch) bei einem Fahrzeuggewicht von 1000 kp und Kollision gegen ein festes Hindernis.* (Nach Locati, 1964)

Kollisionsgeschwindigkeit km/h	Entsprechend Fallhöhe m	Verformungsarbeit mkp		
		$K = 0$	$K = 0{,}2$	$K = 0{,}5$
10	0,40	400	380	300
25	2,5	2500	2400	1800
50	10	10000	9500	7500
75	22	22000	21000	16500
100	40	40000	38000	30000

Die Verformungseigenschaften der Frontkonstruktionen können nur im Zusammenhang mit anderen Sicherheitseinrichtungen gesehen werden. Ziel ist immer die Verminderung der Verzögerungskräfte durch Abbremsung über den möglichst langen Weg. Kraft mal Weg = Energie. Je größer der Verformungsweg, um so geringer ist die Kraft, um die vorhandene Bewegungsenergie der Insassen aufzufangen. Daher geht es bei den *Sicherheitskonstruktionen* immer wieder um das gleiche Prinzip, durch *Nachgiebigkeit der Anprallstellen* Verformung, damit verlängerte Abbremsung und im Endeffekt eine Reduzierung der auf die anprallenden Körperteile und Organe wirkenden Verzögerungskräfte zu erreichen. Nicht Weichteile und Knochen dürfen verformt werden, sondern die Anprallstellen müssen unter dem Stoß nachgeben.

Die zweite Möglichkeit ist der *Sicherheitsgurt*. Er stellt eine feste Verbindung zwischen Insassen und Kraftfahrzeug her, so daß die Insassen *mit* dem Fahrzeug verzögert werden, daß sie also teilhaben am Verzögerungsweg des Fahrzeugs selbst und daß gleichzeitig die an ihrem Körper ansetzende Verzögerungskraft über den Gurt auf eine größere Fläche und den Thorax als ein Organ mit großer Widerstandskraft verteilt wird.

Die Verformungscharakteristik des Fahrzeugs, ausgedrückt durch den Verzögerungs-Zeitverlauf, bestimmt den Kraft-Weg- und den Kraft-Zeitverlauf der Insassenverzögerung. Je steiler am Fahrzeug der Kraftanstieg über der Zeit, je niedriger die Kraftspitze und je länger die Zeitdauer eines kontinuierlichen mittleren Kraftverlaufs ist, um so früher treffen die Insassen die noch nicht zum Stehen gekommenen Kontrapunkte, um so länger wird ihr eigener Verzögerungsweg, um so geringer die auf die Insassen wirkende Kraft (Grime).

Nach Grime hat im Gegensatz zur sinusförmigen Verformungscharakteristik der Fahrzeugfront der schnelle Kraftanstieg mit kontinuierlich-langdauerndem Kraftverbrauch im mittleren Bereich folgende Vorteile:

1. *Der Gurt* spricht über die immer mehr oder weniger vorhandene Gurtlose schneller und effektiver an.
2. *Ohne Gurt* ist die Relativgeschwindigkeit und damit die Anprallwucht des Körpers gegen Innenteile geringer; die Insassen nehmen noch teil am Deformationsweg des Fahrzeugs.
3. Je länger der Verformungsweg der Frontkonstruktionen bemessen ist, um so günstiger wird die Verzögerungscharakteristik für die Insassen.

Für *Auffahrunfälle* gilt genauso, daß die Verzögerungscharakteristik der Insassen am günstigsten ist bei kontinuierlicher Verzögerungszeitkurve des Fahrzeughecks. Eine Auffahrgeschwindigkeit von 37,5 km/h auf ein stehendes Fahrzeug resultiert in 8 g Beschleunigung des stehenden Fahrzeugs über 120 msec (Severy, Mathewson).

2. Stabilität des Innenraums, Türen

Der geschlossene Käfig des Pkw und der Lkw-Kabine wird um so eher zum Grab, je weniger er stabil ist (s. Abschnitt Frontlenker, Kleinfahrzeuge).

Der gestaltfeste Fahrgastraum darf sich bei einem Aufprall mit 70 km/h auf ein festes Hindernis oder bei einem Überschlag mit 100 km/h und einer Rampenhöhe von 1,5 m nicht mehr als 0,20 m verformen. Bei einem seitlichen Aufprall mit 25 km/h auf einen Pfosten von 0,20 m Durchmesser darf die größte Verformung im Bereich des Fahrgastraumes nicht mehr als 0,30 m betragen. Dabei wird angenommen, daß die horizontalen Stoßkräfte in einem Abstand von 0,50—0,60 m von der Fahrbahn wirken. Mögliche Stoßpartner müssen entsprechend gestaltet werden (Leitplanken, Unterfahrschutz, Lastwagen) (Fiala).

Für den Stoß in die *Breitseite* ist einerseits eine beträchtliche Verstärkung der horizontalen und vertikalen Strukturen des Fahrzeugs notwendig, um die Insassenkabine integer zu halten, andererseits stellt ein von innen her an den Türstrukturen und Innenwänden vorgegebener Verformungsweg von 10—15 cm einen gangbaren Kompromiß dar zwischen konstruktiven Möglichkeiten und Sicherheitsforderungen. Die Gesamtabmessungen von Straße und Fahrzeug setzen eine Grenze.

a) Unterfahrschutz

Ein Unterfahrschutz an Lkws in 600 mm Bodenhöhe wird vom Motorblock mit Getriebe, Vorderachskörper und Rädern bei 15 g Verzögerung glatt unterfahren. Die eigentliche Verzögerung des kollidierenden Pkws erfolgt durch die Verformung der Insassenkabine. Die durch Puppen repräsentierten Insassen sind potentiell tödlich verletzt (ELSHOLZ). Sicherheitsgurte gewähren keinen Schutz.

Bei 400 mm Bodenfreiheit des Unterfahrschutzes bleibt die Kabine des auffahrenden Pkws intakt. Entscheidend ist aber auch hier die Abstimmung der Arbeitsaufnahme und Verformungs-Zeitkurve des Unterfahrschutzes mit derjenigen der Pkw-Frontstrukturen.

b) Türkonstruktionen

Aufspringende *Türen* sind in dreifacher Hinsicht gefährlich: Sie ermöglichen das Hinausschleudern, das gegenüber den im Innern des Fahrzeugs Verletzten mit fünffacher Lebensgefährdung belastet ist, sie machen die ganze Kabine instabil verformbar und sind, aus der Verstrebung der Gesamtkabine herausgelöst, in sich verformbar, so daß an den scharfen, aufgeworfenen Blechkanten schwerste entstellende Verletzungen entstehen. Daher die *Forderung nach Sicherheitsschlössern*, die einerseits die Selbstöffnung der Türen blockieren, andererseits die Öffnung der Türen nach der Kollision nicht sperren, die wiederum an den Hintersitzen die selbsttätige Öffnung durch Kinder verbieten und trotzdem das Öffnen von außen nicht blockieren.

Nach FIALA müssen die Türschlösser Tür und Türrahmen in allen drei Richtungen des Raumes mit einer bestimmten Mindestkraft verbinden. Die Schließung darf sich nicht durch Massenkräfte lösen lassen. Die Falle muß auf ganzem Hub hinterschnitten sein. Eine Sicherheitsrate ist vorzusehen, Deformationen der Tür dürfen den Öffnungsmechanismus nicht betätigen.

3. Innere Sicherheit

a) Entschärfung des Innenraumes

Das Stichwort „*Entschärfung des Innenraumes*" ist eindeutig in der Zielsetzung: Großflächige, nachgiebige, ebene und glatte Oberflächen. Bevor die gegen die Innenwandungen geschleuderten Körperteile, insbesondere Knie, Schädel und Brustkorb und Arme verformt werden, bevor also Haut und Weichteile durch den Anprall platzen und darunter gelegene Knochen, Gelenke und Organe bersten, sollen die *gepolsterten Anprallstellen* im Innern des Fahrzeugs nachgeben.

Dasselbe Stichwort ist vielsagend in der Ausführung. Abschaffung aller vorstehenden Kanten, Hebel, Griffe, Knöpfe, etwa Türöffner, Fensterkurbel, Hebel am Ausstellfenster, Armstützen, Kleideraufhänger, Griff des Schiebedaches, Gestänge des Rückspiegels und der Sonnenblenden, gar nicht zu reden von den vielen Bedienungsknöpfen am Armaturenbrett und unterhalb davon (TOPE). Am Armaturenbrett bleibt die Polsterung der Unterkante symbolhaft, solange das dem Knie direkt gegenüberliegende Lenkradschloß mit Zündschlüssel, der Hebel der Handbremse — mit Gurt oft übrigens kaum zu erreichen — und andere vorstehende Hebel an oder unter den Armaturen nach wie vor zum Knieanprall einladen.

b) Innenpolsterung

Nun aber zur Frage, wie die Innenabmessungen beschaffen sein sollen, nicht nach ergonomischen Gesichtspunkten (TOPE, COERMANN), sondern hinsichtlich der Verletzungsverhütung und welcher Art die *Innenpolsterung* sein soll.

Daniel und Patrick führten Leichenversuche im Schleudersitz mit Hüftgurt durch, wobei die beim Gesichtsschädelaufprall getroffene obere Armaturenabdeckung einmal solide unnachgiebig gemacht wurde; dann wurde diese, in der äußeren Form einer fabrikmäßigen Armaturenabdeckung gleichende solide Unterlage mit einer 5 cm dicken, maximal 13 mkp absorbierenden Polsterung bedeckt. In 22 weiteren Testläufen wurden serienmäßige Armaturenabdeckungen mit serienmäßiger Blechunterlage verwendet. Das wirksame Kopfgewicht unter der Winkelbeschleunigung mit Hüftgurt beträgt 7 kp. Der Aufschlag erfolgt zuerst am Kinn, dann rotiert der Kopf nach vorn bis zum breiten Gesichtskontakt. Die Gesichtsweichteile vermögen sehr hohe Energien aufzunehmen, wenn das Metallblech unter dem Polster sanft geformt ist und das Polster genügend Dicke zur Verteilung der Kraft über die ganze Fläche des Gesichts hat.

Eine Zacke von 15 g auf 126 g bei 14 bzw. 26 km/h-Anprall gegen die gepolsterte Oberfläche mit solider Unterlage zeigte an, daß die Arbeitsaufnahme der Polsterung, beim 5 cm-Polster 13 mkp, in diesem Bereich erschöpft ist, während beim Anprall gegen serienmäßige Polsterung mit serienmäßiger Blechunterlage die unter dem Polster gelegenen Blechkonstruktionen mit nachgeben, also die kinetische Energie des Schädels in tiefreichende Verformungsarbeit umgesetzt wird. Der Schädel selbst kann 5—7 mkp beim Stoß auf harte flache Oberflächen absorbieren. Aber die Zeitdauer von 25 msec bei 65 km/h-Anprall Geschwindigkeit läßt nach der Wayne-State-Erträglichkeitskurve ein stumpfes Schädel-Hirntrauma vermuten, wenngleich auch hier knöcherne Verletzungen des Gesichtsschädels nicht aufgetreten sind, lediglich einmal beim wiederholten Versuch mit ein und derselben Leiche eine Densfraktur. Oberhalb 24 km/h-Schädelanprallgeschwindigkeit ist die Verformung der unter der Polsterung gelegenen Blechkonstruktionen ausschlaggebend.

Aus weiteren Leichenversuchen von Kroell und Patrick über den Knieanprall gegen gepolsterte und nicht gepolsterte Oberflächen ist zu entnehmen, daß beim 16 km/h-Anprall gegen ungepolsterte Oberflächen Verzögerungskräfte zwischen 1100—1300 kp an den Knien auftreten, die durch eine Lage von 1 cm dickem Bucolit auf 700 kp, durch 2 Lagen auf rd. 200 kp und durch 3 Lagen auf 110 kp unter sonst gleichen Versuchsbedingungen reduziert wurden. Mit einer Lage 1,6 cm Bucolite werden die Verzögerungskräfte auf rd. 550 kp reduziert.

Die Innenpolsterung ist um so wirksamer, je kleiner der Abstand zwischen Anprallstelle des Körpers und Kontrapunkt am Fahrzeug ist, je steiler die Verzögerungszeitkurve zu Beginn der Fahrzeugkollision ist, und je tiefer der über Polsterung und darunter gelegene nachgiebige Strukturen zur Verfügung stehende Verformungsweg ist.

Zur Polsterung sind Werkstoffe mit geringer Dichte und einer Verformungsfestigkeit von 2,0—2,5 kp/cm² geeignet, die sich unter der kurzzeitigen Belastung nahezu ausschließlich plastisch verhalten. Das Ensolit und Bucolit sollen diesen Eigenschaften entsprechen. Wo ein kräftiger Daumendruck schon auf Grund stößt, ist die Polsterung für das Auge aber nicht für die Arbeitsaufnahme anprallender Körperteile geschaffen.

Grime hat folgendes Beispiel durchgerechnet: Fahrzeugdeformierung 100 cm, Abstand von Knie und Thorax zu Armaturenpolsterung bzw. Lenkrad 20 cm, so daß mit dem gleichzeitigen Knie-Brust-Thoraxanprall der ganze Körper ohne Schädelanprall verzögert wird. Verformung von Armaturen und Lenkrad beim Knie- und Thoraxanprall je 30 cm unter verformenden Kräften von je 500 kp, die somit innerhalb der Knie- und Thoraxtoleranz liegen. Diese Anordnung würde bei einem 50 km/h-Anprall bedeuten, daß schon 70 cm der Fahrzeugverformung abgelaufen sind, wenn Knie und Thorax in Kontakt mit den Innenkonstruktionen kommen, daß also noch 30 cm Fahrzeugverformung und 30 cm Verformungstiefe an den Anprallstellen einen verbleibenden Verzögerungsweg für die Insassen von 60 cm mit einer Gesamtverzögerungskraft von 1000 kp erbringen. Wenn das Gewicht des Insassen 75 kp beträgt, ist die höchste zulässige Anprallgeschwindigkeit nach der Formel $v^2 = \dfrac{k \times 2s}{m} = 45$ km/h.

Die Rechnung zeigt

1. daß durch Annäherung zwischen Körperteilen und Anprallstellen im Innern, gleich ob gepolstert oder nicht, die Verzögerungscharakteristik der Insassen günstiger wird;

2. daß durch diese Annäherung tiefere Verzögerungswege einkalkuliert werden können;

3. daß durch gleiche Abstände verschiedener Körperteile zu den Anprallstellen und durch Polsterung die Kräfte günstig verteilt werden können.

Aber es ist auch klar, daß in dieser Rechnung eine frontale Fahrzeugdeformierung von 100 cm bei der Anprallgeschwindigkeit von 45 km/h einkalkuliert ist, daß also bei höheren Kollisionsgeschwindigkeiten die auf die Insassen einwirkenden Verzögerungskräfte steil ansteigen müssen. Die Rechnung läßt die Grenzen der durch Innenpolsterung und darunter gelegene nachgiebige Konstruktionen möglichen Schutzwirkung erkennen.

Die *Statistik* entscheidet eindeutig *für Innenpolsterung* (Cambell). Aus einem Gesamtkollektiv von 30000 Kraftfahrzeugunfällen mit 60000 beteiligten Insassen wurden 792 Zwillingspaare von Insassen im rechten vorderen Beifahrer- und Mittelsitz herausselektioniert, bei denen außer vorhandener Innenpolsterung in der einen Gruppe, nicht vorhandener Innenpolsterung in der anderen Gruppe alle Faktoren des Unfallmechanismus und der Unfallschwere gleich waren. Danach ist das Risiko einer schweren Kopfverletzung — von Commotio ab aufwärts — mit Polster um 22% geringer als ohne Polsterung des oberen Rahmens über der Windschutzscheibe, die Chance überhaupt keine Kopfverletzung zu haben, ist mit Polsterung um 15% besser. Die Polsterung der Armaturen wirkt sich bei den gefährlichen Knieanprallverletzungen günstig aus, — 7% weniger als in der Vergleichsgruppe — wogegen für Thorax-, Arm-, Abdomen- und Halsverletzungen statistisch keine Signifikanz abzuleiten ist.

Insgesamt ergibt sich aus der Statistik, daß sich im Bereich geringerer Kräfte und Verletzungen die Polsterung günstig auswirkt, daß hier also bei den gepolsterten Fahrzeugen in der Summe leichtere Verletzungen entstehen, während am anderen Ende der schwersten und tödlichen Unfälle die Unterschiede sich verwischen, die Schutzwirkung der Polsterung also nicht mehr ausreicht.

c) Lenkrad, Lenksäule

Lenksäulen mit nahe an die Vorderradachse reichendem Lenkgetriebe werden im Zuge der Deformation der Frontkonstruktionen in den Fahrgastraum hineingestoßen und nach oben rotiert (Abb. 24a). Bei der Sicherheitslenksäule nach

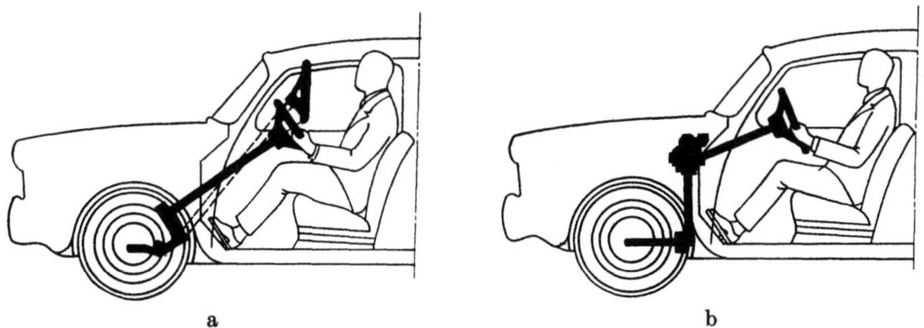

Abb. 24a u. b. Skizzen über Lenksäulenanordnungen. (Nach Bussien)

Bussien liegt das Lenkgetriebe weit zentral und hoch, die Lenksäule wird nicht mehr in den Fahrgastraum hineingestoßen (Abb. 24b). Die andere Möglichkeit ist ein Verformungsglied im frontalen Anteil der Lenksäule, das den Stoß von vorn auffängt. Das Konstruktionsprinzip ist bereits seit 1925 von Bareny patentiert. Ein zweites Verformungsglied im zentralen Anteil der Lenksäule fängt den Stoß des Thorax auf und erfüllt wieder das gleiche Prinzip, durch verlängerten Verzögerungsweg die Verzögerungskräfte abzubauen. Die Frage ist nur, wie der Kraft-Weg und Kraft-Zeitverlauf im Verformungsglied der Lenksäule sein muß, um den biomechanischen Grenzwerten des Thorax gerecht zu werden.

Setzen wir als Grenzlast des Thorax 1100 kp, bei 40 kp anteiligem Körpergewicht 27 g entsprechend, so ist die kinetische Energie des Thorax bei 50 km/h-Anprallgeschwindigkeit (13,9 m/sec)

$$E = {}^1/_2\,\mathrm{m}\,v^2 = 0{,}5 \times 4{,}1\,\frac{\mathrm{kp}}{\mathrm{m\,sec^{-2}}} \times 193\ \mathrm{m^2 sec^2} = 395\ \mathrm{mkp}$$

$$E = P \times s$$

$$s = \frac{E}{P} = \frac{395\ \mathrm{mkp}}{1100\ \mathrm{kp}} = 0{,}36\ \mathrm{m}\ \text{(bei konstantem Kraftverlauf)}$$

Für den Fall eines schnellen Kraftanstieges mit konstantem Kraftverlauf (Abb. 25) wäre der erforderliche Verzögerungsweg 0,36 m. Dabei bleibt offen, ob die Anstiegsrate der Verzögerung (b') 1370 g/sec überschreitet. Wenn andererseits die Kraft proportional dem Weg verläuft (Abb. 26), ist der doppelte Verzögerungsweg von 0,72 m erforderlich. Hier stellt sich die Frage, ob die Gesamtdauer der Verzögerung den Grenzwert von 70—100 msec überschreitet.

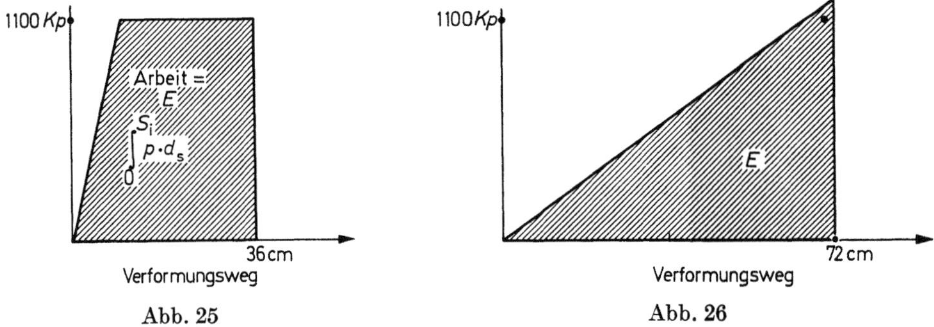

Abb. 25 Abb. 26

Zwischen diesen Grenzen muß die Kraftzeit- und Kraftwegkurve ausgelegt werden. Gleichzeitig zeigen sich aber auch hier wieder die Grenzen solcher Sicherheitskonstruktionen. Die allgemeinen Abmessungen des Frontraums geben allenfalls Raum für 36 cm Verformungsweg, in keinem Fall jedoch für 72 cm (SKEELS, 1966; BANSHOYA, OKOSHI, ASANO, OKAMOTO, REIDELBACH, BARENY, WILFERT).

Die Verformung kann auch teilweise in das Lenkrad und die Speichen verlegt werden, wenn die geknickte Lenksäule nicht in den Innenraum gestoßen wird. Nach BODE sind 3-Speichenlenkräder zu starr, die oben liegende Speiche läßt den Lenkradkranz nach unten abknicken und verhindert breitflächiges Anlegen an den Brustkorb. Bei 2-Speichenlenkrädern mit einem Winkel von 170° zwischen den Speichen bricht der Kranz unter geringen Kräften ein, so daß die Nabe der Steuersäule gekontert wird. Dagegen bleibt bei 2-Speichenlenkrädern mit einem Speichenwinkel von 115° der Lenkradkranz in sich nahezu unverformt. Die Arbeitsaufnahme geschieht durch Drehung des Lenkradkranzes an der Verbindungsstelle mit den Speichen. Bei einer Durchsenkung von 52 mm und einer Arbeitsaufnahme von 73,5 mkp beträgt die Kraft im dynamischen Versuch 1390 kp. In jedem Fall gehört dazu die großflächige gepolsterte Auffangscheibe an Nabe und Lenkrad.

d) Sicherheitsglas

Die Grundforderungen an ein Sicherheitsglas sind

1. keine Veränderung der Durchsichtigkeit, keine störenden Reflexe (Klimabeständigkeit, Oberflächenbeständigkeit, keine Alterungserscheinungen).
2. Erhaltung der Sicht bei Spontanbruch oder beim Bruch durch Stoß von außen.
3. Schutz gegen von außen in den Insassenraum hereinfliegende Gegenstände und Glassplitter.

4. Beim Anprall des Schädels und anderer Körperteile von innen keine Schnittverletzungen.
5. Beim Schädelanprall von innen kein stumpfes Schädelhirntrauma.

Beide Arten von Sicherheitsglas haben ihre besonderen Vorzüge und Nachteile. Es gilt abzuwägen.

Beim sog. vorgespannten oder *Einscheiben-Sicherheitsglas* — *ESG* — werden durch einen thermischen Prozeß die Oberflächen unter Druckspannung gesetzt, der eine Zugspannung im Innern das Gleichgewicht hält. Beim Bruch zerfällt das ESG in kleine Splitterkrümel mit unscharfen Rändern. Wenn aber durch

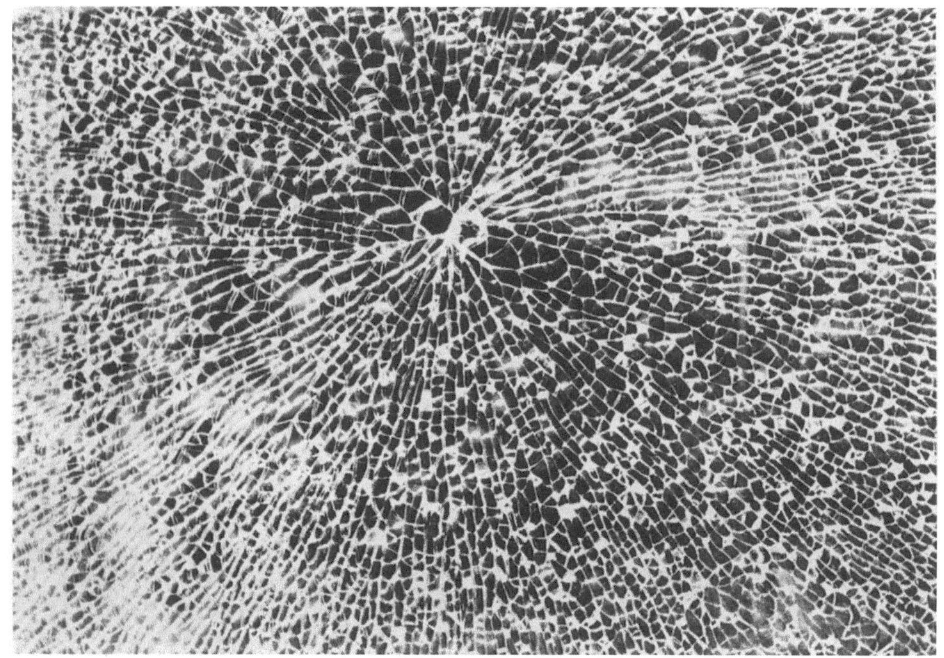

Abb. 27. FAG 1222 ESG. Scheibe blieb im Verband

Beschädigung der Oberflächen-Druckspannung, etwa durch Splittbeschuß oder durch Verspannung bei der Montage das Druck-Zugspannungsgleichgewicht gestört ist, genügen schon Erschütterungen und sehr kleine Stoßenergien zum Spontanbruch. Wenn dabei der Verband der Gesamtscheibe erhalten bleibt, kommt es infolge der Splitterung in kleine Krümel zu erheblicher Sichtbehinderung, zumal infolge der Neigung in einem Winkel zwischen 30 und 45° zur Blickrichtung (Abb. 27 und 28).

Beim Steinschlag von außen platzt die ESG-Windschutzscheibe explosionsartig, Fremdkörper können von außen in den Innenraum hineinfliegen, während Splitterkrümel, die ja zunächst die Geschwindigkeit des Fahrzeugs haben, durch den Luftdruck nur mit geringer und ungefährlicher Geschwindigkeit in den Innenraum hineingeblasen werden. Eine Gefahr kann hier nur für die Augen auftreten, wenn sie nicht zeitig geschlossen werden oder wiederum für die Sicht, *weil* die Augen zum Schutz gegen die hereinfliegenden Splitterkrümel geschlossen werden.

Die Dicke des Einscheiben-Sicherheitsglases beträgt in der Regel 5 mm.

Das sog. *Verbundglas* oder laminated glass — *VSG* — besteht aus zwei Schichten Spiegelglas, in den USA außen 3,18 mm, innen ebenfalls 3,18 mm, in

Deutschland außen 3 mm, innen 1,8 mm. Die beiden Glasscheiben sind mit einer durchsichtigen, plastisch verformbaren Polyvinylbuthralfolie verklebt, die beim typischen, spinngewebsartigen Sprung durch Stoß von innen oder von außen die langen Scherbenstücke fest an der Folie haften läßt und sich beim Stoß von innen ausmuldet (s. Abb. 29 und 30).

Beim Spontanbruch oder Bruch durch von außen anfliegende Gegenstände bleibt die Sicht erhalten, von außen geworfene Steine fliegen nicht in das Innere, es gibt keine fliegenden Glassplitter.

Im Abschnitt über Verletzungen wurden die typischen Verletzungen durch beide Glasarten und die speziellen Gefahren bereits beschrieben. Dabei wurde

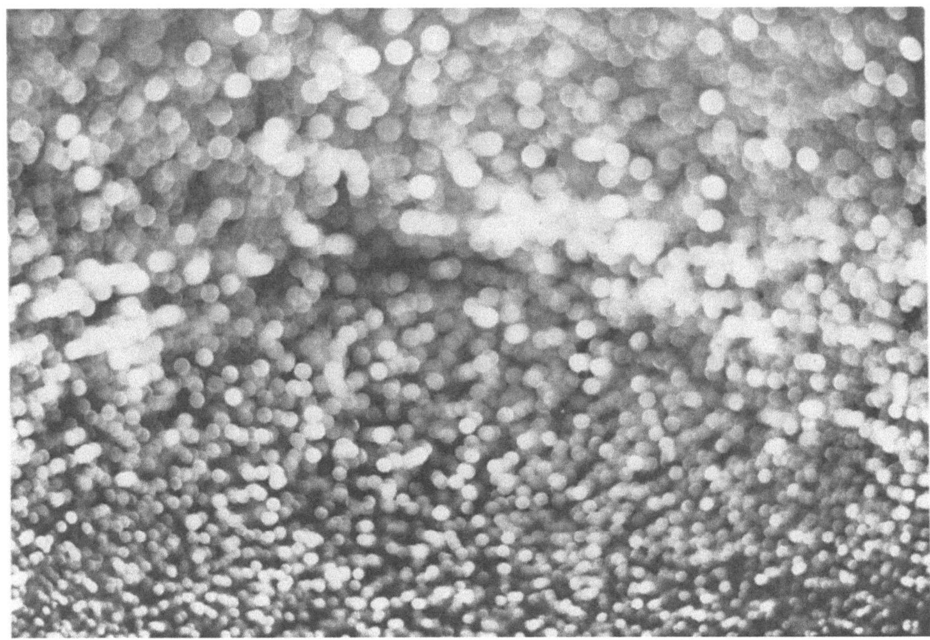

Abb. 28. FAG 1222 ESG. Die gleiche Scheibe im Gegenlicht

klar, daß wir in Europa mit dem hier zu 95% vorhandenen Einscheiben-Sicherheitsglas bei weitem nicht die Probleme schwerster und tödlicher Glasschnittverletzungen an Gesicht und Hals hatten, wie die USA, mit dem Standard-VSG, während bei beiden Glasarten hinsichtlich stumpfer Schädelhirntraumen eine ausgesprochene Dunkelziffer besteht.

Nach RODLOFF und BREITENBÜRGER hängt das Verhalten gegen stoßartige Belastung beim *Verbundglas* wesentlich von dem *Feuchtigkeitsgehalt der Folie* ab. Während das amerikanische Verbundglas unter 0,5% Feuchtigkeitsgehalt hatte, haben die deutschen Verbundgläser 0,9—1,0% Feuchtigkeit.

Entscheidend für das Stoßverhalten des Verbundglases ist aber ebensosehr die *Foliendicke*.

Im Standard-Verbundglas war die Folie 0,38 mm dick, im sog. verbesserten, HPR = High Penetration Resistance-Verbundglas ist sie 0,76 mm dick. Die Versuche von RODLOFF u.a. mit dem 10 kp SAE Schädelmodell lassen eindeutig erkennen, warum die Amerikaner mit dem alten Verbundglas mit 0,38 mm Folienstärke so schwere Glasschnittverletzungen hatten:

Bereits bei 22 km/h Anprallgeschwindigkeit kam es zum Durchbruch, sei es im Teildurchstoß unter der Winkelbeschleunigung des Schädels nach unten zu den ganz schweren Gesichts-Oberkieferverletzungen oder im Totaldurchstoß zur gefürchteten Halskrause. Bei der jetzt eingeführten 0,76 mm starken HPR-Folie erfolgt der Durchstoß erst mit 39,6 km/h am Schädelmodell, mit 46 km/h im Leichenversuch. Diese Werte konnte RODLOFF mit dem deutschen Verbundglas bereits bei der 0,38 mm starken Folie mit 0,9—1,0% Feuchtigkeitsgehalt erzielen.

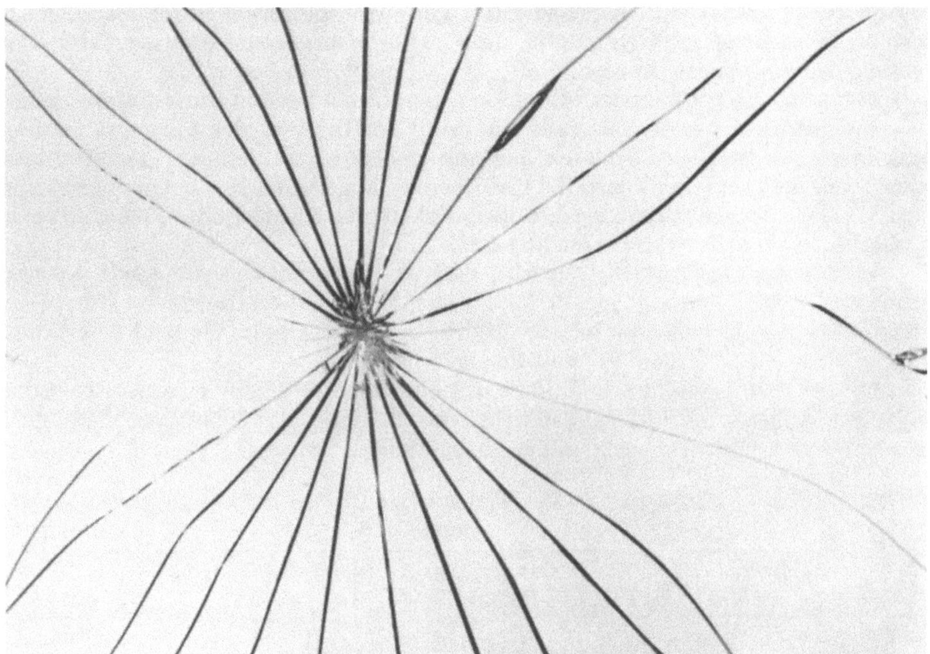

Abb. 29. VSG-Bruch. Freie Sicht

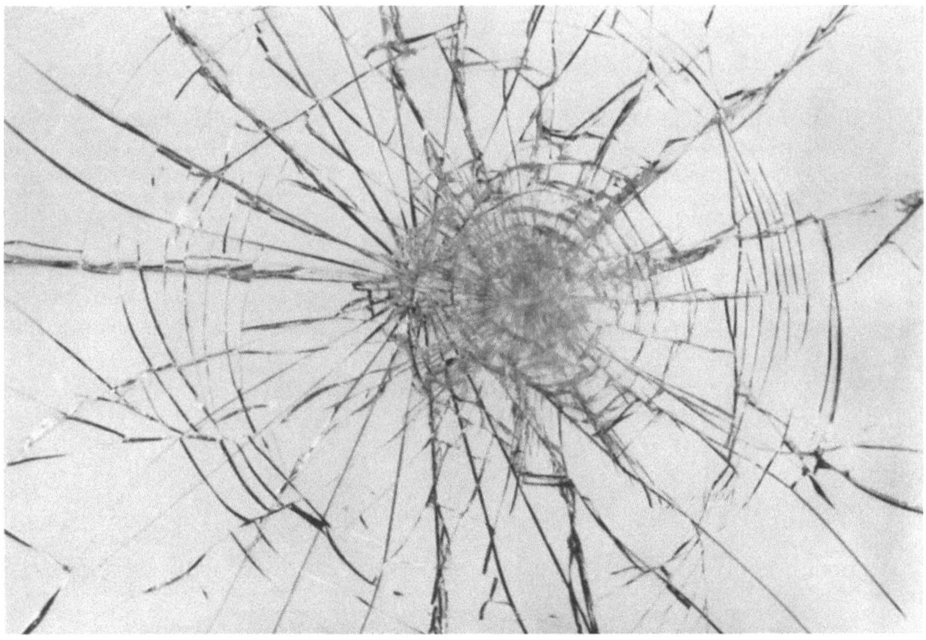

Abb. 30. VSG-Stoß. Spinnweben-Figur. Freie Sicht. Kein Durchstoß

Schließlich wird das Verhalten gegen stoßartige Belastung wesentlich bestimmt durch die Art der Montage. RODLOFF empfiehlt die sog. *schwimmende Aufhängung im Profil.* Dabei soll die Scheibe im Zuge der plötzlichen Fahrzeugverzögerung, noch vor dem Schädelstoß von innen, aufgrund ihrer Massenträgheit bei Kollisionsgeschwindigkeiten über 50 km/h sprungtuchartig aus ihrer Einfassung herausgezogen werden.

Brückner und Simonsen führen dagegen die geringe Alterungsbeständigkeit dieser schwimmenden Aufhängung im Profil an. Insofern der Sprungtucheffekt erst durch den Stoß des Schädels in Gang gesetzt würde, käme er garnicht zum Zuge, weil der Stoß innerhalb 0,2 msec bereits abgelaufen sei, bevor infolge der spezifischen Bruchausbreitungsgeschwindigkeit das wachsende Deformationskreisfeld den Scheibenrand erreicht hätte.

Für den Sprungtucheffekt spricht, daß Rodloff mit der dünnen Folie und schwimmender Lagerung im Profil gleiche Festigkeitswerte gegen Durchstoß erzielte wie die Amerikaner mit der HPR-Folie und wie die Deutsche Verbundglasindustrie mit 1% Feuchtigkeit der 0,38 mm-Folie.

Mit der 0,76 mm-Folie und loser Aufhängung im Profil erreicht Rodloff sogar eine sichere Anprallgeschwindigkeit bis 76 km/h, also einen Bereich, in dem der Durchstoß praktisch nicht mehr zu befürchten ist.

Tabelle 16a. *VSG. Die Grenzgeschwindigkeit für den Durchstoß ist abhängig von der Folienstärke und von der Montage.* (Nach Rodloff)

Folienstärke (mm)	Einspannung	Durchstoß bei Aufprallgeschwindigkeit (km/h)	
		10 kp-Schädelmodell	Leiche (Patrick, 1966)
0,38	fest	22	24
0,76	fest	39,6	46
0,38	lose	38,0	
0,76	lose	76,0	

Nun aber zur Frage stumpfer Hirntraumen bei beiden Glasarten.

In Leichenversuchen haben Haynes und Lissner bei 40 km/h Anprallgeschwindigkeit eine Spitzenverzögerung mit ESG bis 229 g über weniger als 0,1 msec Dauer gemessen. Der Maximalwert der durchschnittlichen Verzögerung bei ESG betrug 125 g über 6—12 msec, wobei beim 5,5 mm ESG ein mittlerer Druck von 1,4 kp/cm² intrakraniell temporal über 7 msec und beim 4,8 mm ESG 0,49 kp/cm² über 11,7 msec registriert wurde.

Wichtig für den Bruch des ESG unter stoßartiger Belastung ist, daß die zur Bruchauslösung an der Oberfläche erforderliche Zugspannung nicht durch erhöhte Kraft, sondern durch längere Einwirkung aufgebaut wird (Brückner und Simonsen).

Beim VSG war die höchste mittlere Verzögerung 90 g, der mittlere Druck 0,3 kp/cm² intrakraniell temporal gemessen über 12 msec Dauer.

Die Abb. 31 zeigt den intrakraniellen temporalen Druckverlauf beim Aufprall auf Stahl, auf 5,5 mm (7/32′) und 4,8 mm (3/16′) ESG und auf VSG in Abhängigkeit von der Aufprallgeschwindigkeit. Wo die Kurven abbrechen, erfolgt der Bruch. Mit anderen Worten: Wenn beim ESG überhaupt ein stumpfes Schädelhirntrauma zu befürchten ist, dann vor dem Bruch, beim VSG in der Phase der Ausmuldung.

Nun haben aber sowohl die experimentellen Untersuchungen von Haynes und Lissner wie von Patrick und Daniel, von Rodloff, Brückner und Simonsen, von Slattenschek und Tauffkirchen u.a. einstimmig gezeigt, daß der Schädelanprall sowohl gegen ESG wie gegen VSG mit 0,38 mm und 0,76 mm Folie hinsichtlich des Verzögerungszeitverlaufes und des intrakraniellen Druckverlaufes über der Zeit im unteren Teil der Wayne-State-Erträglichkeitskurve bleibt, daß also ein stumpfes Schädel-Hirntrauma gefährlichen Ausmaßes nicht zu befürchten ist.

In der Abb. 32 stellt der Wert $J = 1$ den Grenzwert zwischen leichter Gehirnerschütterung ohne bleibende Nachwirkung und schweren Gehirnerschütterungen bis zu lebensgefährlichen Hirnverletzungen entsprechend der Wayne-State-Erträglichkeitskurve dar. Alle Werte für ESG und VSG liegen unterhalb 1, also im erträglichen Bereich.

Nachdem diese Übereinstimmung mit der Wayne-State-Erträglichkeitskurve erwiesen ist, bedarf es keiner weiteren Diskussion mehr über die von SELLIER und UNTERHARNSCHEIDT vermutete Begünstigung stumpfer Schädelhirntraumen durch die Druck-Zeit bzw. Verzögerungs-Zeit-Charakteristik des Verbundglases mit einem zweigipfligen Kurvenverlauf. SELLIER und UNTERHARNSCHEIDT dachten an Schwingungsanregung, Stoßwellen, Indifferenz als auslösende Momente für commotionelle Hirnschädigungen.

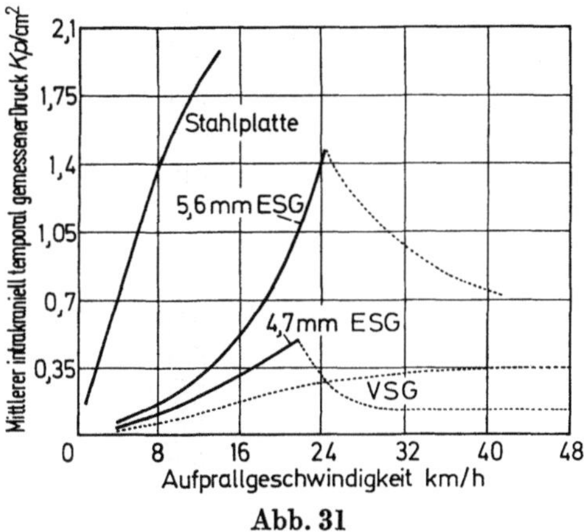

Abb. 31

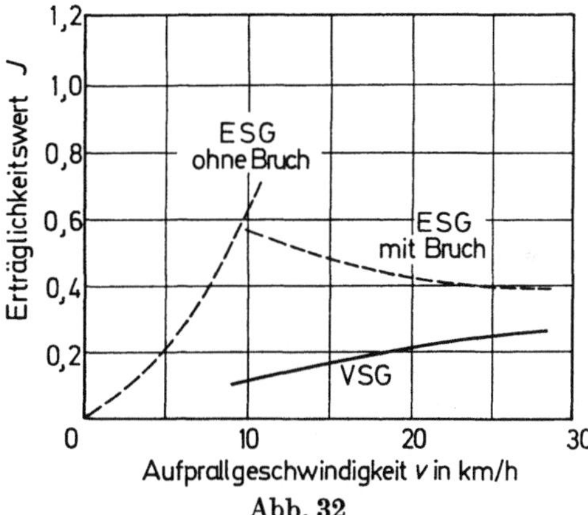

Abb. 32

Abb. 31. Schädelinnendruck-Aufprallgeschwindigkeit. Vergleich des Schädelaufpralls gegen solide Stahlplatte und Sicherheitsglas. (Nach HAYNES und LISSNER, 1961)

Abb. 32. Erträglichkeitswerte von Einscheiben- und Verbundsicherheitsglas (ESG und VSG) (nach TAUFFKIRCHEN)

Wenn bei beiden Glasarten stumpfe Schädelhirntraumen und aufgrund der neuen Folienentwicklung sowie der funktionierenden schwimmenden Aufhängung im Profil mit dem Verbundglas der Durchstoß und damit Glasschnittverletzungen nicht mehr zu befürchten sind, so bleiben im Vergleich nur noch die Nachteile des Einscheiben-Sicherheitsglases, nämlich die Sichtbehinderung beim Spontanbruch, die höhere Gefährdung für die Augen durch die kleinen Splitterkrümel und schließlich die schweren Gesichtsweichteil- und Kieferverletzungen durch die stehengebliebenen Ränder.

Versuche der Kombinationen beider Glasscheiben bringen dem Verbundglas die Sichtbehinderung durch das Einscheibenglas, dem Einscheibenglas mit Folie, in bestimmten Kombinationen eine zu hohe Bruchenergie mit der Gefahr tatsächlich schwerer stumpfer Schädelhirntraumen.

e) Sitze

Gleichviel, ob keine Sicherheitsgurte benutzt werden, ob sie am Boden und dem B-Pfeiler oder an den Sitzen selbst verankert sind, nicht arretierte Rücklehnen und schwache Sitzverankerung ergeben bei der 50 km/h Frontalkollision einen Schub von 1500 kp im Rücken der Frontinsassen. Die Verankerung soll auf 50—100 g ausgelegt sein.

Die Zukunft gehört aber für die Mitfahrer im Pkw dem *rückwärts gerichteten Sitz*. Eine einfache Rechnung von Col. Stapp überzeugt. In bezug auf rückwärts gerichtete Sitze in Verkehrsflugzeugen sagt er: „Wenn Leben gegen Dollars abzuwägen ist, gibt es keine Entschuldigung dafür, weiterhin Flugzeuge zu bauen ohne diesen Sicherheitsfaktor" — gegen die Fahrtrichtung gerichtete Sitze —.

Hier die Rechnung: 40 g Verzögerung, 80 kp Körpergewicht. Belastete Gurtfläche (mit Hüftgurt) 258 cm² ergibt 12,4 kp/cm²; Verletzungen sind somit sicher.

Am rückwärts gerichteten Sitz beträgt die belastete Fläche 1900 cm² = 1,69 kp/cm². Das ist sicher im verletzungsfreien Bereich.

Die Rechnung und das Abwägen gilt auch für Kraftfahrzeuge!

Ergonomische Gesichtspunkte der Sitze s. bei Coermann in diesem Handbuch und Lit. Tope.

4. Sicherheitsgurte

Sicherheitsgurte garantieren festen Halt im Innern des Fahrzeugs, sie schützen vor Anprall an vorstehende Innenteile und verhindern insbesondere das Hinausgeschleudertwerden. Das entscheidende Argument für Gurte ist aber, daß sie sich *plastisch verformen*, ohne elastisch wie ein Gummiband zurückzuschnellen. Die bleibende Dehnung der Gurte verlängert bei den im Gurt gehaltenen Insassen den Verzögerungsweg. Werden vorher die Insassen gegen die schon zum Halten gebrachte vordere Innenwandung geschleudert, so nehmen sie mit Gurt erst teil am Abbau der Stoßverzögerung durch den der stabilen Kabine vorgeschalteten plastisch verformbaren frontalen Wagenteil und gleichzeitig am Dehnungsweg des Gurtes. Das plastische Arbeitsvermögen des Fahrzeugs absorbiert über den Sicherheitsgurt einen Teilbetrag der kinetischen Energie der Insassen, indem deren Bremsweg um den Stauchungsbetrag des Fahrzeugs *und* den Dehnungsweg des Gurtes verlängert wird.

a) Allgemeine Gurteigenschaften

Nach Keil und Werner sind an Sicherheitsgurte folgende Anforderungen zu stellen:

1. Der Gurt muß die entstehenden Kräfte ertragen, ohne zu brechen oder zu rutschen.

2. Der Gurt muß Arbeit aufnehmen können, d. h. er muß sich unter der Belastung dehnen, um die Kräfte möglichst klein zu halten. Dabei ist unter verschiedenen Gurtsystemen und Webarten derjenige der beste, der bei bestimmter Last die größte Arbeitsaufnahme besitzt bzw. bei dem die geringste Maximalkraft bei gleicher Energie oder Aufprallgeschwindigkeit entsteht. Die aufgenommene Arbeit ist also nach unten, die entstehende maximale Schlingenbelastung nach oben zu begrenzen (Keil und Werner). Die Dehnung darf jedoch nicht größer sein, als der Abstand der Insassen von den in Fahrtrichtung vor ihnen befindlichen Wagenteilen.

3. Die Energie soll vom Gurt weitgehend durch bleibende Dehnung aufgenommen werden, damit der Benutzer nach dem Zusammenstoß nicht wieder zurückgeschleudert wird (rebound effect).

4. Die am Körper anliegenden Gurte sollen ausreichend breit sein, um eine zu hohe Flächenpressung beim Unfall zu vermeiden.

Der Gurt soll beim Fahren nicht behindern, muß auf die Körpermaße ohne Umstände einstellbar und nach einem Unfall auch in Zwangslage leicht zu öffnen sein.

5. Hinsichtlich der Haltbarkeit werden Beständigkeit gegen Korrosion und Abnutzung gefordert.

b) Gurtmaterial: Polyamid, Polyester

Die Eigenschaften der Gurte werden einerseits bestimmt durch die zur Gurtherstellung verwendeten *Kunstfasern* und deren Webart, andererseits durch die Gestaltung der *Gurtkombination*, deren Beschläge und Schlösser und Verankerung im Fahrzeug.

Für Autosicherheitsgurte finden fast ausschließlich die Chemiefasern *Polyamid* und *Polyester* Verwendung, in Deutschland und Schweden bisher vorwiegend Polyester, in England und USA weitgehend Polyamid.

Die Abb. 33 der Farbwerke Hoechst über Kraftverformungskurven von Gurten zeigt auf der linken Seite das Extrem eines Gurtes aus Flachs mit sehr geringer plastischer Verformbarkeit, entsprechend hohem Kraftanstieg und statt weiterer plastischer Dehnung, den Bruch des Gurtes.

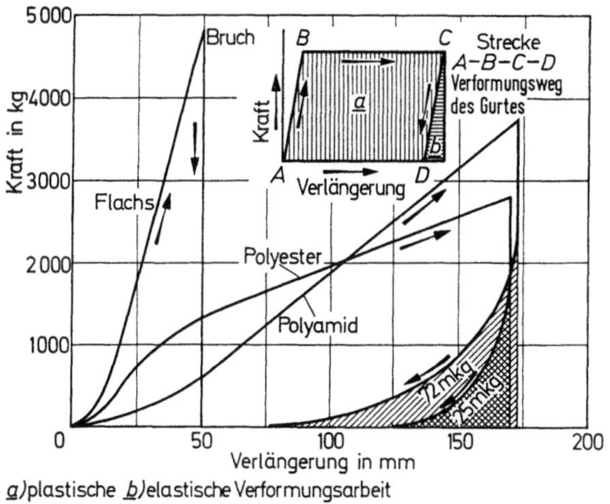

Abb. 33. Kraft-Verformungskurven von Sicherheitsgurten. (Nach Reiner)

Weil die Fläche entsprechend der Energieaufnahme unter den 3 Kurven *Flachs, Polyester* und *Polyamid* gleich ist, zeigt sich als wesentlich unterschiedliches Verhalten zwischen Polyamid und Polyester, daß in den Bereichen geringer Belastung der Kraftanstieg beim Polyester steiler ist, daß also in diesen Bereichen Polyester eine geringere Dehnung als Polyamid bei gleicher Kraft und gleicher Arbeitsaufnahme aufweist.

Diesem steileren Anstieg in den niederen Belastungsbereichen entspricht aber auf der rechten Seite der Kurve bei gleicher Arbeitsaufnahme und gleicher Dehnung die geringere Belastung des Polyestergurts.

Auf den Kraftfahrzeugunfall mit Gurt angewandt heißt das, daß beim Polyester-Gurt die an den Gurtauflagestellen auf den Körper einwirkenden Kräfte in Bereichen bis etwa 30 km/h Anprallgeschwindigkeit größer sind, daß also in diesen Bereichen allenfalls leichte und mittlere, aber nicht gefährliche Verletzungen eher zu erwarten sind, während in den Bereichen jenseits 30 km/h Anprallgeschwindigkeit, also da wo es darauf ankommt, vor schweren und tödlichen Verletzungen zu bewahren, der Polyamidgurt unter zunehmendem Kraftanstieg früher bricht, während der Polyestergurt unter gleicher Energieaufnahme erst eine geringere Kraft erreicht, daher noch bei höheren Unfallgeschwindigkeiten schützt.

Ein weiteres wichtiges Kriterium für die Beurteilung der beiden Fasern ist der für den Rückschleudereffekt maßgebliche und gefährliche Anteil der *elastischen Dehnung*, beim Polyamid 35,2%, beim Polyestergurt nur 13,9%, das ergibt bei einer Schlittenverzögerung von 16 g aus $V_0 = 50$ km/h beim Polyamid eine Rückwurfgeschwindigkeit von 2,13 m/sec, beim Polyester 1,66 m/sec.

c) Prüfbestimmungen für Sicherheitsgurte

Tabelle 17. *Stand der Autosicherheitsgurt-Prüfungsvorschriften, 21. 11. 67*

	Bundesrepublik	USA	Großbritannien	Schweden	Schweiz	ISO (stat.)	ISO (dyn.)
Dokument	Richtlinien für die Prüfung von Kfz-Teilen Nr. 30 STV 3 bis 8099 HW/64	Standards for Seat Belts for USA in Motor Vehicles Fed. Reg. 31/169	British Standard 3254:1960	Swedish Standard SIS 882851 E 882852 E	Mindestanforderung und Gütezeichen für Autosicherheitsgurte (SKASG)	Draft 150 Recommendation No. 1142	150 TC 94/SC-2 Doc. 209
Datum	19. 5 64	31. 8. 66	Aug. 1960 Aug. 1962 Jan. 1963 Aug. 1963 Feb. 1964 Okt. 1964 Juni 1965	15. 6. 65	März 1961	Sept. 1966	Juni 1967
Derzeitiger Status	in Kraft	in Kraft	in Kraft	in Kraft	in Kraft, keineNorm, sondern freiwillig	in der Abstimmungsprozedur	in Betratung
Statische Prüfung	ja	ja	ja	ja	ja	ja	nein
Dynamische Prüfung	nein	nein	ja	ja	ja	nein	ja
Prüfung des Gurtbandes allein, statisch	nein	ja	ja	ja	ja	ja	nein
Statische Festigkeit des Gurtbands [kp] für:							
a) Beckengurte	—	2720	1350	1500	1600	1500	—
b) Diagonalgurte	—	—	1013	1500	1600	1500	—
c) Dreipunktgurte	—	—	—	1500	1100	1500	—
d) Beckenteil von Dreipunktgurten	—	2270	1350	1500	—	—	—
e) Diagonalteil von Dreipunktgurten	—	1810	1013	1500	—	—	—
Bezugslast für Dehnungsanforderungen, statische, für Gurtband (in [kp]) für:							
a) Beckengurte	—	1130	—	1000	1500	—	—
b) Diagonalgurte	—	—	—	1000	1500	—	—
c) Dreipunktgurte	—	—	—	1000	1000	—	—
d) Beckenteil von Dreipunktgurten	—	1130	—	—	—	—	—
c) Diagonalteil von Dreipunktgurten	—	1130	—	—	—	—	—

Tabelle 17 (Fortsetzung)

	Bundes-republik	USA	Groß-britannien	Schweden	Schweiz	ISO (stat.)	ISO (dyn.)
Dehnungsanforderungen bei obengenannter Bezugslast, statisch, für Gurtband (in %) für:							
a) Beckengurte	—	<20	—	>20; <35	>30; <40	—	—
b) Diagonalgurte	—	—	—	>20; <35	>30; <40	—	—
c) Dreipunktgurte	—	—	—	>20; <35	>30; <40	—	—
d) Beckenteil von Dreipunktgurten	—	<30	—	—	—	—	—
e) Diagonalteil von Dreipunktgurten	—	<40	—	—	—	—	—
Bezugslast für Arbeitsaufnahme des Gurtbandes, statisch [kp] für:							
a) Beckengurte	—	—	—	—	1500	—	—
b) Diagonalgurte	—	—	—	—	1500	—	—
c) Dreipunktgurte	—	—	—	—	1000	—	—
Arbeitsaufnahme des Gurtbandes in [mkp/m] für:							
a) Beckengurte	—	—	—	—	≧200	—	—
b) Diagonalgurte	—	—	—	—	≧200	—	—
c) Dreipunktgurte	—	—	—	—	≧140	—	—
Bezugslasten für Rückdehnungsanforderungen, statisch, für Gurtband [kp]:							
a) Beckengurte	—	—	—	1250→1000 1250→500	1500→60	—	—
b) Diagonalgurte	—	—	—	1250→1000 1250→500	1500→60	—	—
c) Dreipunktgurte	—	—	—	1250→1000 1250→500	1000→60	—	—
Entlastung von... auf...							
Rückdehnung bei Entlastung (%)	—	—	—	<1 <7	<15	—	—
Reißfestigkeit des Gurtbandes, samt Anschluß an Beschlagteile, statisch [kp] für:							
a) Beckengurte	1000	1130	—	—	1200	—	—
b) Diagonalgurte	1000	—	—	—	1200	—	—
c) Dreipunktgurte	1000	—	—	—	800	—	—

Tabelle 17 (Fortsetzung)

	Bundesrepublik	USA	Groß-britannien	Schweden	Schweiz	ISO (stat.)	ISO (dyn.)
d) Beckenteil von Dreipunktgurten	—	1130	—	—	—	—	—
e) Diagonalteil von Dreipunktgurten	—	680	—	—	—	—	—
f) Punkte, die bei Dreipunktgurten sowohl zum Becken- als auch zum Diagonalteil gehören	—	1360	—	—	—	—	—
Statische Festigkeit des kompletten Gurtes, in praxisähnlicher Weise befestigt, [kp]	1800	—	1800	—	—	1800	—
Kompletter Gurt, statische Arbeitsaufnahme bei obiger Bruchlast [mkp]	100	—	—	—	—	80	—
Davon Anteil an „plastischer" Verformungsenergie (%)	50	—	—	—	—	50	—
Vorbelastung für Schloßöffnungsprüfung am kompletten Gurt, statisch, [kp]	1800	—	1800	—	—	1800	—
Vorbelastung für Schloßöffnungsprüfung am gestreckten Gurtteil, statisch [kp], für Schloß am							
a) Beckengurt	—	1130	—	—	—	—	—
b) Beckenteil von Dreipunktgurten	—	1130	—	—	—	—	—
c) Diagonalteil von Dreipunktgurten	—	680	—	—	—	—	—
f) gemeinsam zu Becken- und Diagonalteil von Dreipunktgurten gehörenden Gurtteil	—	1360	—	—	—	—	—

Tabelle 17 (Fortsetzung)

	Bundesrepublik	USA	Großbritannien	Schweden	Schweiz	ISO (stat.)	ISO (dyn.)
Belastung während der Schloßöffnungsprüfung [kp]:							
a) am kompletten Gurt	90	—	113	—	—	90	—
b) am gestreckten Gurtteil eines Beckengurts	—	34	—	—	—	—	—
c) an einem gestreckten Gurtteil eines Dreipunktgurts	—	17	—	—	—	—	—
Zulässige Schloßöffnungskraft unter obigen Bedingungen [kp]	15	14	20,4	—	—	12	—
Zulässige Vorwärtsverlagerung einer Prüfpuppe bei praxisähnlicher Anbringung des Gurtes bei der zuvor festgelegten Mindestfestigkeit des kompletten Gurts, statisch [mm]	<300	—	<300	—	—	<300	—
Zulässige Verlängerung eines nach der Norm angebrachten Gurtes bei der zuvor festgelegten Mindestfestigkeit, statisch, für:							
a) Beckengurte	—	<360	—	—	—	—	—
b) Beckenteil von Dreipunktgurten	—	<500	—	—	—	—	—
c) Diagonalteil von Dreipunktgurten	—	<500	—	—	—	—	—
Dynamische Prüfung mit Schlitten	nein	nein	ja	ja	ja	nein	ja
Schlittengewicht [kg]	—	—	906	?	280	—	>4. Puppengewicht vorzugsweise 400

Tabelle 17 (Fortsetzung)

	Bundes-republik	USA	Groß-britannien	Schweden	Schweiz	ISO (stat.)	ISO (dyn.)
Schlitten-geschwindigkeit [km/h]	—	—	48 +0 —3,2	40±0,5	40	—	50±1
Puppen-gewicht [kg]	—	—	75	70	60	—	75
Puppentyp	—	—	Eigenbau BSI, ziemlich starr	Eigenbau Swedish Standard	Eigenbau	—	ISO-dummy, ISO TC94/SC-2 WG1/ Stockholm-2
Schlittenverzögerungsstrecke [mm]	—	—	600±25	100	70... 120	—	400±50
Zulässige Schloßöffnungskraft nach Versuch [kp]	—	—	—	—	20	—	?
Zulässige Bewegung der Puppe [mm]:							
a) am Becken für Beckengurte	—	—	—	250±50	—	—	?
b) an der Brust für alle anderen Gurte	—	—	—	250±50	—	—	<300

Die nationalen *Prüfbestimmungen* zeigen sowohl innerhalb Europas als auch im Vergleich zu den USA wesentliche Unterschiede. Die ISO-DIN-Norm, die Schweiz, Schweden und Großbritannien verlangen dynamische Prüfungen. In der Bundesrepublik und in den USA ist bisher nur die statische Prüfung vorgeschrieben. Dazu wird entweder das Webmaterial allein, oder der Gurt mitsamt dem Schloß als Schlaufe über eine Holzrolle gelegt, die freien Enden werden in der Prüfmaschine fest eingespannt und in der Steigerung der Kraft die gewünschten Kenndaten ermittelt.

Weil sich Anprall und Deformierung des Fahrzeugs innerhalb von 30—80 msec abspielen und auch der Anprall im Gurt in diese Zeit fällt und bis zum maximalen Kraftanstieg nur 30—60 msec anhält, die Beanspruchung des Gurts in der Praxis also eine dynamische ist, erlauben statische Prüfmethoden nur eine bedingte Aussage über die Dehnungseigenschaften und die Bruchlasten der Gurte. Die Apparaturen zur dynamischen Prüfung, sei es im Schleudersitz oder mit Fallbären, sind relativ teuer.

Neue Richtlinien des Fachausschusses der Europäischen Wirtschaftskommission in Genf und des Internationalen Normenausschusses haben bisher nicht zu einer Vereinheitlichung der nationalen Prüfvorschriften geführt.

Die *deutschen Prüfrichtlinien* fordern eine Mindestbruchlast der Gurtschlinge von 1800 kp mit einer Mindestarbeitsaufnahme von 100 mkp unter dieser Last, einem mindestens 50%igen plastischen Verformungsanteil, bei 30 cm zulässiger Vorwärtsverlagerung einer Puppe unter praxisähnlicher Anbringung des Gurtes. Die geforderte Gurtbreite beträgt 50 mm, die Öffnungskraft des Verschlusses darf 15 kp nicht überschreiten.

Offenbar liegt diesen Prüfbestimmungen die Maximalbelastung von 20 g bei 90 kp Körpergewicht oder auch die Maximalbelastung von 30 g bei 80%igem Anteil des Gesamtgewichts von 75 kp eines Insassen zugrunde. Jenseits dieser Werte wird auf eine Schutzwirkung durch Gurte verzichtet; sie ist auch nur sinnvoll, wenn höhere Verzögerungen mit den Toleranzgrenzen des Menschen vereinbar sind.

Nun hat aber STAPP gezeigt, daß Verzögerungskräfte bis zu 5000 kp überlebt werden können. Die Beschränkung der Bruchlast auf 1800 kp bei 100 mkp Arbeitsaufnahme hat zur Folge, daß für Gurte nur noch Fasern verwendet werden, die zwar in den unteren Bereichen halten, bei höheren Kollisionsgeschwindigkeiten aber reißen. Da zudem mit höherer Belastung der plastische Arbeitsanteil der Polyesterfasern bis 90% ansteigt, eine Gesamtbruchlast von 2500 kp ohne weiteres zu erreichen und unter Einkalkulierung nicht lebensgefährlicher Verletzungen auch zu ertragen ist, *erscheint es notwendig und dringlich, die Bestimmungen zu ändern, dynamische Prüfungen einzuführen und dabei die Bruchlast auf mindestens 2500 kp anzuheben.*

d) Gurtsysteme

Der *Hüftgurt* setzt am Becken an. Unter dynamischer Belastung klappt der Oberkörper taschenmesserartig zusammen. Bei Fahrzeugen mit ausreichendem Frontraum schlägt der Schädel unter Radialbeschleunigung nach unten auf die

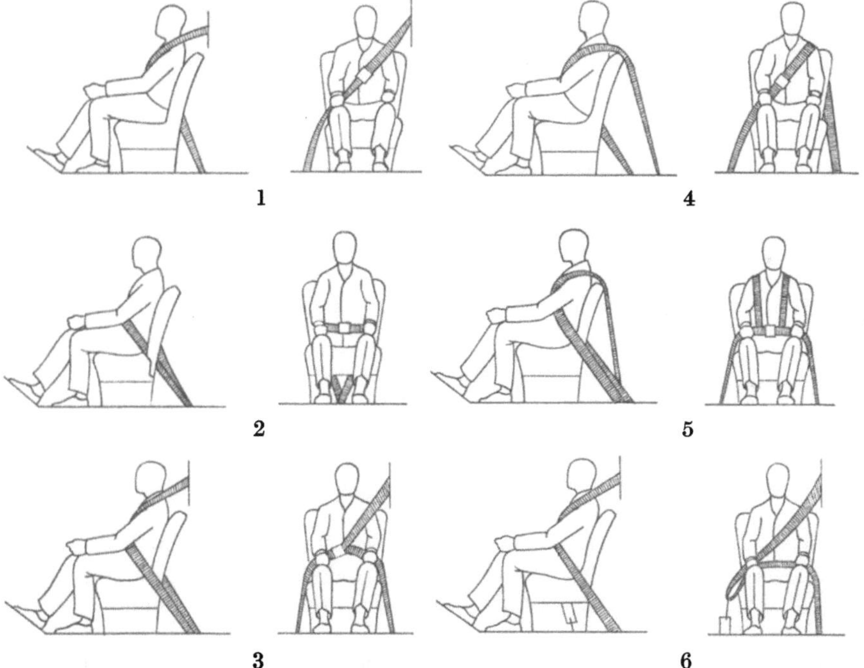

Abb. 34. FAG 949. Gurtsysteme nach WILLICH

obere Abdeckung der Armaturen. Bei kleineren Fahrzeugen kommt es zum Schädelanprall gegen die Windschutzscheibe oder zum Thoraxanprall gegen das Lenkrad (Abb. 35).

In den Vereinigten Staaten hat sich der Hüftgurt durchgesetzt, weil er von allen Gurtkombinationen das kleinste Übel darstellt, daher von der größtmöglichen Zahl der Pkw-Fahrer benutzt wird und bei den dort üblichen Fahrzeugen mit großem Frontraum für eine große Zahl eine ausreichende Schutzwirkung bietet.

Beim *Schulterschräggurt* lassen sich Knieanprallverletzungen nicht sicher vermeiden, wenn der Körper mit dem Schwerpunkt zwischen Nabel und Symphyse unter dem Gurt hindurch nach vorn geschleudert wird (Abb. 36) (Willich, Hontschik und Vess). Beim schrägen Aufprall mit 15° im Uhrzeigersinn wird das

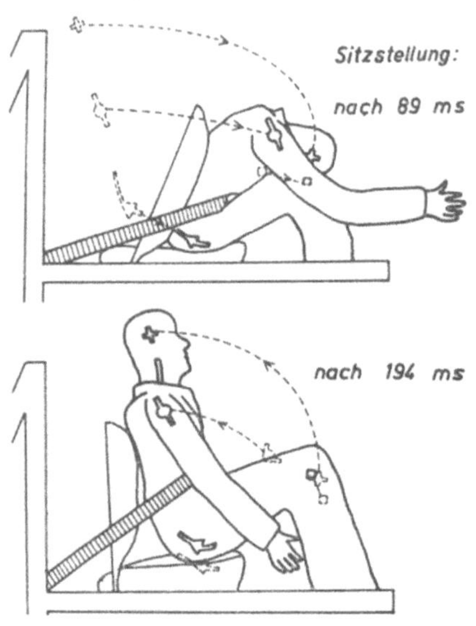

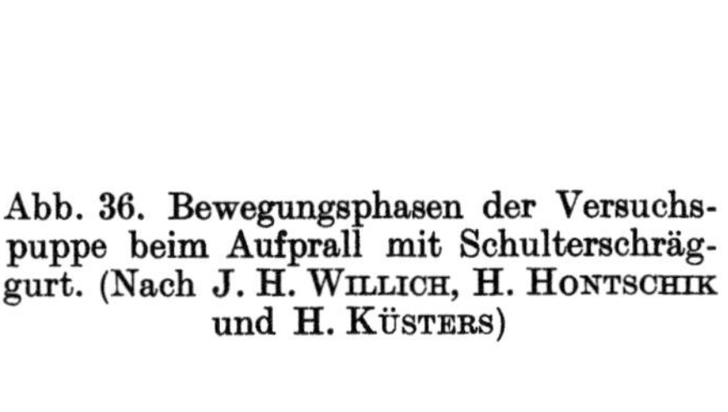

Abb. 35. Bewegungsphasen der Versuchspuppe beim Aufprall mit Hüftgurt. (Nach J. H. Willich, H. Hontschik und H. Küsters)

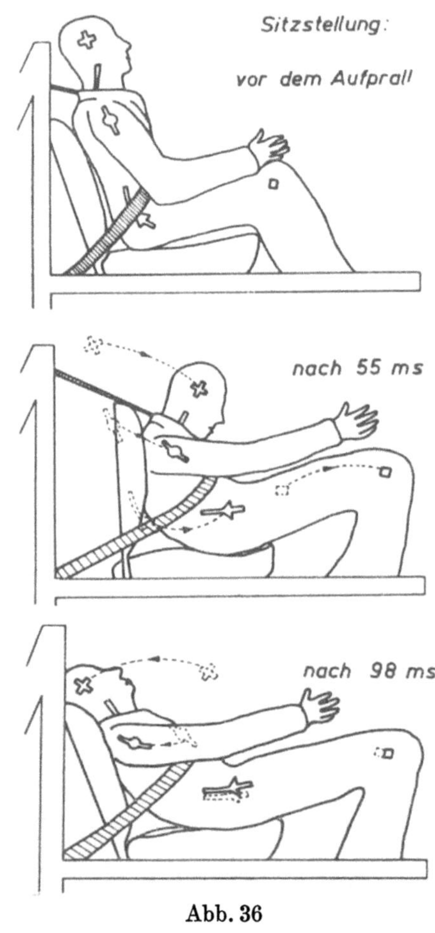

Abb. 36

Abb. 36. Bewegungsphasen der Versuchspuppe beim Aufprall mit Schulterschräggurt. (Nach J. H. Willich, H. Hontschik und H. Küsters)

Gesäß seitlich herausgedreht (Hontschik und Vess). Manchmal kommt es zu tieferen Kontusionen im Halsbereich. Schwerwiegende Verletzungen der Halsweichteile und der Halswirbelsäule sind nur unter ohnehin nicht überlebbaren Maximalbelastungen bekannt geworden.

Beim Vergleich verschiedener Gurtanordnungen hat sich der sog. *Dreipunktgurt*, eine Kombination von Schulterschräg- und Hüftgurt am besten bewährt. Er vereinigt die Vorteile beider Gurtsysteme, also Vermeidung von Knieanprallverletzung und von Schädel-Thoraxanprall. Allerdings gleitet auch hier, wie beim Schulterschräggurt bei Winkeln über 15° im Gegenuhrzeigersinn der Oberkörper aus dem Schultergurtteil heraus und schlägt beim Fahrer gegen die Mitte des Fahrzeugs, beim Beifahrer gegen den A-Pfeiler und die rechte Tür (Hontschik und Vess).

Die Variation des Dreipunktgurts als Y-Gurt läßt bei falschem Anlegen des Gurtes zu, daß die horizontale Schlinge über das Becken hinauf über die Bauchweichteile rutscht. Die Folgen sind innere Verletzungen (Abb. 34, Bild 3).

Die Variation des Dreipunkt-V-Gurtes ist besser. Hüft- und Horizontalteil laufen im Schloß zusammen. Das Schloß wird hinter und unterhalb der Hüfte geschlossen (Abb. 34, Bild 6).

Unter den bereits genannten Typen gibt es Variationen der Verankerung, am Boden, am B-Pfeiler, am Dach, ferner ist der sog. *Hosenträger- oder Schulterdoppelgurt* zu nennen, der sich in seiner gewöhnlichen Form gegen die modischen Tendenzen beim Autofahren nicht durchsetzen kann (Abb. 34, Bild 5).

Neuerdings wird in Frankreich der umgekehrte *Y-Joke-Gurt* propagiert. Es handelt sich um eine Art Rucksackgurt mit Hüftgurt, wobei die beiden Schulterteile V-förmig hinter dem Kopf in der Rücklehne oder im Dach verankert sind (Abb. 37).

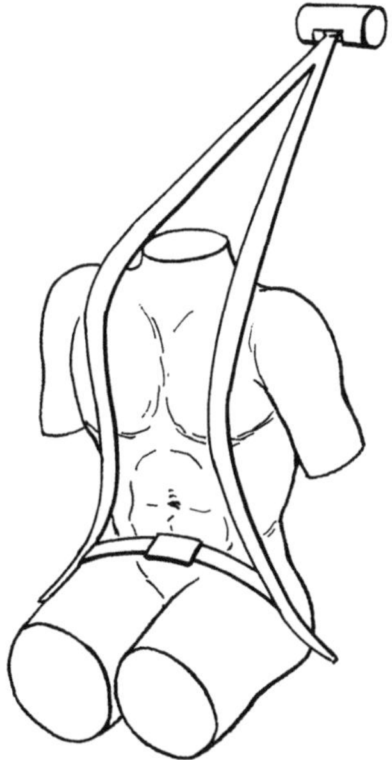

Abb. 37. Umgekehrter Y-Yoke-Gurt mit Automatik. Die Schultergurte sind unten am Boden verankert. Der Oberkörper hat freie Beweglichkeit bis die Automatik bei starkem Bremsen oder Aufprall bei einer bestimmten Verzögerung einsetzt. (Nach SNYDER, YOUNG, SNOW, 1967)

Automatik-Gurtkonstruktionen sind zwar immer straff angelegt, aber sie hatten bisher noch gewichtige Nachteile: 1. das Gurtband übt durch die Federspannung einen unangenehmen Druck auf den Körper aus. 2. Wenn das Fahrzeug am Berg oder schräg steht, kann der Gurt häufig nicht angelegt werden, weil die Automatik verklemmt ist. Der Vorteil der Beweglichkeit der Insassen mit ungehinderter Bedienung von Handbremse, Radio und anderem sollte durch eine neue Konzeption der Bedienungselemente im Zuge der allgemeinen Innenraumentschärfung gegenstandslos werden.

Kindergurte. Ist der kindliche Brustkorb durch seine enorme Verformbarkeit sehr großen Verzögerungskräften gewachsen, so ist das Verhältnis von Gesamtmasse zu Kopfmasse mindestens 3mal ungünstiger — beim Erwachsenen 7%, beim $2^1/_2$jährigen 23% —, so daß die im Hinblick auf die Halswirbelsäule höchstzulässige Kopfbeschleunigung des Erwachsenen von 20 g beim Kleinkind auf 7 g zusammenschrumpft. Daher verbieten sich Schulterschräggurte und Dreipunktgurte beim Kleinkind und bei Jugendlichen bis zu 7—9 Jahren. Hüftgurte wären hinsichtlich der Pendelbewegung des Kopfes günstiger, doch bleiben ihre Gefahren sowohl für die Bauchorgane als auch hinsichtlich der Schädelverletzungen infolge des geringen Bewegungsspielraums unserer Mittelklassewagen.

Grundsätzlich ist der Beifahrersitz oder gar der Platz auf dem Schoß des Beifahrers für Kleinkinder noch viel gefährlicher als für Erwachsene, weil sie ohne Teilverzehr der Bewegungsenergie durch Abstemmen und Stauchung der Beine und Knieanprall bei ihrem Flug nach vorn ungünstiger auftreffen. Bei nicht arretierter Rücklehne des Frontsitzes schlagen Kinder im *Kindersitz* schon bei geringen Bremsungen gegen Windschutzscheibe und Armaturen. An arretierten Rücklehnen fliegt entweder der ganze, nur lose mit dem Metallbügel eingehängte Sitz heraus oder werden — noch ungünstiger als beim Beckengurt — die vorderen Stege der Sitze zur starren gefährlichen Halterung (VESS).

Kindergurte mit Höschen scheitern einmal an der Umständlichkeit der Verpackung, aber auch im grundsätzlichen am fehlenden Spielraum zwischen Rücksitz und Rücklehnen der Vordersitze, wie auch an unkontrollierbaren Abschleuderungen des ganzen kindlichen Körpers, wenn der zum Höschen führende Gurt beim spielenden und schlafenden Kind in Schleifen und Schlingen liegt.

Es ist daher ein Appell an die Gurthersteller und die Fahrzeugindustrie, zum Schutze der Kleinkinder wie auch gegen nach vorn fliegende Gepäckstücke (Kombifahrzeuge) das plastisch verformbare engmaschige Netz, besser noch die durchsichtige verformbare Plastikfolie zwischen den arretierten Rücklehnen der Vordersitze und dem so gar nicht himmlisch gepolsterten „Himmel“ einzuführen.

e) Theorie der Sicherheitsgurte — Mathematisches Modell

Nach REIDELBACH hat die *Theorie der Sicherheitsgurte* mit den Arbeiten von GRIME, KEIL und WERNER, ALDMANN, EBERAN-EBERHORST, SLATTENSCHEK, TAUFFKIRCHEN und TÜRK, LE GUEN u. JOLYS, die das System Fahrzeug-Gurt-Mensch mit vereinfachten mathematischen Modellen darstellten, sowie mit der Computersimulation von MCHENRY einen vorläufigen Abschluß gefunden.

Die grundsätzlichen Gedankengänge sind folgende:

1. Im vollkommen starren, nicht verformbaren Fahrzeug muß der Gurt die gesamte kinetische Energie der Insassen aufnehmen.

2. Mit einem vollkommen starren Gurt, der die feste Verbindung zwischen Insassen und Fahrzeug herstellt, wird die kinetische Energie der Insassen über die Fahrzeugdeformierung abgebaut.

3. Im teilweise verformbaren Fahrzeug und mit begrenzt dehnbarem Gurt kommt es darauf an, das System Fahrzeug-Gurt-Mensch aufeinander abzustimmen, so daß Fahrzeugverzögerung und Gurtverzögerung im zeitlichen Ablauf, Gurtdehnung und Frontraum im Fahrzeug in den Dimensionen, Energieaufnahme, Kraft-Weg und Kraft-Zeitverlauf in bezug auf menschliche Toleranzen sich entsprechen.

Kam es bei der Innenpolsterung ohne Gurte darauf an, daß der Abstand zwischen Insassen und Anprallstelle im Innern des Fahrzeugs möglichst kurz, also der ganze Frontsitzraum möglichst eng bemessen sei, so ist der Sicherheitsgurt in dieser Forderung des möglichst geringen Abstands zwischen Insassen und energieaufnehmender Sicherheitskonstruktion unübertroffen, ohne daß der Sitzraum eingeengt werden muß, aber es kommt tatsächlich darauf an, den Gurt nicht mit mehr als 2 Querfinger Spiel einzustellen.

GRIME schlägt folgende Verbesserungen vor:

1. Veränderung der Kraft-Dehnungscharakteristik der Gurte mit maximaler Energieaufnahme bei geringer Gurtlast, also mit primär schnellem Kraftanstieg zu mittleren Werten und kontinuierlichem Kraftverlauf. Der Vorschlag von GRIME und WILLICH geht weiter dahin, den Gurt überhaupt vollkommen steif zu machen und statt dessen sowohl im Sitz als an den Gurtverankerungen Dehnungsglieder einzubauen, die unter 30 g ansprechen bis zu einer Enddehnung von 40,5 cm.

2. Erhöhung der Bruchlast der Gurte auf Werte um 2500—3000 kg Bruchlast.

3. Abstimmung des Fahrzeugs auf das System Gurt-Mensch.

a) Sitz und Gurt sollen über den starren Gurt mit Dehnungsgliedern eine Einheit bilden, der Sitz selbst sich gegebenenfalls nach dem Vorschlag von ARDENNE nach vorgegebenem Kraft-Wegdiagramm mit nach vorn bewegen.

b) Freier Frontraum bis zur Enddehnung des Gurts von 43 cm, Lenkrad und Lenksäule unter 70 kp Last nachgiebig.

c) Der Innenraum muß bis zu einer Frontalkollision gegen feste Hindernisse mit 90 km/h stabil halten, der Motorblock kann dabei so aufgehängt werden, daß er bei der Kollision nach unten ausbricht.

d) Frontale Fahrzeugdeformierung bis 100 cm maximal.

Unter diesen Bedingungen bleiben bei Ansprechen des Gurts noch 63 cm Fahrzeugdeformierung, 40,5 cm Verzögerungsweg im Gurt, also insgesamt 103,5 cm Verzögerungsweg für die mit 30 g verzögerten Insassen. Das entspricht einer ohne wesentliche Verletzungen überstehbaren Kollisionsgeschwindigkeit von 88,5 km/h.

Diese Konzeption, von GRIME, KEIL, WERNER u. a. mathematisch durchgerechnet, bedeutet, daß bei gegebener Fahrzeugdeformierung von 100 cm bei 90 km/h Kollisionsgeschwindigkeit der notwendige Verformungswiderstand der Kraftfahrzeugfront definiert wird durch die Dehnungseigenschaft des Gurts (40,5 cm unter 30 g), durch den freien Frontraum (43,0 cm) für Kopf, Knie und Thorax und durch die g-Toleranz des Menschen.

Die auf die angeschnallten Insassen wirkenden Verzögerungskräfte sind *bei bestimmter Aufprallgeschwindigkeit* und Unfallart bestimmt durch

1. Verformungscharakteristik des Kraftfahrzeugs, damit Zeit bis zum Ansprechen des Gurts und Relativgeschwindigkeit zwischen Fahrzeug und Insassen beim Ansprechen des Gurts, damit noch verbleibender Deformationsweg des Fahrzeugs,
2. die Gurtlose,
3. die Verformungscharakteristik des Gurts bzw. des Gurtsystems und das Gewicht der Insassen.

Die maximale Insassenverzögerung hängt also ab vom Verhältnis von Gurtverformungsfähigkeit zu Fahrzeugverformungsfähigkeit (KEIL und WERNER, 1964; GRIME).

f) Experimentell gewonnene Meßwerte mit Sicherheitsgurten

Die experimentellen Untersuchungen mit Sicherheitsgurt im full crash-Test, im Schleudersitz mit Puppen und Leichen und in unterschwelligen Bereichen mit freiwilligen Versuchspersonen (WILLICH, REIDELBACH, ALDMAN, BASTIAANSE, SEVERY u. Mitarb.; PATRICK u. Mitarb.; RYAN) haben die wirklichkeitsnahe Erprobung der Sicherheitsgurte einen wesentlichen Schritt weiter gebracht, werden aber bald nur noch die Funktion haben, das mathematische Computermodell zu überprüfen und zu korrigieren.

In einer vergleichenden Untersuchung des dynamischen Verhaltens ohne Gurt, mit Hüftgurt und mit Dreipunktgurt haben PATRICK u. Mitarb. einerseits wiederum die Grenzen einer optimalen Polsterung von 10 cm Dicke wie auch die Überlegenheit des Dreipunktgurtes mit Maß und Zahl und Bild belegt.

Bis 16 km/h Schädelanprallgeschwindigkeit reichte die Polsterkraft aus. Bei 32 km/h wurde das Polster durchschlagen, die Kraft schnellt steil in die Höhe von 250 kp auf 720 kp.

Ohne Gurt betrug beim 32 km/h-Anprall die Schädelverzögerung 80 g, mit Hüftgurt 67 g und mit Dreipunktgurt 45 g, diesmal ohne Aufprall, der beim Hüftgurt noch 270 kp Verzögerungskraft mit sich brachte. Die Messungen der Gurtkräfte, an den Verankerungsstellen gemessen, bestätigen die Untersuchungen von KEIL und WERNER, v. HONTSCHIK und RINZA, wonach die Gesamtgurtkraft etwa um 20% geringer ist als die Summe der einzelnen Ankerpunkte. Für die 32 km/h-Kollision betrug die Last des Hüftgurtes 1600 kp, beim Dreipunktgurt am Hüftteil nur 900 kp. Die auf den Körper wirkenden Kräfte sind verteilt.

ALDMAN hat an verschiedenen Stellen im Verlauf der Sicherheitsgurte eine wesentlich verschiedene Zeitrate der Änderung der Verzögerung festgestellt, nahe den Ankerpunkten steiler Anstieg von b' mit b_{max} nach 10 msec und in der Gurtschlinge, wo der Körper anliegt, flacher Anstieg von b', b_{max} bei 30 msec. Ein kompliziertes System von das Gurtgeflecht durchlaufenden Zugwellen deutet darauf hin, daß unter maximaler Last bei langsamem Anstieg der Gurtverzögerung ein Bruch allenfalls erfolgt, nachdem der Gurt den wesentlichen Anteil der kinetischen Energie schon aufgenommen hat, während unter steilem Anstieg von b' der Bruch am Anfang der Belastung noch vor effektiver Arbeitsaufnahme erfolgt.

Auch hinsichtlich innerer Organverletzungen unter der Verzögerung im Gurt ist ein langsames Ansteigen der Verzögerung ungefährlicher. Auf keinen Fall sollte die Verzögerung in der Längsachse erfolgen, wie beim Hüftgurt, weil die Verlagerung des Herzens dabei den Dehnungsriß der Aorta an typischer Stelle provoziert.

Bei halbseitlich gerichteten Verzögerungen mit Hüftgurt an Affen mit Kollisionsgeschwindigkeiten zwischen 40—100 km/h, Verzögerungen zwischen 15—44 g und b' 1200 g/sec bis 5900 g/sec zeigten Snyder und Snow, Joung, Price eine auffallende Häufung von Blasen- und Uterusrupturen, Nebennierenblutungen und hämorrhagischer Kontusion des Pankreas, bei halbseitlich gerichteter Verzögerung häufiger als bei Wendung um 90° sowohl mit Gesicht nach vorn als nach hinten.

Mit den in den USA 1935 schon patentierten *Luftpolstern*, die unter der Fahrzeugverzögerung, noch vor der Insassenverzögerung, schlagartig luftgefüllt

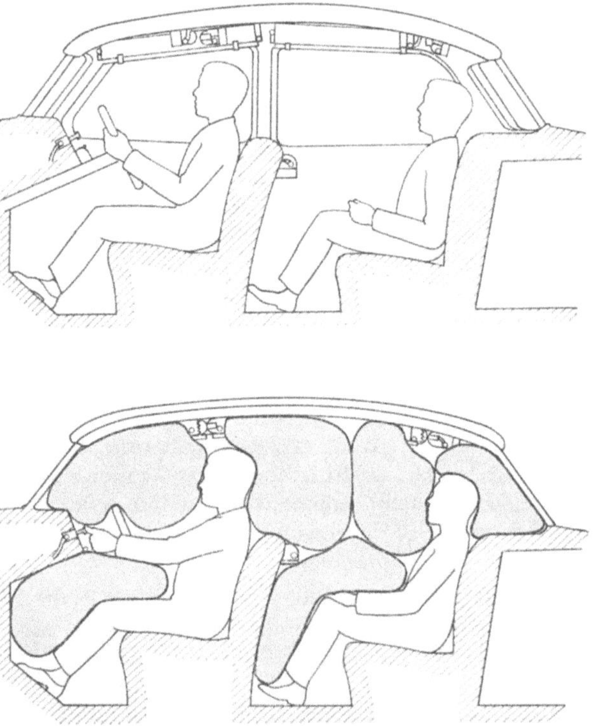

Abb. 38. FAG 1209. Luftkissensicherung nach Bertrand

werden und sich vor und hinter den Insassen anlegen (Abb. 38) haben Affen Verzögerungsspitzen bis 57 g bei einer Änderungsrate der Verzögerung von 5900 g/sec über eine Einwirkungsdauer von 79 msec lebend überstanden, 2 mit Lungen-, Pankreas- und Nebennierenblutungen, einmal mit Blasenruptur, aber einmal ganz ohne Verletzung. Selbst unter diesen Maximalbelastungen waren alle Tiere 20 sec nach dem Experiment voll aktiv (Snyder, Young, Snow, 1967). *Die Luftkissen sind danach anderen Gurtsystemen einwandfrei überlegen.*

Das *Y-Yoke-Gurtsystem mit Gurtautomatik* zeigte sich in derselben Versuchsreihe den übrigen Gurtarten (Hüftgurt, Diagonalgurt, Dreipunktgurt) bei Belastungen bis 43 g überlegen. Bei 49 g wurden Herzmuskel-Fragmentierungen mit transversaler Ruptur von Muskelfibrillen nachgewiesen. Die am Dach befestigten V-förmig hinter den Schultern zusammenlaufenden Gurtteile seien hinsichtlich möglicher Halswirbelsäulenverletzungen flexibler als der sog. Hosenträgergurt oder auch der Dreipunktgurt. Hinsichtlich der Gurtautomatik wäre zu prüfen, ob sie bei 0,3, 0,5, 0,75 oder 1 g einrasten soll.

g) Statistisches Material über Sicherheitsgurte

Gurthäufigkeit, Gurtbenützung

Ab 1967 müssen in den USA, in Australien und England alle neuen Pkws an den Vordersitzen mit Sicherheitsgurten ausgerüstet sein. In Schweden sind ohne gesetzliche Verpflichtung 80% aller Pkws mit Gurten versehen. In der Bundesrepublik Deutschland sind nach Repräsentativerhebungen 1962—1964 nur 5% der Pkws mit Gurten ausgerüstet.

Von 41707 Unfallfahrzeugen der USA von 1956—1965 mit 88049 Insassen waren 1965 Gurte vorhanden in 54,4%, beim Unfall effektiv in Gebrauch in 16,1% gegenüber 1961—1962 13,2% vorhanden, 4,9% benützt. MaW: Das zunehmende gesetzlich verankerte Angebot der Gurte erhöht auch den effektiven Gebrauch. Von 1000 in Unfälle verwickelten Insassen benützten 1965 161 ihre Gurte.

In der Schweiz sind jetzt 35% der Fahrzeuge mit Gurten ausgestattet, effektiv benutzt wurden sie bei 1854 Unfällen im Jahre 1964 innerorts in nur 15%, außerorts in 42%, auf Autobahnen in 58%.

Allgemeine und klinische Statistik

Huelke und Gikas weisen in einer Analyse von 136 tödlichen Pkw-Unfällen bei jedem 3. Fahrer Lenkrad und Lenksäule als Ursache der tödlichen Verletzungen aus. 8 von 24 dieser getöteten Fahrer hätten durch Gurte gerettet werden können, die übrigen 16 nicht, weil hier weniger die Fahrer gegen das Lenkrad geschleudert wurden; vielmehr wurde das Lenkaggregat in den Innenraum hineingestoßen.

Insgesamt hätten durch Sicherheitsgurte 68 der 136 tödlich verletzten Insassen, also jeder zweite (50%) mit hoher Wahrscheinlichkeit gerettet werden können.

Von den 50000 bei Verkehrsunfällen tödlich verunglückten Amerikanern des Jahres 1965 könnten allein durch die Schutzwirkung benutzter Sicherheitsgurte 12600 noch leben (Huelke).

Nach Tourin beträgt anhand einer Analyse von 9600 verletzten Pkw-Insassen der Wirkungsgrad der Sicherheitsgurte für schwere und tödliche Verletzungen 35%.

Wir selbst überblicken 223 Unfälle, bei denen 339 Insassen durch Gurte gesichert waren. Aus dieser Gesamtzahl wurden 48 Unfallfahrzeuge mit 78 durch Gurt gesicherten Insassen ausgewählt, bei denen Unfallart, Unfallvorgang, Geschwindigkeit und die Berechnung der wirksamen Verzögerungskräfte ohne Gurte mit hoher Wahrscheinlichkeit bei allen Insassen schwerste Verletzungen hätten erwarten lassen. Von diesen 78 Personen waren 61 = 78% leicht — oder unverletzt; 13 = 16,7% hatten mäßig schwere Verletzungen, 3 = 3,8% hatten schwere Verletzungen, ein Insasse war trotz Gurt tödlich verletzt.

Wade (Cornell-Institut) berichtet über 81 Zwillingspaare von Unfallfahrzeugen, die sich nach allen wesentlichen Kriterien des Unfallvorgangs und der dabei wirksamen Kräfte völlig gleichen und sich nur dadurch unterscheiden, daß in der einen Gruppe Sicherheitsgurte benutzt wurden, in der anderen Gruppe nicht. Dabei sind lebensgefährliche und tödliche Verletzungen bei den Gurtträgern in 1%, bei den Insassen ohne Gurte in 3,6% aufgetreten; Verletzungen aller Schweregrade bei den im Gurt gesicherten Insassen in 29,9%, bei den nicht gesicherten Insassen in 75,7%.

Das Verletzungsrisiko für Lebensgefährliche und tödliche Verletzungen im Vergleich von Gurtträgern und ohne Gurt ist also 1:3,6; das Risiko für Verletzungen aller Schweregrade 1:2,5.

Lindgren und Warg in Schweden weisen von 382 Unfällen mit Sicherheitsgurten in 263 Fällen eine gute Schutzwirkung durch die Gurte nach, während in 102 Fällen die Bewegungsenergie beim Unfall so gering war, daß auch ohne Gurt keine wesentlichen Verletzungen zu erwarten waren. Zweifelhaften Schutz boten die Gurte in 7 Fällen, keinen Schutz in 10 Fällen. Eine Verschlimmerung der Verletzungen durch den Gurt wurde in keinem einzigen Fall beobachtet.

Die neueste und für Mitteleuropa umfassendste Statistik kommt von Schweden (BOHLIN), noch Linksverkehr aber Linkssteuer.

			Gurt benützt	%
Pkw-Unfälle		28780		
Insassen		42830		
davon Fahrer	28780		6870	25
Mitfahrer vorn	8731		2699	30
Frontinsassen	37511		9569	26
Insassen, Rücksitze	5302			

Verletzungen	† %	schwer %	leicht %
Fahrer			
ohne Gurt	0,17 (37)[a]	1,23 (263)	3,88 (835)
mit Gurt	0,029 (2)	0,74 (51)	2,55 (175)
Beifahrer vorn			
ohne Gurt	0,186 (12)	2,49 (160)	6,82 (439)
mit Gurt	0,037 (1)	0,82 (22)	4,04 (109)

[a] In Klammern bedeutet jeweils die absolute Zahl.

Die *Schutzwirkung des Dreipunktgurtes beträgt* daher für die Frontinsassen zwischen 40 und 90%. Sie variiert mit der Geschwindigkeit, aber Gurtträger sind in allen Geschwindigkeitsbereichen seltener verletzt. Tödliche Verletzungen kamen ohne Gurt in allen Geschwindigkeitsbereichen vor, mit Gurt nur bei Kollisionsgeschwindigkeiten über 95 km/h (Abb. 39 und 40). *Das bedeutet hinsichtlich des Lebensrisikos volle Schutzwirkung des Dreipunktegurtes bis 95 km/h.*

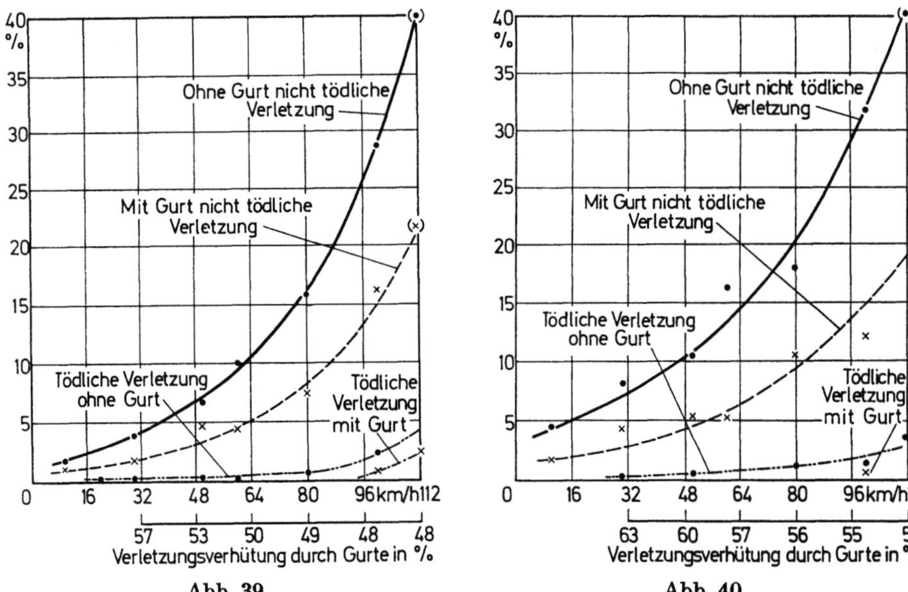

Abb. 39. Verletzungshäufigkeit der Fahrer bezogen auf Kollisionsgeschwindigkeit. (Nach BOHLIN)

Abb. 40. Verletzungshäufigkeit der Beifahrer vorn bezogen auf Kollisionsgeschwindigkeit. (Nach BOHLIN)

Ohne Gurt waren *159* Insassen *aus dem Fahrzeug geschleudert* worden, davon 10 tödlich verletzt von insgesamt 49 Todesfällen ohne Gurt ($^1/_5$!). Die Lebensgefährdung Herausgeschleuderter gegenüber den im Inneren des Fahrzeugs Verletzten beträgt also 1:10.

Von den Gurtträgern war einer teilweise mit dem Oberkörper aus der geöffneten Tür gekippt. Die näheren Umstände der Teil-Herausschleuderung konnten bei dem Mehrfachüberschlag mit 80 km/h nicht geklärt werden. Der Mann erlitt schwere Verletzungen des Beckens sowie Frakturen an Armen und Beinen.

Die vielfältige Aufschlüsselung in Verletzungen mit und ohne Gurt müssen der Originalarbeit von BOHLIN entnommen werden. Die Abb. 41 zeigt, an welchen

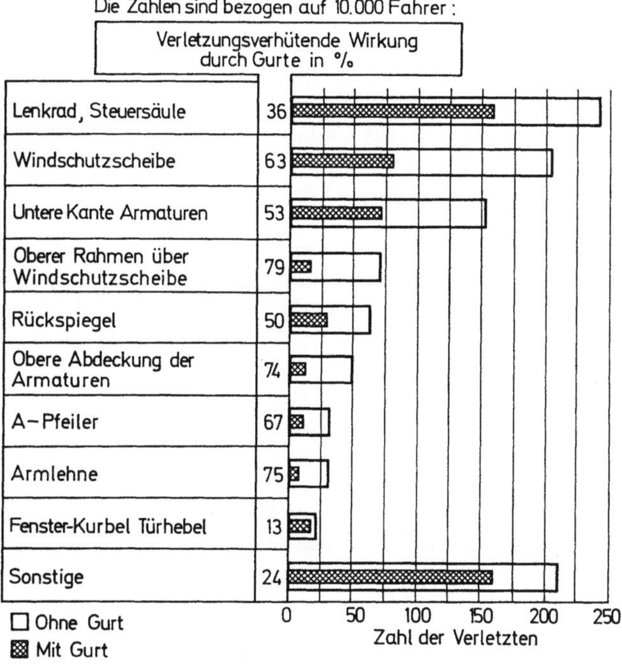

Abb. 41. Verletzungen durch Innenkonstruktionen bei Gurt- und Nichtgurtträgern

Tabelle 18. *Als gurtspezifische Verletzungen kamen bei den Gurtträgern, 34 Fahrern und 25 Beifahrern im Frontsitz, vor:*

	Fahrer	Beifahrer
Einzelne Rippenfrakturen ohne stationäre Behandlung	10 [a]	10
Rippenserienfrakturen	5 [a]	
Thoraxkompressionschmerz, Schürfungen, Prellmarken	6	5
Sternumfraktur	3 [a]	1
Prellmacken und Schürfungen an den Gurtauflagestellen		
des Beckenteils	3	2
des Schulterschrägteils	1	2
Claviculafraktur	3	2
Oberflächliche Nackenwunden	1	1
Nicht definierte Rückenschmerzen	2	—
Leichte, nicht definierte Verletzungen	—	1
Summe	34	25

[a] Zweimal nachweislich sehr lose angelegte Gurte.
Verletzungen der Halswirbelsäule kamen bei den Gurtträgern nicht vor!

Innenkonstruktionen auch bei den Gurtträgern noch Verletzungen entstanden. In der Tabelle 18 sind die bei den Gurtträgern beobachteten gurtspezifischen Verletzungen aufgeführt.

h) Verletzungen mit Gurt, Einwände gegen Gurte

Bei Unfällen mit *schräger Stoßrichtung* schützt der Gurt nur gegen die nach vorn gerichtete Komponente, nicht jedoch gegen den Anprall gegen den A-Pfeiler und die Seitenwandung hier insbesondere gegen das Seitenfenster und bei geöffnetem Fenster gegen die Strebe zwischen Fenster und Seitenfenster.

Direkten, in den Innenraum hineinreichenden Gewalten, etwa beim Unterfahren von Lkws, beim Auffahren an vorstehende Ladungen oder beim Aufspießen von Brückengeländern, kann man mit und ohne Gurt nicht ausweichen. Beim Volltreffer in die Breitseite verläuft die Deformierung des Fahrzeugs unter der Gewalt der Kollision innerhalb weniger Millisekunden viel zu schnell, als daß man dem Stoß ausweichen könnte. Wenn man weiß, daß beim Stoß in die Breitseite auch ohne Gurt schwerste, oft tödliche Verletzungen durch direkte Gewalteinwirkung in den instabilen Innenraum hinein entstehen, wird man nicht dem Irrtum verfallen, derart entstandene Verletzungen kausal den Sicherheitsgurten zu unterstellen.

Eine Untersuchung des Cornell-Instituts über 340 *Überschlagungen in Cabriolet-Pkws* im Vergleich zu 5256 Überschlagungen anderer Pkws weist nach, daß die Häufigkeit schwerer und tödlicher Verletzungen bei Nichtherausgeschleuderten im mittleren Geschwindigkeitsbereich von 50—90 km/h mit 4% in beiden Fahrzeugen gleich ist. Im Gegensatz dazu ist die Lebensgefährdung der Herausgeschleuderten bei beiden Fahrzeugen, also auch beim Cabriolet 4—5mal so hoch. Aber beim Cabriolet wird man doppelt so oft herausgeschleudert. Die *Argumente gegen Sicherheitsgurte bei offenen Fahrzeugen sind daher gegenstandslos* (ACIR, 1962) Campbell.

Der Einwand, daß infolge Verletzung oder gar Bewußtlosigkeit bei *Benzinexplosion* die im Gurt gesicherten Insassen nicht schnell genug befreit werden können, überzeugt nicht, wenn man sich einmal klar ist darüber, daß bei Unfällen mit Benzinexplosion im Regelfall die Insassen ohne Gurt nach der Kollision schwer verletzt, oft bewußtlos sind. Die Bergung Schwerverletzter aus brennenden Fahrzeugen durch Fremdhilfe dauert in jedem Fall länger als die Selbstbefreiung von Insassen, die infolge und dank des Gurtes unverletzt blieben.

Wo Einzelfälle von Leber-, Milz- oder Aortenruptur bei Gurtträgern berichtet sind, lagen immer besondere Umstände vor: Entweder maximale Kollisionsgeschwindigkeiten, bei denen keine Überlebenschance besteht, in anderen Fällen nicht arretierte Rücklehnen mit einem Schub von 1500 kp, in 2 mir bekannten Fällen kombiniert mit überschweren, von den Rücksitzen nach vorn geschleuderten Mitfahrern. Garett und Braunstein haben von 2778 Unfällen mit Gurt, davon 3325 Insassen mit Gurt und 348 Insassen ohne Gurt die Verletzungen von 944 Insassen bearbeitet mit der gezielten Fragestellung, inwieweit und ob solche Verletzungen *durch* die Hüftgurte entstanden sind. Nur 26 Insassen hatten schwerere Verletzungen des unteren Rumpfes, 2 innere Bauch-Verletzungen. Als Ergebnis wurde aber klar, daß nur bei den schwersten Kollisionen ernsthafte Verletzungen im Zusammenhang mit dem Gurt zu beobachten waren, in Fällen also, wo ohne Gurt viel schwerere Verletzungen zu erwarten waren.

i) Zusammenfassung über Sicherheitsgurte

Die Folgerungen sind eindeutig: Zweifellos ist die Schutzwirkung der Sicherheitsgurte nicht 100%ig. Es ist aber falsch von Verletzungen *durch* den Gurt zu sprechen, vielmehr handelt es sich fast ausnahmslos in all den Fällen um *Verletzungen*, die *trotz des Gurts* noch entstanden sind. Freilich könnte man einen Bruch des Brustbeins oder des Schlüsselbeins, oder einmal Rippenbrüche als gurtspezifische Verletzung bezeichnen, weil sie durch den Anprall des Körpers im Gurt entstanden sind. Wenn aber schon derartige Verletzungen des Brustkorbs unter den günstigen Bedingungen der Gurtsicherung entstehen, so ist sicher, daß ausnahmslos in diesen Fällen ohne Gurt wesentlich schwerwiegendere, meist Kopf und Brustkorb zugleich treffende Verletzungen entstanden wären.

Sicherheitsgurte sind der wirksamste Faktor passiver konstruktiver Sicherheit, wenngleich daneben die übrigen Maßnahmen konstruktiver Sicherheit nicht vernachlässigt werden dürfen. *Das System Fahrzeug-Gurt-Mensch ist eine Einheit.*

5. Zusammenfassung konstruktiver Sicherheit

Die wesentlichen Faktoren konstruktiver passiver Sicherheit und spezieller Sicherheitseinrichtungen ergeben folgenden Katalog:

1. Verformbare Front- und Heckkonstruktionen.
2. Von außen gestaltfester Fahrgastraum (Sicherheitsschlösser der Türen).
3. Innenraumentschärfung.
3.1 Keine vorstehenden Teile.
3.2 5—10 cm Polsterung des gesamten Innenraums einschließlich A- und B-Pfeiler, Unterteil der Seitenwände, Dach.
3.3 Sicherheitssteuersäule, Sicherheitslenkrad.
3.4 Sicherheitsglas.
3.5 Arretierte Rücklehnen, feste Sitzverankerung, Kopfstützen.
4. Sicherheitsgurte.
5. Sicherheitsnetz für Kinder und gegen Gepäckstücke.
6. Außenentschärfung, keine vorstehenden Teile, keine scharfen Kanten, Ringsumbarriere mit vorgegebenen Verformungseigenschaften und Formgebung zur Verminderung der Fußgängerverletzungen, bei Lkws als Schutz gegen Unterfahrung.

In den Vereinigten Staaten wurde 1966 die Federal Highway Administration im Department of Transportation mit der Ausarbeitung der Federal Motor Vehicle Safety Standards beauftragt. Die Normen von Oktober 1967 umfassen 47 Punkte, unter den Ziffern 2 und 3 die passive Sicherheit betreffend, die Innenraumentschärfung, Handschuhfach, Lenksäule, Außenentschärfung, Festigkeit des Innenraumes, Deformierung von Front und Heck, Art und Montage der Windschutzscheiben, Sitzverankerung, Gurtverankerung, Schutzeinrichtungen für Kinder, Türschlösser, Fahrzeugtank u. a.

Aufgabe bleibt, die bisherigen Standards zu vervollkommnen: So muß die Verformungscharakteristik der Strukturen klar definiert und auf die biomechanischen Parameter abgestimmt werden. Es müssen Prüfeinrichtungen für den Kraft-Weg und Kraft-Zeit-Verlauf geschaffen werden.

In den USA hat man erkannt, daß durch Einsatz aller Sicherheitsfaktoren im Bereich der passiven Sicherheit die Anzahl der Verkehrstoten — dort jährlich 50000 — um 50% gesenkt werden kann. Die Gefährdung des Menschen im Kraftfahrzeug und seine Bewahrung werden ernst genommen, von der Regierung und vom Gesetzgeber, indem in Zusammenarbeit mit der Fahrzeug- und Zubehörindustrie planmäßig Sicherheitsnormen entwickelt und konstruktiv verwirklicht werden. Einige dieser Normen kommen über den deutschen Fahrzeugexport auf die Bundesrepublik zurück.

Auf der Ebene des Gesetzgebers und der Regierung und da wo wir alle als motorisierte Verkehrsteilnehmer und Käufer den Markt in der Richtung des Menschenschutzes im Kraftfahrzeugbau lenken könnten, versagen wir in der Bundesrepublik. Bahnbrechende Initiativen der Fahrzeug- und Zubehörindustrie bleiben vereinzelt. Der Sicherheitsgedanke und das Sicherheitsniveau sind gering.

Weit entfernt von eigentlicher Unfallursachenfeststellung registriert die vom strafrechtlichen Ansatz formulierte und mit riesigem finanziellem Aufwand betriebene sog. amtliche „Unfallursachenstatistik“ lediglich Verstöße gegen die Rechtsordnung (s. WAGNER, S. 40). Sie begründet allenfalls ein zukünftiges Schwerpunktprogramm für Polizei- oder Gerichtsmaßnahmen zur Eindämmung menschlichen Fehlverhaltens. Erfolge zeichnen sich bisher nicht ab! Die Zahl der Unfälle, der Verletzten und Toten nimmt von Jahr zu Jahr zu. Es bleibt Aufgabe echter kausalanalytischer Unfallursachen-Forschung, Antwort zu geben auf die Frage, warum der Mensch so oft versagt, welche Bedeutung charakterliche Mängel haben und worauf die mangelnde Bereitschaft der Kraftfahrer zur Einhaltung der Rechtsordnung auf dem Gebiet der Verkehrsvorschriften beruht.

Motiv- und rechtspsychologische Analysen, Datenerhebung technischer Sicherheit und Versager, arbeitsphysiologische Untersuchungen über die Folgen falschen Sitzens und unphysiologischer Bedienungseinrichtungen, über Federung, Schwingung und Klimatisierung sowie technologische und physiologische Analysen von Straße, Straßenführung, Beschilderung, Sicht, Licht und Lärm in der konkreten Unfallsituation sind nur einige Punkte des notwendigen kausalanalytischen Ansatzes. Aber Konsequenzen und Erfolge daraus gehen über Jahrzehnte.

Der Ansatz der *passiven Sicherheit*, der Verletzungsverhütung durch konstruktive Sicherheit, ist, zumindest für Pkw-Insassen, kurzfristig wirksam. Der Vergleich mit der Poliomyelitis-Schutzimpfung ist plastisch (NAHUM): Wir leben mit dem gefährlichen Virus zusammen, aber wir sind durch die Impfung immunisiert; die Poliomyelitis ist praktisch verschwunden. Unfälle werden sich immer ereignen. *Wir alle sind menschlichem Fehlverhalten ausgesetzt, aber wir können uns schützen — gegen Verletzung immunisieren — durch passive konstruktive Sicherheit.*

Über 3000 weniger tote Pkw-Insassen, 45000 weniger schwerverletzte und 160000 weniger leichtverletzte Pkw-Insassen, und das Jahr für Jahr, wäre der sichere Lohn, würde jeder Einzelne, würden wir als Staat und Industriegesellschaft den Sicherheitsgedanken und sei es nur auf der Seite der passiven Sicherheit, ernstnehmen. Letzten Endes gilt es dem Anruf des Gewissens und dem Gebot: „Du sollst nicht töten“ mit allen seinen Konsequenzen volle Geltung zu verschaffen. Der Arzt und insbesondere der Chirurg ist der Experte für die Unfallopfer, ebensosehr aber auch der Sachwalter der Bewahrung vor Verletzung und Tod.

VIII. Motorradfahrer - Fußgänger

1. Motorrad

a) Unfallmechanik

Im Gegensatz zum Pkw, wo Sicherheitsschlösser das Herausschleudern verhindern und Sicherheitsgurte die feste Verbindung mit dem Fahrzeug garantieren, kommt es beim Motorradfahrer darauf an, daß er sich frühzeitig von seiner Maschine löst. Ob das Fahrzeug durch Fliehkräfte aus der Kurve getragen wird oder ob es auf einen festen Gegenstand aufprallt, immer verlieren Fahrer und Beifahrer schon bei geringem Anprall gegen ein Weghindernis die feste Verbindung zum Fahrzeug und fliegen, meist Kopf voran, mit der ursprünglichen Endgeschwindigkeit der Maschine weiter.

Entscheidend für die dabei entstehenden Verletzungen sind Art und Beschaffenheit der Aufschlagstelle, der Aufprallwinkel und mit ihm der Verzögerungsweg des Körpers und die Aufprallfläche. Je größer der Winkel und je kleiner die Fläche, desto schwerer werden die Verletzungen; so z. B. beim Aufprall des Schädels gegen eine Mauer, beim Anprall gegen Bäume, Kilometersteine und sonstige Weghindernisse, während *tangentiale Landung* auf weichem Erdboden mit großer Körperoberfläche selbst bei hohen Geschwindigkeiten oft noch gut überstanden wird, zumal wenn der Stürzende den Bremsweg dadurch verlängern kann, daß er sich abrollt und mehrfach überschlägt. Anders bei *direktem Anprall* des Körpers gegen Weghindernisse. Völlig ungeschützt wirkt sich an den exponierten Körperteilen *einer* Körperseite, beim Rechtsverkehr meist links, die ganze Deformationsarbeit aus. Weil sich aber an die primäre Anprallphase sofort die Sturzphase anschließt, sehen wir bei der Kollision der Motorradfahrer durch primäre Anprallverletzungen und sekundären Aufschlag fast immer schwere Mehrfachverletzungen.

In der Mitte zwischen dem typischen primären *Körperanprall* mit *sekundärer Sturzphase* und dem Anprall der Maschine, dem ohne primären Körperanprall die Sturzphase mit Landung auf der Erde nach freiem Flug folgt, stehen die Unfälle, bei denen Fahrer und Beifahrer im Flug mit ihren exponierten Körperteilen gegen Hindernisse meist kollidierende Kontrahenten, geschleudert werden. Nach der Art ihrer Verletzungen stehen sie den primären Anprallverletzungen nahe. Wir haben sie daher zur ätiologischen Unterscheidung gegen die primären Körperanprallverletzungen einerseits, die sekundären Aufschlagverletzungen am Ende der Sturzphase andererseits, die *postprimären Anprallverletzungen* genannt. Als eine weitere typische Variante sind die Unfälle zu nennen, bei denen Fahrer und Mitfahrer die Verbindung mit ihrem Fahrzeug aufrechterhalten und mit einem Bein zwischen Straße und Fahrzeug nach der Seite abkippen.

b) Verletzungsmechanismen

Allen *primären* wie auch den *postprimären Anprallverletzungen* ist gemeinsam, daß es sich um schwerste, in der Mehrzahl offene *Trümmerfrakturen* mit Gelenkbeteiligung, um Doppelfrakturen einzelner Gliedabschnitte oder mehrerer Glieder

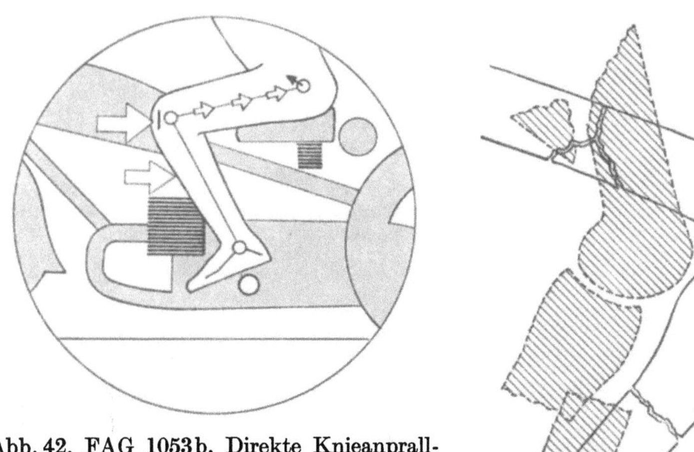

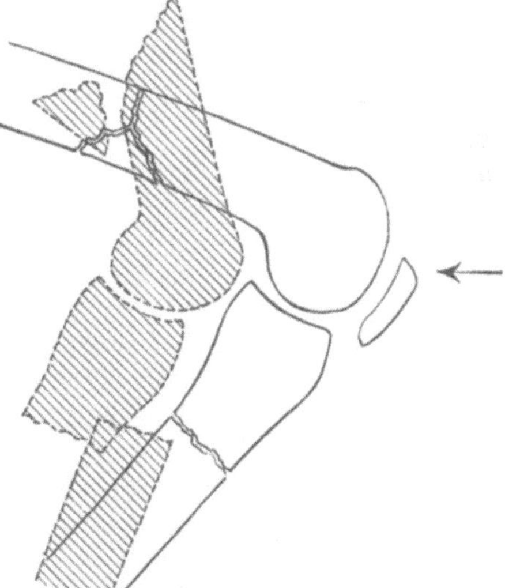

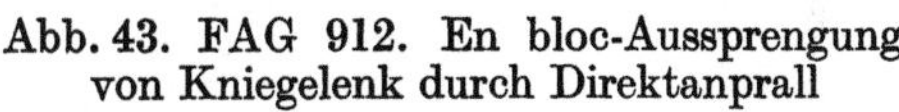

Abb. 42. FAG 1053b. Direkte Knieanprallverletzung. (Nach DUVEN-GÖGLER)

Abb. 43. FAG 912. En bloc-Aussprengung von Kniegelenk durch Direktanprall

Abb. 43

der Bewegungskette einer Extremität handelt; an den unteren Extremitäten begegnen wir dann, ähnlich den Knieanprallverletzungen der Autofahrer, offenen Patellafrakturen, in extremen Fällen der en bloc-Aussprengung des Kniegelenks (Abb. 43), fortgeleiteten Oberschenkelfrakturen und je nach Einstellung des Hüftkopfes, die ihrerseits wieder abhängig ist von der Einstellung des Kniegelenks, mitunter auch hinteren und zentralen Hüftluxationen. Die Hälfte der Hüftluxationen der Motorradfahrer ist fortgeleitet durch Knieanprall, die andere Hälfte entsteht durch direkte Gewalteinwirkung gegen den Trochanter bei Innenrotation. Beim Anprall unterhalb des Knies sehen wir Tibiakopffrakturen und Unterschenkelbrüche, seltener auch Kniegelenksluxationen ohne oder mit Fraktur (Abb. 42).

So überraschend auf den ersten Blick die Übereinstimmung der *Knieanprallverletzungen der Auto- und Motorradfahrer* scheinen mag, sie wird verständlich, wenn wir das Gemeinsame noch einmal herausstellen:

1. Ganz gleich, ob der Motorradfahrer mit seinem spitzwinklig gebeugten Knie gegen ein Weghindernis anprallt, ob er im freien Flug mit dem Knie gegen Hindernisse aufschlägt oder ob die Insassen der Kraftfahrzeuge im „freien Flug" gegen

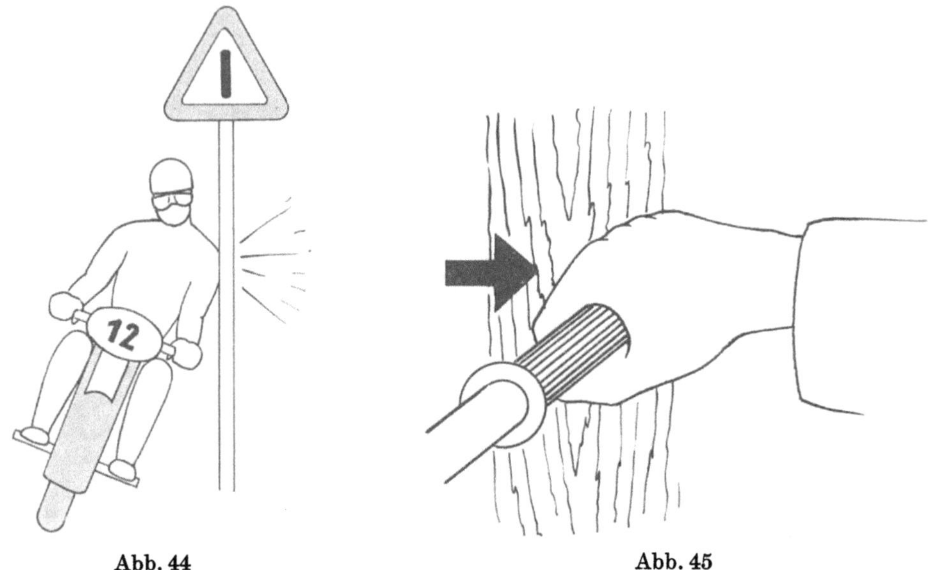

Abb. 44 Abb. 45

Abb. 44. FAG 1053 b. Primäre Anprallverletzung von Schulter, Arm und oberem Thoraxgeschoß. (Nach DUVEN-GÖGLER)

Abb. 45. FAG 1054 b. Lenkerverletzung der Hand. (Nach DUVEN-GÖGLER)

die Innenwandung ihrer Fahrzeuge geschleudert werden, immer wird eine im Moment der Kollision oder des Sturzes nicht mehr zu verändernde Endgeschwindigkeit durch den Anprall schlagartig abgebremst. Es werden Verzögerungskräfte wirksam.

2. Die Verzögerungskräfte setzen in beiden Fällen an den mehr oder weniger gebeugten Knien an, einmal etwas unterhalb davon am Tibiakopf, dann direkt auf der Patella oder an den bei spitzwinkliger Kniebeugung nur durch geringe Weichteildeckung geschützten Oberschenkelknorren.

3. Sind die wirksamen Kräfte und der Treffbezirk im Kniebereich beim Motorrad- und Autofahrer gleichartig, so hängt die Differenzierung der Verletzungen am Ort der Gewalteinwirkung im Kniebereich wesentlich von der Beschaffenheit der Anprallobjekte und vom Kraft- Zeitverlauf ab.

4. Die Fernverletzungen nach Knieanprall unterliegen in beiden Fällen gleichartigen Mechanismen und Gesetzmäßigkeiten.

Direkte Schulteranprallverletzungen, links gegen entgegenkommende Hindernisse, rechts als sog. Traversierverletzung gegen Mauern oder Pfähle, in ihrem Entstehungsmechanismus identisch mit dem primären Knieanprall, haben Oberarmkopf- und Skapulatrümmerfrakturen, häufig kombiniert mit Thoraxverletzungen des oberen Thoraxgeschosses, zur Folge (Abb. 44).

Hand-, Mittelhand- und Fingerverletzungen entstehen als sog. Lenkerverletzung durch direkten Anprall des Lenkers im Bereich des Handgriffs an ein Hindernis (Abb. 45). Beim Abstützen zur Seite (Abb. 46) oder am Ende der Sturzphase bei

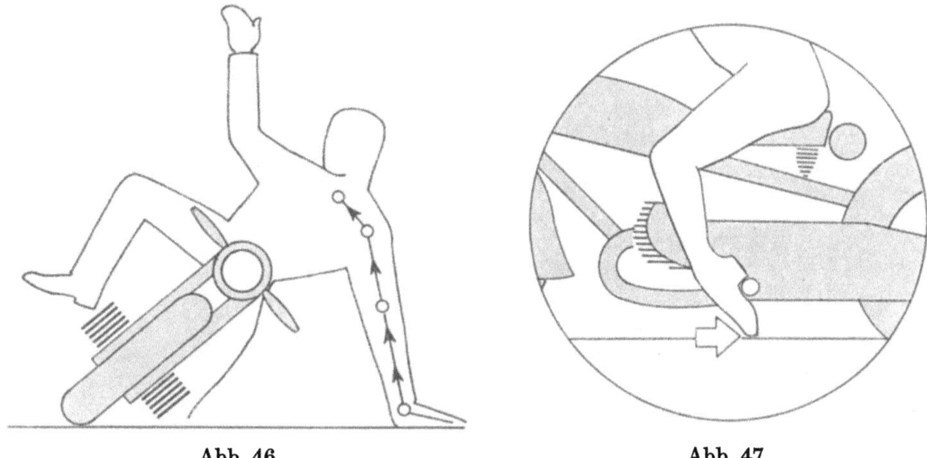

Abb. 46 Abb. 47

Abb. 46. FAG 1054b. Armabstützverletzungen. (Nach DUVEN-GÖGLER)

Abb. 47. FAG 1053b. Fußrasterverletzung. (Nach DUVEN-GÖGLER)

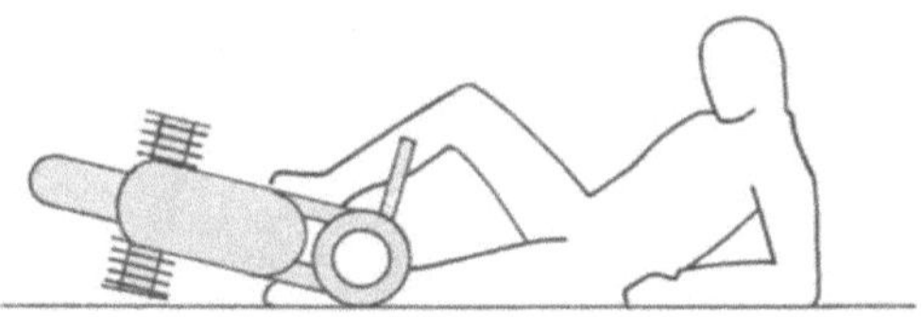

Abb. 48. FAG 1053b. Beinquetschung. (Nach DUVEN-GÖGLER)

der Landung auf dem Boden entstehen typische Radius-Frakturen, aber auch Serienverletzungen der oberen Extremitäten bis zu klassischen symmetrischen Abstützfrakturen.

Bei der sog. *Fußrasterverletzung* (Abb. 47) wird der Fuß zwischen Fußraste und Straßenoberfläche eingekeilt, dabei entstehen Quetschungen, Bänderzerreißungen, Zerreißung der Strecksehnen durch extreme Spitz-Hohlfußstellung, komplizierte Metacarpal- und Fußwurzelfrakturen, Luxationen in der Chopart- oder Lisfranc-Gelenklinie; ferner Supinations-Inversions-, seltener Pronations-Eversionsfrakturen und Luxationsfrakturen des oberen Sprunggelenks.

Wenn das Bein unter der Maschine hängen bleibt, die sich bis zum Stillstand mit grotesken Sätzen und Schleifern auf der Straße fortbewegt, entstehen kombinierte Fuß- und Unterschenkelverletzungen, größtenteils offene Stückfrakturen (Abb. 48).

In der ersten Phase der Sturzphase, bevor sich der Fahrer noch ganz vom Motorrad gelöst hat, entstehen durch *Hebelkräfte am Lenker* mitunter sogar *symmetrische Oberschenkelfrakturen*, bei eingeschlagenem Lenker auch intraabdominelle Organverletzungen (Abb. 49) und die typischen *Armplexuslähmungen*, die oft mit hohem Ausriß an den Plexuswurzeln verbunden sind durch Längszerrung des Plexus, wenn sich der Fahrer im Beginn der Sturzphase krampfhaft am Lenker festhält und dabei mit seinem übrigen Körper eine rotierende Schleuderbewegung um den Fixpunkt der Schulter erfährt (Waschulwlewski) (Abb. 50).

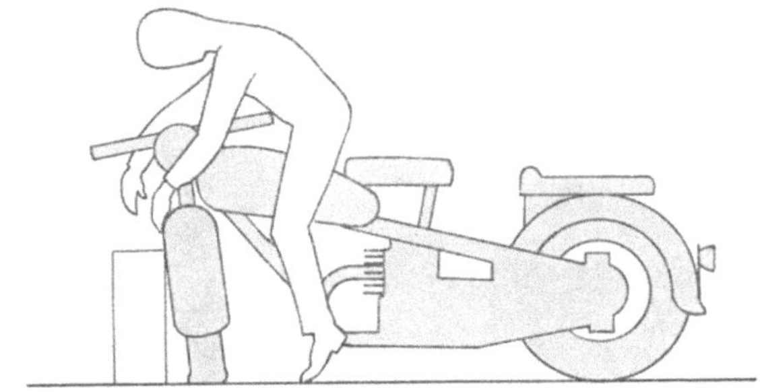

Abb. 49. FAG 1053b. Lenkerverletzung des Abdomens. (Nach Duven-Gögler)

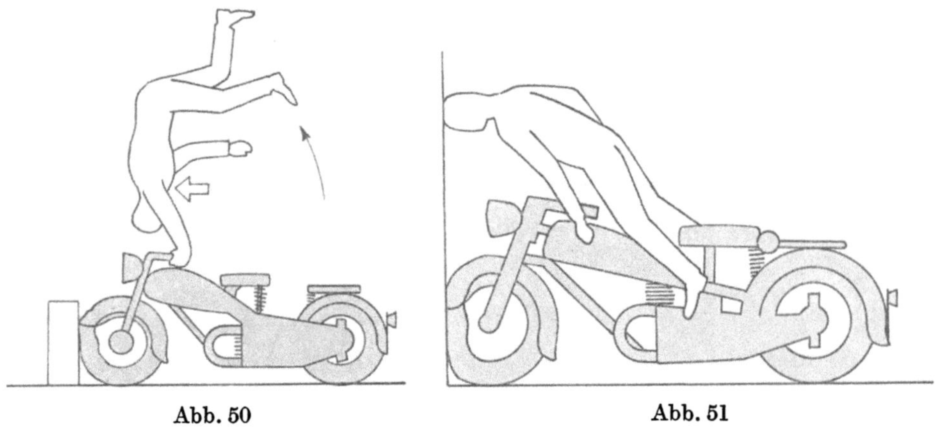

Abb. 50 Abb. 51

Abb. 50. FAG 1054b. Armplexusverletzung. (Nach Duven-Gögler)

Abb. 51. FAG 1053b. Schädelanprall „postprimär". (Nach Duven-Gögler)

Schließlich entsteht die häufigste und typischste Verletzung des Motorradfahrers, nämlich das *stumpfe Schädelhirntrauma* in der Sturzphase durch Aufschlag gegen Hindernisse im Flug oder bei der Landung am Boden (Abb. 51). Typisch sind dabei die frontobasale Schädelimpression und ausgedehnte Korrosionsverletzungen der Gesichtsweichteile (Richter). Beim gleichen Mechanismus entstehen die Frakturen der Halswirbelsäule, meist als Hyperflexions-, seltener als longitudinale Stauchungsfrakturen.

c) Verletzungsschema der Motorradfahrer

Von 1952—1958 wurden in der Chirurgischen Universitätsklinik Heidelberg 1747 verletzte Motorradfahrer stationär behandelt. Von 100 verletzten Motorradfahrern haben 70 eine Kopfverletzung, bei 100 tödlich verletzten Motorradfahrern war in 90% die Kopfverletzung wesentliche Todesursache. 6,1% haben Thoraxverletzungen, 4,4% Verletzungen des Abdomens, 2,8% Verletzungen im Bereich des Beckens, $^1/_3$ haben Verletzungen der unteren, jeder fünfte eine Verletzung der oberen Extremitäten.

Fast jeder zweite Motorradfahrer hat Verletzungen mehrerer Körperregionen zugleich (37,6%). Sind Kopf und untere Extremitäten am häufigsten betroffen, so sind beide in 50 von 100 Fällen mit anderen Verletzungen kombiniert. 83 Fälle hatten Mehrfach- und Serienfrakturen einer unteren Extremität, 63 schwerwiegende Verletzungen der oberen und unteren Extremität einer Seite zusammen. Wenn aber der Motorradfahrer Verletzungen des Thorax, des Abdomens und des Beckens erleidet, so sind die Thoraxverletzungen in 92%, Abdomen und Beckenverletzungen in über 70% mit Schädel-Hirntraumen und Extremitätenverletzungen kombiniert (Abb. 52—54). Was eine Armplexuslähmung für das persönliche Schicksal eines Verletzten bedeutet, braucht nicht näher ausgeführt zu werden.

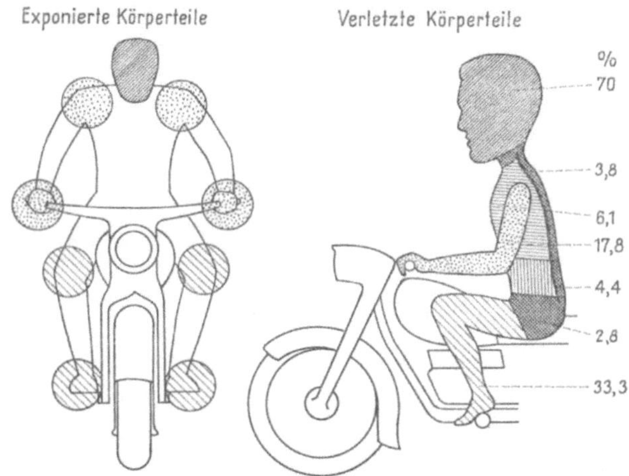

Abb. 52 (FAG 717). Exponierte Körperteile und Verletzungsschema der Motorradfahrer (1747 Fälle, stationäres Krankengut der Chirurgischen Universitätsklinik Heidelberg, 1952—1958)

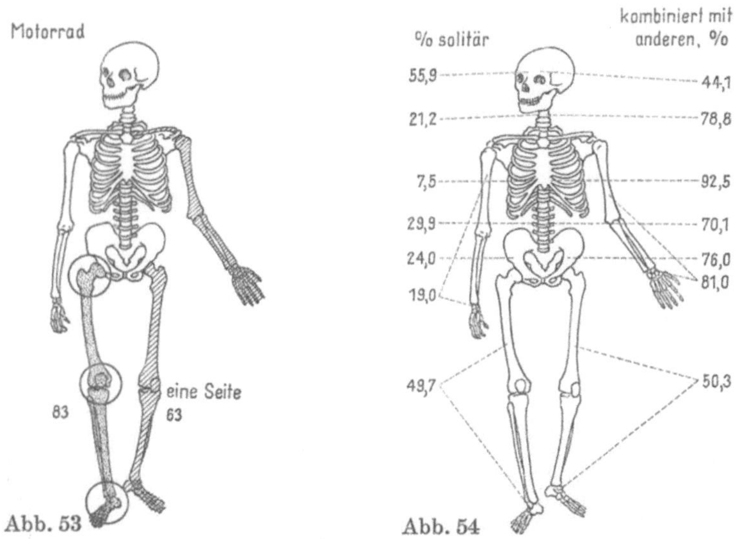

Abb. 53. Halbseitenverletzung der Extremitäten und Mehrfachfrakturen der unteren Extremitäten bei Motorradfahrern. (Stationäres Krankengut der Chirurgischen Universitätsklinik Heidelberg.) (Nach GÖGLER, 1962)

Abb. 54. Prozentuale Verteilung von Solitär- und Mehrfachverletzungen bei Motorradunfällen. (Stationäres Krankengut der Chirurgischen Universitätsklinik Heidelberg, 1952—1958). Von 100 Kopfverletzungen hatten 55 keine weitere Verletzung, 44 noch Verletzungen anderer Körperabschnitte

Der Bestand an Motorrädern ist eindeutig rückläufig. Die neuere klinische Statistik bestätigt es (Shell AG, Stat. Bundesamt).

d) Sicherheitseinrichtungen

Der *Kniebügel* beim Motorrad, sowie das leichte Schutzblech des Motorrollers verhindern sicher den direkten Knieanprall, weil schon die Verzögerung der Maschine durch den Stoß gegen Kniebügel und Knieblech die Sturzphase einleitet, noch bevor die Verzögerungskräfte das gebeugte Knie treffen.

Die von Bothwell vorgeschlagenen „roll and crash bars" also Roll- und Sturzbügel, die horizontal und vertikal sozusagen als Gerüst einer Karosserie den durch Sicherheitsgurte an die Maschine gefesselten Fahrer schützen sollen, werden sich sicher nicht durchsetzen, der effektive Schutzwert erscheint fraglich.

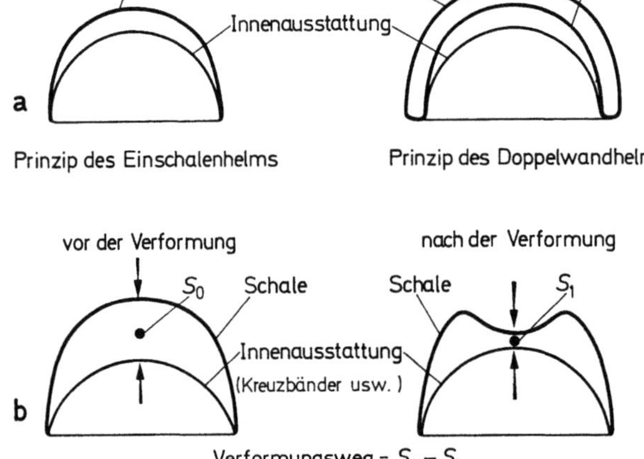

Abb. 55. (FAG 686). a Prinzip des Einschalen- und des Doppelschalenhelms. b Der Schutzhelm nimmt Verformungsarbeit auf. (Nach Ziffer)

Der *Schutzhelm*, als Doppelwandhelm ausgeführt, verlängert die Bremsstrecke für den Schädel, indem er selbst Verformungsarbeit aufnimmt (Ziffer, Ellis, s. Abb. 55).

Er wirkt wie eine zweite künstliche Schädelkalotte. Entscheidend ist hier wie bei allen Überlegungen über konstruktive Sicherheitseinrichtungen der Kraft-Weg und Kraft-Zeitverlauf und die Übereinstimmung mit der menschlichen Schädelhirntoleranz.

Weil unter Langzeitbelastung 42 g für einige Sekunden nach der Wayne-State-Erträglichkeitskurve für das Gehirn außerhalb des gefährlichen Bereichs liegen, definieren Gurdjian, Lissner und Patrick damit den *Helmgrenzwert*. Nach der deutschen Norm ist die Bruchlast, also die Kraft, bei der die innere Schale eben nicht mehr deformiert wird mit 2000 kp festgesetzt, die zugehörige Energie mit 12,5 mkp. Bleibt der Schädelsturz ohne Schutzhelm mit 10 km/h Anprallgeschwindigkeit gegen eine unnachgiebige Oberfläche mitsamt der Dämpfung durch die Kopfschwarte gerade noch im sicheren Bereich, so erlaubt die Arbeitsaufnahme bei 3,7 cm Verformung der Helmschale denselben Sturz noch bei 25 km/h.

2. Fußgänger

a) Unfallmechanik

Der unterhalb des Körperschwerpunkts frontal angefahrene Fußgänger wird bei Geschwindigkeiten unter 20 km/h vom Fahrzeug weggeschleudert; bei höheren

Geschwindigkeiten mit Winkelbeschleunigung des Schädels, Schädelaufprall und starken Zug- und Torsionskräften der Halswirbelsäule werden Erwachsene auf die vordere Haube aufgeschöpft, gegen A-Pfeiler und Windschutzscheibe geschleudert, dann ein Stück mit dem Fahrzeug getragen und unter Salto-mortale oder einfacher Rotation abgeschleudert.

Die Grenzgeschwindigkeit für den *Aufschöpfvorgang* ist fließend, hängt jedoch von mehreren Faktoren ab: Von der Formgebung der Haube, von der Anprallstelle in bezug auf den Körperschwerpunkt und von der getroffenen Körperseite. Die obere Begrenzung der vorderen Haube liegt bei den meisten Pkw-Typen noch unterhalb des mit 100 ± 7 cm angegebenen Mittelwertes für den Körperschwerpunkt Erwachsener.

b) Verletzungsmechanismen

Die Verletzungen so angefahrener Fußgänger entstehen also in 3 Phasen:

Zu den *primären Anprallverletzungen* gehören einseitige oder symmetrische Doppel- und Serienfrakturen der unteren Extremitäten, Beckenbrüche, Nierenrupturen und retroperitoneale Hämatome. Es folgen die *Verletzungen beim Aufschöpfvorgang:*

Schädelanprall gegen die Haube, Torsion und Zug der Halswirbelsäule, Stoß von Schädel und Rumpf gegen A-Pfeiler und Windschutzscheibe.

In der 3. Phase folgen die *Aufschlagverletzungen*, die wiederum durch die Beschaffenheit der Aufschlagstelle, den Aufschlagwinkel und die am abgeschleuderten Fußgänger getroffenen Aufschlagflächen bestimmt werden.

Erwachsene werden von Lkws, Kinder auch von Pkws fast immer *oberhalb des Körperschwerpunkts* getroffen, daher bei der frontalen Kollision zur Seite oder im ungünstigsten Falle in Fahrtrichtung des Kraftfahrzeugs stoßartig beschleunigt. Dabei entstehen schwerste *direkte Anprallverletzungen* von Fuß bis Kopf, infolge der Haftung des Fußes am Boden Knöchelluxationsfrakturen und infolge von *Rotationsbeschleunigungen* wiederum Verletzungen durch übermäßige *Zugkräfte*, die insbesondere an der Halswirbelsäule ansetzen, aber auch zu gefährlichen longitudinalen sinusförmigen Verlagerungen der Eingeweide führen. Im Zuge solcher rotatorischer Beschleunigungen verlieren angefahrene Fußgänger oft die Schuhe. Im ungünstigsten Fall, gerade bei angefahrenen Kindern, folgen dem primären Stoß nicht nur durch tangentiales Auftreffen auf der Straße mit relativ langem Verzögerungsweg flächenhafte Schürfungen und Decollements, sondern im ungünstigsten Fall eben die *Überfahrung*.

Während bei Erwachsenen die Überfahrung durch Berstung der Brust- und Bauchorgane fast immer tödlich endet, kann der kindlich elastische Brustkorb selbst Überrollung unverletzt überstehen.

Wo in solchen Fällen Fahrerflucht oder die Frage: Tod durch Anprall gegen das erste Fahrzeug oder durch Überfahrung durch das zweite folgende Fahrzeug zu entscheiden ist, helfen Spurennachweise an Kleidung, Haut und Fahrzeug (s. Beitrag von Prokop und Radam in diesem Handbuch ab S. 955).

Beim *breitflächig tangentialen Anprall* gegen die Seitenwände der Karosserie mit glatten, gewölbten Oberflächen wird die Geschwindigkeit zum ausschlaggebenden Faktor für Art und Ausmaß sowohl der primären Kollisionsverletzungen wie auch der sekundären Aufschlagverletzungen. Wo aber vorstehende Konstruktionselemente, wie Außenspiegel, Kühlerfiguren, wie ein Spatenblatt vorstehende Blenden an den Scheinwerfern, Scheinwerferverkleidungen, Türgriffe oder vorstehende Scharniere getroffen werden, genügen schon geringste Geschwindigkeiten zu schwersten Weichteil-Knochentrümmerverletzungen und Impressionen (Gögler, 1962).

c) Verletzungsschema der Fußgänger

Die mehrphasige Gewalteinwirkung zieht fast immer Mehrfachverletzungen nach sich.

Bei 1149 stationär behandelten Fußgängerunfällen hatten 40 von 100 Fußgängern Mehrfachverletzungen: 111 Mehrfachfrakturen der Extremitäten, 47 Doppelfrakturen ein und derselben Extremität, 55 Halbseitenfrakturen von Arm und Bein, unter ihnen wiederum eine Großzahl Doppel-, Stück-, Trümmer- und Gelenkfrakturen, 14 symmetrische Unterschenkel- und 12 symmetrische Oberschenkelfrakturen. In 78% der Mehrfachverletzten war der Kopf mit beteiligt.

Der Fußgänger wird völlig ungeschützt von Maschinen angefahren, die nicht nur ein Mehrfaches seines Eigengewichts haben, sondern mit Energien auf ihn einwirken, die mit dem Quadrat der Geschwindigkeit zunehmen, Energien die wesentlich als Verformungsenergie am menschlichen Körper, viel weniger als Verformungsenergie am Kraftfahrzeug ansetzen. Die Fußgänger stellen rund $^1/_3$ der tödlichen Verkehrsunfälle!

Wenngleich äußere Konstruktionsteile an Fahrzeugen verletzungsverschärfend und auch tödlich wirken, so gilt es bei Fußgängerunfällen vor allem den Unfall selbst, also die erste Kollision zu verhüten. Dafür ist ebenso wichtig, die Einsicht des Fußgängers in die Situation des Kraftfahrers, Sicht bei Nacht, Bremsweg u. a. wie grundsätzliche Vorstellungen des Kraftfahrers über die gefährlichen Potenzen seines Fahrzeugs und seine eigenen menschlichen Grenzen, über allem aber das Gewissen, das sich dem anderen, auch dem anderen Verkehrsteilnehmer gegenüber verpflichtet weiß.

IX. Chirurgische Behandlung der Unfallopfer

1. Erstversorgung in der Klinik

Die Erstversorgung in der Klinik beschränkt sich zunächst, wie die Erste Hilfe draußen (vgl. hierzu die Beiträge über Erste Hilfe und Transport von Verletzten von Kreuscher ab S. 997 und von Herzog ab S. 1024 in diesem Handbuch), auf die lebenserhaltenden Funktionen von Atmung und Kreislauf. Gleichzeitig erfolgt die diagnostische Klärung, dann die dringliche operative Versorgung und Intensivpflege, erst in der zweiten Runde kommt die reparative Chirurgie.

Die Indikationsstellung zur Dringlichkeitsoperation ergibt sich aus der Differentialdiagnose des Schocks. Die akute Lebensbedrohung durch große Blutung und akuten Hirndruck ist nur durch die Sofortoperation abwendbar. Wo eine

Dringlichkeitskategorien

Stufe I:	Schwerer Schock	(große äußere und innere Blutung, Herztamponade, Herzstillstand u. a.
	Atemstörung	Verlegung der Atemwege, Atemstillstand, Pneumo- und Spannungspneumothorax)
	Akuter traumatischer Hirndruck	
	Ausgedehnte Verbrennung	
Stufe II:	Verletzungen des Intestinal- und Urogenitaltraktes ohne große Blutung	
	Offene Schädel-Hirnverletzungen (Off. Impressions-Frakturen)	
	Gliedabriß	
	Augenverletzungen	
Stufe III:	Offene Frakturen und Luxationen	
Stufe IV:	Geschlossene Frakturen und Luxationen	
	Weichteilwunden — begrenzte Verbrennungen	
	Nervenverletzungen	

derartige chirurgische Notsituation nicht vorliegt oder nicht erkannt ist, hat grundsätzlich die Schockbehandlung und optimale Ventilation die Priorität vor jeder operativen Versorgung und vor der Röntgendiagnostik der Extremitäten.

Fortlaufende Blutdruck- und Pulsregistrierung, Hämoglobinbestimmung, Hämatokrit, stündliche Urinmenge, Venendruckmessung, Säurebasenbestimmungen nach ASTRUP und Blutvolumenmessung (Volumetron J 131) sind die Kriterien des Schocks, dessen zeitlich protrahierte Form mit Mikrozirkulationsstörungen und metabolischer Azidose auf einfache Volumauffüllung mit Blut, Plasma und Plasmaexpandern nicht mehr anspricht. Die klinische und labormäßige Verlaufskontrolle einschließlich Gerinnungslabor während der Volumenauffüllung sind auch in diesem Stadium wegweisend für die Erkennung der chirurgischen Blutung.

Schock — klinische Diagnostik und Therapie

Schock-Kriterien	Therapie
Blutdruck, Puls	Blut, Plasma, Plasmaexpander, Rheomacrodex
Hb, Hämatokrit	Sauerstoff
Urinmenge/stündlich	*Zeitlich protrahierter Schock*
Venendruck 5—12 mm Hg	$NaHCO_3$ 8,4% 100—200 ml
Säure-Basen (Astrup)	Trispuffer (THAM)
Blutvolumen (Volumetron J 131)	Soludecortin 100 mg
	Strophantin

Mikrozirkulationsstörung

Art der Störung	Symptome	Therapie
Ery-Sludging	Blässe	Rheomacrodex
Thrombo-Aggregation (ohne Fibrin)	Kälte	
	Oligurie	
Fibrinthromben (Mikrothrombosierung)	Anurie	
	Azidose (Astrup)	
Fetttröpfchen (nicht emulgiert)	TEG-Veränderungen	
	(Thrombo-Zahl)	
	(Faktor II, V, VII)	
Verbrauchs-Koagulopathie:	TEG	Liquemin (20000 i.E. 24stdl.) Dauertropf
		Fibrinogen (Cohn I, Frischblut)

Die *Schockbehandlung beim Thoraxverletzten* besteht in der kausalen Therapie der Thoraxverletzung und Atemstörung selbst. Noch vor der operativen Versorgung der großen Blutung, oft sogar zu deren endgültiger Differentialdiagnose, müssen Atemstörungen klinisch und röntgenologisch kausal geklärt und im Zusammenwirken mit dem Anaesthesisten beseitigt werden.

Atmung

Art der Störung	Symptome	Behandlung
Zentral	Cyanose	Intubation — Absaugen
Atemwege verlegt	Stridor	Respirator-Beatmung
Thorakale Störung	Atemfrequenz	Tracheotomie
Pleurale Störung	Einflußstauung	Pleurapunktion — Bülau-Drainage
Pulmonale Störung	Flache Atmung	Kollare Mediastonomie
	Säure-Basen-Verschiebung	Herzbeutelpunktion

Im einzelnen sind zu unterscheiden: Handelt es sich um eine zentrale Atemstörung bei Schädel-Hirn-Verletzung, sind die Atemwege frei, besteht oder bestand Aspiration oder ein von innen offener Pneumothorax, ein Spannungspneumothorax, Mediastinalemphysem oder eine Herztamponade. Ist es lediglich eine alveoläre Hypoventilation — sofort zu beseitigen durch Intubation, Beatmung und Punktion des Pneumothorax — oder liegt bei Lungenkontusion und Schock und besonders bei pulmovasculärer Vorschädigung im Alter eine Verteilungsstörung des örtlichen Belüftungs-Durchblutungsverhältnisses oder eine organische Diffusionsstörung vor?

Respiratorische Insuffizienz

1. *Zentrale Atemdepression*			*Alveoläre Hypoventilation*
Schädel-Hirnverletzung, Hirndruck			
Schock, Hypoxämie, metabolische Azidose			
Medikamente, Vergiftung, elektrischer Strom			
Ersticken, Ertrinken			
Elektrolytverlust: Hypokaliämische Alkalose			
2. *Verlegung der Atemwege*			*Alveoläre Hypoventilation*
Aspiration			*Ventilatorische Verteilungsstörung*
Glottisödem, Kehlkopfverletzung			
Bronchospasmus			
3. *Einschränkung der Atemfläche*			*Diffusionsstörung*
Einschränkung der Kapillardurchblutung			*Zirkulatorische Verteilungsstörung*
Einschränkung des venösen Rückstroms			
Extrapulmonal:	Rippenfrakturen, Schmerz		
	Paradoxe Atmung, Zwerchfellruptur		
	Oberbauchverletzung		
Pleuro-pulmonal:	Lungenkontusion: Blutung, Ödem		
	Hämato-Pneumothorax		
	Stauung im kleinen Kreislauf		
	Atelektase		
	Kapillarverschluß:	Sludge	
		Embolie	
		Fett	
		Vasokonstr.	
Extrathorakal:	Anämie		

Zu jeder *Dauerbeatmung* gehört die fortlaufende Kontrolle des Säure-Basenverhältnisses. Die primäre Thorakotomie ist nur bei der seltenen massiven unstillbaren intrathorakalen Blutung angezeigt.

Wo der *akute traumatische Hirndruck* mit schwerer Thorax- und Bauchverletzung zusammentrifft, ist das Zusammenwirken des Neurochirurgen, Anaesthesisten und Allgemeinchirurgen entscheidend. Schockbehandlung, Beseitigung der Atmungsstörung, Liquorpunktion, Echoencephalographie und cerebrale Angiographie, eventuell Probetrepanation sind die diagnostischen Schritte zur neurochirurgischen Operation, die bei der akuten Hirndrucksymptomatik des epiduralen Hämatoms nur mit der großen chirurgischen Blutung konkurriert.

Hirndrucksymptome:

Bewußtseinstrübung, Bewußtlosigkeit, Unruhe,
Erbrechen,
Hirnnervenausfälle,
Pupillensymptome,
Druckpuls,
Liquordruckerhöhung — Stauungspapille,
Cheyne-Stoke'sche Atmung.

Zunehmende *peritoneale Symptome* in Abgrenzung zur thorakalen Ausstrahlung in den Oberbauch klären die Operationsindikation bei Verletzungen des Intestinaltrakts. Selten weisen abdominelle Prellungsmarken oder der unverkennbare Tastbefund eines subkutanen Darmprolapses den Weg.

Unter dem Leitsymptom *Hämaturie,* Schock, Oligurie und Anurie klärt die Katheterisierung den Harnröhrenabriß, das Cystogramm die Blasenruptur und die transfemorale Aortographie nicht nur die Nierenruptur als solche, sondern — und daher ist sie dem i.v. Pyelogramm vorzuziehen — zugleich die arterielle Versorgung der Fragmente, damit die Möglichkeit rekonstruktiv-erhaltender Operationstechnik auf der einen Seite, die Notwendigkeit der Polresektion oder totaler Nephrektomie auf der anderen Seite.

2. Endgültige chirurgische Versorgung, postoperative Nachsorge, allgemeine Chirurgie - Spezialabteilungen

Die postoperative Nachsorge folgt allgemein-chirurgischen Grundsätzen, bei Schwerverletzten, ganz besonders mit dem Einsatz der modernen Errungenschaften der Medizin im *Reanimationszentrum* oder auf der *Intensivpflegestation:* Elektronische fortlaufende Registrierung von EKG, arteriellem und venösem Druck, Atemgrößen und Temperatur. EEG, Kontrolle von Stoffwechselgrößen und Elektrolyten, Blutgasanalysen, Leberfunktionen und Urinausscheidung. Infusions- und Transfusionstherapie, Kontrolle der Gerinnungsfaktoren, parenterale und Sondenernährung, Langzeitbeatmung, peritoneale und extrakorporale Dialyse, Antibiotika.

Dazu gehört natürlich ein Stab geschulten Pflegepersonals und lückenlose ärztliche Überwachung.

Erst an 3. Stelle der Dringlichkeit folgt die *reparative Chirurgie* der Extremitätenverletzungen.

Die chirurgischen Entscheidungen operativer Indikationsstellung bei *Mehrfachfrakturen* der Extremitäten gehen natürlich von der Art jeder Einzelverletzung, von der aktiven oder konservativen Grundeinstellung und von operativ-technischen Möglichkeiten aus. Das entscheidende Problem ist aber der *Zeitpunkt* und die *zeitliche Reihenfolge* des Therapieplans.

Das Prinzip bleibt:

Zuerst Schockbehandlung, Aufrechterhaltung der Atmung und operative Beherrschung der großen Blutung, gleich dringlich Differentialdiagnose und Therapie des Hirndrucks,

weiter Schockbehandlung und Beatmung unter Intensivpflege; noch innerhalb der ersten 5 Std operative Versorgung der Verletzungen des Intestinal- und Urogenitaltrakts.

Wo immer möglich und nach Frakturform erforderlich ist in den ersten 6 Std die primäre Osteosynthese anzustreben, am Oberschenkel mit geschlossener Marknagelung und Markraumaufbohrung, am Unterschenkel und Knöchel nach der AO-Technik.

Offene Frakturen sind immer infektgefährdet. Bei spannungsfreiem Wundverschluß durch großzügige Entlastungsschnitte sind die absolute Gewebsruhe der stabilen Osteosynthese und aktive Muskelübungen vom ersten Tag an zusammen mit Asepsis, atraumatischer Operationstechnik und Antibioticis die wichtigsten Aktivposten zur *Infektabwehr.*

Bei Serienfrakturen einer Seite zuerst Versorgung des Unterschenkels; bei Mehrfachfrakturen der unteren und oberen Extremitäten müssen die notwendigen Eingriffe in mehrere Sitzungen unterteilt werden. Wo aber vom Allgemeinzustand und Alter keine Kontraindikationen vorliegen, sollte die Indikation zur Früh-Osteosynthese eher weit gestellt werden, weil die *Frühmobilisation* gerade bei den einseitigen und bilateralen Serienfrakturen von ausschlaggebender Bedeutung für das Endergebnis ist.

Während prognostisch einigermaßen günstige Hirnkontusionen auch bei tiefer Bewußtlosigkeit und gerade bei Streckkrämpfen keine Kontraindikation gegen die primäre Osteosynthese darstellen, sind bei ausgeprägter Hirndrucksymptomatik längere Narkosen, somit reparative Eingriffe an Frakturen, nicht ratsam.

Ist die Unfallchirurgie überhaupt die große Lehrmeisterin der allgemeinen Chirurgie, so besteht kein Zweifel: Mehrfachverletzungen führen die Spezialisten zu engster Teamarbeit in die allgemeinchirurgische Klinik mit dem Unter-einem-Dach-Prinzip aller Spezialfächer zusammen.

3. Rehabilitation

Nach chirurgischer Erstversorgung und Intensivpflege sind bei Schwerverletzten immer häufiger Spätoperationen im Sinne der *Wiederherstellungschirurgie* erforderlich zugleich mit intensiven *heilgymnastischen Maßnahmen*, dann *berufliche Umschulung*, *Rentenverfahren* und *soziale Wiedereingliederung*.

So bleibt der Chirurg und mit ihm insbesondere der Neurochirurg, der Neurologe, Orthopäde, Ophthalmologe und Hals-Nasen-Ohren-Kliniker, der Psychologe und Sozialpädagoge ein dauernder Berater auf dem Weg der Rehabilitation in den modernen Rehabilitationszentren.

Ein Großteil der Verletzten nach Straßenverkehrsunfällen gehen freilich nach angemessener Dauer der Arbeitsunfähigkeit dank chirurgischer Behandlung voll arbeitsfähig oder mit Übergangsrenten an ihren Arbeitsplatz zurück.

Vergessen wir aber nicht, daß einem Verkehrstoten stets 30 Verletzte, darunter 10 Schwerverletzte entsprechen. Dieser Multiplikator *1 Toter × 10 Schwerverletzte* ist es, der das soziale Geschehen am stärksten, dazu von Jahr zu Jahr sich potenzierend belastet (K. H. Bauer). In den 10 Jahren von 1956—1965 haben Straßenverkehrsunfälle in der Bundesrepublik 1406120 Schwerverletzte gekostet. Ausgehend von der Statistik der gewerblichen Berufsgenossenschaften, wonach bei Wegeunfällen vom Gesamtkollektiv der Schwerverletzten 0,73% völlig erwerbsunfähig bleiben, ergibt *die Bilanz von den Straßenverkehrsunfällen in der Bundesrepublik über 10 Jahre neben 142576 Getöteten, rund 10300 völlig Erwerbsunfähige und 1395000 Rentenfälle.*

Die Auswirkungen der Verkehrsunfälle in ihrer Gesamtzahl auf die materielle Existenz und innere Not der Familien ist noch nie umfassend dargestellt worden.

Literatur

Aarts, J. H.: Ongevalsletsels in het verkeer. Inaug.-Diss. Rotterdam (1963).

Abersfeller, H. A.: Federal Program of Automotive Standards 9th Stapp car crash Conf. Proc. Springfield: Ch. C. Thomas 1965.

ACIR 1957

Annual Report for the Period 1 April 1956 to 31 March 1957, Automotive Crash Injury Research, Cornell University Medical College, March 1957.

Braunstein, P. W.: Medical aspects of automotive crash injury research. J. Amer. med. Assoc. **163**, 249—255 (1957).

Progress Report on Automotive Crash Injury Research, October 1955 — March 1957. Automotive Crash Injury Research, Cornell University Medical College, March 1957.

ACIR 1958

Annual Report for the Period 1 April 1957 to 31 March 1958. Automotive Crash Injury Research, Cornell University Medical College, March 1958.

BROSS, I. D. J.: How to use Ridit analysis. Biometrics **14**, No 1 (1958).

MOORE, J. O.: A study of speed in injury-producing accidents: A preliminary report. Amer. J. publ. Hlth **48**, 1516—1525 (1958).

Seat belts 'operation follow-up'. Automotive Crash Injury Research of Cornell University Medical College, 1958.

Some preliminary observations on 'light' vs. 'heavy' cars in accidents. Automotive Crash Injury Research of Cornell University, June 1958.

TOURIN, B.: Ejection and automobile fatalities. Publ. Hlth Rep. (Wash.) **73**, 381—391 (1958).

TOURIN, B., J. W. GARRETT, and J. O. MOORE: Preliminary Report on Automobile Side Window Glass. Automotive Crash Injury Research of Cornell University, June 1958. (Also Society of Automotive Engineers, June 1958.)

ACIR 1959

Annual Report for the Period 1 April 1958 to 31 March 1959. Automotive Crash Injury Research of Cornell University, March 1959.

BRAUNSTEIN, P. W., and I. O. MOORE: The fallacy of the term 'whiplash injury'. Amer. J. Surg. **97**, 522—529 (1959).

ACIR 1960

Annual Report for the Period 1 April 1959 to 31 March 1960. Automotive Crash Injury Research of Cornell University, March 1960.

Annual Summary Tabulations as of December 31, 1959. Automotive Crash Injury Research of Cornell University, January 1960.

CAMPBELL, B. J.: The reliability of accident and injury severity rating procedures used at ACIR. Automotive Crash Injury Research of Cornell University, December 1960.

MOORE, J. O., B. TOURIN, J. W. GARRETT, and R. LILIENFELD: Child injuries in automobile accidents. Automotive Crash Injury Research of Cornell University, February 1960.

TOURIN, B., and J. W. GARRETT: Safety belt effectiveness in Rural California automobile accidents. Automotive Crash Injury Research of Cornell University, February 1960.

TOURIN, B., and J. W. GARRETT: A report on safety belts to the California legislature. Automotive Crash Injury Research of Cornell University, February 1960.

ACIR 1961

Annual summary tabulations as of December 31, 1960. Automotive Crash Injury Research of Cornell University, January 1961.

CAMPBELL, B. J.: A comparison-automotive crash injury research samples with complete state data. Automotive Crash Injury Research of Cornell University, February 1961.

CAMPBELL, B. J.: The consistency of ACIR accident — injury relationships in four states. Automotive Crash Injury Research of Cornell University (1961).

CAMPBELL, B. C., J. DRILLIEN, J. W. GARRETT, N. A. KRAFT, N. I. MACHT, and R. A. WOLF: Summary Report 1953—1961.

GARRETT, J. W.: Evaluation of doorlock effectiveness. Automotive Crash Injury Research of Cornell University (1961).

The role of automotive crash injury research in reducing highway injuries and deaths. Prepared by Members of the ACIR Staff, Cornell University, April 1961.

WOLF, R. A.: The discovery and control of ejection on automobile accidents. Symp. Med. Aspect. Automob. Ing. and Deaths. Amer. Med. Ass. (1961).

ACIR 1962

ASHAR, V.: Seat belt sales survey. ACIR Bull. **1** (1962).

CAMPBELL, B. J.: Seat belts in convertible car accidents. ACIR Bull. **3** (1962).

SCHWIMMER, S., and R. A. WOLF: Leading causes of injury in automobile accidents. ACIR 1962.

ACIR 1963

CAMPBELL, B. J.: A study of injuries related to padding of instrument panels. ACIR Cal. Reg. No. VJ-1823-R 2 (1963).

Dynamic analysis and behavior of a human body restrained by a lap belt and/or shoulder harness. ACR, Cornell Aeronautical Laboratory, Inc., Buffalo 21, New York, March 1963, 13 pp.

GARRETT, J. W.: Ocular-orbital injuries in automobile accidents. ACIR Bull. **4** (1963).

— A study of seat belts in WISCONSIN's automobile accidents. Cal. Rep. No. VJ-1823-R 3 (1963).

ACIR 1964

Campbell, B. J., and T. Hopens: Automobile glazing as an injury factor in accidents. Cal. Rep. No. VJ-1825-R 1 (1964).
—, and J. K. Kihlberg: Automobile fire in connection with an accident. ACIR Bull. **6** (1964).
— —, and Susan Lieberman: ACIR Cal Rep. No. VJ-1823-R 6 (1964).
Garrett, J. W.: The safety performance of 1962—1963 automobile door latches and comparison with earlier latch designs. Cal. Rep. No. VJ-1823-R 7 (1964).
Gensler, H. K., and B. J. Campbell: Open glove box doors as a possible injury source in automobile accidents. ACIR Cal. Rep. No. VJ-1823-R 9 (1964).
Kihlberg, J. K., E. A. Narragon, and B. J. Campbell: Automobile crash injury in relation to car size. Cal. Rep. No. VJ-1823-R 11 (1964).

ACIR 1965

Hopens, Th.: Automotive crash injury research age comparisons in automobile crash injury. Cal. Rep. No. VJ-1823-R 12 (1965).
Kihlberg, J. K.: Driver and his right front passenger in automobile accidents. Cal. Rep. No. VJ-1823-R 16 (1965).
— Head injury in automobile accidents. Cal. Rep. No. VJ-1823-R 17 (1965).
Moore, D. F.: Theoretical prediction of the trajectory of automobiles after side impact. ACIR Cal. No. VJ-1823-R 13 (1965).
Narragon, E. A.: Set comparisons in automobile crash injury. ACIR Cal. Rep. No. VJ-1823-R 15 (1965).
Robinson, S. J.: Observations on fire in automobile accidents. ACIR Cal. Rep. No. VJ-1823-R 14 (1965).

ACIR 1966

Campbell, B. J., and T. Hopens: Further studies of automobile glazing as an injury factor in accidents. ACIR Cal. No. VJ-1825-R 3 (1966).
Kihlberg, J. K.: Head injury in automobile accidents. In head injury Conf. Proceed. (W. F. Caveness, F. A. Walker). Philadelphia: J. B. Lippincott Co. 1966.
McHenry, R. R., and K. N. Naab: Computer simulation of the crash victim. A validation study. 10th Stapp car crash Conf. Proc. Springfield: Ch. C. Thomas 1966.
Naab, K. N.: A computer simulation of the automobile crash victims. ACIR Cal. Rep. No. VJ-1823-R 18 (1966).
Scholz, W. E.: The lone driver involved in injury producing accidents. ACIR Cal. Rep. No. VJ-1823-R 19 (1966).
Stern, A.: A preliminary report on trucks in injury producing accidents. ACIR Cal. Rep. No. VJ-1823-R 21 (1966).

ACIR 1967

Occupant injury tabulations. Cal. Rep. No. VJ-1823-R 27 (1967).

Ahrer, E.: Verletzungen des Brustkorbs im Frieden. Hefte Unfallheilk. **77** (1964).
Alderson, S. W.: The development of anthropomorphic test dummies to match specific human Responses to accelerations and impacts. 11th Stapp car crash Conf. Proc. Springfield: Ch. C. Thomas 1967.
Aldman, B.: Investigations on long-stretching body restraints. Impact acceleration stress. National Academy of Sciences — National Research Council Publ. 977 USA.
— Childrens protective devices. Technical Aspects of Road Safety
— Bilsäkerhetsbälten. Svensk a Läk.-Tidn. **55**, 1143 (1958).
— Bilsäkerhetsbälten än en gång. Svenska Läk.-Tidn. **55**, 2104 (1958).
— The value of the automobile safety belt. Int. Road Safety and Traffic Rev. **9**, **43** (1961).
— Säkerhetsbälten och personskador. Föredrag vid NTF: s trafiksäkerhetskongress i Stockholm den 4 maj 1962.
— Biodynamic studies on impact protection. Acta physiol. scand. **56** (1962) Suppl. 192.
— A Protective Seat for Children. 8. Stapp car crash Conf. Proc. Springfield: Ch. C. Thomas 1964.
— Internal injuries resulting from distortion of the chest (Abstract). 9th Stapp car crash Conf. Proc. Springfield: Ch. C. Thomas 1965.
Anonym: Anthropometric test dummies. Alderson Research Laboratories, Inc., 4814—33rd St., Long Island City 1, New York, (no date 26 pp).
— Anthropomorphic test dummies. Model C-50 Frogman, Alderson Research Laboratories, Inc., 4814—33rd Street, Long Island City 1, New York, 26 pp. (undated).
— Schweizerische Beratungsstelle für Unfallverhütung. Jahresberichte 1953—1966, Bern.

ANONYM: Minister für Wirtschaft und Verkehr des Landes Nordrhein-Westfalen. Straßenverkehrsunfälle in Nordrhein-Westfalen sowie in den kreisfreien Städten und Landkreisen des Landes. Abteilung „Verkehrsbeobachtung", Düsseldorf, 1953—1967.
— Minister für Wirtschaft und Verkehr des Landes Nordrhein-Westfalen. Der Verkehr des Landes Nordrhein-Westfalen im Vergleich mit dem Bundesgebiet. Abteilung „Verkehrsbeobachtung", Jahresberichte, Düsseldorf, 1953—1967.
— Ministry of Transport and Civil Aviation and Scottish Home Department. Road Accidents 1953—1967. London: Her Majesty's Stationery Office 1957.
— Ministère des travaux publics et des transports. Les accidents corporels de la circulation routière. Direction des routes et de la circulation routière, Paris (1953—1967).
— National Safety Council (1953—1967): Accident facts. Chicago, Illinois: National Safety Council.
— Statistisches Bundesamt Wiesbaden. Straßenverkehrsunfälle, Reihe 6. Stuttgart: Kohlhammer 1953—1967.
— Statistique des accidents de la circulation sur la voie publique, annee 1953—1967. Ministère Des Affaires Economiqees Bruxelles/Belgique.
— Description of six types of anthropometric dummies, Sierra Engineering Company, 123 East Montecito, Sierra Madre, California. 1955, 11 pp.
— Sierra Sam and family. Manufacturer's Brochure on Test Dummies, Sierra Engineering Co., 123 East Montecito, Sierra Madre, California, 1955, 8 pp.
— Ejection and automobile fatalities. Publ. Health Rep. 5 (1958) USA.
— Report of Committee on Trauma (1960): American College of Surgeons.
— SAE Publications. Literaturübersichten seit 1960.
— Sicherheitsgurte für Autofahrer. Bericht Nr 60425, Farbwerke Hoechst, Frankfurt-Höchst, 16 S. (1960).
— Symposium on Biomechanics of Body Restraint and Head Protection. Proceedings. Naval Air Material Center, Philadelphia, June 14—15, 1961.
— Impact acceleration stress. A Symposium held at Brooks Air Force Base, November 27—29, 1961, with a Comprehensive Chronological Bibliography. Publ. No. 977, National Academy of Sciences — National Research Council, Washington, D.C. 1962.
— The small car in motor vehicle traffic accidents in Illinois — 1961 Bureau of Traffic, Illinois Division of Highways, 1962.
— U. S. Navy. Bibliography on the effects of shock and vibration on man. Structural Mechanics Laboratory, David Taylor Model Basin, Technical Note SML-740-8, 1962.
— 913 compact car accidents. Indiana State Police, 1963.
— Comparison of injuries sustained by occupants — standard vs. small cars. Traffic Division, Connecticut State Police, 1963.
— Fiat Vehicle crash simulator. Automobile Engineer, July 1963.
— The small car in motor vehicle traffic accidents in Illinois — 1962. Bureau of Traffic. Illinois Division of Highways, 1963.
— Accident characteristics of four types of passenger automobiles. California Highway Patrol, 1964.
— Human tolerance to impact conditions as related to motor vehicle design. SAE J 885 (1964). SAE Handbook Suppl.
— A study showing the relationship between death and injury from traffic accident involvement of vehicles over and under 3,000 pounds. Bureau of Traffic Records, Maine State Police, 1964.
— Acceleration terminology table of comparative equivalents. 9th Stapp car crash Conf. Proc. Springfield: Ch. C. Thomas 1965.
— Safety belts for motor cars. Swedish Standard SIS 88, 2851 E, June 1965.
— Safety glazing materials for glazing motor vehicles operating on land highways. American Standard Assoc., July 1966.
— Standards for seat-belts for use in motor vehicles. Federal Register 31, No. 169, August 1966, Washington D.C.
— Summary report in the state of the art of traffic safety. A critical review and analysis of the technical information and factors affecting traffic safety. Arthur de Little Inc. for the Automobile Manufacturers Association Inc. C 67770 (1966).
— Department of Transportation Federal Highway Administration USA 23 CFR Part 255. Federal Motor Legal Safety Standards, November 1967.
APPOLDT, F. A.: Dynamic tests of restraints for children. 8th Stapp car crash Conf. Proc. Springfield: Ch. C. Thomas 1964.

Ardenne, M. v., u. S. Panzer: Untersuchungen zum Unfallschutz von Kraftfahrzeuginsassen. Kraftfahrzeugtechnik **11**, 446 (1961).
Ashar, V.: Seat belt sales survey. ACIR Bull. **1** (1962).
Aston, J. N., and T. A. Perkins: The clinical pattern of injury in road accidents. Brit. med. J. **1954 II**, 200.
Austin, C. E., R. A. Braubürger, and S. C. Kansal: Computer implemented design of automobile interiors. 10th Stapp car crash Conf. Proc. Springfield: Ch. C. Thomas 1966.
Bäckström, C.-G.: Säkerhetsbälten i bilar. Nord. Med. **62**, 1667 (1959).
— Aortaruptur, en vanlig dödsorsak vid bilolyckor. Nord. Med. **64**, 1115 (1960).
— Förekomst och användningsfrekvens av säkerhetsbälten i personbilar. Socialmed. T. **39**, 207 (1962).
— Traffic injuries in South Sweden with special reference to Medico-legal autopsies of car occupants and value of safety belts. Acta chir. scand., Suppl. **308**, 1—104 (1963).
Bahr-Eriksson, E.: Todesfälle durch Sicherheitsgurte. Zbl. Verkehrs.-Med. **7**, 249 (1961).
Baldwin, H. A.: Muscle-like contractive devices. Presented at the Bionics Conference, Dayton, Ohio, March 20, 1963, 8 pp.
Banshoya, J., H. Okoshi, S. Asano, and K. Okamoto: Development of energy-absorbing steering column assembly for small passenger cars. 11th Stapp car crash Conf. Proc. Springfield: Ch. C. Thomas 1967.
Barènyi, B.: Die Grundlagenprobleme der PKW-Unfallforschung aus amerikanischer und europäischer Sicht. Automobilindustrie **1** (1966). Würzburg: Forkel-Verlag.
Bastiaanse, J. C.: Die Schutzwirkung verschiedener Sicherheitsgurte. Abstr. Weltkongr. Kraftfahrtmedizin, Wien 1967.
—, and A. A. Bouwman: Effectiveness of seat-belts. Statistical study. RAI-TNO Institute. Vertraulicher Bericht, Oktober 1966.
Bauer, K. H.: Grundsätzliches zur Frage der Unfallheilkunde. Langenbecks Arch. klin. Chir. **276**, 280 (1953).
— Fortschritte der Chirurgie und ihre Bedeutung für die Unfallheilkunde. Vortrag an der Unfallchirurgischen Tagung des Landesverbandes Hessen-Mittelrhein der gewerblichen Berufsgenossenschaften Mainz, Frankfurt am Main, November 1953.
— Über Verkehrsunfälle aus der Sicht des Chirurgen. Langenbecks Arch. klin. Chir. **279**, 141 (1954).
— Die Bedeutung der Unfälle im heutigen sozialen Geschehen. Hefte Unfallheilk. **52**, 160 (1956).
— Verkehr fordert Tote und Verletzte. In: K. H. Bauer, H. Bruckerey und F. Eichholtz (Hrsg.), Die Bedrohung unserer Gesundheit. Taschenbuch Nr 245. Stuttgart: Kröner 1956.
— Verkehrsfragen aus chirurgischer Sicht. Ausführungen vor dem Ausschuß für Verkehrswesen des Deutschen Bundestages, 1956.
— Verkehrsunfälle — ein tragischer Tribut an den Triumph der Technik. Ciba Symp. **5**, 148 (1957).
— Zum Unfallgeschehen in heutiger Zeit. Hefte Unfallheilk. **55**, 2 (1957).
— Erste chirurgische Hilfe am Unfallort bei Verkehrsunfällen. Hefte Unfallheilk. **56**, 9 (1957).
— Der Verkehrsunfall. Ärztl. Fortb., Nr 6 (1958).
— Sonderfragen der Straßenverkehrsunfälle in geschlossener Ortslage. Hefte Unfallheilk. **66**, 5 (1961).
Beeding, jr., E. L., and J. E. Cook: Correlation tests of animals and humans. 5th Stapp car crash Conf. Proc. Springfield: Ch. C. Thomas 1961.
Berton, R., and J. P. Connolly: Computer animation of the crash victim. 8th Stapp car crash Conf. Proc. Springfield: Ch. C. Thomas 1964.
Bierman, H. R.: The protection of the human body from impact forces of fatal magnitude. Milit. Surg. **100**, 125 (1947).
—, and V. R. Larsen: Reactions of the human to impact forces revealed by high speed motion picture technique. J. Aviat. Med. **17**, 407 (1946).
— R. M. Wilder jr., and H. K. Hellems: Protection of the human body; principles as applied in a restraining harness for aircraft pilots. J. Amer. med. Ass. **133**, 522 (1947).
Blizard, J. R.: Thin-strong glass for automobile glazing. 7th Stapp car crash Conf. Proc. Springfield: Ch. C. Thomas 1963.
Bode, G.: Untersuchungen an Lenkrädern. Institut für Kraftfahrwesen, Technische Hochschule Hannover 1958.
Bohlin, N. I.: Studies of three-point restraint harness systems in full-scale barrier crashes and sled runs. 8th Stapp car crash Conf. Proc. Springfield: Ch. C. Thomas 1964.
— A statistical analysis of 28,000 accident cases with emphasis on occupant restraint value. 11th Stapp car crash Conf. Proc. Springfield: Ch. C. Thomas 1967.

Bonola, A.: Lesioni da incidenti motociclistici. Chir. Organi Mov. **17**, H. 3 (1932). Zit. nach Zbl. Chir. **60**, 2825 (1933).
Bothwell, P. W.: Motor-cycle accidents. Lancet **1960 II**, 807.
— The problem of motor-cycle accidents. Practitioner 188, 474 (1962).
Braunstein, P. W.: Medical aspects of automotive crash injury research. J. Amer. med. Ass. **163**, 249—255 (1957).
— Medical aspects of automotive crash injury research. J. Amer. med. Ass. **249** (1957).
—, and J. O. Moore: The fallacy of the term "whiplash injury". Amer. J. Surg. **97**, 522 (1959).
— —, and P. A. Wade: Preliminary findings of the effect of automotive safety design on injury patterns. Surg. Gynec. Obstet. **105**, 257 (1957).
Breton, M., et A. Blondeau: Une variété de luxation de la hanche avec fracture du sourcil cotyloïdien, observée après certains accidents d'automobile. J. Radiol. Électrol. **11**, 430 (1927). Zit. nach Zentr.-Org. ges. Chir. **41**, 302 (1928).
Bross, I. D. J., and R. Feldman: Ridit analysis of automotive crash injury research. Automotive Crash Injury Research Cornell University Medical College, October 1956.
— How to use Ridit Analysis. Biometrics **14**, No. 1 (1958).
Brückner, F., u. H. B. Simonsen: Über stoßartige Belastung von Sicherheitsgläsern. ATZ 66/12.
Büttner, G.: Die Verletzungen der Autoinsassen. Forschungsberichte des Landes Nordrhein-Westphalen, Nr 679. Köln u. Opladen: Westdeutscher Verlag 1959.
—, u. E. Friedhoff: (a) Das Lenkrad als Ursache von Autoinsassen-Verletzungen. Zbl. Verkehrs.-Med., H. 3, 139—148 (1959).
— (b) Die Armaturenbrett-Verletzungen des Autoinsassen. Zbl. Verkehrs-Med., H. 4, 201—210 (1959).
Bull, J. B.: The motor vehicle in relation to accidents and injuries. Med. Sci. Law **3**, 461 (1962).
Bussien, R.: Die verkehrssichere Ausgestaltung des Kraftfahrzeuginneren auf Grund der jetzt vorliegenden Erkenntnisse der Ursachen von Verletzungen bei Unfällen. Forschungsberichte des Landes Nordrhein-Westfalen 1082. Köln: Westdt. Verlag 1962.
Byrom, F. B.: Boxen und Gehirnschäden. Psychiatrisches Institut der Universität London, 1962/63.
Cairns, H., and H. Holbourn: Head injuries in motor-cyclists. Brit. med. J. **1943 I**, 591.
Cambeis, L.: Bibliography of impact acceleration literature. U. S. Army Transport Research Command, TRECOM TR 63—31 B, June 1963.
Campbell, B. J.: The reliability of accident and injury severity rating procedures used at ACIR. Automotive Crash Injury Research of Cornell University, December 1960.
— The consistency of ACIR accident — injury relationships in four states. Automotive Crash Injury Research of Cornell University (for publication April 1961).
— A comparison — automotive crash injury research samples with complete state data. Automotive Crash Injury Research of Cornell University, February 1961.
— Seat belts on convertible car accidents. ACIR Bull. **3** (1962).
— A study of injuries related to padding on instrument panels. ACIR Cal. Rep. VJ-1823-R 2 (1963).
— A review of ACIR findings. 8th Stapp car crash Conf. Proc. Springfield: Ch. C. Thomas 1964.
— J. Drillien, J. W. Carrett, N. A. Kraft, N. I. Macht, and R. A. Wolf: Summary Report 1953—1961.
—, and T. Hopens: Further studies of automobile glazing as an injury factor in accidents. ACIR Cal. No. VJ-1825-R 3 (1961).
— — Automobile glazing as an injury factor in accidents. Cal. Rep. No. VJ-1825-R 1 (1964).
—, and J. K. Kihlberg: Seat belt effectiveness in the non-ejection situation. 7th Stapp car crash Conf. Proc. Springfield: Ch. C. Thomas 1963.
— — Automobile fire in connection with an accident. ACIR Bull. **6** (1964).
— —, and Susan Lieberman: ACIR. Cal. Rep. No. VJ-1823-R 6 (1964).
Campbell, H. E.: Deceleration and the motor car. J. Amer. med. Ass. **154**, 1023 (1954).
— Deceleration, highway mortality and the motorcar. Surgery **36**, 1056 (1954).
— Role of the safety belt in nineteen auto crashes. Bull. Amer. Coll. Surg. **40**, 155 (1955).
— What may we expect of the automobile seat belt? Canad. med. Ass. J. **74**, 342 (1956).
Cauchoix, J., and P. Truchet: Les fractures articulaires de la hanche. Rev. Chir. orthop. **37**, 266 (1951).
Caveness, W. F., and A. E. Walker: Head Injury Conference, Proceedings. Philadelphia: J. B. Lippincott Co. 1966.
Chandler, K. N.: Gegenwärtiges Wissen über Kopfverletzungen und Kopfschutz durch Schutzhelme. Road Research Laboratory, Division: Traffic and Safety, England, 1953

Chason, J. L., W. G. Hardy, J. E. Webster, and E. S. Gurdjian: Alterations in cell structure of brain associated with experimental concussion. J. Neurosurg. **15**, 135 (1958).
Cichowski, W. G.: A new laboratory device for passenger car safety studies. SAE Paper 663 A (1963).
Clark, C., and C. Blechschmidt: Human transportation fatalities and protection against rear and side crash loads by the airstop restraint. 9th Stapp car crash Conf. Proc. Springfield: Ch. C. Thomas 1965.
— —, and Fay Gordon: Impact protection with the "airstop" restraint system. 8th Stapp car crash Conf. Proc. Springfield: Ch. C. Thomas 1964.
—, and D. Faubert: A chronological bibliography on the biological effects of impact. ER 11953, The Martin Company, Baltimore 3, Maryland, September 27, 1961.
Coermann, R.: Biodynamische Probleme der Luftfahrt. Max-Planck-Institut für Arbeitsphysiologie, Dortmund, 1962.
— Biologische Wirkungen mechanischer Schwingungen auf den Menschen, Bibliographie. Zbl. Verkehrs.-Med. **9**, 158 (1963). Weitere Lit. s. dort.
Daniel, R. P., and L. M. Patrick: Instrument panel impact study. 9th Stapp car crash Conf. Proc. Springfield: Ch. C. Thomas 1965.
De Haven, H.: Mechanical analysis of survival in falls from heights of 50 to 150 feet. War Med. **2**, 586 (1942).
— Accident survival — airplane and passenger automobile. Department of Public Health and Preventive Medicine, Crash Injury Research, Cornell University Medical College, January 1952.
— B. Tourin, and S. Macri: Aircraft Safety Belts: Their Injury Effect on the Human Body, New York, Crash Injury Research, Cornell University Medical College, July, 1953.
Desenfans, G., et M. van der Ghinst: Le traitement d'urgence des polytraumatisès. Acta chir. belg., Suppl. 1 (1967).
Deutsche Shell AG: Prognose des Kraftfahrzeugbestandes bis 1975. Wirtschafts- und Marktforschung, September 1961, Hamburg.
Duven, H. E.: Typische Unfallverletzungen der Motorradfahrer. Inaug.-Diss., Heidelberg (1964).
Dye, E. R.: Kinematic behavior of the human body during crash deceleration. Institute of the Aeronautical Sciences, Inc., Pre-print No. 261, 2 E. 64th Street, New York 21, New York, January 4, 1950, 14 pp.
Eberan v. Eberhorst, R.: Dringliche Sicherheitsprobleme der Kraftverkehrstechnik. ATZ **60**, Nr 11 (1958).
— Über die Mechanik des Kraftfahrzeugverkehrsunfalls. Öst. Ing.-Z. **5**, 160—169 (1962).
—, u. V. Linzer: Zur Theorie des Sicherheitsgurtes. Autom.-techn. Z. **64**, 349—352 (1962).
Ehalt, W.: Trümmerbrüche am oberen Schienbeinende mit gleichzeitiger Zerreißung des Ligamentum patella proprium als typische Motorradverletzung (Traversenverletzung). Mschr. Unfallheilk. **44**, 417 (1937).
Elband, A. M.: Human tolerance to rapidly applied accelerations. A Survey of the literature. NASA Memo No. 5-19-59 E, June, 1959.
Ellis, E. H.: Protective helmets for motor-cyclists and car-drivers, their design, function and evaluation. Technische Aspekte der Verkehrssicherheit (Brüssel), H. 17 (1964).
Elsholz, I.: Unterfahrschutzprobleme. Lastauto-Omnibus (Stuttgart) Nr 4, April (1967).
Endres, W., u. H. Hagen: Vorgänge bei und nach dem frontalen Zusammenstoß von Personenwagen. ATZ **68** (1966).
Evans, F. G.: Mechanics of bone fracture. 5th Stapp car crash Conf. Proc. Springfield: Ch. C. Thomas 1961.
— Studies in human biomechanics. Dynamic anthrop. Ann. N. Y. Acad. Sci. **64**, 609—611 (1955).
— E. S. Gurdjian, W. G. Hardy, L. M. Patrick, and H. R. Lissner: Intracranial pressure and acceleration accompanying head impacts in human cadavers. Surg. Gync. Obstet. **113**, 185—190 (1961).
—, and M. Lebow: Strength of human compact bone under repetitive loading. J. appl. Physiol. **10** (1), 127—130 (1957).
— —, and H. R. Lissner: The relation of velocity and acceleration to skull fracture. Anat. Rec. **124**, 287 (1956).
—, and H. R. Lissner: Studies on the compressive strength of human lumbar discs and vertebrae. Anat. Rec. **121**, 290 (1955).
— — Studies on the energy absorbing capacity of human lumbar intervertebral discs. 7th Stapp car crash Conf. Proc. Springfield: Ch. C. Thomas 1963.
— —, and M. Lebow: Relation of energy, velocity and acceleration to skull deformation and fracture, Surg. Gync. Obstet. **107**, 593—601 (1958).
— H. E. Pedersen, and H. R. Lissner: The role of tensile stress in the mechanism of femoral fractures. J. Bone Jt Surg. **33** a, 485 (1952).

FIALA, E.: Lenken von Kraftfahrzeugen als kybernetische Aufgabe. ATZ 68, 5 (1966).
—, u. W. RICHTER: Forschungseinrichtung für Straßenverkehrsunfälle. ATZ 68 (1966).
FOWLER, A. W.: Flexion-compression injury of the sternum. J. Bone Jt Surg. **39** B, 487 (1957).
FRANCHINI, E.: Laboratorio mobile FIAT per prove dinamiche. ATA Nr 8 (1961).
— Catapult crash testing. Technical aspects of road safety 20 (1964).
— Développement des installations fiat pour essais de collision. Aspects techniques de la sécurité routière 29 (1967).
FREDERICKS, R. C.: Barrier collision investigation of harness restraining systems. 7th Stapp car crash Conf. Proc. Springfield: Ch. C. Thomas 1963.
FREDERICKS, R. H.: Progress in safe vehicle design. 5th Stapp car crash Conf. Proc. Springfield: Ch. C. Thomas 1961.
— International organization for standardization. 7th Stapp car crash Conf. Proc. Springfield: Ch. C. Thomas 1963.
— SAE test procedure for steering wheels. 9th Stapp car crash Conf. Proc. Springfield: Ch. C. Thomas 1965.
—, and R. M. CONNOR: Crash studies of modern cars with unitized structure. SAE Preprint 211 C (1960).
FUNSTEN, R. V., P. KINSER, and C. J. FRANKEL: Dashboard dislocation of the hip; report of 20 cases of traumatic dislocation. J. Bone Jt Surg. **20**, 124 (1938).
GADD, CH. W.: Examples of needed information in the biomechanics field. Research Laboratories Generals Motors Corporation, Warren, Mich., Publication GMR 605.
— Use of a weighted-impulse criterion for estimating injury hazard. 10th Stapp car crash Conf. Proc. Springfield: Ch. C. Thomas 1966.
GÄDEKE, R.: The road accident risks in children and youth. The morbidity pattern. Proceedings of the 2nd Congr. of the Internat. Assoc. for Accident and Traffic Medicine. August 1966, Stockholm, Schweden.
GANDELOT, H. K., and P. C. SKEELS: Considerations in crash energy absorption. 5th Stapp car crash Conf. Proc. Springfield: Ch. C. Thomas 1961.
GARDINER, R. H.: Bilateral dislocation of the hip with fracture of the pelvis. Lancet **1**, 1265 (1939).
GARRETT, J. W.: Evaluation of doorlock effectiveness. Automotive Crash Injury Research of Cornell University (for publication April 1961).
— Evaluation of effectiveness of door locks on pre-1956 and post-1955 automobiles. Public Hlth Rep. May 1962.
— An evaluation of door lock effectiveness: pre-1956 vs. post-1955 automobiles. In: The fifth Stapp automotive crash and field demonstration conference, p. 20. University of Minnesota, Minneapolis, 1962.
— A study of seat belts in WISCONSIN automobile accidents. Cal. Rep. No. VJ-1823-R 3 (1963).
— Ocular-orbital injuries in automobile accidents. ACIR Bull. 4 (1963).
— The safety performance of 1962—1963 automobile door latches and comparison with earlier latch designs. Cal. Rep. No. VJ-1823-R 7 (1964).
—, and P. W. BRAUNSTEIN: The seat belt syndrome. J. Trauma **2**, 220 (1962).
GENSLER, H. K., and B. J. CAMPBELL: Open glove bot doors as a possible injury source in automobil accidents. ACIR Cal. Rep. No. VJ-1823-R 9 (1964).
GIKAS, P. W., and D. F. HUELKE: Pathogenesis of fatal injuries to rear seat occupants of automobiles. 9th Stapp car crash Conference Proceedings. Springfield: Ch. C. Thomas 1965.
GISSANE, W., and J. BULL: Injuries from road accidents. Practitioner **188**, 489 (1962).
— — The nature and causation of fatal road injuries to car occupants on various types of british roads. 7th Stapp car crash Conference Proceedings. Springfield: Ch. C. Thomas 1963.
— — A study of motor way fatalities. Brit. med. J. **1964 I**, 75.
GLENN, F.: Symposium on skeletal trauma, priority evaluation and management of multiple injuries. Amer. J. Surg. **85**, 461 (1953).
GÖGLER, E.: Mehrfachverletzungen und Unfallmechanismen im Straßenverkehr. Hefte Unfallheilk. **66**, 138 (1961).
— Unfallopfer im Straßenverkehr. Documenta Geigy, Series Chirurgica 5, Basel 1962.
— Schleuderverletzungen der Halswirbelsäule. Wirbelsäule in Forschung u. Praxis **25** (1962).
— Sicherheitsgurte für Kraftfahrer aus unfallchirurgischer Sicht. Zbl. Verkehrs.-Med. **5** 197 (1962).
— Dokumentation der Verkehrsunfälle. Aufgaben, Methoden, Ergebnisse. Hefte Unfallheilk. **81** (1964).
— Die Unfallverletzungen bei Kraftfahrzeugunfällen als Hinweis auf den Unfallvorgang. Techn. Überwachung 7304 (1966).

Goldman, D. E., and H. E. von Gierke: The effects of shock and vibration on man. Lecture and Review Series No. 60-3, Naval Medical Research Institute, Bethesda, Maryland, 8 January, 1960, pp. 151—198.

— — Effects of shock and vibration on man. Shock and vibration handbook, vol. 3, ed. by C. M. Harris, and C. E. Crede. New York-Toronto-London: McGraw-Hill Book Co. 1961. See also, Goldman, D. E., Handbook on noise control, p. 11—20.

Goldsmith, W.: The physical processes producing head injuries. In: Head Injury Conference Proceedings, ed. by W. F. Caveness, and A. E. Walker. Philadelphia and Toronto: J. B. Lippincott Co. 1966.

Gray, R. F.: Full body support systems. Impact Acceleration Stress Symposium, National Academy of Scientists, Publ. 977, Washington 25, D.C., 1962.

Grime, G.: Car design and operation in relation to road safety. Practitioner **188**, **447** (1962).

— The use of seat belts in Britain. 7th Stapp car crash Conference Proceedings. Springfield: Ch. C. Thomas 1963.

— Safety cars. Technical Aspects of Road Safety **26** (1966).

Gross, A. G.: Impact thresholds of brain concussion. Reprinted from the J. Aviat. Med. **29**, 732 (1958).

— Dynamic force-distance data recording. A method. 7th Stapp car crash Conference Proceedings. Springfield: Ch. C. Thomas 1963.

Gross, W.: Die direkte Luxationsfraktur der Hüfte nach hinten, eine typische Autofahrerverletzung. Sitzungsber. der 23. Tagg der Vereinigg Mitteldeutscher Chirurgen, Eisleben 1933. Zbl. Chir. **60**, 2613 (1933).

Gürtner, B.: Über Motorradwegeunfälle. Inaug.-Diss. Zürich 1963.

Gurdjian, E. S.: Mechanism of brain concussion, contusion and laceration. 5th Stapp car crash Conference Proceedings. Springfield: Ch. C. Thomas 1961.

—, and H. R. Lissner: Deformations of the skull in head injury studied by the "stresscoat" technique, quantitative determinations. J. Surg. Gynec. Obstet. **83**, **219—233** (1946).

— — Photoelastic confirmation of the presence of shear strains at the craniospinal junction in closed head injury. J. Neurosurg. 18, 58—60 (1961).

— — The position and motions of the head at impact. 8th Stapp car crash Conference Proceedings. Springfield: Ch. C. Thomas 1964.

— — Deformation of the skull in head injury, a study with the stresscoat technique. J. Surg. Gynec. and Obstet. 81, 679—687 (1945).

— —, and J. E. Webster: The mechanism of skull fracture. Radiology **54**, **313—339** (1950).

— — F. G. Evans, L. M. Patrick, and W. G. Hardy: Intracranial pressure and acceleration accompanying head impacts in human cadavers. Surg. Gynec. and Obstet. **113**, 185—190 (1961).

— — F. R. Latimer, B. F. Haddad, and J. E. Webster: Quantitative determination of acceleration and intracranial pressure in experimental head injury. Neurology (Minneap.) **3**, 417 (1953).

— —, and L. M. Patrick: Concussion — mechanism and pathology. 7th Stapp car crash Conference Proceedings. Springfield: Ch. C. Thomas 1963.

— L. M. Thomas, and V. R. Hodgson: Comparison of species response to concussion. 9th Stapp car crash Conference Proceedings. Springfield: Ch. C. Thomas 1965.

—, and J. E. Webster: Experimental and clinical studies on mechanism of head injury. Ass. Res. nerv. Dis. Proc. **24**, 48—97 (1945).

— — Mechanism of scalp and skull injuries, concussion, contusion and laceration. Proc. 2nd Internat. Congr. of Neuropathology, London, 1955. See also Surg. Gynec. Obstet. **101**, 680—690 (1955).

— — Head injuries — mechanisms, diagnosis and management. Boston: Little, Brown & Co., 1958.

— — Experimental head injury with special reference to mechanical factors in acute trauma. J. Surg. Gynec. Obstet. **76**, 623—634 (1943).

— — , and H. R. Lissner: The mechanism of skull fracture. Reprinted from J. Neurosurg. **7**, 106—114 (1950).

— — — Observations of the mechanism of brain concussion, contusion and laceration. Surg. Gynec. Obstet. **101**, 680 (1955).

— — — Observations on mechanism of brain concussion, contusion, and laceration. Surg. Gynec. Obstet. **101**, 680 (1955).

— — — Mechanism of scalp and skull injuries, concussion, contusion, and laceration. Symposium on Head Injuries. J. Neurosurg. **15**, 125 (1958).

Haase, W.: Technisch-physikalische Untersuchungen an Knochenbrüchen. Bruns' Beitr. klin. Chir. **164**, 243 (1936).

— Schubebene und Zerrüttungszone beim Knochenbruch. Arch. orthop. Unfall-Chir. **37**, 592 (1937).

HAASE, W., u. G. RICHTER: Knochenbrüche, beurteilt nach den Grundsätzen und Erkenntnissen der technischen Mechanik. Arch. orthop. Unfall-Chir. **36**, 541 (1936).
HADDAD, B. F., H. R. LISSNER, J. E. WEBSTER, and E. S. GURDJIAN: Experimental concussion: Relation of acceleration to physiologic effect. Neurology (Minneap.) **5**, 798 (1955).
HAEUSLER, R.: Automotive manufacturer's approach to automotive safety. 7th Stapp car crash Conference Proceedings. Springfield: Ch. C. Thomas 1963.
HAGEN, H.: Stoßvorgänge bei Verkehrsunfällen von Personenwagen, untersucht an Modellfahrzeugen. Inaug.-Diss. München 1965.
HALEY jr., J. L.: Effect of rapid loading rates on the stress-strain properties of restraint webbing. 10th Stapp car crash Conference Proceedings. Springfield: Ch. C. Thomas 1966.
HANSEN, A. M.: SAE test procedure for instrument panels. 9th Stapp car crash Conference Proceedings. Springfield: Ch. C. Thomas 1964.
HANSON, P. G.: Radiographic studies on cardiac Displacement during abrupt deceleration. 10th Stap car crash Conference Proceedings. Springfield: Ch. C. Thomas 1966.
HARRIS, C. N., and CH. E. CREDE: Shock and vibration. Handbook, vol. 3. New York-Toronto-London: McGraw-Hill Book Co. 1961.
HASBROOK, A. H.: The historical development of the crash-impact engineering point of view. Clin. Orthop. **8**, 268 (1956).
HAYNES, A. L.: Design factors in automobile safety. Paper presented at the SAE Summer Meeting, 1955.
— Design aspects of automobile safety. 7th Stapp car crash Conference Proceedings. Springfield: Ch. C. Thomas 1963.
— H. R. FREDERICKS, and W. J. RUBY: Automotive collision impact phenomena. Highway Research Board Bull. 142: Accident analysis and impact studies. National Academy of Sciences — National Research Council Publ. **434** (1956), Washington D.C.
—, and H. R. LISSNER: Experimental head impact studies. 5th Stapp car crash Conference Proceedings. Springfield: Ch. C. Thomas 1961.
HELLSTRÖM, G.: Closed injury of the liver. Acta chir. scand. **122**, 490 (1961).
— Influence of the windschield on injury to the human body. Uppsala University 1962.
— Vindruteskador. Socialmed. T. **40**, 28 (1963).
— Windschield damages. Pers. Mitteilung 1966.
HERRMANN, R.: Mittelgesichtsverletzungen durch Straßenverkehrsunfälle unter besonderer Berücksichtigung der Unfall- und Frakturmechanismen. Inaug.-Diss. Heidelberg 1967.
HIGGINS, L. S., and R. A. SCHMALL: A device for the investigation of head injury effected by non-deforming head accelerations. 11th Stapp car crash Conference Proceedings. Springfield: Ch. C. Thomas 1967.
HILTON, B. C.: The Development of Safety Seating for Injury Prevention. 10th Stapp car crash Conference Proceedings. Springfield: Ch. C. Thomas 1966.
HIRSCH, C., A. CAVADIAS, and A. NACHEMSON: An attempt to explain fracture types. Ref. Zentr.-Org. ges. Chir. **137**, 220 (1955).
HODGSON, V. R., E. S. GURDJIAN, and L. M. THOMAS: The determination of response characteristics of the head with emphasis on mechanical impedance techniques. 11th Stapp car crash Conference Proceedings. Springfield: Ch. C. Thomas 1967.
— — — The development of a model for the study of head injury. 11th Stapp car crash Conference Proceedings. Springfield: Ch. C. Thomas 1967.
— W. A. LANGE, and R. K. TALWALKER: Injury to the facial bones. 9th Stapp car crash Conference Proceedings. Springfield: Ch. C. Thomas 1965.
— G. S. NAKAMURA, and R. K. TALWALKER: Response of the facial structure to impact. 8th Stapp car crash Conference Proceedings. Springfield: Ch. C. Thomas 1964.
HOFFMANN, H.: Ausgewählte internationale Bibliographie zur Verkehrsmedizin 1952—1963. München: J. F. Lehmann 1967.
HOPENS, TH.: Automotive crash injury research age comparisons in automobile crash injury. Cal. Rep. No. VJ-1823-R 12 (1965).
HOWARD, P.: Der Einfluß des Fliegens mit hoher Geschwindigkeit auf den menschlichen Organismus. Triangel (De.) **7**, 295 (1967).
HONTSCHIK, H., u. P. RINZA: Statische und dynamische Prüfung von Sicherheitsgurten. Dt. Kraftfahrtforsch. u. Straßenverkehrstechn. Nr 180 (1965).
—, u. K. VESS: Untersuchungen über die Wirksamkeit von Kraftfahrzeugsicherheitsgurten bei schrägem Aufprall. Bericht für den Bundesminister für Verkehr, Bonn 1964.
HUELKE, D. F.: Mechanics in the production of mandibular fractures: A study with a "stresscoat" technique. I. Symphyseal impacts. J. dent. Res. **40**, 1042 (1961).
—, and P. W. GIKAS: How do they die? Medical-engineering data on-scene investigations of fatal automobile accidents. SAE 100-3 A (1965), New York.
— — Causes of death in automobile accidents. Office of Research Administration, Ann Arbor, Ora Project 06-749, April 1966.

HUELKE, D. F., and P. W. GIKAS: Ejection. The leading cause of death in fatal automobile accidents. 10th Stapp car crash Conference Proceedings. Springfield: Ch. C. Thomas 1966.
— W. C. GRABB, and P. W. GIKAS: Injuries and deaths from windshield and instrument panel impacts. 8th Stapp car crash Conference Proceedings. Springfield: Ch. C. Thomas 1964.
JOHANSSON, L., and T. SILANDER: Twenty-one years of thoracic injuries. Acta chir. scand., Suppl. **245**, 91 (1959).
JOHNSON, A. S.: Rupture of the pericardium with complete extrusion of the heart resulting from a steering wheel injury. Amer. J. Surg. **91**, 605 (1956).
KEIL, E., u. H. WERNER: Sicherheitsgurte für Kraftfahrzeuge. Autom.-techn. Z. **64**, 149—152 (1962).
— — Prüfung von Sicherheitsgurten. Techn. Überwach. **4** 177—180 (1963).
— — Die Beanspruchung von Autosicherheitsgurten. Autom.-techn. Z. **66**, 189—197 (1964).
— — Verhalten von Sicherheitsgurten bei dynamischer Belastung. Materialprüf. **6** 229—235 (1964).
— — u. J. EWALD: Einfluß der Gurtbandanordnung auf Kraftverteilung und Verformungsgrößen von Sicherheitsgurten. Dtsch. Kraftfahrtforsch. u. Straßenverkehrstechn. H. 185 (1966).
KEMMERER, W. T., W. G. ECKERT, J. B. GATHRIGHT, K. REEMTSMA, and O. CREECH jr.: Patterns of thoracic injuries in fatal traffic accidents. J Trauma **1**, 595 (1961).
KIHLBERG, J. K.: Driver and his right front passenger in automobile accidents. Cal. Rep. No. VJ-1823-R 16 (1965).
— Head injury in automobile accidents. Cal. Rep. No. VJ-1823-R 17 (1965).
— Driver and his right front passenger in automobile accidents. 9th Stapp car crash Conference Proceedings. Springfield: Ch. C. Thomas 1965.
— Head injury in automobile accidents. on Head Injury Conf. Proceed. (W. F. CAVENESS, F. A. WALKER). Philadelphia: J. B. Lippincott Co. 1966.
—, and H. K. GENSLER: Head injury in automobile accidents related to seated position and age. ACIR Cal. Rep. No. VJ-1823-R 26 (1967).
— T. HOPENS, H. K. GENSLER, and E. A. NARRAGON: Essays in statistical analysis. Cal. Rep. No. VJ-1823-R 8, June 1964.
KIRSCHNER, M.: Der Verkehrsunfall und seine erste Behandlung. Langenbecks Arch. klin. Chir. **193**, 230 (1938).
KNESE, K. H., O. H. HAHNE u. H. BIERMANN: Festigkeitsuntersuchungen an menschlichen Extremitätenknochen. Gegenbaurs morph. Jb. **96**, 141 (1956).
KROELL, CH. K., and L. M. PATRICK: A new crash simulator and biomechanics research program. Proceedings of the Eighth Stapp Conference 1964. Detroit: Wayne State University Press 1966.
KROENER, K. H. E., u. R. COERMANN: Die Gestaltung der Insassenkabine von Kraftfahrzeugen. Prüfliste u. Bibliographie. Zbl. Verkehrs-Med. **14** (1965).
KÜNTSCHER, G.: Die Bedeutung der Darstellung des Kraftflusses im Knochen für die Chirurgie. Langenbecks Arch. klin. Chir. **182**, 498 (1935).
KULOWSKI, J.: Motorist injuries and motorist safety; clinical aspects. 1. Clin. Orthop. **7**, 241 (1956).
— Crash injuries. Springfield, Ill.: Thomas 1960.
— Interconnected motorist injuries of the hip, femoral shaft and knee. 5th Stapp car crash Conference Proceedings. Springfield: Ch. C. Thomas 1961.
LA BELLE, D. J.: Barrier collision and related impact sled tests on buses in intercity service. 7th Stapp car crash Conderence Proceedings. Springfield: Ch. C. Thomas 1963.
LEASE, G. O., and F. G. EVANS: Strength of human metatarsal bones under repetitive loading. J. appl. Physiol. **14**, 49 (1959).
LE GRAIN-EIFFEL, R.: Construction and equipment of cars from safety standpoint. Automobilisimo and Automobilisimo Industriale, January-February, 1962, pp. 8—9.
LE GUEN, M., et M. JOLYS: Essais dinamicues de la ceinture de sécurité. Equations du mouvement du passager. Technical aspects of road safety **30** (1967).
LIFE, J. S., and B. W. PINCE: Comparative responses of small and medium sized primates, both live and embalmed, to impact stress. 11th Stapp car crash Conference Proceedings, Springfield: Ch. C. Thomas 1967.
LINDGREN, S. O.: Experimental studies of mechanical effects in head injury. Acta chir. scand., Suppl. 360 (1966).
—, and E. WARG: Seat belts and accident prevention. Practitioner **188**, 467 (1962).
LISSNER, H. R.: Experimental and clinical skull fracture instructional course lectures. Amer. Acad. Orth. Surg. **9**, 277—281 (1952).
—, and F. G. EVANS: Engineering aspects of fractures. Clin. Orthop. 8, 310—322 (1956).

LISSNER, H. R., and E. S. GURDJIAN: Experimental cerebral concussion. ASME, New York, Paper No. 60-WA-273 (1960).
— M. LEBOW, and F. G. EVANS: Experimental Studies on the relation between acceleration and intercranial pressure changes in man. Surg. Gynec. Obstet. **111** (3), 329—338 (1960).
LISTER, R. D.: Analysis of questionnaires relating to accidents in which seat belts were used. Department of scientific and industrial research, Road research laboratory, 1962.
—, and B. M. MILSOM: Car seat-belts. An analysis of the injuries sustained by car occupants. Practitioner **191**, **332** (1963).
LIVINGSTONE, R. G.: Automobile collision injuries. Surgery **36**, 1059 (1954).
LOCATI, L.: Sul criterio di prova ad azione progressiva. Metallurg. Italiana No 5 (1959).
LOMBARD, C. F., and S. H. ADVANI: Impact protection by isovolumetric containment of the torso. 10th Stapp car crash Conference Proceedings. Springfield: Ch. C. Thomas 1966.
LUNDSTROM, L. C., A. H. KELLY jr., and D. J. LA BELLE: Impact sled testing and related barrier tests. 7th Stapp car crash Conference Proceedings. Springfield: Ch. C. Thomas 1963.
MACKAY, G. M.: Road accident ACC research. Department of Transportation and Environmental Planning. University of Birmingham Rep. No 4, December 1966.
—, and C. P. DE FONSEKA: Some aspects of traffic injury in Urban road accidents. 11th Stapp car crash Conference Proceedings, Springfield: Ch. C. Thomas 1967.
MARQUARD, E.: Zur Mechanik des Zusammenstoßens von Fahrzeugen. ATZ **64**, No 5 (1962).
MATHEWSON, J. M., D. W. SEVERY, and A. W. SIEGEL: Head-on collisions. Series III — SAE Preprint 211 D (1960).
MCCAROLL, J. R., P. W. BRAUNSTEIN, W. COOPER, M. HELPERN, M. SEREMETIS, P. A. WADE, and S. B. WEINBERG: Fatal pedestrial automotive accidents. J. Amer. med. Ass. **180**, 127 (1962).
MCFARLAND, R. A.: Human and environmental factors of automobile safety. Paper presented at the SAE Summer Meeting, 1955.
MCHENRY, R. R.: Analysis of the dynamics of automobile passenger-restraint systems. 7th Stapp car crash Conference Proceedings. Springfield: Ch. C. Thomas 1963.
— Analysis of the dynamics of automobile passenger-restraint systems. Proceedings of the Seventh Stapp Conference (1963). Springfield, Illinois: Ch. C. Thomas 1965.
—, and K. N. NAAB: Computer simulation of the crash victim. A validation study. 10th Stapp car crash Conference Proceedings. Springfield: Ch. C. Thomas 1966.
— — Computer simulation of the automobile crash victim in a frontal collision. A validation study. Cal. Rep. No. YB-2126-V-1, July 1966.
— D. J. SEGAL, and N. J. DELEYS: Computer simulation of single vehicle accidents. 11th Stapp car crash Conference Proceedings. Springfield: Ch. C. Thomas 1967.
MERTZ jr., H. J., and L. M. PATRICK: Investigation of the kinematics and kinetics of whiplash. 11th Stapp car crash Conference Proceedings. Springfield: Ch. C. Thomas 1967.
MESSERER, O.: Über Elasticität und Festigkeit der menschlichen Knochen. Stuttgart: J. G. Cotta 1880.
— Über die gerichtlich-medizinische Bedeutung verschiedener Knochenbruchformen. Friedreichs Bl. gerichtl. Med. **36**, 81 (1885).
MEYER, E., u. E. JACOBI: Typische Unfallursachen im Deutschen Straßenverkehr. Veröff. des Kuratoriums „Wir und die Straße“. Frankfurt a. M. 1961, Bd. I.
MEYER-RATKEN, E.: Augenverletzungen durch Platzen der Frontscheibe bei Kraftfahrzeugen. Vorschläge zu ihrer Verhütung und exakten Erfassung. Fortschr. Med. **85**, 979 (1967).
MIKESKY, W. E., J. M. HOWARD, and M. E. DE BAKEY: Injuries of the liver in 300 consecutive patients. Int. Abstr. Surg. **103**, 323 (1956).
MILEY, R. C.: The synthesis of the optimized impact environment. 9th Stapp car crash Conference Proceedings. Springfield: Ch. C. Thomas 1965.
MILLER, C. O.: Preliminary bibliography project siat, synthesis of impact acceleration technology for crash injury prevention. Flight Safety Foundation. Inc., Phoenix, Arizona, 1 September, 1962, 65 pp.
MOORE, D. F.: Theoretical prediction of the trajectory of automobiles after side impact. ACIR Cal. No. VJ-1823-R 13 (1965).
MOORE, J. O.: Feasibility study of New York State. Safety car program. A preliminary report. SAE 660345, New York.
— The epidemiological aspects of automobile accidents. Bull. N.Y. Acad. Med. **32**, No 11 (1956).
— A study of speed in injury-producing accidents. Amer. J. publ. Hlth **48**, part I, 1516 (1958).
— A study of speed in injury-producing accidents: A preliminary report. Amer. J. publ. Hlth **48**, 1516—1525 (1958).
—, and B. TOURIN: A study of automobile doors opening under crash conditions. Automotive Crash Injury Research, Cornell University Medical College, August 1954.

MOORE, J. O., B. TOURIN, and I. D. J. BROSS: A sample reliability. Automotive Crash Injury Research, Cornell University Medical College, January 1955.
— —, and J. W. GARRETT: A study of crash injury patterns as related to two periods of vehicular design. Automotive Crash Injury Research, Cornell University Medical College, March 1955.
— — —, and R. LILIENFELD: Child injuries in automobile accidents, Automotive Crash Injury Research of Cornell University, February 1960.
MORELAND, J. D.: Damage index — a scale for assessing car damage. J. autom. Ass. **15**, Nr. 3 (1963).
MOSELEY, A. L.: Varieties of automobile death. 5th Stapp car crash Conference Proceedings. Springfield: Ch. C. Thomas 1961.
— Harvard Medical School Accident Injury Investigation. 1963.
— Research on fatal highway collisions. Papers 1962—1963, Harvard Medical School, Harvard University, Cambridge, Mass., 1964.
— Variables in automobile death cases. Technical Aspects of Road Safety **9/10** (1964).
— J. C. TUNNY jr., M. BURNSTINE, and M. D. SEGAL: Findings in the investigations of fifty traffic death cases. 7th Stapp car crash Conference Proceedings. Springfield: Ch. C. Thomas 1963.
NAAB, K. N.: A computer simulation of the automobile crash victim. ACIR Rep. No. VJ-1823-R 18 (1966).
— Measurement of detailed inertial properties and dimensions of a 50th percentile anthropometric dummy. 11th Stapp car crash Conference Proceedings. Springfield: Ch. C. Thomas 1967.
NAHUM, A. M.: Facial trauma in automobile collisions. Amer. Acad. of Ophthalmology and Otolaringology (1965).
— The accident and the injuries. National Academy of Engineering, Washington, D.C., April 1966.
— D. M. SEVERY, and A. W. SIEGEL: Automobile accidents correlated with collision experiments: Head-on collisions. 9th Stapp car crash Conference Proceedings. Springfield: Ch. C. Thomas 1965.
— A. W. SIEGEL, and PH. V. HIGHT: Injuries to rear seat occupants in automobile collisions. 11th Stapp car crash Conference Proceedings. Springfield: Ch. C. Thomas 1967.
— —, and SEWARD E. MILLER: Injury in non-fatal accidents. 8th Stapp car crash Conference Proceedings. Springfield: Ch. C. Thomas 1964.
— —, and ST. B. TRACHTENBERG: Causes of significant injuries in nonfatal traffic accidents. 10th Stapp car crash Conference Proceedings. Springfield: Ch. C. Thomas 1966.
NARRAGON, E. A.: Sex comparisons in automobile crash injury. ACIR cal. Rep. No. VJ-1823-R 15 (1965).
NEFF, R. J.: A report on considerations of seat belts for infants and small children. 5th Stapp car crash Conference Proceedings. Springfield: Ch. C. Thomas 1961.
— Federal seat-belt regulation. A progress report. 8th Stapp car crash Conference Proceedings. Springfield: Ch. C. Thomas 1964.
NEILSON, I. D.: Research at the road research laboratory into the protection of car occupants. 11th Stapp car crash Conference Proceedings. Springfield: Ch. C. Thomas 1967.
NICKERSON, J. L., M. DRAZIC, R. JOHNSON, H. UDESEN, and K. TURNER: A study of internal movements of the body occurring on impact. 11th Stapp car crash Conference Proceedings. Springfield: Ch. C. Thomas 1967.
NUSSBAUMER, B.: Die Überfahrung im Rahmen des Straßenverkehrsunfalles. Basel/Stuttgart: Benno Schwabe & Co. 1960.
ODELGARD, B., and P. O. WEMAN: Safety belts for motorcars. Swedish State Power Board, Blue-White series No 18, Stockholm, 1957.
OMMAYA, A. K., A. E. HIRSCH, and J. L. MARTINEZ: The role of "whiplash" in cerebral concussion. 10th Stapp car crash Conference Proceedings. Springfield: Ch. C. Thomas 1966.
— P. YARNELL, A. E. HIRSCH, and E. H. HARRIS: Scaling of experimental data on cerebral concussion in sub-human primates to concussion threshold for man. 11th Stapp car crash Conference Proceedings. Springfield: Ch. C. Thomas 1967.
PACE, W. G., E. PASSARO jr., and K. P. KLASSEN: Experience with intrathoracic injury following automobile accidents. Amer. J. Surg. **99**, 827 (1960).
PATRICK, L. M.: Caudo-cephalad static and dynamic injuries to the vertebrae. 5th Stapp car crash Conference Proceedings. Springfield: Ch. C. Thomas 1961.
— Human tolerance to impact basis for safety design. SAE 1003 B (1956), New York.
— Head impact protection. In: Head Injury Conference Proceedings. Ed. by W. F. CAVENESS, and A. E. WALKER. Philadelphia and Toronto: J. B. LIPPINCOTT Co 1966.
— Cadaver Windshield impact research. Plast. reconstr. Surg. **37**, 314 (1966).

PATRICK, L. M., and R. P. DANIEL: Comparison of Standard and Experimental Windshields. 8th Stapp car crash Conference Proceedings. Springfield: Ch. C. Thomas 1964.
— CH. K. KROELL, and H. J. MERTZ jr.: Forces on the human body in simulated crashes. 9th Stapp car crash Conference Proceedings. Springfield: Ch. C. Thomas 1965.
— W. A. LANGE, and V. R. HODGSON: Facial injuries — causes and prevention. 7th Stapp car crash Conference Proceedings. Springfield: Ch. C. Thomas 1963.
— H. R. LISSNER, and E. S. GURDJIAN: Survival by design — head protection. 7th Stapp car crash Conference Proceedings. Springfield: Ch. C. Thomas 1963.
— H. J. MERTZ jr., and C. K. KROELL: Impact dynamics of unrestrained, lap belted, and lap and diagonal chest belted vehicle occupants. 10th Stapp car crash Conference Proceedings. Springfield: Ch. C. Thomas 1966.
— — — Cadaver knee, chest, and head impact loads. 11th Stapp car crash Conference Proceedings. Springfield: Ch. C. Thomas 1967.
PATSCHEIDER, H.: Zur Entstehung von Ringbrüchen des Schädelgrundes. Dtsch. Z. ges. gerichtl. Med. 52, 13—21 (1961).
— Seltene tödliche Komplikationen bei Schädelhirnverletzten. Mschr. Unfallheilk. 65, 267 (1962).
— Über Anprallverletzungen der unteren Gliedmaßen bei Straßenverkehrsunfällen. Dtsch. Z. ges. gerichtl. Med. 54, 336—366 (1963).
PAUWELS, F.: Die Bedeutung der Muskelkräfte für die Regelung der Beanspruchung des Röhrenknochens während der Bewegung der Glieder. Z. Anat. Entwickl.-Gesch. 115, 327 (1951).
PEREY, O.: Fracture of the vertebral end-plate in the lumbar spine. An experimental biomechinal investigation. Acta orthop. scand., Suppl. 25 (1957).
POIGENFÜRST, J.: Symphysenzerreißungen. Erfahrungen an 76 Fällen. Hefte Unfallheilk. 70 (1962).
REDFERN, F. A.: Automatic locking and retractable belts. Their use and testing in the United Kingdom. Technical Aspects of Road Safety 21 (1965).
REIDELBACH, W.: Die Nachahmung von Frontalstoß-Unfällen mittels Schleudersitz. Autom.-techn. Z. 64, 358—364 (1962).
— Der Sicherheitsgurt — eine Zwischenbilanz. Zbl. Verkehrsmed. 11, 145—149 (1965).
— Die Sicherheit der Insassen von Personenkraftwagen. Techn. Überwachung 7, 297 (1966).
REINER, H.: Der Kraftfahrzeugunfall und der mögliche Schutz vor dessen Folgen. Farbwerke Hoechst AG, Frankfurt-Höchst, Vortrag 14. 6. 1962.
RICHTER, P.: Nomograms for impact calculations. 11th Stapp car crash Conference Proceedings. Springfield: Ch. C. Thomas 1967.
RICKLIN, P.: Der Straßenverkehrsunfall. Helv. chir. Acta, Suppl. 9 (1958).
RIESER, R. G., and J. CHABAL: Safety performance of laminated glass configurations. 11th Stapp car crash Conference Proceedings. Springfield: Ch. C. Thomas 1967.
—, and G. E. MICHAELS: Factors in the development and evaluation of safer glazing. 9th Stapp car crash Conference Proceedings. Springfield: Ch. C. Thomas 1965.
RITTERRATH, F. A.: Design and construction of an anthropometric dummy. USAF Tech. Report No. 6365, Air Materiel Command, Wright-Patterson Air Force Base, Dayton, Ohio, February 1951, 86 pp.
ROBERTS, V. L., F. R. JACKSON, and E. M. BERKAS: Heart motion due to blunt trauma to the thorax. 10th Stapp car crash Conference Proceedings. Springfield: Ch. C. Thomas 1966.
—, and H. R. LISSNER: A correlation between cadaver and in vivo results. 8th Stapp car crash Conference Proceedings. Springfield: Ch. C. Thomas 1964.
— R. C. MOFFAT, and E. M. BERKAS: 1. Blunt trauma to the thorax — mechanism of vascular injuries. 9th Stapp car crash Conference Proceedings. Springfield: Ch. C. Thomas 1965.
ROBINSON, S. J.: Observations on fire in automobile accidents. ACIR Cal. Rep. No. VJ-1823-R 14 (1965).
RODLOFF, G.: Neuere Untersuchungen an Verbundsicherheitsglas für Windschutzscheiben. ATZ 66/12.
—, u. G. BREITENBÜRGER: Bedingungen für eine weitgehend sichere Windschutzscheibe. ATZ 68 (1966).
— — Safety of windshield against flying stones. 11th Stapp car crash Conference Proceedings. Springfield: Ch. C. Thomas 1967.
ROSE, C. W.: A safety engineering approach to child restraining devices. 7th Stapp car crash Conference Proceedings. Springfield: Ch. C. Thomas 1963.
RUBENSTEIN, L. H.: Chest injuries in automobile accidents. Postgrad. Med. 28, A-58 (1960).
RYAN, G. A.: Injuries in Urban and Rural traffic accidents: A comparison of two studies. 11th Stapp car crash Conference Proceedings. Springfield: Ch. C. Thomas 1967.
—, and A. J. MCLEAN: Pedestrian survival. 9th Stapp car crash Conference Proceedings. Springfield: Ch. C. Thomas 1965.

Ryan, J. J.: Reduction in crash forces. 5th Stapp car crash Conference Proceedings. Springfield: Ch. C. Thomas 1961.
— Crash deceleration tests with human subjects. Univ. of Minnesota. From: Human factors in technology. McGraw-Hill Book Co. 1963.
— The hydraulic bumper — Automatic seat belt package on ground vehicles. 11th Stapp car crash Conference Proceedings. Springfield: Ch. C. Thomas 1967.
—, and W. BeVier: Report of research on safety devices for ground vehicles to U.S. Department of Health, Education and Welfare, Public Health Service, NIH, Grant RG-6284 (C-1), April 1, 1959—September 1, 1960.
—, and J. R. Tobias: Reduction in crash forces. 9th Stapp car crash Conference Proceedings. Springfield: Ch. C. Thomas 1965.
Sato, K., and T. Yamada: Head-on collision experiments. Toyota Test Course, Technical Center, Toyota Motor Company, Ltd., Research and Development Department, Toyota-Shi, Aichi-Ken, Japan, December 25, 1962, 22 pp.
Scharf, J. H.: Bau und Funktion des Knochens. Zbl. Chir. 5, 809 (Kongreßheft 1960).
Schneider, J.: (a) Theorie des Sturzhelmes. Luftfahrtmed. Abh. II, 254—257 (1938).
— (b) Die physikalische Analyse und Erklärung der Contre-coup-Verletzung des Hirns. Klin. Wschr. **26**, 43 (1948).
— (c) Veröff. Umschau Wissenschaft u. Technik H. 24 (1949).
— (d) Die stumpfe Hirnverletzung im Lichte der anatomischen Physik. Arch. Psychiat. Nervenkr. **187**, 353—362 (1951).
— (e) Veröff. Z. Weltluftfahrt (Coburg) H. 3 (1951); H. 1/2 (1952).
— Einführung in die Elemente der anatomischen Physik der Unfälle als Grundlage der unfallschützenden Konstruktion von Flugzeugen. Referat am IVe Congr. de l'Organisation scientifique et technique internationale du vol à voile (O.S.T.I.V.), Madrid (1952).
Scholz, W. E.: The lone driver involved in injury. Producing accidents. ACIR Rep. No. VJ-1823-R 19 (1966).
Schrum, D. J., and E. L. Provost: Dynamic research of passenger restraining devices. 8th Stapp car crash Conference Proceedings. Springfield: Ch. C. Thomas 1964.
Schulz, R. C.: Facial injuries. A four year survey. North-West Comm. Hosp. med. Bull. **3** (1966).
Schwimmer, S., and R. A. Wolf: Preliminary ranking of injury causes in automobile accidents. In The fifth Stapp automotive crash and field demonstration conference, p. 6. University of Minnesota, Minneapolis, 1962. 5th Stapp car crash Conference Proceedings. Springfield: Ch. C. Thomas 1961.
— — Leading causes of injury in automobile accidents. ACIR 1962.
Seifert, E.: Der Verrenkungsbruch des Hüftgelenkes als Kraftfahrzeugverletzung. Bruns' Beitr. klin. Chir. **178**, 95 (1949).
Sellier, K., u. R. Müller: Die mechanischen Vorgänge bei Stoßwirkung auf den Schädel. Klin. Wschr. **38**, 233 (1960).
—, u. F. Unterharnscheidt: Untersuchungen zur Mechanik der gedeckten Schädelhirnverletzungen. 4. Intern. Kongr. für Neuropathologie, München 1961, Bd. 3, 226 (1962). Stuttgart: Georg Thieme.
— — Mechanik und Pathomorphologie der Hirnschäden nach stumpfer Gewalteinwirkung auf den Schädel. Hefte Unfallheilk. **76** (1963).
— — Zur Unfallmechanik der stumpfen Gewalteinwirkung auf den durch Windschutzscheiben. Zbl. Verkehrs-Med. **9**, 65—69 (1963).
Severy, D.: Engeneering studies of motorik injury. Exposures from rear-end collisions. Ann. Meeting Nat. Acad. Engineering 1966, Washington, D.C.
—, and Brin, H.: Auto pedestrian collision experiments. SAE 660080 (1966).
Severy, D. M.: Auto-pedestrian impact experiments. Proceedings. 7th Stapp Car Crash Conference, Extension Division, University of California, Los Angeles 24, California. November, 1963, Publication in process. 7th Stapp car crash Conference Proceedings. Springfield: Ch. C. Thomas 1963.
— Human simulation techniques by collision researchers. 8th Stapp car crash Conference Proceedings. Springfield: Ch. C. Thomas 1964.
— Human simulations for automotive research. SAE Sp.-266 (1965).
— Headlight-taillight analyses from collision research. 10th Stapp car crash Conference Proceedings. Springfield: Ch. C. Thomas 1966.
—, and H. M. Brink: Safety glass breakage by motorists during collisions.
— —, and J. D. Baird: School bus passenger protection. SAE 670040 (1967).
— — — Preliminary findings of head support designs. 11th Stapp car crash Conference Proceedings. Springfield: Ch. C. Thomas 1967.
—, and I. H. Mathewson: Proceedings, Fourth Annual California Street and Highway Conference, pp. 112—114, University California, Los Angeles, 1952.

SEVERY, D, M., and I. H. MATHEWSON: Automobile-barrier impacts. Proceedings, Highway Research Board, Bull. 91, January, 1954, pp. 39—54.
— — Automobile-barrier impacts series II. Clinical Orthopaedics No 8, pp. 275—300. Copyright, 1956, by J. B. Lippincott Company.
— — Technical findings from automobile impact studies. Paper presented at the SAE Annual Meeting 1956.
— — Automobile barrier and rear-end collision performance. SAE Preprint 620, 1958.
— —, and C. O. BECHTOL: Controlled automobile rear-end collisions. — An investigation of related engineering and medical phenomena, series I. Canad. Serv. med. J. V. XI, 727—759 (1955).
— —, and A. W. SIEGEL: Automobile head-on collision, Series II. SAE Preprint 31 A, 1958.
— — — Barrier collision. IV. An evaluation of motorist force and injury control system. Highway Research Board Proceedings, vol. 40, 1961.
— — — Automobile side-impact collision, Series II. SAE Paper SP 232, 1962.
— — — Automobile side-impact collisions. SAE Sp 174
—, and A. W. SIEGEL: Engineered collisions. In: The fifth Stapp automotive crash and field demonstration conference, p. 33. University of Minnesota, Minneapolis, 1962.
5th Stapp car crash Conference Proceedings. Springfield: Ch. C. Thomas 1961.
Shell AG, Deutsche Wirtschafts- und Marktforschung 1961, Kraftfahrzeugbestand bis 1975, Prognose, Methodik, Tabellenanhang.
SIEMONSEN, H. P., and F. BRUCKNER: Impacts on plates, particularly glass plates. 11th Stapp car crash Conference Proceedings. Springfield: Ch. C. Thomas 1967.
SIMONS, C. F., and D. N. HERTING: Strength of the human neck. North American Aviation Inc. Space and Information Systems Division. Accession No. 09233-65 SID 65-1180 (1965).
SKEELS, P. C.: The General Motors energy-absorbing steering column. 10th Stapp car crash Conference Proceedings. Springfield: Ch. C. Thomas 1966.
SLÄTIS, P.: Injuries in fatal traffic accidents. Acta chir. scand., Suppl. **297** (1962).
SLATTENSCHEK, A., u. W. TAUFFKIRCHEN: Beitrag zur wirklichkeitsnahen Prüfung von Kraftfahrzeug-Windschutzscheiben. Weltkongr. für Kraftfahrtmedizin, Wien 1967.
— — u. H. TÜRK: Untersuchung und Prüfung des Autosicherheitsgurtes bei unfallmäßiger Beanspruchung mit Hilfe des Fallmaschinenversuchs. Materialprüfung 8, 19 (1966).
SMITH, E. R.: SAE test procedure for quality control of windshields. 9th Stapp car crash Conference Proceedings. Springfield: Ch. C. Thomas 1965.
SNYDER, R. G.: A case of survival of extreme vertical impact in seated position. Federal Aviation Agency. Aviation Medical Service Aeromedical Research Division. Civil Aerial Medical Research Institute, Oklahoma City, Oklahoma Report No. 62/19, Oktober 1962.
— Human tolerances to extreme impacts in free fall. Aerospace Med. **34**, 695 (1963).
— Human survivability of extreme impacts in free-fall. Federal Aviation Agency. Aviation Medical Service Aeromedical Research Division. Civil Aerial Medical Research Institute, Oklahoma City, Oklahoma Report No. 63/15, August 1963.
— Human tolerance or limits in water impact. Aerospace Med. **36**, 940 (1965).
— Survival of high-velocity free-falls in water. Federal Aviation Agency. Office of Aviation Medicine. Civil Aerial Medical Research Institute, Oklahoma City, Oklahoma Report No. AM 65/12, April 1965.
— Terminal velocity impacts into snow. Milit. Med. **131**, 1290 (1966).
— A. M. JOUNG, C. C. SNOW, and P. HANSON: Seat-belt injuries in impact. In: The prevention of highway injury. Highway Safety Research Institute, University of Michigan (1967).
—, and C. C. SNOW: Fatal injuries resulting from extreme water impact. Aerospace Med. **38**, 779 (1967).
— — W. M. CROSBY, J. PRINE, J. FINEG, and P. G. HANSON: Impact injury to the pregnant female and fetus in lap belt restraint. 10th Stapp car crash Conference Proceedings. Springfield: Ch. C. Thomas 1966.
— — J. W. YOUNG, G. T. PRICE, and P. HANSON: Experimental comparison of trauma in lateral, rearwardfacing and forwardfacing body orientations when restrained by lapbelt only. Aerospace Med. **38**, 889 (1967).
—, J. W. YOUNG, and C. C. SNOW: Experimental impact protection with advanced automotive restraint systems: Preliminary primate tests with air bag and inertia reel/inverted-Y yoke torso harness. 11th Stapp car crash Conference Proceedings. Springfield: Ch. C. Thomas 1967.
SOLOMON, D.: Accidents on main rural highway related to speed, driver, and vehicle, U.S. Department of Commerce, Bureau of Public Roads, Office of Research and Development, 1964.
STERN, A.: A preliminary report on trucks in injury producing accidents. ACIR Cal. Rep. No. VJ-1823-R 21 (1966).
SWEARINGEN, J. J.: Design and construction of a crash dummy for testing shoulder harness and safety belts. Civil Aeronautics Administration, Aeronautical Center, Dept. of Commerce, Washington, D.C., April, 1951.

— Tolerances of the human face to crash impact. A.M. 65 — 20 Federal Aviation Agency Civil Aeromedical Research Institute, Oklahoma City, Oklahoma (1965).
— E. B. MCFADDEN, J. D. GARNER, and J. G. BLETHROW: Human voluntary tolerance to vertical impact. Reprinted from Aerospace Med. **31**, 989—998 (1960).
—, Kinematic behavior of the human during deceleration. Aerospace Med. **33**, 188—197.
STAPP, J. P.: Human exposures to linear deceleration. AF Tech. rep. 5915. Part I. Wright-Patterson AFB, Ohio, U.S.A. 1949.
— Human exposures to linear deceleration. AF Tech. rep. 5915. Part II. Wright-Patterson AFB, Ohio. U.S.A. 1951.
— Human tolerance deceleration. J. Aviat. Med. **22**, 42 (1951).
— Human and chimpanzee tolerance to linear decelerative force. Wright Air Development Center, Wright-Patterson, Ohio, 1952, 52 pp.
— Crash protection in air transports. Aeronaut. Eng. Rev. (1953).
— Effects of mechanical force on living tissues, parts I and II. J. Aviat. Med. **26**, 268—287 (1955); **27**, 407—413 (1956).
— Human tolerance to deceleration. Amer. J. Surg. **93**, 734—740 (1957).
— Jolt effects of impact on man. (Paper presented at Symposium on impact acceleration stress, Brooks AF Base, San Antonio. Texas. U.S.A. 1961.)
— After seat belts — what? 5th Stapp car crash Conference Proceedings. Springfield: Ch. C. Thomas 1961.
— Impact attenuation for occupants of motor vehicles. 9th Stapp car crash Conference Proceedings. Springfield: Ch. C. Thomas 1965.
— Review of Air Force Research on biodynamics of collision injury. 10th Stapp car crash Conference Proceedings. Springfield: Ch. C. Thomas 1966.
—, and W. C. BLOUNT: Effects of mechanical force on living tissue. III. A compressed air catapult for high impact forces. J. Aviat. Med. **28**, 281—290 (1957).
— H. A. FENNER jr., R. C. HAEUSLER, D. F. HUELKE, J. D. STATES, K. STONEX, and H. H. WAKELAND: Federal and state standards for automotive safety design (panel discussion). 9th Stapp car crash Conference Proceedings. Springfield: Ch. C. Thomas 1965.
— E. R. TAYLOR, and R. CHANDLER: Effects of pitch angle on impact tolerance. 7th Stapp car crash Conference Proceedings. Springfield: Ch. C. Thomas 1963.
STARKS, J. H.: Crash injury work of the Research Laboratory of the United Kingdom, Research into road safety. O.E.E.C. Publ. No 13,717. Paris 1961, pp. 35—37.
STATES, J. D.: Case studies of racing accidents. 8th Stapp car crash Conference Proceedings. Springfield: Ch. C. Thomas 1964.
TAMPEN, I. D.: The effectiveness of seat belts. Road Accident Research for Motor Company, Report No. 3, August 1967.
THOMPSON, A. B.: A proposed new coucept of estimating the limit of human tolerance to impact acceleration. Aerospace Med. **33**, 1349 (1962).
TOPE, O.: Arbeitsphysiologische Forderungen und Mängel in der Arbeitsplatzgestaltung für die Führer von Kraftfahrzeugen. Der Mensch im Verkehr. Beih. zur Arbeitswissenschaft. Mainz: Krauskopf Verl.
— Arbeitspsychologische und -physiologische Forderungen an Kraftfahrzeuge. Städtetag **6** (1954).
— Krankheits- und Unfallursachen durch arbeitsphysiologische und -psychologische Mängel an Fahrzeugen. Int. Arch. Verkehrswesen **7**, 558 (1955).
— Konstruktionsmängel an Kraftfahrzeug-Fahrerhäusern als Krankheits- und Unfallursachen. Betrieb und Technische Überwachung, H. 10 (1955/56).
— Unfallverursachende und unfallverschärfende Gestaltung von Motorfahrzeugen. VDI-Berichte **25**, 57 (1957).
TOURIN, B.: Ejection and automobile fatalites. Publ. Hlth Rep. (Wash.) **73**, 381 (1958).
— Ejection and automobile fatalities. Publ. Hlth Rep. (Wash.) **73**, 381—391 (1958).
— Die Sicherung des Menschen im Straßenverkehr. Arbeits- und Forschungsgemeinschaft für Stadtverkehr u. Verkehrssicherheit, Bd. VIII. Köln 1961.
— B. ALDMAN, I. MICHELSON, and J. MITCHELL: Restraining characteristics of harnesses. For presentation at Sixth Stapp carcrash and field demonstration conference, Holloman air force base, New Mexico, Nov. 1962.
—, and J. W. GARRETT: Safety belt effectiveness in rural california automobile accidents. Automotive Crash Injury Research of Cornell University, New York, 1960.
— — A report on safety belts to the California legislature. Automotive Crash Injury Research of Cornell University, February 1960.
— —, and J. O. MOORE: Preliminary report on automobile side window glass. Automotive Crash Injury Research of Cornell University, June 1958. (Also Society of Automotive Engineers, June 1958).

UNTERHARNSCHEIDT, F.: Die gedeckten Schäden des Gehirns. Monogr. Neurol. Psychiat. H. 103. (1963).
VESS, K.: Untersuchungen über den Unfallschutz von Kindern in Kraftfahrzeugen. Bericht für den Bundesminister für Verkehr, Bonn 1963.
VOIGT, G. E.: Zur Mechanik der Ringbrüche der Schädelbasis und der Verletzungen der oberen Halswirbelsäule. Arch. orthop. Unfallchir. **54**, 598 (1962).
WADE, P. A.: The care of multiple injuries. Surg. Clin. N. Amer. **32**, 667 (1952).
— The accident surgery of motorways. J. Bone Jt Surg. B **43**, 634 (1961) oder (1962).
— P. W. BRAUNSTEIN, J. R. MCCARROLL, W. COOPER, M. SEREMETIS, and S. WEINBERG: Fatal pedestrian automotive accidents. (1961).
WAKELAND, H. H.: Systematic automobile design for pedestrian injury prevention. 5th Stapp car crash Conference Proceedings. Springfield: Ch. C. Thomas 1961.
WALTZ, R. C.: Motorbike accidents. A national epidemic. Bull. Acad. Med. Cleveland, May 1966.
WHITE, A. J.: The role of safety belts in the motorist's safety. Clin. Orthop. Nr 9 (1957).
WICKSTROM, J., J. L. MARTINEZ, D. JOHNSTON, and N. C. TAPPEN: Acceleration-deceleration injuries of the cervical spine in animals. 7th Stapp car crash Conference Proceedings. Springfield: Ch. C. Thomas 1963.
WIDMAN, J. C.: Recent developments in penetration resistance of windshield glass. SAE 650474, New York (1965).
WILFERT, K.: Comprehensive vehicle safety development, Daimler-Benz A.G. 10th Stapp car crash Conference Proceedings. Springfield: Ch. C. Thomas 1966.
WILLICH, J. H.: Testing of seat belts with dummy and a centrifugal seat. A Report of the Battele-Institut, Frankfurt. Translated from: Autom.-techn. Z. **64**, 352—357 (1962).
— Untersuchung von Kraftfahrzeugsicherheitsgurten mit einer Versuchspuppe und einem Schleudersitz. Autom.-techn. Z. **64**, 352—357 (1962).
— H. HONTSCHICK u. H. KÜSTERS: Untersuchung von Kraftfahrzeugsicherheitsgurten mit einer Versuchspuppe und einem Schleudersitz. Dtsch. Kraftfahrtforsch. u. Straßenverkehrstechn. Nr 158 (1962).
—, u. H. WAGNER: Unfallschutz in und an Kraftfahrzeugen. Amerikanische Forschungsergebnisse. Dtsch. Kraftfahrtforsch. u. Straßenverkehrstechn. H. 132 (1959).
WOLF, R. A.: The discovery and control of ejection in automobile accidents. Symp. Med. Aspect. Automob. Inj. and Deaths, Amer. Med. Ass. (1961).
— The discovery and control of ejection in automobile accidents. J. Amer. med. Ass. **180**, 220 (1962).
WYSS, T., u. S. P. ULRICH: Festigkeitsuntersuchungen und gezielte Extensionsbehandlung der Lendenwirbelsäule unter Berücksichtigung des Bandscheibenvorfalls. Mitteilung aus der Eidgenössischen Materialprüfungsanstalt Zürich. Erschienen in der Vjschr. naturforsch. Ges. Zürich Bei-H. 3/4 (1954).
ZABOROWSKI, A. B.: Human tolerance to lateral impact with lap belt only. 8th Stapp car crash Conference Proceedings. Springfield: Ch. C. Thomas 1964.
ZEHNDER, M. A.: Zerreißfestigkeit und Elastizität der Aorta. Schweiz. med. Wschr. **85**, 203 (1955).
— Aortenruptur bei stumpfen Thoraxtrauma. Helv. chir. Acta **26**, 442 (1959).
— Unfallmechanismen zur Aortenruptur. Mitt. aus dem Spital St. Nikolaus, Ilanz, Graubünden, Schweiz, 1962.
ZIFFER, D.: Ein Prüfverfahren für Motorradfahrer-Schutzhelme. Dr.-Ing. Diss. TH Stuttgart 1955.
— Schutzhelme für Kraftradfahrer. Zbl. Verkehrs-Med. **3**, 72 (1957).
— Verletzungen und Todesursachen im Straßenverkehr tödlich Verunglückter. Inaug.-Diss. Univ. München 1964.
— Beitrag über die Probleme der mechanischen Widerstandsfähigkeit des menschlichen Körpers und seiner Gewebe. Die Anwendung der Festigkeitsbetrachtungen auf Konstruktionsfragen von Schutzhelmen und Sicherheitsgurtzeugen für Automobilisten. Technical aspects of road safety, Brüssel 1965.

Orthopädie und Verkehrsmedizin

J. Harff, Hamburg

Mit 17 Abbildungen

I. Aufgaben der Orthopädie

Einem Werbeheft, das anläßlich der 1. Weltausstellung des Verkehrs in München (1965) erschien und dem einige der folgenden Angaben entstammen, ist zu entnehmen, „daß zur Bewältigung der Aufgabe, die uns der heutige Verkehr stellt, neben einer Unsumme Geld die gesammelte Kraft der Leistung von vielen Tausenden hochqualifizierter Ingenieure, Techniker, Baumeister und Facharbeiter notwendig ist. Der ärztlichen Aufgabe, besonders der orthopädischen, wurde nicht gedacht, dabei ist sie auf diesem Gebiet besonders wichtig. Automobil, Lokomotive, Omnibus oder Eisenbahnwagen sollen schnell, zweckmäßig und auch konkurrenzfähig sein, das muß in der Konstruktion zum Ausdruck kommen, andererseits haben die die Fahrzeuge Bedienenden oder sie Benutzenden eine bestimmte Größe, werden älter, sind manchmal mit Leiden behaftet und müssen sich mittels Verkehrsmitteln zur Arbeit begeben. Diese so verschiedenen Aufgaben sind bis heute keineswegs ideal, geschweige zweckmäßig in Übereinstimmung gebracht; ich erinnere an den Großraumwagen mit viel „Stehraum", an die durchgehende Sitzbank im Auto, an die zu niedrige Karosserie, den hohen Einstieg bei Güterwagen, Lastern etc. Daß dieses Dilemma noch existiert, beweisen Mitteilungen Hamburger Zeitungen vom Mai 1966, nach denen von der Hamburger Hochbahn AG ein Ideenwettbewerb für den

„Omnibus der Zukunft, der den Fahrgästen ein Höchstmaß an Komfort bieten soll",

ausgeschrieben wurde.

Über Fahrtauglichkeit, über die Eignung zum Führen eines Fahrzeugs, über Unfallursächlichkeit bei Ausfällen im akustischen und optischen System, bei Folgen von Gehirnverletzungen, hirnorganischen Anfallsleiden und bei psychiatrischen Erkrankungen sowie bei Alkoholgenuß sind Untersuchungen und statistische Auswertungen erfolgt; die Eignung sich mit Leiden und Schäden am Bewegungsapparat richtig an den Verkehr zu adaptieren, deren Unfallursächlichkeit und andere orthopädische Probleme, die mit dem Verhalten im modernen Verkehr, mit der Konstruktion von Schienen, Straßen, Fahrzeugen u. v. m. zusammenhängen, sind nicht annähernd so ausgiebig von Ärzten bearbeitet worden, mehr von Technikern (Coermann, Dieckmann, Hörber, Tope). So gibt es Richtlinien für die Gestaltung und Ausrüstung von Führerhäusern von Kraftwagen, Zugmaschinen und Arbeitsmaschinen (2. Juli 1959) und für Sicherheitsmaßnahmen bei körperbehinderten Kraftfahrern.

Der § 2 StVZO macht es allen Verkehrsteilnehmern mit körperlichen Mängeln zur Vorschrift, daß sie nur dann am Straßenverkehr teilnehmen dürfen, wenn sie in geeigneter Weise Vorsorge getroffen haben, daß andere nicht gefährdet werden können. Es sind also für Führerscheinbewerber und Führerscheininhaber bei Erstantrag, Erweiterungsantrag, bei Neuerteilung nach Entzug Untersuchungen bzw. Prüfungen empfehlenswert, besonders bei schweren Schäden der Gliedmaßen, d. h. vollständigem oder teilweisem Ausfall (Lähmung oder Amputation) eines Armes oder Beines und bei schweren Schäden des Rumpfes und der Wirbelsäule (LEWRENZ).

Diese Vorschrift findet ihre Verwirklichung durch vielfältige technische Hilfen zum Führen eines Kraftfahrzeugs für einen Körperversehrten.

Es ist nicht Sinn dieser Ausführungen sich mit der Differenzierung der Begriffe „Fahrtauglichkeit" und „Geeignetheit" auseinanderzusetzen. Für den Orthopäden, gibt es aber den Begriff der *vorübergehenden* und den der *endgültigen Fahruntauglichkeit.* Die klinische Diagnose, z. B. Lähmung beider Beine, sagt in der Orthopädie kaum etwas über Fahrtauglichkeit, diese wird von der Kompensationsfähigkeit des Patienten, sei sie operativ oder apparativ, oder auf anderem Wege erreicht, bestimmt.

Alle Erfahrungen sprechen übrigens dafür, daß der Körperversehrte keineswegs besonders hoch durch seine Körperschäden an Straßenverkehrsunfällen beteiligt ist. Nach LUFF konnte 1953 bei Untersuchungen in Frankfurt an 11340 Verkehrsunfällen nur eine Beteiligung von 0,07% durch Körperversehrte festgestellt werden. Manche Extremitätengeschädigte beherrschen ihr Kraftfahrzeug mit geradezu artistischer Geschicklichkeit. IMESCH stellte fest, daß sich gerade unter Schwerstinvaliden bewährte Kraftfahrer befinden. KUNKEL verglich eine Reihe von Körperbehinderten (Behinderung durch Amputation oder Lähmung eines Armes oder eines Beines oder durch einen anderen Mangel, der aber weder die Sehfähigkeit, noch die Hörfähigkeit betraf) mit jeweils einer Gruppe von Schwerhörigen oder Gehörlosen. Er konnte nachweisen, „daß die Gruppe der Körperbehinderten signifikant bessere Leistungen am Kölner Reaktions-Belastungsgerät erzielte, als die Gruppe der Einäugigen und die Gruppe der Schwerhörigen". Er folgerte, daß der zum Anlaß einer Fahrtauglichkeitsuntersuchung gewordene körperliche Mangel das „Reaktionsverhalten" der Gruppe der ausgewählten Körperbehinderten am wenigsten beeinträchtigt. Auch bei einem Vergleich einer Gruppe „von Kraftfahrern mit negativer Verkehrsbewährung waren die Reaktionsleistungen der Körperbehinderten signifikant besser, als die der Tatauffälligen". TOPE bestätigt diese Erfahrungen. Die Orthopädie ist im Rahmen der Verkehrsmedizin also nicht nur vom Sektor der Unfallbehandlung angesprochen, die in diesem Kapitel nicht behandelt wird, weil von anderen Autoren in diesem Handbuch darüber referiert wird, — *obschon ihr auf diesem Gebiet eine ganz wesentliche Aufgabe zufällt* — sondern auch von ihren anderen Arbeitsgebieten her, um es z. B. Trägern von angeborenen oder erworbenen Mißbildungen, von Gliedmaßendefekten bzw. -verlusten und auch anderen orthopädischen Kranken zu ermöglichen, *mit dem Schaden* ohne Gefährdung anderer am Verkehr teilzunehmen. Die Aufgabe der Orthopädie im Rahmen der Verkehrsmedizin ist umfassender, als es zunächst scheint. In vielen Fällen ist sie eine therapeutische: Die genannte Gruppe, einschließlich Unfallgeschädigter, durch Operationen, Verabfolgung von Apparaten oder durch konservative Behandlung instand zu setzen, den Anforderungen des Verkehrs sicher und ohne Gefährdung für sich und die Allgemeinheit zu genügen. Die Aufgabe beruht in anderen Fällen in der fürsorgerischen Beratung: z. B. Menschen, besonders Jugendliche mit Haltungsschwächen, mit Restzuständen nach einer Scheuermannschen Erkrankung, mit Skoliosen davor zu warnen, in ungeeigneten Fahrerhäusern zu arbeiten, z. B. solchen, in denen die Lenksäule *seitlich* neben dem Führer angeordnet ist (vgl. Abb. 1) und dadurch bei jeder Bewegung zu unphysiologischen Drehbeanspruchungen führt oder in solchen in denen die Fußpedale nicht ohne Verdrehung erreicht werden können. Die Beispiele lassen sich für Kranke mit Gelenkdysplasien, mit präarthrotischen Deformierungen beliebig vermehren.

Die Patienten müssen davor bewahrt werden, daß durch schlecht gefederte Moped-, Fahrrad-, Motorrad- oder Treckersessel, durch andauernde überdurchschnittliche Stehbelastung in sogenannten Großraumwagen auf dem Wege zur und von der Arbeit, sich ihre Leiden weiter verschlechtern.

Die Hilfe bei der Umkonstruktion von Kraftfahrzeugen für die Benutzung durch Versehrte und Behinderte gehört ebenfalls zur fürsorgerischen Aufgabe, wobei — gerade in der Verkehrsmedizin der Orthopäde durch die Führung des Versehrten oder Kranken eine Fürsorge auch für die große Masse der übrigen Verkehrsteilnehmer betreibt.

Hierfür ein Beispiel bei einem Bandscheibengeschädigten: Beim Autofahrer erheischt eine plötzlich eintretende kritische Situation schnelles Bremsen. Im gleichen Augenblick kann es zu einem muskulär-vertebragen bedingten Schmerz kommen, der die Herrschaft über das Bremsbein unmöglich macht. Nicht energisch genug kann ein solcher Art Erkrankter auf die Gefährdung, die er für die Umwelt bedeuten kann, aufmerksam gemacht werden.

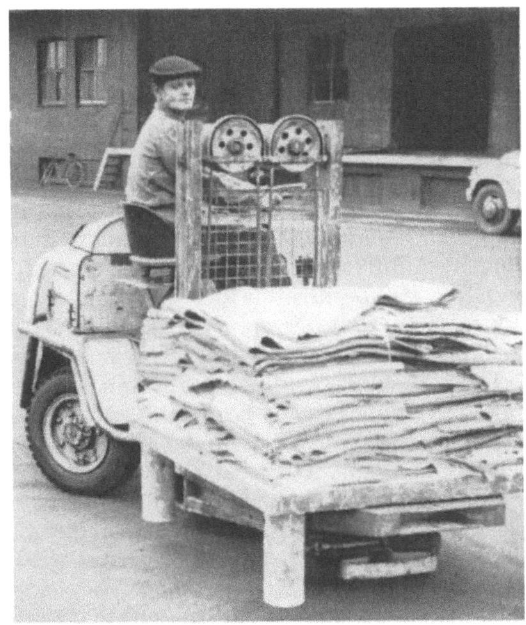

Abb. 1. Kleintransporter. Seitanordnung des Fahrersitzes: unphysiologische Drehbeanspruchung der Wirbelsäule

Fürsorge ist aber auch die Beratung der Industrie über zweckdienlichere Gestaltung der Karosserie, der Sitze, Fahrerhäuser, Einstiege (s. auch S. 535—46) usw., besonders, wenn man an die Bestrebungen denkt, den Individualverkehr aus den Zentren der Städte zu verbannen, so daß dann auch Versehrte und andere orthopädisch Kranke allein auf die öffentlichen Verkehrsmittel angewiesen sein werden. In anderen Staaten Europas, in den USA, in Japan gibt es in öffentlichen Verkehrsmitteln schon mehr Hilfen für Körperbehinderte (Hörber), als bei uns. Die *Aufgaben der Orthopädie* in der Verkehrsmedizin ergeben sich also aus der Integration der Ziele des Faches mit der Forderung nach größtmöglicher Sicherung des Verkehrs, sie sind: *therapeutische*, *prophylaktische*, *fürsorgerische* und *rehabilitatorische* sowie auch solche der *Ausbildung*.

Alle vermag ich wegen der Knappheit des mir zur Verfügung stehenden Raumes nicht zu besprechen.

Alle Verkehrsteilnehmer sind in Gefahr
seitens der Straßenbeschaffenheit,
seitens anderer Umweltbedingungen, wie Wetter und Tageszeiten,
seitens Mängel an Fahrzeugen,
seitens der aktiven und passiven Verkehrsteilnehmer selbst, gegebenenfalls besonders durch Krankheiten bei ihnen.

Für den im orthopädischen Sinn Behinderten sind folgende Gefährdungen besonders wichtig:

1. seitens der Straßenbeschaffenheit,
2. seitens der Mängel an Fahrzeugen,
3. seitens der Behinderung.

II. Straßenbeschaffenheit

Bereits der Gesunde ist auf längeren Fahrten durch Schlaglöcher, Fugen, Buckel und Wellen auf Straßen und Autobahnen oder durch Kurzschienen, durch nicht fugenlos ineinandergehende Schienen, durch unelastische Schienenbefestigung auf den Schwellen, durch unzweckmäßige Schwellen der Eisen-, U- oder Straßenbahnen in seinem Befinden gestört. In unerschöpflicher Variationsbreite wirken die Fahrbahneinflüsse, verstärkt oder gedämpft durch ein Fahrzeug, ein. Ihr wichtigster Effekt sind Erschütterungen und Schwingungen. Parallel zur Belastung des Menschen durch Schwingungen läuft das schwingungsphysikalische Verhalten des menschlichen Körpers selbst (DIECKMANN), Mechanische *Schwingungen* belästigen infolge der zunehmenden Technisierung als äußerer Reiz bereits den Gesunden immer mehr. Bei der Zunahme des Verkehrs ziehen sie breite Schichten der Bevölkerung in Mitleidenschaft, auch die jugendlichen und mittleren Alters. So übertragen sich z.B. bei allen Gefährten die längeren Bodenwellen fast ungedämpft auf das Fahrzeug und auf die Insassen. Nebenstehend ein Diagramm von DIECKMANN, das die Schwingungskräfte zwischen Sitz und Mensch in einem PKW bei verschiedenen Straßenzuständen zeigt. Der menschliche Körper hat im gesamten Bereich *vertikaler* Einwirkungen von etwa 5—40 Hz Resonanzerscheinungen. Die Kraftübertragung ist in diesem Frequenzbereich proportional der Schwingungsgeschwindigkeit. Dagegen wird unterhalb 5 Hz vorwiegend die Masse des menschlichen Körpers für die Kraftübertragung wirksam, deren Größe dann von der erregenden Schwingungsbeschleunigung abhängt (DIECKMANN) (vgl. hierzu auch die Ausführungen im Beitrag von COERMANN, ab S. 804).

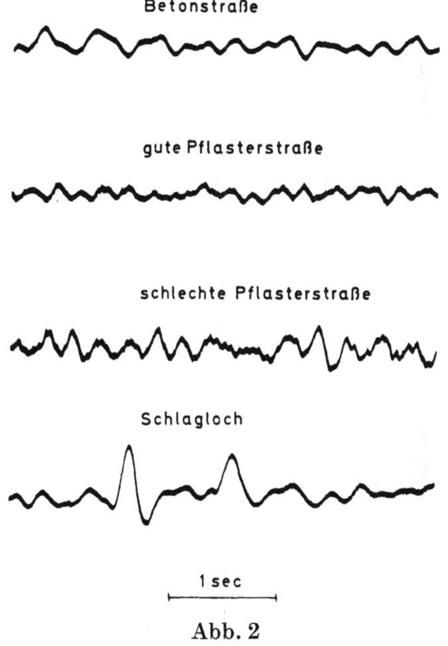

Abb. 2

Zu den Organen mit niedrigen Eigenfrequenzen gehört die Wirbelsäule. Dieses ist wichtig für die spätere Betrachtung der Schwingungswirkung auf Sitzende. Die Bereiche zwischen 30—300 Hz beeinträchtigen die Reflexerregbarkeit im Sinne der teilweisen oder gänzlichen Unterdrückung von Muskelreflexen und ziehen die Sehschärfe und Konzentrationsfähigkeit in Mitleidenschaft (vgl. auch die Ausführungen von MÜLLER-LIMMROTH ab S. 132). Ein zweiter

Bereich der kritischen Frequenzen für den Menschen liegt zwischen 1 und 8 Hz, in ihm vermag es zu Resonanzschwingungen des Körpers oder einzelner Organe zu kommen. Den kritischen Wert stellen etwa 5 Hz dar. Nach COERMANN wirken vertikale Schwingungen im Frequenzbereich unterhalb 10 Hz in erster Linie über das Skelet auf die inneren Organe — also auch auf das Skelet —; während Frequenzen über 10 Hz ihre größte Wirkung noch in den äußeren Geweben haben. Frequenzen zwischen 70 und 80 Hz nimmt der Mensch nur sehr gedämpft auf. Beim frei Sitzenden wirken sich *horizontale* Schwingungen nur unter 10 Hz, vorwiegend bei 3 Hz belastend auf den ganzen Körper aus; er kommt in seiner Gesamtheit zu Eigenschwingungen, bei höheren Frequenzen haben sie auch Wirkung auf die Gewebe in der Nähe des schwingungserregten Gebietes.

Mechanische Schwingungen einer bestimmten Frequenz beeinträchtigen also eine Reihe physiologischer Funktionen (BROICHER, COERMANN, DIECKMANN, DUPUIS, LANGE u.a.). Auch die Einwirkungs*zeit* einer Schwingung ist maßgeblich. Trifft sie nur einige Minuten am Tag auf einen Menschen, ist sie ohne Effekt; sie kann aber bleibende Schädigungen hervorrufen, wenn der Mensch ihr täglich längere Zeit unterworfen ist. Der Zeitfaktor muß also genau definiert sein, wenn wir von Schwingungswirkungen auf den Menschen sprechen (COERMANN). Auch Adaptationen an Schwingungen kennen wir.

In die kritischen Schwingungsbereiche gerät der am Verkehr beteiligte Mensch viel häufiger, als man zunächst meint. Es erscheint kaum glaubhaft, daß bereits der Fußgänger auf hartem und ungleichem Pflaster Beschleunigungswerten ausgesetzt ist, die an manche Fahrzeugerschütterungen reichen. Aber bereits mit der Benutzung eines mit Pferden bespannten Wagens bis zu der von Schleppern, landwirtschaftlichen Zugmaschinen, Personenkraftwagen, Lastkraftwagen, Omnibussen, Eisen- und Straßenbahnen (COERMANN, BROICHER, DIECKMANN) setzt sich der Mensch, dadurch daß die Gefährte sich auf Straßen, Autobahnen, Schienen fortbewegen, den Schwingungen genannter Art und Frequenz aus, die das Fahrzeug vielfach verstärkt — in selteneren Fällen zu dämpfen in der Lage ist — da sie in Stärke und Reihenfolge ungeordnet kommen.

Der gesunde stehende Mensch hat im Spiel der muskulären Agonisten und Antagonisten und durch die Stellung von Fuß-, Knie- und Hüftgelenken ein regelbares Feder- und Dämpfungssystem, mit dem er die Eigenfrequenz seines Körpers senken oder verändern und auch eine Dämpfung der Schwingungen vornehmen kann. Dadurch, daß die mechanischen Einflüsse der Straße (des Schienenweges) bzw. von Straße + Fahrzeug in Stärke und Reihenfolge aber ungeordnet auf den Menschen treffen, tangieren sie auch unter 30 Hz den *normalen* Reflexablauf mittels dessen der Körper Stöße, Schwingungen, Abwehrbewegungen auffängt; der Ablauf dieser Reflexe ist mit bestimmten Zeiteinheiten korreliert. Treffen Stöße und Schwingungen nun unregelmäßig in der Zeit auf eine Person, so ist unter Umständen der erste Reflex noch nicht abgelaufen, bevor weitere folgen und der reflektorische Ausgleichsmechanismus kann nicht richtig ablaufen. Die kinetische Energie trifft dann den passiven Stütz- und Halteapparat in besonderer Stärke. *Für den Arthrotiker und Rheumatiker, für den Wirbelsäulenkranken* verschiedenster Genese stellen diese Tatsachen in viel stärkerem Maße Störfaktoren dar, da ja das arthrotisch geschädigte Knie- oder Hüftgelenk bzw. die spondylarthrotische Wirbelsäule oder auch eine Hüftbeugekontraktur den Ausgleich von Erschütterungen und Schwingungen gar nicht mehr bzw. nur vermindert zulassen, so daß diese eher die gefährdenden Frequenzen erreichen. Ähnliches gilt für den Prothesenträger. Hier ist also bereits jeder in einem Fahrzeug *stehende* Angehörige des eben genannten Kreises gegenüber dem Gesunden in einer schlechteren Position, ihm fehlt der Schwingungsschutz des Muskels und Gelenks. Hier vermag durch die permanente muskuläre Anspannung eine Kontraktur verschlimmert, der Muskeldruck auf ein Gelenk überdurchschnittlich verstärkt und beim Bandscheibengeschädigten durch das einseitige Bedienen des

Gashebels und die dadurch bedingte muskuläre Anspannung in kritischen Verkehrssituationen die motorische und sensible Beherrschung einer Gliedmaße doch einmal in Frage gestellt zu werden, zumal die Wirbelsäule zu den Organen mit niedrigen Eigenfrequenzen gehört, die am meisten in Mitleidenschaft gezogen werden. Nicht vergessen sei die vermehrte Ermüdbarkeit, die durch dauernd verstärkte Muskelanspannung zustande kommt.

Durch Schwingungen und Erschütterungen werden auch Bewegungen im Körper erzwungen (DUPUIS, CHRIST). Es handelt sich einmal um solche, die — wie schon erwähnt — den Stoß auffangen sollen, aber auch um solche, die z.B. beim Schlepper- und Traktorfahrer oder beim Insassen eines schnell fahrenden schienengebundenen Fahrzeugs entstehen und ihn belästigen. Bei der Beurteilung von Schwingungs- und Erschütterungsschäden sind auch diese Vorgänge wesentlich. Hierüber wird noch zu sprechen sein.

Daß orthopädisch Kranke am Verkehr teilnehmen, ist aber gegeben; die Fürsorge besteht deshalb in der Forderung nach der Minderung der exogenen Schädigung durch Schaffen der fugenlosen — „endlosen" — Straße, nach fugenlosen Langschienen, zumal die günstigste Zusammensetzung der einzelnen Schichten einer Straße, die günstigste Schienenlage und die günstigste Befestigung der Schiene auf dem Unterbau heute in Form sehr präziser Rezepte (für den Straßenbau) bzw. sehr weit entwickelter Herstellungstechnik (für Schienen und auch ihre Befestigung auf dem Unterbau) bekannt sind (vgl. den Beitrag von BITZL ab S. 744). In der Bundesrepublik rückt die *Forderung nach der fugenlosen Straße* besonders in den Vordergrund, da die Strukturwandlungen im gesamten technischen und wirtschaftlichen Bereich die Tendenz zur Benutzung des Straßenfahrzeugs besonders unterstützt hat. Die Bundesrepublik ist heute mit der größten Verkehrsdichte belastet.

Als Beispiel! Das französische Straßennetz ist bei etwa doppelter Gebietsfläche, aber so gut wie gleichem Kraftfahrzeugbestand, mit 819000 km mehr als doppelt so groß als das deutsche. Die Durchschnittsentfernung zwischen den französischen Großstädten beträgt 350 km, zwischen denen der Bundesrepublik etwa nur 50 km. Diese „Kürze" ist durch das Ballungsgebiet im Rhein-Main-Gebiet, an der Ruhr sowie bei Hamburg und um München bedingt. Etwa 70% unseres gesamten Verkehrs wickeln sich in diesen Ballungsräumen ab. Im Jahre 1960 betrug die Zahl der Personenkraftwagen in der Bundesrepublik 4,3 Mill. ohne Omnibusse, Lastkraftwagen, Zugmaschinen, Sonderfahrzeuge, Krafträder und Mopeds. 1966 rollten über die Straßen der Bundesrepublik etwa 13 Mill. Kraftfahrzeuge, davon 9718800 PKW und Kombiwagen. Es muß damit gerechnet werden, daß sich die Zahl der Personenkraftwagen bis zum Jahre 1980 vervierfachen wird. Mehr als 4000 Personenkraftwagen werden täglich in der Bundesrepublik neu zum Verkehr zugelassen. Während 1961 auf 12 Einwohner 1 PKW kam, waren es Anfang 1966 6. In München kommen sogar auf 4 Einwohner 1 Fahrzeug. Die jährliche Fahrleistung des einzelnen PKW in der Bundesrepublik beträgt etwa 18600 km, in Frankreich nur 9500 km, in England 11600 und in den USA 14000 km.

Auf das Befinden des Menschen ist also in kurzer Zeit eine nicht vorausschaubare Belastung durch das Verkehrsmittel selbst gekommen.

III. Fahrzeugbeschaffenheit

Mit diesen Überlegungen und Gedanken kommen wir zu den *Mängeln an Fahrzeugen*. Man sollte nicht immer nur die Mängel des Autos in den Blickpunkt der Kritik rücken, sondern ebenfalls die Konstruktionseigenheiten der anderen Verkehrsmittel, auch die der Fahrerhäuser von Lastwagen, Lokomotiven, ja die Höhen von Bahnsteigen, von Ein- und Ausstiegen sowie von Trittbrettern. Die Frage nach der Schädigung und Schädigungsmöglichkeit durch das Fahrzeug wird heute immer zu ungunsten des Fahrzeugs entschieden. Der Slogan, daß der Volkswagen rückenschädigend sei, ist allzu bekannt, seine Richtigkeit nicht erwiesen. Für die Glaubwürdigkeit wäre sicherzustellen, daß z.B. die Benutzer von Volkswagen in prozentual verbindlichen Zahlen vermehrt an „Rückenschäden" — ich wähle absichtlich die unverbindliche Diagnose — leiden als Benutzer anderer Automarken und anderer Verkehrsmittel.

Nichtsdestotrotz ist, obwohl die eingangs erwähnten Richtlinien existieren, der *Autositz* und der in Massenverkehrsmitteln, in Nutzfahrzeugen (Treckern, Lastern, Elektrokarren) und auf Fahr-, Motor- und anderen -rädern ein Problem, weil ja Körpergröße, -proportionen und der Gesundheitszustand oder der Grad einer eventuellen Körperbehinderung des Fahrzeugführers als auch des Fahrgastes eine Rolle spielen, und weil das Fahrpersonal gleichzeitig Arbeit leistet, aber auch, weil der Sitzende „schwingungsanfälliger" ist. Wie schon erwähnt wurde, kann ein Fahrzeug auch den gefährdenden Schwingungsbereich induzieren oder den der Straße in die gefährdenden Grade transferieren. Broicher hält es für wenig wahrscheinlich, daß die gefährdenden niederfrequenten Schwingungen von der Kombination Reifen und Federungssystem völlig verhindert werden können und sieht die bessere Kompromißlösung für alle Straßenfahrzeuge darin, daß der Sitz selbst gegenüber dem Fahrzeug ein reguläres, gut gedämpftes Federsystem mit größeren Schwingungen bekommt. Im niederfrequenten Schwingungsbereich vermag der gesunde Stehende durch Muskelspiel und sinnvolle Gelenkstellung die kritische Frequenz teilweise zu kompensieren; daß dies für den stehenden Prothesenträger, Arthrotiker, Rheumatiker schon schwieriger ist, wurde erwähnt. Aber bereits der gesunde *Sitzende* kann Schwingungen nicht mehr oder nur minimal dämpfen. Die Fähigkeit, ob er es vielleicht eben noch oder gar nicht mehr kann, hängt natürlich auch vom Fahrzeug: Automobil, Eisenbahn, Trecker, Motorrad, vom Sitz selbst, von der Sitzhaltung — und von der Straße — ab. Die Kritik ist am Autositz am lautesten. Sie ist es aber zu unrecht, denn die Sitze von Schleppern, Lastern und Motorrädern sind in der Regel schlechter. Ihre Schwingungseinflüsse sind gefährlicher. Die Kritik bezog sich primär auch gar nicht so sehr auf die Gefährdung durch mechanische Schwingungen, sondern darauf, daß die *Sitze den anatomischen und orthopädischen Erfordernissen nicht genügen.*

Nun stellt das Sitzen an und für sich schon die ungünstigste Dauerhaltung dar. Es erfordert als solches muskuläre Arbeit. Der Sitzende hat dazu seine Arbeit — z.B. als Kraftfahrer — zu leisten. *Der Sitz muß also ein Arbeitssitz sein.*

Nach Schoberths u.a. Untersuchungen gibt es eine „Sitzruhehaltung" und von ihr drei Formen (Abb. 3):

den *Normaltyp,* bei dem die Wirbelsäule einen mehr oder weniger kontinuierlich nach dorsal konvexen Bogen beschreibt (mittlere Abbildung);

den *Rundrücken,* bei dem die Wirbelsäule auch total kyphotisch gebogen ist. Die Krümmung ist aber wesentlich stärker als beim Normaltyp;

den *Flachrücken,* bei dem der kyphotische Bogen der Wirbelsäule gegenüber den anderen Typen abgeflacht ist (linke Abbildung).

Außer der Sitzruhehaltung gibt es auch die aufrechte Sitzhaltung. Sie zeichnet sich durch Abflachung der Ruhekyphose aus. Auch hier hat Schoberth eine Dreiteilung vorgenommen:

die Gruppe L *(Lordose),* bei der eine Lendenlordose nachweisbar war, die dann in eine deutliche, wenn auch gegenüber der Ruhehaltung abgeflachte Brustkyphose überging.

Die Gruppe S *(Steilhaltung),* bei der die ganze Lendenwirbelsäule mehr oder weniger gestreckt war, der Lendenteil fiel mit einer richtigen Senkrechten praktisch zusammen. Auch die Brustkyphose war abgeflacht.

Die Gruppe K *(Kyphose),* bei dieser blieb die Lendenwirbelsäule auch in Aufrichtung nach dorsal konvex; im Ganzen behielt die Wirbelsäule eine Einstellung wie in der Ruhehaltung. Die Biegungen waren allerdings mehr oder weniger abgeflacht.

Für das Sitzen spielt die Form und Beweglichkeit der *Lendenwirbelsäule* eine besondere Rolle, da sie ja an der sitzbedingten Rückdrehung des Beckens direkt teilnimmt und da die Wirbelsäule ihre Gestalt jenseits des 40. Lebensjahres häufig noch ändert. Die Krümmungen im höheren Alter sind stärker als bei Jugendlichen. Die zur Sicherung des Gleichgewichtes der sitzbedingten Beckenrückdrehung entgegengesetzte Beugung des Oberkörpers und die damit verbundene Abflachung der Lendenlordose, die ja bis zur Kyphose gehen kann, setzt eine ungestörte Beweglichkeit aller Bewegungssegmente der Wirbelsäule, besonders der LWS voraus. SCHOBERTH wies bei der aufrechten Sitzhaltung 32 × eine Lordose der Lendenwirbelsäule, in 52 Fällen Steilheit und bei 16 Probanden eine Kyphose nach. Die Lordosen waren im Alter nach 20 Jahren wesentlich häufiger. In der erschlafften Sitzposition zeigten nur wenig mehr als die Hälfte

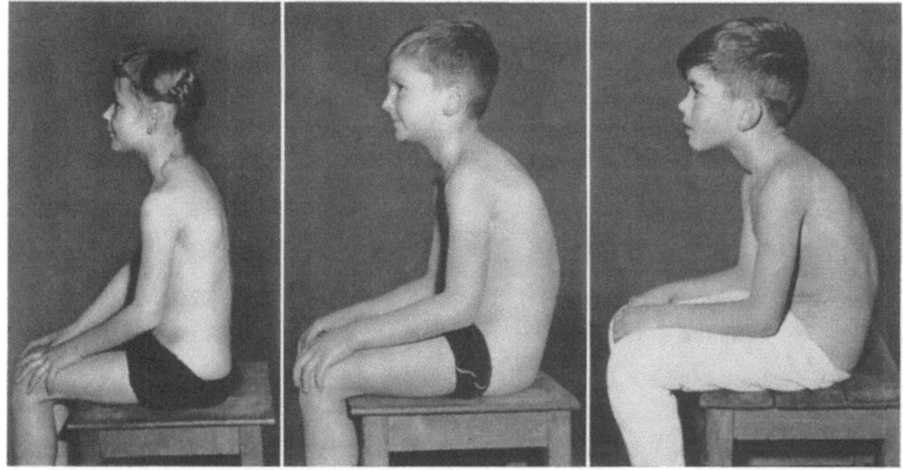

Abb. 3. Formen der Ruhesitzhaltung. (Aus SCHOBERTH, 1962)

der von SCHOBERTH untersuchten Personen auch eine Kyphose der Lendenwirbelsäule, bei 11 Individuen blieb eine Lordose bestehen. Die Lumbalkyphosierung ist bei normaler Form der Wirbelkörper nur dann zu erreichen, wenn die Vorwärtsbeugung frei getätigt werden kann.

Für den Sitzakt sind auch die *Beine* wesentlich, da sie bis zu 25% des Körpergewichtes abnehmen. Pathologische Veränderungen — z. B. eine Hüftarthrodese — die die Kippung des Beckens hindert, eine Knieversteifung — die die Abnahmemöglichkeit der Körperlast durch die Beine vermindern kann — vermögen den Prozentsatz zu variieren. Wenn die Füße auf dem Boden stehen, vermehren Oberschenkelrückseite — ganz oder zu Teilen, je nach Sitzbrettgestalt und -länge — und Füße die Unterstützungsfläche; wie weit die Füße beteiligt werden, hängt von der Höhe der Sitzfläche und ihrer Neigung ab, in der Regel nehmen sie nur das Gewicht der Unterschenkel ab — in entspannter Haltung nicht einmal mehr da Gewicht dieser. Auch die Position der Arme ist an der Sitzhaltung beteiligt. (Vgl. hierzu die grundlegenden Ausführungen in den Beiträgen von COERMANN ab S. 788 und von MÜLLER-LIMMROTH ab S. 128).

Die Belästigung und Gefährdung des Fahrers und Fahrgastes sind aber nicht allein durch den Sitzakt bedingt, sondern in vielen Fällen durch die *Sitzkonstruktion* z. B. die Form: Tiefe, Breite und Höhe des Sitzes (vgl. Abb. 4 u. 5), durch seine Neigung, durch die Lehne und durch die Polsterung. So gefährden Kunststoffsitzbezüge häufig — auch wenn der Sitz sonst gut geformt ist — die Statik infolge

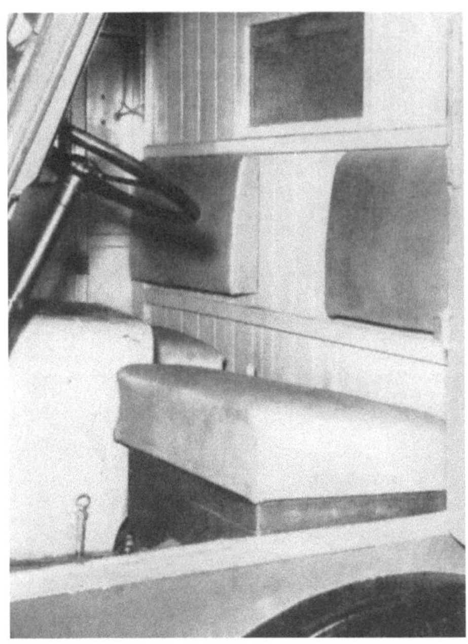

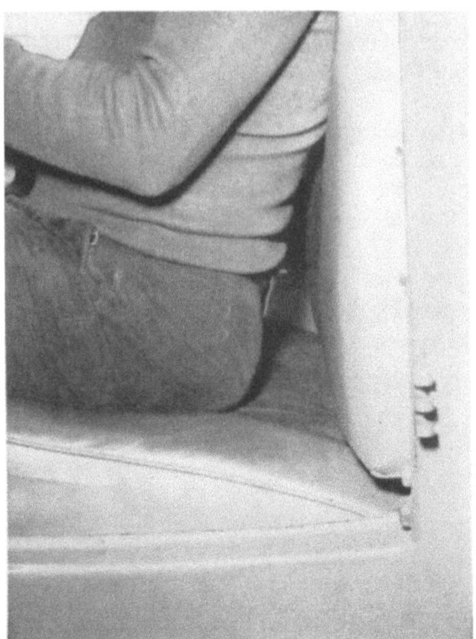

Abb. 4a Abb. 4b

Abb. 4a. Rückenlehne zu steil, keine Sicherung für den Kopf

Abb. 4b. Es fehlt Stütze für die Lendenwirbelsäule

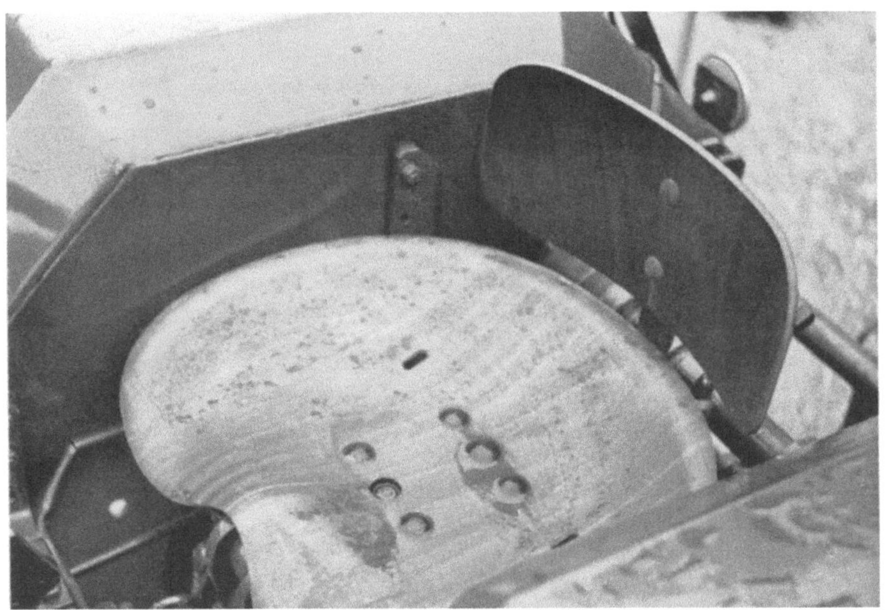

Abb. 5. Landwirtschaftliches Nutzfahrzeug. Sitzfläche zwar in der Form akzeptierbar, aber zu glatt und zu hoch: der Fahrer findet keinen sicheren Halt und beansprucht seine Muskulatur unnötig statisch. Die Lehne ist indiskutabel! Sie vermittelt die Stütze nicht am richtigen Ort, akzentuiert die statische Arbeit hierdurch unnötig

ihrer Rutschbegünstigung. Der zu *niedrige* Sitz zwingt den Fahrer in die totale Kyphose der Lendenwirbelsäule, die Last ruht auf Gesäß und Sitzknochen; es resultiert schmerzhafte Dehnungsbeanspruchung der langen Rückenmuskulatur; da beim Fahrer die Beine zum Bremsen, Gasgeben, eventuell auch zum Kuppeln beweglich sein müssen, fehlen sie mehr oder minder als entlastende Hilfen. Die Sitzfläche und die Lehnen haben meistens arbeitsphysiologisch und orthopädisch noch nicht die zweckmäßige Form (Abb. 4a und b und 5).

Ist der *Sitz zu hoch,* oder läuft er schräg nach vorn, aber auch — das wird so leicht vergessen — bei kleinen Personen, bei Sitzriesen müssen die mit dem Gewicht der Oberschenkel und des nach vorn geneigten Stammes — vordere Sitzhaltung — „belasteten" Beine gleichzeitig ja auch wieder zur Bedienung von Gas, Bremse, eventuell Kupplung bewegt werden und unterliegen zusammen mit dem Stamm einer unphysiologischen Muskelbeanspruchung. Als Spezialbeispiele seien der *Schleppersitz* (Abb. 5) und der Sitz so manchen Nutzfahrzeugs genannt, bei denen in der Konstruktion besondere pathogene Faktoren liegen, z.B. durch Vorneigung oder Mißgestaltung der Sitzfläche, durch schlechte Erreichbarkeit des Sitzes (vgl. Abb. 4, 5), oder durch schlechte Erreichbarkeit der Bedienungshebel mit dadurch bedingtem Zwang zu versteifender Anspannung der Muskulatur, die ihrerseits wieder das Stoßabsorptionsvermögen verändert und durch Drosselung der Gefäße zu vorzeitiger Ermüdung führt. Es erhebt sich wieder die Forderung, daß die Fahrsitze Arbeitssitze sein müssen (BERQUET, besonders COERMANN).

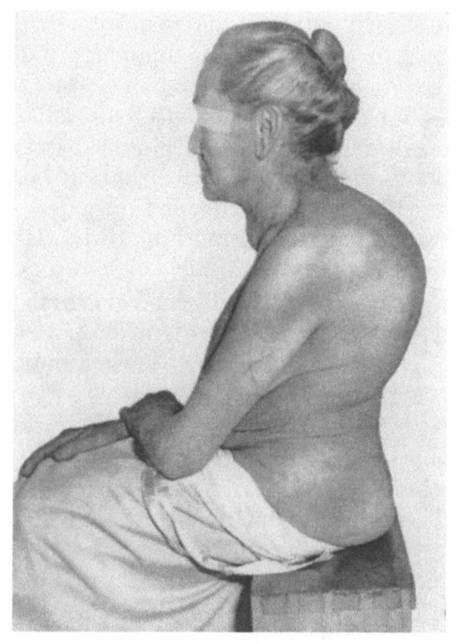

Abb. 6. Altersrundrücken. (Aus SCHOBERTH, 1962)

Zu diesen in der Technik begründeten Ursachen kommt nun, daß viele aktive Verkehrsteilnehmer an einer Arthrosis deformans eines Kniegelenkes, an einer Bewegungseinschränkung eines Hüftgelenkes, an einer Spondylochondrose, einem Bechterew, einem Altersrundrücken leiden oder pathologische Befunde im Bereich der Ligamente oder muskulären Strukturen aufweisen, die oft fehlerhafte Sitzbeanspruchung erzwingen, bzw. bei ungünstigen Sitzkonstruktionen Schmerzen verursachen; wie soll z.B. der Bechterew oder ein Fahrer mit einem Altersrundrücken (Abb. 6) in die zweckmäßige Sitzposition kommen. Es können durch Erkrankungen auch solche Hemmnisse in der kinetischen Kette bedingt sein, daß der Sitzakt als solcher nur unter Zuhilfenahme von Sitzhilfen oder gar Sonderkonstruktionen möglich wird, hierbei vermag Ausfall von Beweglichkeit in Segmenten der Wirbelsäule besser kompensiert zu werden, als eine behinderte Beckenbewegung.

Nun sollte zwar das Steuern eines PKW, LKW oder eines anderen Fahrzeugs eine automatisierte Arbeit sein. Der Anfänger fährt mit Bewußtsein, beim routinierten Fahrer steht das Bewußtsein steuernd und dirigierend in Korrelation mit der Verkehrssituation im Hintergrund. Der moderne Verkehr stellt aber auch den routinierten Fahrer immer wieder vor Situationen starker geistiger Spannung.

Die volle Bewußtseinseinspannung übersetzt sich in vermehrte Anspannung der Muskulatur, so z. B. wenn sich der Fahrer nach vorne beugen und in einer Gebeugthaltung, um eine Verkehrssituation richtig beurteilen zu können, verharren muß. Leider zwingen viele Karosseriekonstruktionen dauernd mit vornübergebeugtem Kopf und gekrümmter Wirbelsäule sitzen zu müssen oder erlauben den Beinen durch unzweckmäßige Anordnung der Fußpedale keine entspannte Haltung (vgl. auch die Ausführungen in den Beiträgen von Coermann ab S. 794 und Müller-Limmroth ab S. 128). Die vermehrte Anspannung der Muskulatur setzt Wirbelkörper und Bandscheibe oder Gelenkanteile unter starken Druck. So sind selbst Frakturen durch starken Muskeldruck bekannt. Es wird auch auf die Arbeiten Goerttlers über den Einfluß von Gelenkstellungen auf die Durchblutung der Kapseln verwiesen. So mancher Fahrer hat dazu eine stumme Osteochondrose oder Arthrosis deformans. Der plötzlich an der Wirbelsäule oder einem Gelenk mechanisch-unphysiologisch angreifende Muskeldruck vermag dann den muskulär vertebragen bedingten Wurzel- bzw. statisch arthrogenen Schmerz hervorzurufen und in einer kritischen Situation eben doch die Herrschaft über das Bremsbein oder über den das Steuer führenden Arm einmal versagen zu lassen. Der Muskelschmerz und die Ermüdung durch Überanstrengung infolge zu langer Haltearbeit seien ebenfalls erwähnt.

Für die Fahrgäste in Verkehrsmitteln besteht ein Unterschied in der Sitzbelastung, gegenüber dem Fahrpersonal, einmal zeitlich, je nachdem, ob ein Nahverkehrsmittel, ein Verkehrsmittel des erweiterten Nahverkehrs oder ein Reisezug bzw. -bus benutzt werden muß. Zum anderen können die Fahrgäste die Sitze wechseln. Hinsichtlich des anatomisch und orthopädisch gerechten Baues der Sitze gilt das Gesagte. Unter *besondere* Muskelbeanspruchung geraten Fahrgäste auf schrägen Straßen oder bei schnellen Durchfahrten kurvenreicher Gegenden — auch in Städten! —, ferner bei sehr langdauernden Fahrten. Man sollte im Automobil und im LKW endlich von den durchgehenden Sitzbänken abkommen, weil Fahrer und Beifahrer jeweils mit getrennten und eigenen Funktionen den Sitz benutzen.

Hinzu kommen die *Schwingungseinflüsse* auf den Sitzenden.

Broicher weist zurecht darauf hin, daß kein als Ersatz konstruierter Federsitz dasselbe leisten kann, wie Bein und Kniegelenk, auch nicht mit den kompliziertest wirkenden progressiven Federungs- und Dämpfungssystemen, da ein Sitz immer nur *eine* bestimmte Charakteristik hat, die nicht ständig und augenblicklich den Bedürfnissen entsprechend in ihrer Federungs- und Dämpfungseigenschaft geändert werden kann. Federung und Dämpfung sollten aber so bemessen sein, daß dem Körper keine Resonanzerscheinungen von 3—5 Hz aufgezwungen werden. Die Eigentümlichkeit des Sitzaktes und die niedere Eigenfrequenz der Wirbelsäule bedingen eine Belastung der Bandscheibe, der kleinen Wirbelgelenke, unter Umständen gegebenenfalls auch der Arm- und Beingelenke. An den Übertragungsfaktor Sitz/Kopf durch Erschütterungen sei erinnert (W. Lange). Bei vertikalen Schwingungen des Körpers auf einem Schlepper kann z.B eine Erhöhung des Sitzgewichts bis zu 250 kg resultieren; die hierbei zum Tragen kommenden Kräfte sind auch Muskelkräfte, die vor allem Wirbelsäule und Bandscheibe stauchend schädigen. Befindet sich ein Fahrzeug dazu noch über längere Zeit in bergigem Gelände oder in Schrägstellung (Fahrten am Hang) ist die Sitzfläche zusätzlich mit dem Fahrzeug verändert. Dem Fahrer ist dadurch eine weitere Möglichkeit genommen Stöße regelrecht abzufangen. Die Fahrer der eben genannten Gefährte müssen natürlich auch die Spur beobachten. Nach Dupuis, Preuschen und Schulte kommt der parallelen Sitzführung eine entscheidende Bedeutung zu, sie fanden, daß 40% des Gesamtenergieverbrauchs des Schlepperfahrers zu Lasten des Sitzes gehen, wenn bei seiner mangelhaften Federeigenschaft der Fahrer reaktive statische Muskelarbeit leisten muß. Diese Energie ist für den Fahrvorgang selbst verloren. CHRIST und DUPUIS untersuchten den Einfluß vertikaler Schwingungen auf Wirbelsäule und Magen und fanden, daß das senkrechte Maß der Wirbelsäulenbewegungen (Verschiebung) beim *schlecht* gefederten Sitz bei der HWS (Abb. 7) etwa einem ganzen Wirbelkörper entspricht, während bei einem *guten* Sitz nur eine Verschiebung um halbe Wirbelkörperhöhe eintritt

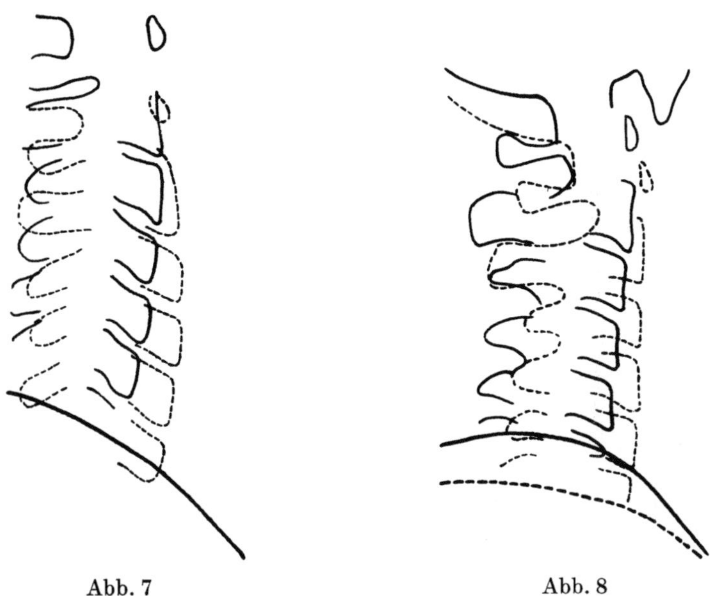

Abb. 7 Abb. 8

Abb. 7. Nachzeichnung der Bewegung der Halswirbelsäule (seitlich) beim Fahren auf schlechtem Sitz. (Nach CHRIST und DUPUIS)

Abb. 8. Nachzeichnung der Bewegungen der Halswirbelsäule beim Fahrer auf gutem Sitz. (Wiederum nach CHRIST und DUPUIS)

(Abb. 8). Beim *schlechten* Sitz kommt außerdem eine wesentlich größere horizontale Bewegungskomponente hinzu. Die Verfasser schließen aus dieser Beobachtung, daß zur Kompensation der Mitschwingungen des schlechten Sitzes das Ausmaß der Wirbelgelenkbewegungen größer sein muß, als beim gut gefederten parallel geführten Sitz. Mitschwingungen wirken sich außerdem ungünstig auf die Konzentrationsfähigkeit aus. Auch an der Lendenwirbelsäule ließ sich unter Schwingungseinfluß zwischen den Maximalstellungen bereits bei einem guten Sitz eine senkrechte Verschiebung um Größenordnung eines halben bis dreiviertel Wirbelkörpers feststellen. Auch die einseitige Beanspruchung der Lendenwirbelsäule beim Fahren in Schrägstellung des Gefährtes konnte von den Autoren nachgewiesen werden. LANGE zeigte, daß die Relativbewegung zwischen L 5/4 und L 4/3 im Hauptresonanzbereich des Sitzenden bis 5 Hz etwa 0,6 mm beträgt. Die tiefste Stelle des Magens legt nach CHRIST und DUPUIS teilweise bis doppelt so große senkrechte Schwingwege gegenüber dem übrigen Körper zurück. Es ist also sehr verständlich, daß mechanische Resonanzen im Körper sich in subjektiven Beschwerden widerspiegeln (KUBIK). Es muß aber auch damit gerechnet werden, daß der Mensch, der diesen Schwingungen öfters und über eine lange Zeitperiode ausgesetzt wird, pathologische Veränderungen bekommt. Coermann berichtet über eine Umfrage im Staate Jowa/USA über möglich pathologische Erscheinungen als Folge von Erschütterungen bei Farmern, die besonders häufig Traktor fahren. Die Umfrage stützt sich auf die Berichte von 443 Ärzten, die über 6664 Fälle erfaßten. Untenstehender Zahlentafel können die Ergebnisse entnommen werden.

Tabelle. *Pathologische Symptome bei Traktorfahrern (nach einem Bericht der Bostrom Research Laboratories Milwaukee 4, Wisconsin/USA)*

Rückgrat		*Niere*	
Kreuzschmerzen	267	Nierenentzündungen	99
Bandscheiben-Verschiebungen	130	Nierensenkungen	15
Bindegewebsentzündungen	127	*Eingeweide*	
Gelenkentzündungen	67	Leibschmerzen	103
Steißbeinschmerzen	65	Chronische Verstopfung	58
Rückgrat-Verletzungen	42	Übelkeit	23
Wirbelentzündungen	33	Diarrhöe	5
Ausrenkungen	26	*Mastdarm*	
Arthritis der unteren Wirbelsäule	2	Hämorrhoiden	184
Andere Symptome		Juckreiz	84
Prostatitis	21	Zysten	72
Magengeschwüre	14	Fungus-Infektionen	30
Ischias	5	*Nervensystem*	
		Chronische Müdigkeit	149
		Nervöse Reizbarkeit	100

Allein wenn man sich die Zeichnungen der durch Schwingungseinflüsse sich verschiebenden Wirbelkörper vergegenwärtigt, muß man befürchten, daß sich *außer akuten Befunden* bei Dauerbeanspruchung infolge schlechten Straßen- oder Fahrzeugzustandes an der Wirbelsäule auch *Verschleißvorgänge* verstärkt anbahnen (Dobney, Dupuis, Junghanns, Kubik).

Das Problem wird noch gezielter beleuchtet, wenn man daran erinnert, daß vom 35. Jahr ab alle Menschen objektive Zeichen von Verschleißerscheinungen haben. Mit solchen Befunden sind vielfach ja auch Bewegungsbeschränkungen verbunden. Die in ihrer Beweglichkeit gehemmte Wirbelsäule ist besonders, wenn sie in der von Christ gezeigten Art einseitig belastet wird, zusätzlich schädlichen Schwingungseinwirkungen ausgesetzt, da die Elastizität und die Fähigkeit zum muskulären Abfangen mindest zum Teil verloren ging, außerdem führen die mechanischen Resonanzen zu Schmerzen, die ihrerseits eine versteifende Anspannung von Muskeln und damit Herabsetzung des Stoßabsorptionsvermögens nach sich ziehen. Für das arthrotische Knie- und Ellenbogengelenk in Verbindung mit Fahrzeugboden oder Steuer werden die Verhältnisse ähnlich liegen. Am Rande erwähnt sei nur die Problematik, die sich mit dem Wenden des Kopfes einer pathologisch veränderten Halswirbelsäule zum Zwecke von Rangiervorgängen ergibt. Bemerkenswert ist, daß häufig die Erscheinungen des Röntgenbildes der klinischen Symptomatik weit nachhinken. Dieses zu wissen, kann unter anderem bei Einstellungsuntersuchungen in Fahrbetrieben wichtig sein. Auf der anderen Seite darf man natürlich nicht aus einer Reihe von Befunden auf die Allgemeinheit und Allgemeingültigkeit bzw. Regelexistenz solcher Befunde schließen, zumal es eine Reihe von Ausgleichen gibt: Die Bewegungsbeschränkung der HWS kann z.B. die BWS teilweise ausgleichen, die Beugebeschränkung der Hüfte die LWS. Kup fand bei der Untersuchung von 80 Lastwagenfahrern 40 gesunde und 40 kranke Wirbelsäulen.

Der *Rad-, Moped- und Motorradfahrer* ist zusätzlichen Schwingungseinflüssen durch die Kette: Lenkstange—Arm—Schultergürtel ausgesetzt, die an der Halswirbelsäule abbricht. Ich erinnere an die Radfahrerparese des Nervus ulnaris und für eine höhere Etage an die Folgen der Nickbewegungen des Kopfes. Es kann im besonderen Umfang auch eine Gefährdung der Haltung durch die Konstruktion des Fahrzeuges zustande kommen. So ist der Sitz manchmal so eingebaut, daß das Gesäß des Fahrers über das Hinterrad verlagert wird und von der Konstruktion starkes Vorneigen des Oberkörpers zur vorderen Lenkstange hin verlangt. Bei einigen Konstruktionen müssen die Brust- und Lendenwirbelsäule überdurchschnittlich kyphosiert, bei anderen vermehrt lordosiert werden; unter Umständen kommt es zur Kompression der vorderen Anteile der Bandscheiben oder auch der vorderen Wirbelkörperbezirke. Da die Haltung eine sehr angespannte ist, kann die Muskulatur außerdem nicht als Schwingungsdämpfer,

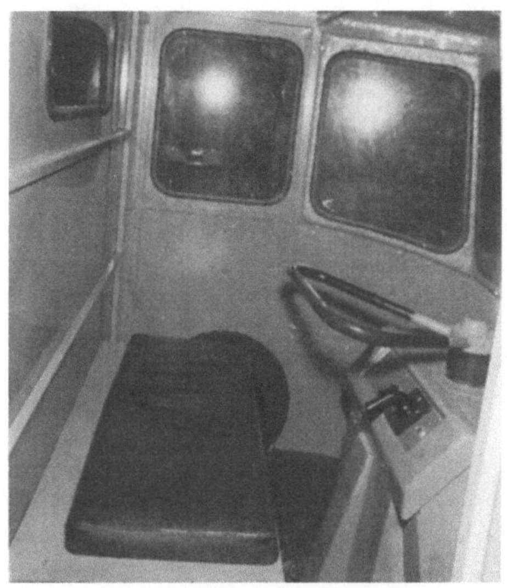

Abb. 9. Zu steile Rückwand, keine Polsterung der Rückwand, obere Querstrebe Gefahr für Kopf, Rutschgefahr durch Sitzfläche: Muskelüberbeanspruchung, da Fahrer Halt suchen muß; Raum zwischen Sitz und Armaturenblock und zwischen Sitz und Bedienungshebel zu klein; mangelnde Bewegungsfreiheit führt zu verkrampfter Haltung

sondern eher als Förderer wirken. Die Resonanzfrequenz bleibt umso niedriger, je mehr die Muskeln versteift werden müssen. Damit kann der Fahrer derartiger Konstruktionen weder das Stoßabsorptionsvermögen herabsetzen, noch zusätzliche mechanische Einwirkungen auffangen.

Der Orthopäde hat natürlich auch etwas zu *Fahrerhäusern* und *Führerständen von Lokomotiven, Trieb-, U- und Straßenbahnen und motorisierten Lastfahrzeugen* und zur Form so mancher Autokarosserien zu sagen. Prinzipiell ist der Fahrstand ein Arbeitsplatz. Untersuchungen amerikanischer Bearbeiter für eine Reihe von Staaten Amerikas und auch deutscher Forscher zeigten, daß die Konstruktionsart der Führerhäuser bzw. der Kraftfahrzeuge dieser Forderung keineswegs immer entspricht (zit. nach Tope). Wittgens und auch Tope haben hierüber und über die an gute Fahrerhäuser in Bahnen und Motorfahrzeugen zu stellenden Bedingungen berichtet, so daß darauf verwiesen werden kann. Daß auch die Raumverhältnisse in den Führerhäusern von Lastwagen heute noch nicht orthopädischen und unfallgefahrenmildernden Gesichtspunkten entsprechen, möge die obenstehende Abb. 9, die ich Tope verdanke, und der Wortlaut einer Anzeige beweisen, die ich folgen lasse. Sie stammt aus einer Zeitung aus dem April 1966:

„Der neue Großtransporter ... bietet Ihnen mehr Raum im Führerhaus, bequeme, gut gepolsterte Einzelsitze und Fahreigenschaften, die denen eines PKW kaum nachstehen. Der wirtschaftlich, langlebige ... motor ist „Untersitz". Das ermöglicht bequemes „Querdurchsteigen"; nichts behindert im Fahrerhaus."

Auch 1967 erschienen noch solche Anzeigen. Auch wenn man die aus Gründen der Werbung erfolgte Übertreibung abzieht, wird man zugeben müssen, daß zumindest körperliche Behinderungen in den Fahrerhäusern durch die Konstruktion selbst, durch die Anordnung von Lenkrad, Pedalen, bestehen; Tope weist immer wieder auch auf diese Tatsache hin. Jeder hat schon die Erfahrung gemacht, wie mühsam das Einsteigen, besonders für Körperbehinderte, in heute gängige Karosserien eines PKW sein kann. Mit Hut vermag man in vielen Typen

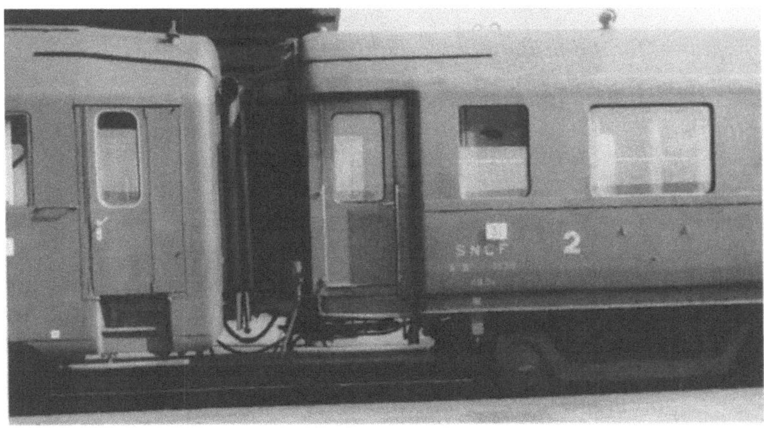

Abb. 10

weder vorn noch hinten zu sitzen und auch ohne Hut wird mancher sich überstark kyphosieren müssen und zusammen mit dem Muskeldruck (S. 539/40) permanent die an und für sich schon gefährdeten Vorderabschnitte seiner Bandscheiben unter Druck setzen. Umso unverständlicher ist es, wenn Nallinger sich in der Automobil-Revue 6/57 äußert: Allgemein erwarte ich, daß die Silhouetten der Personenwagen noch flüssiger, gestreckter und niedriger werden".

Klagen hört der Orthopäde auch immer wieder über die zu große Entfernung der Trittbretter vom Boden oder vom Bahnsteig — auf dem Baseler Hauptbahnhof gibt es eigens kleine Trittstufen, die vor hohe Einstiege gestellt werden, — und auch über die der einzelnen Trittstufen voneinander und über schlecht erreichbare Einstiege in Fahrerhäuser. Sicherlich hat mancher Leser sich selbst schon einmal von einem Bahnsteig — unter Umständen mit Gepäck — über eines der hohen Trittbretter in einen Zug gequält (Abb. 10). Wie es mit den Einstiegen bzw. der untersten Trittstufe mancher Lastwagen bestellt ist, zeigen die Abb. 11—14. Zu berücksichtigen ist, daß auch Ältere und Geschädigte in diesen Führerhäusern und Autos sitzen und diese „Stiegen" benutzen müssen. Bei erschwertem Ausstieg pflegen die Fahrer — auch wenn sie körperbehindert sind — abzuspringen und sich allein dadurch zu gefährden (Abb. 14). Es gibt leider immer noch Höhen unterster Stufen von 50 cm; der Orthopäde muß eine von 30 cm vom Boden oder dem Bahnsteigniveau fordern.

Im zunehmendem Umfang kommen im Großstadtverkehr sogenannte *Großraumwagen* der Straßenbahn oder auch als Autobusse zum Einsatz, in denen die

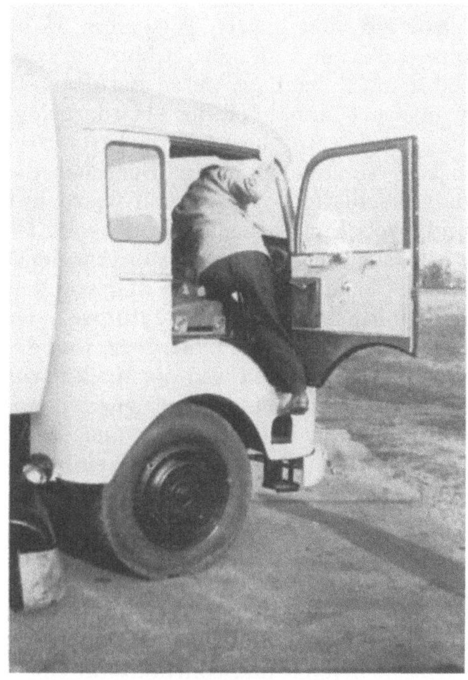

Abb. 11

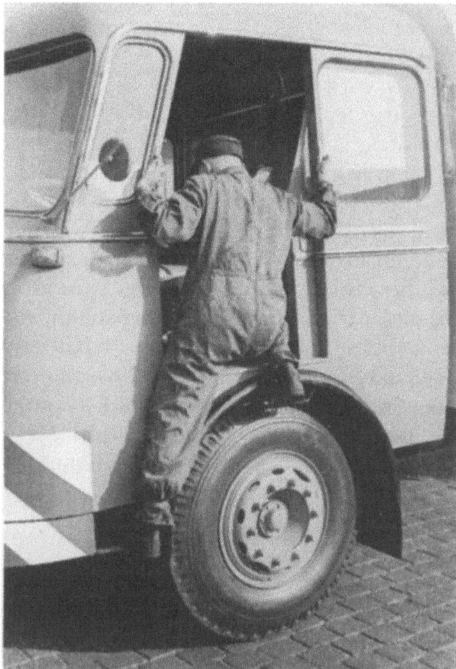

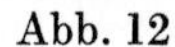

Abb. 12

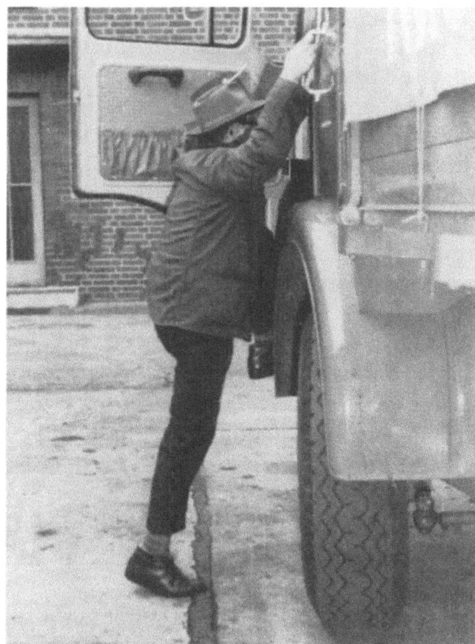

Abb. 13

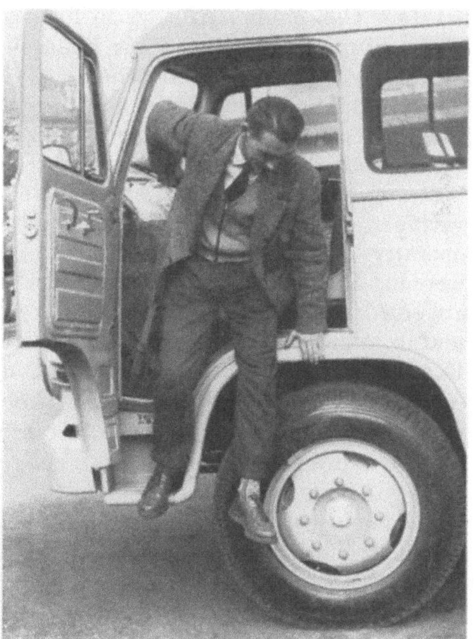

Abb. 14

Abb. 10—14. Unzweckmäßiger Auf- bzw. Abstieg bei Zügen und bei Lastkraftwagen

Abb. 14. Gefährdung durch Absprung

Sitzplätze ein Minimum gegenüber den Stehplätzen ausmachen. In den Verkehrsbelastungsspitzen müssen die Fahrgäste oft den ganzen Weg vom Haus bis zum Arbeitsplatz oder auch die ganze Rückfahrt stehen. Schon der Gesunde wird besonders am Ende der Arbeitsschicht nach schwerer Berufsarbeit einseitig statisch belastet, die Muskulatur entbehrt allmählich der erforderlichen O_2-Menge. Das Aufrechterhalten der Statik und das Ausgleichen von Erschütterungen wird ihr schwerer; bestimmte Muskeln versteifen sich im Bemühen die Statik zu bewahren zum Hartspann, andere erschlaffen oder werden überdehnt und es treffen den Fahrgast sein Gewicht und alle Schwankungen sowie Erschütterungen im Laufe der Fahrt immer intensiver. Häufig hängt er sich zum Ausgleich in die Haltegriffe an der Decke und versucht die Statik über den Zug von den Armen zu entlasten. Den Menschen, der eine Kniegelenk-, eine Hüftarthrose, oder eine Spondylochondrose hat, trifft die geschilderte Belastung intensiver, weil die Gelenke für diese einseitige Belastung empfindlicher sind und weil die Muskulatur nicht die Leistungsbreite der Gesunden hat. Es kommt schneller zu Hartspann, Reizzuständen in Gelenken und an der Wirbelsäule und zu Fuß- und Beinbeschwerden, besonders im Bereich von erweiterten Venen und Muskelansatzbezirken.

IV. Apparativ Versorgte im Straßenverkehr

Im besonderen Maße muß der Orthopäde den *apparativ Versorgten* in Stand setzen zu Fuß oder mittels eines Fahrzeugs im Verkehr seinen Mann zu stehen. Die Geh- und passive Sitzfähigkeit ein- oder doppelseitig Ober- oder Unterschenkelamputierter — auch des einseitig Unterschenkel- und contralateral Oberschenkelamputierten ist heute — je nach Stumpfbeschaffenheit — mehr oder minder mühelos zu erreichen; nach der prothetischen Versorgung ist die Teilnahme an einer Gehschule natürlich zu fordern. Alle gängigen Prothesenkonstruktionen verfügen über ein bewegliches Kniegelenk, so daß das Sitzen in Verkehrsmitteln möglich wird. Tunlichst sollten auch Träger von Apparaten und Schienen — wenn die Krankheit es zuläßt — die Möglichkeit haben, gesperrte Gelenke für den Sitzakt lösen zu können. Die in Streckstellung befindliche Hüfte gestattet das Sitzen entweder nur auf der contralateralen Gesäßhälfte oder mittels eines besonderen Kissens oder Lehnenverstellung. Über letztgenannte Kompensationen verfügen die öffentlichen Verkehrsmittel nicht. Aus diesem Grunde kann dem operativ oder apparativ versteiften Fahrgast das Fahren manchmal zur Qual werden. Das in Streckstellung befindliche Kniegelenk behindert den Kranken außerordentlich beim Sitzen in den engen Bänken öffentlicher Verkehrsmittel und in manchen Kleinwagen, und beeinträchtigt den flutenden Fahrgastverkehr. Für *ungünstig versteifte Fußgelenke* und für fahruntüchtige Fußkurzstümpfe (Chopart, Lisfranc, Pirogoff) sind heutzutage mühelos Umkonstruktionen der Gas-, Kupplungs- und Bremspedale möglich. Manchmal genügen Ausmuldungen im Boden des Fahrzeugs, um die Fehlstellung zu kompensieren und die Bedienung der Pedale zu ermöglichen.

Der *beinamputierte* aktive Fahrer ist natürlich über das Kunstglied den niederfrequentierten Schwingungen im besonderen Maße ausgesetzt. Hier kann auf Vorangegangenes verwiesen werden.

Faubel berichtet, daß rechtsseitig Unterschenkelamputierte, besonders dann, wenn sie erst im mittleren oder höheren Alter versehrt wurden, erhebliche Schwierigkeiten auch bei gutem Sitz des Kunstgliedes haben können, wenn Gas- und Bremspedal einmal subtilere Bedienung erfordern. Klagen oder Behinderungen linksseitig Unterschenkelamputierter über bzw. beim Kuppeln eines PKW sind ihm nicht bekannt geworden. Einseitig Unterschenkelamputierte können auch LKW's fahren, wenn entsprechende Umbauten — unter anderem je nach Seite der Gliedverlustes — am Fahrzeug vorgenommen worden sind. Vielleicht sollte man aber in diesem Zusammenhang doch daran erinnen, daß das Alter, in dem der Gliedmaßenverlust erlitten wird, von Bedeutung sein kann. Der junge Gliedmaßenverletzte lernt schneller um, außerdem gibt es eine große Reihe Fälle, in denen junge Amputierte erst nach der prothetischen Versorgung die Führung eines Fahrzeugs erlernten. Der ältere Versehrte muß sich meist eine andere Fahrtechnik aneignen. Diese Umstellung kann schwierig werden, da der Ältere ja nicht mehr ein so gutes Anpassungsvermögen hat. FAUBEL und A. N. WITT berichten gleiches. Bei Verlust beider Unterschenkel gestattet sinnvoller Umbau

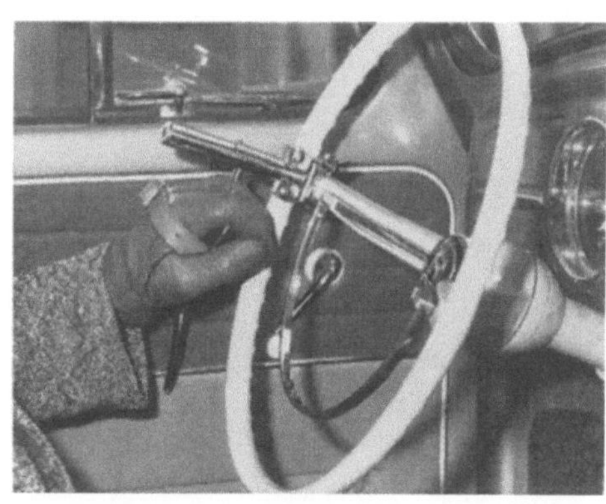

Abb. 15

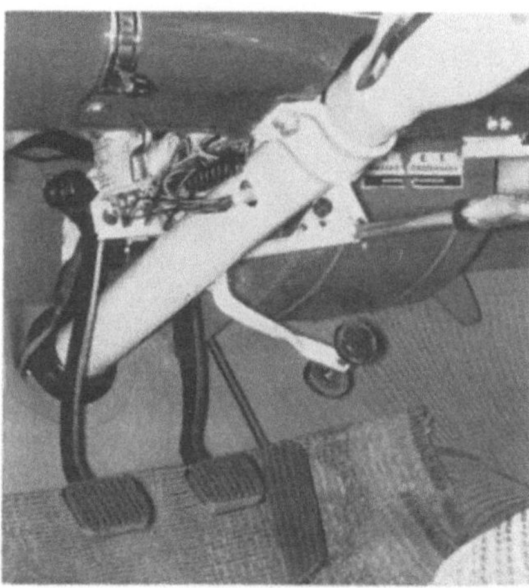

Abb. 16

Abb. 15. Zusatzgerät für Linksarm-Amputierte sowohl für Prothesenträger mit harter Schmuckhand, als auch für Hookarmträger bzw. für Träger von Prothesen mit auswechselbaren Arbeitsgeräten. (Fa. Merten, Kiel)

Abb. 16. Fußschaltung für Linksarm- oder Rechtsarm-Amputierte. (Für Wagen mit Lenkradschaltung). Das Zusatzgerät hat zwei Gummischaltknöpfe. Mit der rechten Fußspitze wird jetzt die eigentliche Gangschaltung bedient. Im Stand kann der 1. bzw. der Rückwärtsgang auch mit der gesunden Hand eingelegt werden. Mit dem eingebauten Zusatzgerät kann jeder Nichtversehrte ohne Behinderung fahren

des Fahrzeugs: automatische Kupplung, Handbedienung der Bremse und der Gasgebung, um nur einige zu nennen, sowohl die Führung eines Krad's und PKW's, als auch bei Einbau weiterer Sicherungen die eines LKW's und einer Zugmaschine. Auch Vorrichtungen zum Sperren eines Gelenkes der Prothese in einer bestimmten, notwendigen Stellung können angebracht sein. Die fortgeschrittene Technik erlaubt es auch, daß Oberschenkelamputierte, Armamputierte, Menschen mit Teilversteifungen an Arm oder Bein, Gelähmte, ja Querschnittsgelähmte, als Fahrer von Personenkraftwagen, ja in geeigneten Fällen auch von Lastkraftwagen am Verkehr teilnehmen. Einige hierfür entwickelte Geräte zeigen die Abb. 15—17. Es ist nicht Sinn dieses Kapitels alle Konstruktionen und deren Einzelheiten aufzuzählen, die es am Kunstglied, am Apparat und am Fahrzeug gibt, um Versehrte und Behinderte fahrtüchtig und fahrtauglich zu machen. Hier sei auf die einschlägigen Veröffentlichungen (HÖRBER: Der Versehrte und sein Fahrzeug), besonders auch über die Fahrtauglichkeit Amputierter und Ohnhänder (u.a. CHRIST, BOOS) verwiesen. Die

„Richtlinien für Sicherheitsmaßnahmen bei körperbehinderten Kraftfahrern" wurden gerade vom Verfasser und Faubel neu bearbeitet.

Es gibt an vielen Orten der Bundesrepublik *Versehrtenfahrschulen* oder Fahrschulen mit einer Abteilung für versehrte Fahrschüler. Die Ausbildungswagen sind mit den Zusatzgeräten, Ersatzeinrichtungen und Sicherheitsmaßnahmen ausgestattet, die der Fahrschüler später in seinem Wagen benötigt. Berufsgenossenschaften, Versorgungsämter und andere staatliche Stellen sind gesetzlich verpflichtet sowohl Zuschüsse für den Erwerb des Führerscheins als auch für den

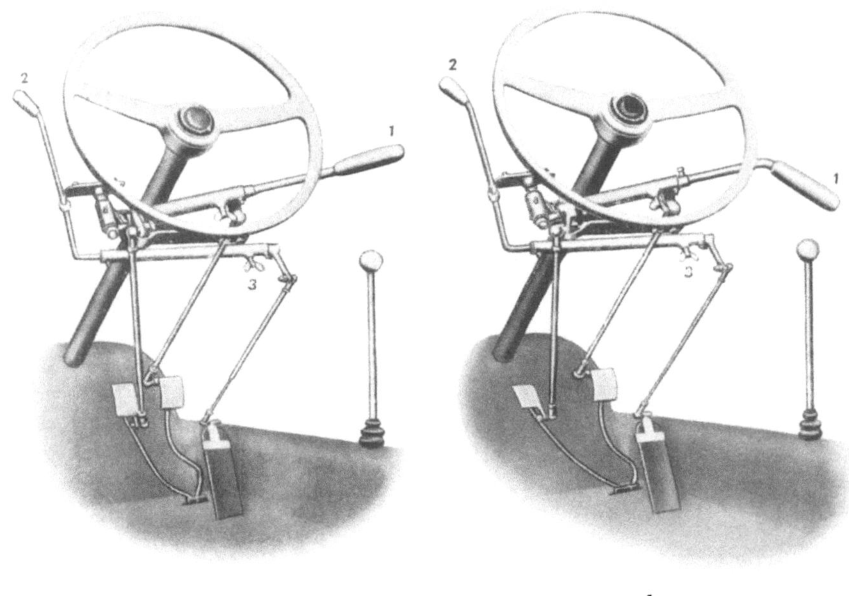

a b

Abb. 17a u. b. Zusatzgerät zur Verwendung für doppelseitig beinamputierte oder doppelseitig beingelähmte Fahrer. Sämtliche Fußpedale auf Handbedienung geschaltet. a Zusatzgerät A, Ruhestellung; b Zusatzgerät A, ausgekuppelt. Nach Einbau dieses Zusatzgerätes können sämtliche Bedienungseinrichtungen (Kupplung, Bremse, Gas, Abblendschalter) mit den Händen bedient werden. Der unter dem Lenkrad liegende Handhebel (**1**) bedient durch eine Vierteldrehung nach unten die Kupplung und durch einfachen Druck in Fahrtrichtung die Betriebsbremse. Beide Tätigkeiten können einzeln und auch gemeinsam ausgeführt werden. Die Bremsbewegung ist aus jeder Stellung heraus, sowohl eingekuppelt als auch ausgekuppelt und teilweise gekuppelt möglich. Der Handhebel bleibt im ausgekuppelten Zustand automatisch stehen. Links unter dem Lenkrad liegt der Handgashebel (**2**). Der Handhebel wird durch Gestänge auf das Gaspedal übertragen. Die Flügelmutter (**3**) dient zur Einstellung des Handgashebels. Gas kann von selbst zurückgehen oder in jeder Stellung verharren. Diese Art der Anordnung des Handgashebels ermöglicht dem Fahrer ein Festhalten des Lenkrades während des Gasgebens. (Fa. Grewe & Schulte-Derne)

Umbau des Kraftwagens zu geben, wenn die Voraussetzungen hierfür erfüllt sind. Die Versehrten, die ein Fahrzeug für die Aufrechterhaltung ihrer Erwerbstätigkeit und -fähigkeit benötigen, können auch Steuererleichterungen bekommen. Mancher Versehrte ist ja nur mittels eines eigenen Fahrzeugs in der Lage, seinen Arbeitsplatz aufzusuchen. In Hamburg wurden in $4^1/_2$ Jahren (1958—1962) rund 1400 Umbauten an Kraftfahrzeugen vorgenommen, die vom Gliedmaßenversehrten erworben waren (1100 Beinbeschädigte, darunter 40 Doppelamputierte an Arm oder Bein (zitiert nach Faubel).

Der Versehrtenfahrzeug-Dienst (8 München 34, Schellingstr. 29) beantwortet kostenlos alle Fragen, die bei einem Versehrten im Zusammenhang mit seinem Fahrzeug auftauchen. Die genannte Dienststelle gibt auch eine Broschüre: „Der Versehrte und sein Fahrzeug" heraus.

Der Vollständigkeit halber sei berichtet, daß natürlich auch an *Fahrrädern* Konstruktionen möglich sind, die Versehrten die mühelose Benutzung bei gleichzeitiger Sicherung erlauben.

Daß ein *Fußgänger* mit schadhafter Prothese oder Apparat bei Überschreiten einer Fahrbahn sich selbst und andere gefährden kann, ist bekannt und sei nur der Vollständigkeit halber noch einmal erwähnt (u. a. FAUBEL). Eine Reihe orthopädischer Autoren, zuletzt FAUBEL, wiesen darauf hin, daß z. B. teilversteifte Fuß- und Kniegelenke bei Überlastung oder plötzlich erforderlicher Überbeanspruchung Schmerzen hervorrufen können, die die Funktion des Beines als Stütz- und Bewegungsorgan augenblicklich aufheben, d. h. den Behinderten zum sofortigen Stehenbleiben zwingen, oder ihn sogar zu Fall bringen. Das kann beim Überqueren einer Straße auch auf einem Zebrastreifen unter Umständen tödlich enden. Auf diese Erfahrung stützt sich auch die Forderung der Orthopäden, das teilversteifte, schmerzhafte Gelenk apparativ oder operativ vollkommen zu versteifen. Die Forderungen nach der Verkehrssicherheit unterstreichen diesen Standpunkt.

Literatur

BENTON, J. L.: Auto driver fitness: an evaluation of useful criteria. A study of records kept on individual drivers and on results of physical, psychological, opthalmological, and reactiontime tests. J. Amer. med. Ass. **176**, 419—432 (1961).

BERQUET, K. H.: Sitzschaden-Haltungsschaden. Arbeitsgemeinschaft zur Förderung haltungsgefährdeter Kinder und Jugendlicher, 2. Aufl. (ohne Jahreszahl).

— Sitzschaden und Autositz. Med. Welt **23**, 1419ff. (1967).

BLUMENSAAT, C.: Rückenstütze für Autofahrer. Med. Woche **29/30**, 1035ff. (1955).

— Wie sitzt man richtig im Auto? KVDA-Mitt. **5** (1960).

BOBBERT, G.: Schwingungseinwirkung auf den Menschen. Zbl. Verkehrs-Med. **11**, 77—78 (1965).

BOOS, O.: Verkehrstüchtigkeit der Armamputierten. Hefte Unfallheilk. **66**, 135ff. (1961).

— Versorgung von Ohnhändern. Stuttgart: F.-K. Schattauer 1960.

— Nach FAUBEL.

BRANDALEONE, H., and G. J. FRIEDMANN: The medical aspects of motor vehicle accident prevention. Ann. intern. Med. **48**, 363 (1958).

BROICHER, H. A.: Mensch unter Schwingungseinfluß. Arbeitswissenschaft **2**, 47—50 (1962).

BUSACK, E., u. K. F. SCHLEGEL: Die Sitzhaltung im Auto. Med. Klin. **27**, 1188—1191 (1962).

BUSCH, J.: Schäden an Muskulatur, Gelenken und Wirbelsäule durch Autofahren. Münch. med. Wschr. **23**, 758 (1955).

CHRIST, W.: Über die Beanspruchung der menschlichen Wirbelsäule bei der Benutzung von landwirtschaftlichen Zugmaschinen. Zbl. Arbeitsmed. u. Arbeitsschutz **5**, 227—231 (1961).

— Ohnhänder am Steuer. Akt. Probl. Verkehrsmed. H. 2, 168 (1965).

—, u. H. DUPUIS: Der Einfluß vertikaler Schwingungen auf Wirbelsäule und Magen. Zbl. Arbeitsmed. u. Arbeitsschutz **13**, 3—9 (1962).

— — Untersuchungen am Schwingtisch über den Einfluß mechanischer Schwingungen auf den Menschen. Hefte Unfallheilk., H. 87, 228—229 (1966).

COERMANN, R.: Die Wirkung mechanischer Schwingungen auf den Menschen und seine Arbeitsleistung. Werkstattstechnik **1**, 18—25 (1962).

— Biologische Wirkungen mechanischer Schwingungen auf den Menschen, Bibliographie. Zbl. Verkehrs-Med. **3**, 2—8 (1963). [Hier auch verwandtes ausländisches (angelsächsisches, französisches) Schrifttum.]

— Über die Beziehungen zwischen Unfallhäufigkeit und Fahrgeschwindigkeit, Fahrer- und Fahrzeugeigenschaften. Zbl. Verkehrs-Med. **11**, 38—49 (1965).

— Übertragung von Fahrzeugerschütterungen auf den Menschen und ihre Wirkung auf den Organismus. Der Mensch im Verkehr, Beiheft 3 z. Arbeitswissenschaft mit Sonderteil Arbeitsmittel. Mainz: Krausskopf-Verlag 1965.

— Gestaltung von Kraftfahrzeugen nach ergonomischen Gesichtspunkten. Weltkongr. für Kraftfahrmedizin, Wien 7.—13. Mai 1967.

Denecke: Der gesunde Autositz im Personenwagen. Fahrzeug u. Karosserie 8, 26—27 (1960).
— Der Chronisch-Kranke im Verkehr. Hippokrates (Stuttg.) 11, 425—432 (1965).
— Fahrprognostik. Bild der Wissenschaft 7, 571—577 (1965).
— Laienhilfe und Unfallhilfsstellen. Hefte Unfallheilk. 81, 225—231 (1965).
Dieckmann, D.: Einfluß vertikaler mechanischer Schwingungen auf den Menschen. Int. Z. angew. Physiol. 16, 519—564 (1957).
— Die Minderung der Schwingungsbelastung des Menschen in Kraftfahrzeugen. Forschungsberichte des Wirtschafts- und Verkehrsministeriums Nordrhein-Westfalen N. 635 (1958). Köln u. Opladen: Westdeutscher Verlag.
— Einfluß horizontaler mechanischer Schwingungen auf den Menschen. Int. Z. angew. Physiol. 17, 83—100 (1958).
— Einige Untersuchungen zur Entlastung des Fahrers von Kraftfahrzeugen. Der Mensch im Verkehr. Beiheft 3 z. Arbeitswissenschaft mit Sonderteil Arbeitsmittel. Mainz: Krausskopf-Verlag 1965.
— Schwingungen in Kraftfahrzeugen. Hefte Unfallheilk. H. 87, 214—219 (1966).
— u. Scheffler: Untersuchungen von Schwingungen in einem Omnibus und ihre Einwirkung auf den Menschen. Arbeitsschutz 6, 129ff. (1956).
Dobney: Zit. nach Therapiewoche H. 11, 350 (1967).
Domina, T. D.: Komfortables Reisen mit richtig gestalteten Sitzen. „Omnibus Revue", Münch. 12, 368—370 (1961).
Dupuis, H.: Die menschliche Beanspruchung bei der Bedienung von Kraftfahrzeugen. Automobiltechn. Z. 7 (1956).
— Schwingungsbeanspruchung des Menschen im Kraftfahrzeug. Akt. Probl. Verkehrsmed. H. 2, 165—168 (1965).
— Einwirkung von Fahrzeugschwingungen auf den Menschen. Weltkongreß für Kraftfahrzeugmedizin, Wien 7.—13. Mai 1967.
— Zit. nach Therapiewoche H. 11, 350 (1967).
—, Preuschen u. Schulte: Zweckmäßige Gestaltung des Schlepperführerstandes. Landarbeit u. Technik 20 (1955).
Faubel, W.: Verkehrstüchtigkeit Gliedmaßenverletzter. Akt. Probl. Verkehrsmed. H. 2, 169—175 (1965).
Goddard, J. L.: Role of private physician in motor vehicle accident prevention. J. Amer. med. Ass. 169, 1579—1580 (1959).
Güntz: Kyphose im Jugendalter. Wirbelsäule in Forschung und Praxis, Bd. 2. Stuttgart: Hippokrates-Verlag 1957.
Habighorst, G.: Fahrtauglichkeitsuntersuchungen für Kraftfahrer. Landarzt 38, 92, 391 (1962).
Hackenbroch, M.: Degenerative Gelenkerkrankungen. In: Handbuch der Orthopädie, Bd. I, S. 407ff. Stuttgart: Georg Thieme 1957.
— Grundlagen der Orthopädie. In: Handbuch der Orthopädie, Bd. I, S. 32ff. Stuttgart: Georg Thieme 1957.
Haftstrom, T. G.: Attack of unconsciousness as a traffic hazard. Legal interpretation and the drivers license. Svenska Läk.-Tidn. 58, 3172—3184 (1961) [Schwed.].
Hampel, B. O.: Über das Intelligenz-Niveau von Berufskraftfahrern. Zbl. Verkehrs-Med. 1, 1—7 (1964).
Harff, J.: Orthopädische Probleme in der Verkehrsmedizin. Akt. Probl. Verkehrsmed. H. 2, 44—52 (1965).
— Aufgaben und Möglichkeiten der Orthopädie als Beitrag für die Verkehrssicherheit. Ref. Intern. Herbstkongr. für Ganzheitsmedizin und Naturheilverfahren, Sept. 1966, Velden.
— Sitze in Verkehrsmitteln. Diskussionsbem. 53. Kongr. der Dtsch. Orthop. Ges., Okt. 1966, Hamburg.
— Faubel, Lewrenz, W. Winkler u. Wildenhayn: Richtlinien für Sicherheitsmaßnahmen bei körperbehinderten Kraftfahrern. (Im Erscheinen.)
Heiss, F., u. K. Franke: Der vorzeitig verbrauchte Mensch. Stuttgart: Ferdinand Enke 1964.
Hochheim, W.: Lehrlingsjahre und Frühschäden am Bewegungsapparat. Schriftenreihe des Zentralverbandes der Ärzte für Naturheilverfahren, Bd. 8 — „Arbeitsschäden am Bewegungsapparat", S. 24—31 (1962).
Hörber, Fr.: Verkehrsunfälle und ihre Ursachen. Körperbehinderte und alte Menschen im Verkehr. Fackel Nr 9/10 (1963).
— Der Versehrte und sein Fahrzeug. Wille u. Weg (1965).
Hufnagel: Diskussionsbemerkungen zur Verkehrsmedizin und Verkehrssicherheit. Akt. Probl. Verkehrsmed. H. 1, 18—19 (1959).
Iskrant, A. P.: Health departments and prevention of motor vehicle accidents. Publ. Hlth Rep. 73, 1021—1026 (1958).

JANTZEN, P. M.: Die leidigen Kreuzschmerzen. ADAC-Motorwelt 3, 100—101 (1958).
— Über das Sitzen in Kraftfahrzeugen. Med. Klin. 5, 175—177 (1958).
JUNGHANNS, H.: Wirbelsäulenschäden, Benutzung von Kraftfahrzeugen. Zbl. Verkehrsmed. 2 (1955).
— Pathologie und Klinik des Wirbelsäulenverschleißes. Schriftenreihe des Zentralverbandes der Ärzte für Naturheilverfahren, Bd. 8, S. 11—14 (1962).
— Wirbelsäulenverschleiß als soziales Problem. Therapiewoche 10, 415—417 (1963).
— Wirbelsäule und Arbeit. Z. Arbeits-Med. 3, 60—62 (1964).
KINDLER, W.: Kopf- und Halsdrehbewegung beim Fahren als besondere Gefahrensquelle für den Kraftfahrzeuglenker. Arbeit u. Leistung H. 2/3 (1964).
KREUZ: Zit. nach CHRIST.
KROEMER, K. H. E., u. R. COERMANN: Die Gestaltung der Insassenkabine von Kraftfahrzeugen. „Prüfliste" und Bibliographie. Zbl. Verkehrs-Med. 213—223 (1965).
KRÜGER, R.: Erfahrungen bei der Wiedereingliederung Unfallgeschädigter in Verkehrsbetrieben. Akt. Probl. Verkehrsmed. H. 2, 52—57 (1965).
KUMMER, H.: Der ältere Mensch im Straßenverkehr. Hefte Unfallheilk. 60, 151—158 (1959).
— Verkehrssicherheit in verkehrsmedizinischer Sicht. Hippokrates 32, 194 (1961).
KUNERT, W.: Wirbelsäule, vegetatives Nervensystem und innere Medizin. Stuttgart: Ferdinand Enke 1963.
KUNKEL, E.: Reaktionsleistung bei Körperbehinderten. Zbl. Verkehrsmed. 11, 79—87 (1965).
LANGE, MAX: Unfallorthopädie. Stuttgart: Ferdinand Enke 1949.
— Orthopädisch-Chirurgische Operationslehre. München: J. F. Bergmann 1962.
— Lehrbuch der Orthopädie und Traumatologie. Stuttgart: Ferdinand Enke 1960—1966.
LANGE, W.: Beeinflussung Kraftfahrer durch Erschütterung. Weltkongr. Kraftfahrmedizin, Wien 7.—13. Mai 1967.
LEGER, W.: Jugendarbeitsschutzgesetz in orthopädischer Sicht. Therapiewoche 20, 623—629 (1966).
LEHMANN, G.: Praktische Arbeitsphysiologie. Stuttgart: Georg Thieme 1953.
LEINS, W.: Mensch und Verkehrssicherheit. Akt. Probl. Verkehrsmed. H. 2, 156—165 (1965).
LEWRENZ: Die Eignung zum Führen von Kraftfahrzeugen. Stuttgart: Ferdinand Enke 1963.
— Die Persönlichkeitsbeurteilung bei der Kraftfahrer-Eignungsbegutachtung. Hefte Unfallheilk. 78, 246—252 (1963).
LUFF, K.: Die physische und psychische Belastung im Straßenverkehr. Akt. Probl. Verkehrsmed. H. 1, 44—55 (1959).
— Zit. nach FAUBEL.
MANCUSI, CAPUTI, B.: Statistical and critical contribution to problems of traffic medizine. Riv. Med. Aero 24, 228—242 (1961) [Ital.].
— Maße für bequemes Sitzen. Möbelkultur 12, 1384—1385 (1960).
METLINA: Zit. nach Hippokrates H. 3, 120—121 (1967).
MÜLLER, E. A.: Die günstige Anordnung im Sitzen betätigter Fußhebel. Arbeitsphysiologie 9, 125ff. (1936).
— Der arbeitsphysiologisch richtige Sitz des Kraftfahrers. Wagen u. Karosseriebautechnik 8, 6 (1955).
MÜLLER-LIMMROTH: Folgen von Arbeit und Ermüdung auf Verkehrssicherheit. Naturw. Rdsch. 4, 145—150 (1962).
NORDEN, A.: Driver's licences an disease. Svensky. Läk.-Tidn. 59, 1—3 (1962) [Schwed.].
NORGAARD, A.: Sichness and other causes of traffic accidents. Ugeskr. Laeg. 123, 947—952 (1961) [Dän.].
PEART, F. W.: The interest of organized medizine in traffic accidents. Canad. med. Ass. J. 84, 785—788 (1961).
PETERSOHN, FR.: Problematik der Beurteilung der Fahrtüchtigkeit. Akt. Probl. Verkehrsmed. H. 2, 78—88 (1965).
PEUKERT, E., u. W. NIESCHKE: Die Beurteilung der körperlichen und geistigen Eignung des Kraftfahrers. Stuttgart: Ferdinand Enke 1963. (Ausgiebiges ausländisches Schrifttum.)
PREUSCHEN, G.: Der „ideale Sitz". ADAC Motorwelt 9, 888—890.
PROBST: Einfluß der Arbeit auf die Wirbelsäule. Schriftenreihe des Zentralverbandes der Ärzte für Naturheilverfahren, Bd. 8. „Arbeitsschäden am Bewegungsapparat", S. 15—23 (1962).
SCHLEGEL, K. FR.: Sitzschäden und deren Vermeidung durch neuartige Sitzkonstruktion. Med. Klin. 46, 1940—1942 (1956).
SCHOBERT, H.: Sitzhaltung, Sitzschaden, Sitzmöbel. Berlin-Göttingen-Heidelberg: Springer 1962.
— Sitz- und Haltungsschäden als präarthrotische Deformität. Therapiewoche 22, 691—698 (1966).

SCHRADER, A.: Berufsbedingte neurologische Störungen auf physikalischer Grundlage. Münch. med. Wschr. **22**, 1137—1144 (1963).

SEIDEWINKEL, H.: Mitteil. Akademie f. Verkehrswissenschaft, Hamburg, vom 12. 1. 67.

SMEED, N. J.: Zit. nach PEUKERT u. NIESCHKE.

THOMSEN, W.: Orthopädische Voraussetzung für die Gestaltung von Sitzen. VDI-Berichte **25**, S. 35—41 (1957).

TOPE, O.: Arbeitsphysiologische Forderungen und Mängel in der Arbeitsplatzgestaltung für die Führer von Kraftfahrzeugen. Arbeitswissenschaft mit Sonderteil Arbeitsmittel, Beiheft 3, 90—116 (1965).

— Arbeitsphysiologische und -psychologische Forderungen an Kraftfahrzeuge. Städtetag **6**, 1—6 (1954).

— Fahrerhäuser. Karosserie und Fahrzeugbau (Sonderdruck nur beim Verfasser).

— Strahlungs- und Umwelteinflüsse auf den Menschen als Unfallfaktoren. Int. Arch. Verkehrswes. **14**, 325—332 (1954).

— Krankheits- und Unfallursachen durch arbeitsphysiologische und psychologische Mängel an Fahrzeugen. Int. Arch. Verkehrswes. **24**, 558—566 (1955).

— Unfallverursachende und unfallverschärfende Gestaltung von Motorfahrzeugen. VDI-Berichte **25**, 3—17 (1957).

— Gefährdung des Fahrzeugführers durch unzweckmäßige Fahrzeugkonstruktion. Verh. dtsch. Ges. Arbeitsschutz **9**, 95—104 (1966).

— Kritische Betrachtung zum Großraumfahrerhaus, Fabrikat Baumgärtner des 22—24 m^3 Kuka-Müllwagens auf Daimler-Benz-Fahrgestelle, Typ LPKO 135 (Sonderdruck nur beim Verfasser).

— Welchen Beitrag kann die Fahrzeugindustrie durch die Ausgestaltung der Kraftfahrzeuge für die Sicherheit und Gesundheit der Menschen leisten. Veröffentlichungen und Forschungsarbeiten der Arbeits- und Forschungsgemeinschaft für Stadtverkehr und Verkehrssicherheit, Bd. VIII. Die Sicherung des Menschen im Straßenverkehr.

TOPE, 1, 6, 8, 9: Besonders umfangreiches Schrifttumsverzeichnis, so auch über englischsprachliche Literatur.

VAN DER DOES: Kinder und Verkehrsunfälle. Weltkongr. für Kraftfahrmedizin, Wien 7. bis 13. Mai 1967.

Veröffentlichungen des Internationalen Forschungszentrums für Urbane Antropologie, Freiburg CC 12 (1965).

VOLTZ, H.: Berufliche Abnutzungs- und Überlastungsschäden am Bewegungsapparat vom Standpunkt des Werkarztes. Schriftenreihe des Zentralverbandes der Ärzte für Naturheilverfahren, Bd. 8, „Arbeitsschäden am Bewegungsapparat", S. 84—93 (1962).

WAGNER, H. J.: Die medikamentöse Beeinflussung der Leistungsfähigkeit und ihre Bedeutung für die Verkehrssicherheit. Münch. med. Wschr. **101**, 275 (1959).

WAGNER, K.: Verkehrsmedizin und Verkehrssicherheit. Akt. Probl. Verkehrsmed. H. 1, 5—18 (1959).

— Mensch und Verkehrssicherheit. Akt. Probl. Verkehrsmed. H. 2, 25—34 (1965).

WENDEBORN, J. O.: Mechanische Schwingungen an landwirtschaftlichen Fahrzeugen. Hefte Unfallheilk. H. 87, 220—228 (1966).

WILFERT, K.: Mensch und Kraftfahrzeug. Weltkongreß f. Kraftfahrmedizin, Wien 7. bis 13. Mai 1967.

WINKLER, W.: Belastungsquellen und Belastungsfolgen im motorisierten Straßenverkehr. Ärztl. Mitt. (Köln) **44**, 705 (1959).

WITT, A. N.: Traumatische Schäden des Bewegungssystems. In: Handbuch der Orthopädie, Bd. I, S. 699ff. Stuttgart: Georg Thieme 1957.

— Zit. nach FAUBEL.

— Zit. nach M. LANGE.

WITTGENS, H.: Arbeitsmedizinische Beobachtungen an den Führerständen von Schienenfahrzeugen. Ärztl. Dienst DB **5**, 144—147 (1962).

ZSCHIESCHE, H.: Das Sitzproblem in unseren Verkehrsmitteln. Verkehrs-Med. und ihre Grenzgebiete, Bd. 2, S. 41—47. VEB Verlag für Verk.-Wesen 1965. Hier auch Schrifttum der DDR.

Otologie und Verkehrsmedizin

K. Schubert, Bonn

Mit 2 Abbildungen

I. Der Vestibularis in der Verkehrsmedizin

1. Funktion des Vestibularisapparates

Der Vestibularisapparat ist das Sinnesorgan zur Erhaltung bzw. zur Wiederherstellung des Gleichgewichtes. Er hat, verglichen mit den anderen Sinnesorganen, die stärkste und wohl ausgedehnteste Verbindung mit dem ganzen Körper und stellt die Zentrale eines Regelsystems dar, das durch Tonisierung auch der kleinsten Muskelfibrille, bei jeder Bewegung des Körpers mit im Spiel ist (Güttich). Störungen in diesem weitverzweigten Regelsystem können den Menschen in mehr oder minder starkem Maße daran hindern, in der Bewegung und damit auch im Verkehr sachgemäß und schnell zu reagieren. Zahlreiche Methoden wurden zur *Prüfung des Gleichgewichtes* erdacht; die bekanntesten benutzen den *Nystagmus* als Indikator. Sein Vorteil besteht in der relativen Unabhängigkeit von willkürlichen Einflüssen. Das Vorbeizeigen wird bei seinem Versagen zur Ergänzung der Nystagmusprüfung als zweithäufigster Indikator bei den Vestibularisprüfungen benutzt. Es gehört, wie andere Koordinationsprüfungen, zu den vestibulo-spinalen Reaktionen und beruht auf den deitero-spinalen Reflexen (s. dort).

Da die Verkehrsmedizin die von den Hals-Nasen-Ohrenärzten entwickelten Vestibularisprüfungen in zunehmendem Maße übernimmt und im Falle polizeilicher Untersuchung die Frage, ob ein pathologischer Nystagmus auf Alkoholintoxikation oder auf anderen Erkrankungen beruht, von entscheidender Bedeutung ist, erfolgt zunächst eine Besprechung der *verschiedenen Nystagmusarten.*

2. Nystagmusarten

1. Der *Spontannystagmus* wird ohne vorausgegangene experimentelle oder sonstige Labyrinthreizung in einer oder mehreren der 5 Hauptblickrichtungen ohne Brille oder mit Leuchtbrille bei Geradeausblick in der Nullage in mindestens einer der Beobachtungssituationen ermittelt und in 3 Erscheinungsformen unterteilt:

a) *Richtungsbestimmter Spontannystagmus* schlägt immer nur in einer Richtung und ist bei horizontaler oder horizontal rotatorischer Richtung meist peripher vestibulär ausgelöst. Auch rein rotatorischer oder vertikaler Ny. können peripher bedingt sein, obwohl sie meist als zentrales Symptom bei grobschlägiger Qualität angesehen werden.

b) Regelmäßiger Blickrichtungsnystagmus: Die schnelle Nystagmuskomponente schlägt immer in Blickrichtung; er ist ein zentrales Symptom.

Vollkommene Symmetrie spricht für Intoxikation (Alkohol oder Schlafmittel) oder gesteigerten Hirndruck. Grobe Intensität weist auf die hintere Schädelgrube. Die Ursache ist in blick- und fixationsparetischen Vorgängen zu suchen.

c) Regelloser Blickrichtungsnystagmus tritt auf bei Mischung von blick- und fixationsparetischen Vorgängen mit solchen vestibulärer Natur. Es liegen pathologische Vorgänge im nystagmogenen Hirnstammbereich zwischen den Vestibulariskernen und dem rostralen Vierhügelgebiet vor. Infrage kommen Tumoren und Abszesse der hinteren Schädelgrube, Encephalitis, apoplektische Insulte mit bulbärer Lokalisation.

2. Der *Provokationsnystagmus* ist von den experimentellen Erregbarkeitsprüfungen zu trennen und wird durch Lage- und Kopfstellungsprüfungen und die unter den Begriff Lockerungsmaßnahmen fallenden Tests ausgelöst. Dadurch wird also ein latenter, d.h. vorher nicht sichtbarer, meist anhaltender Spontannystagmus aufgedeckt. Er ist meist richtungsbestimmt, seltener richtungswechselnd und dann meist transitorisch und zentral (CAWTHORNE) und an den Lagereiz gebunden, d.h. nicht ein manifest gewordener Spontannystagmus.

Der *richtungsbestimmte Lagenystagmus* behält seine Richtung in allen Lagen bei, kann aber seine Intensität ändern.

Bei dem *regelmäßig richtungswechselnden Lagenystagmus* ist jeder Lage eine bestimmte Schlagrichtung zugeordnet. Toxische hemmende und enthemmende Einflüsse auf das vestibuläre System, wie Alkohol, Barbiturate usw., sind die Ursache.

Bei dem *regellos richtungswechselnden Lagenystagmus* treten in derselben Lage verschiedene Schlagrichtungen auf. Er ist meist zentral, seltener peripher (z.B. bei Labyrinthitis serosa) und mit Schwindelgefühl verbunden.

Alle Nystagmen (Ny.), die als Folge eines Bewegungsvorganges aus einer in eine andere Lage, also nicht statisch sondern kinetisch (BORRIES) bedingt sind, werden als Lagerungsnystagmus (STENGER) bezeichnet. Seine periphere Ursache ist bei Labyrinthfisteln und Pseudofisteln sicher; bei Ohrerkrankungen ohne Fisteln wahrscheinlich; bei Erkrankungen ohne Ohrsymptome ungeklärt.

Ein *Provokationsnystagmus* besonderer Art kommt bei *Labyrinthfisteln* zustande. Druckerhöhung oder -Erniedrigung im Gehörgang oder am Außenohr erzeugt einen ampullopetalen oder ampullofugalen Lymphstrom und einen Nystagmus (Ny.) zum kranken oder gesunden Ohr, je nachdem ob der Labyrinthwanddefekt ampullonahe oder -fern liegt: Regelrechtes oder umgekehrtes Fistelsymptom. Bei den vasculären Fistelsymptomen (Kompression und Dekompression der Halsgefäße) fehlt die Fistel. Die Gefäßdrucksteigerung bewirkt über den Liquor die Lymphokinese. Ringbandschwäche, d.h. überhöhte Steigbügelbeweglichkeit führt ebenfalls zum Fistelsymptom ohne Fistel, z.B. bei Lues, Tubenkatarrh, Menière, Uschersyndrom.

Führen beide Augen nicht die gleichen Bewegungen aus (Association), so spricht man von *Dissociation.* Sie kann quantitativ sein, d.h. auf beiden Augen treten verschiedene Amplituden auf, oder qualitativ, d.h. beide Bulbi haben verschiedene Schlagrichtung. Beides ist auch gleichzeitig möglich. Hirnstammerkrankungen meist infolge multipler Sklerose sind die Ursache.

Der *nicht vestibuläre Ny.* wird von Veränderungen der Augen und deren Kerne und Bahnen ausgelöst, speziell der Blickzentren und Blickbahnen. Fixations- und blickparetischer Ny., sowie der sog. Großhirnrinden- oder Hirnstammnystagmus in Form eines groben Rucknystagmus und häufig Pendelnystagmus sowie hüpfender Ny. gehören dazu (2 blitzschnelle Phasen werden von Pausen unterbrochen). Im Gegensatz zum vestibulären Ny. schlägt bei den von dem Blickzentrum ausgehenden Großhirnnystagmus die schnelle Phase zur Seite und die langsame zur Mitte.

Steiles Intensitätsgefälle und fehlender Schwindel sprechen für nicht vestibuläre Genese des Spontannystagmus.

Wann führt eine Vestibulariserkrankung zur Fahruntauglichkeit? Die wichtigsten Vestibulariskrankheitssymptome sind Spontan- und Provokationsnystagmus sowie Störungen bei den experimentellen Vestibularisprüfungen (ein- und doppelseitiger Vestibularisausfall sowie Unter- oder Übererregbarkeit), Schwindelgefühl, Gleichgewichtsstörungen, Koordinationsstörungen, Übelsein und Erbrechen, Kopfschmerzen, fehlerhafte reflektorische Reaktionen zur Erhaltung bzw. Wiederherstellung des Gleichgewichtes.

Diese Zeichen eines geschädigten Gleichgewichtsapparates können alle gleichzeitig oder einzeln, oder in den verschiedensten Kombinationen auftreten. Sind sie alle, oder die meisten, gleichzeitig vorhanden, so ist der Befallene schwer krank, bettlägerig, arbeitsunfähig, fahruntüchtig oder zeitlich fahruntüchtig. Die kurzen, akuten, vorübergehenden Erkrankungen müssen von langdauernden unterschieden werden. Niemand wird einem an einer akuten Infektion o.ä. Erkrankten den Führerschein entziehen oder verweigern, so lange sich nicht aus dem akuten ein chronischer Dauerzustand entwickelt.

Zu den akuten Vestibulariserkrankungen gehören: Die akute oder eitrige Labyrinthitis, der große Menièreanfall, der teilweise oder totale Vestibularisausfall auf der Basis einer Durchblutungsstörung (Gefäßspasmus, Thrombose, Embolie, Arteriosklerose), einer Blutung ins Labyrinth, einer Intoxikation

(Alkohol, Barbiturate, Morphinate, SEE), der Kleinhirnbrückenwinkeltumor, Hirntumoren des Hirnstammes, Arachnitis cystica, Neuritis, Polyneuritis, Herpes zoster, Subarachnoidalblutungen, Commotio, Contusio, Compressio cerebri nach Unfällen, Schädelbasis- und Felsenbeinfrakturen, Wallenberg-Syndrom, Dystrophie, HWS-Syndrom.

Sind diese akuten, den Gleichgewichtsapparat schädigenden Erkrankungen folgenlos ausgeheilt, so ist der Betroffene wieder fahrtauglich. Häufig genug bleiben aber Restzustände für längere Zeit oder auf die Dauer, die *begrenzte oder totale Fahruntauglichkeit* zur Folge haben. Hierzu gehören Schädeltraumen nach Unfällen der verschiedensten Art, chronische Labyrinthreizungen bei chronischer Otitis media, Labyrinthfisteln, Untererregbarkeit bzw. Erregbarkeitsdifferenzen zwischen beiden Seiten, chronische Intoxikationen, Zustand nach Labyrinth- und Hirnoperationen, chronische Neuritis, Streptomycinschäden, HWS-Syndrom, Lues, Vergiftungen und Zustand nach Gewerbekrankheiten, Status nach Fensterungsoperation.

Während im „Merkblatt für die Bewertung von Augenveränderungen bei der Beurteilung der Fahrtauglichkeit" im Abschnitt B *Nystagmus* (Ny.) als Grund für Fahruntauglichkeit der Klasse 2 und besonderen Gruppen der Klasse 3 angegeben wird, kann diese einschneidende Vorschrift nicht ohne Einschränkung für die verschiedenen vestibulären Nystagmusarten übernommen werden. Führer von Autos sitzen hinter dem Steuer. Ein Spontan- und Lage- oder Lagerungsnystagmus, der nur in Rücken-, Kopfhänge-, Bauch- oder Seitenlage oder nach Kopfbewegungen in diesen Lagen auftritt, behindert den Fahrer nicht. Nur der im Sitzen auftretende, mit Gleichgewichtsstörungen verbundene Spontan- und Provokationsnystagmus kann die Fahrtauglichkeit mindern. Ob Fahruntauglichkeit oder nur eingeschränkte Fahrtauglichkeit besteht, hängt von der Intensität des Ny. oder der Stärke der begleitenden Gleichgewichtsstörung ab. Fehlt letztere, so ist zu prüfen, wie stark der Ny. das Sehvermögen einschränkt. Hierfür könnte die im augenärztlichen Merkblatt vorgesehene Vorschrift zugrundegelegt werden. Bei Ny. ist lt. obigem Merkblatt die Fahrtauglichkeit abhängig von der Zeit, die der Bewerber zum Erkennen der Optotypen für die Mindestsehschärfe benötigt (höchstens 1 sec pro Sehzeichen).

Zur Klärung der Frage, wann Ny. vestibulärer Genese das Sehvermögen nicht mehr behindert, wurde bei 100 Gesunden und Normalsichtigen auf dem elektrischen Drehstuhl nach Tönnies der postrotatorische Ny. nystagmographisch nach dem Vorgehen von Buys, Mittermaier u.a. aufgeschrieben, nachdem abgebremst wurde mit $6°/sec^2$. Nach dem Anhalten des Drehstuhls mußten die Vpn., deren Mindestsehschärfe vorher mit dem Item visus nach Schober festgestellt worden war, die Augen öffnen und die Sehzeichen lesen, sobald sie sie erkennen konnten. Damit lagen fest: Zeitdauer, Frequenz, Amplitude und Geschwindigkeit des postrotatorischen Ny. bei Beginn einwandfreien Sehens. Je intensiver die subjektiven Beschwerden wie Schwindelgefühl und Übelsein waren, umso später erkannten die Vpn. die Optotypen. Im Mittel lag die Frequenz des Ny. in der letzten 2 sec vor dem Erkennen der Sehzeichen bei 1 Schlag pro sec, in der vorletzten 2 sec bei 1,5 Schlägen/sec und in der drittletzten 2 sec bei 2,5 Schlägen/sec. Häufigkeitsverteilung angenähert nach Gauss. Gewertet wurden auch die Gegenschläge. Die mittlere Amplitude in den letzten 2 sec vor dem Sehen betrug 2,4 Winkelgrad, in den vorletzten 2 sec 3,8 Winkelgrad, in den drittletzten 2 sec 5,5 Winkelgrad. Die mittlere Geschwindigkeit in den letzten 2 sec belief sich auf $\alpha = 11°$, in den vorletzten 2 sec auf $\alpha = 17°$ und in den drittletzten 2 sec vor dem Erkennen der Optotypen auf $\alpha = 25°$.

Obwohl alle Vpn. mit 3 Geschwindigkeiten nämlich 100°/sec, 150°/sec, 200°/sec getestet wurden und zwar mit Rechts- wie Linksdrehung, trat die Sehfähigkeit bei denselben oben genannten Amplituden und Schlagfrequenzen auf. Das Ausmaß der vorausgegangenen Vestibulariserregung hat also keinen direkten Einfluß auf die Sehfähigkeit. Nur Frequenz und Amplitude bestimmen den Zeitpunkt wiederkehrenden Sehens. Dagegen hängt die Zeitdauer vom Beginn des Abbremsens bis zum Erkennen der Optotypen von der Stärke der Vestibulariserregung direkt und indirekt (wegen des Einflusses von Schwindel und Übelsein) ab. Obige Werte von Frequenz und Amplitude geben ein objektives und zuverlässiges

Maß für die Behinderung des Sehens durch vestibulären Ny. und können bei der Entscheidung der Fahrtauglichkeit neben anderen als Grundlage dienen.

Die wichtigsten subjektiven Symptome der Vestibulariserkrankung sind der *Schwindel und die Gleichgewichtsstörung*. Beide Begriffe sind sprachlich nicht eindeutig und scharf umrissen und werden vom Laien oft anders gebraucht als vom Arzt. Sie sind das psychische Äquivalent der Störung des Gleichgewichtssystems. Nur wenn die bei der Dreh-, kalorischen und elektrischen Vestibularisprüfung oder beim Provokationsnystagmus eintretenden Empfindungen sich mit dem subjektiven Gefühl des Schwindels des Erkrankten decken, kann der Schwindel als vestibulär objektiviert gelten. Er wird dann meist als Dreh- oder Schwankschwindel, Steh- und Gehunsicherheit, Liftgefühl, Drang nach einer Seite, Scheinbewegungen der Umgebung geschildert und kann anfallsweise, dauernd, oder nur in bestimmten Stellungen und nach bestimmten Bewegungen auftreten.

Schwarzwerden und Flimmern vor den Augen, Kopfdruck oder Leere im Kopf, Benommenheit und Betrunkenheitsgefühl oder Taumeligkeit deuten eher auf Herz- und Kreislaufbedingtheit (Kollaps oder Ohnmachtsgefühl). Allerdings treten vasomotorischer und vestibulärer Schwindel auch gleichzeitig, oder einer den anderen mitbedingend auf, so wie ein Gefäßspasmus am Augenhintergrund und ein Menièreanfall schon gleichzeitig beobachtet wurden. Vestibulärer Schwindel ist meist mit Gleichgewichtsstörungen vergesellschaftet, während Affektionen des Zentralnervensystems häufig nur Gleichgewichtsstörungen zeigen. Bei einigen vestibulären Erkrankungen ist der zeitliche Ablauf des Schwindels recht charakteristisch und entscheidet allein schon die Diagnose, z.B. bei Attackenschwindel, bei Sekunden- und Lagerungssyndrom mit seinem Crescendo und Decrescendo. Bei manchen Kranken gehen Mißempfindungen wie eine Aura dem Schwindelanfall voraus. Dauerschwindel, der in der Intensität schwanken kann, tritt nach akutem Labyrinthausfall infolge entzündlicher, vasogener, toxischer oder traumatischer Genese auf und kann mit einem heftigen Initialstadium beginnen.

Bei doppel- und einseitigem Vestibularisausfall klagen die Patienten über ruckartige Veränderungen der Umgebung, wenn sie gehen, Treppensteigen oder Erschütterungen des Körpers unterworfen sind, z.B. Autofahren. Dieses *Jumbling-Symptom* nach DANDY beruht nach JATHO auf einer Scheinbewegung der Umgebung, die durch den Wegfall der vestibulären langssamen Phase des Drehnystagmus entsteht, weil dadurch die für die Objektfixierung nötigen Rückstellungen der Augen gestört sind. Klagen im Sinne des Jumbling-Symptoms weisen also auf Vestibularisstörungen hin. Zur Vermeidung oder Reduzierung dieser Ausfallserscheinungen, die gerade für den Autofahrer hinderlich sind, gewöhnen sie sich einen schleichenden Gang an, damit der Kopf immer in der gleichen Ebene bleibt und das Bild ruhig steht. Durch Gewöhnung mag eine Besserung möglich sein.

3. Wann bewirken Schwindel und Gleichgewichtsstörungen Fahruntauglichkeit?

Schwindel ist ein Gefühl, das man nur mit verschiedenen Worten beschreiben, wie oben geschehen, aber nicht objektiv messen kann und das individuell sehr verschieden stark bei gleicher vestibulärer Reizung empfunden wird. Für die Beurteilung eignet sich die qualitative Seite besser als die quantitative. Viele verspüren nicht nur die Scheinbewegung als unangenehm, sondern die Unsicherheit, Haltlosigkeit, Kraftlosigkeit und die Unmöglichkeit, selbst motorisch aktiv tätig zu werden. Sie krampfen sich am nächsten Halt fest und fallen ohne viel aktive Gegenwirkung hin. Zu dieser motorisch passiven Komponente tritt gelegentlich ein Gefühl der Vernichtung, des Versagens, der Hilflosigkeit. Gerade diese Schwäche und Passivität könnten dem Autofahrer gefährlich werden. Anstatt das Auto zu führen, wird er sich im Anfall daran festklammern, was sich schon bei mäßiger Geschwindigkeit verhängisvoll auswirken kann. *Im Schwindelanfall ist der Mensch in der Regel fahruntauglich.*

Da die Schwindelintensität selbst nicht meßbar ist, wurde als objektiver Ersatz der Ny. herangezogen. Ny. und Schwindel entstehen zwar beide zentral, sind aber typisch verschieden lokalisiert, nämlich in den Kernen und Bahnen bzw. der Rinde. Es gibt Schwindel ohne Ny. und Ny. ohne Schwindel. Meist empfindet ein Proband den Schwindel eher, als Ny. bei vestibulären Reizen auftritt, aber auch das Umgekehrte kommt vor. Häufig entspricht die Stärke des Schwindelgefühls der Intensität des Ny. besonders bei vestibulärer experimenteller Reizung, aber beileibe nicht immer. Auch der Ausfall der übrigen Koordinationsprüfungen läßt sich nicht als Maßstab für das Schwindelgefühl heranziehen, ganz abgesehen davon, daß die Tests nicht frei von subjektiven Einflüssen sind. Häufig äußern Probanden auch ein Gefühl des Unbehagens. Es bildet den Übergang zu den rein *vegetativen Symptomen* des Übelseins, Erbrechens, kalten Schweißes, der Blässe und des Kreislaufversagens, sowie der Kopfschmerzen. Sehr viele vestibuläre Schwindelanfälle sind mit mehr oder minder starker vegetativer Erregung gekoppelt. Erbrechen, kalter Schweiß und Pulsversagen sprechen für sich und bedürfen keiner Objektivierung. Mindere Grade wie Übelsein ließen sich durch Hautwiderstandsmessung (KRACMAR) objektivieren. Jedes dieser Zeichen tritt zwar für sich allein bei vestibulärer Genese kaum auf. Sie sind aber Anlaß genug, auf das Führen eines Autos bis zur Normalisierung zu verzichten. Vegetative Labilität ist eine moderne Zeiterscheinung, individuell sehr verschieden und erklärt deshalb das unterschiedlich starke Auftreten der vegetativen Symptome bei vestibulärer Erregung. Das Wildersche Ausgangsgesetz spielt ebenfalls dabei eine Rolle.

Zum Führen eines Kraftfahrzeuges gehört u.a. die Fähigkeit, seinen Körper, insbesondere Arme, Beine, Hände und Füße einwandfrei zu beherrschen und nur dem eigenen Willen unterworfene Bewegungen ausführen zu können. Um das zu beurteilen, sind neben anderen die vom Vestibularis und den *Stellreflexen* ausgehenden unwillkürlichen Bewegungsimpulse wichtig.

Die Schule von MAGNUS und DE KLEYNX u.a. haben im Tierversuch eine Reihe von Reflexen gefunden, die Gang und Haltung beeinflussen, um das Gleichgewicht zu gewährleisten, wie z.B. tonische Halsreflexe, tonische Labyrinthreflexe, Halsstellreflexe, Lybyrinthstellreflexe, Körperstellreflexe (Kopf auf Körper), optische Stellreflexe, Bogengangsreflexe u.a. Ob diese beim Tier wohlbekannten Reflexe auch beim Menschen merklich wirksam sind, ist nicht gesichert. In dem mit den Tierversuchen noch am ehesten vergleichbaren Menschenalter des Säuglings sind nach PEIPER und ISBERT vorhanden: Labyrinthstellreflexe auf den Kopf, Halsstellreflexe auf den Körper und Körperstellreflexe auf den Kopf sowie Schwebereflexe. Während die im Frühstadium meist nachweisbaren Umklammerungs- und Handreflexe bald verschwinden und nur noch bei Idioten, Bulbärparalyse, M. S., Hydrocephalus und nach Hirnblutungen durch Ausfall höherer Zentren gelegentlich wieder beobachtet werden, dürften sie beim normalen Erwachsenen durch die Entwicklung des Großhirns gehemmt sein und unterschwellig bleiben.

Das *Raumgefühl*, das jeder in Bewegung befindliche Mensch haben muß, ist das Produkt kritisch verarbeiteter Perzeptionen aus dem Gesichtssinn, dem Hören, der Haut-, Muskel- und Gelenksensibilität und der Vestibulariserregung. Hierzu tritt die Vorstellung vom eigenen Körper und seiner Symmetrie und der scheinbaren Medianen. Für die Haltung und Stellung des Körpers spielt der Tonus der Muskulatur keine wesentliche Rolle (WACHOLDER). Er beträgt nur 1% der Maximalkraft oder der Fähigkeit, 20% der Gliederschwere des Armes und

40% der Gliederschwere des Beines zu tragen. Entscheidend für die Körperbewegung ist die tetanische mit Stoffwechselsteigerung verbundene Kraftentfaltung. Von stärkerer Bedeutung für die Körperhaltung und Bewegung sind die *deitero-spinalen Reflexe!* Diese vestibulär-spinalen Reaktionen wie Gangabweichung, Vorbeizeigen, Armtonusreaktionen, Fallneigung, Unterbergerscher Tretversuch, Barré- und Mingazzini-Stellung (Abweichreaktion an den unteren Extremitäten, Leischner und Schubert), Stehen auf der Wippe (Schubert), zeigen die Abweichung in Richtung der langsamen Phase des Ny.

In diesem Sinne ergeben sie gegenüber den nystagmischen Reaktionen keine neuen Gesichtspunkte (Mittermaier), können aber im Falle vestibulärer Schäden als Begleitsymptome die Ausführung von Arm- und Beinbewegungen stören und die Körperhaltung ungünstig beeinflussen. Sie potenzieren also die bisher besprochenen ungünstigen Auswirkungen vestibulärer Erkrankungen auf die Fahrfähigkeit. Differentialdiagnostisch wichtig ist die Prüfung der Fallneigung, die bei Kleinhirnprozessen stets die gleiche Richtung behält im Gegensatz zur vestibulären Bedingtheit, wo sie von der Stellung des Kopfes im Raum abhängt. Das Ausmaß der Abweichreaktionen gibt einen Hinweis über die Stärke der Störungen, die der Betroffene dadurch erleidet und zwar erfährt er sie nie allein, sondern immer mit einer oder mehreren unter 1 und 2 genannten anderen kombiniert.

Erhebliche Bedeutung für Autofahrer und Flieger haben die Einflüsse der *Progressivbewegungen* auf das Labyrinth. Hulk und Henkes ließen Versuchspersonen auf einer Parallelschaukel horizontal hin- und herschwingen. Dabei wird ein Gefühl der Vor- und Rückwärtsbewegung ausgelöst. Es verschwindet bei einer horizontalen Beschleunigung von 6 cm/sec^2 bei Normalen und bei Lybyrinthlosen bei 12 cm/sec^2 (Jongkees und Groen). Maßgebend sind die auf die Otolithen der Maculae ausgelösten Schwerkräfte.

4. Experimentelle Vestibularisbefunde und Labyrinthprüfungen nach Alkohol

Aus Raumersparnisgründen muß im Rahmen dieses kurzgefaßten Handbuches auf eine Darlegung dieser für die Beurteilung der Alkoholisierung so bedeutsamen Befunde anderer Autoren in meinem Beitrag verzichtet werden. Es wird auf die Ausführungen von J. Gerchow über: „Alkohol und Verkehrstüchtigkeit“ in diesem Handbuch ab S. 839 verwiesen und nachfolgend nur eine Zusammenfassung eigener, teils noch nicht veröffentlichter Untersuchungen auf diesem Gebiet vermittelt.

a) Das Nystagmusintegral

Während bisher als Maß der Vestibulariserregung meist die Zeitdauer des Nystagmus, neuerdings auch die Summe der Amplituden oder der Schlagzahlen oder deren Produkt genommen wurde, habe ich erstmals das Nystagmusintegral, in dem alle Nystagmusparameter enthalten sind, als Maß der Vestibulariserregung in die Diagnostik eingeführt. Es kann aus dem Elektronystagmogramm (ENG) abgeleitet werden, in dem dieses in kleine Intervalle unterteilt und für jedes Intervall das Produkt $L =$ Summe der Amplituden $A \times$ Summe der Frequenzen F der Nystagmusschläge gebildet und über der Zeit der calorischen Erregung aufgetragen wird. Planimetriert man die so erhaltene Fläche, so ist ihr Flächeninhalt ein Maß der Erregung des Vestibulo- oculomotorischen Systems nach calorischer Reizung (nähere Einzelheiten vgl. bei Schubert, 1966—1968).

Nach Alkoholgaben (z. B. 1 g/kg Körpergewicht) aufgenommene ENG wurden wie oben beschrieben analysiert und ergaben bei Blutalkoholspiegeln unter 2‰ über der Zeit nach Trinkende aufgetragen meist stark schwankende Kurven.

Während die Blutalkoholspiegel (BAS) aufgetragen über der Zeit nach Trinkende einen uniformen Verlauf nehmen, unterscheiden sich die zugehörigen Nystagmusintegrale stark untereinander und verlaufen bei allen Versuchspersonen völlig anders als die des Blutalkohols. Zu einunddemselben BAS gehören zwei meist stark unterschiedliche Werte der Gleichgewichtsreaktion. Der erste Punkt liegt meist im Bereich der Excitationsphase, wo nicht nur eine motorische, sondern auch psychische Übererregbarkeit vorhanden ist. Der zweite Punkt liegt oft im Übergang zur Lähmungsphase mit Dämpfung und Verlangsamung von Psyche und Motorik. Beide erweisen sich also als eng gekoppelt. Zu einunddemselben Blutalkoholwert in $^0/_{00}$ gehören also zwei verschiedene psychische Reaktionsarten sowie Verschiedenheit der Gleichgewichtsreaktion in Abhängigkeit von der maximal erzielten BAK. Im Gegensatz zum eingipfligen BAS verläuft das Nystagmusintegral oft in mehrgipfligen, wellenförmigen Kurven.

Bei etwa 20% unserer Versuchspersonen gleicht der Verlauf des Nystagmusintegrals unter Alkohol dem ohne Alkohol, d. h. dem Normalverlauf. Konkordant mit der Gleichgewichtsreaktion verhielt sich die Psyche (Aufmerksamkeit, Besonnenheit, Überlegung, geistige Anpassungsfähigkeit).

Folgende Verlaufsformen der Nystagmusintegralkurven über der Zeit wurden beobachtet:

1. welliger Verlauf (1—3 Maxima mit durchschnittlich 2—3 Std Distanz) im Bereich der Übererregung: 46% der Fälle;
2. welliger Verlauf zwischen Über- und Untererregbarkeit: 28%;

3a. Normalverlauf: 18%;
3b. Späte Nullabweichung in der 6.—9. Std nach vorherigem Normalverlauf: 4%
} 3a + b = 22%;

4. vorwiegend Untererregbarkeit: 4%.

Die prozentuale Verteilung gilt für 1 g Alkohol/kg Körpergewicht. Bei BAS größer als 1,5$^0/_{00}$ wird Gruppe 4 häufiger. Für die Dauer von $^1/_2$—5 Std bewegen sich auch Teile der Kurven 1, 2 und 4 im Bereich des Normalverlaufes und gehörten somit partiell zu Gruppe 3. Dies wären weit über 50%. Die Ergebnisse beweisen eindeutig: Zwischen BAS und Nystagmusintegralkurven besteht kein direkter Zusammenhang. Wichtig ist die Zeit nach Trinkende. Etwa 1$^1/_2$ Std nach Trinkende findet sich ein Minimum der Abweichung vom Normalwert.

Als Vorteile meiner Methode gegenüber dem BAS können gelten: 1. Direkte Beziehung zur Fahrfähigkeit. 2. Quantitativ genaue Messung einer wichtigen Hirnfunktion. 3. Objektiver, vom Willen des Geprüften unabhängiger Test. Keine Simulation möglich. 4. Feste Beziehung zur psychischen Verhaltensweise und Gesamtpersönlichkeit im Stadium der Übererregbarkeit (Excitationsphase) wie im Stadium der Untererregbarkeit. 5. Kurze Testzeit: Wenn während des Testes die Reaktion der Versuchsperson sich stark ändert, entstehen Fehler. Die Testzeit darf 3—4 min nicht überschreiten. 6. Tiefere Einblicke in die durch Alkohol geänderte Hirnfunktion. a) Mehrfaches Auf- und Ab der Gleichgewichtsreaktion unabhängig von Trinksitte. b) Verschiedene Typen der Reaktion. c) Starke individuelle Verschiedenheit in Übereinstimmung mit allgemeiner Erfahrung. Plötzliches Umschlagen von Über- in Untererregbarkeit. Excitation beim Aufwachen entspricht Übererregbarkeit längere Zeit nach Trinkende. 7. Kombinationswirkung von Alkohol und Schlaf- sowie Betäubungsmitteln erfaßbar. 8. Erhebliche Ersparnis gegenüber der BAK-Probe.

Da das Auswertungsverfahren der bisherigen Methode zeitraubend ist, wird jetzt das Zeitamplitudenintegral des Nystagmus elektronisch ermittelt und ist am Ende des Nystagmus d. h. nach ca. 2 min am Apparat ablesbar.

5. Vestibularis unter dem Einfluß von Arzneimitteln

Mit Rücksicht auf die Verkehrssicherheit erweist sich eine Unterteilung in 2 Gruppen als zweckmäßig:

a) Arzneimittel, die die Vestibularisreaktion *dämpfen* und

b) solche, die sie *verstärken*.

Aus Platzmangel wird auf die Wiedergabe der tierexperimentellen Untersuchungen verzichtet, zumal ein Rückschluß vom Tier auf den Menschen nur mit starken Vorbehalten erlaubt ist.

a) Vomex A (Dramamine) mindert den Ny. postrotatorius I und noch stärker den Ny. postrotatorius II in Dauer und Schlagzahl (Boenninghaus u.a.) und wirkt günstig auf Schwindel, und Emesis, wahrscheinlich infolge Herabsetzung der Erregbarkeit der Vestibulariszentren. Minderung der subjektiven Drehempfindung bewirken auch Luminal (Flügel und Soyka), Evipan, Vasano, Peremesin, Coffein, Barbiturate (Flügel und Soyka), aber sie verstärken den postrotatorischen Ny. Dolantin und Atosil sowie ein Coctail aus Dolantin, Atosil und Megaphen hemmen den experimentellen Ny. in der Amplitude und den pathologischen Spontannystagmus in der Frequenz (Waldecker). Dihydrostreptomycin u.ä. führt bei Dosen über insgesamt 28 mg zu Vestibularisuntererregbarkeit oder Totalausfall und wird gelegentlich zur Vestibularisausschaltung bei starken Schwindelanfällen benutzt. Nach Guns und Leroy mindert Adrenalin subcutan die Vestibulariserregbarkeit, d.h. die Nystagmusdauer, dagegen haben Atropin und Pilocarpin keinen wesentlichen Einfluß auf den Vestibularis.

b) *Vertikaler Spontannystagmus* nach oben tritt ein in 58,57% der Vpn. nach Rauchen (Neveling und Kruse, 1921; Walter; Galant, 1924; Zaviska, 1924). Vertikalen Spontannystagmus nach unten beobachtet man nach stärker wirksamen Barbituraten und Morphium und seinen Derivaten, z.B. Scophedal (Jatho u.a.). Lagenystagmus findet sich nach Luminalgaben (Rieker, 1948/49), nach Barbituratnarkosen (Miningerode u.a.).

Ergotamin und Papaverin bewirken eine Verlängerung und Intensivierung von Ny., Vorbeizeigen und Schwanken beim Romberg, insbesondere nach Injektion von Adrenalin subcutan (Guns und Leroy, 1933).

Zur *Prüfung der Fahrfähigkeit* nach Kurznarkose empfiehlt Haas die Drehreizschwellenbestimmung. Er narkotisierte 20 Vpn. 3 min mit wirkungsäquivalenten Dosen von Thiopental, Methohekital und einem Phenooxyessigsäurederivat und fand den Lagenystagmus sowie vertikalen Spontannystagmus, den Blickrichtungsnystagmus und optokinetischen Ny. nicht verläßlich genug zur Abschätzung des Endes der postnarkotischen Phase.

II. Gehör und Kraftfahrverkehr

Die Bedeutung des Gehörs im Bereich des Kraftfahrverkehrs hat sich in den letzten Jahrzehnten stetig vermindert, weil heute praktisch nur mit dem Auge gefahren wird, die Verkehrsregelung nur optisch orientiert ist und die akustische Signalgebung unter der Devise „Kampf dem Lärm" weitgehend verpönt ist. Zur Erlangung des Führerscheins ist keine Mindesthörfähigkeit vorgeschrieben. Unter Berufung auf § 12 der Straßenverkehrsordnung wird von Fall zu Fall entschieden. Hierzu führt die Dienstanweisung aus:

Betreffen die Bedenken das Hörvermögen, so hat der untersuchende Arzt festzustellen, in welcher Entfernung die gebräuchliche Umgangssprache auf jedem Ohr deutlich verstanden wird. Es genügt, wenn sie auf jedem Ohr ohne Hilfsvorrichtung auf 5 m bei abgewendetem Gesicht des zu Untersuchenden sicher verstanden wird .... usw. Ist das nicht der Fall, so hat die Verwaltungsbehörde zu prüfen, ob der Betreffende von der Führung von Kraftfahrzeugen auszuschließen ist oder ob der Mangel ausgeglichen werden kann.... etwa durch Begleitperson oder geeignete Hilfsvorrichtung oder Gewöhnung oder Beschränkung im Verkehrsbereich oder der Verkehrszeit. Bei der Prüfung ist strenger Maßstab zur Wahrung der Verkehrssicherheit anzulegen.

Obwohl das Ohr den Raum nach allen Richtungen hin uneingeschränkt überwacht und gut ortet, ist es wegen der Geräusche in- und außerhalb des Wagens und des Autoradios nicht in der Lage, immer akustische Signale zu hören und zu warnen. Die folgende Tabelle gibt die durchschnittliche Geräuschlautstärke in DIN-Phon bei Pkws mit Hubräumen unter 1800 cm³ und über 2000 cm³. Sie zeigt den zunehmenden Geräuschpegel mit der Fahrgeschwindigkeit, Drehzahl und der Straßenunebenheit.

Tabelle

	Autobahn				Pflasterstraße	
	Teillast		Vollast		Vollast	
	Geschwindigkeit km/h					
	60	100	60	100	60	100
15 Fahrzeuge unter 1800 cm³	81	87	84	89	89	94
9 Fahrzeuge über 2000 cm³	78	85	80	86	88	92
	Werte in DIN-Phon					

Das Maximum der Energieanteile am Geräusch liegt bei 50—150 Hz [Näheres s. bei SCHUBERT, HNO 8, 109 (1960)], günstigerweise also da, wo das Ohr am relativ schlechtesten hört.

Eigengeräusch des Wagens, Verkehrslärm und eventuell Radio erzeugen also im Wagen einen Lärmpegel, der den Fahrer vertäubt und ihn wie einen Schwerhörigen erscheinen läßt. Wenn bei einem Lärmpegel von 96 DIN-Phon Sprache noch eben verstanden, d.h. 60% Silbenverständlichkeit erreicht werden soll, muß nach einem Diagramm von FLETCHER und GALT, das die Zusammenhänge zwischen Höhe des Störschalles und dem Sprachverstehen angibt, eine Sprachlautstärke von etwa 110 db geboten werden. Das ergibt einen durch den Störpegel hervorgerufenen Sprachhörverlust von 85 db. Ein so hoher Hörverlust entspricht praktisch einem Tauben. Bei Fanfarenklängen oder Warnsirenen liegen die Dinge wegen der größeren Entfernung der lautstärksten Störfrequenzbänder von den Fanfarenklängen und dem dadurch bedingten geringeren Verdeckungseffekt günstiger, aber der Fahrer befindet sich auch dann noch im Zustand eines stark Schwerhörigen. Ja es gibt sogar Situationen, wo ein Schwerhöriger durch den Lärm weniger gestört wird als ein Normalhöriger und besser als dieser versteht, z.B. Schalleitungsschwerhörige mit hohem Hörverlust im tiefen und geringem im oberen Frequenzgebiet und dadurch vermindertem Verdeckungseffekt des tieffrequenten Störschalles. Wenn also die akustische Situation im Pkw den normal Hörenden in den Stand eines Tauben oder stark Schwerhörigen zu versetzen vermag, so kann der Normalhörige grundsätzlich nicht verkehrssicherer sein als der von Natur Schwerhörige.

Dies Ergebnis scheint auch eine amerikanische Statistik zu stützen, der zufolge von 3000 gehörlosen Kraftfahrern nur 0,14% an Verkehrsunfällen beteiligt waren, gegenüber einem 3,9%igen Anteil aller Kraftfahrer an Unfällen. LESSING verglich 32 Gehörlose mit einer gleichen Anzahl Normalhöriger hinsichtlich ihres Reaktionsvermögens als Kraftfahrzeugführer im Straßenverkehr und zeigte, daß der Gehörsinn bei der Führung eines Kraftwagens weitgehend kompensiert werden könnte. In New York gelten taube Fahrer als besonders vorsichtig und tüchtig, sofern sie nicht noch anderweitig gebrechlich sind. Daher erhalten in USA, England, Belgien, Dänemark, Finnland und der Schweiz Gehörlose ohne weiteres einen Führerschein.

Nach alledem scheint es grundsätzlich berechtigt, Schwerhörigen und Tauben einen Führerschein zu erteilen. Es müssen nur alle Vorkehrungen getroffen werden, um allein mit dem Auge fahren zu können. Die Anbringung von 2 Rückspiegeln ist obligatorisch. Diese generelle Fahrerlaubnis erfährt jedoch eine wichtige Einschränkung durch die gleichzeitige Forderung, daß das Sehvermögen beiderseits einwandfrei und keine sonstigen Mängel geistiger und psychischer Natur (Hirn- und Nervenkrankheiten) vorhanden sein dürfen. So gesehen handelt es sich doch nur um eine bedingte Fahrerlaubnis.

Der völlig Gesunde ist dem Tauben ja doch weit überlegen durch die zusätzliche akustische und ortende Sinneswahrnehmung, die in schwierigen Verkehrssituationen und bei der Überwachung des Motor- und Fahrzeuggeräusches doch eine Erhöhung der Sicherheit bringt.

Vor allem bei älteren Schwerhörigen ist die Frage berechtigt, ob sie noch die den Schwerhörigen allgemein nachgerühmten Ausgleichsfunktionen zur Kompensierung besitzen.

Wie hoch darf bei bedingter Tauglichkeit das Hörvermögen vermindert sein?

Die Schwerhörigkeit sollte geringer sein, als die durch die unterste Grenze des Störpegels im fahrenden Kraftfahrzeug erzeugte Hörbehinderung. Veröffentlichungen von Messungen der kleinsten, im fahrenden Auto auftretenden Geräuschpegel sind selten. Nach Messungen von KURZ und OBERST dürften 50—60 DIN-Phon im mittleren Frequenzbereich die geringste Geräuschlautstärke im Wagen darstellen, mit der wir zu rechnen haben. Ein Durchschnittshörverlust von 50—60 db im Tonaudiogramm entspricht einer mittelstarken Schwerhörigkeit. Da das, was den Fahrer warnt, Ton- oder Geräuschcharakter hat, wäre es zweckmäßig, vom Tonaudiogramm auszugehen und nicht wie bisher vom Sprachhörvermögen. Das Sprachhörvermögen hängt von sehr vielen Faktoren ab, die mit dem Gehör nicht unmittelbar zu tun haben. Dies hier zu erörtern, würde zu weit führen. Ich verweise auf mein Buch „Sprachhörprüfmethoden“, wo alles Nähere nachzusehen ist.

Jedenfalls ist der Begriff „5 m Umgangssprache“ in der Dienstanweisung des § 12 völlig unzureichend. Solche ungenauen Angaben entsprechen nicht mehr dem Stand unserer Wissenschaft und sind abzulehnen.

Zweckmäßiger und den Kern der Sache treffender wäre neben dem Tonaudiogramm eine Verdeckungsprüfung von auf Band aufgenommenem Kraftwagengeräusch gegenüber genormten Fanfaren- und Hupsignalen. Der Fahrer müßte dann Signale genormter Lautstärke noch aus einem Kraftwagengeräuschpegel von 50—60 DIN-Phon Lautstärke sicher heraushören und zwar eventuell auch bei abgelenkter Aufmerksamkeit.

In der Stadt liegt die Höchstgeschwindigkeit bei 50 km/h. Läßt man dem Fahrer 1 sec Zeit zur Reaktion, so muß das Signal aus mindestens 14 m hörbar sein, bei 100 km/h beträgt diese Mindestentfernung 27,8 m und bei 130 km/h sogar 36,1 m. Bei 14 m Abstand mindert sich bei freier Schallausbreitung der Lautstärkepegel um 63 db, bei 28 m um 68 db, bei 36 m um 71 db. Beträgt die Signallautstärke 110 db, so kommt sie bei 14 m Abstand mit 47 db, bei 28 m Abstand mit 42 db und bei 36 m Abstand mit 39 db an.

Nach diesem Schema wurden Versuche mittels eines Kraftwagengeräusches vorgenommen, dessen Frequenzspektrum Abb. 1 zeigt. Die Vpn. mußten signalisieren, wenn sie den Klang eines Martinhornes (Grundfrequenzen bei 435 und 580 Hz) hörten, wie es von der Polizei verwendet wird. Geräusch und Hornsignal waren auf je einer Spur des als Schleife ausgebildeten elektrischen Magnetbandes des Schubert-Audiometers aufmagnetisiert. Der Meßvorgang entspricht also der Geräuschaudiometrie. Um die in der Praxis häufige Situation nachzubilden, bei der sich Personen auf den hinteren Wagensitzen miteinander oder mit dem Fahrer unterhalten, wurde im Abstand von 5 m ein Text mit 73 db Sprachlautstärke über $2 \times 10^{-4} \mu$Bar abgespielt (Platte: Deutsche Grammophon Nr. 43003 LPMS).

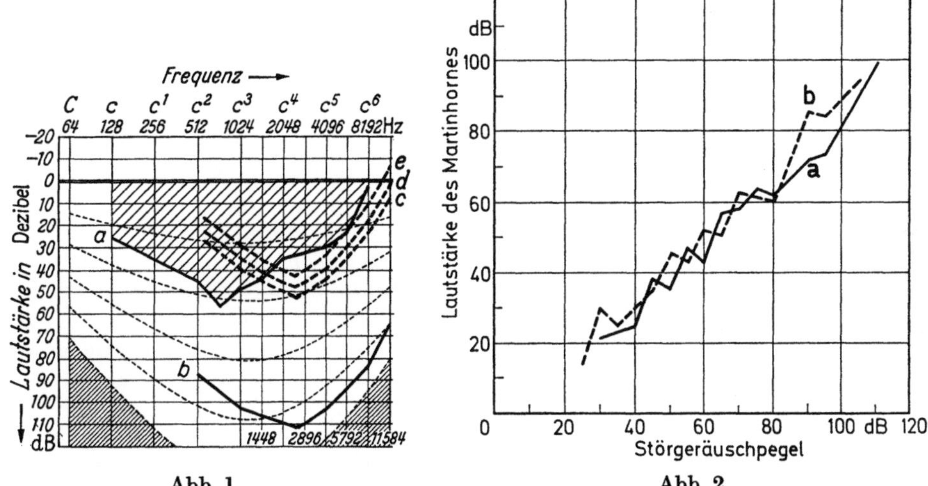

Abb. 1 Abb. 2

Abb. 1. Spectrum des Störgeräusches *a* im Auto im Verhältnis zu 4 Lautstärken *b*—*e* des Martin-Hornes. *b* Martin-Horn in 0 m, *c* in 14 m, *d* in 28 m, *e* in 36 m Entfernung mit Klang *d*. Die von der schraffierten Fläche verdeckten Klangkomponenten des Hornes werden nicht wahrgenommen

Abb. 2. Abhängigkeit der gerade noch gehörten Lautstärke des Martin-Hornes vom Störgeräuschpegel im Wagen. Mittelwerte 20 Normalhöriger. *a* ohne Sprachgeräusch im Hintergrund, *b* mit Sprachgeräusch im Hintergrund

Bei Lautstärken des Martin-Horns von 47 db bzw. 42 db über der Schwelle hörten 95% der Normalhörigen und mit Hintergrundsprachgeräuschen nur 81% bzw. 57% das Martin-Horn. Bei 39 db Hornlautstärke hörten 90% und mit Hintergrundsprachgeräuschen 53% das Signalhorn. Der Einfluß der Ablenkung durch Unterhaltung hindert bei kleinen Lautstärken d.h. bei hohen Geschwindigkeiten das rechtzeitige Erkennen des Martinhorns über ein zulässiges Maß. Um das Prüfverfahren über das Bundesgebiet einheitlich zu gestalten, wäre Normung von Lautstärke und Spektrum des Geräusches und der Lautstärke des Martin-Horns erforderlich. Anstelle des Martin-Horns könnten auch Audiometertöne verwendet werden. Abb. 2 zeigt die Durchschnittskurve von 20 Normalhörigen ohne (a) und mit (b) Hintergrundsprachgeräuschen.

Den Einfluß der Konzentration auf das Schallereignis, das gehört werden soll, zeigt folgender Versuch:

a) Zuerst wird ein Sprachaudiogramm über Kopfhörer in einem Ohr aufgenommen, b) danach Sprachaudiogrammaufnahme im selben Ohr eines gleich schwierigen Testes bei gleichzeitiger Darbietung einer sinnvollen interessanten Erzählung auf dem anderen Ohr mit 85 db Lautstärke, aber Konzentration auf den Sprachtest, c) im 3. Durchgang dasselbe wie bei b) mit der Aufforderung, sowohl den Sprachtest in einem Ohr wiederzugeben, wie auch die Erzählung im anderen Ohr zu erfassen. Bei Normalhörigen liegt dann zwischen a) und b) ein Sprachhörverlust bis 10 db, zwischen a) und b) bis 15 db. Bei Schwerhörigen sind die Unterschiede oft geringer, und die 3 Sprachaudiogramme überschneiden sich häufig. Der Einfluß der Aufmerksamkeit und Konzentration auf Schallereignisse bzw. der Ablenkung darf also nicht außer acht gelassen werden.

Somit haben wir *bei den bedingt Tauglichen 2 Gruppen:* 1. diejenigen, die im Verdeckungstest richtig liegen, können wie Normalhörige eingestuft werden, 2. diejenigen mit durchschnittlichem Hörverlust über 50 db und nicht bestandener Verdeckungsprüfung.

Führerscheinaspiranten der Gruppe 2 der bedingt Tauglichen haben sich weiteren spezialärztlichen und eventuell psychologischen Untersuchungen zu unterziehen, um die Leistungsfähigkeit der Gesamtpersönlichkeit werten zu können. Eine auf den speziellen Fall abgestimmte Fahreignungsprüfung, wobei dem Prüfer die Körperfehler zur Kenntnis gebracht werden müßten, sollte dann das endgültige Urteil über Fahrtauglichkeit ermöglichen und eventuell Sondermaßnahmen am Fahrzeug des bedingt Tauglichen vorschreiben.

Zur Kompensierung ihres Körperfehlers müssen Taube und stark Schwerhörige (Gruppe 2 der bedingt Tauglichen) rechts und links am Fahrzeug Rückspiegel und eine optische Kontrollanlage für das Funktionieren der Hupe haben. Zu überlegen wäre, ob nicht bei allen Tauben und stark Schwerhörigen eine Anlage gefordert werden sollte, die akustische Signale in optische umwandelt, z.B. Mikrophon am Fahrzeugheck mit Verstärker, dessen Ausgang eine Glimmerlampe steuert. Hupen zeigt sich dann im Flackern des Glimmlichtes an. Das Frequenzband der Anlage könnte auf akustische Warnsignale abgestimmt sein, um nicht auf jedes Umweltsgeräusch anzusprechen.

In Übereinstimmung mit KOCH u.a. möchte ich dagegen für Berufsfahrer ein annähernd normales Gehör fordern, um Störungen am Motor und Geräusche zu erkennen, die eine Betriebsgefährdung des Fahrzeuges andeuten. Der Hörverlust sollte im Frequenzbereich von 100—6000 Hz des Tonaudiogramms 30 db im Durchschnitt nicht überschreiten.

Die Frage, ob Hörgeräte, Hörbrillen u.a. eine vollwertige Kompensation des Hörfehlers beim Kraftfahrer bringen, ist nur bedingt zu bejahen. Eine zureichende Ortung erlauben allerdings bis zu einem gewissen Grade binaurale Hörbrillen oder beiderseits hinter dem Ohr getragene Geräte. Eine genügende Betriebssicherheit dieser Apparate ist heute weitgehend erreicht, vorausgesetzt, der Träger überwacht sie mit der erforderlichen Sorgfalt. Allerdings muß man von Fall zu Fall prüfen, ob eine weitere Verstärkung des im Wageninnern herrschenden Störpegels sich nicht eher als Belästigung denn als Erleichterung für den Fahrer auswirkt.

Aus Platzmangel kann auf die bei der Eisenbahn und der Fliegerei auftretenden Berufsschäden, insbesondere die Schwerhörigkeit, hier nicht eingegangen werden. Eine Zusammenfassung findet sich bei SCHUBERT (1964).

Wie die Erfahrung zeigt, und wie auch BOBBERT betont, ist durch den Geräuschpegel in den verschiedenen Pkws und Lkws kein Hörschaden zu erwarten, da die in ihnen vorhandenen Geräuschpegel unter den Werten liegen, die nach NIXON und GLORIG bleibende Hörschäden hervorrufen.

Über die Beeinflussung des Vegetativums, der geistigen und körperlichen Leistung, des Wohlbefindens und des Schlafes u.ä. liegen Untersuchungen von

JANSEN, RONGE, MCKENNEL und BORSKY vor. JANSEN fordert auf Grund seiner Schlafversuche eine Schallbelastung unter 40 db (A). In der Nähe von Flugplätzen solle die Bebauungsgrenze soweit zurückbleiben, daß der Schallpegel unter 80 db bleibt. Lärm über 90 db (A) schaltet das Vegetativum in Richtung Sympathicotonie um, wie die Pupillographie beweist und stört die Tiefensehschärfe.

Literatur

I. Der Vestibularis in der Verkehrsmedizin

ARSLAN, M.: Über die Methodik der Vestibularisuntersuchungen mit dem Vorschlag zur Standardisierung. Fortschr. HNO-Heilk. 1, 148—165 (1953).

ASCHAN, G.: Different types of alkohol nystagmus. Acta oto-laryng. (Stockh.), Suppl. **140**, 69—78 (1958).

—, M. BERGSTEDT u. L. GOLDBERG: The effect of some antihistaminic drugs on positional alcohol nystagmus. Acta oto-laryng. (Stockh.), Suppl. **140**, 79 (1958).

— — u. J. STAHLE: Nystagmography. Acta oto-laryng. (Stockh.), Suppl. **129**, 1 (1956).

AUBRY, M., u. H. PIALOUX: Maladies de l'oreille interne et oto-neurologie. Paris: Masson & Cie. 1957.

BARANY, R.: Physiologie und Pathologie des Bogengangesapparates beim Menschen. Leipzig u. Wien: Deuticke 1907.

BAUER, LEIDLER: Lit. aus K. GRAF, Geschwülste des Ohres und des Kleinhirnbrückenwinkels. Stuttgart: Georg Thieme 1952.

BENDER, M. B., and A. BROWN: The character of the nystagmus induced by amytal in chronic alcoholics. Amer. J. Ophthalm. **31**, 825 (1948).

BERGSTEDT, M.: Nystagmographic studies on positional alcohol nystagmus in the human centrifuge. Acta oto-laryng. (Stockh.) **50**, 543 (1959).

BERNHARD, C. G., et L. GOLDBERG: Nystagmus spontané par suite d'intoxication aigué alcohol. Acta med. scand. (Stockh.) **84**, 36—44 (1934).

BOENNINGHAUS, H. G.: Die Beeinflussung des experimentell ausgelösten Nystagmus und Schwindels durch Vomex A. Z. Laryng. Rhinol. **31**, 558—564 (1952).

BORRIES, G. V. TH.: Zur Klinik des Nystagmus. Berlin u. Wien 1924.

BOS, H. J., A. J. OSTERVELD, VOZZA u. S. ZELIG: On pathological spontaneous and positional nystagmus. Pract. oto-rhino-laryng. (Basel) **25**, 282 (1963).

BUYS, E.: De la nystagmographie clinique. Bull. Sve. belge Oto-Lar.-Rhin. **14** (1909)

— Du fonctionnement des centres du nystagmus. Bull. Sve. belge Oto-Lar.-Rhin. **4**, 156 (1913).

CAWTHORNE, T.: Positional nystagmus. Ann. Otol. (St. Louis) **63**, 481 (1954).

DANDY, W. E.: The surgical treatment of Menière disease. Surg. Gynec. Obstet. **72**, 421 (1941).

ELBEL, H.: Blutalkohol, 1. Aufl. Stuttgart: Gerog Thieme 1956.

EWALD, E. J. R.: Physiologische Untersuchungen über das Endorgan des Nervus octavus. Wiesbaden 1892.

EY, W.: Zur Beurteilung der Alkoholwirkung auf den durch Drehung ausgelösten Nystagmus. Med. Sachverständige **60**, 93 (1964).

— Diskussionsbemerkung. Med. Sachverständige **60**, 263 (1964).

FLÜGEL, T., u. D. SOYKA: Über den Einfluß von Neuroleptica und Schlafmitteln auf das optisch-vestibuläre System. Nervenarzt **34**, 506 (1963).

FORSTER, B.: Elektronystagmographische Untersuchungen über den Drehbeschleunigungsnystagmus nach Alkoholgaben. Dtsch. Z. ges. gerichtl. Med. **47**, 282 (1958).

— Erwiderung zum Vortrag von W. EY. Med. Sachverständige **60**, 262 (1964).

FRENZEL, H.: Die ohrenärztlichen Untersuchungsmethoden in der neurologischen Diagnostik. Nervenarzt **4**, 21, 100, 160 (1931).

— Die praktische Bedeutung des Alkoholnystagmus beim Menschen. Zbl. Hals-, Nas.- u. Ohrenheilk. **31**, 644 (1938/39).

— Spontan- und Provokations-Nystagmus als Krankheitssymptom. Berlin 1955.

— Zur Systematik, Klinik und Untersuchungsmethodik der Vestibularisstörungen. Arch. Ohr.-, Nas.- u. Kehlk.-Heilk. **177**, 353 (1961).

GALANT, S.: Intoxikation und Nystagmus. Albrecht v. Graefes Arch. Ophthal. **113**, 392 (1924).

GERCHOW, J., u. V. SACHS: Die gesetzmäßigen Beziehungen zwischen Alkoholkonzentration, Zeit und klinisch feststellbarer Trunkenheit. Dtsch. Z. ges. gerichtl. Med. **52**, 32 (1961).

GRAHE, K.: Hirn und Ohr. Leipzig: Georg Thieme 1932.

Güttich, A.: Neurologie des Ohrlabyrinthes. Leipzig 1944.— Z. Hals.-, Nas.- u. Ohrenheilk. **36** (1934).
Guns, P., et A. Leroy: Action vestibulaire de médicaments sympathomimétiques injectés sous la peau. Zbl. Hals-, Nas.- u. Ohrenheilk. **21**, 715 (1934).
— Action vestibulaire de médicaments vago-sympathiques injectés sous la peau. Zbl. Hals-, Nas.- u. Ohrenheilk. **21**, 460 (1934).
Haas, E.: Die Beeinflussung optisch-vestibulärer Reaktionen durch Kurznarkotica. Arch. Ohr.-, Nas.- u. Kehlk.-Heilk. **182**, 569—573 (1963).
Heifer, U.: Der grobschlägige Drehnachnystagmus als Zeichen der Alkoholwirkung. Blutalkohol **1**, 257 (1962).
Howells, D. E.: Nystagmus as a physical sign in alcoholic intoxication. Brit. med. J. **1956**, No 4980, 1405.
Hulk, J., et H. E. Henkes: Le role des otolithes dans la genèse des réflexes vestibulo-végétatifs. Pract. oto-rhino-laryng. (Basel) **12**, 65 (1950).
Jatho, K.: Zur Frage der reizadäquaten Prüfung der vestibulär-okulomotorischen Regulationsmechanismen. Ärztl. Prax. **11**, 3 (1959).
— Über die Störungen der vestibular-okulomotorischen Regelfunktion bei der Alkoholintoxikation. Arch. Ohr.-, Nas.- u. Kehlk.-Heilk. **178**, 321—322 (1961).
Jongkees, L. B. W.: Über die Untersuchungsmethoden des Gleichgewichtsorgans. Fortschr. Hals-, Nas.-Ohrenheilk. **1**, 1 (1953).
—, and J. Hulk: The various movements of the human eye on rotation about different axes. Acta oto-laryng. (Stockh.) **38**, 274 (1950).
Jung, R.: Allgemeine Neurophysiologie. In: Handbuch der inneren Medizin, 4. Aufl., Bd. 5, S. 1325. Berlin 1953.
Keser, H.: Die physiologische Variationsbreite des postrotatorischen Nystagmus. Vortr. 35. Verslg d. Südwestdtsch. NHO-Ärzte 22./23. 3. 1952.
Klestadt, W.: Symptomatologie der Erkrankungen des N. VIII einschließlich Leitung im Hirnstamm. In: Handbuch der Neurologie, Bd. 4. Berlin 1936.
Kleyn, A., de, u. C. Versteegh: Experimentelle Untersuchungen über den sogenannten Lagenystagmus während akuter Alkoholvergiftung beim Kaninchen. Acta oto-laryng. (Stockh.) **14**, 356 (1930).
Klose, I.: Einstellnystagmus ohne Alkoholgenuß. Blutalkohol **2**, 63 (1963/64).
Kracmar, F.: Der Mensch im Verkehr. Mainz 1965.
Kürzinger, R.: Die unterschiedliche klinische Beurteilung der alkoholischen Beeinflussung bei verschiedenen Straftaten. Dtsch. Gesundh.-Wes. **26**, 1179 (1959).
— Erfahrungen mit der Nystagmusprobe nach Taschen. Dtsch. Gesundh.-Wes. **15**, 1383 (1960).
— Die phasenverschiedene Wirkung des Alkohols. Dtsch. Gesundh.-Wes. **33/34**, 1742 (1960).
Lommer, E.: Statistische Betrachtung zur Trunkenheitsdiagnose und zur Anwendbarkeit der Nystagmusprobe. Dtsch. Z. ges. gerichtl. Med. **49**, 281 (1959).
Magnus, R.: Körperstellung. Berlin 1924.
Manz, R.: Der Einfluß geringer Alkoholgaben auf Teilfunktionen von Auge und Ohr. Dtsch. Z. ges. gerichtl. Med. **32**, 301 (1939).
Megighian, D., u. G. Waldecker: Über die Beeinflussung des vestibulären Nystagmus durch physiologische Interferenzfaktoren. Arch. Ohr.-, Nas.- u. Kehlk.-Heilk. **179**, 207—221 (1961).
Meyer zum Gottesberge, A.: Lagenystagmus. Zbl. Hals-, Nas.- u. Ohrenheilk. **33**, 1 (1940).
Mittermaier, R.: Hals-Nasen-Ohren-Heilkunde, Bd. 3, Teil 1. Stuttgart 1965. — Die experimentellen Gleichgewichtsprüfungen.
Neveling, R., u. K. E. Kruse: Über Nicotinnystagmus. Arch. Ohr.-, Nas.- u. Kehlk.-Heilk. **177**, 427—431 (1960).
Nylén, C. O.: A clinical study of the labyrinthine fistula symptoms and pseudofistula symptoms in otitis. Acta oto-laryng. (Stockh.), Suppl. 3 (1923).
— Positional nystagmus a vevien and future prospects. J. Laryng. Otol. (Lond.) **64**, 295 (1950).
Peiper, A., u. H. Isbert: Über die Körperstellung des Säuglings. Jb. Kinderheilk. **115**, III. F.: **65**, 142 (1927).
Rauschke, J.: Alkohol-Nystagmus und Leistungsschädigung. Experimentelle Untersuchungen zur Brauchbarkeit der Nystagmusprüfung beim Nachweis der Alkoholbeeinflussung. Medizinische **1958**, 460.
Riecker, O. E.: Der experimentelle Lagenystagmus nach Luminalgaben. Verhandl. Südwestdtsch. HNO-Ärzte 1949, S. 93.
Runge, W.: Augenbewegungsstörungen beim Alkoholrausch. Dtsch. med. Wschr. **50**, 298 (1924).

RUTTIN, E.: Funktionsprüfung des Vestibularapparates. In: Handbuch der Hals-Nasen-Ohren-Heilkunde, Bd. VI, Hrsg. von A. DENCKER und O. KAHLER. Berlin 1926.

SCHUBERT, K.: Zur Klinik des Labyrinthödems. Arch. Ohr.-, Nas.- u. Kehlk.-Heilk. **155**, 210—227 (1948).

— Schwindel und Sympathikus. Arch. Ohr-., Nas.- u. Kehlk.-Heilk. **156**, 489—499 (1949).

— Gleichgewicht und Alkohol: Vortrag beim Wissenschaftl. Beirat des Bundesverkehrs- und Gesundheitsministeriums am 12. 7. 1966. Zbl. Verkehrs-Med. **12**, 213—221 (1966).

— Messungen über den Alkoholeinfluß auf das Gleichgewichtssystem. Z. Laryng. Rhinol. **46**, 825—831, (1967).

— Eine neue Methode zur Beurteilung der Funktion des Vestibularapparates. Arch. Ohr.-, Nas.- u. Kehlk.-Heilk. 188, 464—468 (1967).

— Blutalkohol und Hirnalkohol. Promille kann täuschen. Auto, Motor, Sport H. **3**, 33—36 (1968).

— Motor Tourist H. 4 (1968).

SCHUBERT, K., u. A. LEISCHNER: Weitere Untersuchungen zur Abweichreaktion an den unteren Extremitäten. Nervenarzt **28**, 179—183 (1957).

SCHULTE, K., u. H. ROTH: Drehnystagmus und Blutalkoholkonzentration. Zbl. Verkehrs-Med. **3**, 144 (1957).

SCHWAB, W., u. W. EY: Das Hör- und Gleichgewichtsorgan beim Menschen unter akuter Alkoholeinwirkung. Münch. med. Wschr. **97**, 658 (1955).

SCHWEITZER, H.: Die Physenverschiedene Wirkung des Alkohols. Dtsch. Z. ges. gerichtl. Med. **51**, 704 (1961).

SPIEGEL, E. A.: Der Tonus der Skelettmuskulatur. Berlin: Springer 1927.

STARCK, H. J.: Untersuchungen über die Verkehrssicherheit alkoholgewohnter Kraftfahrer bei Blutalkoholwerten um 1,5 g $^0/_{00}$. Dtsch. Z. ges. gerichtl. Med. **42**, 155 (1953).

— Beeinträchtigung der Verkehrssicherheit durch Veränderung des optokinetischen Nystagmus unter dem Einfluß von Alkohol. Klin. Wschr. **38**, 96 (1960).

STENGER, H. H.: Schwindelanalyse, Untersuchung auf Spontan- und Provokationsnystagmus. In: Handbuch der Hals-Nasen-Ohren-Heilkunde, Bd. III, Teil 1. Stuttgart 1965.

TASCHEN, B.: Nystagmusprobe zur Feststellung der Alkoholbeeinflussung. Kriminalistik **7**, 180 (1954).

— Eine einfache Nystagmusprobe zur Feststellung der Alkoholbeeinflussung. Med. Mschr. **9**, 25 (1955).

— Nystagmusprüfungen zur Feststellung der Alkoholbeeinflussung. Dtsch. Z. ges. gerichtl. Med. **44**, 436 (1955).

TOMITS, G.: Untersuchungen betreffend den Einfluß kleiner Mengen von Alkohol, Dorlotyn und Alkohol-Dorlotyn auf den Nystagmus. Fül-Orr-Gége-Gyógyászat 8, 26 (1962).

TRINKER: In: Hals-Nasen-Ohrenheilkunde. Ein kurzgefaßtes Handbuch in 3 Bänden, Bd. III, Teil I. Stuttgart: Georg Thieme 1965.

WACHHOLDER, K.: Willkürliche Haltung und Bewegung insbesondere im Lichte elektrophysiologischer Untersuchungen. Ergebn. Physiol. **26**, 68 (1928).

WALDECKER, G.: Über die Wirkung von Phenothiazinen und Dolantin auf den Nystagmus. Arch. Ohr.-, Nas.- u. Kehlk.-Heilk. **174**, 486—489 (1960).

WALTER, H. W.: Alkoholmißbrauch und Alkoholnystagmus. Dtsch. Z. ges. gerichtl. Med. **43**, 232 (1954).

YASUHIKO MIZOI, TSUTOMU ISHIDO, and NOBUDO OHGA: Jap. J. leg. Med. **16**, 247 (1962).

ZAVIŠKAV, P.: Neuritis acustici nicotinica. Čas. lék. čes. **62**, 451 (1923).

II. Gehör und Kraftverhehr

ATAK, K.: Experimentelle Untersuchungen zur Hörbarkeit des Martin-Hornes im Verkehrslärm. Inaug.-Diss. 1962.

BECKER, A.: Dürfen Schwerhörige einen Führerschein erhalten? Dtsch. med. Wschr. 78, 1684 (1953).

BECKER, G. W., u. H. OBERST: Grenzen der Geräuschminderung durch Körperschalldämpfung im Kraftfahrzeug. Acustica 8, 11 (1958).

BOBBERT, G.: Verkehrsgeräusche, ihre Messung und Beurteilung. ATZ **59**, 313 (1957).

— Lautstärkepegel im Kraftwagen bei verschiedenen Verkehrssituationen. ATZ **60**, 131 (1958).

— Der Mensch im Verkehr. Mainz: Krauskopf-Verlag 1965.

BRUNSWIG, H.: Untersuchungen über die Hörbarkeit von Verkehrswarngeräten für Feuerwehr- und Polizeifahrzeuge. Kampf dem Lärm **6**, 1 (1959).

JANSEN: Der Mensch im Verkehr. Mainz: Krauskopf-Verlag 1965.

KOCH, J.: Können Schwerhörige und Gehörlose Kraftfahrzeuge führen? Bahnarzt **7**, 231 (1957).

KRAEGE, R.: Hört der Kraftfahrer die Warnsignale der Bahn? ADAC-Motorwelt 1 (1952).

KURZ, K., u. W. OBERST: Zum Problem der Lautstärkeminderung von Kraftfahrzeugen. ATZ **60**, 133 (1958).
LESSING, G.: Versuche über das Reaktionsvermögen gehörloser Kraftfahrzeugführer im Straßenverkehr. Dtsch. Gesundh.-Wes. **28**, 863 (1957).
MAIER, O.: Das Problem der Eignung schwerhöriger und gehörloser Kraftfahrer im modernen Straßenverkehr. Bundesarbbl. 18 (1955).
MEISTER, F. J.: Die Fragen der Hörsicherheit bei Lärmbelastung im Verkehr. Drucksache 10 der Bundesverkehrswacht e.V., Dez. 1954, Bonn, Rheinweg 97.
SCHUBERT, K.: Sprachhörprüfmethoden, Grundlagen, Würdigung und Anwendung bei Begutachtung und Hörgeräteanpassung. Stuttgart: Georg Thieme 1958.
— Zur Frage der Fahrtauglichkeit vom Standpunkt des Otologen. Hefte Unfallheilk. **62**, 47 (1959). 32. Tagg Berlin 1959.
— Theorie und Praxis der Hörgeräteanpassung sowie Probleme der Begutachtung. Stuttgart: Georg Thieme 1960.
— Kann einem Schwerhörigen der Kraftfahrzeugführerschein verweigert werden? HNO (Berl.) 8, 109 (1960).
— Audiologische Grundlagen für die Feststellung von Hörschäden, H. 17. Essen: Vulkan-Verlag Dr. W. Classen, Haus der Technik e.V. 1964.
WILLMS, W.: Innenlärm in Kraftfahrzeugen. Kampf dem Lärm **6**, 2 (1959).

Gynäkologie und Verkehrsmedizin unter besonderer Berücksichtigung der Frau als Kraftfahrerin

W. Humke, Ludwigshafen/Rh.

Mit 1 Abbildung

Einleitung

Die herkömmlichen Auffassungen, unter denen die körperlichen und geistigen Leistungen von Frau und Mann miteinander verglichen werden, halten einer kritischen Betrachtung nicht stand. Die meisten Begründungen sind nicht frei von Emotionen und von einem Konkurrenzgefühl getragen, das — biologisch gesehen — zwischen beiden Geschlechtern völlig absurd ist. Nicht minderwertig, sondern anderswertig ist die Frauenarbeit einzuschätzen, nicht das „schwache" Geschlecht, sondern das anders geartete Geschlecht vermag vollwertige und unter den Geschlechtern gleichwertige Arbeit zu vollbringen (Kirchhoff, M. Mead).

Das Wesen der Frau und ihr Verhalten finden eine charakteristische Prägung durch das Gebundensein an biologische Vorgänge: Menarche, Menstruation, generative Funktionen, Schwangerschaft, Mutterschaft, Klimakterium und Menopause. Der weibliche Organismus ist zu großen physiologischen Umstellungen fähig, wie sie in natürlicher Weise durch den Leistungsanspruch von Gravidität und Mutterschaft (R. Schröder) ausgelöst werden. Arbeitsphysiologische Untersuchungen (Graf) lassen erkennen, daß die Frau auch anderen Belastungsformen gegenüber, die sich aus einer beruflichen Tätigkeit ergeben, ein großes Anpassungsvermögen besitzt und für bestimmte differenzierte Tätigkeiten (Entwicklung der Raumfahrt) sogar hervorragende Eigenschaften aufweisen kann.

I. Statistische Angaben

1. Zur Beteiligung der Frau am gesamten Unfallgeschehen

Daß die Frau im modernen Straßenverkehr besonders gefährdet ist und eine ausgesprochene Unfallbereitschaft hat, trifft nach den Erfahrungen innerhalb der letzten Jahre nicht zu. So war nach einer Aufstellung der Hamburger Verkehrspolizei über die *Gesamtunfallquote* in den Jahren 1950—1953 die Frau nur zu einem guten Drittel beteiligt gewesen (W. Schultz), und nach Angaben des Statistischen Bundesamtes starben im Jahre 1963 durch Kraftfahrzeugunfälle auf 100000 Einwohner 10,8 weibliche und 40,4 männliche Personen (Tabelle 1). Das entspricht in etwa der Geschlechtsverteilung der Führerscheininhaber.

2. Zur Zahl der weiblichen Führerscheininhaber und Kraftfahrzeugführer

Der Anteil weiblicher Führerscheinbesitzer hat seit 1950 eine erhebliche Zunahme erfahren (Tabelle 2).

In einem ähnlichen Verhältnis hat auch die Zahl an weiblichen Kraftfahrzeugführern zugenommen, so daß im motorisierten Straßenverkehr gegenwärtig mit 10—15% weiblicher Verkehrsteilnehmer zu rechnen ist.

Tabelle 1. *Tödliche Kraftfahrzeugunfälle auf 100000 Einwohner gleichen Geschlechts im Bundesgebiet*

	Männer 1956	Männer 1963	Frauen 1956	Frauen 1963
Kraftfahrzeugunfälle	41,2	40,4	8,6	10,8

Tabelle 2. *Der Anteil weiblicher Führerscheinbesitzer in den Jahren 1950 und 1960—1966*

Jahr	Klasse 1/5	Darunter an weibl. Personen	
		Zahl	von 100
1950	718763	33334	4,64
1960	1505354	282531	18,8
1961	2680557	468939	17,5
1962	1767892	380591	21,5
1963	1569414	372629	23,7
1964	1530001	400198	26,2
1965	1598271	445692	27,9
1966	1565920	484022	30,9

Tabelle 3. *Die Unfallbeteiligung weiblicher und männlicher Kraftfahrzeug- und Moped-Fahrer in den Jahren 1958—1961*

	Männlich	Weiblich
1958 (Unfälle mit Personen- und Sachschäden)	1052561 (= 95,4%)	51257 (= 4,6%)
1959 (Unfälle nur mit Personenschäden!)	404702 (= 95,8%)	18609 (= 4,2%)
1960	443068 (= 95,5%)	20954 (= 4,5%)
1961	430535 (= 95,0%)	22810 (= 5,0%)

3. Zur Unfallbeteiligung der Frau als Kraftfahrzeugführerin

Die Unfallbeteiligung der Frau als Kraftfahrzeugführerin ist verhältnismäßig gering. Ihr Anteil überschritt bis zum Jahre 1961 nie die 5%-Grenze und ist in den letzten Jahren konstant geblieben (E. MÜLLER). Inwieweit dem Geschlecht nach Kraftfahrzeug- und Moped-Fahrer an Unfällen beteiligt waren, findet sich in einer Zusammenstellung für die Jahre 1958—1961 (Tabelle 3).

Allerdings ist bei der Auswertung der amtlichen Unfallstatistik zu berücksichtigen, daß diese Statistik lediglich die Frage der Beteiligung an einem Unfall beantwortet, es aber völlig offen läßt, ob der betreffende Unfall von einer Frau oder von einem Mann verursacht oder verschuldet wurde.

Eine eingehende psychologische Analyse zur Unfallbeteiligung der Frau als Kraftfahrerin im Lande Nordrhein-Westfalen vom Jahre 1965 (UNDEUTSCH et al.) kam unter anderem zu folgender Feststellung: Die Unfallbeteiligung der Frauen gegenüber der der Männer ist so unbedeutend, daß es nicht notwendig sei, die kraftfahrenden Frauen verkehrserzieherisch gesondert anzusprechen. Deshalb sollten die verkehrserzieherischen Bemühungen allein auf die männlichen Fahrzeuglenker abgestimmt werden. — Die verunglückten Fahrzeugführer waren zu über 90% Männer.

II. Physiologische Besonderheiten des weiblichen Organismus in Beziehung zu seiner Leistungsfähigkeit

Nach Eintritt der Menarche und Beendigung der Pubertätsphase unterliegt der weibliche Organismus in den Jahren höchster Anpassungsfähigkeit und Leistungsvermögens den *generativen Funktionen*, deren Vorhandensein sich im Ablauf rhythmischer Menstruationsblutungen manifestiert.

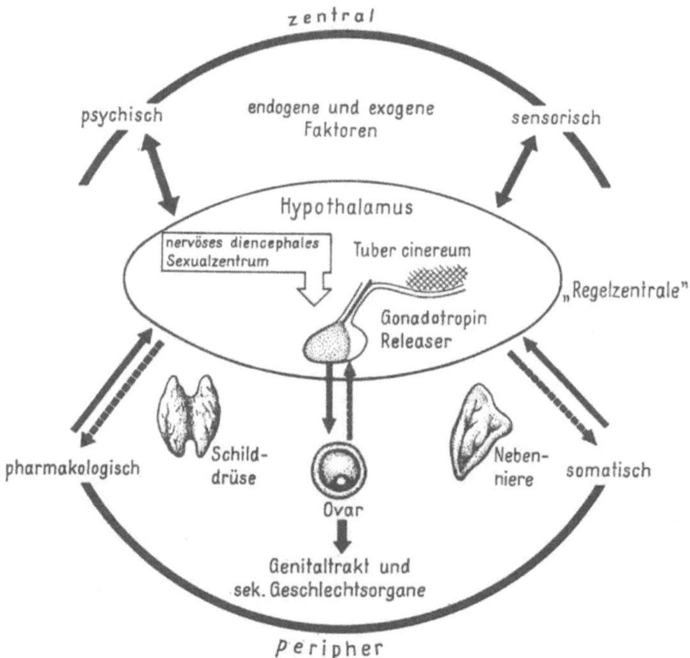

Abb. 1. Der Einfluß exogener und endogener Faktoren auf die biologische Regelung des menstruellen Zyklus (eigene Darstellung)

1. Der normale Menstruationszyklus

stellt den Prototyp eines endogenen Rhythmus von unklarer Selektionsgenese dar, im allgemeinen mit einer Periodizität von 28 Tagen. Der Anstoß für diesen biologischen Rhythmus ist noch unbekannt, dagegen konnte sein hormonaler Mechanismus weitgehend aufgeklärt werden (Abb. 1).

Der menstruelle Funktionskreis umfaßt das differenzierte Zusammenspiel endogener und exogener Faktoren, deren Wirkungen und Rückwirkungen (Rebound-Effekt).

Über die Leistungsfähigkeit der Frau im Verlauf des Menstruationszyklus gibt es bisher nur wenig objektive Befunde. Einer „Longitudinal-Studie" im Rahmen sportmedizinischer Untersuchungen (HETTINGER, KLAUS) sind folgende Einzelheiten zu entnehmen:

Der *Hämoglobingehalt* ist in den ersten 3 Tagen nach Mensesbeginn geringer als im weiteren Verlauf des Menstruationszyklus. Auch die Zahl der Erythrocyten ist entsprechend verringert (HETTINGER). Die Zahl der Retikulocyten ist dagegen im Prämenstruum niedriger als im Postmenstruum (DÖRING). Gesunde Frauen erleiden während der Menstruation einen Blutverlust von durchschnittlich 69,3 ± 6,1 ml (quantitative Untersuchungen mit dem Hämoporrhometer von GÖLTNER u. GAILER). Quantitative Messungen des Menstrualblutes nach Markierung der Erythrocyten mit radioaktivem Chrom ergaben dagegen nur einen Blutverlust von 37,7 ± 5,8 ml (JACOBS u. BUTLER). Bei Bilanzuntersuchungen des Eisenstoffwechsels während der normal starken Menstruation ließ sich ein Verlust von 31 mg Eisen nachweisen, so daß schon bei normaler Blutung eine negative Eisenbilanz auftreten kann. Im allgemeinen führt jedoch dieses physiologische Defizit bei gesunden Frauen nicht zu einem spürbaren Nachlassen der körperlichen Leistungsfähigkeit.

Die Zahl der Leukocyten ist am ersten Tag der Menstruation mit über 14% „signifikant“ höher, am 2. und 3. Tag nach der Menstruation mit rund 12% „signifikant“ niedriger als der Mittelwert im Intermenstruum. Die Differenz der Werte des ersten Tages ist statistisch signifikant (HETTINGER).

Die *Belastungsfähigkeit des Kreislaufes* (Amplituden-Pulsfrequenztest und Leistungspulsindex) ist nach HETTINGER besonders am Tage *vor*, dagegen weniger am ersten Tag der Menses vermindert. Es wird vermutet, daß die prämenstruell bestehende hormonale Situation zu einer Mehrdurchblutung der Beckenorgane führt, während kompensatorisch die Durchblutung der Skelettmuskulatur weniger stark ist.

Während der Menstruation sind die Kapillarresistenzwerte herabgesetzt, die prämenstruelle und menstruelle Veränderung der Kapillarresistenzwerte und der Kapillarströmung wird auf eine erhöhte Erregbarkeit des Gefäßnervensystems zurückgeführt. An den Arteriolen des Augenhintergrundes sind selbst bei starken prämenstruellen und menstruellen Beschwerden keine Veränderungen zu beobachten (WILBRAND).

Der *Grundumsatz* zeigt trotz der großen Schwankungsbreite von Respirationsversuchen eine statistisch „signifikante“ Differenz von +10% 2—3 Tage *vor* Menstruationsbeginn und bis zu —6% 2—3 Tage *nach* Menstruationsbeginn. Bei Messungen des *Arbeitsumsatzes* ließ sich eine Veränderung des Wirkungsgrades nicht nachweisen.

Die *Muskelkraft* (Unterarmbeuger, Unterarmstrecker, Unterschenkelbeuger, Unterschenkelstrecker) ist gegenüber den im Intermenstruum gemessenen Werten statistisch „signifikant“ erhöht am 1. Tag sowie vom 4.—10. Tag *nach* Menstruationsbeginn und während der letzten 5 Tage *vor* Menstruationsbeginn. Die prämenstruelle Zunahme der Muskelkraft könnte dadurch erklärt werden, daß ein funktioneller Wachstumsreiz nicht nur am Bindegewebe, sondern auch an der Skelettmuskulatur wirksam wird.

Die *Konzentrationsfähigkeit* und die *Handgeschicklichkeit* verlaufen während des Menstruationszyklus praktisch miteinander parallel. Vom 2.—3. Tag nach Menstruationsbeginn ist die Konzentrationsfähigkeit mit rund 10% statistisch „signifikant“ und am 3. und 2. Tag prämenstruell „wahrscheinlich signifikant“ vermindert. BRAUNS-VERBERNE empfahl für weibliche Flugschüler das Verbot, während der ersten 3 Tage der Menses zu fliegen.

Weitere physiologische Grundlagenuntersuchungen über zyklusabhängige Schwankungen bei der *Reaktion auf Wahrnehmungen* kamen zu dem Ergebnis, daß die Geruchsempfindlichkeit während des Zyklus, besonders aber während der Menstruation, bei einzelnen Individuen sehr viel stärker ausgeprägt ist als im Intermenstruum (LE MAGNEN, ELSBERG et al.). Ebenfalls wird eine menstruell abhängige Steigerung der Geschmacksempfindlichkeit für wahrscheinlich gehalten (KAPLAN et al.).

Das *psychische Verhalten* in Abhängigkeit vom Menstruationszyklus entzieht sich bisher aus Mangel an geeigneten Methoden einer objektiven Analyse durch den Fachpsychologen (A. MAYER). Veröffentlichungen hierüber sind praktisch nur subjektive Aussagen, nämlich die des Probanden und die des Untersuchers.

Es ist naheliegend, wie aus der Abb. 1 zu ersehen ist, daß die innersekretorischen Veränderungen im Verlauf des menstruellen Zyklus nicht nur die genitalen

Funktionen unterhalten, sondern auch, wenn nicht direkt so doch indirekt, die komplizierten zentralen Funktionen psychischer und sensorischer Art beeinflussen können, wodurch wiederum die motorischen Äußerungen bestimmt werden.

Die Komplexität dieser vitalen Vorgänge ist konstitutionsgebunden. Für mehrere Verhaltenstypen konnte gezeigt werden, daß sie sich, mit großen Variationen von Individuum zu Individuum, innerhalb des Menstruationszyklus zu ändern vermögen.

Die Zusammenhänge zwischen Menstruation und Psyche wurden eingehender erstmalig von HAUPTMANN an einer größeren Zahl von Probanden untersucht:

HAUPTMANN kam zu einer Einteilung von 5 Gruppen.

Zu der 1. Gruppe gehören seelisch und nervlich vollwertige Frauen. Sie berichten von einer *vermehrten Aktivität prämenstruell* bis unmittelbar vor Eintritt der Blutung und über eine besonders ausgeprägte Entschlußfähigkeit und positive Stimmungslage gerade im Status menstruationis.

Die 2. Gruppe zeigt eine gewisse nervöse Konstitution. Bei diesen Frauen ist der gesteigerte Antrieb mehr „leere Betriebsamkeit"; die geistige Produktivität ist geringer als im Intermenstruum (CONDRAU).

Die 3. Gruppe klagt über Menstruationsbeschwerden (Kopfschmerzen, Schwindelgefühl und Brechreiz). Ihr Antrieb ist gehemmt. Gereiztheit und vermehrt aggressive Impulse (H. DEUTSCH) bestimmen das Verhalten.

Die 4. Gruppe zeigt eine paranoische Dauereinstellung, die während der Menses einerseits gesteigertes Schutzbedürfnis andererseits auch gesteigerte Vorsicht im eigenen Verhalten erkennen lassen.

Bei der 5. und letzten Gruppe stellt nach HAUPTMANN die Menstruation „eine" der Anstoßkräfte für parat liegende pathologische Mechanismen dar.

Abschließend läßt sich über die Zusammenhänge zwischen Menstruation und Psyche folgendes sagen:

Der Hauptakzent liegt nicht auf der Menstruation, sondern auf der psychischen Veranlagung des Individuums. Die Menstruation selbst ist es nicht, die psychisch verändernd einwirkt, sondern gewisse konstitutionell bereits vorhandene Charakterzüge können zur Zeit der Menses eine Verstärkung erfahren.

Es gibt *kein spezifisches* mit der Menstruation zusammenhängendes (endokrines) Agens, dessen regelmäßiges Einwirken auf das Gehirn auch das regelmäßige Auftreten psychotischer Erscheinungen auslösen würde, folglich gibt es auch keine durch die Menstruation bedingte Psychose spezifischen Gepräges. Eine „Menstruations-Psychose" ist mit großem Vorbehalt dann in Erwägung zu ziehen, wenn die psychotischen Erscheinungen bei disponierten Frauen *nur* zur Zeit der Menses auftreten. Bei genauer Analyse ist die Zyklusgebundenheit aber selten eindeutig (CONDRAU).

Zusammenfassend läßt sich folgendes feststellen: Eine Abhängigkeit vom Menstruationszyklus ist für verschiedene physiologische Faktoren nachweisbar. Schwankungen der Leistungsfähigkeit sind vorwiegend am Tag *vor* Beginn der Menses und während der ersten drei Tage *nach* Beginn der Menses zu beobachten. In ihrem Ausmaß sind sie individuell sehr unterschiedlich. Eine zyklusabhängige negative Beeinflussung der Frau kann nicht verallgemeinert werden, weil die *effektive Leistungsfähigkeit* von der Konstitution der Gesamtpersönlichkeit bestimmt wird.

2. Klimakterium — Menopause

Das Klimakterium (Wechseljahre) ist der physiologische *Übergang* von den Jahren der Geschlechtsreife in die Zeit der zunächst relativen (präklimakterischen) und später absoluten generativen Funktionsruhe, der Menopause.

So gesehen ist das Klimakterium weder regelwidrig noch erfüllt es den Tatbestand der Krankheit (KRATZER). Allerdings handelt es sich um eine zeitlich nicht genau festzulegende Phase gesteigerter Labilität, die von der Frau in

Abhängigkeit von ihrer individuellen konstitutionellen Veranlagung entweder ohne ihre Leistungsfähigkeit zu beeinträchtigen, überwunden wird oder aber sich psychisch, neurovegetativ und somatisch gesundheitsstörend bemerkbar macht (H. Martius).

Die hormonale Umstellung führt zu Regulationsstörungen der übergeordneten, vorwiegend vegetativen Zentren, die die Art der sog. „Ausfallserscheinungen" weitgehend bestimmen (H. Wagner). Erfahrungsgemäß kommt es bei etwa nur einem Drittel aller Frauen zu Störungen, die das körperliche und seelische Wohlbefinden ernsthaft beeinträchtigen.

Im Vordergrund der vegetativen Symptomatik stehen *vasomotorische* Erscheinungen: Schweißausbrüche, Hitzewallungen, Schwindelanfälle, Herzklopfen, Kopfschmerzen und Ohrensausen. Bei schweren klimakterischen Beschwerden findet sich eine „Blutdruckunruhe", ein labiler Hypertonus mit krisenhaften Blutdrucksteigerungen. Die mittlere stündliche Blutdruckschwankung beträgt bei Frauen, die im Klimakterium praktisch beschwerdefrei sind, systolisch 2,5 bis 5 mm, im Durchschnitt 3,5 mm Hg; bei Frauen mit starken klimakterischen Beschwerden 5 bis zu 12 mm Hg (H. Wagner). Bei diesen Frauen ist das psychophysische Leistungsvermögen erheblich vermindert.

Zu den psychischen Erscheinungen gehören Veränderungen des Gemütszustandes und Gedächtnisschwäche. *Somatisch* kann es zu einem übermäßigen Fettansatz und zu schmerzhaften Arthrosen kommen.

III. Kastration

Die operative Entfernung der Gonaden bedeutet für den Organismus einen plötzlichen und völligen Verlust der Ovarialfunktion.

Dieser Eingriff wird im Präklimakterium am schwersten empfunden. Weniger stark sind die Ausfallserscheinungen nach Ovarektomie bei jüngeren Frauen. Hier zeigt sich eine positive Seite in der Komplexität der zentral-peripheren Regulation, indem kompensatorische Eigenschaften dazu führen, daß u. a. psychische (Libido), motorische und vegetative Reaktionen weitgehend harmonisch verlaufen können.

IV. Funktionelle Störungen während der Geschlechtsreife

a) Das *vegetativ-endokrine Syndrom (VES)* nach Curtius bildet gewissermaßen die konstitutionsgebundene Matrix für eine Vielfalt funktioneller Störungen. Vasolabilität, habituelle Obstipation und Ovarialinsuffizienz finden sich als einheitlicher Symptomenkomplex. Es handelt sich um ein von geschlechtsspezifischen Faktoren unabhängiges Erbsyndrom, wenngleich die pathogenetische Verknüpfung zwischen Sexualhormonen und Vasolabilität beim Manne nicht entfernt so innig ist wie bei der Frau. Es überwiegt weder eine sympathikotone noch vagotone Reaktionslage. Vermutlich wird die Ursache für das VES in einer diencephal-hypophysären Regulationsstörung zu suchen sein.

b) Das *prämenstruelle Syndrom* ist ein ovulationsabhängiges Beschwerdebild relativ älterer Frauen, welches durch die Veranlagung zum VES begünstigt wird.

Zur Symptomatik gehören: *Nervosität*, *Affektlabilität*, Mastodynie, Abdominalbeschwerden, Ödeme, Gewichtszunahme und Kopfweh (Morton). Mit dem Auftreten der Menses pflegen diese Beschwerden im allgemeinen zu verschwinden.

Die Angaben über die Häufigkeit variieren ganz erheblich. Schätzungsweise wird sich bei der Hälfte aller Frauen zwischen dem 3. und 4. Lebensjahrzehnt irgendeine Form der prämenstruellen Symptomatik nachweisen lassen. Nur ein kleiner Teil von ihnen sucht den Arzt auf, weil die zyklisch und intercurrent auftretenden Beschwerden von den meisten Frauen als etwas Normales empfunden werden.

Der Genese des prämenstruellen Syndroms liegt durchweg eine mehr oder weniger stark ausgeprägte vegetative Dystonie zugrunde. Nach neuro-vegetativen Untersuchungen von HAUSER et al. (1959, 1960) läßt sich prämenstruell ein Überwiegen des sympathisch-ergotrop-adrenergischen Systems nachweisen. Die Reizschwelle ist erniedrigt. Das führt zu einer erhöhten Reizbarkeit und auch Überempfindlichkeit (40% dieser Frauen sind Allergikerinnen) auf an sich physiologische Veränderungen.

Bei diesem unspezifischen Irritationssyndrom überwiegt die Hypofollikulinie (funktionsschwache Ovarien nach TIETZE) oder es kommt zu einer relativen Hyperfollikulinie infolge hypoluteiner Störung (WENNER u. HAUSER). Wasser wird vermehrt retiniert, und das psychische Verhalten ist auffallend labil.

Die Konstitutionsgebundenheit äußert sich typmäßig in einem vorwiegend leptosom-asthenischen Habitus (SÄHLOFF).

Das Verlangen nach Schmerz- und Beruhigungsmitteln, dem etwa die Hälfte dieser Frauen unterliegt, kann unkontrolliert zu einer Toxikomanie führen (BICKERS). Infrage kommen Tranquilizer, Antihistaminica und Barbiturate.

c) Die *Dysmenorrhoe* findet sich überwiegend bei jugendlichen Frauen bis etwa zum 35. Lebensjahr. Sie ist ein Symptom „sui generis", ebenfalls ovulationsabhängig, jedoch vom prämenstruellen Syndrom zu trennen. Sie beginnt erst mit oder unmittelbar vor der Menstruationsblutung und beschränkt sich auf die Dauer der Menses. Die im Unterbrauch lokalisierten Beschwerden sind meistens krampfartig und können in ihrer Intensität auch kolikartig sein. Die *Ursachen* der Dysmenorrhoe sind entweder primär funktionell (Insuffizienz der Ovarialfunktion, Hypoplasia uteri) oder infolge organischer Veränderungen sekundärer Natur (Retroflexio uteri, Endometriose, Myom, chronisch-entzündliche Adnexveränderungen).

Für die medikamentöse symptomatische Therapie finden Spasmolytica und Psychopharmaka Anwendung.

d) Der *Mittelschmerz* (Dysmenorrhoea intermenstrualis) steht mit dem Follikelsprung in Zusammenhang. Seine Ursache ist bisher noch ungeklärt. Vermutet werden ein erschwerter Follikelsprung nach peri-oophoritischer Entzündung, ein uteriner Schmerz, dessen Ursache im Endometrium liegt und schließlich ein erhöhter Sympathicotonus.

Charakteristisch für den Mittelschmerz ist sein plötzliches, zum Zeitpunkt des Intermenstruum immer wiederkehrendes Auftreten und für manche Frauen mit einer kurzdauernden Unpäßlichkeit verbunden, die das Konzentrations- und Leistungsvermögen beeinträchtigen kann.

Zur Behandlung genügen meist einfache Analgetica.

Für die Frau dürfte die *soziale Bedeutung* der funktionellen Störungen insbesondere des prämenstruellen Syndroms erfahrungsgemäß größer sein als die medizinische. Depressive Stimmungslage, Reizbarkeit und gesteigerte Antriebshaftigkeit im Prämenstruum (DÖRING, 1958) können zu Konflikten mit der Umwelt Anlaß geben. Die Arbeitsintensität erleidet Einbuße oder es kommt sogar zum Arbeitsausfall. Allen funktionellen Störungen ist erwiesenermaßen eine vegetative Dystonie zu eigen. Das Kausalgeschehen ist in seinen Einzelheiten schwer faßbar und entzieht sich weitgehend einer exakten Darstellung. Dennoch sind die funktionellen Störungen als ein Faktum von Gewicht anzuerkennen, wenn es gilt, die Leistungsfähigkeit der Frau zu bestimmen.

Die gynäkologischen Varianten der funktionellen Störungen werden von dem einzelnen Individuum sehr unterschiedlich empfunden. Besteht ein Krankheitsgefühl, wird sich die Frau in den seltensten Fällen leistungsmäßig exponieren. Die Gefahr und damit auch die forensische Bedeutung liegt in der subjektiven

Bewertung „erträglicher oder lästiger Symptome“, derentwegen Medikamente eingenommen werden, in der Vorstellung, dadurch das Allgemeinbefinden und mit ihm das gewohnte Leistungsvermögen wiederherzustellen. Das führt dann zu einer Falscheinschätzung des tatsächlichen Reaktions- und Leistungsvermögens.

V. Gynäkologische Blutungsanomalien

Nicht schwangerschaftsbedingte Blutungen ex utero, die das physiologische Maß einer menstruellen Abbruchblutung überschreiten und zu einer *sekundären Anämie* führen, sind die Hypermenorrhoe, Polymenorrhoe und die Metrorrhagie (metrorrhagische Blutung). Sie können funktionelle oder organische Ursachen haben.

Funktionelle Blutungsanomalien sind die juvenile Blutung beim Eintritt in die Generationsphase und die klimakterische Blutung beim Erlöschen des menstruellen Rhythmus. Pathogenetisch ist beiden Krankheitsbildern eine Ovarialinsuffizienz gemeinsam.

Bei den *organischen* Ursachen für einen vermehrten Blutverlust ex utero handelt es sich in erster Linie um intramural oder submucös liegende Myome, die Adenomyosis uteri interna, Schleimhautpolypen und differential-diagnostisch in sehr seltenen Fällen auch um eine organgebundene lokale Gerinnungsstörung.

Das Genitalkarzinom nimmt in diesem Zusammenhang als bösartige Erkrankung eine Sonderstellung ein. Es kann nicht nur zum Blutverlust, sondern auch zu einem verminderten Einbau von Eisen bei der Erythropoese führen.

Nicht immer schenken die Frauen dem Symptom der Blutung die erforderliche Aufmerksamkeit. Durch Indolenz, Schamhaftigkeit oder auch falsches Einschätzen des Blutverlustes werden sie davon abgehalten, einen Arzt aufzusuchen. Die Behandlung wird über einen längeren Zeitraum verzögert. Der chronische Blutverlust führt schließlich zu einer sekundären Anämie, die sich subjektiv in schnellem Ermüden (Prokop u. Prokop), im Nachlassen der Ausdauer und des allgemeinen Leistungs- und Konzentrationsvermögens bemerkbar macht. Nicht selten wird dann als Letztes noch versucht, diese spürbare negative Phase durch Stimulantien, vorwiegend Koffein, zu kompensieren.

Bei einem Hb-Wert von 70% (= 11,3 g-%) bis 60% (= 9,7 g-%) ist eine relative Minderung des Leistungsvermögens anzunehmen, bei einem Hb-Wert unter 60% ist die medizinische Indikation für eine absolute Fahruntüchtigkeit gegeben.

VI. Schwangerschaft

Die normale Schwangerschaft löst im Organismus der Frau tiefgreifende hormonale — vegetative Veränderungen aus und beeinflußt ihr psychisches Verhalten (R. Schröder, H. Deutsch, Condrau, Hauser, 1960). Im allgemeinen passen sich Lebensweise und das Leistungsvermögen dem jeweiligen Stadium der Schwangerschaft an. Die Mehrzahl der schwangeren Frauen empfindet schon zum Ende des ersten Trimesters der Schwangerschaft das Chauffieren im Großstadtverkehr als eine nicht unerhebliche Exposition (das Muttergefühl erhöht ihre Selbstverantwortlichkeit, A. Mayer), der sie sich instinktiv nicht aussetzen. Wer sich im Zustand der Schwangerschaft doch ans Steuer setzt, wird es aufgrund einer langjährigen Fahrpraxis und damit im Gefühl größerer Fahrsicherheit tun.

Obgleich es an exakten Untersuchungen über die vegetative und psychische Reaktionslage der Schwangeren für eine objektive Beurteilung der Fahrtüchtigkeit mangelt, spricht eine Fülle von physiologischen Daten und klinischen Beobachtungen über die normale Schwangerschaft dafür, daß das Reaktions- und Leistungsvermögen, wie die volle Fahrtüchtigkeit sie erfordert, generell als vermindert anzusehen sind. Selbst bei komplikationslosem Verlauf der Schwangerschaft gilt es als physiologisch und erwiesen, daß sich Kreislauf, Stoffwechsel und vegetatives Nervensystem im ersten Trimester in einer labilen, im zweiten in einer stabilen und im dritten wiederum in einer labilen Phase befinden.

Der Schreck auf momentane Gefahrensituationen wird weitaus heftiger empfunden und hindert eine koordinierte Gegenreaktion bzw. Schutzreaktion. Atypisch und verzögert ablaufende Reaktionen können durch ein introvertiertes Verhalten (H. Deutsch) der Schwangeren, für das es mit dem Zeitpunkt der ersten Kindsbewegungen um den 5. Schwangerschaftsmonat eine einleuchtende Erklärung gibt, ebenfalls unfallgefährdend sein (vgl. auch Rämsch).

Störungen der Schwangerschaft und Erkrankungen der Schwangeren selbst haben, gemessen an der allein schon geringen Unfallbeteiligung der nichtschwangeren Frau, forensisch gesehen lediglich eine potentielle, aber bisher noch keine unmittelbare verkehrsmedizinische Bedeutung. Nur aus Gründen der Vorsorge seien deshalb die wichtigsten von ihnen erwähnt: Im ersten Trimester können Abortblutungen, die Tubarruptur und unter den Frühgestosen die Hyperemesis gravidarum die Fahrtüchtigkeit herabsetzen. Andererseits kann es bei einer Neigung zu Aborten durch das Autofahren während der Frühschwangerschaft zu einer Fehlgeburt kommen. Und im letzten Trimester der Schwangerschaft sind Gefahren durch die Spätgestosen: Präeklampsie und Eklampsie gegeben.

Die äußerst labile Stoffwechsellage der schwangeren Diabetikerin verbietet ein Autofahren.

VII. Gynäkologisch-orthopädische Gesichtspunkte

Die Kreuz- und Rückenschmerzen der Frau sind in der frauenärztlichen Praxis ein alltägliches Symptom, das entweder auf ein orthopädisches oder ein gynäkologisches Leiden hinweist. Zwischen dem Gynäkologen und dem Orthopäden ergibt sich hierdurch eine enge konsiliarische Verbindung.

Die Prädisposition der Frau zu Kreuz- und Rückenschmerzen liegt in der spezifischen Anatomie des weiblichen Skeletts und seines bindegewebigen und muskulären Band- und Halteapparates (H. Martius). Nicht nur in der Gravidität, sondern auch zyklusgebunden prämenstruell kommt es zu einer offenbar hormonal bedingten Auflockerung der Beckengelenke. Der muskuläre Halteapparat wird dadurch stärker beansprucht und ermüdet schneller als der des Mannes. Andererseits führt bei der Kraftfahrerin das Sitzen während langer Fahrstrecken relativ selten zu Rückenbeschwerden, da die Steilstellung des weiblichen Beckens und die verstärkte Lordose der Lendenwirbelsäule einem Durchsinken der Wirbelsäule nach hinten (Rückenstütze) entgegenwirkt (Denecke).

Beschwerden im Iliosacral-Bereich, die die Bewegungs- und Leistungsfähigkeit einschränken, können folgende gynäkologische Ursachen haben:

Funktionell-endokrine Störungen mit übermäßiger Fettleibigkeit „Hängeleib", wobei unsachgemäße Korsagen die Bewegungsfähigkeit wie auch die Atmung (Ermüdung) einschränken können. Außerdem sollte bei diesen Frauen auf Appetit-Zügler-Abusus geachtet werden.

Zu den organischen Ursachen zählen die Retroflexio uteri mobilis und fixata (Endometriose), Uterus myomatosus und Ovarialtumoren, die als raumfordernde Prozesse innerhalb des kleinen Beckens einen wachsenden Druck ausüben. Oder es handelt sich um gutartige in der Knochenstruktur gelegene Prozesse unter dem Bild der klimakterischen Osteoarthropathien und Osteochondrosen. Bösartige destruierende Veränderungen sind gelegentlich auch auf ein metastasierendes Genitalkarzinom zurückzuführen.

Näheres über orthopädische Ursachen und inwieweit sie die Fahrtüchtigkeit speziell der Frau beeinflussen, findet sich bei Harff: Orthopädie und Verkehrsmedizin in diesem Handbuch ab S. 530.

VIII. Allgemeine und gynäkologische Aspekte beim Beurteilen der „Fahrtüchtigkeit“ und „Fahrfähigkeit“

Zu einer Zeit, in der die Motorisierung auch für die Frau zu einer Lebens- und Erwerbsform erhoben worden ist (Seel), z. B. die zunehmende Zahl an weiblichen Taxi-Fahrern; Führerinnen von Lastkraftwagen, auch in abhängiger Stellung, mit mehr als 1,5 t Nutzlast im Güterfernverkehr, — „Grundrecht auf freie Berufswahl für alle Bürger“ — Urteil des Verwaltungsgerichtes Hamburg IV VG 747/66, ergibt sich die Notwendigkeit einer *verkehrsmedizinischen Vorsorge*, mit der nicht gewartet werden sollte, bis für derartige prospektive Maßnahmen eine detaillierte statistische Begründung vorliegt, da das aufschlußgebende Zahlenmaterial mit dem Tempo der Entwicklung nie Schritt halten wird.

Die *Fahrfähigkeit*, wie sie Müller-Jensen (1959, 1959a, 1960, 1964) definiert, wird nach einer entsprechenden Schulung in der technischen Bedienung des Kraftfahrzeuges erreicht. Sie steht in Abhängigkeit von der Gesundheit des Organismus, insbesondere der Sinnesorgane und Gliedmaßen sowie der geistig-seelischen Veranlagung. Es ist deshalb durchaus nicht gesagt, daß nach Erreichen der Fahrfähigkeit (Fahrunterricht in der Schwangerschaft ist abzulehnen) auch eine Fahrtüchtigkeit gegeben ist, denn die *Fahrtüchtigkeit* beinhaltet das Zusammenwirken von körperlichen Befunden, geistig-seelischen Qualitäten und charakterlicher Struktur des Individuums. Folglich schließt ein bestimmtes Leiden nicht grundsätzlich von der Fahrtüchtigkeit aus, bevor nicht geprüft wurde, ob die Lenkerin eines Kraftfahrzeuges über entsprechende Ausgleichsmöglichkeiten verfügt und in der Lage ist, sich selbstkritisch auf ihre Fehler einzustellen. Soziologen, Psychologen und Mediziner sind weitgehend einer Meinung darüber, daß die Mehrzahl der Frauen kritischer und „selbstverantwortlicher“ sind, die Grenzen ihres „physiologischen“ Leistungsvermögens erkennen und nur innerhalb dieser Grenzen handeln. Diese Feststellung sollte bei allen prospektiven Maßnahmen sowie retrospektiven Untersuchungen und Begutachtungen berücksichtigt werden.

Hinter den ungeklärten Ursachen der Unfallstatistiken verbergen sich ohne Zweifel häufiger als zu objektivieren körperliche und geistige Unzulänglichkeiten (Dieke), denn die Erfahrung hat gezeigt, daß im Zusammenhang mit einem Unfall Unpäßlichkeiten und Krankheiten von den Betroffenen meistens nicht angegeben oder bagatellisiert werden (Peukert u. Nieschke).

Bei der Rekonstruktion einer Unfallursache kann menschliches Versagen durchaus mit gynäkologischen Leiden oder einer Schwangerschaft in einem Kausalzusammenhang stehen.

Im *Bereich der Gynäkologie* kommt vor allem jenen gesundheitlichen Störungen eine verkehrsmedizinische Bedeutung zu, die die Frau zu der subjektiven Fehleinschätzung verleiten, sich dennoch in der Lage zu fühlen, ein Kraftfahrzeug führen zu können, während ärztlicherseits bereits eine Beeinträchtigung ihrer Fahrtüchtigkeit anzunehmen ist.

Hierfür einige Beispiele:

1. Funktionelle Störungen: Prämenstruelles Syndrom, Dysmenorrhoe;
2. Klimakterium (Wechseljahre).
   Zusätzliche Folgen können sich beim unkontrollierten Einnehmen von Medikamenten ergeben (s. H.-J. Wagner, Soehring).

3. Sekundäre Anämie;
4. postoperative Kreislaufstörungen (Rekonvaleszenz);
5. Genitalkarzinom.

Das gleiche gilt selbstverständlich für die *Schwangerschaft.*

Durch den behandelnden Gynäkologen kann eine verkehrsmedizinische Vorsorge insofern erfolgen, als er seiner Patientin in Einschätzung ihrer durch Krankheit geminderten Leistungsfähigkeit nicht nur von ihrer beruflichen Tätigkeit, sondern auch vom Fahren eines Autos abrät. Hierfür einige praktische Beispiele:

Für ein Vierteljahr nach Laparatomie wegen eines gutartigen Befundes entsprechend der Rekonvaleszenzdauer; mindestens für ein halbes Jahr nach Laparatomie wegen eines bösartigen Befundes, unter Umständen erweitert für die Dauer der Invalidität und abhängig von der Prognose bzw. dem weiteren Verlauf der Erkrankung (Stadium der Palliativ-Maßnahmen).

Gerade den karzinomkranken Frauen geht oftmals unabhängig von dem individuellen Intelligenzgrad die Krankheitseinsicht verloren (Kauffrauen, Pflichten der Familie gegenüber).

Eine Meldepflicht des Arztes den Verkehrsbehörden gegenüber ist grundsätzlich abzulehnen. Die ärztliche Schweigepflicht darf nur dort durchbrochen werden, so lautet der Standpunkt von KOHLHAAS hierzu, wo der Arzt vor seinem Gewissen zu der Feststellung kommt, daß höherwertige Interessen auf dem Spiel stehen. Der Arzt kann sich seiner Gewissensbelastung entziehen, wenn er die Verkehrsbehörden verständigt, natürlich nicht, ohne der Patientin zuvor eingehend zugeredet zu haben. Ist dies vergeblich, so ist der Arzt zur Meldung nicht verpflichtet, wohl aber berechtigt (vgl. hierzu auch den Beitrag über Rechtsfragen von WAGNER in diesem Handbuch ab S. 116).

Eine Intensivierung der Schwangerenvorsorge, wie sie neuerdings in der Bundesrepublik mit Nachdruck angestrebt wird, bietet Gelegenheit, der werdenden Mutter vom Steuern eines Kraftfahrzeuges abzuraten, womit auch die Ziele, die in der Neufassung des Mutterschutzgesetzes aus dem Jahre 1965 zum Ausdruck kommen, nur noch unterstützt werden können.

Literatur

BICKERS, W.: Menorrhalgia — Menstrual distress. Springfield: Ch. C. Thomas 1954.

BRAUNS-VERBERNE, S.: Luftfahrtmedizin 8, 141 (1944). Zit. bei T. HETTINGER, Sportarzt 12, 205—213 (1961).

CONDRAU, G.: Psychosomatik der Frauenheilkunde. Bern u. Stuttgart: Huber 1965.

CURTIUS, F., u. K.-H. KRÜGER: Das vegetativ-endokrine Syndrom der Frau. München u. Berlin: Urban & Schwarzenberg 1952.

DENECKE, G.: Die Frau am Steuer. ADAC-Motorenwelt 11, 656—657 (1958). München, Dez. 1958.

DEUTSCH, H.: Psychologie der Frau, Bd. I, 2. Aufl., Bd. II, 1. Aufl. Bern u. Stuttgart: Huber 1959, 1953.

DIEKE, W.: Die Eignung zum Autoführen aus der Sicht des Gynäkologen. Münch. med. Wschr. 97, 403—404 (1955).

DÖRING, G. K.: Über rhythmische Veränderungen der Erythrocytenkonzentration und der Retikulocytenzahl im mensuellen Zyklus der Frau. Pflügers Arch. ges. Physiol. 252, 292—300 (1950).

— Über psychische Veränderungen im Verlauf des Menstruationszyklus. Arch. Gynäk. 191, 146—152 (1958).

ELSBERG, C. A., E. D. BREWER, and I. LEVY: The sense of smell. IV. Concerning conditions which may temporarily alter normal olfactory acuity. Bull. Neurol. Inst. (N.Y.) 4, 31—34 (1935).

GÖLTNER, E., u. H. J. GAILER: Blutverlust bei der Menstruation. Zbl. Gynäk. 86, 1177—1187 (1964).

HAUPTMANN, A.: Menstruation und Psyche. Arch. Psychiat. Nervenkr. 71, 1—54 (1924).

Hauser, G.: Die Rolle des neurovegetativen Nervensystems in der Gynäkologie und Geburtshilfe. Fortschr. Geburtsh. Gynäk. **10**, 17—260 (1960).
Hauser, G. A., M. Marti u. R. Wenner: Die Therapie des prämenstruellen Syndroms. Schweiz. med. Wschr. **89**, 870—874 (1959).
Hettinger, T.: Die Leistungsfähigkeit der Frau im Menstruationszyklus. Sportarzt **12**, 205—213 (1961).
Jacobs, A., and E. B. Butler: Menstrual blood-loss in iron-deficiency anaemia. Lancet **1965 II**, 407—409.
Kaplan, A. R., W. B. Powell, R. Fischer, and R. Marsters: In: Genetic today. Ed. by S. J. Geerts, vol. 1, p. 292. London: Pergamon Press 1963.
Kirchhoff, H.: Die Belastung der berufstätigen Frau und die damit verbundenen gesundheitlichen Gefahren. Arztl. Mitt. (Köln) Nr **23**, 1304—1311 (1961).
Klaus, E. J.: Untersuchungen zur Frage der Überanstrengung im modernen Frauensport. Med. Welt **1964**, 2180—2185.
Kohlhaas, M.: Melderecht und Meldepflicht des Arztes bei Fahruntüchtigkeit des Patienten. Dtsch. med. Wschr. **91**, 41—43 (1966).
Kratzer, M.: Das Klimakterium im Aspekt der sozialen und weltanschaulichen Sphäre. Ärztl. Mitt. (Köln) Nr 23, 1337—1338 (1961).
Le Magnen, J.: Un cas de sensibilité olfactive se présentant comme un caractère sexuel secondaire féminin. C.R. Acad. Sci. (Paris) **226**, 694—695 (1948).
Martius, H.: Die Kreuzschmerzen der Frau. Stuttgart: Georg Thieme 1947.
— Lehrbuch der Gynäkologie, 8. Aufl. Stuttgart: Georg Thieme 1964.
Mayer, A.: Frau und Unfall. Med. Klin. **11**, 405—408 (1958).
Mead, M.: Mann und Weib. Hamburg: Rowohlt 1958.
Morton, J. H.: Premenstrual tension. Amer. J. Obstet. Gynec. **60**, 343—352 (1950).
— Premenstrual tension. In: W. S. Kroger et al., Psychosomatic obstetrics, gynecology and endocrinology. Springfield: Thomas 1962.
Müller, E.: Die Alkoholfahrt und das weibliche Geschlecht. Blutalkohol **2**, H. **5**, 258—266 (1964).
Müller-Jensen, W.: Diskussionsbem. auf der ersten Jahrestagg der Dtsch. Ges. für Verkehrsmedizin, Bad Nauheim 1959. In: Aktuelle Probleme der Verkehrsmedizin. Stuttgart: Ferdinand Enke 1959.
— Beurteilung der Kraftfahrtüchtigkeit als ärztliche Aufgabe. Hamburger Ärztebl. Nr **9**, 287—291 (1959).
— Die verkehrsmedizinischen Aufgaben des Arztes in der Praxis. Ärztl. Mitt. (Köln) Nr **45**, 394—398 (1960).
— Medizinisch-psychologische Probleme der Fahrtauglichkeit. In: Augenarzt und Straßenverkehr (Beihefte der klin. Monatsblätter Augenheilkunde) S. 78—95. Stuttgart: Ferdinand Enke 1964.
Peukert, E., u. W. Nieschke: Die Beurteilung der körperlichen und geistigen Eignung des Kraftfahrers. Stuttgart: Ferdinand Enke 1963.
Prokop, O., u. L. Prokop: Ermüdung und Einschlafen am Steuer. Dtsch. Z. ges. gerichtl. Med. **44**, 343—355 (1955—1956).
Rämsch, H.: Menstruation und Schwangerschaft. In: Gerichtsmedizinische Untersuchungen bei Verkehrsunfällen von W. Dürwald, S. 65—67. Edition Leipzig 1966.
Sähloff, O.: Prämenstruelle Beschwerden, vegetatives Nervensystem und normaler Menstruationszyklus. Fortschr. Geburtsh. Gynäk. **133**, 107—125 (1950).
Schröder, R.: Die Schwangerschaft ein besonderer Leistungsanspruch. Leipzig: Georg Thieme 1949.
Schultze, W.: Frauenheilkunde und Schwangerschaft mit Bemerkungen zur Haftpflicht des Arztes. In: Das ärztliche Gutachten im Versicherungswesen, 2. Auf., Bd. I, S. 526—543. München: Johann Ambrosius Barth 1955.
Seel, S.: Die Frau als Kraftfahrerin. Inaug.-Diss. Mainz 1964.
Tietze, K.: Der weibliche Zyklus und seine Störungen. In: Biologie und Pathologie des Weibes, 2. Aufl., Bd. 2, Allg. Teil II. Berlin: Urban & Schwarzenberg 1952.
Undeutsch, U., H. Böhm, W. Schneider, G. Schubert u. E. Spoerer: Verkehrsteilnehmergruppen und Verkehrserziehungsmittel. Ergebnisse psychologischer Untersuchungen im Auftrag des Ministers für Wirtschaft, Mittelstand und Verkehr des Landes Nordrhein-Westfalen. Köln 1965.
Wagner, H.: Das Klimakterium der Frau. Stuttgart: Ferdinand Enke 1955.
— Über die Bedeutung der paroxysmalen Hypotonie für das Klimakterium der Frau. Klin. Wschr. **34**, 379—390 (1956).
Wenner, R., u. G. A. Hauser: Die Umstellung der innersekretorischen Drüsen bei der alternden Frau. Berlin-Göttingen-Heidelberg: Springer 1958.
Wilbrand, U.: Das funktionelle Verhalten der extragenitalen kleinen Gefäße während der Menstruation. Arch. Gynäk. **182**, 25—48 (1952).

Dermatologie und Verkehrsmedizin

G. WEBER, Nürnberg

Die vielfältigen Probleme, die sich aus den Beziehungen zwischen Dermatologie und Verkehrsmedizin ergeben, gestatten nur in den seltensten Fällen eine Katalogisierung der einzelnen Krankheiten in Abhängigkeit von der Verkehrsart. Gemeint ist damit, daß gleichermaßen physikalische, chemische Noxen und klimatische Umweltfaktoren für die Entstehung von Dermatosen verantwortlich gemacht werden müssen, die dem Passagier und technischen Personal aus der Benutzung von Land-, See- und Luftverkehrsmitteln erwachsen. Einzugehen ist ferner auf die Bedeutung der existenten Dermatose für die Verkehrssicherheit des Patienten. Zwar könnte verallgemeinert werden, daß die Mehrzahl der Dermatosen die Möglichkeit einer, so doch quantitativ außerordentlich variablen Verkehrsgefährdung beinhalten. Hier gilt aber, daß dieses Risiko für den Patienten jeder medizinischen Fachrichtung hinsichtlich seiner eigenen Gefährdung im Verkehr wie der durch ihn bedingten, latenten Gefährdung der Verkehrssicherheit besteht. Grundsätzlich sollte daher die Frage einer Verkehrsgefährdung des Patienten oder durch ihn selbst eigentlich nur von Fall zu Fall gestellt und beantwortet werden.

Ein nicht zu unterschätzendes Gewicht für die Bewertung der im Folgenden angeführten Erkrankungsmöglichkeiten und -beispiele besitzt der Faktor „Zeit", der, bezogen auf die Fahrtdauer ebenso das Unfall- oder Krankheitsrisiko des Verkehrsteilnehmers erhöht, wie das aktiv im Verkehrsbetrieb tätiger Personen.

I. Traumatische Schädigungen

Im Hinblick darauf sind zunächst die *traumatischen Schädigungen* am Hautorgan anzuführen, deren Art von der banalen Erosionsverletzung bis zur tödlich verlaufenden Verbrennung (Treibstoffe, Schiffsbrände etc.) reicht. Die Zusammenhangsfrage ist zumeist so eindeutig und die Möglichkeiten der Verletzungen nach „Unfall"-art, sowie nach Ausdehnung, Lokalisation und Folgen faktisch unbegrenzt, so daß der Versuch einer umfassenden Darstellung sich auch aus räumlichen Gründen verbieten würde. Eine wirksame Prophylaxe kann hier nur in der ständigen technischen Verbesserung der Verkehrsmittel und ihrer Sicherheitseinrichtungen bestehen.

Wenig bekannte, aber typische Berufsstigmata des fahrenden Personals europäischer Eisenbahnen sind strichförmige, ca. 5 cm lange, zumeist pigmentierte Narben an den Unterschenkeln über der Tibia, die von Verletzungen nach Abgleiten von vereisten Trittbrettern herrühren (OPPENHEIM). Analoge Beobachtungen finden sich beim Lokpersonal amerikanischer Eisenbahnen nicht, da dort gleitsichere, d. h. breitere Trittbretter Verwendung finden (HAAGENSEN).

Die Frage der traumatischen *Karzinomentstehung* konnte nur in einem Fall beobachtet werden, bei dem es an der Wange nach Einsprengung eines glühenden Kohlesplitters zu einem Basaliom kam. Die Frequenz der Hautkarzinome zeigte

sich statistisch aber dennoch bei Lokführern am höchsten. Eine Umrechnung ergab bei Lokführern 20 (statt 2 erwartete),
Seeleuten 58 (11),
Zimmerleuten 62 (35) und
bei Farmern 96 (58) Hautkarzinome (Haagensen).

II. Physikalische Noxen

Eine weitere physikalische und die wohl ursprünglichste, vom „Verkehrsteilnehmer“ der Antike her bekannte Schädigung des Hautorgans ist die *Seemannshaut*. Hierbei handelt es sich um die Folgen jahrzehntelanger oder intensiver Einwirkung des Sonnenlichts auf unbedeckte Körperstellen mit Entstehung einer Poikilodermie und der konsekutiven Neigung zum Auftreten von Hautkarzinomen.

Die Beispiele, als Beweismittel solcher Vorkommnisse anführbar, sind Legion. Sie betreffen sowohl den Wagenlenker der Vergangenheit, wie den Seemann aller Zeiten und den Lokomotivführer der jüngeren Vergangenheit. Hiervon werden hellhäutige Typen eher betroffen als leicht pigmentierende oder dunkelhäutige Individuen. Eine wirksame Prophylaxe ist zwar theoretisch in der Verwendung UV-absorbierender Lichtschutzmittel gegeben, dürfte aber wegen der Notwendigkeit einer für die gesamte Dauer entsprechender Berufe anzuwendenden Schutzmaßnahme in praxi kaum realisiert werden.

Es empfiehlt sich daher, das technische Personal sonnenexponierter Verkehrsberufe im Rahmen von Allgemeinuntersuchungen durch einen Dermatologen wiederholt auf präcanzeröse Hauterscheinungen zu kontrollieren.

Ohne Krankheitswert ist die nach jahrelanger Sonnenexposition auftretende *Erythrocyanosis interfollicularis*.

Diese lokalisiert sich im Nackenbereich und ist gekennzeichnet durch eine Betonung des Follikels, die durch eine perifollikuläre Rötung und Bräunung zustande kommt. Die Abhängigkeit von der Einwirkungsdauer des Sonnenlichts zeigt sich darin, daß Seemannshaut und Erythrocyanosis interfollicularis in Mitteleuropa zumeist erst im 5.—6. Lebensjahrzehnt zu beobachten sind. Ursache für ihr „spätes“ Auftreten ist die hier relativ geringe Sonnenintensität, die allerdings durch eine langjährige UV-Einwirkung kompensiert werden kann.

Typisch für beide Berufe, aber auch für Fischer, Bootsbauer und Bahnstreckenarbeiter ist ferner das *Ekzema solare*. Sein Auftreten setzt in erster Linie eine erhöhte primäre Lichtempfindlichkeit des Hautorgans voraus, kann aber durch die Einwirkung von Ruß, Teer und Schwerölen begünstigt werden, die lichtsensibilisierende Eigenschaften besitzen (Farris und Sicca).

Die Gefahr der akuten Verschlimmerung ergibt sich für die Lichtdermatosen ganz allgemein bei Wechsel in sonnenintensivere Zonen, die nicht nur in den Tropen, sondern bekanntlich auch auf Meeren und großen Höhen gegeben sind. Xeroderma pigmentosum, Lupus erythematodes, Ekzema solare, Cheilitis actinica und die polymorphen Lichtausschläge vom Typ des Hydroa vacciniformia sind mit den üblichen Lichtschutzmitteln kaum vor einer akuten Exacerbation zu bewahren. Einen sicheren Schutz bietet nur der Aufenthalt in geschlossenen Räumen oder sonnenarmen Gegenden.

Entsprechend finden sich in Breiten hoher Sonnenintensitäten schon bei jugendlichen Individuen, also nach relativ kurzer Einstrahlungsdauer, alle Formen der Lichtschädigung. Als Beispiel bietet sich die außerordentliche Häufigkeit an Hautkarzinomen bei der hellhäutigen Bevölkerung Australiens an, bei der oftmals schon im zweiten Lebensjahrzehnt die Entstehung von Hautkarzinomen festzustellen ist (Weber).

Verschieden hiervon sind die Hauterscheinungen nach Einwirkung von Infrabzw. Ultrarot. Dieses wird, abgesehen von der Sonne, auch durch offenes Feuer emittiert. So finden sich als charakteristische Schädigungsmerkmale bei Lokomotiv- und Schiffsheizern, die als *Hitzemelanose* bekannten netzförmigen Hyperpigmentierungen im Brust- und Bauchbereich.

Eine Behandlung erübrigt sich, da selbst bei langjährigem Bestehen keine Folgekrankheiten resultieren und nach Fortfall der physikalischen Noxe die — subjektiv stumm bleibenden — Veränderungen sich langsam zurückbilden. Mit fortschreitender Umstellung auf Dieselölfeuerung wird dieses Bild an Häufigkeit verlieren. Allerdings beobachteten MIESCHER, FISCHER und PLÜSS ähnliche netzförmige Pigmentierungen auch nach Umgang mit Schmierölen.

III. Ekzemursachen

Das größte Kontingent verkehrsmedizinisch bedeutsamer Hautkrankheiten stellt die Gruppe der *Ekzeme*. Ihre Entstehung verdankt sie einer unübersehbaren Zahl von Noxen, die im Grad ihrer Pathogenität wie in der Häufigkeit ihres Vorkommens sich erheblich unterscheiden. Daß darüber hinaus *eine* Stoffgruppe Ekzeme mit *verschiedenem* Pathomechanismus bedingt, zeigt sich eindrucksvoll am Beispiel der Treibstoffe. Abgesehen von ihrem phototoxischen Effekt haben diese eine toxische und eine sensibilisierende ekzematogene Wirkung. Während die Mineralöle bei den in der Ausbeutung oder in der Raffinerie Beschäftigten nicht zu Ekzemen führen — Ursache hierfür ist, daß vom Fundort bis zur Raffinerie das Erdöl in einem praktisch geschlossenen System bewegt wird — können durch Ölfertigprodukte, besonders durch Vergaserkraftstoffe und Heizöle, nach HERRMANN, im wesentlichen drei Formen von Hauterkrankungen ausgelöst werden. Die *Dermatitis*, als Ausdruck einer primären toxischen Einwirkung auf das Hautorgan, wird besonders durch Petroleum und Düsenkraftstoffe, d. h. Kerosine, also hydrofinierte Destillate, zumeist mit einer Kettenlänge von C_6—C_{19}, hervorgerufen. Gleiche, daher auf die Art der Schädlichkeit nicht hinweisende Veränderungen ergeben sich aber noch häufiger aus dem Kontakt mit den Additives, Zusatzstoffen zur Qualitätsverbesserung von Kraftstoffen, Schmierölen etc., wie z. B. den Oxidations-Inhibitors. Daneben führen Additives, beispielsweise als Metalldeaktivatoren, als Anti-icing-Additives und Hochdruckzusätze zu einer Sensibilisierung des Hautorgans, die sich in einem *Kontaktekzem* äußert (BONA, DÖLLKEN, SCHNEIDER und WAGNER, STEIN). Nach GUY hat die Zahl von Berufsekzemen unter den Eisenbahnern stark zugenommen, was SCHWARTZ auf die Umstellung auf Dieselöl und den Kontakt mit Chromaten als Korrosionsschutz zurückführt.

Eine Ausnahme bildet die Beobachtung eines chronischen Ekzems imBereich einer Medianuslähmung, das bei einem Kraftfahrer nach Füllen eines Tankwagens mit Benzin-Benzol entstand (MICHAEL). Zunächst war es zu einem generalisierten Ekzem, danach zur Lähmung des Unterarmes und schließlich hier zur Zentralisierung des Ekzems gekommen. Die Überempfindlichkeit gegen das Benzin-Benzolgemisch kann als Ursache der Ekzemausbreitung, die Inhalation für die toxische Medianuslähmung und diese wieder für das persistierende Ekzem am Unterarm verantwortlich gemacht werden.

IV. Infekte der Haut

Zu den typischen Dermatosen beim technischen Flugpersonal zählen nach CANIZARES an erster Stelle das *Kontaktekzem*, an zweiter die *pyogenen Infektionen* und schließlich die *Mykosen*. Bei der Mehrzahl der vom Autor untersuchten 2327 Angehörigen der US Air Force beruhte die Entstehung von Ekzemen auf dem Umgang mit Zinkchromat, Tetrachlorkohlenstoff, Bichloräthylen, Trichloräthylen, Benzin, Toluen und Gasoline. Derartige, im 2. Weltkrieg noch häufige Erkrankungen sind heute beim fliegenden Personal großer Luftverkehrsgesellschaften praktisch nicht mehr zu beobachten. Regelmäßige Untersuchungen, festgelegte Arbeitszeiten und Ruhepausen, ausgiebige Möglichkeiten zur Hautpflege und Reinigung erklären das Verschwinden dieser dermatologischen Affektionen. Die heute noch in Reparaturwerkstätten von Flugzeugen auftretenden Ekzeme sind zumeist *Exsiccationsekzeme*. Sie werden hervorgerufen durch den

Umgang mit fettlöslichen Reinigungsmitteln für Motore und Prüfstände. Durch sofortige Herausnahme aus dem Arbeitsplatz, Einhaltung und Kontrolle der Schutzvorschriften und eine intensive Hautpflege nach Arbeitsende kann diesen Ekzemen wirkungsvoll vorgebeugt bzw. das frühe Krankheitsstadium einer fachärztlichen Behandlung zugeführt werden.

V. Schädigungen durch Öle und Phenole

Als dritte mineralölbedingte Dermatose ist die *Ölakne* zu nennen, die sowohl durch Mineralöle selbst, aber auch durch deren Verunreinigungen mit Glas-, Metallpartikeln oder Bakterien entsteht. Nur dort, wo ein langdauernder Kontakt gegeben ist, kommt es zur Bildung von follikulären Knötchen, Pusteln, Abszessen und Pigmentierungen, also zumeist im Bereich des Gesichtes, der Oberschenkel (FRÜHWALD) und Hüften. Hierzu zählt auch das Auftreten von hornpfropfartigen Knötchen an den Fingerrücken von Lokomotivmechanikern nach Arbeit mit Schmierölen. Die Prädilektion erklärt sich aus typischen Verschmutzungsorten an der Kleidung (z. B. Hosentaschen), dem Abwischen von Schweiß und Staub mit der öligen Hand u. ä. Bevorzugt erkranken hieran Seborrhoiker, d. h. der Typ des fettenden Hautorgans (WEBER). Bezüglich der Berufsgefährdung sind Maschinisten (Auto, Schiff, Flugzeug, Eisenbahn) und Angehörige der entsprechenden Reparaturbetriebe, kurz gesagt alle mit den genannten Materialien unmittelbar umgehenden Personen betroffen.

Ein relativ einfaches Nachweisverfahren von Schmierölresten auf dem Hautorgan besteht in der Erzeugung ihrer Fluoreszenz durch die Woodlichtlampe (ZEGLIO). Damit ergibt sich die Möglichkeit, den Grad der Hautreinigung nach Arbeitsende im Rahmen prophylaktischer Maßnahmen zu kontrollieren.

Abzugrenzen ist die sog. Chlorphenol- oder *Trichlorphenol-Akne*, deren Ursache der Hautkontakt mit Chlornaphthalingemischen, chlorierten Diphenylen und Diphenyloxyden ist. Schon geringste Mengen erzeugen akneartige Bilder, die an Komedonen, knötchenförmigen und cystischen Bildungen mit und ohne Follikelbeteiligung, Pusteln, Narben und Pigmentverschiebungen erkennbar sind und sich entsprechend dem Fehlen des Kleidungsschutzes im Kopfbereich und an den oberen Extremitäten lokalisieren. Die Chlornaphthaline finden als Isolierungsmittel in der Elektrotechnik, wie als Isoliermaterial gegen Rattenfraß im Schiffsbau weite Anwendung und haben damit pathogene Bedeutung vorwiegend beim elektrotechnischen Personal von Schiffen, Flugzeugen und Reparaturwerkstätten, besonders elektrischer Bahnen.

Austrocknungserscheinungen an den Nägeln der Finger mit einer Verformung vom Typ der *Koilonychie* treten nach Umgang mit Seifenlaugen und Sodawasser auf, wie sie HOPF bei Schiffsheizern beobachtete. Gleichartige Nagelveränderungen nach Einwirkung von Benzol, von TOEGEL mitgeteilt, beruhen zweifellos weniger auf einer entfettenden, als trophischen Störung der Nagelmatrix.

Nach Wagenreinigung mit Terpentin, Benzol, Petroleum und Benzin kam es bei seinem Beobachtungsbeispiel zu Kältegefühl an den Fingerspitzen übergehend in Anästhesie, schmerzend blaurote Verfärbung, Schwellung der Fingerkuppen mit konsekutiver Nagelerweichung. Andere Erscheinungen teilte JOHNSON bei einem 31jährigen Patienten im Anschluß an Arbeiten mit Äthylgasolin mit. Hier war es ein akut auftretendes urticarielles Exanthem begleitet von Gelenkschwellungen, Ödemen, Kopfschmerzen, Erbrechen und Schüttelfrost. 10 Jahre früher hatte der Patient beruflich mit Tetraäthyl-Blei gearbeitet und sowohl auf dieses, als auch auf Äthyl-Gasolin im Epicutantest deutlich positiv reagiert.

Unbeantwortet bleibt die Frage nach dem Auftreten von *Haarausfällen* als Folge der Intoxikation mit Äthyl-Gasolin. Wenngleich TEMPLETON, MICHAEL und KEY bei lokaler Applikation an Ratten, Meerschweinchen und Mäusen einen Haarausfall provozierten, sahen sie darin keinen schlüssigen Beweis für das behauptete Zustandekommen einer Alopezia areata durch Äthyl-Gasoline.

VI. Klimatische Schädigungen

Unter den *klimatischen Faktoren* sind krankheitserzeugend hohe Luftfeuchtigkeit verbunden mit hoher Umgebungstemperatur. Derartige Bedingungen, insbesondere bei Fehlen geeigneter Klimatisierungsanlagen, sind in tropischen Zonen, aber auch in den entsprechenden feucht-warmen Räumen von Schiffen gegeben. Dermatologische Krankheitsfolge sind in erster Linie *Hautpilzerkrankungen*, die sich bei Fettleibigen häufiger als bei Mageren an den feucht-warmen Bezirken des Hautorgans, d. h. den intertriginösen Räumen und den vom Schuhwerk abgeschlossenen Füßen etablieren. Hier kommt es zur Tinea pedis, zur mykogenen Dyshidrosis oder dem dyshidrotischen Ekzem, zum Erythrasma und der Trichomykosis palmellina.

Zu erwähnen ist in diesem Zusammenhang auch die *Miliaria rubra*, ein Schweißretentionssyndrom, gekennzeichnet durch das Auftreten stecknadelkopfgroßer, bläschenartiger, rötlicher Vorwölbungen, vorwiegend am Rumpf stark transpirierender Personen (Schiffspassagiere und -personal). Bei unsachgemäßer Behandlung, insbesondere bei Salbenapplikation entwickeln sich generalisierte Ekzeme mit langer Abheilungsfrist. Durch Puderung der Haut und Klimatisierung der Räume wird eine wirksame Prophylaxe und Therapie betrieben. Auf ein ungewöhnliches mit gegenteiligem Mechanismus entstehendes Vorkommnis bei längerem Aufenthalt in klimatisierten Räumen, wie sie beispielsweise in Fahrgastschiffen gegeben sind, hat Chernosky hingewiesen. In 18 Fällen beobachtete er trockene, schuppende Erytheme mit perifollikulärem Beginn an den Extremitätenstreckseiten, teilweise mit Ödematisation, zentraler Abheilung oder Rhagaden und Lichenifikationen, Exkoriationen und Pigmentverschiebungen. Ihre Ursache, die mangelhafte Schweißproduktion im klimatisierten Raum, wird verstärkt durch die Austrocknung des Hautorgans nach häufigen täglichen Körperwaschungen. Analoge Beobachtungen sind bei den Passagieren von klimatisierten Überlandomnibussen für weite Distanz und von Düsen-Maschinen nicht zu erwarten, da der Aufenthalt in den klimatisierten Kabinen jeweils nur relativ kurzfristig ist.

Unter den manifesten Dermatosen, die — wie eingangs bereits betont — eine graduell variable *Verkehrsgefährdung des Patienten* beinhalten, kann die Urticaria und das angioneurotische Ödem (Quinckesche Ödem) zu einer dramatischen Beeinträchtigung der Verkehrstüchtigkeit Anlaß geben. Neben der bekannten Bildung von Quaddeln bzw. den teigig ödematösen Schwellungen der Haut und starkem Juckreiz führt die Mitbeteiligung von Larynx, Pericard, Darm oder Gehirn in akute Lebensgefahr. Als poliätiologische, aber dennoch wesensverwandte Dermatosen entstehen diese *endogen* durch eine Vielzahl von Nahrungsmitteln oder -zusätzen, durch Inhalation von Luftschwebestoffen pflanzlicher und industrieller Herkunft und *exogen*, d. h. durch direkten Kontakt mit der Haut, (zwar in geringstem Umfange) durch die Einwirkung von Licht, Kälte und Wärme. Der so krankheitsbelastete Kraftfahrer oder Passagier verschiedener Verkehrsmittel ist bei Überwindung großer Distanzen beinahe ständigen Gefahren ausgesetzt.

Allerdings besitzen Inhalationsallergene für See- und Luftreisende wegen der Allergenarmut bzw. Allergenfreiheit der Meeres- bzw. Höhenluft nur untergeordnete Bedeutung. Auch dämpft das Höhenklima von sich aus, nach den experimentellen Tieruntersuchungen von Hösli, die allergische Reaktion überhaupt. Bekannt ist dieser Mechanismus aus klinischer Beobachtung beim vulgären Ekzem und dem endogenen Ekzem, sofern dies mit Asthma und Heuschnupfen kombiniert ist.

Andererseits sind es die Nieß- oder Asthmaanfälle, die bekanntlich beim Durchfahren blühender Wiesengegenden, ja selbst bei der Überwindung kaum bewußt werdender Höhenunterschiede auftreten können, wovon bevorzugt Ekzempatienten betroffen sind, deren Hautkrankheitsbild durch therapeutische Maßnahmen gebessert oder abgeheilt wurde.

VII. Gefährdung durch Dermatosen

Weitaus *stärker eingeschränkt wird die Verkehrstüchtigkeit* des Kranken mit endogenem Ekzem und anderen Ekzemformen, aber auch mit Dermatitis herpetiformis Duhring, Lichen ruber und Urticaria papulosa chronica durch den Pruritus als durch die morphologische Veränderung des Hautorgans. Anders verhält es sich beispielsweise bei der Psoriasis vulgaris. Bei großherdigem Befall an Handtellern, Gelenkbeugen, im Glutealbereich oder an den Fußsohlen ist nicht der Pruritus, sondern die durch Bewegungen entstehenden schmerzhaften Rhagaden die Ursache, daß selbst kleine Funktionen, wie sie etwa bei der Bedienung eines Kraftfahrzeuges erforderlich sind, beeinträchtigt werden können. Allerdings resultiert eine *Fahrunfähigkeit* nur dann, wenn bleibende Bewegungseinschränkung der Extremitäten, insbesondere der Hände und Füße durch eine Psoriasis arthropatica mit Ankyolisierung oder Deformierung vorliegt. Berufsaufgabe rieten wir auch einem Fernfahrer mit Epidermolysis bullosa dystrophica, die im Laufe der Jahre schwere narbige Veränderungen an den mechanisch besonders belasteten Händen und Fingern verursacht hatten und ihre Beweglichkeit beträchtlich einschränkte.

Zur *latenten Gefährdung des Verkehrsteilnehmers* können Kontaktdermatitiden und -ekzeme werden, die durch Stoffe des täglichen Lebens oder Berufs entstehen.

Welche Grade der Unverträglichkeitsreaktion und der Akuität sowie der Verschiedenartigkeit die Noxen erreichen können, zeigt eindrucksvoll das Beispiel eines Kunstmalers, der nach wochenlanger Behandlung eines universellen Terpentinekzems geheilt aus der Klinik entlassen wurde, um sich mit der Eisenbahn nach Hause zu begeben. Bereits am nächsten Morgen wurde er mit einem schweren Rückfall wieder eingeliefert, der darauf zurückgeführt werden mußte, daß aus einem frisch gestrichenen Eisenbahnabteil die Terpentindämpfe nicht vollständig entwichen waren. Nach erneuter Abheilung erfolgte ein zweites Rezidiv durch den Transport des Patienten mit einem Kraftwagen, verursacht durch eine im Epicutantest nachgewiesene starke Überempfindlichkeit auch gegen Benzin und Motorenöl.

VIII. Eignungsfaktoren für Verkehrsberufe

Wenngleich eine sichere *Prophylaxe* für die insgesamt angeführten Dermatosen nicht existiert, vermag doch die Berücksichtigung bestimmter individual- und typenbiologischer Faktoren der Haut bei der Wahl dieser Verkehrsberufe in vielen Fällen der Entstehung dieser Hautkrankheiten vorzubeugen.

Unter diesen individual- und typenbiologischen Faktoren sind zu verstehen:

1. die Schweißsekretion,
2. die Talgsekretion,
3. die periphere Durchblutung und
4. das Pigmentkleid der Haut,

die sowohl die wichtigsten Abwehrleistungen darstellen, als auch durch ihre graduellen Unterschiede eine gewisse typologische Klassifizierung erlauben (Weber).

Bezüglich der eigentlichen Kriterien der Berufseignungsprüfung kann die Anamnese bereits Aufschluß über allergische Belastungen des Berufsanwärters und seiner Familie geben (Carrié, Schneider und Wagner, Veltmann), weiterhin die Fragen nach der Schweißneigung ohne und bei körperlicher Belastung, der seborrhoischen Erkrankungen (Akne, seborrhoisches Ekzem), einer sebostatischen

Hautbeschaffenheit (endogenes Ekzem, Ichthyosis vulgaris), sowie nach der Kälteempfindlichkeit besonders in den Übergangszeiten und der Lichtempfindlichkeit der Haut beantworten.

Im Folgenden werden einige praktische Beispiele zu den jeweiligen Faktoren und den sich hieraus für die Berufswahl ergebenden Konsequenzen angeführt. Bei Feststellung einer Hyperhidrosis sollte berücksichtigt werden, daß diese für Hautpilzerkrankungen prädisponiert (AICHINGER, BECK, GÖTZ). Allerdings vermag eine Erhöhung der Luftfeuchtigkeit und Raumtemperatur die Gefahr des Pilzbefalls sowie der Bakterienbesiedlung der Haut zu erhöhen (CARRIÉ und ZANTOPF, GÖTZ, MEMMESHEIMER und WERNER). Im feuchtwarmen Milieu würde daher der normal- oder vermindert transpirierende Verkehrsteilnehmer weniger gefährdet sein.

Der seborrhoische Hauttyp beinhaltet die Gefahr einer Ölakne und ist für die Entstehung eines „allergischen Ekzems" besonders anfällig (CALNAN und WELLS, CARRIÉ und LOTZ, SCHNEIDER und WAGNER, VELTMANN, ZSCHUNKE).

Als Folge mangelhafter peripherer Durchblutung führt der Aufenthalt in feucht-kaltem Arbeitsmilieu (See-, Eisenbahn-, Überlandverkehr) zu Pernioerkrankungen, die naturgemäß in der kalten Jahreszeit ihren Häufigkeitsgipfel besitzen, aber auch in den Übergangszeiten möglich sind (KEINING und WEBER). Sie bilden die ideale Voraussetzung für die Entstehung bakterieller und mykotischer Infektionen des Hautorgans.

Die Beurteilung des Pigmentkleides der Haut, dient der Eignungsprüfung für langfristige Aufenthalte in Gebieten vermehrter Lichtexposition. Allerdings besitzt dieser Faktor lediglich Bedeutung für die toxische Wirkung des Lichtes, nicht aber für die Entstehung der obengenannten lichtabhängigen Dermatosen. Deren Vorhandensein bei der Berufseignungsprüfung sollte aber die Berufswahl maßgeblich bestimmen.

Literatur

AICHINGER, F.: Praktische Erfahrungen bei der Bekämpfung von Epidermophytien in einem Eisengießerei-Betrieb. Berufsdermatosen **5**, 296—301 (1957).

BECK, F.: Die Fußmykosen im fränkischen Raum mit Behandlungs- und Prophylaxe-Beiträgen. Z. Haut- u. Geschl.-Kr. **19**, 15—20 (1955).

CALNAN, C. D., and G. C. WELLS: Brit. med. J. **1956**, 1256.

CANIZARES, O.: Cutaneous diseases in Army Air Force personal. Arch. Derm. **56**, 364—372 (1947).

CARRIÉ, C., u. G. LOTZ: Über die Wirksamkeit von Schutzsalben zur Verhütung von Gewerbedermatosen. Derm. Wschr. **126**, 855—860 (1952).

—, u. H. ZANTOPF: Über das Vorkommen der Epidermophytia interdigitalis bei Bergleuten. Derm. Wschr. **112**, 315—321 (1941).

CHERNOSKY, M. E.: Pruritic skin disease and summer air conditioning. J. Amer. med. Ass. **179**, 1005—1010 (1962).

DÖLLKEN, H.: Über „dienstliche" Hautkrankheiten bei den motorisierten Truppen. Dtsch. Milit.-Arzt **5**, 278—281 (1940).

FARRIS, G., e U. SICCA: Dermatosi negli operai dell'industria de petrolio. Rass. Med. industr. **23**, 340—349 (1954).

FRÜHWALD, R.: Ein Berufsstigma bei einem Autoschlosser. Derm. Wschr. **132**, 794—795 (1955).

GUY, W. B.: Dermatologic problems in the railroad industry resulting from conversion to Diesel power. Arch. Derm. **70**, 289—292 (1954).

HAAGENSEN, C. D.: Occupational neoplastic disease. Amer. J. Cancer **15**, 641—703 (1931).

HERRMANN, H.: Dermatosen durch Mineralölprodukte und ihre Prophylaxe. Vortr. 93. Tagg. der Vereinig. Südwestdtsch. Dermatologen, Nürnberg, 29. u. 30. 10. 1966.

HÖSLI, F.: Untersuchungen über den Einfluß des Höhenklimas auf allergische Reaktionsvorgänge. Dermatologica (Basel) **96**, 151—162 (1948).

HOPF, G.: Koilonychie. Zbl. Haut- u. Geschl.-Kr. **60**, 205 (1938).

JOHNSON, D. W.: Dermatitis caused by ethyl gasoline. Arch. Derm. **28**, 174 (1933).

KEINING, E., u. G. WEBER: Die „Sommerulcerationen“ in ihrer Beziehung zu peripheren Durchblutungsstörungen. Derm. Wschr. **135**, 498—506 (1957).
MEMMESHEIMER, A. M.: Pilzerkrankungen und Berufskrankheiten. Hautarzt **4**, 165—168 (1951).
MICHAEL, H.: Chronisches Ekzem und Medianuslähmung. Zbl. Haut- u. Geschl.-Kr. **29**, 150 (1929).
MIESCHER, G., E. FISCHER u. F. PLÜSS: Ein unter dem Bild der rektikulären Melanose verlaufender Fall von Schmieröldermatitis. Dermatologica (Basel) **108**, 404—407 (1954).
OPPENHEIM, M.: Ein noch nicht beschriebenes berufliches Kennzeichen der Lokomotivführer und Heizer. Derm. Wschr. **94**, 1674—1676 (1932).
SCHNEIDER, W., u. H. WAGNER: Erdöl und neuzeitliche Erdölprodukte als auslösende Ursachen von Hautschäden. Berufsdermatosen **2**, 207—222 (1954).
STEIN, J.: Dermatologische Probleme innerhalb der Verkehrsmedizin. Bahnarzt **5**, 187—193 (1958).
TEMPLETON, H. J., G. MICHAEL, and J. M. KEY: Epilating action of ethyl gasoline. Arch. Derm. **37**, 35—42 (1938).
TOEGEL: Benzolschädigung der Nägel bei einem Kraftfahrer. Dtsch. Milit.-Arzt **2**, 69—71 (1937).
TOME BONA, J. M.: Nuevo caso de dermitis profesional por contacto con la gasolina. Actas dermo-sifiliogr. (Madr.) **43**, 357—358 (1952).
VELTMANN, G.: Prophylaktische Maßnahmen zur Verhütung beruflicher Hautschäden. Berufsdermatosen **7**, 115—125 (1959).
WEBER, G.: Hautkrankheiten und deren Behandlung in ihrer Bedeutung für die Verkehrssicherheit des Patienten. Hefte Unfallheilk. H. **75**, 264—267 (1962).
— Brief aus Australien. Hautarzt **14**, 82—86 (1963).
— Individual- und typenbiologische Faktoren der Haut in ihrer Bedeutung für die Berufswahl. Berufsdermatosen **12**, 128—136 (1964).
— Der Hautkonstitutionstyp in seiner Bedeutung für die Externa. J. Soc. Cosmetic Chemists **16**, 721—728 (1965).
WERNER, R.: Prophylaxe bei klimabedingter Hyperhidrosis auf See — insbesondere bei Schiffsbesatzungen. Berufsdermatosen **3**, 143—146 (1955).
ZEGLIO, P.: Sulla profilassi delle dermatosi da olii minerali. Rass. Med. industr. **19**, 16—29 (1950).
ZSCHUNKE, E.: Handbuch der gesamten Arbeitsmedizin, Bd. III, herausgeg. v. E. W. BAADER. Berlin-München-Wien: Urban & Schwarzenberg 1962.

Stellung und Aufgaben des praktischen Arztes in der Verkehrsmedizin

E. LOITZL, Blumau

Der praktische Arzt hat im Rahmen der gesamten Heilkunde noch immer eine zentrale Stellung, die allerdings leider mit der zunehmenden Spezialisierung und Technisierung der Medizin nicht immer erkannt und gewürdigt wird.

Auch in der mit dem zunehmenden Verkehr immer mehr an Bedeutung gewinnenden Verkehrsmedizin hat der praktische Arzt seine wichtigen und wesentlichen Aufgaben.

Durch die ungeheuere Zunahme des Kraftfahrzeugverkehres steigen die Anforderungen körperlicher und psychischer Art an alle Verkehrsteilnehmer von Jahr zu Jahr, es nimmt bedauerlicherweise auf der ganzen Welt auch die Zahl der Toten und Verletzten zu. Diese Massenprobleme des Straßenverkehrs geben auch dem Praktiker und vor allem dem Landarzt eine zentrale Stellung in diesem jungen Zweige der medizinischen Wissenschaft.

Die Probleme der Verkehrsmedizin sind für den praktischen Arzt die gleichen wie für den zukünftigen Verkehrsmediziner. Es sind nur die Standpunkte verschieden und damit auch die Aspekte. Während alle anderen hochspezialisierte Forschung und Therapie betreiben, obliegt es dem praktischen Arzt, allein auf sich gestellt die Arbeit zu versehen. So, wie er in seiner Praxis von sämtlichen medizinischen Fächern ein breites Wissen und trotzdem in jeder einzelnen Disziplin auch genügend tiefe Kenntnisse haben muß, um seinem Berufsideal genügen zu können, so umfassen seine Aufgaben auf dem Gebiete der Verkehrsmedizin auch sämtliche Möglichkeiten und Notwendigkeiten, deren sich die Verkehrsmediziner der einzelnen Fachgebiete befleißigen.

Literatur, die sich mit dem Praktiker und seinen verkehrsmedizinischen Aufgaben befaßt, gibt es noch kaum. Es ist deshalb nötig, rein empirisch aus der Arbeit des Alltags an die Probleme heranzugehen.

Die Vielfalt der Probleme der Verkehrsmedizin, die immer wieder an den Praktiker herangetragen werden, läßt sich am besten betrachten, wenn wir sie in drei große Gruppen gliedern:

Es ist dies die präventive, die therapeutische und die forensische Verkehrsmedizin.

Beginnen wir mit der größten Gruppe, der *präventiven Verkehrsmedizin.* Ihre Aufgabe ist die vornehmste, nämlich vom Menschen und seiner körperlich-geistigen Verfassung aus das Möglichste zu unternehmen, was den Verkehrsunfall verhüten kann. Die Unzulänglichkeiten der Fahrzeuge, der Straße und der Gesetze sind wohl vielfach auch Ursachen von Verkehrsunfällen, aber sie sind es fast immer nur indirekt, denn meistens ist ja doch der *Mensch*, der entweder aus seiner Natur heraus versagt oder weil er durch die Technik überfordert wird. Die persönliche Leistungsbreite, bedingt durch die verschiedene psycho-physische Konstitution (GROSSJOHANN) wird von dem einzelnen Menschen kaum jemals erkannt und richtig eingeschätzt.

Es ist nur der Arzt, der mit dem aus der Erfahrung geschultem Blick und seinen Untersuchungen imstande ist, eine Diagnose zu stellen, die über die Sicherheit im

Straßenverkehr entscheidet. Es ist eine logische Entwicklung, daß in vielen Ländern der Führerschein erst aufgrund einer ärztlichen Untersuchung und Eignungsbegutachtung ausgestellt wird. Diese ärztliche Untersuchung und Begutachtung ergibt aber, weil meist durch beamtete Ärzte vorgenommen, die den Probanden gar nicht kennen, leider nur einen Querschnitt, der lediglich grobe Mängel der körperlichen und geistigen Gesundheit aufdecken kann. Ein weit besseres Ergebnis wäre zu erzielen, wenn dem Untersucher ein Längsschnitt der gesundheitlichen Entwicklung bekannt wäre (Lewrenz).

Hier erwächst dem praktischen Arzt eine große Aufgabe, weil er oft die Patienten schon von Jugend auf kennt, ihm die ganze Familie und manchmal sogar die Vorfahren in ihrer körperlich-geistigen Kapazität bekannt sind. Der Praktiker müßte bei der Erteilung von Führerscheinen und bei Wiederholungsuntersuchungen ein wichtiges beratendes Wort mitreden können. Er wäre imstande, auf körperliche Mängel oder geistige Defekte hinzuweisen, er könnte warnen und beraten. Gesetzlich ist eine solche Möglichkeit bisher nicht vorgesehen. So bleibt dem verantwortungsbewußten Praktiker nur die Möglichkeit der individuellen Beratung der Führerscheinanwärter, die allerdings wohl nur in den seltensten Fällen spontan wegen einer solchen Beratung den Arzt aufsuchen werden. Es muß also dem persönlichen Kontakt des Praktikers mit seinem Patienten in der Sprechstunde vorbehalten bleiben, die Fäden zu knüpfen und beratend einzuwirken. Wenn auch die soziale Forderung zum heutigen Wohlstand einschließlich der eigenen Motorisierung den Patienten nicht sehr aufgeschlossen erscheinen lassen wird, so wird doch die Persönlichkeit des Arztes in manchen Fällen beratend helfen können.

Aus der Fülle der medizinischen Gegebenheiten, die einen Einfluß auf die Fahrtüchtigkeit ausüben können, wollen wir hier nur beispielhaft einige herausgreifen, die in anderen Kapiteln dieses Handbuches in extenso behandelt werden.

I. Der Kreislaufkranke

Die Zahl derer, die die täglichen Ordinationen wegen diverser Kreislaufstörungen aufsuchen, ist unübersehbar geworden. Viele von ihnen wollen einen Führerschein erwerben, noch viel mehr besitzen schon einen und nehmen am Straßenverkehr teil.

Hier ist es dankbare Aufgabe des Praktikers, beratend und behandelnd dem Patienten zur Seite zu stehen. Es ist notwendig, die Kreislaufkranken auf die Gefahr aufmerksam zu machen, die ihnen im Straßenverkehr drohen (vgl. den Beitrag von Hoffmann über Verkehrsmedizin und innere Medizin ab S. 351). Der normale Fahrbetrieb kann sicher oft auch von diesen Kranken noch gemeistert werden, aber schon ein erhöhte Anforderungen stellendes unerwartetes Verkehrsgeschehen kann einen derartigen Stress bewirken, daß der labile Kreislauf dem nicht mehr gewachsen ist.

II. Der Anfallskranke

Nicht viel anders liegen die Verhältnisse beim Anfallskranken. Auch hier ist es die Einengung der Bewußtseinslage oder die drohende Bewußtlosigkeit, die das Fahren bei diesen Kranken gefährlich macht. Die Zahl der Anfallskranken, die wir in unseren Praxen zu verzeichnen haben, nimmt ständig zu. Es sind nicht immer die großen Anfälle; das Petit mal, die Absencen und Äquivalente sehen wir weit häufiger (Koch; Loitzl, 1966; Schulte). Der Praktiker muß mit offenen Augen den Kreis seiner Patienten und ihrer Verwandten sehen. Bei dieser Gesamtschau wird er so manchen Anfallskranken entdecken, auf den er erst durch die Kenntnis der Vorfahren und der Kinder und ihrer Krankheiten aufmerksam wurde. Aus dieser Kenntnis der Familien wird der Praktiker wie kein anderer in der Lage sein, die Kranken zu beraten, und er wird sich bemühen müssen, sie so lange aus dem aktiven Verkehrsgeschehen herauszuhalten, wie dies von berufener Seite gefordert wird (ELSAESSER, PETER, PEUKERT und NIESCHKE).

Es sind aber nicht nur die Anfälle selbst, die den Kranken fahruntüchtig machen. Es ist auch die Medikation und schließlich ist es auch der psychische Abbau, den der Epileptiker durch seine Krankheit und durch die Medikation erleidet. Während es in den Anfangsstadien manchmal für den Praktiker schwierig ist, die Patienten von ihrer Fahruntüchtigkeit zu überzeugen, wird dies in den späteren Jahren einfacher, weil der Patient die Retardierung seines Gedankenablaufes und die mangelnde Reaktionsbereitschaft selbst zu bemerken beginnt und dadurch einem guten Zuspruch besser zugänglich wird. Der Praktiker wird deshalb rechtzeitig dafür sorgen, daß gesunde Familienmitglieder (z.B. die Ehegattin) einen Führerschein erwerben. Auf diese Weise gelingt es leichter, einen Patienten zum Aufgeben der Fahrpraxis zu veranlassen, da durch sein weiteres, passives Autofahren sein Sozialprestige keine wesentliche Einbuße erleidet.

III. Der Diabetiker

Auch die Zahl der Diabetiker nimmt in unseren Praxen sprunghaft zu. Diese Patienten haben in der überwiegenden Zahl der Fälle einen Führerschein. Nun scheint die Verkehrsgefährdung des disziplinierten Diabetikers nicht allzugroß zu sein (LEWRENZ, MOHNIKE, PEUKERT und NIESCHKE). Um diese Gefahren weiter zu verringern, wird der Praktiker die Führerscheinbesitzer eingehend darüber unterrichten, daß nur eine absolute Disziplin den Diabetiker verkehrssicher erhalten kann. Nur eine einwandfreie Medikation kann zusammen mit einem genauen Einhalten der vorgeschriebenen Diät zu einem Stoffwechselgleichgewicht führen, das den Diabetiker fahrtüchtig erscheinen läßt. Der geringste Fehler kann den Kranken und seine Umgebung schwerstens gefährden. Meist sind unsere Diabetiker gut anzusprechen und arbeiten willig schon im eigenen Interesse mit dem Arzt zusammen.

IV. Der Alkoholgefährdete

Ich vermeide es absichtlich, diesen Abschnitt mit „Der Alkoholiker“ zu bezeichnen, denn es sind ja bekanntlich die kleinen Dosen das viel Gefährlichere als die schweren Alkoholexzesse. Hier hat der Praktiker ein äußerst undankbares Gebiet der Erziehung vor sich. Seine Patienten werden jede Mahnung in den Wind schlagen, es wird schwer sein, gegen die Trinksitten anzukämpfen, und es wird noch schwerer, ja fast aussichtslos sein, leicht Alkoholisierte vom Fahren abzuhalten. Etwas leichter wird dies in Ländern sein, wo die Grenzwerte der Alkoholisierung gesetzlich definiert und verhältnismäßig tiefer angesetzt sind oder wo das Fahren in alkoholisiertem Zustand unter besonders schwere Strafen gestellt ist. Aber auch diese fast aussichtslose Erziehungsarbeit muß der Praktiker leisten, wenn er seiner Pflicht gerecht werden soll (LAVES; BITZL und BERGER; LOITZL, 1963; SKALA).

V. Arzneimittel

Die zunehmende Verweichlichung der Menschen und das Bestreben, unangenehme Zustände mit allen Mitteln zu beseitigen, brachte es in Zusammenhang mit dem Aufblühen der pharmazeutischen Industrie und der durch die moderne

Sozialversicherung hervorgerufenen Begehrlichkeit mit sich, daß eine Flut von Medikamenten nicht nur auf den Markt gebracht, sondern auch konsumiert wird (Wagner). Es wäre eine der wichtigsten Aufgaben des Praktikers, hier die Grenzen der Arzneimitteltherapie zu erkennen und auch strikte einzuhalten. Es muß jede Polypragmasie vermieden werden. Es wäre um viele Kranke besser bestellt, es wäre Arbeitsfähigkeit und Fahrtüchtigkeit besser erhalten, wenn es zu einer Einschränkung des Arzneimittelkonsums käme. Die Medikation nur auf das wirklich Notwendige zu beschränken, wäre eine vornehme Aufgabe für den praktischen Arzt. Es würde seinen Patienten nützen und die Sozialversicherungsträger wären ihm überdies dankbar.

Soweit eine Medikation aber notwendig ist, muß sich jeder Praktiker so weit fortbilden, daß er nicht nur die Wirkungen, sondern auch die Nebenwirkungen kennt und damit den kraftfahrenden Patienten einen Rat und eine Warnung geben kann. Es wäre sogar zweckmäßig, wenn sich der Praktiker bei stärker wirksamen Arzneimitteln vom Patienten bestätigen ließe, daß er diesen vor der Beeinflussung der Kraftfahrtauglichkeit durch das Pharmakon gewarnt habe (Sjövall).

Die psychische Situation. Durch die Entwicklung der Motorisierung zu einem Massenverkehrsmittel gelangen zahlreiche Persönlichkeiten zu einem Führerschein, bei denen die psychischen, charakterlichen und ethischen Voraussetzungen für ein verkehrszuverlässiges Verhalten kaum oder nicht gegeben sind. Zu diesen Persönlichkeitsmängeln kommen dann noch Alkohol und Pharmaka, die eine weitere Beeinträchtigung herbeiführen. Und alles dies geschieht unter den Augen des Praktikers, der seine Patienten, ihre Verwandten und ihr Milieu kennt. Hier resigniert der praktische Arzt, wenn der Patient allen Belehrungen gegenüber unzugänglich ist, denn hier beginnt sein Gewissenskonflikt mit der ärztlichen Schweigepflicht (vgl. den Beitrag von H.-J. Wagner über Rechtsfragen in diesem Handbuch ab S. 116).

VI. Erste Hilfe

Wenden wir uns den Aufgaben auf dem Gebiet der Folgenverhütung zu, so wird der Praktiker, vor allem der Landarzt, meist der erste fachkundige Helfer am Unfallort sein. Es ist deshalb notwendig, daß er das dazu nötige therapeutische Rüstzeug *stets* mit sich führt. Über Unfälle und Unfallfolgenverhütung gibt es zahlreiche Veröffentlichungen (Bauer, Ehalt, Gögler, Loitzl, 1965b u.v.a.). Für den Praktiker gilt es insbesondere zu bedenken, daß Minuten entscheidend sind über Leben und Tod, über Genesung oder Siechtum. Aus diesem Grunde muß sich der Praktiker in Kursen und in der einschlägigen Literatur (Haid und Hossli, Loennecken, Mayrhofer-Krammel und Hammer, Orbach u.v.a.) laufend fortbilden, um theoretisch und praktisch alles Wichtige zu beherrschen.

Da aber meist zu allererst Laien am Unfallort anwesend sein werden, gilt es, ein Heer von Laienhelfern in den Methoden der Reanimation auszubilden. Diese Aufgabe gehört mit in den Aufgabenbereich des Praktikers. Sein schönster Lohn muß es sein, wenn es durch seine Maßnahmen gelungen ist, auch nur ein Menschenleben durch seine Bemühungen zu erhalten.

Im Gegensatz zu anderen Infektionskrankheiten fordert der Wundstarrkrampf noch immer zahlreiche Opfer in allen Ländern (Loitzl, 1965a). Die moderne Prophylaxe durch Schutzimpfungen findet immer mehr an Verbreitung (Hossli, Teichmann). Nach den Erfolgen der Schutzimpfungen bei den Truppen im letzten Krieg ist nun auf der ganzen Welt eine Welle von Tetanusimpfungen angelaufen. Das Nützlichste und Sicherste wäre eine obligatorische Schutzimpfung gegen Tetanus schon bei den Kindern (Hansen).

Hier bietet sich dem Praktiker ein Arbeitsgebiet, auf dem er segensreich für die ihm anvertrauten Patienten wirken kann. Durch prinzipiell durchgeführte Tetanus-Schutzimpfungen auch bei den geringsten Verletzungen und durch Impfungen der Kinder mit kombinierten Impfstoffen kann man systematisch die ganze Bevölkerung immunisieren.

VII. Gerichtsmedizinische Aufgaben

Da der praktische Arzt zumeist als erster Mediziner bei einem Unfall anwesend sein wird, kommt seinen Angaben für die spätere Beurteilung des Verkehrsunfalles vom medizinischen Standpunkt aus eine ganz wesentliche Bedeutung zu. Dies trifft nicht nur für die Unfallsfolgen zu, sondern in noch höherem Ausmaß für die Unfallsursachen. Da der Praktiker die Patienten seines Sprengels kennt, wird er dem gerichtsmedizinischen Sachverständigen viel wesentlichere Angaben für die Erstellung eines richtigen Gutachtens bieten können, als dies einmalige Untersuchungen oder ein Polizeibericht vermögen (BREITENECKER).

Aber nicht nur durch Belehrungen und Warnungen kann der Arzt auf seine Patienten einwirken, sondern vor allem auch kraft seiner Stellung. Vergessen wir nicht, daß aufgrund der Umfrage der Meinungsforscher der Arzt noch immer der am höchsten geschätzte Beruf ist.

Wenn die vorstehenden Ausführungen auch bei weitem nicht das ganze Tätigkeitsgebiet, nicht den vollen Aufgabenbereich des praktischen Arztes in der Verkehrsmedizin darstellen, sondern sich aus räumlichen Gründen auf einzelne Ausschnitte beschränken mußten, so zeigen doch schon diese wenigen Absätze die zentrale Stellung des praktischen Arztes im Rahmen der Verkehrsmedizin auf. Er ist wie kein anderer infolge seiner universellen Ausbildung und seiner Tätigkeit auf allen Fachgebieten der Medizin geeignet, eine Synopsis zu geben, die alle jene Komponenten im Leben des Individuums, in seiner Konstitution, seiner ererbten Anlage und seinen Umweltbedingungen erfaßt, die eine potentielle Unfallsgefahr darstellen oder die zu einem Unfall geführt haben.

Um diese zentrale Stellung ausfüllen zu können, muß der Praktiker auch auf dem Gebiete der Verkehrsmedizin Kenntnisse haben. Daß Verkehrsmedizin in der heutigen Zeit notwendig ist, beweist die ständig zunehmende Zahl der Toten und Verletzten auf den Straßen in aller Welt (LOITZL, 1965c). Daß der praktische Arzt das nötige Rüstzeug erhält, ist Sache unserer Hohen Schulen, wo den Erfordernissen der Zeit entsprechend Lehrkanzeln für Verkehrsmedizin errichtet werden sollten; es ist Sache der Studienreform, die Verkehrsmedizin in den Lehrplan der medizinischen Studien einzubeziehen; die medizinische Presse muß im vermehrten Maße die verkehrsmedizinische Fortbildung fördern und die Ärzteschaft selbst muß dafür sorgen, daß die Möglichkeiten zur Fortbildung auch auf diesem Sektor der Medizin durch Kongresse, Tagungen und Lektüre ausgenutzt werden.

Literatur

BAUER, K. H.: Verkehrsunfälle — ein tragischer Tribut an den Triumph der Technik. Ciba-Symposium 5, 148—161 (1957).

BREITENECKER, L.: Der Verkehrsunfall aus gerichtsmedizinischer Sicht. Akt. Probl. Verkehrsmed. H. 1, 27—33 (1959).

EHALT, W.: Behandlung und Rehabilitation schwer und schwerst durch Straßenverkehrsunfälle Verletzter. Wien. klin. Wschr. 78, 133—138 (1966).

ELSAESSER, K. H.: Epilepsie und Fahrerlaubnis. In: Kampf dem Straßenunfall, Hrsg. Prof. Dr. HANNS SCHWARZ, Greifswald, S. 69—80. Jena: Gustav Fischer 1965.

GÖGLER, E.: Unfallopfer im Straßenverkehr. Dokumenta Geigy, Ser. chir. 5 (1962).

GROSSJOHANN, A.: Körperliche und geistige Eignung zum Führen von Kraftfahrzeugen bei Hirnverletzten. Stuttgart: Georg Thieme 1957.

Haid, B., u. G. Hossli: Respiratorische und zirkulatorische Wiederbelebung. Basel: Hoffmann-La Roche 1965.
Hansen, F.: Die Tetanusschutzimpfung. In: H. Spiess, Schutzimpfungen, S. 40—62. Stuttgart: Georg Thieme 1966.
Hoffmann, H., u. W. Reygers: Kreislaufuntersuchungen bei Kraftfahrzeugführern unter variierten Fahrbedingungen. Zbl. Verkehrs-Med. **6**, 131—151 (1960).
Hossli, G.: Moderne Tetanusbehandlung. Wien. med. Wschr. **114**, 227—232 (1964).
Koch, G.: Erbfaktoren, Konstitution und eugenische Probleme. In: W. Schulte, Epilepsie und ihre Randgebiete in Klinik und Praxis, S. 155—162. München: J. F. Lehmann 1964.
Laves, W., F. Bitzel u. E. Berger: Der Straßenverkehrsunfall. Stuttgart: Ferdinand Enke 1956.
Lewrenz, H.: Die Eignung zum Führen von Kraftfahrzeugen. Stuttgart: Ferdinand Enke 1964.
Loennecken, S.: Akute Schlafmittelvergiftung. Behandlung mit modernen Wiederbelebungsmethoden. Stuttgart: Schattauer 1965.
Loitzl, E.: Alkohol und Verkehrssicherheit. Öst. Ärzteztg **18**, 945—958 (1963).
— Wundstarrkrampf. Öst. Ärzteztg **20**, 1551—1556 (1965a).
— Typische Verletzungen von Kraftfahrzeuginsassen und die Möglichkeiten zu ihrer Verhütung. Öst. Ärzteztg **20**, 1673—1684 (1965b).
— Verkehrsmedizin, eine Notwendigkeit im technischen Zeitalter. Öst. Ärzteztg **22**, 2172—2176 (1965c).
— Die Problematik des anfallskranken Kraftfahrers aus der Sicht des Allgemeinpraktikers. Akt. Probl. Verkehrsmed. H. 3, 40—44 (1966).
Mayrhofer-Krammel, O., u. N. Hammer: Auxilium primum. Wien: Kuratorium für Verkehrssicherheit 1963.
Mohnike, G.: Diabetes und Verkehrsunfall. In: H. Schwarz, Kampf dem Straßenunfall, S. 55—62. Jena: Gustav Fischer 1965.
Orbach, H.: Erstversorgung am Unfallort. Stuttgart: Georg Thieme 1965.
Peter, H.: Die psychiatrische Beurteilung von Motorfahrzeugführern. Bern: Huber 1960.
Peukert, E., u. W. Nieschke: Die Beurteilung der körperlichen und geistigen Eignung des Kraftfahrers. Stuttgart: Ferdinand Enke 1963.
Schulte, W.: Der Anfallskranke und die Gesellschaft, Kraftfahrtauglichkeit. In: W. Schulte, Epilepsie und ihre Randgebiete in Klinik und Praxis, S. 249—259. München: J. F. Lehmann 1964.
Sjövall, Hj.: Paneel Discussion. Second Congr. of the Internat. Ass. for Accident and Traffic Medicine, Stockholm 1966.
Skála, J.: Das Problem des Alkoholismus in der Welt und in der CSSR. In: Skála et al., Organisation und Methodik des Kampfes gegen den Alkoholismus, S. 7—14. Berlin: Verlag Volk u. Gesundheit 1962.
Teichmann, J.: Über die in den Jahren 1956 bis 1960 in Österreich durchgeführten Schutzimpfungen gegen Diphtherie, Keuchhusten, Scharlach und Tetanus. Mitt. öst. Sanit.-Verwalt. **63**, 21—26 (1962).
Wagner, H. J.: Forensische Aspekte zum Thema „Arzneimittel und Verkehrssicherheit“. Akt. Probl. Verkehrsmed. H. 2, 125—133 (1965).

Arbeitsmedizin und Verkehrsmedizin

E. Effenberger, Hamburg, und H. Hoffmann, Dortmund

Mit 4 Abbildungen

Mit zunehmender Perfektionierung der Umwelt steigen die Leistungen, die der Mensch zur Beherrschung der technischen Hilfen aufbringen muß. Der Straßenverkehr zeigt beispielhaft die Konfliktsituation auf, in die der zivilisierte Mensch unserer Tage durch die progrediente Differenz zwischen zunehmender technischer Perfektion auf allen Gebieten der Zivilisation einerseits und im Bevölkerungsdurchschnitt kaum zu beeinflussender mittlerer menschlicher Leistungsfähigkeit andererseits geraten ist.

Das Verkehrswesen dürfte gerade mit seiner Entwicklung während des letzten Jahrzehnts mit zu jenen Faktoren gehören, die sich in maßgeblicher Weise bestimmend auf die Lebensgestaltung und auf die Lebensform des Menschen in der heutigen Zeit ausgewirkt haben. Daß die verkehrsmäßige Erschließung selbst abgelegener Teile unseres Erdballs und die Zunahme der Geschwindigkeit der Verkehrsmittel das politische Gesicht unserer Erde gerade in den letzten 50 Jahren entscheidend verändert haben, steht außer Zweifel.

Die „Motorisierung" einer breiten Schicht der Bevölkerung hat ganz allgemein zu einer Leistungssteigerung, zu einer Erhöhung des Lebensstandards und zu einem starken Anstieg des Wirtschaftspotentials geführt. Das moderne Verkehrswesen in all seinen Zweigen (Landverkehr, Schiffsverkehr, Luftverkehr) ist aus der modernen Arbeitswelt deshalb nicht mehr wegzudenken, weil das Verkehrsmittel selbst zu einem Arbeitsgerät geworden ist. Für viele Gewerbezweige ist das Kraftfahrzeug unentbehrliches Produktionsmittel geworden. Bei der heutigen Bevölkerungsdichte und den städtebaulichen Maßnahmen sind die Wege zur und von der Arbeitsstätte nur noch mit Hilfe der modernen Verkehrsmittel, zu denen bedingt auch der Luftverkehr in diesem Zusammenhang gehört, zu bewältigen. Die Benutzung, das Führen bzw. der Besitz eines der modernen Verkehrsmittel bedeuten nicht mehr ein Luxuskonsum, sondern sind eine Notwendigkeit in der modernen Arbeitswelt geworden.

Naturgemäß haben sich mit dem modernen Verkehrswesen auch eigene medizinische Fragestellungen ergeben. Es hat gerade in Deutschland in den letzten Jahren nicht an Bemühungen gefehlt, die mit dem motorisierten Verkehr zusammenhängenden medizinischen Fragen mit wissenschaftlichen Methoden zu untersuchen.

Wenn so eine „Verkehrsmedizin" entstand, bedeutete dies weniger die Entwicklung einer eigenen neuen medizinischen Einzeldisziplin, sondern vielmehr den Aufbau eines Fachgebietes aus den gemeinsamen Bemühungen der klassischen medizinischen Einzelfächer um die Aufklärung dieser neuartigen Fragestellungen.

Zur Arbeitsmedizin gibt es zahlreiche Verbindungen. Die Fragen nach den Leistungsanforderungen, den Leistungsgrenzen und den möglichen Schädigungen stellen sich für das Führen und Benutzen moderner Verkehrsmittel genau so wie für den Arbeitsprozeß. Die Grundprobleme Anpassung des Menschen an die Arbeit und Anpassung der Arbeit an den Menschen lassen sich analog in die der Anpassung des Menschen an die Verkehrsmittel und der Anpassung der Verkehrsmittel an den Menschen übertragen. Ebenso wie es eine Arbeitsphysiologie gibt, ist es berechtigt, von einer Verkehrsphysiologie und Verkehrspathologie als spezielle Fragestellungen der Verkehrsmedizin zu sprechen.

Darüber hinaus ist Kraftfahren ebenso wie das Führen anderer Verkehrsmittel eindeutig Arbeit (Groenewegen, Luff). Hinsichtlich der Führung und sogar auch des Benutzens von Luftfahrzeugen konnte dies schon vor Jahrzehnten gezeigt werden. Hinsichtlich der Seefahrt bestanden niemals Zweifel und hinsichtlich des Führens von Kraftfahrzeugen wurde dies in jüngerer Zeit von Hoffmann u. Mitarb. nachgewiesen. Es ist sicher erlaubt, die gleichen Verhältnisse auch auf Schienenfahrzeuge zu übertragen.

I. Besondere Belastungsmomente in der Verkehrsmedizin

1. Belastung und Schädigung durch Lärm

Unter Lärm versteht man Luftschall, der belästigende oder schädigende Auswirkungen auf den Menschen hat. Luftschall sind periodische Druckschwankungen der Luft, die sich unter normalen Verhältnissen mit einer Geschwindigkeit um 340 m/sec kugelförmig ausbreiten.

Die Intensität eines Schalles kann durch den Schalldruck in Mikrobar (1 μbar = 1 dyn/cm²) oder die Schalleistung pro Flächeneinheit in Mikrowatt pro cm² gemessen werden. Der Schalldruckpegel wird nach DIN 1320 in Dezibel (db) angegeben. Hierbei bedient man sich des logarithmischen Maßstabes unter Benutzung des Bezugsschalldruckes von $2 \cdot 10^{-4}$ μbar. Dieser Bezugsschalldruck entspricht bei einer Frequenz von 1000 Hertz (Hz) der Hörschwelle. Diese rein physikalischen Meßgrößen sind für die Beurteilung des Belästigungs- oder Gefährdungsgrades des Menschen durch Lärm nicht geeignet.

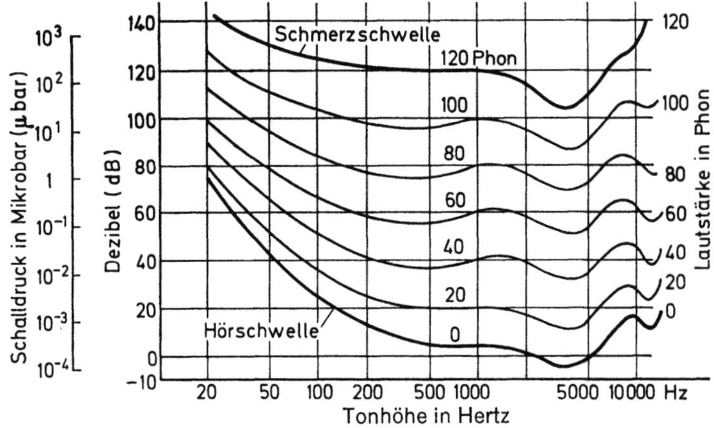

Abb. 1. Linien gleicher Lautstärke in Abhängigkeit vom Schalldruck und von der Frequenz

Die Lautstärke, angegeben in DIN-phon, berücksichtigt dagegen die physiologischen Gegebenheiten des Ohres. Die Phonskala wurde durch Hörvergleiche mit einem 1000 Hz-Ton an einem größeren Personenkollektiv gewonnen (DIN 1318). Der zu vergleichende Schall, der ebenso laut empfunden wird wie der 1000 Hz-Ton mit einer Intensität von x db, hat die Lautstärke x phon. Das Phon ist definiert als:

$$\text{phon} = 20 \cdot \log p/p_0$$

Es bedeuten:

p . . . Schalldruck des gleichlauten Normalschalls (1000 Hz)

p_0 . . . Bezugsschalldruck ($2 \cdot 10^{-4}$ μbar).

In der Abb. 1 ist die Lautstärke in Abhängigkeit von der Frequenz dargestellt. In der Tabelle 1 sind die Lautstärken einiger bekannter Geräusche angegeben.

Tabelle 1. *Lautstärken einiger bekannter Geräusche*

Leises Blätterrauschen, Ticken einer Uhr, Flüstersprache	10—20 phon
Untere Grenze üblicher Wohngeräusche	30 phon
Leise Umgangssprache, mittlere Wohngeräusche	40 phon
Schlagen einer Standuhr	40—50 phon
Übliche Unterhaltungssprache, Rundfunkmusik	50 phon
Lärmschwacher Staubsauger, laute Unterhaltungssprache	60 phon
Schreibmaschine, Fernsprechklingel in 1 m Abstand, verkehrsreiche Straße	70 phon
Lärm im Eisenbahnabteil	75 phon
Fahrgeräusch in der Straßenbahn	75—80 phon
Schreibmaschinenraum, Straße einer Großstadt mit starkem Verkehr, laute Rundfunkmusik	80 phon
Lauter Fabriksaal, Kreissäge	90 phon
4-motoriges Verkehrsflugzeug in 50—100 m Höhe	90—100 phon
Weberei (mechanische Weberei)	100 phon
Kesselschmiede beim Nieten	90—120 phon
Preßlufthammer in 2 m Entfernung	120 phon
Motorprüfstand, Lärm eines Kanonenschusses am Geschütz	120—135 phon
Düsenflugzeuge, Düsenmotor am Prüfstand	140 u. mehr

Eine Zunahme der Lautstärke um 10 phon wird im Bereich oberhalb 40 phon subjektiv als Verdoppelung der Geräuschintensität empfunden. Es sei bemerkt, daß die Lautstärke wohl heute noch in den meisten Fällen zur Beurteilung eines Lärms verwendet wird, daß sie aber vielen Anforderungen der Praxis nicht mehr gerecht wird.

Gewisse Vorteile bei der Beurteilung eines Schalles bietet die Angabe der „Lautheit" in sone. Dieses Maß hat gegenüber dem phon den Vorteil, daß mit der Zunahme der Lautstärkeempfindung auch ein proportionaler Anstieg des sone-Wertes erfolgt. Nach DIN 45630 werden 40 phon = 1 sone gesetzt. Es entsprechen

sone	phon	sone	phon
1	40	32	90
2	50	63	100
4	60	125	110
8	70	250	120
16	80	500	130

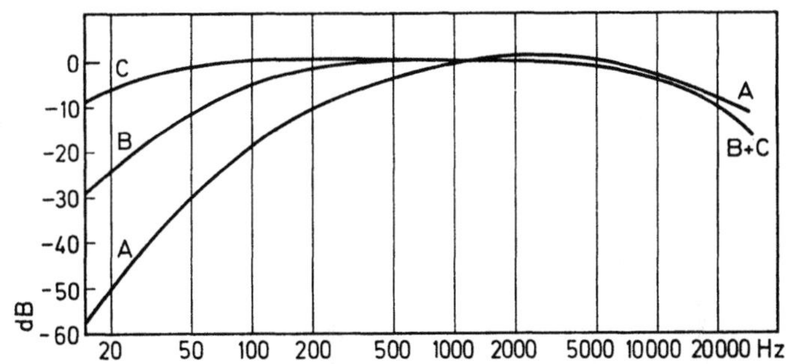

Abb. 2. Frequenzbewertungskurven für Schallpegelmessungen

Neuerdings werden die berechneten Lautstärken nach STEVENS u. ZWICKER, die aufgrund der Frequenzzusammensetzung eines Geräusches ermittelt werden können (DIN 45631), häufig benutzt. Die Ermittlung dieser berechneten Lautstärken nimmt jedoch einige Zeit in Anspruch. Auch dieses Maß kann den tatsächlichen Belästigungsgrad eines Geräusches nicht exakt wiedergeben. Neben den physikalischen Meßergebnissen müssen daher unbedingt die subjektiven Komponenten mitberücksichtigt werden.

Bei der Ermittlung der Lästigkeit von Geräuschen haben die „bewerteten Schallpegel“ gute Dienste geleistet. Ein Vorteil ist, daß die Messung eines bewerteten Schallpegels sehr einfach ist. In der Abb. 2 sind die Frequenzbewertungskurven A, B und C für Schallpegel angegeben. Entsprechend werden die gemessenen bewerteten Schallpegel in db(A), db(B) bzw. db(C) angegeben. Für die Beurteilung der Lästigkeit eines Geräusches verwendet man heute bevorzugt die Bewertungskurve A.

a) Die Hörschäden

Ursprünglich hatte man die Vorstellung, daß mechanische Schäden der Haarzellen zur lärmbedingten Innenohrdegeneration führen. Heute wissen wir, daß diese Schäden nur bei extremen Schalldrucken über 150 db auftreten. Die chronische Lärmschädigung scheint dagegen die Folge einer Stoffwechselerschöpfung des Innenohres zu sein. Der Sauerstoffverbrauch ist während der Lärmexposition in der Regel größer als das Sauerstoffangebot. Zwar wurde beobachtet, daß die Strömungsgeschwindigkeit in den versorgenden Gefäßen, vermutlich als Folge einer CO_2-Anhäufung, unter Lärmeinwirkung ansteigt, das Sauerstoffdefizit jedoch nicht voll gedeckt werden kann. Die nach geringen akustischen Belastungen zunächst auftretenden Stoffwechselstörungen im Kern der Sinneszellen, der Ganglienzellen usw., bilden sich im allgemeinen innerhalb weniger Tage wieder zurück. Stärkere und häufigere Belastungen haben jedoch bald Schädigungen zur Folge. Die eigentliche Hörschädigung entsteht durch die Addition der Schwellenabwanderungen (vgl. auch die Beiträge von Müller-Limmroth sowie von Schubert).

Tabelle 2. *Auswirkung des Lärms auf den menschlichen Organismus* (nach Lehmann)

Lärmstufe	Lautstärke in DIN-phon	Auswirkung
I	30—65	psychische Wirkungen
II	65—90	psychische und vegetative Wirkungen
III	90—120	psychische, vegetative und otologische Wirkungen

Schädigungen des Gehörs werden bei längerer Einwirkung von Lautstärken über 90 phon beobachtet. Nach mehrjähriger Tätigkeit in derartigen Betrieben (Webereien, Kesselschmieden usw.) treten beachtliche Hörverluste ein. So wurde z.B. bei Kesselschmieden beobachtet, daß nach 10 Jahren bereits 50% der Hörfähigkeit verloren gegangen war. Tierversuche zeigten, daß eine Atrophie der Nervenzellen und des Stützgewebes sowie Veränderungen der Bogengänge eintreten. Lautstärken um und über 90 phon treten in und um bestimmte Verkehrsmittel (Flugzeuge, Maschinenraum eines Schiffes u.a.) auf, so daß die beschriebenen Hörschäden hierbei gesetzt werden können. Nach der 6. BKVO werden derartige Schäden entschädigt.

Von noch größerer Wichtigkeit für die Verkehrsmedizin sind die Auswirkungen des Lärms auf den Gesamtorganismus. In der Tabelle 2 sind nach Lehmann die Gefährdungsstufen der einzelnen phon-Bereiche angegeben.

b) Wirkungen auf den Gesamtorganismus

Die Angaben darüber, welche Lautstärken bereits Auswirkungen auf den Gesamtorganismus verursachen, schwanken stark. Beim größten Teil der Bevölkerung dürften aber bereits Lautstärken über 70 phon gewisse Auswirkungen auf das vegetative Nervensystem haben. Beeinflußt werden die Herztätigkeit, die Atmung, die Durchblutung der Haut und des Gehirns, der Blutdruck und die Magen-Darmsekretion. Die geistige Leistungsfähigkeit ist bei den meisten Menschen vermindert. Nach längeren Lärmeinwirkungen werden neurasthenische Symptome beobachtet. Diese Menschen sind reizbar, klagen über Schwindelgefühl und Schlafstörungen und leiden unter Depressionen. Die Fähigkeit sich zu konzentrieren, ist stark beeinträchtigt. Neuere Untersuchungen zeigen, daß auch die Reaktionszeit auf optische Signale unter der Lärmeinwirkung verlängert ist. Im Rahmen der Verkehrsmedizin muß deshalb diesen Lärmwirkungen besondere Aufmerksamkeit gewidmet werden.

Eine besondere Belastung ist durch die Überschall-Düsenflugzeuge gegeben. Der Überschallknall ist geeignet, auch den tiefschlafenden Menschen zu wecken und löst Schreckreaktionen aus.

Durch den Großstadtverkehr werden Geräusche mit Durchschnittswerten bis zu 90 phon erzeugt, wobei einzelne Spitzenwerte erheblich darüber liegen können. Dies muß notgedrungen zu Störungen der neurovegetativen Funktionen und somit zu erheblichen Kreislaufreaktionen führen, wobei das Herzminutenvolumen, die Pulswellengeschwindigkeit und der Gefäßwiderstand verändert werden.

Von großer Wichtigkeit ist auch die Frage, welchen Lautstärken der Kraftfahrer im Fahrzeug ausgesetzt ist. Wenn auch die Lärmintensität durch bessere Konstruktionen in den letzten Jahren erheblich gesenkt werden konnte, so treten in den meisten Fahrzeugen bei Fahrgeschwindigkeiten um 50 km/Std und im 3. Gang doch noch Lautstärken bis 68, bei einer Geschwindigkeit von 100 km/Std im 3. Gang um 80 und bei den Höchstgeschwindigkeiten bis zu 90 phon auf. Dies bedeutet, daß der Kraftfahrer bei seiner vielleicht mehrstündigen Fahrt Lärmbelästigungen ausgesetzt sein kann, die mit dem Arbeitsplatz in einem Lärmbetrieb vergleichbar sind. Bei Lautstärken um 75 phon ist die Verständigung im Fahrzeug schon erheblich behindert.

Bei der Mehrzahl der Verbrennungsmotoren liegt die Geräuschabstrahlung in 1 m Abstand im Bereich zwischen 95 und 105 db(A). Maßnahmen, den Pegel weiter zu senken, sind z.Zt. begrenzt. Weitere Forschungs- und Entwicklungsarbeiten sind hier noch erforderlich.

Die Innengeräusche in Kraftfahrzeugen beeinflussen nach mehrstündigem Fahren den Kraftfahrer sehr stark. Seine Reaktionsfähigkeit wird herabgesetzt, so daß in Gefahrenmomenten die Wahrscheinlichkeit eines Unfalles ansteigt. Das Innengeräusch wird wohl zum größten Teil durch die Maschinenanlage verursacht, doch haben auch die Reifenreibung auf der Fahrbahn und die Luftwirbel am strömenden Fahrzeug einen großen Einfluß.

Zusammenfassend kann gesagt werden, daß Lärm zu peripheren Vasokonstriktionen und somit zu einer Erhöhung des peripheren arteriellen Strömungswiderstandes führt und somit den Blutkreislauf beeinflußt. Die Tätigkeit der Verdauungsorgane wird gehemmt. Diese Reaktionen sind vorübergehender Natur. Eine Gewöhnung an den Lärm gibt es nicht. Diese vegetativen Auswirkungen sind zu trennen vom Gefühl der Lästigkeit. Es sind vegetative Reflexe, deren Reflexbahnen im Zwischenhirn vom Hörnerven auf die vegetativen Zentren übergehen. Diese vegetativen Reaktionen können im wesentlichen als eine Reizung des Sympathikus aufgefaßt werden. Sie haben somit die Bedeutung einer ergotropen Umstimmung und der Mensch ist somit in der lärmenden Umwelt den ganzen Tag über in einen Alarmzustand des Organismus versetzt. Zur Vermeidung von Schlafstörungen sollte ein Grenzwert von 35 phon nicht überschritten werden (vgl. hierzu auch den Beitrag von Coermann ab S. 809).

2. Belastung durch das Raumklima

Eine besondere Bedeutung für die Arbeitsumwelt hat auch das Raumklima. Die Auswirkungen eines unzureichenden Raumklimas erstrecken sich von einer geringfügigen Beeinträchtigung des Wohlbefindens bis zur starken Belastung des Wärmehaushaltes und damit verbundener Schädigung des menschlichen Körpers. Die Anforderungen an das Raumklima sind je nach Art der Tätigkeit sehr verschieden.

Das Raumklima ist durch die Komponenten Lufttemperatur, Wasserdampfgehalt der Luft, Bewegung der Luft und Oberflächentemperatur der raumbegrenzenden Flächen (Strahlungskomponente) gegeben.

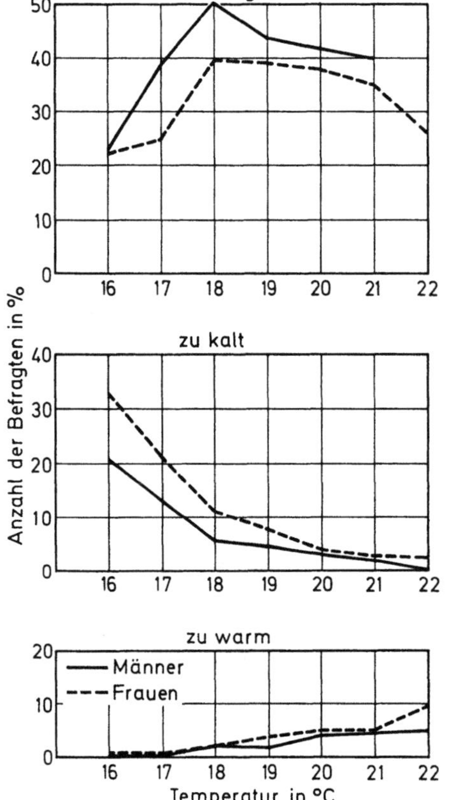

Abb. 3. Temperaturempfinden Londoner Büroangestellter

Für eine sitzende Beschäftigung sind *Lufttemperaturen* von 20—22° bei einer relativen Feuchtigkeit zwischen 35 und 55% wünschenswert. Ist die Temperatur der raumbegrenzenden Flächen ungefähr gleich der Lufttemperatur, so wird eine Beeinträchtigung durch Strahlung nicht gegeben sein. Weichen diese Temperaturen jedoch stärker voneinander ab, so muß mit einem Wärmeaustausch zwischen Körper und raumbegrenzender Fläche durch Strahlung gerechnet werden. Dies gilt sowohl für zu kühle als auch für zu warme raumbegrenzende Flächen. Eine zu kalte Wandfläche verursacht einen Wärmeentzug, der unter Umständen einseitig sein kann. Dadurch kann trotz ausreichender Lufttemperatur ein Zustand der Unbehaglichkeit verursacht werden. Eine zu warme raumbegrenzende Fläche, z.B. ein durch die Sonneneinstrahlung stark erwärmtes und schlecht isoliertes Dach eines Verkehrsmittels, kann eine beachtliche zusätzliche Wärmezufuhr für den Körper bedeuten und somit unbehaglich wirken oder gar den Wärmehaushalt des Körpers belasten.

Der *Feuchtigkeitsgehalt* der Luft wird leider nur zu oft vernachlässigt. Wird ein Dampfdruck von 14,1 mm Hg-Säule erreicht, so ist bereits mit einer erheblichen Beeinträchtigung des Wohlbefindens und der Leistungsfähigkeit zu rechnen. Eine derartige Raumluft wirkt schwül, schon geringfügige körperliche Betätigung führt zu Schweißausbrüchen und der Kreislauf wird stärker belastet. Die geistige Leistungsfähigkeit ist herabgesetzt. Insbesondere werden bestimmte Aufgaben, etwa das Bedienen eines Fahrzeuges, nicht mit der Präzision erfolgen können, wie in einem behaglichen Raumklima. Ist der Wasserdampfgehalt der Luft zu klein, so kommt es zu Austrocknungseffekten am Epithels des Respirationstraktes.

Die *Luftbewegung* kann in einem relativ warmen und feuchten Raumklima erfrischend, im anderen Falle stark belästigend bzw. schädigend wirken. Während es im ersten Falle die physikalische Wärmeregulation des Körpers unterstützt und die Wärmeabgabe beschleunigt, kann es im zweiten Falle zu lokalen Unterkühlungseffekten und deren Folgen führen.

In Verkehrsmitteln verursacht das schlecht variierbare Raumklima unter Umständen eine starke Belastung des Verkehrsteilnehmers. Die Anforderungen an ein Raumklima sind abhängig von den Lebensgewohnheiten, dem Ernährungs- und dem Gesundheitszustand des Menschen. Aus der Abb. 3 ist zu erkennen, wie unterschiedlich die Anforderungen von Büroangestellten an die Raumtemperatur sind. Bei dieser großen Variabilität ist es kaum möglich, ein Raumklima zu schaffen, das allen Fahrgästen gerecht wird. Diese Erkenntnis darf aber nicht dazu führen, daß die z. Zt. bestehenden unzulänglichen raumklimatischen Verhältnisse, z.B. in der Bundesbahn, nun nicht verbessert werden. Bei der Bundesbahn sollte man im Zuge der Modernisierung die Klimatisierung zumindest in den D-Zügen einführen. Offensichtlich sind die Erfahrungen, die man mit der Klimatisierung der Fern-Schnellzüge gemacht hat, zufriedenstellend. Immer wieder muß beobachtet werden, daß Fahrgäste im Anschluß an eine Eisenbahnfahrt in der kalten Jahreszeit mehrere Tage stark erkältet sind. Dieser Effekt ist auf die Überheizung, die zu trockene und zu keimreiche Raumluft des Verkehrsmittels zurückzuführen.

Tabelle 3. *Die wichtigsten Krankheitserreger, die auf aerogenem Wege übertragen werden können*

Krankheitserreger	Krankheit
a) Viren:	
Rhinoviren	Rhinitis (Erkältungskrankheiten, Schnupfensyndrom)
Adenoviren	Pharyngitis, Tonsillitis, Otitis, epidemische Viruspneumonie usw. (etwa 4% aller entzündlichen Prozesse der Luftwege)
Myxoviren Masernvirus Parotitisvirus	Grippe mit Pneumonien. Respiratorische Infekte der Kinder. Masern, Mumps, grippeähnliche Krankheitsbilder, Pharyngitis, Bronchopneumonien.
Herpesviren Varizellen-Zoster-Virus	Windpocken, Gürtelrose bei Erwachsenen
b) Bakterien:	
Mycobakterium tuberculosis	Tuberkulose
Bordetella pertussis	Pertussis
Diplococcus pneumoniae	Bronchitis, Pneumonie, Meningitis u.a.
Streptococcus pyogenes (mehrere serologische Typen)	initialer Streptokokkeninfekt (Tonsillen), bei Scharlach, Tonsillitis, Nasopharyngitis, Pneumonien im Gefolge von Virusinfektionen
Corynebacterium diphtheriae	Diphtherie
Micrococcus pyogenes (Staphylococcus aureus)	herdförmige Eiterungen im Respirationstrakt Pneumonien im Gefolge von Virusinfektionen Meningitis

Im Rahmen des Raumklimas muß auch der Gehalt der Luft an *Krankheitserregern* kurz erwähnt werden. In der Tabelle 3 sind die wichtigsten Krankheitserreger, die auf aerogenem Wege übertragen werden können, zusammengestellt. Die öffentlichen Verkehrsmittel nehmen in der Kontaktkette vieler Infektionskrankheiten eine wichtige Position ein. Besonders die Erkältungskrankheiten werden aus der Familie, der Schule oder vom Arbeitsplatz in den Verkehrsmitteln verbreitet. Schon durch das bloße Husten, Niesen oder Sprechen werden große Mengen von Krankheitskeimen der Raumluft übergeben. Die in den feinsten Tröpfchen vorhandenen Keime können je nach der Empfindlichkeit gegen Umwelteinflüsse, zum Teil recht beachtliche Zeiten infektionstüchtig bleiben. Durch die auch in geschlossenen Räumen vorhandene turbulente Luftbewegung können derartige Partikelchen längere Zeit in der Luft schweben bleiben und eingeatmet werden. Eine der wichtigsten Abwehrmaßnahmen gegen diese Infektionsmöglichkeit in Verkehrsmitteln wäre die Erziehung der Verkehrsteilnehmer zu hygienischem Verhalten. Darüber hinaus sollte bei der Neuplanung und Modernisierung bestimmter öffentlicher Verkehrsmittel auch an eine Luftentkeimung gedacht werden. In Kombination mit der Klimaanlage wäre eine Entkeimung durch ultraviolette Strahlen oder Chemikalien ohne weiteres möglich.

3. Die Ermüdung

Durch keineswegs außergewöhnliche psychische und physikalische Einflüsse kann es bei den Führern aller Verkehrsmittel zu Ermüdung und Übermüdung kommen und damit zu erheblicher Gefährdung der Verkehrssicherheit. Unfälle infolge Ermüdung sind nach Häufigkeit und Schwere beachtlich. Die prozentuale Beteiligung der Ermüdung als Unfallursache geht daraus hervor, daß der Haftpflichtschadensaufwand durch „Ermüdungsunfälle" das Dreifache des Durchschnitts ausmacht und somit noch vor den Alkoholunfällen rangiert, die das Doppelte des normalen Haftpflichtschadensaufwandes erfordern.

Ermüdung ist ein Zustand der Leistungseinschränkung, der durch eine Beeinträchtigung der Reizübermittlung, einer Beeinträchtigung der Sinnesfunktion, eine Leistungseinbuße der Psychomotorik und durch eine Behinderung des Denkens charakterisiert ist. Insgesamt besteht das Wesen der Ermüdung in einer Dämpfung kortikaler Funktionen. Ursachen der Ermüdung sind:

1. Schlafentzug,

2. trotz ausreichenden Schlafes forcierte körperliche Arbeit,

3. trotz ausreichenden Schlafes anstrengende geistige Arbeit (insbesondere langanhaltende Aufmerksamkeitsspannung, z.B. bei Langstreckenfahrten).

Das Eintreten von Ermüdungssymptomen durch die Ursachen 1—3 kann begünstigt werden durch:

1. Monotonie der Arbeitsleistung — hier besondere Monotonie der Fahrtstrecke (Autobahn!).

2. Wärmebelastung infolge hoher Außentemperaturen oder hoher Luftfeuchtigkeit.

3. Relativ herabgesetzte Hirn-Blutversorgung infolge reichlicher Mahlzeiten mit Blutfülle im Splanchnicusbereich. Hier meist allerdings noch in Verbindung mit den Zeiten eingeschränkter physiologischer Leistungsbereitschaft, die mit den Maxima der täglichen Ermüdungskurve (Einschlafbereitschaft) identisch sind (Abb. 4).

4. Niederfrequente mechanische Schwingungen zwischen 0,2 und 15 Hz, die dem Fahrer statische Haltearbeit abverlangen und wegen ihrer Monotonie das Eintreten von Ermüdungssymptomen begünstigen.

5. Monotone Geräuschbelastung (500—2000 Hz).

6. Ungünstige Beleuchtungsverhältnisse (Zwielicht) mit besonders angespannter dauernder Aufmerksamkeit und häufiger Wechsel der Beleuchtungsstärke (Nachtfahrten).

7. Führen eines Verkehrsmittels zu den Zeiten besonders schlechter physiologischer Leistungsbereitschaft.

8. Alleinfahrt.

9. Körperliche Indisposition (Krankheit oder Rekonvaleszenz).

10. Hungergefühl.
11. Übermäßig lange Fahrtdauer.
12. Alkoholgenuß.
13. Einnahme ermüdungsfördernder Medikamente.
14. Einatmen von Kohlenoxid entweder durch Rauchen oder infolge defekter Abgasleitungen im Fahrzeug oder beim Kolonnenfahren.

Für die wissenschaftliche Fragestellung stellt sich das Problem, daß die „Gesamtermüdung" bisher nur unzureichend meßbar geworden ist. Wo Pulsfrequenzsteigerungen, Schlagvolumenänderungen, Veränderungen der Flimmerverschmelzungsfrequenz, Gesichtsfeldeinengungen und sonstige Funktionsstörungen meßbar wurden, handelt es sich in aller Regel um isolierte Organermüdungen, die für die „Gesamtermüdung" nicht repräsentativ sind. Kombinierte

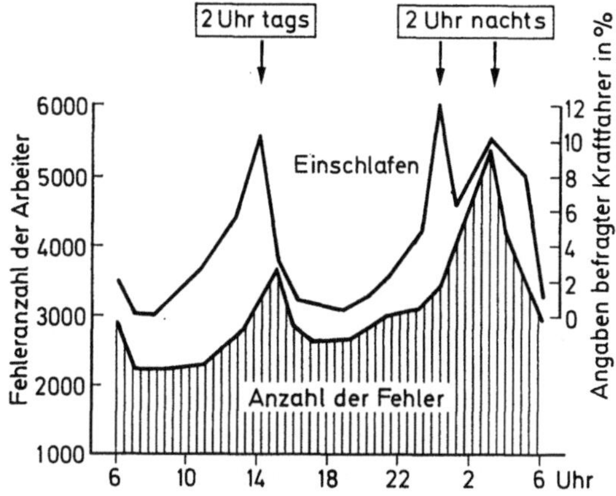

Abb. 4. Tagesgang der Einschlafbereitschaft und der Ermüdung. Übereinstimmung der zeitlichen Verteilung des Einschlafens bei Kraftfahrern (Prokop) und der Fehler bei Anschreibungen von Gaswerkarbeitern (Bjerner)

medizinisch-psychologische Untersuchungen mit simultaner Erfassung mehrerer Funktionskreise müssen hier noch zur wissenschaftlichen Aufklärung des Phänomens „Ermüdung" speziell bei den Führern von Fahrzeugen beitragen.

Ermüdung oder Übermüdung wird im Arbeitsprozeß zur potentiellen Unfallursache. Im Verkehrswesen ist die Gefährdung der Verkehrssicherheit durch Ermüdung als Unfallursache oder Teilursache jedoch besonders augenfällig.

Wirksame Maßnahme gegen Ermüdung ist Unterbrechung oder Abbruch der Fahrt (eventuell durch Ablösung in der Führung des Verkehrsmittels). Viele Kurzpausen (5—10 min) nützen mehr als eine lange Pause.

Die Einnahme von Weckmitteln gegen Ermüdung ist eine falsche Maßnahme, da Weckmittel keine echte leistungssteigernde Wirkung haben, sondern lediglich durch Ausschöpfen der Reserven eine scheinbare Leistungssteigerung und alsdann schnellere Erschöpfung bewirken. Die Zeit der Leistungssteigerung und der Erschöpfung ist unberechenbar. Die Inhalation reinen Sauerstoffs als Weckmittel ist bedeutungslos.

Das Einschlafen am Steuer oder im Führerstand des Verkehrsmittels bei starker Ermüdung ist vorhersehbar. Ermüdung gilt als „geistiger Mangel" im Sinne der Verkehrsgesetzgebung. Dadurch hervorgerufene Fehlverhaltensweisen im Verkehr oder sogar Unfälle sind unter Strafe gestellt.

II. Arbeitsphysiologie des Verkehrs

1. Kraftfahrzeuge

Führer und Fahrgäste von motorgetriebenen Zweirädern, Personenkraftwagen unterschiedlicher Klassen, Lastkraftwagen, Omnibussen, Baufahrzeugen und landwirtschaftlichen Nutzfahrzeugen sind — wenn auch graduell unterschiedlich — Belastungen durch Lärm und mechanischen Schwingungen sowie Abgasen ausgesetzt.

Der *Kraftfahrzeuglärm* hat, wie bereits auf S. 596 erwähnt, hier eine große Bedeutung.

Mechanische Schwingungen treten bei Kraftfahrzeugen vorwiegend in Form niederfrequenter Schwingungen bis etwa zur oberen Grenze von 20 Hz auf, wobei der Hauptanteil wiederum unter 10 Hz zu suchen ist. Höherfrequente Schwingungen kommen zwar auch vor, sind jedoch hinsichtlich ihrer biologischen Wirkung als mechanische Schwingungen unbedeutend. Wegen der im Experiment nachgewiesenen und für die verschiedenen Fahrzeugarten unterschiedlichen Auswirkung der mechanischen Schwingungen auf den Menschen wird auf den Abschnitt von Coermann, S. 804 verwiesen.

Abgase (s. Abschnitt Einwirkungen von Blei und Motorabgasen auf den Kraftfahrer von Effenberger, S. 896).

Neben den rein physikalischen Einwirkungen sind jedoch die *psychischen Einwirkungen* gerade auf den Kraftfahrzeugführer weitaus bedeutsamer, da experimentell nachzuweisen war (Hoffmann u. Mitarb.), daß die infolge psychischer Belastung an Kraftfahrzeugführer auftretenden Kreislaufveränderungen in die Größenordnung nicht unerheblicher körperlicher Belastung hineinreichen. Es konnte festgestellt werden, daß das Risikoerlebnis — nicht etwa der objektive Risikogehalt der Verkehrssituation — für die psychische Belastung und damit für die Kreislaufbelastung entscheidend ist. Die Einschränkung oder Aufhebung der Fahrtauglichkeit Herz- oder Kreislaufkranker ergibt sich aus der Belastung des Herz-Kreislaufsystems, die auf Aufmerksamkeitsspannung, Affekte und Emotionen während der Fahrt im modernen Verkehrsfluß zurückzuführen sind. (Vgl. den Abschnitt „Innere Medizin und Verkehrsmedizin" von Hoffmann, S. 351.)

2. Schienenverkehr

Aus dem Eisenbahnwesen hat sich recht früh eine eigene Verkehrsmedizin oder Eisenbahnmedizin entwickelt. Die physikalische und auch psychische Belastung des Eisenbahnpersonals ist durch Lärm (s. oben), durch mechanische Schwingungen (s. Coermann, S. 804), durch Abgase (s. Effenberger, S. 896) und nicht zuletzt durch die besondere Verantwortung, die das Fahrpersonal zu tragen hat, bedingt. Darüber hinaus bietet der Schienenverkehr aber eine Reihe von Spezialproblemen medizinischer Natur, die im Abschnitt „Eisenbahnmedizin" von Pohle (S. 611) besprochen werden.

3. Schiffahrt

(s. Abschnitt Schiffahrtsmedizin von Goethe, S. 634)

4. Luftfahrt

Die wesentlichen physikalischen Einflüsse, die Führer und Fluggäste von Luftfahrzeugen betreffen, sind Absinken des Gesamtluftdrucks, Absinken des Sauerstoffpartialdrucks, Beschleunigung in den drei orthogonalen Achsenrichtungen des Flugkörpers, Temperaturprobleme und nicht zuletzt bei den modernsten Satelliten

Probleme der Weltraumstrahlung, der Schwerelosigkeit, der Bewegungsarmut des Aufenthaltes, der zweckmäßigen Ernährung und der Vernichtung bzw. Aufbereitung von Körperausscheidungen neben den zahlreichen psychischen Belastungen, die sich schon bei üblichen Luftfahrzeugen beim Starten und Landen und bestimmten Flugmanövern sowie erst recht in besonders schwierigen Lagen ergeben. Hinsichtlich der Einzelheiten wird auf den Abschnitt „Luftfahrtmedizin" von LAUSCHNER verwiesen (S. 696).

III. Arbeitspathologie des Verkehrswesens

1. Unfälle im Verkehr

Die besondere Unfallgefahr betrifft alle Zweige des Verkehrswesens. In aller Regel steigt die Schwere der Unfälle mit der zunehmenden Kraft der Antriebsaggregate. Daneben ergibt sich naturgemäß eine Unfallgefahr durch mechanische Einwirkungen bei Reparatur und Wartung der verschiedenen Land-, See- und Luftfahrzeuge.

2. Nicht unfallmäßige Gefährdung durch Führen, Benutzen und Warten von Verkehrsmitteln

a) Kraftfahrzeuge

aa) Treibstoffe für Otto- und Dieselmotoren

Als Treibstoff für den Otto-Motor wird Benzin verwendet. Benzine sind Gemische von aliphatischen Kohlenwasserstoffen. Je nach der Herkunft enthalten sie 10—80% Paraffine, 15—85% Naphthene und 5—39% Aromate (Benzol und Homologe). Sie werden aus Erdöl, Erdgas sowie Stein- und Braunkohlen gewonnen. Die Gewinnung aus Erdöl hat die größte Bedeutung erlangt. Bei der bloßen Destillation beträgt die Benzinfraktion 3—37% des Erdöls. Dieses Destillat-Benzin enthält in der Regel keine Olefine.

α) Das Handelsbenzin. An das handelsübliche Benzin stellt man die Forderung einer hohen Klopffestigkeit. Es besteht zu 99% aus Kohlenwasserstoffen. Organische Schwefelverbindungen können in manchen Fällen bis zu einem Gesamtschwefelgehalt von 0,1 Gewichts-% vorhanden sein. Meistens liegt der Schwefelgehalt jedoch unter 0,05 Gewichts-%. Verschiedene Anteile (Destillatbenzin, Krackbenzin usw.) werden im richtigen Mischungsverhältnis verschnitten. Zur Erhöhung des Dampfdruckes wird Butan zugegeben. Ein geringer Zusatz von leichtem Schmieröl verursacht eine Schmierung der Zylinderoberteile. Bestimmte Phosphorverbindungen (Trikresylphosphat) werden in kleinen Mengen zugesetzt und vermindern eine Verschmutzung der Zündkerzen. Das Benzin enthält so etwa 20 ppm Phosphor. Ammoniumpolyalkylbenzolsulfonate und ungesättigte organische Säuren werden als Rostschutzmittel zugegeben. Zur Vermeidung der Verharzung der Polymer-Benzine werden Spuren von Metallen beigemischt. Ferner müssen noch Antioxydationsmittel (1,5%) und Komplexbildner (0,3%) hinzugefügt werden. Durch die Zugabe von Siliconöl werden Verunreinigungen des Benzins in Lösung gehalten, wodurch Ablagerungen im Vergaser und im Ansaugrohr verhindert werden. Schließlich werden noch Farbstoffe zur Kennzeichnung bestimmter Benzinsorten, insbesondere der giftigen verbleiten Benzine, beigemengt.

Eine besondere Bedeutung kommt der Erhöhung der Klopffestigkeit des Benzins zu. Normalerweise wird in der Endphase der Kompression das komprimierte Brennstoff-Luft-Gemisch von der Zündkerze aus gezündet, wobei sich eine Flammenfront gleichmäßig ausbreitet. Diese normale Verbrennung beansprucht eine Zeit von etwa $^1/_{1000}$ Sekunde. Bei zu hoher Belastung kommt es zu einer gleichzeitigen Entzündung an mehreren Stellen und somit zu einer detonierenden Verbrennung, die etwa 1000mal rascher abläuft. Dieser Vorgang tritt als Klopfen (Klingeln) in Erscheinung. Die detonierende Verbrennung ist darauf zurückzuführen, daß sich hierbei gegenüber der normalen Verbrennung die Zahl der Reaktionsketten stark vermehrt. Das Klopfen sollte auf jeden Fall vermieden werden, da es den Zylinder sowohl in thermischer als auch in mechanischer Hinsicht wesentlich stärker als die normale Verbrennung belastet. Zur Vermeidung des Klopfens kann man die Zahl der Kettenstartreaktionen des Kraftstoffes vermindern oder die Zahl der Kettenabbruchreaktionen erhöhen. Durch Auswahl geeigneter Kraftstoffe kann man die Kettenstartzahl herabsetzen. Klopffest sind z. B. die gasförmigen Paraffine (Methan), stark verzweigte Isoparaffine, Olefine und Benzol und seine Homologen. Die Erhöhung der Zahl der Kettenabbruchreaktionen kann durch Abfangen der aktiven freien Radikale der Reaktionsketten erreicht werden. Hierbei bilden sich stabile Reaktionsprodukte. In Frage kommen organische Schwermetallverbindungen, von denen sich *Bleitetraäthyl* und *Bleitetramethyl* am besten bewährt haben.

Die Klopffestigkeit eines Kraftstoffes wird durch die Oktanzahl gekennzeichnet. Die Oktanzahl 100 setzte man für das Isooktan fest, das sich erst bei einer hohen Kompression entzündet. Das n-Heptan erhielt die Oktanzahl 0. Durch Mischen von Isooktan und n-Heptan kann man jede beliebige Oktanzahl zwischen 0 und 100 herstellen und mit den Klopfeigenschaften eines zu prüfenden Kraftstoffes vergleichen.

Den Kraftstoffen werden zwischen 0,2 und 0,8 ml Bleitetraäthyl pro Liter Kraftstoff zugesetzt. *Flugbenzine* werden noch stärker verbleit. Zur Erhöhung der Klopfzahl für die hochkomprimierten Motoren verwendet man neuerdings häufiger das *Bleitetramethyl*, da es bei höheren Temperaturen stabiler als das Bleitetraäthyl ist.

β) Der Dieseltreibstoff. Als Treibstoff für den Dieselmotor wird ebenfalls eine Erdölfraktion, jedoch mit etwas höheren Siedetemperaturen als das Benzin, verwendet.

In Frage kommt die Erdöl-Fraktion zwischen Leucht- und Schmieröl, insbesondere die Gasölfraktion mit Siedetemperaturen zwischen 200 und 370 °C. Kraftstoffe mit einer niedrigen Oktanzahl zeigen eine höhere Leistung. Das Kriterium für die Verwendung eines Öles als Dieseltreibstoff ist die Zündwilligkeit, d. h. die erforderliche Energie zur Aufspaltung der Kohlenwasserstoffketten soll möglichst klein sein. Langkettige Paraffine werden am leichtesten gezündet. Hingegen zeigen Aromaten einen großen Zündverzug. Der Flammpunkt des Öles sollte zwischen 60 und 100 °C liegen. Die Zündeigenschaften der Öle werden durch die Cetanzahl angegeben. Für das n-Hexadecan wurde die Cetanzahl 100 und für das α-Methylnaphthalin die Cetanzahl 0 angesetzt. Die Cetanzahl der Dieseltreibstoffe sollte zwischen 40 und 60 liegen.

Das zur Erhöhung der Oktanzahl überwiegend verwendete Bleitetraäthyl ($Pb(C_2H_5)_4$) ist ein hochgiftiger Stoff. Da er im Treibstoff nur in starker Verdünnung vorliegt, sollten Vergiftungen eigentlich nicht vorkommen. Mit Rücksicht darauf, daß eine Gefährdung doch nicht ganz ausgeschlossen werden kann und daß die Zugabe dieses Stoffes zum Benzin eine besondere Gefährdung darstellt, soll hier kurz das Wesentliche erwähnt werden. Bleitetraäthyl ist eine klare ölige Flüssigkeit. Wegen der hohen Giftigkeit dieses Stoffes kam es bereits zu mehreren Vergiftungen mit tödlichem Ausgang. Eine große Gefährdung besteht bei der Herstellung, beim Abfüllen und beim Zumischen zum Benzin. Für den Umgang mit Bleitetraäthyl sind besondere Vorsichtsmaßnahmen erforderlich (geschlossene Apparaturen, Lüftung, Schutzkleidung aus Gummi, größte Sauberkeit usw.) und alle Personen, die mit diesem Stoff in Berührung kommen, unterliegen einer sorgfältigen ärztlichen Überwachung. Wenn dieser Stoff in den üblichen Vergaserkraftstoffen auch nur in starker Verdünnung vorliegt, so besteht doch bei gewissen Manipulationen mit Benzin noch eine gewisse Gefährdung.

Zur *Vergiftung durch Bleitetraäthyl* kann es durch die Einatmung der Dämpfe oder auch bei Einwirkung der Flüssigkeit auf die Haut kommen. Wegen der großen Lipoidlöslichkeit erfolgt ein rasches Eindringen in das Gewebe und eine Speicherung in den Zentren des Zentralnervensystems, in den Muskeln und in der Leber. Bei tödlichen Vergiftungen konnte man besonders hohe Konzentrationen im Gehirn feststellen. Bleitetraäthyl verursacht eine besondere Art der akuten Bleivergiftung, deren Prodromalstadium in den ersten 12 Stunden auftritt. Die Patienten klagen über Kopfschmerzen, Ohrensausen, Schlaflosigkeit und Schreckträume, Mattigkeit, Übelkeit, Appetitlosigkeit und Erbrechen. Die Herztätigkeit wird beeinflußt, Blutdruck, Pulsfrequenz und Körpertemperatur werden herabgesetzt. Ferner treten Sehstörungen auf und Tremor sowie schwere Gehirn- und Nervenstörungen werden beobachtet. Unter Aufregungs- und Verwirrungszuständen, häufig mit Tobsuchtsanfällen (Wahnsinnsgas) tritt ein rapider Kräfteverfall und schließlich der Tod ein. Die eigentlichen Symptome der Bleivergiftung fehlen hier wegen der Raschheit der spezifischen Giftwirkung.

Auch das Blutbild ist häufig normal und Tüpfelzellen oder Polychromasie werden nur bei einer langanhaltenden Gifteinwirkung beobachtet. Leberschädigungen mit Ikterus treten gelegentlich auf.

Bei leichten Vergiftungen ist die Prognose im allgemeinen günstig. Bei mittelschweren Fällen kann die Genesung mehrere Monate in Anspruch nehmen.

Das Bleibenzin sollte bei dem üblichen Umgang, wie er beim Kraftfahrer, beim Automechaniker und dem Tankwart gegeben ist, ungefährlich sein. Jedoch wird von diesem Personenkreis häufig das Bleibenzin für Reinigungszwecke verwendet, z.B. zum Händewaschen, wodurch bereits Schädigungen gesetzt werden können. ANDJELKOVSKI u. Mitarb. (1966) berichten über derartige Vergiftungen durch Bleibenzin. Dieses wurde in einem Industriebetrieb zur Entfettung von Metallteilen verwendet. Hierbei traten mehrere Fälle schwerer und leichterer Vergiftungen auf. Bei den schweren Vergiftungsfällen (mit einem Todesfall) standen im Vordergrund Schlaflosigkeit, Halluzinationen und andere Symptome, bei den leichten Vergiftungsfällen wurden vorwiegend neurasthenische Symptome beobachtet.

Hinsichtlich der reinen Benzinwirkungen sei auf S. 908 verwiesen.

Die anderen Treibstoffzusätze (Additives) kommen, wie bereits erwähnt, nur in ganz geringen Konzentrationen (0,1—0,01 Vol.-%) vor, so daß mit Intoxikationen nicht zu rechnen ist. Bei den Ölen (Dieselöl oder auch Schmieröl) stehen die Sensibilisierungen mit allergischen Hautekzemen im Vodergrund der Gefährdung. Die heute weniger gebräuchlichen gasförmigen Treibstoffe enthalten Methan, Butan und Propan. Unfälle durch Explosion sind häufig, Vergiftungen selten. Bei Verwendung von Stadtgas oder Ferngas als Treibstoff können naturgemäß Vergiftungen durch den Kohlenoxidgehalt vorkommen. Das gleiche gilt für das sog. Generatorgas.

bb) Abgase

(Auf den Abschnitt Einwirkungen von Blei und Motorabgasen auf den Kraftfahrer von EFFENBERGER, S. 896, wird verwiesen.)

cc) Treibstoffe und Reinigungsmittel

haben eine entfettende Wirkung auf die Haut und können so akute und chronische Ekzeme unterhalten bzw. mitverursachen.

dd) Die Zwangshaltung der Fahrzeugführer

Die Expositionen gegenüber mechanischen Schwingungen und eine Reihe weiterer Faktoren können zu Gesundheitsstörungen am Skeletsystem — meist jedoch im Sinne der Manifestation bisher nicht symptomfälliger Vorerkrankungen — Veranlassung geben.

ee) Arbeitsschutzbestimmungen für Kraftfahrer

In vielen Ländern wird ein ärztliches Zeugnis vor Erteilung der Fahrerlaubnis verlangt. In der Bundesrepublik Deutschland kann die Verwaltungsbehörde eine ärztliche Untersuchung nur bei *Zweifel* über die körperliche oder geistige Eignung des Bewerbers (§ 11 StVZO) anordnen. Rechtsverbindliche Richtlinien für die Beurteilung der Eignung zum Führen von Kraftfahrzeugen bei den einzelnen Gesundheitsstörungen bestehen nicht. Für die Beurteilung der Sehfunktion bieten jedoch die Richtlinien der Deutschen Ophthalmologischen Gesellschaft vom 27. 9. 1961 einen brauchbaren Beurteilungsmaßstab (s. auch Abschnitt Auge und Verkehr von PIPER, S. 296).

Für die Beurteilung der Eignung zum Führen von Kraftfahrzeugen bei Erkrankungen der inneren Organe wird auf den Abschnitt „Innere Medizin und Verkehrsmedizin" von Hoffmann, S. 356, verwiesen.

Für die Beurteilung bei Intelligenzmängeln, psychischen Auffälligkeiten, Geisteskrankheiten, neurologischen Erkrankungen, involutivem Altersabbau und Amputationen finden sich auf große Erfahrung basierende Vorschläge bei Lewerenz sowie bei Peukert und Nieschke.

Die *Arbeitszeit* der Lastkraftwagenfahrer und Beifahrer ist begrenzt (Nr. 50 bis 54 der Ausführungsverordnung zur Arbeitszeitverordnung). Die Dauer der Arbeitszeit darf die in den §§ 3—11 und im § 17 der AZVO festgelegten Arbeitszeit (8 Stunden) bzw. gemäß § 4 AZVO auch 10 Stunden täglich und 48 Stunden wöchentlich nicht überschreiten. Die so definierte Arbeitszeit umfaßt für den Kraftfahrer den reinen Dienst am Steuer, Vorbereitungs- und Abschlußarbeiten sowie Hilfsarbeiten und auch die Arbeitsbereitschaft. Pausen gelten nicht als Arbeitszeit. Die eigentliche Zeit am Lenkrad darf nicht über 8 Stunden pro Schicht ausgedehnt werden. Die Arbeitszeit darf einschließlich der Ruhepausen nur 12 Stunden betragen. Allerdings ist nach Nr. 53 der Ausführungsverordnung durch Tarifvertrag für Kraftfahrer und deren Beifahrer eine von Nr. 50—52 abweichende Regelung der Dauer des Dienstes, der Arbeitsschicht und der Ruhezeiten möglich. Eine Einschränkung bietet hier allerdings § 15a StVZO für die Fahrer von besonders schweren Kraftfahrzeugen. Die Arbeitsschicht darf nicht länger als 9 Stunden dauern bei Lastkraftwagen mit einem zulässigen Gesamtgewicht von mehr als 7,5 t und Kraftomnibussen mit mehr als 14 Fahrgastplätzen. Die Zeit der Tätigkeit am Steuer darf in der Kalenderwoche 54 Stunden nicht überschreiten, obwohl an zwei Arbeitsschichten pro Woche die Ausdehnung der Schicht auf bis zu 10 Stunden erlaubt ist.

Ruhepausen, die den Dienst am Lenkrad unterbrechen, sind vorgeschrieben. Nach höchstens $4^1/_2$ Stunden ist eine Ruhepause von mindestens $^1/_2$ Stunde einzulegen. Die Ruhezeit zwischen zwei Arbeitsschichten muß ununterbrochen mindestens 11 Stunden betragen. Im Verkehrswesen (Linienverkehr) darf die Ruhezeit auf 10 Stunden verkürzt werden. Innerhalb von 2 Wochen müssen aber zwei ununterbrochene Ruhezeiten von mindestens 36 und 24 Stunden in Anspruch genommen werden können.

Die Verordnung über *Schichtenbücher* für Kraftfahrer und Beifahrer (Schichtenbuchverordnung) dient der Überwachung der Arbeitszeitvorschriften für Kraftfahrer. Aus den auf den Namen von Fahrer und Beifahrer persönlich ausgestellten Schichtenbüchern sind Dauer der Arbeitsschicht, Dauer der Vorbereitungs- und Abschlußarbeiten sowie der sonstigen Hilfsarbeiten und Dauer des Dienstes am Steuer sowie die Dauer der Arbeitsbereitschaft und der Ruhepausen ablesbar. Nur der sog. Nahverkehr ist vom Führen von Schichtenbüchern dann entbunden, wenn Beginn und Ende der Arbeitsschicht durch anderweitige Kontrollen (Stempeluhr, Uhrkontrollen usw.) eindeutig feststellbar werden.

Für die *Beschäftigung von Frauen auf Kraftfahrzeugen* gilt immer noch die Anordnung des Reichsarbeitsministers vom 30. 10. 1940. Danach dürfen als Führerinnen von Straßenbahnen, Omnibussen und Lastkraftwagen mit mehr als 1,5 t Nutzlast weibliche Personen nicht beschäftigt werden. Lediglich bei elektrisch angetriebenen Lastkraftwagen kann die Höchstgrenze der Nutzlast 2,1 t betragen, wenn gleichzeitig die Höchstgeschwindigkeit auf 25 km in der Stunde begrenzt ist. Weibliche Jugendliche dürfen auf mechanisch angetriebenen Beförderungsmitteln des öffentlichen Verkehrs und der gewerblichen Betriebe nur beschäftigt werden, wenn diese Beschäftigung im Verhältnis zu ihrer Gesamttätigkeit geringfügig ist. Die tägliche Arbeitszeit der Frauen über 18 Jahre darf 9 Stunden nicht überschreiten. Ausnahmen können lediglich für den Bereich der Deutschen Bundesbahn zugelassen werden. Für das Verkehrswesen gelten auch die Bestimmungen des Mutterschutzgesetzes.

Ferner ist vorgeschrieben, daß die Führer von Fernlastzügen mit entsprechender Kleidung ausgerüstet sind und gegen Blendung durch Augenschirme bzw. blaue oder grün-gelbe Sonnenschutzscheiben geschützt sind.

b) Straßenbahnen

a) Durch Witterungseinflüsse, insbesondere auf älteren Typen, sind Fahrer und Schaffner vermehrt gefährdet.

b) Die Ansteckungsgefahr für das fahrende Personal der Straßenbahnen (Schaffner, Fahrer und Kontrolleure) ist eindeutig erhöht. Erkältungskrankheiten und Infektionskrankheiten sind zwar nicht als Berufskrankheit im Sinne der Berufskrankheitenverordnung, aber als beruflich mitbedingte Erkrankungen anzusehen.

c) Arbeitsschutzvorschriften. Rechtsverbindliche Richtlinien für die Personalauslese bestehen nicht. Eine eingehende Auslese auf Grund klinischer und medizinisch-psychologischer Untersuchung ist jedoch erforderlich.

Die Arbeitszeitvorschriften ergeben sich aus der Arbeitszeitverordnung, dem Mutterschutzgesetz und dem Jugendarbeitsschutzgesetz.

c) Eisenbahn

a) Die Gefährdung des Eisenbahnpersonals ist unterschiedlich. Man unterscheidet das stationäre Betriebspersonal, das Fahrpersonal und das Bau- und Werkstättenpersonal. (Zur Gesundheitsgefährdung durch den Eisenbahnbetrieb s. den Abschnitt „Eisenbahnmedizin“ von Pohle auf S. 624.)

b) Arbeitsschutzbestimmungen. Vor der Einstellung wird das Eisenbahnpersonal ärztlich untersucht. Es gelten die Tauglichkeitsvorschriften der Deutschen Bundes- bzw. Reichsbahn vom 1. 1. 1939 sowie die Tauglichkeitsvorschriften der Deutschen Bundesbahn vom 1. 7. 1964. Auch die Eisenbahnbefähigungsverordnung vom 22. 8. 1957 enthält Vorschriften für die gesundheitlichen Mindestanforderungen im Bahnbetriebsdienst. (Zu den Einzelheiten s. Abschnitt „Eisenbahnmedizin“, S. 612).

Neben den Untersuchungen vor der Einstellung in den Eisenbahndienst sieht die Deutsche Bundesbahn Überwachungsuntersuchungen vor, die der Vorbeugung und Früherkennung von Erkrankungen ebenso wie der besonderen Sicherung des Eisenbahndienstes dienen. In eigenen Überwachungsanleitungen mit dienstlichen Vorschriften wird der Kreis der zu überwachenden Bediensteten sowie Umfang und Häufigkeit der Untersuchungen für die ca. 160 hauptamtlichen Bahnärzte geregelt.

Die Eisenbahn hat als Verkehrsorganisation die größte Tradition auf dem Gebiete der Unfallbekämpfung. Vorschriften über die Erste Hilfe und insbesondere über das Gerät, das an Bahnhöfen, in Zügen und Omnibussen und an weiteren Stellen des Eisenbahnbetriebes mit genormtem Inhalt zur Verfügung stehen muß, bestehen bereits — wenn auch in der Zwischenzeit vielfach den modernen Erfordernissen angepaßt — überarbeitet seit dem 6. Dezennium des vorigen Jahrhunderts.

Zum Arbeitsschutz zählen auch die Vorschriften über die Übernachtungs- bzw. Aufenthaltsräume sowie über die sanitären Anlagen für die Bediensteten der Deutschen Bundesbahn.

d) Schiffahrt

Hinsichtlich der besonderen Gefährdung in der Seeschiffahrt und in der Binnenschiffahrt wird auf den Abschnitt „Schiffahrtsmedizin“ von Goethe auf S. 634 verwiesen.

e) Luftverkehr

Zu den besonderen Gefährdungen des Luftverkehrs wird auf den Abschnitt „Flugmedizin“ von Lauschner, S. 696 verwiesen.

Literatur

Deutsche Normen: DIN 1318, 1320, 45630 und 45631. Berlin W 15 u. Köln: Beuth-Vertrieb GmbH.

Effenberger, E.: Gegenwartsprobleme der Städtehygiene. I. Der Lärm, seine Entstehung und Auswirkung auf den Menschen. Arch. Hyg. (Berl.) **138**, 533—558 (1954).

— Gefährdung der Beamten des Paßkontroll- und Zolldienstes an Grenzübergängen durch Auspuffgase. Z. Hyg. Infekt.-Kr. **145**, 403—421 (1958).

— Gefährdung des Menschen durch Abgase der Verbrennungsmotoren. Fortschritte der biologischen Aerosol-Forschung in den Jahren 1957—1961, S. 222—243. Herausgeg. von Dipl.-Phys. Dr. med. H. Nückel. Stuttgart: F.-K. Schattauer 1962.

— Vermeidung schädlicher Bestandteile in den Auspuffgasen der Verbrennungsmotoren. Fortschritte der biologischen Aerosol-Forschung in den Jahren 1957—1961, S. 244—253. Herausgeg. von Dipl.-Phys. Dr. med. H. Nückel. Stuttgart: F.-K. Schattauer 1962.

— Hygienische Anforderungen an das Wohnraumklima. Z. Präv.-Med. **9**, 36—52 (1964).

Groenewegen, H. Y.: Das Führen von Kraftfahrzeugen als Arbeit. Z. Verkehrssicherh. **2**, 38 (1954/55).

Hoffmann, H.: Reihenuntersuchungen bei Berufskraftfahrern. Dtsch. med. Wschr. **82**, 2219—2222 (1957).

— Experimentelle Kreislaufuntersuchungen bei gesunden Kraftfahrzeugführern unter variierten Fahrbedingungen. Münch. med. Wschr. **103**, 2335—2338, 2385—2389 (1961).

— Kreislaufuntersuchungen bei Kraftfahrzeugführern im fahrenden Wagen. Acta Medico-Technica **9**, 442—443 (1961).

— Die Feststellung der Tauglichkeit oder der speziellen Eignung zum Führen eines Kraftfahrzeuges. Zbl. Verkehrs-Med. **7**, 131—138 (1961).

— Die Feststellung der Tauglichkeit oder der speziellen Eignung zum Führen eines Kraftfahrzeuges. Kraftfahrzeug-Technik-Polizei 11—16 (1961).

— Tauglichkeitsuntersuchungen bei Kraftfahrern. Bundesverkehrswacht e.V., Bonn, Drucksache **37**, 5—17 (1962).

— Experimentelle Untersuchungen des Kreislaufverhaltens von Kraftfahrzeugführern. Therapiewoche **12**, 355—357 (1962).

— Experimentelle Kreislaufuntersuchungen bei gesunden und vegetativ labilen Kraftfahrzeugführern. Hefte Unfallheilk. **71**, 126—140 (1962).

— Herzkranke am Steuer von Kraftfahrzeugen. Münch. med. Wschr. **105**, 1790—1796 (1963).

— Der Herzinfarkt am Steuer. Münch. med. Wschr. **105**, 1785—1789 (1963).

— Die seelische und körperliche Belastung bei Kraftfahrzeugführern. Mitt. dtsch. Ges. Verkehrsmed. **13**, 27—34 (1963).

— Das Kreislaufverhalten beim Kraftfahrer und die Beeinträchtigung der Fahrsicherheit durch Krankheiten. Bayer. Ärztebl. **18**, 478—485 (1963).

—, u. W. Reygers: Kreislaufuntersuchungen bei Kraftfahrzeugführern unter variierten Fahrbedingungen. Zbl. Verkehrs-Med. **6**, 131—151 (1960).

— — Über den Einfluß hoher Geschwindigkeiten auf das Kreislaufverhalten von Kraftfahrzeugführern. Zbl. Verkehrs-Med. **7**, 138—147 (1961).

Lehmann, G.: Lärm als Noxe. Ther. d. Gegenw. **103**, 625—634, 759—769, 874—884 (1964).

—, u. D. Dieckmann: Die Wirkung mechanischer Schwingungen (0,5 bis 100 Hertz) auf den Menschen. Forsch.-Ber. d. Landes NRW, H. 362 (1956).

—, u. J. Tamm: Über Veränderungen der Kreislaufdynamik des ruhenden Menschen unter Einwirkung von Geräuschen. Int. Z. angew. Physiol. **16**, 217 (1956).

Lewrenz, H.: Die Eignung zum Führen von Kraftfahrzeugen. Stuttgart: Ferdinand Enke 1963.

Luff, K.: Die physische und psychische Belastung im Straßenverkehr. Akt. Probl. Verkehrsmed. **1**, 44 (1959).

Peukert, E., u. W. Nieschke: Die Beurteilung der körperlichen und geistigen Eignung des Kraftfahrers. Stuttgart: Ferdinand Enke 1963.

Eisenbahnmedizin *

F. Pohle, Frankfurt a. Main

I. Geschichtliche Entwicklung

Mit dem Bau der ersten leistungsfähigen Dampfmaschine durch James Watt im Jahre 1784 und der ersten Dampflokomotive 1814 durch George Stephenson war die Eisenbahn als technisches Massenverkehrsmittel des industriellen Zeitalters geboren. Ihre Bewährungsprobe legte sie im Jahre 1825 ab, als die Strecke zwischen Stockton und Darlington in Betrieb genommen wurde. Auf dem europäischen Kontinent fuhr die erste Eisenbahn 1835 zwischen Nürnberg und Fürth. Wenig später schon begann sich die Einsicht durchzusetzen, daß speziell ausgebildete und tätige „Bahnärzte" zur Wahrnehmung der sich ergebenden neuartigen ärztlichen Aufgaben zweckmäßig und schließlich nötig waren. 1860 gab es in Bayern den Beginn eines bahnärztlichen Dienstes. Seine Aufgaben wurden in einem amtlichen Protokoll damals wie folgt dargelegt:

„Die mit den Eisenbahnfahrten verbundenen Gefahren vermindern sich dadurch, daß ärztliche Hilfe und die nötigen Heilmittel rasch zur Hand sind, wenn ein Unglück begegnen sollte. Das Publikum wird außerdem diese Einrichtung als einen Beweis der Sorgfalt ansehen, mit welcher die Ostbahn-Direktion die Wohlfahrt der Reisenden ins Auge faßt . . ."

Bemühungen um das „Eisenbahn-Rettungswesen" sind noch älter als der bahnärztliche Dienst. Ihre rechtliche und moralische Begründung ergab sich daraus, daß „der Größe der Gefahr auch die Verantwortlichkeit des Unternehmens entsprechen müsse". In den 80er Jahren gab es bereits Rettungskästen in zwei verschiedenen Größen mit sorgfältig ausgewähltem Inhalt, außerdem Spezial-Eisenbahnwagen für den Transport von Verletzten und schließlich den — natürlich schienengebundenen — „Arztwagen" mit einer mehr oder minder großen chirurgischen Ausrüstung. Am Rande sei erwähnt, daß man in den Anfangszeiten die Gefahren des Fahrens mit der Eisenbahn ganz erheblich überschätzt hat; obwohl die Eisenbahnen heute mit Recht als besonders sichere Verkehrsmittel gelten, hat man die Verantwortung hinsichtlich der Rettungsvorkehrungen immer sehr ernst genommen. (Weitere Ausführungen s. bei Schadewald ab S. 32 in diesem Handbuch.)

1896 veröffentlichte der Berliner Arzt und leitende Bahnarzt Braehmer ein damals viel beachtetes Buch über „Eisenbahnhygiene". Es befruchtete die Entwicklung der gesamten ärztlichen Unfallvorsorge. Zu den Aufgaben des Rettungswesens und der Eisenbahnhygiene kamen sehr frühzeitig auch die gesundheitliche Betreuung des Eisenbahnpersonals und seine Untersuchung auf Tauglichkeit. Der Bahnarzt und Geheime Sanitätsrat Eduard Stich, Vater des bekannten Göttinger Chirurgen, hat sich besonders erfolgreich darum bemüht, die für die Sicherheit des Eisenbahnbetriebs wichtigen gesundheitlichen Tauglichkeitsanforderungen für den Dienstgebrauch zusammenzustellen.

Die Deutsche Bundesbahn und ihre Bahnärzte haben in den letzten Jahren große Mühe und Sorgfalt darauf verwendet, eine völlig neu gefaßte und moderne Tauglichkeitsvorschrift auszuarbeiten, die 1964 in Kraft gesetzt wurde und die grundsätzliche Neufassung von 1937 ablöste.

Jeder Eisenbahner wird von seiner Einstellung bis zu seinem Ausscheiden aus dem Berufsleben von dem für ihn zuständigen Bahnarzt ärztlich „erfaßt" und betreut, zwar nicht mehr im Sinne einer Pflichtbehandlung, wie in den ersten Jahrzehnten, so doch fürsorgerisch und unter gleichzeitiger Inanspruchnahme der zahlreichen sozialen Einrichtungen, über welche die Deutsche Bundesbahn und ihre Versicherungsträger verfügen.

* Aufgabe dieses Beitrages wird es in erster Linie sein, die Erfahrungen des ältesten Großverkehrsunternehmens und seines ärztlichen Dienstes darzustellen. Bei der Abfassung haben mich als meine engeren Fachberater die Drs. F. Görlitz, Frankfurt a.M., U. Haug, Nürnberg, E. Henckel, München, Th. Koch, Essen, W. Scholz, Hamburg, H. Wittgens, Frankfurt a.M. unterstützt, wofür ihnen an dieser Stelle herzlich gedankt sei.

II. Organisation

Der Aufbau des bahnärztlichen Dienstes ist der Organisationsform der jeweiligen Eisenbahnverwaltung, jetzt also der Deutschen Bundesbahn, angepaßt. Etwa 160 hauptamtlich tätige Bahnärzte betreuen in Bahnarztbezirken je etwa 3000 bis 4000 Eisenbahner. Die bezirkliche Spitze stellt bei den Bundesbahndirektionen der Oberbahnarzt dar, dem Bahnfachärzte (Augen-, Ohren- und Lungenfachärzte) zur Seite stehen. Am Sitz jeder Bundesbahndirektion gibt es eine modern eingerichtete Ärztliche Untersuchungsstelle mit Einrichtungen für Röntgen-, EKG- und Labordiagnostik. Die Zentrale des bahnärztlichen Dienstes befindet sich im Bundesbahn-Sozialamt in Frankfurt a. Main und bei der Hauptverwaltung der Deutschen Bundesbahn. Der Chefarzt der DB berät diese zentralen Stellen, und er hat die fachliche Aufsicht über den bahnärztlichen Dienst. In allen Fragen der Arbeitsmedizin wird er durch den Arbeitsschutzarzt der DB, der auch die Funktion eines Staatlichen Gewerbearztes hat, entlastet. Diesen drei Stufen entsprechend gibt es auch drei Instanzen für Tauglichkeits- und für sonstige verkehrsmedizinische Fragen.

Organisatorisch zwar der Personalabteilung zugehörig, aber sachlich mit dem bahnärztlichen Dienst eng zusammenarbeitend gibt es einen eignungspsychologischen Dienst bei den Zentralstellen und bei den Bundesbahndirektionen.

III. Voraussetzungen für die Tätigkeit als Bahnarzt

Über die Voraussetzungen, die erfüllt sein müssen, gibt ein „Bahnarzt-Merkblatt", erhältlich beim Bundesbahn-Sozialamt in Frankfurt a. M., Auskunft. Der „Bahnarzt" gehört zu den „Ärzten der Deutschen Bundesbahn", diese sind vorwiegend Gutachter und keine Behandler. Der Bahnarzt ist beratender Arzt und gleichzeitig Vertrauensarzt für die Deutsche Bundesbahn selbst, für ihre Sozialversicherungsträger und ihre sonstigen sozialen Einrichtungen. Im einzelnen sind die Aufgaben der Bundesbahnärzte in der „Bahnarztordnung" (Dienstvorschrift Nr. 145 der Deutschen Bundesbahn) zusammengefaßt. Bahnarzt kann jeder werden, der gesund, farbentüchtig und im Besitz der deutschen Staatsangehörigkeit ist und nach der Bestallung mindestens 3 Jahre als Arzt tätig war. Der Bewerber soll an einem Einführungslehrgang einer Kassenärztlichen Vereinigung für die kassenärztliche Tätigkeit teilgenommen haben. Er soll eine möglichst vielseitige ärztliche Ausbildung besitzen und Allgemeinarzt oder Facharzt für innere Krankheiten sein. Vereinzelt gibt es auch Vertreter anderer Fachgebiete unter den Bahnärzten, die auf ihren Gebieten dann zusätzliche spezielle Aufgaben der Beratung wahrnehmen. Der Befähigungsnachweis zum Amtsarzt ist erwünscht, jedoch nicht Bedingung.

Der Bahnarzt übt seine Tätigkeit hauptamtlich aus. Der Bahnarztvertrag sieht vor, daß der Arzt seine volle Arbeitskraft zur Verfügung stellt.

Dem Arzt wird zunächst als Bahnarztanwärter während einer dreimonatigen Einführungszeit Gelegenheit gegeben, sich mit den Besonderheiten des Eisenbahndienstes, den Arbeitsbedingungen der Eisenbahner und mit der Tätigkeit eines Bahnarztes vertraut zu machen; er arbeitet dann noch 1 bis 2 Jahre unter der Anleitung erfahrener Bahnärzte oder Oberbahnärzte, bis er den eigenen Bahnarztbezirk erhält. Nach erfolgreicher Einführungszeit wird der Bahnarztanwärter als Bahnarzt mit Einzelvertrag eingestellt.

Hinsichtlich der Einstellungstauglichkeit werden an den Bahnarztbewerber folgende Mindestforderungen bezüglich des Seh- und des Hörvermögens gestellt: Farbentüchtigkeit; Sehschärfe mit Brille auf dem einen Auge 0,5 und auf dem anderen 0,3; Verstehen von Flüstersprache auf 5 m mit jedem Ohr einzeln. Jeder Bewerber wird durch einen Bahnaugenarzt untersucht, besonders wird hierbei seine Farbentüchtigkeit am Anomaloskop überprüft.

IV. Tauglichkeitsuntersuchungen

Die Erkenntnis, daß Menschenleben und Güter beim Transport mit der Eisenbahn größeren Gefahren ausgesetzt waren als bei der Beförderung mit den damals üblichen langsamer fahrenden Verkehrsmitteln und daß daher die Eisenbahnbediensteten eine besondere, verantwortungsvolle Tätigkeit ausüben, veranlaßte den Bundesrat des Deutschen Reiches schon 1876, allgemeine und für alle Eisenbahnverwaltungen geltende Bestimmungen über die erforderliche Befähigung der Eisenbahn-Betriebsbeamten zu erlassen. Diese gesetzliche Vorschrift legt allgemeine Voraussetzungen (z. B. Unbescholtenheit) und Mindestausbildungszeiten sowie schließlich die genauen Ausbildungsgänge fest; sie enthält aber auch schon Grundforderungen der Tauglichkeit im Sinne einer allgemeinen körperlichen Rüstigkeit und eines normalen Seh- und Hörvermögens.

Diese Bestimmungen wurden von den einzelnen Eisenbahnverwaltungen durch eigene Vorschriften ergänzt. 1909 führte die Preußisch-Hessische Staats-Eisenbahnverwaltung eine „Tauglichkeitsvorschrift" für ihren Bereich ein. Nachdem 1920 die Ländereisenbahnen in der „Deutschen Reichsbahn" zusammengefaßt worden waren, mußten auch auf dem Gebiet des Tauglichkeitswesens einheitliche Richtlinien erlassen werden. Nach umfangreichen Vorarbeiten wurden 1926 die „Vorschriften für die Feststellung der körperlichen Tauglichkeit des Reichbahnpersonals" eingeführt, sie wurden 1939 und 1951 überarbeitet.

1964 hat die Deutsche Bundesbahn eine völlig neu erarbeitete Tauglichkeitsvorschrift (Dienstvorschrift Nr. 107 der Deutschen Bundesbahn) in Kraft gesetzt.

Die „Eisenbahn-Bau- und Betriebsordnung" in ihrer jetzt gültigen Form vom 8. Mai 1967 vorliegend und im Bundesgesetzblatt II S. 1563 abgedruckt, enthält die vom Gesetzgeber normierten Mindestanforderungen, die für alle — also auch die privaten — Eisenbahnen des Bundesbereiches verbindlich sind. Demgegenüber stellt die „Tauglichkeitsvorschrift" von 1964 eine interne Vorschrift für den Bereich der Deutschen Bundesbahn dar. Diesem Verhältnis entsprechend darf die Tauglichkeitsvorschrift der DB in keinem Falle Anforderungen aussprechen, die unter den Mindestnormen der Eisenbahn-Bau- und Betriebsordnung liegen. Die Deutsche Bundesbahn hat ihre Tauglichkeitsanforderungen insofern der Arbeitsmarktlage mit Vollbeschäftigung und Arbeitskräftemangel angepaßt, als sie mit der Neufassung von 1964 die bis dahin oft große Spanne zwischen den gesetzlichen Mindestnormen und der internen Vorschrift wesentlich verkleinert hat.

1. Wesen der Tauglichkeit

Über das Wesen der Tauglichkeit sagt die Tauglichkeitsvorschrift der Deutschen Bundesbahn von 1964 u. a. folgendes aus:

Die Beschäftigung in einem Dienstverhältnis bei der DB setzt Tauglichkeit voraus. Tauglichkeit liegt vor, wenn die in dieser Vorschrift genannten Forderungen an den körperlichen, geistigen und seelischen Gesundheitszustand erfüllt sind. Wer im Betriebsdienst tätig ist, muß insbesondere von Krankheiten und Krankheitsanlagen frei sein, die eine Gefahrenquelle für die Sicherheit des Betriebes bilden können.

Schon diese Formulierungen lassen erkennen, daß in der heutigen Tauglichkeitsvorschrift im Gegensatz zur Eisenbahn-Bau- und Betriebsordnung und auch zu den alten Tauglichkeitsbestimmungen die medizinische Betrachtungsweise wesentlich verbreitert worden ist. Lag früher der Schwerpunkt verhältnismäßig einseitig auf den Anforderungen an das Hör- und Sehvermögen, so wird heute in viel höherem und steigendem Maße „der ganze Mensch" in die Untersuchung und Beurteilung einbezogen — auch im Sinne der heute selbstverständlichen psychosomatischen Betrachtungsweise.

Unter genauer Abgrenzung der Aufgaben des ärztlichen Dienstes von denen der Bundesbahnstellen werden dann die grundlegenden Begriffe „Einstellungstauglichkeit" und „Beschäftigungstauglichkeit" definiert. Ein Bewerber ist für die Einstellung tauglich, wenn sein Seh- und sein Hörvermögen der für ihn vorgesehenen Tätigkeit entsprechen und wenn nach seinem körperlichen, geistigen und seelischen Zustand zu erwarten ist, daß er wahrscheinlich für die übliche Dauer des Berufslebens den Anforderungen des Dienstes ohne häufigere Unterbrechung wegen Krankheit gewachsen sein wird. Jugendliche Bewerber müssen vor allem eine regelrechte Weiterentwicklung erwarten lassen.

Für die Weiterbeschäftigung tauglich (beschäftigungstauglich) ist, wer folgende Voraussetzungen erfüllt: Sein Seh- und sein Hörvermögen müssen seiner gegenwärtigen oder der für ihn vorgesehenen anderen Tätigkeit entsprechen, soweit nicht besondere Forderungen erfüllt sein müssen; sein körperlicher, geistiger und seelischer Zustand muß so sein, daß er noch in der Lage ist, Dienst bei der DB zu leisten, soweit nicht besondere Forderungen erfüllt sein müssen.

Die Einheitlichkeit in der Beurteilung und damit die Vergleichbarkeit und Reproduzierbarkeit der Ergebnisse werden durch die Verwendung einheitlicher Vordrucke und durch die Sammlung aller im Laufe der Zeit anfallenden Befundunterlagen in der „Tauglichkeitsmappe" gefördert.

2. Tätigkeiten

Die Tauglichkeitsvorschrift enthält je eine „Tätigkeitenliste" nach dem Alphabet und systematisch nach Tauglichkeitsgruppen geordnet. In diesen Listen sind in einer kurzen Formel alle Angaben über die erforderliche Tauglichkeitsgruppe, über Wiederholungsuntersuchungen und über Besonderheiten enthalten. Im übrigen wird noch in einem späteren Abschnitt kurz auf die wichtigsten Eisenbahner-Tätigkeiten einzugehen sein.

3. Tauglichkeitsgruppen

Die Tauglichkeitsgruppenliste bietet eine Übersicht über die Mindestforderungen an das Seh- und Hörvermögen für die Einstellungs- und die Beschäftigungstauglichkeit (Tabelle). Die Tauglichkeitsgruppen 1 bis 3 verlangen grundsätzlich Farbentüchtigkeit, bei den Tauglichkeitsgruppen 1 und 2 muß das geforderte Sehvermögen bei der Einstellung ohne Brille erbracht werden. Ob Farbentüchtigkeit verlangt wird, hängt grundsätzlich immer davon ab, ob zur Wahrung der Betriebssicherheit farbige Signale beachtet werden müssen oder nicht.

4. Tauglichkeitsstufen

Die Tauglichkeitsstufen, die im Gegensatz zu den Tauglichkeitsgruppen durch die großen Buchstaben F, H, M oder U gekennzeichnet werden, beziehen sich auf den körperlichen, geistigen und seelischen Zustand ohne das Seh- und das Hörvermögen. Die Stufung soll es u. a. ermöglichen, bei der Einstellung von Bewerbern hinsichtlich der allgemeinen gesundheitlichen Tauglichkeit der jeweiligen Arbeitsmarktlage Rechnung zu tragen. Tauglichkeitsstufen gibt es nur bei der Einstellung, sie spielen im späteren Berufsleben des Eisenbahners keine Rolle mehr.

5. Untersuchungsregeln und Fehlertafeln

In einem nur für den Arzt bestimmten Anhang werden die Regeln für den Gang der ärztlichen Untersuchung verhältnismäßig genau festgelegt. Die Fehlertafeln dagegen sind ähnlich wie die bekannteren Fehlertafeln für die Musterungsuntersuchungen aufgebaut. Sie sind nach Organen oder Organgruppen geordnet und nach Tauglichkeitsstufen unterteilt. Sie sind als eine Beispielsammlung und als Empfehlungen für den ärztlichen Gutachter aufzufassen.

6. Einstellungsuntersuchung

Die Einstellungsuntersuchung soll für unbestimmte, jedenfalls längere Dauer gelten. Eine nochmalige Untersuchung und Beurteilung vor der Übernahme, etwa in das Beamtenverhältnis, ist nicht vorgesehen, es sei denn, daß sogleich Vorbehalte erhoben oder später durch Krankheiten Bedenken ausgelöst wurden. Die Untersuchung erfordert deswegen eine besondere Sorgfalt und Erfahrung, um eine möglichst sichere Prognose für die weitere Entwicklung des Gesundheitszustandes stellen zu können.

Die Dienststelle teilt dem Bahnarzt mit, für welche Tätigkeit der Bewerber vorgesehen ist. Daraus ergeben sich die Tauglichkeitsgruppen mit ihren Anforderungen an das Seh- und Hörvermögen sowie Tauglichkeitsbesonderheiten, die nicht selten zu beachten sind.

Der Bahnarzt erhebt selbst die Vorgeschichte. Traten in der Familie Geistes- oder Nervenkrankheiten gehäuft auf, so kann dies der Anlaß sein, einen Bewerber abzulehnen. Eine familiäre Belastung durch Tuberkulose oder Diabetes veranlaßt vor allem, sorgfältig nach entsprechenden Befunden bei dem Bewerber zu fahnden. Die Bedeutung der gründlichen Vorgeschichte geht vor allem daraus hervor, daß manche — meist chronische — Krankheiten oder Krankheitsneigungen zwar leicht zu erfragen sind, oft aber durch die Untersuchung allein nicht gefunden werden können. Alle wichtigen Vorkrankheiten sollen erfaßt werden, selbstverständlich auch Unfälle sowie Krankenhaus- und Heilstättenaufenthalte.

Der Untersuchungsgang entspricht dem meist üblichen „von Kopf bis Fuß", jedoch unter Einhaltung einheitlicher Regeln und Verwendung einheitlicher Untersuchungsgeräte. Für die Bestimmung der Sehschärfen werden Transparent-Sehprüfgeräte verwendet, die eine Beleuchtung jeder einzelnen Zeile erlauben und eine Prüfung von 1,0 bis 0,1 ermöglichen. Die Farbentüchtigkeit wird durch Stillingsche Tafeln und durch Nagel-Vierlingsche Tafeln — jeweils in bahnamtlichen Ausgaben — untersucht, beim Bahnaugenarzt kommt in jedem Falle eine Prüfung am Anomaloskop hinzu. Ein besonderer Wert wird aus verständlichen Gründen auf die Prüfung von Herz und Kreislauf gelegt (modifizierter Schellong-Test).

Nach dem Gesamtergebnis der Tauglichkeitsgruppe und der Tauglichkeitsstufe kann die Dienststelle — wenn ein entsprechendes Angebot vorhanden ist — die besten Bewerber auswählen.

Bei Jugendlichen sind die Bestimmungen des Jugendarbeitsschutzgesetzes zu beachten; etwaige Widersprüche zwischen der Beurteilung des Hausarztes und derjenigen des Bahnarztes werden sorgfältig geprüft.

7. Besonderheiten

Alle Bedienstete auf Triebfahrzeugen (Lokomotivführer auf Dampf-, Diesel- oder elektrischer Lokomotive sowie Lokheizer, Führer von Triebwagen) werden vor der Verwendung vom Bahnaugenarzt untersucht. Hier wird die Refraktion bestimmt, um eine latente Hyperopie zu erkennen, der Augenhintergrund wird gespiegelt und der Farbensinn wird zusätzlich mit dem Anomaloskop nach Nagel geprüft. Ähnliches gilt für den Schiffsdienst, auch für Inspektorenanwärter der maschinen- und elektrotechnischen Fachrichtung.

Farbenuntüchtige dürfen als Rangierarbeiter ausnahmsweise eingestellt und beschäftigt werden, wenn die Sicherheit des Betriebes nicht durch das Verwechseln farbiger Eisenbahnsignale gefährdet werden kann. Auf den Rangierbahnhöfen gibt es Bezirke, in denen Farbsignale nicht beachtet zu werden brauchen.

Einem Schwerbeschädigten werden erleichterte Bedingungen hinsichtlich seiner anerkannten Beschädigung zugestanden, jedoch müssen die Anforderungen an das Seh- und Hörvermögen bei Beschäftigung in den Tauglichkeitsgruppen 1 bis 4 voll erfüllt sein.

8. Wiederholungsuntersuchungen

Nach der Eisenbahn-Bau- und Betriebsordnung ist zu überwachen, daß das vorgeschriebene Seh- und Hörvermögen auf die Dauer vorhanden sind. Überhaupt dürften Tauglichkeitsuntersuchungen im Verkehrssektor nur dann wirklich sinnvoll und genügend zuverlässig sein, wenn es nicht bei der einmaligen Überprüfung und Feststellung eines — dazu oft noch jugendlichen — Bewerbers bleibt, vielmehr muß durch Überprüfung in bestimmten Zeitabständen die Konstanz der Tauglichkeit überwacht werden.

Diesem Zweck dienen die in der Tauglichkeitsvorschrift der Deutschen Bundesbahn angeordneten Wiederholungsuntersuchungen, denen alle Bediensteten unterworfen sind, deren Tätigkeit die Sicherheit des Betriebes (= Verkehrssicherheit) unmittelbar beeinflußt. Es ist dabei sinnvoll, daß von einem erfahrenen Betriebsbeamten nicht mehr die ganz strengen Tauglichkeitsmerkmale der Einstellungsuntersuchung gefordert werden; die Ansprüche können in gewissen Grenzen zurückgeschraubt werden, dürfen aber bestimmte Mindestnormen nicht unterschreiten. Bei der Deutschen Bundesbahn wird deshalb bei Wiederholungsuntersuchungen nur noch „Beschäftigungstauglichkeit" (vgl. Tabelle) gefordert.

Die gewöhnlichen Wiederholungsuntersuchungen werden im Abstand von 5 Jahren durchgeführt und nach einem Buchstabenplan auf diese Zeit verteilt. Eine vermehrte Zahl von Wiederholungsuntersuchungen — also in kürzeren zeitlichen Abständen — ist vorgeschrieben im Triebfahrzeugführerdienst, bei Rangierarbeitern und -leitern, bei Schrankenwärtern, Streckengehern, Weichenstellern, Fahrdienstleitern, Weichen- und Signalreinigern sowie bei Sicherungsposten; sie werden jenseits des 55. Lebensjahres in dreijährigen Abständen untersucht, um gesundheitliche Mängel rechtzeitig erkennen zu können. An ihre gesundheitliche Zuverlässigkeit werden besonders hohe Ansprüche gestellt, gleichzeitig ist ein Teil von ihnen in erhöhtem Maße persönlich gefährdet. Omnibusfahrer werden entsprechend der Straßenverkehrs-Zulassungsordnung alle 3 Jahre vor Ablauf der Fahrerlaubnis wiederholungsuntersucht. Junggehilfen, Jungwerker und Lehrlinge werden vor Übernahme in ein ständiges Arbeitsverhältnis nochmals beurteilt. Bei Jugendlichen geht man bei der Deutschen Bundesbahn insofern über die Bestimmungen des Jugendarbeitsschutzgesetzes hinaus, als sie bis zum 21. Lebensjahr alle 2 Jahre untersucht werden. — Nicht unmittelbar mit der Verkehrssicherheit hängt schließlich die Vorschrift zusammen, daß Küchenkräfte, in Trinkwasserwerken Beschäftigte und Lehrkräfte alle 12 Monate untersucht werden; diese Regelung ergibt sich aus dem Bundesseuchengesetz (s. S. 626).

9. Überwachung des Krankenstandes als Maßnahme der Verkehrssicherheit

Es ist schon oft darüber diskutiert worden — gelegentlich auch im Zusammenhang mit Betriebsunfällen, die durch einen angeblich oder wirklich erkrankten Eisenbahner verursacht wurden, — ob ein Zeitraum von 5 Jahren nicht ein Netz mit viel zu großen Maschen sei, durch das so manche den Betrieb gefährdende Krankheit hindurchschlüpfen könne. Hierzu ist zunächst festzustellen, daß der Bahnarzt jederzeit die Möglichkeit hat, in Verdachtsfällen einen kürzeren Zeitpunkt für die nächste Wiederholungsuntersuchung anzuordnen. Von dieser Möglichkeit wird z. B. bei Hypertonikern Gebrauch gemacht.

Der Bahnarzt erfährt von Erkrankungsfällen, die für die Tauglichkeit des einzelnen Eisenbahners von Bedeutung sein können, und er hat jederzeit die Möglichkeit — vielfach sogar die Pflicht —, sich durch Nachuntersuchungen zu vergewissern, ob nach Beendigung des aktuellen Krankheitsfalles der alte Zustand der Tauglichkeit wieder hergestellt ist, oder ob mit einer nachhaltigen Einschränkung der Tauglichkeit gerechnet werden muß. Im letzteren Falle ist verfahrensmäßig festgelegt, welche Maßnahmen der Bahnarzt einleiten muß; bei „Gefahr im Verzuge“ muß er die Dienststelle telefonisch darüber unterrichten, daß der Betreffende auf seinem bisherigen Betriebsdienstposten nicht mehr eingesetzt werden darf.

Tabelle. *Tauglichkeitsgruppenliste*

13	14	15	16	17	18	19
Tauglichkeitsgruppe	Mindestforderungen und Untersuchungsergebnisse					
	*Einstellungs*tauglichkeit			*Beschäftigungs*tauglichkeit		
	Sehvermögen		Hörvermögen (ohne Hörgerät)	Sehvermögen		Hörvermögen (ohne Hörgerät)
	Farbensinn	Sehschärfe auf dem einen und dem anderen Auge		Farbensinn	Sehschärfe auf dem einen und dem anderen Auge	
1[a]	farbentüchtig	ohne Brille 1,0 und 0,5 oder 0,7 und 0,7	Verstehen von Flüstersprache auf 5 m mit jedem Ohr einzeln	farbentüchtig	ohne Brille 0,5 und 0,3	Verstehen von Umgangssprache auf 5 m mit jedem Ohr einzeln
2[a]					mit Brille 0,5 und 0,3	
3[a]		mit Brille 0,7 und 0,5			mit Brille 0,3 und 0,2	Verstehen von Umgangssprache auf 5 m mit dem einen Ohr und auf 3 m mit dem anderen Ohr
4[a]	—	mit Brille 0,5 und 0,3		—		
5[a]		mit Brille 0,5 und 0,1	Verstehen von Flüstersprache auf 2 m mit jedem Ohr einzeln		wie bei Tauglichkeitsgruppe 6	
6	Der Bewerber oder der Bedienstete muß mit seinem Seh- und Hörvermögen die für ihn jeweils in Betracht kommenden Arbeiten verrichten können, jedoch mindestens auf einem Auge mit Brille die Sehschärfe 0,3 haben, und, falls er nicht mindestens auf einem Auge mit Brille die Sehschärfe 0,5 hat, für Beschäftigung mit Naharbeit Nieden-Tafel Nr. 3 in 25—30 cm Entfernung lesen können					
7	Sonderforderungen hinsichtlich des Seh- und des Hörvermögens nach der Tauglichkeitsbesonderheitenliste					
8	Keine Forderungen und keine Untersuchung					
9	Untersuchungsergebnis, wenn der Untersuchte hinsichtlich des Seh- oder des Hörvermögens für keine der Tauglichkeitsgruppen 1—7 in Betracht kommt, d. h. für die entsprechenden Tätigkeiten untauglich ist					

[a] Der Bahnarzt hat immer, wenn er die Tauglichkeit nicht aufgrund einer Einstellungsuntersuchung beurteilt, *vor* die Zahl der Tauglichkeitsgruppe, soweit eine der Tauglichkeitsgruppen 1 bis 5 anzuführen ist, den Kennbuchstaben E oder B zu setzen, je nachdem, ob der Untersuchte die entsprechenden Forderungen für die Einstellungs- oder die Beschäftigungstauglichkeit erfüllt (§ 2 Abs. 2a).

Diese Einrichtung hat sich in jahrzehntelanger Praxis außerordentlich bewährt. Sie hat sich als wesentlich wirkungsvoller gegenüber der Regelung der ersten bahnärztlichen Jahrzehnte erwiesen, als der Bahnarzt der Pflichtbehandler zunächst aller Eisenbahner und ihrer Angehörigen, dann nur noch der Betriebsbeamten gewesen war.

Der Bahnarzt muß am Ende der Dienstunfähigkeit eines Betriebsbeamten beurteilen, ob Gesundheitsstörungen vorliegen, die eine Gefahrenquelle für die Sicherheit des Betriebes bilden können, und dies durch seine Unterschrift ausdrücklich bestätigen. Er übernimmt hiermit eine sehr beträchtliche Verantwortung. Wenn nötig, wird vermerkt, daß der Bedienstete einen „Alleindienst besonderer Art" nicht verrichten darf, z. B. als Triebfahrzeugführer, Omnibusfahrer oder Schrankenwärter. Der Bahnarzt verfolgt ärztlich den Verlauf der Krankheit so weitgehend wie möglich, er kennt ihre Etappen durch eigene Nachuntersuchungen; Beschwerden und Befunde werden in der Bahnarztkartei niedergelegt, dort finden sich auch Berichte von Hausärzten, Fachärzten, Krankenhäusern und Kuranstalten. Während die oben erwähnte „Tauglichkeitsmappe" die Ergebnisse aller Tauglichkeitsuntersuchungen enthält, stellt die Bahnarztkartei eine Sammlung aller Krankheitsunterlagen dar und ergänzt jene; beide zusammen enthalten in fast idealer Weise eine gesundheitliche Längsschnittbeobachtung, vom Eintritt in den Eisenbahndienst bis zum Ausscheiden aus dem Berufsleben reichend.

10. Tauglichkeit nach bestimmten Krankheiten

Nach Krankheiten oder Verletzungen der Augen wird selbstverständlich geprüft, ob die verbliebene Sehschärfe noch den Bestimmungen entspricht. Handelt es sich um ein Augenleiden, das fortschreiten kann, so muß der Bahnarzt in kurzen Abständen nachuntersuchen. Im allgemeinen wird er in derartigen Verdachtsfällen den Bahnaugenarzt einschalten; das tut er auch dann und ist dazu verpflichtet, wenn bei einer Wiederholungsuntersuchung eine auffällige Verschlechterung des Sehvermögens festgestellt wird und daraus der Verdacht auf eine Augenkrankheit gefolgert werden muß. Die Entfernung einer oder gar beider Linsen (Staroperation) macht für eine Weiterbeschäftigung im Betriebsdienst untauglich.

Ähnlich liegen die Verhältnisse bei Erkrankungen des Ohres. Bei akuter oder chronischer Mittelohreiterung ist zu prüfen, ob das Hörvermögen jederzeit ausreicht. Die chronische Schleimhauteiterung kann durch Operation behoben, die Tauglichkeit dadurch u. U. wiederhergestellt oder gesichert werden. Wenn bei einem Adhäsivprozeß das Hörvermögen durch eine Operation an den Gehörknöchelchen bleibend gebessert wurde, kann man die bisher begründeten Bedenken gegen derartige gehörverbessernde Operationen jetzt wohl zurückstellen (Boenninghaus); dagegen sind die Erfahrungen bei Otosklerose noch nicht so günstig. Störungen des Gleichgewichtssinns machen in jedem Falle für den Betriebsdienst untauglich.

Eisenbahner mit erhöhtem Blutdruck unterliegen einer umfassenden Diagnostik, um Auskunft über die Ursache, die Art, das Stadium und die Prognose der Hypertonie zu erhalten. Anamnese, körperliche Allgemeinuntersuchung, EKG und Spiegelung des Augenhintergrundes lassen bereits bei der ambulanten Untersuchung eine Beurteilung zu. Notfalls ist stationäre Beobachtung erforderlich. Abweichend von den Feststellungen der Lebensversicherungen, die als Normalwerte für den systolischen Blutdruck $110 + \frac{\text{Lebensalter}}{2}$ und für den diastolischen Blutdruck $74 + \frac{\text{Lebensalter}}{5}$ bei statistischen Auswertungen ermittelten, lassen wir je nach Lebensalter einen solchen bis zu 180 mm Hg systolisch und diastolisch nicht über 100 mm Hg als Richtlinie gelten. Voraussetzung für die Weiterbeschäftigung im Alleindienst ist ein EKG-Befund ohne die Zeichen einer coronaren Durchblutungsstörung und kein Überschreiten des Stadiums I nach Thiel am Augenhintergrund. Auch dürfen die Werte nicht durch Einnehmen blutdrucksenkender Pharmaka erreicht worden sein, was allerdings oft schwer zu überprüfen ist, weil der Bahnarzt den Bediensteten nicht behandelt. An die übrigen Betriebsbediensteten außerhalb der Alleindienstes werden weniger strenge Maßstäbe angelegt, nur müssen sie kreislaufmäßig voll kompensiert sein und das Stadium II nach Thiel darf nicht überschritten sein.

Bei stenokardischen Beschwerden sind ihre Häufigkeit und Stärke im Verhältnis zur Glaubwürdigkeit des Erkrankten und der Art seiner Beschäftigung abzuwägen und zu bewerten. Ein „normales" EKG kann nicht alle Bedenken beseitigen. Beim Alleindienst ist besondere Zurückhaltung am Platze. Ist außerdem der Blutdruck erhöht, finden sich Hinweise auf zerebrale oder periphere Durchblutungsstörungen oder bestehen sonstige die Situation erschwerende Leiden, so wird die Tauglichkeit für den Betriebsdienst im Zweifelsfall verneint. Besondere Zurückhaltung ist nach überstandenem Herzinfarkt wegen der Gefahr des Reinfarktes zu üben; im allgemeinen kommt eine Rückkehr in den Betriebsdienst schon wegen der unregelmäßigen Zeiten (unregelmäßiger Schichtdienst), der langen Ausbleibzeiten, der unregelmäßigen Ernährungsweise usw. nicht in Frage (von Livonius).

Bei Lungenkrankheiten mit Ventilations- und Diffusionsstörung ist zu prüfen, ob das verbliebene Leistungsvermögen auch unter wechselnden Bedingungen für die Tätigkeit noch ausreicht. Bei durchgemachter Lungentuberkulose muß der Bedienstete den Belastungen des Dienstes in jeder Weise gewachsen sein, auch darf er für Mitarbeiter nicht eine potentielle Ansteckungsquelle darstellen.

Es gibt Magenresezierte, die sich eines guten Kräftezustandes erfreuen, obwohl sie im Schichtdienst tätig sind und auswärts zu unregelmäßigen Zeiten ihre Verpflegung einnehmen müssen. Andere hingegen verlieren laufend an Gewicht, leiden an Durchfällen oder Kreislaufstörungen; kommt noch eine negative persönliche Einstellung zum Dienstbetrieb hinzu, so ist eine Herausnahme aus dem Betriebsdienst unvermeidlich.

Ähnlich liegen die Verhältnisse bei allen Krankheiten chronischer Verlaufsform, die eine ständige Diät erfordern, welche am Arbeitsplatz nicht eingehalten werden kann.

Jeder Diabetiker wird entsprechend der Schwere seiner Krankheit in kürzeren oder längeren Abständen überwacht, wenn er eine Funktion hat, welche die Verkehrssicherheit berührt. Bei ketosefreiem Urin soll nicht mehr als 20 g Zucker im Tagesurin ausgeschieden werden, der Nüchternblutzucker soll höchstens 180mg-% betragen. Solange es gelingt, mit Diät allein oder zusätzlich mit Tabletten (Sulfonamidderivaten) den Stoffwechsel stabil zu halten, darf der Bedienstete im Betriebsdienst und auch im Alleindienst besonderer Art verbleiben. Wird jedoch Insulin benötigt, so ist der Bedienstete in der Regel aus dem Betriebsdienst zu entfernen. Das Gleiche gilt bei labiler Stoffwechsellage und bei allen Arten von Hypoglykämie. Die Sehschärfe ist bei Diabetikern wegen der Möglichkeit von Refraktions- oder Augenhintergrundveränderungen öfter zu überprüfen. Im Rahmen der Diabetikerüberwachung, für die bei jeder Bundesbahndirektion ein spezialisierter Arzt eingesetzt ist, richtet sich das Augenmerk auch auf die im Laufe eines Diabetes typischen und gehäuft auftretenden Begleitkrankheiten.

Nach Krankheiten und Verletzungen des zentralen Nervensystems ist häufig eine neurologische Zusatzuntersuchung nötig, um Funktionsausfälle nicht zu übersehen. Bei Anfällen aller Art, selbst wenn sie nur selten auftreten, wird die

Beschäftigungstauglichkeit für den Betriebsdienst aus Gründen der Verkehrssicherheit verneint. Besonders schwierig und verantwortungsvoll ist die bahnärztliche Entscheidung nach psychotischen Schüben, nach abgeklungenen Depressionen und bei schweren Neurosen. Einer besonderen Aufmerksamkeit unterliegen die Suchtkrankheiten. Der Trunksüchtige hat meist die Tendenz und ein wirtschaftliches Interesse daran, sein Leiden zu verheimlichen oder zu bagatellisieren. Jedem bekanntgewordenen Fall von Trunkenheit im Dienst wird sorgfältig nachgegangen und gegebenenfalls eine Entziehungskur beantragt. In manchen Fällen wird ein Dienststrafverfahren eingeleitet, häufig mit dem Ziel der Entfernung aus dem Dienst.

Die heute so häufigen Krankheitsbezeichnungen wie „Erschöpfung" und „vegetative Dystonie" erfordern stets eine kritische Nachprüfung durch den Bahnarzt, um eine organisch bedingte Leistungsminderung auszuschließen oder frühzeitig zu erkennen und eine spezifische Behandlung zu veranlassen.

Es ist hier und wohl überhaupt nicht möglich, ein vollständiges Verzeichnis aller Krankheiten aufzustellen, die im Interesse der Betriebssicherheit (= Verkehrssicherheit) zu beachten sind. Selbst die beste ärztliche Betreuung und Überwachung kann das Auftreten plötzlicher Erkrankungen oder heftiger Schmerzanfälle nicht völlig ausschließen. Auch für solche Fälle ist Vorsorge getroffen, notfalls durch schnelle Ablösung und vorübergehende Sistierung des Betriebes.

11. Tauglichkeitsanfragen

In Kenntnis der vielfältigen Arbeitsplätze stellt der Bahnarzt laufend fest, ob neue Techniken eine Änderung der Tauglichkeitsforderungen einerseits oder — bei Einzelfällen — Umsetzungen von Eisenbahnern erforderlich machen. Hier begegnen sich Arbeits- und Verkehrsmedizin. Die Verhältnisse z. B. im Führerstand eines Triebfahrzeugs oder die Einführung elektronisch gesteuerter Rangierfahrten anstelle akustisch oder optisch gegebener Signale oder die Zusammenfassung vieler verstreut liegender mechanischer Stellwerke zu großen elektrisch betriebenen Zentralstellwerken mit Dr- (Drucktasten-) Anlagen und Gleisbilddarstellung erfordern ebenfalls bahnärztliche Überlegungen und Maßnahmen. Die Anpassung gerade von älteren, diensterfahrenen Eisenbahnern an solche neuen Tätigkeiten mit der Verschiebung von der händemäßig-mechanischen zur kopfmäßig-konzentrativen Tätigkeit verläuft keineswegs ohne Schwierigkeiten und verursacht einen großen Teil der Tauglichkeitsanfragen, welche die Dienststelle in einer Reihe von definierten Fällen an den Bahnarzt zu richten hat. Hierbei muß der Bahnarzt oft sein ganzes Wissen und Können einsetzen, damit seine Beurteilung sowohl der Deutschen Bundesbahn wie auch dem einzelnen Eisenbahner nach Möglichkeit gerecht wird. Auch und gerade derartige Untersuchungen und Begutachtungen stellen einen wesentlichen Beitrag zur Erhaltung der Betriebssicherheit (= Verkehrssicherheit) dar.

Tauglichkeitsanfragen ergeben sich auch, wenn der Eisenbahner selbst ein Nachlassen seiner Gesundheit oder seiner Kräfte beobachtet und meldet oder wenn die Dienststelle Mängel bemerkt, etwa im Sinne einer veränderten Gemütsverfassung, dienstlicher Fehlleistungen oder Neigung zu Alkoholmißbrauch.

12. Zusätzliche Untersuchungseinrichtungen

Die Deutsche Bundesbahn stellt ihren hauptamtlichen Bahnärzten Diensträume mit den erforderlichen Untersuchungseinrichtungen und Hilfskräften zur Verfügung. Die jahrzehntelange praktische Erfahrung hat zur Aufstellung zweckmäßiger „Regelausstattungen" geführt.

Am Sitz jeder Bundesbahndirektion stehen für weitergehende Untersuchungen „Ärztliche Untersuchungsstellen" mit klinischen Laboratorien sowie Einrichtungen für EKG- und Röntgenuntersuchungen zur Verfügung. Die Leistungsfähigkeit dieser Untersuchungsstellen entspricht der eines mittleren Krankenhauses. Die Leiter sind besonders gut ausgebildete Internisten, mitunter zugleich Röntgen-Fachärzte.

Nach pflichtgemäßem Ermessen kann jeder Bahnarzt von Fachärzten aller Richtungen in allen Tauglichkeitsfragen Zusatzgutachten anfordern. In besonderen Fällen kann er eine stationäre Krankenhausbeobachtung veranlassen. Immer bleibt der Deutschen Bundesbahn gegenüber jedoch der Bahnarzt der eigentliche und verantwortliche Fachgutachter.

Die „Bahnfachärzte" wurden schon in dem Abschnitt „Organisation" erwähnt. Die Bahnaugen- und die Bahnohrenärzte sind zwar nebenamtlich tätig, sie stehen aber in einer engen vertraglichen Bindung zur Deutschen Bundesbahn; die DB stellt den Bahnaugenärzten die Anomaloskope zur Verfügung, die gutachtlichen Äußerungen dieser Fachärzte erfolgen in ausgefeilten Vordrucken und die DB fördert auch den Erfahrungsaustausch und die spezielle Fortbildung dieser Ärzte durch dienstliche Zusammenkünfte. Der besonderen Wichtigkeit des Sehorgans für die Verkehrssicherheit ist durch die Einrichtung eines „Oberbahnaugenarztes" als einer Stelle von besonderer Erfahrung und Autorität Rechnung getragen. Auch in diesen Fällen hat der Bahnarzt gutachtlich „das letzte Wort", selbstverständlich im Rahmen eines engen Kontaktes mit diesen Fachberatern.

V. Eignungspsychologie

1. Aufgabenverteilung

Die Befähigung für den Dienst bei der Deutschen Bundesbahn setzt generell Tauglichkeit, Eignung und das Vorhandensein sonstiger Erfordernisse (wie Vorbildung, Ausbildung, Lebensalter, Unbescholtenheit) voraus.

Der Begriff der Tauglichkeit umfaßt das für eine einwandfreie Dienstausübung notwendige Maß an körperlicher Gesundheit und Leistungsfähigkeit wie auch an „psychosomatischer" Gesundheit. Die Tauglichkeit ist die Domäne des Bahnarztes und deshalb in dem vorausgehenden Kapitel ausführlicher abgehandelt worden.

Von der Tauglichkeit zu unterschieden ist die Eignung. Zur Eignung gehören im Bereich der psychischen Gesundheit die für eine ordnungsmäßige betriebssichere Dienstleistung erforderlichen geistig-seelischen Anlagen, zu denen die Leistungsfunktionen (einschließlich der intellektuellen Fähigkeiten) und die Persönlichkeitswerte rechnen. Die spezifischen Anforderungen werden aufgrund einer Tätigkeitsanalyse ermittelt und schwerpunktmäßig in „Berufseignungsbildern" fixiert. Als Anforderungsnormen liegen diese der Beurteilung des psychodiagnostischen Befundes zugrunde. Hierbei werden selbstverständlich besonders hohe Eignungsanforderungen an das Personal gestellt, das unmittelbar für eine sichere Betriebsabwicklung (= Verkehrssicherheit) mitverantwortlich ist.

Die Feststellung der Eignung obliegt dem bereits 1921 von der damaligen Deutschen Reichsbahn eingerichteten Psychologischen Dienst (damals noch Psychotechnischer Dienst genannt), dem die Durchführung der funktional oder charakterologisch akzentuierten Eignungsuntersuchungen in Form von Regel- oder von Sonderuntersuchungen übertragen ist.

Auf diese Weise sind die Aufgaben innerhalb der fachlichen Zuständigkeit zweckmäßig aufgeteilt, und gleichzeitig ist die organisatorische Voraussetzung für eine erfolgreiche Zusammenarbeit sichergestellt. Das gemeinsame Ziel des

Ärztlichen und des Psychologischen Dienstes unter dem Gesichtspunkt der Betriebssicherheit (= Verkehrssicherheit) ist die Fernhaltung untauglicher oder/ und ungeeigneter Bewerber von den besonders verantwortungsvollen Dienstzweigen.

2. Psychogene Minderleistungsfähigkeit als Unfallursache

Die wissenschaftliche Auswertung einer mehr als zehnjährigen Untersuchungspraxis hat insbesondere 9 Typen einer psychogenen Minderleistungsfähigkeit für den Eisenbahndienst ergeben:

1. die Tatscheuen,
2. die aggressiven Egozentriker,
3. die Antriebsschwachen,
4. die Antriebsgehemmten,
5. die Übereifrigen,
6. die Unzufriedenen,
7. die sensitiv Bedrängten,
8. die Intelligenzschwachen,
9. die vorzeitig Alternden.

3. Zusammenarbeit in der Untersuchungspraxis

Obwohl die Regeluntersuchungen zur Feststellung der Eignung vor der Einstellung oder vor der Übernahme in eine Beamtenlaufbahn unabhängig von den Tauglichkeitsuntersuchungen durchgeführt werden, ergeben sich auch hier aus der Sache notwendige Kontakte mit dem ärztlichen Dienst. Die oben abgedruckte Typenaufstellung zeigt schon die Grenzsituation zur Psychiatrie und zur Allgemeinmedizin. Die Zusammenarbeit zwischen Ärzten und Psychologen wird besonders dann erforderlich, wenn auffällige körperliche oder psychische Symptome zutage getreten sind, die den Verdacht einer krankhaften Veranlagung begründen; das ist z. B. der Fall bei Sprechstörungen, bei auffälligen Konzentrationsschwankungen, beträchtlicher Verlangsamung des Antriebs, bei unkontrolliertem Antriebsüberschuß, bei desorganisiertem Verhalten als Störung des Umweltkontaktes und der zeitlichen und räumlichen Orientierung, selbstverständlich auch beim Auftreten abwegiger Gedankengänge, beim Aussprechen von Wahnvorstellungen und dergleichen.

Die engste Zusammenarbeit ist bei der eignungspsychologischen Sonderuntersuchung verwirklicht. Diese wird auf Antrag des Bahnarztes oder im Einvernehmen mit ihm bei auffälliger Minderleistung, also auch nach gewissen Betriebsunfällen, vorgenommen, falls Krankheit oder krankhafte Veränderungen als Ursachen ausscheiden und das Versagen mit Hilfe ärztlich-diagnostischer Mittel nicht geklärt werden kann. In solchen Fällen kommt eine psychologische Indikation infrage und bedarf sorgfältiger Abklärung. Das Ergebnis der psychologischen Untersuchung wird in einem ausführlichen Gutachten niedergelegt, das ähnlich wie das medizinische Gutachten die Vorgeschichte, den Befund und die Beurteilung zum Inhalt hat.

Wie die bahnärztlichen Untersuchungen dienen auch die bahnpsychologischen der Verkehrssicherheit und zugleich der Fürsorge für den einzelnen Eisenbahner.

4. Psychologische Prophylaxe

Läßt der Befund erkennen, daß die psychogene Minderleistung typologisch in eine der oben skizzierten Kategorien einzuordnen ist und der anlage- oder entwicklungsbedingte Unfallkeim sich jederzeit manifestieren kann oder bereits zu einer Häufung betrieblicher Unregelmäßigkeiten oder sogar zu einem folgenschweren Unfall im Verkehr geführt hat, wird im Interesse der Sicherheit auf der Schiene von einer weiteren Verwendung im Betriebsdienst abgeraten. Zugleich werden Vorschläge gemacht, wie der Eisenbahner unter Ausnutzung seiner Fähigkeiten in eine die Verkehrssicherheit nicht berührende Tätigkeit überführt werden kann. So kommt z. B. die Umsetzung eines in seiner Reaktionsfähigkeit beeinträchtigten Lokomotivführers in den technischen Wagenaufsichtsdienst oder — bei überdurchschnittlicher Intelligenz und Gewandtheit sowie gutem Dispositionsvermögen — in die „Lokleitung“ (= zentrale Dispositionsstelle für Lokomotiven) in Frage.

5. Psychische Rehabilitation

Um der Wiederholung eines Betriebsunfalles nach Kräften vorzubeugen und um die Verwaltung nicht dem Vorwurf mangelnder Sorgfalt beim Personaleinsatz auszusetzen, andererseits um auch dem Eisenbahner die oft gewünschte Wiederaufnahme seiner früheren Tätigkeit zu ermöglichen, wird durch eignungspsychologische Sonderuntersuchungen geklärt, ob nach Befund und wissenschaftlicher Erkenntnis voraussichtlich mit einem neuerlichen Versagen zu rechnen ist. Hierbei ist von ausschlaggebender Bedeutung, ob der mitunter massive Unfallschock, der in seiner aktuellen Phase eine betriebssichere Dienstausübung unmöglich macht, ohne störenden Rest seelisch verarbeitet werden konnte. Ist dies psychodiagnostisch nachweisbar der Fall und ist außerdem kein Anhalt für eine entsprechende Veranlagung gegeben, so kann unter Beachtung gewisser Vorsichtsmaßregeln, selbst nach schweren Betriebsunfällen, eine Wiederaufnahme der früheren Tätigkeit verantwortbar sein. Im Rahmen der beruflichen Rehabilitation kommt der Stabilisierung des Selbstvertrauens eine besondere Bedeutung zu, die dadurch gefördert werden kann, daß der Betroffene über sein tatsächlich vorhandenes, testmäßig nachgewiesenes Leistungsvermögen aufgeklärt wird.

6. Sozialpsychologischer Aspekt

Ergibt sich aus Anamnese, Personalunterlagen und Auskünften, daß die psychogene Minderleistung primär auf ungünstige Umwelteinflüsse zurückzuführen ist — unter den leistungsmindernden exogenen Faktoren haben Familienschwierigkeiten eine besonders große Bedeutung —, ohne daß psychisches Unvermögen bei der Verarbeitung negativer Erlebnisse die Versagensursache ist, werden psychagogische Maßnahmen, durch den Bahnarzt wie auch durch die Dienststelle möglich, mit guten Erfolgsaussichten empfohlen (und sei es auch nur im Sinne eines klärenden Gespräches „von Mann zu Mann“). Ist für die Minderleistung speziell ein schlechtes Betriebsklima auf der Dienststelle verantwortlich zu machen, sind Arzt und Psychologe gemeinsam bemüht, eine Besserung herbeizuführen; hierfür kommt entweder ein Gespräch mit dem Dienststellenleiter oder — falls dies erfolglos ist oder von vornherein nicht in Frage kommt — eine Einschaltung der vorgesetzten Stelle in Betracht.

7. Wissenschaftliche Zusammenarbeit

Außerhalb der Untersuchungstätigkeit hat sich die Zusammenarbeit der beiden Dienste bei der Lösung gemeinsamer wissenschaftlicher, für die Eisenbahn relevanter Probleme bewährt. So wurde die Frage der Biorhythmik im Hinblick auf ihre möglichen Auswirkungen auf die Betriebssicherheit vom medizinischen und vom psychologischen Standpunkt behandelt. Auch bei der Untersuchung der menschlichen Faktoren an dem Zustandekommen von Betriebs-, Arbeits- und Wegeunfällen sowie auf dem Gebiet der Objektpsychotechnik bei der betriebssicheren Gestaltung von Betriebsmitteln und betrieblichen Einrichtungen (z. B. Führerständen) vermag die Teamarbeit der Ärzte und Psychologen einen wertvollen Beitrag zur Erhöhung der Sicherheit im Verkehr zu leisten.

VI. Arbeits- und Verkehrshygiene

Bei den Eisenbahnen sind schon seit Jahrzehnten die engen Wechselbeziehungen zwischen Verkehrs- und Arbeitsmedizin und -hygiene bekannt und auch praktiziert. Man kann sagen, daß die Bahnärzte die ersten Verkehrs- und Arbeitsmediziner in einer Person gewesen sind. Kaum eine Maßnahme des ärztlichen Arbeitsschutzes ist denkbar, die nicht auch der Transportsicherheit, also der Sicherheit der Reisenden und der Güter, dient.

Nach der Bahnarztordnung gehört es zu den Pflichten des Bahnarztes,

darauf zu achten, daß die Betriebseinrichtungen hygienisch einwandfrei sind. Mindestens einmal im Jahr hat er hierzu mit den Leitern der Bundesbahnstellen seines Bezirks die Diensträume, Werkstätten, Aufenthalts- und Übernachtungsräume, Betriebsküchen und Kantinen, Badeanstalten, Aborte und nach Bedarf auch die Dienstwohnungen zu besichtigen ...

zu überwachen, daß die Verhältnisse in den Bundesbahnstellen und an den einzelnen Arbeitsplätzen keine Gesundheitsschäden im allgemeinen und im einzelnen verursachen ...

bei allen dienstlichen Gelegenheiten und in besonderen Vorträgen die Bediensteten über allgemeine Gesundheitsfragen aufzuklären, besonders über richtige Gesundheitspflege, verständige Lebensführung, zweckmäßige Ernährung, die Folgen von Alkoholmißbrauch sowie über Wohnungshygiene und über Krankheitsverhütung.

Selbstverständlich hat er auf die Beseitigung von festgestellten Mängeln hinzuwirken. Ähnliche Aufgaben haben — auf der Ebene der Bundesbahndirektionen — die Oberbahnärzte. Zentral für das ganze Bundesbahngebiet ist der Arbeitsschutzarzt der DB als leitender Arbeitsmediziner tätig; er berät die Zentralstellen, insbesondere die technischen Zentralämter, im Auftrag und als Vertreter des Chefarztes der DB.

Alle Einrichtungen der Deutschen Bundesbahn, die dem Menschen dienen oder von Menschen „bedient" werden, werden laufend unter verkehrs- und arbeitsmedizinischen Gesichtspunkten überprüft. Darüber hinaus hat es sich zunehmend bewährt, daß der ärztliche Dienst auch schon frühzeitig bei der Planung von Gebäuden, Anlagen und Fahrzeugen eingeschaltet wird. Die Einsicht hat sich durchgesetzt, daß zu der heute immer unentbehrlicher werdenden Teamarbeit auch der Verkehrs- und Arbeitsmediziner gehört.

Voraussetzung ist natürlich eine entsprechende Sachverständigkeit des Arztes. Deshalb wird der Bahnarzt-Anwärter nicht nur in seine medizinischen Aufgaben im engeren Sinne, sondern auch in die technischen und betrieblichen Zusammenhänge eingeführt. Der Bahnarzt muß alle Arbeitsplätze — sei es auf dem Führerstand einer Lokomotive oder am Ablaufberg eines Rangierbahnhofs — aus eigener Anschauung kennen und diese Kenntnis immer wieder erneuern.

1. Arbeitsplätze und Tätigkeiten

Im Vordergrund des verkehrshygienischen Interesses stehen naturgemäß die Führerstände der Triebfahrzeuge, der Dampflokomotiven und jetzt in zunehmender Bedeutung der elektrischen und der Diesel-Triebfahrzeuge. Die wichtigsten Einzelelemente dieser Arbeitsplätze sind (Wittgens):

Zugang zum Führerstand,
Raumgröße und -gestaltung,
Sichtverhältnisse und Beleuchtung,
Luftverhältnisse (Mikroklima),
Heizung,
Lärm,
Führersitze,
Bedienungselemente,
Einrichtungen des persönlichen Bedarfs.

Es ist hier nicht der Ort, die verkehrsmedizinisch wichtigen Tätigkeiten der Verkehrsunternehmen „Eisenbahnen" im einzelnen darzustellen. Hierüber gibt es — besonders natürlich in den Fachzeitschriften der bahnärztlichen Dienste des

In- und Auslandes — eine umfangreiche Fachliteratur. Auch enthält Band V des Handbuches der gesamten Arbeitsmedizin, herausgegeben von E. W. BAADER, G. LEHMANN, H. SYMANSKI und H. WITTGENS, eine eingehende und wohl einzigartige Darstellung.

Was die Tätigkeit und die Arbeitsplätze speziell der Triebfahrzeugführer im Lichte der jüngsten technischen Entwicklung angeht, so haben DUNKER und KELLER die medizinischen und die technischen Sicherheitsvoraussetzungen für die sog. Ein-Mann-Besetzung in ihren Wechselbeziehungen dargestellt. Ärztliche Überwachung der Tauglichkeit und technische Sicherung (Signalsystem, Sicherheitsfahrschaltung, induktive Zugbeeinflussung usw.) sollen ein Höchstmaß von Sicherheit gewährleisten, auch wenn — im Gegensatz zum früheren Dampflokbetrieb — nur noch *ein* Fahrzeugführer im Führerstand sitzt. Die Umstellung ist nicht einfach und für ältere Lokführer oft kaum möglich. Neue Reflexe müssen sich einschleifen, die körperliche Arbeit ist auf ein Minimum reduziert, Monotonie und „Vereinsamung“ erschweren die Anforderungen an die Daueraufmerksamkeit in einer verhältnismäßig reizarmen Umgebung. Hinzu kommen die steigenden Fahrtgeschwindigkeiten mit entsprechend langen Bremswegen; auch hat sich gezeigt, daß die Klimatisierung des Führerraumes bei großen Geschwindigkeiten Schwierigkeiten bereitet. In vielleicht nicht ferner Zukunft zeichnet sich die elektronische Steuerung ab. BRUNNER hat hierfür die psychologischen Gesichtspunkte aufgezeigt. Es liegt auf der Hand, daß dieser Entwicklung nicht nur durch strengere Anforderungen an die Tauglichkeit und durch gewisse Konsequenzen in der sozialen Betreuung, sondern auch durch eine entsprechende Gestaltung der Führerstände und der Signale Rechnung getragen werden muß.

Nicht viel weniger bedeutungsvoll für die Sicherheit des Schienenverkehrs sind auch die anderen Arbeitsplätze und Tätigkeiten des Betriebsdienstes: des Zugbegleitpersonals (Zugschaffner und Zugführer), des Fahrdienstleiters und des ihm beigegebenen Aufsichtsbeamten und vor allem des Stellwerksdienstes. Auch hier ist ein erheblicher Strukturwandel erkennbar. Moderne Stellwerke sind Befehls- und Überwachungszentralen für große Streckenabschnitte.

Die Schrankenwärter stehen — an den Schnittpunkten von Straßen- und Schienenverkehr — im besonderen Blickpunkt der Öffentlichkeit. Früher konnte man auf diesen Posten körperlich Behinderte und Halbinvaliden einsetzen. Die Steigerung der Fahrtgeschwindigkeiten und der Zugdichte im Schienenverkehr einerseits und die Entwicklung des Straßenverkehrs andererseits haben zu Schwierigkeiten und leider auch zu einer eigenen Unfallsparte geführt. Die Deutsche Bundesbahn ist gezwungen, auch an diese Eisenbahner erhöhte Anforderungen zu stellen. Technische Verbesserungen der verschiedensten Art wurden erprobt und teilweise auch mit Erfolg eingeführt; die beste Lösung liegt natürlich in der Beseitigung der „schienengleichen Bahnübergänge“ durch Unter- oder Überführungen.

Im Vergleich zu den bisher geschilderten Tätigkeiten stellt das Rangieren, also das Auseinandernehmen und Neuzusammensetzen besonders von Güterzügen auf den großen Güter- und Verschiebebahnhöfen trotz aller technischen Fortschritte noch erhebliche Anforderungen an die körperliche Leistungsfähigkeit, besonders die Gewandtheit, z. B. der Hemmschuhleger und auch der Kuppler. In dieser Sparte ereignet sich ein beträchtlicher Teil der schweren Unfälle eines Jahres. Durch Fortschritte in der Beleuchtung, durch Schutz- und Warnkleidung ist zwar schon vieles für die Sicherheit getan worden, auch durch ferngesteuerte Bremsung der Wagen am Ablaufberg; einen entscheidenden Fortschritt dürfte hier die automatische Kupplung bringen, deren Vorbereitung auf internationaler Ebene wohl demnächst als abgeschlossen gelten kann.

Der Güterladedienst ist seit dem letzten Kriege zunehmend rationalisiert worden, was zu einer Entlastung der dort Beschäftigten führte, vor allem durch moderne Hubstapler und sonstige Transportfahrzeuge. Bei der Deutschen Bundesbahn werden solche Fahrzeuge im Güterladedienst grundsätzlich nur mit Antrieb durch Akkumulatoren eingesetzt, um Lärm und Auspuffgase der Verbrennungsmotoren zu vermeiden.

Auf dem Gebiet der Bahnunterhaltung (des Gleisbaus) ist die früher dort übliche körperliche Schwer- und Schwerstarbeit immer mehr durch Großbaumaschinen entbehrlich geworden — allerdings auf Kosten gesundheitlich bedenklicher Einwirkungen wie Lärm, Vibration, Staub usw.

Eng zum Eisenbahnbetrieb gehörig sind die speziellen Werkstätten, die teils der Unterhaltung der Fahrzeuge in Form regelmäßiger Untersuchungen nach einer bestimmten Laufzeit, teils auch der täglichen Wartung dienen. Auch hier hat der Strukturwandel vom Dampf- zum elektrischen oder Dieselbetrieb erhebliche Umstellungen gezeitigt. Kesselauswäscher, Ausschlacker, Rohrbläser, Lokputzer mit ihren schweren und besonders verschmutzenden Arbeiten werden immer seltener. Die großen Ausbesserungswerke erinnern einen oberflächlichen Beschauer zwar durchaus an sonstige Fabrikationsstätten; sie unterscheiden sich von diesen aber vielfältig dadurch, daß nicht in großen Serien fabriziert wird, und die Vielfältigkeit der Unterhaltungsarbeiten an den Fahrzeugen bedeutet ein rauhes Betriebsklima und ein Mehr an Unfallgefahren.

2. Betriebsküchen und Kantinen

Es bedurfte nicht erst des Anstoßes der durchgehenden Arbeitszeit, daß die Eisenbahnen ihren Bediensteten durch besondere Verpflegungseinrichtungen einen notwendigen Ausgleich für den unregelmäßigen Schichtdienst und für lange Ausbleibzeiten zu bieten begannen. Die Deutsche Bundesbahn unterhält mehr als 200 Betriebsküchen mit Speiseräumen und Verkaufseinrichtungen für den täglichen persönlichen Bedarf. 1963 wurden 20,5 Millionen warme Mahlzeiten ausgegeben. 1964 erschien eine übersichtliche „Zusammenstellung wichtiger Vorschriften des Lebensmittel-, Gesundheits- und Gewerberechts für die Verpflegungseinrichtungen der DB“. 1965 wurden moderne „Richtlinien für das Entwerfen von Verpflegungseinrichtungen“ aufgestellt, in denen Betriebsküchen, Kantinen, Ausgabe- und Verkaufsstellen behandelt sind, selbstverständlich mit allen erforderlichen Nebenräumen und Einrichtungsgegenständen; hierbei wird auch den modernen Entwicklungen der Selbstbedienung, des Cafeteria-Betriebes, der Tiefkühlkost usw. Rechnung getragen. Es werden alle Anstrengungen unternommen, dem Eisenbahnpersonal nach den neuesten Erkenntnissen der Ernährungsphysiologie und -hygiene eine nicht nur vollwertige sondern auch — man denke an das „Kraftfahrer-Menü“ — optimale Ernährung zu ermöglichen. Die Bahnärzte, aber auch die Leiter der Verpflegungseinrichtungen und die Köche erhalten zu diesem Zweck besondere Schulung und Information.

3. Dienst- und Schutzkleidung

Der Umgang mit den Reisenden und die Wahrnehmung gewisser Polizeifunktionen auf dem Eisenbahngelände haben schon immer das Tragen einer Dienstkleidung für manche Personalgruppen erforderlich gemacht. Der ärztliche Dienst der DB nimmt auf die Entwicklung der Uniformen unter den Gesichtspunkten der modernen Bekleidungshygiene tätigen Einfluß. Eine Modernisierung des Uniformwesens in Schnitt, Webart usw. ist unverkennbar. Der ärztliche Einfluß richtet sich in noch stärkerem Maße auf die Schutzkleidung, die bei bestimmten Tätigkeiten entsprechend einer Verfügung des Bundesministers der Finanzen vom 11. 12. 1952 „gegen Unfälle, Witterungsunbilden, gesundheitliche Gefahren oder ungewöhnlich starke Verschmutzung oder Abnutzung der Kleidung oder aus Gründen der Hygiene“ vom Arbeitgeber gewährt wird.

4. Einrichtungen zur Körperpflege

Auf dem Gebiet der Sozialräume und der sanitären Anlagen werden heute andere Anforderungen gestellt als noch vor wenigen Jahrzehnten. Die Beschaffenheit dieser Anlagen beeinflußt mittelbar die Arbeitsleistung und damit indirekt die Verkehrssicherheit. Wasch- und Duschräume, Umkleideräume und Toiletten müssen ansprechend und zweckmäßig eingerichtet sein, sie müssen vor allem der Übertragung von Krankheiten (z. B. Pilzinfektionen oder von epidemischer Augenentzündung) entgegen wirken. Auch hier gibt es vom Hochbaudienst und vom ärztlichen Dienst gemeinsam erarbeitete zeitgemäße Bau-Richtlinien in Form einer Dienstvorschrift aus dem Jahre 1961.

5. Aufenthaltsräume und Dienstübernachtungen

Insbesondere an Übernachtungsräume stellt der Wandel in der beruflichen Beanspruchung des Personals — gekennzeichnet durch den zunehmenden Wegfall primitiver körperlicher Beanspruchung und durch die Zunahme der seelisch-nervösen Beanspruchung im Sinne einer konzentrierten Daueraufmerksamkeit bei körperlicher Unterbeanspruchung — Aufgaben, z. B. im Sinne einer besseren Isolierung gegen Lärm. Die verbreitete Neigung zu Schlafstörungen muß so weit wie möglich berücksichtigt werden. Es gilt, den Eisenbahnern eine optimale Erholung in längeren oder kürzeren Arbeitspausen oder Wartezeiten zu ermöglichen, selbstverständlich auch hier immer unter den erhöhten Anforderungen der modernen Hygiene.

6. Aufklärung und Beratung

In Erkenntnis der zahlreichen bedrohlichen, zeitbedingten Entwicklungen eröffnete sich bei den Eisenbahnen für die vorbeugende Verkehrsmedizin ein weites und bedeutungsvolles Betätigungsfeld. Es gehört seit langem zu den ureigenen und dankbarsten Aufgaben des Bahnarztes, prophylaktische Medizin zu betreiben. Das geschieht u. a. auch durch Hinweise und Gespräche bei den vertrauensärztlichen und den Wiederholungsuntersuchungen, außerdem in Vorträgen, durch Veröffentlichung in den viel gelesenen Zeitschriften der Eisenbahner und nicht zuletzt durch das eigene Beispiel. Die Eisenbahnverwaltungen und die Eisenbahner selbst haben, unter fördernder Billigung durch ihre Verwaltung, schon frühzeitig eine Reihe namhafter Einrichtungen geschaffen, die einen sozialen Charakter tragen und außer der reinen Fürsorge letzten Endes sehr stark der Aufgabe dienen, einen Ausgleich zur Berufsarbeit zu schaffen, die Leistung des Eisenbahners zu erhalten und ihn vor Gesundheitsschäden zu bewahren. Die große Selbsthilfe-Organisation der Eisenbahner „Bundesbahn-Sozialwerk" ist hier mit ihren zahlreichen Einzelsparten zu nennen, die insbesondere Einrichtungen für einen wirklich erholsamen Urlaub und zur Förderung einer sinnvollen Freizeit unterhält. Im Jahre 1963 wurden nicht weniger als 8,5 Millionen DM durch regelmäßige Spenden der Eisenbahner zu diesen Zwecken aufgebracht.

7. Eisenbahnersport

Bald nach dem 1. Weltkrieg setzte sich die Erkenntnis durch, daß Ausgleichssport im wahrsten Sinne des Wortes das Mittel der Wahl ist, bei berufsmäßig einseitiger oder zu geringer körperlicher Tätigkeit physisch ausgleichend zu wirken und auch das etwa gestörte seelische Gleichgewicht rasch wieder zu erlangen. Regelmäßig betriebener Sport wurde als förderlich angesehen, die für den Beruf des Eisenbahners notwendige körperliche Wendigkeit, sein Reaktionsvermögen und seine „Kondition" zu üben. Die Erkenntnis, ein gezielter Bewegungsreichtum sei gleichbedeutend mit größerer und längerer Leistungsfähigkeit, geringerer Unfall- und Krankheitsanfälligkeit sowie einem Hinausschieben der Altersveränderungen, setzte sich erst später durch.

Im Verband Deutscher Eisenbahner-Sportvereine mit seinen 120000 Mitgliedern, gegründet 1926, sind alle Eisenbahner-Sportvereine des Bundesbahnbereichs zusammengeschlossen. Dieser Verband gehört seit 1951 der *Union Sportive Internationale des Cheminots* (USIC) an. Der Eisenbahnersport will satzungsgemäß „durch planmäßige Pflege von Leibesübungen auf breitester Grundlage die Gesundheit seiner Mitglieder erhalten und fördern, dadurch zur Förderung der öffentlichen Gesundheitspflege beitragen und der Allgemeinheit dienen".

Zu den Gründungen dieser Vereine kam es nicht aus Eigenbrödelei der Eisenbahner, sondern deshalb, weil in den privaten Sportvereinen nicht genügend Rücksicht auf den unregelmäßgen Wechseldienst der Eisenbahner genommen werden kann, die Eisenbahner durch ihre häufigen Versetzungen auch nicht so schnell Anschluß an örtliche Vereine finden, sie der Sportausübung im Kollegenkreis eher zugänglich sind, in den sog. Eisenbahner-Orten oder -siedlungen andere Sportvereine oft nicht bestehen und weil schließlich die eigenen Sportplätze meist günstiger zur Dienststelle oder zur Wohnung liegen.

Die Verwaltung der DB sieht im Eisenbahnersport mit Recht ein wichtiges Mittel zur Hebung der Dienstfreude, der Dienstleistung und der Kameradschaft, zur Verhütung von Unfällen, zur zweckmäßigen Gestaltung der Freizeit und einer idealen Gesundheitsführung. Untersuchungen, die das Internationale Arbeitsamt in Genf unter den französischen Eisenbahnern anstellte, ergaben, daß sporttreibende Eisenbahner im Jahr durchschnittlich 6 Tage infolge Krankheit ausfielen, die übrigen aber 11 Tage. Knebel berichtet ähnlich über Untersuchungen in einem norddeutschen Unternehmen; der Krankenstand der Mitglieder der Betriebssportvereinigung lag um mehr als 2% niedriger als bei den Nichtmitgliedern.

Eine Reihe von Bahnärzten betätigen sich sportlich aktiv und geben damit das beste Beispiel für ihre Eisenbahner. 16 Bahnärzte, also mehr als 10%, besitzen die Anerkennung als Sportarzt. Der Chefarzt der DB gehört dem Vorstand des Verbandes Deutscher Eisenbahner-Sportvereine an und ist dadurch in der Lage, für das Verbandsleben ärztlich wirksam zu sein.

8. Eisenbahner und Alkohol

Für Beamte und Arbeiter der Deutschen Bundesbahn sind 2 Vorschriften über den Alkoholgenuß im Dienst und vor dem Dienst richtungweisend. In der „Allgemeinen Dienstanweisung für Bundesbahnbeamte" heißt es im § 27 über den „Genuß geistiger Getränke":

1. Die Eigenart des Eisenbahndienstes erfordert Mäßigkeit im Genuß geistiger Getränke. Trunkenheit im Dienst ist ein schweres Dienstvergehen. Ein Beamter, der unter den Wirkungen des Alkohols steht, darf keinen Dienst verrichten; der Dienst darf ihm auch nicht übergeben werden.
2. Der Genuß geistiger Getränke während der Arbeitszeit ist verboten.

Weiterhin sind in der „Arbeitsanweisung für die Arbeiter der Deutschen Bundesbahn" die „Pflichten des Arbeiters" im § 2 u. a. wie folgt niedergelegt:

7. Der Arbeiter hat sich innerhalb und außerhalb des Dienstes so zu verhalten, daß er seinen Dienst einwandfrei ausüben kann. Er darf den Dienst nicht unter Alkoholeinfluß antreten und während der Arbeitszeit keine alkoholischen Getränke zu sich nehmen.

In Erkenntnis der Tatsache, daß derartige Anweisungen nicht allein ausreichen können, den Genuß geistiger Getränke unter allen Mitarbeitern in den erforderlichen Grenzen zu halten, und um immer wieder auf die verkehrsmedizinische Bedeutung des Alkohols hinzuweisen, wurde 1902 die jetzige „Bundesbahn-Zentralstelle gegen die Alkoholgefahren" (BZAl) geschaffen. Sie gehört zu den betrieblichen Sozialeinrichtungen der Deutschen Bundesbahn und erfüllt eine echte Auftragstätigkeit der Verwaltung. Der Chefarzt der DB ist Kraft seines Amtes Mitglied des Vorstandes, wodurch die verkehrsmedizinische Bedeutung dieser Zentralstelle unterstrichen wird. Es gehört zu den Aufgaben aller Bahnärzte, bei der Aufklärung des Eisenbahnpersonals über die Alkoholgefahren in Wort und Schrift mitzuwirken. Aus der Satzung der Zentralstelle sei zitiert:

§ 2. *Zweck und Aufgaben:*

1. Die BZAl vertritt den Gedanken der Mäßigkeit, verlangt also keine Abstinenz. Sie will die Bediensteten der Deutschen Bundesbahn über die Gefahren des Alkoholmißbrauchs aufklären, um dadurch moralischen, gesundheitlichen und wirtschaftlichen Schädigungen des einzelnen vorzubeugen und zur Sicherung des Eisenbahnbetriebes beizutragen.
2. Diese Aufgabe erfüllt die BZAl auf jede geeignete Weise, vor allem dadurch, daß sie aufklärenden Schrift- und Werbestoff herausgibt, Vorträge und Filmvorführungen veranstaltet und Mitarbeiter in Kursen schult.

3. Die BZAl arbeitet eng zusammen mit allen Stellen der Deutschen Bundesbahn, den Personalräten aller Stufen, dem Bundesbahn-Sozialwerk, den gleichgesinnten Organisationen Deutschlands, dem Internationalen Eisenbahn-Alkoholgegner-Verband als sein Mitglied.

4. In der Zusammenarbeit mit dem Bundesbahn-Sozialwerk setzt sich die BZAl für einen hohen Absatz guter und preiswerter alkoholfreier Getränke ein, um die Eisenbahner vom Alkoholgenuß vor dem Dienst und im Dienst fern zu halten.

Die Bundesbahn-Zentralstelle gegen die Alkoholgefahren gibt eine eigene Zeitschrift heraus, in der ständig auch Bahnärzte zu Wort kommen. Der Zentralstelle gehören etwa 50000 aktive Eisenbahner an, darunter sämtliche Bahnärzte.

9. Eisenbahner und Arzneimittel

Die Aufmerksamkeit des Bahnarztes gilt im Sinne der Verkehrssicherheit vor allem dem Betriebspersonal und dort wieder speziell den Eisenbahnern im Alleindienst. Es ist naturgemäß für den Bahnarzt sehr schwierig, einen Mißbrauch von Medikamenten nachzuweisen oder überhaupt auf das Einnehmen von Medikamenten Einfluß zu nehmen. Jedoch ist das verkehrsmedizinische Gewissen des Bahnarztes so wach, daß er vielleicht eher als der Hausarzt an die Zusammenhänge denkt. Bereits vor mehreren Jahren wurden ärztliche Richtlinien bekanntgegeben, die sich mit der Weiterbeschäftigung von Hypertonikern im Betriebsdienst befassen; hierin wurde auch speziell auf die den Blutdruck senkende Mittel, auf Sedativa usw. eingegangen. Im übrigen gelten für den Bereich der Eisenbahnen selbstverständlich die allgemeinen Grundsätze „Arzneimittel und Verkehr", die deshalb von dem ärztlichen Dienst der Deutschen Bundebahn ständig und aufmerksam verfolgt werden.

VII. Rehabilitation bei den Eisenbahnen

Die hohen körperlichen und geistigen Anforderungen des Eisenbahndienstes, Unfälle inner- und außerhalb der beruflichen Tätigkeit (einschließlich Wegeunfälle!), schicksalhaft auftretende Krankheiten und schließlich die Besonderheit dieses Berufszweiges, daß der Eisenbahner seinen Beruf in der Regel nur im angestammten Unternehmen ausüben kann und kaum die Möglichkeit hat, bei Änderung seiner Leistungsfähigkeit in einen anderen Betrieb zu wechseln, erfordern besondere Maßnahmen zur Heilung von Krankheiten, Behebung von Unfallfolgen und zur Wiedereingliederung in das Berufsleben.

Die Kurfürsorge der Deutschen Bundesbahn („Gesundheitshilfe") hat die Aufgabe, alle Kurmaßnahmen („Heilverfahren") zu lenken, die die Deutsche Bundesbahn als Arbeitgeber und Dienstherr selbst oder ihre Versicherungsträger freiwillig oder aufgrund gesetzlicher Verpflichtung gewähren. Die „Berufsfürsorge" bemüht sich, Bediensteten, die durch Unfall- oder Krankheitsfolgen ihre bisherige Tätigkeit nicht mehr ausüben können, einen geeigneten Arbeitsplatz zu vermitteln oder ihnen durch Umschulung oder neue Ausbildung mindestens den gleichen sozialen Stand zu erhalten.

Beide Einrichtungen arbeiten eng mit den Bahnärzten zusammen, die durch ihre genaue Kenntnis des Eisenbahndienstes die gesundheitliche Situation und die beruflichen Anforderungen zuverlässig beurteilen können. Die Beteiligung des Bahnarztes als sachverständigen Gutachters ist fest in den Verfahrensgängen verankert.

An Heilmaßnahmen werden „Vorbeugungs-", „Genesungs-" und „Badekuren" unterschieden. Die Vorbeugungskuren sollen Dienst- oder Arbeitsunfähigkeit jener Mitarbeiter verhindern, die zwar nicht krank sind, deren Gesundheit aber nach ihrem allgemeinen körperlichen Zustand und nach der Art ihrer Tätigkeit (berufskrankheitsgefährliche Tätigkeit, besondere Verantwortung, belastender Wechseldienst), durch frühere Krankheiten oder durch ungünstige häusliche Verhältnisse gefährdet erscheint. Hier wird also echte Prophylaxe getrieben. Genesungskuren dienen der schnelleren oder nachhaltigeren Wiederherstellung der Dienst- oder Arbeitsfähigkeit erkrankter Eisenbahner. Wenn Berufs- oder Erwerbsunfähigkeit oder dauernde Dienstunfähigkeit droht, werden „Badekuren" gewährt. Alle Maßnahmen finden in besonderen, sorgfältig ausgewählten Anstalten statt, die den Versicherungsträgern der Bundesbahn gehören oder von ihnen vetraglich verpflichtet wurden und die Gewähr für sachgemäße Behandlung bieten. Die Versicherungsträger der Deutschen Bundesbahn verfügten Anfang 1966 über rund 1200 eigene „Kur-Betten“ (ohne Tbk).

Aufgrund des Bundes-Sozialhilfegesetzes betreuen die Deutsche Bundesbahn und ihre Versicherungsträger die an Tuberkulose erkrankten Eisenbahner in eigener Zuständigkeit.

Die Berufsfürsorge tritt auf Veranlassung der Dienststelle, des Bahnarztes oder dann in Tätigkeit, wenn eine Unfallanzeige vermuten läßt, daß der Verletzte seine bisherige Tätigkeit nicht wieder aufnehmen kann. Die bahnärztliche Erklärung, für die bisherige Arbeit bestehe dauernde Untauglichkeit, ist Voraussetzung für die weiteren Maßnahmen. Der bei jeder Bundesbahndirektion tätige Berufsfürsorger besucht den Verletzten oft schon im Krankenhaus und bespricht mit ihm, dem Bahnarzt und der Dienststelle die berufliche Situation. An diese allgemeine Beratung schließt sich die Übungsheilbehandlung an, die auch an besonderen Stellen, wie z. B. in Gehschulen, stattfinden kann. Dann wird ein Dienstposten ermittelt, notfalls eine Umschulung in die Wege geleitet, die manchmal den Charakter einer völlig neuen Berufsausbildung hat und an Eisenbahnfachschulen, Handelsschulen usw. stattfinden kann, auch Lehrgänge für Maschinenschreiben oder Kurzschrift einschließt.

Nach Aufnahme der neuen Tätigkeit bemüht sich die Berufsfürsorge weiterhin, dem Beschädigten die Arbeit zu erleichtern. Eine „Bundesbahnfachstelle für Arbeitshilfen“ prüft die im Handel erhältlichen Arbeitshilfen und entwickelt im Bedarfsfall neue, damit den versehrten Eisenbahnern möglichst zweckmäßige Geräte zur Verfügung gestellt werden können.

VIII. Komfort und Hygiene der Reisenden im öffentlichen Schienenverkehr

Dem Komfort und der Hygiene der Reisenden gelten in den ortsfesten Anlagen und vor allem in den Reisezugwagen besondere Anstrengungen des Verkehrsträgers „Eisenbahn“. Es wird für selbstverständlich gehalten, daß sowohl in den Bahnhöfen als auch in den Fahrzeugen hygienisch einwandfreie Toiletten und die Möglichkeit zumindest einer Händereinigung mit fließendem Wasser, Seife und Einzelhandtüchern vorhanden sind. In den Bahnhöfen, die ja auch von Nichtreisenden benutzt werden, sind diese Anlagen meistens verpachtet und deswegen gebührenpflichtig, während in den Zügen die genannte Hygiene zum kostenlosen Kundendienst gehört. Fernzüge bieten gesonderte Waschabteile — selbstverständlich mit Anschluß für Trockenrasierer. Diese Züge werden im Inland von „Dienstfrauen“ begleitet, die ständig für Sauberkeit und Hygiene sorgen; leider konnten die angrenzenden ausländischen Eisenbahnverwaltungen noch nicht zu einer entsprechenden Maßnahme veranlaßt werden.

Die Trennung in Raucher- und Nichtraucherabteile im Verhältnis 1:1 ist ebenfalls als Maßnahme der Verkehrshygiene zu werten.

Besondere Anstrengungen sind — zum Teil mit schon erheblichen Erfolgen — für die Anpassung der Sitze an die Reisenden, für ein zugfreies Lüftungssystem und in Richtung auf eine stufenlos schaltbare Wagenheizung unternommen worden. Die Zeiten der Holzbänke sind lange vorbei; auch in der zweiten Wagenklasse sind Sitze und Lehnen gut gepolstert, und mehrteilige Kopfstützen gehören zu den Selbstverständlichkeiten. Eine Vollklimatisierung ist zunächst nur in bestimmten Luxuszügen realisierbar. Speise- und Schlafwagen (der Deutschen Schlaf- und Speisewagengesellschaft) runden den „Service“ ab; an sie sind aus naheliegenden Gründen besondere hygienische Anforderungen zu stellen.

Die Reinigung der Reisezugwagen stellt trotz Personalmangel im reinen Inlandverkehr keine unlösbaren Aufgaben. Moderne Reinigungsmittel und -verfahren haben eine entsprechend zweckmäßige Gestaltung der Innenräume (z. B. überall glatte und eine Feuchtreinigung zulassende Flächen) als Voraussetzung. Ausgesprochen schwierig ist die Reinigung bei gewissen — besonders aus dem Süden und vom Balkan kommenden — grenzüberschreitenden Zügen. Die Beförderung von Gastarbeitern aus diesen Ländern zwingt zur Anwendung moderner Entwesungsverfahren („Desinsektion“). Wenn von ärztlichen Stellen mitgeteilt wird, daß Personen mit übertragbaren Krankheiten befördert worden sind, so werden die betroffenen Abteile, die Seitengänge und die Toiletten gründlich desinfiziert. Handelt es sich gar einmal um quarantänepflichtige Krankheiten (Pocken!), so wird das ganze Fahrzeug, ja unter Umständen sogar der ganze Zug, nach einem zusammen mit dem Hygiene-Institut der Universität Mainz (Borneff) entwickelten und vom Bundesgesundheitsamt gebilligten Verfahren „verschärft desinfiziert“.

Das Bundesseuchengesetz von 1961 hat der Deutschen Bundesbahn für ihren Bereich eigene Aufgaben in eigener Verantwortlichkeit zugewiesen; sie beziehen sich auf die Aufgaben des Gesundheitsamtes und der zuständigen Behörde nach §§ 11 und 12 sowie auf die Untersuchungen nach den §§ 18 und 74 bei Bundesbahnbediensteten. § 79 BSG regelt das Zusammenspiel mit den zuständigen Gesundheitsämtern.

IX. Rettungswesen bei den Eisenbahnen

Wie schon in der kurzen historischen Einleitung des Kapitels „Eisenbahnmedizin" dargestellt wurde, hat man in den ersten Jahren und Jahrzehnten des beginnenden Eisenbahnverkehrs die Gesundheits-, insbesondere die Unfallgefahren dieses neuen Verkehrsmittels mit seinen großen Geschwindigkeiten als so bedeutend angesehen, daß schon in den ersten Anfängen Vorkehrungen zur Leistung der Ersten Hilfe getroffen wurden. Bereits frühzeitig gehörten damals zur Ausrüstung der Zugführertasche Verbandmaterial und Hoffmanns-Tropfen (!). Auch die Einrichtung der bahnärztlichen Dienste wurde ursprünglich in erster Linie unter dem Gesichtspunkt der Vorsorge gegenüber Betriebsunfällen eingeleitet. Sehr bald folgten technische Vorkehrungen in Form von Hilfszügen mit besonderen Arztwagen, von denen es mehrere Typen mit zeitweise sehr aufwendigen und weitgehenden chirurgischen Einrichtungen gab.

Mittlerweile ist lange bekannt, daß die Eisenbahnen ausgesprochen sichere Verkehrsmittel sind. Geblieben ist jedoch die gesetzliche Haftpflicht und geblieben sind auch eine ganze Reihe von Vorkehrungen, die in der „Dienstvorschrift für das Rettungswesen im Eisenbahnbetrieb" (Dienstvorschrift Nr. 433 der Deutschen Bundesbahn) geregelt sind.

Im Mittelpunkt der Hilfsmaßnahmen steht naturgemäß der Arzt. Wie die Erfahrung gezeigt hat, fehlt es bei Eisenbahn-Betriebsunfällen nicht an schneller ärztlicher Hilfe; noch häufiger kommt es vor, daß alle Verletzten schon lange abtransportiert sind, bevor der erste Arzt eintrifft. Dem Bahnarzt kommen im Rettungswesen besondere Aufgaben zu. An der Unfallstelle hat er die ärztliche Leitung der Rettungsarbeiten zu übernehmen.

Praktisch viel bedeutungsvoller sind aber die laufenden Vorkehrungen für die seltenen Betriebsunfälle. In der genannten Dienstvorschrift ist genau geregelt, bei welchen Dienststellen ein „Großer Rettungskasten" vorgehalten werden muß und in welchen Fällen der „Kleine Rettungskasten" ausreicht. Der Inhalt dieser Rettungskästen ist genau festgelegt, so enthält der Große Rettungskasten außer einer beträchtlichen Menge von genormtem Verbandmaterial auch ein verplombtes Arztfach mit Injektionsspritzen und entsprechenden Arzneimitteln sowie einer kleinen chirurgischen Ausrüstung für erste Wundversorgung und Blutstillung. Der Kleine Rettungskasten, der z. B. in allen Gepäckwagen vorhanden ist, enthält dagegen nur Verbandmaterial zur Ersten Hilfe durch Laien. Außerdem gibt es noch „Verbandkästen", auch solche für Kraftwagen der Personenbeförderung. Der Inhalt dieser Kästen wird immer wieder modernisiert, die Vollständigkeit und die Brauchbarkeit des Inhalts wird alljährlich vom Bahnarzt kontrolliert. In der genannten Dienstvorschrift ist auch festgelegt, wo Krankentragen aufgestellt sein müssen, vor allem enthält sie aber auch Angaben über die nötige Ausbildung des Eisenbahnpersonals in der Ersten Hilfe.

Etwa 10% der Eisenbahner sind in der Ersten Hilfe ausgebildet, und zwar durch Grundlehrgänge des DRK; für die Erhaltung des einmal Gelernten, aber zum Glück so selten Angewendeten, dienen Wiederholungskurse, die ebenfalls beim DRK alle 2 Jahre durchgeführt werden. Vor allem sind es die Zugpersonale, die Omnibusführer und andere Betriebsbedienstete, von denen anzunehmen ist, daß sie bei einem Zugunfall als erste zur Stelle sein werden. Dabei hat es sich bewährt, die Ausbildung in der Ersten Hilfe bereits in die Unterrichtspläne der Nachwuchskräfte aufzunehmen. Mit dem Deutschen Roten Kreuz besteht eine vertragliche Abmachung über die Durchführung dieser Lehrgänge.

Ebenfalls vertraglich geregelt ist die Hilfeleistung des DRK bei größeren Unglücksfällen.

Über die Notwendigkeit und Zweckmäßigkeit besonderer „Arztwagen", die der Bergung von Verletzten dienen, aber auch chirurgische Eingriffe an Ort und Stelle erlauben, ist viel diskutiert worden. Diese Schienenfahrzeuge sind, was die Häufigkeit ihres Einsatzes im Rahmen der Hilfszüge angeht, wenig rentabel. Trotzdem konnte man sich noch nicht dazu entschließen, sie völlig abzuschaffen. Wohl aber hat man ihre Ausrüstung — ursprünglich bis zur Amputation von Gliedmaßen, ja bis zu Bauchoperationen ausreichend — reduziert. Als wichtiger hat sich erwiesen, einen gegen Witterungseinflüsse geschützten Raum zur Lagerung und zur Untersuchung von Verletzten zu haben, wobei einer guten Lichtquelle eine besondere Bedeutung zukommt. In Anbetracht der großen Krankenhausdichte und der schnellen Transportmöglichkeiten kann man auf eine weiter reichende Vorsorge praktisch verzichten.

Die Deutsche Bundesbahn und ihr ärztlicher Dienst verfolgen alle Entwicklungen auf dem Gebiet der Ersten Hilfe sehr aufmerksam. Was sich als brauchbare Verbesserung erweist, wird in einem ständigen Modernisierungsprozeß in das Rettungswesen der DB eingebaut (vgl. auch die Beiträge von KREUSCHER sowie von HERZOG in diesem Handbuch ab S. 997 bzw. ab S. 1024).

X. Blick über die Grenzen und Ausblick

Die Erfüllung verkehrsmedizinischer Aufgaben bei den Eisenbahnen kann an den Staatsgrenzen nicht Halt machen. Überall auf der Welt, wo Schienenfahrzeuge Personen und Güter befördern, gibt es verkehrsmedizinische Probleme. Der grenzüberschreitende Verkehr verlangt Absprachen im internationalen Rahmen und Koordinierung. Alle europäischen und viele außereuropäischen Eisenbahnverwaltungen mit hochentwickeltem Fahrzeugpark und ausgedehntem Schienennetz verfügen über einen eigenen bahnärztlichen Dienst, der zwar in Organisation und Arbeitsweise nationale Unterschiede aufweist, dessen Aufgabenbereich sich in den Grundzügen aber sehr ähnlich ist. Die Tätigkeit der Bahnärzte aller Länder gipfelt gleichermaßen in der Vorsorge und der Fürsorge für die Eisenbahner selbst, nicht weniger aber auch für die zu befördernden Personen und Güter. Bei dieser weitreichenden Gleichartigkeit der Aufgaben bot sich eine enge internationale Zusammenarbeit an, ja sie war auf die Dauer gesehen unumgänglich. Schon 1922 wurde die *Union Internationale des Chemins de Fer* (UIC) gegründet, seit 1951 sind in ihrer Untergruppe — *Union Internationale des Services Medicaux des Chemins de Fer* (UIMC) — die bahnärztlichen Dienste von 28 Eisenbahnverwaltungen zusammengefaßt und in einem ständigen Austausch der Erfahrungen und Erkenntnisse um die Klärung von verkehrsmedizinischen Problemen bemüht.

Der Wert dieser internationalen Einrichtung liegt in der engen Zusammenarbeit ihrer Mitglieder, die mit der Materie bestens vertraut sind und über eine lange Erfahrung auf dem Gebiet der Verkehrsmedizin bis in alle Einzelheiten des Eisenbahnwesens verfügen. Der Trend der Entwicklung geht immer mehr zum hauptberuflich tätigen Verkehrs- und Arbeitsmediziner (Bahnarzt), der frei von den Aufgaben der ärztlichen Behandlung in erster Linie Präventivmedizin auf diesem wichtigen Verkehrssektor treibt.

Literatur

BAADER, E. W.: Handbuch der gesamten Arbeitsmedizin, Bd. V, herausgeg. von H. WITTGENS. Berlin-München-Wien: Urban & Schwarzenberg 1961.

BOENNIGHAUS, H.-G.: Gehörverbessernde Operationen und Tauglichkeit. Ärztl. Dienst DB **26**, 129 (1965).

BORNEFF, J., u. S. CARLSON: Zur Bekämpfung quarantänepflichtiger Krankheiten in Reisezugwagen. Ärztl. Dienst DB **25**, 252—264 (1964).

BRUNNER, A.: Der Strukturwandel in der Zugförderung in psychologischer Hinsicht. Ärztl. Dienst DB **23**, 135—141 (1962).
—, u. E. HENCKEL: Ursachen und Symptome der psychogenen Minderleistung bei Eisenbahnbediensteten. Z. Verkehrssicherh. **10**, 112—127 (1964).
Deutsche Bundesbahn (Dienstanweisungen): Allgemeine Dienstanweisung für die Bundesbahnbeamten (DV 019).
— — — Tauglichkeitsvorschrift (DV 107).
— — — Vorschrift über den ärztlichen Dienst (Bahnarztordnung) (DV 145).
— — — Eisenbahn-Bau- und Betriebsordnung (DV 300).
— — — Betriebsunfallvorschrift (DV 423).
— — — Dienstvorschrift für das Rettungswesen im Eisenbahnbetrieb (DV 433).
— — — Richtlinien für das Entwerfen von Übernachtungs- und Aufenthaltsräumen sowie von sanitären Anlagen für Bedienstete (DV 876).
— — — Zusammenstellung wichtiger Vorschriften des Lebensmittel-, Gesundheits- und Gewerberechts für die Verpflegungseinrichtungen der DB (herausgeg. vom Bundesbahn-Sozialamt).
DOST, P.: Zur Geschichte des Eisenbahnrettungswesens. Ärztl. Dienst DB **22**, 304—307 (1961).
DUNKER, K., u. M. KELLER: Medizinische und technische Sicherheitsvoraussetzungen für die 1-Mann-Besetzung von Triebfahrzeugen. Ärztl. Dienst DB **20**, 203—217 (1959).
FISCHBACH, H., u. E. HENCKEL: Die Biorhythmiklehre vom medizinischen und psychologischen Standpunkt. Ärztl. Dienst DB **18**, 94—101 (1957).
FROBÖSS, U.: Sicherheit, Hygiene und Komfort in Reisezugwagen. Ärztl. Dienst DB **21**, 258—265 (1960).
HENCKEL, E.: Psychagogische Praxis. Ärzt. Dienst DB **26**, 5—11 (1965).
— Berufseignungsbilder des Eisenbahndienstes, laufende Veröffentlichungen in Ärztl. Dienst DB.
KNEBEL, H.: Ausgleichssport als unternehmerische Aufgabe. Mensch u. Arbeit **17**, 210—213 (1965).
LIVONIUS, E.-W. v.: Tauglichkeit von Bundesbahnbediensteten mit Zustand nach Herzinfarkt für Betriebs- und Wechseldienst. Ärztl. Dienst DB **20**, 54 (1959).
MEISTER, K.: Zur Geschichte des Eisenbahnrettungswesens. Ärztl. Dienst DB **22**, 71—85 (1961).
— Die Entwicklung der „Tauvo“. Ärztl. Dienst DB **21**, 193—205 (1960).
— EDUARD STICH, Lebensbild eines Bahnarztes. Ärztl. Dienst DB **21**, 274—276 (1960).
POHLE, F.: Hypertonie und Betriebsdienst. Ärztl. Dienst DB **22**, 353—362 (1961).
— Weiterbeschäftigung von Bediensteten im Betriebsdienst, die wegen arterieller Hypertension in Behandlung sind. Vortrag IX. Kongr. des Internat. Verbandes der Bahnärztlichen Dienste, Istanbul 1961.
—, u. E. HENCKEL: Menschliches Versagen in ärztlicher und psychologischer Sicht, in „Unfallursache — Unfallschuld?“ Frankfurt a.M.: Protokoll eines Forumgespräches der Gewerkschaft der Eisenbahner Deutschlands (1962).
WITTGENS, H.: Arbeitshygiene der Fahrzeugführer. Vortrag auf dem XIV. Internat. Kongr. f. Arbeitsmed., Madrid 1964.
— Betriebsküchen und Kantinen. Ärztl. Dienst DB **24**, 33—41 (1963).
— Sozialräume und sanitäre Einrichtungen im Betrieb. Zbl. Arb.-Wiss. **17**, 150—156 (1963).

Schiffahrtsmedizin

H. GOETHE, Hamburg

I. Entwicklung der Schiffahrtsmedizin

Die Schiffahrtsmedizin ist eine sehr alte Disziplin. Ähnlich wie die allgemeine Medizin weist die Schiffahrtsmedizin eine höchst wechselvolle Geschichte auf. Historische Einzelheiten über die Schiffahrtsmedizin sind im Beitrag von SCHADEWALDT in diesem Handbuch (S. 2) zu finden. In Deutschland ist die Schiffahrtsmedizin der neueren Zeit eng verbunden mit dem Namen BERNHARD NOCHT, dem Gründer des nach ihm benannten Institutes für Schiffs- und Tropenkrankheiten in Hamburg. NOCHTs Veröffentlichungen und Vorlesungen auf dem Gebiet der Schiffshygiene sind auch heute noch außerordentlich lesenswert und entbehren zum Teil erstaunlicherweise trotz der großen Möglichkeiten unserer Zeit auf technischem, medizinischem und hygienischem Gebiet nicht der Aktualität. Er erkannte klar, daß die Hauptaufgabe der Schiffahrtsmedizin in der Schaffung hygienischer Schiffs- und Hafenverhältnisse, in der Seuchenabwehr an Bord und im Hafen sowie in der Gesunderhaltung der Besatzung in jeder Hinsicht zu liegen habe. In den Jahren um 1900 bemühte man sich vornehmlich um hygienische und allgemein-medizinische Fragen an Bord. Man suchte nach Wegen, die aus der Hygiene und Bakteriologie sowie aus der allgemeinen Medizin gewonnenen Erkenntnisse auch dem Seemann zugute kommen zu lassen.

Zwischen den Jahren 1914 und 1960 herrschte nur eine sehr begrenzte Aktivität auf dem Gebiete der Schiffahrtsmedizin in Deutschland. Seit 1961 rückt sie wieder mehr in den Vordergrund. Die *Deutsche Gesellschaft für Verkehrsmedizin* veröffentlichte eine Denkschrift (1961) über die Notwendigkeit wissenschaftlicher Arbeit auf dem Gebiete der Schiffahrtsmedizin. Die Sektion Schiffahrtsmedizin dieser Gesellschaft hält jährlich Arbeitstagungen über bestimmte Problemkreise dieses Gebietes ab. 1966 wurde die Abteilung für Schiffahrtsmedizin am Bernhard-Nocht-Institut für Schiffs- und Tropenkrankheiten gegründet. Diese Abteilung befaßt sich mit der Bearbeitung wissenschaftlicher Fragen auf diesem Gebiet. Sie berät Legislative und Exekutive, Reedereien, Verbände, Berufsgenossenschaften und Einzelpersonen.

Die speziellen medizinischen Fragen der Kriegsmarine werden in der Bundesrepublik vom Schiffahrtsmedizinischen Institut der Bundesmarine, das aus dem U-Boot- und Taucherphysiologischen Institut hervorgegangen ist, bearbeitet.

In der *Bundesrepublik* sind mit Teilaspekten der Schiffahrtsmedizin — vorwiegend in praktischer Hinsicht — folgende Institutionen bzw. Behörden und Organisationen befaßt:

Die hafenärztlichen Dienststellen der deutschen Ost- und Nordseehäfen.

Die See-Berufsgenossenschaft im Rahmen ihres See- und Vertrauensärztlichen Dienstes.

Die Binnenschiffahrts-Berufsgenossenschaft für den Bereich der Binnenschiffahrt, allerdings ohne einen eigenen ärztlichen Dienst.

Das Bundesgesundheitsministerium mit dem Bundesgesundheitsamt als beratende Behörde.

Das Bundesverkehrsministerium als aufsichtführende Behörde.

Die Gesundheitsministerien der Länder als lokalaufsichtführende Behörden für ihre Küsten-, Hafen-, Fluß- und Seebereiche insbesondere in bezug auf den Arbeitsschutz.

In der *DDR* ist die Schiffahrtsmedizin im Rahmen des Medizinischen Dienstes der Verkehrswesens, Direktion Schiffahrt zentral organisiert. Hier werden sämtliche Belange der See-, Hafen- und Flußschiffahrt geregelt. Als wissenschaftliche Institution hat sich der Lehrstuhl für Arbeitsmedizin und Arbeitshygiene in Rostock der Bearbeitung schiffahrtsmedizinischer Fragen angenommen.

Die ausländische Aktivität auf dem Gebiete der Schiffahrtsmedizin ist teilweise — besonders in wissenschaftlicher Hinsicht — recht beträchtlich.

In *Italien* widmet sich das Istituto di Medicina del Lavoro in Genua schiffahrts- und hafenmedizinischen Problemen. Auch die Studiensektion des CIRM (Centro Internazionale Radio-Medico), Rom arbeitet und veröffentlicht über diese Fragen.

Die *USA* besitzen im Naval Medical Research Center ein sehr großes Institut, das schiffahrts- und tropenmedizinische Arbeiten durchführt.

Eine besondere Aktivität wurde in *Polen* entfaltet, wo 1949 das „Institute of Marine Medicine“ in Danzig gründet wurde. An diesem Institut sind ca. 40 wissenschaftliche Mitarbeiter tätig, die sich allen Fragen der Schiffahrtsmedizin und den praktischen Aspekten der Tropenmedizin und Parasitologie widmen. Die Ergebnisse werden in einer eigenen Zeitschrift (Bulletin of the Institute of Marine Medicine in Gdansk) veröffentlicht.

Die *UdSSR* verfügt in Moskau über ein zentrales schiffahrtsmedizinisches Institut beträchtlicher Größe, das sich besonders mit hygienischen und arbeitsmedizinischen Problemen der See- und Binnenschiffahrt befaßt und den zuständigen Ministerien entsprechende Normvorschläge unterbreitet.

Die Weltgesundheitsorganisation (WHO) und das Internationale Arbeitsbüro (ILO) beschäftigen sich seit 1950 ebenfalls mit schiffahrtsmedizinischen Problemen (s. Lit.-Verz. unter WHO und ILO). Internationale Symposien über Schiffahrtsmedizin haben 1963 in Rostock-Heiligendamm, 1962 und 1965 in Danzig-Gdingen stattgefunden *(Fragen der Schiffahrtsmedizin)*. Conference of Occupational medicine, Section Maritime Medicine, 1963; II. International Symposium of Maritime Medicine, 1966).

II. Bedeutung der Schiffahrt und des Hafenwesens

1. Seeschiffahrt

Die internationale Seeschiffahrt ist ein sehr beträchtlicher Wirtschaftsfaktor. Der Personalbestand der Weltseeschiffahrt ist nicht mit Sicherheit zu ermitteln. Nach einer Schätzung der WHO (*Health of Seafarers,* 1965) dürfte mit einer dreiviertel Million Menschen an seefahrendem Personal zu rechnen sein. Es ist in der Regel männlich. Der überwiegende Anteil der 7000—8000 zur See fahrenden Frauen verteilt sich auf die USA, Großbritannien, Finnland, die UdSSR und die DDR.

Die Gesamttonnage der in der Bundesrepublik registrierten Seeschiffe betrug im Jahre 1967 ca. 5,8 Millionen BRT (Brutto Register Tonnen) bei einer Schiffsanzahl von 2653 Fahrzeugen über 100 BRT. Die Zahl der Frachtschiffe belief sich auf ca. 2377, die der Tanker 117, die der Fahrgastschiffe mit Kabineneinrichtung 4. Der Rest verteilt sich auf Fähr-, Förde-, Bäder und sonstige Fahrzeuge.

Nach ihren Heimathäfen aufgeschlüsselt, entfällt die größte Anzahl der Schiffe auf Hamburg; es folgen Bremen und Bremerhaven, im weiteren Abstand die schleswig-holsteinischen und zuletzt die niedersächsischen Häfen (*Schiffsliste*, 1967).

In der deutschen Seeschiffahrt einschließlich der Fischerei- und Küstenschiffahrt sind ca. 65000 Personen beschäftigt. Die See-Berufsgenossenschaft als Trägerin der Seekasse und der See-Krankenkasse übernimmt die Versicherung dieser Berufsgruppen. 1967 sind in der Unfallversicherung ca. 67900, in der Versicherung der Arbeiter ca. 33300, in der Rentenversicherung der Angestellten ca. 20500, in der Krankenversicherung ca. 62800, in der Arbeitslosenversicherung 52000 Mitglieder pflichtversichert (*See-Berufsgenossenschaft*).

Die prophylaktische und kurative medizinische Betreuung dieser zahlenmäßig relativ kleinen, aber für den deutschen seewärtigen Handel und für die Fischerei außerordentlich wichtigen und kaum ersetzbaren Personengruppe stellt eine schwierige Aufgabe für die mit der Schiffahrtsmedizin befaßten Institutionen dar.

2. Binnenschiffahrt

Die Größe und Personenzahl der Welt-Binnenschiffahrt ist nicht zu ermitteln. Auch die WHO hat auf diesem Gebiet noch keine Erhebungen vorgenommen.

In der Bundesrepublik lassen sich drei durch Kanalsysteme mehr oder weniger eng verbundene Binnenschiffahrtsgebiete unterscheiden: Rhein, Weser, Elbe. Den tonnage- sowie personalmäßig überwiegenden Anteil hat die auch international stark besetzte Rheinschiffahrt inne, deren Verordnungen und Bestimmungen weitgehend an internationale Verträge der Rheinanliegerstaaten gebunden sind (*Soziale Sicherheit der Rheinschiffer*).

Jedes Fracht-Binnenschiff ist durchschnittlich mit 2—3 Mann besetzt. Die Bemannung besteht in der Regel aus dem Schiffsführer, einem Matrosen bzw. Matrosenmotorwart und einem zweiten Matrosen bzw. Schiffsjungen. Bei einem Teil der Fahrzeuge rechnen die Ehefrauen und evtl. auch die übrigen erwachsenen Familienangehörigen zur Besatzung, ohne daß die Gesamtzahl von 3 Personen überschritten wird.

Auf den Binnenwasserstraßen — auf Flüssen, Kanälen, Seen sowie den Binnen- und Seehäfen — fahren ca. 15000 Binnenschiffe einschließlich Schlepper, Fähren und Binnenfischereifahrzeuge mit insgesamt ca. 5 Millionen Ladetonnen (*Bundesminister für Verkehr: Deutsche Binnenschiffahrt*, 1966; *Binnenschiffahrts-Berufsgenossenschaft*, 1966).

Von den insgesamt 15000 Fahrzeugen entfallen ca. 10000 auf die Binnenfrachtschiffe. Auf dem Strom- und Nebenstromgebiet des Rheins rechnet man mit ca. 8000 Frachtschiffen, die restlichen 2000 verteilen sich auf die übrigen Binnenwasserstraßen.

Die Zahl der fahrenden Binnenschiffer selbst beträgt (1967) ca. 25000, die Zahl der bei der Binnenschiffahrts-Berufsgenossenschaft versicherten Schiffer einschließlich der Familienangehörigen, die zum großen Teil mitfahren, ca. 50000.

Der häufigste Typ des Binnenschiffes ist das Motorgüterschiff mit einer Ladefähigkeit zwischen 500 und 1500 t. Die in früheren Jahrzehnten überwiegende Dampf- oder Motorschleppschiffahrt nimmt ständig ab. In den letzten Jahren hat sich die aus den USA übernommene Schubschiffahrt auch in Europa und in der Bundesrepublik durchgesetzt. Eine Reihe von pontonförmigen Binnenwasser fahrzeugen wird von einem Schubschiff, bei dem es sich häufig um einen umgebauten Schlepper handelt, zu Berg bzw. zu Tal geschoben. Die früher in der Binnenschiffahrt häufig zu beobachtende Fortbewegungsart des Stakens ist fast völlig verschwunden. Hierbei handelt es sich um Kähne, die sich — zumeist auf den Revieren der Elbe — zu Berg schleppen ließen und zu Tal stakten. In einigen Häfen mit flachen Wasserarmen ist noch gelegentlich das Staken von Schuten und kleineren Hafenkähnen zu beobachten. Die Flößerei ist in der Bundesrepublik praktisch zum Erliegen gekommen.

Zum Bereich der Binnenschiffahrt gehört auch die Hafen- und Schleppschiffahrt einschließlich des Personenverkehrs in den großen Seehäfen.

3. Hafenwesen

Der deutsche Im- und Export wird zum Teil über den seewärtigen Güterverkehr abgewickelt. Die Bundesrepublik verfügt über eine Reihe von sehr leistungsfähigen Häfen, in denen der Umschlag vom Seeschiff in den Speicher, das Binnenschiff bzw. den Bahnwaggon oder Lastkraftwagen erfolgt. Die Häfen haben zum Teil Freihafencharakter, d. h. ein gewisses Hafenareal wird als Zollausland behandelt. Sowohl hinsichtlich der Umschlagsleistung wie auch der Beschäftigtenzahl liegt Hamburg an der Spitze der deutschen Häfen, gefolgt von Bremen und Bremerhaven. Zusammen mit den beiden kleineren Häfen Emden und Wilhelmshaven stellen diese die Gruppe der deutschen Nordseehäfen dar. Hierbei ist zu bemerken, daß im Mineralölumschlag Wilhelmshaven eine Sonderstellung als Rohölimporthafen einnimmt. Hier wird der Hauptteil des deutschen Mineralölimportes über die Nordwest-Ölleitung in das Rhein- und Ruhrgebiet verpumpt.

Die Hauptostseehäfen sind Kiel und Lübeck sowie Rostock und Wismar in der DDR.

Die deutsche Hochseefischerei ist vorwiegend in den Häfen Bremerhaven, Cuxhaven und im geringeren Umfange auch in Hamburg und Kiel beheimatet. Die Herings-Logger-Fischerei stützt sich im wesentlichen auf die Häfen Vegesack an der Weser und Emden.

Bei den im Hafenbetrieb beschäftigten Personen handelt es sich — jedenfalls bei den größeren und komplexen Häfen — um mehrere Gruppen:

1. Hafenarbeiter,
2. Werftangehörige,
3. Besatzungen der Hafenwasserfahrzeuge wie Schuten, Ewer, Schlepper usw.
4. Angehörige von im Hafen ansässigen Industriebetrieben bzw. Lagerhäusern und Speditions- bzw. Speicherunternehmen.

Im Hamburger Hafen rechnet man mit einer Gesamtbeschäftigtenzahl von ca. 80000 Personen *(Behörde für Wirtschaft und Verkehr)*. Hiervon sind ca. 17000 Hafenarbeiter. In Hamburg ist die Zahl der Werftangehörigen höher als die der Hafenarbeiter. So beschäftigen die Howaldtswerke über 6000 Personen, von denen 5300 als Arbeiter im Betrieb tätig sind. Auf der Deutschen Werft arbeiten ca. 5800, bei Blohm & Voß ca. 8200 Arbeiter und Angestellte.

Der Rest verteilt sich auf einige kleinere Werften und die oben unter 3. und 4. genannten Arbeitnehmer.

Die Zahl der Hafenarbeiter in den übrigen Häfen ist erheblich geringer. So sind in Bremen ca. 2400, in Bremerhaven 1100 und in Lübeck ca. 200 Personen ständig im Hafen tätig.

III. Seeschiffahrt

1. Auswahl und Tauglichkeit

Die Auswahl des neu in die Seefahrt eintretenden sog. „unbefahrenen Mannes" wie auch die des bereits „fahrenden Seemannes" bzw. Offiziers wird grundsätzlich von der Reederei durchgeführt, die ihr Schiff mit Personal besetzen will. Die Lage auf dem Arbeitsmarkt der Seeschiffahrt ist ähnlich wie die des allgemeinen Arbeitsmarktes der Bundesrepublik und zeitweilig sehr angespannt (Mehl, 1967). Der Personalwechsel in der Seeschiffahrt ist außerordentlich groß. Nur ein Teil der Seeleute bleibt längere Zeit bei der Seefahrt. Während die nautischen Offiziere und Kapitäne im allgemeinen als Berufsseeleute anzusprechen sind, wechselt das Ingenieurpersonal vielfach nach wenigen Seefahrtsjahren in Landstellungen über. Die Situation ist ähnlich bei den Matrosen, Reinigern, Heizern, Schmierern und ganz besonders bei den Stewards. Das Durchschnittsalter der Schiffsbesatzungen hat sich während der letzten Jahre aufgrund der weit verbreiteten „Seefahrtsmüdigkeit" beträchtlich verjüngt. Pensionsreife Matrosen bzw. Maschinenpersonal gehören zu den ausgesprochenen Seltenheiten. Das relativ geringe Durchschnittsalter der Schiffsbesatzungen stellt einen positiven Faktor hinsichtlich Krankheitsanfälligkeit und Leistungsfähigkeit während der Seereisen dar.

Die Seediensttauglichkeit wird aufgrund der Ermächtigung seitens des Bundesministeriums für Verkehr durch den Seeärztlichen Dienst der See-Berufsgenossenschaft durchgeführt. Voraussetzung für den Eintritt in die Seefahrt ist die Erlangung der sog. „Gesundheitskarte", in der die Seediensttauglichkeit für den vorgesehenen Dienstzweig an Bord bescheinigt werden muß. Die Untersuchung wird in einer der Dienststellen des Seeärztlichen Dienstes, der in den meisten Hafenplätzen vertreten ist, durchgeführt. Sie ist alle zwei Jahre zu wiederholen.

Die „Richtlinien zur Beurteilung der Seediensttauglichkeit" der *See-Berufsgenossenschaft* basieren auf der ‚Seediensttauglichkeitsverordnung" des *Bundesministeriums für Verkehr.*

Die Richtlinien besagen, daß der Bewerber für einen seemännischen Beruf gesund und frei von Krankheiten sein muß. Es wird eine Mindestgröße von 150 cm und ein Mindestgewicht von 45 kg verlangt. Akute und insbesondere chronische Erkrankungen des Herzens, des Herzkreislaufsystems, der Lungen und des Magens sowie der Nieren bedingen Seedienstuntauglichkeit. Das gleiche gilt für Deformierungen, Gliedmaßenverluste oder ernstere Verletzungsfolgen, Schäden des Gehirns und des Zentralnervensystems, Psychosen, Anfallsleiden und eine Reihe weiterer Störungen. An die psychische Stabilität werden beträchtliche Anforderungen gestellt. Labile Personen und Abenteurernaturen werden rasch Schwierigkeiten an Bord bekommen. Psychopathen sind eo ipso untauglich.

Hinsichtlich des Seh- und Farbunterscheidungsvermögens werden differenzierte Anforderungen gestellt. Das Sehvermögen muß zur Zeit im sog. Decksdienst, d. h. bei den nautischen Offizieren, dem Kapitän und den Matrosen auf jedem der beiden Augen mindestens 0,5 betragen. Dabei ist jedes Auge für sich ohne Glas (auch ohne Haftglas) zu prüfen. Das Farbunterscheidungsvermögen muß ebenfalls im Rot-Grünbereich einwandfrei sein. Es wird nach der Methode der Ishihara- bzw. Stillingtafeln geprüft. In Zweifelsfällen wird eine anomaloskopische Untersuchung von einem Augenarzt durchgeführt.

Die Bewerber für den Maschinendienst und die Ingenieurlaufbahn müssen ohne Glas und ohne Haftschalen auf dem einen Auge mindestens 0,5, auf dem anderen mindestens 0,33 Sehvermögen besitzen. Die übrigen Bewerber (Funkoffiziere, Köche, Stewards, Zahlmeister und sonstiges Personal) sollen ohne Brille beiderseits mindestens 0,25 Sehvermögen oder volle Sehkraft auf dem guten Auge und mindestens Orientierungsvermögen auf dem schlechteren Auge besitzen. Schober (1961), Heinsius (1961), Zorn (1967) behandeln die Probleme der Farbsinnstörungen, der Sehschärfe, des Nachtsehens und des Gesichtsfeldes sowie der Blendungsempfindlichkeit beim seemännischen Personal und in den verschiedenen Laufbahnen der Handelsschiffahrt. Eine spezielle Untersuchung auf Nyktalopie erfolgt nicht, doch wird bei verdächtigen Symptomen bzw. subjektiven Beschwerden eine fachaugenärztliche Untersuchung vorgenommen. Wietfeld (1956) weist auf einen möglichen Zusammenhang zwischen Nyktalopie und Seeunfall hin.

Die Anforderungen an das Hörvermögen sind ebenfalls differenziert. Die Bewerber für den Decksdienst einschließlich der nautischen Offiziere müssen Flüstersprache auf jedem Ohr aus mindestens 5 m Entfernung einwandfrei hören. Dabei ist jedes Ohr im einzelnen abgewandt zu prüfen. Das Hörvermögen für Flüstersprache bei den übrigen Dienstbereichen soll mindestens 3 m betragen. Bei sämtlichem seemännischen Personal muß die Umgangssprache gut verstanden werden.

Einzelheiten über die Notwendigkeit und Durchführung von Tauglichkeitsuntersuchungen finden sich bei KALTENBACH (1958) sowie GREWE (1959). Die ILO hat in ihrer „Convention Concerning the Medical Examination of Seafarers“ Hinweise für die Durchführung ärztlicher Untersuchungen auch in bezug auf die Tauglichkeit von Seeleuten gegeben. Es handelt sich jedoch mehr um generelle Empfehlungen und nicht um exakte medizinische Daten hinsichtlich der Tauglichkeitsbegrenzung.

2. Medizinische und ärztliche Betreuung an Bord und an Land

Entgegen der landläufigen Meinung sind Schiffsärzte an Bord nur in sehr geringer Zahl zu finden. Nach der „Verordnung über die Krankenfürsorge auf Kauffahrteischiffen“ des *Bundesministeriums für Verkehr* sind Schiffe mit mehr als 75 Personen an Bord bei Reisen in der mittleren und großen Fahrt mit einem Schiffsarzt zu besetzen, der verpflichtet ist, die Schiffsbesatzung unentgeltlich zu behandeln. Der Schiffsarzt muß im Geltungsbereich dieser Verordnung approbiert sein und über ausreichende Kenntnisse in der Chirurgie, Gynäkologie sowie je nach Fahrtgebiet in Tropenkrankheiten verfügen. Nur wenige der in der Bundesrepublik registrierten Schiffe haben — einschließlich Passagieren — mehr als 75 Personen an Bord (Passagier- und Combischiffe). Einige Reedereien pflegen auf freiwilliger Basis einen Schiffsarzt mitzunehmen, um ihrer Besatzung und den wenigen Passagieren die Sicherheit einer medizinisch fachkundigen Betreuung an Bord zu geben.

Auf den Schiffen ohne Arzt — und diese stellen den überwiegenden Teil der Schiffahrt dar — ist laut der oben angeführten Verordnung die Kranken- und Verletztenbetreuung vom Kapitän bzw. von dem damit beauftragten Schiffsoffizier durchzuführen. Auf den Schiffen der Bundesrepublik ist dies in der Regel der 2. Offizier. Die Betreuung und Behandlung von Erkrankten sowie Verletzten ist sowohl auf kurzen als auch auf langen Reisen auf Schiffen ohne Arzt vom Kapitän bzw. den Offizieren alleine gegebenenfalls unter Hinzuziehung funkärztlicher Beratung vorzunehmen. Die medizinische Tätigkeit beschränkt sich keineswegs nur auf Erste-Hilfe-Maßnahmen, sondern stellt eine volle medizinische Betreuung häufig über Wochen dar. Das hierzu notwendige Rüstzeug an Wissen sollen die Schiffsoffiziere während ihrer Ausbildung an den Seefahrtsschulen erhalten. Der knappe medizinische Unterricht wird hier von Ärzten mehr oder weniger praxisnahe erteilt. Das Vorhandensein des medizinischen Wissens ist in einer Abschlußprüfung darzulegen. Entsprechende Fortbildungsmöglichkeiten sind, bis auf freiwillige Kurse einiger Reedereien, in der Bundesrepublik bisher nicht vorhanden.

Dem mit der Krankenbehandlung an Bord befaßten Offizier steht ein umfangreiches medizinisches Hilfsbuch *(Anleitung zur Gesundheitspflege auf Kauffahrteischiffen)* zur Verfügung. Die größeren Schiffahrtsnationen besitzen ähnliche medizinische Beratungs- und Behandlungsbücher unterschiedlicher Qualität. *The Ship's Medicine Chest and First Aid at Sea* (USA), *The Ship Captain's Medical Guide* (Großbritannien); *Laegebog for Sjøfarende* (Dänemark); *Legebok for Sjøfolk* (Norwegen); *Instruction médicale à l'usage des capitaines des bàtiments de la marine merchande à bord des q'uels il n'est pas reglementairement embarqe de medecin* (Frankreich); *Leitfaden der Gesundheitspflege auf Seeschiffen* (DDR); *Guida, L'Assistenza Radio-Medica* (internat.). Ein *International Medical Guide for Ships* ist 1967 von der WHO — ILO — IMCO für den Gebrauch an Bord von Seeschiffen sämtlicher Nationalitäten herausgegeben worden.

Zur Betreuung erkrankter Besatzungsmitglieder und Passagiere steht dem Schiffsarzt bzw. 2. Offizier auf den Seeschiffen der Bundesrepublik Deutschland eine Schiffsapotheke zur Verfügung. Der Inhalt dieser Bordapotheke ist durch die Verordnung über die Krankenfürsorge auf Kauffahrteischiffen *(Bundesministerinm für Verkehr)* vorgeschrieben. In den Verzeichnissen I bis V b sind die Medikamente, Krankenpflegeartikel und Verbandstoffe enthalten, die den einzelnen Schiffen je nach Personenzahl an Bord und nach Fahrtgebiet mitgegeben werden müssen. Die Verzeichnisse steigern sich von I bis V b sowohl in der Anzahl der einzelnen Medikamente als auch im Umfang der Vorräte. In der Küsten- und Kleinen Fahrt bis zu 10 Personen an Bord ist nach dem Verzeichnis I, danach je nach Steigerung der Personenzahl bis zum Verzeichnis V b bei 120 oder mehr Personen an Bord auszurüsten. In der sog. Mittleren, d. h. Nord- und Ostsee- sowie Mittelmeerfahrt sind je nach Personenzahl die Verzeichnisse Va bzw. Vb anzuwenden. In der Großen Fahrt, d. h. im weltweiten Verkehr muß die Bordapotheke bei bis zu 30 Personen nach dem Verzeichnis Va, bis zu 75 Personen nach Vb ausgerüstet sein.

Befinden sich in der Mittleren- und Großen Fahrt zwischen 75 und 200 Personen an Bord, so ist nach dem Verzeichnis VIa und bei über 200 Personen an Bord nach VIb auszurüsten. Die Verzeichnisse VIa und VIb gelten also für Schiffe mit Schiffsarzt und sind entsprechend umfangreich.

Für die Fischerei gelten gesonderte Regelungen, und zwar wird eine Ausrüstung nach dem Verzeichnis I bis III vorgeschrieben. Daneben besteht eine eigene Vorschrift über den Inhalt der Rettungsboot-Sanitätskästen. Die Boote haben für jeweils 30 Personen einen Sanitätskasten mitzuführen.

Für die Ausrüstung der Schiffe und Boote gemäß den Verzeichnissen hat der Reeder und soweit diese während der Reise ergänzt werden muß, der Kapitän zu sorgen. Apothekenpflichtige Arzneimittel sind in Apotheken im Geltungsbereich der Verordnung, d.h. im Gebiet der Bundesrepublik Deutschland zu beschaffen. Nur in Not- und Ausnahmefällen ist es gestattet, Arzneimittel auch im Ausland zu kaufen.

Die Verordnung bestimmt weiter, daß vor Antritt jeder Reise von mehr als vierwöchiger Dauer — mindestens aber alle 3 Monate — die Ausrüstung vom Schiffsarzt, auf Schiffen ohne Arzt vom Kapitän, auf Sauberkeit, Vollständigkeit, Verschluß der Behälter, Beschriftung und den Zustand der Instrumente zu überprüfen ist. Weiter enthält sie Vorschriften über Konstruktion und Einrichtung der Arznei- und Betäubungsmittelschränke sowie der Beschriftung der einzelnen Behältnisse.

Sehr wesentlich ist die Vorschrift, daß die Apothekenausrüstung alle 12 Monate von einem Arzt — zumeist dem Hafenarzt — überprüft werden muß. Hierüber wird das sog. „Apothekenattest" ausgestellt. Dieses Attest gehört zu den wichtigen Papieren des Schiffes, ohne dessen Vorhandensein und Gültigkeit bei der Abfertigung in einem deutschen Hafen Schwierigkeiten entstehen.

Die Verzeichnisse der Arznei- und anderen Hilfsmittel der Krankenfürsorge auf den Schiffen I bis VII enthalten eine Aufteilung bezüglich der Anwendungsgebiete. Die Medikamente werden mit der chemischen Bezeichnung, nicht aber mit ihrem Handelsnamen benannt.

Das z.Z. gültige Verzeichnis stammt aus dem Jahre 1956. Eine Neubearbeitung durch die zuständigen Gremien ist bereits erfolgt, jedoch 1967 noch nicht in Kraft getreten. Einige Reedereien sind dazu übergegangen, das gesetzlich vorgeschriebene Verzeichnis von sich aus zu erweitern und zu ergänzen. In diesen Fällen haben die Reedereiärzte eine eigene Liste entworfen, die unter Zugrundelegung der amtlichen Vorschriften die von ihnen für notwendig gehaltenen Medikamente oder Hilfsmittel enthält.

Die Verordnung über Krankenfürsorge auf Kauffahrteischiffen *(Bundesministerium für Verkehr)* enthält weitere Vorschriften über Einrichtung und Ausstattung der Krankenräume sowie der Hospitaltoiletten und Bäder. Danach sind Schiffe in der Großen Fahrt mit einem ruhig gelegenen, luftigen, hellen und heizbaren Krankenraum auszustatten. Hinsichtlich der Klimatisierung für die Tropenfahrt wird vorgeschrieben, daß bei Vorhandensein einer Klimaanlage an Bord auch Krankenbehandlungs- und Operationsräume an die Anlage anzuschließen sind. Der Krankenraum muß bei Schiffen bis zu 30 Personen an Bord mindestens ein Krankenbett, bei mehr als 30 Personen mindestens 2 Betten enthalten. Für jedes Bett müssen mindestens 6 m^3 Luftraum vorhanden sein. Bei Schiffen mit mehr als 75 Personen erhöht sich die Zahl der Krankenbetten und Krankenräume nach einem in der Verordnung enthaltenen Schlüssel. Schiffe, die mit einem Arzt zu besetzen sind, müssen einen besonderen Operationsraum von mindestens 8,5 m^2 Bodenfläche haben.

Das deutsche Ausrüstungsverzeichnis ist im Verhältnis zu den Vorschriften vieler anderer Nationen recht umfangreich und ermöglicht bei einigen fachlichen Kenntnissen eine durchaus zweckmäßige Kranken- und Verletztenbehandlung bzw. -fürsorge. Die Vorschriften der einzelnen Nationen sind auffällig different. Die führenden Schiffahrtsländer besitzen nicht immer die modernsten und umfangreichsten Apothekenausrüstungen. Die WHO-ILO hat sich bemüht, eine für alle Migliedsländer verbindliche Minimalausrüstung zu erarbeiten. (ILO: Contents auf Ship's Medicine Chests and Medical Advice by Radio to Ships at Sea, ILO: Empfehlung betr. den Inhalt der Schiffsapotheken, ILO-WHO: Joint Committee on the Hygiene of Seafarers.) Eine neue Empfehlung der WHO-ILO-IMCO über die internationale Standardausrüstung der Schiffsapotheken findet sich im International Medical Guide for Ships 1967.

Die Seeleute, die auf Schiffen der Bundesrepublik fahren, müssen bei der See-Berufsgenossenschaft unfall-, invaliden- und krankenversichert sein. Im Erkrankungs- bzw. Unglücksfall wird die Behandlung im Bereich der Bundesrepublik im Rahmen der kassenärztlichen Versorgung von niedergelassenen Ärzten bzw. Krankenhäusern vorgenommen. Seemannsambulatorien oder ähnliche Einrichtungen bestehen nicht. Als Kostenträger fungiert in Erkrankungsfällen die Seekrankenkasse, bei Berufs- und Wegeunfällen die Seekasse als berufsgenossenschaftlicher Versicherungsträger. Für die Kosten der Krankenbetreuung an Bord und im Ausland muß nach deutschem Recht der Reeder aufkommen.

Ambulante und stationäre Behandlungskosten sind einschließlich der Repatriierung von der Reederei zu tragen.

Die Gepflogenheiten der Schiffahrtsländer auf dem Gebiet der Krankenfürsorge an Land sind unterschiedlich. Im allgemeinen müssen die Behandlungskosten von der Reederei getragen werden. Einige Schiffahrtsländer wie z.B. Italien besitzen spezielle Seefahrtskrankenkassen (Cassa Marittima Tirrena u.a.), die die ambulanten und stationären Behandlungskosten sowohl im Inland wie auch im Ausland übernehmen.

Von besonderen „Schiffskrankheiten" kann man heute — im Gegensatz zu früheren Jahrhunderten, in denen Skorbut, Beri-Beri und bestimmte tropische Infektionskrankheiten teilweise ganze Flotten entvölkerten — nicht mehr sprechen. Die einzige, wirklich schiffstypische Krankheit ist die *Seekrankheit*, die maritime Form der Kinetose. Diese Erkrankung kann sowohl für den Seemann als auch besonders für den Passagier höchst unangenehm werden, wenn sie auch nach Beendigung der Exposition meist rasch verschwindet, ohne Folgen zu hinterlassen. In der Regel tritt zwar individuell verschieden mehr oder weniger rasch eine Adaptation an die Beschleunigungsreize ein; doch gibt es durchaus Seeleute, die nach mehr oder minder langdauernden Reizruhepausen bei erneuter Beschleunigungseinwirkung immer wieder erkranken. Auf Passagierschiffen stellt die Kinetose bei starkem Seegang nicht selten ein beträchtliches medizinisches Problem dar (Goethe u. Köbke, 1953; Goethe u. Fischer, 1956; Goethe u. Fuhrmann, 1958). Unter den tropischen Infektionen spielt die *Malaria* in der Schiffahrtsmedizin nach wie vor eine nicht zu unterschätzende Rolle. Immer wieder kommt es trotz der in den entsprechenden Fahrtgebieten vorgeschriebenen Prophylaxe, die aber nicht immer lege artis durchgeführt wird, zu Infektionen, welche häufig weder an Bord noch bei ärztlicher Behandlung an Land erkannt werden (*See-Berufsgenossenschaft*, Merkblatt über Malaria). Jedes Jahr ist mit einigen Malariatodesfällen in der deutschen Hochseeschiffahrt zu rechnen.

Es gibt auffallenderweise einige bestimmte Erkrankungen bzw. Erkrankungsgruppen, die an Bord gehäuft vorzukommen scheinen. Hier sind besonders die in der tropischen Fahrt außerordentlich verbreiteten Mykosen, Otitis externa, Magen-Darmerkrankungen, wie Gastritis und Ulcus ventriculi sive duodeni zu nennen. Statistiken über die an Bord von Schiffsärzten bzw. Offizieren diagnostizierten und behandelten Krankheiten liegen allerdings nicht vor. Die Arbeitsunfähigkeitsstatistik des seeärztlichen Dienstes der See-Berufsgenossenschaft erlaubt einen Einblick in die Diagnosenverteilung der arbeitsunfähig gewordenen Seeleute, die einer ambulanten oder stationären Behandlung in Deutschland bedurften (*See-Berufsgenossenschaft:* Verwaltungsbericht 1965 und vorangegangene Jahre). An erster Stelle rangieren in der Arbeitsunfähigkeitsstatistik die Krankheiten der Verdauungsorgane mit fast $^1/_4$ sämtlicher Fälle, gefolgt in weitem Abstand von der Gruppe der Krankheiten der Atmungsorgane, wiederum in größerem Abstand gefolgt von den Krankheiten der Knochen- und Bewegungsorgane, der Krankheiten des Herzens und der Kreislauforgane, der oberflächlichen Verletzungen, Prellungen, Quetschungen ohne Hautverletzungen ausschließlich Kopfverletzungen (Unfälle). Sämtliche weiteren Diagnosen Arbeitsunfähigkeit verursachender Erkrankungen bzw. Verletzungen folgen in großem Abstand. Es ist auffällig, daß die Relationen dieser Diagnosenverteilung in den Krankenstatistiken der See-Berufsgenossenschaft praktisch über viele Jahre konstant sind. In der Statistik der für dauernd seedienstuntauglich erklärten Seeleute (*See-Berufsgenossenschaft:* Unfallverhütung, Schiffssicherheit, Gesundheitsdienst 1966 und vorangegangene Jahre) nehmen die Herz- und Kreislaufkrankheiten über Jahre hinaus den ersten Platz ein. Erst im weiten Abstand folgen die Krankheiten der Bewegungsorgane, Wirbelsäulen- und Bandscheibenschädigungen, Psychosen und Magenerkrankungen. Hieraus läßt sich schließen, daß die in der Arbeitsunfähigkeitsstatistik zahlenmäßig durchaus nicht hervortretenden Herz- und Kreislauferkrankungen häufig gravierender Natur sind und vielfach Seedienstuntauglichkeit verursachen. So sind z. B. von den im Jahre 1964 behandelten 1282 Herz- und Kreislaufkranken 195, d. h. 15,2% seedienstuntauglich geworden.

Für den speziellen Bereich der deutschen Hochseefischerei liegen einige Angaben über die Diagnosenverteilung bei Erkrankungen bzw. Unfällen auf See vor. Dieser Berufszweig nimmt insofern eine Sonderstellung ein, als die ärztliche Versorgung großenteils auf See von besonderen Fischerei-Schutzbooten bzw. von den Schiffsärzten der Fischerei-Forschungsschiffe durchgeführt wird. Der deutsche Fischereischutzdienst verfügt über drei Fischerei-Schutzboote, die je mit einem Arzt und einem Sanitätsgehilfen besetzt sind. Dem Arzt steht eine gut ausgerüstete Apotheke und ein kompletter Operationsraum sowie ein größeres Hospital zur Verfügung. Behandlungen werden auf See nach Übersetzen mit dem Schlauchboot entweder direkt auf dem Fischerei-Fahrzeug oder ambulant bzw. stationär an Bord des Fischerei-Schutzbootes durchgeführt (SCHUMACHER u. GOETHE u. GUDMUNDSSON, 1950). Über das Ergebnis einer internationalen Umfrage hinsichtlich der notwendigen Maßnahmen bei Auftreten von Hepatitis epidemica an Bord von Fischereifahrzeugen berichtet GOETHE (1967). In den Diagnosenaufstellungen der Jahre 1950—1960, die durch die Auswertung der Krankenbücher der verschiedenen Fischerei-Schutzboote gewonnen wurden (GOETHE, RINCK u. GUDMUNDSSON, 1959; GOETHE, 1965), ergibt sich folgendes: Die Verteilung der Erkrankungshäufigkeit weist einige für die Fischereiverhältnisse typische Eigenheiten auf. In den Jahren 1950—1955 waren über 22% aller zur Behandlung gekommenen Fischer Unfallpatienten. Im Zeitraum 1956—1960 sank diese Zahl auf 11,4% ab. Die Unfallzahlen liegen auf den Fischdampfern wahrscheinlich aufgrund der erheblich schwierigeren Arbeitsbedingungen im Durchschnitt höher als in der Loggerfischerei. An zweiter Stelle der Erkrankungshäufigkeit stand in den Jahren 1950—1955 die Diagnosengruppe der „Handeiterungen". Von dieser Erkrankung wird vorwiegend das Deckspersonal befallen. Hier führen häufig kleine Verletzungen zu stärkeren Entzündungen, bedingt durch die strapaziösen Arbeiten im Salzwasser und das Scheuern des Ölrocks am Handgelenk. In den Jahren 1956—1960 ist diese Erkrankungsgruppe in der Häufigkeitsverteilung auf fast die Hälfte abgesunken. Die verbesserte Hauthygiene und entsprechende frühzeitige Maßnahmen dürften wesentlich zur Verminderung dieser Erkrankung beigetragen haben. Unfälle und Entzündungen im Handbereich stellen aber nach wie vor neben den Erkältungskrankheiten sowie der stark vertretenen Gruppe der Zahn-, Mund-, und Kieferkrankheiten die großen Probleme in der Fischerei dar (STEINBERG, 1948; ENGELHARD, 1957). Umfangreiche Studien über die Pathologie der Hochseefischer verdanken wir KERSTEN (1963, 1966) und auch SCHILLING (1966).

Sowohl in der Hochseeschiffahrt als auch in der Fischerei verursachen Erkrankungen der Zähne beträchtliche Schwierigkeiten. Eine Behandlung an Bord ist bei Schiffen ohne Arzt praktisch unmöglich. Während der kurzen Liegezeiten besonders in den ausländischen Häfen, im Verlaufe längerer Reisen kann eine gründliche konservierende Behandlung kaum durchgeführt werden. Die Folge ist, daß viele Seeleute bereits in jungen Jahren ein sehr lückenhaftes Gebiß haben bzw. eine Prothese tragen müssen. Während des Aufenthaltes im Heimathafen bzw. des Urlaubs nimmt sich der Seemann auch nicht immer die Zeit, die notwendige zahnärztliche Kontrolle bzw. Behandlung durchführen zu lassen. Die See-Berufsgenossenschaft gibt seit einigen Jahren die Gesundheitskarte nur dann aus, wenn das Gebiß des Anwärters in Ordnung ist.

Medizinische Statistiken über die internationale Seeschiffahrt sind kaum bekannt geworden. Einige Angaben finden sich bei: *Atti del Primo Congresso Internationale Sull'Assistenza di Malattia e la Tutela Infortunistica della Gente del Mare Nei Paesi della C.E.E.* (1960); KAHLE (1960); BENEDETTI u.a. (1961); BOCCALATE (1964); TRAPP (1966); RIZZO (1967); MOLFINO (1960); (hier weitere Literaturhinweise). Nach Diagnosen, Alter und Laufbahn geordnete medizinische Statistiken über Erkrankungen, Unglücks- und Todesfälle in der norwegischen Handelsschiffahrt wurden von ARNER und TENFJORD veröffentlicht.

Über spezielle Erkrankungen bei Seeleuten ist in der internationalen Literatur eine größere Zahl von Veröffentlichungen erschienen. Das „Centro Internazionale Radio-Medico" (C.I.R.M.) hat unter der Leitung von GUIDA „Atti Della Sezione Studi Del Centro Internazionale Radio Medico" eine größere Zahl von Arbeiten aus dem Gebiet der Schiffahrtsmedizin herausgebracht. Hier werden auch spezielle Erkrankungen teilweise mit ausführlicher Literaturangabe abgehandelt. Über allgemeine medizinische Probleme in der Seefahrt unter besonderer Berücksichtigung der britischen Verhältnisse berichten CARR (1945), ROSE (1959), HUTCHISON (1959), LEVIN (1961). Die medizinische Problematik in der norwegischen Seeschiffahrt, die aber durchaus Rückschlüsse auf die internationale Situation erlauben dürfte, wird in einem diesem Thema gewidmeten Sonderheft der „Tidsskrift for den norske Laegeforening" beleuchtet (ARNER u. HERSSON, ARNER u. TENFJORD, STRØM, SUNDBY, KJØLSTAD, JOREM u. MORTENSEN, THAULOW, THAULOW u. ALBRETSEN, SOLEM, OGRIM, GUTHE n. IDSØE, HAUGE, GUTHE, EEG-LARSEN, MELLBYE, EVANG, sämtlich 1964).

Eine Reihe von tödlichen Unfällen in der Schiffahrt haben PUSKEILER und KERSTEN (1964) analysiert. Hierbei wurden 46 Unfallereignisse mit 52 Schadensfällen besprochen. Den Hauptteil der tödlichen Unfälle stellte die Fischerei mit 32 Toten. Bei 36 Unfällen stürzten Menschen über Bord, 9 tödliche Arbeitsunfälle ereigneten sich an Deck. Ein Unfall wurde durch Alkoholintoxikation verursacht. Bei der überwiegenden Zahl der Verunglückten muß Ertrinken als Todesursache angenommen werden. 9 von insgesamt 46 Unfällen ließen als Ursache technische Mängel erkennen, der Rest war überwiegend auf menschliches Fehlverhalten zurückzuführen. Der Alkoholismus spielt bei Seeleuten eine nicht unbeträchtliche Rolle (BONFIGLIO u. a., 1963; ROSE u. a., 1963; REIMER, 1964) und steht häufig in unmittelbarer Verbindung zum Suicid.

Die WHO beschäftigt sich seit ihrem Bestehen ebenfalls intensiv mit den gesundheitlichen Problemen der Seeschiffahrt und besonders mit den medizinischen Betreuungsmöglichkeiten an Bord wie auch an Land. Aufgrund einer ausgedehnten Umfrage in ihren Mitgliedsländern gab die WHO einen vergleichenden Bericht über Art und Größe der gesundheitlichen Probleme der Seeleute, der ärztlichen Untersuchungsqualitäten, der medizinischen Betreuungsmöglichkeiten an Bord, der medizinischen Betreuung an Land, des medizinischen Berichtswesens und der Koordinationsfrage (WHO: Health of Seafarers, Study of the Nature and Extent of the Health Problems of Seafarers and of the Health Services available to them 1965).

ELLIS und ROWLANDS (1966) berichten über die gesundheitlichen Probleme der britischen Flotte während der beiden Weltkriege. Daraus geht hervor, daß abgesehen von kriegsbedingten Wunden und Verletzungen die höchste Kranken- bzw. Arbeitsunfähigkeitsrate in der britischen Kriegsmarine in den Jahren 1914, 1915 und 1939—1945 von der Gruppe der Erkrankungen des Verdauungssystems angeführt wird. Dann folgen Hauterkrankungen und Geschlechtskrankheiten (Syphilis und Gonorrhoe). Letztere sanken 1939—1945 gegenüber 1914/1915 wesentlich ab. Auffällig stark stieg während des 2. Weltkrieges die Arbeitsunfähigkeit aufgrund Erkrankungen des Nervensystems einschließlich psychischer Defekte.

Eine ausgedehnte Todesursachenstatistik für die Jahre vor 1945 hat das Ministry of Transport, London, geführt (HUTCHISON, 1959).

Über die medizinischen Aspekte des seereisenden Passagiers finden sich, außer den Referaten des „*First International-Symposium on Health and Travel*", kaum Veröffentlichungen.

3. Schiffshygiene

In historischer Hinsicht ist die Schiffshygiene von Schadewaldt ausführlich abgehandelt worden (s. S. 15).

Außer in den Büchern von Zorn: „Pomorska higijena", Mirra: „Medicina Navale", Ejsmont: „Higiena na statkach a stan zdrowia", Starokadomskjy: „Leitfaden der Hygiene der Hochseeschiffahrt" [UdSSR] und der WHO-Veröffentlichung von Lamoureux: „Guide to ship sanitation" finden sich auch in der internationalen Literatur keine zusammenfassenden Darstellungen über den derzeitigen Stand der Schiffshygiene.

Die allgemeine Schiffshygiene entspricht nicht immer dem an Land gewohnten Standard. Das trifft z. T. eigenartigerweise sogar für die bedeutenden Schiffahrtsländer zu. Der Schiffshygiene sollte weit größere Beachtung geschenkt werden, da sich durch die räumliche Enge an Bord, durch die Infektionsgefährdung in den Anlaufhäfen und durch die eingeschränkten präventiven und therapeutischen Möglichkeiten an Bord die gesundheitliche Gefährdung beträchtlich erhöht.

Allgemeine hygienische Richtlinien und Vorschriften sind in den USA, *United States Maritime Commission, Bureau of Martime Service:* „Ship Sanitation", und in der UdSSR, *Ministerium für Gesundheit der UdSSR:* „Sanitätsvorschriften der See-, Fluß- und Binnenschiffe der UdSSR", erschienen. Möller (1960, 1964) berichtet für den Bereich der DDR, in der die schiffshygienischen Aufgaben in einem eigenen Referat beim Medizinischen Dienst des Verkehrswesens, Direktion Schiffahrt, in Rostock zusammengefaßt sind, über die Aufgaben der Hygieneinspektion in der Schiffahrt.

Im Rahmen der WHO/ILO ist der Schiffshygiene ebenfalls einige Aufmerksamkeit geschenkt worden. Gegenüber der individuellen, präventiven und therapeutischen medizinischen Versorgung der Seeleute ist aber das Problem der allgemeinen Schiffshygiene bisher in den Hintergrund getreten (WHO: Joint ILO/WHO Comitee — On the Hygiene of Seafarers).

In Zukunft wird sich die zivile Schiffshygiene auch mit Fragen des Strahlenschutzes an Bord sowohl in bezug auf die Ladung (Verschiffung von radioaktivem Material) als auch in bezug auf den Antrieb (Reaktorgetriebene Schiffe), beschäftigen müssen. Nachdem die USA seit Jahren das Erprobungshandelsschiff „Savannah" und die UdSSR den Eisbrecher „Lenin" als reaktorgetriebene Schiffe in Betrieb haben, kommt das erste deutsche Kernenergieschiff „Otto Hahn" 1968 in Fahrt. Daneben sind bekanntlich eine große Zahl von kernenergiegetriebenen Kriegsschiffen wie Flugzeugträger und U-Boote der USA und UdSSR seit Jahren im Einsatz.

a) Wohn- und Schlafräume

Die frühere Unterbringung in Logis, die 10—20 oder auch mehr Personen beherbergten, ist weitgehend zugunsten von Ein- oder Mehr-Mann-Kammern verlassen worden. Die Unterbringung in 2—4-Mann-Kammern ist heute allgemein üblich. Es gibt bereits Schiffe — vorwiegend Tanker bzw. Massengutschiffe — auf denen jeder Mann seine eigene, wenn auch kleine Einzelkammer hat. Die Kammer bzw. das Logis stellt für den Seemann den Wohn- und Aufenthaltsraum gleichzeitig dar. Im allgemeinen sind die Kammern heute recht gemütlich und persönlich eingerichtet. Sie enthalten in der Regel eine Koje, die längs- oder teilweise auch querschiffs angeordnet ist, einen Kleiderschrank, Sitzgelegenheit, Kommodenfächer teilweise unter den Kojen, und nicht selten auch ein Sofa. Auf vielen Schiffen gehören Waschbecken zu den Kammerausrüstungen.

Die Offiziere und Ingenieure sind in der Regel etwas besser untergebracht. Auf größeren, räumlich nicht so beengten Fahrzeugen wie Massengutschiffen und Tankern haben bereits der I. Offizier und der I. und II. Ingenieur häufig ein

„Appartement“, bestehend aus kombiniertem Schlaf-Wohnraum, Arbeitsraum und Duschbad mit WC. Auf jedem modernen, größeren Schiff verfügt der Kapitän über ein Appartement.

Die Einrichtung der Räumlichkeiten entspricht auf den meisten Neubauten durchaus den an Land gewohnten Verhältnissen. Auf kleinen Küstenschiffen und älteren Fahrzeugen finden sich dagegen noch sehr enge und schlecht ausgerüstete Wohn- und Logisräume. In der Zeit des angespannten Arbeitsmarktes wird es jedoch immer schwieriger, für diese Schiffe Besatzungsmitglieder zu finden. Eine Sonderstellung nimmt die Fischerei ein, in der das Logis für 6—10 Mann noch durchaus üblich ist.

Auf den meisten Handelsschiffen oberhalb einer Minimalgröße verfügt die Mannschaft noch über Tagesräume für Besatzung und Offiziere. Die Einrichtung dieser Räume ist im allgemeinen sehr geschmackvoll und zweckentsprechend, da sie dem Seemann das Zuhause ersetzen muß.

Auf vielen Schiffen ist zu beobachten, daß der Pflegezustand der an sich vorzüglichen Einrichtung der Mannschaftskammern und Tagesräume zu wünschen übrig läßt. Selbst sehr gute und gediegene, für den Reeder kostspielige Einrichtungen werden vielfach durch Vandalismus, Unverstand und Gleichgültigkeit rasch beschädigt oder gar mutwillig zerstört. Aufgrund der angespannten Personalsituation und des raschen Personalwechsels gehören die Zeiten, in denen der Seemann sein Schiff liebevoll pflegte, leider der Vergangenheit an.

Die gesetzlichen Grundlagen für die Einrichtung der Logisräume und Kammern stammen für den Bereich der Bundesrepublik aus dem Jahre 1905. Sie sind inzwischen durch die tatsächlichen Verhältnisse und den allgemeinen Standard bis auf wenige Ausnahmen weit überholt (*Bekanntmachung betreffend Logis-, Wasch- und Baderäume sowie die Aborte für die Schiffsmannschaft auf Kauffahrteischiffen*, 1905). Sowohl PETER (1936) als auch KOCH (1958) haben Vorschläge für die Angleichung der Bekanntmachung an die derzeitigen Verhältnisse und an die Erkenntnisse der Schiffshygiene gemacht. Die Anpassung an die heutige Zeit erscheint nach 43 Jahren um so dringender als in dem sog. „Wohnraumattest“ jedem Schiff in 2jährigem Abstand vom hafenärztlichen Dienst eine Bescheinigung ausgestellt werden muß, daß sich seine Wohn-, Bade- und Aborträume in einem der Verordnung entsprechenden Zustand befinden.

Für die dem *Bundesministerium für Verkehr* gehörenden Schiffe wurden 1963 Bestimmungen über die Unterkunftsräume und Kochgelegenheiten erlassen. Hier sind genauere Angaben hinsichtlich Raumbeschaffenheit, Einrichtung, Isolierung, Lüftung, Beleuchtung und Heizung zu finden.

b) Wasserversorgung

Bei den Schiffswasserversorgungsanlagen unterscheidet man im allgemeinen drei Systeme:

1. Trinkwasser,
2. sog. Frisch- bzw. Wasch- bzw. Brauchwasser,
3. Seewasser.

Während früher auf größeren Schiffen häufig alle drei Systeme unabhängig voneinander zu finden waren, werden heute die meisten Fahrzeuge vielfach nur mit einem Trink- und einem Seewassersystem ausgerüstet. Aus Gründen der technologischen Vereinfachung ist man neuerdings bestrebt, ein einheitliches System einschließlich der WC-Spülung zu schaffen. Der Gesamtwasserverbrauch (Trink- und Wasch- bzw. Brauchwasser) ist nicht gering und beträgt z. B. in der Tropenfahrt bis zu 300 Liter pro Kopf.

An das Trinkwassersystem sind im allgemeinen die als solche kenntlich gemachten Trinkwasserentnahmestellen, Zapfhähne in den Kombüsen, Pantries und die Trinkwasserfontänen angeschlossen. Das Trinkwasser wird in der Regel in besonders dafür bestimmte Tanks, die auszementiert oder anderweitig konserviert sein müssen, von Land übernommen, an Bord verbraucht und in den Anlaufhäufen ergänzt. Nur relativ wenige Schiffe destillieren Trinkwasser über Hoch- bzw. viel häufiger über Niederdruckverdampferanlagen aus Seewasser. Die Tanks werden zwar zementiert, jedoch zumeist unter Außerachtlassung hygienischer Regeln.

An das Frisch- bzw. Wasch- bzw. Brauchwassersystem sind im allgemeinen sämtliche Waschbecken, Duschräume, Wäschereien, teilweise aber auch die Geschirrspüleinrichtungen in Pantry und Kombüse angeschlossen. Die Waschwassertanks, die ein erheblich größeres Fassungsvermögen als die Trinkwassertanks haben, liegen häufig im Doppelboden und sind inwendig nicht ausgekleidet oder konserviert. Der Waschwasserverbrauch eines Schiffes ist im allgemeinen sehr beträchtlich. Auch diese Wassersorte wird meist von Land mitgenommen. Ein erheblich größerer Prozentsatz der Schiffe stellt dieses Wasser jedoch mittels Verdampfer her.

Das dritte, an Bord zu findende Wassersystem ist das Seewassersystem. Es dient im allgemeinen nur Reinigungszwecken an Deck, der Toilettenspülung und der Speisung der Feuerlöschhydranten.

Die Unterteilung in drei verschiedene Wassersysteme ist vom hygienischen Standpunkt bedenklich. Nicht immer ist der Konstruktionsplan hinsichtlich Leitung- und Pumpenverlegung sorgfältig ausgearbeitet. Vielfach finden sich Querverbindungen in Form von gemeinsam benutzten Rohrleitungen und Pumpen, die in hygienischer Hinsicht abzulehnen sind. Die ideale Konstruktion, von der aber bisher nur wenig Gebrauch gemacht wird, stellt das zweifache Wassersystem dar, bei dem zwischen Trink- und Frisch- bzw. Wasch- bzw. Brauchwasser nicht unterschieden wird. Das zweite, das Seewassersystem, wird nur für Feuerlösch- und Deckwaschzwecke benutzt. Die Toilettenspülung mit Seewasser (s. weiter unten) birgt technologische Schwierigkeiten durch die Salzverkrustungen der Druckspüler und die rasche Korrosion der vielen Leitungen.

Das vielfach in der Schiffahrt zu findende Prinzip der Versorgung von Waschbecken, Dusche, Pantry-Abwäschen und teilweise auch Kartoffelschälmaschinen mit Frisch- bzw. Wasch- bzw. Brauchwasser ist abzulehnen, da die Wasserqualität nicht den hygienischen Anforderungen entspricht. Nicht selten findet man Kartoffelschälmaschinen oder ähnliche Geräte sogar an die Seewasserleitung angeschlossen. Dieses bedeutet angesichts der bakteriologischen Kontamination fast jeden Hafenwassers eine gesundheitliche Gefährdung. Vor Seewasser als Reinigungsmittel in Provianträumen, Kombüsen, Pantries etc. ist ebenfalls dringend zu warnen, da das Seewasser aus den sog. Revieren (küstennahe Schifffahrtsstraßen) und den Häfen bakteriologisch indiskutabel ist.

Die Wasserversorgung an Bord stellt ein ernstes hygienisches Problem dar. Häufig finden sich sehr starke bakeriologische Verunreinigungen, teilweise auch durch Abwasserkeime (Staak, 1962; Müller, 1961, 1965). Blaas (1959) behandelt in einem ausführlichen Bericht die Trinkwasserverhältnisse an Bord der Schiffe der deutschen Bundesmarine einschließlich der für die Verbesserung des Zustandes in Frage kommenden Verfahren. Speziell mit dem Filter- und Ionenaustauscherverfahren bei der Wasseraufbereitung an Bord beschäftigt sich Mehls (1962). Hier wird auch ein eigener Seenot-Trinkwasserbereiter für den Gebrauch im Rettungsboot beschrieben.

Buczowska (1965) schildert die Probleme der Wasserversorgung an Bord einschließlich des Einsatzes von Filteranlagen, Chlorierung und Silberung.

Die Schiffswasserübernahmeeinrichtungen lassen ebenfalls vom hygienischen Standpunkt häufig zu wünschen übrig. In der Regel werden Unterflurhydranten an den Kai-Versorgungsanlagen aufgestellt, wobei dann mittels mehr oder minder hygienisch geführter Schläuche, die nicht selten auch für andere Zwecke benutzt werden, das Trinkwasser in die Tanks übernommen wird.

Eine regelmäßige Chlorierung oder Überprüfung des Trinkwassers ist bis jetzt nicht vorgeschrieben. Gesetzliche Grundlagen für die Konstruktion der Schiffswasserversorgungsanlagen sind bisher in der Bundesrepublik nicht vorhanden. Die Sektion Schiffahrtsmedizin der Deutschen Gesellschaft für Verkehrsmedizin hat 1965 „*Richtlinien für die Versorgung von Schiffen mit Trinkwasser*“ herausgegeben. Sehr strenge hygienische Richtlinien mit ausgedehnten technologischen Hinweisen hat das *U.S.Department of Health, Education and Welfare, Public Health Service*, in der Reihe des „Handbook on Sanitation“ herausgegeben (Vessel Construction, Vessel Watering Points, Vessel in Operation). Für den Bereich der UdSSR hat das *Ministerium für Gesundheitsschutz der UdSSR* in den „Sanitätsvorschriften für See-, Fluß- und Binnenschiffe der UdSSR“ für Wasserversorgungsanlagen an Bord Vorschriften unterbreitet. Das Gleiche gilt für den Bereich der DDR (*Medizinischer Dienst des Verkehrswesens der DDR*: Hygienevorschrift für den Neu- und Umbau von Seeschiffen).

c) Abwasser

Üblicherweise wird in der Schiffahrt auf See, im Revier und auch im Hafen das Abwasser aus Wasch- und Baderäumen, Kombüsen, Pantries und Toiletten direkt über Bord gegeben.

In den letzten Jahren zeichnen sich Bestrebungen ab, der weiteren Verschmutzung des Hafenwassers, besonders auf Fluß- und Seerevieren, Einhalt zu gebieten. In der sog. „Großseenfahrt“, die die USA und Kanada berührt, sind bereits recht einschneidende Vorschriften in Bearbeitung, die das Ablassen von Abwasser, insbesondere Fäkalabwasser beschränken. Im Trinkwassereinzugs- und Hafengebiet wird eine Abwasserentkeimung und -vorreinigung bzw. der Einbau von Fäkaltanks an Bord gefordert. Diese Fäkalsammeltanks können dann über Schlauchleitungen an Land entleert bzw. später auf See abgelassen werden. Technologisch bereitet die Entkeimung und Abwasservorreinigung noch ernste Probleme, die bisher noch nicht als gelöst betrachtet werden können. Weitgehend gibt man hier bisher der Chlorierung den Vorzug. Buczowska (1965) beleuchtet die Probleme der Abwasserbeseitigung, insbesondere der Fäkalien und der Feststoffe erstmalig für die Schiffahrt. Für die Bereiche der UdSSR und der DDR (*Ministerium für Gesundheitsschutz der UdSSR*: Sanitätsvorschriften für See-, Fluß- und Binnenschiffe der UdSSR und *Medizinischer Dienst des Verkehrswesens der DDR:* Hygienevorschrift für den Neu- und Umbau von Seeschiffen) bestehen ebenfalls Vorschriften für den Einbau von Fäkalientanks.

Es ist zu erwarten, daß auch die übrigen schiffahrtstreibenden Länder, soweit hygienische Probleme des Hafenwassers und der Binnenwasserstraßen auftauchen, der Abwasserbehandlung der Schiffahrt mehr und mehr Aufmerksamkeit widmen werden. Es wird bereits heute darüber Klage geführt, daß die Hafenbecken, insbesondere der abgeschleusten Häfen, und weitgehend auch die Binnenwasserstraßen und -seen „Jauchegruben“ ähnlich seien.

d) Ernährung

Im Gegensatz zur Segel- und frühen Dampfschiffahrtszeit ist körperliche Schwerarbeit an Bord selten geworden. Abgesehen von der Fischerei und einigen wenigen Schiffen, auf denen kraftfordernde Ladungsarbeit zu verrichten ist, leistet kaum jemand noch Schwerarbeit in der Schiffahrt. Die Maschine und darüber hinaus die Automation hat die menschliche Kraft ersetzt. Dagegen ist die Ernährung aufgrund der heutigen Konservierungsmöglichkeiten, Kühl- und Tiefgefriertechnik sowie der allgemein besseren wirtschaftlichen Möglichkeiten umfangreich und vielseitig wie nie zuvor. Es herrscht ein Überangebot von Eiweiß, Kohlehydraten und ganz besonders Fett. Der Mindestgehalt der Verpflegung richtet sich in der Bundesrepublik nach der gesetzlich vorgeschriebenen Speiserolle *(Seemannsgesetz)*. Meist wird die in der Speiserolle angegebene Ernährungsquantität jedoch weit überschritten. Fast jede Reederei in der Bundesrepublik ist bemüht, die Stimmung der Besatzung durch gutes Essen zu heben und eine Abwechslung im monotonen Leben zu schaffen. Durch die Eintönigkeit der häufig langen Seereisen gewinnt das Essen an Bord eine unwahrscheinliche, oft geradezu ungebührliche Bedeutung. Nicht selten ist der Koch die Zentralfigur des „Bordgespräches" und des psychologischen Klimas. Die Ansprüche der Seeleute an die Ernährung erscheinen teilweise übersteigert. Während in früheren Jahrzehnten und Jahrhunderten vielfach Ernährungsstörungen und Untergewicht an Bord zu finden waren, herrscht heute Normalgewicht und nicht selten Übergewicht vor (Goethe, 1963). Ausführliche ernährungsphysiologische Überlegungen und Empfehlungen finden sich bei Weibelzahl (1967).

Das Ernährungsregime an Bord entbehrt häufig der Abwechslung und der Einstellung auf die klimatischen Gegebenheiten. Die allgemeine Ausbildung des Kochpersonals in hygienischer, ernährungsphysiologischer und besonders tropenhygienischer Hinsicht ist oft sehr mangelhaft bzw. fehlt vollständig. Eine spezielle Ausbildung für Schiffsköche gibt es in der Bundesrepublik nicht. Die meisten Schiffsköche rekrutieren sich aus dem Bäcker- bzw. Schlachterberuf. Nach einigen Jahren Seefahrtszeit in ihrem ursprünglichen Beruf werden sie dann als angelernte Schiffsköche beschäftigt.

Durch die Einführung des konservierten Lebensmittels bzw. des gekühlten oder gefrorenen Frischproviantes ist eine beträchtliche Abwechslungsmöglichkeit für den Speisezettel gegeben (Krehnke, 1941).

Getränke sind in der Regel an Bord reichlich vorhanden. Schiffsseitig wird meist Tee, Kaffee und verschiedentlich auch Frischmilch gereicht. Die amtliche Speiserolle sieht zwar Kaffee-Ersatz vor, doch es ist allgemein üblich, auch während der Wachen mehr oder weniger starken Bohnenkaffee aufzubrühen. Teilweise wird tiefgefrorene Frischmilch, die mehrere Monate haltbar ist, mitgeführt oder es finden sich an Bord Rekombinierapparate, die aus Magermilchpulver, speziellem Butterfett und Wasser ein milchähnliches Produkt rekombinieren, das, kalt genossen, der Milch geschmacklich kaum nachsteht. Besonders während der Tropenreisen erfreut sich die Milch als solche getrunken oder mit Cornflakes genossen großer Beliebtheit. Sogenanntes „Kujambel" oder ähnliche von der Kombüse hergestellte Fruchtsaftgetränke werden auf den meisten Schiffen ebenfalls kostenlos abgegeben. Dagegen sind Bier, Limonaden, Coca-Cola etc. in der Regel von den Besatzungsmitgliedern selbst zu kaufen. Der reichliche Genuß von eisgekühltem Mineralwasser, Bier etc. ist ebenso wie die gekühlten Trinkwasserfontänen in den Tropen nicht unbedenklich. Häufig treten Magen-Darmstörungen und lokale Unterkühlungssyndrome auf.

Genußmittel in Form von Tabakwaren, Alkohol, Kaffee und Tee werden in der Schiffahrt reichlich verbraucht. Der Zigarettenkonsum hat international gesehen in der Schiffahrt durchaus den Bereich des Abusus erreicht. Durch die mit 2—3 DPf außerordentlich preisgünstige Beschaffungsmöglichkeit an Bord (ein Schiff auf See ist Zollausland) werden nicht selten 30—50 Zigaretten pro Tag konsumiert. Die Monotonie der Reise und der regelmäßigen Wachen an Bord sowie das Fehlen ständiger schwerer körperlicher Arbeit begünstigen den Mißbrauch sehr. Der Pfeifentabak-, Zigarren- und besonders der Kautabakkonsum ist in der Schiffahrt sehr zurückgegangen. Bier und teilweise auch hochprozentige Alkoholica werden an Bord reichlich genossen, sind aber während der Wachzeit verboten, auch beschränkt. Es gibt Reedereien und einzelne Kapitäne, die den Genuß von Alkoholica an Bord generell verbieten (sog. „trockene" Schiffe). Eine Ausnahme machen die Schiffe der Länder, in denen Alkohol aus religiösen Gründen nicht geführt wird.

Der ständige reichliche Biergenuß ist zusammen mit dem Zigarettenabusus bei vielen Seeleuten eine der Quellen steter Magen- und Darmstörungen, insbesondere beim Übergang von einer Klimazone in die andere.

Rauschgiftsucht ist unter Seeleuten relativ selten und spielt in der Schiffahrt keine Rolle.

e) Beleuchtung

Seit der Einführung des elektrischen Lichtes ist die Schiffsbeleuchtung kein Problem mehr. In der Regel findet man Glühlampenbeleuchtung, doch sind viele Schiffe bereits mit Leuchtstoffröhren ausgerüstet.

Die Tageslichtbeleuchtung ist an Bord unter Deck, bedingt durch die relativ kleinen Bullaugen, meist recht gering. Tiefer gelegene Decks besitzen überhaupt kein Tageslicht.

Über die künstlichen Beleuchtungsverhältnisse an Bord liegen sehr wenige Angaben vor. Die meisten diesbezüglichen Untersuchungen werden von Reedereien bzw. Werften durchgeführt und nicht veröffentlicht. Soweit bekannt, ist die Kunstlichtbeleuchtungsintensität in Gängen, Kammern, Maschinenräumen etc. meist relativ gering und genügt kaum den Anforderungen der DIN-Richtlinien 5035. Neuerdings hat der *Germanische Lloyd* als Klassifikationsgesellschaft im Rahmen der Vorschriften über elektrische Bordanlagen Richtwerte hinsichtlich der notwendigen Beleuchtungsintensitäten gegeben.

Szczepański und Went (1965), berichten über Beleuchtungsmessungen auf polnischen Schiffen, die an Arbeitsplätzen in Maschinenräumen etc. 20 bis 100 Lux, an anderen Örtlichkeiten 18—19 Lux und damit auch viel zu niedrige Werte ergeben haben.

Ein besonderes Problem ist die Beleuchtung auf Schiffsbrücken in bezug auf die Sicherheit bei nächtlicher Navigation. Die Beleuchtung auf Kommandobrücken auf Schiffen, die in der Nacht fahren, darf die Wahrnehmungsfähigkeit des Brückenpersonals nicht vermindern. Adrian (1960) empfiehlt zur Instrumentenbeleuchtung auf Schiffsbrücken langwelliges Rotlicht, da die Störwirkung auf das dunkeladaptierte Auge nur den zehnten Teil gegenüber dem üblichen Glühlampenlicht beträgt und bei gleicher Sehschärfe für Rotlicht nur das 0,28fache der Leuchtdichte gegenüber normalem Glühlampenlicht notwendig ist. Weitgehende Verbreitung haben diese Erkenntnisse jedoch bisher bei der Brückenbeleuchtung noch nicht gefunden. Besondere Beleuchtungsprobleme auf der Brücke von Seeschiffen ergeben sich bei der Ablesung der Sichtscheiben der Funkortungsgeräte. Diese als Radargeräte bekannten Einrichtungen besitzen einen Leuchtschirm mit einer relativ geringen Infeldhelligkeit, auf dem trotz der meist sehr differenten Umfeldhelligkeit auch schwache optische Signale sicher erkannt werden müssen, da hiervon die Sicherheit der Navigation weitgehend abhängt (*Radar auf der Brücke von Seeschiffen*, 1966).

f) Klima

Die mikroklimatische Situation an Bord eines Schiffes ist sehr unterschiedlich. In den gemäßigten Zonen herrschen an Bord Temperaturen und Feuchtigkeitsverhältnisse, die innerhalb des Behaglichkeitsbereiches des Menschen liegen. Heizung bzw. Kühlung und Entfeuchtung bzw. Befeuchtung der Luft wird hier nicht notwendig sein. In den feucht-warmen und trocken-heißen Gebieten der Tropen — die Schiffahrt kommt mehr mit den feucht-warmen in Berührung —

wird die Höhe der Lufttemperatur und vor allen Dingen die Feuchtigkeit zu einem Problem. Aus diesem Grunde ist die Tropenschiffahrt zum Teil heute mit individuellen oder zentral gesteuerten Klimanalagen, die vorwiegend der Lufttrocknung und sekundär der Temperaturherabsetzung dienen, ausgestattet. In den kälteren Regionen der südlichen und nördlichen Meere ist eine Heizung notwendig, die entweder als Warmwasserheizungssystem oder — aufgrund der hohen Oberflächentemperaturen nicht empfehlenswert — als Dampfheizungssystem ausgebildet ist. Moderne Schiffe besitzen zentralgesteuerte Klimaanlagen, bei denen wahlweise in den Tropen entfeuchtete und gekühlte bzw. in kälteren Gewässern beheizte Frischluft oder unbehandelte Frischluft bzw. Umluft in die einzelnen Kammern eingeblasen werden kann.

Das Hauptproblem des Wohn-, Schlaf- und Arbeitsraumes an Bord stellt die Ventilation dar. Aufgrund der nur sehr kleinen Bullaugen bzw. Oberlichter — soweit überhaupt vorhanden — sind die natürlichen Lüftungsverhältnisse an Bord der meisten Schiffe außerordentlich dürftig. Fast alle Fahrzeuge besitzen daher künstliche Belüftungssysteme, die mit Druckluft, seltener Saugluft, arbeiten. Bei gleichzeitig angeschlossenen Klimaanlagen wird meist mit dem Druckluftverfahren gearbeitet (Hudema, 1955).

Nächst einem Flugzeug ist das Seeschiff der Ort, an dem der Mensch innerhalb kürzester Zeit sehr rasche Klimaänderungen auszuhalten hat. Es ist nicht selten, daß Temperaturdifferenzen von 20—30° verbunden mit Differenzen der relativen Luftfeuchtigkeit von 40—50% innerhalb weniger Tage oder gar Stunden an Bord ertragen werden müssen. In trocken-heißem, besonders aber feuchtwarmem Klima wird der Aufenthalt in den Arbeits-, insbesondere Maschinenräumen und Kombüsen, wie aber auch in den Kammern aufgrund der hohen Raumtemperaturen und Feuchtigkeiten zur Qual (Ruge, 1932; Jungmann, 1960, 1962; Knapik, 1965; Goethe, 1963; Goethe u. Schadewaldt, 1966; Fischer, 1962; Boy u. Banaszkiewicz, 1965; Kersten, 1966). Sehr ausführlich berichtet Critchley (1945) über Probleme der Kriegführung unter extremen, klimatischen Bedingungen. Hier findet sich eine kritische Sichtung des britischen Schrifttums in klimatologisch-schiffbautechnisch-physiologischer Hinsicht.

Sind Klimaanlagen an Bord vorhanden, so finden sie sich regelmäßig in den Passagier-, nicht immer in den Ingenieurs-, Offiziers- und Kapitänskammern, seltener noch in den Mannschaftskammern. Allerdings nimmt die Zahl der Schiffe, auf denen sämtliche Wohn- und Aufenthaltsräume an zentrale Klimaanlagen angeschlossen sind, besonders in der Tank- und Massengutschiffahrt in den letzten Jahren wesentlich zu. Wie die Beobachtungen bei einer Tankschiffreederei, deren Schiffe mit individuell steuerbaren Zentralklimaanlagen für alle Wohn- und Aufenthaltsräume ausgerüstet sind, zeigen, steigt die Arbeitsfreudigkeit und die Arbeitsfähigkeit der Besatzung in den feucht-warmen Tropen ganz beträchtlich. Die Krankheitsanfälligkeit nimmt signifikant ab. Häufig wird allerdings der Fehler begangen, die Kammertemperatur gegenüber der Außenluft zu weit herunterzukühlen. Der wesentliche Faktor besonders in den feucht-warmen Tropen ist die Herabsetzung der Luftfeuchtigkeit, die den Behaglichkeitsgrad wesentlich erhöht. Bei Seeleuten, die in den Tropen in nichtklimatisierten Räumen bzw. an Deck längere Zeit gearbeitet haben und die dann — meist nur noch sehr schwach bekleidet — in die stark heruntergekühlten Kammern kommen und sich dort noch dem kühlen lokalen Ventilationsstrom aussetzen, treten häufig Allgemeinstörungen, muskulär-rheumatoide Erkrankungen und Magen-Darmbeschwerden auf.

Auch auf Schiffen mit zentralen, alle Räume versorgenden Klimaanlagen ist in der Regel der Maschinenraum und die Kombüse nicht klimatisiert. Aufgrund der starken thermischen Belastung dieser Räume ist nur eine Frischluftventilation möglich. Die thermische und Feuchtigkeitsbelastung ist insbesondere in den Maschinenräumen der Dampfturbinenschiffe sehr beträchtlich. Temperaturen zwischen 40 und 60° bei relativ hohen Luftfeuchtigkeiten sind nicht selten. Herrschen dann auch in den Kammern auf diesen Schiffen ohne Klimaanlage ähnliche Verhältnisse, so ist Erholung und Schlaf stark behindert. Infolge der Wärmestauung suchen die Besatzungen dann vielfach der Hitze der Kammern zu entgehen, indem sie sich an Deck zum Schlafen legen, wodurch Infektionsgefahr durch Insektenstiche (Malaria etc.) gegeben ist und auch generelle Störungen durch die Abkühlung im Laufe der Nacht auftreten können. Eine ausführliche Darstellung der Literatur über Hitzeschäden auch in der Schiffahrt findet sich bei KUTZ (1959).

g) Lärm

Abgesehen vom Windgeräusch sowie dem Knarren der Takelage und dem Ächzen des Schiffes herrschte an Bord während der Segelschiffzeit vollständige Stille. Mit der Einführung der Kolbendampfmaschine begann der Lärm an Bord. Er wurde aber erst zu einem medizinisch-technischen Problem, als Getriebeturbinen und Motoren großer Leistung, insbesondere Schnelläufer mit Aufladeturbinen in der Schiffahrt Eingang fanden. Man kann in bezug auf das Lärmproblem an Bord drei Areale unterscheiden:

1. Das Navigationsareal mit Brücke, Brückennock, Peildeck und evtl. Ausguckstation. Dieses Areal soll möglichst von jedem Lärmeinfluß freigehalten werden, da hier bei Tage und bei Nacht und insbesondere bei unsichtigem Wetter bzw. Nebel leise akustische Signale anderer Fahrzeuge gehört werden müssen.

2. Das Wohn- und Aufenthaltsareal. Hier soll sich die Besatzung erholen und einem möglichst geringen Lärmeinfluß während der Freiwachen ausgesetzt sein.

3. Das Maschinenraumareal mit den eigentlichen Hauptlärmerzeugern.

Befindet sich das navigatorische Areal mittschiffs und die Maschine achtern, so ist in der Regel die Lärmbelästigung auf der Brücke relativ gering. Liegt auch die Maschine mittschiffs bzw. die Brücke achtern, so treten in der Regel stärkere Lärmbelästigungen im Navigationsareal auf. Insbesondere tragen hierzu die vielfach ungünstig angebrachten Lufteintritts- und -austrittsöffnungen bei. Das Wohnareal ist sehr häufig um den Maschinenraum herum angeordnet und schalltechnisch nicht immer gut isoliert. In stark belärmten Kammern ist die Schlaf- und Erholungsfähigkeit allein durch den Lärmeinfluß ganz erheblich herabgesetzt. Im Maschinenraum wird der Lärm bei Motorschiffen einmal durch die Hauptmaschine, dann aber auch durch die Hilfsmaschinen wie Diesel und Kompressoren ausgelöst. Auf Getriebe-Turbinenschiffen sind meist die Getriebe der Haupt- und Hilfsmaschinen sowie die Dampfdruckregler die wesentlichen Lärmerzeuger (GOETHE, 1967).

Angaben über die effektive Lärmbelastung an Bord verschiedener Seeschiffe finden sich u. a. bei WEISE (1967); KÖRTE (1967); BAILEY (1963), ZBORALSKI (1961). Akustische und technische Angaben finden sich in dem Übersichtsreferat von SCHWECHHEIMER (1960), anläßlich einer Tagung über Schiffslärmbekämpfung.

Die an Bord zu findenden Schallintensitäten und Frequenzen, die nach der heutigen Nomenklatur in dB A (Dezibel in der Bewertungskurve A) bzw. in Hertz ausgedrückt werden, erreichen im Maschinenraum Größenordnungen, die Innenohrschäden beim Personal befürchten lassen. Entsprechende Untersuchungen der letzten Jahre weisen auf eine beträchtliche Gefährdung hin (GOETHE u. MEYER-DELIUS, 1960; VAN DER WAAL, 1961; GREWE u. LEHNHARDT, 1966; GREWE, 1967; WANDEL, 1967).

Die *See-Berufsgenossenschaft* hat 1967 neugefaßte Richtlinien für zulässige Lautstärken auf Seeschiffen herausgegeben. Danach soll in Maschinenräumen an Fahrständen und dauernden Aufenthaltsplätzen des Maschinenpersonals nicht mehr als 90 dB A herrschen. Für Kontrollgänge bzw. notwendige Reparaturarbeiten an stark belärmten Punkten des Maschinenraumes wird das Tragen von Gehörschutzmitteln empfohlen. Für die Wohnräume und das navigatorische Areal sowie für die Aufenthaltsplätze des Funkers werden 60 dB A angegeben. Die Erfahrung hat indessen gezeigt, daß diese Werte im Schiffbau und in der Schiffahrt aus technologischen oder Kostengründen selten eingehalten werden konnten bzw. eingehalten worden sind. Der *Medizinische Dienst des Verkehrswesens* hat 1960 für den Bereich der DDR ebenfalls „Arbeitsmedizinische Normativen zur Verhütung von Gesundheitsschäden durch Lärmeinwirkungen auf Schiffen" erlassen. Hier werden frequenzabhängige Grenzkurven und relativ niedrige Werte gefordert, über deren Einhaltung bisher keine Erfahrungen bekannt geworden sind. Die Sowjetunion hat ebenfalls Lärmbegrenzungsrichtlinien erlassen (SKURATOWA, 1965), die sich an die international bisher empfohlenen Noise-Rating-Curves (N.R.C.) anlehnen. Die intensitäts- und frequenzbegrenzten Kurven der UdSSR sind unterschiedlich für Maschinen-, Wohn-, Aufenthalts-, Hospital- und sonstige Schiffsräume angegeben worden. Eines ähnlichen Verfahrens bedient sich auch die Deutsche Bundesmarine, die für die verschiedenen Arbeits-, Aufenthalts- und Maschinenräume Begrenzungen in dB A und nach N.R.C. angibt.

h) Schädlinge und Ungeziefer

Das Hauptproblem ist die Ratte. In früheren Jahrhunderten war die *Ratte* als Träger des Pestflohs bei der Ausbreitung der Pest sehr gefürchtet. Seit der international eingeführten und zwangsweise vorgeschriebenen Bekämpfung der Ratten an Bord (WHO: International Sanitary Regulations, 1966) ist die Pestgefahr durch Rattenübertragung weitgehend ausgeschaltet worden. Trotz größter Anstrengungen in der Rattenbekämpfung mittels der althergebrachten Blausäurebegasung sowie der Cumarinabkömmlinge und des Natrium-Fluor-Acetats ist die Rattengefährdung von Schiff und Hafen nach wie vor groß. In neuester Zeit wird bereits über cumarinresistente Rattenstämme berichtet. Die administrativen und freiwilligen Maßnahmen der Betroffenen haben bisher nicht ausgereicht, die Ratten aus den Seehäfen verschwinden zu lassen. Über eine große Rattenbekämpfungsaktion im Hafen von Hamburg berichtet SCHULZE (1964). Rattenfreie Schiffe sind relativ leicht zu erzielen, doch sie rattenfrei zu halten, erscheint bei dem immer neuen Befall in den meisten Häfen der Welt ein sehr schwieriges Unterfangen.

Anläßlich einer Tagung über „Probleme und hygienische Aspekte der Rattenbekämpfung auf Seeschiffen" gaben KOCH, RAUSCHER, DROSIHN, LEMBREZ, JONES und WOODHOUSE (sämtlich 1964) einen Überblick über die verschiedenen Möglichkeiten der Bekämpfung unter besonderer Berücksichtigung der Blausäure, der Cumarin-Präparate und des Natrium-Fluoracetat (1080). *Das US. Department of Commerce, Maritime Administration, U.S. Department of Health, Education and Welfare, Public Health Service* hat eine sehr ausführliche technische Anweisung über „Rat proofing of Ships" herausgegeben. Mäuse sind an Bord weniger anzutreffen, auch ist ihre hygienische Bedeutung weit geringer, da sie im Gegensatz zur Ratte, die ja Träger des Xenopsylla cheopis (Pestfloh) sein kann, als Vector kaum in Frage kommt.

Außer den Ratten spielen die *Insekten* eine große Rolle an Bord (*Shipboard Pest Control,* 1959), worüber PETER (1940) und WEIDNER (1967) berichten. Unter den Insekten kommen heute Flöhe, Wanzen und Läuse im Gegensatz zu früher auf Schiffen der Deutschen Bundesrepublik kaum noch vor. Gelegentlich findet sich in den Häfen akquirierter Filzlausbefall. In den tropischen Ländern und Küsten spielt die Mückenplage eine beträchtliche Rolle. Der Malariaübertragung durch Anophelen sucht man an Bord durch Mückenschutz der Ansaugstutzen der Lüftungen, der Türen und Bulleyes zu entgehen. Da die konstruktiven Schwierigkeiten der Abdichtung, auch der kleinsten Ritzen, jedoch erheblich sind, findet man auf vielen Tropenschiffen in den entsprechenden Gebieten stärkeren Mückenbefall und auch trotz Prophylaxe Malariaerkrankungen (s. weiter oben). Die Fliegenplage ist in bestimmten Häfen und Küstenstrichen ebenfalls beachtlich. Da Fliegen als Überträger der pathogenen Darmkeime in Frage kommen, ist die Abdichtung des Schiffes gegen diese Insekten erforderlich. Die Fliegen- und Mückenbekämpfung erfolgt heute zumeist durch Insektizide aus Drucksprühdosen.

Eine für den Seemann unangenehme Plage sind die *Kakerlaken*. Diese Blatellaarten sind auf manchen Schiffen — besonders den hygienisch nicht einwandfreien — in unvorstellbaren Scharen zu finden. Bei Eintritt der Dunkelheit kommen sie aus Ritzen und Verstecken hervor und verzehren Speisereste und Krümel, wobei sie als Allesfresser hintereinander oftmals Mülleimer, Aborte, Nahrungsmittel etc. aufsuchen. Die Blatellaarten sind vielfach resistent gegen Insektizide. Die Bekämpfung erfolgt heute im allgemeinen durch spezielle Firmen in den Häfen mittels Diazinon und Pyretrumpräparaten. Als wirkungsvollste Bekämpfungsform hat sich das Anbringen diazinonhaltiger Lacke, die eine sehr lange Wirksamkeit besitzen, erwiesen (*U.S.Department of Health*, 1959).

In Zusammenhang mit dem Proviant und der Ladung kommen eine Reihe von Schädlingen an Bord vor, die zwar keine medizinische bzw. hygienische Bedeutung haben, deren Bekämpfung mittels Blausäure, Methylbromid und anderen Mitteln aber toxikologische Probleme aufwirft (Hunhold u. Pietrula, 1960).

4. Arbeit an Bord

Mit Ausnahme sehr kleiner Fahrzeuge der Küstenschiffahrt und Fischerei kann man in fast allen Bereichen der Seeschiffahrt zwischen dem Decks- und Maschinendienst unterscheiden. Zum Decksdienst gehören der Kapitän, die nautischen Offiziere, Funker, Bootsmann und Matrosen, evtl. Maler, Zimmerleute, Taucher und Netzmacher. Zum Maschinendienst zählen die Ingenieure, Elektriker, Lagerhalter, Schmierer, Motorenwarte, Heizer, Reiniger sowie auf Tankern die Pumpenleute. Eine dritte Gruppe an Bord bildet das Verpflegungs- und Bedienungspersonal. Hierzu gehören die Stewards, Köche, Kochsmaaten, Bäcker und Schlachter und auf den Passagierschiffen die Zahlmeister (Goethe, 1967). Die Fluktuation, insbesondere unter den jüngeren Seefahrenden ist sehr groß (Mehl, 1967).

Die Arbeitshygiene in der Schiffahrt (Goethe, 1963) hat für die verschiedenen Bereiche, wie Frachtschiffahrt, Passagierschiffahrt, Massengut- und Tankerfahrt sowie für die Fischerei in den einzelnen Dienstzweigen durchaus unterschiedliche Aspekte. Im Verhältnis zu früheren Jahrhunderten ist das Deckspersonal nur noch in geringem Umfang direkten körperlichen Gefahren durch die See selbst — also schweren Unfällen bzw. Über-Bord-Gespültwerden — ausgesetzt. Bei starkem Seegang, insbesondere auf kleineren Fahrzeugen kann es aber bei Sturm im Verlaufe von Sicherungsarbeiten an Deck immer wieder zu Mannschaftsverlusten durch Über-Bord-Spülen kommen. Diese Gefahr ist besonders groß in der Fischerei. Im normalen Schiffsbetrieb eines Hochseeschiffes steht heute der wachhabende Offizier, der Rudergänger und der Wachmann im geschützten Brückenhaus bzw. in der halbgeschützten Nock, wodurch die gesundheitlichen Gefahren durch Nässe, Unterkühlung, die in früheren Jahrhunderten auf dem Seeschiff vorherrschten, weitgehend zurückgedrängt sind.

Im Decksdienst werden Wachen gegangen. Während in früheren Zeiten das sog. 2-Wachensystem mit zwei kompletten Bedienungsmannschaften, die gewöhnlich 6 Stunden Wache gingen und anschließend 6 Stunden Freiwache hatten, vorherrschte, ist heute auf größeren Schiffen das 3-Wachensystem üblich, welches den 8stündigen Arbeitstag an Bord festlegt, in der Reihenfolge von 4 Stunden Wache, 8 Stunden Freiwache *(Seemannsgesetz)*. Die Bedienung des Schiffes erfordert dieses Wachsystem, da ständig ein wachhabender Offizier und 1—2 weitere Leute (Rudergänger, Ausguckmann) zur Verfügung stehen müssen. Die übrigen Dienstgrade des Decksdienstes sind meist zu Konservierungsarbeiten eingeteilt. Hier sind vorwiegend Instandhaltungsarbeiten wie Malerei, Tauwerksreparaturen evtl. Ladungsarbeiten bzw. Tankreinigungen vorzunehmen.

Im Gegensatz zum Deckspersonal tut das Maschinenpersonal mit Ausnahme des Pumpenmannes auf Tankern ständig in geschützten Räumen Dienst. Bei starkem Seegang und beträchtlichen Beschleunigungseinflüssen kann es aber auch hier zu Unfällen, Prellungen, Quetschungen usw. kommen. Verletzungen durch offene Maschinen sind durch das Verschwinden der Kolbendampfmaschinen zugunsten der Motor-, Dampf- oder Gasturbinenanlagen kaum noch zu befürchten.

Auch die bei den Trimmern auf den kohlegeheizten Schiffen nicht selten auftretenden Verschüttungsverletzungen bei einstürzenden Kohlenbergen sind heute bei den durchweg ölgefeuerten Schiffen nicht mehr zu finden. Ebenso wie im Decksdienst ist auch in der Maschine körperliche Schwerarbeit nur noch gelegentlich bei Reparaturen zu verrichten. In diesen Fällen werden jedoch vom Maschinenpersonal große körperliche Leistungen beim Kolbenziehen, Abmontieren schwerer Maschinenteile etc. häufig unter sehr ungünstigen klimatischen Bedingungen verlangt. Der Betrieb der Maschine erfordert ebenfalls ständige Bereitschaft, daher geht fast das gesamte Maschinenpersonal Wache (s. oben). Eine Ausnahme bildet nur der leitende evtl. auch der 2. Ingenieur, die ebenso wie der Kapitän als oberstes Aufsichtsorgan keine Wachen gehen. Die neueste Entwicklung zielt auf den Einsatz wartungsunempfindlicher, von der Brücke gesteuerter Hauptmaschinen ab, wodurch das ständige Maschinenwachpersonal eingespart werden soll.

Gegenüber vergleichbaren Landtätigkeiten der Kellner und des Hotelpersonals ist der Aufgabenbereich von Stewards und Stewardessen erheblich umfangreicher. Er umfaßt neben den eigentlichen Säuberungs- und Reinigungsarbeiten der Messe, der Salons und der Kammern auch das Anrichten und Servieren von Speisen. Durch den Umgang mit Nahrungsmitteln, Speisen und Wasser sowie mit Wäsche, Bettwäsche, den sanitären und hygienischen Einrichtungen der Kammerbewohner trägt das Bedienungspersonal eine erhebliche Verantwortung in allgemeiner schiffshygienischer Hinsicht. Aufgrund der relativ schlechten Einstufung dieser Personengruppe an Bord sowie der mangelnden Vor- und Ausbildung (auch ungelerntes Personal kann sofort als Steward fahren), ist das Niveau leider im allgemeinen recht niedrig. Die Sauberkeit läßt häufig sehr zu wünschen übrig. Nach dem *Bundesseuchengesetz* muß das gesamte Kombüsenpersonal (Koch, Bäcker, Schlachter sowie Kochsmaat, jedoch nicht die Stewards, soweit sie keine Speisen zubereiten) regelmäßig ärztlich untersucht werden. Das Bedienungs- wie auch das Kombüsenpersonal geht gewöhnlich keine Wachen, sondern arbeitet im Tagesdienst.

Die einzige bisher bekannt gewordene Studie über die arbeitsmedizinische Bewertung der seemännischen Berufe verdanken wir ISRAELI, WEINSTEIN u. SÜSSMANN (1966, 1967). Die an Bord eines israelischen Passagierschiffes durchgeführte Studie ergab, daß entgegen früheren Annahmen, das Bedienungs- und Maschinenpersonal härter als das Deckspersonal arbeiten muß, daß die neuropsychische Belastung stärker als bisher berücksichtigt werden sollte, daß das

Maschinenpersonal aufgrund der erheblichen Belastung die Möglichkeit, früher in Pension zu gehen, erhalten und charakterlich labiles Bedienungspersonal, insbesondere bei Umgang mit Passagieren nicht geduldet werden sollte. Ergonomische Betrachtungen bezüglich der Bordpersonalauswahl finden sich bei BIEL und VOGELER (1967).

Die allgemeine Arbeitszeitregelung an Bord erfolgt nach dem *Seemannsgesetz.* Weitere Verordnungen und Regelungen, die die Arbeitstätigkeit an Bord betreffen, finden sich in den „Unfallverhütungsvorschriften für Kauffahrteischiffe" und den „Unfallverhütungsvorschriften für Fischereifahrzeuge" der *See-Berufsgenossenschaft* sowie in der *Verordnung über die Ausführung von Anstricharbeiten in Wasserfahrzeugen und schwimmfähigen Hohlkörpern* (Schiffsraumanstrichverordnung). Für den Bereich der *Deutschen Demokratischen Republik* wird der Arbeitsschutz in der Seeschiffahrt durch eine eigene Arbeitsschutzverordnung geregelt.

5. Schiffbruch und Rettungswesen

Bis zum Aufkommen des Dampfschiffes und insbesondere der drahtlosen Telegraphie herrschte bei den Seeleuten weitgehend die Auffassung vor, daß es besser sei, beim Schiffbruch einen schnellen Tod zu erleiden als im Wasser oder im Rettungsboot langsam zugrunde zu gehen. Erst um die Jahrhundertwende haben sich die Verhältnisse hier grundlegend gewandelt.

Die medizinisch-technischen Probleme des Schiffbruches (SCHADE, 1960) sind vielfältig. Bereits während des eigentlichen Katastrophenvorgangs (Kollision, Brand, Übergehen der Ladung, Leckspringen, Kentern des Schiffes etc.) treten medizinische Probleme durch die Verletzung und psychologische durch die zur Panik führende Situation auf. Wie die Erfahrungen der Vergangenheit, insbesondere der großen Passagierschiffskatastrophen, gezeigt haben, kommt es in dieser Phase nicht selten zu beträchtlichen Menschenverlusten. Unter den Rettungsmitteln, die ein Überleben beim Schiffbruch ermöglichen sollen, lassen sich zwei Systeme unterscheiden:

1. Das individuelle Rettungsmittel, das allgemein als Schwimmweste, Rettungsgürtel oder Rettungsweste bekannt ist.
2. Das kollektive Rettungsmittel in Form von Rettungsboot, Rettungsfloß und aufblasbarer Rettungsinsel.

Das individuelle Rettungsmittel — die Schwimmweste — hat sich wahrscheinlich aus den Schwimmhilfsmitteln entwickelt und dürfte wohl kaum mehr als 200 Jahre alt sein (BERNHARDT, 1964). Die außerordentlich vielfältigen und unterschiedlichen Konstruktionen der letzten Jahrzehnte lassen erkennen, daß man zwar stets bemüht war, eine optimale Konstruktion zu schaffen, jedoch dies mangels der notwendigen physiologischen Vorarbeiten nicht erreichen konnte. Aufgrund der Untersuchungen von MACINTOSH und PASK (1957), PASK (1964), BERNHARDT (1958, 1959) u.a. stellte sich die Notwendigkeit heraus, die vor- und rückseitigen Auftriebskörper in einem bestimmten Größenordnungsverhältnis zueinander anzuordnen. Über die Größenordnung des notwendigen Gesamtauftriebes, Konstruktionseinzelheiten sowie materialtechnische Fragen (Feststoffe, Schaumstoff, Luft) herrscht auch heute noch keine Einigkeit (KOOPMANN, 1964; JUNACK, 1964; DIETRICH, 1964).

Weitere physiologische Untersuchungen sind notwendig. Die Kardinalforderung, die an eine optimale Schwimmweste zu stellen ist und der sich alle anderen Forderungen unterzuordnen haben, ist die, daß das Rettungsmittel in der Lage sein muß, beide Atemöffnungen auch im Erschöpfungs- bzw. Ohnmachtszustand sicher über Wasser zu halten. Diese Forderung wird jedoch von der Mehrzahl der weltweit im Gebrauch befindlichen Schwimmwesten im Augenblick noch nicht erfüllt.

Nach den Forderungen des *Internationalen Schiffssicherheitsvertrages* 1965, dem sich auch die Bundesrepublik angeschlossen hat, muß für jede Person an Bord eines Schiffes eine Rettungsweste eines zugelassenen Typs mitgeführt werden. Diese Zulassung darf durch die nationalen Behörden nur dann erfolgen, wenn sie in Frischwasser ein Eisengewicht von 7,5 kg 24 Stunden lang tragen kann, in Arbeitsausführung und Werkstoff „einwandfrei" ist und beliebig mit jeder Seite nach außen getragen werden kann. Sie muß eine „Stütze" für den Kopf haben, um das Gewicht einer bewußtlosen Person über Wasser zu halten. Sie muß den Körper beim Eintauchen in das Wasser in eine sichere Schwimmlage drehen können etc.

Das kollektive Rettungsmittel ist in den letzten Jahren ebenfalls einer wesentlichen Veränderungstendenz unterworfen. Während ursprünglich nur starre Rettungsboote, die aber beim Aussetzen im Katastrophenfall häufig beträchtliche Schwierigkeiten machen, vorhanden waren, sind die meisten seefahrttreibenden Nationen jetzt dazu übergegangen, aufblasbare Rettungsflöße bzw. Rettungsinseln zuzulassen. Die Entwicklung dieser in den verschiedensten Größen hergestellten aufblasbaren Rettungsmittel ist in den letzten Jahren sehr vorangetrieben worden (NICHOLL, 1960; KEENE u.a). Nach Auffassung verschiedener Autoren (VOGEL, 1960 u.a.) haben sich die Rettungsinseln im allgemeinen besser bewährt als feste Holz- oder Metallboote, die Schwierigkeiten beim Aussetzen machen. Rettungsinseln können selbst bei schwerem Seegang zu Wasser gelassen werden. Außerdem sind sie unempfindlich gegen Einwirkung grober See und auch recht widerstandsfähig bei der Strandung. Die Ausrüstung der Seeschiffe mit Rettungsbooten bzw. Rettungsinseln ist ebenfalls im *Internationalen Schiffssicherheitsvertrag* festgelegt. Das Überleben der Schiffbrüchigen im Wasser bzw. im Boot hängt primär von der Umgebungstemperatur, sekundär von der Wasserversorgung und tertiär von der Ernährung ab. Auf einer Tagung über „Die Situation des Schiffbrüchigen in medizinischer Sicht" beschäftigten sich BEHMANN, GLATZEL, SCHADE und LINDEMANN (1960) mit den physiologischen, ernährungsphysiologischen, medizinisch-technischen und psychologischen Aspekten des Schiffbruches. Hier wurde verschiedentlich auf die Gefahren des Seewassergenusses hingewiesen. Schiffbrüchige sollten ausschließlich Süßwasser evtl. Regenwasser genießen (*See-Berufsgenossenschaft:* Merkblatt über die Gefahren des Genusses von Seewasser durch Schiffbrüchige, 1960; LINDEMANN, 1960). Die günstigsten Verhältnisse hinsichtlich der Unterkühlungsgefahr finden sich in den Rettungsinseln, die meist gedeckt sind und in denen die Schiffbrüchigen auch in kalten Gewässern große Überlebenschancen haben. Mit den Fragen der Unterkühlung und der Wiedererwärmung unterkühlter Schiffbrüchiger haben sich während des letzten Weltkrieges und im Laufe der letzten Jahrzehnte eine beträchtliche Anzahl von Autoren befaßt.

SCHADEWALDT, THAUER, SCHMIDT, TIDOW, SENDROY und LINDEMANN (1965) referierten auf einem marinemedizinisch-wissenschaftlichen Symposium zum Thema „Überleben auf See". Eine Zusammenfassung des deutschen Schrifttums über dieses Gebiet findet sich bei SCHADEWALDT (1966). Die anglo-amerikanische Literatur ist bei KEATINGE (1965) anläßlich einer Besprechung der „Laconia"-Katastrophe zu finden.

Die Versuche, eine Unterkühlung mittels besonderer bekleidungsphysiologischer Maßnahmen oder gar spezieller „Seenotrettungsanzüge" zu verhindern, stecken trotz langjähriger Bemühungen auf diesem Gebiet noch in den Anfängen. Bisherige Konstruktionen, teilweise aus den Erfahrungen des Krieges hergeleitet, wurden auch nach dem letzten Weltkrieg in Großbritannien propagiert, konnten sich aber nicht durchsetzen. Möglicherweise sind neuere Entwicklungen erfolgversprechender *(Ein neuer Seenotrettungsanzug)*.

Für die Seeschiffe der Bundesrepublik hat die *See-Berufsgenossenschaft* zusammen mit dem Bundesgesundheitsamt eine Broschüre über „Verhalten im Seenotfall 1964" und eine kartonierte wasserfeste Aushangtafel über „Verhalten beim Verlassen des Schiffes im Seenotfall" herausgegeben. Hier werden die Maßnahmen vor dem Verlassen des Schiffes, das Verhalten im Wasser sowie im Rettungsboot, einfache Maßnahmen der Wiedererwärmung und Wiederbelebung sowie das Verhalten bei der Rettung beschrieben. Erfahrungsgemäß ist das Wissen der Besatzungsangehörigen um diese Dinge bisher außerordentlich dürftig. Das *Bundesministerium für Verkehr* hat zur Verwendung in Rettungsbooten und -flößen eine Broschüre über „Überleben auf See — Anweisungen für den Seenotfall zur Verwendung auf Rettungsbooten, Rettungsinseln und Flößen" herausgegeben. Dieses auf wasserfestem Papier gedruckte, für den direkten Katastrophenfall gedachte Heftchen enthält ebenfalls Ratschläge über das Verhalten im Boot, über Wiederbelebung und über den Umgang mit Rettungsmitteln wie Hubschrauberbergungseinrichtungen ect. Ein Überblick über die optimale Anwendung der gesamten Seenotausrüstung aus britischer Sicht findet sich bei BASKERVILLE (1966).

IV. Binnenschiffahrt

1. Auswahl und Tauglichkeit

Besondere gesetzliche Vorschriften über die Tauglichkeit im Binnenschifferberuf bestehen nicht. Die Binnenschiffahrt ist ein Lehrberuf, die Lehre wird an Bord absolviert, die Berufsschulzeiten werden in bestimmten Binnenschifferberufsschulen in Homberg, Petershagen, Haren a. d. Ems, Hamburg und Würzburg als Lehrgänge zusammengefaßt. Vor Beginn der Lehre soll sich der angehende Binnenschiffer einer ärztlichen Untersuchung bei einem von der Binnenschiffahrts-Berufsgenossenschaft oder den Binnenschiffahrtsverbänden für die einzelnen Stromgebiete benannten Arzt unterziehen, die in den folgenden Jahren zu wiederholen ist. Der Binnenschifferlehrling soll den körperlichen Anforderungen, des Binnenschifferberufes genügen. Über Sehschärfe und Farbunterscheidungsvermögen sowie über den allgemeinen körperlichen Zustand gibt es keine Tauglichkeitsverordnung. Die Binnenschiffahrts-Berufsgenossenschaft selbst führt keine Tauglichkeitsuntersuchungen durch. Im allgemeinen wird von den Ärzten des Stromgebietes jedoch so verfahren, daß bei Eintritt in die Binnenschiffahrt derjenige Anforderungsmaßstab angelegt wird, der später bei der Bootsmannsprüfung gesetzlich vorgeschrieben ist. Die erfolgte Untersuchung wird in einem sog. „Gesundheitsbild" attestiert. Infolge der angespannten Personallage wird an den körperlichen Zustand der Lehrlinge seitens der Verbände, Reedereien, Eigner und Partikuliere derzeit ein recht großzügiger Maßstab angelegt. Bei der Schifferprüfung, d.h. bei der Patenterteilung hat der Bewerber seine Tauglichkeit vor dem Amtsarzt nach gesetzlich festgelegten Richtlinien darzulegen. Danach muß außer einer nicht näher definierten körperlichen Tauglichkeit das Seh- und Hörvermögen geprüft werden. Das Sehvermögen ist als ausreichend anzusehen, wenn die Sehschärfe auf dem besseren Auge mit oder ohne Brille mindestens 0,8 Dioptrien aufweist. Beträgt die Sehkraft auf dem anderen Auge 0,1 D oder weniger oder fehlt diese ganz, muß trotzdem ein plastisches Sehvermögen vorhanden sein. Das Blickfeld soll regelrecht sein.

Liegt die Minderung der Sehkraft (bis auf 0,1 D oder weniger) oder der Verlust eines Auges noch kein volles Jahr zurück und ist das plastische Sehvermögen des

Untersuchten unzureichend, so ist die Untersuchung nach Ablauf des Jahres zu wiederholen. Bei Brillenträgern darf auf dem besseren Auge die Kurzsichtigkeit 10,0, die Übersichtigkeit 6,0, der einfache Astigmatismus 4,0 Dioptrien nicht überschreiten. Das Farbunterscheidungsvermögen ist als ausreichend anzusehen, wenn die (im einzelnen näher definierten) Tafeln von Ishihara bzw. Stilling mit genügender Sicherheit gelesen werden. In Zweifelsfällen ist eine anomaloskopische Untersuchung vorgeschrieben. Das Hörvermögen ist als ausreichend anzusehen, wenn die Flüstersprache vom Untersuchten bis zur Vollendung des 25. Lebensjahres auf 3 m, nach Vollendung des 25. Lebensjahres auf 2 m beiderseits deutlich verstanden wird. Bei Verdacht fortschreitender Schwerhörigkeit und in Zweifelsfällen soll das Gutachten eines vom Amtsarzt zu benennenden Facharztes eingeholt werden. Eine Kontrolle des Seh-, Hör- und Farbunterscheidungsvermögens sowie des allgemeinen gesundheitlichen Zustandes ist für das weitere Berufsleben des Binnenschiffers nicht vorgeschrieben.

2. Medizinische und ärztliche Betreuung an Bord und an Land

In der Bundesrepublik ist kein Binnenschiff bekannt, das einen Schiffsarzt fährt. Normalerweise wird die medizinische Versorgung im Notfall vom Schiffsführer bzw. Eigner vorgenommen. Im allgemeinen kann in relativ kurzer Zeit die nächste Ortschaft bzw. der nächste Hafen erreicht werden, wo ein Arzt oder ein Krankenhaus in Anspruch genommen wird. Die Notfallbehandlung an Bord erfolgt in der Regel unter Zuhilfenahme des „Erste-Hilfe-Kastens“, dessen Mitnahme von der *Binnenschiffahrts-Berufsgenossenschaft* obligatorisch vorgeschrieben ist. Eine Ausbildung in medizinischer Hinsicht bzw. Erster Hilfe besitzen nur sehr wenige Binnenschiffer und Schiffsführer. Einige Reedereien legen jedoch Wert darauf, daß ihre Leute in dieser Hinsicht durch das Rote Kreuz oder andere Organisationen ausgebildet werden. Im Krankheits- bzw. Unglücksfall wird die medizinische Betreuung in der Regel im nächsten Ort bzw. Hafen von einem an Bord kommenden Notfall- oder Kassenarzt durchgeführt. Transportfähige Verletzte oder Erkrankte werden in der Praxis des Arztes bzw. im Krankenhaus versorgt. Im Gegensatz zur Seeschiffahrt ist die Binnenschiffahrt nicht einheitlich krankenversichert. Partikuliere und Eigner sind teilweise freiwillig und teilweise überhaupt nicht versichert. Die Arbeitnehmer der Binnenschiffahrt sind Mitglieder einer ganzen Reihe verschiedener Binnenschiffahrts-Krankenkassen, z.T. auch der Ortskrankenkassen. Die Kosten der Krankenbehandlung trägt stets die Krankenkasse bzw. der nichtversicherte Betroffene selbst. Die Behandlung wird durch die Binnenschiffahrts-Berufsgenossenschaft, die auch als Kostenträger fungiert, veranlaßt.

Bei chronischen oder längere Zeit behandlungsbedürftigen Erkrankungen treten für den Binnenschiffer betreuungsmäßig durch den raschen Ortswechsel und die heute im allgemeinen sehr hastige Fahrt beträchtliche Schwierigkeiten auf, da die Besatzungsmitglieder ein Von-Bord-Gehen wegen Erkrankung nach Möglichkeit vermeiden wollen. Untersuchungen über die Krankheitsfrequenz oder Krankheitshäufigkeit bzw. die Diagnosenverteilung sind bisher innerhalb der Binnenschiffahrt nicht bekannt geworden (Brand, 1961). Für den Bereich der Binnenfischerei, die aber nur indirekt mit der Binnenschiffahrt in Zusammenhang steht und meist ortsgebunden arbeitet, liegt eine Untersuchung von Bandt (1953) vor, in der Erkältungskrankheiten, Erfrierungen, Leptospirosen, Wurmerkrankungen, Allergosen durch Berührung von Wasserpflanzen, Dermatiden tierischer und pflanzlicher Ursachen, „allgemeine Vergiftungen“ und die Haffkrankheit erwähnt werden.

Die Unfallfrequenz ist in der Binnenschiffahrt beträchtlich. So sind z. B. im Jahre 1966 bei ca. 35000 in der Schiffahrt Beschäftigten 6701 Arbeitsunfälle mit 121 Todesfällen gemeldet worden. Von diesen 121 Unfalltoten sind 89 ertrunken (*Binnenschiffahrts-Berufsgenossenschaft,* Verwaltungsbericht 1966; dto. persönliche Mitteilung über Todesfälle durch Ertrinken 1966).

Für die französische Binnenschiffahrt liegt eine genauere Unfallstatistik der *Association de Prévention des Accidents du Travail de la Batellerie* für die Zeit 1955—1964 vor. Nach einer Mitteilung der *„Deutsch-Französischen Begegnung der Binnenschiffahrt — Verhütung von Arbeitsunfällen in der Binnenschiffahrt —"* sind in Frankreich 1965 bei ca. 6000 Arbeitnehmern etwa 1300 Unfälle gemeldet worden, davon 243 mit Arbeitsunfähigkeit und 20 Todesfälle. Von den 20 Unfalltoten sind 15 ertrunken.

Die medizinische Betreuungsmöglichkeit in der Binnenschiffahrt der Bundesrepublik an Land ist bisher nicht optimal gelöst. Die ärztliche Versorgung macht an vielen Orten und Hafenplätzen Schwierigkeiten, da Bordbesuche für den Arzt mit zahlreichen, manchmal unüberwindlich erscheinenden technischen Schwierigkeiten verbunden sind. Häufig müssen die Schiffe sehr lange im Dunkeln gesucht werden oder es besteht keine Landverbindung, vielfach ist kein Boot zu finden. Auch sind die Stege häufig sehr unsicher und nicht beleuchtet. Weiterhin ist die finanzielle Vergütung für Bordbesuche von der Kassenärzteschaft teilweise als unbefriedigend angesehen worden. Ein *Empfehlungsabkommen der kassenärztlichen Bundesvereinigung mit den Bundesländern der Krankenkassen* 1965 soll hier Besserung schaffen. Dennoch ist in der Binnenschiffahrt die Auffassung weit verbreitet, daß die ärztliche Versorgung der fahrenden Binnenschiffahrt nicht gewährleistet sei, da in vielen größeren Binnenschiffahrtshäfen bei Bordbesuchen immer wieder Schwierigkeiten auftreten, bedingt durch die langen Anmarschwege für den Arzt bei häufig nur kurzen Liegezeiten des Schiffes. Es wird daher in der Binnenschiffahrt erwogen, zumindest an größeren Hafenplätzen medizinische Behandlungs- und Betreuungszentren zu schaffen. Um der internationalen Rheinschiffahrt Hinweise zur medizinischen und sozialen Betreuung zu geben, hat die WHO ein ausführliches Merkblatt über „Wichtigste gesundheitsdienstliche und soziale Einrichtungen am Rhein" herausgegeben, das genaue Anschriften einschließlich hinweisführender Stadtpläne für die bedeutenden Hafenplätze des Rheins enthält.

3. Schiffshygiene

Während der letzten Jahrzehnte haben sich die allgemeinen hygienischen Verhältnisse der Binnenschiffahrt wesentlich verbessert. Früher ermangelten die Binnenschiffer jeder hygienischen Fazilität in bezug auf Unterkunft, Toiletten, Wasserversorgung etc. Besonders ungünstige Verhältnisse herrschten an Bord der auf den Stromgebieten der Weichsel, Oder, Elbe und des Rheins eingesetzten großen Schlepper, die Schleppzüge von 20 und mehr Kähnen zogen. Mit Ausnahme der Arbeit von Riedel (1928), liegen keine Veröffentlichungen über die allgemeine hygienische Situation der Binnenschiffahrt vor.

a) Wohn- und Schlafräume

In der Binnenschiffahrt war und ist es auch heute noch zum großen Teil üblich, daß der Schiffer, der Maschinist und vielfach auch der Matrose bzw. Bootsmann seine Familie an Bord hat. Die Frau und Kinder im noch nicht schulpflichtigen Alter fahren mit. Die Schiffe sind heute fast alle mit Wohnungen für die Verheirateten ausgestattet. Der Schiffsführer und soweit vorhanden auch der Maschinist wohnen mit ihren Familien gewöhnlich achtern, die übrigen Besatzungsmitglieder vorn. Auf den Schlepp- bzw. Staakkähnen der früheren Jahrzehnte und Jahrhunderte war die Unterbringung in der Regel recht primitiv und unhygienisch. Auf dem heute allgemein üblichen Motorschiff — der Schleppkahn stirbt immer mehr aus — ist für den Schiffsführer und soweit vorhanden auch für den Maschinisten im Achterschiff eine regelrechte, wenn auch kleine, sehr gemütliche Wohnung zu finden, die Wohnraum, Schlafraum, Küche, WC einschließlich Dusche und evtl. noch einen kleinen Nebenraum enthält. Die Mannschaft im Vorschiff ist auf den neueren Fahrzeugen gewöhnlich in Zwei- bis Mehr-Mann-Kammern, die Kojen, Schränke und gelegentlich auch Waschgelegenheiten besitzen, untergebracht. Bei mangelndem Sinn für Sauberkeit und Ordnung herrschen hier nicht selten katastrophale Verhältnisse. Für Neu- bzw. Umbauten sind seitens der *Binnenschiffahrts-Berufsgenossenschaft* „Richtlinien für den Neu- und Umbau von Binnenschiffen“, die Mindestabmessungen für Bau und Einrichtung von Unterkunftsräumen enthalten, vorgeschrieben.

Die ebenfalls zur Binnenschiffahrt gehörenden Hafenfahrzeuge der See- und Binnenschiffshäfen setzen sich aus Personenfähren, Barkassen, Baggern, Wasserbooten, Schuten, Schleppern, Festmacherbooten etc. zusammen. In der Regel wohnen die Besatzungen dieser Schiffe zu Hause und befinden sich nur während der Arbeitszeit an Bord. Auf vielen Fahrzeugen sind allerdings für evtl. länger dauernde Arbeitseinsätze an Bord kleine, nur sehr notdürftig eingerichtete Aufenthaltsräume vorhanden. Diese Räume sind ebenso wie die auf den älteren Binnenschiffen häufig an den Außenwänden unverkleidet, muffig und schlecht belüftet.

b) Wasserversorgung

Bis vor wenigen Jahrzehnten war die Wasserversorgung an Bord der Binnenschiffe höchst unhygienisch und primitiv (Riedel, 1928). Die neueren Binnenschiffe, insbesondere die Motorfahrzeuge, besitzen häufig im Vor- und Achterschiff getrennte Tanksysteme. In der Regel wird das Wasser durch Pumpen entnommen. Viele Fahrzeuge verfügen über eigene Drucktanks mit zentraler Verteilung. Häufig ist der Zustand der Tanks sehr unbefriedigend. Infolge mangelnder Reinigung, versäumten Durchspülens oder andersweitiger unsachgemäßer Behandlung kommt es zur Verunreinigung mit organischen Substraten und Bakterienanreicherung im Trinkwasser. Auch sind bakterielle Infektionen durch Flußwasser beobachtet worden (Koch, 1954, 1961). Nach den Vorschriften der *Binnenschiffahrts-Berufsgenossenschaft*, die „Richtlinien für den Neu- und Umbau von Binnenschiffen“ erlassen hat, müssen alle Fahrzeuge mit Trinkwasserbehältern versehen sein. Diese sind unter Deck einzubauen, wobei die Größe der Behälter so bemessen sein soll, daß pro an Bord unterzubringender Person mindestens 100 Liter zur Verfügung stehen. Für Fahrgastschiffe sind besondere Vorschriften erlassen worden. Der Betriebsunternehmer bzw. der Schiffsführer ist dafür verantwortlich, daß sich das Trinkwasser an Bord in „einwandfreiem“ Zustand befindet.

Nach der *Schutenverordnung der Freien und Hansestadt Hamburg* müssen Schuten und diesen gleichgestellte Wasserfahrzeuge im Hamburger Bereich einen verschließbaren Trinkwasserbehälter von mindestens 5 Liter Fassungsvermögen besitzen, sofern Wohnräume an Bord vorhanden sind.

Das früher übliche Aufpützen und Filtrieren von Wasser über sog. Tropfsteine für Trinkzwecke ist heute wohl kaum noch üblich. Doch ist immer wieder zu bemerken, daß Wasser zu Waschzwecken dem befahrenen Strom bzw. Kanal entnommen wird. Dieses bei der Verunreinigung der bundesdeutschen Gewässer im höchsten Grad bedenkliche Verfahren wird damit begründet, daß auf vielen älteren Schiffen, vor allen Dingen Kähnen, die Trinkwasserbevorratung nicht ausreicht.

Die Trinkwasserübernahme erfolgt in der Regel an behördlich kontrollierten Trinkwasseranschlüssen bzw. Zapfstellen in Schleusen, Kaianlagen etc. Vielfach wird Trinkwasser auch als „Kundendienst“ von den Brennstoffbunkerbooten abgegeben. Hinsichtlich der Trinkwasserübernahme sind die relativ langsamen und unbeweglichen Kähne gegenüber den Motorschiffen erheblich schlechter gestellt. Einmal sind auf den älteren Kähnen (Neubauten gibt es praktisch überhaupt nicht mehr) die Trinkwasserbevorratungsanlagen häufig klein und ungenügend, zum anderen ist die Gelegenheit zur Betankung seltener. Die der Binnenschiffahrt zur Verfügung stehenden Zapfstellen sind sicher hygienisch kontrolliert und einwandfrei, doch ist ihre Zahl zu gering. Vielfach fehlen Zapfstellen an wichtigen Anlegeplätzen. Auch stehen nur selten einwandfreie Hydranten mit Schlauchleitungen zur Verfügung. Nicht selten muß das Wasser mit Eimern von der Zapfstelle über längere Strecken an Bord getragen werden (Koch, 1954, 1961).

c) Abwasser

Die Toiletten und Waschanlagen auf den älteren Binnenschiffen, insbesondere auf den Kähnen, sind häufig ungenügend und primitiv. Die neueren Fahrzeuge sind fast alle mit Spül- bzw. Trockenklosett ausgerüstet und entsprechen neuzeitlich hygienischen Anforderungen. Die auf einigen Fahrzeugen zu findenden, unter der Wasserlinie liegenden Pumpklosetts machen hygienisch häufig Schwierigkeiten, da sie nach einiger Zeit nicht mehr sicher funktionieren und zu Rückfluß von Abwasser bzw. Flußwasser führen.

Nach den Vorschriften der *Binnenschiffahrts-Berufsgenossenschaft* (Richtlinien für den Neu- und Umbau von Binnenschiffen, 1955) müssen Fahrzeuge mit Wohn- und Unterkunftsräumen eine Einrichtung haben, „in der die Mannschaft ohne Gefahr für Leib und Gesundheit ihre Notdurft verrichten kann".

In früheren Zeiten war die Besatzung gezwungen, ihre Notdurft nach außenbord zu verrichten. Vielfach waren hierfür überhaupt keine oder nur sitzartige Gestelle mit oder ohne Rückenstütze vorhanden.

Bei größeren Fahrzeugen, die getrennte Wohnräume auf Vor- und Achterschiff aufweisen, ist für jede dieser Wohngruppen ein Abort mit Spülvorrichtung einzubauen.

Die Abwässer aus Toilettenanlagen, Badeeinrichtungen und Geschirrspülanlagen werden in der Binnenschiffahrt generell über Bord gegeben. Abwasseraufbereitungsanlagen bzw. Abwassertanks finden sich in der Binnenschiffahrt der Bundesrepublik und des europäischen Auslandes nicht. Auch sind hierüber in der Bundesrepublik keine Verordnungen erlassen worden. Die einzige diesbezügliche bekannt gewordene Anordnung betrifft die Sowjet-Union, wo auf bestimmten Stromgebieten das Abwasser einschließlich der Fäkalien in Tanks bzw. Behältern gesammelt werden muß, um später wieder über Bord gegeben zu werden (*Ministerium für Gesundheitsschutz der UdSSR:* Sanitätsvorschriften für See-, Fluß- und Binnenschiffe der UdSSR, 1956).

d) Ernährung

Das Ernährungsproblem bei den alleinstehenden Matrosen, Bootsleuten und insbesondere bei den Binnenschifferlehrlingen ist im allgemeinen recht gravierend. Im Gegensatz zu den Gebräuchen der Seeschiffahrt wird in der Regel an Bord keine gemeinsame Küche geführt. Jeder Schiffsführer, Maschinist, Matrose etc. bzw. jede Familie beköstigt sich selbst. So ist auch der in diesen Dingen häufig noch sehr unerfahrene Schiffsjunge gezwungen, sich selbst zu verpflegen. Er verfügt nur selten über die Kenntnisse und auch nicht über den Willen, einen Ernährungsplan aufzubauen oder gar für sich selbst zu kochen, obgleich man bemüht ist, durch entsprechenden Kochunterricht in den Binnenschiffahrtsschulen Abhilfe zu schaffen. Manche Schiffsführer bzw. Schiffsführerfamilien nehmen den Jungen oder auch den Matrosen in ihre Verpflegung mit auf.

Einige Binnenschiffe, insbesondere die im Rahmen der Schubschiffahrt beschäftigten, sind in der Continue — (ständige Tag- und Nachtfahrt) bzw. Semicontinuefahrt (halbständige, verlängerte Tagfahrt) eingesetzt. Auf diesen wird gewöhnlich die Warmverpflegung von einem hiermit besonders beauftragten Mann der Besatzung zubereitet und dann gemeinsam eingenommen. Die Kaltverpflegung hält in der Regel auch auf diesen Fahrzeugen jedermann für sich.

Die Verpflegung ist allgemein in der Binnenschiffahrt nicht so überreichlich wie in der Seeschiffahrt. Wenn auch keine speziellen Untersuchungen vorliegen, besteht doch der Eindruck, daß Überernährung und Adipositas in der Binnenschiffahrt nicht so häufig wie in der Seeschiffahrt vorkommen. Auch scheint die körperliche Beanspruchung der Binnenschiffahrt in der heutigen Zeit größer zu sein als im Durchschnitt in der Seeschiffahrt.

Der Genußmittelabusus ist in der Binnenschiffahrt nicht so verbreitet wie in der Seeschiffahrt. Dieses dürfte wesentlich auf die fehlende Zollbegünstigung zurückzuführen sein. Tabakwaren, Alkoholica, Tee und Kaffee müssen zum „normalen" Preis an Land bezogen werden. Auch dürfte das niedrige Verdienstniveau ebenso wie der sicher positive Einfluß der an Bord mitfahrenden Ehefrauen und Kinder eine Rolle spielen. Auf Schiffen mit Familienangehörigen an Bord wird allgemein weniger geraucht und getrunken. An der Spitze des Genußmittelverbrauches dürfte auch in der Binnenschiffahrt die Zigarette stehen. Kautabak ist fast völlig verschwunden. Der Alkoholverbrauch, insbesondere in Form der konzentrierten Getränke, ist nicht unerheblich und sicher nicht selten auch an den häufig tödlichen Unfällen — speziell dem Tod durch Ertrinken bei Überbordfallen — beteiligt (s. oben). Rauschgiftabusus ist in der Binnenschiffahrt nicht besonders bekannt geworden.

e) Beleuchtung

Die achtern gelegenen Wohnräume an Bord der meisten Kähne bzw. Motorschiffe sind zumeist so hoch gelegen, daß sie durch Bullaugen oder regelrechte Fenster erhellt werden. Die im Vorschiff liegenden Wohnräume der Besatzung erhalten durch ein mehr oder weniger großes Oberlicht Tageslicht. Während fast alle Motorschiffe elektrische Beleuchtung in den Wohnräumen aufweisen, hat der größte Teil der Kähne keine elektrische Lichtanlage. Hier behilft man sich mit Petroleum- bzw. Acetylenlampen. Da die Lichtmaschinen über die Motoren betrieben werden, verlöscht das elektrische Licht bei Abschalten der Hauptmaschine vor Anker oder im Hafen. Man ist gezwungen, sich der Petroleum- bzw. Acetylenlampe zu bedienen. Batteriebetriebene Notstromanlagen oder sog. „Hafendiesel" finden sich nur auf den wenigsten Schiffen. Über die Beleuchtungsintensität der elektrischen oder anderweitigen Beleuchtungen in den Wohn- und Aufenthalts- sowie Maschinenräumen bzw. Steuerhäusern liegen für die Binnenschiffahrt keine Untersuchungen vor.

f) Klima

Für den Binnenschiffer stellt das Klima eine erheblich geringere Belastung dar als für den Seeschiffer. Das Wärme- und Feuchtigkeitsproblem, welches in der Seeschiffahrt im Maschinenraum besonders in der Tropenschiffahrt so gravierend ist, spielt in der Binnenschiffahrt keine wesentliche Rolle, abgesehen von einigen kohle- bzw. ölgefeuerten Schleppdampfern, deren völliges Verschwinden nur eine Frage der Zeit ist. Die Kühlung und Entfeuchtung von Wohn-, Schlaf- oder Arbeitsräumen ist in der Binnenschiffahrt der Bundesrepublik nicht notwendig. In der kalten Jahreszeit ist allerdings die Heizungs- und Wärmefrage von wesentlicher Bedeutung. Während die neueren Motorschiffe im allgemeinen über ölgefeuerte Zentralheizungssysteme, deren Kessel in der Maschine oder der Küche untergebracht sind, verfügen, finden sich auf den älteren Fahrzeugen meist noch Einzelofenheizungen. Zumeist handelt es sich hier noch um Kohleöfen, da erst in den letzten Jahren vermehrt Ölöfen zur Aufstellung gekommen sind. In den Kochnischen bzw. Küchen fanden sich früher nur Kohleherde, die neuerdings durch Ölherde ersetzt werden. Ein Teil der älteren Fahrzeuge, insbesondere der Kähne und vor allem Tankkähne, ist gar nicht beheizbar. Hier kommt es dann besonders im Winter zur Feuchtigkeitsanreicherung, Naß- und Klammwerden des Bettzeuges und allen damit verbundenen gesundheitlichen Störungen der Besatzung. Nach den Vorschriften der *Binnenschiffahrts-Berufsgenossenschaft* müssen Um- und Neubauten einen Ofen in jedem Wohnraum enthalten. Die Lüftung der achteren Wohn- und Aufenthaltsräume erfolgt zumeist auf dem natürlichen Wege über Fenster bzw. Bullaugen. Die Vorschiffswohnräume sind häufig ungenügend belüftet. Die kleinen Bullaugen bzw. Oberlichter reichen nicht immer aus. Die in der Seeschiffahrt durchaus üblichen ventilatorbetriebenen Drucklüftungsanlagen sind in der Binnenschiffahrt nicht zu finden. Die *Binnenschiffahrts-Berufsgenossenschaft* schreibt vor, daß für die Arbeits- und Wohnräume ausreichende, unmittelbar ins Freie führende Lüftungseinrichtungen vorhanden sein müssen. Diese sind jedoch — wenn vorhanden — in ihrer Leistung häufig ungenügend bzw. ungünstig angebracht. Dazu kommt es in der warmen Jahreszeit nicht selten bei mangelnder oder ungenügender Isolierung zwischen Oberdeck und Wohnraum bzw. Maschinenraum vor allem bei dem allgemein üblichen dunklen Anstrich des Oberdecks zu stärkerer Erhitzung in den Wohnräumen, die bei schlechter Ventilation Erholung und Schlaf beträchtlich erschweren kann.

g) Lärm

Gegenüber der Seeschiffahrt spielt das Lärmproblem in der Binnenschiffahrt eine untergeordnete Rolle. Ebenso wie in der Seeschiffahrt kann man auch in der Binnenschiffahrt vom Lärmstandpunkt 3 Areale unterscheiden:

1. Das Navigationsareal, welches das Steuerhaus und Teile des Decks umfaßt.
2. Das Wohnareal mit den Wohnräumen achtern, die in der Regel um oder über der Maschine liegen sowie die Vorschiffwohnräume.
3. Der Maschinenraum mit den angrenzenden Nebenräumen.

Auf den Schleppkähnen gibt es kein Lärmproblem. Der größte Teil der Motorschiffe fährt nur tagsüber und liegt nachts vor Anker, wobei die Maschine abgestellt wird. Eine konstante Belärmung ist dagegen auf den tag- und nachtfahrenden Motor- und Schubschiffen zu finden. Das navigatorische Areal wird auf den Motorschiffen durch die heute üblichen Hochleistungsmotoren akustisch deutlich beeinträchtigt. Allerdings ist die Belärmung im Verhältnis zu den meisten Brücken der Seeschiffahrt geringer. Der Lärm in den Wohn- und Aufenthaltsräumen ist dagegen beträchtlich. Auf den in der Continue-Fahrt beschäftigten Schiffen ist das Lärmproblem in den Wohn- und besonders Schlafräumen sehr gravierend geworden. Die Lärmintensität ist teilweise so hoch, daß Schlaf und Erholung stark gestört sind. Der Lärm im Maschinenraum der Motor- und Schubschiffe erreicht Ausmaße, die an den der Seeschiffahrt durchaus heranreichten. Im allgemeinen ist jedoch der Maschinenraum in der Binnenschiffahrt nicht mehr ständig besetzt, da die meisten Schiffe von der Brücke aus gefahren werden. Es sind nur noch gelegentliche Kontrollgänge in den Maschinenraum notwendig. Eine Ausnahme machen die in der Tag- und Nachtschiffahrt eingesetzten Schubschiffe, die über eine eigene Maschinenbesatzung verfügen, ebenso wie die auf dem Rhein verkehrenden großen Passagierschiffe, deren Motoren und Fahrstände ständig besetzt sind. Die Passagierschiffe verfügen im

Maschinenraum jedoch großenteils über einen schallisolierten Fahrstand (ORT, 1967). Eine Übersicht über das Lärmproblem in der Binnenschiffahrt findet sich bei WIETHAUP (1967).

Richtlinien über die Höhe des zulässigen Lärms auf Binnenschiffen im Hinblick auf den Schutz der Besatzungsangehörigen sind bisher von keiner Seite herausgegeben worden. Aufgrund einer gemeinsamen Absprache der Rheinuferstaaten und Belgien ist vom *Bundesministerium für Verkehr* eine „Verordnung über die Dämpfung der Fahrgeräusche der Rheinschiffe" erlassen worden, die sich allerdings nur der allgemeinen Lärmbekämpfung und dem Anwohnerschutz widmet. Danach muß jeder Schiffsneubau von einer Untersuchungskommission überprüft werden. Die Dämpfung der Fahrgeräusche der Motorfahrzeuge auf dem Rhein wird als ausreichend angesehen, wenn ihre Gesamtlautstärke 82 DIN phon nicht überschreitet. Weiter sollen auf allen Wasserstraßen laufend Kontrollmessungen vorgenommen werden.

h) Schädlinge und Ungeziefer

Die Ratte ist auch in der Binnenschiffahrt weit verbreitet. Selbst rattenfrei gemachte Schiffe werden in den Häfen rasch wieder befallen. Häufig kommen die Ratten auch direkt mit der Ladung an Bord. Eine zwangsweise Rattenbekämpfung, wie nach den „International Sanitary Regulations" der WHO in der Seeschiffahrt vorgeschrieben, gibt es in der Binnenschiffahrt nicht. Bei der deutschen und europäischen Binnenschiffahrt ist auch mit einer Pestgefahr nicht zu rechnen. Der Mäusebefall an Bord ist im allgemeinen gering.

Während früher Flöhe, Läuse und Wanzen in der Binnenschiffahrt weit verbreitet waren, findet man heutzutage nur noch selten Insektenbefall dieser Art an Bord. Auf manchen Stromgebieten spielt die Fliegen- und Mückenplage eine große Rolle und stellt eine Quelle ständiger Belästigung für die Schiffsbesatzung dar. Der Befall mit ladungsschädigenden Insekten (WEIDNER, 1967) ist jedoch in der Binnenschiffahrt und insbesondere in der Hafenschiffahrt ganz beträchtlich. Häufig werden ganze Binnenschiffe und Schuten mit Insektiziden bzw. Gasen wie Methylbromid und Blausäure behandelt. Hier treten entsprechende toxikologische Gefährdungen auf. In früheren Jahrzehnten ist bei Vernachlässigung der Schutzmaßnahmen auch über Todesfälle bei Blausäurebegasung berichtet worden (ROTHFUCHS, 1928; RIEDEL, 1928).

4. Arbeit an Bord

Die Besatzung des Binnenschiffes besteht in der Regel aus dem Schiffsführer und zwei weiteren Leuten, entweder aus einem Bootsmann und einem Matrosen bzw. einem Matrosen-Motorwart und einem weiteren Matrosen resp. einem Jungen. Maschinisten sind mit Ausnahme der Schubschiffe, einiger weniger Schleppdampfer und der Passagierschiffe kaum noch zu finden. Die arbeitsmedizinische Problematik in der Binnenschiffahrt (GOETHE, 1963) ist daher nicht so vielgestaltig wie in der Seeschiffahrt.

In einer der wenigen, bisher für den Bereich der See- und Binnenschiffahrt zu findenden diesbezüglichen Veröffentlichungen geben HAUSER u. VOGEL (1965) einen Überblick über die Anwendung und Entwicklungsmöglichkeit der Ergonomie bei der Einrichtung und Führung von Binnenschiffen. Hier wird auf die arbeitstechnische und ergonomische Gestaltung von Arbeitsgeräten, Steuerständen, Ruderanzeiger, Signaleinrichtung etc. hingewiesen.

Die Gefährdung des Binnenschiffers an Bord ist nicht unerheblich. Durch den offenen Bau des Schiffes, auf dem fast nie eine Reling oder ein Schanzkleid zu finden ist, besteht die Gefahr des Überbordfallens.

Man ist in der allgemein sehr konservativ eingestellten Binnenschiffahrt auch heute noch weitgehend der Meinung, daß Einrichtungen wie Reling oder Schanzkleid das Fest- und Losmachen des Schiffes stark behindern. Demgegenüber hat sich herausgestellt, daß zwei von der Binnenschiffahrts-Berufsgenossenschaft finanzierte Versuchsschiffe mit Geländer bzw. Schanzkleid sehr gut und sicher zu manövrieren sind, ohne daß es zur Arbeitsbehinderung kommt. Da bei voll abgeladenem Schiff das auf allen Binnenschiffen seitlich direkt an der Bordwand angeordnete Gangbord nur unerheblich über der Wasserlinie liegt, ist die Gefahr tödlicher Unfälle durch Überbordfallen stets gegeben. Es ist immer wieder bei etwas bewegter Wasseroberfläche, insbesondere in größeren Häfen, Seen oder Flußläufen zu bemerken, daß Steuerbord wie Backbord-Gangbord entweder vollständig unter Wasser liegen oder von überkommenden Wellen überspült werden. Die Mannschaft hilft sich dann vielfach auf dem Wege von achtern nach vorn, indem sie die abgedeckten oder offenen Luken zu überklettern sucht, wodurch beträchtliche Unfallgefährdung gegeben ist.

Der Umgang mit der vielgestaltigen Ladung kann ebenfalls zu Unfällen führen. Das Löschen und Beladen erfolgt zum Teil durch Landpersonal, zum Teil aber auch durch die Besatzung selbst. Eine weitere erhebliche Gefährdung liegt in den allgemein völlig ungenügend gesicherten, häufig nur aus einfachen schwankenden Latten bestehenden Landgangsmöglichkeiten in den Häfen und an den Ufern. Nicht selten verlieren Schiffsbesucher — aber auch die Binnenschiffer selbst, besonders in alkoholisiertem Zustand — auf diesen lebensgefährlichen Stegen das Gleichgewicht und stürzen ins Wasser bzw. auf die Uferböschung. Die hohe Zahl der Arbeits- bzw. Wegeunfälle und insbesondere die Todesfälle durch Ertrinken (*Binnenschiffahrts-Berufsgenossenschaft:* Verwaltungsbericht 1965 und vorangegangene Jahre) dürften zum Teil hiermit in ursächlichem Zusammenhang stehen. Genauere Untersuchungen hierüber liegen bisher nicht vor.

Die Binnenschiffahrt kommt noch mehr als die Seeschiffahrt mit verschiedenen toxikologisch nicht unbedenklichen Ladungsgütern in Berührung. In den letzten Jahren hat das Ladungsangebot von Chemikalien, die zum Teil in ihrer toxikologischen Auswirkung noch unbekannt sind, beträchtlich zugenommen. Die *Binnenschiffahrts-Berufsgenossenschaft* hat bisher eine Reihe von Verordnungen und Merkblättern über Vorsichtsmaßnahmen im Umgang mit toxikologisch und arbeitsmedizinisch bedenklichen sowie allgemein gesundheitsgefährlichen Ladungsgütern erlassen (s. Lit.-Verz. unter *Binnenschiffahrts- Berufsgenossenschaft* und bei Goethe, 1963).

Bis auf die in der Continue- bzw. Semicontinue-Fahrt (Erläuterung s. weiter oben) tätigen Mannschaften ist der Binnenschiffer nur im Tagesdienst eingesetzt. Ein Schichtbetrieb ist daher nur in dieser speziellen Fahrt bekannt. Auf die arbeitsmedizinischen Aspekte der Continue-Fahrt hat Simokat (1961) hingewiesen. Aufgrund der Personalknappheit, die abgesehen von der allgemein angespannten Personallage wohl im wesentlichen durch die soziologische Struktur bedingt ist (*Evangelische Akademie, Rheinland-Westfalen:* Der Mensch in der Binnenschiffahrt, 1965), hat man an Bord vielfach mit dem Problem der Unterbesetzung und mit all ihren Folgen zu kämpfen (Münzner, 1963; Dütemeyer, 1966).

Die Unfallverhütungsvorschriften der *Binnenschiffahrts-Berufsgenossenschaft* enthalten Anweisungen für den generellen Arbeitsschutz an Bord. Für den Bereich der *Deutschen Demokratischen Republik* wird der Arbeitsschutz durch eine eigene Arbeitsschutzanordnung geregelt (wie bei der Seefahrt). Über die *Soziale Sicherheit der Rheinschiffer* ist 1961 ein internationales Abkommen durch die an der Rheinschiffahrt interessierten Staaten getroffen worden.

5. Havarie groß und Rettungswesen

Naturgemäß ist das Schiffbruchproblem (Havarie groß) in der Binnenschiffahrt nicht so weittragend wie in der Seeschiffahrt, da das rettende Ufer im allgemeinen nicht fern ist. In der Regel werden andere Fahrzeuge in der Nähe sein bzw. ist das Ufer auch schwimmend zu erreichen. Die große Zahl der Todesfälle durch Ertrinken (ca. 80 Personen pro Jahr [*Binnenschiffahrts-Berufsgenossenschaft*]), die relativ und absolut höher ist als die der Seeschiffahrt, macht jedoch darauf aufmerksam, daß zwar nicht der Schiffbruch, aber doch das Rettungsproblem beim Fall über Bord bzw. die Verhütung des Falls über Bord für den Bereich der Binnenschiffahrt noch nicht gelöst ist. Das Tragen von individuellen Rettungsmitteln (Schwimmwesten) wird von der *Binnenschiffahrts-Berufsgenossenschaft* im Rahmen der Unfallverhütungsvorschriften gefordert. Die neuentwickelte Schwimmweste ist nicht nur für den Fall der Havarie bzw. des Schiffsbruches gedacht, sondern soll als Sicherheitsvorrichtung bei der Arbeit getragen werden. Es wird beträchtlicher Aufklärungsarbeit bedürfen, um das Tragen eines derartigen Schutzgerätes allgemein durchzusetzen. Beiboote bzw. Anhängekähne sind allgemein vorgeschrieben, desgleichen müssen Rettungsringe in bestimmter Form und Anzahl an Bord vorhanden sein (*Binnenschiffahrts-Berufsgenossenschaft:* Unfallverhütungsvorschriften).

V. Hafen

1. Hafenärztlicher Dienst

Fast jeder Hafen der Welt unterhält einen Hafenärztlichen Dienst, der allerdings nicht immer mit einem ausschließlich hierfür tätigen Arzt besetzt ist. An vielen kleinen oder unbedeutenden Hafenplätzen wird er von Ärzten aus der Allgemeinpraxis bzw. von Gesundheitsinspektoren geleitet. Der Hafenärztliche Dienst ist für die gesamte Hafengesundheit, Seuchenabwehr, Quarantäne, Hygieneüberwachung etc. verantwortlich. Nach dem Internationalen Übereinkommen (WHO: International Sanitary Regulations, 1966) obliegt ihm auch die Durchführung und Kontrolle der Rattenbekämpfung an Bord der Seeschiffe bzw. im Hafen. Nach den Vorschriften der Bundesrepublik Deutschland gehört zu den Tätigkeiten des Hafenarztes auch die Kontrolle und Überwachung des Wasserzustandes an Bord sowie die regelmäßige Überwachung der Schiffsapotheken und Ausgabe der entsprechenden Atteste. Er ist weiter zuständig für die gesundheitlichen Einrichtungen des Hafens unter Einhaltung der entsprechenden Hygiene-Richtlinien.

In der Bundesrepublik haben die hafenmedizinischen Einrichtungen im allgemeinen den Status eines Hafenärztlichen Dienstes (Hamburg) bzw. den eines Hafengesundheitsamtes (Bremen, Bremerhaven). In den übrigen kleineren Häfen der Bundesrepublik werden diese Aufgaben von haupt- bzw. nebenamtlichen Hafenärzten bzw. von damit beauftragten Ärzten des örtlichen Gesundheitsamtes wahrgenommen. In Hamburg als größtem Hafen Deutschlands sind unter dem Direktor 5 Ärzte, 9 Inspektoren sowie 4 Desinfektoren/Rattenbekämpfungsinspektoren im Schichtdienst tätig. Im Interesse der raschen Abfertigung der Schiffahrt wird Wert darauf gelegt, daß die Dienststelle Tag und Nacht besetzt ist. Der größte Binnenhafen der Bundesrepublik, Duisburg, verfügt eigenartigerweise bisher nicht über einen Hafenärztlichen Dienst bzw. über einen Hafenarzt. Die Krankenbetreuung an Bord der See- und Binnenschiffe bzw. die ambulante Betreuung an Land wird in der Bundesrepublik im allgemeinen nicht von den Häfenärzten, sondern von niedergelassenen Ärzten durchgeführt.

Ein allgemeiner Überblick über die medizinischen Probleme des Hafens und die Arbeit des Hafenarztes findet sich bei Sunier (1960) und Lembrez (im Druck).

2. Hafenhygiene

Spezielle hygienische Verordnungen für den Hafenbereich gibt es in der Bundesrepublik nicht. Die Probleme der Hafenhygiene sind sehr vielseitig, zumal im Hafengebiet außer der Schiffahrt die verschiedensten Dienstleistungsbetriebe, Industriebetriebe, Speicher, Vorratshäuser etc. vorhanden sind.

a) Seuchenabwehr

Im Zeitalter des schnellen Reiseverkehrs zu Luft und zu Wasser sind die ursprünglich sehr verschiedenen Seuchenabwehr- und Quarantäneverordnungen der verschiedenen Länder und Häfen international vereinheitlicht worden (WHO: International Sanitary Regulations, 1961). Danach gehören zu den quarantänepflichtigen Erkrankungen heute Pest, Cholera, Gelbfieber, Pocken, Fleckfieber und Rückfallfieber. Für den Bereich der Häfen der Bundesrepublik muß jedes einkommende Schiff eine *Schiffsgesundheitserklärung* (Maritime Declaration of Health) ausfüllen, in der sämtliche Fälle oder Todesfälle von quarantänepflichtigen Erkrankungen bzw. sonstigen Infektionskrankheiten aufgeführt werden müssen. Weiter ist es notwendig, daß vom Schiffsarzt bzw. dem Kapitän 6 Fragen über das Vorkommen von quarantänepflichtigen Erkrankungen, Rattensterblichkeit, Unfällen und über die allgemeine medizinische Situation an Bord beantwortet werden. Können diese Fragen sämtlich mit „nein" beantwortet werden, so wird das Schiff für den freien Verkehr mit dem Lande nach entsprechender Überprüfung zugelassen. Sind Verdachts- oder Krankheitsfälle an Bord vorgekommen, so wird eine spezielle Abfertigung angeordnet, bei der dann entschieden wird, ob das Schiff in Quarantäne gelegt werden muß oder nicht. Über Seuchenabwehr im internationalen Reiseverkehr berichten GEAR u. DEUTSCHMANN (1956). Die Geschlechtskrankenbetreuung ist ebenfalls indirekt ein Problem der Seuchenabwehr. Nach dem *Agreement respecting Facilities to be given to Merchant Seamen for the Treatment of Veneral Diseases (Brüssel,* 1924*)* (WHO, 1958) muß jeder der Signatarstaaten ein Geschlechtskrankenbetreuungszentrum in seinen Häfen zur kostenlosen Betreuung der erkrankten Seeleute bereitstellen. In der Bundesrepublik läuft diese Betreuungsstelle unter der Bezeichnung „Seemannsfürsorge". Die WHO Veröffentlichung „World Directory of Veneral Diseases Treatment Centers at Ports 1959", enthält ein Verzeichnis sämtlicher in Betracht kommender Häfen der Welt mit entsprechenden Adressen, in denen ein Geschlechtskrankenbetreuungszentrum zu finden ist.

b) Wasserversorgung

Die hygienischen Probleme der Wasserversorgung der stationären Einrichtungen wie Industriebetriebe, Hafenanlagen, Kaischuppen, Lagerhäuser etc. unterscheiden sich in der Regel nicht von denen der allgemeinen Wasserversorgung an Land. Die Wasserversorgung der See- und Binnenschiffer geschieht in der Regel durch Hydrantenanlagen und Wasserboote. Die Hydrantenanlagen weisen sehr verschiedene Konstruktionsprinzipien auf. In weiten Teilen der Welt und auch in der Bundesrepublik handelt es sich zumeist um sog. Unterflurhydranten, bei denen der Hydrant in eine Bodenöffnung eingelassen und im Ruhezustand durch eine Klappe verschlossen ist. Im Bedarfsfall wird ein Hydrantenrohr aufgesetzt, an das der Schiffswasserversorgungsschlauch angeschlossen wird. Wie im Kapitel Wasserversorgung der Binnenschiffahrt ausgeführt, sind einige Binnenschifffahrtswasserentnahmestellen in der Bundesrepublik jedoch nur mit einfachen schlauchlosen Hydranten bzw. Zapfhähnen ausgerüstet. In den USA und einigen anderen Staaten besteht die Vorschrift, als Wasserzapfstellen nur Oberflurhydranten mit nach unten gerichtetem Auslauf zu verwenden. Die Kontrolle der Schiffswasserversorgungsanlagen obliegt in der Bundesrepublik den auch sonst für die Hygiene der Wasserversorgung zuständigen Gesundheitsbehörden. Sofern die See- und Binnenschiffahrt nicht durch Kaihydranten oder ähnliche Wasserzapfstellen versorgt werden kann, treten in den Häfen Wasser- bzw. Bunkerboote in Tätigkeit, die Wasser als „Kundendienst“ abgeben. Diese übernehmen ihr Wasser selbst an besonderen Kaihydranten unter speziellen hygienischen Kautelen. Die wasserhygienische Kontrolle der Wasser- und Bunkerboote obliegt in den Seehäfen den hafenärztlichen Diensten und auf den Binnenwasserstraßen den zuständigen Gesundheitsämtern.

c) Abwasserbeseitigung

Wie bereits weiter oben ausgeführt, wird das Abwasser der See- und Binnenschiffe in den meisten Häfen der Welt direkt über Bord gegeben. Die Wasserverunreinigung hierdurch ist besonders in abgeschleusten Binnenhäfen bzw. Kanalsystemen mit stehendem Wasser ganz beträchtlich. Die biologische Reinigungskraft reicht häufig nicht aus, um diese Verschmutzung, die noch wesentlich durch Sielabflüsse und Industrieabwässer verstärkt wird, aufzufangen. In der Bundesrepublik existieren bisher keine abwasserhygienischen Vorschriften in bezug auf Hafenanlagen bzw. Schiffe. Für den Bereich der Großseenfahrt in den USA und Kanada sind bereits einige vorläufige Richtlinien über das Verbot des Ablassens von ungeklärtem und bakteriologisch nicht vorgereinigtem Abwasser in bestimmten Hafen- und Trinkwassereinzugsrevieren in Bearbeitung. Entsprechende Vorschriften sind ebenfalls für bestimmte Fluß- und Hafenbereiche der UdSSR erlassen worden (*Ministerium für Gesundheitsschutz der UdSSR:* Sanitätsvorschriften für See-, Fluß- und Binnenschiffe der UdSSR).

d) Schädlingsbekämpfung

Für den Bereich seines Hafens hat der Hafenarzt dafür zu sorgen, daß der Hafen möglichst ungezieferfrei gehalten wird. Dies gilt insbesondere für die Rattenplage in den Landanlagen und an Bord der Seeschiffe (s. auch unter Hafenärztlicher Dienst sowie Schädlinge und Ungeziefer in den Kapiteln Binnenschiffahrt und Seeschiffahrt). Während die Rattenbekämpfung an Bord der Schiffe im Rahmen der „International Sanitary Regulations“ (WHO) erfolgt, ist die Rattenvernichtung in den Landanlagen, Industrierevieren, Schuppen etc. des Hafens eine Angelegenheit, die von den lokalen Behörden angeordnet und betrieben werden muß. Entsprechende Rattenbekämpfungsaktionen mittels Cumarinpräparaten oder ähnlichen Substanzen erfordern sehr große Mittel und einen erheblichen arbeitsmäßigen Einsatz. So sind bei großen Rattenbekämpfungsaktionen im Hafen-, Stadt- und Landgebiet von Hamburg 1962/63 42000 kg Bekämpfungsmittel und Köder ausgelegt worden (Schulze, 1964). Es erfordert beträchtliche Anstrengungen den Hafen dann rattenfrei zu halten. Laufende Bekämpfungsmaßnahmen durch Auslegen von Ködern und ständige Inspektion des gesamten Hafen- und Stadtgebietes einschließlich der Kanalisation sind erforderlich. Lembrez (1964) schlägt vor, die ständige Rattenbekämpfung im Hafengebiet sowie auch an Bord mittels Antikoagulantien durchzuführen, da bei den nur kurzfristig wirkenden Blausäurebegasungen der Schiffe immer erneuter Befall auftrete, wodurch die Rattenverbreitung in den nächsten Anlaufhäfen wesentlich gefördert werde. Die bei der Schiffsentrattung in großen Teilen der Welt und auch in der Bundesrepublik übliche Blausäurebegasungsmethode wird im deutschen Bereich vom Hafenärztlichen Dienst in toxikologischer Hinsicht überwacht.

Im Hafen sind weitere Schädlingsbekämpfungsaktionen an Bord und in den Hafenanlagen gegen Kakerlaken (Blatella-Arten) und diverse Ladungsschädlinge durchzuführen. Die hygienische Seite dieser Maßnahmen wird ebenfalls von den Hafenärztlichen Diensten kontrolliert. Zur Anwendung kommen in der Regel Spritz-, Lackier- sowie Begasungsverfahren mit folgenden Stoffen: Insektizide, insbesondere Diazinonpräparate, Blausäure, Calcid, Äthylenoxyd (Gasung in besonderen Kammern), Methylbromid, Phosphorwasserstoff etc.

3. Arbeit im Hafen

Im Gegensatz zu den gut überschaubaren Arbeitsgebieten an Bord der See- und Binnenschiffe weist die Hafenarbeit selbst eine Vielfalt von Tätigkeiten in den einzelnen Hafenschiffahrtsbereichen beim Umschlag der Ladung, Stauerei- und Speicherarbeit, Werftarbeit, Taucherei, Tätigkeit in den Industriebetrieben des Hafens usw. auf.

Die einzige umfangreiche Monographie der letzten Jahre über die physio-pathologischen, klinischen, arbeits- und schiffahrtsmedizinischen Aspekte der Hafenarbeit — Il Lavoro Portuale — verdanken wir Molfino u. Zannini (1956).

Die medizinische und ärztliche Versorgung der Hafenarbeiter erfolgt in der Bundesrepublik in der Regel durch den Kassenarzt bzw. Unfalldurchgangsarzt. Eigene medizinische Ambulatorien oder spezielle Krankenhäuser für Hafenarbeiter und Seeleute sind in der Bundesrepublik nicht vorhanden. Einige größere Stauereifirmen verfügen im Hafen über kleine Verbandsstellen, wo durch ausgebildete Leute Erste Hilfe geleistet wird. Bei Unglücksfällen werden die Verletzten durch Unfall- bzw. Krankenwagen in die nächstgelegenen Krankenhäuser transportiert.

a) Beladen und Löschen, Stauerei

Noch vor 30 Jahren stellte das Tragen von häufig 2 Zentner wiegenden Sacklasten ein ernstes gesundheitliches Problem dar (Meyer-Brodnitz und Grotjahn, 1928). In der heutigen Zeit wird das Be- und Entladen größtenteils maschinell abgewickelt. Körperliche Schwerarbeit beim Ent- und Beladen der Schiffe gehört zu den Seltenheiten. Kohle, Erz, Getreide und ähnliche Massenfrachten stellen hinsichtlich des Be- und Entladevorganges in den technisierten Häfen keinerlei Problem dar, da die Ladung vom Greifer bzw. über Pumpe und Sauger an Bord gebracht oder gelöscht wird. Der Einsatz von Menschenkraft ist jedoch nach wie vor beim Laden und Löschen von Stückgut erforderlich. Die Stückgutfrachtschiffe nehmen in ihren Luken und Decks eine Unzahl unterschiedlicher Frachtstücke aus verschiedenen Häfen für andere Häfen mit. Die seefeste Stauung dieser Einzelstücke ist ein technisch diffiziles Problem, welches geübte und geschickte Leute erfordert. Die Arbeiten werden in der Regel durch speziell in diesem Bereich tätige Hafenarbeiter bzw. Stauer verrichtet. Durch Herabstürzen von Ladungsstücken aus den sog. „Hieven“, d.h. Ladungspartien, die, zusammengeschnürt oder auf Holzböden ruhend, vom Kran bewegt werden, — bzw. durch Quetschungen beim Ladevorgang oder Fall in den Laderaum selbst — ist eine beträchtliche Unfallgefährdung gegeben (Rothfuchs, 1928; Molfino u. Zannini, 1956). Eine wesentliche Rolle wird wohl in Zukunft der Container-Verkehr spielen, bei dem Großraumbehälter mit Einheitsmaßen von Schiff zu Land bzw. vice versa mittels besonderer Krananlagen umgeschlagen werden. Das Heranführen der Ladung an Schiffe, die auf Reede bzw. an den

Pfählen in den Häfen liegen, erfolgt häufig durch kleine Schuten, die in manchen Häfen von sog. Ewerführern besetzt sind. Diese beaufsichtigen das Löschen und Beladen der Schute, die vom Ufer zum Seeschiff und zurück geschleppt oder im flachen Gewässer in den Kanälen etc. vom Ewerführer mittels Stakhaken, die in den Grund eingesetzt werden, vorwärts bewegt wird. Dabei tritt der Mann das Schiff unter sich fort. Diese stakenden Ewerführer sind Witterungseinflüssen auf den offenen Fahrzeugen ausgesetzt; auch kann es im Laufe des Berufslebens zu Deformierungen des Schlüsselbeines und der Schulterknochen kommen.

Eine besondere Berufsform des Hafenarbeiters ist der sog. „Festmacher", welcher die Leinenverbindung zwischen dem einlaufenden Hochseeschiff und der Kaianlage resp. dem Ufer herzustellen oder beim Auslaufen zu lösen hat. Die Festmacher bedienen sich kleiner ungedeckter Motorboote mit in der Regel 2 Mann Besatzung. Unfälle durch das Schlagen oder Reißen der schweren Draht-, Manilahanf- oder Perlonleinen bzw. Quetschungen beim Überlegen der Leinen über den Poller sind nicht selten. Die Festmacher sind den Witterungseinflüssen besonders ausgesetzt. Unterkühlungen und rheumatische Erkrankungen usw. sind in dieser Berufsgruppe verbreitet.

b) Werftbetriebe

Eine Schiffswerft stellt einen Industriebetrieb dar, der zahlreiche verschiedene einzelne Industrie- und Gewerbezweige in sich vereinigt. Auf einer Werft wird ein See- oder Binnenschiff von der schiffbautechnischen Konstruktion über die maschinentechnische Einrichtung bis zur vollständigen Ausrüstung der Wohn- und Aufenthaltsräume, Kombüsen, Brücken, Navigationseinrichtungen usw. fertiggestellt. Dies bedingt eine Vielzahl von verschiedenen „Gewerken", d.h. beruflichen Fachrichtungen wie Schiffsbauer, Maschinenbauer, Zimmerleuten, Klempner, Schlosser, Tischler, Maler etc. Sie unterliegen sehr verschiedenen berufsspezifischen Gefährdungen und weisen arbeitsmedizinische Besonderheiten auf. Naturgemäß ist die Unfallgefahr der Werftarbeiter beim Umgang mit den tonnenschweren Eisenteilen am noch ungesicherten und im Bau befindlichen Schiff besonders groß (Rotfuchs, 1928; Molfino u. Zannini, 1956). In der Bundesrepublik werden die Werften medizinisch im allgemeinen von einem nebenamtlichen Betriebsarzt versorgt. Die Unfallstationen der Werften sind in der Regel ständig mit einem Sanitäter bzw. einer Schwester und zeitweilig mit einem Arzt besetzt. Leichte Unfälle werden hier versorgt und behandelt. Schwere Unfälle werden nach der Erstversorgung mit einem eigenen oder öffentlichen Unfallwagen in stationäre Behandlung weitergeleitet. Die Betreuung der Verunglückten bzw. der Erkrankten erfolgt im Rahmen der allgemeinen berufsgenossenschaftlichen bzw. kassenärztlichen Versorgung.

4. Taucherei

Auf den küstennahen Seewasserstraßen sowie auf den Binnenwasserstraßen wie Seen, Flüssen und Kanälen, insbesondere im Hafengebiet, ist häufig der Einsatz von Tauchern notwendig. Der Taucher führt Untersuchungen und Unterwasserarbeiten an beschädigten oder gesunkenen Schiffen, Unterwasserbaulichkeiten wie Kaianlagen, Brücken, Docks, Pontons etc. aus. Die Zahl der Unterwasserarbeiten durch Taucher ist ganz beträchtlich. Es werden Trossen angebracht, Ketten gelegt, Material aufgesammelt, Schraubenverbindungen gesetzt, Unterwasserbrenn- und -schneidarbeiten durchgeführt, Löcher gebohrt etc. Die von einem bestimmten Berufszweig, dem Tauchergewerbe, ausgeführten Arbeiten bedingen eine besondere Bekleidung, den Taucheranzug. In der Regel wird diese berufsmäßige technische Taucherei als Schlauchtaucherei mit Oberflächenverbindung ausgeführt. Zur Ausrüstung gehört ein wasserdichter Anzug, der an den Handgelenken durch eine Gummimanschette gesichert ist. Oben endet der Anzug in einem Halskragen, der mit einem Brustharnisch aus steifem Metall und dem festen Metallhelm verbunden wird. Der Helm besitzt vorn ein Glasfenster und an der Seite eine Einlaßöffnung für den Luftschlauch. Die Luft wird aus einem Kompressor an der Wasseroberfläche durch einen druckfesten Schlauch über ein Einlaufventil in den Helm eingeführt. Das Auslaßventil befindet sich meist über dem rechten Ohr. Der Helm enthält weiter eine Fernsprecheinrichtung mit Kehlkopfmikrophon und einen durch das Kinn zu betätigenden Signalapparat. Weiter gehören zur Taucherausrüstung der schwere Blei- oder Messingschuh bzw. weiterer Bleiballast für Brust und Rücken. Der Taucher wird durch ein Seil gesichert. Die Tauchtiefen betragen im allgemeinen bis zu 45 m, wenn auch mit dem Anzug bis über 100 m erreicht werden können. In der Regel wird entweder vom Ufer oder von besonderen Taucherkähnen bzw. -schiffen aus getaucht. Zur Tauchmannschaft gehören ein Signalmann, der die Sprech- und Signalleinenverbindung zum Taucher hält und seinen Einsatz kontrolliert sowie ein Pumpenmann, der für die Luftzuführung über den Kompressor verantwortlich ist.

Mittels Preßluft- bzw. Sauerstoffgerät tauchende Freitaucher sind im Tauchergewerbe in Nordeuropa nicht üblich, finden in wärmeren Gewässern aber zunehmend Verwendung. Sport- bzw. Expeditionstaucher benutzen meist Preßluft, während sich die Kampfschwimmer (Froschmänner) in der Regel des Sauerstoffkreislaufsystems bedienen.

Eine der Taucherei ähnliche Arbeitsform stellt die Caissonarbeit dar. Dies ist ursprünglich ein Senkkasten, eine Art Taucherglocke, zumeist aus Eisenbeton oder Stahl ohne Boden gewesen, der für Unterwasserbauten bzw. Arbeiten unter Wasser benutzt wurde. Er stellt einen schweren, unten offenen Hohlkörper dar, der mit Luft gefüllt in das Wasser hinabgelassen wird. Die Luftblase komprimiert sich innerhalb dieses „Caissons", abhängig von der Wassertiefe (10,3 m = 1 atü). Den neueren Caissons liegt die oben erwähnte Konstruktion der Glocke am Boden mit einem von einer Schleuse unterbrochenen Ausstiegschacht nach oben zugrunde. Der eigentliche Caisson auf dem Grunde des Gewässers dient als Arbeitsraum. Vom Caisson aus werden Unterwasserbauten wie Fundamentieren von Brückenpfeilern, Hafenanlagen, Kraftwerken, Spundwänden, Tunnelbauten etc. ausgeführt. Beim Einschleusen steigen die Caissonarbeiter in die Schleuse, durch die einströmende Druckluft wird die nach außen führende Tür in den Rahmen gepreßt und luftdicht verschlossen. Der Druck wird im erforderlichen Maße erhöht. Ist er gleich dem Druck im eigentlichen Caisson, so öffnet sich die in den Einstiegsschacht führende Tür und die Arbeiter steigen auf einer Leiter in den Caisson. Nach verrichteter, mehrstündiger Arbeit wird der Caisson auf die gleiche Weise wieder verlassen. Der Überdruck wird nach einer genauen Vorschrift unter Berücksichtigung der Höhe des Drucks und der im Caisson verbrachten Arbeitszeit wieder abgelassen. Nach Erreichen des normalen atmosphärischen Drucks verlassen die Arbeiter die Schleuse.

Sowohl dem Taucher wie dem Caissonarbeiter drohen einige spezielle Erkrankungen bzw. Schädigungsmöglichkeiten, die übrigens auch eine wesentliche Rolle für den Notausstieg aus U-Booten spielen. Diese als *Druckfallerkrankungen* oder Dekompressionserscheinungen bekannten Störungen gehören zur Gruppe der Erkrankungen aus äußerer physikalischer Ursache (ROZSAHEGYI, 1961). Die Ausprägung der Druckfallerkrankung ist abhängig von der Höhe des Druckes, dem der Taucher oder Caissonarbeiter ausgesetzt war, weiter von der Dauer der Exposition und der Dauer der Dekompression. Das Wesen der Dekompressionskrankheit beruht auf einem Freiwerden des im Blut und in den Geweben gelösten Stickstoffes, wodurch mannigfaltige Störungen, wie Osteoartralgien, Menière-Syndrom, zentralnervöse Fehlleistungen, die bis zur Bewußtlosigkeit gehen können, abdominelle Erscheinungen und nicht näher bestimmbare Störungen wie Atemnot, schlechtes Allgemeinbefinden etc. ausgelöst werden können. Zur Vermeidung der Druckfallkrankheit ist die Einhaltung der Auftauchzeit bzw. Ausschleusungszeit aus dem Caisson wesentlich. Da lange Auftauchzeiten bei tiefen Taucherarbeiten häufiger aus physiologischen Gründen (Wasserkälte, Erschöpfung etc.) nicht eingehalten werden können, taucht der Taucher rasch auf, wird aber dann in einem speziellen Behälter bzw. Raum rekomprimiert. Hier befindet er sich in körperlicher Ruhe unter angenehmeren Bedingungen als im Taucheranzug unter Wasser und kann langsam dekomprimiert werden. Nach den „Unfallverhütungsvorschriften für Dampf-, Motor- und Segelschiffe" der *See-Berufsgenossenschaft* (Unfallverhütungsvorschrift Taucherarbeiten) muß nach den modifizierten Austauchtabellen nach Haldane ausgetaucht werden. Danach ist bei Tauchtiefen von mehr als 13 m ein stufenweises, langsames Austauchen vorgeschrieben. Diese Austauchtabellen sind mehrmals modifiziert und unter Berechnung der Verweildauer in der Tiefe neu gefaßt worden (Übersicht bei Dwyer, 1955). Auch die *Binnenschiffahrts-Berufsgenossenschaft* hat ebenso wie die *See-Berufsgenossenschaft* in ihren Unfallverhütungsvorschriften allgemeine Hinweise für die Arbeitssicherheit der Taucher und der gesamten Tauchergruppe gegeben. Es wird vorgeschrieben, daß bei jedem Unfall im Wasser ein Arzt herbeizurufen oder der Verunglückte auf schnellstem Wege einem Arzt oder Krankenhaus zuzuführen ist. Muß der Taucher aus größeren Tiefen als 10 m, in der er sich längere Zeit befunden hat, plötzlich an die Oberfläche, so soll er sofort wieder unter einen Druck gesetzt werden, der der halben Tauchtiefe entspricht. Ist der Taucher beim Heraufkommen ohnmächtig oder bewußtlos, so darf er erst nach Wiedererlangung des Bewußtseins oder bei regelmäßiger tiefer Atmung erneut unter Druck — notfalls im Taucheranzug selbst — gesetzt werden.

Die medizinische Überwachung, insbesondere die Tauglichkeitsuntersuchung und der Gesundheitsschutz beim Caissonarbeiter regeln sich nach der *Verordnung über Arbeiten in Druckluft vom 29. 5. 1935.*

Mit dem Tauchen im evtl. gepanzerten Anzug in größeren Tiefen und insbesondere mit dem Freitauchen mittels Preßluft oder gar Sauerstoffgerät können, abgesehen von den Dekompressionserscheinungen, eine Reihe weiterer Störungen, die als sog. „Tiefenrausch" bezeichnet werden, verbunden sein. Falls beim Tauchen selbst keine schmerzhaften Zustände im Bereich der Nasennebenhöhlen, der Paukenhöhle evtl. mit Trommelfellriß auftreten (Barotrauma), werden sehr hohe Drücke (bis zu 18 Atmosphären) nach entsprechender Anpassungsfähigkeit gut vertragen (Rozsahegyi, 1961). Da der Druck auf dem ganzen Körper gleichmäßig lastet, sind sämtliche intrakorporalen Drücke ebenfalls erhöht, vorausgesetzt, daß auch die Atemluft der Wasserumgebung entsprechend komprimiert wird. Hierauf beruht das Prinzip der sog. „Aqualunge", dem Druckregler der Preßluftfreitauchausrüstung. Bei größeren Tauchtiefen — kritisch werden die Bereiche unter 40 m Wassertiefe — steigt der Partialdruck des O_2 und des N stärker an, so daß es zu einer „Sauerstoff- resp. Stickstoffvergiftung" kommen kann. Diese löst dann die Symptome des Tiefenrausches mit Verlust der Konzentrationsfähigkeit, Gefühl der inneren Leichtigkeit, Übermut, Neigung zu sinnlosen Handlungen und schließlich Bewußtlosigkeit mit Tod aus. Man bedient sich zum Freitauchen in größeren Tiefen heute spezieller Gasgemische, die Helium evtl. auch Neon und Sauerstoff in bestimmtem Verhältnis enthalten.

Eine zusammenfassende Darstellung der medizinischen Problematik der Taucherei findet sich bei Ehm u. Seemann, (1965).

Literatur

Die schiffahrtsmedizinische Literatur steht im Leihverkehr zur Verfügung bei: Dokumentation auf dem Gebiete der Schiffahrtsmedizin, Abteilung für Schiffahrtsmedizin am Bernhard-Nocht-Institut, 2 Hamburg 4, Bernhard-Nocht-Straße 74.

a) Allgemeine Nachschlageliteratur

Anleitung zur Gesundheitspflege auf Kauffahrteischiffen. Hamburg: Eckardt & Messtorff 1957.

BECKER, R.: Leitfaden der Gesundheitspflege auf Seeschiffen. Medizinischer Dienst des Verkehrswesens. Berlin: VEB Volk und Gesundheit.

EJSMONT, W.: Higiena pracy na statkach a stan zdrowia marynarzy. Warschau 1966.

GEAR, H. S., and Z. DEUTSCHMANN: Disease control and international travel. Genf: WHO 1956.

GOETHE, H.: Arbeitshygiene in der Schiffahrt. In: Handbuch der gesamten Arbeitsmedizin, Bd. IV, Teil 2. Berlin-München-Wien: Urban & Schwarzenberg 1963.

HEITS, E., u. M. FISCHER: Einführung in die schiffsärztliche Tätigkeit, 1. Aufl. München: Gebr. Haertl.

LAMOUREUX, V. B.: Guide to ship sanitation. WHO, Genf (1967).

MIRRA, G.: Medicina Navale. Padua: Piccin Editore 1961.

MOLFINO, F.: Le malattie della gente del mare. Casse Marittime per gli Infortuni sul Lavoro e le malattie di Genova (1960).

—, e D. ZANNINI: Il Lavoro Portuale. Milano: Tipo Litografia I.N.A.I.L. 1956.

NOCHT, B.: Schiffshygiene. Real-Encyclopädie der gesamten Heilkunde. Berlin 1899.

STAROKADOMSKIJ, L. M. (Übersetzt): Leitfaden der Hygiene der Hochseeschiffahrt. Moskau: Staatsverlag f. med. Lit., Medgis 1957.

WHO-Veröffentlichung: Internat. sanitary regulations. Genf 1966.

— — — International medical Guide for ships. Zusammen mit ILO/IMCO, Genf (1967).

ZORN, E.: Pomorska higijena. Split 1957.

b) Spezielle Literatur

ADRIAN, W.: Beleuchtung auf Schiffsbrücken unter Berücksichtigung neuerer physiologischer Untersuchungen. Lichttechnik 6, 351—354 (1960).

ARNER, O., u. L. HERSSON: Sjømannsyrkets saerpreg. T. norske Laegeforen. Nr 18, 1223—1228 (1964).

—, u. O. W. TENFJORD: Sykdom, ulykker og død blant norske sjømenn. T. norske Laegeforen. Nr 18, 1228—1236 (1964).

Association de Prévention des Accidents du Travail de la Batellerie. Relevé Statistique des Accidents du Travail de la Batellerie, 1955—1964. Paris 1965.

Atti del primo congresso internazionale sull'assistenza di malattia e la tutela infortunistica della gente del mare nei paesi della c.e.e. Casse Marittime per gli Infortuni sul Lavoro e le malattie di Genova (1960).

BAILEY, B.: Engine-room noise on board merchant ships. Int. Lab. Rev. (Genf) 88, 282—304 (1963).

BANDT, H. J.: Über Berufskrankheiten in der Binnenfischerei. Z. Fischerei u. Hilfswiss. I.N.F., H. 3/4, 295—300 (1953).

BASKERVILLE, F. W.: Survival equipment and its use at sea. In Ship's Gear, Fishing News LTD. Larkhall, Bath, Somerset, England (1966).

BEHMANN, F. W.: Der Schiffbrüchige in physiologischer Sicht. Mitt. dtsch. Ges. Verkehrsmed. 7, 1—24 (1960).

Behörde für Wirtschaft und Verkehr, Hamburg: Mündliche Angaben über die im Hafen tätigen Personengruppen (1967).

Bekanntmachung betreffend Logis-, Wasch- und Baderäume sowie die Aborte für die Schiffsmannschaft auf Kauffahrteischiffen v. 2. 7. 1905, RGBl. 563.

BENEDETTI, G., F. MAZZA, S. LAZZERI e F. LOPANE: Rilievi clinicostatistici sulla senescenza precore dei marittimi. Roma: C.I.R.M. 1961.

BERNHARDT, J.: Zur Problematik der Schwimmweste. Kommandobrücke 5, 3—8 (1958).

— Der Mensch im Medium Wasser. Ein Beitrag zur Problematik der Schwimmweste. Schiff u. Hafen 11 (1959).

— Zur historischen Entwicklung und Konstruktion des individuellen Rettungsmittels. Mitt. dtsch. Ges. Verkehrsmed. 15, 7—19 (1964).

BIEL, H. H., u. I. VOGELER: Ergonomische Betrachtungen über Arbeitsplätze in der Seeschiffahrt. Arb. u. Leist. (München) 21, 147—151 (1967).

Binnenschiffahrts-Berufsgenossenschaft, Duisburg: Richtlinien für den Gesundheitsschutz bei Lackier- und Anstricharbeiten (1949).
— — Richtlinien für Bau und Ausrüstung von Unterkunftsräumen auf Binnenschiffen (1950).
— — Persönliche Mitteilung über Todesfälle durch Ertrinken (1966).
— — Tankreinigungsarbeiten und Ausbesserungsarbeiten auf Schiffen mit Öltanks (übernommen vom Hauptverband d. gewerbl. Berufsgenossenschaften, Unfallverhütungsvorschriften 35, 1951).
— — Richtlinien Neu- und Umbau von Binnenschiffen (1955).
— — Merkblatt über die Gefahren durch extrahiertes Schrot in Schiffsladungen (1956).
— — Sicherheitsregeln für den Umgang mit Tri, Per und Tetra (übernommen vom Hauptverband d. gewerbl. Berufsgenossenschaften, 1958).
— — Merkblatt über Vorsichtsmaßnahmen im Verkehr mit Ammonium-Nitrat auf Binnenschiffen und in Häfen.
— — Richtlinien für die Verwendung von Flüssiggas zu Haushaltszwecken auf Wasserfahrzeugen und schwimmenden Geräten in der Binnenschiffahrt (1960).
— — Merkblatt über die Prüfung und Zulassung von Flüssiggasverbrauchsgeräten auf Wasserfahrzeugen und schwimmenden Geräten in der Binnenschiffahrt (1960).
— — Merkblatt über im Schiffs- und Umschlagsbetrieb vorkommende schädliche Gase, Stoffe, Ladegüter.
— — Merkblatt über die Beförderung von Ferrosilizium, Mangansilizium und verwandten Stoffen (F-Stoffen) in Binnenschiffen (1965).
— — Merkblatt über Unfallverhütung beim Schrottverladen (1951).
— — Merkblatt über Verbandskästen auf Wasserfahrzeugen und schwimmenden Geräten (1966).
— — Verwaltungsbericht (1967 und vorangehende Jahre).
— — Unfallverhütungsvorschriften (1967).
Blaas: Bericht über Trinkwasserverhältnisse auf den Schiffen der Bundesmarine. Wilhelmshaven 1959. Nicht veröffentlichter Bericht.
Boccalatte, F.: La patologia dei marittimi, S. 77. Roma: C.I.R.M. 1964.
Boj, E., and T. Banaszkiewicz: Health condition of crews and length of the period of sailing to the tropics. Bull. Inst. Mar. Med. Gdansk **17**, 235—240 (1966).
Bonfiglio, G., e S. Cicala: L'alcolismo nei marittimi italiani, S. 53. Roma: C.I.R.M. 1963.
Brand, O.: Zur medizinischen und hygienischen Situation in der Binnenschiffahrt vom Standpunkt der Binnenschiffahrts-Berufsgenossenschaft. Mitt. dtsch. Ges. Verkehrsmed. **9**, 44—48 (1961).
Buczowska, Z.: Water supply and water waste disposal on vessels. Bull. Inst. Mar. Med. Gdansk **17**, 173—178 (1966).
Bundesministerium für Verkehr: Erlaß Nr. 47/67 über die Übernachtungsräume und Kochgelegenheiten auf Schiffen, schwimmenden Geräten und sonstigen See- und Binnenfahrzeugen. Z3 pltv 9/71 Vm (1967)
— — Abt. Binnenschiffahrt: Deutsche Binnenschiffahrt (1967 und vorangehende Jahre).
— — Überleben auf See. Anweisungen für den Seenotfall. Hamburg: Eckardt & Messtorff 1965.
— — Verordnung über die Dämpfung der Fahrgeräusche auf Rheinschiffen v. 27. 4. 1957. BGBL. II, 230 (1957).
— — Verordnung über die Seediensttauglichkeit. (Neuauflage in Bearbeitung.)
Bundesseuchengesetz vom 18. 7. 1961. BGBl. I, 1012 (1961).
Busley, C., u. B. Nocht: Die gesundheitlichen Verhältnisse in der Handelsmarine und auf den modernen Dampfschiffen. Dtsch. Vjschr. öff. Gesundheitspflege **29**, H. 1 (1897).
Carr, G. J.: Health problems in the merchant navy. Brit. J. industr. Med. **2**, 65—73 (1945).
Conference of occupational Medicine Section of Maritime Medicine. Bull. Inst. Mar. Med. (Gdansk) **14**, Nr 1/2 (1963).
Critchley, M.: Problems of naval warfare under climatic extremes. Brit. med. J. **1945 II**, 145—148, 173—177, 208—212.
Deutsche Demokratische Republik: Arbeitsschutzanordnung 372 — Seeschiffahrt — Dampf-, Motor-, Segelschiffe und Spezialfahrzeuge. GBl. 913 (1952).
— — — Arbeitsschutzanordnung 371 — Binnenschiffahrt. GBl. I, 228 (1955).
Deutsche Gesellschaft für Verkehrsmedizin: Denkschrift über die Notwendigkeit der Arbeiten auf dem Gebiet der Schiffahrtsmedizin (1961).
Deutsch-Französische Begegnung der Binnenschiffahrt: Verhütung von Arbeitsunfällen in der Schiffahrt, Straßbourg. (Vortragstexte erhältlich bei der Binnenschiffahrts-Berufsgenossenschaft, Duisburg) (1966).
Dietrich, W.: Einleitungsreferat anläßlich der Arbeitstagung, „Die medizinische Problematik des individuellen Rettungsmittels“. Mitt. dtsch. Ges. Verkehrsmed. **15**, 3—7 (1964).

DIN 5035: Innenraumbeleuchtung mit künstlichem Licht (1963).
DROSIHN, J.: Schiffsdurchgasung — Beitrag aus der Praxis der Blausäureanwendung. Mitt. dtsch. Ges. Verkehrsmed. **16**, 19—28 (1964).
DÜTEMEYER, K.: Bemannungsfragen in der Binnenschiffahrt in tatsächlicher Hinsicht. Z. Binnenschiffahrt, Hafen 154—161 (1966).
DWYER: Calculation of air decompression tables. Experimental Diving Unit U.S. Naval Gun Factory. Washington Research Report 4/56. Project N.S. 185—005. Subtask 5, Test 3 (1955).
EEG-LARSEN, E.: Sjømenns sykerettigheter. T. norske Laegeforen. Nr 18, 1272—1275 (1964).
EHM, O. F., u. K. SEEMANN: Sicher tauchen! Leitfaden der Tauchermedizin für Sporttaucher, Berufstaucher, Ärzte. Rüschlikon-Zürich-Stuttgart-Wien: Albert Müller 1965.
Ein neuer Seenotrettungsanzug (ohne Verfasser): Hansa (Hamburg) **103**, 36 (1966).
ELLIS, F. P., and A. ROWLANDS: The health of the navy in two world wars. J. roy. nav. med. Serv. **52**, No 1, 5—24 (1966).
Empfehlungsabkommen der Kassenärztlichen Bundesvereinigung mit verschiedenen Krankenkassenverbänden über: Abrechnung von Bordbesuchen auf Binnenschiffen (1965).
ENGELHARDT, H.: Über die Ursachen der häufigsten Handinfektionen in der Hochseefischerei. Hansa (Hamburg) **94**, 1499—1501 (1957).
EVANG, K.: Helsetjeneste for sjøfolk — en internasjonal oppgave. T. norske Laegeforen. Nr 18, 1277—1286 (1964).
— Sjøfolks helseproblemer. T. norske Laegeforen. Nr 18, 1297—1299 (1964).
Evangelische Akademie, Rheinland-Westfalen: Der Mensch in der Binnenschiffahrt. Mühlheim a.d. Ruhr: Haus der Begegnung 1965.
First international Symposium on Health and Travel. New York: MD. Publications 1956.
FISCHER, M.: Klimatische Einflüsse auf den menschlichen Organismus während einer Schiffsreise. Ärztl. Prax. **14**, 469—471 (1962).
Fragen der Schiffahrtsmedizin: Vorträge auf dem internationalen Symposium. Sonderh. Med. Dienst. Verkehrswes. II, 4 (1963).
Freie und Hansestadt Hamburg: Schutenverordnung 53—60 (1965).
Germanischer Lloyd — Vorschriften für Klassifikation und Bau der elektrischen Anlagen auf Seeschiffen (1966).
GLATZEL, H.: Die Situation der Schiffbrüchigen in ernährungsphysiologischer Sicht. Mitt. dtsch. Ges. Verkehrsmed. **7**, 25—39 (1960).
GOETHE, H.: Die ärztliche Betreuung der deutschen Hochseefischerei. In: Aufgaben und Tätigkeit der Fischerei-Schutzboote (Fischerei-Hilfschiffe und der Fischerei-Forschungsschiffe) des Bundesministeriums für Ernährung, Landwirtschaft und Forsten von 1948—1964. Hrsg. v. Bundesministerium für Ernährung, Landwirtschaft und Forsten, Unterabteilung Fischwirtschaft. Heide: Westholsteinische Verlagsdruckerei Boysen & Co. 1965.
— Zur Ätiologie der Handinfektionen in der Hochseefischerei. Zbl. Arbeitsmed. **7**, 241—244 (1957).
— Klimabelastung in der Tropenfahrt. In: Fragen der Schiffahrtsmedizin. Internationales Symposion für Schiffahrtsmedizin. Sonderh. Med. Dienst. Verkehrswes. II (1963).
— Schiffslärmbekämpfung als Problem und Aufgabe. Hansa (Hamburg) **104**, 553—555 (1967).
— Die Arbeit in der Seeschiffahrt. Arb. u. Leist. (München) **21**, 141—144 (1967).
— Hepatitiserkrankungen an Bord von Seeschiffen und Fischereifahrzeugen. BGbl. **10**, 341—345 (1967)
— Die Situation der Binnenschiffer in schiffahrtsmedizinischer Hinsicht. Referat anläßlich der Vertreterversammlung der Binnenschiffahrts-Berufsgenossenschaft, Hamburg (1967).
—, u. G. FISCHER: Überlegungen zur Erfassung der physikalischen Größen, die zur Entstehung des Seekinetose führen. Zbl. Verkehrs-Med. **3**, 148—153 (1957).
—, u. G. FUHRMANN: Betrachtungen zum Ablauf der Kinetosen unter besonderer Berücksichtigung bestimmter Stoffwechselanomalien. Z. ges. inn. Med. **13**, 611—618 (1958).
—, u. P. KÖBKE: Die Therapie der Seekrankheit. Z. Tropenmed. Parasit. **4**, 265—281 (1953).
—, u. J. MEYER-DELIUS: Die Lärmbelastung des Maschinenpersonals in der Seeschiffahrt. Zbl. Verkehrs-Med. H. 4, 211—222 (1960).
—, G. RINCK u. G. GUDMUNDSSON: Erkrankungen in der deutschen Hochseefischerei mit Berücksichtigung des Gebißzustandes. Arch. Gewerbepath. Gewerbehyg. **17**, 57—66 (1959).
—, u. H. SCHADEWALDT: Untersuchungen über die klimatische Belastung an Bord auf Tropenreisen. (Unveröffentlicht.)
GREWE, H.: Erfahrungen der SBG bei der Untersuchung von Maschinenpersonal auf Hörschäden durch Lärm. Hansa (Hamburg) **104**, 1270—1271 (1967).
—, u. H. HEIL: Sinn und Zweck der Tauglichkeitsuntersuchungen von Seeleuten. Hansa (Hamburg) **96**, 735 (1959).

GREWE, H., u. E. LEHNHARDT: Lärmbedingte Gehörbeeinträchtigung beim Maschinenpersonal der Seeschiffahrt. Persönliche Mitteilung, noch nicht veröffentlicht (1967).
GUIDA, G.: Atti della „Sezione Studi" del Centro internazionale Radio-Medica (C.I.R.M.). Roma 1962 und folgende Jahre.
— L'Assistenza Radio-Medica, Bd. I/II. Rom 1966.
GUTHE, T.: Malaria-Utbrudd på norske skip. T. norske Laegeforen. Nr 18, 1270—1272 (1964).
—, u. O. IDSØE: Kjønnssykdommer og sjøfolks helse. T. norske Laegeforen. Nr 18, 1262—1268 (1964).
HAUGE, K. D.: Hyppigste forekommende tropesykdommer blant norske sjøfolk. T. norske Laegeforen. Nr 18, 1268—1269 (1964).
HAUSER, F., u. A. VOGEL: Arbeitswissenschaftliche Grundsätze für Einrichtungen zur Führung von Binnenschiffen. Hansa (Hamburg) **102**, 521—531 (1965).
HEINSIUS, E.: Die Farbsinnstörungen und ihre Bedeutung für die verschiedenen Laufbahnen der Handelsschiffahrt. Mitt. dtsch. Ges. Verkehrsmed. **9**, 11—26 (1961).
HUDEMA, K.: Erfahrungen mit Klimaanlagen auf deutschen Frachtschiffen. Jb. schiffbautechn. Ges. **49**, 226 (1955).
HUNOLD, G. A., u. W. PIETRULLA: Die arbeitshygienische Bedeutung von Methylbromid als Mittel zur Schädlingsbekämpfung. Arbeitsschutz H. 5 (1960).
HUTCHISON, A.: The health and welfare of seafarers on board ship. Proceedings of the Assoc. of Sea- and Airport Authorities of the Brithish Isles (1959).
— Erkrankungs- und Todesursachenstatistik der Britischen Seefahrt. (Return of shipping casualties and deaths — Ministry of Transport 8. Civil Aviation) 1941—1944 und 1955—1958 — persönliche Mitteilung (1959).
ILO-Veröffentlichung: Empfehlung 105. Empfehlung betreffend den Inhalt der Schiffsapotheken.
— Empfehlung 106. Empfehlung betreffend die funkärztliche Beratung der Schiffe auf See.
— Empfehlung 108. Empfehlung betreffend die Lebens- und Arbeitsbedingungen und die Sicherheit der Seeleute im Zusammenhang mit der Eintragung der Schiffe.
— Convention 56. Convention concerning sickness insurance for seamen.
— Convention 70. Convention concerning social security for seafarers.
— Convention 73. Convention concerning the medical examination of seafarers.
— Übereinkommen 109. Übereinkommen über die Heuern, die Arbeitszeit an Bord und die Besatzungsstärke. (Neufassung vom Jahre 1958).
— Übereinkommen 112. Übereinkommen über das Mindestalter für die Zulassung zur Arbeit in der Fischerei.
— Übereinkommen 113. Übereinkommen über die ärztliche Untersuchung der Fischer.
— Übereinkommen 114. Übereinkommen über den Heuervertrag der Fischer.
Instruction médicale à l'Usage des Capitaines des Bâtiments de la Marine Marchande à bord desquels il n'est pas réglementairement embarqué de Médicin. Paris: Ministère de la Marine Marchande 1957.
II. International Symposium of Maritime Medicine. Bull. Inst. Mar. Med. (Gdansk) **17**, Nr 3 (1966).
Internationaler Schiffssicherheitsvertrag (Gesetz zum Schiffssicherheitsvertrag v. 17. Juni 1960, v. 6. Mai 1965). BGBl. II, 465 (1965).
ISRAELI, R., M. WEINSTEIN, and D. SÜSSMANN: Medical evaluation of maritime jobs. Privatdruck ZIM Israel Navigation Comp. LTD (1966).
— — — Untersuchungen über die Arbeitsplatzanforderungen an Bord von Passagierschiffen. Arb. u. Leist. (München) **21**, 145—147 (1967).
JONES, A.: Die Anwendung von Natrium-Fluor-Azetat (1080) für die Vernichtung von Nagetieren auf Schiffen in Seehafenanlagen und Sielen. Mitt. dtsch. Ges. Verkehrsmed. **16**, 42—50 (1964).
JOREM, P., u. O. A. MORTENSEN: Sjøforsvarets erfaring med seleksjon. T. norske Laegeforen. Nr 18, 1248—1251 (1964).
JUNACK, G.: Anforderungen an das individuelle Rettungsmittel aus der Sicht der Marine. Mitt. dtsch. Ges. Verkehrsmed. **15**, 43—59 (1964).
JUNGMANN, H.: Kreislauf und Körpertemperatur während einer Schiffsreise in die Tropen. Arch. phys. Ther. (Lpz.) **12**, H. 3 (1960).
— Untersuchungen zur Tropenakklimatisation an Schiffsbesatzungen. Z. Tropenmed. Parasit. **13**, 137—158 (1962).
KAHLE, R. H.: Erkrankungen und Verletzungen bei fahrenden Seeleuten und ihre gesundheitsfürsorgerischen Konsequenzen unter besonderer Berücksichtigung der Bestimmungen des Brüsseler Abkommens. Probearbeit zur schriftl. Amtsarztprüfung a. d. Akademie f. Staatsmedizin i. Hamburg, 35 S. (1960).
KALTENBACH, H.: Untersuchung der Seeleute auf Tauglichkeit zum Schiffsdienst. Hansa (Hamburg) **95**, 1897—1901 (1958).

KEATINGE, W. R.: Death after shipwreck. Brit. med. J. **1965**, 1537—1541.
KEENE, N. F.: Survival at sea. Inflatable liferafts. Wokingham, England: The Maritime Press Ltd.
KERSTEN, E.: Die Berufsbelastung der Hochseefischer. Bull. Inst. Mar. Med. (Gdansk) **16**, 117—130 (1963).
— Erkrankungen der Seeleute — Eine Analyse des Lehrstuhls für Arbeitshygiene. Intern. Symposium — Fragen der Schiffahrtsmed. Heiligendamm, S. 23—32 (1963).
— Arbeitshygienische Analysen für den vorbeugenden Gesundheitsschutz in der Hochseefischerei. Wiss. Z. Univ. Rostock **12**, 703—711 (1963).
— Der Einfluß des Tropenklimas auf die Arbeitsfähigkeit und Gesundheit der Seeleute. Bull. Inst. Mar. Med. (Gdansk) **17**, 225—229 (1966).
KJØLSTAD, T.: Alkoholisme hos sjømenn. T. norske Laegeforen. Nr 18, 1243—1248 (1964).
KNAPIK, A.: Microclimatic conditions on ships. Internat. Symposium of Maritime Medicine. Danzig: Institute of Marine Medicine 1965.
KOCH, W.: Überlegungen und Anregungen des Hafenärztlichen Dienstes zur Planung von Hospital-, Behandlungs- und Wohnräumen auf Seeschiffen. Hamburg: Hafenärztlicher Dienst 1958.
— Probleme der Wasserversorgung in der Binnenschiffahrt. Mitt. dtsch. Ges. Verkehrsmed. **9**, 49—84 (1961).
— Die gesetzlichen Voraussetzungen für die Rattenbekämpfung auf Seeschiffen. Mitt. dtsch. Ges. Verkehrsmed. **16**, 1—5 (1964).
— Problematik der Trinkwasserversorgung in der Binnenschiffahrt unter besonderer Berücksichtigung der Verhältnisse des westdeutschen Kanalsystems. Hamburg: Akademie für Staatsmedizin 1964.
KÖRTE, G.: Erfolge in der Lärmminderung im Maschinenraum. Hansa (Hamburg) **104**, 537—541 (1967).
KOOPMANN, W.: Anforderung an das Individuelle Rettungsmittel aus der Sicht der See-Berufsgenossenschaft. Mitt. dtsch. Ges. Verkehrsmed. **15**, 33—43 (1964).
KREHNKE: Moderne Ernährungslehre und Schiffsverpflegung mit besonderer Berücksichtigung der praktischen Bedeutung der Vitamine. Veröff. Marine-Sanitätswes. H. 33 (1941).
KUTZ, H. E.: Hitzeschäden. Ein Überblick über Pathogenese, Klinik und Therapie. Z. Tropenmed. Parasit. **10**, 178—231 (1959).
Laegebog for Søfahrende. 2. Udgave, Gyldendal, Kopenhagen (1964).
Legebok for Sjøfolk. Kreyberg, P. C. 13. opplag, Aschehoug, Oslo (1964).
LEMBREZ, J.: Die Verwendung von Antikoagulationsmitteln für die ständige Rattenbekämpfung auf Schiffen. Mitt. dtsch. Ges. Verkehrsmed. **16**, 29—41 (1964).
— Die Situation des Hafenarztes und der Hafengesundheitsbehörde in Frankreich. Mitt. dtsch. Ges. Verkehrsmed. **17**, 53—61 (1967).
LEVIN, A.: Some aspects of medicine in the merchant navy. Honourable Company of Master Mariners. Extracts and articles from the J. Company No 22, 28—37 (1961).
— Some problems of a medical superintendent (1961, unveröffentlicht).
LINDEMANN, H.: Erfahrungen im Boot. Mitt. dtsch. Ges. Verkehrsmed. **7**, 53—65 (1960).
— Erkenntnisse für das Überleben auf See bei einer Atlantiküberquerung im Faltboot. 1. Marinemedizinisch-wissenschaftl. Symposion in Kiel, S. 80—87 (1965).
MACINTOSH, R. R., and E. A. PASK: The testing of life jackets. Brit. J. industr. Med. **14**, 168—175 (1957).
Medizinischer Dienst des Verkehrswesens der DDR: Arbeitsmedizinische Normativen zur Verhütung von Gesundheitsschäden durch Lärmeinwirkungen auf Schiffen (1960).
— — — — Direktion Schiffahrt: Hygienevorschrift für den Neu- und Umbau von Seeschiffen (1966).
MEHL, L.: Der junge Seemann. Arb. u. Leist. (München) **21**, 151—156 (1967).
MEHLS, K. F. H.: Die hygienische Seite der Wasseraufbereitung an Bord. Hansa (Hamburg) **99**, H. 6 (1962).
MELLBYE, F.: Utbygging av helsevesenet for sjømenn. T. norske Laegeforen. Nr 18, 1275—1277 (1964).
MEYER-BRODNITZ u. M. GROTJAHN: Gesundheitsschädigungen durch das Tragen von 2-Zentner-Säcken. In: Hygiene und Gesundheitsgefahren der Werft- und Hafenarbeit und der Arbeit des Heizpersonals auf Schiffen. Beih. Zbl. Gewerbehyg. u. Unfallverhüt. (1928).
Ministerium für Gesundheitsschutz der UdSSR: Sanitätsvorschriften für See-, Fluß- und Binnenschiffe der UdSSR. Moskau: Staatsverlag Medges. 1956. Deutsche Übersetzung.
MÖLLER, A.: Die Aufgaben der Hygiene-Inspektion in der Schiffahrt. Dtsch. Gesundh.-Wes. **25**, 2446—2450 (1960).
— — Küchen und Lebensmittelhygiene an Bord von Seeschiffen. Aus Fortbildungslehrgang über Fragen der Verkehrsmedizin und Verkehrspsychologie 1964. Sonderh. Med. Dienst. Verkehrswes. III, 339—357.

Müller, G.: Probleme einer bakteriologisch einwandfreien Trinkwasserversorgung auf kleineren Schiffen. Städtehygiene **6**, 113—114 (1961).
— Hygienische Fragen der Trinkwasserversorgung auf Schiffen — eine Analyse der Untersuchungsergebnisse der letzten 5 Jahre. Städtehygiene **11**, 240—241 (1965).
— H. Goethe u. R. Herrmann: Bakteriologische Untersuchungen an Verdampferanlagen zur Trinkwasserversorgung von Seeschiffen. 1. Mitt. Zbl. Bakt. (im Druck 1968).
Münzner, R.: Die Arbeitszeit in der deutschen Binnenschiffahrt, zugleich ein Beitrag zu dem Problem des Arbeitsschutzes. Stuttgart: Verlagsanstalt Courier 1963.
Nicholl, G. W. R.: Survival at sea. The development, operation and design of inflatable marine lifesaving equipment. London: Coles 1960.
Nocht, B.: Über Trinkwasser auf Schiffen in hygienischer Beziehung. Hyg. Rdsch. **2**, 273—320 (1882).
— Über Verbesserungen in den hygienischen Lebensverhältnissen der Mannschaften an Bord der Kauffahrteischiffe. Hansa (Hamburg) (1895).
— Die gesundheitlichen Verhältnisse in der Handelsmarine und auf den modernen Dampfschiffen. Siehe unter Busley.
— Bemerkungen zur Schiffshygiene. Hyg. Rdsch. Nr 14 (1895).
— Die Aufgaben des Arztes im Seeverkehr. Reisebericht des deutschen Zentralkomitee für ärztliche Studienreisen, Bd. VIII. Berlin 1909.
— Die gesundheitlichen Verhältnisse bei den Seeleuten, S. 245—279. Leipzig (ohne Jahrgang).
Øgrim, M. E.: Kosthold til sjøs. T. norske Laegeforen. Nr 18, 1257—1262 (1964).
Ort, A. Lärmbekämpfungsmaßnahmen auf Rheinschiffen und Schubschiffen. Hansa (Hamburg) **104**, 588—592 (1967).
Pask, E. A.: Prüfung des individuellen Rettungsmittels in physiologischer Hinsicht. Mitt. dtsch. Ges. Verkehrsmed. **15**, 21—33 (1964).
Peter, K.: Richtlinien zur Gestaltung der Wohn- und Arbeitsräume an Bord deutscher Schiffe. (Ein Beitrag zur Frage der Schiffshygiene für Neubauten.) Arch. Schiffs- u. Tropenhyg. **40**, 315 (1936).
— Die Bekämpfung hygienisch wichtiger Schädlinge an Bord. Z. hyg. Zool. u. Schädlingsbekämpf. H. 9, 158—170 (1940).
Puskeiler, T., u. E. Kersten: Tödliche Unfälle in der Seefahrt. Zbl. Verkehrs-Med. **12**, 69—75 (1965).
Radar auf der Brücke von Seeschiffen. Deutsche Gesellschaft für Ortung und Navigation e. V. Hamburg-Altona: Dingwort 1966.
Rauscher, H.: Schiffsdurchgasung, Rattenbekämpfung und -bekämpfungsmöglichkeiten mittels Blausäure. Mitt. dtsch. Ges. für Verkehrsmed. **16**, 6—18 (1964).
Reimer, F.: Alkohol und Selbstmord bei Seeleuten. Öff. Gesundh.-Dienst **26**, 423—426 (1964).
Richtlinien für die Versorgung von Schiffen mit Trinkwasser. Städtehygiene **11**, 238—239 (1965).
Riedel, E.: Einige grundsätzliche Fragen zur Gewerbehygiene in der See- und Binnenschifffahrt und in den Hafenbetrieben. Beiheft 11 „Hygiene und Gesundheitsgefahren der Werft- und Hafenarbeiter und der Arbeit des Heizpersonals auf Schiffen." Beih. Zbl. Gewerbehyg. Nr 11 (1928).
Rizzo, N.: Studi clinico-statistico sugli infortuni a bordo di navi mercantili. Roma: C.I.R.M. 1967.
Røsahegyi, I.: Druckfallkrankheiten in Wassertiefen. In: Handbuch der gesamten Arbeitsmedizin, Bd. 2, 1. Teilbd., S. 593—625. Berlin-München-Wien: Urban & Schwarzenberg 1961.
Rose, H. K.: The health of the merchant seamen. Public Health **73**, 298—310 (1959).
—, and M. M. Glatt: A study of alcoholism as on occupational hazard of merchant seamen. J. ment. Sci. **107**, 18 (1961).
Rothfuchs: Die Unfälle der Werft- und Hafenarbeiter. In: „Hygiene und Gesundheitsgefahren der Werft- und Hafenarbeit und der Arbeit des Heizpersonals auf Schiffen." Beih. Zbl. Gewerbehyg. Nr 11, 1—36 (1928).
Ruge, H.: Das Verhalten der Lufttemperatur und Luftfeuchtigkeit auf einem modernen Kreuzer in den Tropen. Ein Beitrag zur Frage der praktischen Brauchbarkeit von Schwülekurven. Veröff. Marine-Sanitätswes. H. 22 (1932).
Sanitätsvorschriften für See-, Fluß- und Binnenschiffe der UdSSR (übersetzt). Moskau: Staatsverlag f. med. Lit., Medgis 1956.
Schade, W.: Medizinisch-technische Probleme des Schiffsbruchs. Mitt. dtsch. Ges. Verkehrsmed. **7**, 40—52 (1960).
Schadewaldt, H.: Die pathophysiologischen und -psychophysiologischen Beobachtungen des Schiffsarztes Jean-Baptiste-Henry Savigny beim Schiffbruch der „Meduse" 1816. „Überleben auf See". 1. Marinemedizinisch-wissenschaftl. Symposium in Kiel, S. 7—23 (1965).
— Schiffbrüchige im kalten Wasser. Dtsch. Ärztebl. — Ärztl. Mitt. **63**, 1072—1075 (1966).

Schiffsgesundheitserklärung (maritime declaration of health). Hamburg: Paul Moehlke.

Schiffsliste 1967. Hamburg: Eckhardt & Messtorff 1967.

SCHILLING, R. S. F.: Trawler fishing: An extreme occupation. Proc. Soc. Med. (Sect. occupational med.) (Lond.) **59**, 405—410 (1966).

SCHMIDT, L.: Neuere physiologische Erkenntnisse zur Wiedererwärmung Unterkühlter. „Überleben auf See". 1. Marinemedizinisch-wissenschaftl. Symposion in Kiel, S. 43—49 (1965).

SCHOBER, H.: Physiologisch-optische und augenärztliche Forderungen an die Sehschärfe, das Nachtsehen, das Gesichtsfeld und die Blendungsempfindlichkeit beim seemännischen Personal. Mitt. dtsch. Ges. Verkehrsmed. **9**, 1—10 (1961).

SCHUMACHER, K., H. GOETHE u. G. GUDMUNDSSON: Der ärztliche Dienst der Fischereischutzboote. Jahresbericht über die deutsche Fischerei 1950. Bundesministerium für Ernährung, Landwirtschaft und Forsten, S. 128—136 (1951).

SCHULZE, G.: Feldzug gegen die Ratten in einem Welthafen. Bayer. Pflanzenschutz-Kurier **9**, 34—35, 37 (1964).

SCHWECHHEIMER, H. J.: Schiffslärmbekämpfung. Hansa (Hamburg) **97**, 597—621 (1960).

See-Berufsgenossenschaft, Hamburg: Unfallverhütung, Schiffssicherheit, Gesundheitsdienst. Bericht über das Jahr (1967 und vorangehende Jahre).

— — Verwaltungsbericht (1967 und vorangehende Jahre).

— — Richtlinien für zulässige Lautstärke auf Seeschiffen (1967).

— — Verhalten des Schiffes im Seenotfall. (Kartoniert zum Aushang an Bord.)

— — Merkblatt über Malaria (1967).

— — Merkblatt über die Gefahren des Genusses von Seewasser durch Schiffbrüchige (1960).

— — Verhalten im Seenotfall (1964).

— — Anhang zur „Anleitung zur Gesundheitspflege auf Kauffahrteischiffen". Hamburg: Eckardt & Messtorff 1964.

— — Merkblatt für Fischer (1965).

— — Richtlinien zur Beurteilung der Seediensttauglichkeit. (In Bearbeitung.)

— — Unfallverhütungsvorschriften für Fischereifahrzeuge (1964, einschließlich Nachträge).

— — Unfallverhütungsvorschriften für Dampf-, Motor- und Segelschiffe (1966, einschließlich Nachträge).

Seemannsgesetz v. 25. 8. 1963. BGBl. II, 1391 (1963).

SENDROY, J.: Probleme der Seewasseraufbereitung zu Trinkzwecken für Schiffbrüchige. „Überleben auf See". 1. Marinemedizinisch-wissenschaftliches Symposion in Kiel, S. 66—80 (1965).

Shipboard Pest Control, Pest Control, August, 31—38 (1959).

SIMOKAT, W.: Medizinische Aspekte in der Binnenschiffahrt bei Tag- und Nachtfahrt. Mitt. dtsch. Ges. Verkehrsmed. **9**, 99—108 (1961).

SKURATOVA, L. J.: Noise and Vibration on Vessels and their Standardisation Internat. Symposion of Maritime Medicine. Bull. Inst. Mar. Med. Gdansk **17**, 151—154 (1966).

SOLEM, J.: Fordøyelsessykdommer hos sjøfolk. T. norske Laegeforen. Nr 18, 1255—1257 (1964).

Soziale Sicherheit der Rheinschiffer. Regierungskonferenz und internationales Abkommen (1961).

STAACK, H. H.: Beitrag zum Problem der Trinkwasserversorgung an Bord von Schiffen — Untersuchungsergebnisse, Erfahrungen und offene Fragen. Arch. Hyg. (Berl.) **146**, 93—97 (1962).

— Hygienische Aspekte der Trinkwasserversorgung auf Schiffen und Vorschläge zur Verbesserung auf Überwachung der entsprechenden Anlagen an Bord. Mitt. dtsch. Ges. Verkehrsmed. **11**, 12—44 (1962).

STEINBERG, W.: Umfang und Bedeutung der Unfälle und Erkrankungen in der Hochsee- und Küstenfischerei. Diss. Hamburg (1948).

STRØM, H.: Praktiske erfaringer. (Psykiatriske lidelser hos sjømenn.) T. norske Laegeforen. Nr. 18, 1237—1240 (1964).

SUNDBY, P.: Sosialpsykiatriske undersøkelser. (Psykiatriske lidelser hos sjømenn.) T. norske Laegeforen. Nr 18, 1240—1243 (1964).

SUNIER, J.: Medizinische Probleme in einem Welthafen. Sandoz Triangel **4**, 271—276 (1960).

SZCZEPAŃSKI, C., and A. WENT: Hygienic requirements for sea port illumination and hygienic evaluation of lighting on some vessels. Bull. Inst. Mar. Med. Gdansk. **17**, 157—161 (1966).

THAUER, R.: Physiologie und Pathophysiologie der Auskühlung im Wasser. „Überleben auf See." 1. Marinemedizinisch-wissenschaftl. Symposion in Kiel, S. 25—43 (1965).

THAULOW, J. F.: De udyktige. (Sjømannen i sjøforsvaret.) T. norske Laegeforen. Nr 18, 1251—1253 (1964).

—, u. C. S. ALBRETSEN: Terapeutiske alternativer. (Sjømannen i sjøforsvaret.) T. norske Laegeforen. Nr 18, 1254—1255 (1964).

The ship Captain's Medical Guide. 1952. London 1964.
The ship's medicine chest and first aid at sea: U.S. Department of Health, Education and Welfare, Public Health Service. Washington 1955.
TIDOW, R.: Ärztliche Fragen bei Seenot. Wehrmed. Mitt. II/III (1960).
— Die Überwindung der Gefahren bei akzidenteller Unterkühlung auf See. „Überleben auf See". 1. Marinemedizinisch-wissenschaftliches Symposium in Kiel, S. 49—66 (1965).
TRAPP, E.: Krankheitsspektrum und Berufsmilieu — ein Beispiel aus unserer Handelsflotte. Zbl. Verkehrs-Med. 13, 443—448 (1966).
U.S. Department of Health, Education and Welfare, Public Health Service: Handbook on Sanitation on Vessel Watering Points (1960).
— — — Education and Welfare, Public Health Service: Handbook on Sanitation of Vessel Construction (1967).
— — — Education and Welfare, Public Health Service: Handbook on Sanitation of Vessel in Operation (1957).
— — — Education and Welfare, Public Health Service, Division of Foreign Quarantine, Washington: Recommendations for Cockroach Control (1959).
U.S. Department of Commerce, Maritime Administration: Rat proofing of ships. Washington: U.S. Department of Health, Education & Welfare, Public Health Service 1959.
United States Maritime Commission, Bureau of Maritime Services United States Merchant Marine Cadet Corps: Ship Sanitation (1948).
Verordnung über die Ausführung von Anstricharbeiten in Wasserfahrzeugen und schwimmfähigen Hohlkörpern. (Schiffsraumanstrichverordnung.) BGBl. I, 1713 (1961).
Verordnung über Arbeiten in Druckluft v. 29. 5. 1935. RGBl. 725—735 (1935).
VOGEL, E.: Vorschläge zur Verbesserung von Hilfsaktionen in Seenotfällen. Hansa (Hamburg) 97, 361 (1960).
WAAL, J. VAN DER: Peculiarities of noise-induced hearing loss. Ann. Otol. (St. Louis) 70, 208—223 (1961).
WANDEL, A.: Lärmschädenüberwachung in der Bundesmarine. Hansa (Hamburg) 104, 556—558 (1967).
WEIBELZAHL, H.: Ernährung unter Bordbedingungen. Zbl. Verkehrs-Med. 14, 239—250 (1967).
WEIDNER, H.: Schädliche Insekten auf Schiffen. Anz. Schädlingsk. 11, 13—22 (1967).
WEISE, A.: Schiffslärmbekämpfung aus der Sicht der SBG. Hansa (Hamburg) 104, 533 (1967).
WHO-Veröffentlichung: Wichtigste gesundheitsdienstliche und Sozialeinrichtungen am Rhein. (Ohne Jahresangabe.)
— World directory of veneral diseases treatment centres at ports. Genf 1959.
— Evjen, A. Medical facilities ashore. World Health Organization. Regional Office for Europe. Euro-13.2.
— LAMOUREUX, V. B.: Guide to ship sanitation. WHO, Genf (1967).
— International medical guide for ships. WHO/ILO/IMCO, Genf (1967).
— Joint WHO/ILO Committee on the Hygiene of Seafarers. First Report, No 20 (1949). Genf 1950.
— Joint WHO/ILO Committee on the Hygiene of Seafarers. Second Report, No 92. Genf 1955.
— Joint WHO/ILO Committee on the Hygiene of Seafarers. Third Report, No 224 (1961). Genf 1961.
— Report Series No 150: The agreement of Brussels 1924, respecting facilities to be given to merchant seamen for the treatment of venereal diseases. Genf 1958.
— Report of the Conference on the Health and Welfare of Seafarers (1959), Marseille. World Health Organization Regional Office for Europe. Euro-13.2.
— Health of seafarers: Study of the nature and extent of the problems of seafarers and of the health services available to them. WHO Executive Board. 37. Session. Original Agenda, Item 2. 8. (1965). EB 37/28.
— International sanitary regulations. Genf 1966.
WIETFELDT, H.: Nachtblindheit und Seeunfall. Münch. med. Wschr. 98, 790—792 (1956).
WIETHAUP, H.: Die Lärmbekämpfung in der Bundesrepublik Deutschland. Köln: Heymanns 1967.
WOODHOUSE, A. J.: Einige praktische Aspekte über den heutigen Stand der Rattenbekämpfung auf Schiffen. Mitt. dtsch. Ges. Verkehrsmed. 16, 51—59 (1964).
ZBORALSKI, D.: Stand und Erfolge der Schiffslärmbekämpfung, dargestellt am Bundesbahnmotorschiff „Stuttgart". Hansa (Hamburg) 98, 381—387 (1961).

Wehrmedizin und Verkehrsmedizin

G. Finger, Bonn

Mit 4 Abbildungen

I. Einführung

Verkehrsmedizinische Fragestellungen innerhalb der Wehrmedizin haben davon auszugehen, daß Wehrmedizin das ganze Gebiet der Medizin in ihrer Beziehung zum Soldaten, seiner Umwelt und den dem Wehrdienst eigentümlichen Gesundheitsgefahren sowie ihrer Verhütung und Behandlung umfaßt. Die Wehrmedizin befaßt sich demnach mit Einwirkungen körperlicher und — in heutiger Zeit vermehrt — geistiger Beanspruchung durch den Wehrdienst im Frieden und im Kriege. Dazu bedarf sie des Zusammenwirkens der verschiedensten medizinischen Spezialfächer, denn ihre Thematik und damit ihre Aufgabenstellung reicht in nahezu alle medizinischen Fachgebiete hinein. Hieraus ergibt sich bereits eine enge Beziehung von der allgemein gültigen Aufgabe her zur Verkehrsmedizin, die ähnlich wie auch die Arbeitsmedizin und analoge Aufgabengebiete (Sozialmedizin, Notfall-, Katastrophenmedizin u. a.) mit den klassischen medizinischen Einzeldisziplinen immer verbunden sind.

In wehrmedizinischer Sicht liegt also der umfassende Aufgabenanteil auch in der Verkehrsmedizin in Fragestellungen, die sich aus besonderer Lebensweise und zwangsläufig von der zivilen Umwelt deutlich abweichenden Lebensform schon während der friedensmäßigen Ausbildung und Vorbereitung auf den kriegsbedingten Einsatz ergeben.

Mit der in unserer Zeit in den meisten Ländern gegebenen Vollmotorisierung der Streitkräfte sind die Gefahren für Leben und Gesundheit ihrer Angehörigen in ständigem Anstieg begriffen. Es muß also auch zur Aufgabe der Wehrmedizin gehören, dem entgegenzuwirken. Sie wird sich dazu — gerade wegen ihrer engen Verbundenheit mit den klassischen medizinischen Fachdisziplinen — deren Methoden und Maßnahmen in entsprechender Abwandlung und unter Berücksichtigung der besonderen Verhältnisse des Wehrdienstes einschließlich der durch ihn bedingten militärischen Umwelt bedienen.

Innerhalb der Wehrmedizin ist die Zielsetzung der sich ergebenden verkehrsmedizinischen Fragen *grundsätzlich* die gleiche wie in der Medizin überhaupt; d. h. daß die arbeitsphysiologischen und arbeitspathologischen Gesichtspunkte primär mit denen des allgemeinmedizinischen Bereiches gleichzusetzen sind und erst in zweiter Linie die allerdings stark einschränkende Komponente aus wehrmedizinischer Betrachtung zu berücksichten ist. Im Vordergrund hierbei stehen Maßnahmen der vorbeugenden Gesundheitspflege innerhalb der Wehrmedizin in ihrer Anwendung auf alle gesundheitlichen Fragen, die sich aus der Vollmotorisierung der Streitkräfte ergeben. Sie stellen den Hauptanteil des Aufgabengebietes dar, an denen sich die kurativen Aspekte — ebenso wie im zivilen Bereich — anschließen.

Die Betrachtung kann beschränkt bleiben auf den Verkehr mit Kraftfahrzeugen zu Lande, denn verkehrsmedizinische Fragestellungen im Zusammenhang mit

Verkehrsmitteln der Luft und zur See werfen in so überwiegendem Maße spezielle luftfahrtmedizinische und schiffahrtmedizinische Probleme auf, daß deren Abhandlung besonderen Abschnitten vorbehalten bleiben darf. In diesem Rahmen sind danach Hinweise auf diese Zweige nur insoweit notwendig, als sie aus wehrmedizinischer Sicht für die Gesamtbetrachtung von Bedeutung sind.

II. Maßnahmen der vorbeugenden Gesundheitspflege in verkehrsmedizinischer Sicht innerhalb der Wehrmedizin

1. Ärztliche Untersuchungen der Gesundheitsvorsorge

Eine der bedeutsamsten Maßnahmen der vorbeugenden Gesundheitspflege im Bereich der Streitkräfte sind die ärztlichen Untersuchungen zur Musterung, Einstellung und Entlassung, sowie die darauf aufbauenden und meist in zusätzlichen Untersuchungsverfahren erfolgenden Beurteilungen für eine besondere Verwendungsfähigkeit.

Während die wehrmedizinischen Untersuchungen bei Musterung, Einstellung und Entlassung als sog. Grunduntersuchung der Feststellung der allgemeinen *Wehrdiensttauglichkeit* dienen und somit gleichzeitig eine Maßnahme der allgemeinen Fürsorgepflicht des Dienstherrn darstellen mit dem Ziel, für den Einzelnen und für die Gemeinschaft voraussehbare Schäden zu verhindern oder ihnen zumindest vorzubeugen, sollen die Untersuchungen auf *Verwendungsfähigkeit* eine Aussage darüber geben, ob der Untersuchte neben der festgestellten Erfüllung der Anforderungen als Soldat auch noch den *besonderen Anforderungen* nach ärztlichem Urteil gewachsen ist, die an ihn in der *vorgesehenen Verwendung* (z. B. als Kraftfahrer) zu stellen sind.

Dieses Vorgehen muß u. a. in verkehrsmedizinischer Sicht für den militärischen Bereich als eine Maßnahme zweifacher Selektion gewertet werden, wie sie im Zivilleben nicht besteht. Der Soldat, dem im *Dienst* ein Kraftfahrzeug anvertraut wird, unterliegt einmal der ärztlichen Beurteilung, ob er die *körperliche* und *geistige Tauglichkeit* für den Wehrdienst besitzt. Schon hierbei können ein Großteil von Gesundheitsschäden festgestellt werden, die bereits eine Aussage über eine vorhandene oder nicht vorhandene Verwendungsfähigkeit zulassen. Darüber hinaus hat er sich zum anderen zur Feststellung seiner eigentlichen Verwendungsfähigkeit z. B. als Kraftfahrer einer zusätzlichen ärztlichen Einzeluntersuchung zu unterziehen, die eine Aussage zuläßt, ob der Untersuchte die *speziellen* geistigen und körperlichen Anforderungen — namentlich auch unter Berücksichtigung der besonderen truppendienstlichen Belange — erfüllt.

Für die Feststellung der Kraftfahrerverwendungsfähigkeit ist in der deutschen Bundeswehr eine entsprechende Untersuchung in der Zentralen Dienstvorschrift Nr. 43/1 angeordnet, die nach den „Richtlinien für die Beurteilung der Kraftfahrerverwendungsfähigkeit“ vorzunehmen ist. Diese sind in den „Fachdienstlichen Anweisungen des Inspekteurs des Sanitäts- und Gesundheitswesens“ unter der Kennung D 30.01 enthalten. Nach ihrem allgemeinen Teil ist die „Kraftfahrverwendungsfähigkeit“ als die ausreichende körperliche und geistige Eignung als Kraftfahrer definiert und muß vor Beginn der Kraftfahrerausbildung durch den Truppenarzt bescheinigt sein.

Eine Einschränkung der Kraftfahrerverwendungsfähigkeit auf bestimmte Führerscheinklassen ist nicht statthaft. Der Truppenarzt kann von einer besonderen Untersuchung auf Kraftfahrerverwendungsfähigkeit absehen und die Beurteilung der Kraftfahrerverwendungsfähigkeit aufgrund einer Überprüfung der Befunde der Einstellungsuntersuchung unter Beachtung der nachstehenden besonderen Richtlinien vornehmen, wenn die Einstellungsuntersuchung nicht länger als 4 Monate zurückliegt, von ihm selbst durchgeführt wurde und seither keine die Kraftfahrerverwendungsfähigkeit möglicherweise beeinflussenden Gesundheitsstörungen oder -schäden aufgetreten sind.

Kraftfahrverwendungsfähige Soldaten sind vor Beginn der Kraftfahrausbildung zu belehren, daß sie die Fahrtüchtigkeit beeinträchtigende Gesundheitsstörungen unverzüglich dem Truppenarzt zu melden haben.

Insbesondere ist auf folgende Zeichen von Gesundheitsstörungen hinzuweisen:

Schwindelanfälle, Gleichgewichtsstörungen, Krampfanfälle, Verwirrtheits- und Erregungszustände, Schlafsucht;

anfallweise Kopfschmerzen, Benommenheit;

Sehstörungen (Schleiersehen, Doppelsehen, Flimmern);

störende Ohrgeräusche, Abnahme des Geruchsempfindens;

häufig auftretende krampfartige Leibschmerzen;

Herzbeschwerden, insbesondere Schmerzen in der Herzgegend.

In den speziellen Weisungen für den Untersuchungsgang ist Folgendes festgelegt:

Voraussetzung zur Beurteilung der Kraftfahrerverwendungsfähigkeit ist in jedem Fall:

die Prüfung der Sehschärfe,

die Prüfung des Farbensehens mit Hilfe der pseudoisochromatischen Farbtafeln nach Ishihara oder Stilling.

Die Sehschärfe muß auf einem Auge 100%, auf dem anderen mindestens 70% betragen. Gläser sind zulässig: sphärisch bis +3,5 dptr oder —6,0 dptr, zylindrisch bis 3,0 dptr einfach oder in Kombination.

Liegt eine Störung des Farbensehens vor, so ist der Untersuchte zur augenfachärztlichen Untersuchung am Anomaloskop (Feststellung des Anomalquotienten) zu überweisen. Diese Untersuchung ist nach Möglichkeit an Bundeswehrlazaretten durchführen zu lassen. Muß — z. B. wegen zu großer Entfernung zum nächsten Bundeswehrlazarett — Überweisung an einen freipraktizierenden Facharzt erfolgen, so ist die Fragestellung hinsichtlich der Beurteilung der Störung des Farbensehens auf „Anomaloskopische Untersuchung (Feststellung des Anomalquotienten)" zu beschränken.

Die *Entscheidung*, ob Kraftfahrerverwendungsfähigkeit vorliegt, ist nicht dem freipraktizierenden Augenarzt zu überlassen, sondern von dem die Gesamtuntersuchung auf Kraftfahrerverwendungsfähigkeit vornehmenden *Truppenarzt* zu treffen.

Kraftfahrverwendungsfähigkeit besteht, wenn der Anomalquotient zwischen 0,7 und 3,0 liegt. In Zweifelsfällen ist die Kraftfahrverwendungsfähigkeit des Untersuchten zu verneinen.

Das Vorliegen unterdurchschnittlicher Intelligenz sowie Fehler bei bestimmten Körpermerkmalen, die eine beschränkte Tauglichkeit für den Wehrdienst bedingen, schließen Kraftffahrverwendungsfähigkeit aus. Solche *Ausschlüsse* sind:

Chronische Hauterkrankungen, die ihrer Natur, ihrem Sitz und ihrer Ausdehnung nach den Dienst erschweren, aber den Einsatz für Sonderdienste erlauben (z. B. ausgedehnte Psoriasis).

Starke Frostschäden. Chronisch-allergische Hauterscheinungen mäßigen Grades, die nur wenig auf Behandlung ansprechen. Größere mäßig behindernde Hämangiome.

Ungünstig verheilte Knochenbrüche oder Knochenerkrankungen, die den Dienst wesentlich behindern (z. B. Pseudarthrosen).

Größere Narben, welche die Gebrauchsfähigkeit eines Körperteils wesentlich herabsetzen, das Tragen der militärischen Ausrüstung und Kleidung erschweren oder entstellend wirken.

Bleibende Veränderungen oder Erkrankungen der Muskeln oder Sehnen, die die Leistungsfähigkeit herabsetzen (z. B. Dupuytrensche Kontraktur).

Diabetes mellitus leichten Grades, der ohne Insulin bei Verabreichung entsprechender Diät beherrscht werden kann (nicht im Truppendienst verwendbar).

Psychopathische Veranlagung, abnorme Persönlichkeitsentwicklung oder seelische Fehlhaltung mit Einschränkung von Anpassungs-, Leistungs- oder Belastungsfähigkeit.

Neuropathie (konstitutionelle Nervosität) mit Bereitschaft zu vegetativen Entgleisungen (z. B. synkopale-vasomotorische Anfälle).

Funktionelle nervöse Organstörung (z. B Enuresis noct., Stottern).

Deutliche intellektuelle Beschränktheit oder leichter Schwachsinn bei bisher ausreichender Lebensbewährung.

Epilepsie oder Intelligenzstörung bei seit Jahren zurückliegenden Anfällen, wobei der Einsatz für Sonderaufgaben möglich erscheint (Traumatische Epilepsie mit Anfallbereitschaft).

Restzustand nach überstandener Kinderlähmung, Meningitis und Encephalitis mit bestehender leichter Körperbehinderung.

Formfehler, Eindrücke oder kleinste Knochendefekte ohne Duraverletzung am Schädel. Überstandener Schädelbruch oder Gehirnerschütterung mit anhaltenden Beschwerden leichter Art, die ohne Bewußtseinsstörungen und Schwindelanfälle verlaufen und einen Einsatz für Sonderdienste gestatten.

Ausgedehnte Verwachsungen der Lidbindehaut mit der des Augapfels. Nicht operierbare, störende Einwärtsstellung der Wimpern.

Tränenfistel. Unheilbarer Verschluß der Tränenwege.

Schielen und Augenzittern stärkeren Grades, sofern nicht Symptome eines Nerven- oder Ohrenleidens.

Hornhautflecke mit erheblicher Herabsetzung der Sehleistung *beiderseits*.

Sehschärfe, die den grundsätzlichen Anforderungen (s. o.) nicht entspricht.

Nachtblindheit.

Totale Farbenblindheit ohne Sehstörung.

Stärker stationäre Gesichtsfeldausfälle.

Defekte (Kolobom der Iris, der Aderhaut usw.) mit Sehstörungen stärkeren Grades. Einseitige Linsenlosigkeit. Chronisches Glaukom.

Schwerhörigkeit auf einem Ohr (Flüstersprache $2^1/_2$ m) bei normaler Gebrauchsfähigkeit des anderen Ohres. (Umgangssprache bis zu 2 m.)

Taubheit eines Ohres bei völliger Gebrauchsfähigkeit des anderen Ohres.

Hochgradige Schwerhörigkeit eines oder beider Ohren, bei der mit Hörprothese noch eine ausreichende Verständigung möglich ist.

Kropf oder substernale Struma mit Atembeschwerden und gewissen Schwierigkeiten beim Tragen der Dienstkleidung. Thyreotoxikose mäßigen Grades, jedoch mit Leistungsminderung.

Allergische Erscheinungen *stärkeren* Grades (Heuschnupfen, Heuasthma, asthmatische Bronchitis), die nur jahreszeitlich auftreten und die körperliche Leistungsfähigkeit nur vorübergehend oder nicht wesentlich einschränken. Bronchialasthma allergischer und anderer Herkunft mit gehäuften Anfällen.

Fehler und Leiden des Kreislaufsystems, die die körperliche Leistungsfähigkeit dauernd herabsetzen, jedoch Sonderdienste und Spezialaufgaben bei günstiger Prognose unbedenklich ermöglichen (beginnende Sklerosen, coronare Durchblutungsstörungen leichterer Art, Herzklappenfehler bei günstiger Prognose und nachweisbarer Leistungsfähigkeit für Sonderdienst).

Chronische Magen- oder Zwölffingerdarmleiden schwerer Art. Magen- oder Zwölffingerdarmgeschwür mit Neigung zu Rückfällen. Narbenstenose am Magen oder im Zwölffingerdarmbereich. Operativ geheiltes Magen- oder Zwölffingerdarmgeschwür nach ausgedehnter Operation (z. B. Resektion nach Billroth I und II) oder nach anderer Operation, wenn weniger als 2 Jahre zurückliegen. Nach Facharztkontrolle eventuell tauglich III möglich.

Chronische und rezidivierende Erkrankungen der Leber, der Gallenblase und Bauchspeicheldrüse mit bleibenden Erscheinungen. Gallensteine, Zustand nach Gallenblasenoperation.

Chronische Darmleiden schwerer Art, stärkere Darmverwachsungsbeschwerden, operativ geheilte Darmgeschwüre und Zustand nach Darmoperationen (z. B. Resektion). Darmpolypen. Milzextirpation (traumatisch).

Analprolaps geringen Grades.

Stärkere Hämorrhoidenbildung mit dauernden Beschwerden.

Wiederholte Steinabgänge bei chronischen Erkrankungen des Harnsystems.

Prostatahypertrophie ohne Restharn, mäßige chronische Prostatitis mit Beeinträchtigung des Allgemeinzustandes.

Bleibende, stärkere Inaktivitätsatrophie der oberen Gliedmaßen sowie geringe Verkürzung oder Verkrümmung mit Störungen und wesentlichen Hemmungen der Funktion.

Völliger oder teilweiser Verlust eines Armes bei guter Gebrauchsfähigkeit des anderen Armes unter Berücksichtigung der Einsatzmöglichkeit.

Verlust des Vorfußes, völliger oder Teilverlust eines Beines mit guter, reizloser Stumpfbildung und gutsitzender Prothese, wenn die Leistungsfähigkeit nicht wesentlich gemindert wird und Einsatz für Sonderdienst und Spezialaufgaben möglich und angestrebt wird.

Chronische Gelenkveränderungen nach Verletzungen oder Krankheiten mit deutlicher Gebrauchsbehinderung (Schlottergelenke, habituelle Verrenkungen).

Fehlen von Fingergliedern mit erheblicher Einschränkung der Gebrauchsfähigkeit der Hand, wodurch der Waffendienst erheblich erschwert wird.

Fingerverlust an einer Hand, der den Dienst mit der Waffe wesentlich einschränkt.

Verlust des Zeigefingers der Gebrauchshand, wenn die Gebrauchsfähigkeit und damit die Handhabung von Waffen wesentlich eingeschränkt ist.

Verlust eines Daumens.

Im Grundsatz entsprechen diese Ausschlüsse Körperfehlern die ohnedies eine „beschränkte Tauglichkeit" bedingen; d. h. der Betroffene ist für den Wehrdienst nach Maßgabe des ärztlichen Urteils tauglich, im Waffendienst jedoch nur beschränkt verwendbar und kann nach den geltenden gesetzlichen Bestimmungen (§ 8a des Wehrpflichtgesetzes) im Frieden nur im Rahmen seiner Verwendbarkeit, jedoch nicht zum *Grundwehrdienst* herangezogen werden. In verkehrsmedizinischer Sicht bedeutet dies, daß die Zahl derjenigen, die für die Beurteilung auf Kraftfahrverwendungsfähigkeit nach den vorstehenden Ausschlüssen heranstehen sicher nur sehr klein ist.

Bei akuten Erkrankungen, die eine „vorübergehende Untauglichkeit" zur Folge haben und die körperliche Eignung als Kraftfahrer beeinträchtigen, ist das Urteil „Vorübergehend nicht kraftfahrerverwendungsfähig für . . ." (Zeitangabe) abzugeben.

Dauernder oder zeitweiser Gebrauch von Beruhigungs- oder Schlafmitteln, atropinhaltigen oder psychotropen Medikamenten schließt die Kraftfahrerverwendungsfähigkeit vorübergehend oder dauernd aus.

Bei Vorliegen von den angeführten Ausschließungsgründen kann auf Antrag des Truppenarztes der zuständige Fachvorgesetzte eine Sondergenehmigung zur Feststellung des Urteils „Kraftfahrerverwendungsfähig" erteilen wenn dies nach Würdigung des Zusammenwirkens der festgestellten Fehler im Hinblick auf die Leistungsfähigkeit von Körperfunktionen und Sinnesorganen vertretbar erscheint und ein besonderes dienstliches Interesse vorliegt.

Geistige und charakterliche Qualitäten (z.B. Intelligenz, Besonnenheit, Umsicht, Verantwortungsbewußtsein usw.) sind dabei zu berücksichtigen.

In Zweifelsfällen sind der Entscheidung fachärztliche Beurteilungen — nach Möglichkeit durch Sanitätseinrichtungen der Bundeswehr — zugrunde zu legen.

Die Beurteilung der Kraftfahrerverwendungsfähigkeit unterliegt einer laufenden Überprüfung, denn durch Krankheit oder Unfall kann ein bisher kraftfahrerverwendungsfähiger Soldat vorübergehend oder dauernd kraftfahrerverwendungsunfähig werden.

Nach Psychosen und Neurosen, Schädelverletzungen, Kreislauf- und Bluterkrankungen, Erkrankungen der Sinnesorgane und der endokrinen Drüsen ist eine besonders genaue Überprüfung der Kraftfahrerverwendungsfähigkeit erforderlich.

Die Rekonvaleszenzzeit im Hinblick auf den Wiedereintritt der Kraftfahrerverwendungsfähigkeit ist nicht zu kurz zu bemessen, insbesondere nach Infektionskrankheiten sowie Erkrankungen und Unfallschäden des ZNS.

Für die Beurteilung der Kraftfahrerverwendungsfähigkeit bei Fahrlehrern gelten besondere Vorschriften. Sie sind ebenfalls in den zentralen Dienstvorschriften Nr. 43/1 und in Nr. 81 enthalten. Danach ist über die Mitwirkung des Truppenarztes bei der Auswahl von Fahrlehrern folgendes festgelegt:

„Die körperliche Eignung ist durch eine truppenärztliche Untersuchung, gegebenenfalls unter Einholung fachärztlicher Gutachten, festzustellen."

Zur Beurteilung der Kraftfahrerverwendungsfähigkeit von Fahrlehrern genügt daher eine Überprüfung der Befunde der Einstellungsuntersuchung nicht; es ist *in jedem Falle eine besondere Untersuchung* vorzunehmen.

Mit Rücksicht auf die Verantwortung der Fahrlehrer ist bei der Untersuchung und Überprüfung ein besonders strenger Maßstab anzulegen. Insbesondere ist auf nervöse Überregbarkeit und funktionelle Störungen im Bereich der Kreislauf- und Verdauungsorgane zu achten.

Damit dürften für die dienstliche Benutzung eines Kraftfahrzeuges (einschließlich Panzer-, Ketten- und anderer Sonderfahrzeuge) im militärischen Bereich alle Maßnahmen der Gesundheitsvorsorge getroffen sein, die anhand einer ärztlichen Beurteilung für den Einzelnen möglich und nötig sind.

2. Ärztliche (arbeitsmedizinische) Überwachung

Es ist selbstverständlich, daß eine laufende ärztliche Überwachung des militärischen Personals, welches im gesamten Kraftfahrzeugwesen tätig ist, auch im militärischen Bereich erfolgt. Sie ist Teil des allgemeinen truppenärztlichen Dienstes, der in einer modernen Streitkraft immer auf die Gesichtspunkte ausgerichtet ist, die sich aus der speziellen Betrachtungsweise der Einsatzfähigkeit und Belastbarkeit des Menschen als Glied in der Systemkette Mensch — Maschine ergeben.

Hier gelten — wie eingangs bereits dargelegt — die gleichen Grundsätze aller medizinischen Fachdisziplinen, die für eine Beurteilung des Zumutbaren und für eine Vermeidung möglicher gesundheitlicher Schäden herangezogen werden müssen.

Der Truppenarzt wird hier in arbeitsmedizinischer Sicht als „Werksarzt" tätig. Diese Tätigkeit schließt auch alle Fragen der Verkehrsmedizin ein, die sich gegenüber dem zivilen Bereich nur durch die speziellen umweltbedingten Einflüsse des Wehrdienstes unterscheiden. Dem Panzer-Kraftfahrer und dem Fahrer anderer militärischer Sonderfahrzeuge werden in der Regel andere und vielfach größere Belastungen zugemutet als dem Kraftfahrer nichtmilitärischer Fahrzeuge. Die Grenzen der menschlichen Leistungsfähigkeit und Belastbarkeit bleiben hierbei selbst unter Berücksichtigung gewisser Steigerungsmöglichkeiten durch Training immer gleich. Es werden also die Erscheinungen der Ermüdung, die Einflüsse des Lärms und andere physisch und auch psychisch bemerkenswerte Einwirkungen (Geschwindigkeit, Treibstoffabgase, Straßen- und Geländeverhältnisse) der üblichen Beurteilung unterliegen, nach der ein Schutz vor Gesundheitsgefahren notwendig und unmöglich wird.

III. Morbidität und Mortalität in verkehrsmedizinischer Sicht innerhalb der Wehrmedizin

1. Statistische Erhebungen über Unfälle einschließlich Kraftfahrzeugunfälle in der deutschen Bundeswehr

An statistischen Beobachtungen und Erhebungen über Gesamt*kranken*zugänge und Gesamt*sterbe*fälle der durch Verkehrsmittel verletzten und getöteten Soldaten lassen sich Geschehnisse ablesen, die über die Unfallsituation einerseits und über die Wirksamkeit getroffener Vorkehrungen zur Verhütung von Unfällen und deren Folgen im militärischen Bereich (Bundeswehr) andererseits Aufschluß geben. Eine vergleichsweise Betrachtung der gewonnenen Ergebnisse mit den Vorgängen im zivilen Bereich ist geeignet, die nicht selten nur schwer erkennbaren Ursachen für ein gehäuftes Unfallgeschehen und eine mangelnde Verkehrssicherheit zu ergründen.

Tabelle 1. *Krankenzugang und Sterbefälle in der Bundeswehr 1959—1964 nach Ursachen*

Berichtsjahr	Insgesamt	Davon			
		Krankheit	Unfall einschließlich Selbsttötung	Darunter durch Verkehrsmittel	Kraftfahrzeuge
		Grundzahlen			
a) Krankenzugang mit ganztägiger Dienstbefreiung:					
1959	130711	96900	33811	4196	3567[a]
1960	163298	122972	40326	5181	4404[a]
1961	179454	135360	44094	5554	4721[a]
1962	221576	168659	52917	7299	6204[a]
1963	246183	188737	57446	8292	7048[a]
1964	230516	167491	63025	9303	7914[a]
1959/1964	195290	146687	48603	6638	5666
b) Gestorbene Soldaten:					
1959	340	71	269	196	157
1960	389	99	290	201	173
1961	516	124	392	285	247
1962	603	128	475	339	296
1963	657	134	523	388	356
1964	740	114	626	466	423
1959/1964	541	112	429	313	275
		Verhältniszahlen bezogen auf 1000 der Ist-Stärke und 1 Jahr			
a) Krankenzugang mit ganztätiger Dienstbefreiung:					
1959	650,04	481,90	168,15	20,87	17,74
1960	649,59	489,17	160,41	20,61	17,52
1961	586,23	442,19	144,04	18,14	15,42
1962	608,36	463,07	145,29	20,04	17,03
1963	634,09	486,12	147,96	21,36	18,15
1964	555,05	403,30	151,76	22,40	19,06
1959/1964	608,27	456,88	151,38	20,68	17,65
b) Gestorbene Soldaten:					
1959	1,69	0,35	1,34	0,97	0,78
1960	1,55	0,39	1,15	0,80	0,69
1961	1,69	0,41	1,28	0,93	0,81
1962	1,66	0,35	1,30	0,93	0,81
1963	1,69	0,35	1,35	1,00	0,92
1964	1,78	0,27	1,51	1,12	1,02
1959/1964	1,69	0,35	1,34	0,97	0,86

[a] Geschätzt.

Zunächst ist aus der Gesamtübersicht über den Krankenzugang und die Sterbefälle in der Bundeswehr in den Jahren 1959 bis 1964 (6-Jahres-Übersicht) erkennbar, daß der Krankenzugang (einen Tag und länger vom Dienst befreit) im Verhältnis zur Iststärke seit 1959 sich merkbar verringert hat und im Gesamtdurchschnitt noch rd. 457 auf 1000 in einem Jahr ausmacht; das besagt, daß von 1000 Soldaten knapp die Hälfte im Jahr wegen Krankheit mindestens einen Tag oder länger vom Dienst befreit bleibt. Auch die durch *Unfall* (einschließlich Selbsttötung) verursachte *Erkrankungsziffer* zeigt in den entsprechenden Verhältniszahlen einen merkbaren Rückgang im Laufe der Jahre 1959—1964. Ähnlich liegt die Entwicklung bei den Sterbefällen durch Krankheit, die im Jahre 1964 auf 0,27 auf 1000 zurückgegangen ist gegenüber den Vorjahren z. B. mit 0,39 (1960), 0,41 (1961) und im Gesamtdurchschnitt 0,35 auf 1000 in einem Jahr ausmacht.

Demgegenüber sind die *Unfälle* im Verhältnis zur Iststärke besonders im Jahre 1964 deutlich angestiegen und betragen nach leichten Schwankungen in den vorangegangenen Jahren immer noch 1,34 auf 1000 in einem Jahr.

Unter den Unfällen nehmen die durch *Verkehrsmittel* verursachten und unter diesen die *Kraftfahrzeugunfälle* eine Sonderstellung ein. Sie sind sowohl im Krankenzugang als auch in Sterblichkeit in einem bis jetzt nicht aufhaltbaren Anstieg begriffen.

Bei einer Analyse der *Sterbefälle durch Unfall* aus dem Jahre 1964 wird dies besonders deutlich. Danach ist z. B. die Unfallsterblichkeit in diesem Jahre von 116,9 im Jahre 1963 auf 131,5 auf 100000 der Iststärke angestiegen.

Aus dieser Betrachtung ergibt sich weiter, daß 73,8% der Gesamtsterbefälle Opfer von Unfällen gewesen sind. Von den tödlichen Unfällen waren nur 26,7% dienstlichen Ursprungs, d. h. daß fast $^3/_4$ aller Unfälle außerdienstlich aufgetreten

Tabelle 2. *Sterbefälle an Krankheiten in der Bundeswehr 1964 nach Krankheiten-Obergruppe und Teilstreitkraft*

Krankheiten-Obergruppe	Bundeswehr insgesamt		davon			
			Heer	Luftwaffe	Marine	Territoriale Verteidigung[a]
	Grundzahlen	Verhältniszahlen bezogen auf 100000 der jeweiligen Iststärke				
Neubildungen (144—239)	44	10,6	8,4	12,5	10,5	22,0
Krankheiten der Kreislauforgane (400—468)	32	7,7	4,6	9,1	17,4	19,3
darunter:						
Koronarerkrankungen (420)	28	6,7	3,4	7,9	17,4	19,3
Krankheiten der Verdauungsorgane (530—587)	14	3,4	1,9	5,6	—	11,0
Geistes- und Nervenkrankheiten (300—398)	9	2,1	2,7	1,1	3,5	—
alle übrigen Krankheiten	15	3,6	3,4	1,1	3,5	11,0
Krankheiten insgesamt	114	27,4	20,9	29,4	34,9	63,3
dagegen: 1963	134	34,5	29,3	35,3	41,3	65,8
1962	128	35,1	28,5	33,0	33,6	96,9
1957/64	762	35,2	27,4	37,3	42,3	86,7

[a] Einschließlich Zentr. mil. Bundeswehr-Dienststellen und Basis-Organisation.

sind. Bezogen auf die Kraftfahrzeugunfälle in der Bundeswehr zeigt sich, daß von 146 Unfall*sterbe*fällen im Dienst 68 durch Kraftfahrzeuge und 36 durch Flugzeugabstürze verursacht wurden. Nur 42 tödliche Unfälle insgesamt verteilen sich auf:

24 Unfälle im Umgang mit der Waffe,
5 Unfälle beim Sport,
13 Unfälle anderer Ursachen.

Das bedeutet also, daß nahezu drei Viertel aller tödlichen Unfälle im Dienst allein durch Verkehrsmittel verursacht worden sind. Die Sterbeziffer an *dienstlichen* Unfällen zeigt im Jahre 1964 mit 35,2% gegenüber dem Jahre 1963 mit 34,3% nur einen unwesentlichen Anstieg.

Seit Jahren sind in der deutschen Bundeswehr die Unfälle durch Kraftfahrzeuge die *häufigste* Todesursache. Im Jahre 1964 starben 423 Soldaten durch Kraftfahrzeugunfälle, das ist mehr als die Hälfte (57,2%) der Gesamtsterbeziffer.

Bezogen auf 100000 der Iststärke sind 101,9 tödliche Kraftfahrunfälle in der Bundeswehr im Jahre 1964 gegenüber von 91,7 auf 100000 im Jahre 1963 aufgetreten.

Bei den 423 mit und durch Kraftfahrzeuge getöteten Soldaten handelte es sich um:

215 Fahrer — 50,8%,
146 Mitfahrer — 34,5%,
62 Angefahrene — 14,7%.

Insgesamt 48% *aller Sterbefälle* waren Folgen *außerdienstlicher* Kraftfahrzeugunfälle.

Mit 85,5 auf 100000 der Iststärke hatte die Sterblichkeit an *außerdienstlichen* Kraftfahrzeugunfällen in der Bundeswehr im Jahre 1964 ihren bis dahin höchsten Stand.

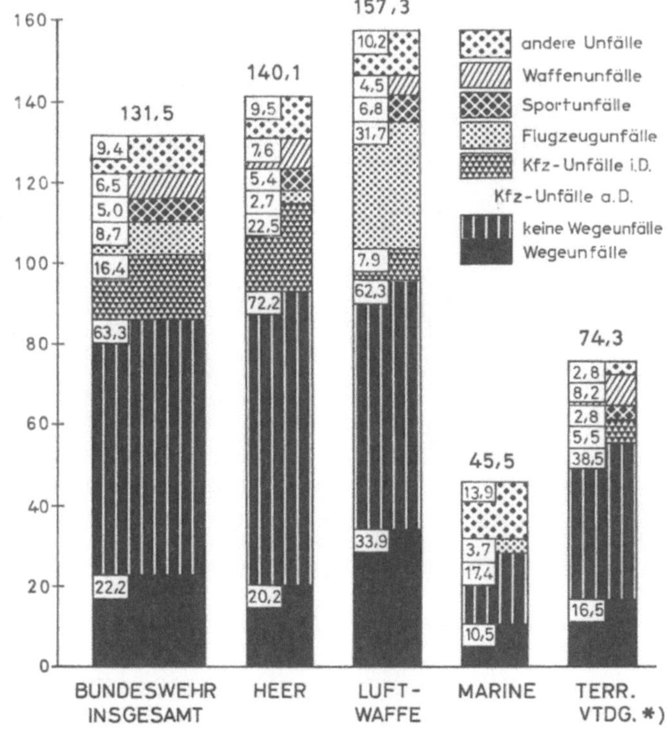

Abb. 1. Unfallsterblichkeit in der Bundeswehr 1964 nach Teilstreitkraft und Unfallursache (bezogen auf 100000 der jeweiligen Iststärke). (WehrMedStatInst 16355)

Dies läßt sich aus Tabelle 2 bzw. der dazugehörigen Abb. 1 für die Gesamtbundeswehr und in einer Aufschlüsselung nach den Teilstreitkräften ablesen, bei denen die Luftwaffe mit einem Anteil von 96,2 und das Heer mit 92,4 auf 100000 ihrer jeweiligen Iststärke den Bundeswehrdurchschnitt (von 85,5) deutlich übersteigen, während die Marine und die Territoriale Verteidigung merkbar unter diesem Durchschnitt bleiben.

Dem gegenüber liegen die dienstlichen Kraftfahrzeugunfälle mit tödlichem Ausgang beim Heer mit 22,5 auf 100000 der Iststärke von allen Teilstreitkräften am höchsten und deutlich über dem Durchschnitt in der Bundeswehr (16,4). Bei der Marine sind tödliche Kraftfahrzeugunfälle im Dienst im Jahre 1964 überhaupt nicht zu verzeichnen. Die dienstlichen Kraftfahrzeugunfälle mit Todesfolge

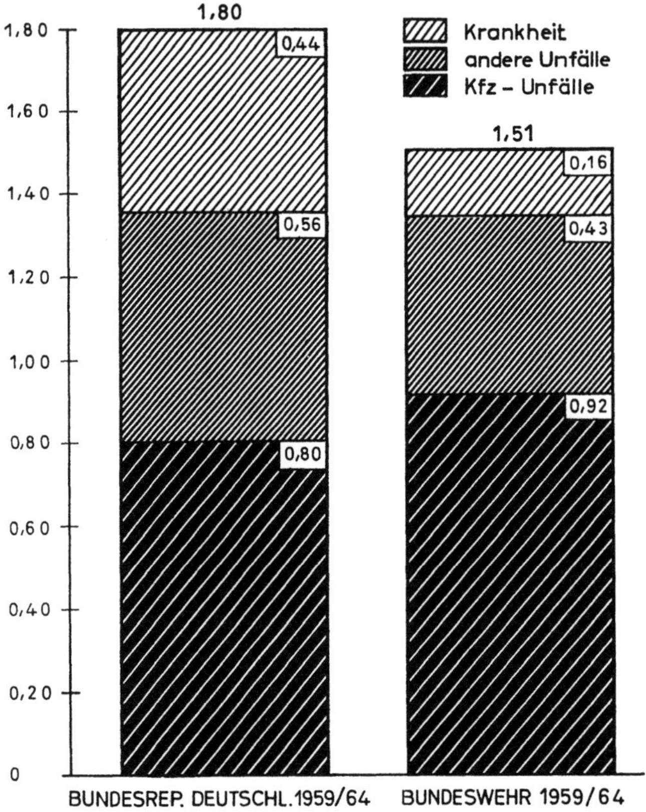

Abb. 2. Gesamtsterblichkeit der 20- bis unter 25jährigen Männer in der Bundesrepublik Deutschland 1959/64 und der gleichaltrigen Soldaten in der Bundeswehr 1959/64 nach Todesursachen (bezogen auf 1000 der jeweiligen Altersgruppe). (WehrMedStatInst 21618)

Tabelle 3. *Gesamtsterblichkeit 20- bis unter 25jähriger Männer*

Merkmal	Bundesrepublik Deutschland				Bundeswehr		
	1959/61[a]	1963[a]	1964[a]	1959/64[a]	1959/63	1964	1959/64
	Grundzahlen						
Krankheit	3311	1083	715	6152	190	37	227
Sonstige Unfälle (einschl. Selbsttötung)	3529	1292	1408	7829	406	122	528
Unfälle durch Verkehrsmittel	302	—	—	—	82	17	99
Kfz.-Unfälle	5786	1760	1929	11329	976	360	1336
Zusammen	12928	4135	4052	25310	1654	536	2190
	Verhältniszahlen bezogen auf 1000 der Bevölkerung bzw. Iststärke						
Krankheit	0,48	0,44	0,32	0,44	0,17	0,12	0,16
Sonstige Unfälle (einschl. Selbsttötung)	0,51	0,53	0,62	0,56	0,36	0,38	0,36
Unfälle durch Verkehrsmittel	0,04	—	—	—	0,07	0,05	0,07
Kfz.-Unfälle	0,83	0,72	0,86	0,80	0,86	1,13	0,92
Zusammen	1,86	1,70	1,80	1,80	1,46	1,68	1,51

[a] Mit Bundeswehr

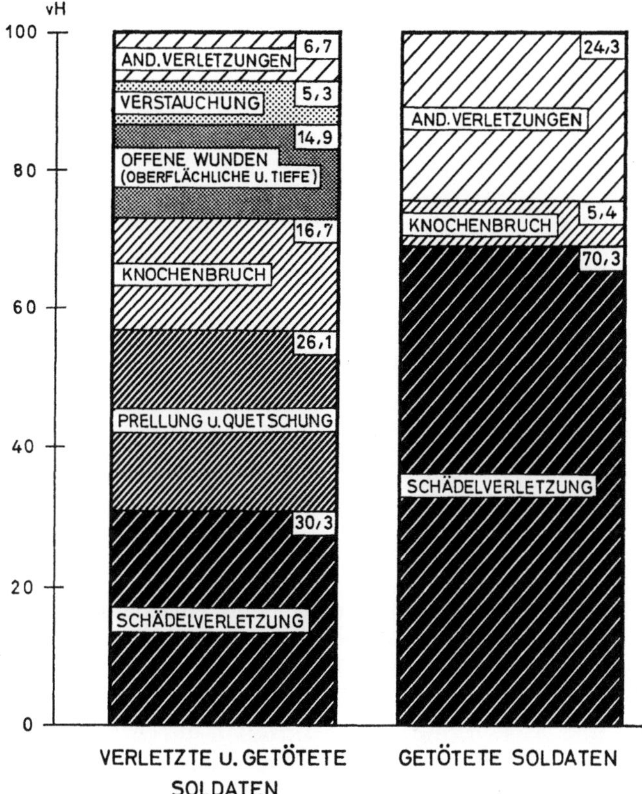

Abb. 3. Verletzungsart der durch Kraftfahrzeuge verletzten und getöteten Soldaten in der Bundeswehr 1959/64 in Prozenten. (WehrMedStatInst 21608)

sind bei der Territorialen Verteidigung mit 2,8 auf 100000 der Iststärke — verglichen mit den übrigen Teilstreitkräften — am geringsten.

Bei einem Vergleich der Sterbeziffern bei 20- bis 25jährigen Männern in der Bundeswehr mit denen der gleichen Altersgruppe aus dem zivilen Bereich bezogen auf 1000 der jeweiligen Altersgruppe ergibt sich, daß die Sterbefälle durch Krankheit bei der Bundeswehr wesentlich geringer sind als im Zivilleben (s. Abb. 2 und Tabelle 3). Die Zahl der Todesfälle durch Unfälle insgesamt ist in beiden Bereichen nahezu gleich. Eine sichtbare Verschiebung zeigt sich hier durch die Todesfälle nach Kraftfahrzeugunfällen, die in der Bundeswehr zugunsten „anderer Unfälle" höher liegen als im Zivilbereich.

Unter verkehrsmedizinischen Gesichtspunkten aus wehrmedizinischer Sicht besonders interessant ist die *Verletzungsart* bei durch Kraftfahrzeuge verletzten und getöteten Soldaten. In Abb. 3 und Tabelle 4 sind diese Verletzungsarten für die Jahre 1959—1964 in Prozentwerten bei Soldaten der Bundeswehr zusammengestellt. Dabei wird gezeigt, daß sowohl in der Zusammenfassung „der verletzten und getöteten Soldaten" als auch bei alleiniger Betrachtung der Getöteten die Schädelverletzungen den Hauptanteil ausmachen. Sie sind unter den Todesfällen erwartungsgemäß die Hauptursache; fast zwei Drittel der Todesfälle sind Folgen von Schädelverletzungen. Bei diesen Erhebungen ist stets nur eine Verletzungsart — ohne Berücksichtigung der für Verkehrsunfälle typischen Mehrfachverletzung — und zwar die schwerwiegendste Verletzung erfaßt. Die übrigen Ver-

Tabelle 4. *Verletzungsart der durch Kraftfahrzeuge verletzten und*

Merkmal	Verletzte und getötete Soldaten									
	1959	1960	1961	1962	1963	1964	1959/63		1959/64	
							absolut	%	absolut	%
Schädelverletzung	1070	1253	1509	2089	2448	3684	8369	27,4	12053	30,3
Prellung und Quetschung	1078	1452	1574	2030	2235	2009	8369	27,4	10378	26,1
Knochenbruch	677	990	836	1090	1480	1587	5073	16,6	6660	16,7
Offene Wunden (oberflächliche und tiefe)	671	799	963	1120	1204	1186	4757	15,6	5943	14,9
Verstauchung	224	339	282	494	388	377	1727	5,7	2104	5,3
alle anderen Verletzungen	476	348	390	476	537	460	2227	7,3	2687	6,7
Insgesamt	4196	5181	5554	7299	8292	9303	30522	100	39825	100

letzungsarten wie Knochenbrüche, Prellungen und Quetschungen, Verstauchungen, offene Wunden und andere Verletzungen sind in ihrem jeweiligen Anteil sichtlich geringer als die Schädelverletzungen.

2. Ursachen und Auswirkungen von Unfällen durch Verkehrsmittel in wehrmedizinischer Sicht

Wenn man davon ausgeht, daß in der deutschen Bundeswehr einerseits 48% aller Sterbefälle Folgen *außerdienstlicher* Kraftfahrzeugunfälle und andererseits 85,5 auf 100000 der Iststärke Sterbefälle an ebenfalls *außerdienstlichen* Kraftfahrzeugunfällen sind, dann wird man kaum in der Annahme fehl gehen, daß die Ursachen und Auswirkungen für dieses Geschehen sich kaum von denen des zivilen Bereiches unterscheiden. Die bekannten Unfallursachen im Verkehr, wie menschliches Versagen, überhöhte Geschwindigkeit, Verstöße gegen Verkehrsregel, Alkoholwirkungen auf den am Steuer sitzenden Fahrer und Zustände mangelnder Konzentrationsfähigkeit durch Übermüdung jeweils einzeln oder im Zusammenwirken stehen auch für die Verkehrsunfälle bei Soldaten im Vordergrund. Allein 30,5% der tödlichen *außerdienstlichen* Kraftfahrzeugunfälle im Jahre 1964 hatten übermäßigen Alkoholgenuß als Ursache.

Die Tatsache, daß im militärischen Bereich der Anteil der Sterbefälle durch Erkrankungen gegenüber dem zivilen Bereich bei den 20- bis 25jährigen Männern wesentlich geringer ist, findet ihre einfache Erklärung darin, daß die zum Wehrdienst einberufenen Soldaten in gesundheitlicher Hinsicht bereits eine Auslese darstellen.

Andererseits zeigt die Strafverfolgungsstatistik 1954—1958 in der Bundesrepublik Deutschland, daß die Straßenverkehrsdelikte am häufigsten bei 18- bis 25jährigen Männern begangen wurden, also bei einer Altersgruppe aus der sich der überwiegende Teil der Bundeswehrsoldaten rekrutiert (zit. nach Ritter).

Erfreulicherweise kann das Unfallgeschehen bei *dienstlichen* Fahrten im militärischen Bereich meist niedrig gehalten werden, weil hier der nicht zu unterschätzende Faktor „Aufsicht durch Vorgesetzte" eben doch das Beachten bestehender Verkehrsvorschriften und das Wahren einer Fahrdisziplin besser gewährleistet als im Zivilleben.

getöteten Soldaten in der Bundeswehr 1959/64 in Prozenten

Getötete Soldaten									
1959	1960	1961	1962	1963	1964	1959/63		1959/64	
						absolut	%	absolut	%
112	129	173	219	230	315	863	69,0	1178	70,3
—	—	1	—	—	1	1	0,1	2	0,1
8	6	12	13	15	36	54	4,3	90	5,4
—	—	—	—	1	5	1	0,1	6	0,4
—	—	—	—	—	—	—	—	—	—
39	39	66	70	118	66	332	26,5	398	23,8
159	174	252	302	364	423	1251	100	1674	100

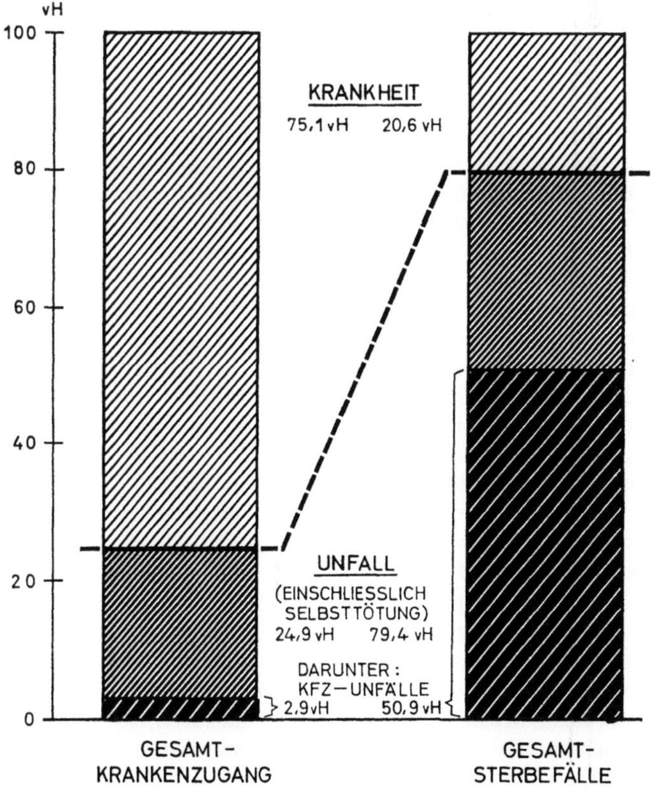

Abb. 4. Durch Kraftfahrzeuge verletzte und getötete Soldaten am Gesamtkrankenzugang und an den Gesamtsterbefällen in der Bundeswehr 1959/64 in Prozenten. (WehrMedStatInst 21598)

Soweit statistische Erhebungen es zulassen, läßt sich über die Auswirkungen von Unfällen durch Verkehrsmittel bei einer Gegenüberstellung des Gesamtkrankenzuganges mit den Gesamtsterbefällen in der deutschen Bundeswehr noch folgende interessante Feststellung anführen:

Während beim Gesamt*kranken*zugang in den Jahren 1959—1964 im Jahresdurchschnitt von 100 Soldaten nur 25 einen Tag und länger wegen einer Unfallverletzung — und darunter nur rund 3 wegen einer Unfallverletzung durch Kraftfahrzeuge — ganz vom Dienst — also wegen Krankheit — befreit waren, betrugen geradezu umgekehrt unter den gleichen Bedingungen die Gesamt*sterbe*fälle durch Unfallverletzung 79,4%. Darunter fielen an Sterbefällen durch Kraftfahrzeuge 50,9% und an Sterbefällen durch Krankheit nur 20,9% an. Die Tatsache, daß jeder 2. Sterbefall in der Bundeswehr durch Kraftfahrzeugunfall verursacht wird und der Tatbestand, daß die Kraftfahrzeug-Unfallsterbeziffern in der Bundeswehr und in der Zivilbevölkerung praktisch gleich sind, müssen auch in verkehrsmedizinischer Sicht als eine besonders ungünstige Auswirkung der Verkehrsmittelunfälle gewertet werden.

3. Verhütung von Unfällen durch Verkehrsmittel im militärischen Bereich

Alle Bestrebungen einer generellen Unfallverhütung im Sinne einer verkehrsmedizinischen Prävention innerhalb der Wehrmedizin haben auszugehen von dem unablässigen Bemühen Sicherheitsvorkehrungen und Sicherheitsregeln in verkehrstechnischer und verkehrserzieherischer Hinsicht zu treffen bzw. festzulegen.

Zunächst müssen immer die gesundheitlichen Voraussetzungen für den Umgang mit Verkehrsmitteln jeder Art insbesondere für die verantwortungsvolle berufliche und damit dienstliche Tätigkeit des Kraftfahrzeugführers gegeben sein.

Bei der eigentlichen Ausbildung zum Kraftfahrer müssen auch alle Gesichtspunkte Berücksichtigung finden, die der Erhaltung der Gesundheit und der Leistungsfähigkeit dienen. Vor allem müssen dabei die gefahrbringenden Erscheinungen der Ermüdung und der Konzentrationseinschränkung herausgestellt werden. Das Verbot des Alkoholgenusses und eine vernünftige Regelung der Nahrungsaufnahme für den Kraftfahrzeugführer vermögen diesen Erscheinungen entgegenzuwirken. Die durch Krankheit und deren Folgen gegebenen Einschränkungen der körperlichen und geistigen Leistungsfähigkeit müssen dem Kraftfahrer bekannt und bewußt sein. Seine wiedergegebene Verwendungsfähigkeit im Verkehr hat der Arzt zu bestimmen.

Eine Persönlichkeitswertung besonders in charakterlicher Beziehung ist soweit wie nur irgend möglich in die Beurteilung über die Kraftfahrerverwendungsfähigkeit einzubeziehen.

Die militärischen Anordnungen für den dienstlichen Kraftfahrzeugverkehr müssen befolgt werden und durch ständige Belehrungen auch außerdienstlich sinngemäße Anwendung finden.

Die Ausrüstung der Kraftfahrzeuge muß auch der steigenden Unfallverletzungsgefahr Rechnung tragen. Verbandkästen, Unfallbehandlungsgerät und ärztliche Notbehandlungsmöglichkeiten für die von Ärzten und geschultem Sanitätspersonal benutzten Kraftfahrzeuge müssen vorhanden sein.

Schließlich müssen die Behandlungseinrichtungen des Sanitätsdienstes der Streitkräfte dem vermehrten Unfallgeschehen dadurch Rechnung tragen, daß sowohl der klinisch-stationären als auch der ambulanten Versorgung und Betreuung der Unfallverletzten alle Möglichkeiten einer neuzeitlichen Unfallheilkunde gegeben sind. Dazu gehört neben der technischen Einrichtung vor allem auch eine entsprechende Ausbildung und Schulung des ärztlichen und pflegerischen Personals.

IV. Zusammenfassung

Die Verkehrsmedizin nimmt innerhalb der Wehrmedizin der Bedeutung nach einen sicher bemerkenswerten, dem Umfang nach nur einen begrenzten Teil ein. Die Maßnahmen der gesundheitlichen Vorbeugung und Überwachung, die Erhebungen über Morbidität und Mortalität im Verkehr verbunden mit der Analyse der Ursachen und Auswirkungen des Verkehrsunfallgeschehens im militärischen Bereich dienen der Unfallverhütung und der Verkehrssicherheit in wehrmedizinischer Sicht. Dabei sind die Verbindungen und Beziehungen zum zivilen Bereich sichtbar eng.

Literatur

Finger, G.: Verkehrssicherheit in militärärztlicher Sicht. Akt. Probl. Verkehrsmed. H. 2, 35—44 (1965).
— Statistische Erhebungen des Institutes für Wehrmedizinal-Statistik und Berichtswesen. Remagen.
— Fachdienstliche Anweisungen des Inspekteurs des Sanitäts- und Gesundheitswesens. D 30.01.
— Zentrale Dienstvorschriften der Bundeswehr, Nr. 43/1 u. 81.
Ritter, G.: Kraftfahrzeugunfall — die häufigste Todesursache in der Bundeswehr. Wehrdienst und Gesundheit, Bd. XII. Darmstadt: Verlag Wehr und Wissen 1965.

Flugmedizin

E. Lauschner, Fürstenfeldbruck

Mit 11 Abbildungen

I. Moderner Luftverkehr

Neben den Verkehr auf Straße, Schiene und Wasserwegen ist in den letzten Jahrzehnten in ständig steigendem Maße der Luftverkehr getreten. Er hat insbesondere nach dem 2. Weltkrieg je nach geographischer Ausdehnung des Landes, nach seiner Bevölkerungsdichte und seinem Lebensstandard einen teilweise rapiden Aufschwung genommen und stellt bisweilen bereits eine ernsthafte Konkurrenz für den Verkehr auf Schiene und Wasserwegen dar. Insbesondere der internationale und interkontinentale Reiseverkehr wird mehr und mehr zu einer Domäne der Fluggesellschaften. Die zeitliche Entfernung zwischen Kontinenten ist auf Stunden zusammengeschrumpft und hat zu einem neuen weltweiten Lebensgefühl geführt. Darüber hinaus sind die Fluggesellschaften zu einem Industriezweig geworden, dessen innere Struktur von einer Reihe von Faktoren bestimmt wird und dessen Rentabilität sich den Gesetzen der nationalen und besonders der internationalen Marktwirtschaft beugen muß. Fast mehr noch als in anderen Industrien hängt diese Rentabilität weitgehend sowohl von der Qualität, der Leistungsfähigkeit und der Verkehrssicherheit des eingesetzten Maschinenparks als auch vom Ausbildungsstand und der Berufserfahrung des zur Verfügung stehenden Personals ab. Die vielfältigen Probleme des modernen Luftverkehrs können daher nicht allein auf den Reißbrettern der Konstrukteure gelöst und verbessert werden. Noch für lange Zeit werden die Verkehrsflugzeuge voraussichtlich von Besatzungen geflogen, die Maschinen von Technikern gewartet und repariert werden, und die Flugleitzentralen, Kontrolltürme und Radarstationen mit hochqualifizierten Spezialisten besetzt sein. Der „Faktor Mensch" spielt also heute und auch in der überschaubaren Zukunft noch eine große Rolle im Luftverkehr. Im Mittelpunkt dieses jungen und sich so dynamisch entwickelnden Verkehrszweiges steht jedoch als Hauptnutznießer der Flugpassagier. Ihm gilt das Hauptaugenmerk der Fluggesellschaft, die ständig bemüht sein muß, seinen Komfort sowie insbesondere seine Sicherheit zu erhöhen und seine Gesundheit vor den mannigfachen Gefahren zu schützen, die die feindliche Umwelt der „dritten Dimension" für ihn bereit hält.

Ein Handbuch der Verkehrsmedizin wäre daher ohne einen kurzen flugmedizinischen Überblick unvollständig. Ein derartiger Überblick soll einerseits die vielseitige Thematik der modernen Flugmedizin ansprechen, er muß sich jedoch andererseits im Rahmen des Gesamtwerkes auf Wesentliches beschränken und Details, mögen sie auch noch so interessant und wichtig sein, versagen. Es wird daher im vorliegenden Kapitel bewußt auf vieles verzichtet werden müssen. Nicht besprochen werden alle Probleme der militärischen Fliegerei, obwohl gerade hier die Belastungen für fliegendes und Bodenpersonal extrem hoch und daher flugmedizinisch besonders wichtig sind. Ausgeklammert wird ferner der gesamte Fragenkomplex der Raumfahrt, die auch in der nahen Zukunft noch den Charakter des Experimentes tragen wird. Auch die Sportfliegerei dürfte, ähnlich wie der Autorennsport, nicht zur unmittelbaren Thematik des vorliegenden Handbuches gehören, dessen Herausgeber sich auf die mannigfachen medizinischen Probleme konzentrieren, die der moderne Massenverkehr aufwirft. Das vorliegende Kapitel „Flugmedizin" behandelt lediglich die flugmedizinischen Fragen des

Luftverkehrs als Industriezweig, soweit es sich um das Flugzeug als Transportmittel im Massenverkehr handelt. Die Ausmaße und die Bedeutung des modernen Luftverkehrs sowie die technischen Daten der derzeit eingesetzten Flugzeuge bilden den Ausgangspunkt und die Grundlage des Kapitels. Es folgen ein kurzer Abriß über die Physik und Chemie der Atmosphäre sowie, etwas ausführlicher dargestellt, die sich daraus ergebenden physiologischen Konsequenzen. Der klinischen Flugmedizin, insbesondere den Problemen der Auswahl und Überwachung des fliegenden Personal ist ein weiterer Abschnitt gewidmet. Es folgt die Besprechung von Problemen der Flugpsychologie, der präventiven Flugmedizin, der Flugpathologie und des „Human Engineering". Der Leser wird vieles vermissen, er wird weiteres in den in der Bibliographie angegebenen Originalwerken nachlesen müssen. Er hat aber dafür den Vorteil, Vergleiche der Problematik und Fragestellungen der medizinischen Probleme des Luftverkehrs zu denjenigen anderer Verkehrsarten und Verkehrsmittel ziehen zu können und wird bisweilen erstaunt sein, wie sehr sie sich ähneln und wie ihre Lösungen sich gegenseitig befruchten. Im Mittelpunkt jeder medizinischen Betrachtung steht der Mensch, hier in seinem Verhältnis zur Technik des Verkehrs und im vorliegenden Kapitel zur Technik des Luftverkehrs.

Tabelle 1. *Entwicklung des zivilen Luftverkehrs. (Nach einer Statistik der „International Civil Aviation Organization" ICAO)*

Jahr	geflogene km	Flugstunden	beförderte Passagiere	Passagier-km	Tonnen-km Fracht	Tonnen-km Post	Durchschnittszahl		
	in Millionen						Passagiere pro Flugzeug	geflogene km pro Passagier	geflogene km pro Stunde
1967	5270	10,5	236	275000	6670	1910	52	1165	500
1966	4475	9,3	202	228000	5700	1520	51	1140	480
1965	4100	8,8	180	199000	5010	1050	49	1110	465
1964	3700	8,3	155	171000	3920	910	46	1105	445
1963	3420	7,9	135	147000	3270	860	43	1090	435
1962	3240	7,7	121	130000	2910	800	40	1075	420
1961	3120	7,9	111	117000	2480	720	38	1060	390
1960	3100	8,6	106	109000	2180	610	35	1025	360
1959	3090	9,0	98	98000	1940	520	32	990	345
1958	2930	8,8	87	85000	1680	470	29	970	335
1957	2840	8,7	86	81000	1640	430	29	950	325
1956	2540	8,0	77	71000	1500	400	28	925	320
1955	2290	7,3	68	61000	1310	370	27	905	315
1954	2060	6,7	58	52000	1120	320	25	895	310
1953	1940	6,5	52	46000	1050	280	24	890	300
1952	1780	6,1	46	40000	1000	260	23	880	295
1951	1620	5,7	42	35000	920	230	22	830	290
1950	1440	5,0	31	28000	770	200	19	875	285
1949	1350	4,8	27	24000	570	190	18	880	280
1948	1270	4,6	24	21000	420	170	17	890	275
1947	1140	4,2	21	19000	270	130	17	900	270
1946	940	3,8	18	16000	120	100	17	850	250
1945	600	2,5	9	8000	110	130	13	880	240

Der Weltluftverkehr begann zwischen den Weltkriegen. Jedoch erst nach 1945 trat er in ständig steigendem Maße gleichberechtigt neben den Verkehr auf Straße Schiene und Wasserwegen (Tabelle 1).

Schon jetzt ist die Entfernung zwischen Kontinenten auf Stunden zusammengeschrumpft. Die gesellschaftliche Struktur unseres Zeitalters wird hierdurch entscheidend verändert.

Zur Zeit wird der Weltluftverkehr von mehr als 330 Gesellschaften des regulären Linienverkehrs unterhalten, von denen sich bisher 111 in der IATA (International Air Transport Association) zusammengeschlossen haben. Hierzu treten noch eine Anzahl von Chartergesellschaften.

Tabelle 2. *Derzeitige und künftige Flugzeuge des Linienverkehrs*

Technische Daten	1.	2.	3.	4.	5.	6.
	Propeller-Flugzeuge	Düsenflugzeuge für Kurz- und Mittelstrecken	Düsenflugzeuge für Langstrecken	Düsengroßflugzeuge (Airbus) für Kurz- und Mittelstrecken	Düsengroßflugzeuge (Airbus) für Langstrecken	Überschallverkehrsflugzeuge (SST)
Reisegeschwindigkeit in km/h	400—500	~900	~900	~900	~900	2330 = 2,2 Mach (Concorde) 2880 = 2,7 Mach (Boeing 2707)
Reichweite in km (je nach Zuladung)	2000—8000	2500—6500	5000—10000	1500—3500	5000—10000	8000—10000
Dienstgipfelhöhe in m	5000—7000	12000	12000	12000	12000	18000—21000
Kabinenhöhe (maximal in m)	2000	2500	2500	2500	2500	2000
Kabineninnendruck in mm Hg, untere Grenze	596,0	560,0	560,0	560,0	560,0	596,0
Zahl der Plätze für Passagiere (First und Tourist)	50—80	~120	~160	300—500	500—800	135 (Concorde, TU 144) 300 (Boeing 2707)

In den kommenden Jahren werden zwei weitere Faktoren den Luftverkehr erheblich vergrößern: einmal die Einführung von Großflugzeugen (AIRBUS) mit 300—800 Plätzen, die in Geschwindigkeit und Reichweite den bisherigen Düsenverkehrsflugzeugen gleichen und zum anderen die Entwicklung und Inbetriebnahme der Überschallverkehrsflugzeuge (SST = Supersonic Transport). Letztere werden je nach Typ eine Reisegeschwindigkeit zwischen 2,2 und 2,7 Mach erhalten und die Nordatlantikstrecke in rund 3 Std zurücklegen.

Übersichtsmäßig lassen sich die derzeitigen Flugzeuge des Linienverkehrs sowie ihre in naher Zukunft zu erwartenden Nachfolgemuster in 6 Gruppen unterteilen (Tabelle 2).

Es ist damit zu rechnen, daß in wenigen Jahren sowohl die Propellerflugzeuge (Tabelle 2, Kolonne 1) als auch die derzeitigen Düsenflugzeuge für den Kurz-, Mittel- und Langstreckenverkehr (Tabelle 2, Kolonne 2 und 3) erheblich an Bedeutung verlieren werden. Das Schwergewicht des Luftverkehrs liegt dann beim Großflugzeug im Unterschallbereich sowie beim Überschallverkehrsflugzeug (Tabelle 2, Kolonne 4—6). Die in der Tabelle aufgeführten technischen Übersichtsdaten (Geschwindigkeit, Reichweite, Kabinenhöhe, Dienstgipfelhöhe und Passagierzahl), die je nach Flugzeugmuster eine gewisse Variationsbreite haben, müssen daher auch im Mittelpunkt des flugmedizinischen Interesses stehen und sollen im folgenden abgehandelt werden.

II. Physik und Chemie der Atmosphäre

1. Einteilung

Die Atmosphäre ist das Luftmeer, an dessen Grunde wir leben. Die unterste Schicht, unsere Lebenssphäre, beginnt am Erdboden und wird in ihrer vertikalen Ausdehnung bis zu 11 km in mittleren Breiten gerechnet. Diese Schicht bezeichnet man als *Troposphäre*. Ihr wesentlichstes Charakteristikum ist die fast kontinuierliche Temperaturabnahme mit der Höhe. An der Obergrenze der Troposphäre — auch Tropopause genannt — herrscht in mittleren Breiten eine Temperatur von durchschnittlich —55° C und ein Druck von ca. 190 mm Hg. Die Troposhäre umfaßt somit allein $^3/_4$ der Gesamtmasse der Atmosphäre. In ihr spielt sich hauptsächlich das Wettergeschehen ab.

An die Troposphäre schließt sich die *Stratosphäre* an, die bis zu einer Höhe von etwa 45 km reicht und in ihrem unteren Teil eine Isothermie von durchschnittlich —55° C aufweist. Diese annähernd isotherme Schicht endet etwa in 35 km Höhe. Oberhalb dieser Höhe nimmt die Temperatur wieder auf 0—20° C zu. Der Grund für den Anstieg der Temperatur in der sog. *Mesosphäre*, die von 30 km Höhe bis zum Beginn der *Ionosphäre* in etwa 80 km reicht, wird darin erblickt, daß das dort vorhandene Ozon die ultraviolette Sonnenstrahlung stark absorbiert. Die ionosphärischen Schichten, die über 80 km Höhe beginnen, leiten ihren Namen von der Tatsache ab, daß die Moleküle, aus denen sich die Luft zusammensetzt, in diesen Höhen beträchtlich ionisieren und elektrisch geladen sind. Bei der Ionisation der Luftmoleküle werden gewisse Schichten in 80—100 km (E), 150 km (F_1) und 250 km (F_2) in besonderem Maße betroffen. Sie gewinnen die Eigenschaft, bestimmte Wellenlängen, die von Sendern an der Erdoberfläche ausgestrahlt werden, zu reflektieren. Ohne die Eigenschaft der Ionosphäre wäre auf der Erde ein Radioempfang in einem bestimmten Wellenbereich nur auf kurze Entfernung aufgrund der Krümmung der Erdoberfläche möglich. Auch die Nordlichter treten vorwiegend in den Schichten zwischen 80 und 250 km Höhe auf.

Oberhalb 1000 km spricht man von der *Exosphäre*, die die äußerste Schicht der Erdatmosphäre darstellt. Hier sind nur noch wenige Luftmoleküle, 10^6 bis 10^2 pro cm^3, vorhanden, die aber noch ausreichen, daß Polarlichter bis in 1000 km Höhe beobachtet werden. Fällt die Partikeldichte auf weniger als $10^2/cm^3$, spricht man vom Weltraum. Es ist nicht möglich, von einer genau begrenzten Oberfläche der Atmosphäre im Sinne der Meeresoberfläche zu sprechen. Am anschaulichsten kann die Obergrenze der Atmosphäre mit der oberen Begrenzung einer sehr diffusen Dunstschicht verglichen werden (Tabelle 3).

Tabelle 3. *Schichten der Atmosphäre (Meereshöhe bis Weltraum)*
(Nach GERATHEWOHL und FAUST)

Höhe	Schicht
0—11 km	Troposphäre: Temperaturabfall bis —55° C, wechselnde Feuchtigkeit, Wind = Wetterbildung.
11—45 km	Stratosphäre: Kein Wasserdampf mehr, Absorption der langwelligen ultravioletten Sonnenstrahlung durch Ozonschicht, Temperaturanstieg bis um 0° C.
45—80 km	Mesosphäre: Physikalische Reaktionen der hochgradig verdünnten Luft mit der Sonnenstrahlung. Temperaturabfall bis —70° C.
80—1000 km	Ionosphäre: Freie Ionen und Elektronen.
1000—3000 km	Exosphäre: Dichte sinkt von 10^6 Partikel/cm^3 auf 10^2 Partikel/cm^3.
Über 3000 km	Weltraum: Partikeldichte von 100 Partikel/cm^3 abwärts.

2. Zusammensetzung

Die Luft ist ein Gemisch von Gasen. In Volumprozent setzt sie sich wie folgt zusammen:

Stickstoff (N_2)	78,09%
Sauerstoff (O_2)	20,95%
Argon (A)	0,93%
Kohlensäure (CO_2)	0,03%

Spuren von Neon, Helium, Krypton, Xenon, Wasserstoff, Ozon und Radon sind ferner noch in der Luft zu finden (Abb. 1).

Es war schon seit langem bekannt, daß sich die Zusammensetzung der Luft innerhalb der Troposphäre wegen ihrer dauernden Durchmischung wenig ändert; für die *Stratosphäre* vermutet man jedoch bereits eine Entmischung der Gase aufgrund ihrer verschiedenen Dichten. Neuere Messungen mit Hilfe von Raketen ergaben, daß bis etwa zur E-Schicht der Ionosphäre die Zusammensetzung der

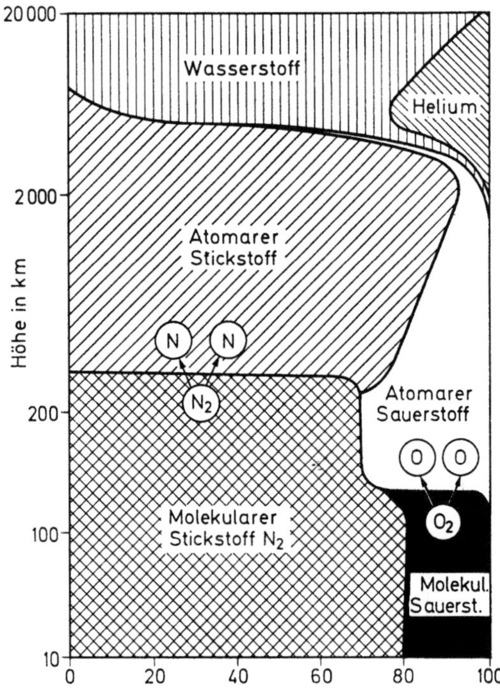

Abb. 1. Schematischer Überblick der Zusammensetzung der Atmosphäre. (Nach H. E. ROBERTS, The earths atmosphere. Shell Aviation News 1950)

Tabelle 4. *Richtzahlen für die Beziehungen zwischen Luftdruck und Höhe bei Annahme einer Bodentemperatur von 15° C und einem Temperaturgradienten von von 0,65° C für 100 m nach den Werten der internationalen Normalatmosphäre*
(Nach STRUGHOLD, 1944; aus B. MÜLLER, 1956)

Höhe (in m)	Temperatur	Luftdruck (mm Hg)	Luftdruck (in Atm.)	Höhe (in m)	Temperatur	Luftdruck (mm Hg)	Luftdruck (in Atm.)
0	15,0	760,0	1,00	7500	—33,7	286,8	0,38
500	11,8	716,0	0,94	8000	—37,0	266,6	0,35
1000	8,5	673,8	0,89	8500	—40,3	247,8	0,33
1500	5,3	634,0	0,83	9000	—43,5	230,0	0,30
2000	2,0	596,0	0,78	9500	—46,8	213,6	0,28
2500	— 1,2	560,0	0,74	10000	—50,0	197,8	0,26
3000	— 4,5	525,8	0,69	10500	—53,3	183,0	0,24
3500	— 7,8	493,0	0,65	11000	—56,5	169,2	0,22
4000	—11,0	462,0	0,61	11500	—56,5	156,5	0,21
4500	—14,3	432,6	0,57	12000	—56,5	144,6	0,19
5000	—17,5	404,8	0,53	12500	—56,5	133,6	0,18
5500	—20,7	378,6	0,50	13000	—56,5	123,4	0,16
6000	—24,0	353,6	0,47	13500	—56,5	114,2	0,15
6500	—27,3	330,0	0,43	14000	—56,5	105,4	0,14
7000	—30,5	307,8	0,41	14500	—56,5	97,4	0,13
				15000	—56,5	90,0	0,12

Luft praktisch unverändert bleibt. Erst innerhalb der ionosphärischen Schichten tritt eine teilweise Entmischung nach leichteren und schweren Gasen und eine Dissoziation der Moleküle auf. Die in der Strato- und Mesosphäre noch vorhandene schwache Turbulenz verhindert die Entmischung. Bei den Bestandteilen der Luft nicht zugerechnet wurde der Wasserdampf, der in den untersten Schichten der Troposphäre geringer geographischer Breiten bis zu 4 Vol.-% ausmachen kann.

3. Druckverhältnisse

Die Luft als materielles Medium besitzt ein Gewicht, mit dem sie einen Druck auf ihre Unterlage ausübt. Als Luftdruck bezeichnet man das Gewicht einer Luftsäule vom Querschnitt 1 cm², die bis zur oberen Grenze der Atmosphäre reicht. Im Meeresniveau vermag der Luftdruck im Mittel einer Quecksilbersäule von 760 mm die Waage zu halten.

Mit der Höhe nimmt der Luftdruck nicht linear ab wie der Druck der Wassersäule mit abnehmender Tiefe in einem See, sondern logarithmisch.

Folgende Tabelle zeigt uns diese interessanten Verhältnisse bis auf 100 km Höhe:

Höhe km	Luftdruck mm Hg
0	760
10	200
20	40
30	10
40	1,25
50	1,1
100	0,001

Das bedeutet physikalisch ausgedrückt, daß die Luftdruckänderung pro Höhenunterschied dem Luftdruck selbst entgegengesetzt proportional ist.

Bei einer Erhebung um 8 m nimmt der Druck um 1 Millibar (mbar) $= ^3/_4$ mm Hg ab. In 16 km Höhe mit 100 mbar Druck dagegen beträgt die Druckdifferenz auf 8 m Höhenunterschied nur mehr $^1/_{10}$ mbar (s. Tabelle 4).

Aufgrund der Ausdehnung von Gasen bei Temperaturerhöhung — physikalisch ausgedrückt in der Gasgleichung — spielt die Temperatur auch für die Berechnung des Druckniveaus eine Rolle. In warmer Luft liegt das Druckniveau höher als in kalter. Dasselbe tritt ein, wenn die Moleküle dissoziieren, z.B. das Sauerstoffmolekül O_2 in zwei Sauerstoffatome aufgespaltet wird (wie es in etwa 120 km Höhe der Fall ist).

Die gesamte Atmosphärenmasse beträgt $5{,}1 \cdot 10^{15}$ t, sie ist nicht ganz 1 Millionstel der Masse des Erdkörpers. In 1 cm³ Luft in Bodennähe befinden sich $27 \cdot 10^{18}$ Moleküle, die jeweils nur ein Hunderttausendstel cm große Weglänge (= mittlere freie Weglänge) haben. In 300 km Höhe sind nur noch $8 \cdot 10^{8}$ Moleküle im cm³ vorhanden. Dagegen erhöhen sich die freien Weglängen, die die Moleküle zurücklegen müssen, um mit anderen Molekülen zusammenzustoßen. In 100 km Höhe betragen sie 2 cm, in 300 km Höhe schon 1 km. Falls die Geschwindigkeit der Moleküle die Entweichgeschwindigkeit von der Erde (11 km/sec) überschreitet, gehen sie der Anziehungskraft der Erde verloren und entschwinden im All. Deshalb heißt die äußerste Schicht Exosphäre; die dissoziierten Gasmoleküle dieser Schicht sind identisch mit der Materie des interplanetaren Raumes.

4. Temperatur

Die mittlere Lufttemperatur in 20 km Höhe (Stratosphäre) ist am Äquator −80° C, am Pol im Sommer −40° C, im Winter −60° C. In der Mesosphäre steigt die Temperatur bis etwa 0° und fällt bis zur Untergrenze der Ionosphäre wieder auf $-80°$ C. Bemerkenswert ist, daß darüber hinaus die Temperatur bis auf 1400° K (rund 1100° C) in 200 km Höhe ansteigt (Abb. 2). Die täglichen Temperaturschwankungen betragen in der Höhe dieser sog. *Thermosphäre* bis zu 1000°. Diese hohen Temperaturen bedeuten keine „Hitze" im üblichen Sinne, sondern sind nur Ausdruck für die hohe Beweglichkeit der Moleküle aufgrund der extremen Luftverdünnung. Die hohe Temperatur um 50 km Höhe steht im Zusammenhang

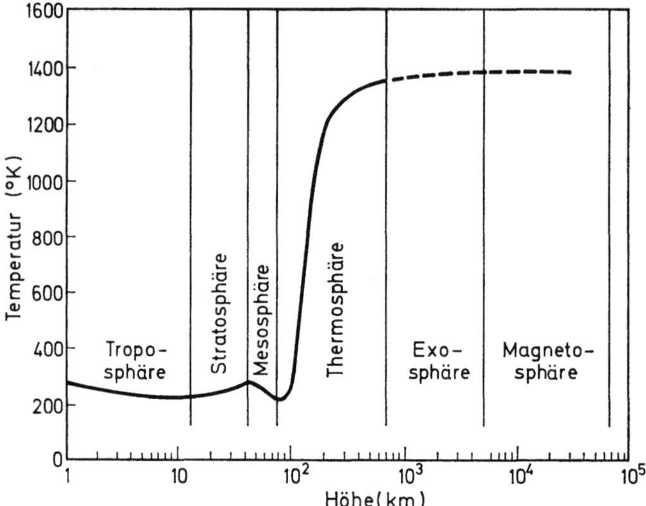

Abb. 2. Temperaturkurve der Erdatmosphäre. Bis zum Höhenwert 85 km gibt die Kurve Durchschnittswerte von mit Ballons und Raketen durchgeführten Temperaturmessungen wieder. Für die darüber liegenden Höhenwerte wurde aus Dichtigkeitsmessungen abgeleitet, die mit Raketen und Satelliten durchgeführt wurden. Für Höhen über 200 km ist die durchschnittliche Tagestemperatur angegeben. Die dargestellten Bereiche der Atmosphäre sind durch Veränderungen des Temperaturgradienten gekennzeichnet. (Nach R. JASTROW and H. KYLE, The upper atmosphere. Handbook of Astronautic Engineering. 1961)

mit der Bildung von Ozon, dem dreiatomigen Sauerstoff-Molekül O_3. Das Ozonmolekül hat die Eigenschaft, Wellenstrahlung im Bereich von 0,2—0,3 μ (1 $\mu = 10^{-3}$ mm) zu absorbieren. Dieser Wellenbereich liegt im ultravioletten Gebiet des Sonnen- und Sternspektrums. Die dabei absorbierte Energie bewirkt die beachtliche Erwärmung der Schichten in 50 km Höhe. In 60—80 km Höhe liegt die Hauptmenge des O_3 bereits darunter.

5. Strahlung

Man unterscheidet Wellen- und Korpuskelstrahlung. Beiden Strahlenarten ist der Planet „Erde" ausgesetzt. Die von der Sonne auf die Erdoberfläche gelangende Wellenstrahlung umfaßt eine Spektrum von 0,3—3 μ. Die Erde selbst strahlt als „schwarzer Körper" die aufgenommene Energie im Wellenbereich von 5—40 μ zurück. Man spricht daher in der Meteorologie von der kurzwelligen Strahlung der Sonne und der langwelligen Strahlung der Erde. Die Energiedichte der Einstrahlung beträgt an der Atmosphärengrenze 1,94 cal/cm²/min. Seit Beginn der Messungen konnten keine Schwankungen der Energiedichte beobachtet werden. Man spricht daher auch von der Sonnen- oder Solarkonstante. Während sie die Energiedichte des gesamten Spektrums angibt, ist die Intensität der Sonnenstrahlung für jede Wellenlänge verschieden. Ihre größte Intensität liegt bei 0,48 μ, d.h. im sichtbaren grünen Licht. Die Gegenstrahlung der Erde liegt dagegen bei 10 μ, d.h. weit im ultraroten, dem menschlichen Auge nicht mehr wahrnehmbaren Bereich.

Während die Wellenstrahlung von der Sonne, die zur Erdoberfläche gelangt, von dort im wesentlichen absorbiert wird, gilt das nur zum Teil für die Korpuskel- oder Partikelstrahlung, die die Sonne aussendet. Aufgrund früherer Berechnungen und Beobachtungen der erdmagnetischen Schwankungen vermutet man einen, die Erdkugel in mehreren Erdradien umgebenden Gürtel, in dem ionisierende Strahlung mit sehr hoher Intensität vorherrscht. Nach dem Start des ersten amerikanischen Erdsatelliten Explorer I (1. Februar 1958) konnte VAN ALLEN diesen hochionisierten Strahlengürtel nachweisen, der aus einem Ringwulst mit nierenförmigem Querschnitt und einer äußeren zwiebelschalenähnlichen Form besteht. Die Struktur des Strahlengürtels beruht auf der Häufung von Protonen und Elektronen im Ringwulst. In der äußeren Schale lassen sich deutlich zwei Elektronen-Regionen unterscheiden, die offenbar keine Protonen enthalten. Die Speicherung elektrisch geladener Teilchen ist in erster Linie dem Magnetfeld der sich drehenden Erde zuzuschreiben. Man spricht von der „magnetischen Flasche“, die aufgrund der elektromagnetischen Naturgesetze in der Lage ist, die Teilchen zu speichern.

Der Teilchenfluß des inneren Strahlengürtels beträgt für Protonen mit Energien von 40—100 MeV 1—$2 \times 10^4/\mathrm{cm}^2/\mathrm{sec}$. Die kosmische Strahlung weist dagegen nur eine Größe von 1,8 $\mathrm{cm}^2/\mathrm{sec}$ auf.

Für die Raumfahrt ist die Frage der Strahlungsbelastung von biologischer Bedeutung. In der inneren Zone wird unter 1 $\mathrm{g/cm}^2$ Aluminium eine Dosisleistung von 10 r/h (Röntgen je Stunde), in der äußeren eine solche bis herauf zu 50 r/h beobachtet. Im inneren Gürtel geht die Dosisleistung unter 3,5 mm Blei (4 $\mathrm{g/cm}^2$) aber nur schwach zurück, im äußeren dagegen auf 2%. Bei einem raschen Durchqueren dieser Zonen ist mit ernsteren gesundheitlichen Schädigungen kaum zu rechnen. Eventuelle genetische Schäden sind jedoch nicht auszuschließen.

Literatur

DEFANT, A., u. FR. DEFANT: Physikalische Dynamik der Atmosphäre. Frankfurt a.M.: Akadem. Verlagsges. 1958.

FAUST, H.: Die mittlere Atmosphäre. Bild des Wissenschaft 3 (1966).

FLEAGLE, ROB. G., and JOOST A. BUSINGER: An introduction to atmospheric physics. New York and London: Academic Press 1963.

GERATHEWOHL, SIEGFRIED J.: Principles of bioastronautics. Englewood Cliffs, N.Y.: Prentice Hall Inc. 1963.

HOOD, PETER: The atmosphere. London: Oxford University Press 1952.

SPELLS, K. E.: The physics of the atmosphere. In: A textbook of aviation physiology. London: Pergamon Press 1965.

III. Flugphysiologie

Die Flugphysiologie ist die älteste Disziplin der Flugmedizin. Bereits im Jahre 1913 wurden eine Höhe von 6100 m und eine Geschwindigkeit von 200 km/Std erreicht. Damit wurden Sauerstoffmangel und Wirkungen der Beschleunigung zu ihren Hauptproblemen. Sie sind auch heute noch aktuell.

1. Sauerstoff

a) Der Sauerstoffmangel

Seine Problematik ist Physiologen, Klinikern und Flugmedizinern seit langem bekannt und in zahllosen Arbeiten behandelt. Die älteste Beschreibung der „Höhenkrankheit“ dürfte von JOSÉ DE ACOSTA aus dem Jahre 1590 stammen, der sie auf Reisen in den Anden beschrieben hat.

Neben zahlreichen Hochgebirgsexpeditionen, besonders in den Anden und dem Himalaja, wurden die physiopathologischen Wirkungen des Sauerstoffmangels durch Freiballonaufstiege schon im vergangenen Jahrhundert erforscht, lange bevor das erste Flugzeug 1913 die kritische Höhe von 6 km überschritt. Es können daher hier nur die wichtigsten Tatsachen in Kürze zusammengefaßt werden, dies um so mehr, als das moderne Verkehrsflugzeug heute in Höhen um 11 km fliegt und für das Überschallflugzeug von morgen eine Reisehöhe von etwa 18 bis 21 km vorgesehen ist. In diesen Höhen interessiert ohnehin nur noch der Kabineninnendruck und nicht mehr der Sauerstoffpartialdruck der Außenluft.

Ausführliche Darstellungen der Gesamtproblematik des Sauerstoffmangels können bei RUFF-STRUGHOLD, MCFARLAND, ARMSTRONG, SCARPELLI u. a. nachgelesen werden.

b) Sauerstoffbedarf und Sauerstoffversorgung

Die im Magendarmtrakt verdauten Nährstoffe werden im inneren Stoffwechsel durch „Oxydation", d.h. chemischen Abbau unter Mitwirkung des Sauerstoffes in ihre Zwischen- und Endprodukte übergeführt. Hierbei wird die lebensnotwendige Energie frei. Die hierzu notwendige Sauerstoffmenge läßt sich aus der Kalorienzahl (Kcal pro kg/Std) des Grundumsatzes und Leistungszuwachses sowie dem Nutzwert der Energielieferanten Eiweiß, Fett und Kohlehydrate und der zur Freimachung dieser Energien benötigten Sauerstoffmenge berechnen. Eine einfachere Möglichkeit besteht im Vergleich des Sauerstoffgehaltes von Ein- und Ausatmungsluft. Bei einer Differenz von 4%, 15 Atemzügen in Ruhe-Atmung und 500 cm^3 Atemtiefe (= 7 500 cm^3 Atemminutenvolumen) ergeben sich für den Grundumsatz eines 70 kg schweren jüngeren Mannes etwa 250 cm^3 (= 0,36 g) pro Minute.

Bei Nahrungsaufnahme und Arbeit steigt der Sauerstoffbedarf um ein Mehrfaches. Dieser Sauerstoff wird dem Körper, von dem in den Nahrungsmitteln enthaltenem Anteil abgesehen, in der Außenluft angeboten, durch den Respirationsapparat zum Gasaustausch zwischen Alveolarmembran und Lungenkapillaren befördert und über das Blut als Transportmittel dem Gewebe als Verbraucher zugeführt. Hierbei sind im arteriellen Blut nur etwa 0,25 Vol.-% physikalisch gelöst, die übrigen rund 95—96 Vol.-% chemisch an das Hämoglobin gebunden. Beim Manne enthalten 100 ccm peripheren venösen Blutes im Mittel 15,4 g Hämoglobin.

1 g Hämoglobin bindet 1,34 cm^3 Sauerstoff. Praktisch beträgt also die Sauerstoffbindungskapazität des arteriellen Blutes auf Meereshöhe, d.h. bei 760 mm Hg = 1 Atmosphäre Außendruck, zwischen 20 und 21 Vol.-%.

c) Sauerstoffmangelursachen

Sauerstoffmangel im Gewebe kann nach Scarpelli auf verschiedene Weise eintreten

1. auf dem Wege bis zur Alveolarmembran (hypoxische Hypoxie), durch:
   a) Absinken des Sauerstoffteildruckes, z.B. in Höhe und Unterdruckkammer,
   b) Atembehinderung, z.B. Asthma, Pneumonie, Tumoren, Erwürgen,
   c) offenes Foramen ovale, wobei das Gefälle beiderseits der Alveolarmembran geringer als normal ist;
2. durch Verminderung der Sauerstoffbindungsfähigkeit des Blutes (ischämische Hypoxie) infolge von:
   a) Anämien, Eisenmangel, Blutverlust,
   b) Blockierung des Hämoglobins für den O_2-Transport durch Bildung von Methämoglobin, CO Hämoglobin u.a.,
   c) mangelnder Durchblutung durch Ischämien, Schock, Einwirkung positiver „g"-Kräfte;
3. durch mangelnde Aufnahme bzw. Oxydationsfähigkeit des Gewebes (histotoxische Hypoxie) infolge von:
   a) Narcotica,
   b) Alkohol,
   c) Vergiftung mit Cyan o.a.

In der Flugmedizin spielt der Sauerstoffmangel durch Absinken des O_2-Teildruckes mit steigender Höhe bei weitem die größte Rolle. Er soll daher im folgenden eingehender behandelt werden. Die übrigen genannten Ursachen für das Auftreten hypoxischer Störungen müssen jedoch ebenfalls beachtet werden, da sie die Grenze der individuellen Sauerstoffmangeltoleranz herabzusetzen vermögen.

Im Abschnitt über die Physik der Atmosphäre wurde sowohl deren Sauerstoffanteil als auch das Absinken des atmosphärischen Gesamtdruckes mit steigender Höhe dargestellt. Nach dem Daltonschen Gesetz entspricht der Teildruck eines Gases seinem Anteil in Volumen/Prozent am Gesamtgemisch multipliziert mit dem Gesamtdruck.

$$px = \frac{\text{Vol}}{100} \times P$$

Für den Sauerstoffteildruck der Atmosphäre auf Meereshöhe würde das bedeuten:

$$PO_2 = \frac{21}{100} \times 760 = 159{,}6,$$

d.h. rund 160 mm Hg.

Da der Sauerstoffanteil der Atmosphäre bis in Höhen über 200 km konstant bei etwa 21% liegt, geht in diese Formel mit steigender Höhe jeweils nur der verminderte Gesamtdruck ein.

Anders liegen die Verhältnisse in der Alveolarluft. Die eingeatmete Außenluft wird im Respirationstrakt erwärmt, und bis zur Sättigung mit Wasserdampf angefeuchtet. Wasserdampf bei 37° C hat einen Partialdruck von 47 mm Hg, der vom Gesamtdruck abgezogen werden muß. Durch die Sauerstoffabgabe ins Blut und die CO_2-Aufnahme aus dem Blut herrscht in der trockenen Alveolarluft ein Gesamtgemisch von nur 14,5 Vol.-% Sauerstoff, von etwa 5,5 Vol.-% CO_2 und entsprechend von 80 Vol.-% Stickstoff.

Die Formeln für die Partialdrucke des alveolaren Gasgemisches auf Meereshöhe lautet also:

$$P_AO_2 = \frac{14{,}5 \times (760-47)}{100} = \text{rund } 103 \text{ mm Hg},$$

$$P_ACO_2 = \frac{5{,}5 \times (760-47)}{100} = \text{rund } 40 \text{ mm Hg},$$

$$P_AN_2 = \frac{80 \times (760-47)}{100} = \text{rund } 570 \text{ mm Hg}.$$

Die Verhältnisse des Gasaustausches zwischen Alveolus und Lungenkapillaren sind in Abb. 3 dargestellt.

Eine Betrachtung der Sauerstoffbindungskurve des Blutes unter sinkendem Partialdruck zeigt, daß die Sauerstoffsättigung nicht proportional dem Druck absinkt, sondern bis etwa zu einer Sättigung von 80% sehr langsam, dann aber recht steil. Sie hat einen „S"-förmigen Verlauf, der geringe Variationen aufzeigt, die vom Ph-Wert des Plasmas und der Temperatur abhängen.

Abb. 4 zeigt zusätzlich die Beziehungen der mittleren Sauerstoffbindungskurve zu verschiedenen Höhen. Hier zeigt sich, daß bei einer Höhe von 3300 m (=10000 Fuß) die Sättigung des Hämoglobins noch 90% beträgt, dies bei einem P_AO_2 von nur noch 60 mm Hg, d.h. einer Partialdruckdifferenz von rund 40 mm Hg. Wenig höher, bei 5000 m (~15000 Fuß) beträgt der P_AO_2 45 mm Hg, die Sättigung jedoch nur noch etwas über 80% und bei 7000 m (=21000 Fuß) sinkt die Sättigung bei einem P_AO_2 von 30 mm Hg auf rund 60% ab.

d) Auswirkungen des Sauerstoffmangels

Die Symptomatik des Sauerstoffmangels reicht von Anpassungssymptomen über die echten Mangelsymptome bis zur kritischen Schwelle, deren Überschreiten mehr oder weniger rasch zu Bewußtlosigkeit und Tod führt. Bis zu einem alveolaren O_2-Partialdruck von etwa 55 mm Hg = etwa 87% Sättigung des arteriellen Blutes = etwa 3500—4000 m Höhe (Störschwelle) passen sich Kreislauf und Atmung dem verminderten Sauerstoffangebot durch Vergrößerung des Schlagvolumens, des Atemminutenvolumens, Erweiterung der Blutdruckamplitude und leichten Anstieg der Pulsfrequenz an. Zwischen 55 und 30 P_AO_2 = 87—60% Blutsättigung = 400—7000 m Höhe, entfaltet sich die bunte Skala der echten Mangelsymptome, deren gefährlichstes das Nachlassen der geistigen Fähigkeiten zur akkuraten Durchführung gestellter Aufgaben ist, die dem Betroffenen jedoch nicht bewußt wird. Es folgen Einschränkungen des Sehvermögens, Indifferenz und Müdigkeit,

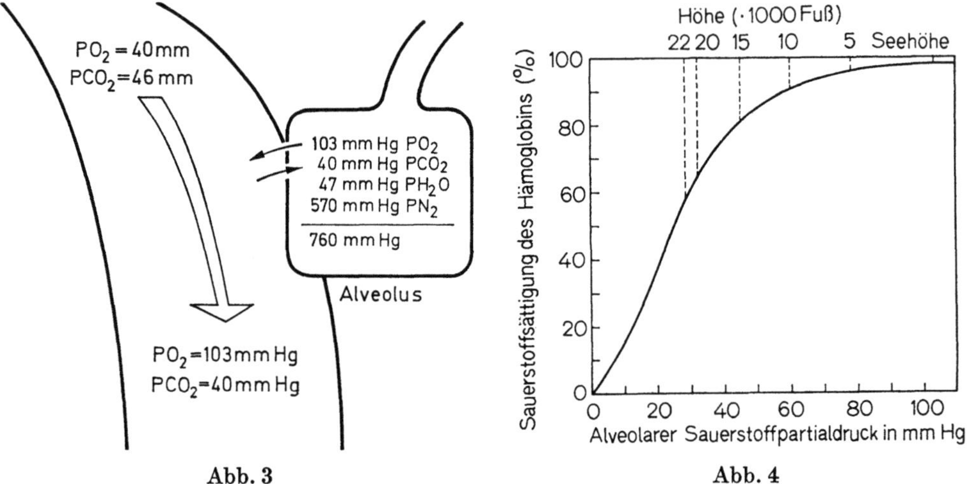

Abb. 3 Abb. 4

Abb. 3. Gasausgleich zwischen Alveolus und Lungenkapillare durch die Alveolarmembran. (Nach LAMB)

Abb. 4. Beziehungen zwischen der Sauerstoffsättigung des Hämoglobins, dem alveolaren Sauerstoffpartialdruck (in mm Hg) und verschiedenen Höhen (in Fuß). (Nach Handbook of Aviation Medicine RAF. 1964)

ferner Änderungen der Gemütsverfassung in Form von unmotivierter Heiterkeit, Agressivität oder Apathie. Schließlich kommt es zu Krämpfen, Bewußtlosigkeit und Kollaps. Diese kritische Schwelle liegt bei einem P_AO_2 von etwa 30 mm Hg = 50—55% Blutsättigung = etwa 7500 m Höhe. Alle genannten Zahlen bleiben jedoch Anhaltswerte, da die individuelle Toleranz eine große Variationsbreite zeigt und außerdem weitgehend von Begleitfaktoren wie körperliche Arbeit, Kälte, Alkohol, gewisse Medikamente o.ä. beeinflußt wird (Abb. 5).

Bei den Flughöhen der modernen Verkehrsflugzeuge sowie ihrer Steiggeschwindigkeit wird jedoch im Falle des Versagens der Schutzmaßnahmen die kritische Schwelle meist erreicht sein, ehe die Warnsymptome Zeit hatten, sich zu entfalten.

Diese Schutzmaßnahmen bestehen:

1. In der Atmung mit Sauerstoff angereicherter Gemische bis zum reinen Sauerstoff. Hierdurch lassen sich die Störschwelle bis auf 12000 m und die kritische Schwelle bis auf 14000 m hinaufrücken. Ein weiterer Höhengewinn kann durch Angebot reinen Sauerstoffes unter steigendem Druck erzielt werden. Diese Druckatmung macht allerdings bald einen Gegendruck auf Thorax und Bauchgegend mittels eines Druckanzuges erforderlich, um einem Zerreißen des feinen Lungengewebes vorzubeugen. Beides bedingt eine technisch komplizierte Ausrüstung und

findet vorwiegend in der militärischen Fliegerei oder beim Einfliegen neuer Typen Anwendung.

2. Die eleganteste Lösung des Problemes stellt zweifellos die Druckkabine dar. Mit Hilfe von Kompressoren wird die Kabinenluft gegenüber der Außenluft verdichtet, was theoretisch bis zum Erhalten des Druckes von 760 mm Hg = Meereshöhe möglich ist. Praktisch erfordert dies jedoch einen großen Aufwand an Kompressorenergie, Treibstoff und Zellwandstärke und somit ein unökonomisches zusätzliches Gewicht. Die Passagierflugzeuge der zivilen Fluggesellschaften haben daher meist einen Kabinendruck, der eine Maximalhöhe von 8000 Fuß = 2650 m nicht überschreitet. Diese Höhe liegt weit unter der Störschwelle für Sauerstoff-

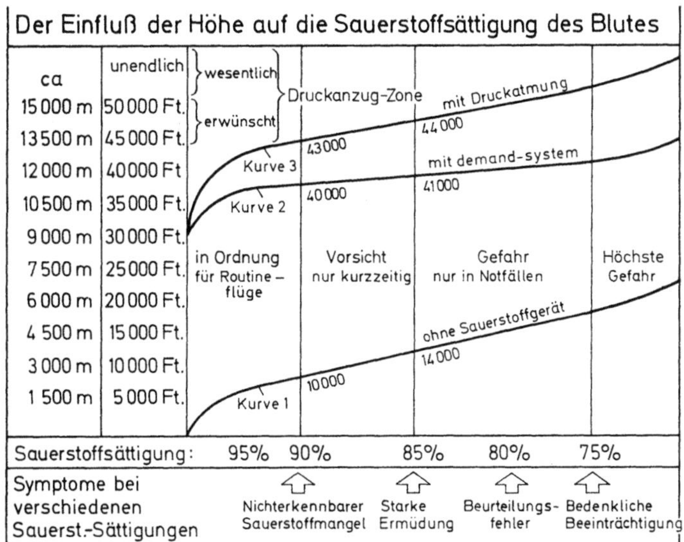

Abb. 5. Der Einfluß der Höhe auf die Sauerstoffsättigung des Blutes

mangelerscheinungen und wird vom sitzenden Fluggast fast stets gut vertragen. Selbst beim Leckwerden der Kabine tritt infolge der Größe des Kabinenraumes im Verhältnis zum voraussichtlichen Leck der Druckverlust nur langsam ein und ermöglicht einen rechtzeitigen Abstieg auf Sicherheitshöhe. In der Militärfliegerei bestehen andere Voraussetzungen, die hier nicht erörtert werden sollen.

3. Jedoch hat auch die Anwendung der Druckkabine ihre Grenzen. Je höher der Flug, um so dünner die Luft, um so größer auch die erforderliche Kompressorenergie zur Erhaltung eines konstanten Innendruckes und um so heißer die durch starke Kompression verdichtete Luft. Bei etwa 25 km Höhe wird daher die Druckkabine technisch ökonomisch uninteressant und unrentabel. Hier hilft nur noch die hermetisch geschlossene Kabine oder Kapsel weiter (sealed cabin), wie sie in der Raumfahrt bereits Verwendung findet. Diese interessante Möglichkeit soll hier zwar erwähnt, jedoch nicht besprochen werden. Auch eine Kombination der unter 2 und 3 genannten Systeme ist möglich.

2. Druckfallkrankheit und Drucksturz

Wie aus Tabelle 4 ersichtlich ist, sinkt der atmosphärische Druck rasch mit steigender Höhe. Dieser Druckabfall hat auf den Organismus verschiedene Folgen. So dehnen sich eingeschlossene Körpergase aus, z. B. im Mittelohr, den Nebenhöhlen, im Magen-Darmtrakt und bisweilen auch unter Zahnplomben. Es kann hierbei zu erheblichen Beschwerden kommen, falls diese Gase nicht per vias naturales entweichen können. Die eigentliche Gefahr des Druckabfalles besteht jedoch im gasförmigen Austritt physikalisch gelösten Stickstoffes aus den Körperflüssigkeiten und der damit verbundenen Symptomatik (vgl. hierzu auch die Ausführungen im Beitrag von GOETHE ab S. 671 in diesem Handbuch). Daß dieser Vorgang nicht nur beim „Auftauchen" aus erhöhtem Umgebungsdruck unter Wasser auf Meereshöhe stattfindet, sondern auch beim Aufenthalt unter reduziertem atmosphärischen Druck in größeren Höhen, wurde erst 1930 von JUNGBLOED in experimentellen Studien nachgewiesen. Auch heute noch bestehen Meinungsverschiedenheiten in Detailfragen der Ätiologie dieses als „Druckfallkrankheit" bezeichneten vielseitigen Symptomenkomplexes. Fest steht, daß unter genügend reduziertem Außendruck der in den Gewebsflüssigkeiten physikalisch gelöste Stickstoff teilweise in Form von Bläschen in den gasförmigen Zustand übergeht. Die Absättigung ist in den Geweben mit der geringsten Blutversorgung am größten, z.B. in Fett, Sehnen und Gelenkkapseln. Dementsprechend weist die klinische Symptomatik einen hohen Anteil an Gelenk- und Muskelbeschwerden, die sog. meist harmlosen „bends" auf. Harmlos sind ebenfalls die flüchtigen urticariaähnlichen Hauterscheinungen. Ernstere Anzeichen beginnender schwererer Störungen sind brennende Schmerzen hinter dem Brustbein, Stechen beim Einatmen, trockener Husten und Lufthunger, als „chokes" bezeichnet, sowie neurologische Symptome wie Parästhesien, Anaesthesien und Lähmungen. Die schwerwiegendste Folge ist der Kreislaufkollaps, der sich entweder nach den genannten Prodromalsymptomen entwickelt, jedoch auch primär auftreten und sich bisweilen sogar nach Beendigung des Fluges bzw. simulierten Fluges nach einer gewissen Latenzzeit noch entwickeln kann.

Die Häufigkeit des Auftretens der Druckfallkrankheit hängt von verschiedenen Faktoren ab, in erster Linie von Höhe und Expositionszeit. Unter 10000 m ist die Anfälligkeit gering,ebenso ist eine Expositionszeit von ca. 10 min erforderlich. Bereits in der 3. Lebensdekade nimmt die Anfälligkeit mit steigendem Alter deutlich zu, Übergewicht erhöht sie ebenfalls, ebenso Muskelarbeit in der Höhe sowie in geringerem Maße eine sinkende Umgebungstemperatur und gleichzeitiger Sauerstoffmangel. Frisch verheilte Verletzungen sind Prädilektionsstellen für lokale Symptome. Ferner scheint es eine konstitutionell bedingte, in ihren Zusammenhängen noch nicht näher bekannte Anfälligkeit zu geben. Beim Auftreten erster Symptome ist eine Sicherheitshöhe unter 20000 Fuß aufzusuchen, bzw. zu landen. Bei Kreislaufkollaps hat eine echte Schockbehandlung zu erfolgen. In allen Fällen ist die beste Therapie eine baldige Rekompression mit einem Überdruck bis zu 6 atü. Die beste Vorbeugung besteht in der „Denitrogenisation", d.h. dem „Auswaschen" des Stickstoffes aus Blut und Gewebsflüssigkeiten durch Atmen reinen Sauerstoffes vor Antritt des Fluges. Am Boden sind beim erwachsenen Mann, je nach Höhenlage zwischen 1000 und 1500 cm^3 N_2 in den Körperflüssigkeiten physikalisch gelöst. Etwa 60% davon lassen sich durch einstündiges Voratmen 100%igen Sauerstoffes auswaschen. Wenn auch im täglichen Flugbetrieb diese Methode nicht durchführbar und auch nicht erforderlich ist, so findet sie doch bei Testflügen, Experimenten in der Unterdruckkammer sowie in der bemannten Raumfahrt regelmäßig Anwendung.

Plötzlicher Drucksturz von Kabinenhöhe auf Außendruck kann beim Ausfall der Kompressoren sowie beim „Leckwerden" der Druckkabine aus verschiedenen Gründen auftreten. Die ernsteste Folge in großen Höhen ist rasch eintretende Bewußtlosigkeit infolge Sauerstoffmangels. Die „Zeitreserve" (time of useful consciousness) bis die Sauerstoffverarmung wirksam wird, beträgt ab 10000 m Höhe etwa 15—20 sec. Wird innerhalb dieser Zeitspanne Sauerstoff zugeführt, bleibt das Bewußtsein erhalten. Nach Ablauf der Zeitspanne zugeführter Sauerstoff vermag hingegen eine kurzfristige Bewußtlosigkeit nicht mehr aufzuhalten (Abb. 6). Diese Tatsache kann für die vorgesehene manuelle Applikation der Sauerstoffmaske im modernen Verkehrsflugzeug von Bedeutung sein.

Als weitere Folgen plötzlichen Drucksturzes in größeren Höhen können infolge plötzlicher Ausdehnung eingeschlossener Gase Lungenrisse sowie ausgedehnte Petechien im Darmtrakt und Mittelohr auftreten. Größere Lungenverletzungen treten besonders dann auf, wenn der Drucksturz bei geschlossener Glottis erfolgt. Falls die Expositionszeit lang genug ist, wird auch mit dem Auftreten von Druckfallkrankheit zu rechnen sein.

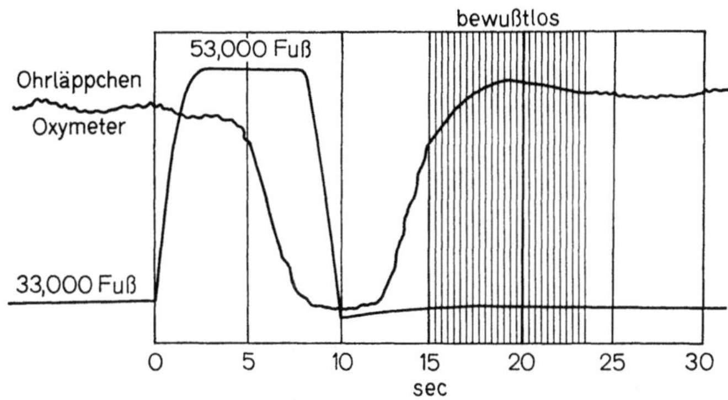

Abb. 6. Auswirkungen eines akuten Drucksturzes von 33000 auf 53000 Fuß Höhe, mit Verbleiben der Versuchsperson in dieser Höhe für 8 Sekunden. Bewußtlosigkeit trat trotzdem 7 Sekunden nach erfolgter Rekompression ein. Der Oxymeterwert zeigte bei Eintritt der Bewußtlosigkeit bereits wieder eine fast normale Sauerstoffsättigung des Blutes. (Luft et al., 1951)

3. Geschwindigkeit und Beschleunigung

Geschwindigkeit an sich hat im allgemeinen keine schädigenden Einflüsse auf die Hauptorgansysteme. Astronauten kreisen mit rund 28000 km/Std um die Erde. Hingegen können Änderungen der Geschwindigkeit erhebliche Wirkungen hervorrufen. Dem großen Gebiet dieser Beschleunigungseinwirkungen kommt jedoch im Rahmen des Luftverkehrs, insbesondere im Passagierflugzeug, nur eine beschränkte Bedeutung zu. Es seien daher hier die Grundlagen nur kurz zusammengefaßt.

Jeder Planet übt einen Einfluß auf alle Massen in seinem Bereich aus. Dadurch erhält die Masse ihr Gewicht. Die Schwerkraft wirkt ferner auf die Masse im Sinne einer Beschleunigung. Die Beziehung zwischen Kraft (Force), Masse (Mass) und Beschleunigung (Acceleration) läßt sich in einer Formel ausdrücken, in der die Kraft (F) bei ihrer Einwirkung auf die Masse (M) eine Beschleunigung (A) erzeugt:

$$F = M \times A .$$

Das Maß der Schwerkraft (gravitational force) wird in „g“ ausgedrückt und die Schwerkraft unseres Planeten wird als Bezugswert mit 1 g festgelegt. 1 g beschleunigt eine Masse auf etwa 981 cm/sec^2. Dies ist auch die Endgeschwindigkeit einer Masse im freien Fall. Setzt man nun in der Formel statt Force „Gewicht“ (Weight) und statt Acceleration den Schwerkraftwert „g“, so erhält man:

$$WT = M \times G .$$

Daraus ergibt sich, daß bei gleichbleibender Masse (z.B. einer Versuchsperson) das Gewicht proportional der g-Zahl zunimmt. Die Wirkung von Beschleunigungskräften auf den Menschen hängt von verschiedenen Faktoren ab. Ihre wichtigsten sind:

1. Die Größe der Beschleunigungskraft,
2. die Einwirkungsdauer,
3. die Einwirkungsrichtung.

Die Einwirkungsrichtung wird zweckmäßigerweise folgendermaßen definiert: Wirkt die g-Kraft auf die Körperlängsachse (z-Achse) in Richtung Kopf→Fuß ein, so spricht man von „positiven vertikalen g". Die entgegengesetzte Richtung, Fuß→Kopf wird als „negative vertikale g" bezeichnet.

Beschleunigungseinwirkung auf die Körperquerachse (x-Achse) heißt „transversale g" und zwar wird hier die Richtung Brust→Rücken als positiv und Rücken→Brust als negativ bezeichnet. Beschleunigungen der lateralen Querachse (y-Achse)

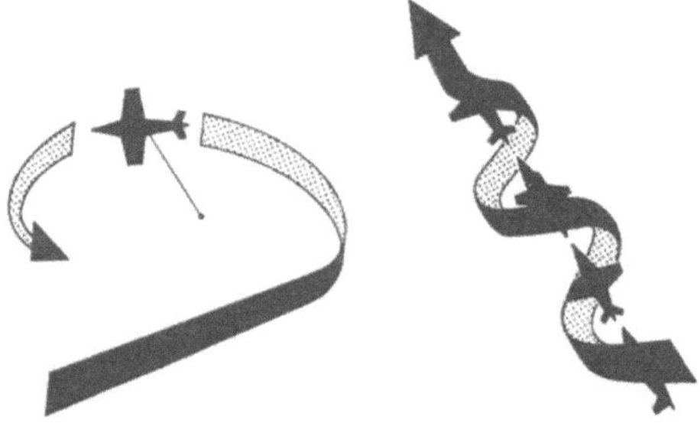

Abb. 7. Beschleunigung. *Linear: 1.* Katapultstart, *2.* Raketenstart, *3.* Luftstöße, *4.* Unfall, *5.* Schleudersitz, *6.* Fallschirm; *radial: 1.* Zentrifuge, *2.* Kurvenflug (Zeichnung); *angular: 1.* Drehstuhl, *2.* im Flug: Rolle (Zeichnung)

von der rechten zur linken Seite werden wieder als positiv, von der linken zur rechten als negativ gekennzeichnet.

1 vertikales +g wirkt auf jeden stehenden Menschen ein,
1 vertikales −g auf einen Menschen im Kopfstand.
1 transversales+g auf einen auf dem Rücken liegenden Menschen.
1 transversales−g auf einen Menschen in Bauchlage.

Ferner unterscheidet man 3 Arten von Beschleunigung:

1. die lineare (Katapult oder Raketenstart, Schleudersitzausschuß, Fallschirmeröffnungsstoß, Bruchlandung);
2. die radiale (Kettenkarussell, Kurvenflug) (Abb. 7);
3. die angulare (Drehstuhl, Rolle).

Die „g"-Toleranz ist in erster Linie kreislaufbedingt und unterliegt erheblichen individuellen Schwankungen. Sie beträgt im Durchschnitt beim erwachsenen Mann bei vertikaler Einwirkung (z-Achse) 5 +g für mehrere Sekunden bis Minuten. Negative vertikale Beschleunigungen werden wesentlich schlechter vertragen. Die Literaturangaben über die Toleranzgrenze gehen auseinander, im Durchschnitt darf man bis zu 3 −g für wenige Sekunden annehmen.

Am besten werden transversale Beschleunigungen vertragen, da ihre Einwirkungsrichtung (x-Achse) senkrecht zur Körperlängsachse (z-Achse) verläuft. 17—20 transversale +g werden für etwa 2 min ertragen, eine Tatsache, die in der Raumfahrt zur Konstruktion der Astronautencouch geführt hat. Negative transversale Beschleunigungen haben ihre Toleranzgrenze bei etwa 10 −g. Laterale

Beschleunigungen werden schlecht vertragen. Sie kommen jedoch in der Praxis kaum vor.

In der Verkehrsfliegerei werden die angegebenen Toleranzgrenzen nie erreicht. Der gesamte Fragenkomplex der Beschleunigungen ist hier daher mehr von theoretischem Interesse. Lediglich bei Not- oder Bruchlandungen treten hohe Impaktbeschleunigungen auf, die von den wenig wirksamen Bauchgurten nicht aufgefangen werden. Der theoretisch vernünftige Vorschlag, die Sitze mit dem Rücken zur Flugrichtung anzuordnen, hat sich aus psychologischen Gründen bisher nicht durchsetzen können.

4. Sinnesorgane und Sinnestäuschungen

Das Auge ist das wichtigste Sinnesorgan des Fliegers. Mit steigender Fluggeschwindigkeit wird das Fixieren, Erkennen und Verarbeiten des auf die Retina fallenden Bildes erschwert. Die hierzu nötige Zeit beträgt etwa 1,1 sec, bei be-

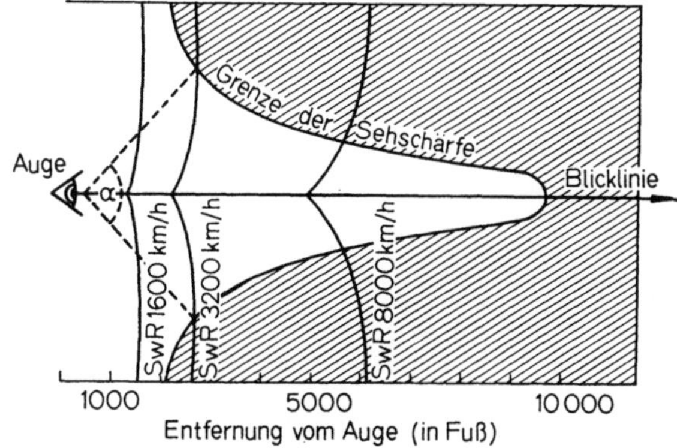

Abb. 8. Einschränkung des Gesichtsfeldes bei hoher Geschwindigkeit. Schwelle der wirksamen Reaktion (*SwR*) für die Wahrnehmung und einfache Reaktion bei einer gegebenen Geschwindigkeit. α Wirksamer Sehwinkel bei 3200 km/h. Beachtenswert ist: 1. Die erhebliche Einschränkung des peripheren Gesichtsfeldes. 2. Der Einfluß der Geschwindigkeit auf den „blinden Raum“, d. h. den Bereich zwischen Auge und dem Schwellenbereich einer wirksamen Reaktion (*SwR*)

wußter Differenzierung und komplexeren Situationen können bis zu 2 sec vergehen. Bei hoher Geschwindigkeit schiebt das Flugzeug daher einen blinden Raum vor sich her. Objekte, die innerhalb dieser von der Fluggeschwindigkeit abhängenden Distanz liegen, können keine Ausweichreaktion (z. B. Kursänderung) hervorrufen, da sie erreicht sind, ehe sie wahrgenommen werden und eine Reaktion zeitlich möglich ist (Abb. 8).

Die Wahrnehmung im Fluge hängt ferner von einer Reihe weiterer Faktoren ab, z. B. Größe, Beleuchtung und Kontraste des Objektes, Nebel, Dunst und Lichtreflexe.

In größeren Höhen ändert sich ferner die Beleuchtungssituation der Kabine, das Licht wird durch die nun unter dem Flugzeug liegenden Wolkenfelder reflektiert, es kann einen Blendeffekt ausüben, der von unten kommt, nicht durch Stirnbein und Augenbrauen verdeckt wird und das ohnehin im Schatten liegende Instrumentenpanel noch dunkler erscheinen läßt. Eine weitere Schwierigkeit beim Flug in großen Höhen ist das Fehlen jeglicher Bezugsobjekte außerhalb der Kabine, der sog. „leere Sehraum“, das „empty visual field“. Wenn es nichts zu sehen gibt, entfällt die entspannende Einstellung der Linse auf Fernsicht. Das

Auge hat vielmehr die Tendenz, sich um den Nahpunkt herum einzustellen. Bei der Suche nach einem über Funk gemeldeten Flugzeug stellt der Pilot dann bisweilen fest, daß sein Auge auf Sichtscheibenweite fixiert ist. Der bewußte Versuch, die Linsenmuskulatur zu entspannen, hat meist einen gegenteiligen Effekt. Diese „Raumkurzsichtigkeit" (spacial myopia) läßt sich durch häufiges Fixieren von Objekten beheben, die mindestens 7 m entfernt sein sollten (z.B. Flächenenden).

Gutes Nachtsehen ist ein weiteres Problem. Aufgrund der Verteilung von Stäbchen und Zapfen in der Retina können bei Nacht Objekte besser wahrgenommen werden, wenn man im Winkel von 10—15° an ihnen vorbeisieht. Der Sehpurpur braucht etwa 30 min zur vollen Entfaltung. Er wird durch helles, weißes Licht wieder zerstört, bei rotem Licht bleibt die Dunkelanpassung hingegen erhalten. Beide Augen sind unabhängig voneinander dunkeladaptiert, was für den Schutz gegen Blendungseffekte von Bedeutung sein kann.

Orientierungsstörungen im Luftraum können auf einer reinen Täuschung des Gesichtssinnes oder auf Fehlinformationen des Gesichtssinnes durch das Gleichgewichtsorgan beruhen. Eine Anzahl der reinen Augentäuschungen ist auf die starke orientierungsmäßige Bindung des Menschen an den Horizont geknüpft. So können bei fehlender Horizont- und Bodensicht die untere Begrenzung von Wolkenformationen und bei Nacht entsprechende Sternenkonfigurationen dem Piloten einen Horizont vortäuschen. Diese Täuschung kann so stark sein, daß er seine Maschine durch Ausrichten nach diesem „Pseudo-Horizont" in eine entsprechend falsche Fluglage bringt und an der Richtigkeit seiner Instrumentenanzeigen zweifelt, die ihm die Fehllage angeben. Eine andere Sinnestäuschung dieser Art stellt die Änderung der Horizontbeziehung mit zunehmender Höhe dar. Unter 3000 m hat der unerfahrene Flugzeugführer leicht den Eindruck, daß er sich im Sinkflug, über 3000/4000 m hingegen, daß er sich im Steigflug befände. Nur das Verlassen auf die entsprechenden Instrumentenanzeigen schützt den Piloten bei diesen Sinnestäuschungen vor einer falschen Einschätzung der Fluglage.

Während eines längeren Durchfliegens von Wolkenansammlungen kann namentlich der Anfänger in eine gegenüber der Horizontalen veränderte Fluglage kommen. Nach Austritt aus den Wolken informiert ihn sein Gesichtssinn jedoch zunächst hierüber nicht. Der Pilot hat vielmehr anfangs den Eindruck, daß der Erdboden unter ihm geneigt sei, er und seine Maschine sich aber in einer horizontalen Fluglage befänden (nach Mercier und Duguet).

Diesen Täuschungen des Gesichtssinnes steht das „autokinetische Phänomen" gegenüber, da es nicht von der visuellen Horizontbindung des Menschen abhängt. Sein Auftreten ist an die völlige Dunkeladaptation der Augen, das Vorhandensein einer sehr kleinen Lichtquelle und das Fehlen anderer Lichter als Orientierungspunkte gebunden. Unter den genannten Voraussetzungen tritt diese Sinnestäuschung bei den meisten Menschen auf, indem sich nach durchschnittlich 9 sec die kleine Lichtquelle in irgendeine Richtung langsam zu bewegen scheint. Die Durchschnittszeit für die „Bewegung" in einer Richtung beträgt etwa 10 sec. Hierbei ist es, wie Untersuchungen (Graybiel und Clark) gezeigt haben, für einen Beobachter dieses Phänomens sehr schwer, Anfang und Ende der Lichtbewegung anzugeben und wirkliche Bewegungen von Scheinbewegungen zu unterscheiden. Der Einfluß dieses autokinetischen Phänomenes kann nicht unterdrückt und willensmäßig nur begrenzt unter Kontrolle gebracht werden. In der fliegerischen Praxis kann das autokinetische Phänomen unter den genannten Voraussetzungen durch das Hecklicht einer vorausfliegenden Maschine (Formationsflug) ausgelöst werden und einen Piloten zu falschen Steuerbewegungen veranlassen. Eine Reihe ungeklärter Flugunfälle während des 2. Weltkrieges wurde auf diese

Sinnestäuschung zurückgeführt. Ihre Ursache ist noch umstritten; wahrscheinlich handelt es sich um kortikal bedingte Vorgänge. Die Anbringung von zusätzlichen Lichtern am Flugzeugrumpf und die Aufklärung der Flugzeugführer über das Wesen und die Gefahren dieser Sinnestäuschung können Abhilfe schaffen.

5. Gleichgewichtsorgan und Sinnestäuschungen

An der Aufrechterhaltung von Gleichgewicht und Orientierung im Raum beteiligen sich neben den optischen Eindrücken die Oberflächensensibilität der Haut, die Tiefensensibilität von Muskeln, Gelenken und Sehnen, die Zug- und Druckempfindungen der Eingeweide, sowie insbesondere das Gleichgewichtsorgan im Innenohr. Bei Zusammenwirken aller dieser Sinnesorgane ist am Erdboden unter normalen Lebensbedingungen eine zutreffende Information über Körperlage und Bewegung in bezug auf die Erdoberfläche gesichert. Im Fluge beschränkt sich jedoch der körperliche Kontakt auf das Flugzeug, das sich im dreidimensionalen Raum in allen Richtungen und Ebenen bewegen kann. Beschleunigungs- und Verzögerungskräfte sind stärker als am Erdboden; es können Drehbeschleunigungen aller Grade in allen Ebenen auftreten. Die normale Schwerkraft von 1 g wird durch das Auftreten der Fliehkräfte modifiziert; sie kann verstärkt, abgeschwächt oder aufgehoben werden (Schwerelosigkeit).

Diese Kräfte können unterschwellig auftreten oder stark überschwellig sein und somit insbesondere unter Blindflugbedingungen die Beurteilung der Flugsituation erschweren. In diesen Fällen muß sich der Pilot streng nach seinen Orientierungshilfen richten, z.B. Libelle, Wendezeiger und künstlicher Horizont.

Es werden im folgenden einige Beispiele für mögliche Fehlbeurteilungen während des Blindfluges durch ungenügende Reaktion des normalen Gleichgewichtssystems genannt:

1. Unterschwellige Querneigungen und Kursabweichungen, die die Lage der Cupula und der Otolithen nicht beeinflussen, werden vom Piloten nicht wahrgenommen und deshalb nicht korrigiert.

2. Plötzliches Abstoppen einer Rolle führt durch die Trägheit der Endolymphe in den Bogengängen zu einer Drehnachempfindung in umgekehrter Richtung und veranlaßt den Piloten zu einer Weiterführung der ursprünglichen Rolle.

3. Übergang in Kurvenflug führt infolge Zunahme der g-Kräfte zum falschen Eindruck des Steigfluges; umgekehrt führt der Übergang von Kurvenflug in Geradeausflug durch Abnahme der g-Kräfte zum Eindruck des Sinkfluges.

4. Schiebt das Flugzeug in einer Linkskurve, so entsteht durch die Scherwirkung auf die Otolithenmembran der Eindruck einer Querneigung nach rechts.

5. Bewegt der Pilot im Kurvenflug den Kopf nach vorn seitlich und wieder zurück, so entsteht durch das Auftreten von Corioliseffekten ein heftiger Schwindel mit Disorientierung, der mehrere Sekunden anhält und in niedrigen Höhen zum Absturz der Maschine führen kann. Das gleiche kann beim Abfangen aus dem Trudeln vorkommen. Coriolis-Effekte treten dann auf, wenn mehr als ein Bogengangspaar stimuliert wird.

6. Einwirkungen von Hitze und Kälte

Einwirkungen von Hitze und Kälte auf den menschlichen Organismus gehören zum Gebiet der allgemeinen Physiologie. Sie können jedoch im Luftverkehr rasch zu extremen Verhältnissen führen, da oft innerhalb von Stunden ein Wechsel von arktischem zu tropischem Klima erfolgt. Es können z.B. beim Start $+45°$ C herrschen und in einer Höhe von 10000 m eine Außentemperatur von $-52°$ C. Durch kinetische Energie kann bei einer Geschwindigkeit von 900 km/Std (also noch im Unterschallbereich) eine Erhöhung der Kabineninnentemperatur um +30° C erfolgen, falls die Klimaanlage ausfällt. Bei Notlandungen und Notwasserungen können innerhalb von Minuten extreme Temperaturunterschiede wirksam werden. Das Wärmezentrum hält bis zu gewissen Grenzen die Körpertemperatur konstant. Die Grenze für ein Überleben beträgt nach unten ein Absinken der Körperinnentemperatur auf +25° C und nach oben auf +43° C. Die Wärmeregulation bricht jedoch bereits vorher zusammen. Als Sicherheitsgrenze für noch erhaltene Funktionsfähigkeit gilt ein Wärmeverlust von ~80 Kcal pro m^2, was einem Absinken der Rektaltemperatur auf 35,8° C entspricht. Nach oben bildet ein Wärmestau von ~80 Kcal pro m^2 ebenfalls die Grenze des erhaltenen Bewußtseins. Schutzbekleidung und Überlebensgerät müssen diesen Tatsachen Rechnung tragen.

Literatur

Armstrong, H. G.: Aerospace medicine. Baltimore: Williams & Wilkins Co. 1961.

Benson, J. A.: Spatial disorientation in flight. In: A textbook of aviation physiology, chap. 40. London: Pergamon Press 1965.

Encyclopédie Médico-Chirurgicale: Mal. Agents Physiques 3—1958 — 16506 A[10]. Rivolier, J., et P.-L. Biget, Pathologie de l'altitude. Physiopathologie générale de l'altitude.

Evrard, E., P. Bergeret, and P. M. van Wulfften Palte: Medical aspects of flight safety. London: Pergamon Press 1959.

Flight Surgeons Manual: Department of the Air Force, AF Manual 161/1.

Gilles, J. A.: A textbook of aviation physiology. London: Pergamon Press 1965.

Graybiel, A., and B. Clark: The autokinetic illusion and its significance in night flying. J. Aviat. Med. **16** (3), 111—151 (1945).

Lamb, Lawrance E.: Aeromedical evaluation for space pilots. USAF School of Aerospace Medicine, Brooks, AFB, Texas, July 1963.

McFarland, Ross A.: Human factors in air transportation. NewYork-Toronto-London: McGraw-Hill Book Co. Inc. 1953.

Mercier, A.: Visual problems in aviation medicine. London: Pergamon Press 1962.

—, and J. Duguet: Physiopathology of the flyer's eye. Englische Ausgabe im Auftrag der USAF. U.S. Government Printing Office 1950.

Müller, B.: Flugmedizin. Düsseldorf: Droste Verlag 1956.

Ruff, S., u. H. Strughold: Grundriß der Luftfahrtmedizin. München: Johann Ambrosius Barth 1957.

Scarpelli, Emile M.: Physiological training, 2nd ed. Brooks, AFB, Texas, School of Aviation Med., 1960.

IV. Klinische Flugmedizin

1. Auswahl des fliegenden Personals

Flugzeugführer gehören zu einem Personenkreis, denen größte Sachwerte und Menschenleben anvertraut sind, die daher eine besonders hohe Verantwortung und eine vielseitige Belastung zu tragen haben. Das Fliegen mit modernen Düsenmaschinen stellt an die Moral, Intelligenz, an das Verantwortungsgefühl, Konzentrationsfähigkeit und physische Leistungsfähigkeit höchste Ansprüche; sie zwingen andererseits dazu, daß alles nur erdenklich Mögliche getan wird, um die Gesundheit, Leistungsfähigkeit und Einsatzbereitschaft solange als möglich zu erhalten. Aus diesem Grund muß nicht nur eine gründliche ärztliche Untersuchung vor Eintritt in den fliegerischen Dienst gefordert werden — wobei mit allen Methoden und Hilfsmitteln der modernen Medizin eine weitgehende gesundheitliche Abklärung erfolgt — sondern es müssen auch ständige Nachuntersuchungen die Gewähr dafür bieten, daß der Flugzeugführer gesundheitlich und physisch leistungsfähig und einsatzbereit bleibt. Aus diesem Grunde haben alle Luftverkehrsgesellschaften einen eigenen ärztlichen Dienst aufgebaut, damit der betreffende Flugzeugführer in festgelegten Zeitintervallen auf seinen Gesundheitszustand untersucht wird. Auch für die Flugzeugführer kleinerer Maschinen sowie für Führer von Sportmaschinen sind z.B. in Deutschland von den einzelnen Landesbehörden bestimmte Richtlinien erlassen worden, die den Betreffenden zwingen, sich laufender gesundheitlicher Kontrolle zu unterziehen. Leider bestehen bezüglich der Anforderungen und der Auswahl der anzuwendenden Untersuchungsmethoden nicht nur in der Bundesrepublik Deutschland, sondern auch in den ausländischen Staaten gewisse erhebliche Unterschiede, so daß hier lediglich die wichtigsten Forderungen aufgezeigt werden können.

Die körperliche Untersuchung beginnt mit der Festlegung der Körpergröße und des Körpergewichts. Während die Körpergröße im allgemeinen in den modernen Verkehrsmaschinen unberücksichtigt bleiben kann, spielt sie in der Militärfliegerei eine besondere Rolle. Im Bereich der NATO-Streitkräfte liegt die für das fliegende Personal zugelassene Körpergröße zwischen 162—193 cm. Gerade übergroße Menschen mit zu langen Oberschenkeln oder zu großer Sitzhöhe können Schwierigkeiten in Strahlflugzeugen haben, die mit einem Schleudersitz ausgerüstet sind und bei denen außerdem die Benutzung eines Schlauchbootpacks notwendig wird. Aus diesem Grund muß bei Militärflugzeugführern bei Körpergrößen über 183 cm eine genaue anthropometische Untersuchung vorgenommen werden. Besondere Beachtung ist dem Körpergewicht zu widmen, denn aus der allgemeinen Medizin ist bekannt, daß der Nachweis einer Übergewichtigkeit für seinen Träger bedeutsam sein kann, da Übergewichtigkeit mit einem signifikant höheren Prozentsatz an medizinischen Anomalien verbunden sein kann. Personen mit Übergewicht haben häufiger einen fraglichen Glukose-Toleranztest und eine Neigung zu Hypertension. Eine Arteriosklerose entwickelt sich bei Übergewichtigen häufiger als bei Normalpersonen, weiterhin bewirkt Übergewichtigkeit aufgrund bekannter Angaben von Lebensversicherungsinstituten eine Verkürzung der Lebenserwartung. Die körperliche Untersuchung beinhaltet eine genaue Inspektion, Palpation der einzelnen Organe und Auskultation des Herzens. Dabei kann schon aufgrund der körperlichen Untersuchung eine Fluguntauglichkeit anhand des Nachweises folgender Krankheitssymptome ausgesprochen werden: Paroxysmale Tachykardie, absolute Arrhythmie des Herzens, Nachweis eines überstandenen Herzinfarktes, Nachweis angeborener oder erworbener Herzfehler, Nachweis eines akuten Gelenkrheumatismus oder eines chronischen Gelenkrheumatismus, Nachweis von wiederholten Nieren- oder Harnleiterkoliken, Gallensteinbeschwerden oder Koliken. Zu beachten und individuell zu beurteilen sind weiterhin Operationen im Bereich der Gallenwege oder des Verdauungssystems, bei der ein Organ ganz oder teilweise entfernt wurde, besonders nach Eingeweidebrüchen ist zu fahnden.

Jede längere Magenanamnese im Sinne chronisch-rezidivierender Gastritis oder Ulcera, ausgeprägte Kinetosen, jede Geisteskrankheit oder jeder Hinweis auf ein zentrales Nervenleiden, alle Arten von Anfallsleiden schränken die Flugtauglichkeit für jedes Flugzeugmuster stark ein. Bezüglich der einzelnen Organe bzw. Organsysteme ist zu sagen, daß das Kreislaufsystem organisch gesund und belastbar sein soll, zumeist werden bestimmte Richtwerte für den Puls, wie auch den systolischen und diastolischen Blutdruck nicht nur unter Ruhebedingungen, sondern auch bei Belastung, d.h. im Schellongschen Versuch, bei Ergometer- oder Laufbandarbeit, am Kipptisch usw. angegeben. Besondere Beachtung ist dabei dem Befund einer Hypertonie bzw. einer hypertonen Kreislaufregulationsstörung zu widmen, wobei der Belastungsblutdruck noch entscheidender als der Basalblutdruck ist. Ergometerbelastungen können dabei die vorhandene Blutdrucksituation eindeutig zur Abklärung bringen (Abb. 9 und 10).

Die Registrierung eines Elektrokardiogrammes in den Extremitäten-Brustwandableitungen, oft auch die Registrierung eines Belastungselektrokardiogrammes gehört heutzutage zum Routineprogramm jeder Tauglichkeitsuntersuchung. Einen Überblick über die Wertigkeit der einzelnen elektrokardiographischen Manifestationen in bezug auf die Fliegertauglichkeit gibt Tabelle 5 aufgrund der Tauglichkeitsrichtlinien vieler Untersuchungsstellen und eigener Erfahrung.

Bei der Beurteilung des Herz- und Kreislaufbefundes für die verschiedenen Flugzeugmuster werden grundsätzlich gleiche Maßstäbe angelegt, jedoch ist die geringere körperliche Belastung des Flugzeugführers auf kleineren Flugzeugmustern zu berücksichtigen. Prüflinge mit Anomalien und ans krankhafte grenzenden Einzelbefunden können zugelassen werden, wenn der untersuchende Facharzt aufgrund fliegerärztlicher Erfahrung eine ausreichende Belastungsfähigkeit und Funktionstüchtigkeit für gegeben hält.

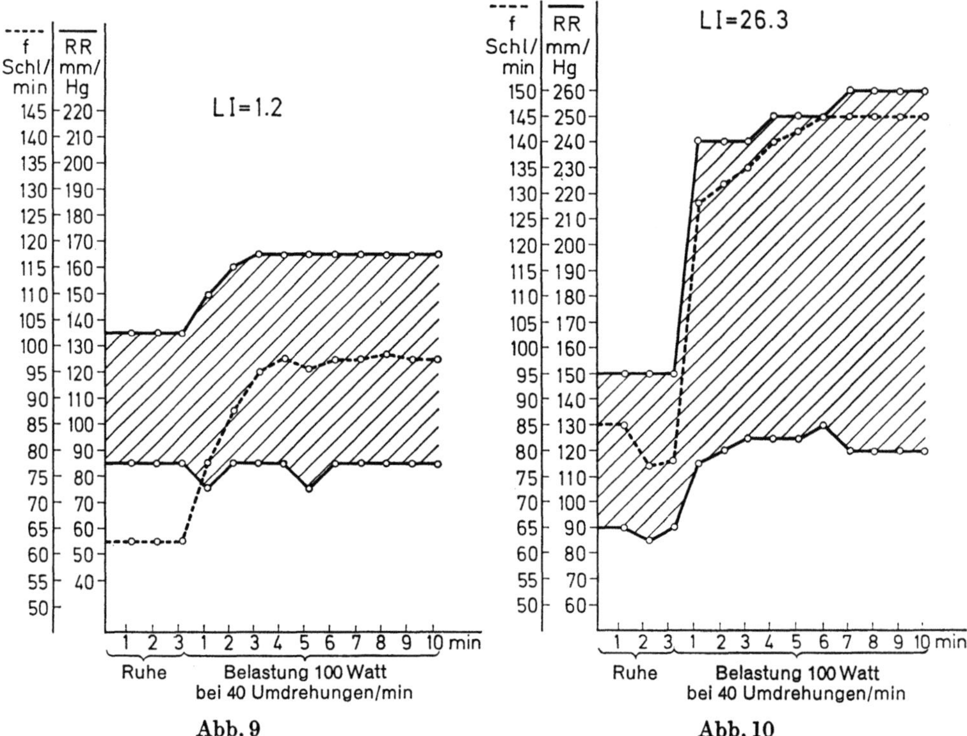

Abb. 9 Abb. 10

Abb. 9. Ausgeglichenes Verhalten von Pulsfrequenz und Blutdruck im Belastungsversuch (nach KIRCHHOFF). Leistungsindex (nach BURKHART): 1,2

Abb. 10. Deutliche Erhöhung der systolischen und diastolischen Blutdruckwerte im Belastungsversuch (nach KIRCHHOFF). Erhöhte Pulsfrequenz. Mangelnde Leistungsbreite. Leistungsindex (nach BURKHART): 26,3.

In ähnlicher Form, wie für den Kreislauf aufgezeigt, ist auch für die Atmungsorgane eine voll ausreichende respiratorische Funktion der Atmungsorgane zu fordern. Aktive Tuberkulose, die verschiedenen Formen postprimärer Tuberkulose-Erkrankungen, Folgezustände nach Resektionsbehandlung, eine mit deutlicher Verschwartung abgeheilte Pleuritis exsudativa schränken die Flugtauglichkeit ein, allgemeines oder partielles Lungenemphysem, zystische Erkrankungen der Lunge, Asthma bronchiale, chronische Bronchitis, Bronchiektasen machen eine genaue Überprüfung der Lungenfunktion mit Hilfe der Spirometrie, Spiroergometrie und Blutgasanalyse erforderlich.

Tabelle 5. *Wertigkeit einzelner elektrokardiographischer Manifestationen in bezug auf Fliegertauglichkeit*

Aufgrund des EKG *tauglich*	aufgrund des EKG *untauglich*
AV-Block 1. Grades	AV-Block 2. und 3. Grades
AV-Dissoziation	Cor pulmonale
Knotenextrasystolen	Interferenz-Dissoziation
Vorhofextrasystolen	Herzinfarkt
Ventrikuläre Extrasystolen	Linksschenkelblock
Vegetativ bedingte Störungen des Erregungsrückganges	P-Dextro- oder Sinistrocardiale
	P-Cardiale
Unvollständiger Rechtsschenkelblock	Verspätungskurve
Sinustachykardie, Bradykardie	Vorhofflattern, -flimmern
respiratorische Arrhythmie	Ventrikuläre Tachykardie
sinoaurikulärer Block	Parasystole
	Polytope Extrasystolie
	Perikarditis
	Wilsonblock
	Rechtsschenkelblock
	WPW-Syndrom

Wenn man die Tauglichkeitsbestimmungen und Richtlinien in früheren Jahren und heute kritisch überprüft, so wird immer mehr der technische Aufwand an Untersuchungsmethoden und Belastungsverfahren deutlich, der in den einzelnen Untersuchungsstellen angewendet wird und dazu führt, daß z.B. für die Flugzeugführer der deutschen Luftwaffe ein eigenes Poliklinikum geschaffen wurde, um eine möglichst weitgehende Abklärung des Gesundheits- und Leistungszustandes herbeizuführen.

So sind im eigenen Institut zahlreiche Funktionsprüfungen entwickelt bzw. für die fliegerischen Bedürfnisse modifiziert worden mit deren Hilfe die Aussagemöglichkeit hinsichtlich der Fliegertauglichkeit wesentlich vertieft worden ist. Hat man z.B. in früheren Jahren der Wirbelsäulendiagnostik wenig Beachtung geschenkt, so haben Untersuchungen im eigenen Institut die Bedeutung von funktionellen Testen, wie dem Kraus-Weber-Test oder von Wirbelsäulen Teil- und Ganzaufnahmen aufzeigen können. Besondere Beachtung wird dabei den Gefügestörungen der Wirbelsäule mit Schmerzen oder bei Beeinträchtigung der Beweglichkeit, Bildungsfehlern und Anomalien bei Erstuntersuchungen gewidmet, während die möglichst frühzeitige Erfassung von degenerativen Veränderungen besondere Aufgabe der jährlichen Nachuntersuchung ist.

Die nervenfachärztliche Untersuchung soll im Rahmen der ärztlichen Untersuchung auf Fliegertauglichkeit einen umfassenden Status vermitteln, um bestimmte Krankheiten und Abnormitäten, sowie körperliche, geistige und charakterliche Einschränkungen der Leistungsfähigkeit hinsichtlich der fliegerischen Tauglichkeit ausschließen.

Eine besonders kritische Anamnesenerhebung ist hier Voraussetzung, da sich leichtere oder beginnende Störungen oft einem klinischen Nachweis noch entziehen. Wird der untersuchende Neuropsychiater in seiner zivilen Praxis oder im Versorgungswesen täglich mit dem Problem der bewußten Simulation oder der unbewußten Agravation konfrontiert und weiß er schließlich, diese „Mechanismen" bei der epikritischen Würdigung eines Krankheitsbildes entsprechend zu berücksichtigen, so muß er sich im Rahmen seiner fliegerärztlichen Tätigkeit mit Dissimulationstendenzen auseinandersetzen. An Stelle des Rentenbegehrens oder des Entschädigungswunsches tritt hier der Wunsch, wichtige anamnestische Hinweise zu verschweigen, Beschwerden zu bagatellisieren und körperliche Mängel zu verdecken. Als Hilfsmittel stehen dem Nervenarzt bei der ambulanten Untersuchung nur wenige diagnostische Verfahren zur Verfügung, um einen krankhaften Befund zu objektivieren. Als wichtigstes sei hier das EEG genannt, das im Zusammenhang mit einer sorgfältigen Anamnese und dem klinischen Befund brauchbare Informationen liefern kann, dies besonders bei Krampfleiden. Im allgemeinen vermag es jedoch lediglich auf diffuse oder fokale Funktionsstörungen des Gehirns hinzuweisen.

Eine gute Augenfunktion ist, trotz aller modernen elektronischen Ortungs- und Orientierungsmittel, noch immer eine unabdingbare Voraussetzung für das Führen eines Flugzeuges. Daher darf der Pilot keine akuten, chronischen oder progressiven pathologischen Veränderungen seiner Augen oder ihrer Anhangsorgane aufweisen, die seine fliegerische Tätigkeit beeinträchtigen können. Nach den geltenden Richtlinien muß das fliegende Personal der I. Tauglichkeitsklasse (Linienflugzeugführer) und II. Tauglichkeitsklasse (Berufsflugzeugführer, Luftschiffführer, Flugnavigatoren, Flugingenieure, Bordwarte und Bordfunker) bei der Erstuntersuchung, also vor Eintritt in seiner Ausbildung, eine beiderseitige Sehleistung (Visus naturalis) von 5/7 (0,7 = 70%) oder auf dem einen Auge von 5/5/ (1,0 = 100%), auf dem anderen eine Sehleistung von 5/10 (0,5 = 50%) aufweisen. Hierbei ist es unabdingbar, daß sich die genannten Sehleistungen mit gut verträglichen(!) Brillengläsern auf eine Sehschärfe (Visus cum correctione) von mindestens 100% (1,0 = 100%) korrigieren lassen. Handelt es sich um ausgebildete Flugzeugführer mit angemessener Erfahrung, so gelten bei Nachuntersuchungen die Anforderungen der Tauglichkeitsklasse Ib und IIb, die eine Mindestsehleistung von beiderseits 5/10 bzw. 5/15 (0,3 = 30%) verlangen. Eine weitere Voraussetzung ist auch hierbei ein verträglicher Gläserausgleich auf eine Sehschärfe von mindestens 5/5.

Für die Tauglichkeitsklasse III (Privatflugzeugführer, Segelflugzeugführer, Freiballonführer, Fallschirmspringer und das Personal des Flugsicherungs-Kontrolldienstes) werden eine Sehleistung von 5/50 (0,1 = 10%) und eine Sehschärfe von 5/5 auf dem einen und 5/7 auf dem anderen Auge gefordert. Prüflinge, die sich um die Tauglichkeitsklasse Ia und IIa bewerben und eine Hyperopie von mehr als 2,5 dptr oder/und einen Astigmatismus von mehr als 1,5 dptr (Skiaskopie- oder Refraktometer-Wert) aufweisen, sind untauglich. Selbstverständlich müssen alle Angehörigen des fliegenden Personals mit einer herabgesetzten Sehleistung zum Flugdienst eine Korrektionsbrille und eine entsprechende Ersatzbrille mit sich führen. Die Akkomodation muß dem Lebensalter entsprechen. Heterophorien in Form einer Esophorie von mehr als 5°, in Form einer Exophorie von mehr als 3° und in Form einer Vertikalabweichung von mehr als 1° machen für alle Klassen untauglich. Das Gesichtsfeld soll für Bewerber aller Klassen monokular nicht mehr als 20° in der Peripherie eingeschränkt sein. Die Ursache hierfür darf nicht in einem progressiven Augen- oder Nervenleiden liegen. Farbentüchtigkeit ist für die Tauglichkeitsklassen I und II Voraussetzung, bei anomalen Trichromaten, die sich um die Tauglichkeitsklasse III bewerben, kann individuell entschieden werden. Ausreichendes räumliches Sehen ist bei der Erstuntersuchung für die Tauglichkeitsklasse I und II Voraussetzung, bei anomalen Trichromaten, die sich um die Tauglichkeitsklasse III bewerben, kann individuell entschieden werden. Ausreichendes räumliches Sehen ist bei der Erstuntersuchung für die Tauglichkeitsklasse I und II zu fordern, bei Nachuntersuchungen und für die Tauglichkeitsklasse III können Einschränkungen toleriert werden. Die Prüfung der Dunkelanpassung ist nach dem Wortlaut der „Richtlinien für die Feststellung der körperlichen Tauglichkeit des Luftfahrtpersonals“ zwar fakultativ und die Anforderungen an die Dunkeladaptation nicht präzisiert, man kann aber wohl unterstellen, daß zumindestens für die Tauglichkeitsklassen I und II eine normale Sofort- und Daueradaptation gefordert wird.

Die Mehrzahl der ernsthaften Augenerkrankungen und Verletzungen sowie ihrer Folgezustände bedingen, wenn sie bei der Erstuntersuchung nachgewiesen werden, dauernde Untauglichkeit. Bei einigen wird jedoch zunächst auf zeitliche Untauglichkeit erkannt, um nach Abheilung des Leidens oder nach Abschluß des postoperativen Heilverlaufes den Funktionszustand des Gesichtssinnes und seine Auswirkung auf die Flugsicherheit beurteilen zu können. Bei erfahrenen Piloten, die nach den Anforderungen der Tauglichkeitsklasse Ib und IIb untersucht werden, ist der Ermessensspielraum hierbei naturgemäß größer. Entscheidend in diesem Zusammenhang sind ferner die Krankheitsursache und die Rezidivmöglichkeit.

Schließlich muß noch auf die Hals-Nasen-Ohren-ärztliche Untersuchung im Rahmen der Erstuntersuchungen eingegangen werden.

Bei Fluganwärtern der Klassen I und II ist nicht nur zum Zeitpunkt der Untersuchung ein ausreichendes Gehör zu fordern, sondern auch, daß dieses mit Wahrscheinlichkeit während mehrerer Jahre den Anforderungen entspricht. Flüstersprache für 2stellige Zahlen muß aus 6 m Entfernung verstanden werden; im Audiogramm darf bei den Frequenzen 500, 1000, 2000 und 3000 Hz der Hörverlust nicht mehr als 20 db, bei 4000 Hz nicht mehr als 40 db betragen. Bei bereits ausgebildeten und erfahrenen Piloten der Klassen I und II sind die Anforderungen geringer: Im Audiogramm darf der Hörverlust bei den Frequenzen 500, 1000, 2000 und 3000 Hz nicht mehr als 40 db betragen. Werden diese Forderungen nicht erfüllt, so ist durch die Sprachaudiometrie in Ruhe und mit Geräusch ausreichendes Sprachgehör nachzuweisen.

Für die Klasse III (Privatflugzeugführer, Segelflugzeugführer, Freiballonführer usw.) muß das Hörvermögen auf einem Ohr bei Flüstersprache mindestens 1 m, für Umgangssprache mindestens 6 m betragen. Für das andere Ohr sind 0,5 m Flüstersprache und 4 m Umgangssprache zulässig.

Untauglich machen Störungen des Vestibularorganes mit erheblicher Tonusdifferenz, chronische Innen- und Mittelohrerkrankungen, chronische Tubendurchlüftungsstörungen, außerdem Ohroperationen, die zu einer erheblichen Störung des Hör- und Gleichgewichtssinnes führen; im Bereich der Nase und ihrer Nebenhöhlen sind es die allergische Rhinitis, Ozaena, multiple Nasenpolypen und chronische Nebenhöhlenentzündungen. Weiterhin machen untauglich: Erhebliche Mißbildungen der Mundhöhle, Sprachfehler, nicht zu beseitigende Geschwülste und Narben im Mund-Rachen-Kehlkopfbereich, chronische oder häufig rezidivierende Erkrankungen des Kehlkopfes sowie einseitige oder beidseitige Stimmbandlähmungen.

2. Überwachung und Sonderfälle

Nicht nur jeder Bewerber für die fliegerische Laufbahn muß ärztlicherseits für fliegertauglich erklärt werden, sondern auch der fertige Flugzeugführer ist verpflichtet, sich in zeitlich festgelegten Intervallen oder aufgrund besonderer Umstände einer genau festgelegten Überwachung seines Gesundheitszustandes zu unterziehen. Die zeitlichen Intervalle dieser Pflichtuntersuchung sind bei den einzelnen Luftverkehrsgesellschaften bzw. der Militärfliegerei unterschiedlich, im allgemeinen wird aber eine jährliche Kontrolluntersuchung gefordert.

Bei dieser Untersuchung wird zunächst einmal nach zurückliegenden Erkrankungen gefahndet, andererseits dient die Untersuchung dazu, Frühzeichen beginnender Erkrankungen festzustellen, um präventiv geeignete Maßnahmen ergreifen zu können. Hierzu dienen z. B. auf dem internen Fachgebiet genaue

Gewichtskontrollen, Blutzuckerbelastungen, Blutdruckbestimmungen in Ruhe und während Belastung am Ergometer bzw. Laufband sowie differenzierte elektrokardiographische Untersuchungen.

Es bedarf dabei oft des Einsatzes aller klinischen und Laboratoriumsuntersuchungen, um Anlagen herauszufinden, die zu Krankheiten oder zum vorzeitigen Verschleiß einzelner Organe und Organsysteme führen könnten.

Während bei Erstuntersuchungen im allgemeinen ein sehr strenger Maßstab angelegt werden muß, ist das Vorgehen bei Nachuntersuchungen individueller und richtet sich nach einer Reihe fliegerischer Faktoren, wie der fliegerischen Beurteilung, der Flugstundenzahl, dem geflogenen Flugzeugtyp, Lebensalter, usw., da eine Ablösung vom Flugdienst, das sog. „grounden", praktisch einen Berufswechsel bedeutet.

Es wird daher von fliegerärztlicher Seite alles getan, um Gesundheit und Leistungsfähigkeit der Flugzeugführer solange als möglich zu erhalten. Hierzu dienen besondere Terrainkuren oder Aufenthalte in Sportsanatorien oder klinischen Einrichtungen, wie sie z. B. in der deutschen Luftwaffe durchgeführt werden.

Neben den intervallmäßig durchgeführten Kontrolluntersuchungen können Sonderuntersuchungen der Flugzeugführer unter bestimmten Voraussetzungen notwendig werden, z. B.

a) nach jedem Unfall;

b) bei erheblichem, rapiden Leistungsabfall;

c) bei häufigem Auftreten von Luftkrankheitssymptomen während der Ausbildung;

d) wenn eine Beeinträchtigung der Flugtauglichkeit angenommen werden muß, z. B. nach Selbstmordversuch, Beinahe-Unfällen, Bewußtlosigkeit oder Bewußtseinsstörungen im Flug.

Hier ist es Aufgabe der fliegerärztlichen Untersuchungsteams, eine klare Entscheidung zur Frage der Flugtauglichkeit aufgrund der ärztlichen Untersuchung und der Kenntnis des besonderen fliegerischen Milieus zu treffen.

Dem Fliegerarzt stellt sich immer wieder das Problem nach der Altersgrenze des Flugzeugführers. Dieses Problem läßt sich nicht durch Bestimmungen regeln, da das biologische Alter und damit die gesundheitliche Tauglichkeit auch nicht in annähernd regelmäßiger Beziehung zum Lebensalter stehen. Es wird daher bei den meisten flugmedizinischen Instituten individuell verfahren, was wiederum den Einsatz modernster Untersuchungsverfahren und Untersuchungsmethoden bedingt.

3. Bodenpersonal

Dem fliegerärztlichen Dienst obliegt neben der Untersuchung der Flugzeugführer auch die Überwachung des Bodenpersonals. Hier sind es im besonderen augenärztliche und ohrenärztliche Probleme, die einer speziellen Kenntnis bedürfen.

So ist das Bodenpersonal besonders durch die hohen Schallpegel moderner Strahlflugzeuge gefährdet, weshalb die Vermessung der lärmgefährdeten Zonen sowie konsequenter Gebrauch der entsprechenden Lärmschutzgeräte ebenso erforderlich ist, wie periodische audiometrische Überwachung des lärmgefährdeten Personals. Eine Lärmschwerhörigkeit wird als Berufskrankheit anerkannt, wenn eine MdE von mindestens 10% vorliegt. Diese ist gegeben, wenn das Flüstersprache-Gehör ein- oder beidseitig auf weniger als 6 m eingeschränkt ist, oder wenn im Audiogramm der Hörabfall oder die Hörsenke bei 3000 Hz 40 db überschreitet. Bei Vorliegen dieser Befunde ist die Verdachtsmeldung einer Berufskrankheit erforderlich. Bei Entwicklung einer Lärmschwerhörigkeit ist verbesserter Lärmschutz oder Arbeitsplatzwechsel vorzunehmen.

Die Überwachung der Augenfunktion entspricht im allgemeinen den „Richtlinien für die Feststellung der körperlichen Tauglichkeit des Luftfahrtpersonals". Eine besondere Auswahl und Überwachung erfordern die Beobachter auf dem Flughafenkontrollturm und die Radar-Bildschirmbeobachter. Erstere haben im Hinblick auf die Beobachtung und Überwachung des Flugbetriebes eine hohe Verantwortungsstufe, von letzteren muß eine verläßliche und beschwerdefreie Dauerleistung des Gesichtssinnes gefordert werden. Radar-Bildschirmbeobachter sollten daher keine Augenbefunde aufweisen, die bei entsprechenden Anforderungen zu asthenopischen Beschwerden führen können. Besondere Beobachtung verlangen in diesem Zusammenhang Hyperopie, Astigmatismus, Akkomodation und das Augenmuskelgleichgewicht.

Die verschiedenen Gruppen des Wartungspersonals dürften mit einer guten bis mittleren *Sehschärfe* (nach JÄNSCH-KAISER: ein Auge mindestens 0,5 das andere mindestens 0,2) auskommen. Jedoch sollte auch bei ihnen auf einen normalen Farbensinn Wert gelegt werden. Neuere Untersuchungen (RICKLEFS und WENDE) weisen auf die Schwierigkeiten hin, die farbensinngestörte Radio- und Fernsehmechaniker sowie Elektriker bei der Auswahl farbig gekennzeichneter Widerstände und vieladriger Kabel haben können.

4. Luftpassagiere

Der moderne Linienverkehr wird im allgemeinen heute nur noch mit Flugzeugen durchgeführt, die mit Überdruckkabinen ausgerüstet sind. Ältere Muster ohne Überdruckkabinen werden in Europa und auch in USA nur noch auf kurzen Strecken und in Höhen unter 3000 m eingesetzt. Für Flüge über 3000 m Höhe sind Sauerstoffgeräte vorgeschrieben, wobei dann Sauerstoff unbedingt verwendet werden muß, wenn das Verkehrsflugzeug länger als 30 min eine Höhe von 3000 m einhält, oder wenn es eine Höhe von 3600 m erreicht. Bei Flügen zwischen 2000 und 2400 m Höhe müssen für 10% der Passagiere Sauerstoffgeräte vorhanden sein. Die Überdruckkabinen der modernen Verkehrsflugzeuge sind mit ihren Luftkompressoren so konstruiert, daß in der Gipfelhöhe dieser Flugzeuge der Luftdruck in den Kabinen auf $^3/_4$ des Atmosphärendruckes in Meereshöhe gehalten werden kann, was einer Höhe von rund 2500 m ü.d.M. entspricht. In den Überdruckkabinen der Propellerflugzeuge beginnt der Druckabfall bereits ab 3000 m Höhe. Strahlflugzeuge können bis 7500 m aufsteigen, bevor in ihren Überdruckkabinen der Luftdruck unter den in Meereshöhe gesenkt werden muß. Die transatlantischen Flüge werden meist annähernd in Gipfelhöhe mit einem Kabinendruck entsprechend 2400—2600 m ü.d.M. durchgeführt.

Einschränkungen auf internem Fachgebiet bezüglich des Luftverkehrs sind relativ gering. Dekompensierte Herzkranke sollten nur in Notfällen mit dem Flugzeug transportiert werden. Hier ist zusätzliche Sauerstoffatmung notwendig, wenn der Kabinendruck unter 500 m Nennhöhe sinkt. Bei kompensierten Herzkranken ist zumeist ein Lufttransport unbedenklich. Es müssen jedoch die emotionellen Belastungen, insbesondere durch Flugangst und durch Luftkrankheit berücksichtigt werden. Dies gilt insbesondere für Patienten mit Hypertonie und mit fortgeschrittener Arteriosklerose. Hypertoniker mit Blutdruckwerten über 200 mm Hg systolisch und über 120 diastolisch sind gefährdet.

Auch nach einem frischen Herzinfarkt ist je nach Schwere des Falles natürlich vom Fliegen abzuraten. Bei Neigung zu schweren Anfällen von Angina pectoris ist hier ebenfalls Vorsicht geboten, eine prophylaktische Verabfolgung von Beruhigungsmitteln und Koronardilatatoren kann zweckmäßig sein.

Anämische und leukämische Patienten benötigen Sauerstoffatmung, wenn die Zahl der roten Blutkörperchen und der Hämoglobingehalt des Blutes nur noch 50% der Norm beträgt. Auch bei Personen mit einer erheblichen Einschränkung der Atemreserven kann beim Absinken des Kabinendruckes unter 634 mm Hg = 1500 m Höhe Beatmung mit 100% Sauerstoff erforderlich werden. Auch bei Neigung zu schweren Asthma-Anfällen oder erheblichem Lungenemphysem kann in einzelnen Fällen von einer Flugreise abgeraten werden.

In jüngster Zeit wird von frauenärztlicher Seite die Forderung erhoben, daß schwangeren Frauen, die kurz vor der Entbindung stehen, eine längere Flugreise möglichst nicht zugemutet werden sollte.

Die Flugpassagiere sind seitens ihres Gehörs in den modernen Verkehrsflugzeugen nicht gefährdet. Personen, die zu Luftkrankheiten neigen, wählen ihren Sitzplatz möglichst in der Mittelachse der Tragflächen an der linken Seite. Im Kurvenflug legen sie den Kopf ruhig in die Sitzlehne und schließen die Augen.

Die Probleme der Luftkrankheit werden weiter unten gesondert erwähnt.

Bei raschem Sinkflug wird der Druckausgleich im Mittelohr durch wiederholte Ausführung des Valsalvaschen Versuches erleichtert, Kindern gibt man Bonbons zu lutschen, schlafende Passagiere sollten geweckt werden. Eine Barosinusitis kann durch schleimhautabschwellende Nasentropfen verhindert werden.

Im Hinblick auf den Komfort und das Flugverhalten moderner Verkehrsmaschinen bestehen augenärztlicherseits gegen den Antritt einer Flugreise nur bedingte Kontraindikationen. Bei Passagieren mit Netzhautblutungen (z.B. auf der Grundlage einer Hypertonie oder eines Diabetes) und auch bei Jugendlichen, die an rezidivierenden Glaskörperblutungen leiden, ist Vorsicht geboten. Sauerstoffmangel und Luftdruckabnahme bedingen nämlich als Gegenregulation eine Erweiterung der Netzhautarterien und Steigerung des Netzhautarterien-Druckes. Bei einem bereits durch eine Erkrankung geschädigten Gefäßsystem können aber diese Veränderungen zum Auftreten, Vermehren oder zur Vergrößerung von retinalen Blutungen führen (PERDRIEL).

Nach bulbusöffnenden Operationen (z. B. Kataraktextraktion) rät PERDRIEL, vor Antritt einer Flugreise 4 Wochen, nach einer Hornhauttransplantation 4 Monate und DOLLFUS nach der Operation einer Netzhautablösung 2 Monate verstreichen zu lassen (DOLLFUS, zit. nach PERDRIEL).

5. Luftkrankheit

Die Luftkrankheit gehört zu einer Gruppe von Erkrankungen, die man als Kinetosen oder Verkehrsmittelkrankheiten bezeichnet. Außer im Flugzeug treten, wie der Name schon sagt, solche Erkrankungen bei fast allen Verkehrsmitteln, vor allem noch bei See- und Eisenbahnfahrten auf, aber auch auf anderen Verkehrsmitteln, z. B. im Auto werden Beschwerden wie bei der Seekrankheit bei besonders empfindlichen Personen beobachtet. Sie äußern sich in mehr oder weniger starker Übelkeit mit oft sehr lange anhaltendem Erbrechen, das unabhängig ist von dem Füllungszustand des Magens und bei der Seekrankheit der langen Dauer wegen zu völliger Erschöpfung führen kann. Gleichzeitig mit dem Erbrechen kann vor allem bei längerer Dauer Durchfall oder aber auch hartnäckige Verstopfung bestehen. Daneben treten von seiten des Kreislaufs unter Umständen kollapsartige Schwächezustände mit kleinem, frequenten Puls auf, der Blutdruck sinkt meistens, kann aber auch insbesondere während des Erbrechens erheblich gesteigert sein. Die Atmung ist häufig vertieft und beschleunigt. Völlige Schlappheit und Mattigkeit, Teilnahmslosigkeit, Willensschwäche bis zur völligen Apathie oder gesteigerte nervöse Reizbarkeit können das Bild vervollständigen. Das Erscheinungsbild der

Erkrankung ist individuell quantitativ und qualitativ außerordentlich verschieden, ist jedoch bei den in der Luftfahrt üblichen Flugzeiten im allgemeinen viel harmloser als auf langen Seefahrten. Die Symptome verschwinden bei der Luftkrankheit schnell, sobald der Betroffene wieder festen Boden unter den Füßen hat.

Alle Kinetosen werden durch Beschleunigungen — Progressiv-, Zentrifugal, Winkel- oder Coriolisbeschleunigungen — ausgelöst. Die Beschleunigungen führen neben Zug- und Druckwirkungen an den Eingeweiden zur Reizung der Vestibularorgane, deren Erregung von den vestibulären Zentren des Gehirn auf die benachbarten Teile übergreifen, die mit der Tätigkeit des Verdauungstraktus, des Kreislaufs und der Atmung verknüpft sind.

Im normalen Reiseflug, auf den sich unsere Betrachtung an dieser Stelle beschränken soll, führt das Flugzeug durch Böen hervorgerufene beschleunigte Bewegungen um alle drei Flugzeugachsen aus, die mit den bekannten Bewegungen eines Schiffes verglichen werden können.

Die Böen werden durch auf- bzw. absteigende Luftströmungen hervorgerufen, durch die das Flugzeug bevorzugt progressive Böenbeschleunigungen in vertikaler Richtung erfährt. Die Vertikalböen werden auch von den Flugzeuginsassen subjektiv als besonders unangenehm empfunden, da sie im Gegensatz zu den kleinen Zentripetal- und Drehbeschleunigungen die Reizschwelle bei weitem überschreiten. Bei der Registrierung solcher Böenbeschleunigungen wurden bis 3 g in Richtung Fuß — Kopf und 2 g in umgekehrter Richtung bei einer Wirkzeit von etwa 0,5—1,0 sec Dauer gemessen.

Zur Prophylaxe und Therapie der Kinetosen verwendet man in neuerer Zeit meist Kombinationspräparate, die einmal die vegetativen Auswirkungen kupieren und weiterhin die psychischen Komponenten ausschalten sollen (Nautisan, Peremesin, Transmarin, Vasano, Rodavan, usw.). Mit keinem der zahllosen empfohlenen Mittel gelingt es jedoch, das Auftreten von Kinetosen sicher zu verhindern; einige von ihnen reichen aber in Verbindung mit den im Luftverkehr getroffenen fliegerischen Maßnahmen erfahrungsgemäß völlig aus, um den weitaus größten Teil der Fluggäste bei Reiseflügen vor Luftkrankheit zu schützen.

Literatur

Anonym: Medical criteria for passenger-flying. Aerospace Med. **5**, 369 (1961).

Armstrong, Harry G.: Aerospace medicine. Baltimore 1961.

Diringshofen, H. von: Körperliche Beanspruchungen der Passagiere im modernen Luftverkehr. Regensburg. Jb. ärztl. Fortbild. **11**, H. 4 (1963).

Jaensch, P. A., u. J. Kaiser: Berufswahl und Auge. Bücherei des Augenarztes H. 30 (1958).

Kürschner, D.: Besondere Fragen bei der Beurteilung der Wehrfliegerverwendungsfähigkeit auf augenärztlichem Gebiet. Vortrag gehalten auf der 7. Flugmedizinischen Arbeitstagg vom 21.—23. 5. 1963 in Fürstenfeldbruck (unveröffentlicht).

Lauschner, E. A.: Kritische Betrachtungen zu Fragen der Untersuchung auf Wehrfliegerverwendungsfähigkeit in sieben NATO-Staaten. Zbl. Verkehrs-Med. **10**, H. 3 (1964).

McFarland, Ross A.: Human factors in air transportation. McGraw-Hill Book Co. 1953.

Mercier, A., and J. Duguet: Physiopathology of the flyer's eye. Engl. Ausgabe im Auftrag der USAF. US Government Printing Office 1950.

Müller, B.: Flugmedizin. Droste-Verlag, Düsseldorf, 1956.

Perdriel, G.: Les indications et les contre-indications du transport par voie aérienne en cas d'affections oculaires. (Unveröffentlicht.)

Richtlinien für die Feststellung der körperlichen Tauglichkeit des Luftfahrtpersonals. Bayr. Staatsministerium f. Wirtschaft und Verkehr, Anlg. 1 zu BMV — L 3 — 367 — 2 — 84 Vm: 61 vom 28. 2. 1962.

Ricklefs, G., u. D. Wende: Kann ein Farbenschwacher Radio- oder Fernsehtechniker bzw. -mechaniker werden. Klin. Mbl. Augenheilk. **148**, 148 (1966).

Wende, D., u. G. Ricklefs: Anforderungen der Elektroindustrie an das Farbensehen. Klin. Mbl. Augenheilk. 148, 280 (1966).

V. Flugpsychologie

Während sich der Körper eines gesunden Menschen den Belastungen der bemannten Luftfahrt im allgemeinen gut gewachsen zeigt, sind die psychologischen Anforderungen im Laufe der technischen Fortentwicklung an der Grenze der menschlichen Leistungsfähigkeit angelangt. Durch die totale Inanspruchnahme der Aufmerksamkeits- und Wahrnehmungsfunktionen, der psychomotorischen und intellektuellen Reaktionsfähigkeit, des Kurz- und Langzeitgedächtnisses, sowie durch das Bewußtsein der Gefahr und der Verantwortung für Leib und Leben anderer sind die geistig-seelischen Belastungen in einem solchen Grade gestiegen, daß das Studium des menschlichen Verhaltens und Handelns beim Fliegen entscheidende Bedeutung bekommen hat.

Der Flugpsychologie ist diese Aufgabe gestellt, sie hat ferner aus den gewonnenen Erkenntnissen Folgerungen zu ziehen hinsichtlich der Auswahl und Ausbildung der Piloten, der Unfallverhütung und der Konstruktion adäquater Instrumente und Flughilfen.

Der Großteil der flugpsychologisch wichtigen Grundlagen wird mit Hilfe folgender wissenschaftlicher Methoden gewonnen:

Laboratoriumsexperimente,
Feldstudien am Arbeitsplatz des Fliegers, d. h. im Flugzeug,
Leistungstests,
Persönlichkeitstests,
Explorationen.

Alle diese Techniken ergänzen sich gegenseitig, sie haben aber — je nach der flugpsychologischen Problemstellung — von Fall zu Fall ein unterschiedliches Gewicht [2].

Auf die Darstellung der „Psychophysiologie des Fliegens“, d. h. der menschlichen Wahrnehmungs- und Reaktionsvorgänge beim Fliegen unter verschiedenen äußeren Bedingungen, muß hier aus Raumgründen verzichtet werden. Wir beschränken uns auf einen kurzen Abriß der drei flugpsychologischen Aufgabengebiete „Auslese“, „Ausbildung“ und „Unfallursachenerforschung“.

Das vierte Gebiet „Human Engineering“ wird vom Flugpsychologen im Team mit Flugmedizinern und Technikern bearbeitet.

1. Auslese

Viele Autoren betrachten den Flieger als Teil eines übergeordneten Regelkreises und definieren „fliegerische Eignung“ als Fähigkeit zu reibungsloser Einpassung in diesen Kreis. Tatsächlich aber ist der Pilot immer noch die „Seele“ des Ganzen, der wichtigste und, im echten Sinne des Wortes, entscheidende Faktor im Gesamtsystem. Die Automaten entlasten den Flugzeugführer vorerst lediglich von routinemäßiger Kopfarbeit und „mechanischen“ Verrichtungen, währenddessen dem Menschen im Flugzeug nach wie vor das differenziertere geistige Tun und die Willensentscheidungen überlassen bleiben. „Der Flieger muß in der Lage sein, mehrere Dinge gleichzeitig oder nebeneinander zu tun; d. h. er muß eine perseverative Umstellungsfähigkeit entwickeln, die es ihm ermöglicht, nach allen Seiten zu beobachten, seine Bordgeräte zu kontrollieren, Verbindung mit dem Begleitpersonal, dem Boden und mit anderen Maschinen zu halten, sich zu orientieren, Meldungen entgegenzunehmen, Aufträge zu erteilen und Steuerbewegungen auszuführen“. „Er ist selbständiger Organisator und Vollzieher, der innerhalb der Aufgabe, ein Flugzeug zu steuern, eine Anzahl technischer Mittel so zweckmäßig wie möglich einsetzen und im Falle von Störungen und Schwierigkeiten aus den vorhandenen Möglichkeiten das Beste machen muß“ [14].

Dementsprechend wird nur ein Mensch Pilot sein können, der emotional stabil, nervenfest, geistig beweglich, wach und umsichtig ist, der ein gesundes Selbstvertrauen besitzt und „positive“ Sensibilität mit Kaltblütigkeit und Entschlußkraft verbindet [13]. Darüber hinaus wird von ihm eine bestimmte Art von Intelligenz gefordert, mit deren Hilfe er die komplizierten technischen Vorgänge im Regelkreis Mensch-Maschine zu verstehen lernt. Ein hoher Ausprägungsgrad bestimmter sensomotorischer Leistungsfunktionen, die Befähigung zu gleichmäßig intensiver Konzentration und störungsfreier Aufmerksamkeitsverteilung über längere Zeiträume hinweg, sowie charakterliche Eigenschaften wie Zuverlässigkeit, Verantwortungsbewußtsein, Einsatzfreude und Mut sind weitere wichtige Eignungskriterien. Die psychologischen Methoden und Maßstäbe, die bei der Auslese des fliegenden Personals angewandt werden, orientieren sich an diesem Anforderungsbild.

Die modernen psychologischen Ausleseverfahren basieren ausschließlich auf der Anwendung sog. „valider“ Tests, d. h. die Enge des Zusammenhanges zwischen dem Testverhalten und dem künftigen Verhalten unter fliegerischen Bedingungen (Kriterium) muß empirisch nachgewiesen sein. Die Richtwerte für die Zulassung zur fliegerischen Schulung sind natürlich, je nach der Art der beabsichtigten späteren Verwendung, verschieden und ständig gewissen Veränderungen unterworfen, da sie auch von den unterschiedlichen Anforderungen der jeweils geflogenen Flugzeugmuster abhängen.

Durch die psychologischen Eignungsuntersuchungen werden die Ablösungsquoten während der fliegerischen Ausbildung zum Teil ganz erheblich reduziert. Es gibt Luftfahrtgesellschaften, die ihre Ausfallraten durch sorgfältige Auswahl der Flugschüler bis auf 7% reduzieren konnten [22] und auch verschiedene Luftwaffen in den westlichen Ländern erreichten eine Senkung der Ablösungszahlen auf etwa die Hälfte. Die Ersparnis von Ausbildungskosten geht bis zu hohen Millionenbeträgen.

Gute Ausleseergebnisse hängen selbstverständlich nicht nur von der prognostischen Zuverlässigkeit der psychologischen Verfahren, sondern auch vom allgemeinen Niveau des Bewerberangebotes und von der Güte und Prägekraft der Ausbildung ab.

2. Ausbildung

Die Ausbildung soll aus den diagnostizierten körperlichen und geistigen Anlagen etwas machen, sie soll vorhandene Fähigkeiten des Flugschülers entfalten und nicht vorhandene, so gut wie möglich, kompensieren. Die Gestaltung der Ausbildungsprogramme, die Wahl der Ausbildungsmethoden, die Festlegung des Ausbildungstempos, das Niveau und das pädagogische Geschick der Fluglehrer sind für die Qualität der ausgebildeten Piloten mitentscheidend. In Zusammenarbeit mit erfahrenen Flugzeugführern ermitteln die Flugpsychologen experimentell, bei welchen fliegerischen Leistungsfunktionen der Grad der individuellen Begabung eine Verkürzung der Übungsdauer bewirkt bzw. welche Funktionen begabungsunabhängig sind und nur durch drillartiges Üben geläufig werden. Sie bestimmen die durchschnittliche und optimale Übungsdauer, sowie die durchschnittliche und optimale Anzahl der Übungsversuche für jeden Ausbildungs- und Trainingsabschnitt. Jedes Flugzeugmuster und jede „Mission“ (Flugaufgabe) hat andere Übungsvariablen.

Die Flugpsychologen haben weiterhin an der Standardisierung des Prüf- und Beurteilungswesens mitzuwirken, und finden ein dankbares Betätigungsfeld darin, die Fluglehrer mit den Grundlagen der Psychologie und Pädagogik sowie mit den Ergebnissen wissenschaftlicher Analysen des „menschlichen Versagens“ beim Fliegen vertraut zu machen.

3. Unfallpsychologie

In der Luftfahrt unterscheidet man zwischen Hauptunfallursachen, beitragenden und einleitenden Unfallursachen. *Haupt*unfallursache ist diejenige Ursache, die den Flugunfall unvermeidlich machte. *Beitragende* Unfallursachen sind alle Ursachen, die nach Festlegung der Hauptunfallursache noch übrig bleiben. *Einleitende* Unfallursache ist das erste Glied in der Kette der Ereignisse, die zum Unfall führten. Dabei ist es gleichgültig, ob es sich um die Hauptunfallursache oder eine beitragende Ursache handelte.

Für die Aufklärung eines Unfalles erscheint es wichtig, zwischen fünf verschiedenen Bereichen zu unterscheiden, aus denen die Unfallursachen stammen können. In der angloamerikanischen Literatur spricht man von der Konzeption der „fünf M" und meint damit die Ursachenbereiche:

Man (Flugzeugführer-Fehler).
Machine (Zustand des Flugzeuges: Konstruktionsmängel, Wartungs- und Instandsetzungsmängel, Materialermüdung).
Mission (Flugauftrag. Je nach Art des Auftrages ist das Unfallrisiko verschieden hoch). .
Medium (Schlechte Wetterverhältnisse, Mängel der Flugplatzeinrichtungen usw.).
Management (Fehler der Auslese, des Flugtrainings, der Ausrüstung, der Flugsicherung und Einsatzsteuerung).

Die Mehrzahl der Flugunfälle wird durch ein Zusammenwirken mehrerer Faktoren verursacht. Die Unfallforscher müssen daher die Gesamtschau haben, auch wenn jeder Experte der Untersuchungskommission zunächst sein eigenes Fachgebiet sieht. Den Flugpsychologen interessiert natürlich in erster Linie der Faktor Mensch, das „menschliche Versagen" des Piloten.

Man beziffert den Anteil des „menschlichen Versagens" bei Flugunfällen durchschnittlich auf 70%. Etwa die Hälfte der Flugzeugführerfehler waren als Hauptunfallursache zu klassifizieren und machten den Unfall unvermeidlich.

Objektiv liegt ein Führungsfehler vor bei [22]:
a) falscher Aufnahme von Informationen,
b) falscher Interpretation und Auswertung von Informationen,
c) unterlassener Einholung von Informationen,
d) falscher Reaktion durch Steuerorgane oder andere Bedieneinrichtungen,
e) unterlassener Reaktion,
f) zu später Reaktion.

Damit ist jedoch noch nichts gesagt über die psychologischen *Hintergründe* des Fehlers. Diese Hintergründe bloßzulegen und festzustellen, ob ein zeitweiliges Versagen durch Ermüdung, emotionale Störungen, Übungs- oder Erfahrungsmangel vorlag oder aber fähigkeits- und persönlichkeitsspezifische Insuffizienzen wie etwa ein Mangel an Panikresistenz, Enge der Aufmerksamkeit, geistige Viskosität, Konzentrationsschwäche etc. den Unfall herbeiführten, ist Aufgabe des Psychologen. Bei dieser Arbeit muß als erhebliches Handikap betrachtet werden, daß die Untersuchung der Hintergründe des zum Unfall führenden Verhaltens nur a posteriori erfolgen kann. Systematische „Feldstudien" sind nur im Bereich der sog. Beinahe-Unfälle möglich.

Literatur

1. Aviation Psychol. Abstr. 188, Aviation psychology in the German Air Force. Office of the Air Surgeon, HQ, Army Air Forces, 1945.
2. Bond, N. A. et al.: Aviation psychology. Aero Space Science Series, 1962.
3. Cassie, A. et al.: Aviation psychology. Studies on accident liability, proficiency criteria and personnel selection. Paris 1964.
4. Cartellieri, D.: Einführung in die Luftfahrtpsychologie. Schriftenreihe der Höheren Technischen Schule der deutschen Luftwaffe, 1965.

5. Chapannis, A.: Research techniques in human engineering. Baltimore 1959.
6. Feinberg, M., and H. A. Edgerton: Some methods for studying the utilization on training aids. 60th Annual Meeting APA, Washington, D.C. Sept. 1—6, 1952.
7. Fitts, P. M.: Engineering psychology and equipment design. In: S. S. Stevens (ed.), Handbook of experimental psychology. 1960.
8. Fitzpatrick, R., et al.: Personell and training factors in fighter aircraft accidents. Human Factors Operations Res. Lab., Rpt. No 37, Bolling AFB, Washington, 1953.
9. Flanagan, J. C.: The aviation psychology program in the Army Air Forces. Washington: U.S. Government Printing Office 1947.
10. Fleishman, E. A., and G. N. Ornstein: An analysis of pilot flying performance in terms of component abilities. J. appl. Psych. **44** (1960).
11. Gerathewohl, S.: The human pilot in a control loop. In: R. Seifert (ed.), Aviation psychological research. — Reports of the 5th Conference for Aviation Psychology, Bad Godesberg, 1963.
12. Gerbert, K.: Flugunfall und Unfallneigung. Zbl. Verkehrs-Med. **9** (4) (1963).
13. — Über die Möglichkeiten der Psychologie bei der Erfassung des psychophysischen Belastungsvermögens von Flugzeugführern. Wehrdienst u. Gesundheit **4** (1962).
14. Gubser, F.: Beiträge zur Psychologie des Instrumentenfluges. Winterthur 1960.
15. Horn, D.: A study of pilots with repeated aircraft accidents. J. Aviat. Med. **18** (1947).
16. Kirsch, H.: Ergebnisse einer Bewährungskontrolle von quantitativen Verfahren für die Vorhersage der Fliegereignung. Diagnostica (Göttingen) **7** (4) (1961).
17. Kunkel, E. C.: The psychological background of „Pilot Error" in aircraft accidents. J. Aviat. Med. **17** (1946).
18. Mahler, W. R., and G. K. Bennet: Psychological studies of advanced Naval air training: Analysis of flight performance ratings. The Psychological Corporation, New York, N.Y., Technical Report — SDC 999-1-2, 1950.
19. Miller, N. E. (ed.): Psychological research on pilot training. AAFA PPRR No. 8. Washington: U.S.Government Printing Office 1947.
20. Parry, J. B., and S. D. Fokkema: Aviation psychology in Western-Europe. Amsterdam 1958.
21. Seifert, R.: Psychomotorik und Fliegerauslese. Mitt. Luftfahrtpsych. DVL, Nr 12 (1959).
22. Steininger, K.: „Pilot Error" — ein reduzierbares Risiko des Luftverkehrs. Jahrbuch 1962 der WGLR.
23. — Psychologische Ursachen von Flugfehlern in der Ausbildung von Berufsflugzeugführern. Z. exp. angew. Psychol. **9** (4) (1962).
24. — Aktuelle luftfahrtpsychologische Probleme. Z. exp. angew. Psychol. **9** (1) (1962).
25. Webb, W. B.: The prediction of aircraft accidents from pilot-centered measures. J. Aviat. Med. **27**, No 2 (1956).
26. A textbook of aviation physiology, sec.: VIII (K. G. Corkindale, A. Cassie, J. M. Rolfe).

VI. Human Engineering

Der Mensch bedient sich in immer größerem Maße der Technik und bildet im Regelkreis Mensch-Maschine ein wichtiges Glied. Je komplizierter der technische Aufwand, je schneller der Ablauf des Geschehens wird, um so schwieriger und anstrengender wird die Funktion des Menschen in diesem System. Die Führerkanzel eines modernen Hochleistungs-Verkehrsflugzeuges stellt arbeitsmedizinisch betrachtet einen Raum mit vier beengten sitzenden Arbeitsplätzen dar, der sich mit einer Geschwindigkeit zwischen 900 und 2900 km/h dreidimensional bewegt. Eine genauere Analyse dieses Arbeitsplatzes würde ein Eingehen auf die technischen Voraussetzungen mannigfaltigster Art bedeuten, das hier aus Raummangel unterbleiben muß. Kenntnisse der Flugeigenschaften, der Steuerkräfte und ihrer Beziehungen zur Fluglage, der Start- und Landegeschwindigkeiten, der Navigationshilfen und viele andere Daten bilden die Grundlage für die Bestimmung und Ermittlung der menschlichen Leistungsvariablen. Die Verteilung der Verantwortung zwischen Mensch und Maschine, die Fragen der halb- oder vollautomatischen Kontrolle, die Einschaltung der Elektronik zur Verbesserung des Kurzgedächtnisses, der Mehrfacharbeit, der Sensibilität und Widerstandsfähigkeit, der Sinnesfunktionen, insbesondere des Augen- und Gleichgewichtsorganes, müssen gelöst und in die Planung eingearbeitet werden. Fest steht, daß Fähigkeiten wie Generalisation, logisches Denken, Urteilsvermögen und selektives Gedächtnis, schöpferisches Denken und Phantasie, sowie Persönlichkeitswerte wie Mut, Opferbereitschaft und Vorbildsein Fähigkeiten darstellen, die nur der Mensch besitzt und die seine Rolle im Verhältnis Mensch-Maschine maßgeblich bestimmen (GERATHEWOHL). Im Folgenden sollen lediglich einige Beispiele für konstruktive Konsequenzen erwähnt werden, die aufgrund flugmedizinischer Erkenntnisse zu ziehen sind. Sichtbedingungen, Größe des Sehfeldes und Sichtwinkels spielen eine entscheidende Rolle für die Flugsicherheit. Störende Bauelemente sollen nicht im Blickfeld liegen. 15° Vorwärtssicht, 5° Sicht nach unten und 50° seitliche Sicht sollen gewährleistet sein. Handgriffe, Hebel, Schalter und Knöpfe sollen möglichst durch Greifen nach vorn bedient werden können. Beim Greifen in seitliche Richtung nimmt die Genauigkeit ab. Hebel und Griffe sollen den mittleren Körpermaßen entsprechen. Da diese erheblichen Variationen unterliegen, sind genaue anthropometrische Meßgrundlagen erforderlich. Die Anthropometrie spielt für die Ausgestaltung jedes Arbeitsplatzes eine maßgebliche Rolle. Bei den beengten Verhältnissen im Cockpit eines Flugzeuges ist dies im besonderen Maße der Fall. Anthropometrie ist ein integrierender Bestandteil des „Human Engineering".

Die Sitzanordnung, der Grad der Verstellbarkeit von Sitz, Bedienungshebeln und Ausrüstungsgegenständen hängt von einer genauen Kenntnis der mittleren Körpermaße der fliegerischen Bevölkerung ab. Ein weiteres wichtiges Gebiet stellt die Anordnung der Instrumente dar. Hier sind jeweils 3 Faktorengruppen zu berücksichtigen:

1. Welches sind die für das Gerät bekannten Leistungsgrenzen?
2. Unter welchen Arbeitsbedingungen soll es Verwendung finden?
3. Welches ist die besondere Eigenart seiner Nutzanwendung?

Der Benutzer des Gerätes soll mit größtmöglicher Wahrscheinlichkeit die optimale Leistung innerhalb der festgesetzten Leistungsgrenzen erzielen und zwar mit einem Maximum an Komfort, Sicherheit, Schnelligkeit und Zuverlässigkeit. Oft wird man jedoch Kompromißlösungen akzeptieren müssen, um eine optimale Leistung eines Gerätes unter verschiedenartigen Arbeitsbedingungen zu erzielen (Tag- und Nachtflug, Sicht- und Blindflug).

Durch Instrumente bzw. Instrumentengruppen müssen komplexe für die Durchführung des Flugauftrages notwendige Informationen gewonnen werden über:

1. Fluglage, Geschwindigkeit, Höhe, Steig- bzw. Sinkgeschwindigkeit;
2. Navigations- und Landehilfen;
3. Triebwerküberwachung;
4. Kabinenklima (Druck, Belüftung, Temperatur).

Der Gesichtssinn hat hier als Informationsübermittler infolge seiner Fähigkeit zur schnellen und genauen quantitativen Bestimmung eine Vorrangstellung. Die visuellen Eindrücke können entweder den natürlichen Zustand abbilden (künstlicher Horizont) oder die Informationen in ablesbare Meßgrößen umwandeln. Die Art der visuellen Darbietung nach Form, Farbe, Größe und Anordnung in Beziehung zueinander ist ein wichtiges Anwendungsgebiet des „Human Engineering". Anzustreben sind integrierte, kombinierte, dreidimensionale, gleichsinnige Orientierungsgeräte. Die Größe der Ziffern, Formen und Skalen, Helligkeitskontraste und Beleuchtungsgrad sowie der Blickwinkel, unter dem sie abzulesen sind, sollen optimalen Informationsmöglichkeiten entsprechen. Die Vielzahl der benötigten und dargebotenen Informationen wird mehr und mehr elektronisch integriert. Dies nimmt dem Flugzeugführer zeitraubende intellektuelle Teilfunktionen ab, um ihm sofort ein Übersichtsbild der jeweiligen Flugsituation zu vermitteln und notwendige Korrekturen automatisch einzuleiten und durchzuführen. Dies wird bei dem ständigen Zuwachs an Geschwindigkeit, Höhe und technischem Detail zur zwingenden Notwendigkeit. Dem Kommandanten des Flugzeuges bleibt jedoch jederzeit die Möglichkeit, die Automatik zu durchbrechen und sich selbst manuell einzuschalten, wo dies erforderlich wird.

Neben den Gesichtssinn tritt das Gehör, um zusätzliche Informationen aller Art zu vermitteln. Die Auffassungsfähigkeit hängt hierbei sowohl von der Länge des Textes als auch von der Schwierigkeit der Aufgabe ab. Bei Mehrfacharbeit ist die Auffassungsfähigkeit für auditive Informationen den visuellen überlegen. Eine instrumentelle elektronische Integrierung ist für auditive Informationen jedoch kaum möglich.

Ein weiteres Arbeitsgebiet des „Human Engineering" liegt in der Entwicklung und Erprobung von Sicherheits-, Schutz- und Überlebensgeräten. Alle Arten von Sauerstoffsystemen, Atemmasken, Vergurtung, Fallschirm- und Schleudersitzanordnungen, Schwimmwesten und Schlauchbooten gehören hierher, sind jedoch für den Bereich der militärischen Fliegerei weitaus wichtiger als für den zivilen Luftverkehr.

Ein wertvolles Hilfsmittel zur Arbeitsplatzanalyse im Fluge und zur Auswertung und Testung von Neuentwicklungen ist die Telemetrie. Mit Hilfe miniaturisierter Verstärker können sowohl physiologische Werte (Puls- und Atemfrequenz, Herz- und Hirnstromkurven, Haut- und Innentemperatur, Sauerstoffverbrauch und CO_2-Abgabe) als auch technische Bezugswerte (Geschwindigkeit, Beschleunigung in allen 3 Achsen, Steig- und Sinkgeschwindigkeit) aus der Maschine über weite Entfernungen zur Bodenstation gesendet, dort gespeichert und ausgewertet werden. Ebenso ist bei Langstreckenflügen eine Speicherung an Bord und nachträgliche Auswertung möglich. Blutchemische Untersuchungen haben in größeren Versuchsreihen die telemetrisch gewonnenen Werte vervollständigt und ihren Aussagewert verbessert.

Literatur

Gerathewohl, S. J.: Die Psychologie des Menschen im Flugzeug. München 1954.

McCormick, E. J.: Human engineering. New York 1957.

McFarland, Ross A.: Human factors in air transportation. New York 1953.

Seifert, R.: Die Berücksichtigung des Menschen bei der Entwicklung technischer Systeme. Wehrtechn. Monatsh. **62**, H. 8 (1965).

Westbrook, Ch. B., and D. T. McRuer: Aircraft handling qualities and pilot response characteristics. AGARD 125 (1957).

VII. Präventive Flugmedizin

Vornehmste Aufgabe der Arbeitsmedizin ist es, den Erwerbsfähigen vor Schädigungen zu bewahren, die er in Ausübung seines Berufes erleiden könnte.

Präventive Flugmedizin ist ein Teil der Arbeitsmedizin, bezogen auf den Personenkreis des fliegenden Personals, der Passagiere sowie des Bodenpersonals, das in einem spezifischen Milieu arbeitet und z. T. auch lebt. Die allgemein gültigen arbeits- und präventiv-medizinischen Gesichtspunkte müssen als bekannt vorausgesetzt werden, bzw. wird auf die einschlägige Literatur verwiesen. Im folgenden sollen nur einige typische, dem fliegerischen Milieu eigene Noxen und ihre Verhütung besprochen werden. Hierzu gehören Lärm und Vibration, die Einwirkung von Gasen, Dämpfen, Treibstoffen, Schmierölen, Abbeiz- und Lösungsmitteln sowie epidemiologische Probleme.

Der durch Flugzeuge verursachte Lärm ist ein Breitbandgeräusch, d. h. er erstreckt sich frequenzmäßig über den gesamten menschlichen Hörbereich. Die

Lärmexpositionen reichen von wenigen Sekunden, z. B. durch tiefes Überfliegen, bis zu mehreren Stunden beim Flugpassagier. Die Intensitäten können hierbei auch die menschliche Schmerzschwelle (130 dB) erheblich überschreiten. Je nach Flugzeugtyp, Entfernung und Position zur Maschine, sowie dem Betriebszustand der Flugzeuge treten große Unterschiede auf. Unterteilt man diese Breitbandgeräusche in einzelne Abschnitte, z. B. Oktaven, und mißt die Lautstärken dieser Teilstücke, so erhält man das sog. Lärmspektrum, das einen guter Überblick über die speziellen Anteile der einzelnen Frequenzgruppen an dem Gesamtgeräusch ergibt. Dies ist wichtig, sowohl im Hinblick auf den subjektiven Eindruck, den ein bestimmter Lärm vermittelt, als auch für die Beurteilung der Schädlichkeit und Lästigkeit des Lärms. Es lassen sich im wesentlichen drei Lärmtypen unterscheiden:

1. Bei Propellermaschinen liegt das Schalldruckmaximum etwa bei einer Frequenz von 75—150 Hz und fällt mit steigender Frequenz stetig ab. Am Erdboden wird der Lärm durch Luftschraube und Motor erzeugt, im Fluge kommen die aerodynamischen Geräusche hinzu; es überwiegen also deutlich die tieferen Frequenzanteile. In der Kabine variiert die Lärmintensität je nach Maschinentyp, Schalldämmungsmaßnahmen, Motorendrehzahl und Sitzanordnung zwischen etwa 80—120 dB mit einem Maximum in den tiefen Frequenzen von etwa 100 dB bei 50—100 Hz und dann langsam abfallend auf 75 db bei 1000 Hz und 60 dB bei 7000 Hz. Infolge des Vorwiegens der tiefen Frequenzen wird dieser Lärm als nicht sehr störend empfunden, sprachliche Verständigung mit dem Nachbarn ist möglich, Lärmschäden treten nicht auf. In der Kabine von Kleinflugzeugen dagegen treten Lärmpegel von 100—112 dB auf.

2. Strahlflugzeuge bei niederen Drehzahlen — im Stand oder beim Rollen — haben ihr Schalldruckmaximum bei den höheren Frequenzen und verursachen eine höherfrequente Reintonkomponente, die von der Turbinendrehzahl abhängt und als Pfeifton imponiert. Das Geräusch wird vorwiegend nach vorne abgestrahlt, wo auch das Lärmmaximum mit 100—125 dB liegt.

3. Strahlflugzeuge bei hohen Drehzahlen, insbesondere beim Start und im Steigflug, erzeugen ein mehr gleichmäßiges Rauschen, weil neben dem Turbinengeräusch, hinter dem Ende des Strahlrohres in der Strahlvermischungszone, starke Turbulenzgeräusche entstehen. Es kommt dabei zu einem leichten Überwiegen der Frequenzbereiche um 300—1200 Hz. Im Fluge gesellen sich die infolge der hohen Geschwindigkeit sehr starken aerodynamischen Geräusche dazu, sodaß mehr der Eindruck eines „weißen Rauschens" entsteht. Die Besatzung und Passagiere sind, da es sich um luftdichte Druckkabinen handelt, dem Lärm im wesentlich geringeren Maße ausgesetzt. Die Gesamtpegel liegen hier zwischen 80—90 dB. Im Hauptsprachbereich bei 1200—1500 Hz werden 50—60 dB kaum überschritten. Nur während des Startes und im Steigflug liegen die Pegel kurzfristig etwas höher.

Wesentlich höher liegen die Schallpegel außerhalb der Flugzeuge. Hier kann es zu einer erheblichen Lärmbelastung des Wartungs- und Prüfstandpersonals kommen. In unmittelbarer Nähe von Propellerflugzeugen werden 110—130 dB erreicht, wobei das Maximum meist unterhalb der 300 Hz-Frequenz liegt und dann nach den hohen Frequenzen hin kontinuierlich abfällt. Bei den Strahlflugzeugen variieren Schallintensität und Frequenzspektrum stark, je nach Turbinendrehzahl und Entfernung und Position zur Maschine. Bei niedrigen Drehzahlen — im Standlauf und beim Rollen — werden Schallpegel von 100 bis über 130 dB erreicht. Das Frequenzmaximum liegt jedoch wesentlich höher, bei der Boeing 707 z. B. im 3000 Hz-Bereich. Dieses Geräusch wird durch den Verdichter erzeugt, vor allem nach vorn abgestrahlt und ist infolge seines hochfrequenten Reintonanteiles sehr unangenehm. Strahlflugzeuge bei vollem Flug, d. h. bei Start, im Steigflug und bei Bremsläufen, entwickeln in unmittelbarer Nähe Schallpegel von 140 dB und mehr. Das Geräusch hat sein Maximum etwa 45° von der Längsachse nach hinten und wird durch die Luftwirbel in der Strahlvermischungszone hervorgerufen. Es ist überwiegend niederfrequent und imponiert als tiefes Rauschen oder Dröhnen. Bei gleichem Lastzustand und gleicher Entfernung von der Maschine kann der Schallpegel vor der Maschine 25 dB geringer sein, als seitlich dahinter (Abb. 11).

Der durch den Bodenbetrieb erzeugte Lärm reicht nur selten in störendem Maße über die Grenzen der Flugplätze hinaus und stellt daher mehr ein innerbetriebliches Problem dar. Durch Aufwerfen von Erdwällen um die Liegeplätze herum, durch die Verwendung fahrbarer oder ortsfester Schalldämpfer, oder durch Schallschutzhallen zur Aufnahme kompletter Strahlflugzeuge ist man bemüht, die

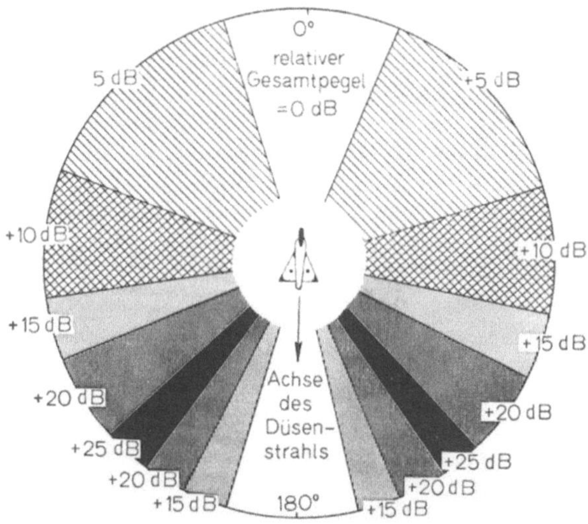

Abb. 11. Richtcharakteristika des Gesamtschallpegels von Strahlflugzeugen bei Vollast bezogen auf den Ausgangswert bei 360°. (Aus: Noise Guide for Air Base Commanders. Department of the Air Force AFP 32-2-1 1957)

Lärmbelästigung für die weitere Umgebung zu verringern. Das unmittelbar an den Triebwerken von Flugzeugen arbeitende technische Personal wird durch Ohreinsteckgeräte sowie Ohrkapseln — einzeln oder in Kombination — ausreichend geschützt.

Bei extrem hohen Lärmpegeln, insbesondere bei Nachbrennerbetrieb, muß jedoch an die Verwendung von speziellen Lärmschutzhelmen gedacht werden, da sonst über die Kopfknochenleitung noch gehörschädigende Lärmpegel an das Innenohr gelangen. Bei Bremsläufen von Strahltriebwerken, insbesondere bei Nachbrennerbetrieb, treten im Bereich des niederfrequenten Schalles und des Infraschalles noch Schalldrucke von 110 dB und mehr auf. Dies führt zu deutlich fühlbaren Vibrationen im Bereich von Brust- und Bauchraum mit entsprechend unangenehmen Sensationen, so daß eine entsprechende Schutzkleidung in Erwägung gezogen werden muß. Diesen extremen Belastungen unterliegt jedoch nur ein sehr kleiner Personenkreis.

Außerhalb der Flugplätze sind vor allem Wohnsiedlungen betroffen, die in den Ein- und Ausflugsschneisen sowie im Gebiet der Platzrunden liegen. Beim Start gehen die Flugzeuge mit voller Schubkraft möglichst schnell auf Höhe, beim Landevorgang dagegen fliegen sie mit gedrosselter Leistung. Beim Überflug kündigt sich ein Propellerflugzeug schon von weitem durch sein tiefes Brummen an, bei dem Turbo-Prop-Flugzeug wird die Annäherung durch das Pfeifgeräusch des Verdichters angekündigt, das dann beim Überflug in das Dröhnen des Propellergeräusches übergeht. Im allgemeinen sind die Lärmpegel in den betroffenen Gebieten bei Starts höher als bei Landungen. Sie können hier 100—120 dB erreichen. Da die Lärmexpositionszone für die Lärmspitzen jedoch nur einige Sekunden beträgt, sind vorübergehende oder dauernde Hörschäden im allgemeinen nicht zu erwarten. Wesentlich störender ist jedoch die bisweilen auftretende Schreckwirkung bei einem Überflug oder Vorbeiflug von Strahlflugzeugen. Infolge der großen Geschwindigkeit baut sich das Lärmmaximum sehr schnell auf und wird in voller Lautstärke erst im Moment des Überfluges hörbar. Die Lärmintensität beim Überflug kurz nach dem Start beträgt für die Boeing 707 in 300 m Höhe etwa 110 dB, für die Caravelle III etwa 100 dB.

Eine ganz andere Art von Flugzeuglärm wird durch Überschallflugzeuge hervorgerufen, die auch im Linienluftverkehr schon in naher Zukunft eine bedeutende Rolle spielen werden. Hier tritt beim Erreichen der Überschallgeschwindigkeit der Überschallknall, auch Stoßwellenknall, „sonic boom“, „bang“ genannt, auf. Gleich der Bugwelle eines Schiffes ziehen alle mit Überschallgeschwindigkeit fliegenden Flugzeuge einen Druckkegel hinter sich her, der längs der Flugstrecke als Knall oder Doppelknall wahrgenommen wird. Die Stärke des Überschallknalls hängt von der Flughöhe, der Wetterlage, der Größe und Geschwindigkeit des Flugzeuges ab.

Während das Wartungs- und Prüfstandpersonal am stärksten lärmgefährdet ist und auch deutliche Hörverluste aufweist, insbesondere, wenn die Lärmschutzvorschriften nicht korrekt eingehalten werden, sind das fliegende Personal sowie die Passagiere wesentlich weniger gefährdet. Eigene Untersuchungen an 1124 Flugzeugführern der deutschen Luftwaffe aller Altersstufen und Gesamtflugzeiten ergaben bei 75% der Piloten ein teils besseres, teils nur wenig schlechteres Gehör, als es den Jatho-Heckschen Standardwerten entspricht. In Übereinstimmung mit anderen Autoren stellten wir fest, daß das Gehör mehr durch das zunehmende Lebensalter als durch größere Gesamtflugzeiten beeinflußt wird.

Kurz erwähnt werden soll die Wirkung des Ultraschalls, sowie der niederen Schallfrequenzen und des Infraschalls: Der menschliche Hörbereich erstreckt sich von etwa 15 bis zu 20000 Doppelschwingungen pro Sekunde (= Hertz), mit einem Optimum zwischen 750 und 3000. Was über 20000 Hz liegt, gehört in den Ultraschallbereich, was unter 100 Hz liegt, in den Bereich der niederen Schallfrequenzen, zwischen 1 und 20 Hz erstreckt sich der Infraschallbereich.

Düsenflugzeuge erzeugen luftübertragene mechanische Schwingungen im höheren Ultraschallbereich. Die Frage ihrer Schädlichkeit ist inzwischen eindeutig entschieden. Es besteht keinerlei Gefahr im Ultraschallbereich, da bereits die gewöhnliche Kleidung und selbst ohne diese die Hautdicke sowie der Abstand von lebenswichtigen Organen von der Körperoberfläche eine ausreichende Dämpfung hervorrufen. Weniger beachtet wurde lange Zeit hindurch der Bereich niederer Schallfrequenzen sowie der Infraschallbereich. Erst mit der Entwicklung neuerer Düsenflugzeuge, insbesondere auch solcher mit Nachbrenner, sowie mit der Einführung von schweren Hubschraubern und Senkrechtstartern ist dieses Problem aus dem Bereich der akademischen Diskussion in den der zwingend notwendigen Zweckforschung gerückt. Bei den größeren Düsenflugzeugen und vor allen Dingen beim Überschallverkehrsflugzeug verschiebt sich das Intensitätsmaximum mehr und mehr in den niederfrequenten Bereich und die Schallfrequenzen zwischen 30 und 100 Hz spielen die größte Rolle. Für die fernere Zukunft müssen jedoch auch die reinen Infraschallfrequenzen besonders beachtet werden. Ohne hier auf

Einzelheiten näher einzugehen, erlauben erste Versuche in den amerikanischen Speziallaboratorien den Schluß, daß für die derzeitigen Flugzeuge keine Gefahr ernsterer Gesundheitsschädigungen durch Schwingungen im Infraschallbereich bestehen. Die bioakustische Forschung hat hier jedoch noch eine wichtige und notwendige Vorarbeit als Grundlage für präventivmedizinische Maßnahmen zu leisten.

Neben die luftübertragenen mechanischen Schwingungen jenseits des Hörbereiches tritt das weite Gebiet der Vibration, d. h. durch Feststoffe übertragene mechanische Schwingungen. Ihre biologischen Folgen in den entsprechenden Frequenzen sind wesentlich besser bekannt und spielen in der modernen Flugmedizin und ihren präventiven Folgerungen eine bedeutende Rolle. Interessant ist, daß diese biologischen Wirkungen hauptsächlich im gleichen Frequenzbereich, d. h. zwischen 4—20 Hz liegen.

Guignard (Farnborough) hat die Vibration als eine fortdauernde strukturelle Bewegung fester Körper definiert, die auf den menschlichen Körper übertragen und durch andere Sinne als das Gehör wahrgenommen wird. Bei den derzeitigen schweren Hubschraubern wurden Vibrationen in Frequenzen von 3—4 Doppelschwingungen pro Sekunde bei Amplituden von über 0,2 g gemessen. Beim Überschallverkehrsflugzeug werden infolge der Kabinengröße im Reiseflug über 2 Mach höhere Vibrationsintensitäten bei 5 Doppelschwingungen pro Sekunde und darunter erwartet und müssen konstruktiv ausgeglichen werden.

Was die Reaktion des Menschen auf Vibration verschiedener Intensität und Frequenz anbetrifft, hat Goldmann 3 Schwellenwerte eingeführt:

1. die Wahrnehmungsschwelle,
2. die Unbehagensschwelle,
3. die Unerträglichkeitsschwelle.

Ein näheres Eingehen auf die physiologischen Wirkungen der Vibration muß aus Raummangel unterbleiben. Auf die einschlägige Spezialliteratur wird verwiesen.

Abschließend sei festgestellt, daß die moderne Konstruktionstechnik durchaus in der Lage ist, die im Flugzeug auftretenden Vibrationen so weitgehend zu neutralisieren, daß gesundheitsschädigende Folgen für Passagiere und Besatzung nicht zu befürchten sind. Auch für das technische und Wartungspersonal sind entsprechende Schutzmaßnahmen gegeben. Hier kommt es jedoch weitgehend auf die Disziplin ihrer Anwendung an.

Eine zweckmäßige Ernährung spielt für das fliegende Personal eine nicht unbeträchtliche Rolle. Ein mittlerer Kaloriengehalt der Nahrung von etwa 2500 Kcal wird für ausreichend gehalten, um Übergewichtigkeit zu vermeiden, die bekanntlich nachteilige Wirkungen für das Kreislaufsystem hat. Zu vermeiden sind ferner kohlensäurehaltige Getränke und Gemüse mit hohem Zellulosegehalt, Bohnen, Erbsen und ähnlich blähende Hülsenfrüchte. Die Ausdehnung feuchter Gase mit steigender Höhe kann zu gastrointestinalen Symptomen, schmerzhaften Tenesmen oder durch Zwerchfellhochstand auch zu funktionellen Herzbeschwerden führen. Andererseits sollten Flüge auch nicht mit leerem Magen begonnen werden, da durch einen Abfall des Blutzuckerspiegels die Sauerstoffmangeltoleranz vermindert und bei zusätzlicher Hyperventilation zentralnervöse Störungen hervorgerufen werden können. Es wäre verfehlt, spezielle Speisenzusammensetzungen für das fliegende Personal zu empfehlen.

Einige Hauptgrundsätze sollten jedoch innegehalten werden:

1. Zuführung einer im normalen Verhältnis von Fett, Kohlehydrat und Eiweiß stehenden Nahrung, unter Vermeiden von Kalorienzufuhr, die zu Übergewichtigkeit führen können.

2. Regelmäßige Nahrungszufuhr zur Vermeidung von Hungerschwäche oder niederem Blutzuckerspiegel.

3. Keine übermäßige Nahrungszufuhr während des Fluges, um geistige und physische Trägheit infolge der physiologischen Verdauungshyperämie zu vermeiden.

4. Zufuhr von kohlehydratreichen metabolisch leicht nutzbaren Speisen vor und während des Fluges, die die Sauerstoffmangeltoleranz erhöhen helfen.

5. Vermeidung von blähenden Speisen, wie Kohl, Hülsenfrüchte, u. a., die den Darmtrakt reizen und zu vermehrter Gasbildung führen.

Zum Alkoholgenuß: Selbst mäßige Mengen von Alkohol sollten mindestens 12 Std vor Beginn eines Fluges (Krefft) nicht mehr genossen werden. McFarland fordert sogar eine 18stündige Abstinenz vor Beginn eines Fluges. Unmittelbar vor Antritt des Fluges genossener Alkohol kann als Todescocktail bezeichnet werden, da Alkohol rasch bereits aus dem Magen resorbiert wird. Nach ausgiebigem Alkoholgenuß sollten Flugzeugführer so lange dem Flugdienst fern bleiben, wie noch irgendwelche „Katergefühle" bestehen. Wahrnehmungsschärfe, Gedächtnis, psychomotorische Fähigkeiten und andere meßbare psychologische Funktionen sind in diesem Zustand erheblich herabgesetzt.

Was das Rauchen anbetrifft, so erhöht sich, insbesondere beim Zigarettenrauchen, abgesehen von den allgemeinen kreislaufschädigenden Eigenschaften des Nikotins, der Kohlenmonoxydgehalt im Blut nicht unwesentlich. Bei starken Rauchern können bis zu 10% und darüber des Hämoglobins mit Kohlenmonoxyd abgesättigt werden. Dieses Hämoglobin steht für den Sauerstofftransport nicht mehr zur Verfügung und führt zu einer entsprechenden Senkung der Sauerstoffmangeltoleranz. Experimentell wurde festgestellt, daß bei einer Höhe von 12000 Fuß der Ausfall von 10% des vorhandenen Hämoglobins für den Sauerstofftransport einer physiologischen Höhe von 16000 Fuß entspricht.

Der Gebrauch der meisten Medikamente ist in modernen Verkehrsflugzeugen für die Passagiere als unbedenklich zu bezeichnen und in einer Anzahl von Fällen sogar anzuraten. Für das fliegende Personal gilt die Regel „Fliegen und Medikamente schließen sich aus". Fast alle Medikamente haben Nebenwirkungen, die im normalen Berufsleben kaum ins Gewicht fallen, die jedoch für das Führen eines Flugzeuges von erheblicher Bedeutung sein können. Sulfonamide z. B. senken die Sauerstoffmangeltoleranzgrenze. Schmerzlindernde Mittel rufen oft Schläfrigkeit oder auch Übelkeit hervor. Nasensprays oder Tropfen zum Abschwellen der Schleimhäute können in geringem Maße benutzt werden. Häufiger Gebrauch kann zu Herzklopfen, Nervosität oder auch Sehstörungen führen. Antihistaminika führen ebenfalls häufig zu Schläfrigkeit oder setzen die geistige und physische Aktivität herab. Spasmolytika erweitern die Pupillen, erhöhen den Blendinfekt und führen zu Sehstörungen. Da sie meistens mit Barbituraten oder anderen Sedativa kombiniert sind, führen sie darüber hinaus zu Benommenheit. Tranquilizer aller Art müssen als äußerst gefährlich gelten, da fast alle sowohl einen sedativen Effekt als auch eine deutliche Wirkung auf die Reaktionsgeschwindigkeit und die allgemeine Leistungsfähigkeit haben. Stimulantien aller Art führen zu Euphorie und beeinträchtigen die Urteilsfähigkeit; in größeren Dosen können sie zu psychotischen Reaktionen führen. Bei erhöhten Blutdruckwerten sind Gewichtskontrolle und körperliches Training therapeutisch angezeigt. Blutdrucksenkende Mittel erhöhen die Empfindlichkeit gegenüber Beschleunigungskräften und können zu Ohnmachtsanfällen sowie Beeinträchtigung der geistigen Leistungsfähigkeit führen. Hingegen können die modernen Anti-Malaria-Mittel auch während des Flugdienstes weiter genommen werden, da sie keine Nebenwirkungen haben, die die fliegerische Leistungsfähigkeit beeinträchtigen.

Zweckmäßige Kleidung, entsprechend der jeweiligen Außentemperatur, ist für die Bequemlichkeit und den Komfort von erheblicher Bedeutung. Bei laufendem Triebwerk ist die Klimaanlage des Flugzeuges eingeschaltet und hält die Temperatur bei etwa +20 bis +22° C konstant. Da die Außenluft in größeren Höhen keinen Wasserdampf mehr enthält, ist die Luftfeuchtigkeit der Kabinenluft niedrig, ihr Anfeuchten ist kostspielig, da das dazu erforderliche mitzuführende Wasser die Nutzlast vermindert. Die Kabinen der Verkehrsflugzeuge werden daher etwa bei 30% Luftfeuchtigkeit gehalten, was bisweilen zum Trockenwerden der Nasen- und Mundschleimhaut sowie der Augenbindehäute führt.

Schutzbekleidung ist bei Verkehrsflugzeugen nicht erforderlich, sie bildet jedoch einen wichtigen präventivmedizinischen Bestandteil der Militärfliegerei.

Während des Fluges kann die Atemluft in der Kabine durch technische Fehler mit toxischen Stoffen angereichert werden. Motor- oder Turbinenabgase können in die Kabine gelangen. Bei Propellerflugzeugen spielt das Kohlenmonoxyd hier eine besondere Rolle. Bei Düsentriebwerken stehen höhere Konzentrationen von Schwefeldioxyd und Aldehyden im Vordergrund. Aus undichten Leitungen kann es zur Verdunstung von Treibstoff, hydraulischen Flüssigkeiten, Ölflüssigkeiten und Schmierölen kommen. Beim Überhitzen elektrischer Leitungen können Zersetzungsprozesse des Isolationsmaterials toxische Substanzen freiwerden lassen. Chemische Komponenten aus der Ladung können ebenfalls die Kabinenluft verunreinigen. Es würde zu weit führen, hier auf toxikologische Einzelheiten der verschiedenen Stoffe einzugehen. Im allgemeinen kommt es entweder infolge der Fettlöslichkeit dieser Stoffe zu zentralnervösen Schädigungen mit narkotischem Effekt oder infolge von Schleimhautirritation zu weniger schweren Erscheinungen im Nasen-Rachen-Raum und den Atemwegen. Auch das Löschen eines Feuers in der Kabine während des Fluges wirft erhebliche toxikologische Probleme auf, da die in den Handfeuerlöschern üblichen Substanzen Chlorbrom-Methan und Kohlenstofftetrachlorid eine erhebliche narkotische Wirkung entfalten. Feuerlöschgeräte die mit CO_2-Schaum arbeiten, sollten nur im Freien eingesetzt werden, da bereits Konzentrationen von 20—25% CO_2 in der Atemluft nach 1—2 min Bewußtlosigkeit hervorrufen.

Auch das Wartungs- und technische Personal ist bestimmten beruflichen Noxen im vermehrten Maße ausgesetzt. Hierzu zählen in erster Linie Treibstoffe, Benzol, Benzin, Kerosen, Bleitetraäthyl, sowie Schmieröle (Hydrauliköl, Getriebeöl, Abbeizmittel und Lösungsmittel — Tri, Tetra, Per, Aceton — Enteisungsmittel, Säure- und Laugendämpfe, nitrose Gase). Hinzu kommen schädigende Einflüsse von Radar-, Infrarot- und Ultraviolettstrahlen, Vibrationen, Lärm, Kälte, insbesondere beim Umgang mit Flüssigsauerstoff und vieles mehr.

Entsprechend den allgemeinen Grundsätzen der Arbeitsmedizin sowie den Berufskrankheitenverordnungen sind regelmäßige Gesundheitskontrollen, einschließlich von Audiometrie, Blutuntersuchungen und Röntgenschirmbildüberwachung bei all den Personen durchzuführen, die an ihrem Arbeitsplatz in besonderem Maße als gesundheitlich gefährdet gelten. Die geltenden Bestimmungen zur Unfallverhütung, zur Verhütung von Berufskrankheiten, des Arbeitsrechtes und der Sozialgesetzgebung sind zu beachten.

Die Gefahr der Übertragung ansteckender Krankheiten aus Gebieten, in denen diese endemisch sind über weite Strecken hinweg, hat sich mit der Intensivierung des Luftverkehrs erheblich vergrößert. Auf Empfehlung der Weltgesundheitsorganisation hat die internationale zivile Luftfahrtbehörde (ICAO) verbindliche Normen erlassen, nach denen die Desinfektion von Flugzeugen im Fluge oder am Boden durchzuführen ist. Diese Bestimmungen gelten für alle Flugzeuge, die Zwischenlandungen in Gebieten durchführen, in denen Cholera, Pocken, Pest,

Fleckfieber, Gelbfieber u. ä. übertragbare Krankheiten endemisch sind. Die für die Einreisegenehmigung in die meisten Staaten vorgeschriebenen Pflichtimpfungen bieten einen weiteren Schutz gegen die durch den Luftverkehr erhöhte Übertragungs- und Ansteckungsgefahr.

Literatur

Aktuelle Fragen der Arbeitsmedizin: Lärm. Schriftenreihe der Bayerischen Landesärztekammer, Bd. 4.

Bousquet: Hygiéne — Epidemiologie et Transport Aérien. Ecole d'Application de Médecine Aéronautique, Paris, 1959/60.

Flight Surgeons Manual: AF Manual 161/1, chap. 9, 12, 13, 27.

Guignard, J. G.: Noise and vibration. In: A textbook of aviation physiology, chap. 28—31. London: Pergamon Press 1965.

Lafontaine, E., et J. Poirier: La Désinsectisation des Avions en cours de voyage. Presse méd. 72, No 16 (1964).

Lehmann, G.: Die Einwirkung des Lärm auf den Menschen. Arbeitsgemeinschaft für Forschung des Landes Nordrhein-Westfalen, H. 94. Köln u. Opladen: Westdeutscher Verlag 1961.

McFarland, Ross A.: Human factors in air transportation. Part IV, V, VI.: McGraw-Hill Book Co. 1953.

Meister, F. J.: Geräuschmessungen an Verkehrsflugzeugen und ihre hörpsychologische Bewertung. Arbeitsgemeinschaft für Forschung des Landes Nordrhein-Westfalen, H. 94. Köln u. Opladen: Westdeutscher Verlag 1961.

VIII. Flugpathologie

1. Das Flugunfallgeschehen und seine Folgen

Wenn es auch dank technischer und flugmedizinischer Forschungen und Erfahrungen gelungen ist, die Zahl der Flugunfälle bezogen auf die Flugstunden zu senken und damit das Flugzeug zu einem der sichersten Verkehrsmittel zu machen, so steigen doch infolge der gewaltigen Zunahme des Luftverkehrs die absoluten Flugunfallzahlen von Jahr zu Jahr. Flugunfälle sind keine Zufälle, sie beruhen auf Ursachen. Etwa $^2/_3$ aller Flugunfälle sind auf Faktoren zurückzuführen, die im Menschen selbst begründet sind, der Rest entfällt auf andere Ursachen, wie technische Mängel, Wetterfaktoren u. a. m.

Nach Ruff liegt der prozentuale Anteil, der durch menschliches Versagen verursachten Unfälle im Sport- und Touristikflug bei 80%, im militärischen Flugbetrieb zwischen 60 und 70% und schließlich im zivilen Luftverkehr bei etwa 30%. Bei Flugunfällen gelten praktisch die gleichen physikalischen Gesetze, wie sie vom Verkehrsunfall her bekannt sind. Entsprechend Flugzeugtyp, Gewicht und Triebwerksleistung der Maschine ist die bewegte Masse jedoch wesentlich größer und die Geschwindigkeit höher als bei den Fahrzeugen im Straßenverkehr, was sich selbstverständlich auch auf die Unfallschwere auswirkt. Flugunfälle weisen daher einen außerordentlich hohen Prozentsatz an Toten und Schwerverletzten auf (Fischer). Statistische Untersuchungen ergaben, daß ca. jeder 4. Flugunfall zu einer Tötung der Flugzeuginsassen führt (Krefft).

In Abgrenzung zum Unfall im fliegerischen Betrieb ist ein *Flugunfall* ein Vorkommnis, das sich zeitlich zwischen dem Anlassen des Triebwerks mit der Absicht zu fliegen und dem Abstellen desselben nach dem Flug und normalen Verlassen des Flugzeuges ereignet, wenn dieses Vorkommnis eine Beschädigung oder gar Zerstörung des Flugzeugs zur Folge hat. Gesundheitliche Schäden beim Menschen müssen dabei nicht immer in Erscheinung treten. In jedem Fall liegt aber ein schwerer Flugunfall vor, wenn entweder dabei ein Mensch getötet oder das Flugzeug erheblich beschädigt bzw. zerstört worden ist. Eine erhebliche Beschädigung ist dann gegeben, wenn ein Hauptbauteil gewechselt werden muß oder die Reparatur wie z. B. bei einem Starfighter über 450 Arbeitsstunden erfordert.

Gemäß obiger Definition können sich Flugunfälle beim: 1. Anlassen der Triebwerke, 2. Start, 3. freien Flug, 4. Landen, 5. Verlassen des Flugzeuges, 6. Selbstrettungsversuch durch Fallschirmabsprung mit oder ohne Schleudersitz aus flugunfähig gewordenen Maschinen ereignen. Das Unfallrisiko ist beim Landemanöver am höchsten. Rund 40% aller Flugunfälle ereignen sich beim Landemanöver, ca. 20% entfallen auf den Startvorgang, der Rest verteilt sich auf die übrigen Phasen. Für den Ausgang eines Flugunfalles kommt es sehr darauf an, wie sich das Flugzeug dabei in der Luft und am Boden resp. Wasser verhielt, bei welcher Geschwindigkeit, in welchem Neigungswinkel und mit welchem Teil der Maschine die Kollision bzw. die erste Bodenberührung oder der Aufschlag erfolgte.

Weiterhin ist von Bedeutung, ob das Flugzeug in der Luft explodierte oder auseinanderbrach, ob es trudelte oder sich im Auftreffen am Boden oder Wasser überschlug. Aufschlagsbrände und Explosionen komplizieren sehr häufig das ganze Geschehen, so daß Flugunfalluntersuchungen und Begutachtungen sehr schwierig sein können (Krefft). Bei Flugunfällen können die Flugzeuginsassen außer mechanischen auch thermische Verletzungen und toxische Einwirkungen (z. B. CO-haltige Brandgase u. a.) erleiden. Gleiches trifft auch für außenstehende Personen zu, soweit sie beim Flugunfall mit betroffen werden, wie beim Flugzeugabsturz über dichtbesiedeltem Gebiet.

2. Flugunfalluntersuchung

Im Interesse der Flugsicherheit und Flugunfallverhütung ist jeder Flugunfall sehr sorgfältig zu untersuchen, wobei nicht nur die Unfallursache, sondern auch der ganze Unfallhergang zu klären ist. Gezielte Unfallverhütungsmaßnahmen können nur dann ergriffen werden, wenn Ursache und Ablauf eines derartigen Geschehens bis ins Detail bekannt sind. Da beim Fliegen Mensch und Flugzeug in enger Wechselbeziehung zueinander stehen und die Flugunfallursache menschlich oder technisch bedingt sein kann, müssen sich die Flugunfalluntersuchungen sowohl auf das medizinische als auch technische Gebiet erstrecken. Aus diesem Grunde werden Prüfingenieure, Techniker und Ärzte neben Sicherheitsorganen sich in die Untersuchung einschalten müssen. Die Durchführung von Flugunfalluntersuchungen liegt auf dem zivilen Sektor beim Luftfahrtbundesamt in Braunschweig, bei der Bundeswehr beim Inspizienten Flugsicherheit und Flugunfallverhütung, wobei die flugunfallmedizinischen Untersuchungen am Flugmedizinischen Institut der Luftwaffe in der Abteilung Flugunfallmedizin durchgeführt werden. Hier werden auch die flugunfallpsychologischen Aspekte beim Unfallgeschehen berücksichtigt.

Die Flugunfalluntersuchung beginnt an der Unfallstelle. Um einer Spurenvernichtung vorzubeugen, ist diese sofort ausreichend abzusperren. Bei der Spurenuntersuchung an der Unfallstelle kommt es darauf an, außer den technischen Befunden auch die medizinisch wichtigen Spuren zu sichern, zumal sie sehr wertvolle Aufschlüsse für die spätere Rekonstruktion des Flugunfallgeschehens geben können (Krefft).

Aufgabe des Flugpathologen oder Gerichtsmediziners wird es sein, eventuell gemeinsam mit dem zuständigen Fliegerarzt sich am Unfallort zunächst einen Überblick über den Zustand und die Lage der Leichen und Leichenteile zum Flugzeugwrack resp. seinen Teilen zu verschaffen. Trümmerteile sind in Verbindung mit den Wunden zu prüfen, um ihre Entstehungsursache zu klären. In einer Skizze vom Unfallort und in fotografischen Aufnahmen sind die Kollisionsstellen der

Unfallmaschine am Boden oder mit Gegenständen bzw. Bäumen u. a. m. festzuhalten. Aus der Formgebung des Aufschlagskraters in Verbindung mit weiteren Spuren z. B. an Bäumen oder Sträuchern ist der Aufschlagswinkel und auch die Aufschlagsrichtung zu ersehen. Ebenso sind Rutsch- und Schleuderstrecken sowie der Streuwinkel und die Streuweite zu ermitteln. Beschädigungen der Flugzeuginnenausstattung und des Rettungsgerätes sind bildlich festzuhalten, um später vergleichende Untersuchungen mit den Verletzungen der Flugzeugopfer zu ermöglichen. Außer den besonderen örtlichen Verhältnissen am Unfallort sind auch die Wartungsmaßnahmen der Maschine, Flugauftrag, Wetterbedingungen, Ausbildung und Flugerfahrung der Piloten dabei zu berücksichtigen. Darüberhinaus wird man auch den psychophysischen Zuständen des fliegenden Personals zum Zeitpunkt des Flugunfalls und in den letzten 24 Std vor dem Unfallereignis besondere Beachtung schenken müssen.

3. Flugpathologie

Unter Berücksichtigung der Untersuchungsergebnisse am Unfallort ist die pathologisch-anatomische Untersuchung der tödlich verunglückten Flugzeuginsassen durchzuführen. Da die Körper der Flugunfallopfer häufig schwer entstellt oder gar zerrissen sind, darüberhinaus durch Brandeinwirkung, Luftdruck und Explosion auch die Kleidung zerstört sein kann, sind die erforderlichen Identifikationsuntersuchungen erschwert und mitunter mit den üblichen erkennungsdienstlichen Methoden nicht durchführbar. Es empfiehlt sich daher, einen Flugunfallpathologen oder Gerichtsmediziner damit zu beauftragen, der gemeinsam mit dem Erkennungsdienst arbeitet. Falls notwendig, erstreckt sich die Identifikationsuntersuchung auf alle äußeren und inneren individuellen Merkmale einschließlich Kleidung und Effekten, wobei in der Regel eine sichere Personenfeststellung ermöglicht wird. Besonders wertvoll für die Identifikationsuntersuchung haben sich die Merkmale am Gebiß der Opfer erwiesen, aber auch jedes andere individuelle Merkmal kann dazu herangezogen werden. Natürlich hängt die Identifikationschance vom Grad der Zerstörung der Leichen ab.

Da die Flugunfallursache auf menschlichem Versagen beruhen kann, sind auf jeden Fall die Leichen des fliegenden Personals einer Autopsie zuzuführen, um zu prüfen, ob nicht akute oder chronische Erkrankungen, Stoffwechselstörungen und Vergiftungen, Alkohol, Rauschgift- oder Medikamentengenuß die Flugtüchtigkeit soweit beeinflußt haben, daß dadurch der Flugunfall zustande kam. Da beim Fliegen in größerer Höhe infolge Ausfalls des Sauerstoffgerätes oder durch Kabinendruckverlust hypoxämische Zustände, oder Dekompressionserscheinungen bei den Flugzeuginsassen auftreten können, ist die pathologisch-anatomische Untersuchung auch in dieser Richtung zu führen. Bekanntlich stellt das Fliegen, insbesondere mit überschnellen Maschinen, besonders hohe psychische und physische Anforderungen an das fliegende Personal. Akute und chronische Erkrankungen des Hirns, der Nebenhöhlen, der Atmungs- und Kreislauforgane, des Magen-Darmtrakts, der Leber, der Bauchspeicheldrüse, der Nieren und der endokrinen Organe können die Flugtüchtigkeit der Piloten einschränken und damit unfalldisponierend wirken. Neben makroskopischen Befunderhebungen werden feingewebliche Untersuchungen der inneren Organe nur mikroskopisch erfaßbare Erkrankungen aufdecken können. Durch chemische Untersuchungen wird zu prüfen sein, ob eine Vergiftung z. B. durch Einatmung kohlenmonoxydhaltiger Gase oder anderer Mittel, wie sie aus der Ladung des Flugzeugs in Frage kommen, oder ob Alkohol oder okkulter Medikamentenabusus die psychophysische Leistungsbreite des Piloten beeinflußt haben.

4. Flugunfallverhütung

Infolge zunehmenden Luftverkehrs und damit auch zunehmender Luftverkehrsdichte mit steigenden Flugunfallzahlen ist die Flugunfallverhütung zu einem Zentralproblem in allen Ländern der Welt geworden. Die Flugunfallverhütungsmaßnahmen werden um so dringlicher, je mehr der Flugverkehr zunimmt. Aus diesem Grunde wird auch ständig an der Verbesserung der Flugzeugmuster, Innenausstattung und Ausrüstung sowie auch an den Flugplatzanlagen und den Sicherheitseinrichtungen gearbeitet. Um den Gesundheitsschutz der Flugzeuginsassen weiter zu verbessern, ist es notwendig, daß Konstrukteure, Techniker und Mediziner sich gegenseitig mit ihren Erfahrungen unterstützen. Aus den Ergebnissen der Flugunfalltraumatologie lassen sich beispielsweise wertvolle Hinweise für die Verbesserung der Innenausstattung der Flugzeuge ableiten. Auch die Erforschung der im Menschen liegenden flugunfalldisponierenden Faktoren gewinnt ständig an Bedeutung. Es wird zu ermitteln sein, ob sich eine längere fliegerische Tätigkeit im modernen Flugbetrieb beim fliegenden Personal gesundheitlich auswirkt, und gegebenenfalls zu Schäden im Sinne einer Berufserkrankung führen. Die raschen Fortschritte der Flugtechnik konfrontieren die Flugmedizin ständig mit neuen Problemen und Aufgaben, deren Bewältigung nur in intensiver Forschung bei enger Zusammenarbeit der Medizin mit der Technik und den Flugsicherheitsorganen möglich sein wird.

Literatur

Ausbüttel, F.: Aufgaben der flugmedizinischen Pathologie. Wehrmed. Mitt. **1962**, H. 1 u. 2.

Fischer, H.: Pathologisch-anatomische Untersuchungen bei Flugzeugunfällen. Münch. med. Wschr. **104**, 325—329 (1962).

Fryer, D. I.: The results of accidents. In: A textbook of aviation physiology, chap. 44. London-New York-Paris: Pergamon Press 1965.

Gerbert, K.: Flugunfall und Unfallneigung. Zbl. Verkehrs-Med. H. 4 (1963).

Krefft, S.: Zum Problem der Identifikation beim Flugunfall. Zbl. Verkehrs-Med. **12**, H. 1 (1966).

— Über Verletzungen beim Flugunfall. Schriftenreihe Flugmedizinisches Institut der Lw, Fürstenfeldbruck, H. 14. (Zur Veröffentlichung vorgesehen.)

Mason, J. K.: Aviation accident pathology. London: Butterworth 1962.

Ruff, S.: Über die leistungsmindernde Wirkung von Auspuffgasen auf Flugzeugbesatzungen und über Kohlenoxydmessungen in verschiedenen Flugzeugmustern. Luftfahrtforschung **1935**, Nr 4.

— Das Versagen des menschlichen Organismus als Ursache für Unfälle bei Höhenflügen in den letzten Jahren. Jb. d. Dtsch. Akad. d. Luftfahrtforschung.

— Flugunfälle durch Versagen des Menschen. Hefte zur Unfallheilk. H. 62 (1959).

—, u. H. Strughold: Grundriß der Luftfahrtmedizin, 3. Aufl. München: Johann Ambrosius Barth 1957.

Silliphant, W. M., and V. A. Stembridge: Aviation pathology. The role of the pathologist in investigating aircraft accident fatalities. U.S. armed Force med. J. **9**, No 2, 207 (1958).

Spann, W.: Gerichtsärztliche Probleme bei Flugunfällen. Dtsch. Z. gerichtl. Med. (1964).

Townsend, F. M.: The utilization of pathology in aircraft accident investigation, Agardograph 30, medical aspects of flight safety, p. 165. London-New York-Paris: Pergamon Press 1959.

Straßenbau, Straßenführung und Umgebungsfeld

F. Bitzl †, Wien

Mit 21 Abbildungen

I. Allgemeine Grundlagen des Straßenbaues

Die stürmische Entwicklung der Motorisierung in den vergangenen 2 Jahrzehnten hat dem gesamten Straßenwesen einen gewaltigen Aufschwung verliehen. Im Jahr 1965 waren in der Bundesrepublik Deutschland über 12 Millionen Kraftfahrzeuge zugelassen, und man rechnet damit, daß der Kfz-Bestand in weiteren 2 Jahrzehnten auf 20 Millionen angewachsen sein wird. Wenn der Sättigungsgrad der Motorisierung bis dahin erreicht ist, verfügt mindestens jeder dritte Einwohner über ein Kraftfahrzeug.

Das bestehende und künftige Straßennetz muß den Erfordernissen dieser Verkehrsentwicklung angepaßt werden. Die neuzeitliche Straßenbautechnik umfaßt daher nicht nur die Planung und Ausführung der Straßenprojekte selbst, sondern es müssen jedem größeren Straßenbauvorhaben umfangreiche Untersuchungen über das *Verkehrsaufkommen* und die *Verkehrsbeziehung* innerhalb des Planungsgebietes vorangehen. Die Dimensionierung und Gestaltung der Straßenanlagen hängt in erster Linie von der künftig zu erwartenden Verkehrsbelastung ab.

1. Voruntersuchungen

Der erste Schritt in der Straßenplanung besteht allgemein in der Durchführung von Verkehrszählungen zur Feststellung der maßgebenden Verkehrsmengen und der Verkehrsstruktur. Ermittelt wird die Zahl der Kraftfahrzeuge, die während eines Tages oder einer Stunde einen bestimmten Straßenabschnitt befahren. In vielen Fällen wird durch Befragung der Verkehrsteilnehmer auch die Richtung der Verkehrsströme untersucht. Mit den Ergebnissen dieser *Verkehrsanalyse* gelingt es in der Regel, die Gesetzmäßigkeiten des Verkehrsablaufes und der Verkehrsbeziehungen zahlenmäßig zu erfassen.

Im weiteren Verlauf der Planungsarbeiten muß nun mit den Methoden der *Verkehrsprognose* an Hand des derzeitigen Verkehrszustandes die künftige Verkehrsentwicklung und die zu erwartende Verkehrsbelastung des geplanten Straßennetzes vorausbestimmt werden. Damit sind die wichtigsten Grundlagen für die Bemessung der Straßenbauten gegeben. Es ist dann Aufgabe der *Verkehrsdiagnose,* festzustellen, inwieweit die bestehenden Straßenzüge und Knotenpunkte für die künftigen Verkehrsmengen ausreichen; gegebenenfalls müssen Erweiterungen und Ergänzungen des Straßennetzes geplant werden.

Nachdem eine neue Straße stets einen mehr oder weniger tiefen Eingriff in das *Gelände* erfordert, sind auch gründliche geologische, morphologische und bodenmechanische Voruntersuchungen durchzuführen. Die Zusammensetzung des Untergrundes, das Gefüge, die Festigkeit, die Frostbeständigkeit und die Wasserführung des Bodens müssen eingehend erkundet werden. Zu diesem Zweck sind Schürfungen, Stollen und Schächte anzulegen, um das Bodenprofil und die Lagerungsverhältnisse im Untergrund festzustellen. Für die *Linienführung* einer Straße ist es ferner wichtig, zu wissen, an welchen Stellen die Standfestigkeit des Untergrundes als ungenügend erscheint, so daß mit Rutschungen zu rechnen ist. Derartige kritische Gebiete wird man bei der Trassierung möglichst umgehen [1].

Die neuzeitliche Straßenbautechnik bedient sich der Methoden und Erfahrungen zahlreicher anderer Fachdisziplinen, um zu erreichen, daß ihre Bauwerke nach den Grundsätzen optimaler Sicherheit, Leistungsfähigkeit und Wirtschaftlichkeit geplant und ausgeführt werden. Die Meß- und Untersuchungsverfahren der *Straßenverkehrstechnik* tragen ebenso zur Erreichung der Planungsziele bei wie die Fortschritte auf dem Gebiet *Fahrdynamik* und der *Kraftwagenkonstruktion.* In den allgemeinen Entwurfsrichtlinien für Straßenbauten finden aber auch in erhöhtem Maße die Erkenntnisse der *Verkehrsmedizin* und der *Unfallforschung* ihren Niederschlag.

2. Entwurfsgeschwindigkeit

Unter Hinsicht auf die ständig weiter zunehmende Verkehrsdichte wird angestrebt, durch die einheitliche Form des Straßenausbaues einen gleichmäßig fließenden Verkehrsablauf zu erreichen. Man legte daher jedem Straßenprojekt eine bestimmte Geschwindigkeit für die Berechnung der geometrischen Straßenelemente zugrunde. Diese sog. „*Entwurfsgeschwindigkeit*" hat im wesentlichen die Bedeutung, daß auf längere Strecken die zulässigen Grenzwerte in den Gestaltungselementen der Straße (Kurvenradien, Sichtweiten, Kuppenausrundungen, Fahrbahnbreiten usw.) nicht unter- bzw. überschritten werden. Damit sind von der bautechnischen Seite die Voraussetzungen für einen *stetigen Verkehrsfluß* mit möglichst gleichbleibender Geschwindigkeit über längere zusammenhängende Straßenabschnitte gegeben. Der Kraftfahrer kann also mit einer weitgehend verkehrssicher entworfenen Straßenanlage rechnen und ist daher in der Lage, sein Fahrverhalten darauf einzustellen.

Die Entwurfsgeschwindigkeit ist ein Richtwert, der nach dem Schwierigkeitsgrad des *Geländes* und nach der *Verkehrsbelastung* des Straßenzuges bestimmt wird, um die Kosten des Aus- bzw. Neubaues in ein wirtschaftlich vernünftiges Verhältnis zu den technischen Schwierigkeiten und zur Verkehrsbedeutung der Straße zu bringen.

Die Entwurfsgeschwindigkeiten für Landstraßen sind in den „Richtlinien für die Anlage von Landstraßen, II. Teil: Linienführung (RAL-L)" festgelegt [2]. Im Autobahnbau gelten noch die Trassierungsgrundsätze aus dem Jahr 1943 [3]. Die derzeit üblichen Entwurfsgeschwindigkeiten für Landstraßen und Autobahnen sind in Tabelle 1 zusammengefaßt.

Durch die Anwendung einheitlicher Entwurfsgeschwindigkeiten wird erreicht, daß auf den betreffenden Straßenzügen bei *normalen Fahrbahn-* und *Verkehrsbedingungen* auch tatsächlich entsprechende Geschwindigkeiten eingehalten werden können. Unter dem Begriff „normale Fahrbahnbedingung" wird nach den RAL-L eine nasse, saubere Straßenoberfläche verstanden, da dieser Zustand sehr häufig vorliegt, wobei die Reibungsverhältnisse einen unteren Grenzwert erreichen können. Die bei der Entwurfsbearbeitung verwendeten physikalischen Formeln und Zahlengrößen gewährleisten bei den angegebenen Bedingungen ein ausreichendes Maß an Sicherheit. Das bedeutet, daß die Entwurfsgeschwindigkeit bei guten Fahrbahn- und Verkehrsverhältnissen (trockene Fahrbahn, normale Verkehrsdichte) innerhalb bestimmter Grenzen überschritten werden kann. Bei ungünstigen Fahrbahnbedingungen (Straßenglätte) und bei starker Verkehrsbelastung muß jedoch eine geringere Verkehrsgeschwindigkeit eingehalten werden, als der betreffenden Entwurfsgeschwindigkeit entspricht.

Tabelle 1. *Entwurfsgeschwindigkeiten für Landstraßen und Autobahnen*

Schwierigkeitsgrad des Geländes	Entwurfsgeschwindigkeit V_e (km/h)				
	Landstraßen Straßenbelastung (Pkw-E/Tag)				Autobahnen
	≦1000	>1000 bis 2000	>2000 bis 3000	>3000	
I Flaches Gelände oder Hügelland ohne wesentliche Beengung durch Bebauung, Verkehrsanlagen, Wasserläufe und dgl.	50	60	80	100	160
II Stärker bewegtes Hügel- und Bergland oder häufige Behinderung durch Bebauung und dgl.	40	50	60	80	140
III Mittelgebirge mit ungünstigen Geländeverhältnissen oder sehr starker Behinderung durch Bebauung und dgl.	30	40	50	60	120
IV Hochgebirge	30	30	40	50	100

3. Kraftschluß zwischen Fahrzeug und Fahrbahn

Die Sicherheit der Fahrzeugbewegungen im Straßenverkehr hängt in erster Linie von den Reibungskräften ab, die in den Berührungsflächen zwischen den Fahrzeugrädern und der Straßenoberfläche aktiviert werden können. Jenen Vorgang, bei dem im Verlaufe der Abrollbewegungen des luftbereiften Rades die Reibungskräfte in Längs- und Querrichtung zum Fahrzeug übertragen werden, nennt man den *Kraftschluß*.

Die Größe der Reibungskraft R, die zwischen einem Fahrzeugrad und der Straßenoberfläche entsteht, ist durch das bekannte Coulombsche Reibungsgesetz

$$R = \mu \cdot P \text{ (kg)}$$

bestimmt, wobei μ den *Kraftschlußbeiwert* (Reibungsbeiwert) und P die Radlast (den auf das betreffende Rad entfallenden Anteil des Fahrzeuggewichtes) bezeichnen. Dem Kraftschlußbeiwert μ kommt im Straßenwesen eine fundamentale Bedeutung zu; er ist in fast sämtlichen Bemessungsformeln jener Entwurfselemente enthalten, die auf den Gleichgewichtsbedingungen des Kräftespiels am Fahrzeug beruhen.

Die Größe der dem Straßenentwurf zugrundegelegten Kraftschlußbeiwerte dient als Maßstab für die *Verkehrssicherheit*. Das besondere Problem bei der Anwendung von Reibungsbeiwerten in der Straßenplanung liegt darin, daß sie je nach dem Straßen- und Reifenzustand erheblichen Schwankungen unterliegen. Außerdem sind die Kraftschlußkoeffizienten noch von zahlreichen fahrzeugtechnischen Faktoren (Federung, Bereifung) sowie von der Geschwindigkeit abhängig.

Die Griffigkeit von Straßendecken wird mit Hilfe von fahrbaren Reibungsmessern festgestellt. In der Regel kommen für diesen Zweck einrädrige Schlepp-radanhänger zur Verwendung, die aus einer bestimmten Geschwindigkeit bis zum Blockieren abgebremst werden. Aus den dabei getätigten Bremskraftaufzeichnungen läßt sich der zugehörige Kraftschlußbeiwert (Gleitbeiwert μ_G) ermitteln. Gauss [4] hat die Griffigkeitsbereiche auf trockenen und nassen Straßenoberflächen, WEHNER [5] die Gleitbeiwerte auf vereisten Fahrbahnen in Abhängigkeit von der Geschwindigkeit gemessen (Abb. 1).

Man erkennt aus Abb. 1 sowohl die erheblichen Unterschiede in den Kraftschlußbeiwerten für trockene, nasse und vereiste Fahrbahnen als auch das starke Absinken der Gleitbeiwerte mit zunehmender Geschwindigkeit, besonders bei nassen Oberflächen. Im übrigen können den einzelnen Deckenarten (Betondecken, bituminöse Decken) keine festen Griffigkeitswerte zugeordnet werden. Die Gleitbeiwerte von verschiedenen Straßenabschnitten der gleichen Deckenbauweise variieren in weiten Grenzen [6].

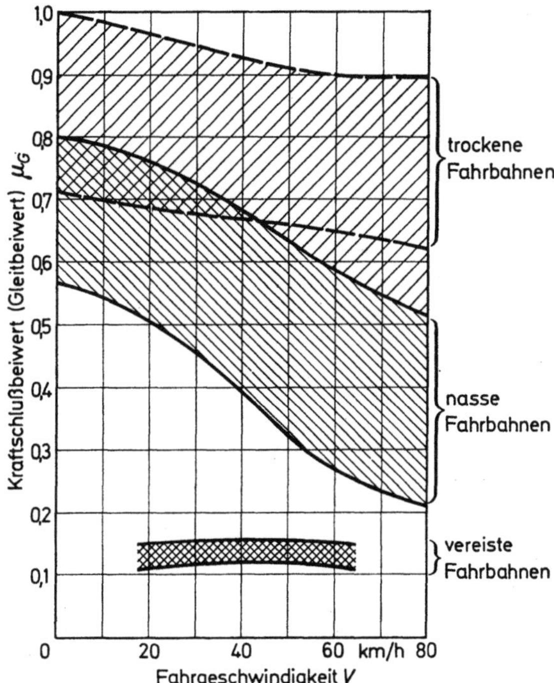

Abb. 1. Griffigkeitsbereiche (Kraftschlußbeiwerte) von Fahrbahnoberflächen in Abhängigkeit von der Geschwindigkeit

Die Griffigkeit der Fahrbahndecken läßt sich jedoch durch die Art des Deckenaufbaues, durch die Wahl geeigneter Baustoffe und durch spezielle Herstellungsverfahren maßgeblich verbessern. Unter Hinsicht auf die steigende Zahl der Verkehrsunfälle, von denen 20—30% durch Straßenglätte verursacht oder zumindest mitverursacht werden, zielen die Bestrebungen im Straßenbau vor allem darauf ab, Fahrbahndecken mit hoher Griffigkeit sowohl bei trockenen als auch bei nassen Oberflächen herzustellen [7]. Die Winterglätte läßt sich erfolgreich mit Hilfe von Tausalzen bekämpfen.

Die Reibungskräfte in den Radaufstandsflächen der Fahrzeuge werden in der Regel nach zwei Hauptrichtungen beansprucht: beim Anfahren und Beschleunigen bzw. beim Verzögern und Bremsen in Richtung der Fahrzeuglängsachse, bei der Kurvenfahrt oder beim Auftreten seitlicher Störkräfte (z. B. Seitenwind) quer zur Fahrtrichtung. Daher unterscheidet man nach den *Längsreibungsbeiwert* μ_1 und nach dem *Seitenreibungsbeiwert* μ_2. Je nach dem Bewegungszustand des Fahrzeuges überwiegt einer der beiden Kraftschlußbeiwerte.

II. Straßenquerschnitt

Die Leistungsfähigkeit und Sicherheit einer Straße hängt maßgeblich von ihrem Querschnitt ab. Die Gestaltung des Straßenquerschnitts und die Wahl seiner Abmessungen richten sich nach den verkehrlichen und baulichen Erfordernissen.

1. Die Bestandteile des Straßenquerschnitts

Der Straßenquerschnitt gliedert sich in die (durchgehende) Fahrbahn und in die (seitlichen) Nebenspuren (Verzögerungs- und Beschleunigungsspuren, Kriechspuren, Stand- und Parkspuren).

Die *Fahrbahn* wird je nach der Verkehrsbedeutung der Straße in zwei oder mehr Fahrspuren von je 2,50—3,75 m Breite aufgeteilt. Der Fahrbahnrand ist in der Regel durch helle Leitstreifen von den *Nebenspuren* abgegrenzt. An die befestigten Seitenstreifen schließt sich sodann der unbefestigte Randstreifen (Rasenbankett) an.

Die Fahrspurbreite richtet sich nach der Verkehrsart. Bei leichtem Verkehr (vorwiegend Pkw-Verkehr) wird ein Regelfahrzeug von 2,00 m Breite zugrunde gelegt, bei schwerem Verkehr (d. h. bei hohem Anteil an Lastverkehr) ist die nach der Straßenverkehrs-Zulassungsordnung (StVZO) höchstzulässige Fahrzeugbreite (2,50 m) maßgebend. Um den Fahrzeugen ein sicheres Begegnen und Überholen zu ermöglichen, sind sowohl zwischen den Fahrzeugabgrenzungen als auch gegen den Straßenrand zu entsprechende Bewegungsspiel- und Sicherheitsräume vorzusehen, die um so breiter sein müssen, je höher die Verkehrsgeschwindigkeiten veranschlagt werden. Die Breite des Regelfahrzeuges bildet zusammen mit der Breite des Bewegungsspielraumes den *Bewegungsraum;* wird beiderseits noch der Sicherheitsraum zugeschlagen, so erhält man die *Verkehrsspur.*

Die Breite der genannten Einzelmaße bzw. der Verkehrsspur ist von der Verkehrsart und von der Entwurfsgeschwindigkeit abhängig (Tabelle 2).

Tabelle 2. *Maße von Verkehrsspuren für Kraftfahrzeuge (Regeltypen)*

Verkehrsart	Entwurfsgeschwindigkeit V_e (km/h)	Fahrzeugbreite k (m)	Bewegungsspielraum $2e$ (m)	Bewegungsraum b (m)	Sicherheitsraum am Fahrbahnrand a (m)	Sicherheitsraum zwischen den Fahrzeugen Z (m)	Fahrspurbreite Außenspur f_a (m)	Fahrspurbreite Innenspur f_i (m)
Leichter Verkehr	60	2,00	0,50	2,50	0,25	0,50	2,75	—
Schwerer Verkehr	80	2,50	0,50	3,00	0,50	0,50	3,25	3,50
	100	2,50	1,00	3,50	0,50	0,50	3,75	4,00
Schwerer und schneller Verkehr	120	2,50	1,00	3,50	0,75	0,50	3,75	4,00

Standspuren sind Verkehrsflächen von 1,25—2,75 m Breite neben der Hauptfahrbahn, auf denen Fahrzeuge halten, jedoch nicht parken dürfen. Sie sind vor allem als Abstellflächen für defekte oder unfallbeschädigte Fahrzeuge vorgesehen und dienen somit der Verkehrssicherheit.

Kriechspuren sind Fahrspuren von 3,00—3,25 m Breite neben der Hauptfahrbahn im Bereich von längeren Steigungen über 4%.

Auf diese Spuren wird der Lastverkehr verwiesen, dessen Verkehrsgeschwindigkeit an Steigungen stark zurückgeht. Durch die Langsamfahrspuren lassen sich die ständigen Verkehrsstauungen vermeiden, die an herkömmlichen Straßen in Steigungsstrecken auftreten und die zu gefährlichen Überholvorgängen führen.

Um die Entmischung des Straßenverkehrs zu fördern, sind seitlich der Hauptfahrbahnen bei Bedarf *Seitenstreifen* und *Seitenwege* für die Aufnahme des Moped-, Rad- und Fußgängerverkehrs anzulegen. Seitenstreifen verlaufen in unmittelbarer Verbindung mit und in gleicher Höhe neben der Fahrbahn bzw. mit dem Leitstreifen. Die Seitenwege sind durch Borde oder Trennstreifen von der Fahrbahn räumlich getrennt.

Die Fahrbahn wird auf beiden Seiten durch befestigte *Leitstreifen* abgegrenzt, auf denen zur Kenntlichmachung des Fahrbahnrandes eine helle rückstrahlende Markierung aufgebracht wird. Die Breite der Randstreifen beträgt je nach Straßentyp 0,25—0,75 m. Die Leitstreifen dienen in erster Linie der optischen Verkehrsführung bei ungünstigen Sichtverhältnissen und bewirken eine Reduzierung der Verkehrsunfälle infolge Abirrens von Fahrzeugen (vgl. Kapitel V) [8].

Der Verkehrsraum für alle Verkehrsspuren zusammengenommen wird schließlich von der Begrenzungslinie des *lichten Raumes* umschlossen. Diese Umgrenzung gibt den notwendigen lichten Abstand von Gegenständen neben oder über dem Verkehrsraum an; dieser beträgt im allgemeinen über dem Verkehrsraum 0,50 m und seitlich des Verkehrsraumes 0,50—1,00 m.

Auf Schnellverkehrsstraßen mit zwei oder mehr Verkehrsspuren je Fahrtrichtung ist aus Sicherheitsgründen eine räumliche Trennung der Richtungsfahrbahnen vorzunehmen. Bei vierspurigen Landstraßen und bei Autobahnen ist daher der *Mittelstreifen* ein unerläßlicher Bestandteil des Fahrbahnquerschnitts. Die Richtungstrennung wird entweder in Form von erhöhten Trennstreifen (zwischen Betonborden) oder als Grünstreifen ausgeführt. Letztere erfüllen ihren Zweck — das Auffangen abirrender Fahrzeuge — jedoch nur dann, wenn sie eine ausreichende Breite aufweisen. Nach Untersuchungen von HURD [9] nimmt der Anteil der Frontalkollisionen mit zunehmender Mittelstreifenbreite ab. Ein ausreichender Schutz gegen das Abirren von Fahrzeugen auf die Gegenfahrbahn ist jedoch erst dann gegeben, wenn der Grünstreifen mindestens 15—20 m breit ist. In dichtbesiedelten oder landwirtschaftlich genützten Gebieten lassen sich derart breite Mittelstreifen selten realisieren. Bei den Bundesautobahnen ist daher die Breite des mittleren Grünstreifens im Regelfalle auf 4,00 m begrenzt. Zur Sicherung des Verkehrsablaufes werden jedoch auf dem Mittelstreifen grundsätzlich *Stahlleitplanken* aufgestellt.

Nach den bisherigen Verkehrserfahrungen haben sich derartige Sicherungselemente sehr gut bewährt. Die Stahlleitplanken verhindern das Überqueren des Mittelstreifens und damit die folgenschweren Zusammenstöße auf der Gegenfahrbahn [10, 11].

Der Mittelstreifen wird ferner auch aus baulichen Gründen, für die Unterbringung von Entwässerungsanlagen, Blendschutzpflanzungen und Beleuchtungskörpern benötigt.

2. Regelquerschnitte

Nach Ermittlung der maßgebenden Verkehrsmenge werden die erforderlichen Haupt- und Nebenfahrspuren sowie die zugehörigen Bestandteile (Leitstreifen, Mittelstreifen, Randstreifen usw.) zum *Regelquerschnitt* für den betreffenden Straßentyp zusammengefügt. Der Regelquerschnitt gibt die Abmessungen des Straßenkörpers für den Normalfall an. Die Entwurfsquerschnitte für Landstraßen sind in den „Richtlinien für die Anlage von Landstraßen I. Teil: Querschnittsgestaltung (RAL-Q)“ festgelegt [12].

Die Regelquerschnitte für *Autobahnen* haben in den vergangenen Jahrzehnten mehrfach erhebliche Änderungen und Erweiterungen erfahren. Die Querschnitte der ersten Autobahnen bestanden hauptsächlich aus den beiden je zweispurigen Richtungsfahrbahnen von je 7,00—7,50 m Breite, die beiderseits von schmalen Randstreifen begrenzt waren. Mit der zunehmenden Verkehrsentwicklung erwies es sich jedoch als notwendig, die Autobahnquerschnitte zu erweitern. Vor allem mußten aus Sicherheitsgründen seitliche Standspuren und in längeren Steigungs-

Querschnittstyp	Beschreibung	Entw.-geschw. km/h	Mittlere Leistungsfähi. (Kfz/24 Std)
	Regelquerschnitte für Bundesstraßen		
RQ 11,5	2-spurige Fahrbahn ohne Seitenstreifen	100	5000 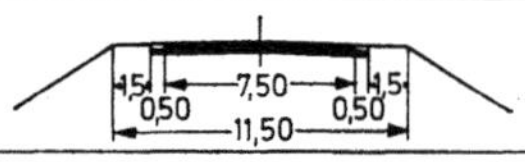
RQ 17,0	2-spurige Fahrbahn mit Seitenstreifen für Fuß-, Rad- u. Mopedv. (Behelfsstandspur)	100	7500 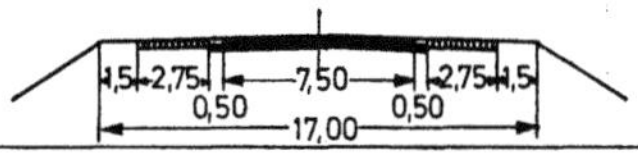
RQ 23,0	4-spurige ungeteil. Fahrbahn mit Standspuren (überwieg. nur f. Kraftfahrzeugverk. bestimmt)	80	26000 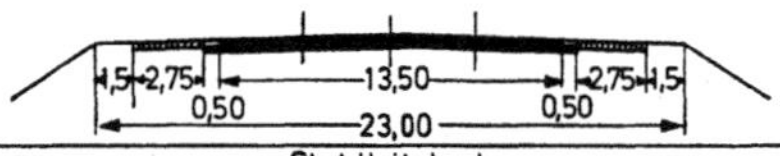
RQ 28,5	4-spurige geteilte Fahrbahn mit Standspuren (überwieg. nur f. Kraftfahrzeuge bestimmt)	100	33000 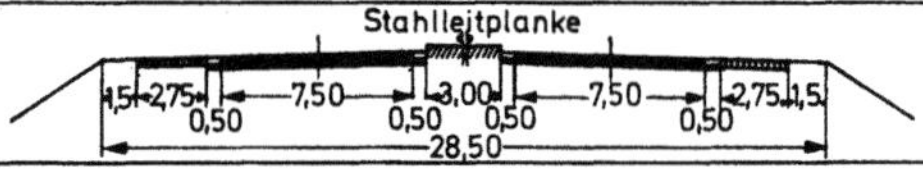
	Regelquerschnitte für Bundesautobahnen		
RQ BAB	Normalquerschnitt (2-spurige geteilte Fahrbahn mit Standspuren)	100 bis 160	33000 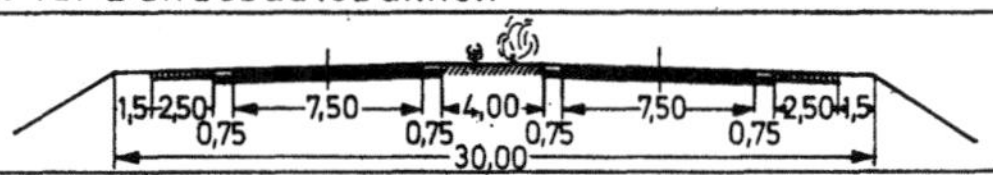
	Querschnitt mit Kriechspur statt Standspur an der berggehenden Fahrbahn		33000 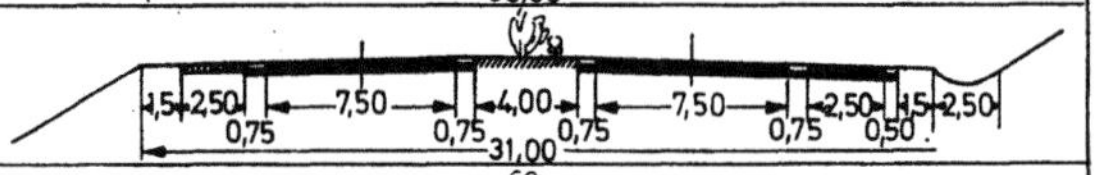
	6-spuriger Querschnitt mit Standspuren		50000 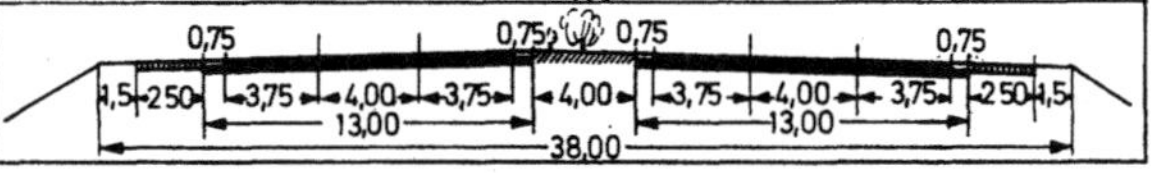

Abb. 2. Regelquerschnitte für Bundesstraßen und Bundesautobahnen

strecken besondere Langsamfahrspuren (Kriechspuren) angelegt werden. An manchen Strecken genügt es, die Standspur im Bereich der Steigung als Kriechspur auszubilden; bei starkem Verkehr müssen jedoch die Langsamfahrspuren zusätzlich eingefügt werden. Wenn auf einer Autobahn ständig mit hohen Verkehrsbelastungen zu rechnen ist (z. B. im Vorfeld von Großstädten), muß ein Ausbau auf mindestens 6 Verkehrsspuren erfolgen.

Der Regelquerschnitt einer Straße wird aufgrund der maßgebenden Entwurfsgeschwindigkeit und der erforderlichen Leistungsfähigkeit bestimmt. Unter der Leistungsfähigkeit versteht man die Zahl der Kraftfahrzeuge, die ein Straßenquerschnitt bei bestimmten Verkehrsbedingungen je Tag oder Stunde bewältigen kann.

Die Abmessungen der am häufigsten für Bundesstraßen verwendeten Regelquerschnitte sowie diejenigen für neuzeitliche Bundesautobahnen sind aus Abb. 2 ersichtlich.

Um einen raschen Abfluß des Niederschlagswassers zu gewährleisten, erhalten die Fahrbahnen eine einseitige oder dachförmige Querneigung, die je nach Art der Deckenbefestigung zwischen 1,5 und 3,0% gewählt wird.

III. Elemente der Linienführung

Eine Straße setzt sich im *Grundriß* aus den geometrischen Einzelelementen Gerade, Kreisbogen und Übergangsbogen und im *Aufriß* aus den Längsneigungen und den Ausrundungsbogen zusammen. Es ist nun die Aufgabe der Linienführung, einen längeren Straßenzug aus diesen Entwurfselementen zusammenzufügen und in das vorgegebene Gelände einzupassen. Als dritte Dimension kommt noch der *Querschnitt* hinzu. Die Linienführung einer Straße ist stets räumlich zu betrachten (Grundriß, Aufriß, Querschnitt), da sie auch der Fahrer in der dreidimensionalen Wirklichkeit erlebt. Die Berechnung der *Trassierungselemente* beruht auf den physikalischen Gesetzen für das Gleichgewicht der am Fahrzeug angreifenden Kräfte. Dies setzt allerdings voraus, daß die bewegungstechnischen Zusammenhänge zwischen Fahrzeug und Straße bekannt sind. Die in den vergangenen Jahren durchgeführten Forschungsarbeiten auf dem Gebiet der Straßenbau-, Straßenverkehrs- und Fahrzeugtechnik haben die hier einschlägigen Probleme einer weitgehenden Klärung zugeführt [13].

1. Straßenkrümmung

Bei der Fahrt durch eine Krümmung wirken auf das Kraftfahrzeug eine Reihe von Kräften ein, die seine Richtungshaltung beeinflussen (Abb. 3).

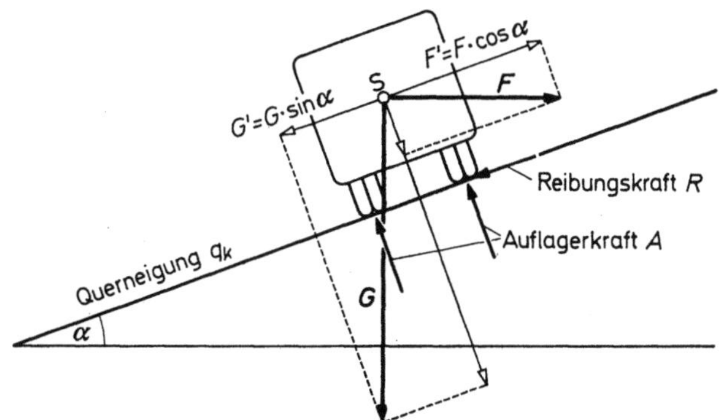

Abb. 3. Kräftespiel am Fahrzeug bei Kurvenfahrt

Im Fahrzeugschwerpunkt S greift senkrecht nach unten das Eigengewicht G und horizontal die Fliehkraft F an. Zwischen Rädern und Fahrbahn wirkt die Reibungskraft R (senkrecht zur Fahrtrichtung), und senkrecht zur Fahrbahn nach oben sind die Auflagerkräfte A gerichtet. Daraus ergeben sich die parallel zur Fahrbahn wirkenden Komponenten des Fahrzeuggewichtes G' und der Fliehkraft F'. Je nach dem Bewegungszustand und der Geschwindigkeit des Fahrzeuges überwiegt die eine oder andere Komponente.

Um nun die gefährliche Fliehkraftwirkung zu vermindern, gibt man der Fahrbahn eine einseitige *Querneigung* q_k unter dem Winkel α zur Horizontalen (Kurvenüberhöhung). Nach den bestehenden Richtlinien für Landstraßen (RAL-L) [2] wird für die Berechnung der einseitigen Kurvenquerneigung davon ausgegangen, daß die am Fahrzeug angreifende Fliehkraft zu $^1/_3$ von der Querneigung und zu $^2/_3$ von der Seitenreibung (Seitenführungskraft) aufgenommen wird. Damit ergibt sich folgende Bemessungsformel für die Querneigung in der Kreisbogenkrümmung:

$$q_k = \frac{1}{3} \cdot \frac{v^2 \cdot 100}{g \cdot R} = 0{,}26 \cdot \frac{V_e^2}{R} \, (\%)$$

v = Geschwindigkeit (m/sec) R = Kurvenradius (m)
V_e = Geschwindigkeit (km/h) g = Erdbeschleunigung = 9,81 (m/sec²)

Aus Gründen der Verkehrssicherheit muß die Kurvenüberhöhung nach oben begrenzt werden, da bei zu starken Querneigungen die Gefahr besteht, daß die langsameren Fahrzeuge bei Straßenglätte nach innen abrutschen. Bei einer Entwurfsgeschwindigkeit von 80 km/h beträgt z. B. die höchstzulässige Kurvenneigung 5%, wobei ein radialer Seitenreibungsbeiwert von 0,10 in Anspruch genommen wird.

Die Bemessungsformel für q_k ist in Abb. 4 als Diagramm dargestellt, aus dem sich die erforderlichen Querneigungen in Abhängigkeit vom Kurvenradius und der Entwurfsgeschwindigkeit V_e entnehmen lassen.

In früheren Jahren war eine Straßentrasse ausschließlich aus Geraden und Kreisbögen zusammengesetzt. Eine solche Linienführung widerspricht jedoch der

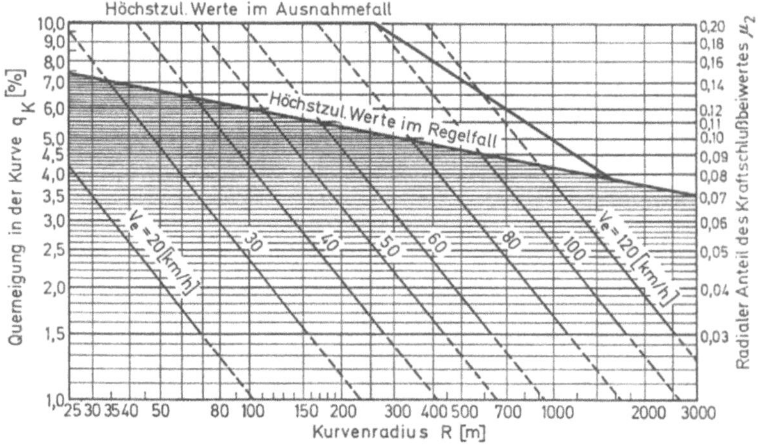

Abb. 4. Ermittlung der Querneigung in der Kurve in Abhängigkeit vom Kurvenradius R und von der Entwurfsgeschwindigkeit V_e

Lenkgeometrie des Kraftfahrzeuges, da es nicht möglich ist, aus einer Geraden unmittelbar anschließend eine Kreisbogenlinie zu fahren. Da man für das Abdrehen des Lenkrades eine bestimmte Zeit benötigt, legt das Kraftfahrzeug während des Lenkradeinschlages eine spiralförmige Kurve mit ständig zunehmender Krümmung zurück; der umgekehrte Vorgang findet beim Ausfahren aus einem Kreisbogen in eine Gerade statt. Dieser Fahrdynamik entsprechend muß zwischen der geraden und der kreisförmigen Strecke ein *Übergangsbogen* eingelegt werden, da andernfalls die Gefahr besteht, daß die Kraftwagen von ihrer Fahrlinie abweichen. In der modernen Straßenbautechnik wird als Übergangsbogen die *Klotoide* verwendet, eine Spiralkurve mit dem Krümmungsgesetz

$$L = \frac{A^2}{R}$$

L = Länge des Übergangsbogens (m)
A = Parameter der Klotoide
R = Kreisbogenradius (m)

welches besagt, daß der Radius der Kurve mit zunehmender Bogenlänge stetig abnimmt [14].

Der Übergang zwischen Gerade und Kreis wird durch den einfachen Übergangsbogen hergestellt (Abb. 5a); wenn zwei gegensinnige Kreise aneinanderstoßen, wird eine sog. Wendeklotoide eingeschaltet (Abb. 5b).

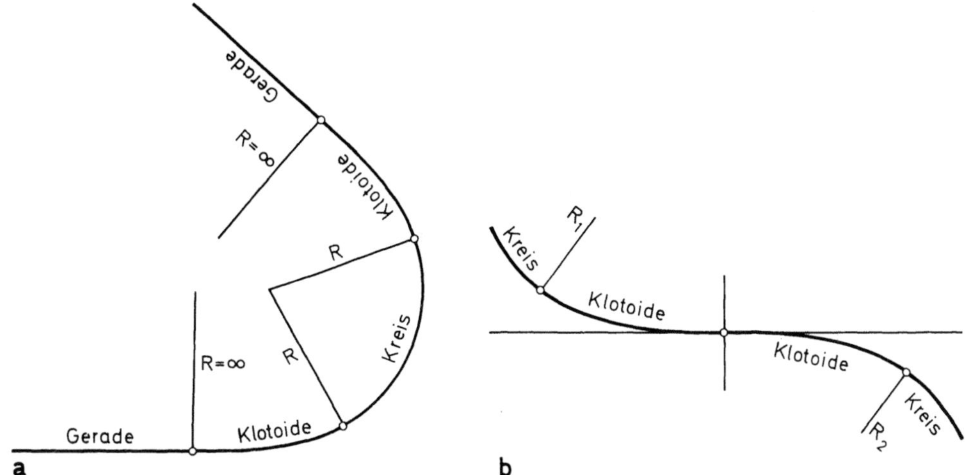

Abb. 5a u. b. Einfacher Übergangsbogen (a) und Wendelinie (b) mit Klotoiden. a Übergang Gerade-Kreis-Gerade; b Übergang von Kreis auf Kreis

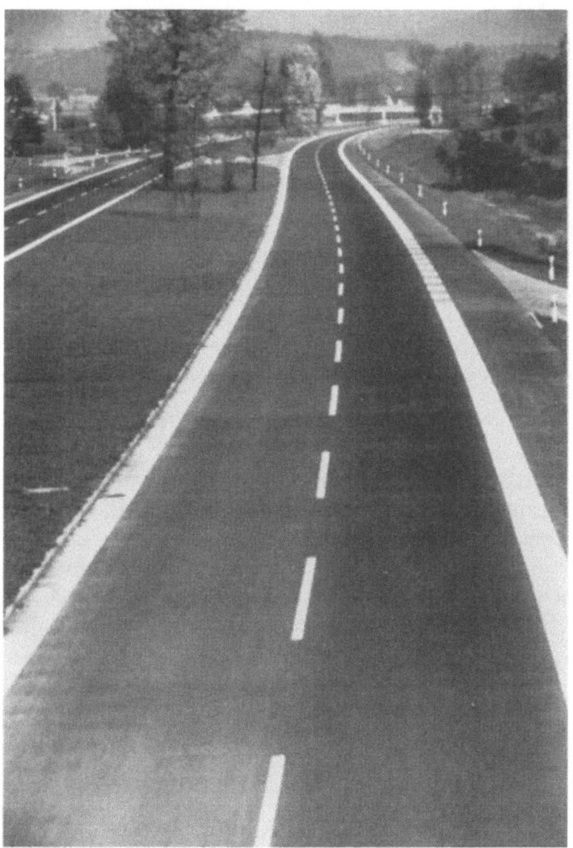

Abb. 6. Übergangsbogenstrecke in Form einer Klotoide im Zuge eines Autobahnabschnittes

Durch die Anordnung des Übergangsbogens wird eine stetige Zu- bzw. Abnahme der Fliehbeschleunigung in den Krümmungsein- und ausläufen erreicht, was sich in einer Erhöhung der Fahrsicherheit und Fahrannehmlichkeit auswirkt. Die Kurvenfahrt wird von den Fahrzeuginsassen als unangenehm empfunden, wenn der sog. „Ruck" (Änderung der Zentrifugalbeschleunigung pro Sekunde) den Wert $k = 0{,}5$ m/sec^2 überschreitet. Durch entsprechende Wahl des Klotoidenparameters A läßt sich erreichen, daß der Seitenruck unterhalb des genannten Wertes bleibt.

Die Verwendung der Klotoide erfolgt auch aus ästhetischen Gründen, da sie eine stetige Krümmungsänderung und damit einen flüssigen, optisch befriedigenden Linienverlauf gewährleistet (Abb. 6).

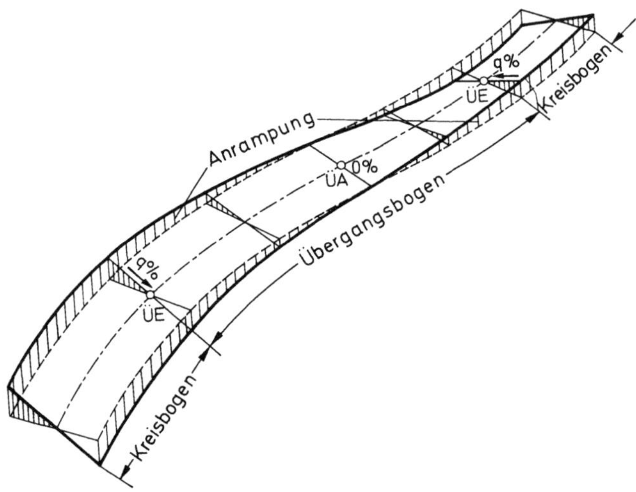

Abb. 7. Fahrbahnverwindung in einer S-Kurve (Wendelinie)

Schließlich dient die Übergangsstrecke für die Verwindung der Fahrbahnfläche von einer Kreisbogen-Querneigung in eine gegensinnige Querneigung (Abb. 7).

Der Anstieg bzw. Abfall der Höhe des Fahrbahnrandes durch die Änderung der Oberflächenquerneigung in Übergangsbögen wird *Anrampung* genannt.

2. Straßenlängsneigung

Da sich eine Straße weitgehend dem Gelände anpassen soll, ist ihre Längsachse in der Regel mehr oder weniger stark geneigt. In den Steigungs- und Gefällsstrecken sind möglichst niedrige Straßenlängsneigungen anzuwenden, da starke Neigungen die Fahrzeuge übermäßig beanspruchen und die Betriebskosten erhöhen. Nach den geltenden Entwurfsrichtlinien [2] sollen die in Tabelle 3 angegebenen Längsneigungen nicht überschritten werden.

Tabelle 3.
Höchstzulässige Straßenlängsneigung

Entwurfsgeschwindigkeit V_e (km/h)	Maximale Längsneigung s (%)
30	12,0
40	10,0
50	8,0
60	6,5
80	5,0
100	4,0

Die Größe der Längsneigung wird nach der Entwurfsgeschwindigkeit und nach den Geländeverhältnissen festgesetzt. Bei Bundesstraßen soll die Längsneigung möglichst nicht mehr als 5,0%, bei Autobahnen nicht mehr als 4,0% betragen.

Infolge der unterschiedlichen Geländeformationen entstehen Neigungsbrechpunkte, die durch Kreisbogen ausgerundet werden müssen. Je nach der Art des Neigungswechsels oder der Neigungsänderung unterscheidet man *Kuppen- oder Wannenausrundungen* (Abb. 8).

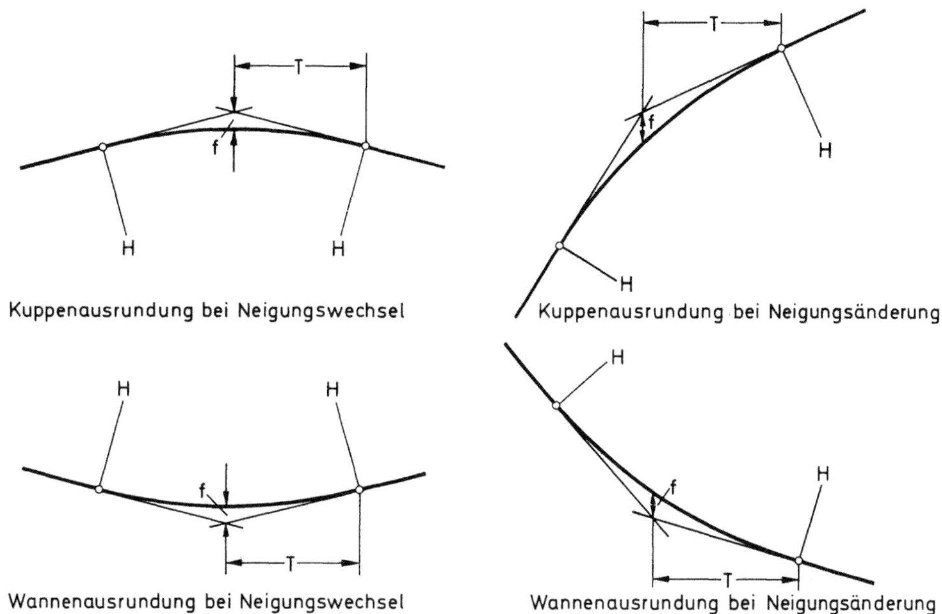

Abb. 8. Kuppen- und Wannenausrundungen bei Neigungswechsel bzw. Neigungsänderungen (H Ausrundungshalbmesser, T Tangentenlänge, f Bogenstich)

Die vertikalen Ausrundungshalbmesser dürfen aus Gründen der Verkehrssicherheit bestimmte Mindestwerte nicht unterschreiten (Tabelle 4).

Tabelle 4. *Mindestkuppen- und -wannenhalbmesser*

Entwurfsgeschwindigkeit V_e (km/h)	Mindestkuppenhalbmesser (m)		Mindestwannenhalbmesser (m)	
	Landstraßen	Autobahnen	Landstraßen	Autobahnen
40	1500	—	1000	—
50	2000	—	1500	—
60	3000	—	2000	—
80	5000	—	3000	—
100	9000	5000	5000	6000
120	—	8000	—	6000
140	—	12000	—	8000

Die Anwendung der Mindestradien für die Vertikalausrundung gewährleistet eine ausreichende Sichtweite, die mindestens dem Anhalteweg eines Fahrzeuges bei der entsprechenden Entwurfsgeschwindigkeit entspricht (vgl. Kapitel III, 3). Aus ästhetischen Gründen sollen jedoch möglichst große Ausrundungshalbmesser angewendet werden, die wesentlich über den Mindestwerten liegen.

3. Sichtweiten

Aus Gründen der Sicherheit und Leistungsfähigkeit müssen über die gesamte Länge eines Straßenzuges ausreichende Sichtweiten vorhanden sein. Grundsätzlich ist zwischen der Haltesichtweite und der Überholsichtweite zu unterscheiden. Es hängt dabei von der Form des gewählten Querschnittes ab, welche dieser Sichtweiten für die Aufstellung des Entwurfes maßgebend ist.

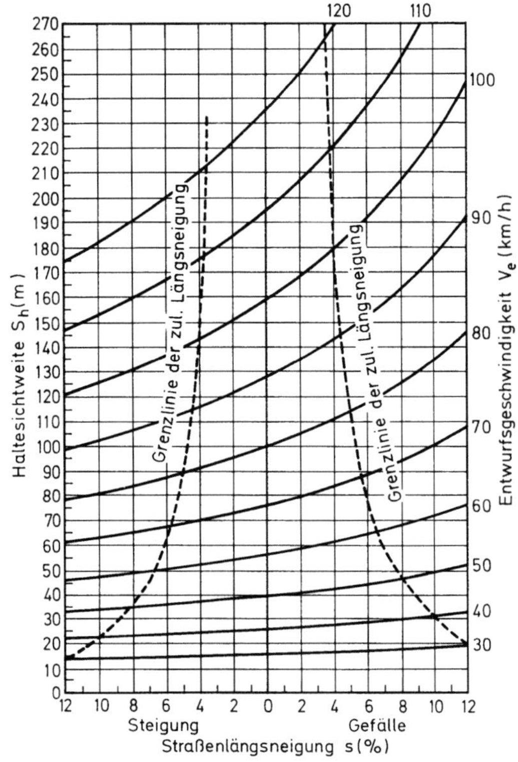

Abb. 9. Haltesichtweiten für die Sichtfreilegung bei Straßen in Abhängigkeit von der Entwurfsgeschwindigkeit V_e und der Straßenlängsneigung s. (Nach RAL-L)

Die *Haltesichtweite* entspricht der Wegstrecke, die ein Kraftfahrer benötigt, um sein mit Entwurfsgeschwindigkeit fahrendes Fahrzeug vor einem Hindernis oder Gefahrenpunkt gerade noch sicher zum Halten zu bringen. Die Haltesichtweite setzt sich zusammen aus dem Weg während der Reaktions- und Auswirkzeit von der Dauer einer Sekunde und dem reinen Bremsweg.

$$S_h = \frac{V_e}{3{,}6} + \frac{V_e^2}{3{,}6^2 \cdot 2\,g \left(\mu_1 \pm \frac{s}{100}\right)} \text{ (m)}$$

S_h = Haltesichtweite (m)

V_e = Entwurfsgeschwindigkeit (km/h)

g = Erdbeschleunigung (m/sec²)

μ_1 = tangentiale Komponente des Kraftschlußbeiwertes (—)

s = Straßenlängsneigung, + = Steigung, — = Gefälle (%)

$\frac{V_e}{3{,}6}$ = Weg während der Reaktions- und Auswirkzeit (m)

Die Haltesichtweiten lassen sich somit bei gegebener Entwurfsgeschwindigkeit für jeden Einzelfall berechnen. Für die Bestimmung der tangentialen Komponente des Kraftschlußbeiwertes μ_1 werden Reibungsverhältnisse bei nasser (sauberer) Fahrbahn und mittelmäßig abgefahrenen Reifen zugrunde gelegt, da diese Bedingungen sehr häufig gegeben sind. Je nach der Entwurfsgeschwindigkeit kommen für die Sichtweitenberechnung μ_1-Werte zwischen 0,30 und 0,50 in Ansatz.

Die für die Straßenprojektierung verwendeten Haltesichtweiten nach den bestehenden Richtlinien (RAL-L) [2] entsprechend der vorstehenden Formel sind aus dem Diagramm Abb. 9 zu entnehmen.

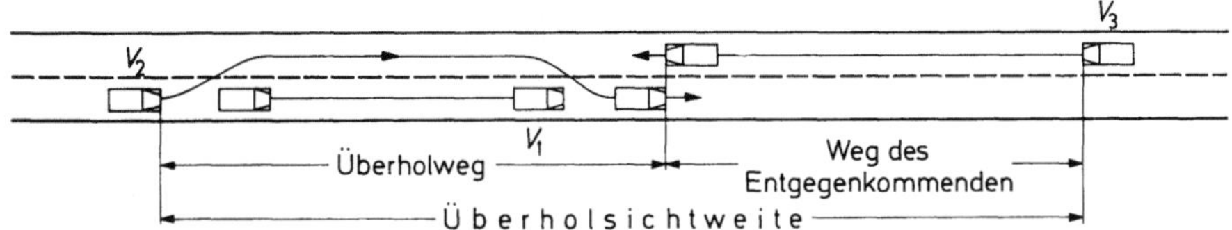

Abb. 10. Überholvorgang und Überholsichtweite (V_1 Geschwindigkeit des überholten Fahrzeuges, V_2 Geschwindigkeit des überholenden Fahrzeuges, V_3 Geschwindigkeit des entgegenkommenden Fahrzeuges in km/h)

Als *Überholsichtweite* wird diejenige Strecke bezeichnet, die zur Ausführung eines sicheren Überholvorganges unter Berücksichtigung des Gegenverkehrs notwendig ist. Der Überholvorgang beginnt mit dem Ausscheren des Fahrzeuges nach links und gilt als beendet, wenn der Überholer wieder auf seine eigene Fahrbahn zurückgekehrt ist. Der dabei zurückgelegte Weg ergibt zusammen mit der Strecke, die ein mit Entwurfsgeschwindigkeit verkehrendes entgegenkommendes Fahrzeug während der Überholdauer durchfährt, die Überholsichtweite (Abb. 10).

Die notwendigen Überholsichtweiten können aus Tabelle 5 entnommen werden.

Tabelle 5. *Überholsichtweiten*

Entwurfs-geschwindigkeit (km/h)	Überholsichtweite (m)
60	350
80	450
100	600

Aus wirtschaftlichen Gründen ist es nicht möglich, besonders in bergigem oder bewaldetem Gelände, die Überholsichtweite entlang des gesamten Straßenzuges freizulegen. Daher werden beim Entwurf bestimmte *Mindeststreckenanteile* mit Sichtweiten gleich oder größer der nach Tabelle 5 zu bestimmenden Überholsichtweiten festgelegt. Diese Streckenanteile betragen je nach der Entwurfsgeschwindigkeit und der zu erwartenden Verkehrsbelastung $^1/_4$—$^1/_2$ der Gesamtstrecke. Für die Anlage von Überholstrecken gilt allgemein, daß sie möglichst häufig vorhanden und weitgehend gleichmäßig über die Gesamtstrecke verteilt sein sollen.

Die Bedeutung der Überholsichtweite in der Straßenplanung wächst mit zunehmender Verkehrsbelastung, da mit dieser auch der „Überholbedarf", d. h. die Zahl der Überholungen je Kilometer und Stunde anwächst. Andererseits vermindern sich die Überholmöglichkeiten sehr rasch, wenn die Verkehrsmenge auf eine bestimmte Größe angewachsen ist. Auf zweispurigen Straßen mit Gegenverkehr können bei einer Querschnittsbelastung von 2000 Kfz/h nahezu keine Überholungen mehr stattfinden [15]. Naturgemäß ist auch bei geringeren Verkehrsmengen die absolute Zahl der Überholungen klein, da sich nur wenige Fahrzeuge gegenseitig beeinflussen. Dazwischen liegt jedoch ein kritischer Bereich, in dem Überholungen aufgrund der Fahrzeugzahl und der örtlichen Gegebenheiten am größten sind, so daß sich die „Überholunfälle" stark häufen.

4. Sichtfelder

Die aufgrund der Entwurfsgeschwindigkeit ermittelten Sichtweiten dienen zur Bemessung von *Sichtfeldern* in Krümmungen, an Knotenpunkten und Kuppen sowie an sonstigen Gefahrenstellen. Die erforderlichen Sichtfelder lassen sich im allgemeinen nicht von vornherein bei der Aufstellung des Straßenentwurfes örtlich festlegen. Es müssen vielmehr die vorhandenen Sichtweiten aus Lageplan, Höhenplan und Querschnitten des gefertigten Entwurfes ermittelt und anschließend den erforderlichen Sichtweiten gegenübergestellt werden [16]. Die Bemessung der Sichtfelder ist also unter Berücksichtigung der räumlichen Wirkung des Straßenzuges vorzunehmen. Aus dem Sichtfeld müssen alle die Sicht beeinträchtigenden Hindernisse (Bepflanzungen, Bebauungen usw.) entfernt werden.

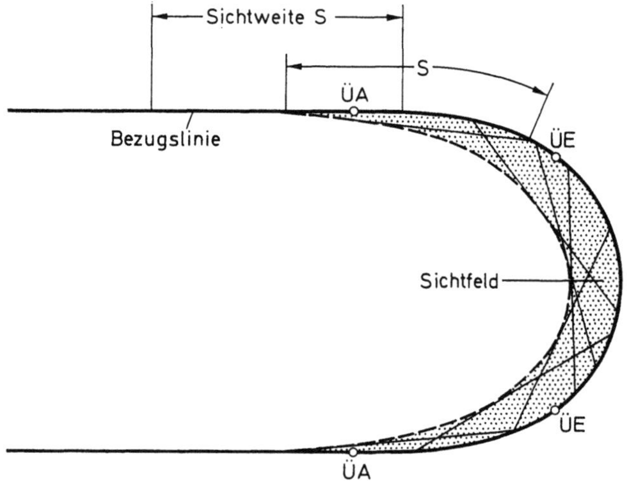

Abb. 11. Graphische Ermittlung des Sichtfeldes in Kurven

Das Sichtfeld an der Innenseite von Kurven wird auf graphischem Wege in der Weise ermittelt, daß man die maßgebende Sichtweite S auf dem Fahrbahninnenrand beliebig oft abträgt. Die umhüllende Kurve der entstandenen Sehnenschar ergibt die erforderliche Sichtfeldbegrenzung. Für den Fall einer annähernd horizontalen Fahrbahnlinie ist die graphische Ermittlung des Sichtfeldes in Kurven in Abb. 11 dargestellt.

Aus Gründen der Verkehrssicherheit müssen besonders an den *Knotenpunkten* (Kreuzungen, Einmündungen, Gabelungen usw.) ausreichende Sichtfelder vorhanden sein. Für die Bemessung der Sichtfelder an Knotenpunkten ist die Kreuzungssicht bzw. die Haltesicht maßgebend; dabei hängt es von der Art der Verkehrsregelung am Knotenpunkt ab, welche der genannten Sichtweiten zugrunde gelegt wird.

Die *Kreuzungssicht* ermöglicht einem auf der nachgeordneten oder nicht bevorrechtigten Straße ankommenden Fahrzeug, die andere Straße sicher zu kreuzen bzw. sicher in sie einzubiegen, bevor ein auf der bevorrechtigten Straße verkehrendes Fahrzeug den Knotenpunkt erreicht hat.

Die übergeordnete Straße muß daher vom Knotenpunkt aus auf eine Länge übersehbar sein, die von einem Fahrzeug, das sich dem Knoten mit Entwurfsgeschwindigkeit nähert, während der Kreuzungs- und Einbiegezeit des von der nachgeordneten oder nichtbevorrechtigten Straße kommenden Fahrzeugs durchfahren wird (Abb. 12a). Die Länge des Kreuzungs- und Einbiegeweges kann aus den einschlägigen Entwurfsrichtlinien (RAL-L) [2] entnommen werden.

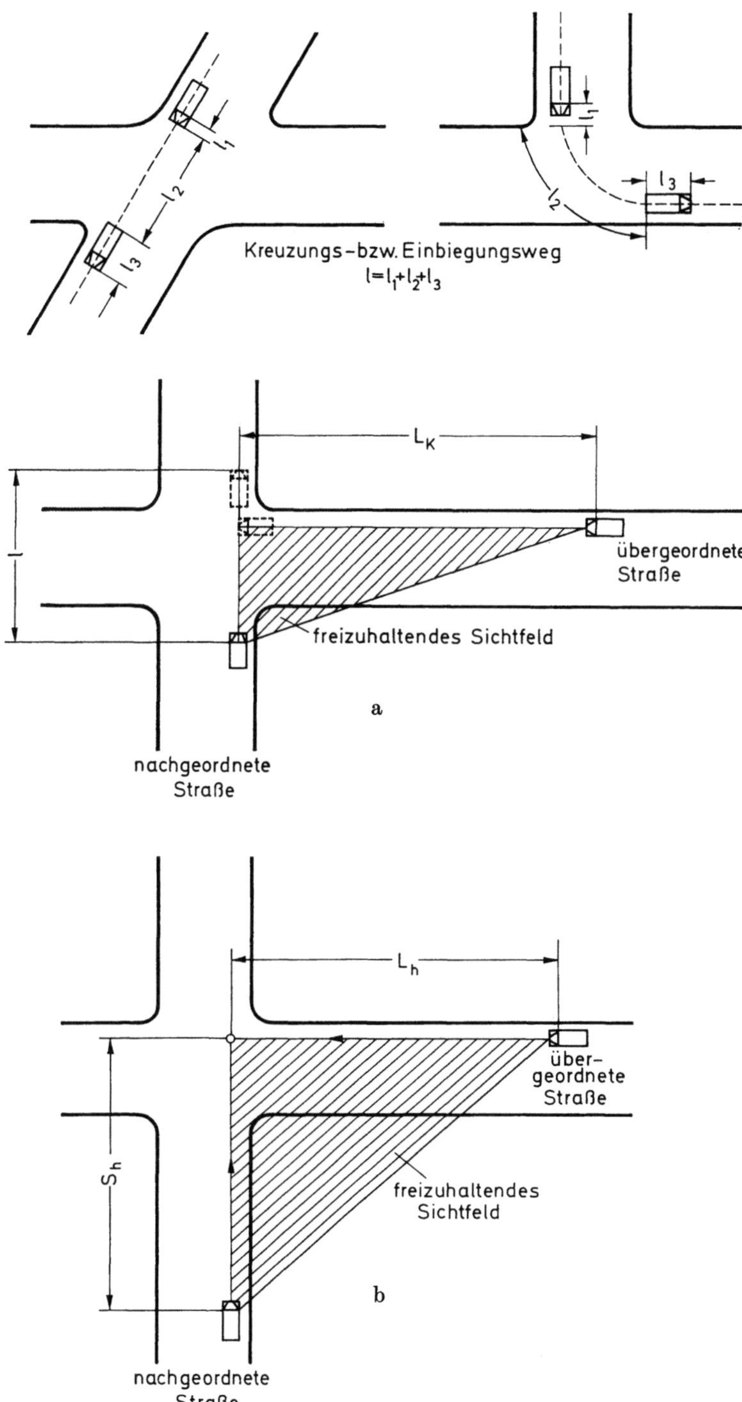

Abb. 12a u. b. Sichtfreilegung an Knotenpunkten. a Kreuzungssicht, b Haltesicht (L_k Weg des Fahrzeuges auf der übergeordneten Straße während des Kreuzens bzw. Einbiegens eines Fahrzeuges aus der nachgeordneten Straße, L_h Anhalteweg des Fahrzeuges auf der übergeordneten Straße, S_h Anhalteweg des Fahrzeuges auf der nachgeordneten Straße)

Die *Haltesicht* ermöglicht einem auf der nachgeordneten bzw. nichtbevorrechtigten Straße ankommenden Fahrzeug bis zum Knotenpunkt zum Stehen zu kommen, wenn der Verkehr auf der übergeordneten Straße dazu zwingt (Abb. 12b). Die Haltesichtweite kann aus dem Diagramm Abb. 9 abgelesen werden.

Bei der Festlegung des Sichtfeldes ist die räumliche Wirkung der Knotenpunktsanlage zu berücksichtigen. Dabei wird die Augenhöhe für den Pkw-Fahrer zu 1,20 m, für den Lkw-Fahrer zu 2,0 m über Fahrbahnoberfläche angesetzt.

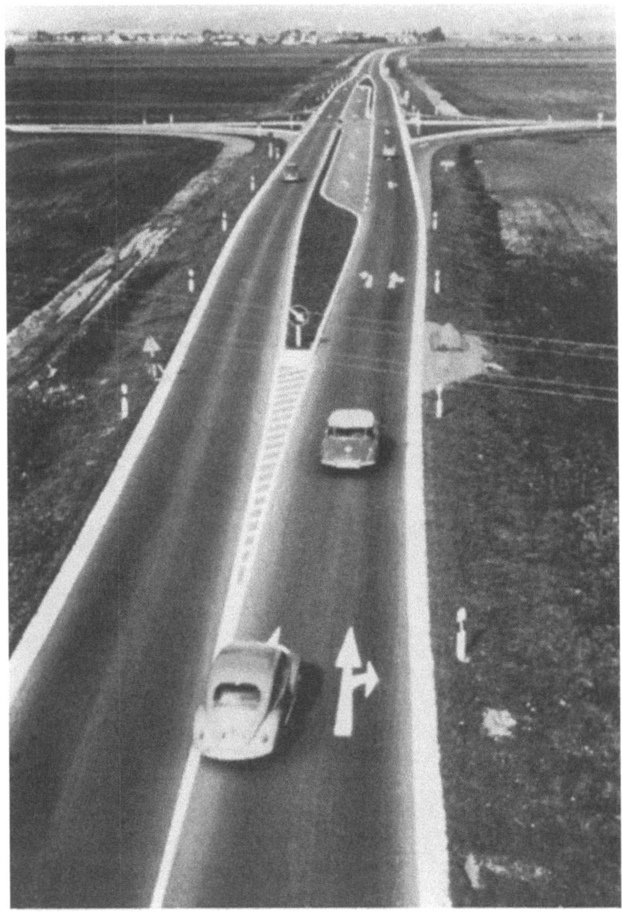

Abb. 13. Höhengleicher Knotenpunkt mit Linksabbiegespuren

IV. Knotenpunkte

Straßenkreuzungen, Einmündungen, Abzweigungen, Gabelungen und Kreisverkehrsplätze werden als Verkehrsknotenpunkte bezeichnet. Da sich an den Knotenpunkten die Verkehrsströme kreuzen, überschneiden und verflechten, bilden sie ständig Gefahrenschwerpunkte im Straßennetz. Nahezu ein Drittel der Verkehrsunfälle ereignen sich im näheren Bereich der Knotenpunkte. Diese sollen daher möglichst einfach und übersichtlich, leicht begreifbar und flüssig befahrbar angelegt werden.

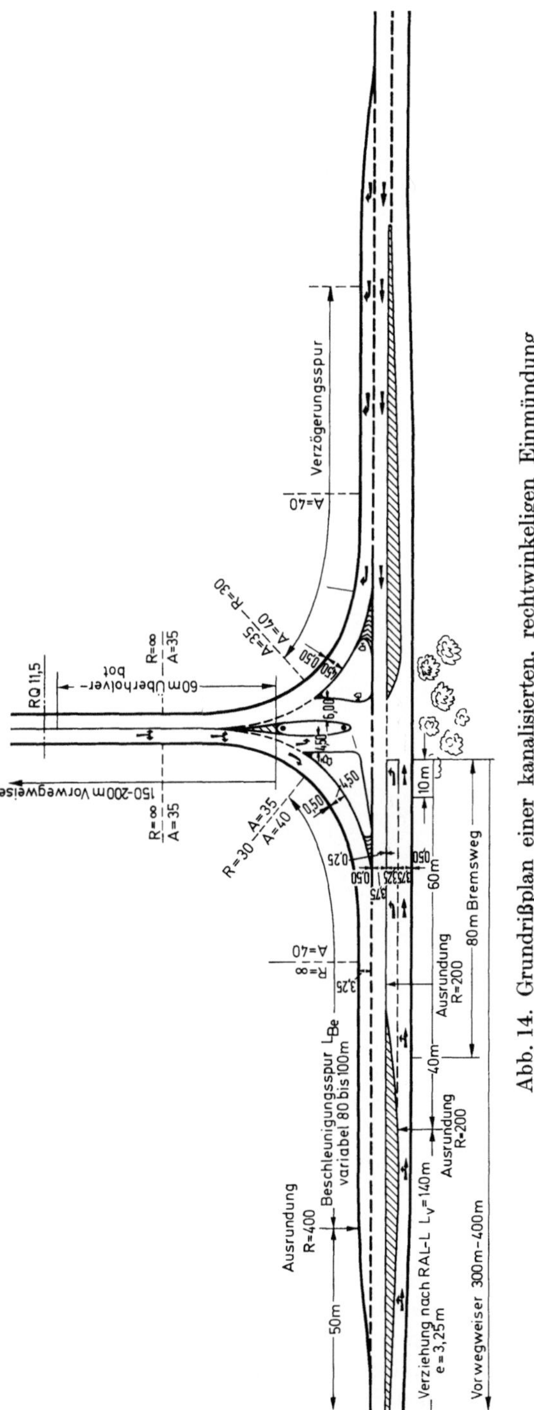

Abb. 14. Grundrißplan einer kanalisierten, rechtwinkeligen Einmündung

Nach der Höhenlage unterscheidet man zwischen *höhengleichen* und *höhenfreien* Knotenpunkten; letztere werden grundsätzlich bei Autobahnen vorgesehen, sonst nur an Hauptstraßen mit hohen Verkehrsbelastungen.

Besondere Sorgfalt wird bei der Knotenpunktplanung auf eine fahrdynamisch richtige und sichere *Verkehrsstromführung* verwendet. Mit Hilfe von Fahrbahnmarkierungen, Verkehrsinseln, Beschilderungen und sonstigen Leiteinrichtungen muß eine weitgehende „Kanalisierung" der Verkehrsströme im Knotenpunktsbereich vollzogen werden. Alle Einflüsse, die der Fahrer am Knotenpunkt wahrnimmt, müssen harmonisch zusammenwirken und den Fahrer auf der gewünschten Spur führen. Er soll sich absolut sicher fühlen und nicht erst nach zeitraubender Überlegung richtig fahren [17]. Der Linksabbieger erhält zweckmäßigerweise eine eigene Aufstellspur, damit der Geradeausverkehr nicht behindert wird (Abb. 13).

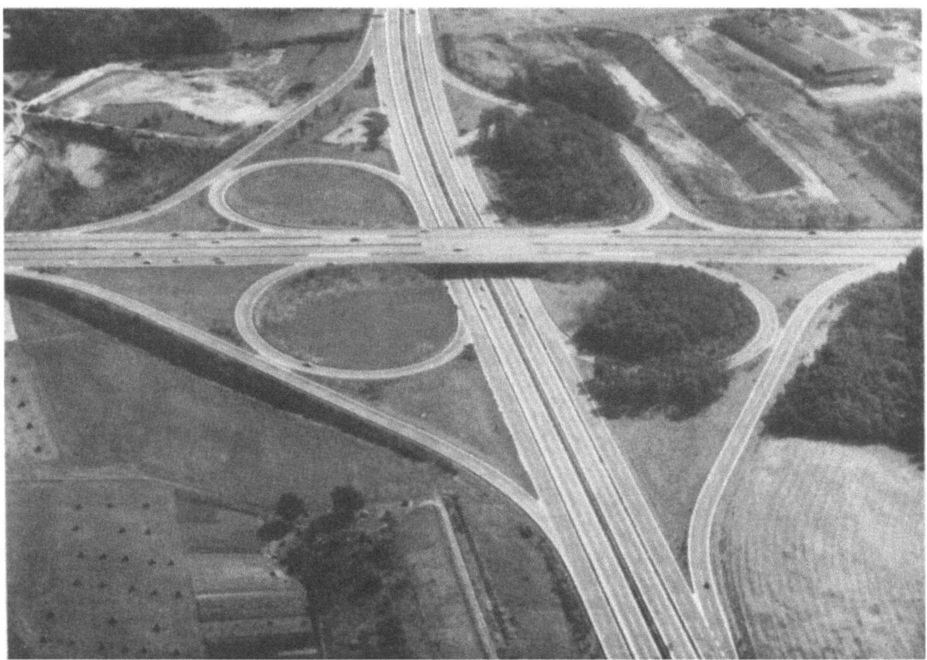

Abb. 15. Doppelseitige Anschlußstelle einer Bundesstraße an eine Autobahn

Wenn auf der durchgehenden Straße die Verkehrsbelastung gegen die Leistungsfähigkeitsgrenze anwächst, verringern sich die Fahrzeugabstände, so daß sich die aus der Nebenstraße einbiegenden Fahrzeuge nicht mit der erforderlichen Sicherheit in den Hauptstrom einreihen können. In ähnlicher Weise geraten auch abbiegende Fahrzeuge in Schwierigkeiten, da diese eine entsprechende Fahrstrecke benötigen, um ihre Geschwindigkeit zu verringern. An den Knotenpunkten stark belasteter Straßen werden daher besondere *Beschleunigungs-* und *Verzögerungsspuren* angelegt, um das Ein- und Ausfädeln der Verkehrsströme zu erleichtern. Die Länge der Beschleunigungsspur soll so bemessen sein, daß das einfahrende Fahrzeug seine Geschwindigkeit auf diejenige des Durchgangsverkehrs der Hauptstraße steigern kann. Dadurch wird für das Einfahren eine geringere Zeitlücke benötigt als für das Einordnen aus dem Stand. Entsprechend muß die Verzögerungsspur dem abbiegenden Fahrzeug die Möglichkeit bieten, seine Geschwindigkeit so weit zu verringern, daß die Ausfahrtkurve sicher befahren werden kann (Abb. 14).

Höhenfreie Knoten sind im Gegensatz zu den niveaugleichen sicherer und leistungsfähiger, da durch die Anlage zweier oder mehrerer Fahrbahnebenen zahlreiche Konfliktpunkte wegfallen. Daher werden sie hauptsächlich im Schnellverkehrs-Straßennetz vorgesehen. Bei der Knotenpunktgestaltung ist darauf zu achten, daß die verschiedenen Bewegungsvorgänge reibungslos und ohne gegenseitige Störung ablaufen können. Für Ausscheren, Verflechten und Einordnen müssen ausreichende Entwicklungslängen vorhanden sein; Linksabbiegen wird möglichst vermieden. An den Ein- und Ausmündungsstellen der Rampenstrecken sind ebenfalls Beschleunigungs- bzw. Verzögerungsspuren erforderlich.

Bei den *Autobahnknoten* unterscheidet man nach einseitigen und zweiseitigen Anschlußstellen, wenn untergeordnete Straßen anzuschließen sind (Abb. 15).

Wenn sich eine Autobahn in zwei Richtungen aufspaltet, muß eine Autobahngabelung (Autobahndreieck) angelegt werden; die Kreuzung zweier Autobahnen wird wegen ihrer Grundrißgestalt mit vier kreisförmigen Anschlußrampen häufig als „Kleeblattlösung" bezeichnet.

V. Straßenführung und Umgebungsfeld

Wenn die maßgebenden geometrischen Straßenelemente mit Hilfe der gewählten Entwurfsgeschwindigkeit bestimmt sind, so kann der Straßenzug zusammengefügt und nach Grund- und Aufriß in das vorgegebene Gelände eingepaßt werden. Die Festlegung eines längeren Straßenabschnittes im Lageplan, Höhenplan und Querschnitt bezeichnet man als *Linienführung* (Trassierung). Dabei sind wirtschaftliche, geologische, technische und fahrpsychologische Gesichtspunkte maßgebend; ferner müssen die Forderungen der Verkehrssicherheit berücksichtigt werden.

Die Trassierungsgrundsätze haben im Laufe der Zeit unter dem Einfluß der Verkehrsentwicklung vielfache Wandlungen erfahren. Während man früher hauptsächlich die Gerade als Linienführungselement verwendete, bevorzugt man in der modernen Verkehrsplanung mehr die *geschwungene* Straßenführung (Abb. 6 und 16).

Die Verkehrserfahrung hat nämlich gezeigt, daß lange gerade Straßenstrecken einerseits zum Schnellfahren verleiten, andererseits aber auf die Dauer ermüden. Dadurch kommt es häufig zu Unfällen infolge „Einschlafens am Lenkrad". So ergab sich z. B. für die fast völlig gerade trassierte Autobahnstrecke Frankfurt a. M.–Mannheim ein Ursachenanteil „Ermüdung" von 17,1% [18], während diese Unfallursache bei kurvig geführten Autobahnstrecken im Durchschnitt nur 4—5% beträgt.

In der Ebene und im Hügelland sollen Gerade schon wegen der nächtlichen Blendungsgefahr auf das notwendige Maß beschränkt bleiben und dafür Kurven mit großen Halbmessern angewendet werden. Aber auch aus *ästhetischen Gründen* versucht man, die Straßenführung ungezwungen den Geländeformen folgen zu lassen. Eine schnurgerade Trasse wirkt in einer Umgebung, in der von Natur aus fließend geschwungene Linien vorgegeben sind, hart und gekünstelt (Abb. 17).

Aus den Ergebnissen zahlreicher Forschungsarbeiten auf dem Gebiet der *Wahrnehmungsphysiologie* und der *Verkehrspsychologie* wurde in zunehmendem Maße die Erkenntnis gewonnen, daß das Fahrverhalten der Kraftwagenlenker in erster Linie durch die Gestaltung des *Verkehrsraumes* und seiner unmittelbaren Umgebung beeinflußt wird [18, 19, 20]. Daher betrachtet man die moderne Straßentrassierung in erster Linie als eine fahrpsychologische Aufgabe [21]. Der Straßenverlauf soll möglichst stetig, d. h. frei von plötzlichen Wechseln der Trassierungselemente sein. Dem Prinzip der Stetigkeit hat sich die Gesamtgestaltung des Straßenraumes unterzuordnen, also auch diejenige der Kunstbauwerke, der Leiteinrichtungen und der Bepflanzung. Während Brücken früher

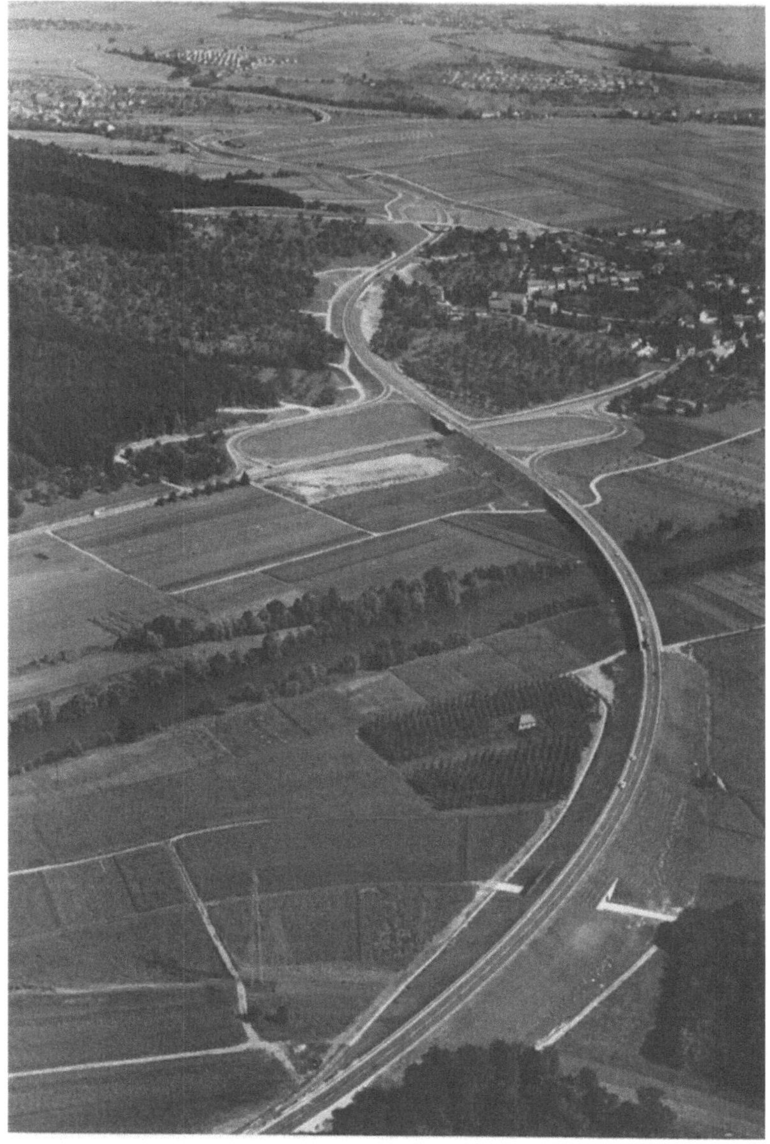

Abb. 16. Geschwungene Linienführung einer modernen Schnellstraße

in der Regel durch ihre horizontale und gerade Fahrbahnen einen unschönen „Bruch“ im Straßenverlauf ergaben, fügen sie sich heute harmonisch dem geschwungenen Linienfluß ein (Abb. 18).

Die stetige Kurvenführung bewirkt zudem einen ständigen *Wechsel* der Bilder von Fahrbahn und Landschaft vor der Windschutzscheibe und belebt den Fahrer, dessen Aufmerksamkeit dadurch auf natürliche Weise wachgehalten wird. Diese auf größere Längen ablaufenden Veränderungen entsprechen der weiteren Forderung, daß zum stetigen Wechsel auch noch der *Rhythmus* im Fahrerlebnis dazukommen soll. Darunter ist der Wechsel in größerem Maßstab zu verstehen: die

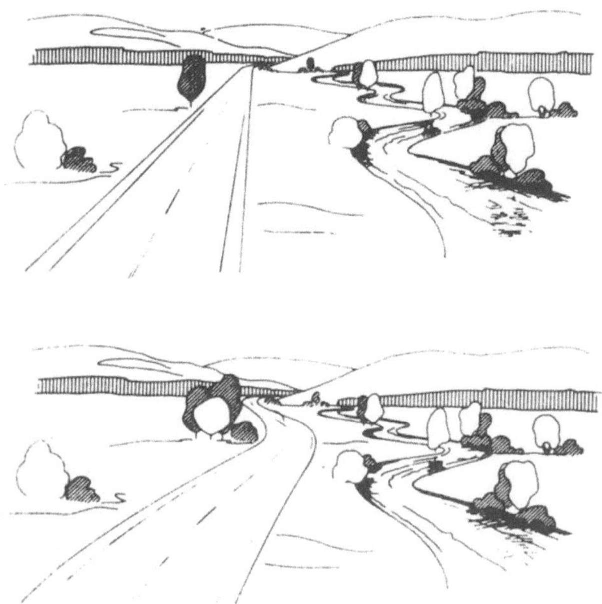

Abb. 17. Eine Straße soll sich den in der Natur vorgegebenen geschwungenen Linien anpassen; eine gerade Trasse wirkt hier hart und unnatürlich

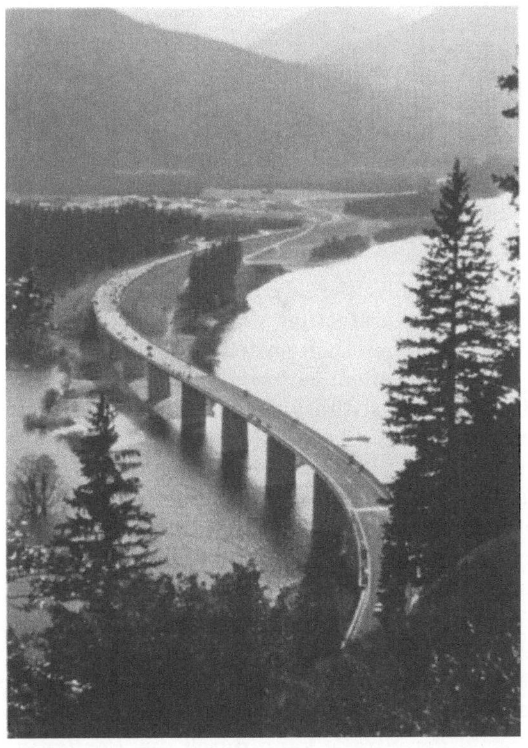

Abb. 18. Brückenbauwerke fügen sich harmonisch in den Linienfluß der Straße ein

Aufeinanderfolge von Enge und Weite der Landschaft, von Walddurchfahrt und offener Feldflur, von Gebirgseinschnitt und Flachland. Eine längere Reise erfordert Höhepunkte des Fahrterlebnisses, die im Gedächtnis bleiben und die noch mehr erfrischen und beleben wie die kleinen Bildwechsel. Solche „Fortissimo-Passagen“ sind weit überblickbare Abstiege vom Gebirge ins Tal, die Fahrt vorbei an einem See, der Einstieg in Gebirgsszenerien oder der Rundblick von einem Bergrücken.

Zweifellos ist der Gesichtssinn für den Kraftfahrer das wichtigste Orientierungsorgan im Straßenverkehr (vgl. auch den Beitrag von PIPER ab S. 296 in diesem Handbuch). Nach den optischen Eindrücken, die der Fahrer von der Fahrbahn und ihrem Umfeld empfängt, richtet er sein Verhalten am Lenkrad. Daher wird

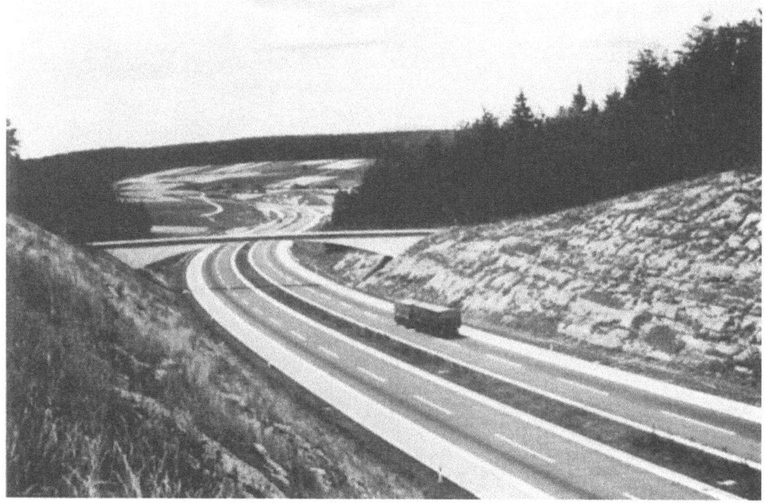

Abb. 19. Eine gute optische Führung fördert die Sicherheit des Verkehrsablaufes (Bundesautobahn Frankfurt a.M.–Nürnberg, Spessartstrecke)

beim Straßenbau der *optischen Verkehrsführung* besondere Beachtung gewidmet. Man versteht darunter die Ausstattung der Straßen mit Fahrbahnmarkierungen, Verkehrszeichen und sonstigen Leiteinrichtungen [22]. Für die Sicherheit des Verkehrsablaufes ist es vor allem notwendig, die Grenzen der einzelnen Fahrspuren und vor allem des Fahrbahnrandes deutlich zu bezeichnen. Die Fahrspur- und Randmarkierungen (Leitstreifen) werden in der Regel mit reflektierenden Oberflächenschichten versehen, so daß der Verkehrsraum besonders unter schlechten Sichtbedingungen (Dunkelheit, Nebel) bei Scheinwerferbeleuchtung deutlich abgegrenzt erscheint. Damit kann der Fahrer den Straßenverlauf auf genügend weite Entfernungen mühelos erkennen und seine Fahrweise entsprechend einrichten (Abb. 19).

Die optische Verkehrsführung kommt noch erheblich mehr zur Wirkung, wenn sie das *räumliche Empfinden* des Fahrers anspricht. Die in der Fahrbahn liegenden Führungselemente müssen durch senkrechte Leiteinrichtungen (Leitpfosten, Leitplanken u. ä.) eine sinnvolle Ergänzung finden.

Das Umgebungsfeld der Straße kann durch die *Bepflanzung* in idealer Weise nach den Grundsätzen der Verkehrssicherheit gestaltet werden. So läßt sich z. B.

die Kurvenführung mit Hilfe geeigneter Pflanzungen optisch wirkungsvoll unterstreichen (Abb. 20).

Die Bäume müssen jedoch in einem solchen Abstand vom Straßenrand gepflanzt werden, daß sie abirrende Fahrzeuge nicht gefährden. Nach den geltenden Vorschriften (RAL-L) [2] beträgt der Mindestabstand 4,50 m.

Die Straßenpflanzung erfüllt neben ihren verkehrstechnischen Aufgaben (optische Führung, Blendschutz, Windschutz) auch noch die weitere Forderung des modernen Straßenbaues, nämlich die harmonische *Eingliederung* der Straße

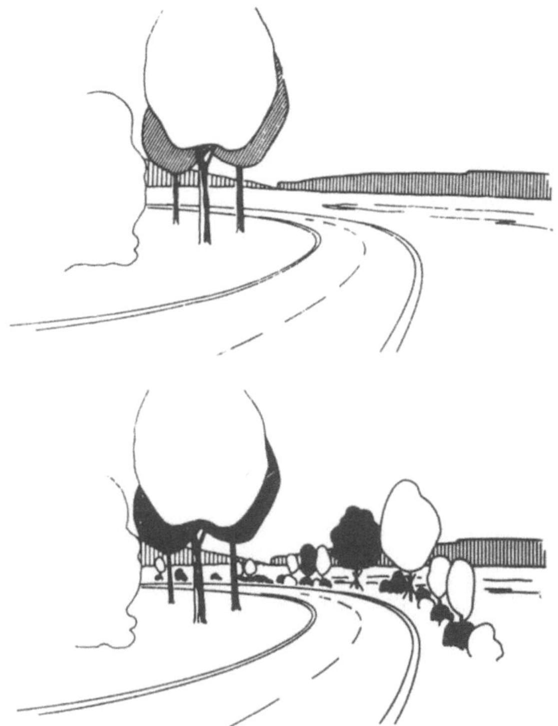

Abb. 20. Anpflanzungen an der Außenseite von Krümmungen unterstützen die optische Verkehrsführung

in die *Landschaft*. Die beruhigende Wirkung des landschaftlich gut gestalteten Straßenraumes auf den kraftfahrenden Menschen fördert die Erholung und Entspannung und begünstigt dadurch den sicheren Verkehrsablauf [23].

Die räumliche Gestaltung des Straßenkörpers und der umgebenden Landschaft stellt an den planenden Ingenieur hohe Anforderungen hinsichtlich seines Vorstellungsvermögens. Er muß seine Bauwerke im dreidimensionalen Raum entwerfen können, d. h. er muß die Fähigkeit besitzen, Grundriß, Aufriß und Querschnitt der Straße im Zusammenhang zu sehen um ihren Verlauf im Gelände vom Blickpunkt des Fahrers aus zu beurteilen. Die moderne Straßenplanung hat eine Reihe von Verfahren entwickelt, die es erlauben, einen geplanten Straßenzug auf größere Entfernung bildlich darzustellen. Mit Hilfe der *Raumperspektive* gelingt es dann auf einfache Weise, die optische Wirkung des Fahrbahnverlaufes zu überprüfen und eventuell auftretende Unstetigkeiten in Grundriß und Höhenplan zu beheben [24]. Auf diese Weise wurde z. B. die Linienführung der Autobahnstrecke Frankfurt a. M.–Würzburg überprüft (Abb. 21).

Die nunmehr fertiggestellten Abschnitte dieser Strecke lassen den Wert dieser mühevollen Kleinarbeit deutlich erkennen: in weiten, übersichtlichen Bögen und Gegenbögen schwingt sich die Autobahn durch die Landschaft und vermittelt dem Fahrzeuglenker ein lebendiges und abwechslungsreiches Fahrterlebnis (vgl. Abb. 19).

Die neuzeitliche Straßenbautechnik hat in Forschung und Praxis die Voraussetzungen für die Anpassung des Straßennetzes an den wachsenden Verkehr geschaffen. Ein optimaler Sicherheitsgrad des Verkehrsablaufes kann jedoch durch die technische Vollendung der Straße allein nicht erreicht werden; es ist vielmehr

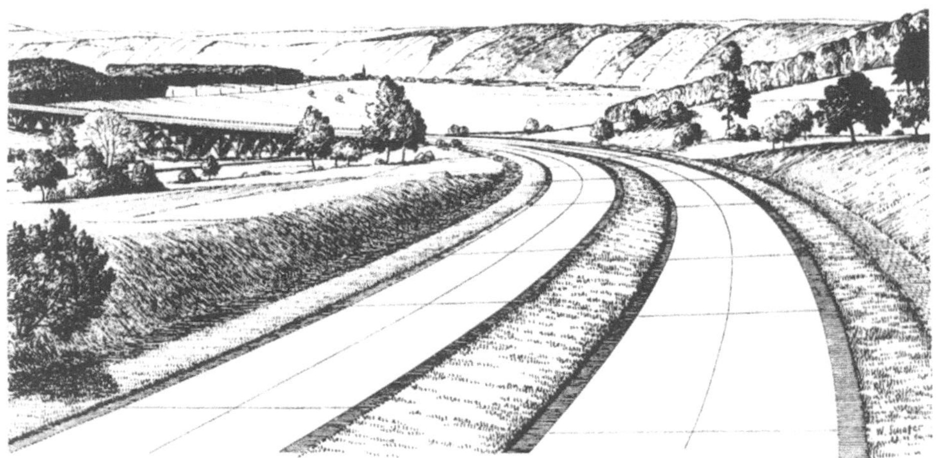

Abb. 21. Raumperspektivische Darstellung eines Autobahn-Entwurfes zur Überprüfung des Linienverlaufes

notwendig, daß sich auch die Verkehrsteilnehmer der *straßentechnischen Entwicklung* anpassen. Die trotz fortschreitendem Straßenausbau ständig weiter anwachsenden Unfallzahlen — besonders jene der schweren Unfälle — verstärken immer mehr die Besorgnis, daß noch zahlreiche Fragen über das Problem: „Der Mensch im Straßenverkehr" gelöst werden müssen. Daher kann besonders die Verkehrsmedizin maßgeblich zur dringend notwendigen Verbesserung der Verkehrsverhältnisse auf den Straßen beitragen.

Die Korrekturen dieses Beitrages wurden freundlicherweise von Herrn Hochschulassistent Dipl.-Ing. H. Knoflacher, Wien, erledigt.

Literatur

1. Straßenbau-Taschenbuch. Stuttgart: Franckh'sche Verlagshandlung 1964.
2. Entwurf der Richtlinien für die Anlage von Landstraßen. Teil II: Linienführung (RAL-L). Bad Godesberg: Kirschbaum 1963.
3. Bauanweisung der Reichsautobahnen: Trassierungsgrundsätze (Baurab TG). Berlin-Bielefeld-München: Erich Schmidt 1955 (Nachdruck).
4. Gauss, F.: Über Brems- und Führungskräfte zwischen Reifen und Straße. Automobiltechn. Z. (ATZ) **63**, 41—44 (1963).
5. Wehner, B.: Einige Beobachtungen über den Gleitwiderstand auf winterglatten Straßenoberflächen. Automobiltechn. Z. (ATZ) **63**, 44—47 (1963).
6. — Variationen der Griffigkeitsbeiwerte auf Straßenfahrbahnen. Straßen- u. Tiefbau **13**, 732—743 (1959).
7. Sabey, B. E.: Road surface characteristics and accidents. Medicine, Science and the Law 500—511 (1962).
8. Wirksamkeit von Leiteinrichtungen. Schriftenreihe des HUK-Verbandes Köln, 1961.

9. Hurd, F. W.: Accident experience with traversable medians of different widths. Highway Research Board, Bulletin 137, 18—26 (1956), Washington D.C.
10. Bitzl, F.: Erfahrungen mit Stahlleitplanken im Straßenverkehr. Bad Godesberg: Kirschbaum 1963.
11. Böhringer, A.: Auffahrtsversuche mit Leitplanken. Straße u. Autobahn **16**, 371—386 (1965).
12. Richtlinien für die Anlage von Landstraßen. Teil I: Querschnittsgestaltung (RAL-Q). Bad Godesberg: Kirschbaum 1956.
13. Straßenbauforschung 1963/1964. Bericht über die Tätigkeit der Forschungsgesellschaft für das Straßenwesen e.V. Köln 1964.
14. Kasper, H., W. Schürba u. H. Lorenz: Die Klotoide als Trassierungselement, 4. Aufl. Bonn: F. Dümmler 1965.
15. Korte, W., u. P. Mäcke: Der Überholungsvorgang auf zweispurigen Straßen mit Gegenverkehr. Straße u. Autobahn **7**, 280—283, 400—403 (1965).
16. Hiersche, E.U.: Das Problem der Sichtweiten beim Entwurf von Straßen. Teil I: Ermittlung der vorhandenen Sichtweiten. Straße u. Autobahn **13**, 113—121 (1962).
17. Trapp, K.-H.: Entwurf und Bemessung von Knotenpunkten im Straßennetz. Forschungsarbeiten aus dem Straßenwesen. Neue Folge H. 64. Bad Godesberg: Kirschbaum 1966.
18. Hebenstreit, B. v.: Grundzüge einer Verkehrspsychologie. München: Johann Ambrosius Barth 1961.
19. Driver characteristics, night visibility and driving stimulation. Highway Research Record Nr 25, Washington D.C., 1963, Highway Research Board.
20. Hoyos, C. Graf: Psychologie des Straßenverkehrs. Bern u. Stuttgart: Hans Huber 1965.
21. Lorenz, H.: Linienführung von Straßen. Bauverwaltung **10**, 236—239 (1961).
22. Bitzl, F.: Optische Verkehrsführung auf Fernstraßen. Z. Verkehrssicherh. **9**, 113—127 (1963).
23. Richtlinien für Straßenbepflanzung (RPf): Forschungsgesellschaft für das Straßenwesen, Ausgabe 1960. Straßenbau A—Z. Berlin-Bielefeld-München: Erich Schmidt.
24. Ranke, J. Ch. v., u. H. Niebler: Perspektive im Ingenieurbau, insbesondere im Straßenbau. Wiesbaden: Bauverlag 1957.

Beleuchtungsverhältnisse im Straßenverkehr

O. Reeb und W. Adrian, Karlsruhe

Mit 13 Abbildungen

Bei Verkehrsunfällen — insbesondere im nächtlichen Straßenverkehr — ist häufig eine unzweckmäßige Helligkeitsverteilung im Gesichtsfeld eines Verkehrsteilnehmers ursächlich am Entstehen der Gefahrensituation beteiligt. Es sollen daher hier die wesentlichen lichttechnischen Einflüsse auf die Erkennbarkeit von Objekten im Straßenverkehr dargestellt werden. Zum Verständnis dieser Ausführungen ist eine Einführung in Grundvorstellungen und Fachsprache der Lichttechnik unerläßlich. Dadurch ergibt sich zwangsweise für die Abschnitte, die den einzelnen Einwirkungen des Lichtes gewidmet sind, bei dem geringen insgesamt zur Verfügung stehenden Raum eine Beschränkung auf eine knappe Darstellung der wichtigsten Zusammenhänge und ein Verzicht auf Vollständigkeit. Daher sollen ziemlich ausführliche Literaturhinweise weiterführen.

I. Grundlagen

1. Zum Begriff der Helligkeit

Zum Erkennen irgendwelcher Dinge ist das Vorhandensein von Helligkeits- oder Farb-Unterschieden notwendig. Elektromagnetische Schwingungen des Wellenlängenbereiches zwischen etwa 380 nm und 780 nm* sind die dem menschlichen Gesichtssinn adäquaten Reize. Wird Strahlung dieses Bereichs in den Rezeptoren der Netzhaut absorbiert, so kann sie Anlaß zu Helligkeitsempfindungen geben. Die verschiedenen Wellenlängenbereiche lösen unterschiedliche Farbeindrücke aus („Spektralfarben"). Gleichgroße physikalische Strahlungsintensitäten verschiedener Wellenlänge erregen unseren Gesichtssinn verschieden stark. In Abb. 1 ist die relative spektrale Hellempfindlichkeit des helladaptierten Auges, $V(\lambda)$ (Tagessehen, Zapfensehen, photopisches Sehen) und die relative spektrale Empfindlichkeit bei Dunkeladaptation, $V'(\lambda)$ (Nachtsehen, Stäbchensehen, skotopisches Sehen) dargestellt. In dem gerade im nächtlichen Straßenverkehr wichtigen Zwischenbereich des Dämmerungssehens (mesopisches Sehen) besteht ein Übergang von $V(\lambda)$ nach $V'(\lambda)$. Die Änderung der spektralen Hellempfindlichkeit in diesem Bereich wird mit Hilfe der von der internationalen Beleuchtungskommission (CIE, 1963) definierten „äquivalenten Leuchtdichte" beschrieben.

Die Grundgrößen der Photometrie sind für das helladaptierte Auge definiert. So ergibt sich z.B. die lichttechnische Bewertung einer physikalisch (z.B. in der Einheit Watt) gemessenen Strahlungsleistung dadurch, daß diese Strahlung Wellenlänge für Wellenlänge gemäß der spektralen Hellempfindlichkeit $V(\lambda)$ bewertet wird. Die so gemessene Lichtleistung nennt man den *Lichtstrom* (Formelzeichen: Φ). Seine international festgelegte Einheit ist das *Lumen* (Abkürzung: lm).

Zur Definition der Lichteinheit aus der Strahlung des schwarzen Körpers und den Beziehungen zwischen den verschiedenen lichttechnischen Größen und ihren Einheiten s. DIN 5031, Blatt 3 (August 1962).

* 1 nm = 1 Nanometer = 1 millionstel Millimeter.

Wird eine Fläche A mit einem Lichtstrom Φ beleuchtet, dann ist der Quotient aus Lichtstrom und Fläche ein Maß für die Stärke der Beleuchtung. Dementsprechend ist die *Beleuchtungsstärke* (Formelzeichen: E) definiert durch: $E = \Phi/A$. Die Einheit der Beleuchtungsstärke ist das *Lux* (Abkürzung: lx). Es ist: 1 lx = 1 lm/1 m².

Mit gleicher Beleuchtungsstärke bestrahlte Flächen können sehr verschieden hell wirken: Auf dieser Buchseite liegt überall etwa die gleiche Beleuchtungsstärke. Trotzdem erscheinen die gedruckten Buchstaben sehr viel dunkler als das Papier. Verschiedene Reflexionseigenschaften sind also mitbestimmend für den Helligkeitseindruck. Die für die resultierende Helligkeit maßgebende lichttechnische Größe ist die „*Leuchtdichte*" (Formelzeichen: L). Sie ist — wie wir gesehen haben — bei einer beleuchteten, nicht spiegelnden Fläche von deren Reflexionseigenschaften und von der auf ihr liegenden Beleuchtungsstärke abhängig. Messen

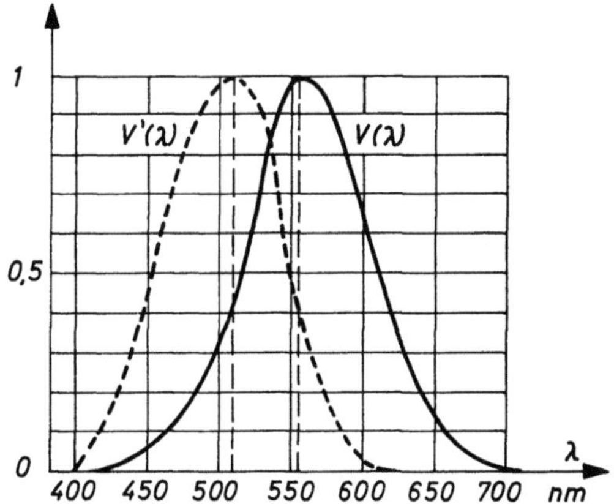

Abb. 1. Relative spektrale Hellempfindlichkeit eines Normalbeobachters bei Helladaptation [$V(\lambda)$] bzw. Dunkeladaptation [$V'(\lambda)$]

wir die Leuchtdichte in der Einheit *Apostilb** (Abkürzung: asb), so gilt für eine das Licht vollkommen gleichmäßig nach allen Richtungen streuende Fläche die einfache Beziehung

$$L(\text{in asb}) = \varrho \cdot E(\text{in lx}).$$

Hierin ist ϱ der *Reflexionsgrad*, der als Verhältnis des von der Fläche zurückgestrahlten Lichtstromes zu dem auf sie auftreffenden definiert ist.

Es ist wichtig zu wissen, daß die Leuchtdichte zwar unter gleichen Beobachtungsbedingungen dem Helligkeitseindruck eindeutig zugeordnet ist, daß dies aber bei Änderung der Beobachtungssituation durchaus nicht der Fall zu sein braucht. Hierfür zwei Beispiele:

1. Die von einer Fläche ausgelöste Helligkeitsempfindung hängt stark von dem Adaptationszustand ab. So hat z.B. eine gut beleuchtete Kinoprojektionsfläche eine Leuchtdichte von etwa 100 asb. Für ein vollkommen dunkel adaptiertes Auge wirkt eine Fläche dieser Leuchtdichte blendend hell. Im Freien bei hellem Sonnenschein entspricht diese Leuchtdichte etwa der dunkler Schatten.

* Andere Leuchtdichteeinheiten, die in der internationalen Literatur verwendet werden, sind: Das Stilb (sb) = 10000π asb = 1 cd/cm² (cd = Candela ist die Einheit der „Lichtstärke") und 1 cd/m² = π asb. Darüber hinaus sind in den angelsächsischen Ländern noch Einheiten gebräuchlich, die nicht dem metrischen System angehören. Sie sind in DIN 5031, Blatt 3, S. 3, in der „Umrechnungstabelle für Leuchtdichteeinheiten" aufgeführt.

2. Eine Fläche bestimmter Leuchtdichte sieht in einem dunkleren Umfeld heller aus als in einem hellen („Simultankontrast").

Folgerung: In einer bestimmten Beleuchtungssituation darf eine gemessene Verteilung der Leuchtdichten im Gesichtsfeld eines Beobachters nicht als mit der Helligkeitsverteilung identisch angesehen werden.

2. Zur Kontrastwahrnehmung im Straßenverkehr

a) Die Empfindlichkeit des Auges für Helligkeitsunterschiede

Befindet sich im Blickfeld eines Verkehrsteilnehmers ein Hindernis, so kann es nur dann erkannt werden, wenn sich seine von dem Beobachter gesehene Leuchtdichte (L_2) genügend stark von der des Straßenhintergrundes (L_1) unterscheidet (schematische Darstellung in Abb. 2). Zur Kennzeichnung einer solchen Kontrastwirkung sind zwei Größen gebräuchlich, der „Leuchtdichtekontrast"

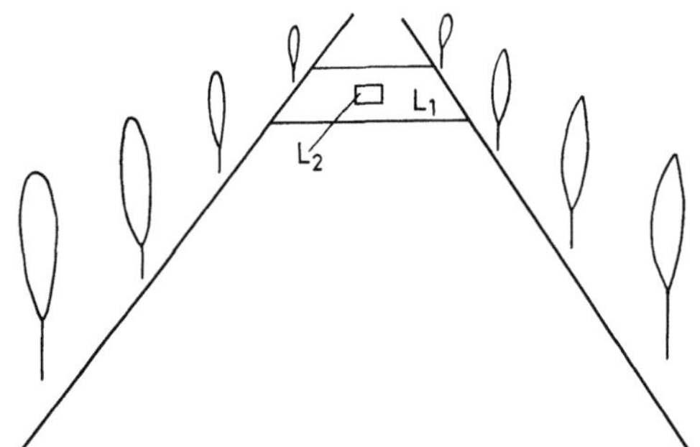

Abb. 2. Zum Kontrast von Sehdingen auf der Straße

$LK=(L_2-L_1)/L_1$* und das „Leuchtdichteverhältnis" $LV=L_2/L_1$. Ist L_2 merkbar kleiner als L_1, erscheint es dunkel auf hell. Ist L_2 gleich L_1 oder unterscheiden sich dieses beiden Leuchtdichten nur um einen Betrag, der kleiner ist als die hierbei zutreffende Unterschiedsschwelle des Auges, so kann das Hindernis nicht erkannt werden. Die Unterschiedsschwelle $(L_2-L_1)_{\min}$ wächst zwar mit zunehmender Adaptationsleuchtdichte L_1, aber innerhalb des hier interessierenden Helligkeitsbereiches langsamer als L_1. Der kleinste erkennbare Leuchtdichtekontrast $LK_{\min}=(L_2-L_1)_{\min}/L_1$ nimmt daher mit steigendem Leuchtdichteniveau ab.

Kurve A in Abb. 3 zeigt die Abhängigkeit des Schwellenkontrastes (für ein Sehobjekt von 10′ Größe) von der Adaptationsleuchtdichte, wie sie von M. Berek mit guter Annäherung als mittlerer Verlauf einer Reihe von Untersuchungen unter Laborbedingungen angegeben wurde. Der gerade wahrnehmbare Kontrast ist außer von der Adaptationsleuchtdichte noch von der Sehwinkelgröße des Testobjektes (s. z. B. M. Berek) und der zur Verfügung stehenden Beobachtungszeit, (s. z. B. bei H. Lossagk, S. 11), abhängig. In der Praxis des Straßenverkehrs ist die Kontrast-

* Eine andere Definition des Leuchtdichtekontrastes ist

$$LK=\frac{L_2-L_1}{(L_2+L_1)/2}.$$

Da an der Kontrastschwelle L_2 stets nahezu gleich L_1 ist, rechnen wir mit der einfacheren, in diesem Gebiet praktisch gleichwertigen Beziehung

$$LK=\frac{L_2-L_1}{L_1}.$$

erkennbarkeit vor allem infolge der Notwendigkeit, das ganze Gesichtsfeld abzutasten, ohne die Auftauchstelle des Hindernisses vorher zu kennen, wesentlich schlechter als bei Laborversuchen. Das kommt z.B. in der von C. DUNBAR unter Bedingungen des laufenden Straßenverkehrs für negative Werte von LK ermittelten Kurve (B in Abb. 3) zum Ausdruck. So läßt sich bei einem Leuchtdichteniveau von 6 asb (das entspricht etwa einer sehr gut künstlich beleuchteten Straße) nach den Labormessungen noch ein Leuchtdichteverhältnis von 1:1,05 erkennen, im fließenden Verkehr aber höchstens ein solches von 1:1,5.

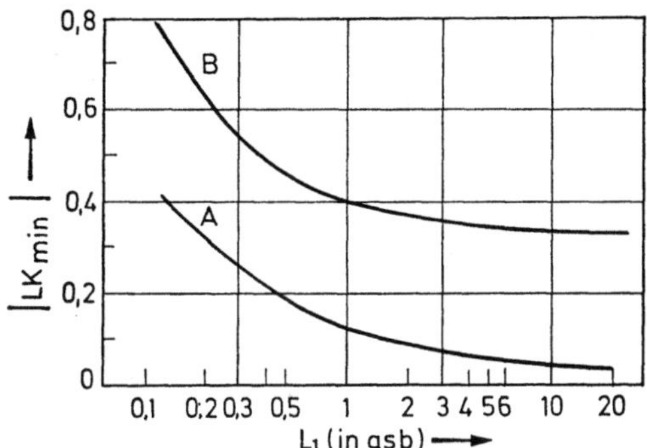

Abb. 3. Schwellenkontrast $LK_{\min}$ als Funktion der Adaptationsleuchtdichte; A bei Laboruntersuchungen (nach BEREK), B bei Fahrversuchen (nach DUNBAR)

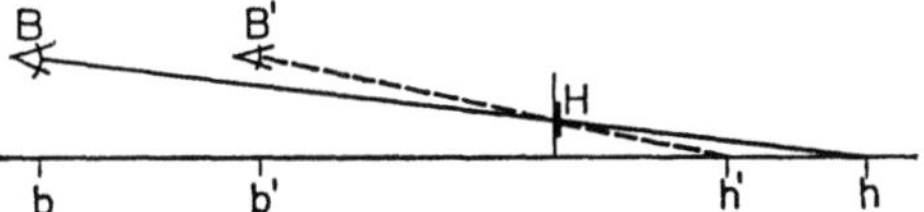

Abb. 4. Zum Einfluß der Verkehrsbewegung auf die Kontrastentstehung

b) Das Zustandekommen des Leuchtdichtekontrastes

Abb. 4. zeigt schematisch die Blickrichtung von einem bei b befindlichen Beobachterauge über ein Hindernis H zu der als Hintergrund wirksamen, dem Punkt h benachbarten Straßenstelle (das ist die Gerade BHh). Befindet sich der Beobachter bei b', so ändert sich diese Blickrichtung in $B'Hh'$. Gemäß unserer obigen Darstellung (s. auch Abb. 2) ist die Leuchtdichte L_1 auf der Straßenhintergrundstelle durch die Beleuchtungsstärke E_h (bzw. E_h') und einen die Stärke der Reflexion in Richtung zu dem Beobachter kennzeichnenden „Leuchtdichtefaktor" β_1 (bzw. β_1') gegeben (da — s. Abschnitt II, 2 — die Straßenoberfläche praktisch nie vollkommen streuend reflektiert, können wir nicht mit dem nur dann einfach anwendbaren Reflexionsgrad ϱ rechnen).

Wir erhalten:

$$L_1 = \beta_1 \cdot E_1 \quad \text{bzw.} \quad L_1' = \beta_1' \cdot E_1'.$$

Entsprechend läßt sich die Leuchtdichte des Hindernisses durch die auf dieser (vertikal angenommenen) Fläche liegende Beleuchtungsstärke E_2 und ihren Leuchtdichtefaktor β_2 in Richtung zum Beobachter darstellen durch $L_2 = \beta_2 \cdot E_2$.

Dann wird das für den erkennbaren Kontrast maßgebende Leuchtdichteverhältnis

$$LV = L_2 : L_1 = \frac{\beta_2 \cdot E_2}{\beta_1 \cdot E_1} \text{ bzw. } LV' = \frac{\beta_2 \cdot E_2}{\beta_1' \cdot E_1'}.$$

Das Hindernis kann nicht erkannt werden, wenn L_2 gleich L_1 wird, oder wenn sich diese Leuchtdichten nur um weniger voneinander unterscheiden als es zur Erreichung des Minimalkontrastes der Kurve B in Abb. 3 notwendig ist. Im kritischsten Fall ($LV = 1$) findet man

$$\beta_2 = \frac{\beta_1 \cdot E_1}{E_2}.$$

Ein Hindernis mit diesem Wert des Leuchtdichtefaktors β_2 liefert keinen Kontrast gegen den Hintergrund. Bei konstanten Werten von β_1, E_1 und E_2 wird ein Hindernis mit diesem kritischen Leuchtdichtefaktor an jeder Straßenstelle getarnt sein. Ändern sich E_1 und E_2 — das ist im allgemeinen bei Straßen mit ortsfester künstlicher Beleuchtung der Fall — dann wird nur eine zeitweise und von der Beobachtungsrichtung (s. Abb. 4) abhängige Tarnung auftreten.

Steht das Hindernis nicht still, dann wird noch zusätzlich im allgemeinen E_1 und damit auch der kritische Leuchtdichtefaktor β_2 je nach der momentanen Lage des Hindernisses verschieden sein (s. O. Reeb, O. Reeb und R. Schleiss).

3. Der Einfluß der Blendung

Flächen relativ hoher Leuchtdichte (selbstleuchtende Lichtquellen oder auch zu stark beleuchtete reflektierende oder lichtdurchlässige Flächen) im Gesichtsfeld eines Beobachters können Störwirkungen auslösen, die wir als Blendung bezeichnen. Je nach der Art der verursachten Störung unterscheiden wir zwei verschiedene Blendungsbegriffe, die „physiologische" und die „psychologische" Blendung (vgl. auch die Ausführungen im Beitrag von Müller-Limmroth ab S. 155).

a) Die *physiologische* Blendung (englische Bezeichnung „disability glare") ist dann gegeben, wenn infolge der Sichtbarkeit blendender Flächen irgendeine der Sehfunktionen, z.B. die Fähigkeit zum Erkennen von Helligkeitsunterschieden meßbar beeinträchtigt wird. Durch die Auswertung zahlreicher experimenteller Untersuchungen (z.B. von L. Holladay, G. Fry, W. Adrian) sind die Zusammenhänge zwischen den Eigenschaften der Blendlichtquelle (Größe, Leuchtdichte, Lage im Gesichtsfeld), der vorliegenden Adaptationsleuchtdichte und der Stärke der Blendung gut bekannt.

Von den verschiedenen Annahmen über die Entstehung der physiologischen Blendung hat die folgende zur Möglichkeit einer quantitativen Darstellung geführt, die durch die experimentellen Befunde bestätigt wird: Die Unterschiedsschwelle des Auges bei Beobachtung eines Helligkeitskontrastes ist durch die Adaptationsleuchtdichte, d.h. die im Umfeld der Testfläche vorherrschende Leuchtdichte bestimmt. Diese ist ihrerseits für die Beleuchtungsstärke maßgebend, die auf der Netzhaut des Auges in der Umgebung der Abbildung des Testfeldes vorhanden ist. Abb. 5 zeigt diese Abhängigkeit der Unterschiedsschwelle $(L_2 - L_1)_{min}$ von der Adaptationsleuchtdichte L_1 in einem der Kurve A von Abb. 3 entsprechenden Teilbereich, aber für eine Objektgröße von 12'. (Aus dem dort aufgetragenen Leuchtdichtekontrast LK berechnet sich die Unterschiedsschwelle einfach gemäß $(L_2 - L_1)_{min} = LK \cdot L_1$.)

Die Annahme zur Erklärung der physiologischen Blendwirkung geht davon aus, daß die von einer Blendlichtquelle ins Auge gelangende Strahlung verhältnismäßig hoher Leuchtdichte in den verschiedenen Augenmedien eine Streuung erfährt, so daß sich dieses Streulicht der ohne die Blendlichtquelle vorhandenen Beleuchtungsverteilung auf der Netzhaut überlagert (schematisch in Abb. 6 angedeutet). Das bedeutet nach dem soeben Gesagten, daß hierdurch der Adaptationszustand des Auges so angehoben wird, als befinde sich in der Umgebung des Testfeldes eine größere Leuchtdichte als L_1. Das hat nach Abb. 5 eine Vergrößerung der Unterschiedsschwelle zur Folge.

Zahlenbeispiel: Ist $L_1 = 6$ asb, so finden wir hierzu in Abb. 5 den Wert $(L_2 - L_1)_{\text{min}} = 0{,}36$ asb. Durch die vorliegende Blendung wird aber die Unterschiedsschwelle in diesem Beispiel auf 0,74 asb heraufgesetzt. Hierzu gehört eine Adaptationsleuchtdichte $L_1' = 20$ asb. Man bezeichnet dann die Leuchtdichtedifferenz $L_1' - L_1$ (= 14 asb) als „äquivalente Schleierleuchtdichte $L_{\text{säq}}$". Der hier erhaltene Wert von $L_{\text{säq}}$ würde z.B. durch einen 5° seitlich gesehenen Automobilscheinwerfer hervorgerufen, der am Beobachterauge eine Beleuchtungsstärke von 12 lx erzeugt.

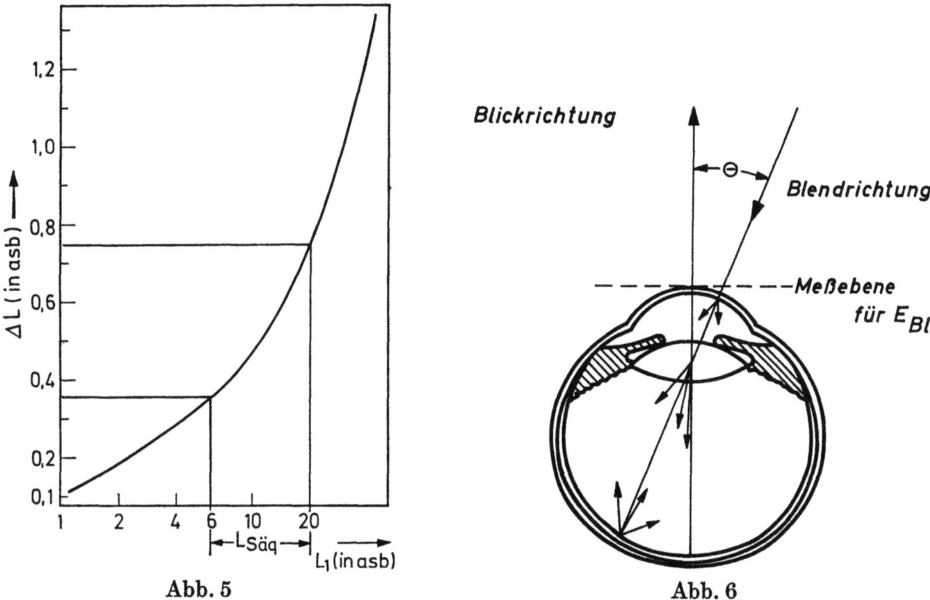

Abb. 5 Abb. 6

Abb. 5. Zur Erhöhung der Unterschiedsschwelle $(L_2 - L_1)_{\text{min}}$ durch die bei physiologischer Blendung auftretende Schleierleuchtdichte $L_{\text{säq}}$

Abb. 6. Zur Entstehung der physiologischen Blendung durch Lichtstreuung im Auge

Im Sinne der hier dargestellten Blendungstheorie kann $L_{\text{säq}}$ unmittelbar als Maß der Stärke der physiologischen Blendung dienen. Zwischen dieser Größe und den die Blendungssituation verursachenden Größen besteht die empirisch gefundene einfache Beziehung:

$$L_{\text{säq}} = c \cdot E_{\text{Bl}} \cdot \Theta^{-2}$$

Hierin hat die Konstante c (bei Messung von $L_{\text{säq}}$ in asb) den Wert von etwa 30, E_{Bl} ist die von der Blendlichtquelle auf dem Auge erzeugte Beleuchtungsstärke und Θ ist der in Grad gemessene Winkel zwischen Beobachtungsrichtung und Richtung zur Blendlichtquelle (s. Abb. 6).

Als anderes Maß der physiologischen Blendung wurde (s. z.B. A. Pahl und R. Chodura) der „Blendfaktor φ", der die relative Verminderung des Leuchtdichtekontrastes kennzeichnet, verwendet; er ist definiert durch

$$\varphi = \frac{L_{\text{säq}}}{L_1 + L_{\text{säq}}}.$$

Die Größe der physiologischen Blendung hat sich bei Untersuchungen von F. Born und M. Wolff und von J. B. de Boer (1960) als von der Farbe des blendenden Lichtes unabhängig erwiesen.

b) Eine *psychologische* Blendung (englische Bezeichnung: discomfort glare) liegt dann vor, wenn eine Fläche relativ hoher Leuchtdichte im Gesichtsfeld eines Beobachters bei diesem die *Empfindung* einer Störung hervorruft. Der Beobachter kann dann diesen subjektiven Eindruck durch Begriffe beschreiben wie „gerade wahrnehmbare Störung", „gerade unangenehme Blendwirkung", „unerträgliche Blendung" u.ä. In einer großen Anzahl von Untersuchungen (z.B. P. PETHERBRIDGE, und R. G. HOPKINSON, M. LUCKIESH und S. K. GUTH, W. ARNDT et al.) hat man sich bemüht, durch Anwendung psychometrischer Methoden auf ausreichend große Beobachterkollektive Formeln abzuleiten, die für ein bestimmtes Blendungskriterium seine Abhängigkeit von den einzelnen, die Blendsituation beeinflussenden Größen darstellen. Legt man z.B. das Kriterium „gerade unangenehm" zugrunde, so kann man den genannten Zusammenhang für das bei künstlicher Straßenbeleuchtung bestehende Leuchtdichteniveau mit einiger Genauigkeit kennzeichnen durch eine Beziehung der Form

$$L_{\mathrm{Bl}} = \frac{L_1{}^{\mathrm{x}} \cdot p}{\omega_{\mathrm{Bl}}{}^{\mathrm{y}}}.$$

Hierin ist L_{Bl} die nach dem gewählten Kriterium noch zugelassene Leuchtdichte der Blendlichtquelle, ω_{Bl} der räumliche Winkel, unter dem diese Fläche dem Beobachter sichtbar ist, L_1 die Adaptationsleuchtdichte und p ein die Lage der Blendlichtquelle im Gesichtsfeld beschreibender „Positionsfaktor".

Werte der Exponenten x und y ergeben sich z.B. aus den soeben zitierten Arbeiten; nach P. PETHERBRIDGE und R. G. HOPKINSON findet man $x = 0{,}6$ und $y = 0{,}5$ für in Innenräumen vorkommende Leuchtdichten.

In anderen Helligkeitsbereichen gelten Gleichungen ähnlicher Art, die aber andere Exponenten aufweisen. Auch bei Tagesbeleuchtung kann im Straßenverkehr psychologische Blendung auftreten; man denke nur an die sehr starke Störwirkung von mit hellem Sonnenlicht beschienenen Autobahnen.

Wenn sich die Wirkung der psychologischen Blendempfindung auch nicht eindeutig meßbaren Beeinträchtigungen der Sehfunktionen des Auges zuordnen läßt, so ist sie doch für das praktische Verkehrsgeschehen von großer Bedeutung. So wird z.B. eine längere Zeit anhaltende psychologische Blendung, wie das allgemein bei Störgefühlen bekannt ist (s. z.B. W. TRAXEL), bei einem Verkehrsteilnehmer Unsicherheit, Ermüdung, oder ähnliche die Verkehrssicherheit beeinträchtigende Wirkungen auslösen. Entsprechende Auswirkungen der Blendung wurden von H. SCHOLZ und von E. HARTMANN (1963) festgestellt.

Verschiedene Untersuchungen — s. z.B. E. HARTMANN (1959) und J. B. DE BOER (1960) — lassen erkennen, daß eine Abhängigkeit der psychologischen Blendung von der Lichtfarbe der Blendlichtquelle besteht.

4. Adaptation, Readaptation

Das Auge hat die Fähigkeit, sich an verschiedene Leuchtdichten anzupassen. Hinsichtlich der physiologischen Grundlagen wird auf den Beitrag von MÜLLER-LIMMROTH (vgl. ab S. 151) verwiesen. Hier seien nur einige für den Zusammenhang wesentliche Hinweise gegeben. So ist der Anpassungsbereich sehr groß und umfaßt etwa 10 Zehnerpotenzen der Leuchtdichte von gerade noch wahrnehmbaren Helligkeitseindrücken bis zur Grenze einsetzender Absolutblendung. Diese große Adaptationsfähigkeit wird durch die in der Netzhaut vorhandenen zwei Rezeptorensysteme, das Zapfen- und das Stäbchensystem, durch die Konzentrationsänderung der darin enthaltenen Sehstoffe und durch veränderliche synaptische Verkoppelungen der Rezeptoren untereinander ermöglicht.

Der Pupillendurchmesser, der sich bei jüngeren Menschen von etwa 2—8 mm ändern kann, liefert zur Adaptation nur einen Beitrag von etwa 1:16. Das Licht wird in den Sehstoffen absorbiert und führt bei ausreichender Intensität durch photochemische Prozesse zu Erregungen der optischen Nerven, die Lichtempfindungen auslösen. Die Regeneration des Sehstoffes geschieht durch die Körperwärme und braucht einige Zeit. Chemische Prozesse und damit auch Umadaptationsvorgänge sind daher zeitabhängig.

Muß sich das Auge von hohen auf geringe Leuchtdichten umstellen, wobei eine starke Regeneration der Sehstoffe notwendig ist, so ist die benötigte Zeit größer als bei Adaptation von niederen auf höhere Leuchtdichten. Die bestehende Lichtempfindlichkeit des Auges kann man durch die Schwellenleuchtdichte eines

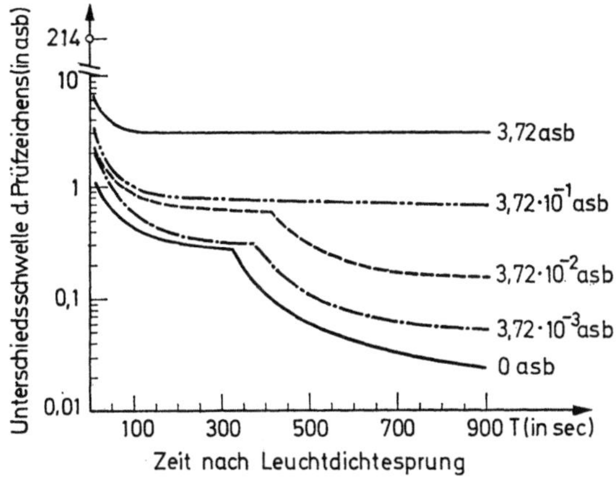

Abb. 7. Readaptationsverlauf nach Leuchtdichtesprüngen von 372 asb auf geringere Werte. Die Unterschiedsschwelle bei 372 asb ist als Kreis auf der Ordinate angegeben

kleinen Prüffeldes angeben. Abb. 7 zeigt z.B. die Ergebnisse von R. G. HATTWICK, woraus die zu erwartenden Readaptationszeiten bei Umadaptation von etwa 400 asb auf verschiedene geringere Leuchtdichten zu entnehmen sind. Die Zeit zur Anpassung auf niedere Leuchtdichten hängt von dem Unterschied gegenüber der Ausgangsleuchtdichte ab.

Diese Zusammenhänge sind im nächtlichen Straßenverkehr wesentlich, wenn z.B. ein Verkehrsteilnehmer von einer gut beleuchteten Straße oder Tankstelle in eine Straße niederen Niveaus einfährt. Bei Tage besteht dieselbe Gefahr bei Einfahrt in nicht ausreichend beleuchtete Straßentunnels.

II. Ortsfeste künstliche Beleuchtung

1. Erforderliches Leuchtdichteniveau der Straße

Nach den bereits erwähnten Untersuchungen von C. DUNBAR folgen für den notwendigen Kontrast eines kleinen Sehobjektes, das sich auf der Straße befindet, Werte, die der Kurve *B* in Abb. 3 zu entnehmen sind. Als wesentliches Ergebnis ist zu betrachten, daß sich für höhere Straßenleuchtdichten als etwa 6 asb keine bedeutende Verminderung des notwendigen Kontrastes des erwähnten Objektes mehr ergibt.

Mit den im Laboratorium gemessenen Schwellenwerten für ein Sehobjekt ähnlicher Größe und einem Auffälligkeitsfaktor, der von R. ROPER und G. HOWARD bei praktischen Fahrversuchen auf nächtlichen Straßen gefunden wurde, ergibt sich ein Wert für den Betrag des notwendigen Kontrastes, der mit den Ergebnissen von C. Dunbar bei 6 asb in guter Übereinstimmung ist. Eine weitere Untersuchung von J. B. de Boer (1958), in der auf Ausfallstraßen die Kraftfahrzeuge gezählt wurden, die bei Einsetzen der Dämmerung ohne Licht mit Standlicht oder mit Abblendlicht gefahren sind, bestätigt ebenfalls, daß eine Leuchtdichte von 6 asb von den Verkehrsteilnehmern als ausreichend erachtet wird, um ohne zusätzliche Beleuchtung durch ihre Scheinwerfer noch sicher fahren zu können. Zwischen 3 und 15 asb haben etwa noch 80% der Kraftfahrer nur das Standlicht benutzt (s. Abb. 8).

Aufgrund dieser Ergebnisse hat die Internationale Beleuchtungskommission für ortsfest beleuchtete Straßen mit sehr starkem Verkehr mittlere Leuchtdichten von 4,7—6 asb, für Straßen mit weniger starkem Verkehr Leuchtdichten von 1,6—3 asb empfohlen (Einzelheiten s. CIE, 1965).

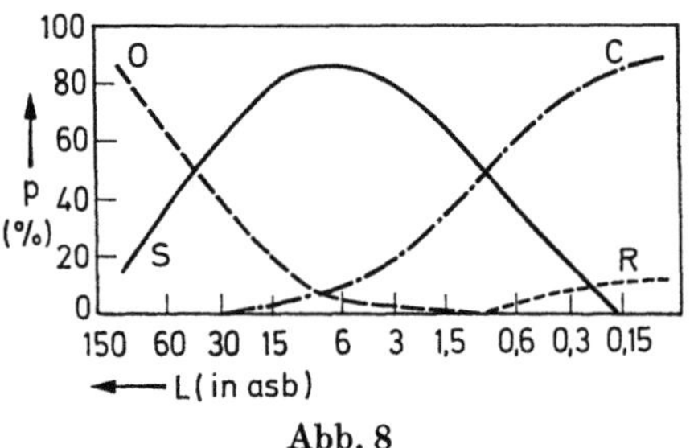

Abb. 8

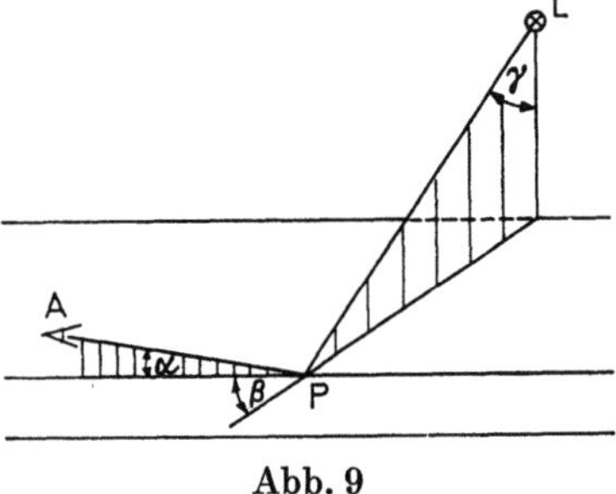

Abb. 9

Abb. 8. Anzahl der Kraftwagen p in Prozent, die bei einem bestimmten Leuchtdichtewert der Straßendecke fahren: O ohne Licht, S mit Standlicht, C mit Abblendlicht, R mit Fernlicht

Abb. 9. Zur Reflexionsgeometrie bei der Leuchtdichteermittlung im Punkt P. A Beobachterauge, L Ort der Lichtquelle

2. Zur Leuchtdichte von Straßendecken

Zur Ermittlung des Leuchtdichtekontrastes ist nach I, 2b, die Kenntnis des Reflexionsverhaltens von Straßendecken erforderlich. Der hier q genannte *Leuchtdichtekoeffizient,* das Verhältnis der von der Straße reflektierten Leuchtdichte zu der Beleuchtungsstärke an der betreffenden Stelle, $(q = L/E)$ ist sehr stark von den Beleuchtungs- und Beobachtungsrichtungen abhängig. Betrachtet man die Leuchtdichte im Punkt P (s. Abb. 9), so ist q im wesentlichen eine Funktion der Winkel β und γ. Für den üblichen Fall beim Fahren auf der Straße wird der Beobachtungswinkel α zwischen 0,5° und 1,5° liegen. H. O. Westermann hat z.B. an verschiedenen trockenen Straßenbelägen die räumliche Verteilung des Faktors q gemessen. Abb. 10 zeigt schematisch einen Schnitt durch einen Verteilungskörper von q. Man erkennt aus dieser Darstellung, daß Straßenoberflächen nicht vollkommen streuend reflektieren, und daß q stark wächst, wenn der Lichteinfallswinkel sich dem Spiegelwinkel zur Beobachtungsrichtung nähert. Nach dem Vorschlag dieses Autors lassen sich daraus zwei Reflexionskennwerte, der raumwinkelmäßig bewertete mittlere Leuchtdichtekoeffizient q_0 und ein Faktor $\varkappa$ ableiten, der durch den Logarithmus des Quotienten aus q_0 und dem Minimalwert von q definiert ist. q_0 kennzeichnet die Stärke der Gesamtreflexion des Belages, während $\varkappa$ durch seine Oberflächenstruktur bestimmt ist. Je glatter eine Oberfläche ist, desto mehr reflektiert sie in bevorzugte Richtungen. Mit diesen beiden Faktoren lassen sich die lichttechnischen Eigenschaften von trockenen Straßenbelägen ausreichend kennzeichnen.

Im feuchten und nassen Zustand wird durch den sich ausbildenden Wasserfilm ein Anteil des Lichtes spiegelnd reflektiert. Dann hat auch die Ausdehnung der beleuchtenden Lichtquelle einen Einfluß auf die Größe der gesehenen Leuchtdichte. Um zu erreichen, daß die Reflexionseigenschaften eines Straßenbelages im trockenen und nassen Zustand ähnlich sind, empfiehlt es sich, die Struktur der Oberfläche so rauh zu gestalten, daß der Wasserfilm abreißt und dadurch keine zusammenhängende spiegelnde Schicht mehr entsteht.

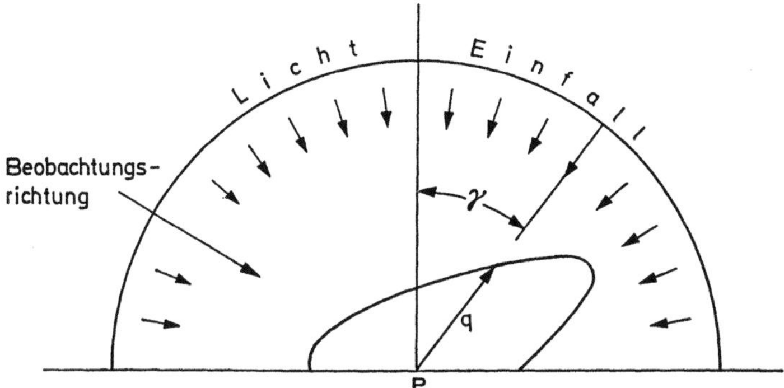

Abb. 10. Schematische Darstellung und Abhängigkeit des Leuchtdichtekoeffizienten q von dem Lichteinfallswinkel γ für eine festliegende Beobachtungsrichtung

Die Größenordnung der zu erwartenden Leuchtdichte einer Straße ist aus folgendem Beispiel zu ersehen: Abgeschirmte Leuchten in 10 m Höhe und 35 m Abstand voneinander ergeben auf einem mittelhellen Straßenbelag, der etwa die Werte $q_0 = 0{,}07$ und $\varkappa = 0{,}3$ hat, grob eine mittlere Leuchtdichte von 6 asb bei einer mittleren Beleuchtungsstärke von etwa 18 lx (s. J. B. de Boer und H. O. Westermann).

3. Gleichmäßigkeit der Straßenleuchtdichte

a) Örtliche Gleichmäßigkeit

Die subjektive Bewertung der Ungleichmäßigkeit der Leuchtdichteverteilung auf der Straße haben J. B. de Boer und B. Knudsen experimentell untersucht.

Ein Straßenmodell erlaubte die Nachbildung verschiedener Leuchtdichteverteilungen, die den Versuchspersonen in Bewegung dargeboten werden. Zur Kennzeichnung der Ungleichmäßigkeit haben die Autoren den Leuchtdichtegradienten $S_{\max} = \frac{\Delta L_{\max}}{L_1} \cdot 100\,(\%)$ auf einem 3 m langen und 1 m breiten Straßenstück vorgeschlagen. Abb. 11 zeigt die Untersuchungsergebnisse. Hier ist die mittlere Straßenleuchtdichte L_1 über dem Gradienten $S_{\max}$ für die verschiedenen verwendeten Urteile aufgetragen.

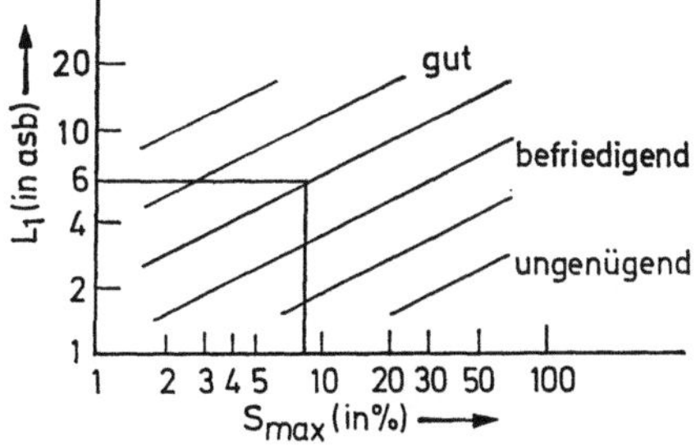

Abb. 11. Untersuchungsergebnisse über die Gleichmäßigkeit der Straßenleuchtdichte von de Boer und Knudsen

Daraus ist zu entnehmen, daß unser Auge gegen Ungleichmäßigkeiten sehr empfindlich ist. Zum Beispiel dürfte bei einer mittleren Straßenleuchtdichte von 6 asb für ein Urteil zwischen gut und befriedigend die Leuchtdichteänderung in dem angegebenen Straßenstückchen 8,5% nicht übersteigen.

b) Zeitliche Abhängigkeit der Leuchtdichte

Bei starker Ungleichmäßigkeit der Leuchtdichte tritt für den sich bewegenden Verkehrsteilnehmer ein störender Hell-Dunkel-Wechsel auf. Hierher gehören auch Flimmererscheinungen, die durch die Leuchten selbst verursacht werden können. Dies ist z.B. der Fall, wenn Leuchten in kurzen Abständen angebracht werden (oft in Unterführungen und Straßentunnels zu beobachten). Nach übereinstimmenden Untersuchungsergebnissen von R. Jantzen, H. de Lange, D. H. Kelly und von D. A. Schreuder (1964) liegt dabei die untere Grenze für eine merkbare Störung bei Vorbeifahren an 2 Leuchten in der Sekunde, also bei einer Flimmerfrequenz von 2 Hz. Die maximale Störung tritt bei 8—9 Hz ein, was mit der Frequenz des α-Rhythmus des menschlichen Elektroencephalogramms übereinstimmt. Bei Flimmerfrequenzen oberhalb 12—16 Hz wird keine Störung mehr empfunden. Durchgehende Lichtbänder sind daher in jedem Falle kleinen Leuchtenabständen vorzuziehen.

Auch bei Tage können störende Flimmerfrequenzen auftreten, wenn durch die tiefstehende Sonne an Lattenzäunen oder engstehenden Baumreihen durch Schatten ein schneller Hell-Dunkelwechsel hervorgerufen wird. Diese Störung kann deshalb gefährlich werden, weil bei für Epilepsie anfälligen Personen durch periodische Lichtreize in der Nähe der Frequenz des α-Rhythmus ein Anfall ausgelöst werden kann. Obwohl der Anteil solcher Personen unter 1‰ liegen dürfte, darf dieses Problem bei der hohen Verkehrsdichte nicht übersehen werden.

4. Vermeiden von Blendung

Neben dem Niveau der Leuchtdichte und ihrer Gleichmäßigkeit kommt der von den Leuchten verursachten Blendung wesentliche Bedeutung zu. Zur Erhaltung der Verkehrssicherheit ist es nach dem auf S. 772 Gesagten unerläßlich,

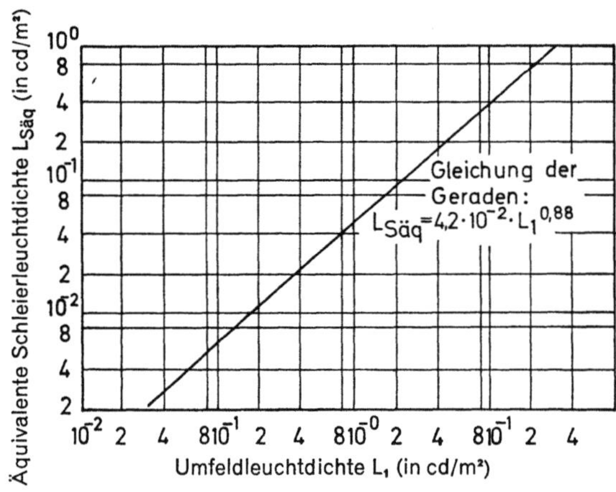

Abb. 12. Äquivalente Schleierleuchtdichte, bei der sich der Schwellenwert des Sehobjektes auf der Straße gerade meßbar erhöht

das Auftreten von physiologischer und psychologischer Blendung zu vermeiden. Geht man von der für die Erkennbarkeit eines Objekts erforderlichen Schwellenleuchtdichte aus, so läßt sich für die äquivalente Schleierleuchtdichte $L_{säq}$ ein Wert ermitteln, bei dem sich die Schwellenleuchtdichte gerade meßbar zu erhöhen beginnt (s. W. Adrian, 1964). Diese Blendungswerte sind für mittlere Straßenleuchtdichten in Abb. 12 dargestellt. Die entstehende Gerade kann als Grenze beginnender physiologischer Blendung betrachtet werden. Soll eine Beleuchtungsanlage keine physiologische Blendung hervorrufen, so darf die Größe von $L_{säq}$ an keinem Ort der Straße diese Grenzwerte überschreiten.

Ein weiterer Gesichtspunkt, der bei Blendung zu berücksichtigen ist, betrifft die zusätzliche Sichtverschlechterung bei verschmutzten Windschutzscheiben von Kraftfahrzeugen. Das an den kleinen, auf der Scheibe haftenden Schmutzteilchen gestreute Licht erzeugt einen Schleier, der sich kontrastvermindernd auf die zu sehenden Objekte auswirkt. Je nach Grad der Verschmutzung kann z.B. nach Untersuchungen von G. Stadler bei einer Blendbeleuchtungsstärke von 1,8 lx und einer Straßenleuchtdichte von 3 asb die Unterschiedsschwelle eines wahrzunehmenden Objektes bis zum 18fachen ihres Wertes erhöht werden. Bereits bei einer leicht verschmutzten Scheibe, die trotz sorgsamer Pflege beim Kraftfahrzeug als normal anzusehen ist, beträgt die verursachte Schwellenerhöhung unter den genannten Bedingungen etwa 50%.

Untersuchungen der psychologischen Blendung sind z.B. von R. G. Hopkinson, J. B. de Boer et al. und W. Adrian und K. Eberbach unternommen worden. Die Ergebnisse wurden meist formelmäßig dargestellt und erlauben die zulässigen lichttechnischen Werte der Leuchten zu berechnen. Die zuletzt genannten Autoren haben für das Kriterium „Grenze zwischen merkbar und störend" die Beziehung

$$L_1^{0,47} = K \cdot \omega^{-0,6} \cdot \sum E_{Bl}^{1,5} \cdot \Theta^{-3}$$

mit L_1 in asb, E_{Bl} in lx, ω in sr und Θ in Grad angegeben. (Bedeutung von E_{Bl} und Θ s. Abb. 6; ω ist die Raumwinkelgröße einer unter $\Theta = 15°$ gesehenen Blendfläche). Die Konstante K in dieser Gleichung ist von der Art der Lichtverteilung der Leuchte abhängig. Für nichtabgeschirmte bis abgeschirmte Leuchten variiert sie zwischen 30—110. Eine neuere Arbeit von J. B. de Boer und D. A. Schreuder bestätigt den durch die obige Formel angegebenen Zusammenhang.

Die von W. Adrian und K. Eberbach gewählte Darstellung ermöglicht einen Vergleich zwischen physiologischer und psychologischer Blendung unter gleichen Versuchsbedingungen. Es zeigt sich u.a., daß die psychologische Blendung im Gegensatz zur physiologischen stark von der Leuchtenausdehnung abhängt.

5. Lampen und Leuchten

Lichtquellen, die zur technischen Reife entwickelt sind, nennt man Lampen. Diese brauchen jedoch noch ein Gerät, das ihren meist in alle Richtungen mehr oder weniger gleichmäßig abgestrahlten Lichtstrom in gewünschter Weise richtet, bündelt, die Lampe vor mechanischen und witterungsmäßigen Einflüssen schützt und die Energiezufuhr übernimmt. Diese optischen Geräte werden Leuchten genannt.

In der modernen Straßenbeleuchtung werden heute vorwiegend Gasentladungslampen verwendet. Temperaturstrahler, z. B. Glühlampen oder mit Gas betriebene Lampen haben einen geringeren Wirkungsgrad. Die in Gasentladungslampen enthaltenen Gase oder Metalldämpfe strahlen bei Stromdurchgang Licht ab. Häufig finden Quecksilberdampflampen Verwendung, bei denen zwischen Hochdruck- und Niederdruckentladungslampen zu unterscheiden ist. Quecksilberdampfniederdrucklampen werden für Beleuchtungszwecke nur in Verbindung mit einem auf dem Lampenkolben aufgebrachten Leuchtstoff benutzt, der die bei diesen Lampen vorwiegend im Ultraviolett liegende Strahlungsemission in sichtbares Licht umwandelt (röhrenförmige „Leuchtstofflampe").

Quecksilberdampfhochdrucklampen finden sowohl mit als auch ohne Leuchtstoff in der Straßenbeleuchtung Verwendung. Neuerdings werden Quecksilberdampfhochdrucklampen hergestellt, bei denen die Lichtausbeute und die Lichtfarbe durch Zusätze von Metallhalogeniden verbessert sind.

Wegen ihrer besonders großen Lichtausbeute werden Natriumdampf-Niederdrucklampen, die gelbes, monochromatisches Licht aussenden, bei der Straßenbeleuchtung dort bevorzugt, wo die Farberkennung eine sekundäre Rolle spielt. Neuerdings wurden auch Natriumdampf-Hochdrucklampen entwickelt, die bei etwas kleinerer Lichtausbeute ein weiß-gelbliches Licht aussenden und daher eine bessere Farberkennbarkeit ermöglichen.

Xenonentladungslampen emittieren ein Licht, dessen Farbe etwa der des mittleren Tageslichtes entspricht. Sie können für sehr große Lichtleistungen ausgelegt und dann mit Vorteil zur Beleuchtung von Plätzen auf hohen Masten angeordnet werden. Ihre Lichtausbeute ist jedoch kleiner als die der vorgenannten Lampen.

6. Vermeiden optischer Fehlwirkungen

Eine weitere wichtige Aufgabe, das optische Hervorheben des Straßenverlaufes, kann durch geeignete Wahl und Anordnung der Leuchten erfüllt werden. Bei Nacht ist durch die Reihe der Leuchten oftmals die Straßenführung auf größere Entfernung deutlicher zu erkennen als durch die Straße selbst. Bei der Anordnung von Leuchten sollte daher darauf geachtet werden, daß keine optische Fehlwirkung entsteht, z. B. dadurch, daß gleichartige Leuchten eine Richtung angeben, die nicht mit der Fahrbahnrichtung übereinstimmt. Hierauf ist besonders bei Kurven zu achten.

Auch durch farbige Lichter, die irrtümlich für Signallichter gehalten werden können, tritt eine Verkehrsgefährdung auf. Besonders können niedrig angebrachte rote oder grüne Lichtreklamen, in falscher Perspektive gesehen, diese Wirkung haben. Auch Bahnsignale können auf einer zum Schienenstrang parallel laufenden Straße Fehlinformationen verursachen.

7. Adaptationsprobleme

Während der Adaptationsdauer kann das Auge nur Sehaufgaben ausführen, die dem sich zeitlich verändernden Zustand entsprechen.

Es ist z. B. nicht möglich, bei Einfahrt in einen nicht oder nur mangelhaft beleuchteten Verkehrstunnel sofort die notwendige Sehaufgabe zu erfüllen. Gemäß dem zeitlichen Verlauf der Anpassung (s. Abb. 7) muß daher die Leuchtdichte der Straße so langsam abnehmen, daß das Auge noch folgen kann. Quantitative Angaben über den notwendigen Leuchtdichteverlauf bei Einfahrt in einen Verkehrstunnel sind bei D. A. Schreuder (1965), Abb. 4, zu finden. Es ist für das Auge gleichgültig, ob der Leuchtdichteabfall am Beginn des Tunnels durch künstliche Beleuchtung oder durch Abschatten des Tageslichts mittels Raster erzeugt wird. Bei Verwendung von Rastern ist darauf zu achten, daß es nicht zu störender Flimmerwirkung kommen kann (s. S. 776, Abschnitt b). Bei der Tunnelausfahrt erfolgt die Adaptation schneller. Auch hierbei soll kein plötzlicher Leuchtdichtesprung stattfinden. Gemildert wird dieser Übergang dann, wenn der sich noch im Tunnel befindende Verkehrsteilnehmer den hellen Ausgang bereits einige Zeit vorher sehen und darauf adaptieren kann.

III. Nicht ortsfeste Beleuchtung

1. Die Beleuchtung durch Kraftfahrzeugscheinwerfer

Das von Autoscheinwerfern ausgestrahlte Licht soll zwei Forderungen erfüllen:

1. Es soll eine möglichst große Sehweite bei Nacht auf unbeleuchteten Straßen ermöglichen; d. h. es soll eine große Lichtstärke in horizontaler Ausstrahlungs-

richtung besitzen, um Hindernisse auch auf größere Entfernungen noch erkennbar werden zu lassen.

2. Es soll andere Verkehrsteilnehmer, z. B. Kraftfahrzeugfahrer des Gegenverkehrs, nicht blenden.

Beide Forderungen mit demselben Scheinwerferlicht zu erfüllen, ist nicht möglich. Über die Gründe, welche die theoretisch hierfür denkbare Anwendung von polarisiertem Licht ausschließen, berichtet G. Lindae.

Man behilft sich mit Scheinwerfern, die zwei Beleuchtungssysteme besitzen, das Fernlicht und das Abblendlicht. Bei Begegnung zweier Fahrzeuge haben die beiden Fahrer auf das Abblendlicht umzuschalten. Es ist nicht einfach, die optimale Lichtstärkeverteilung eines Abblendlichtes zu ermitteln. Theoretisch wird diese Frage bei G. Lindae und von J. B. de Boer und W. Morasz behandelt. Das Abblendproblem hat bisher in Amerika und in Europa zwei technisch sehr verschiedenartige Lösungen gefunden. Vgl. auch die Ausführungen im Beitrag von Schmidt (vgl. ab S. 971).

In Amerika verwendet man Zweifadenlampen, bei denen der das Fernlicht liefernde Leuchtkörper (wie in Europa) im Brennpunkt des Scheinwerferspiegels angeordnet ist. Die Glühwendel für das Abblendlicht befindet sich aber ohne besondere Abschirmung oberhalb des Leuchtkörpers für das Fernlicht. Das hat zusammen mit der geeignet profilierten Streuscheibe ein nach rechts unten geneigtes Abblendlicht zur Folge, das aber auch noch in Richtung des entgegenkommenden Verkehrs verhältnismäßig hohe und daher blendende Lichtstärken besitzt. In Europa ist dagegen die etwas vor der Brennebene und oberhalb der Scheinwerferachse angeordnete Abblendwendel gegen die untere Scheinwerferhälfte durch eine Metallkappe abgedeckt. Dadurch wird eine ziemlich scharfe Hell-Dunkel-Grenze in horizontaler Erstreckung erzeugt, durch die bei normaler Fahrzeuglage (und trockener Straße) eine Blendung des Gegenverkehrs weitgehend vermieden wird.

Vergleichsversuche (näheres s. z.B. bei J. Rebentisch) zeigten, daß jedes der beiden Abblendsysteme für sich eine brauchbare Lösung darstellt. Bei dem amerikanischen System wird die auftretende Blendung durch die unter günstigen Bedingungen gleichzeitig vorhandene höhere Adaptationsleuchtdichte und durch bessere Ausleuchtung des Straßenraums etwas gemildert. Die Teilnahme großer Zahlen von amerikanischen Wagen am europäischen Verkehr führte aber zu erheblichen Schwierigkeiten, da die europäischen Fahrzeuge die Straße bei abgeblendetem Licht sehr viel schwächer beleuchten, so daß ihre Fahrer durch die amerikanischen Scheinwerfer stark geblendet werden. Internationale Vergleichsversuche, über die J. Rebentisch (1951/52), J. B. de Boer (1955) und A. Katzenmaier berichteten, führten dazu, daß die streng horizontal verlaufende Hell-Dunkel-Grenze bei dem europäischen System verlassen wurde. Man entwickelte das „asymmetrische Abblendlicht", bei dem die Hell-Dunkel-Grenze auf der rechten Fahrbahnseite angehoben ist. Dadurch kann nicht nur im Gefahrenfall die rechte Straßenbegrenzung besser erkannt werden; vielmehr nähern sich bei Abblendlicht die Beleuchtungsverhältnisse auf der rechten Seite denen des amerikanischen Systems, so daß eine Blendung erträglicher wird.

Untersuchungen über den Einfluß der Blendwirkung von Autoscheinwerfern auf die Erkennbarkeitsweite von Hindernissen wurden u.a. von R. N. Schwab durchgeführt.

Eine ausführliche Darstellung über die technische Auswirkung des zur Zeit in Deutschland vorgeschriebenen Systems der Kraftfahrzeugscheinwerferbeleuchtung bringt H. Behrens.

Es soll noch auf einen Irrtum hingewiesesen werden, dem man häufig begegnet: Die behördlich (StVZO § 50) festgelegte Meßentfernung für die Kontrolle beleuchtungstechnischer Werte beträgt 25 m. Diese Entfernung hat nichts mit der Erkennbarkeitsweite bei Scheinwerferbeleuchtung zu tun. H. Lossagk weist mit Recht darauf hin, daß dieser Irrtum zu groben Fehlurteilen führt.

Eine Gelbfärbung der Scheinwerferlampen ist gleichbedeutend mit der Absorption eines Anteils des in der weißen Strahlung der Lampen enthaltenen blauen Lichtes, d. h. mit einer Herabsetzung der Lichtstärke der Scheinwerfer. Hierdurch verringert sich zwar sowohl die Blendwirkung als auch die Erkennbarkeitsweite. Fährt aber ein Fahrer mit Gelblicht entsprechend § 1 der StVO auf Sicht, so schadet er niemanden. Außerdem sprechen Untersuchungsergebnisse von J. B. de

Boer (1960) für eine geringe Verkürzung der Readaptationszeit nach Blendung und Ergebnisse von E. Hartmann (1959) für eine Verringerung der psychologischen Blendung bei gleicher Scheinwerferlichtstärke gegenüber weißem Scheinwerferlicht. Über die Berechtigung des in Deutschland zur Zeit bestehenden Verbots für gelbes Scheinwerferlicht kann man daher geteilter Meinung sein.

2. Das Begrenzungslicht („Standlicht")

Die offizielle Bezeichnung für die Beleuchtung durch die in den Scheinwerfern befindlichen kleinen „Standlichtlampen" besagt, daß es sich um Signallichter handelt, die die vordere seitliche Begrenzung eines Fahrzeugs anzeigen sollen, wenn Fernlicht oder Abblendlicht außer Betrieb sind. Diese Aufgabe wird neuerdings häufig durch die „Parkleuchten" übernommen. In der Praxis wird das Begrenzungslicht aber auch als alleinige Fahrzeugbeleuchtung in ortsfest beleuchteten Straßen benutzt. In ausländischen Großstädten (z. B. Brüssel, Paris, Rom) wird nur mit „Standlicht" gefahren. In Deutschland läßt die StVO (§ 33) dies zu, „sofern die Fahrbahn durch andere Lichtquellen ausreichend beleuchtet ist". Diese nicht sehr klare Bestimmung ist nicht unbedenklich. Es kommt nicht nur darauf an, daß der Kraftfahrzeugfahrer selbst ausreichend sieht; sein Fahrzeug muß auch in seiner Seitenausdehnung und Bewegung mit ausreichender Genauigkeit erkannt werden können.

Die besonders bei nassen Straßen auftretende Blendung durch Abblendlicht wird zwar bei allgemeiner Benutzung des Standlichts vermieden; andererseits kann aber mit Standlicht gefahrlos nur in sehr gut beleuchteten Straßen (s. S. 773, Abschnitt II 1) gefahren werden. Andernfalls sollte nur Abblendlicht benutzt werden. Mit dieser Problematik setzt sich E. von der Trappen auseinander.

3. Nebelscheinwerfer

Je nach der Anzahl der Wassertröpfchen je cm^3 und nach der Tröpfchengröße (im allgemeinen mit einem Radius zwischen 1 μ und 10 μ; V. J. Jehu, 1953) sind die lichttechnischen Eigenschaften des Nebels sehr verschieden. Die Sehbehinderung durch Nebel entsteht sowohl durch die Schwächung des beleuchtenden Lichtes (einmal auf dem Weg von der Nebelleuchte zur Straßendecke; dann noch einmal bei der Rückstrahlung von der Straße zum Beobachterauge) als auch durch die Reflexion des Scheinwerferlichtes, die eine helle „weiße Wand" dem Blick auf die Straße überlagert. Bei Dunkelheit erzeugt bei dichtem Nebel auch das Abblendlicht einen blendenden Schleier, so daß ein richtig angebrachter Nebelscheinwerfer nur dann wirksam ist, wenn er mit dem schwachen „Standlicht" zusammen betrieben wird. Diese Kombination ist neuerdings auch in Deutschland zugelassen (H. Behrens). Bei schwachem Nebel wäre eine tiefliegende, fast horizontal strahlende Nebelleuchte vorteilhaft. Bei starkem Nebel wäre es besser, die Nebelleuchte etwas höher anzuordnen und stärker nach unten zu richten, da auf diese Weise der in das Fahrerauge gelangende Streulichtanteil geringer wird (V. J. Jehu, 1953).

Das Fahren mit Nebellicht ist nur bei unsichtigem Wetter zugelassen. Dabei ist die Erkennbarkeitsweite in jedem Falle erheblich geringer als bei Benutzung des Fern- oder Abblendlichtes bei guten Sichtverhältnissen.

Vom physikalischen Standpunkt aus gesehen ist die Durchdringungsfähigkeit von Nebel durch Licht erst bei Wellenlängen beachtlich, die groß sind im Vergleich zu dem Durchmesser der Nebeltröpfchen. Das trifft für die Gelbstrahlung des sichtbaren Lichtes nur in Ausnahmefällen zu. V. J. Jehu (1963) kommt zu dem Schluß, daß nur die psychologische Blendempfindlichkeit des Beobachters darüber entscheidet, ob gelbes Nebellicht weißem vorzuziehen ist.

4. Signalleuchten am Kraftfahrzeug

Die Aufgabe der Signalleuchten ist es, Fahrzeuge anderen Verkehrsteilnehmern kenntlich zu machen (z. B. Schlußleuchten und Begrenzungsleuchten) und besondere Informationen zu vermitteln (z. B. Bremsleuchten und Blinkleuchten). Während die Schluß- und Begrenzungsleuchten nur bei Dunkelheit dauernd brennen, müssen die nur kurzzeitig benutzten Brems- und Blinkleuchten bei Tag gut wahrnehmbar sein und dürfen bei Nacht nicht blenden. Mindestwerte für die Lichtstärke der einzelnen Leuchten sind in Deutschland amtlich festgelegt (s. *Verkehrsblatt*). Zum Beispiel werden für Bremsleuchten, die rot sein müssen, in einem Winkelbereich von 5° gegen die Horizontale 30 cd angegeben. Im Hinblick auf gute Sichtbarkeit scheinen die dort angegebenen Werte nicht auszureichen. Ein bei Tage unter allen Beleuchtungsverhältnissen gut erkennbares Brems- oder Blinklicht würde bei Nacht stets blenden, so daß sich für diese Leuchten zwei Intensitätsstufen empfehlen. Für die gelben Blinkleuchten (Fahrtrichtungsanzeiger) sieht die Vorschrift eine Lichtstärke im Maximum von 20 cd vor. Sind Blinkleuchten mit Scheinwerfern oder Schlußleuchten zusammengebaut, so werden für sie höhere Lichtstärken erforderlich, um ihre Erkennbarkeit sicherzustellen. Wenig Beachtung wird bisher den Signalen im Innern des Kraftfahrzeuges geschenkt, wie z. B. Kontrollampen für Fahrtrichtungsanzeiger und für das Fernlicht. Sind sie bei Tage ausreichend zu erkennen, so werden sie nachts ohne Verminderung ihrer Intensität zu Blendquellen, die den Fahrer empfindlich stören können. Danach wäre zu fordern, daß in Kraftfahrzeugen auch diese Kontrollampen, ähnlich wie das bei der Armaturenbrettbeleuchtung häufig der Fall ist, mit einer Einrichtung zur Regelung der Leuchtdichte versehen werden (vgl. auch den Beitrag von SCHMIDT ab S. 973).

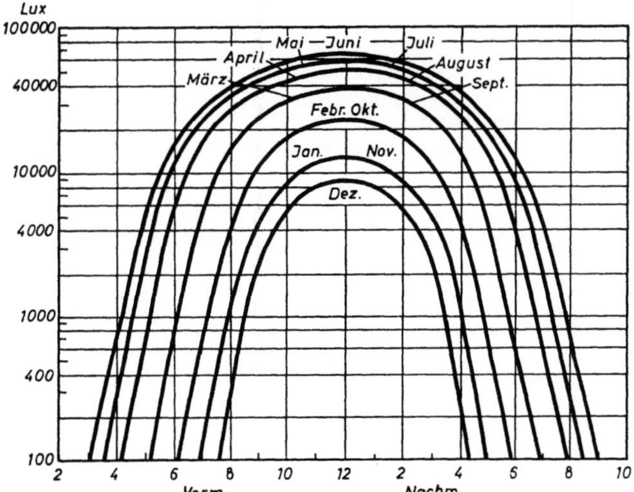

Abb. 13. Täglicher Gang der Horizontalbeleuchtungsstärke im Freien bei bedecktem Himmel (geographische Breite 52° nördlich)

IV. Der Straßenverkehr bei Tageslicht

Das Tageslicht hat gegenüber jeder künstlichen Beleuchtung den Nachteil der Veränderlichkeit seiner Intensität (s. Abb. 13). Befindet man sich in einem Leuchtdichtebereich oberhalb des bei Dämmerung herrschenden Niveaus, dann gibt ein gleichmäßig leuchtender Himmel ausgezeichnete Sehbedingungen (s. auch

H. Lossagk, S. 7 f.), zumal dann auch Farbunterschiede zum Erkennen von Hindernissen wesentlich beitragen können.

Verschlechterungen treten auf:

a) Bei starkem Anteil von Sonnenlicht: Große dunkle Schattenflächen können in ihnen liegende Gegenstände tarnen; niedrig stehende Sonne kann eine sehr starke direkte Blendung verursachen, bei seitlichem Lichteinfall und rhythmischer Unterbrechung (z. B. durch am Straßenrand befindliche Bäume) können störende Flimmereffekte entstehen (s. S. 776, Abschnitt b). Bei verschmutzter Windschutzscheibe kann das gestreute Sonnenlicht zu erheblicher Wahrnehmungsverschlechterung führen.

b) In der Dämmerung: Die Unterschiedsempfindlichkeit des Auges wird schlechter. Der Fahrer muß daher zunächst, um besser gesehen zu werden, seine Begrenzungsleuchten und bei wesentlichem Unterschreiten einer Adaptationsleuchtdichte von etwa 6 asb das Scheinwerferlicht einschalten.

c) Bei starker Trübung der Luft (Nebel, sehr starker Regen): Die Fahrzeuge müssen dem Gegenverkehr erkennbar bleiben. Deswegen wird in diesen Fällen Einschaltung des Abblendlichtes gefordert. Die Lichtstärke der Begrenzungsleuchten reicht hierzu nicht aus.

Literatur

Adrian, W.: Der Einfluß störender Lichter auf die extrafoveale Wahrnehmung des menschlichen Auges. Lichttechnik **13**, 450—454, 508—511, 558—562 (1961).

— Zur Blendungsbewertung bei der Beleuchtung von Straßen, Lichttechnik **16**, 541—546 (1964).

—, u. K. Eberbach: Zur Frage der psychologischen Blendung in der Straßenbeleuchtung. Lichttechnik **17**, 137A—143A (1965).

Arndt, W., H. W. Bodmann u. E. Muck: Blendung durch einzelne Lichtquellen im Sehfeld. Lichttechnik **11**, 22—28 (1959).

Behrens, H.: Sehen und Beleuchten im Straßenverkehrsrecht aus der Sicht des Technikers. Z. Verkehrssicherh. **9**, 226—254 (1963).

Berek, M.: Zum physiologischen Grundgesetz der Wahrnehmung von Lichtreizen. Z. Instrumentenk. **63**, 297—309 (1943).

Born, F., u. M. Wolff: Blendungsversuche an Automobilscheinwerfern. Licht **2**, 154—166 (1932).

CIE: Tages- und Dämmerungssehen. Compte Rendu, Wien, Bd. B, 209—220 (1963).

— Internationale Empfehlungen für die öffentliche Beleuchtung, Publ. 12, Paris (1965).

De Boer, J. B.: Ein Autoscheinwerfer mit asymmetrischem Abblendlicht. Lichttechnik **7**, 80—84 (1955).

— Ungestörtes Sehen und Verkehrssicherheit. Internat. Lichtrundschau **1958**, 12—15.

— Untersuchungen über den Einfluß der Lichtfarbe auf das Sehen im Straßenverkehr. Zbl. Verkehrs-Med. **6**, 1—18 (1960).

— F. Burghout, F., and van Heemskerk Veeckens: Appraisal of the quality of public lighting based on road surface luninance and glare. CIE, Compte Rendue, Brüssel 59, Bd. D, 529—537, Publ. 7 (1960).

—, and B. Knudsen: The pattern of road luminance in public lighting. CIE, Compte rendu, Wien, Bd. D, 569—538 (1963).

—, u. W. Morasz: Berechnung der Sehweite aus der Lichtverteilung von Automobilscheinwerfern. Lichttechnik 8, 433—437 (1956).

—, and D. A. Schreuder: Glare as a criterion for quality in street lighting. Trans. Ill. Eng. Soc. (Lond.) **32**, No 2 117 (1967).

—, u. H. O. Westermann: Die Unterscheidungen von Straßenbelägen nach Reflexionskennwerten und deren Bedeutung für die Straßenbeleuchtung. Lichttechnik **16**, 487—492 (1964).

De Lange, H.: Attenuation characteristics and phaseshift-characteristics of the human foveacortex systems in relation to flicker fusion phenomena. Diss. T. H. Delft (1957).

Dunbar, C.: Necessary values of brightness contrast in artificially lighted streets. Trans. Ill. Eng. Soc. **3**, 187—196 (1938).

Fry, G. A.: Physiological bases of disability glare. Compte Rendu CIE, Zürich, Bd. I, Komm. 1.42., U-F2 und U-F17 (1955).

HARTMANN, E.: Untersuchungen zur Gelblichtblendung. Tagungsber. des IV. Internat. Kolloquiums der Hochschule für Elektrotechnik, Ilmenau, 175, 176 (1959).
— Die Schwelle der physiologischen Blendung. Lichttechnik **15**, 503—505 (1963).
HATTWICK, R. G.: Dark adaptation to intermediate levels and to complete darkness. J. opt. Soc. Amer. **44**, 223—228 (1954).
HOLLADAY, L. L.: The fundamentals of glare and visibility. J. opt. Soc. Amer. **12**, 271—319 (1926).
HOPKINSON, R. G.: Discomfort glare in lighted streets. Trans. Ill. Eng. Soc. (Lond.) **5**, 1—24 (1940).
JANTZEN, R.: Flimmerwirkung der Verkehrsbeleuchtung. Lichttechnik **12**, 211 (1960).
JEHU, V. J.: Seeing with foglamps. Light and Lighting 174—178 (1953).
— How road traffic in Great Britain copes with fog. Z. Verkehrssicherh. **9**, 284—290 (1963).
KATZENMAIER, A.: Internationale Vergleichsversuche an Abblendlichtern von Automobilscheinwerfern des amerikanischen und europäischen Typs. Dtsch. Kraftfahrtforsch. H. 94 (1956).
KELLY, D. H.: Visual responses to time-dependant stimuli, I. J. opt. Soc. Amer. **51**, 422—429 (1961).
LINDAE, G.: Können die Beleuchtungseinrichtungen an Kraftfahrzeugen noch verbessert werden? Z. Verkehrssicherh. **9**, 97—112 (1963).
LOSSAGK, H.: Die Blendstörung im Straßenverkehr. Dtsch. Kraftfahrtforsch. Herausgeb. BVM. H. 90 (1955).
LUCKIESH, M., and S. K. GUTH: Brightness in visual field at borderline between comfort and discomfort. Ill. Eng. **44**, 650—670 (1949).
PAHL, A., u. R. CHODURA: Zum Blendungsproblem in der Straßenbeleuchtung. Lichttechnik **8**, 480 (1956).
PETHERBRIDGE, P., and R. G. HOPKINSON: Discomfort glare and the lighting of buildings. Trans. Ill. Eng. Soc. (Lond.) **15**, 39—71 (1950).
REBENTISCH, J.: Die Sehweite des Kraftfahrers unter dem Einfluß der Blendung. Automobiltechn. Z. **53**, 309—313 (1951); **54**, 11—16 (1952).
REEB, O.: Zur Frage der Kontrastverhältnisse bei der Straßenbeleuchtung. Lichttechnik **6**, 283—287 (1954).
—, u. R. SCHLEISS: Weitere Untersuchungen über die Kontrastverhältnisse bei der Straßenbeleuchtung. Lichttechnik **8**, 382—386 (1956).
ROPER, V. J., and E. A. HOWARD: Seeing with Motorcar Headlamps. Trans. Ill. Eng. Soc. (N.Y.) **33**, 417—427 (1938).
SCHOLZ, H.: Über den Einfluß der Blendung auf die Dämmersehleistung. Arbeitsphysiologie **15**, 1—22 (1953).
SCHREUDER, D. A.: The lighting of vehicular traffic-tunnels. Diss. T. H. Eindhoven (1964).
— Über die Beleuchtung von Verkehrstunneln. Lichttechnik **12**, 145 A—149 A (1965).
SCHWAB, R. N.: Night visibility for opposing drivers with high and low headlight beams. Ill. Eng. **60**, 364—372 (1965).
STADLER, G.: Einfluß einer verschmutzten Windschutzscheibe auf die Sichtverhältnisse beim nächtlichen Straßenverkehr. Lichttechnik **16**, 352—354 (1964).
TRAPPEN, E. VON DER: Zur Frage der ortsfesten Beleuchtung bei Benutzung des Standlichtes im Stadtverkehr. Z. Verkehrssicherh. **9**, 153—173 (1963).
TRAXEL, W.: Gefühl und Gefühlsausdruck, Kap. III, 5. In: Lehrbuch der experimentellen Psychologie, S. 247—257. Bern u. Stuttgart: Hans Huber 1963.
Verkehrsblatt: Amtsblatt des Bundesministers für Verkehr der Bundesrepublik Deutschland **19**, H. 3, 65—89 (1965).
WESTERMANN, H. O.: Reflexionskennwerte von Straßenbelägen. Lichttechnik **15**, 507—510 (1963).

Ergonomische Gesichtspunkte beim Entwurf von Kraftfahrzeugen

R. Coermann und K. H. E. Kroemer, Dortmund

Mit 15 Abbildungen

I. Einleitung

Das Kraftfahrzeug hat sich seit seiner Entstehung vom Luxusgegenstand zum Arbeitsgerät entwickelt. Mit zunehmendem Kraftfahrzeuggewicht stieg die zur Führung notwendige physische Arbeitsleistung und mit zunehmender Verkehrsdichte und wachsender Geschwindigkeit die psychische Belastung. Die hohe Unfallhäufigkeit zeigt, daß der Kraftfahrer in seiner psychischen Leistungsfähigkeit häufig überfordert wird. Der wichtigste Gesichtspunkt bei der Konstruktion von Kraftfahrzeugen sollte daher die *Anpassung des Fahrzeuges an die Leistungsfähigkeit des Kraftfahrers* sein. Da die notwendigen Reaktionen zur Verhütung eines Unfalls in außerordentlich kurzer Zeit ablaufen müssen, muß alles getan werden, um die Reaktionsbereitschaft zu erhöhen und die komplexe Reaktionszeit zu reduzieren.

In diesem Abschnitt werden Hinweise für die ergonomisch sinnvolle Gestaltung von Kraftfahrzeugen gegeben. Es werden dem Konstrukteur die Ziele gezeigt, die er zunächst einmal anstreben sollte. Der Verwirklichung der gegebenen Empfehlungen stehen allerdings 2 Gründe entgegen:

1. der höhere technische Aufwand und
2. der „Publikumsgeschmack".

Bei den heutigen großen Stückzahlen der meisten Autotypen würde jedoch der höhere technische Aufwand nur im geringen Maße den Preis erhöhen. Die ständig verbesserten Fahrleistungen der Kraftwagen erfordern zweifellos einen wesentlich höheren Aufwand. Trotzdem werden die Autohersteller zu diesem Mehraufwand gezwungen, weil sich ein paar PS mehr oder höhere Spitzengeschwindigkeiten wesentlich leichter verkaufen lassen. Erhöhte Fahrsicherheit und verstärkter Unfallschutz finden dagegen beim Käufer heute nur wenig Beachtung. Es ist daher Aufgabe der öffentlichen Informationseinrichtungen, den potentiellen Autokäufer davon zu überzeugen, daß er mit einem fahrsicheren Auto einen guten Teil seiner Gesundheit, ja vielleicht den Rest seines Lebens erkauft. Die Hauptaufgabe liegt aber bei den Autoherstellern, die in ihrer Werbung die Fahrsicherheit und die gesundheitsschonenden Eigenschaften ihrer Fahrzeuge und nicht so sehr die repräsentative Ausstattung oder gar die „sportlichen" Eigenschaften in den Vordergrund stellen sollten.

II. Physiologische und psychologische Grundbegriffe

1. Physische Leistung

Die physische Leistung des Kraftfahrers besteht aus:

1. der dynamischen Muskelarbeit bei der Betätigung des Lenkrades, der Pedale und der Schalteinrichtungen,

2. der statischen Haltearbeit zur Aufrechterhaltung der Körperstellung und der Haltung der Extremitäten.

Im Gegensatz zur physikalischen Arbeit (Arbeit = Kraft × Weg) kann die physiologische Arbeit definiert werden durch: Arbeit = Kraft × Zeit, d. h. ein Muskel leistet immer dann Arbeit, wenn seine Kraftentwicklung (Kontraktion) eine gewisse Zeit anhält. Während der Muskelkontraktion wird im Muskel chemische Energie (entnommen aus der Nahrung und zugeführt durch das Blut) in potentielle mechanische Energie umgesetzt. Eine eingehende Darstellung der Physiologie des Bewegungsapparates findet sich bei MÜLLER-LIMMROTH (vgl. den Beitrag in diesem Handbuch ab S. 128).

Der Energieumsatz im Muskel steigt mit zunehmender Leistung an. Größere Muskelgruppen haben einen besseren Wirkungsgrad, d. h. sie benötigen bei gleicher abgegebener Leistung weniger Energie als kleine Muskelgruppen. Das macht sich beim Ermüdungsanstieg, und entsprechend bei der Pulsfrequenz, bemerkbar. Sie steigt umso höher, je mehr Blut dem Muskel zugeführt werden muß und fällt auch nach der Arbeit umso langsamer wieder ab, je mehr Stoffwechselrückstände im Muskel zurückgeblieben sind. Eine bestimmte mechanische Arbeit sollte daher stets mit der größtmöglichen Muskelgruppe durchgeführt werden.

Die nach außen abgegebene Maximalkraft hängt nicht nur von der Größe der eingesetzten Muskelgruppe, sondern auch wesentlich von den Hebelverhältnissen der Extremität in der betreffenden Arbeitsstellung und damit von der Kraftrichtung relativ zur Körperachse ab. Das Betätigungsteil sollte also stets so angeordnet sein, daß sich die optimalen kinetischen Bedingungen für den Muskel ergeben. Die Muskelkraft der Frauen beträgt im Mittel nur $^2/_3$ der Kraft der Männer. Mit zunehmendem Alter verringern sich die Muskelkräfte ebenfalls, und zwar nehmen sie im Mittel vom 25. bis zum 60. Lebensjahr um etwa $^1/_4$ ab. Außerdem können die maximalen Muskelkräfte durch äußere Faktoren, wie Hitze, Kälte, Schwingungen oder auch psychische Faktoren, reduziert werden. Man darf also bei der Berechnung von Betätigungsteilen nicht die für gesunde, junge Männer gefundenen Maximalkräfte (ROHMERT u. HETTINGER, 1963) einsetzen, sondern muß den Personenkreis berücksichtigen, für den das Fahrzeug bestimmt ist.

2. Psychische Leistung

Die psychische Leistung eines Kraftfahrers besteht aus den 3 Grundelementen:

1. Informationsaufnahme,
2. Informationsverarbeitung,
3. Aktion.

Die Informationsaufnahme, d. h. die Wahrnehmung der Geschehnisse um den Fahrer geschieht über die Sinnesorgane. Das wichtigste Sinnesorgan hierbei ist *das Auge*. Seine Leistungsfähigkeit ist bestimmt durch die Sehschärfe, Kontrastwahrnehmung, Raumwahrnehmung und Farbempfinden. Alle vier Leistungsfaktoren sind untereinander abhängig (vgl. hierzu den Beitrag von PIPER in diesem Handbuch).

Das Gehör benötigt der Kraftfahrer für folgende Funktionen:

1. Wahrnehmung von fremden Warnsignalen,

2. Wahrnehmung von Warnsignalen seines eigenen Kraftfahrzeuges.

3. Kontrolle des Betriebszustandes seines Kraftfahrzeuges (z. B. Motordrehzahl und Geschwindigkeit),

4. Sprachverständigung mit den Fahrgästen bzw. Abhören des Autoradios.

In dem in Frage kommenden Lautstärkebereich von 60—100 Phon hat das menschliche Ohr die höchste Empfindlichkeit bei 1000—2000 Hz. Bis herab zu ca. 300 Hz und herauf bis ca. 3000 Hz ist, bei Schalldrücken über 60 dB, die Lautstärke desselben Schalldrucks allerdings nur um < 5 Phon niedriger. Die Tonhöhe von Warnsignalen hat also im Prinzip keinen großen Einfluß auf seine Hörfähigkeit solange sie zwischen 300 und ca. 3000 Hz liegt. Im fahrenden Fahrzeug können solche Signale aber durch das Fahrgeräusch überdeckt werden. Da jedoch der Hauptenergieanteil von Fahrgeräuschen bei höheren Geschwindigkeiten über 1000 Hz liegt, ist es sinnvoll, die Hauptfrequenzen von Warnsignalen unter 1000 Hz zu legen. Außerdem werden die höheren Frequenzen sowohl durch die Luft als auch durch die Karosseriewandung wesentlich stärker gedämpft als niedrigere. Dazu tritt noch der geringste subjektive Verdeckungseffekt von Breitbandgeräuschen zwischen 100 und 1000 Hz auf. Ebenso erstreckt sich die Abnahme der Hörfähigkeit mit zunehmendem Alter in erster Linie auf die Frequenzgebiete über 500 Hz. Im Durchschnitt haben z. B. 60jährige Männer bei 440 Hz 6,8 dB (Frauen 10,3 dB) und bei 3520 Hz 25,6 dB (Frauen 13,8 dB) Hörverlust, verglichen mit 20jährigen Männern (WEBSTER, HIMES, LICHTENSTEIN). Signale mit Frequenzen um 500 Hz können daher im Kraftfahrzeug am besten gehört werden.

Leistungsmindernde physiologische Effekte können schon bei 70 dB auftreten (JANSEN, 1963), während Gehörschädigungen bei langdauernder Belastung mit mehr als 90 dB möglich sind. Der Geräuschpegel in Kraftfahrzeugen sollte also 70—80 dB nicht übersteigen. (Einzelheiten finden sich im Beitrag von SCHUBERT sowie von EFFENBERGER u. HOFFMANN.)

Auch die *taktilen Rezeptoren* in der Haut und im Muskelgewebe spielen bei der Führung des Kraftfahrzeuges eine Rolle. Sie übermitteln uns das Gefühl für die richtige Betätigung des Steuerrades, der Pedale und anderer Betätigungsteile, sowie für die Straßenlage des Fahrzeuges. Sie machen aber ebenso die Schwingungen und Erschütterungen des Fahrzeuges wahrnehmbar und können zwar dadurch einerseits vor gefährlichen Fahr- und Betriebszuständen warnen, andererseits werden sie ständig durch die Erschütterungen gereizt und tragen dadurch zu der später behandelten Schwingungsbelastung bei. Beim Entwurf von Federungen, Dämpfern, Servosteuerungen, Servobremsen, Schaltern usw. muß auf dieses taktile Wahrnehmungsvermögen Rücksicht genommen werden. Einzelne Daten für die Fühl- und Toleranzgrenzen sollen hier nicht angegeben werden, da die praktische Erfahrung für den Entwurf dieser Komponenten letzten Endes doch ausschlaggebend ist (vgl. den Beitrag von MÜLLER-LIMMROTH).

Die *Verarbeitung der Informationen* erfolgt durch Vergleich mit Erfahrungen, die im Bewußten oder Unterbewußten gespeichert sind. Die Erfahrung kann entweder aus dem täglichen Leben oder aus gezielter Schulung (Fahrschule) stammen. Der Umfang der aus dem täglichen Leben im Unterbewußten gespeicherten Erfahrungen ist dabei dominierend.

Daraus ergeben sich 2 Forderungen für die Form und Anordnung von Betätigungsteilen:

1. Jedes Teil soll so betätigt werden wie es unserer täglichen Erfahrung entspricht.
2. Jedes Teil soll so geformt und angeordnet sein, daß seine Lage, Funktion und Betätigungsart möglichst schnell erlernt und leicht behalten werden kann.

Die Erfüllung der ersten Forderung nennt man Sinnfälligkeit. Die Hauptregeln für sinnfällige Betätigungen sind:

Bewegung oder Druck nach vorn oder unten: schneller, mehr, auf.

Lenkausschläge stets im Sinne der gewünschten Richtungsänderung.

Türgriffe mit horizontaler Betätigung, ziehen: auf.
Kurbeln im Uhrzeigersinn: höher, stärker.
Drehknöpfe, im Uhrzeigersinn: auf, mehr, aufwärts.
Schalter, nach oben, rechts oder heraus: ein.
Zeigerbewegung, im Uhrzeigersinn: mehr.
Licht, rot: Alarm; gelb: Warnung, grün: normal.
Akustische Signale, höhere Frequenz oder lauter: mehr.

Die zweite Forderung kann dadurch erfüllt werden, daß die Betätigungsteile optisch und taktil möglichst differenziert werden. Es wäre z. B. falsch, mehreren Schaltern oder Lampen die gleiche Form zu geben und sie dann noch in einer Reihe anzuordnen. Stilistische Gesichtspunkte müssen hierbei zurücktreten. Häufig und schnell zu betätigende Teile sollen körpernah liegen und durch Größe und Form besonders hervortreten. Wichtig ist außerdem, daß in allen Fahrzeugen die Betätigungsteile möglichst gleichartig angeordnet sind, damit Fehlreaktionen beim Wechseln des Fahrzeugs vermieden werden. Organisationen, die einen größeren Fahrzeugpark unterhalten, sollten sich auf eine diesbezügliche Norm einigen und die Einhaltung der Norm von den Fahrzeugherstellern verlangen.

Nach der Informationsverarbeitung erfolgt der Entschluß zum Handeln. Die hierfür erforderliche Zeit hängt einerseits von der Art und Stärke der Information, andererseits von der Komplexität der zu treffenden Entscheidung ab. Liegt das Ereignis, auf das reagiert werden soll, in Blickrichtung und ist es erwartet, so ist die Entschlußzeit am kürzesten, vorausgesetzt, das Signal ist genügend intensiv und eindeutig. Unter solchen idealen Verhältnissen kann die Entschlußzeit nur etwa 20% der Einfach-Reaktionszeit betragen. Je weniger am Entschluß das Bewußtsein beteiligt ist, desto schneller wird er durchgeführt. Bei Wahlreaktionen ist die Entschlußzeit ungefähr proportional dem Logarithmus der Anzahl der Möglichkeiten. Die Anzahl der Betätigungsteile in einem Kraftfahrzeug soll daher auf ein Minimum reduziert werden. Teile, die nicht während der Fahrt betätigt werden müssen, dürfen daher nicht im direkten Griffraum und im Blickwinkel des Fahrers angeordnet sein.

Zu den Zeiten für Aufnahme und Verarbeitung der Information kommt noch die Zeit zur Durchführung der betreffenden Handlung. Je kürzer der hierzu erforderliche Bewegungsweg und je größer die benutzte Muskelgruppe ist, desto kürzer ist diese Aktionszeit. Transversale Bewegungen dauern daher immer länger als sagittale. Reine Kraftreaktionen benötigen immer weniger Zeit als Wegreaktionen. Je geringer die aufzubringende Kraft ist, desto kürzer ist die Aktionszeit. Andererseits wird bei zu geringen Kräften die Feinfühligkeit reduziert. Der Kraftaufwand für Betätigungsteile muß daher eine bestimmte Größe haben, soll aber nicht mehr als 60—70% der Maximalkraft der schwächsten Benutzergruppe betragen. Daraus ergeben sich die weiter unten empfohlenen Betätigungskräfte für die verschiedenen Betätigungsteile.

Die Summe der aufgeführten Zeiten ist die gesamte Reaktionszeit. Einfachreaktionen auf erwartete Signale benötigen 0,1—0,2 sec. Die Reaktionszeit auf akustische Signale ist etwas kürzer als auf optische. Frauen haben im Durchschnitt eine um 25% längere Reaktionszeit als Männer (Bellis). Die Reaktionszeit ist außerdem altersabhängig. Die kürzesten Reaktionszeiten haben 20—30jährige, mit 60 Jahren ist die Reaktionszeit annähernd verdoppelt.

Für den Kraftfahrer sind diese im Labor gemessenen Einfach-Reaktionszeiten mit erwarteten Signalen von untergeordneter Bedeutung. Die Informationsaufnahme und -verarbeitung, sowie die Aktionszeiten benötigen im allgemeinen ganz wesentlich mehr Zeit. Gesamte Reaktionszeiten von einer Sekunde und mehr treten im Verkehrsgeschehen häufig auf. Umso wichtiger ist es, bei der Konstruktion von Fahrzeugen alle Faktoren zu vermeiden, die die Informationsaufnahme, Entscheidungsmöglichkeit und Aktionsfähigkeit des Fahrers beeinträchtigen können.

III. Konstruktive Forderungen

1. Anthropometrische Gesichtspunkte

Werden die anthropometrischen Gegebenheiten des Fahrers nicht genügend berücksichtigt, so kann er seine Aufgaben nicht hinreichend gut, schnell und sicher ausführen. Ein Beispiel ist das Anstoßen des Oberschenkels an das Lenkrad beim Umsetzen des Fußes vom Fahr- auf das Bremspedal, wenn der Abstand Lenkkranz — Pedal nicht nach den Körpermaßen gewählt wurde. Neben solchen direkten Wirkungen sind jedoch auch weniger offensichtliche von Bedeutung. Müssen einzelne Körperteile (z. B. der Fuß auf dem Fahrpedal) oder auch der ganze Körper (z. B. bei seitlich angebrachtem Lenkrad) durch Muskelkraft über längere Zeit in einer verspannten Lage gehalten werden, so führt diese zu den besprochenen statischen Muskelanspannungen und damit zu einer echten Muskelermüdung. Zu ihrer Überwindung ist ein erhöhter Willenseinsatz erforderlich, der zu einer höheren Beanspruchung zentraler Funktionen und damit zu zentraler Ermüdung des Fahrers führt (Grandjean, Müller, 1961; Lehmann, 1961, 1962). Der Wunsch nach einer „bequemen" Körperhaltung ist also sehr wohl begründet.

In diesem Jahrhundert ist eine deutliche Zunahme der Körpergröße zu beobachten. Über die Ursache und den weiteren Verlauf dieser Akzeleration besteht noch keine Klarheit. Die Längenmaßverhältnisse der Körperteile ändern sich dabei anscheinend nicht (Jürgens). Die am Stehenden gemessene Scheitelhöhe vergrößert sich z. Z. um etwa einen Zentimeter pro Jahrzehnt. Kroemer versuchte 1964, die Ende der fünfziger Jahre gültigen Maße aufzuzeigen. Aus seiner Zusammenstellung und neueren Angaben von Riess sowie aus den letzten Musterungswerten des Wehrmedizinalamtes ergibt sich: Junge Männer (im Alter von 20—25 Jahren) aus der Bundesrepublik haben heute eine mittlere Scheitelhöhe von 174—175 cm; junge Frauen sind im Durchschnitt etwa 163 cm groß. Die zugehörigen Standardabweichungen betragen je knapp 7 cm.

Die durchschnittliche Körpergröße für Deutsche im Alter von etwa 40 Jahren (als Mittelwert über den Bereich 20—65 Jahre) dürfte bei 172 cm für Männer und 161 cm für Frauen liegen. Diese Scheitelhöhen wurden benutzt, um die in Tabelle 1 und Abb. 1 angeführten Körpermaße abzuschätzen, die für die Gestaltung der Kabine von Kraftfahrzeugen besonders wichtig sind. Hierbei wurde unterschieden zwischen der aufrechten Haltung, in der die zugrunde liegenden Maße genommen wurden, die aber nicht mit der „natürlichen" Haltung übereinstimmt, in der der Mensch etwas gebeugt und zusammengesunken steht bzw. sitzt.

Die angeführten Maße stimmen sehr gut mit entsprechenden Daten aus den USA überein (Damon et al., McFarland u. Stoudt), so daß die amerikanischen Empfehlungen für die Kraftfahrzeuggestaltung (Domey u. McFarland, McFarland, McFarland u. Domey, McFarland u. Stoudt) weitgehend auch in Deutschland angewendet werden können. Überhaupt zeigt sich bei einer Literaturdurchsicht (Barkla, Bercovitz, Damon et al.; Hindle et al.; Kirk et al.; Morant, Wisner u. Rebiffé, 1963a), daß Unterschiede der anthropometrischen Ausgangsdaten zwischen Nordamerika, Nord- und Mitteleuropa durch die Streuung der Einzelwerte derart überdeckt werden, daß sich die abgeleiteten Empfehlungen praktisch nicht unterscheiden.

Die Streuung der Einzelwerte wird durch die Standardabweichung gekennzeichnet. Bei der Konstruktion werden die unterschiedlichen Körpermaße dadurch berücksichtigt, daß Vielfache der Standardabweichung zum Mittelwert addiert bzw. von ihm abgezogen werden. Die Wahl dieses Faktors bestimmt den Prozentsatz der Menschen, denen die Konstruktion „angemessen“ ist; das Rechnen mit dem fiktiven „Normalmenschen“ führt zu unbefriedigenden Ergebnissen und ist deshalb unzulässig. Sollen etwa 97% aller Männer ohne Beugen des Oberkörpers in ein Auto „passen“, so muß der lichte Abstand zwischen dem Dach und dem niedergedrückten Polster mindestens 97 cm sein, nämlich Mittelwert der Scheitelhöhe (90 cm) plus zweimal Standardabweichung (2 × 3,5 cm; s. Tabelle 1). Hinzukommen muß noch ein Freiraum zwischen Kopf und Dach.

Die Augenhöhe über dem Sitz bestimmt die Höhe des oberen und unteren Randes der Frontscheibe, die Anordnung der Instrumente, der Spiegel, die Höhe

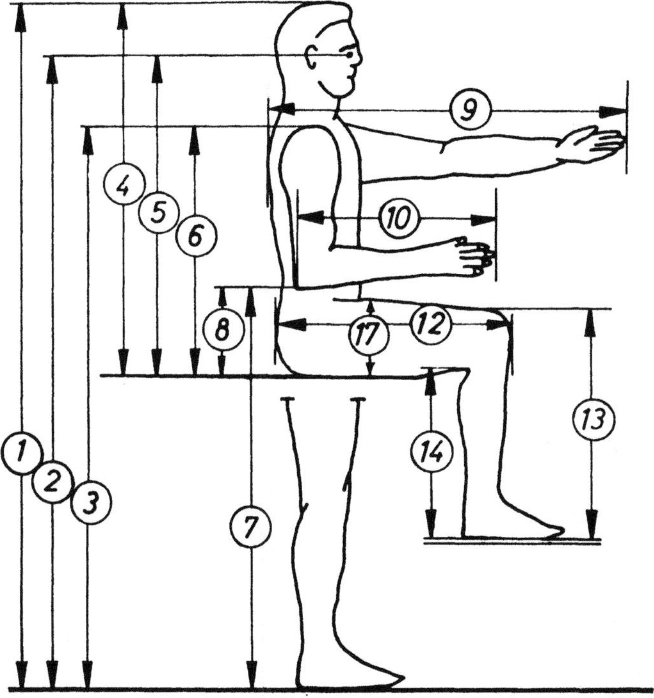

Abb. 1. Anthropometrische Maße nach Tabelle 1

des Fahrzeug-Vorderteils und auch des Sitzes. Eine kleine Frau (5%-Grenze, die aufrecht sitzt, hat eine Augenhöhe von etwa 74 cm minus (1,64 × 3,5 cm) ~68 cm über dem Sitz; bei einem großen Mann (95%-Grenze) beträgt sie etwa 80 cm, wenn er entspannt sitzt (Maße aus Tabelle 1 entnommen).

Diese um 12 cm unterschiedlichen Augenhöhen zeigen deutlich, daß ein in der Höhe verstellbarer Sitz schon aus Sichtgründen erforderlich ist. In den Richtlinien des Bundesministers für Verkehr (1964) ist er aber nur für Fahrzeuge mit mehr als 4 Mp zulässigem Gesamtgewicht vorgeschrieben. Als „ausreichend“, wie dort formuliert, ist eine Verstellbarkeit um mindestens ± 5 cm anzusehen. Vorgeschrieben ist dort weiter, daß die Verstellung unabhängig von der in Längsrichtung sein müsse. Eine solche Längsverstellung des Sitzes ist zwar heute im allgemeinen möglich, jedoch sehr oft unzureichend, und zwar aus zwei Gründen: Zum einen befriedigt es nicht, wenn z. B. ein Langbeiniger seinen Sitz zwar zurückschieben kann, wenn ihm aber dabei das Lenkrad „aus den Händen gleitet“; zum anderen ist die Verstellmöglichkeit sehr oft zu gering. Erforderlich erscheint eine Verstellmöglichkeit in Längsrichtung von mindestens ± 5 cm, besser ± 10 cm.

Tabelle 1. *Für Deutsche geschätzte Körpermaße (abgerundet auf halbe Zentimeter)* (Nach Kroemer, 1964)

Maß Nr.	Bezeichnung		Arithmet. Mittelwert in cm	Standard-abweichung σ in cm
1	Körperhöhe im Stehen (20—65, im Mittel ca. 40 Jahre)			
	a) aufrecht	Männer	172[a]	7
		Frauen	161[a]	7
	b) natürliche Haltung	Männer	170[a]	7
		Frauen	159[a]	7
2	Augenhöhe im Stehen			
	a) aufrecht	Männer	161[a]	7
		Frauen	150[a]	7
	b) natürliche Haltung	Männer	159[a]	7
		Frauen	148[a]	7
3	Schulterhöhe (Akromion) im Stehen			
	a) aufrecht	Männer	142[a, b]	6,5
		Frauen	131[a, b]	6,5
	b) natürliche Haltung	Männer	140[a, b]	6,5
		Frauen	128[a, b]	6,5
4	Scheitelhöhe über Sitzfläche			
	a) aufrecht	Männer	90[b]	3,5
		Frauen	85[b]	3,5
	b) natürliche Haltung	Männer	85,5[b]	3,5
		Frauen	80,5[b]	3,5
5	Augenhöhe über Sitzfläche			
	a) aufrecht	Männer	79[b]	3,5
		Frauen	74[b]	3,5
	b) natürliche Haltung	Männer	74,5[b]	3,5
		Frauen	69,5[b]	3,5
6	Schulterhöhe (Akromion) über Sitzfläche			
	a) aufrecht	Männer	59[b]	3
		Frauen	54[b]	3
	b) natürliche Haltung	Männer	56[b]	3
		Frauen	51[b]	3
7	Ellbogenhöhe im Stehen			
	a) aufrecht	Männer	106[a, b]	5
		Frauen	97[a, b]	5
	b) natürliche Haltung	Männer	104[a, b]	5
		Frauen	95[a, b]	5
8	Ellbogenhöhe über Sitzfläche			
	a) aufrecht	Männer und Frauen	24	2,5
	b) natürliche Haltung	Männer und Frauen	23	2,5
	Dieses Maß ist unabhängig von der Körperhöhe!			
9	Reichweite nach vorn in Schulterhöhe (gemessen vom Rücken)			
	a) gestreckte Hand, ohne Schulterbewegung	Männer	87[c]	4
		Frauen	75[c]	4
	b) Finger in Greifhaltung, ohne Schulterbewegung	Männer	82[c]	4
		Frauen	70[c]	4
	c) gestreckte Hand, mit Schulterbewegung	Männer	97[c]	5
		Frauen	85[c]	5
10	Unterarmlänge (Ellbogen bis Fingerspitze)	Männer	47[c]	2,5
		Frauen	42[c]	2,5

Tabelle 1 (Fortsetzung)

Maß Nr.	Bezeichnung		Arithmet. Mittelwert in cm	Standard-abweichung σ in cm
11	Spannweite (Arme seitl. ausgestreckt)	Männer	175[c]	10
		Frauen	155[c]	10
12	Sitzlänge (Gesäß bis Knie)	Männer	59[b]	3
		Frauen	57[b]	3
13	Unterschenkelhöhe über Knie im Sitzen	Männer	55[a, b]	2,5
		Frauen	50[a, b]	2,5
14	Lichte Unterschenkelhöhe im Sitzen	Männer	45[a, b]	2
		Frauen	43[a, b]	2
15	Schulterbreite (bideltoid)	Männer	45[b]	2,5
		Frauen	41[b]	2,5
16	Hüftbreite	Männer	35[b]	2,5
		Frauen	37[b]	2,5
17	Dicke des Oberschenkels (Oberseite über Sitzfläche in Bauchnähe)	Männer und Frauen	14,5[c]	1,5

[a] Für die Schuhe hinzufügen: Männer 2,5 cm ± 1 cm, Frauen 4 cm ± 2 cm.
[b] Kleidung ist nicht berücksichtigt.
[c] Rohe Schätzung.

Bezugs- und Ausgangsmaß ist Maß Nr. 1, Körperhöhe im Stehen, Mittelwert für Deutsche aus der Bundesrepublik im Alter von 20 bis 65 Jahren, durchschnittlich etwa 40 Jahre.

Zwischen dem Maß Nr. 1 und den Maßen Nr. 2 bis 14 bestehen positive Korrelationen; für mehr als durchschnittlich große Menschen sind die angegebenen Mittelwerte zu erhöhen, für kleinere Menschen zu verringern.

Maß Nr. 8, „Ellbogenhöhe über Sitzfläche“ ist nicht von der Körpergröße abhängig.

Durch Addieren bestimmter Vielfacher der Standardabweichung σ zum arithmetischen Mittelwert AM werden bekannte Prozentsätze aller vorkommenden Körpermaße erfaßt:

Es fallen in den Bereich	% aller Werte
AM $\pm 1{,}00\,\sigma$	68,3
AM $\pm 1{,}64\,\sigma$	89,9
AM $\pm 1{,}96\,\sigma$	95,0
AM $\pm 2{,}00\,\sigma$	95,5
AM $\pm 2{,}57\,\sigma$	99,0
AM $\pm 3{,}00\,\sigma$	99,7

Die horizontale Entfernung des Sitzes von den Pedalen muß entsprechend den Beinmaßen gewählt werden, da die Pedale aus praktischen Gründen nicht verstellbar sein können. Kann aber die Lage des Lenkrades nicht variiert werden, so finden solche Fahrer keine befriedigende Körperhaltung, deren Beinmaße den Konstruktionsprinzipien des Herstellers nicht entsprechen. Das wird deutlich und kritisch besonders bei langbeinigen Menschen, deren Knie das Lenkrad berührt, wenn sie den Fuß auf das Fahrpedal setzen. Dieser Zustand ist deshalb gefährlich, weil dadurch das Umsetzen vom Fahr- auf das Bremspedal gerade in Gefahrensituationen behindert wird. Zusätzlich zu der Sitzverstellung ist deshalb auch eine Verstellbarkeit des Lenkrades zumindest in Richtung der Lenksäule, besser auch noch senkrecht dazu, erforderlich.

Tabelle 2. *Wichtige Maße (in mm) für den*

Maß Nr. (s. Abb.2)	Benennung	Richtlinie vom 22. 1. 64 zur StVZO		Dupuis[c] D, Lkw	Gost[c] UdSSR, Lkw
		Abschnitt Nr.	Angabe		
1[a]	Abstand Sitz/Dach	11	min. 920[b], 1100[b] anzustreben (Lkw)	min. 1000	1000
2	Abstand Boden/Unterseite der Armaturentafel (bis 850 Entfernung von Lehne)	13, 22	bequem, ausreichender Raum	o. A.	o. A.
3	Abstand Pedale/Elemente in Knienähe (Lenkradkranz)	13, 14	bequem, keine Behinderung	o. A.	o. A.
4	Lichte Breite des Fahrerraums	4	min 600 (Lkw)	o. A.	min. 650
5[a]	Tiefe des Beinraums von Lehne aus	22	ausreichender Raum	o. A.	905—936 Pedal/Lehne
6[a]	Abstand Armaturentafel (bzw. dort befindliche Manuale)/ Lehne	13	bequeme Betätigung	750	o. A.
7[a]	Abstand Lenkradkranz/Lehne	16	günstige Arbeitslage der Arme und Hände	400	370—390
8[a]	Abstand Lenkradkranz/ Boden bzw. Sitz	16	günstige Arbeitslage der Arme und Hände	o. A.	min. 180 bis Sitz
9[a]	Höhe des Sitzes	—	o. A.	max. 400	350
10	Höhenverstellung des Sitzes	7	ausreichend (Lkw)	o. A.	o. A.
11	Tiefe des Sitzes	8	etwa 400	350—400	350—400
12	Längsverstellung des Sitzes	6	ausreichend	± 75	± 40
13	Breite des Sitzes	8	min. 450	min. 450	480
14	Länge der Lehne über Sitz	—	o. A.	o. A.	o. A.
15	Breite der Lehne	—	o. A.	o. A.	o. A.
16	Neigung der Lehne gegen Waagerechte	—	o. A.	o. A.	$114° \pm 2°$
17	Neigungsverstellung der Lehne	10	ausreichend, leicht	o. A.	o. A.
18	Verstellbarkeit des Lenkradkranzes in Achsenrichtung	—	o. A.	o. A.	o. A.
19	Abstand Lenkradmitte/Sitzbzw. Körpersymmetrieebene	15	max. 50	± 0	o. A.

[a] Belasteter Sitz in Mittelstellung.
[b] Sitz in höchster Stellung, gemessen unter Winkel von 8°. [c] Zit. nach Tope (1965).

Fahrerplatz im Lkw und Pkw (s. Abb. 3)

McFarland und Domey USA, Lkw	Domey und McFarland, USA, Pkw	Dreyfuss, USA, Pkw und Lkw	Vorschlag der Verfasser, Pkw und Lkw	Bemerkung
1022	min. 1016	min. 1067	min. 1000	lichter Raum, damit Kopf bei senkrechten Stößen nicht gegen Dach stößt
o. A.	o. A.	o. A.	min. 500	lichter Knieraum, wichtig bei Unfallstoß in Fahrzeug-Längsrichtung
min. 660	min. 610	min. 648	min. 610	lichter Bewegungsraum für Umsetzen des Fußes[d]
o. A.	o. A.	min. 635 bis 1016	min. 650	lichter Bewegungsraum für Fahrer
o. A.	o. A.	o. A.	min. 1200	lichter Fußraum, ermöglicht im allgemeinen Ausstrecken der Beine
o. A.	min. 699	min. 736	min. 700	lichter Knieraum, wichtig auch bei Unfall
			max. 750	für Manuale, die ohne Rumpfbewegung erreicht werden sollen
min. 381	356	min. 381	min. 350	lichter Bauchraum[d]
min. 622 bis Boden	178 bis Sitz	min. 622 bis Boden	min. 180 bis Sitz	lichter Raum für Oberschenkel[d]
max. 381	254—356	min. 152 max. 394	max. 400	Höchstwert, um zu große Druckbelastung der Oberschenkelunterseiten zu vermeiden
± 51	± 57	min. ± 51	± 50	zur Anpassung an die individuellen Körpermaße
457—483	457	min. 330 max. 432	ca. 450	damit Wechsel der Körperhaltung möglich
± 76	± 102	min. ± 76	min. ± 100	zur Anpassung an die individuellen Körpermaße
min. 483	min. 457	min. 483	ca. 500	damit Wechsel der Körperhaltung möglich
457—508	457—533	477—508 max. 559	510—540	weniger in Spezialfahrzeugen, wenn freie Beweglichkeit der Schulterblätter erforderlich
min. 533	min. 508	min. 533	min. 500	damit Wechsel der Körperhaltung möglich
o. A.	112°	103°—113°	110°	Verstellbarkeit (s. 17) erforderlich
o. A.	min. +5°	o. A.	—10°, min. +10°	muß leicht und fein während der Fahrt verstellbar sein
o. A.	o. A.	o. A.	± 50	zur Anpassung an die individuellen Körpermaße. Verstellbarkeit senkrecht zur Achse d. h. in der Höhe (s. 8) wünschenswert
o. A.	o. A.	o. A.	max. ± 10	damit seitlich verwundene Sitzhaltung vermieden wird

[d] Wünschenswerte Überschreitung dieses Maßes darf nicht zu unzulässigem Anheben des Lenkrades führen.

Vergleiche verschiedener Autos, wie sie an europäischen und amerikanischen Fahrzeugen des Baujahres 1957 in den USA (DOMEY u. MCFARLAND) und in England an Fahrzeugen der Baujahre 1960—1962 (HINDLE et al., KIRK et al.) durchgeführt wurden, ergaben zwar eine große Vielfalt der Konstruktionen, aber nicht, daß sie biotechnologischen Prinzipien hinreichend entsprechen.

Tabelle 2 zeigt in Verbindung mit Abb. 2 die wichtigsten Maße für die Gestaltung des Fahrerplatzes gemäß den Angaben verschiedener Autoren. Außerdem sind die Forderungen der „Richtlinien für die Gestaltung und Ausrüstung der Führerhäuser von Kraftwagen, Zugmaschinen und Arbeitsmaschinen (Führerhaus-Richtlinien)" StV 7 zur StVZO vom 22. 1. 64 eingetragen.

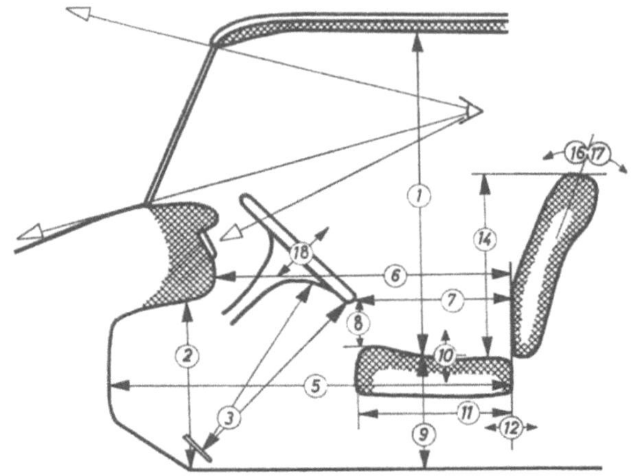

Abb. 2. Lage der Maße im Fahrerraum

4 lichte Breite des Fahrerraumes, *13* Breite des Sitzes, *15* Breite der Lehne, *19* Abstand zwischen Lenkradmitte und Sitz- bzw. Körpersymmetrieebene

Zum Schluß sollen noch die Mindestmaße für Türöffnungen, gemäß einem Aufsatz in der Zeitschrift „Touring" (1964), wiedergegeben werden:

Oberer Türrand über Boden	130 cm
Oberer Türrand über tiefste Stelle des Sitzes. . .	88 cm
Schwelle über Boden	30 cm
Vordere Außenecke Sitz bis Türrahmen	ca. 30 cm
Türöffnungswinkel	60°

2. Betätigungsteile

a) Lenkrad

An einem steilen Lenkrad können schnelle Drehungen ausgeführt, an einem flachen große Kräfte aufgebracht werden (DUPUIS et al.). Die Empfehlungen verschiedener Autoren für die Neigung des Lenkrades liegen, als Kompromiß zwischen beiden Möglichkeiten, zwischen etwa 45° und 60°, wie aus einer 1959 von DENNIS angefertigten Literaturübersicht hervorgeht. Dort wird auch darauf hingewiesen, daß über die für bestimmte Bedingungen zweckmäßigen Raddurchmesser, über die Übersetzung und darüber, wie „Feinfühligkeit" erreicht werden kann, nur wenige und nicht voll übereinstimmende Empfehlungen bekannt sind.

Der Durchmesser des Lenkrades soll beim Pkw zwischen 30 und 45 cm liegen, beim Lastwagen nicht über 55 cm. Der Lenkkranz soll nach amerikanischen Angaben bei Fahrzeugen, die auch von Frauen gefahren werden, nicht stärker als

2 cm, bei schweren Fahrzeugen nicht stärker als 4 cm sein. Die erforderlichen Umfangskräfte sollen bei Personenfahrzeugen 16 kp, bei Lastwagen und Arbeitsfahrzeugen 25 kp nicht überschreiten. Für normale Fahrt im Straßenverkehr soll ein Drehwinkel von $\pm 60°$ ausreichend sein, um ein Umsetzen der Hände zu vermeiden. Der amerikanische Durchschnittswagen hat ein Übersetzungsverhältnis von 17:1. Veränderliche Übersetzung von 24:1 bei Geradeausfahrt, bis 5:1 beim Parkmanöver wird empfohlen. Durch ein Servosystem wird trotzdem die Umfangskraft bei 1,6—1,7 kp gehalten (Varamaticlenkung). L. SEGEL stellte empirisch fest, daß ein Rückdrehmoment am Lenkrad von ca. 2,5 mkp/g Zentrifugalbeschleunigung optimal sei (mit Servolenkung).

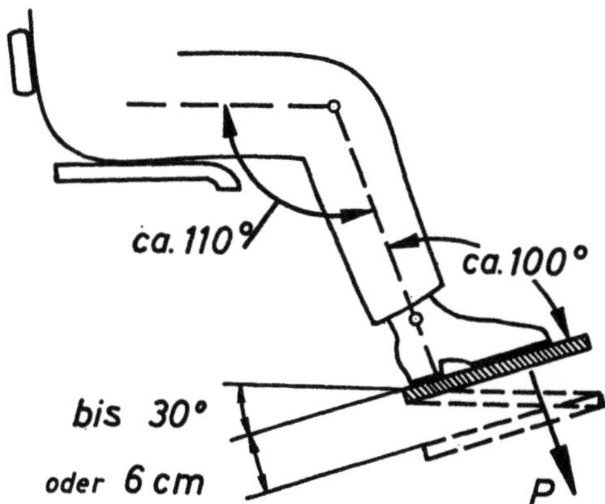

Abb. 3. Günstige Beinhaltung und Pedalanordnung bei feinfühligen Steuerbewegungen

Offen ist bis heute, ob das übliche Lenkrad überhaupt die beste Lösung ist. So können Steuerhebel oder „Lenker" verwendet werden; es könnten auch zwei kleine Handräder, rechts und links in Oberschenkelnähe angebracht, aus dem Handgelenk gedreht werden; selbst Fußsteuerungen erscheinen brauchbar.

b) Pedale

Viele der üblichen Pedalanordnungen befriedigen nicht. Das Fahrpedal ist so vor der rechten Körperseite anzubringen, daß der Fahrer nicht zu einer seitlich verwundenen Körperhaltung gezwungen ist. Weiter ist es so anzuordnen, daß zwischen dem auf ihm ruhenden Fuß und dem Unterschenkel ein Winkel von etwa 100° besteht, wobei die Ferse aufgestützt ist. Dieser Winkel entspricht der physiologischen Nullage des Fußes, die ohne besondere Muskelanspannung aufrecht erhalten werden kann. In dieser Lage können feinfühlige Steuerbewegungen ausgeführt werden, wobei der Bewegungsbereich höchstens 30° bzw. 6 cm betragen soll. Die Kraft P, s. Abb. 3, die mit dem Fuß auszuüben ist, wird am besten am Ballen parallel zum Unterschenkel übertragen. Dabei ist ein Winkel von etwa 110° zwischen Ober- und Unterschenkel bequem. Ist der Widerstand, den das Pedal dem Fuß entgegensetzt, entweder zu klein oder zu groß, so führt das zu Muskelermüdung, weil die jeweilige Fuß- bzw. Pedalstellung durch statische Muskelkontraktion fixiert werden muß. Deshalb soll das Fahrpedal, auf dem der Fuß oft lange Zeit ruhen muß, einen Anfangswiderstand von 3—5 kp aufweisen, der dem wirksamen Bein- und Fußgewicht entspricht. Die Maximalkraft soll jedoch 10 kp nicht überschreiten.

Für das Umsetzen des Fußes vom Fahr- zum Bremspedal wird ziemlich viel Zeit verbraucht — in der Größenordnung von 0,2 s — weil hierbei der Fuß ab-

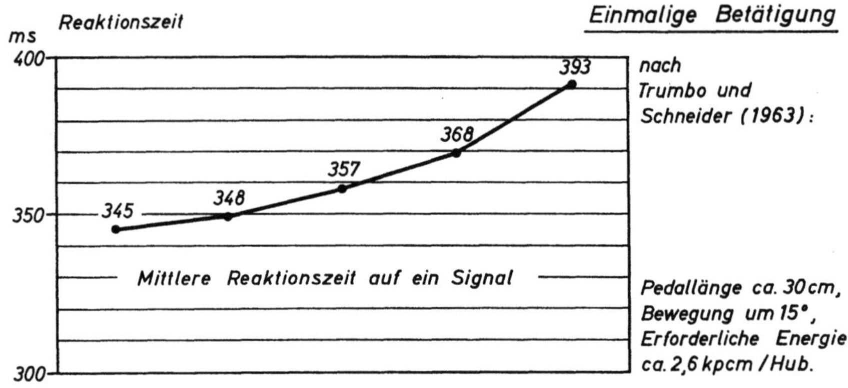

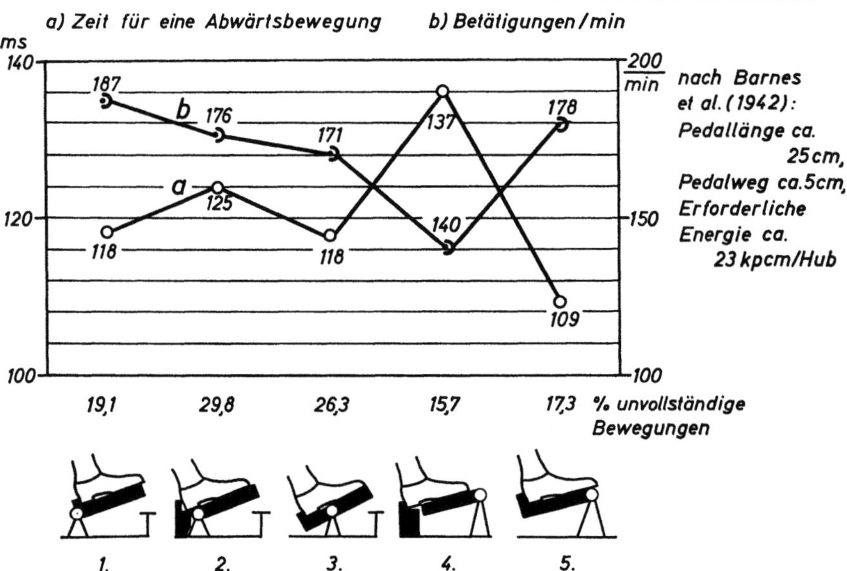

Abb. 4. Reaktionszeit und Betätigungsfrequenz an verschiedenen Pedalformen

gehoben, seitlich bewegt und wieder aufgesetzt werden muß. Ein Zeitgewinn ließe sich dann erzielen, wenn das „Umsetzen" zum „Übergleiten" vereinfacht würde. Voraussetzung hierfür ist, daß das Fahrpedal auch bei „Vollgas" körpernäher und höher als das Bremspedal liegt. Eine Vergrößerung der Fläche des Bremspedals würde nicht nur das Ziel vergrößern und damit die Treffsicherheit erhöhen, sondern, besonders bei fehlendem Kupplungspedal, auch wahlweises Bremsen mit dem rechten und linken Fuß ermöglichen und damit einen weiteren Zeitgewinn bewirken.

Seit Jahrzehnten werden immer wieder Vorschläge für ein kombiniertes Fahr-Brems-Pedal gemacht, um ein schnelles Betätigen der Bremse zu ermöglichen. Ein solches Kombinationspedal ist nach LÜTKES vom Gesetzgeber erlaubt. Dadurch ließen sich wahrscheinlich sicherere Lösungen als bisher finden; so kann man untersuchen, ob nicht eine „Wippe", deren Drehpunkt etwa in der Verlängerung der tibia liegt, Vorteile bietet.

Einige Hinweise über die Geschwindigkeit, mit der Pedale betätigt werden können, gibt Abb. 4. Der obere Teil des Bildes ist nach Versuchsergebnissen von Trumbo und Schneider gezeichnet. Hierbei mußten Versuchspersonen ein Pedal, auf dem der Fuß ruhte, auf ein Lichtsignal um 15° niederdrücken. Wie ersichtlich, war die Zeit vom Signal bis zum Erreichen der Endstellung bei dem Pedal am kleinsten, dessen Drehachse unter der Ferse lag, und war am größten bei dem Pedal, dessen Drehachse unter den Zehen lag. — Im unteren Teil des Bildes sind Ergebnisse der Untersuchungen von Barnes et al. dargestellt. Hier mußten die Versuchspersonen die gezeichneten Pedale 3 min lang so oft wie möglich eine bestimmte Strecke niederdrücken. Die Zahl der Bewegungen, die pro Minute ausgeführt werden konnten wurde gezählt und die Zeit für jeden Abschnitt der Bewegung gemessen. Die Zeiten für die Abwärtsbewegungen sind in Abb. 4 aufgetragen. Ein Teil der Betätigungen wurde nicht bis zum unteren Anschlag durchgeführt. Dieser Prozentsatz ist ebenfalls in Abb. 4 eingetragen. Man sieht, daß bei einmaliger Betätigung Pedal Nr. 5 am meisten Zeit benötigt, bei mehrmaliger Betätigung dagegen Nr. 4, wenn auch mit diesem die Fehlerzahl am geringsten war.

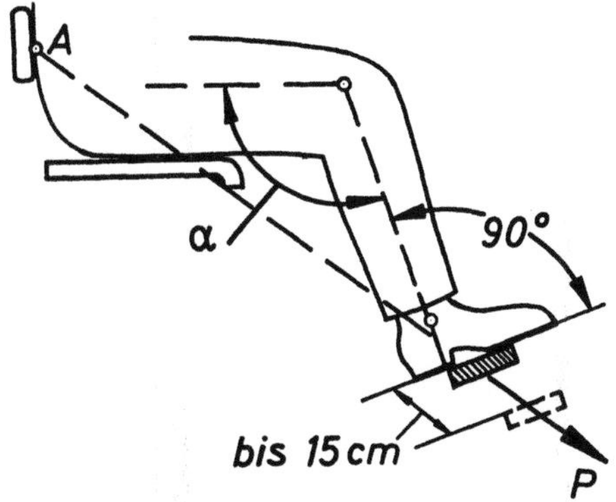

Fußkraft P	Winkel α
ca. 25 kp	bis 110°
ca. 50 kp	mind. 120°
über 50 kp	130—170°
Pedal etwa in Sitzhöhe	

Je größer Kraft P, desto höher Pedal, desto näher Pedal an Ferse, desto genauer Richtung von P durch Abstützpunkt A

Abb. 5. Günstige Pedalanordnung und Beinhaltung bei hohen Tretkräften. (Nach Morgan et al., Hugh-Jones, Müller, 1936; Rees u. Graham, Wisner u. Rebiffé, 1963b.)

Ein weiteres Forschungsgebiet eröffnet der Gedanke, die Steuerung der Fahrgeschwindigkeit statt wie bisher wegabhängig, von der Kraft abhängig zu machen, die der Fuß ausübt (Anonym, Hindle et al.). Gelänge es, eine solche „weglose" Steuerung mit genügender Genauigkeit zu entwickeln, so könnte eventuell auch die Pedalfläche vergrößert werden, was einen Wechsel der Fußstellung und Beinhaltung erleichtern würde.

Brems- und Kupplungspedale, sowie Pedale in manchen Arbeitsfahrzeugen müssen manchmal gegen verhältnismäßig hohe Widerstände betätigt werden. Abb. 5 zeigt, abhängig von den geforderten Tretkräften, jeweils günstige Beinhaltungen und Pedalanordnungen. Wie ersichtlich, wird bei steigenden verlangten Tretkräften P das Bein immer mehr gestreckt und das Pedal bis etwa in Sitzhöhe gehoben. Die höchste Fußkraft soll aber 100 kp nicht überschreiten.

Die Abmessungen von Fahrpedalen sollen der normalen Schuhgröße entsprechen. Ist ein hängendes Fahrpedal nicht zu vermeiden, so soll es sich in Null-Position ca. 15 cm über dem Boden befinden. Das Bremspedal soll mindestens 5 cm seitlichen Abstand vom Fahrpedal haben. Brems- und Kupplungspedal sollen mindestens 7 cm breit und ca. 6 cm tief sein.

c) Manuale, wie Schalter, Hebel usw.

Der Fahrer muß mit den Händen nicht nur lenken und das Getriebe schalten, sondern auch Zug-, Druck-, Dreh- oder Kippschalter und Hebel, Knöpfe oder Tasten betätigen. Besonders wichtig sind die Manuale für Getriebe, Handbremse, Schall- und Lichthupe, Fern- und Abblendlicht, Scheibenwischer und -waschanlage und Blinker, weil sie oft in Gefahrensituationen betätigt werden müssen.

Das muß einerseits schnell erfolgen: Also muß der Weg zwischen ihnen und dem Lenkkranz kurz sein. Besonders vorteilhaft sind reine Fingerbewegungen, bei denen entweder die Handfläche oder die nicht beteiligten Finger am Lenkrad bleiben. Schnell verlaufen auch reine Unterarmbewegungen (LEHMANN u. STIER), bei denen der Oberarm unbewegt bleibt. Weiter müssen diese Bewegungen treffsicher sein. Nach SCHMIDTKE ist die Treffsicherheit am größten, wenn sich das Ziel in Brusthöhe mitten vor dem Rumpf in 20—30 cm Abstand vom Körper befindet. Die Bewegungsgenauigkeit nimmt ab durch Vergrößerung des Abstandes Ziel — Körper, durch seitliche Verlagerung des Ziels, durch die Einbeziehung größerer Körpermassen in die Zielbewegung (z. B. Bewegung des ganzen Arms statt nur des Unterarms) und schließlich auch durch unbequeme Zwangshaltung, die außerdem ermüdend (s. weiter vorn) wirkt.

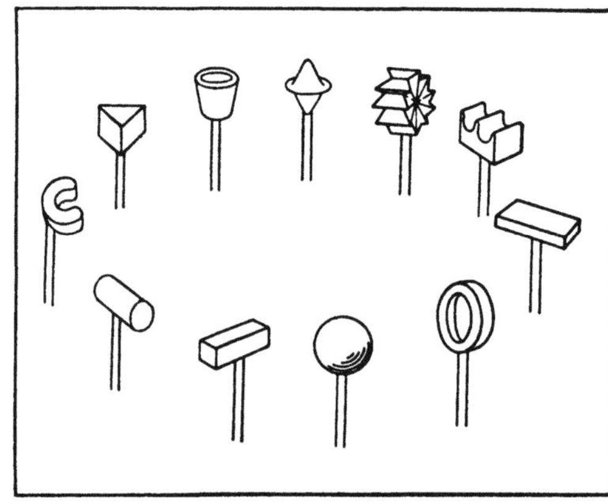

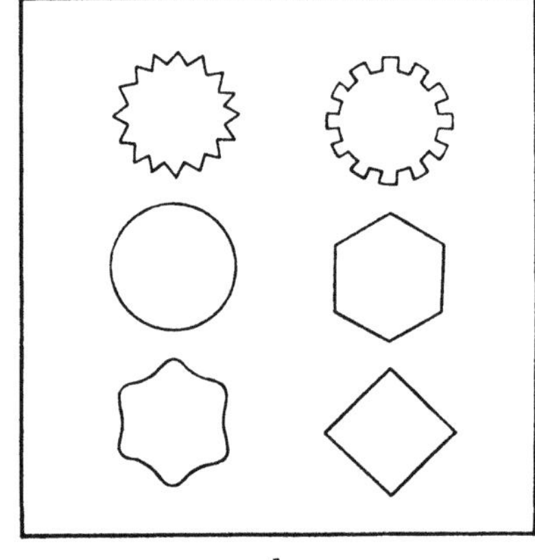

a b

Abb. 6a u. b. Grifformen, die sich durch Berührung leicht unterscheiden lassen. a Nach JENKINS. b Nach MUDD u. KARSH

Der Hebel für die Gangschaltung sollte möglichst so am Steuerrad liegen, daß er mit den Fingern betätigt werden kann. Der Durchmesser des Knopfes soll 1,5—2 cm betragen. Die größte erforderliche Kraft sollte 5 kp nicht übersteigen. Bei Knüppelschaltung darf die hinterste Stellung des Griffes nicht hinter dem senkrecht herabhängenden Oberarm liegen. Die Endlage des Knopfes in den einzelnen Gängen soll mindestens 10 cm auseinanderliegen. Mit einem Knopfdurchmesser von ca. 4 cm können Schaltkräfte bis zu 15 kp aufgebracht werden (Arbeitsfahrzeuge).

Die optimale Lage von Handgriffen für Handbremsen oder ähnlichen Betätigungsteilen, die vor dem Sitz liegen und selten gebraucht werden, ist ca 20 cm über dem niedergedrückten Sitz und 60—70 cm von der Rückenlehne entfernt*. Der seitliche Abstand von der Mittellinie Sitz soll nicht größer als 30 cm sein. Der Handgriff kann entweder T- oder L-Form haben. Ringförmige Handgriffe (z. B. Form eines Steigbügels) sind zu vermeiden, da es zu viel Zeit benötigt, um die Finger einzufädeln. Die Höhe des Handgriffs soll 1,5—2 cm und die Breite mindestens 8 cm betragen. In Personenwagen darf die maximal erforderliche Kraft für Handbremsen nicht größer als 30 kp sein. In Arbeitsfahrzeugen können bei optimaler Lage 50 kp zugelassen werden (DUPUIS, PREUSCHEN u. SCHULTE).

* Eine weitere günstige Lage für solche Handgriffe ist ca. 10 cm unter der Sitzfläche und 20—30 cm vor der Rückenlehne.

Wichtig ist weiter, daß die Stellteile nicht falsch betätigt werden. Deshalb sollte die Anordnung der wesentlichen Betätigungselemente genormt werden, wobei auch die Richtung der Betätigung für bestimmte gewünschte Funktionen festgelegt wird; diese Richtung muß sinnfällig sein (DIN 1410, 43602, Loveless). Irrtümliche Betätigung kann durch „Kodierung" weitgehend vermieden werden. Kodierung ist ein Mittel, um Stellteile optisch und taktil leicht zu erkennen, voneinander zu unterscheiden und richtig zu betätigen. Kodierung ist möglich durch Art, Anordnung und Form (einschließlich Größe) der Betätigungselemente; optische Hilfen sind Farbe und Bezeichnungen (durch Schrift oder Symbole).

Abb. 6a zeigt Grifformen, die sich optisch und taktil leicht unterscheiden lassen (Jenkins, zit. nach Chapanis et al.). In Abb. 6b sind Grifformen für amerikanische Militärfahrzeuge wiedergegeben (Mudd u. Karsh). Je nach den

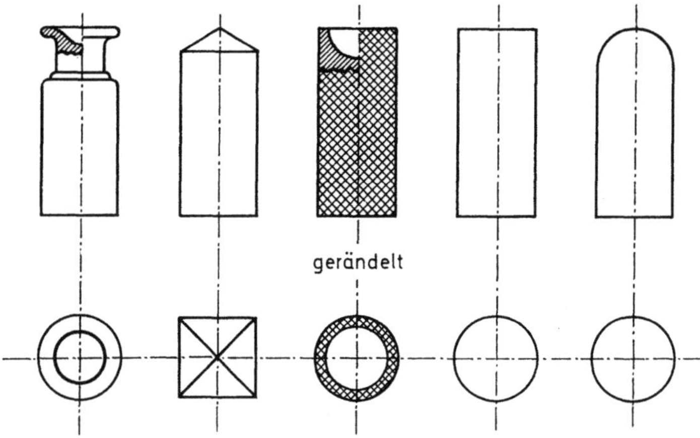

Abb. 7. Kippschalter-Griffe, die sich durch Berühren leicht unterscheiden lassen (Größe ca. 10 × 22 mm). (Nach Stockbridge)

Funktionsgruppen werden bestimmte Formen verwendet. Mudd u. Karsh untersuchten für diese sechs Griffe Zeichen, die zusätzlich die Funktion jedes einzelnen Schalters angeben (Beispiel: Sterngriffe für Innenbeleuchtung und verschiedene Außenleuchten).

Für schnelle Betätigung sind Druck- und Kippschalter geeignet, wie die zahlreichen Untersuchungen insbesondere von Bradley zeigten, die u. a. in den amerikanischen Handbüchern des Human Engineering ausgewertet wurden (z. B. Bowen; Hedgcock et al.; McCormick; Morgan et al.; White u. Schneyer; Woodson u. Conover). Druck- und Kippschalter benötigen zudem wenig Platz, können aber nur für 2, Kippschalter eventuell auch für 3 Schaltstellungen verwendet werden. Kodierung und Erkennbarkeit der Schaltstellung sind bei Druckschaltern, insbesondere bei Drucktasten (DIN 43605), allerdings schwierig.

Stockbridge fand, daß an kleinen Kippschaltern (etwa 10 × 22 mm) die in Abb. 7 gezeigten Griffe durch Berühren leicht unterschieden werden können.

Drehknebel oder -knöpfe sind für mehr als drei verschiedene Einstellungen und für kontinuierliche Verstellung vorteilhaft. Zu ihrer Betätigung wird mehr Zeit als bei Druck- oder Kippschaltern benötigt, sie brauchen auch mehr Platz. Kodierung durch unterschiedliche Formung ist bei ihnen gut möglich. Die Einstellung ist bei Knebeln optisch und taktil leicht, bei Drehknöpfen dagegen ohne zusätzliche Hilfsmittel (Zeiger, Lampe, Instrument) schwer zu erkennen.

3. Informationsübermittlung

a) Instrumente und Anzeigegeräte

Durch Anzeigegeräte muß der Fahrer über den Betriebszustand seines Fahrzeugs informiert werden. Er benötigt teilweise einigermaßen genaue, quantitative Angaben (Fahrtgeschwindigkeit), teils nur qualitative Angaben (z. B. Blinker). Eine einigermaßen genaue, vor allem aber schnelle Information vermittelt am besten ein Zeiger, der sich über einer festen Kreisskala bewegt. Auf dem kreisförmigen Instrument können große Skalenlängen auf kleinem Raum untergebracht werden, wobei am verhältnismäßig langen Zeiger seine jeweilige Stellung und eine Stellungsänderung deutlich erkennbar sind. Kurvenförmige (Teilkreis-) oder gerade Zifferblätter sind für Skalen geringerer Länge geeignet, jedoch ist die Zeigerbewegung weniger deutlich.

Bei Skalen, die unter schlechten Beleuchtungsbedingungen (< 3 lx) auf ca. 70 cm Entfernung sicher abgelesen werden, sollen die Striche folgende Mindestabmessungen haben:

	Höhe (mm)	Strichstärke (mm)
Große Einheit (ganze Zahlen)	5—6	0,8—1
Halbe Einheit	3,5—4	0,6—0,7
Zehntel Einheit	2—3	0,4—0,5
Strichabstand	1,5—2,0	

Bei größerer oder kleinerer Entfernung vom Auge können die Werte proportional geändert werden. Die Feinheit der Skalenunterteilung hängt von der geforderten Ablesegenauigkeit und der Skalenlänge ab. Buchstaben- und Zahlenhöhe kann zwischen 4 und 8 mm liegen. Alle Zahlen und Buchstaben müssen, auch bei runden Skalen, aufrecht stehen. Zahlen müssen immer im Uhrzeigersinn, bzw. nach rechts oder oben, zunehmen. Bei runden Skalen soll die Mitte des Bereiches oben liegen. Wenn die Skalenlänge knapp ist, ist es besser, die Zahlen innerhalb des Skalenkreises unterzubringen, obgleich dann häufig Zahlen vom Zeiger verdeckt werden. Bei langen Skalen oder bei nicht genauer Ablesung können die Zahlen außerhalb der Skala liegen. Gerade horizontale Skalen sollen den Zeiger unterhalb und die Zahlen oberhalb der Skala haben, auf geraden vertikalen Skalen liegen am besten die Zahlen links von Skala und Zeiger. Die Beleuchtung der Skala soll durch rötliches Licht erfolgen, da dafür die kürzeste Adaptationszeit erforderlich ist. Die Beleuchtungsstärke sollte zwischen 0,07 und 0,4 lx einstellbar sein (Morgan et al.).

Oft ist es gar nicht erforderlich, eine Skala mit feiner Einteilung vorzugeben. Normalerweise braucht der Fahrer z. B. nicht zu wissen, welche Temperatur das Kühlwasser hat, sondern er muß nur mit einem schnellen Blick sehen, ob die Wassertemperatur im richtigen Bereich liegt oder nicht. Hierfür genügt eine grobe Teilung oder sogar nur die Markierung von Zonen am Anzeigegerät. Eine interessante Lösung ist im Sicherheitsauto der Cornell-University verwirklicht: Hier ist bei normalem Betriebszustand ein grünes Lichtband vorhanden. Bei einer Störung wird es rot unterbrochen, durch Betätigung eines Druckknopfes wird das entsprechende Instrument sichtbar. Eine solche Ausführung erspart dem Fahrer unnötige Information und lenkt seine Aufmerksamkeit nicht ab.

Anzeige- oder Warneinrichtungen müssen bei normaler Körperhaltung im Blickfeld des Fahrers liegen und dürfen nicht durch irgendwelche Fahrzeugteile verdeckt sein. Optische Warnsignale können, sofern sie intensiv genug und eventuell gleichzeitig mit einem Geräusch auftreten, am Rande des Blickfeldes liegen. Als Anhaltswert für die Größe des Blickfeldes kann ein Kreiskegel mit einem Öffnungswinkel von ca. 110° angesetzt werden, wenn der Kopf mitbewegt wird (MORGAN et al.). Gegenstände können innerhalb etwa 30° sehr gut, bis etwa 70° noch gut, jedoch nur mit Augenbewegungen, beobachtet werden. Hierbei ist vorausgesetzt, daß die normale Blickrichtung in der Kegelmitte liegt. Die bequeme Blickneigung gegen die Waagerechte beträgt ungefähr 30° nach unten (LEHMANN).

b) Sicht

Eine wesentliche Bedingung für das sichere Führen eines Fahrzeuges ist, daß der Fahrer eine gute Sicht auf das Geschehen außerhalb der Kabine hat. Eine genügend große Glasfläche muß also vorhanden sein, deren obere und untere Begrenzung kleinen und großen Fahrern ausreichende Sicht ohne verspannte Körperhaltung erlaubt. Die Scheibengröße ist allein jedoch noch kein hinreichendes Maß, da Spiegel, Lenkrad, Pfosten, Teile des Fahrzeugvorderteils (besonders z. B. bei Gabelstaplern) das Rundumblickfeld erheblich einschränken können. Deshalb sind Richtlinien aufgestellt worden, die Mindestanforderungen definieren: TOPE hat sie 1963 zusammengestellt und kommentiert.

Die Frontscheibe sollte nur wenig geneigt und gekrümmt sein, um Bildverzerrungen, Lichtreflexe und Spiegelungen zu vermeiden. Irritierende oder blendende Reflexe können durch die Spiegelung äußerer und innerer Fahrzeugteile auftreten: beispielsweise sind blanke und hellfarbene Teile („Zierleisten", Lenkrad usw.) oft störend (TOPE, CONOLLY).

Durch geeignete Formen und Antriebe der Scheibenwischer kann durchaus dafür gesorgt werden, daß eine hinreichend große Fläche (80% sollte erreicht werden) der Frontscheibe auch bei großer Strömungsgeschwindigkeit der darüber streifenden Luft sauber gewischt wird. Auch Beschlagen oder Vereisen der Scheiben von innen muß verhindert bzw. beseitigt werden (FIALA).

Sehr viel schwieriger ist das Problem, durch Spiegel eine ausreichende Information ohne „toten Winkel" über das Verkehrsgeschehen hinter und neben dem eigenen Fahrzeug zu erhalten. Die Kombination Außen-/Innenspiegel erlaubt keine ideale Lösung, besonders bei zu kleiner oder durch die Mitfahrer verdeckter Rückscheibe. Gebogene Rückspiegel vergrößern den Gesichtswinkel, verzerren aber das Bild. Deshalb sollen beide Rückspiegel, innen und außen, entweder eben oder gleichartig gekrümmt sein.

Die Spiegel sollten nicht nur einen ausreichenden Blickwinkel erlauben, sondern sie müssen auch nahe an der normalen Sehrichtung liegen. Bei einer Geschwindigkeit von 50 km/h (100) steuert der Fahrer sein Auto etwa 14 m (28) „blind", wenn er den Blick nur eine Sekunde zur Seite wendet, um in den Spiegel zu sehen. Dazu kommt, daß durch eine Kopfbewegung automatisch Schulter- und Rumpfdrehungen ausgelöst werden, die dann über Arme und Lenkrad zu ungewolltem Seitensteuern führen können (KINDLER).

Ein Außenspiegel ist dann wertlos, wenn der Fahrer ihn nicht sehen kann, weil die dazwischen befindliche Fensterscheibe durch Verschmutzung undurchsichtig ist. Werden Spiegel vorn auf dem Kotflügel angebracht, so können sie durch den gewischten Teil der Frontscheibe gesehen werden. Ein so weit vorn angebrachter Spiegel erlaubt einen ausreichenden Gesichtswinkel, wenn er gekrümmt ist. Er kann jedoch vom Fahrersitz aus nicht unmittelbar verstellt werden. Dennoch bietet diese Position des Spiegels insgesamt Vorteile gegenüber anderen, wie Tabelle 3 (u. a. nach Angaben von DIECKMANN, 1965) zeigt.

Tabelle 3. *Vor- und Nachteile der Lage von Außenspiegeln an Kraftfahrzeugen* (Nach Dieckmann)

Position des Außenspiegels	Blickwinkel (Bildgröße) bei Planspiegel	Kopfbewegung nötig	Sichtbar durch gewischte Scheibe	Vom Fahrersitz aus verstellbar
vorn auf dem vorderen Kotflügel	klein, gut bei gewölbtem Spiegel	nein	ja	ja, mit Hilfseinrichtung
hinten auf dem vorderen Kotflügel	ausreichend, gut bei gewölbtem Spiegel	etwas	? je nach Fahrzeug	ja
vorn an der Tür (seitlich vor dem Fahrer)	gut	stark	nein	ja
mitten an der Tür (seitlich neben dem Fahrer)	sehr gut	sehr stark	nein	ja

4. Beeinflussung der Fahrleistung

Jede zusätzliche äußere Belastung kann die Fahrleistung des Fahrers beeinflussen. Ermüdende Faktoren, wie z. B. Muskelermüdung, reduzieren Aufnahmefähigkeit und Reaktionsvermögen, während andere Einflüsse, wie Lärm und Erschütterungen, den Fahrer sowohl zu Überaktivität und erhöhter Risikobereitschaft anregen als auch seine Leistungsfähigkeit herabsetzen können.

Es ist also die Aufgabe des Fahrzeugkonstrukteurs, das Fahrzeug so zu bauen, daß derartige leistungsmindernde Faktoren auf ein Minimum beschränkt bleiben. Im folgenden sollen einige der wichtigsten dieser Faktoren besprochen werden.

a) Statischer Sitzkomfort

Das Sitzen im Fahrersitz bedeutet bei mehrstündiger Fahrdauer eine erhebliche Belastung des Fahrers. Die belastenden Faktoren sind hierbei:

a) Statische Muskelkontraktionen zur Aufrechterhaltung der Körperstellung.

b) Mangelnde Durchblutung der Haut und der darunter liegenden Gewebe durch den Flächendruck auf der Sitzfläche und am Rücken.

(Die physiologischen Grundlagen hierüber vermittelt der Beitrag von Müller-Limmroth in diesem Handbuch ab S. 130.)

Zur Erzielung des optimalen Gesichtsfeldes darf der Oberkörper nicht mehr als 20—30° gegen die Vertikale nach hinten geneigt sein. Diese Neigung genügt im allgemeinen, um die senkrechte Projektion des Schwerpunktes vom Oberkörper bis zur oder hinter die Verbindungslinie der beiden Sitzhöcker zu verlagern. Damit ist eine Aufrechthaltung des Oberkörpers mit geringster Muskelspannung möglich, besonders wenn die Hände auf dem Lenkrad ruhen. Individuelle Unterschiede können durch Veränderung der Lehnenneigung (s. Tabelle 2 und Abb. 2) ausgeglichen werden.

Durch die Form der Rückenlehne in der senkrechten Ebene muß die Wirbelsäule so unterstützt werden, daß sie ihre natürliche Krümmung (Lordose) innehalten kann. Da diese Form individuell sehr verschieden ist, sollte ein in der Höhe und Wölbung verstellbarer Wulst vorgesehen werden. Die Verstellbarkeit einer solchen Rückenstütze gewährleistet auch eine veränderliche Sitzhaltung, womit eine periodische Entlastung der jeweils angespannten Muskelgruppen möglich ist.

Das Gewicht des Oberkörpers wird zum größten Teil über den untersten Lendenwirbel auf das Kreuzbein übertragen. Damit erhält das Becken um die Verbindungslinie der beiden Sitzhöcker ein erhebliches Drehmoment nach hinten. In aufrechter Haltung wird dieses Drehmoment durch bestimmte Gruppen der Rückenmuskulatur aufgefangen. Nach relativ kurzer Zeit ermüden diese Muskeln, das Becken kippt nach hinten und die Lendenwirbelsäule geht in starke Kyphose. Um dies beim Fahrer zu vermeiden, muß das Becken ca. 10—15 cm über der Sitzfläche (möglichst verstellbar) eine Stütze erhalten. Eine Anpassung der Stütze an die Krümmung des Beckens in der Horizontalebene ist erforderlich. Eine solche Stütze entlastet die Rückenmuskeln wesentlich, wodurch in vielen Fällen die bekannten Rückenschmerzen auch bei langen Fahrstrecken vermieden werden.

Die Kreuzbeinstütze kann aber nur dann wirksam werden, wenn sich nicht das Becken durch die Horizontalkomponente der Stützkraft nach vorn verschiebt. Um dies zu vermeiden, muß der Sitz eine genügende Neigung nach hinten haben (3—10°) und die Sitzoberfläche muß genügend rauh sein. Die Höhe des Sitzes über der Fußstütze muß dementsprechend individuell so einjustiert werden, daß einerseits der Flächendruck auf der Unterseite der Oberschenkel nicht zu groß wird und andererseits die Oberschenkel den Unterleib nicht einengen. Eine leicht zu betätigende Verstellbarkeit der Sitzhöhe würde ebenfalls eine periodische Entlastung der Muskulatur gestatten.

Bei schnellen Fahrzeugen sollte durch seitliche Randwülste in der Polsterung von Lehne und Sitz dem Fahrer ein gewisser Halt in den Kurven gegeben werden. Die Lenkung des Fahrzeuges in den Kurven kann dadurch mit größerer Sicherheit erfolgen. Allerdings hat diese Maßnahme auch Nachteile, die später besprochen werden.

Hautdurchblutung. Nach MÜLLER und VETTER tritt eine Behinderung der Durchblutung der Haut an der Sitzfläche schon auf, wenn der Flächendruck etwa 0,05 kp/cm² bei einer Dauer der Druckbelastung von nur 2,5 min beträgt. COOPER fand bei relativ guten Sitzen maximale Flächendrücke von ca. 0,07 bis 0,12 kp/cm². An der Rückenlehne fand COOPER maximale Flächendrücke von 0,02 (optimal) bis 0,15 kp/cm². Also auch bei guten Sitzen erzeugen die Flächendrücke bereits eine Behinderung der Hautdurchblutung. Eine wesentlich reduzierte Hautdurchblutung ruft nach gewisser Zeit Unbehagen und dann Schmerzempfindung hervor. Bei periodischer Entlastung der Haut können dagegen wesentlich höhere Flächendrücke ertragen werden. Der sitzende Mensch wird also bereits nach kurzer Sitzdauer versuchen, durch Änderung der Körperhaltung die gepreßten Hautstellen zu entlasten und dafür den Druck auf andere, noch nicht belastete Stellen zu übertragen.

Daraus ergibt sich die Forderung, daß bei den Sitzen eine Änderung der Körperstellung leicht möglich sein muß. Eine zu große Einengung der Bewegungsfreiheit durch zu stark profilierte Sitzflächen und Rückenlehnen muß sich also ungünstig auswirken. Dementsprechend sind auch der oben erwähnten seitlichen Halterung durch Außenwülste Grenzen gesetzt. Ebenso darf die Einsinktiefe in das Polster nicht zu groß sein, weil sonst alle Hautstellen zwar schwächer belastet, aber doch noch ungenügend durchblutet werden und dann keine unbelasteten Stellen mehr vorhanden sind. Zu weiche Polster werden zwar bei kurzer Sitzdauer als angenehm empfunden, sind aber bei längerer Sitzdauer unerträglich. Durch rippenförmige Ausbildung der Sitzoberfläche erzielt man ebenfalls unbelastete Hautstellen, außerdem eine bessere Ventilation der Sitzfläche. Eine Lösung des Problems kann dadurch erreicht werden, daß man die Sitzfläche in aufblasbare Segmente aufteilt und diese abwechselnd periodisch aufbläst und wieder entlastet. Ununterbrochene Sitzdauern bis zu 80 Std sollen damit durchgeführt worden sein.

b) Dynamischer Sitzkomfort

Die zweite Aufgabe eines Fahrzeugsitzes ist es, den Fahrzeugbenutzer vor den Fahrzeugerschütterungen zu schützen.

α) *Fahrzeugerschütterungen.* Die vom Fahrzeugrahmen auf die Sitzhalterung übertragenen Schwingungen liegen hauptsächlich im Frequenzbereich zwischen 0,5 und 20 Hz mit ausgesprochenen Maxima zwischen 1 und 5 Hz. Schwere Personenfahrzeuge haben ihre Aufbau-Eigenfrequenz zwischen 1,5 und 2,5 Hz, mittlere und kleine Pkws zwischen 3 und 5 Hz. Eine zweite Resonanz zwischen 10 und 15 Hz bildet sich durch die Reifenfederung aus. Diese Reifenresonanz erzeugt aber nur Beschleunigungsspitzen, die im allgemeinen weniger als halb so groß sind als die durch Aufbauresonanzen erzeugten Beschleunigungen. Bei Traktoren liegt das Schwingungsmaximum zwischen 2 und 4 Hz (Morrison und Harrington), bei schweren Lastwagen und Erdbewegungsmaschinen noch tiefer.

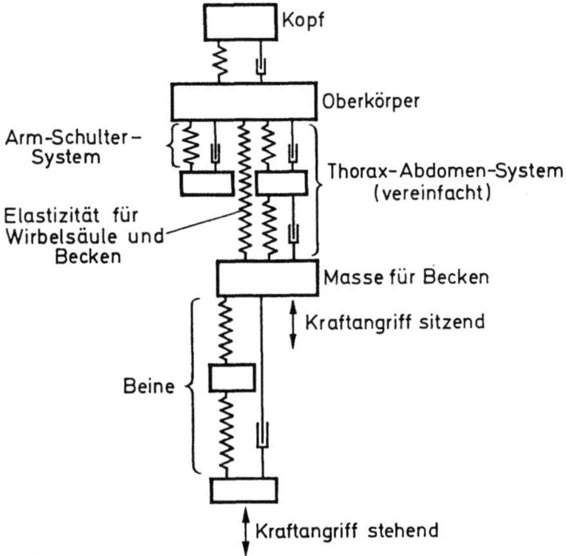

Abb. 8. Mechanisch-dynamisches Ersatzsystem für den menschlichen Körper

Der Beschleunigungsbereich am Fahrzeugaufbau übersteigt bei größeren Pkws 1 m/sec² ($\sim$0,1 g) selten. Mittel- und Kleinfahrzeuge haben aber bereits bei mittelguten Straßen oft Spitzen von 3 m/sec², während bei Traktoren, schweren Lastwagen, insbesondere Sattelschleppern, und Erdbewegungsmaschinen Spitzen von 7 m/sec² vorkommen können. Die praktisch vorkommenden Schwingungen sind keineswegs sinusförmig, sondern stellen ein stochastisches Gemisch von Frequenzen und Amplituden dar. Bei einer ausgeprägten Fahrzeugresonanz dominiert zwar diese Resonanzfrequenz, sie wird aber unperiodisch durch die stärkeren Straßenunebenheiten angestoßen. Wir haben es also bei Fahrzeugschwingungen meist mit einer unregelmäßigen Folge von Stößen zu tun, deren Frequenzanalyse sich im wesentlichen über das Frequenzgebiet von 1—20 oder 30 Hz erstreckt und Maximalwerte in den untersten Frequenzen aufweist.

β) *Dynamische Eigenschaften des menschlichen Körpers.* Den Körper des sitzenden Menschen kann man vom dynamischen Standpunkt als eine Kombination verschiedener Masse-Feder-Dämpfer Systeme betrachten. Natürlich ist das in Abb. 8 gezeigte Ersatzschema eine sehr starke Vereinfachung des in Wirklichkeit sehr komplexen Systems, aber die praktische Messung hat gezeigt, daß für das interessierende Frequenzgebiet ein solches Schema schon sehr gute Dienste leistet.

Die einfachste Methode, die dynamischen Eigenschaften eines komplexen Systems zu bestimmen, ist die Messung der mechanischen Impedanz in dem interessierenden Frequenzbereich und bei der zu untersuchenden Belastungsart. Dieser Wert wird dargestellt durch

$Z = P/v.$

P = übertragene Wechselkraft,

v = Schwingungsgeschwindigkeit des Punktes, an dem die Kraft übertragen wird.

Für eine starre Masse ist $Z = m\omega$

$$m = \text{Masse des Körpers} \left(= \frac{\text{Gewicht}}{\text{Erdbeschleunigung}} \cdot \frac{\text{kp}}{\text{m/sec}^2} \right)$$

$\omega = 2\pi f$; f = Schwingungsfrequenz (Hz).

Im linearen $Z \to f$ Diagramm stellt $m\omega$ eine gerade Linie durch den Nullpunkt dar, deren Steigung durch m gegeben ist.

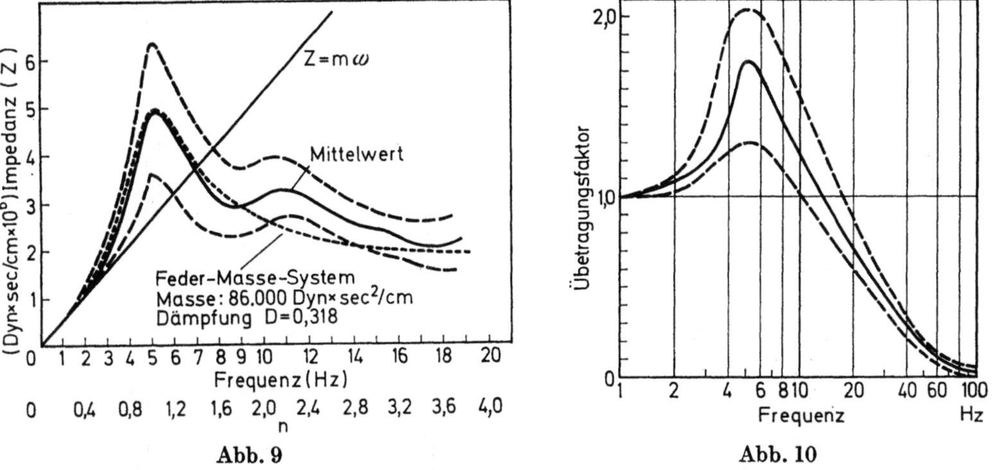

Abb. 9 Abb. 10

Abb. 9. Mechanische Impedanz des sitzenden Menschen (AM $\pm\,\sigma$). Die kurz gestrichelte Kurve ist die Impedanz eines Systems mit einem Freiheitsgrad

Abb. 10. Durchschnittlicher Übertragungsfaktor mechanischer Schwingungen vom Sitz zum Kopf (AM $\pm\,2\,\sigma$)

Für ein elastisches System ist Z eine komplexe Größe, d. h. P und v haben eine Phasenverschiebung, deren Größe von f abhängig ist. Zeigt die Z-Kurve eine Spitze, so weist das darauf hin, daß das System bei dieser Frequenz eine Eigenfrequenz hat. Die Schärfe der ausgebildeten Spitze wird durch den Dämpfungsfaktor bestimmt. Dominiert die Dämpfungskraft so bildet Z eine Linie parallel zur X-Achse. Erhebt sich die Z-Kurve über die $m\omega$-Linie (m = Masse des ganzen Systems) so hat die effektive Masse des Systems eine größere Amplitude als die schwingende Unterlage.

Die für frei sitzende Menschen (ohne Rückenlehne) gemessene Impedanzkurve (AM $\pm\,\sigma$) ist in Abb. 9 dargestellt (Coermann, 1963). Die punktierte Kurve ist die errechnete Impedanz für ein einfaches Masse-Feder-Dämpfer System mit folgenden Parametern: $m = 86000$ Dyn·sec/cm; Eigenfrequenz $f_0 = 5$ Hz; Dämpfung $D = 0{,}318$.

Man erkennt, daß bis 9 Hz sich der sitzende Mensch dynamisch wie ein solches einfaches Schwingungssystem mit einer Eigenfrequenz von 5 Hz verhält. Zwischen 10 und 11 Hz zeigt sich bei den meisten Menschen eine zweite schwach ausgebildete Resonanz. Dieselbe Grundresonanz bei 5 Hz ist auch zu erkennen, wenn man die Beschleunigung am Kopf eines Menschen mißt, dessen Sitz sinusförmig in vertikaler Richtung bewegt wird. Bildet man den Übertragungsfaktor: Kopfamplitude/Sitzamplitude und trägt diesen über die Frequenz auf, so erhält man die Kurven in Abb. 10. Auch hier erkennt man die starke Resonanz zwischen

4 und 6 Hz. In diesem Resonanzgebiet können die Kopfamplituden doppelt so groß werden wie die Sitzamplituden. Bei Frequenzen über 10 Hz vermindert sich die Schwingungsübertragung zunehmend.

Das subjektive Empfinden von Schwingungen und Erschütterungen ist in den verschiedenen Amplituden und Frequenzgebieten von unterschiedlichen physiologischen Faktoren bestimmt. In allen Fällen wird aber eine Empfindung nur dann ausgelöst, wenn Rezeptoren in der Haut oder in den inneren Organen gereizt werden. Ein eigentlicher Sinn für Schwingungsempfindung wird heute nicht mehr angenommen. Bei sehr schwachen Vibrationen, also in der Nähe der Fühlschwelle, werden nur die obersten Hautrezeptoren (z. B. Meissnersche Tastkörperchen) gereizt, weil die Schwingung bereits in der obersten Hautschicht absorbiert wird. Im praktischen Fahrbetrieb werden aber solche an der Schwelle liegenden Reize nur selten wahrgenommen, da sie durch die anderen Sinneseindrücke überdeckt werden. Ob sie trotzdem eine Bedeutung für die Gesamtbelastung des Fahrers haben, ähnlich wie manche nicht bewußt wahrgenommenen Geräusche, kann heute noch nicht gesagt werden. Es sind jedoch fast nur die höheren Frequenzen, die derartige schwellenhafte Vibrationsempfindungen auslösen, da die Empfindung annähernd proportional der Schwingungsgeschwindigkeit ist.

Von wesentlich größerer Bedeutung für die Empfindung von Fahrzeugerschütterungen sind die hervorgerufenen Gewebszerrungen, sowohl in der Haut und in den darunter liegenden Geweben als auch in den inneren Organen. So wie der ganze Körper als ein Masse-Feder-System mit Dämpfer betrachtet werden kann, so trifft diese Betrachtungsweise auch für Gewebskomplexe und Einzelorgane zu. Die Eigenfrequenzen solcher Körperteile können, je nach Einwirkungsrichtung, verschieden sein, jedoch hat sich gezeigt, daß die meisten Körperresonanzen zwischen 3 und 8 Hz liegen; z. B. hat das Herz in Richtung der Körperachse eine Eigenfrequenz um 4 Hz und das ganze abdominale System, je nach Tonus der Bauchmuskulatur, zwischen 3 und 7 Hz. Die Schwingungsempfindung von stärkeren Schwingungen, insbesondere die Toleranzgrenze, ist fast ausschließlich durch die Relativverschiebungen von Organen bestimmt. Die Frequenzabhängigkeit der Schwingungserträglichkeit wird daher durch die Eigenfrequenz des gesamten Körpers und einzelner Organe bestimmt. Dementsprechend beobachtet man im Frequenzbereich zwischen 4 und 7 Hz die höchste Schwingungsempfindung, d. h. die niedrigste Schwingungserträglichkeit. Die Relativverschiebung der wirksamen Masse eines elastischen Systems ist aber, solange das System lineare Eigenschaften hat, proportional der Schwingungsbeschleunigung. Die maximale Beschleunigung einer Erschütterung ist daher bei Amplituden, die wesentlich über der Empfindungsschwelle liegen, stets das maßgebende Kriterium für die physiologische Wirkung, auch wenn es durch die Frequenzcharakteristik der Schwingungswahrnehmung erscheinen mag, als ob, besonders bei Frequenzen über 10 Hz, die Schwingungsempfindung proportional der Schwingungsgeschwindigkeit ist.

Aus physikalischen Gründen, auf die hier nicht näher eingegangen werden soll (s. Gierke, Coermann), treffen ähnliche Überlegungen für Stöße zu, wenn man an Stelle der Frequenz den reziproken Wert der Stoßdauer setzt.

Die Erträglichkeit von Schwingungen wird außer durch die Amplitude, Frequenz, Körperhaltung und Einwirkungsrichtung natürlich auch durch die Einwirkungsdauer bestimmt. Als Beispiel zeigt die Abb. 11 drei mit sinusförmigen Schwingungen aufgenommene Toleranzkurven für Kurzzeit (ca. 20 sec), 1 min und 3 min Einwirkungsdauer (Magid, Coermann). Man erkennt, daß die niedrigsten erträglichen Beschleunigungen zwischen 4 und 8 Hz liegen und daß sich diese Werte schon bei 3 min Einwirkungsdauer auf ca. $^1/_4$ der Kurzzeit-Toleranz reduzieren. Über den gesamten Zusammenhang zwischen Einwirkungsdauer und

Schwingungserträglichkeit ist heute noch wenig bekannt, da eine große Zahl verschiedener Faktoren hierbei eine Rolle spielt.

Die physiologischen Wirkungen von mechanischen Schwingungen wurden in zahlreichen Untersuchungen erforscht (Übersichtsbericht: Coermann, 1965). Die größte Bedeutung für den Fahrzeugbau haben die Schädigungen an den Zwischenwirbelscheiben. Auch hier wirkt sich die Grund-Eigenfrequenz des Körpers um 5 Hz aus, so daß Schwingungen in diesem Frequenzbereich die stärksten Deformationen der Scheiben bewirken (Lange und Coermann). H. Dupuis und W. Christ (1966a) berichteten über eine röntgenologische Untersuchung von 137 jungen Landwirten (Durchschnittsalter 23 Jahre) nach 5jähriger Tätigkeit in landwirtschaftlichen Betrieben. 68,7% der Untersuchten wiesen Anomalien an der Wirbelsäule auf. Mit Zunahme der jährlichen Schlepperfahrstunden nahm die

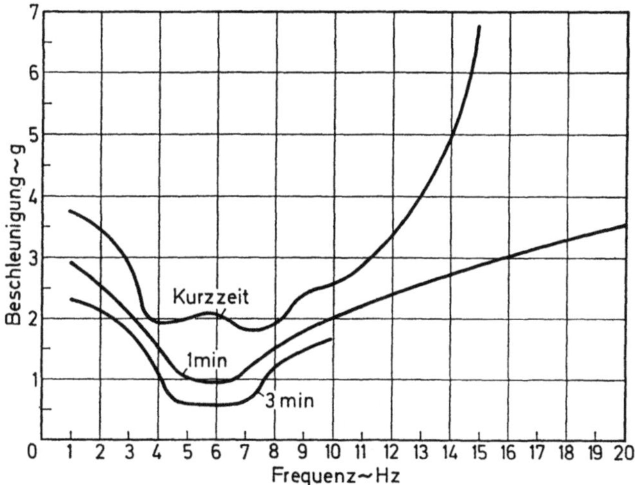

Abb. 11. Erträglichkeit sinusförmiger Schwingungen bei aufrecht sitzender Haltung und verschiedener Einwirkungsdauer

Häufigkeit der Wirbelsäulenbeschwerden zu. Auch für den Magen liegen ähnliche Verhältnisse vor (H. Dupuis und W. Christ, 1966b). Bei Gastritis, Magen- und Duodenalgeschwüren können derartige Relativverschiebungen des Magens den Zustand verschlechtern. Die Häufigkeit derartiger Krankheiten bei Traktorfahrern ist daher überdurchschnittlich hoch. Vegetative Reaktionen wurden von Coermann, Okada und Frieling beschrieben. Über die Wirkung lang andauernder und wiederholter Schwingungen auf das zentrale Nervensystem und die endokrinen Drüsen liegen heute noch keine eindeutigen Angaben vor, dagegen konnte eine signifikante Beeinflussung der Sehleistung gezeigt werden (Coermann, Lange).

Der Ingenieur benötigt für die Praxis dringend Angaben über die für den Menschen zulässigen Schwingungen. Der Verein Deutscher Ingenieure hat daher aufgrund von Untersuchungen von Dieckmann (1957) die VDI-Richtlinie 2057 „Beurteilung der Einwirkung mechanischer Schwingungen auf den Menschen" herausgebracht. Diese Richtlinie beruht auf der Wirkung von sinusförmigen Schwingungen bei einer Einwirkungsdauer von etwa 5 min und zeigt Kurven gleicher Schwingungswahrnehmung (K-Faktoren) im Frequenzgebiet von 0,5 bis 80 Hz. Im Beschleunigungs-Frequenzdiagramm wurde zur Vereinfachung der Darstellung zwischen 0,5 und 5 Hz eine konstante Wahrnehmungsstärke angenommen. In den entsprechenden Richtlinien der International Standard Organisation (ISO TC 108/WG 7), die gegenwärtig vorbereitet werden, ist eine Anhebung der Kurven von 4 gegen 1 Hz um den Faktor 2 vorgesehen. Auch die Abhängigkeit der zulässigen Schwingungsbelastung von der Einwirkungsdauer wird in dem neuesten ISO-Vorschlag behandelt. Trotzdem kann die VDI-Richtlinie 2057 in der Praxis immer noch wertvolle Hilfe bei der Beurteilung von Schwingungsbelastungen leisten.

Zusammenfassend kann gesagt werden, daß starke Schwingungen die psychomotorische Leistungsfähigkeit des Menschen wesentlich beeinflussen können,

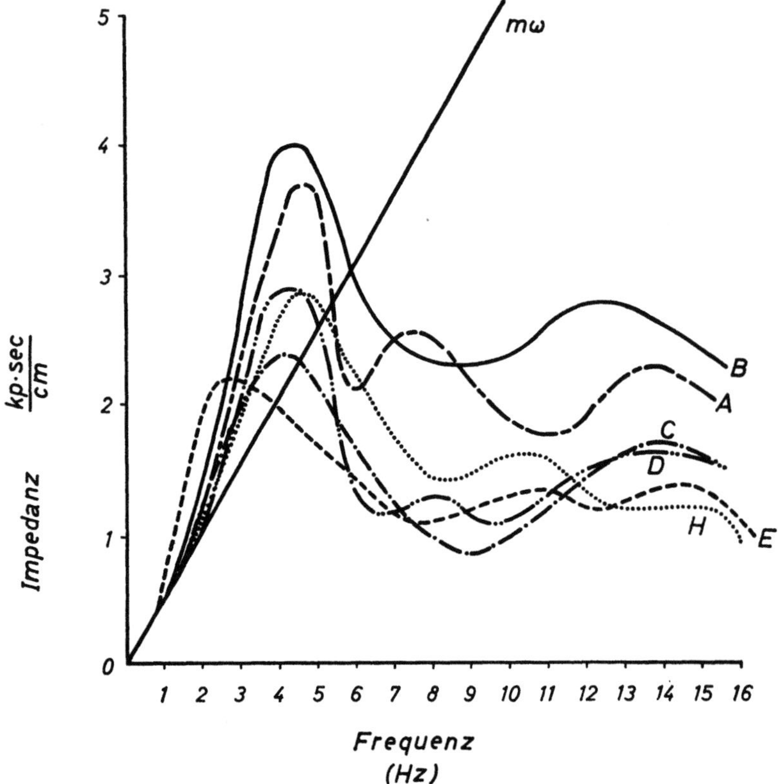

Abb. 12. Impedanz des Systems Mensch — Sitz bei verschiedenen Autositzen

und zwar sowohl aus rein mechanischen Gründen (Verminderung der Bewegungsgenauigkeit) als auch durch die physiologische Belastung. Außerdem können sie mechanische Schäden im menschlichen Körper hervorrufen. Ob auch schwache Schwingungen (z. B. mit K-Faktoren unter 4) bei Dauereinwirkung wesentlich zur physischen und psychischen Ermüdung des Kraftfahrers beitragen, ist zwar heute noch nicht beweisbar, aber doch wahrscheinlich.

γ) System Mensch — Sitz. Zu den dynamischen Eigenschaften des menschlichen Körpers kommen im Fahrzeug noch die Elastizitäten des Sitzes. Das System Mensch — Sitz hat also mindestens 2 Freiheitsgrade, darstellbar als Reihenschaltung beider Einzelsysteme. Um eine Verstärkung der Körperschwingungen durch den Sitz zu vermeiden, müßte die Grundfrequenz des Sitzes, mit der Masse des Körpers belastet, entweder weit über oder unter der Eigenfrequenz des Körpers liegen. Bei „harter“ Abstimmung werden jedoch die Fahrzeugerschütterungen auf den Fahrer unvermindert übertragen, bei „weicher“ Abstimmung, besonders ohne genügende Dämpfung, würde der Fahrer, wenn Resonanz eintritt, Bewegungen im Fahrzeug mit so großen Amplituden ausführen, daß eine Führung des Fahrzeuges unmöglich wird. Da aber in den Fahrzeugerschütterungen stets ein hoher Anteil im niedrigsten Frequenzgebiet enthalten ist, würde der Fahrersitz ständig zwischen oberem und unterem Anschlag pendeln. Starke Dämpfung vermindert zwar diesen Aufschaukeleffekt und eine nichtlineare Federcharakteristik würde auch harte Anschläge verhüten, durch beide Maßnahmen wird aber die Übertragung der überkritischen Frequenzen verstärkt.

Man muß sich also bei der Auslegung der dynamischen Eigenschaften von Sitzen mit einer Kompromißlösung begnügen, bei der zumindest eine zu starke Aufschaukelung der Erschütterungen durch den Sitz vermieden werden muß, ohne den Sitz zu hart zu machen. Daß in der Praxis in dieser Richtung einiges getan werden kann, zeigt Abb. 12. Man sieht, daß die Impedanz des Systems Mensch — Sitz mit dem Sitz E fast im ganzen gemessenen Frequenzgebiet etwa nur halb so groß ist wie mit dem Sitz B. Betrachtet man den Übertragungsfaktor für jede Frequenz als Quotienten der gemessenen Impedanz zu $m\omega$, so erkennt man, daß das Verhältnis für den Sitz E noch wesentlich günstiger ist.

Bei Traktoren und anderen Arbeitsfahrzeugen genügen wegen der starken Erschütterungen Sitze mit elastischen Polsterungen, wie sie in Pkws und Lkws verwendet werden, nicht. Hier muß man größere Federwege zulassen. Man verwendet vielmehr heute elastische Gelenksysteme mit Dämpfung, durch die der Sitz getragen wird. DIECKMANN (1957) fand, daß Energieverbrauch und elektrische Hautkapazität, als Darstellungsgrößen für physische und psychische Belastungen, wesentlich ansteigen, wenn der Sitz nicht nur eine lineare Vertikalbewegung, sondern gleichzeitig kleine Drehbewegungen ausführt. Diese Beobachtung trifft natürlich nur bei großen Weg-Amplituden und niederen Frequenzen zu. Die gleichzeitige Reizung des Vestibularapparates mit der Liniearbewegung führte dabei wahrscheinlich zu leichten Kinetosen.

Der Einbau von Sitzen mit guten statischen und dynamischen Eigenschaften in Fahrzeugen ist heute eine der dringendsten Forderungen bei der Fahrzeugkonstruktion. Einhaltung gewisser Mindestwerte der Erschütterungen an den Fahrzeugsitzflächen sollte eine unabdingbare Forderung der Fahrzeugverbraucher sein. Nicht nur Schädigungen der Gesundheit der Fahrzeugbenutzer, sondern auch ein guter Prozentsatz der Verkehrsunfälle könnten durch eine solche Maßnahme vermieden werden.

c) Lärmeinwirkung

Über die Bedeutung des Gehörs für den Fahrzeugführer wurden schon in Abschnitt 2, S. 785, einige Ausführungen gemacht, außerdem wird auf die Beiträge von EFFENBERGER u. HOFFMANN, von MÜLLER-LIMMROTH sowie von SCHUBERT in diesem Handbuch verwiesen. Es soll daher hier nur noch kurz auf einige wichtige Probleme eingegangen werden (s. auch ROSENBLITH, STEVENS).

Der Lärm im Fahrzeug kann folgendermaßen den Fahrer beeinflussen:

a) bei genügender Intensität kann bei langdauernder Einwirkung ein bleibender Hörverlust beim Fahrer auftreten. In Abb. 13 zeigen die beiden obersten Kurven die Schalldruckgrenzen, bei denen bei reinen Sinustönen oder engen Frequenzbandgeräuschen im kritischen Frequenzbereich bzw. bei kontinuierlichem Frequenzspektrum (oberste Kurve) eine bleibende Schädigung der Hörfähigkeit des Menschen erzeugt werden kann. Bei diesen Kurven ist angenommen, daß die Lärmeinwirkung lebenslang während aller Arbeitstage besteht. Für kürzere Einwirkungsdauern können vom Standpunkt der Gehörschädigung höhere Lautstärken zugelassen werden, jedoch soll, ohne wirksamen Gehörschutz, der Schalldruck 140 dB niemals überschreiten. Die in Lastwagen, Arbeitsfahrzeugen, ja sogar in manchen Pkws gemessenen Lautstärken überschreiten die Grenzwerte von Abb. 13 manchmal wesentlich. Maßgebend für das Auftreten einer Gehörschädigung durch Lärm sind natürlich nicht nur die Spitzen des Geräuschpegels, sondern auch die Einwirkungsdauer, die Erholungszeiten und in starkem Maße die individuelle Veranlagung. Der Nachweis einer Gehörschädigung durch Fahr-

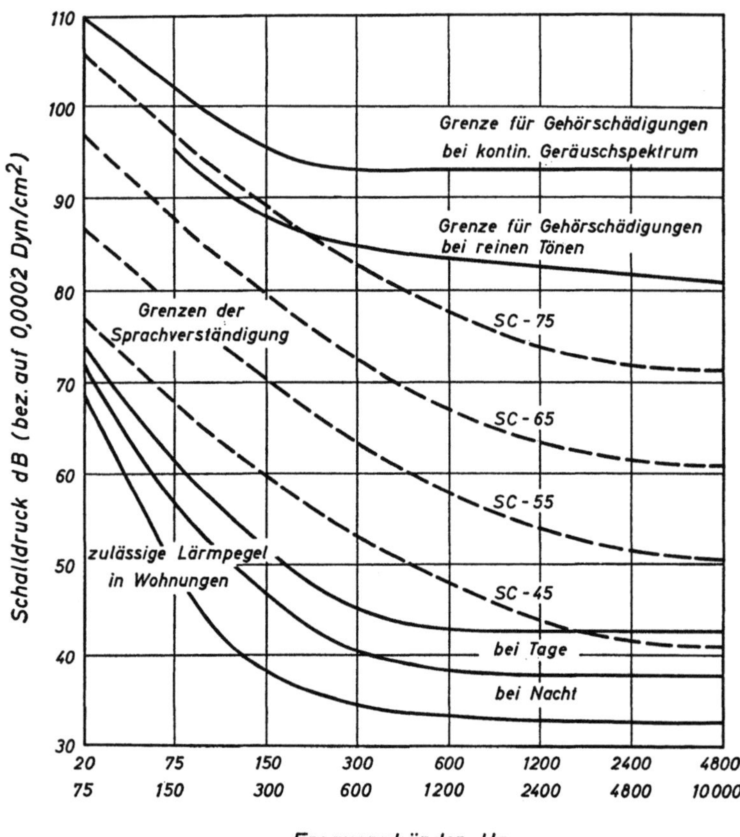

Abb. 13. Lärmkriterien. (Nach Rosenblith u. Stevens)

zeuglärm dürfte daher sehr schwierig sein, besonders da bei jahrelanger Einwirkung gleichzeitig die progressive Altersschwerhörigkeit parallel geht, die ebenfalls individuell sehr verschieden ist. Sicher ist aber, daß bereits bei Einwirkungsdauern von nur wenigen Minuten Lärmpegel über 100 dB eine zeitweise Herabsetzung der Hörschwelle (bis 60 dB) bewirken. Eine vollkommene Erholung von dieser „Vertäubung“ erfolgt erst nach Stunden. Ein Fahrer kann daher auch noch lange nach der Lärmeinwirkung in seinem Fahrzeug eine reduzierte Hörfähigkeit haben und ist damit in verstärktem Maße der Unfallgefahr ausgesetzt.

b) Der Lärm im Fahrerraum kann außerdem Warnsignale überdecken. Das menschliche Ohr ist zwar in der Lage, Geräusche in gewissem Umfang nach Frequenzen zu analysieren und damit bestimmte Signale herauszuhören, die außerhalb dieses Signals liegenden Frequenzen haben aber trotzdem noch einen Überdeckungseffekt. Bei einem breitbandigen Geräusch, das z. B. im Frequenzgebiet um 4000 Hz einen Schalldruck von 70 dB hat, muß ein Signal mit einer Tonhöhe von etwa 4000 Hz mindestens 92 dB haben, um deutlich gehört zu werden. Bei 500 Hz beträgt der Unterschied nur ca. 14 dB (Harris, 1957). Es ist daher verständlich, daß Warnsignale von Pkws in geräuschvollen Lastwagen nur schwer zu hören sind, eine Tatsache, die oft schon zu Unfällen geführt hat. Warnsignale sollten daher die ganze zur Verfügung stehende Energie möglichst auf ein enges Frequenzband konzentrieren, damit sie durch das Fahrgeräusch dringen.

c) Die Sprachverständigung innerhalb des Fahrzeuges (auch das Abhören des Autoradios) können durch den Fahrzeuglärm wesentlich behindert werden. In Abb. 13 sind Kurven gleicher Sprachverständigung unter Geräuscheinwirkung eingezeichnet. Die Lautstärke einer Sprache muß, gemessen in SIL, die angegebenen SC-Zahlen (in dB) überschreiten, damit eine einwandfreie Konversation möglich ist. Dabei darf das Frequenzspektrum des Umgebungsgeräusches die SC-Kurven nicht wesentlich überschreiten. Sehr tiefe Frequenzen stören die Sprachverständigung am meisten. Einige SIL-Werte für verschiedene Sprechstärken und Abstände vom Sprecher sind in der Tabelle 4 wiedergegeben:

Tabelle 4. *SIL-Werte (in dB) bei verschiedenen Abständen vom Sprecher und Lautstärken, bei denen gerade noch eine Konversation möglich ist. Das SIL ist der Mittelwert des Schalldruckes in den Frequenzbändern 600—1200, 1200—2400 und 2400—4800 Hz vom Umgebungsgeräusch, bei denen eine Konversation möglich ist*

Abstand vom Sprecher (m)	Sprechstärke			
	normal	erhoben	sehr laut	schreiend
0,15	71	77	83	89
0,3	65	71	77	83
0,6	59	65	71	77
0,9	55	61	67	73
1,2	53	59	65	71
1,5	51	57	63	69
1,8	49	55	61	67
3,6	43	49	55	61

Als Vergleich sind in Abb. 13 noch die Geräuschpegel eingezeichnet, die bei Tag bzw. bei Nacht in Wohnungen nicht überschritten werden sollten. Man sieht aus Tabelle 4 und Abb. 13, daß in einem Fahrzeug mit einem durchschnittlichen Lärmpegel von 70—80 dB nur eine einwandfreie Konversation auf geringe Entfernung mit sehr lauter Stimme möglich ist. Kurze, prägnante Worte können jedoch noch bei höheren Lärmpegeln verstanden werden.

d) Die Wirkung des Lärms auf die psychische Leistungsfähigkeit des Fahrers ist schwer zu objektivieren. Die akustische Terminologie definiert Lärm als „jeden unerwünschten Schall". Damit ist bereits gesagt, daß die subjektive Einstellung zum Lärm ein wesentlicher Faktor bei seiner psychischen Wirkung ist. Es war daher schon immer das Bestreben der Akustiker, objektive physiologische Änderungen, hervorgerufen durch Schall (außer den Wirkungen auf das Gehör) zu finden.

Bei Schallstärken über 110 dB können, besonders im niedrigsten Frequenzbereich, Rezeptoren in den Muskeln, Gelenken und in der Haut stimuliert werden. Solche mechanischen Nervenreizungen werden als unangenehm empfunden und können als Störfaktoren sensomotorische Reaktionen beeinflussen. Auch erhöhte Ermüdung und Reizbarkeit wurden als Folgen öfters erwähnt. Noch größere

Schallstärken können bei ihrer Absorption im Gewebe Wärme erzeugen. Das gilt besonders für Ultraschall, der aber in Fahrzeuggeräuschen nur mit äußerst geringen Energien enthalten ist. Eine andere als Wärmewirkung ist von Ultraschall auch bei größeren Energien im menschlichen Körper nicht zu erwarten.

Versucht man im Laboratorium, den Einfluß von Lärm, wie er in Fahrzeugen vorkommt, auf die psychische Leistungsfähigkeit des Menschen zu bestimmen, so gelangt man nur bei Tests mit sehr hoher Aufmerksamkeitsbelastung zu signifikanten Ergebnissen. Motivation und Gewöhnung beeinflussen solche Versuche maßgebend. Aus der praktischen Erfahrung heraus wissen wir jedoch, daß bereits relativ geringe Lärmstärken bei geistiger Arbeit sehr störend wirken können. Auch die Arbeiten von Jansen (1962, 1965) zeigen bereits bei Lärmpegeln unter 90 dB deutliche Reaktionen des vegetativen Nervensystems. Die periphere Gefäßregulation, darstellbar z. B. durch die Änderungen des Pulsschlagvolumens in der Fingerspitze, wird durch Lärmeinwirkung beeinflußt. Jansen stellte fest, „daß Lärm das vegetative Nervensystem im Sinne einer Ergotropie bzw. Sympathikotonie beeinflußt“. Auch Pupillenerweiterungen, verbunden mit Beeinflussung der Konvergenzreaktionen und Tiefensehschärfe, wurden schon bei Lärmreizen über 70 dB beobachtet. Breitbandige Geräusche haben dabei stärkere Wirkungen als reine Töne oder enge Frequenzbänder. Bei Untersuchungen in Betrieben stellte Jansen außerdem fest, daß bei Lärmarbeitern die zwischenmenschlichen Beziehungen in der Familie und an der Arbeitsstätte wesentlich öfter gestört waren als bei Arbeitern aus ruhigen Betrieben. Eine erhöhte Reizbarkeit führt aber beim Kraftfahrer unweigerlich zur erhöhten Unfallgefahr.

Lärmpegel von über 90 dB können also bei langdauernder Einwirkung sowohl ermüdend wirken als auch eine erhöhte Reizbarkeit erzeugen. Durch die Monotonie des Fahrgeräusches auf langen Strecken, z. B. Autobahnen, wird der Ermüdungseffekt noch verstärkt. Für Strecken mit verhältnismäßig geringer psychischer Belastung ist daher eine Ablenkung durch Musik aus dem Autoradio empfehlenswert, dagegen sollten Informationsübermittlungen durch Sprache, besonders bei starker Verkehrsdichte, unbedingt vermieden werden, da sie die Aufmerksamkeit zu stark ablenken.

d) Klima

Die Abhängigkeit der menschlichen Leistungsfähigkeit vom Klima, d. h. vom Zustand der ihn umgebenden Luft, ist wesentlich stärker als im allgemeinen angenommen wird. In der Industrie hat man z. B. festgestellt, daß die Unfallhäufigkeit im Durchschnitt von 200 auf 300 Unfälle pro 1000 Arbeiter und Jahr ansteigt, wenn die Raumtemperatur von 21° auf 27° C ansteigt. Besonders die älteren Arbeiter haben zu diesem Anstieg der Unfälle beigetragen (Müller). Es wird auch auf den Beitrag von Effenberger u. Hoffmann verwiesen (vgl. S. 600).

Der Einfluß des Klimas auf den Menschen ist von den 4 Parametern abhängig: Trockentemperatur, relative Luftfeuchtigkeit, Windgeschwindigkeit und Strahlung. An Stelle der relativen Luftfeuchtigkeit kann man auch die Feuchttemperatur setzen. Während die Trockentemperatur die mit einem trockenen Thermometer unmittelbar gemessene Lufttemperatur ist, wird die Feuchttemperatur der Luft mit einem Thermometer gemessen, dessen Quecksilberkugel mit feuchtem Stoff umwickelt ist und dessen Umgebungsluft mit ca. 2 m/sec Geschwindigkeit an dem Thermometer vorbeistreicht. Durch die Verdunstung der Feuchtigkeit des Stoffes sinkt die Temperatur am Thermometer im umgekehrten Verhältnis zur relativen Luftfeuchtigkeit. Bei gesättigter Luft (100% relativer Feuchtigkeit) sind Trocken- und Feuchttemperatur identisch. Die Windgeschwindigkeit ist auch maßgebend für die Wärmemenge, die vom menschlichen Körper abgeführt wird.

Alle Luftzustände, die dem Körper gestatten, eine mittlere Körpertemperatur von etwa 37° aufrecht zu erhalten und auch keine zu niedrigen oder zu hohen lokalen Hauttemperaturen erzeugen, werden als subjektiv angenehm empfunden.

Aus den beiden Parametern: Trockentemperatur und Feuchttemperatur bzw. relative Luftfeuchtigkeit lassen sich daher verschiedene Luftzustände zusammensetzen, die gleiches subjektives Wärmeempfinden hervorrufen. Diese Luftzustände

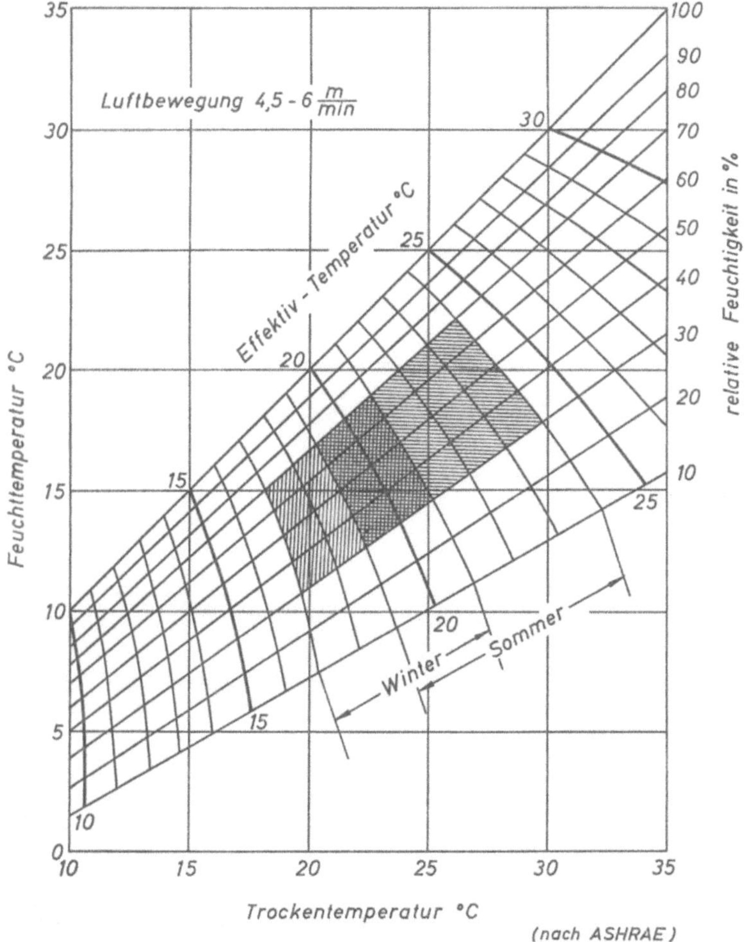

Abb. 14. Behaglichkeitszonen für den ruhenden bekleideten Menschen

werden als sog. Effektivtemperaturen gekennzeichnet. In Abb. 14 sind die mittleren Effektivtemperaturen in Abhängigkeit von diesen beiden Parametern für den ruhenden bekleideten Menschen dargestellt. Eingetragen sind noch die Zonen der Luftzustände, in denen sich der Mensch im Sommer bzw. Winter behaglich fühlt. Zugrunde gelegt ist eine Luftgeschwindigkeit von ca. 0,1 m/sec. Steigt die Luftgeschwindigkeit auf 2 m/sec, so verringert sich die Effektivtemperatur bei gleichen Trocken- und Feuchttemperaturen je nach Lage im Diagramm um 10—30%.

Im Sommer sollte die Effektivtemperatur in Fahrzeugen ca. 21 (+3, —2)° C und im Winter ca. 19 (±2)° C betragen (s. Abb. 14). Die Beeinflussung der

Leistungsfähigkeit des Menschen durch hohe Effektivtemperaturen bei verschiedenen Tätigkeiten zeigt die Abb. 15. Man erkennt den starken Leistungsabfall bei Arbeiten mit hohen Anforderungen an die Konzentrationsfähigkeit, wenn die ET 30° C überschreitet. Das Führen eines Fahrzeuges ist in erster Linie eine Aufgabe mit hoher Vigilanzanforderung und wird daher besonders durch Hitze stark beeinflußt. Eine ausreichende Kühlung und Ventilation des Fahrerstandes ist daher unbedingt erforderlich. Die Windgeschwindigkeiten am Kopf des Fahrers sollen dabei 0,5—1 m/sec nicht überschreiten. Vom menschlichen Körper werden 80—90 kcal/h nach außen abgegeben, wovon aber ca. 25% durch

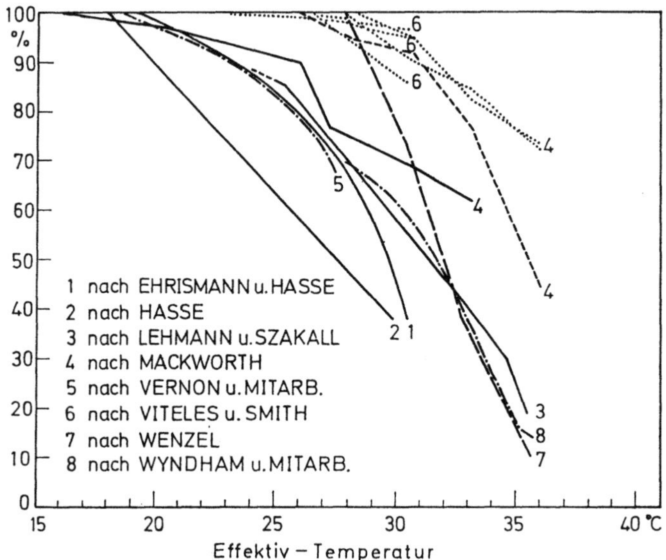

Abb. 15. Relative Leistung, Dauerleistungsgrenze und Arbeitsfähigkeit des Menschen in Abhängigkeit vom Klima seiner Umgebung. .... Leistung während geistiger Arbeit. ------ Leistung während einer senso-motorischen Arbeit. —·—·— Dauerleistungsgrenze (D.L.G.) für mehrstündige Arbeit. —— Arbeitsfähigkeit für Schwerarbeit (Leistung oberhalb der D.L.G. bei Normalklima). — — — Arbeitsfähigkeit für Schwerarbeit im Normalklima nach leichter Arbeit (Leistung unterhalb der D.L.G. bei Normalklima) in verschiedenem Klima

Schweiß-Verdunstung (auch wenn die Haut äußerlich trocken bleibt) verbraucht werden. Durch die Umgebungsluft müssen daher 60—80 kcal/h pro Fahrzeuginsasse abgeführt werden. Daraus läßt sich der erforderliche Luftdurchsatz für die verschiedenen Witterungsbedingungen errechnen. Besondere Beachtung der Ventilation und Heizung ist daher in Omnibussen erforderlich. Bei Außentemperaturen über 30° C (Trockentemperatur) sollten Omnibusse einen Air Conditioner haben, um den erforderlichen Komfortgrad für Fahrgäste und Fahrer aufrecht zu erhalten. Außerdem ist bei Sonnenschein im Sommer eine gute Wärmeisolation nach innen von allen Blechteilen, besonders vom Dach, notwendig, da diese Teile erhebliche Temperaturen annehmen und ohne Isolation durch Strahlung größere Wärmemengen auf den Menschen übertragen können. Dieselbe Isolation verhindert andererseits, daß im Winter zu viel Wärme vom Körper abgestrahlt und nach außen abgegeben wird.

Auch zu tiefe Temperaturen können die Fahrleistung beeinflussen. In einem Raum mit einer Windgeschwindigkeit von 1 m/sec und einer Trockentemperatur von 0° C können Menschen in einer Bekleidung mit 1 clo* ohne wesentliche Bewegung nur $^3/_4$ Std, mit 2 clo nur $1^1/_4$ Std und mit 3 clo (starke Winterbekleidung) 3,8 Std verweilen, ohne mehr als 80 kcal gespeicherte Körperwärme zu verlieren. Für junge, gesunde Menschen wird dieser Wärmeverlust als höchster zulässiger Wert angesehen. Für ältere Menschen muß der Wert entsprechend reduziert werden. Das längere Fahren im ungeheizten Fahrzeug im Winter kann also auch bei guter Winterbekleidung zu gesundheitlichen Störungen führen (Spector).

Die einfache Reaktionszeit des Menschen steigt offensichtlich auch bei sehr tiefen Umgebungstemperaturen nicht an, solange eine genügende Bekleidung (> 5 clo) angewendet wird. Vielfachreaktionen werden dagegen verlängert, besonders wenn der Mensch friert (Provins, Clarke). Tracking-Tests zeigten jedoch, daß bereits bei 13° C Umgebungstemperatur innerhalb von 20—30 min die Leistung erheblich absinkt, wenn keine Schutzkleidung getragen wird. Mit Winterkleidung, aber ungeschützten Händen, zeigte sich schon bei 10° C ein Leistunsabfall. Kalte Hände setzen bekanntlich die Handgeschicklichkeit wesentlich herab, auch wenn der übrige Körper seine Normaltemperatur behält, dagegen tritt dieser Effekt nicht auf, wenn zwar die Hände warm aber der übrige Körper unterkühlt ist. Die taktile Sensibilität der Finger wird merklich beeinflußt, wenn die Fingertemperatur unter 6° C sinkt. Die Muskelkraft wird jedoch schon bei Muskeltemperaturen unter 27° C reduziert.

Man muß also beim Entwurf der Betätigungsteile eines Kraftfahrzeuges die reduzierten sensomotorischen Fähigkeiten des Fahrers im Winter in Rechnung stellen. Andererseits ist eine ausreichende und schnell wirksame Heizungsanlage für die Fahrleistung im Winter von größter Bedeutung. Besonders bei relativ kurzen Fahrten, wie z. B. zu und von der Arbeit, muß die Aufheizung des Fahrerraums schnell erfolgen, da sonst der Fahrer, in dem Bestreben, die Fahrt schnell zu beenden, leicht zu überhöhter Geschwindigkeit und damit zur Unfallgefahr neigt. Ungenügende Temperaturen im Fahrzeug bei langer Fahrt können auch bei normaler Winterbekleidung zu Unterkühlung und damit zu Fehlleistungen und Gesundheitsschäden führen.

Literatur

Anonym: Wie fährt sich das Auto von morgen? Kraftfahrzeuganzeiger **17**, Nr 20, 7 (1964).

Baker, C. A., and W. F. Grether: Visual presentation of information. Chap. 2, p. 51—56 in Morgan/Cook/Chapanis/Lund (eds.): Human engineering guide to equipment design. New York-Toronto-London: McGraw-Hill Book Co. 1963.

Barkla, D.: The estimation of body measurement of British population in relation to seat design. Ergonomics **4**, No 2, 123—132 (1961).

Barnes, R. A., H. Hardaway, and O. Podolsky: Which pedal is best? Factory Management and Maintenance **100**, 98—99 (1942).

Bellis, C. J.: Reaction time and chronological age. Proc. Soc. exp. Biol. (N.Y.) **30**, 801—803 (1933).

Bercovitz, A.: Mesures anthropométriques nécessaires à l'adaptation du travail à l'homme: Inventaire et comparaison de données Francaises récentes. Ecole Pratique des Hautes Etudes — Laboratoire de Physiologie du Travail. Paris 1963.

Bowen, H. M.: Rational design. Industr. Design **1964**, No 2, 58—61; No 3, 38—45; No 4, 44—51; No 5, 51—59; No 6, 46—53; No 7 49—55; No 8, 43—49.

Bundesminister für Verkehr: Richtlinien für die Gestaltung und Ausrüstung der Führerhäuser von Kraftwagen, Zugmaschinen und Arbeitsmaschinen (Führerhausrichtlinien) vom 22. 1. 1964. VkBl. 18, H. 3, 40—41 (1964).

* Die Einheit clo ist ein Maß für die Wärmeisolationswirkung von Kleidung: 1 clo bewirkt 0,18° C Temperaturdifferenz pro kcal/m²·h Wärmedurchsatz. 1 clo ist ungefähr der Isolationswert der normalen Kleidung für Männer, die benötigt wird, um in einem Raum mit 21° C Trockentemperatur, mäßiger Luftfeuchte und geringer Windgeschwindigkeit ohne physische Arbeitsleistung Behaglichkeitsgefühl zu erzeugen. Bei 10° C werden unter gleichen Bedingungen 3,1 clo benötigt (Gagge, Burton und Bazett).

Bussien, R.: Die verkehrssichere Ausgestaltung des Kraftfahrzeuginnern auf Grund der jetzt vorliegenden Erkenntnisse der Ursachen von Verletzungen bei Unfällen. Forschungsbericht Nr 1082 des Landes Nordrhein-Westfalen. Köln u. Opladen: Westdeutscher Verlag 1962.

Chapanis, A., W. R. Garner, and C. T. Morgan: Applied experimental psychology. New-York: John Wiley & Sons 1949.

Coermann, R. R.: The mechanical impedance of the human body in sitting and standing position at low frequencies. In: Human vibration research. London: Pergamon Press 1963.

— Physiologische Schwingungsprobleme in Fahrzeugen. Zbl. Verkehrs-Med. H. 3, 3—19 (1965).

—, and K. O. Lange: Visual acuity under vibration. Hum. Factors J. 4 Oct. 1962, 291—300.

— A. Okada u. I. Frieling: Vegetative Reaktionen des Menschen bei niederfrequenter Schwingungsbelastung. Int. Z. angew. Physiol. **21**, 150—168 (1965).

Conolly, P.: About cars and vision. Industrial Design **10**, No 1, 38—47 (1963); **12**, No 5, 60—67 (1965).

Cooper, F. D.: Investigation of pressure distribution on car seats. Paper presented at M.I.R.A. to the Ergonomics Research Society — Industrial Sect., 6 March, 1964.

Damon, A., H. W. Stoudt, and R. A. McFarland: Anthropometry. Chap. 11, p. 485—570 in Morgan/Cook/Chapanis/Lund (eds.): Human engineering guide to equipment design. New York-Toronto-London: McGraw-Hill Book Co. 1963.

Dennis, J. P.: Human engineering problems of the driving compartment in military wheeled vehicles. Report No 106 (1959) — Clothing and Stores Experimental Establishment.

Dieckmann, D.: Einfluß vertikaler mechanischer Schwingungen auf den Menschen. Int. Z. angew. Physiol. **16**, 519—564 (1957).

— Einige Untersuchungen zur Entlastung des Fahrers von Kraftfahrzeugen. Arbeitswissenschaft 3. Beiheft, 84—89 (1965).

Domey, R. G., and R. A. McFarland: The operator and vehicle design. Chap. 14, p. 247—267 in Bennett/Degan/Spiegel: Human factors in technology. New York-San Francisco-Toronto-London: McGraw-Hill Book Co. 1963.

Dreyfuss, H.: Seats for people. Machine Design **1963**, Nov. 10, 152—157.

Dupuis, H., u. W. Christ: Untersuchungen der Möglichkeit von Gesundheitsschädigungen im Bereich der Wirbelsäule bei Schlepperfahrern. Max-Planck-Institut f. Landarbeit und Landtechnik, Bad Kreuznach 1966a.

— — Über das Schwingverhalten des Magens unter dem Einfluß sinusförmiger und stochastischer Schwingungen. Int. Z. angew. Physiol. **22**, 149—166 (1966b).

— R. Preuschen u. B. Schulte: Zweckmäßige Gestaltung des Schlepperführerstandes. Landarbeit u. Landtechnik **1955**, H. 20.

Fiala, E.: Die Klimatisierung von Kraftfahrzeugen. VDI-Z. **100**, Nr. 1, 5—15 (1958).

Gagge, A. P., A. C. Burton, and H. C. Bazett: A practical system of units for description of the heat exchange of man with his environment. Science **94**, 428—430 (1941).

Gierke, H. E. v., and R. R. Coermann: The biodynamics of human response to vibration and impact. Industr. Med. Surg. **31**, 1, 30—32 (1963).

Grandjean, E.: Die zentrale Ermüdung. In: Handbuch der gesamten Arbeitsmedizin, Bd. 1, Arbeitsphysiologie, S. 442—470. München-Berlin-Wien: Urban & Schwarzenberg 1961.

Green, B. F., and L. K. Anderson: The tactual identification of shapes for coding switch handles. J. appl. Physiol. **39**, 219—226 (1955).

Harris, C. M.: Handbook of noise control. New York: MacGraw-Hill Book Co. 1957.

Hedgcock, R. E., J. W. Lewis, and F. M. McIntyre: Manual of standard practice for human factors in military vehicle design. Techn. Memorandum 21—62 (1962). US Army Human Engineering Laboratories, Aberdeen Proving Ground, Maryland.

Hindle, T., E. Edwards, and S. Kirk: Motor car design and driving skill. Design **189**, 61—65 (1964).

Hugh-Jones, P.: The effect of limb position in seated subjects on their ability to utilize the maximum contractile force of the limb muscles. J. Physiol. (Lond.) **105**, 332—344 (1947).

Jansen, G.: Lärm im Arbeitsraum. Handbuch der Psychologie, Bd. 9, Betriebspsychologie, S. 163—171. Göttingen: Dr. C. Hogrefe 1962.

— Einwirkung des Lärms auf den Menschen. Handbuch der gesamten Arbeitsmedizin, Bd. 1, Arbeitsphysiologie, S. 680—700. Berlin-München-Wien: Urban & Schwarzenberg 1963.

— Lärm am Arbeitsplatz und seine Bedeutung für die menschliche Gesundheit. Therapiewoche **15**, 13, 665 (1965).

Jürgens, H. W.: Welchen Einfluß haben akzelerationsbedingte Formänderungen des menschlichen Körpers auf die angewandte Anthropologie? Zbl. Arbeitswiss. **15**, 149—154 (1961).

Kindler, W.: Kopf- und Halsdrehbewegung beim Fahren als besondere Gefahrenquelle für den Kraftfahrzeuglenker. Arbeit u. Leistung, Sonderdruck aus H. 2/3, 37—39 (1964).

Kirk, S., E. Edwards, and T. Hindle: Designing the driver's workspace. Design No 188, 36—41 (1964).

KROEMER, K. H. E.: Heute zutreffende Körpermaße. Z. Arbeitswiss. 3, H. 2, 42—45 (1964).
—, u. R. COERMANN: Die Gestaltung der Insassenkabine von Kraftfahrzeugen — „Prüfliste“ und Bibliografie. Zbl. Verkehrs-Med. H. 4 (1965).
LANGE, W., u. R. COERMANN: Relativbewegungen benachbarter Wirbel unter Schwingungsbelastung. Int. Z. angew. Physiol. 21, 326—334 (1965).
LEHMANN, G.: Die Körperstellung bei Ruhe und Arbeit. In: Handbuch der gesamten Arbeitsmedizin, Bd. 1, Arbeitsphysiologie, S. 825—856. Berlin-München-Wien: Urban & Schwarzenberg 1961.
— Praktische Arbeitsphysiologie, 2. Aufl. Stuttgart: Georg Thieme 1962.
—, u. F. STIER: Mensch und Gerät. In: Handbuch der gesamten Arbeitsmedizin, Bd. 1, Arbeitsphysiologie, S. 718—788. Berlin-München-Wien: Urban & Schwarzenberg 1961.
LOVELESS, N. E.: Direction of motion stereotypes: A review. Ergonomics 5, 357—384 (1962).
LÜTKES, H.: Straßenverkehr — Kommentar zur StVZO — Loseblattsammlung. Frankfurt a.M.: Kommentator-Verlag.
MAGID, E. B., and R. R. COERMANN: The reaction of the human body to extreme vibrations. Proceedings of the Institute of Environmental Sciences, Mt. Prospekt, Ill., National Meeting 1960.
MCCORMICK, J. E.: Human factors engineering (sec. ed. of Human engineering). New York-San Francisco-Toronto-London: McGraw-Hill Book Co. 1964.
MCFARLAND, R. A.: The role of human engineering in highway safety. Chap. 12, p. 207—229 in BENNETT/DEGAN/SPIEGEL: Human factors in technology. New York-San Francisco-Toronto-London: McGraw-Hill Book Co. 1963.
—, and R. G. DOMEY: Bio-technical aspects of driver safety and comfort. SAE Trans. **66**, 631—648 (1958).
—, and H. W. STOUDT: Human body size and passenger vehicle design. SAE Special Publ. 142 A (1961).
MORANT, G. M.: The practical application of physical anthropology. Z. Morph. Anthrop. **49**, 196—204 (1958).
MORGAN, C. T., J. S. COOK, A. CHAPANIS, and M. W. LUND: Human engineering guide to equipment design. New York-Toronto-London: McGraw-Hill Book Co. 1963.
MORRISON, C. S., and R. E. HARRINGTON: Tractor seating for operator comfort. Agric. Eng., Nov. 1962, 632—652.
MUDD, S. A., and R. KARSH: Design of a picture language to identify vehicle controls. Techn. Memorandum 22—61 (1961), US Army Human Engineering Laboratories, Aberdeen Proving Ground, Maryland.
MÜLLER, E. A.: Die günstigste Anordnung im Sitzen betätigter Fußhebel. Arbeitsphysiologie **9**, H. 2, 125—137 (1936).
— Die Muskelfunktion. In: Handbuch der gesamten Arbeitsmedizin, Bd. 1, Arbeitsphysiologie, S. 122—147. Berlin-München-Wien: Urban & Schwarzenberg 1961.
— Die physische Ermüdung. In: Handbuch der gesamten Arbeitsmedizin, Bd. 1, Arbeitsphysiologie, S. 403—441. Berlin-München-Wien: Urban & Schwarzenberg 1961.
— Klima im Arbeitsraum. RKW-Reihe Arbeitsphysiologie — Arbeitspsychologie. Berlin-Köln-Frankfurt a.M.: Beuth-Vertrieb 1962.
—, u. K. L. VETTER: Der Einfluß von Druckbelastung auf die Hautdurchblutung. Z. Arbeitsphysiologie **15**, 295—304 (1954).
PROVINS, K. A., and R. S. J. CLARKE: The effect of cold on manual performance. J. occup. Med. **2**, 4 (1960).
REES, J. E., and N. E. GRAHAM: The effect of backrest position on the push which can be exerted on an isometric footpedal. J. Anat. (Lond.) **86**, part 3, 310—319 (1952).
RIES, W.: Das Körpergewicht unter Berücksichtigung von Alter und Geschlecht. Z. Alternsforsch. **17**, H. 1, 27—34 (1963).
ROHMERT, W., u. TH. HETTINGER: Körperkräfte im Bewegungsraum. RKW-Reihe Arbeitsphysiologie — Arbeitspsychologie. Berlin-Köln-Frankfurt a.M.: Beuth-Vertrieb 1963.
ROSENBLITH, W. A., K. N. STEVENS: Handbook of acoustic noise control, vol. II: Noise and man. WADC Techn. Report 52—204 (June 1953), Wright Air Development Center, Wright-Patterson Air Force Base, Dayton, Ohio.
SCHMIDTKE, H.: Untersuchungen über die Abhängigkeit der Bewegungsgenauigkeit im Raum von der Körperstellung. Forschungsbericht des Landes Nordrhein-Westfalen Nr 941. Köln u. Opladen: Westdeutscher Verlag 1961.
SEGEL, L.: An investigation of automobile handling as implemented by a variable-steering automobile. Hum. Factors **6**, 333—341 (1964).
SPECTOR, W. S. (ed.): Handbook of biological data, p. 439. WADC Techn. Report 56—273, Wright Air Development Center, Wright-Patterson Air Force Base, Dayton, Ohio.
STOCKBRIDGE, H. C. W.: Micro-shape-coded knobs for post office keys. Techn. Memorandum 67 (1957), Min. of Supply (Brit.), London.

Tope, O.: Die arbeitsphysiologische Situation des Kraftfahrers in Bezug auf sein Umblickfeld. Journées Intern. de l'Inspection Technique des Vehicules Automobiles, Brüssel, 23.—26. 9. 1963; 11 J. 3—11 J. 47.
— Arbeitsphysiologische Forderungen und Mängel in der Arbeitsplatzgestaltung für die Führer von Kraftfahrzeugen. Arbeitswissenschaft, 3. Beiheft, 90—116 (1965).
Touring: Wie kommen wir hinein und wieder hinaus? T. Touring Nr 3, 4 (1964).
Trumbo, D. A., and M. Schneider: Operation time as a function of foot pedal design. J. Eng. Psychol. **2**, 139—143 (1963).
VDI-Richtlinie 2057: zu beziehen durch: Köln u. Berlin: Beuth-Vertrieb.
Webster, J. C., H. W. Himes, and M. Lichtenstein: San Diego County fair hearing survey. J. acoust. Soc. Amer. **22**, 473 (1950).
White, W. J., and S. Schneyer: Pocket data for human factor engineering. First edition, sixth printing. Buffalo: Cornell Aeronautical Laboratory 1962.
Wisner, A., et R. Rebiffé: L'utilisation des données anthropométriques dans la conception du poste de travail. Trav. Humain **26**, No 3—4, 193—217 (1963a).
— — Methods of improving work-place layout. Int. J. Prod. Res. **2**, 145—167 (1963b).
Woodson, W. E., and D. W. Conover: Human engineering guide for equipment designers (sec. ed.). Berkely, Los Angeles: University of California Press 1964.

Ernährung und Verkehrstüchtigkeit

H. Rausch, Frankfurt a. M.

Mit 3 Abbildungen

Unter der Vielzahl der umweltbedingten Faktoren, die einen positiven oder negativen Einfluß auf die Verkehrssicherheit ausüben, können auch Ernährungsfaktoren eine Rolle spielen. *Qualität* und *Quantität* der Nahrung, regelmäßige oder unregelmäßige Nahrungszufuhr, sind für das physische und psychische Leistungsvermögen des Kraftfahrers von Bedeutung. Damit kann eine bestimmte Ernährungsform dazu beitragen, eine gewisse Leistungssteigerung im Sinne der Verbesserung der Verkehrstüchtigkeit zu erreichen. Unzweckmäßige Ernährungsformen dagegen können das Leistungsvermögen negativ beeinflussen. Bisher wurden diese Faktoren allerdings nicht genügend beachtet. Mit zunehmender Verkehrsdichte und ständigem Anstieg der Zahl der Verkehrsunfälle werden an das Führen eines Kraftfahrzeuges immer höhere Anforderungen gestellt. Der Einbau ernährungsphysiologischer Erkenntnisse in das umfangreiche Gebiet der Verkehrsmedizin bedarf deshalb unserer besonderen Beachtung.

Es ist bekannt, daß die Ermüdung des Kraftfahrers eine der häufigsten Voraussetzungen für das Unfallgeschehen darstellt. Eine weitgehende Ausschaltung dieses Faktors könnte dazu beitragen, die Zahl der Unfälle herabzusetzen. So haben verkehrsmedizinische Untersuchungen, gekoppelt mit psychologischen Studien, vor allem in den USA, Schweden und Frankreich, dazu geführt, wichtige Erkenntnisse auf diesem Gebiet zu gewinnen. Art, Umfang und zeitliche Folge der Nahrungszufuhr stehen in einer engen Wechselbeziehung zu den Ermüdungserscheinungen. Im einzelnen wird es aber immer schwierig sein, die Ermüdung als subjektives Empfinden physiologisch zu messen. Die Ermüdung wird immer die Summe verschiedener Faktoren darstellen, und sie soll keineswegs allein als Folge einer Verdauungshyperämie angesehen werden, es sei denn, daß sie unmittelbar nach einer voluminösen Mahlzeit eintritt. Die gleichzeitige Veränderung an den verschiedenen Organsystemen spricht für einen Prozeß, der nicht organgebunden verläuft.

Aus dem Beitrag von Müller-Limmroth geht hervor, daß in der Formatio reticularis des Gehirns eine endogene Rhythmik mit Erregbarkeitsschwankungen im Sinne der Tag-Nacht-Rhythmik vorhanden ist. Entsprechend finden sich die Höhepunkte der Leistungsfähigkeit vormittags und nachmittags, während der Tiefpunkt der Leistung um die Mittagszeit — „unabhängig vom Plenus venter" — sowie etwa 2 Std nach Mitternacht erreicht wird. Aus diesen beiden physiologisch vorhandenen *Aktivitätsmaximum* und *Aktivitätsminimum* ergeben sich für die Ernährung des Kraftfahrers ernährungsphysiologisch zu beachtende Hinweise. Ausgerechnet zu einem Zeitpunkt des Aktivitätsminimums erfolgt bei uns die umfangreichste Tagesmahlzeit, das Mittagessen. Bei einem Vergleich des Eintritts von Ermüdungserscheinungen zur Fahrstrecke und Fahrdauer geben 79% der befragten Autofahrer Ermüdungssymptome nach 200—500 km Fahrstrecke und 77% nach 3—8 Std Fahrdauer an. Es wird deshalb vorgeschlagen, daß zur Vermeidung von sog. Ermüdungsspitzen etwa nach jeweils 3 Std Fahrdauer eine kurze Pause eingelegt wird. Längere Fahrzeiten bedeuten ein erhöhtes Unfallrisiko. Die angewandte Experimentalphysiologie konnte außerdem nachweisen, daß bei häufigen kurzen Pausen die *Ermüdungsspitzen* nicht so hoch lagen und rascher überwunden wurden als bei wenigen langen Pausen (vgl. den Beitrag von MÜLLER-LIMMROTH in diesem Handbuch ab S. 167).

Die in den USA seit langem durchgeführten Versuchsfahrten befaßten sich mit dem Fragenkomplex der schnellen Überwindung von Ermüdungszuständen. Es galt dabei festzustellen, inwieweit Ruhepausen und Ernährung die Fahrtüchtigkeit auf Fernstrecken beeinflussen. Die bisherigen Ergebnisse, die aufgrund zahlreicher eingehender wissenschaftlicher Überprüfungen vorliegen, zeigen die engen Beziehungen zwischen Ernährung und Fahrtüchtigkeit auf. Bei durchgeführten Langstreckenfahrten, die über verschiedene Straßen mit unterschiedlichem Schwierigkeitsgrad führten, wurden in ganz verschiedenen Abständen bei den einzelnen Fahrern Ruhepausen eingeschaltet. Zu Beginn der Fahrt und am Ende der Pause sowie zu Ende der gesamten Fahrstrecke wurden die Versuchspersonen einer ärztlichen Untersuchung sowie einem psychotechnischen Test unterworfen. Dabei konnte man feststellen, inwieweit die verschiedene Länge der Fahrstrecke und die verschieden lang festgesetzten Ruhepausen, in denen kleine Zwischenmahlzeiten in Form verschiedener Erfrischungen gegeben wurden, sich auf das Reaktionsvermögen des Kraftfahrers auswirkten. Neben den Schwierigkeitsgraden der einzelnen Straßen mit verschiedener Verkehrsdichte wurden auch die Wetterbedingungen, die wechselnden Temperaturverhältnisse und eine Reihe anderer Faktoren berücksichtigt. Die Ergebnisse der amerikanischen Untersuchungen zeigten, daß für die Erhaltung der Leistungs- und Konzentrationsfähigkeit über den ganzen Tag hinaus die Fahrer am günstigsten abschnitten, die in Abständen von 2—3 Std *kurze Pausen* einlegten. Die Pausenlänge von 10—15 min hat sich dabei am günstigsten erwiesen.

Die Ernährung des Kraftfahrers muß grundsätzlich so gestaltet sein, daß die Konzentrationsfähigkeit, Reaktionsgeschwindigkeit und Aufmerksamkeit gefördert, erhalten oder wiedergewonnen werden („Leitsätze für die Ernährung des Kraftfahrers" der Deutschen Gesellschaft für Ernährung). Ernährungsphysiologische Voraussetzung hierfür ist die *leichte Verdaulichkeit der Nahrung*. Die Mahlzeiten dürfen auf keinen Fall zu voluminös sein. Mehrere kleine *Zwischenmahlzeiten* in den Fahrpausen sind besser als einzelne große Mahlzeiten. Kalorienmäßig entspricht der Tagesbedarf des Pkw-Fahrer etwa dem des geistigen Arbeiters (2000 bis 2500 Kalorien). Höher liegt dieser beim Lkw-Fahrer, da hier je nach Arbeitsleistung noch zusätzliche Arbeitskalorien hinzukommen.

Der Kraftfahrer ist in seiner Tätigkeit weitgehend von der Leistungsfähigkeit seiner Gehirnfunktion abhängig. Obwohl bei vermehrter geistiger Beanspruchung des Gehirns keine meßbare Erhöhung des Energiebedarfes bekannt ist, kommt es dabei doch zu einer nachweisbaren Steigerung der dort ablaufenden Stoffwechselvorgänge. Für einen feststellbaren höheren Energiebedarf müßte man jedoch ein mechanisches Äquivalent finden. Schon eine geringe Reduktion der Stoffwechselvorgänge beeinträchtigt die Denkleistung, zumal sich das Gehirn durch einen besonders hohen aeroben und anaeroben Stoffwechsel auszeichnet. Bereits geringfügige Symptome, wie z.B. eine geringe *Hypoglykämie* oder eine geringfügige *Hypotension*, wirken sich funktionsreduzierend aus. Dies bedeutet, daß die Ernährung des Kraftfahrers in bezug auf die an ihn gestellten Anforderungen vollwertig sein muß. Bei der *Vollwertigkeit der Ernährung* handelt es sich im wesentlichen um den ausreichenden Gehalt an Nährstoffen — *insbesondere den lebensnotwendigen Nährstoffen* — und an Energieträgern. Im Vordergrund steht die *ausreichende Eiweißzufuhr*, die mindestens 1 g pro kg Körpergewicht/Tag betragen sollte. Für eine ausgeglichene Energiebilanz sind außerdem ein ausreichender Verzehr von Kohlenhydraten und Fett sowie eine *reichliche Vitamin- und Mineralstoffzufuhr* zur Sicherung des intermediären Stoffwechsels erforderlich. Der häufig anzutreffenden Obstipation bei Kraftfahrern, bedingt durch die sitzende Lebensweise, kann durch einen maßvollen Verzehr ballaststoffhaltiger, nicht blähender Nahrungsmittel begegnet werden. Der Erfolg einer erhöhten Eiweißzufuhr durch Steigerung des Konzentrationsvermögens konnte durch Untersuchungen von O. GRAF nachgewiesen werden. Es ist anzunehmen, daß dabei der besonders hohe *spezifisch-dynamische Effekt des Proteins*, der bei 16% des Brennwertes liegt, zur Steigerung des geistigen Leistungsvermögens beiträgt. Allerdings tritt dabei keine Änderung der Eiweißbilanz ein.

Um die Gesamt-Kalorienzufuhr niedrig zu halten, ist es erforderlich, nicht über 20—25% Fettkalorien zu geben. Damit ist nicht nur eine Einschränkung der Fettzufuhr in Form des Koch- und Streichfettes, sondern auch des unsichtbaren Fettes in den Nahrungsmitteln notwendig, wie etwa in den fetten Fleisch-, Wurst- und Käsesorten, im fetten Fisch, in der Sahne, in fetten Soßen usw. Dagegen empfiehlt sich ein dünner Brotaufstrich, eiweißreicher Brotbelag sowie ein reichlicher Genuß leicht verdaulicher Obst- und Gemüsesorten. Blähende Nahrungsmittel aller Art sind jedoch ungeeignet.

Lange Fahrzeiten ohne Nahrungsaufnahme können das Auftreten einer *hypoglykämischen Phase* auslösen.

Französische Autoren haben aufgrund eines umfangreichen Materials nachgewiesen, daß die Zahl der Verkehrsunfälle beim Absinken des Blutzuckerspiegels unter dem Normalwert von 80—120 mg-% am höchsten liegt. GIBBS et al. konnten feststellen, daß dem Blut während einer Hirnpassage 10 mg-% Glukose entnommen und vom Gehirn verbraucht werden. Bereits der Ruheverbrauch beträgt nach KETY 5 mg pro 100 g Hirngewebe pro Minute. Bei Erregung werden große Mengen von Glukose vom Gehirn aufgenommen (CHATSCHATRJAN). Der hohe RQ-Wert des Gehirns weist darauf hin, daß das Gehirn neben Fettsäuren bevorzugt Kohlenhydrate umsetzt. Nach HÖPKER weist das Gehirn nur einen durchschnittlichen Glykogengehalt von 500 mg auf, der für etwa 28 min zur Glukoseversorgung des Gehirns ausreicht. Da andererseits das Glykogen des Gehirns nur langsam zu Glukose abgebaut wird, ist es verständlich, daß das Gehirn nicht in der Lage ist, einen längeren Glukosemangel auszugleichen. Darüber hinaus ist der Glukosebedarf des Gehirns bei Sauerstoffmangel erhöht. Unter diesen Bedingungen nimmt der Glykogengehalt sehr rasch ab. Bei starkem O_2-Mangel verschwindet er völlig. Die Arbeiten von BAYREUTHER zeigen, daß zur Funktion des Bewußtseins ein Mindest-Glukosegehalt von ca. 45 mg-% in der Hirnzelle vorhanden sein muß.

Die leichteste Form einer beginnenden hypoglykämischen Phase zeigt sich klinisch in einem zunehmenden Hunger- und Schwächegefühl. Bei weiterem Absinken des Blutzuckerspiegels treten Schwindel, Schweißausbrüche sowie Nachlassen der Merk- und Konzentrationsfähigkeit, Nachlassen des exakten Sehens und der Umweltbeurteilung (Orientierungsvermögen) und Erkenntnisfähigkeit ein. Aus diesen Überlegungen ergibt sich die bereits zuvor ausgesprochene praktische Empfehlung, nach 2—3stündiger Fahrdauer kurze Pausen mit kleinen Zwischenmahlzeiten einzulegen. Neben kleinen Mengen von Kohlenhydraten der verschiedensten Art sollten jedoch die eiweißhaltigen sowie die vitamin- und mineralstoffreichen Nahrungsmittel nicht vergessen werden. Frisches oder getrocknetes Obst, ein belegtes Brot oder ein Glas Milch tragen schnell dazu bei, Erschöpfungszustände zu überwinden. Dabei wird dem Eiweiß ein gewisser *stimulierender Effekt* zugeschrieben. Süßigkeiten in jeder Form werden meist ausreichend verzehrt; hier wird des Guten oft zuviel getan. Der Wert der Glukose bei Erschöpfungszuständen und herabgesetzter Leistungsfähigkeit soll nicht bestritten werden. Es muß jedoch auf einen unerwünschten Effekt, vor allem bei einmaliger oder mehrmaliger Gabe größerer Glukosemengen, hingewiesen werden, der besonders bei vegetativ labilen Menschen zu einer ungünstigen Stoffwechselreaktion führen kann. Es handelt sich hierbei um die sog. *posthyperglykämische Hypoglykämie*. Dabei kommt es zu einem Hin- und Herpendeln von Regulation und Gegenregulation, wobei besonders das Adrenalin eine entscheidende Rolle spielt. Im Gegensatz zur Glukose verläuft die Blutzuckerkurve bei der Fruktose wesentlich harmonischer, weil es — wie aus den Untersuchungen von Weil-Malherbe hervorgeht — zu keiner vermehrten Adrenalinausschüttung kommt. Allerdings wird bei kleineren Traubenzuckermengen von etwa 3×20 g keine Gegenregulation im Sinne einer posthyperglykämischen Hypoglykämie ausgelöst. Die Untersuchungen von Douglas und King zeigen, daß auch bei Gaben von 50 g Glukose in 10 g-Portionen über längere Zeit verteilt keine nachteiligen Gegenregulationen ausgelöst werden.

Werden im Tagesablauf das *Frühstück* oder die *Zwischenmahlzeiten* ausgelassen, dann bleiben die Blutzuckerwerte verhältnismäßig niedrig und erreichen nach einigen Stunden die untere Grenze der Norm. Der leere ist ebenso wie der volle Magen eine schlechte Voraussetzung für die Leistungsbereitschaft des Kraftfahrers. Während beim vollen Magen Ermüdungserscheinungen im allgemeinen ausgeprägter erscheinen und je nach Art und Menge der Nahrungszufuhr schneller eintreten, entwickeln sich beim leeren Magen die Ermüdungserscheinungen langsamer. Dabei überdeckt das Hungergefühl zunächst die zunehmende Ermüdung, die gleichzeitig vom Leistungswillen unterdrückt wird. Dieser extremen Willensanstrengung folgt ein mehr oder minder starkes Absinken der Konzentrationsfähigkeit. Haggard und Greenberg stellten das Verhalten des respiratorischen Quotienten bei täglich 2 und täglich 5 Mahlzeiten gegenüber (s. Abb. 1 und 2). Die Untersuchungen zeigten ein Ansteigen des RQ analog dem Blutzuckerspiegel, um nach 3—4 Std wieder abzusinken. Wenn in kurzen Intervallen von je 2 Std Zwischenmahlzeiten verabreicht werden, bleibt der Quotient im Durchschnitt höher als bei großen Intervallen. Aus diesen Ergebnissen zogen die Autoren den Schluß, daß 5 Mahlzeiten in kleinen Abständen günstiger sind als 2 oder 3 mit langen Intervallen. Der *respiratorische Quotient* ist dabei bei Kohlenhydrat-Kost höher als bei fettreicher Ernährung. Vom Standpunkt der Sauerstoffverwertung ist ein hoher Wert günstiger als ein niedriger. Wenn die Zuckerreserven im Organismus aufgebraucht sind, greift der Körper auf die Fettreserven zurück, wobei mit einer Reduktion des Wirkungsgrades von etwa 10% zu rechnen ist.

Die Verabreichung von 1—2 kleinen Zwischenmahlzeiten am Vormittag und 1—2 am Nachmittag ist für Fernfahrten besonders sinnvoll und empfehlenswert, weil dadurch das Mittagessen weniger reichlich zu sein braucht. Das kleine Mittagessen beansprucht die Verdauungsorgane viel weniger und führt damit zu einer geringeren verdauungsbedingten Reduktion der Leistungsbereitschaft. Für die Auswahl der Nahrungsmittel ist die *Verweildauer der Speisen im Magen* von Bedeutung, wobei der Zubereitungsart eine besondere Rolle zukommt. Fettreiche, gebratene Nahrungsmittel bleiben 4—5 Std im Magen, gekochtes Fleisch 3—4 und gekochter Fisch etwa 2 Std. Meteorismus und Flatulenz finden sich häufig nach stundenlangem Fahren bei gleichzeitiger Bewegungsarmut als Folge einer zu voluminösen Mahlzeit. Zur Blähsucht führende Nahrungsbestandteile verstärken diesen Effekt. Auch die Fermentproduktion der Verdauungsorgane kann durch eine Zwangshaltung am Lenkrad oder durch ungünstigen Sitz mehr oder weniger stark beeinträchtigt werden. Hierfür spricht die mangelhafte Durchblutung der Leber, die beim Aufrechtsitzen um etwa 40% geringer ist als im Liegen. Außerdem sind die in ihrer Gesamtheit eine funktionelle Einheit bildenden Verdauungsorgane durch Gefäßspasmen, vor allem im Bereich der Abdominalorgane — ausgelöst durch gefährliche Verkehrssituationen — einer erhöhten Belastung ausgesetzt. Durch Spasmen ausgelöste arterielle Durchblutungsstörungen der Mesenterial-

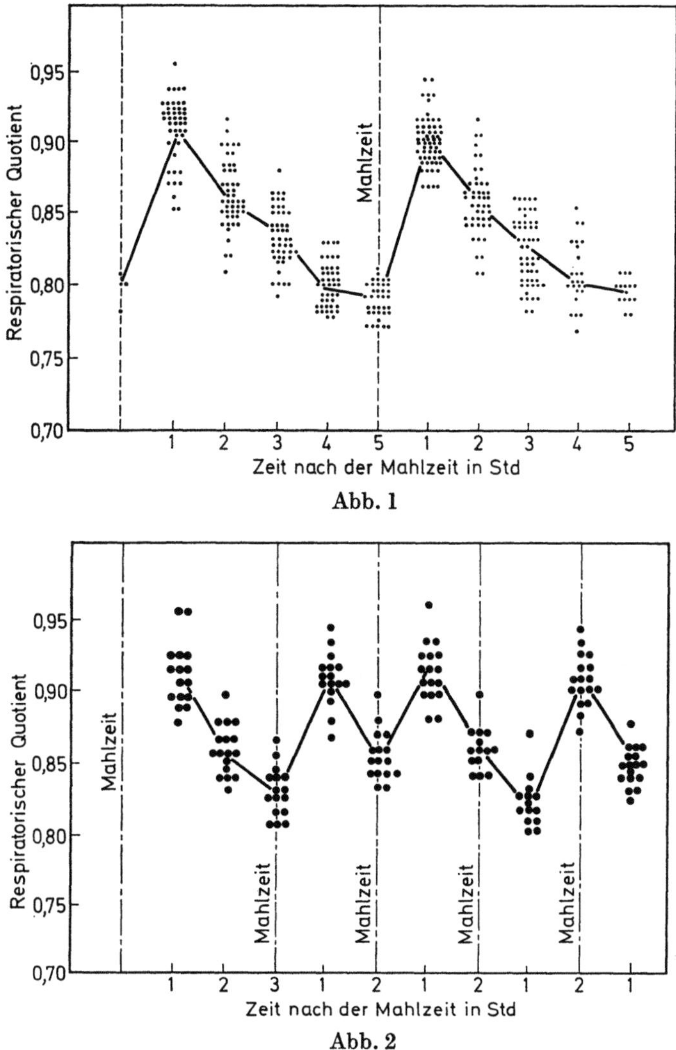

Abb. 1

Abb. 2

Abb. 1 und Abb. 2. Das Verhalten des respiratorischen Quotienten bei täglich 2 Mahlzeiten (Abb. 1) und täglich 5 Mahlzeiten (Abb. 2). Bei 5 Mahlzeiten bleibt im Durchschnitt der RQ höher, was einem besseren Wirkungsgrad entspricht (nach HAGGARD und GREENBERG)

gefäße können zu einem verstärkten Meteorismus und damit auch zum *Roemheldschen Symptomenkomplex* führen. Auch bei Neigung zu Obstipation kann es zu einer vermehrten Gasbildung und erschwertem Abgang der Darmgase kommen. Der geblähte Magen und die geblähten Darmschlingen führen meist zu einem Hochdrängen des Diaphragmas. Der damit ausgelöste Zwerchfellhochstand kann zu einer Beeinträchtigung der Herzfunktion führen. Extrasystolen und stenokardische Beschwerden können die Folge sein. Nicht selten treten Magenbeschwerden, Übelkeit und Erbrechen auf. Wie groß der Anteil einer zellulosereichen Kost an der Gasbildung im Darm und damit beim Auftreten dieses gastrocardialen Symptomenkomplexes sein kann, geht aus den Untersuchungen von SCHWARZ hervor: Aus 100 g vergärter Zellulose können 19,5 Liter Kohlensäure, 7,5 Liter Methan und 4 Liter Wasserstoff gebildet werden.

Die volle Leistungsfähigkeit des Kraftfahrers wird nur durch eine dem gesamten Stoffwechselgeschehen angepaßte ausreichende Versorgung mit *Vitaminen* und *Mineralstoffen* erreicht. Die meisten dieser Schutz- und Reglerstoffe sind Bestandteile von Fermenten oder Fermentsystemen, die zur Steuerung der Stoffwechselvorgänge benötigt werden. Spezielle Untersuchungen über ihren Einfluß auf die Leistungsfähigkeit liegen bisher nur bei wenigen Vitaminen vor. So konnte bei einem Mangel an Vitamin A, B_1 und C eine Abnahme der maximalen Leistung festgestellt werden. Allerdings hat sich eine leistungssteigernde Wirkung zusätzlicher Vitamingaben bei einer optimalen Ernährung bisher kaum überzeugend nachweisen lassen. Das bedeutet jedoch nicht, daß eine mögliche Leistungssteigerung durch zusätzliche Vitamingaben ausgeschlossen ist. Welch

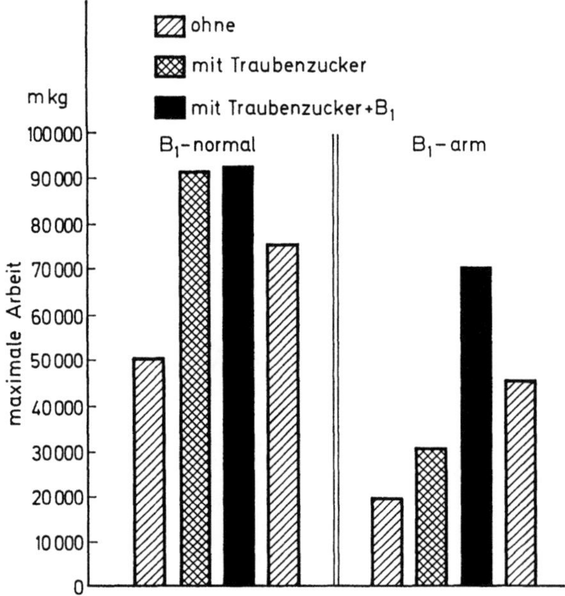

Abb. 3. Traubenzuckerwirkung bei Mangel an Vitamin B_1 (nach W. Droese, aus: G. Lehmann, Praktische Arbeitsphysiologie. Stuttgart: Georg Thieme 1953)

bedeutenden Einfluß das Vitamin B_1 auf die Leistungsfähigkeit haben kann, geht aus den Untersuchungen von W. Droese hervor. So wird die leistungssteigernde Wirkung der Glukose bei einem Vitamin B_1-Mangel reduziert (s. Abb. 3). Eine Leistungssteigerung tritt aber sofort wieder auf, wenn der Glukose Vitamin B_1 — das für den Kohlenhydratstoffwechsel unentbehrlich ist — in entsprechender Menge zugesetzt wird. Ohne Zusatz von Vitamin B_1 tritt die leistungssteigernde Wirkung des Traubenzuckers nur bei den Versuchspersonen in Erscheinung, die von sich aus über einen genügenden Vorrat an Vitamin B_1 verfügen.

Als Bestandteile von Enzymsystemen beeinflussen die *Mineralstoffe* die im Organismus ablaufenden Stoffwechselprozesse. Die notwendigen Mengen an Mineralstoffen werden dem Körper in ausreichender Menge im Rahmen einer gemischten Kost zugeführt. Ein leistungssteigernder Effekt durch Zufuhr leicht resorbierbarer *Phosphate* in Form von Milch und Milchprodukten, Fleisch, Fisch und Eiern ist anzunehmen. Während in der Literatur vor allem bei schon positiver Phosphorbilanz zahlreiche Mitteilungen eine Leistungssteigerung durch vermehrte Zufuhr von Phosphorsäureverbindungen ablehnen, zeigen langfristige Stoffwechseluntersuchungen von Atzler et al., daß auch bei positiven Phosphorsäurebilanzen eine weitere Leistungssteigerung eintreten kann. Bei anderen Versuchspersonen blieb der leistungssteigernde Effekt allerdings aus. Durch starke körperliche, aber auch geistige Beanspruchung, wie z.B. bei dauernd hohen Geschwindigkeiten, werden vermehrt Phosphate durch die Nieren ausgeschieden. Die Leistungsminderung kann durch die Zufuhr leicht resorbierbarer Phosphate schnell abgefangen werden.

Der zuckerkranke Kraftfahrer

Die Erziehung zur Einhaltung einer verordneten Diät und die pünktliche Einnahme der in Art und Menge festgelegten Mahlzeiten ist für den zuckerkranken Kraftfahrer besonders wichtig. Ein verstärktes Verantwortungsbewußtsein gegen sich selbst und die anderen Verkehrsteilnehmer kann einer *latenten Gefährdungsmöglichkeit* entgegenwirken. Dies gilt vor allem für den Insulin-Diabetiker.

PANNHORST konnte 1958 über 25 diabetische insulinbedürftige Kraftfahrer berichten, die in den letzten 5 Jahren an Verkehrsunfällen beteiligt waren. Das ergab 0,09% auf die Gesamtunfallzahl in Westberlin im Jahre 1956. Es erscheint sehr gering; man sollte jedoch nicht vergessen, daß auch der seltenste Unfall den Tod eines anderen Menschen verursachen kann. Darüber hinaus ist zu bedenken, daß die Zahl der zuckerkranken Kraftfahrer ständig ansteigt. Die Gesamtzahl der kraftfahrenden Diabetiker dürfte z.Z. etwa bei 70000 liegen, wovon etwa 30000 Insulinbedürftige sind.

Die wichtigste vorsorgliche Maßnahme für den Insulin-Diabetiker ist die *Schock-Prophylaxe.* Dazu muß jeder Insulin spritzende Diabetiker jedoch die Symptome und vorbeugenden Maßnahmen kennen, die meist individuell auftreten. Bereits 1957 haben BERTRAM und PANNHORST in allgemeinverständlicher Form die wichtigsten Regeln für den Insulin-Diabetiker zusammengestellt, die dem Beitrag Innere Medizin und Verkehrsmedizin von HOFFMANN in diesem Handbuch ab S. 365 entnommen werden können.

Darüber hinaus hat sich die Deutsche Gesellschaft für Ernährung 1962 entschlossen, allgemeine *Ernährungsratschläge für zuckerkranke Kraftfahrer* zu erarbeiten, die für alle Formen des Diabetes mehr ins einzelne gehende Vorschläge bringen. Die von C. H. MELLINGHOFF zusammengestellten Richtlinien wurden vom Ausschuß für „Kraftfahrerernährung" der Deutschen Gesellschaft für Ernährung publiziert und in gut verständlicher Form auf breiter Basis den zuckerkranken Kraftfahrern zugänglich gemacht.

Für andere Erkrankungen spezielle Ernährungsratschläge zu geben, geht über den Rahmen dieses Beitrages hinaus. Es sei nur gesagt, daß der herz-, kreislauf-, leber-galle- und magen-darm-kranke Kraftfahrer seine Diätanweisungen noch gewissenhafter erfüllen sollte, um eine zusätzliche Gefährdung soweit wie möglich zu vermeiden.

Wenn auch die wissenschaftlichen Erkenntnisse auf dem Gebiet „Ernährung und Verkehrstüchtigkeit" nicht lückenlos, teilweise aber auch widersprechend sind, kann man doch durch eine vernünftige Synthese zwischen wissenschaftlicher Erkenntnis und Empirie wertvolle Rückschlüsse für die Praxis ziehen. Zweifellos ist es möglich, durch eine den modernen Verkehrsbedingungen angepaßte Ernährung die Fahrsicherheit zu erhöhen. Es wäre jedoch zu weit gegangen zu behaupten, daß es eine spezifische Ernährung für den Kraftfahrer gibt.

Literatur

LANG, K.: Biochemie der Ernährung. Beiträge zur Ernährungswissenschaft, Bd. 1. Darmstadt: Steinkopff 1957.

LEHMANN, G.: Praktische Arbeitsphysiologie. Stuttgart: Georg Thieme 1953.

MENZEL, W.: Menschliche Tag-Nacht-Rhythmik und Schichtarbeit. Basel u. Stuttgart: Benno Schwabe & Co. 1962.

Die wünschenswerte Höhe der Nahrungszufuhr: Deutsche Gesellschaft für Ernährung, 2. überarb. Ausgabe. Frankfurt: Umschau 1962.
Die Bedeutung der Dextrose in Prophylaxe und Therapie. Beiträge zur Ernährungslehre. Schriftenreihe des Instituts für Ernährungswissenschaft der Universität Gießen, Hrsg. H. D. CREMER. Hamburg u. Berlin: B. Behr's Verlag GmbH. 1960.
Ernährungsratschläge für zuckerkranke Kraftfahrer: Deutsche Gesellschaft für Ernährung. Frankfurt 1962.
Leitsätze für die Ernährung des Kraftfahrers: Deutsche Gesellschaft für Ernährung. Frankfurt 1962.
Pathogenese und Prophylaxe der Straßenverkehrsunfälle und ihre Bedeutung für den öffentlichen Gesundheitsdienst: E. GERFELDT, Jahrbuch der Akademie für Staatsmedizin, Düsseldorf 1954.
BAYREUTHER, H.: Arch. Psychiat. Nervenkr. **194**, 340 (1956).
BERTRAM, O., u. R. PANNHORST: Mahnung an alle insulinspritzenden Autofahrer. Diabetiker **9**, 255 (1959).
CHATSCHATRJAN, G. S.: Ref. Chem. Zbl. H. 6 (1958).
FRANKE, H.: Verkehrsgefährdung bei internen Krankheiten. Dtsch. med. Wschr. **90**, 981—987 (1965).
GANSTER, F. J.: Der Diabetiker im Verkehrswesen. Ref. Zbl. Verkehrs-Med. **9**, 99—100 (1963); Original: Dtsch. Gesundh.-Wes. **17**, 1583 (1962).
GERRITZEN, F.: Zuckerkrankheit und Verkehrsunfall. Zbl. Verkehrs-Med. **1/2**, 165—167 (1956).
GIBBS, E. L., W. G. LENNOX, L. F. NIMS, and F. A. GIBBS: J. biol. Chem. **144**, 325 (1942).
GLATZEL, H.: Leistungssteigerung durch Ernährung. Ärztl. Prax. **17**, 1219—1220 (1965).
— Kreislaufregulation und Ernährung. Z. Kreisl.-Forsch. **54**, 374—384 (1965).
GRANDJEAN, E., u. H. KRAUT: Arbeitszeit und Verpflegung; Arbeit und Ernährung. Bibl. "Nutr. et Dieta" (Basel), Fasc. 2, 102—125, 126—136 (1961).
HAGGARD and GREENBERG: Diet and physical efficiency. New Haven: Yale University Press 1935.
HÖPKER: Ärztl. Forsch. **4**, 641 (1950); **5**, 329 (1951).
— Die Wirkung des Glukosemangels auf das Gehirn. Leipzig 1954.
HOFFMANN, H.: Experimentelle Untersuchungen des Kreislaufverhaltens von Kraftfahrzeugführern. Therapiewoche **12**, 355—357 (1962).
— Herzkranke am Steuer von Kraftfahrzeugen. Münch. med. Wschr. **105**, 1790—1796 (1963).
LANG, K.: Ernährungsprobleme in der modernen Industriegesellschaft. Suppl. 4 zur Z. Ernährungsw. 13—26 u. 96—112 (1965).
LUFF, K.: Das Ausmaß der psychischen Belastung im Straßenverkehr. Therapiewoche **12**, 352—354 (1962).
MÜLLER-LIMMROTH, W.: Die Folgen von Arbeit und Ermüdung auf die Verkehrssicherheit. Therapiewoche **12**, 349—351 (1962).
OBERDISSE, K.: Fahrtauglichkeit bei Diabetikern, die Insulin verwenden. Zbl. Verkehrs-Med. **6**, 67—71 (1960).
PANNHORST, R.: Der Insulin-Diabetiker und seine Fahrtauglichkeit im Kraftverkehr. Dtsch. med. J. **14**, 772—776 (1963).
RAUSCH, H., u. W. BENING: Die richtige Ernährung des Kraftfahrers. Ernährungswirtschaft **9**, 268—276 (1962).
SIEVERS, E.-F.: Was ist Verkehrsmedizin? Ärztl. Mitt. (Köln) **41**, 990—995 (1956).
WAGNER, K., H. SCHULTEN, A. GROSSJOHANN u. J. KÜHN: Aktuelle Probleme der Verkehrsmedizin. Referate d. Jahrestagg d. Dtsch. Ges. f. Verk.-Med., Bad Nauheim 1958, H. 1, S. 19—24 u. 44—55. Stuttgart: Ferdinand Enke 1959.

Alkohol und Verkehrstüchtigkeit

J. GERCHOW, Frankfurt a. M.

I. Einleitung

Schon unter regulären Bedingungen kann der moderne Straßenverkehr den Menschen überfordern. Entscheidend ist häufig die Verfügbarkeit geistig-seelischer Reserven. Fehlleistungen müssen deshalb zwangsläufig auftreten, wenn zusätzliche Belastungen nicht mehr toleriert werden können. Alkohol verändert und beeinträchtigt die Eignungsvoraussetzungen. Alkohol ist gleichzeitig eine vermeidbare Belastung, die erkennbar für das Verkehrsunfallgeschehen eine große Rolle spielt. Es ist zweifellos kein Zufall, daß gerade dann, wenn die Verkehrsdichte abnimmt — also zur Nachtzeit —, ein hoher Prozentsatz aller Unfallverursacher unter Alkoholeinfluß steht. HEIFER (1965) hat zeigen können, daß sich die Zahl der vermutbar alkoholbedingten Unfälle zur allgemeinen Unfallhäufigkeit im Tagesrhythmus geradezu entgegengesetzt verhält.

Es ist jedoch schwierig, dem medizinischen Laien begreiflich zu machen, warum Alkohol im Verkehrsunfallgeschehen eine besondere Rolle spielt. Der Laie orientiert sich meist an den Begriffen „Betrunkenheit“ oder „Angetrunkenheit“. Die mit diesen Begriffen verbundenen Ausfallserscheinungen sind aber in diesem Zusammenhang ohne Bedeutung. Die Leistungseinbuße und vor allem die Erschöpfung der geistig-seelischen Reserven brauchen am äußeren Verhalten nicht sichtbar manifestiert zu sein. Dennoch besteht schon bei niedrigen Alkoholwirkungsgraden in der Regel eine „latente“ Schädigung, die sich unter Umständen erst in plötzlich auftauchenden besonderen Situationen auswirkt. Jeder latente Gefährdungszustand ist aber bedenklich; es ist meist nicht das Verdienst des alkoholisierten Kraftfahrers, wenn eine äußere Anforderung ausbleibt, die das Maß seiner Bewältigungsmöglichkeiten überschreitet.

Unfallstatistik und Experimentalforschung haben gezeigt, daß schon geringe Alkoholdosen schwere Störungen der körperlichen und geistig-seelischen Leistungsfähigkeit bewirken können. Dennoch kann nicht behauptet werden, daß die medizinische Forschung letzten gültigen Aufschluß erlangt hätte. Das Forschungsgebiet „Alkohol und Verkehrstüchtigkeit“ ist jedoch in den letzten Jahren erheblich intensiviert worden. Die Literatur ist kaum noch zu übersehen; sie läßt sich in dem hier gebotenen Rahmen nicht unterbringen.

Um die Ergebnisse der sog. Blutalkoholforschung verstehen und für die juristische Praxis anwenden zu können, ist es notwendig, die Zusammenhänge von Aufnahme, Verteilung und Abbau des Alkohols im Organismus zu übersehen. Die Alkoholbestimmungsmethoden müssen hinsichtlich ihrer Aussagemöglichkeiten gekannt werden. Die Probleme der Rückrechnung vom Entnahmezeitpunkt auf den Zeitpunkt des relevanten Vorfalles müssen überschaubar sein. In diesem Zusammenhang interessieren auch die durch individuelle Besonderheiten gegebenen Störfaktoren (z. B. Blutverlust, Erbrechen, Kollaps, Leberschädigung usw.). Schließlich wird die Kenntnis der Alkoholwirkung auf die psychomotorischen Leistungen, und vor allem auf die Gesamtpersönlichkeit als Voraussetzung gefordert werden müssen, um zur Frage der Fahrtüchtigkeit Stellung nehmen zu können.

II. Der Alkohol im Blut und im Gesamtorganismus

Seit Mitte des vorigen Jahrhunderts wissen wir Näheres über das Schicksal des Alkohols im Organismus. Unbestritten gibt es sog. endogenen Alkohol als normales Zwischenprodukt des Energiestoffwechsels; Brenztraubensäure dürfte jeweils das Ausgangsprodukt für die Alkoholentstehung sein. — Der natürliche „Reduktionswert" des Blutes beträgt etwa 0,03‰ (davon nur ein Teil Äthylalkohol: 0,0024‰ nach Bücher und Redetzky). Er liegt innerhalb der Fehlerbreite der Bestimmungsmethoden und kann für die forensische Praxis vernachlässigt werden.

Leberschädigung, Acidose und andere abnorme Stoffwechselbedingungen erhöhen den „Normalalkohol" wenig oder gar nicht (unverändert bei Acidosis nach Schädeltrauma [Seifert, 1955]; 0,07‰ bei „Trinkern" und 0,25‰ bei „Cirrhotikern" [Allodi und Dapra]; bis 0,04‰ bei „Leberinsuffizienz" [H. Walter] und bis 0,05‰ bei „Leberschädigung" [Manz, 1944]).

1. Aufnahme, Verteilung und Ausscheidung des Alkohols

a) Resorption

Die Aufnahme des Alkohols (*Resorption*) in das Blut ist ein reiner Diffusionsvorgang (u. a. Berggren und Goldberg). Ihre Geschwindigkeit ist von dem Trinkvolumen, der Konzentration, der Trinkzeit, von den Verhältnissen im Magen und anderen Faktoren abhängig. Die Resorption beginnt mit der Aufnahme des Alkohols.

Da das Resorptionsende für die Praxis von Bedeutung ist, beschäftigen sich zahlreiche Untersuchungen mit diesem Vorgang. Widmark nahm beim Nüchterntrinkversuch für die Resorptionsdauer eine obere Grenze von 90 min an. Jungmichel (1933a), Elbel u. Schleyer sowie andere sahen in den meisten Fällen Resorptionszeiten zwischen 30 und 60 min. Alha konnte im Nüchternversuch in 15% seiner Fälle den Gipfelpunkt der Alkoholkurve erst nach 2 Std beobachten.

Wenn von Resorptionsdauer gesprochen wird, muß eine Voraussetzung beachtet werden, nämlich daß im Gipfel der Blutalkoholkurve die Resorption keineswegs abgeschlossen zu sein braucht. Aus dem Kurvenverlauf kann nur geschlossen werden, daß das Verschwinden des Alkohols aus dem Blut von einem bestimmten Zeitpunkt an gegenüber dem Zustrom von Alkohol ins Blut deutlich überwiegt. Weinig und Schwerd (1955) sprachen deshalb von dem sog. Maximumbereich. Mayer berichtete über die intermittierende Resorption mit mehreren Gipfelpunkten. Gréhant teilte die langdauernde Plateaubildung mit. Jenes nach Gréhant benannte Plateau wurde von Jungmichel (1933a) nach Aufnahme großer Flüssigkeitsmengen in Form von Bier beobachtet. Ponsold (1962) machte die nach reichlichem Biergenuß entstehende Kugelform des Magens für eine verzögerte Resorption verantwortlich. Diese Annahme konnte durch Würmeling gestützt werden: Bei kontinuierlicher Kurvenschreibung (Autoanalyzer) und röntgenologischer Kontrolle konnte er nachweisen, daß bei im Magen verharrendem Alkohol durch Blockade des Magenpförtners der Blutalkoholspiegel weit geringer ansteigt als wenn die gleiche Dosis sofort ins Duodenum übergeleitet wird. Es ist vorstellbar, daß die Motilität eines prall gefüllten Magens — gleichzeitig auch die Funktion des Pylorus — geringer ist als bei leerem oder mäßig gefülltem Magen. — Mallach verglich Bier-Trinkversuche mit gleichartigen Wodka-Trinkversuchen. Die „Bierkurven" verlaufen weniger profiliert, aber einheitlicher als die „Wodkakurven". Nach Biergenuß ist die Senkung des Blutalkoholspiegels anfangs verzögert, später beschleunigt. Für die verhaltene Senkung des Blutalkoholspiegels werden — wie bei WÜRMELING — eine verzögerte Resorption und in Anlehnung an GRÜNER (1957b, 1958) eine Wasserretention verantwortlich gemacht.

Näheren Aufschluß über die Bedeutung der Trinkzeiten gaben Untersuchungen von FORSTER et al. sowie GERCHOW und STEIGLEDER. Bei einem von SCHLEYER (1959) vorgelegten, ausgewählten Untersuchungsmaterial — 174 Trinkversuche — zeigte sich in 25% der Fälle eine verlängerte Resorption oder ein wiederholtes Ansteigen des Alkoholspiegels. Diese Unregelmäßigkeiten konnten durch gezielte Versuchsanordnungen teilweise aufgeklärt werden. Bei langen Trinkzeiten erreichten FORSTER et al. das Resorptionsmaximum in $^2/_3$ der Fälle 20—30 min nach Trinkende. Längere Resorptionszeiten (selten bis zu maximal $1^1/_2$ Std) wurden nur nach sehr reichlicher Nahrungsaufnahme während des Trinkens, nach Übelkeit und Erbrechen sowie nach forcierter Aufnahme konzentrierter alkoholischer Getränke beobachtet. GERCHOW und STEIGLEDER fanden bei kurzen Trinkzeiten ein Überwiegen der langen Resorptionszeiten. In fast 42% der Fälle wurde das Resorptionsmaximum erst 90—150 min nach Trinkende erreicht. BACKE kam zu ähnlichen Ergebnissen. Eine weitere Überprüfung durch STEIGLEDER und WILLE (in 14tägigem Abstand wurden mit 10 Versuchspersonen unter kontrollierten gleichbleibenden Bedingungen 4—5 Trinkversuche durchgeführt) ergab „individuell-dispositionelle“ Schwankungen der Resorptionsdauer von 30—150 min.

Je langsamer die Resorption verläuft, um so größer scheint der Resorptionsverlust (Resorptionsdefizit) zu sein (10—30%).

b) Verteilung

Der Alkohol verteilt sich in Geweben und Körperflüssigkeiten sehr unterschiedlich. WIDMARK hat die Unterschiede der Alkoholkonzentration in den Geweben und Körperflüssigkeiten — nach Eintritt des Diffusionsgleichgewichts — vor allem auf den unterschiedlichen Wassergehalt und auf eine wechselnde Vaskularisation zurückgeführt. NICLOUX (1933, 1934a und b) sowie NICLOUX und GOSSELIN (1933a und b, 1934) bewiesen die Richtigkeit der Annahme, daß das Körperwasser allein für die Alkoholverteilung in den Organen verantwortlich ist. GRÜNER (1957a und b) sowie GRÜNER und SATTLER konnten diese Annahme bestätigen. WIDMARK berechnete das Verhältnis der Alkoholkonzentration im Gesamtkörper zu der im Blut und sprach für die „reduzierte Körpermasse“ vom Faktor „*r*“.

DOST betont, daß WIDMARK erstmalig am Verlauf der Blutalkoholkurve der Nachweis gelungen ist, „daß sich die quantitative Auseinandersetzung des Organismus mit dem ihm einverleibten Stoff ganz offenbar mit der Zwangsläufigkeit eines mathematischen Naturgesetzes abspielt“.

Das Verteilungsverhältnis Organismus:Blut ist zweifellos vom Wasserkonzentrationsverhältnis Organismus:Blut abhängig. WILLNER und KRETSCHMAR haben jedoch nachgewiesen, daß sich der Verteilungsfaktor (*r*) bei Änderungen des Wassergehaltes — starkes Schwitzen — im Gesamtorganismus wegen der hohen absoluten H_2O-Menge nicht wesentlich ändert. — Die für den Faktor „*r*“ (Verteilungsfaktor) ermittelten Werte schwanken zwischen 0,55 und 0,83. Die Mittelwerte betragen für Männer 0,68, für Frauen 0,61. Individuelle Streuungen sind möglich (ELBEL und SCHLEYER). Adipöse Menschen haben meist ein kleineres „*r*“ als magere, da der Körperwassergehalt im umgekehrten Verhältnis zum Fettgehalt steht.

Die von Widmark unter der Voraussetzung einer linearen Elimination des Alkohols entwickelte Formel lautet:

$$A = c_0 \cdot p \cdot r$$

(A = Gesamtmenge des im Körper vorhandenen Alkohols; c_0 = angenommene BAK; p = Körpergewicht; r = Verteilungsfaktor).

Die unbekannte Größe c_0 erhält man nach Widmark durch Extrapolation des postresorptiven Kurvenschenkels (Schnittpunkt dieses Schenkels mit der Ordinatenachse: theoretischer BAK-Wert im Zeitpunkt 0). Im Belastungsversuch kann man den Faktor „r" nach folgender Formel berechnen:

$$r = \frac{A}{c_0 \cdot p}$$

(die zugeführte Alkoholmenge [A] und das Körpergewicht [p] sind bekannt; der Wert c_0 darf nur von Kurvenpunkten nach vollständiger Resorption und eingetretenem Verteilungsgleichgewicht abgeleitet werden).

In der forensischen Praxis wird die Widmark-Formel benutzt, um aus der Blutalkoholkonzentration (c) die im Organismus — zu einem bestimmten Zeitpunkt — vorhandene „totale Alkoholmenge" (a) zu berechnen:

$$a = c \cdot p \cdot r$$

Freudenberg und Mallach haben geprüft, welchen Aussagewert diese „Gesetzmäßigkeiten" haben. Sie kommen zu dem Ergebnis, daß die theoretische Bedeutung der Widmark-Konstante „r" bleiben wird, daß aber der Wert ihrer praktischen Anwendung gering ist: „Die Verteilung des Alkohols im Organismus hängt nicht nur vom vorhandenen Gehalt des Körperwassers im Zeitpunkt der Alkoholbelastung ab, sondern auch von der mit dem Alkohol zugeführten Flüssigkeitsmenge, vom anatomischen und funktionellen Zustand des Magen-Darmtraktes sowie von den Kreislaufverhältnissen, um nur einige Faktoren zu nennen". Die Autoren schlagen vor, bei der Berechnung der konsumierten Alkoholmenge aus einer bestimmten BAK mit Hilfe der Formel von Widmark eine Abweichung vom Werte $r = 0{,}7$ von $\pm$ 32% (2,5 s) oder $\pm$ 38% (3 s) in Rechnung zu stellen.

c) Elimination

Die Ausscheidung des Alkohols beginnt praktisch mit der Aufnahme. Nach Abschluß der Resorption kann anhand der Blutalkoholkurve sichtbar gemacht werden, wie die BAK im Laufe einer bestimmten Zeit absinkt. Diesen Abfall der BAK in der Zeiteinheit (Verbrennungsgeschwindigkeit) bezeichnet man seit Widmark mit dem Faktor β (stündlicher Eliminationswert = β_{60}). Widmark hat — im Nüchternversuch — in der Neigung der Geraden zur Abszisse nach Eintritt des Verteilungsgleichgewichts den graphischen Ausdruck der Verbrennungsgeschwindigkeit gesehen. Der Konzentrationsabfall (β) wurde von ihm nach folgender Formel berechnet:

$$b = \beta \cdot r \cdot p$$

Dabei ist b die absolute Menge des umgesetzten Alkohols; $r \cdot p$ stellen die „reduzierte", für die Verteilung wirksame Körpermasse dar. Setzt man β_{60} (Abfall der BAK pro Stunde) ein, dann erhält man die Umsatzgröße pro Stunde. Für das Verständnis der Zusammenhänge ist die Widmarksche Berechnung von großer Bedeutung. Sie ist aber keine „Patentlösung" und kann in der Hand des nicht ausreichend kundigen Gutachters eine Gefahr darstellen (Elbel und Schleyer).

Die Verbrennung des Alkohols wird fermentativ gesteuert. Die Oxydation erfolgt über Acetaldehyd und Essigsäure zu CO_2 und H_2O. Beteiligt sind mindestens 2 in der Leber — in großem Überschuß — vorhandene Enzyme: Alkoholdehydrogenase (ADH) und Katalase. Der stündliche Umsatz beträgt für den Menschen 4—11 g Alkohol.

Zu dem Abbau des Alkohols im Rahmen der Stoffwechselvorgänge kommt die Ausscheidung von Alkohol durch den Harn und durch die Atemluft.

α) Atemalkohol. Auf die Probleme des Atemalkohols kann hier nicht im einzelnen eingegangen werden, zumal zum Thema keine unmittelbare Beziehung besteht. Das Verhältnis Atemalkohol:Blutalkohol beträgt 1:1700. Nach SEIFERT und GÜNTHER ist ein konstantes Verhältnis (Daltonsches Gesetz) zwischen Blutalkohol und Alveolarluftalkohol erst von etwa 0,6‰ Blutalkohol aufwärts gegeben. Unter diesen Voraussetzungen hat man die Atemalkoholbestimmung für die forensische Praxis nutzbar gemacht. In den USA wurden zur Analyse der ausgeatmeten Luft Breathalyzer (LARSEN) Drunkometer (HERGER et al.) und Intoximeter (FORRESTER) entwickelt. In Deutschland haben die Dräger-Werke ein Prüfröhrchen — *Alkotest* — in den Handel gebracht (GROSSKOPF, 1951/1954), das breite Verwendung als Vorprobe in der Hand der Polizei gefunden hat. In Ungarn sind 2 Teströhrchen — Szont-Sonde und Nagy-Zsigmond-Sonde — in Gebrauch, von denen das Nagy-Zsigmond-Prüfröhrchen als semiquantitative Methode Gutes leistet und wahrscheinlich allen anderen Prüfröhrchen überlegen ist (FAZEKAS und RENGEI).

Beim Alkotest-Prüfröhrchen (Chromatschwefelsäure in Kieselsäureschicht) ist der Farbumschlag von gelb nach grün so eingestellt, daß dieser bei einem Alkoholgehalt von 0,08 mg in einem Liter Luft — entsprechend einer BAK von etwa 0,3‰ — eintritt. Mindestens 15 min vorher darf kein Alkohol getrunken worden sein (SEIFERT und GÜNTHER; SEIFERT, 1954a; SCHEIBE und FREY; GROSSKOPF, 1954; HALLERMANN und SACHS). Bei einer BAK unter 0,5‰ wurde ein relativer mittlerer Fehler von $\pm 37\%$, jenseits davon von $\pm 15\%$ ermittelt (HALLERMANN und SACHS). WELTZIN bestätigte diese Ergebnisse. Nur selten wird man bei Überschreitung des Markierungsringes (bei 0,7‰) durch die Verfärbung nachträglich eine BAK unter 0,8‰ feststellen können.

Das Alkotest-Röhrchen ist nicht geeignet, die Blutalkoholuntersuchung zu ersetzen; es kann aber insbesondere bei Verdacht auf rechtserhebliche Alkoholbeeinflussung gegebenenfalls diesen Verdacht ausräumen und unnötige Blutentnahmen vermeiden helfen.

β) Urinalkohol. WIDMARK hatte angenommen, daß die Alkoholkonzentration des Ureterenharns in einem ziemlich konstanten Verhältnis zur Blutalkoholkonzentration steht. Hiergegen sind wiederholt Bedenken erhoben worden. Eine gewisse Abhängigkeit besteht zweifellos insofern, als während der Resorptionsphase die Urinalkoholkonzentration (UAK) unter der Blutalkoholkonzentration (BAK) liegt. Danach pflegt die UAK die BAK zu übersteigen. WEINIG und SCHWERD (1954) meinen, daß die UAK durch die Häufigkeit der Miktionen beeinflußt wird und bei häufigen Miktionen rascher ansteigt, aber auch schneller wieder abfällt (anders SAAR; SEIFERT, 1955). LAVES (1955) meint, daß die Harnalkoholbestimmung die Blutuntersuchung nur im Sinne einer qualitativen Aussage ersetzen kann.

Neuerdings haben FROENTJES und VERBURGT an einem großen Material festgestellt, daß das Verhältnis zwischen Urinalkohol und dem hinzugehörenden Kollektivmittelwert des Blutalkohols konstant ist mit einem Regressionskoeffizienten von 1,52. Mit Hilfe von 2 Regressionsformeln läßt sich aus einer gegebenen Urinalkoholkonzentration der Mindestblutalkoholgehalt berechnen. Die Formel $y = 0{,}6582\,z - 0{,}608$ und nachfolgende Tabelle wenden die Autoren in der Praxis an, wenn der Urinalkoholgehalt nur den einzigen Ausgangspunkt bildet und weitere Daten — Trinkzeiten usw. — unzuverlässig sind (Tabelle 1).

Tabelle 1. *Urinalkoholkonzentrationen und berechnete Mindestblutalkoholgehalte.* (Nach Froentjes und Verburgt)

UAK gefunden	BAK berechnet	UAK gefunden	BAK berechnet	UAK gefunden	BAK berechnet
1,20	0,20	2,60	1,10	4,00	2,05
1,30	0,25	2,70	1,20	4,10	2,10
1,40	0,30	2,80	1,25	4,20	2,20
1,50	0,40	2,90	1,30	4,30	2,25
1,60	0,45	3,00	1,40	4,40	2,30
1,70	0,50	3,10	1,45	4,50	2,40
1,80	0,60	3,20	1,50	4,60	2,45
1,90	0,65	3,30	1,60	4,70	2,50
2,00	0,70	3,40	1,65	4,80	2,60
2,10	0,80	3,50	1,70	4,90	2,65
2,20	0,85	3,60	1,80	5,00	2,70
2,30	0,90	3,70	1,85		
2,40	1,00	3,80	1,90		
2,50	1,05	3,90	2,00		

Beispiel: 2,42‰ Urinalkohol

$$\frac{2,42}{1,52} = 1,599 - 0,608 = 0,991$$

(Tabelle: 2,40‰ UAK = 1,00‰ BAK).

2. Die Rückrechnung

Die Rückrechnung vom Analysenergebnis (Zeitpunkt der Blutentnahme) auf den Zeitpunkt des Vorfalles geht davon aus, daß durch Abbau und Ausscheidung in der Zeiteinheit ein bestimmter Teil des aufgenommenen Alkohols aus dem Blut verschwindet. Eine völlig einwandfreie Rückrechnung muß voraussetzen, daß bei dem Sistierten die Resorptionsphase im Zeitpunkt des zur Sistierung führenden Vorfalles abgeschlossen war. Ist diese Voraussetzung nicht erfüllt, kann die Entscheidung sehr schwierig sein. Die Individualität des Einzelfalles muß dann in einem Sachverständigengutachten Berücksichtigung finden.

Es wurde schon gesagt, daß der stündliche Abfall der Blutalkoholkurve durch das Symbol „β" ausgedrückt wird und daß die von Widmark für die Bestimmung des Faktors β geforderten Versuchsbedingungen unter den verschiedenartigen Voraussetzungen der Praxis fast niemals gegeben sind. Das Bundesgesundheitsamt hat deshalb vorgeschlagen, den Widmarkschen Wert β von jenem Wert zu unterscheiden, der tatsächlich zur Rückrechnung benutzt wird: „*Rückrechnungswert*". Wir hatten bereits früher zusammen mit Backe von einem „aktuell-dispositionellen" β gesprochen, weil wir bei der gleichen Versuchsperson unter verschiedenen Bedingungen sehr unterschiedliche β-Werte gefunden hatten. Steigleder und Wille haben diese Beobachtungen bestätigt. Fest steht damit, daß der Abbaufaktor β_{60} keine individuelle Konstante ist.

Die mittleren stündlichen Abbauwerte sind von vielen Untersuchern geprüft worden*. Ponsold und Heite fanden einen mittleren Abbauwert (β_{60}) von 0,17 g-‰. Wir (Dürrbaum, Gerchow, nicht veröffentlicht) fanden 0,167‰. Da der Alkohol mit den allgemeinen Stoffwechselvorgängen eng verknüpft ist, sind niedrigere Abbauwerte mit den Lebensvorgängen offenbar nicht vereinbar (Forster et al.). Auch im Schlaf, nach Gehirnerschütterungen und schwerer Bewußtlosigkeit fanden u. a. Apel sowie Forster (1958b) durchschnittliche Ausscheidung und Verbrennung. — Forster et al. berechneten einen Mittelwert des

* Zusammenstellung bei Richter.

stündlichen Abfalls (β_{60}) von 0,161 g-‰ und kamen zu dem Ergebnis, daß für einen stündlichen Abbauwert von 0,12 g-‰ eine Irrtumswahrscheinlichkeit von 7% gilt; für einen Abbaufaktor von 0,10 g-‰ ist noch nicht einmal eine Irrtumswahrscheinlichkeit von 1% gegeben. — Dort wo in der Literatur niedrigere Werte mitgeteilt worden sind, ist das Resorptionsende in die Berechnung eingezogen worden oder es handelt sich um Differenzergebnisse von zwei Blutentnahmen. SCHWEITZER (1968) hat neuerdings bei statistischer Auswertung von 1512 Doppelentnahmen einen mittleren Abfallwert von 0,204‰ pro Stunde bei Konzentrationen über 0,5‰ gefunden.

Bei der Beurteilung der Fahrtüchtigkeit wird im allgemeinen ein Wert von 0,1‰/h zugrunde gelegt; „und zwar — wegen der ... Schwierigkeiten, das Ende der Resorption zu ermitteln — für alle Zeitspannen nach dem Trinkende" (Gutachten des Bundesgesundheitsamtes: Alkohol bei Verkehrsstraftaten). Diese Auffassung kann zu Mißverständnissen führen, denn wenn Trinkende und relevanter Vorfall fast zusammenfallen, die Blutentnahme aber später erfolgt, dann ist selbstverständlich eine Rückrechnung mit 0,1‰/h auch für den unüberschaubaren Zeitraum der Resorption nicht zulässig (allenfalls als Hilfskonstruktion, um dann in Abzug zu bringen, was von dem zuletzt getrunkenen Alkohol zum Zeitpunkt des Vorfalls noch nicht im Blut war; dabei kommt es gelegentlich vor, daß die „Rückrechnung" einen Tatzeitwert ergibt, der niedriger liegt als der Entnahmewert). Es ist aber zweifellos richtig, daß die Verwendung des „konventionellen" Wertes 0,1‰/h wissenschaftlich nicht begründet ist und folglich zu einer erheblichen Begünstigung des Angeklagten führen kann. — PONSOLD hat eine abgestufte Rückrechnung vorgeschlagen. Bei diesem Berechnungsverfahren steigt mit zunehmendem Abstand vom Trinkende der Rückrechnungswert an: In der ersten Stunde nach Trinkende 0,1, in der zweiten 0,12 und in der dritten 0,14‰. Im allgemeinen mag dieses Verfahren der Wirklichkeit nahe kommen. Wir haben jedoch Bedenken, es im Einzelfall anzuwenden. — FREUDENBERG hat ein mathematisches Verfahren entwickelt, das Auskunft über die Grenzwerte gibt, zwischen denen — nach dem Resorptionsende — der Rückrechnungswert liegen muß. Dieses Verfahren bringt zahlreiche Vorteile und kommt zweifellos der Wahrheit am nächsten. Praktische Bedeutung gewinnt es aber erst bei Rückrechnungszeiten von mehr als 3 Std. Diese kommen jedoch — zumindest unter Großstadtverhältnissen — selten vor. (Bei Unfallflucht mit Nachtrunk wird zu beachten sein, daß dieses Verfahren erst mit dem Resorptionsende eingesetzt werden kann; damit ist es auch für diese Fälle mit an sich langen Rückrechnungszeiten nur bedingt einsatzfähig.)

Der konventionelle Wert von 0,1‰/h wird also wohl weiterhin in der Vielzahl der Fälle Anwendung finden müssen.

Die Rückrechnung hat nicht nur die Besonderheiten der Resorptionsphase — vor allem des „Maximumbereichs" — zu berücksichtigen, sondern auch vorübergehende Unregelmäßigkeiten im Verlauf der Blutalkoholkurve während der postresorptiven Phase zu beachten. Vorübergehende Konzentrationsdifferenzen werden durch Blut- und Wasserverschiebungen im Organismus erklärt: Verminderung der zirkulierenden Blutmenge bzw. Abströmen von Blutwasser bedingt einen steileren Kurvenverlauf. Vermehrung der zirkulierenden Blutmenge bzw. Einfließen von Gewebswasser führt zu einem flachen Verlauf eventuell sogar zu einem Anstieg der Blutalkoholkurve (GRÜNER, 1957b, 1958).

Die dadurch möglichen und für die Rückrechnung bedeutsamen „Zackenbildungen" im Verlauf der Blutalkoholkurve können verschiedenartige Voraussetzungen haben. RAUSCHKE, GUMBEL u. a. sahen „Zackenbildungen" nach Aderlaß. DITT und SCHULZE führten beim Menschen Blutverluste von 500—750 ml herbei. Sie konnten tierexperimentelle Ergebnisse nicht bestätigen und haben vorgeschlagen, den Blutverlust bei der Rückrechnung nicht zu berücksichtigen. LAVES (1948) und MANZ (1951) sahen Unregelmäßigkeiten bei Unterernährten. ELBEL (1961), GRAF und FLAKE, MANZ (1944), JUNGMICHEL (1933c), RAUSCHKE (1954b), GERCHOW und STEIGLEDER beobachteten „Zackenbildungen" in der postresorptiven Phase nach Erbrechen. Ähnliche Verlaufsformen wurden nach Gehirnerschütterungen beobachtet (JUNGMICHEL und MUELLER, ZANALDI u. a.). DITT stellte im gezielten Experiment allerdings fest, daß „der bisher erhobene Anspruch auf eine privilegiert forensisch-medizinische Beurteilung der Blutalkoholkonzentration nach Erbrechen nicht gerechtfertigt ist".

Alle Abweichungen zeigen ein in Abhängigkeit von dem Grad und der Dauer der Störung unterschiedlich schnelles Wiedereinpendeln der Blutalkoholkurve auf die alte Verlaufstendenz. Bei Erbrechen kann die alte Verlaufsform nach 30—60 min erwartet werden. Innerhalb dieser Zeit ist u. E. nach ein Abzug von 0,1‰ gerechtfertigt. — Bei schweren Schädelhirnverletzungen und Schockzuständen — immer wenn es erkennbar zu einer „Zentralisation des Kreislaufs" (u. a. DUESBERG) gekommen ist — wird man bis zu 0,2‰ in Abzug bringen müssen. Bei schwerstem Blutverlust halten wir einen Abzug bis zu 0,1‰ für gerechtfertigt. Eine Addition der Einzelfaktoren ist jedoch nicht begründet. Wenn verschiedene Ursachen für Körperwasser- und Blutverschiebungen zusammenfallen, dann halten wir einen Abzug von 0,3‰ insgesamt für notwendig; diese seltenen Bedingungen sind im allgemeinen nur ante finem gegeben.

Häufig muß die Frage beantwortet werden, ob von einem niedrigen Ausgangswert — etwa unter 0,3 oder 0,4‰ — eine Rückrechnung statthaft ist. Es besteht die Vorstellung, daß die Blutalkoholkurve in ihrem Endteil nicht mehr geradlinig abfällt, sondern sich dem Nullwert asymptotisch nähert. DOST nimmt den Übergang in eine Exponentialkurve ab 0,25‰ an. JUNGMICHEL (1933c) verwertet Ergebnisse unter 0,1‰ nicht für die Rückrechnung. Neuerdings haben WILLE und STEIGLEDER die einschlägige Literatur zusammengestellt und eigene Ergebnisse ausgewertet. Sie kommen zu dem Ergebnis, daß auch unterhalb von 0,2‰ Abbauwerte von 0,16 und 0,17‰ beobachtet wurden, also eine wesentliche Konzentrationsabhängigkeit des Alkoholabbaues nicht zu vermuten ist. In Übereinstimmung mit SEIFERT (1955) wird deshalb anzunehmen sein, daß auch relativ kleine Alkoholdosen den fermentativen Abbaumechanismus in Gang setzen und bis zur völligen Eliminierung unterhalten können. Aus den Untersuchungen geht weiterhin hervor, daß oberhalb einer Konzentration von 0,2‰ ein Abbauwert von 0,1‰/h nicht unterschritten wird, so daß eine Rückrechnung mit dem konventionellen Wert 0,1‰/h ab 0,2‰ statthaft sein dürfte. — Diese Ergebnisse sind mit der von LEITHOFF (1963a, 1963/64) inaugurierten Automatisierung der enzymatischen Blutalkoholbestimmung mit der Gerätekombination des Autoanalyzer kürzlich von SCHEER bestätigt worden. SCHEER hat den auslaufenden Teil der Blutalkoholkurve kontinuierlich mit der Autoanalyzer-Gerätekombination am Menschen gemessen und mit einem Registriergerät mit Skalenspreizung und Linearisierungszusatz aufgezeichnet. Nach seinen Ergebnissen läßt sich spätestens ab 0,2‰ bedenkenlos zurückrechnen; er hat oberhalb einer BAK von 0,1‰ keine Stundenwerte unter 0,1‰ gesehen.

3. Die „Blut"-Alkoholbestimmung

Seitdem von der Rechtsprechung Grenzwerte der alkoholbedingten Fahruntüchtigkeit festgesetzt worden sind, ist die quantitative Alkoholbestimmung im Blut von besonderer Bedeutung. Da die Rechtsprechung von der Zuverlässigkeit der Alkoholbestimmungsmethoden abhängig ist, richten sich verständlicherweise zahlreiche Angriffe gegen die Exaktheit der Methoden. — Die besonderen Schwierigkeiten der Alkoholbestimmung liegen darin, daß kleinste Substanzmengen (0,0—3,0 g auf 1 Liter Blut) mit hoher Genauigkeit bestimmt werden müssen. Unter den erforderlichen zahlreichen Arbeitsgängen kann jeder das Gesamtergebnis verfälschen. Bei Beachtung aller Vorschriften ist jedoch heute die Genauigkeit der Blutalkoholbestimmung viel zuverlässiger als die Wahrscheinlichkeit, daß ein Zeuge einen Sachverhalt irrtumsfrei darstellt (KRAULAND).

a) Methoden

Die wissenschaftliche Literatur spiegelt eine Vielzahl von Alkoholbestimmungsmethoden wider. Eine ausführliche monographische Darstellung findet sich bei GRÜNER (1967). Alle Methoden lassen sich im wesentlichen auf 6 Prinzipien zurückführen:

1. physikalische Verfahren,
2. chemische Verfahren,
3. Fermentmethoden,
4. gaschromatographische Verfahren,
5. Infrarot-Spektralphotometrie,
6. polarographische Verfahren.

Zur Alkoholbestimmung im Blut für forensische Zwecke haben in Deutschland nur wenige Methoden Anwendung gefunden: An erster Stelle stehen chemische Verfahren, und zwar Reduktionsmethoden, die darauf beruhen, daß Alkohol eine andere Substanz reduziert und dabei selbst oxydiert wird. Am bekanntesten ist die von WIDMARK inaugurierte Methode, ein Bichromatschwefelsäureverfahren. Wie alle Reduktionsverfahren ist auch die Widmark-Methode unspezifisch. Diese Unspezifität hat aber allenfalls theoretische Bedeutung. Drei Arbeitsgänge erfordern besondere Exaktheit und Sorgfalt: Die Einwaage der Blutprobe, das Einmessen der Reaktionsflüssigkeiten und die Titration. Da diese Arbeitsgänge subjektive Fehler in besonderem Maße ermöglichen, sind zahlreiche Versuche einer „Objektivierung“ gemacht worden. Von besonderer Bedeutung war die Einführung der Photometrie. GRÜNER (1956a) hat das Widmark-Verfahren variiert und die Titration durch die Photometrie ersetzt. — VIDIC (1954, 1963/64) hat statt Bichromatschwefelsäure Vanadinschwefelsäure genommen. Er braucht bei diesem Verfahren nicht mehr einzumessen, sondern gibt die Reaktionslösung im Überschuß zu. Die zur Oxydation verbrauchte Menge wird photometrisch bestimmt.

Die Modifikationen des Widmark-Verfahrens haben sich zunehmend durchgesetzt. — Das Bundesgesundheitsamt hat „Richtlinien für die Blutalkoholbestimmung für forensische Zwecke“ ausgearbeitet und strenge Arbeitsanweisungen gegeben (s. Gutachten des Bundesgesundheitsamtes: Alkohol bei Verkehrsstraftaten).

Neben dem Widmark-Verfahren (oder seinen Modifikationen) ist die Anwendung eines alkoholspezifischen Verfahrens obligat. Hierfür bietet sich das sog. ADH-Verfahren an (BÜCHER und REDETZKI; BONNICHSEN und THEORELL; DOTZAUER et al.). Es handelt sich um eine biochemisch-fermentative Methode, bei der Alkoholdehydrogenase (ADH) eine wasserstoffübertragende Reaktion katalysiert. Dadurch wird Äthanol zu Azetaldehyd dehydriert. Wasserstoffakzeptor ist das Coferment Diphosphopyridinnukleotid (DPN, international NAD genannt). Die hydrierte Form des Coferments (DPNH bzw. NADH) wird photometrisch bestimmt. Streng spezifisch ist das ADH-Verfahren allerdings auch nicht. Es erfaßt u. U. Allylakohol, n-Propanol, n-Butanol und Iso-Propanol

(Weinig et al.; Bernheim et al.; Klein; Weyrich und Hauck; Walcher; Schleyer, 1959b; Wagner u. a.). In Frage kommen aber vor allem auch Ester (Daume), aus denen beim Abbau im Körper einer der genannten Alkohole entsteht. Inhalationsversuche (Weinig et al., sowie andere) haben gezeigt, daß nur die Einatmung von Äthanol unter extremen, fast unerträglichen Bedingungen einen merklichen Anstieg des ADH-Wertes bis etwa 0,2$^0/_{00}$ herbeiführen kann. Somit sind die durch das ADH-Verfahren unter Umständen miterfaßten Substanzen als Ursache einer unspezifischen Anzeige praktisch bedeutungslos. Andere Voraussetzungen bestehen allerdings bei Leichenbluten [u. a. Weinig und Lautenbach (1962) sowie Weinig et al.].

Das Bundesgesundheitsamt hat auch zur Durchführung des ADH-Verfahrens exakte Arbeitsanweisungen erlassen (s. Gutachten des Bundesgesundheitsamtes: Alkohol bei Verkehrsstraftaten).

Nachdem vollautomatische Verfahren in den letzten Jahren zunehmend Verwendung gefunden haben, gelang es Leithoff (1963a, 1963/64), die ADH-Methode zu automatisieren und gute Ergebnisse zu erzielen. Döring et al. haben die Autoanalyzergerätekombination verändert und kürzlich ihre Erfahrungen über 13000 Analysen mitgeteilt. Das automatische Verfahren lieferte dabei bessere Resultate als das Widmark-Verfahren. Es gestattete, das Fünffache an Blutproben pro Untersucher und Tag zu bestimmen.

Die Bemühungen, exakt arbeitende Methoden zur Bestimmung des Blutalkohols zu finden, konnten an dem gaschromatographischen Verfahren nicht vorbeigehen. Im wesentlichen sind drei Wege der Bestimmung beschritten worden:

1. Bestimmung nach Destillation,
2. Bestimmung nach Extraktion,
3. Direkte Einspritzung des Proben-Materials.

Die Bestimmung nach Destillation wurde vor allem angewendet, um postmortal entstandene Fäulnisalkohole zu erfassen (Weinig und Lautenbach, 1958, sowie Weinig et al.). — Erst die direkte Einspritzung von biologischem Material ermöglichte die Anwendung der Gaschromatographie für die Routineuntersuchung. Unter Verwendung eines hochempfindlichen Flammenionisationsdetektors gelang es u. a. Machata (1965), gute Ergebnisse zu erzielen, die die Anwendung in der Routine rechtfertigen. Gleichzeitig können mit dieser Methode Fäulnisalkohole leicht erkannt werden. Auch Osterhaus und Johannsmeier haben Vorschläge für Untersuchungen mit Wärmeleitfähigkeitsdetektoren gemacht. Eine wesentliche Verbesserung scheint in der Analyse der Dampfphase gegeben zu sein, da diese Methode ohne Adaptierung des Gaschromatographen auszuführen ist (Machata, 1965).

Während die Gaschromatographie in Deutschland für die routinemäßige Alkoholbestimmung weniger Bedeutung erlangt hat, ist sie für die Analyse von Leichenmaterial und alten Blutproben unentbehrlich geworden. In der forensischen Praxis spielt dieses Sondergebiet der Thanatochemie eine große Rolle, zumal man weiß, daß Alkohol als veränderliches und flüchtiges Gift im Leichnam und in vitro neu gebildet und zerstört werden kann. Es besteht Übereinstimmung, daß die Untersuchung von Herzblut eines Leichnams unzweckmäßig ist. Die Alkoholdiffusion vom Magen in das Blut und die früh einsetzende Neubildung von Alkohol durch bakterielle Vorgänge im rechten Herzen können das Ergebnis verfälschen. Viele Bakterien sind in der Lage, aus Kohlenhydraten und Eiweiß Alkohol zu bilden. K. Wagner u. a. haben deshalb vorgeschlagen, bei Leichen nur aus der Schenkelvene Blut zu entnehmen. Dieses Verfahren ist jetzt obligat (wir selber punktieren neuerdings die Subclavia; vergleichende Untersuchungen laufen noch).

Sjövall und Widmark sowie K. Wagner konnten feststellen, daß der Blutalkohol zunächst absinkt und nach 10—12 Std eine durchschnittliche Verringerung von ca. 10% aufweist. Verschiedene Ursachen wurden diskutiert: postmortale Oxydation (Sjövall und Widmark), Hämolyse und dadurch bedingte Veränderung des spezifischen Gewichtes (Krauland et al.); postmortale Wasserverschiebung (Grüner, 1959). Sicher ist, daß die Widmark-Methode allein für die Beurteilung von Alkoholbefunden im Leichenblut praktisch unbrauchbar ist.

Redetzki et al. haben die Beziehungen zwischen Widmark- und ADH-Methode unter anaeroben Bedingungen grundsätzlich geklärt. Daß allein Widmark- und ADH-Methode nicht ausreichen, bewiesen Weinig und Lautenbach (1962). Sie fanden Fuselalkohole, die neben Äthanol von der ADH-Methode miterfaßt werden. Der wahre Äthanolgehalt in Leichenbluten läßt sich deshalb nur durch die Gaschromatographie ermitteln. Sjövall und Widmark, Benner sowie Palmieri sahen meist erst vom 4. Tag — früher beim Ertrinkungstod — nach dem Tode nennenswerte Veränderungen des Blutalkoholgehaltes. Paulus und Janitzki fanden in Leichenbluten nach einem Tag ADH-Werte von 0,1—0,2$^0/_{00}$ (bei 0,45$^0/_{00}$ nach Widmark) und nach 4 Tagen bis 0,25$^0/_{00}$ (0,35$^0/_{00}$ nach Widmark), obwohl zu Lebzeiten keine Alkoholaufnahme stattgefunden hatte. Weinig und Lautenbach (1962) rechnen nach mehr als 6 Tagen mit einer Alkoholneubildung bis zu 1,0$^0/_{00}$; dabei kann der ADH-Wert bis zu 0,3$^0/_{00}$ höher liegen als der wahre Äthanolgehalt. Offenbar ist die postmortale Alkoholneubildung unabhängig vom Ausgangsalkoholgehalt (Paulus und Janitzki, Weinig und Lautenbach, 1962).

b) Über die Genauigkeit der Bestimmungsmethoden

Das Bundesgesundheitsamt (Gutachten des Bundesgesundheitsamtes zur Frage „Alkohol bei Verkehrsstraftaten“) hat festgestellt, daß die in Deutschland und mehreren anderen europäischen Ländern üblichen Methoden zur quantitativen Alkoholbestimmung im Blut — das Verfahren nach Widmark und dessen Modifikationen sowie die ADH-Methode — eine für forensische Zwecke völlig ausreichende Spezifität aufweisen. Da bei physikalischen Messungen und chemischen Analysen eine Übereinstimmung des Untersuchungsergebnisses mit dem wahren Gehalt einer Probe grundsätzlich nicht erreichbar ist, kommt es darauf an, den Fehler — Differenz zwischen wahrem Wert und Meßergebnis — möglichst klein zu halten. In Frage kommen 1. Zufallsfehler und 2. systematische Fehler a) personaler und b) sachlicher Natur.

Da es von entscheidender Bedeutung ist, zu wissen, mit welcher Genauigkeit Blutalkoholwerte festgestellt werden können, wurden in jüngster Zeit umfangreiche Kontrollversuche durchgeführt (Krauland und Vidic; Gutachten des Bundesgesundheitsamtes). Das Vidic-Verfahren hat im Durchschnitt die geringste Streuung. — Grundbedingung ist, daß fünf Einzelwerte — drei nach Widmark und zwei nach ADH — erarbeitet werden. Es ist naturwissenschaftlich unvertretbar, für die Beurteilung von dem niedrigsten Einzelwert auszugehen. Das arithmetische Mittel aller fünf erhaltenen Einzelergebnisse sollte der Beurteilung zugrunde gelegt werden. Um dem wahren Wert möglichst nahe zu kommen, muß die Variationsbreite (Differenz zwischen dem höchsten und niedrigsten Einzelergebnis) begrenzt werden. Legt man zugrunde, daß die Differenz des Proben-Mittelwertes gegen den wahren Wert $+0{,}15^0/_{00}$ in einer Richtung innerhalb einer Vertrauensgrenze von 99,865$^0/_{00}$ (Vertrauensgrenze von 3 s: Überschreitungswahrscheinlichkeit 1:740 oder 0,135%) nicht überschreiten darf, so darf die zulässige Variationsbreite höchstens 10% des Proben-Mittelwertes betragen (bei Proben-Mittelwerten unter 1,0$^0/_{00}$ gleichbleibend 0,10$^0/_{00}$). Wird die zulässige Variationsbreite überschritten, muß die gesamte Analyse wiederholt werden. — Zur Vertrauensgrenze von 3 *s* — bezogen auf einen „Sicherheitszuschlag" von 0,15‰ — ist zu sagen, daß damit ungewöhnlich hohe Anforderungen gestellt werden. Im allgemeinen begnügt man sich mit einer Vertrauensgrenze von 2,58 *s* (Überschreitungswahrscheinlichkeit von 0,5% nach einer Seite). 3 *s* liegt also über dem, was üblicherweise mit dem Prädikat „mit an Sicherheit grenzender Wahrscheinlichkeit" belegt wird. Notwendig ist weiterhin, daß mehrere Testalkohollösungen mitgeführt werden, deren Konzentrationen auf 2 Stellen hinter dem Komma angegeben sein sollten.

Bei Einhaltung dieser Bedingungen — und der methodischen Vorschriften — besteht die größte Gewähr, den Fehler (Differenz zwischen wahrem Wert und Meßergebnis) so klein wie möglich zu halten. Notwendig ist schließlich eine strenge institutsinterne Kontrolle, um systematische Fehler zu vermeiden.

III. Die klinische Untersuchung

Über Wert und Unwert der klinischen Untersuchung anläßlich einer Blutentnahme ist viel diskutiert worden. Es geht dabei vor allem um die Zuverlässigkeit ärztlicher Feststellungen hinsichtlich des Grades der Alkoholisierung (Buhtz; Beckert; Elbel, 1951; Elbel und Schleyer; Haase; Kürzinger; Liljestrand; Laves, 1956; Lommer; Pauly; Steuer, 1962). Erfahrene und unerfahrene Ärzte, solche, die einem Beschuldigten wohlwollend gegenüberstehen und solche, die ihre Abneigung gegen alkoholisierte Kraftfahrer nur schwer verbergen können, fällen ein oft sehr unterschiedliches Urteil (Gerchow und Wittlich, 1959). Andreasson und Bonnichsen haben bei Werten bis 0,5‰ ebenso häufig eine positive wie negative Diagnose gesehen. Schweitzer berichtet darüber, daß in 44% seiner Fälle eine Diagnose gestellt wurde, die dem zu erwartenden Trunkenheitsbild nicht entsprach. Es besteht kein Zweifel, daß zahlreiche Fehldiagnosen von unerfahrenen Untersuchern stammen (Elbel und Schleyer; Gerchow und Wittlich, 1959; Kürzinger, 1960b, sowie Schweitzer und Burkhardt). Den Beweis hat Kürzinger geliefert; er fand eine hohe Signifikanz für den Zusammenhang von BAK und ärztlicher Diagnose bei geübten Untersuchern. Kürzlich ist Dürrbaum zu den gleichen Ergebnissen gekommen; er verglich an einem großen Material die Diagnosen „geübter" und „ungeübter" Untersucher. Bei Entnahmen in unserem Institut spielt die Diagnose „nicht merkbar unter Alkoholeinfluß stehend" ab 0,4‰ praktisch keine Rolle mehr (etwa 2% bei 0,8‰), während diese Diagnose bei den frei praktizierenden Ärzten und den Blutentnahmeärzten der Krankenhäuser zwischen 0,8 und 1,0‰ etwa 25—30% ausmacht.

Steuer (1961) stellte fest, daß bei objektiv gleicher Verteilung der gemessenen BAK Angehörige verschiedener sozialer Gruppen vom blutentnehmenden Arzt hinsichtlich des Trunkenheitsgrades unterschiedlich beurteilt werden. Bei Hilfsarbeitern wurde am häufigsten, bei Akademikern und Angestellten am seltensten eine hochgradige Alkoholisierung diagnostiziert. Kürzinger (1966) hingegen konnte an einer großen Gruppe von Ärzten, die er mit einem unausgesuchten Allgemeinkollektiv verglich, in der Bewertung des Trunkenheitsgrades keine Unterschiede feststellen und somit nicht bestätigen, daß Akademikern mehr Regulierungs- und Beherrschungsmöglichkeiten zur Verfügung stehen.

Aufgrund dieser Erfahrungen ist wiederholt Kritik an dem konventionellen Blutentnahmeprotokoll geäußert worden, das bekanntlich den Untersucher auf wenige vorformulierte Beobachtungskriterien festlegt. Krauland et al. schlagen deshalb vor, anstelle der vorgeschriebenen Antworten dem Arzt die nähere Bezeichnung der Störung zu überlassen. Dabei sollte besonders auf Störungen des Antriebes, spezielle Denkstörungen, Stimmungs- und Affektlage sowie auffällige Verhaltensweisen geachtet werden. Sie fanden unter Berücksichtigung dieser Gesichtspunkte die Treffsicherheit der Diagnose gegenüber vergleichbaren Erhebungen nachweisbar erhöht.

Ein wesentlicher Gesichtspunkt ist allerdings bei der Diskussion über die Zuverlässigkeit der ärztlichen Diagnosen wenig oder gar nicht berücksichtigt worden; nämlich daß zwischen BAK einerseits und Trunkenheitsgrad andererseits nur eine sog. stochastische Abhängigkeit besteht (GERCHOW, 1966)*. Eine stochastische Abhängigkeit liegt vor, wenn eine zwar statistisch nachweisbare, aber nicht gesetzmäßige Abhängigkeit der einen Variablen von der anderen besteht. Es ist deshalb nicht möglich, eine verbindliche Stufenleiter der Trunkenheitsgrade in Abhängigkeit vom Promillegehalt aufzustellen. In diesem Bezugssystem spielt u. a. der Zeitfaktor eine entscheidende Rolle (ALHA; HEMPEL; GERCHOW und SACHS). Mit zunehmendem Abstand vom Trinkende geht die geistig-seelische Erholung wesentlich schneller als dem Abfall der BAK entspricht. Der sog. Schriftänderungstest hat experimentell die Bestätigung gebracht (GERCHOW, 1961b; GERCHOW und WITTLICH, 1958, 1959). Es bestehen also deutliche Wirkungsunterschiede in der resorptiven und in der postresorptiven Phase bei gleichem Blutalkoholgehalt. Die Wirkungsschwellen liegen bei steigender Konzentration wesentlich niedriger. In verschiedenartigen Versuchsanordnungen konnte gezeigt werden, daß der Gipfel der alkoholbedingten Störungen in der Regel kurz vor dem Resorptionsmaximum liegt, daß aber auch die Trinkzeit für den Grad der Ausfallserscheinungen von Bedeutung ist (ALHA; BSCHOR, 1952; GERCHOW, 1961a; GERCHOW und SACHS; GERCHOW und WITTLICH, 1958, 1959; sowie RAUSCHKE, 1954a). Neuerdings haben KRAULAND et al. darauf hingewiesen, daß bei gleicher BAK ein sehr unterschiedliches Zustandsbild bestehen kann, je nachdem, in welcher Phase des Intoxikationsverlaufs sich der Untersuchte befindet.

Es ist also eine gesicherte Erfahrung, daß die Erkennung einer Alkoholwirkung vor allem bei niedrigen Alkoholkonzentrationen am äußeren Verhalten in der Routineuntersuchung Schwierigkeiten machen kann. Das gilt besonders für die klinische Erfassung geringer „Restalkohol"-Konzentrationen, die für die Verkehrstüchtigkeit bereits von Bedeutung sein können (GRÜNER, 1961). Als sehr aufschlußreich — praktisch jedoch in unterschiedlichem Maße brauchbar — haben sich Untersuchungen über die verschiedenen Nystagmusformen bei Alkoholisierten bewährt:

Einstellnystagmus (RAUSCHKE, 1958).

Spontannystagmus (u. a. BERNHARD und GOLDBERG; HOWELLS; RUNGE; RAUSCHKE, 1958).

Endstellnystagmus.

Lagennystagmus (RAUSCHKE, 1958; WALTER; PLENKERS; MEYER ZUM GOTTESBERGE; ASCHAN, BERGSTEDT und STAHLE; JATHO 1959, 1961, 1965; u. a.).

Kalorischer Nystagmus (MANZ, 1939; RAUSCHKE, 1958; SCHWAB und EY).

Optokinetischer Nystagmus (KRAULAND et al.; OHM).

Drehnachnystagmus (FORSTER, 1958a; HEIFER, 1961/62; JATHO, s. o.; KÜRZINGER; LOMMER; MANZ, 1939; SCHWAB und EY; SCHWEITZER, 1955; SCHULTE und ROTH; STARCK; TASCHEN, 1954, 1955; ADAMS und STAEWEN; ADAMS).

Als qualitativ gut definierbar und quantitativ auswertbar hat sich der Drehnachnystagmus erwiesen (TASCHEN, 1954, 1955; HEIFER, 1961/62). TASCHEN sprach noch von der sichersten Probe zur Feststellung der Alkoholbeeinflussung: innerhalb 10 sec fünfmal um die Längsachse drehen und einen Zeigefinger in 25 cm Entfernung fixieren. Eine Nystagmusdauer von 9—14 sec bezeichnete TASCHEN

* Gutachten des Bundesgesundheitsamtes „Alkohol bei Verkehrsstraftaten".

als leicht, von 14—19 sec als mittel und von 20 und mehr Sekunden als schwer. HEIFER und WICHMANN haben eine hoch signifikante Korrelation zwischen Blutalkoholkonzentration und *grobschlägigem* Drehnachnystagmus festgestellt. Bereits bei Blutalkoholkonzentrationen von 0,7—0,8‰ fanden sich deutliche Nystagmusverlängerungen. Allerdings wird nur der grobschlägige Drehnachnystagmus als Symptom einer Alkohol-toxischen vestibulär-okulomotorischen Funktionsstörung gewertet. — Bei der Beurteilung sind Krankheitszustände (Schädel-Hirnverletzungen, Vasomotorenkollaps usw.), die einen Drehnachnystagmus bewirken können, zu berücksichtigen. Vergleiche auch die Ausführungen im Beitrag von SCHUBERT über das Nystagmusintegral in diesem Handbuch ab S. 558.

JATHO (1965) u. a. sprechen der Beurteilung des Lagennystagmus wegen seiner Beständigkeit größere Bedeutung zu. Dieser läßt sogar Rückschlüsse auf den etwaigen Zeitpunkt der Alkoholaufnahme zu (JATHO, 1965). Aber nicht die verschiedenen Nystagmusformen, sondern „eine subjektiv empfindbare Störung der Ortungsfunktion des Gesichtssinnes ist die wesentliche Einwirkung des Alkohols auf das vestibulär-oculomotorische Regelsystem" (JATHO, 1965). In überzeugenden Experimenten hat JATHO (1965) — ausgehend von der Tatsache, daß jedes Kraftfahrzeug Erschütterungen auf den Körper des Fahrers überträgt — nachgewiesen, daß vestibulo-oculomotorische Koordinationsstörungen eine visuelle Sofortorientierung erheblich erschweren. Während in nüchternem Zustand eine visuelle Ortung feststehender Sehobjekte stets möglich ist, kommt es schon bei niedrigen Blutalkoholkonzentrationen — bei 0,5‰ beginnend und bei 1,0‰ deutlich ausgeprägt — vor allem bei extremen Bewegungsvorgängen im Kraftfahrzeug zu fehlerhaften Standortlokalisationen der Sehobjekte. Daneben entstehen auch visuelle Bewegungsunschärfen; Gegenstände verlieren ihre scharfen Konturen. Die Sehobjekte im Gesichtsfeld werden also nach Ort und Richtung nicht mehr prompt erfaßt, sondern „an anderer Stelle" gesehen als sie sich in Wirklichkeit befinden, erscheinen verschwommen.

IV. Die verkehrsmedizinische Beurteilung des alkoholisierten Kraftfahrers

1. Allgemeine Hinweise zur alkoholbedingten Fahruntüchtigkeit

Nach der Definition der WHO (HABERNOLL) sind Alkoholiker „exzessive Trinker, deren Abhängigkeit vom Alkohol einen solchen Grad erreicht hat, daß sie geistige Störungen oder Konflikte in ihrer körperlichen oder geistigen Gesundkeit, ihren mitmenschlichen Beziehungen, ihren sozialen und wirtschaftlichen Funktionen aufweisen; oder sie zeigen Prodrome einer solchen Entwicklung, daher brauchen sie Behandlung". VENZLAFF hat mit Recht darauf hingewiesen, daß diese ohnehin umstrittene (FEELEY) Definition unbrauchbar ist für die verkehrsmedizinische Beurteilung des alkoholisierten Kraftfahrers: „Alkoholmengen, die die Fahrtüchtigkeit absolut ausschließen, können über Jahre hin aufgenommen werden, ohne daß hierdurch gesundheitliche, wirtschaftliche oder soziale Störungen auf anderen Sektoren auftreten müssen." Die Kriterien der alkoholbedingten Fahruntüchtigkeit müssen sich also an anderen Sachverhalten orientieren.

Der Begriff der Fahruntüchtigkeit ist von der Rechtsprechung geschaffen worden. In einem Urteil vom 20. 3. 1959 (4 StR 306/58) hat der BGH festgestellt, daß „Fahruntüchtigkeit" gegeben sei, wenn „eine so erhebliche Einbuße an den für die Sicherheit des Straßenverkehrs erforderlichen Funktionen und Reaktionsabläufen infolge Lockerung der Hemmungen und geistig-seelischer wie körperlicher (psychophysischer) Leistungsausfälle" besteht, „daß Fahrtüchtigkeit im Sinne einer Beherrschung des die Lenkung eines Fahrzeugs im Verkehr bildenden Gesamtvorganges nicht mehr angenommen werden kann". Ein Kraftfahrer ist also nur dann fahrtüchtig, wenn er „sämtliche im Straßenverkehr vorkommenden Gefahrensituationen durch rasches, angemessenes und zielbewußtes Handeln zu meistern vermag" (Gutachten des Bundesgesundheitsamtes). Man verlangt entsprechend von einem Kraftfahrer eine ausreichende psychophysische Eignung. Dazu gehören Verantwortungsgefühl, Selbstkritik, Übung und Erfahrung. Nicht weniger wichtig ist die Verfügbarkeit von geistigen Reserven, um rücksichtsvoll und geduldig unvermeidbare Behinderungen hinnehmen und tolerieren zu können (GERCHOW, 1965). Da der moderne Straßenverkehr schon unter regulären Bedingungen den Menschen überfordern kann, wird verständlich, daß zusätzliche Belastungen in der heutigen Verkehrssituation umso eher zu folgenschweren Fehlleistungen disponieren müssen.

Eine zusätzliche Belastung stellt aber der Alkohol — bereits in kleinen Dosen — dar. Wie der Alkohol ganz allgemein wirkt, haben HOFF und KRYSPIN-EXNER in auch für den medizinischen Laien verstehbarer Diktion überzeugend dargestellt. Wir haben bereits früher am Beispiel des Radfahrenlernens zu zeigen versucht, wie Übungszuwachs und Erfahrung zu einer mehr oder weniger automatischen Beherrschung der „Technik" führen und wie die zunächst dem technischen Vorgang gewidmete Aufmerksamkeit und Konzentration zunehmend für andere Funktionsabläufe frei werden. Diese Automatisierung gleicht einem Sparsystem, dessen Funktionieren überhaupt erst die Bereitstellung der für die Verkehrsleistung erforderlichen Reserven ermöglicht. HOFF und KRYSPIN-EXNER geben dafür eine gehirnphysiologische Erklärung, nämlich die Einsparung von Ganglienzellen durch Übung und Planung. Das Funktionieren des mehr oder minder unbewußt ablaufenden Gesamtplanes — der erlernten Tätigkeit — ermöglicht überhaupt erst wirksame „Nebentätigkeiten" im Sinne einer spontanen aktuell-situationsgerechten, nicht zuletzt auch schöpferischen Planung.

Alkohol beeinträchtigt aber vor allem und zuerst jene Ganglienzellen, die feinere Bewegungen in Gang setzen und koordinieren sowie den Gesamtablauf kontrollieren. Ein Kraftfahrer unter leichter Alkoholwirkung kann zweifellos gewohnte, „eingeschliffene" Bewegungen ausführen. Wird aber in einer unerwarteten Situation etwas Neues, „Schöpferisches" verlangt, etwas was nicht „gebahnt" ist, dann müssen jene Ganglienzellen in Funktion treten, die zuerst von der Alkoholwirkung betroffen werden. — An diesem Beispiel läßt sich also eine alte Erfahrung objektivieren, nämlich daß für einen leicht alkoholisierten Fahrer in plötzlich auftauchenden unerwarteten Situationen eine gesteigerte Gefahr des Versagens besteht; er hat seine „motorische Sicherheit" verloren (HOFF und KRYSPIN-EXNER). Äußerlich wird man ihm sehr häufig gar nichts anmerken.

Dieses bewußt in den Vordergrund gestellte, betont simplifizierende Beispiel zeigt aber auch, daß der Begriff „Fahruntüchtigkeit" Merkmale enthält, die außerhalb der Beurteilung durch den ärztlichen Sachverständigen liegen (Gutachten des Bundesgesundheitsamtes). Aber selbst wenn man sich auf die in der Person eines Fahrers gegebenen Bedingungen beschränkt, ist der Begriff „Fahruntüchtigkeit" sehr komplex. In den ersten Jahrzehnten der Alkoholforschung haben sich die Untersuchungen überwiegend am sog. psychotechnischen Leistungsbegriff orientiert. Eine entscheidende Erkenntnis der Alkoholforschung der letzten Jahre ist die Feststellung, daß die Wirkung des Alkohols auf die Gesamtpersönlichkeit viel bedeutsamer ist als der Nachweis von Funktionsausfällen in bestimmten Teilbereichen. Es hat sich weiterhin gezeigt, daß die Ergebnisse von Prüfungen einzelner Funktionen nicht summiert werden dürfen: „Die Summe darf nicht als ein die Gesamtheit oder auch nur den Einzelfall vollständig repräsentierendes Gesamtbild betrachtet werden, da hier, wie überall im biologischen Bereich, das Ganze mehr ist als die Summe seiner Teile" (Gutachten des Bundesgesundheitsamtes). Unter diesem Aspekt ist die Feststellung nicht überraschend gewesen, daß einzelne Leistungen oder Leistungskomponenten unter Alkoholeinwirkung sogar eine Steigerung erfahren können. Je mehr jedoch die Aufmerksamkeit einer bestimmten Aufgabe zugewendet wird, umso mehr sinken andere Fähigkeiten ab. Leistungszuwachs (Schnelligkeit) in Teilbereichen geht meist auf Kosten der Qualität (GERCHOW und WITTLICH, 1958, 1959). Die Experimentalforschung hat die Bestätigung erbracht, daß bei Kombination verschiedener Prüfungsaufgaben die Gesamtleistung erheblich stärker herabgesetzt ist als es der Summe der Einzelergebnisse entspricht (u. a. SCHWEITZER u. BURKHARDT).

Die alkoholbedingten Ausfälle im Bereich der Gesamtpersönlichkeit sind allerdings schwer gegeneinander abgrenzbar und in ihrer Gesamtheit schwer erfaßbar. Eine der bekanntesten Wirkungen ist, daß der Alkoholisierte den Einfluß des Alkohols auf seine Leistungsfähigkeit unterschätzt. Das subjektive Leistungsgefühl ist im Gegensatz zum objektiven Leistungsvermögen gesteigert. Die Auffassung und geistige Verarbeitung von Sinneseindrücken sind beeinträchtigt. Die Anpassungsfähigkeit an ständig wechselnde Verkehrssituationen ist gestört. Hierzu kommen eine Steigerung des Bewegungsdranges, des Leichtsinnes, der Sorglosigkeit und verbunden damit eine Schwächung des Verantwortungsgefühls. Es handelt sich also um ganz komplexe Schädigungen, insbesondere der Aufmerksamkeit, der Auffassung, der Umstellungsbereitschaft, der Umsicht und Besonnenheit.

Von besonderer Bedeutung für den Kraftfahrer ist die Umstellungsbereitschaft. Der Alkoholisierte ist nämlich nicht in der Lage, seine Aufmerksamkeit über längere Zeit auf einen Vorgang zu konzentrieren — Tenacität (BLEULER) — und gleichzeitig angemessen in kurzer Folge anderen Vorgängen zuzuwenden: Vigilität (BLEULER). MARBE hatte mit der „konzentrativen" und „distributiven" Aufmerksamkeit wohl die gleichen Aufmerksamkeitsformen im Auge. Dieses Musterbeispiel einer Mehrfachtätigkeit zeigt, daß der Kraftfahrer gleichzeitig wahrnehmen und auffassen und das Reflektierte zu bestimmten Schlußfolgerungen geistig verarbeiten muß. Er muß gewissermaßen gefährliche Situationen „vorahnen", die ständig wechselnde Verkehrslage erfassen, Entfernung und Geschwindigkeit schätzen. Er muß auch das Augenmaß und das feine Gefühl für die Bestimmung des Bremsweges haben. — GRÜNER (1955) hat zeigen können, daß Tenacität und Vigilität gelegentlich ein reziprokes Verhalten erkennen lassen; in keinem Fall konnte eine durch besondere Willensanspannung hervorgerufene Leistungsverbesserung *beider* Aufmerksamkeitsformen erzielt werden.

Oben wurde von dem Verlust „der motorischen Sicherheit" bei äußerlich nicht erkennbaren Alkoholisierungsgraden gesprochen. Die dem Alkohol — wie vielen anderen Pharmaka — zukommende Eigenschaft, die Bewegung anzuregen, zu erleichtern und zu entfalten, aber auch zu lähmen und zu erschweren, ist aber keineswegs „rein motorisch" zu verstehen. Gerade für den geringgradig alkoholisierten Kraftfahrer ist bedeutsam, daß eine Steigerung der motorischen Antriebe mit einer Minderung der hemmenden und kontrollierenden Funktionen einhergehen kann (GRÜNEWALD). Meist sind beide Wirkungen gekoppelt. Mit anderen Methoden, aber in Übereinstimmung mit GRÜNEWALD, haben wir feststellen können (GERCHOW und WITTLICH, 1958, 1959), daß z. B. die motorische Aktivitätssteigerung im allgemeinen mit einer Minderung der Bewegungskontrolle verbunden ist. Hieran ist die Gesamtheit der geistig-seelischen Funktionen beteiligt. Derartige reproduzierbare Sachverhalte bilden die Grundlage für das Verständnis typischer Alkoholunfälle: z. B. unangemessen hohe Geschwindigkeit bei niedriger Blutalkoholkonzentration.

Diese kurz skizzierten Hinweise sollen lediglich andeuten, daß alkoholbedingte Persönlichkeitsveränderungen wesentlich bedeutungsvoller für die Fahrleistung sind als Ausfälle in bestimmten, an sich schon bedeutungsvollen Teilbereichen (ELBEL, 1951). Vor allem sind eine gesteigerte Wagnisbereitschaft (JANSEN) und

Kritikschwäche, sowie der Verlust ethischer und moralischer Hemmungen wesentlich früher vorhanden als jene auch laienmäßig erfaßbaren Trunkenheitserscheinungen. Schwierig ist es allerdings, Testmethoden zu finden, bei denen gleichzeitig mehrere Leistungen geprüft werden können.

ELBEL (1961) weist nachdrücklich darauf hin, daß die Präambel des Medical Research Council zu einem einschlägigen Memorandum eine wissenschaftliche Selbstverständlichkeit sei: „Es steht fest, daß alkoholbedingte Leistungsschädigungen auftreten, bevor irgendwelche Zeichen einer Trunkenheit im landläufigen Sinne erkennbar werden". Es stellt sich aber immer erneut die Frage nach der relevanten Dosis.

2. Die Gefährlichkeit des Kraftfahrers in Abhängigkeit von dem Grad der Alkoholkonzentration (statistische Aspekte)

Es wurde schon gesagt, daß es keine lineare Abhängigkeit der Trunkenheitserscheinungen von der Blutalkoholkonzentration gibt. Die Tendenz, Stufenleitern des Trunkenheitsgrades — und der Gefährlichkeit — allein aus der BAK abzulesen, kann deshalb nur verallgemeinernd gelten. Für den Einzelfall ist davon auszugehen, daß lediglich eine sog. stochastische Abhängigkeit besteht (GERCHOW, s.o.). Ähnlich verhält es sich mit dem Unterschied zwischen Verschuldenshöhe (subjektiv) und Risikoerhöhung (objektiv). ELBEL (1961) weist darauf hin, daß nur die Risikoerhöhung einer Untersuchung mit naturwissenschaftlichen Methoden zugänglich ist; diese können statistischer oder experimenteller Art sein.

Auf die zahlreichen Massenstatistiken kann hier nicht eingegangen werden. Übereinstimmung besteht insofern, als der Alkoholeinfluß mit hoher Signifikanz mit der Schwere der Unfallfolgen steigt. Untersuchungen über die „Unfallchance" in Abhängigkeit von der Blutalkoholkonzentration sind dagegen selten. Die neueste und wohl exakteste Untersuchung stammt von FREUDENBERG (1963/64, 1966). Danach ist die Gefährlichkeit eines Kraftfahrers in bezug auf Unfälle mit Getöteten (2,53) sowie mit Verletzten (2,12) bereits bei einer BAK von 0,5‰ mehr als verdoppelt; selbst bei Unfällen mit Sachschäden beträgt sie 1,43 gegenüber 1,0 beim nüchternen Kraftfahrer. Die Gefährlichkeit eines Kraftfahrers mit 0,8‰ ist etwa viermal so hoch, die Gefährlichkeit eines Kraftfahrers mit 1,5‰ etwa 16mal so hoch in bezug auf Unfälle mit Getöteten gegenüber einem nüchternen Kraftfahrer (Tabelle 2).

Da die naturwissenschaftliche Analyse des Fahrtüchtigkeitsbegriffs eine bedenkliche Unsicherheit der Rechtslage offenbart, hat das Bundesgesundheitsamt eine grundsätzliche Neuorientierung der Rechtsgrundlagen des Alkoholdeliktes vorgeschlagen und die Umwandlung in ein „Formaldelikt" empfohlen. Dieser Vorschlag zielt darauf ab, eine Grenze nicht dort festzusetzen, wo „Fahruntüchtigkeit" bei allen Kraftfahrern gegeben ist, sondern dort, wo bei der Mehrheit der Kraftfahrer eine Gefährdung anderer im Straßenverkehr zu befürchten ist. Man geht also von der Gefährdung anderer durch alkoholisierte Kraftfahrer aus und hat eine Steigerung der Gefährlichkeit auf das Dreifache gegenüber dem nüchternen Kraftfahrer als jene Grenze angesehen, die im Interesse der allgemeinen Verkehrssicherheit noch verantwortet werden kann. Diese Grenze ist (s. Tabelle 2) bei einer BAK zwischen 0,6 und 0,7‰ erreicht. Unter Berücksichtigung eines mittleren Beobachtungsfehlers von 0,05‰ (s. Abschnitt Genauigkeit der Bestimmungsmethoden) ist man zu dem Ergebnis gekommen, daß ein mit den zur Zeit üblichen Alkoholbestimmungsmethoden ermittelter Wert von 0,8‰ und mehr mit an Sicherheit grenzender Wahrscheinlichkeit (99,58%) eine Überschreitung der verkehrsgefährdenden Blutalkoholkonzentration von 0,6—0,7‰

Tabelle 2. (Nach Freudenberg)

Blutalkohol in $^0/_{00}$	Gefährlichkeit in bezug auf Unfälle mit Getöteten	Verletzten	nur Sachschaden
0,0	1,00	1,00	1,00
0,1	1,20	1,16	1,07
0,2	1,45	1,35	1,15
0,3	1,75	1,57	1,24
0,4	2,10	1,83	1,33
0,5	2,53	2,12	1,43
0,6	3,05	2,47	1,53
0,7	3,67	2,87	1,65
0,8	4,42	3,33	1,77
0,9	5,32	3,87	1,90
1,0	6,40	4,50	2,04
1,1	7,71	5,23	2,19
1,2	9,29	6,08	2,35
1,3	11,18	7,07	2,52
1,4	13,46	8,21	2,71
1,5	16,21	9,55	2,91

anzeigt. Auf die experimentellen Grundlagen dieses Wertes — auch „*Gefahrengrenzwert*" bezeichnet — wird unten eingegangen werden (vgl. auch den Beitrag von R. Lange in diesem Handbuch, S. 58).

Für den Fall, daß keine gesetzliche Neuregelung der Alkoholdelikte erfolgt, sind die Untersuchungsergebnisse von Freudenberg auch für eine Neufestsetzung des Grenzwertes der absoluten Fahruntüchtigkeit herangezogen worden; allerdings lediglich als eine geeignete Grundlage für weitere Überlegungen. — Für den „absoluten Grenzwert" wurde von der doppelten Gefährlichkeit im Vergleich zum „Gefahrengrenzwert" ausgegangen. Bei einer BAK zwischen 1,0 und 1,1$^0/_{00}$ (s. Tabelle von Freudenberg) ist die Gefährlichkeit in bezug auf Unfälle mit Getöteten und Verletzten etwa doppelt so hoch wie bei 0,6—0,7$^0/_{00}$. Es ist empfohlen worden, bei Neufestsetzung des Grenzwertes der „absoluten Fahruntüchtigkeit" durch die Rechtsprechung von einem *forensischen Wert* von 1,2$^0/_{00}$ auszugehen*. Forensischer Wert bedeutet, daß die Streuung der Ergebnisse der Alkoholbestimmung im Blut mit den zur Zeit üblichen Methoden bereits berücksichtigt worden ist (s. Abschnitt Genauigkeit der Bestimmungsmethoden).

Statistische Methoden sind also grundsätzlich geeignet, eine Risikoerhöhung in Abhängigkeit von der Alkoholdosis zu beweisen. Die Ergebnisse der experimentellen Untersuchungen sind ebenso eindrucksvoll, aber bedeutsamer, weil sie differenziert jede individuelle, dispositionelle und aktuelle Besonderheit herausstellen können.

3. Experimentalforschung zum Problem der Alkoholwirkung

Grundsätzlich gibt es keine Alkoholdosis, die nicht auf irgendeinem Gebiet eine leistungsverschlechternde Wirkung hat; mit geeigneten Methoden ist jede Leistungsbeeinträchtigung nachweisbar (Elbel, 1961). Will man unterstellen, daß es überhaupt eine für die Leistungsfähigkeit unerhebliche Blutalkoholkonzentration gibt, dann liegt diese mit Sicherheit unter 0,2—0,3$^0/_{00}$. Für die Praxis ist jedoch entscheidend, wo die untere Grenze anzusetzen ist, bei der eine relevante

* Inzwischen hat der BGH festgestellt, daß Kraftfahrer bei einem Blutalkoholgehalt von 1,3$^0/_{00}$ unbedingt fahruntüchtig sind [BGH, Beschluß v. 9. Dez. 1966 — 4 StR 119/66 in „Blutalkohol" 4, 41 (1967)].

Leistungsminderung a) auftreten kann, b) durchschnittlich zu erwarten ist, c) stets sicher vorhanden ist (ELBEL, 1961).

Ganz gleich, ob man das Leistungsspektrum in sinnesphysiologische und psychische Reaktionen, somato-motorische Leistungen und „Gesamtpersönlichkeit" unterteilt, es wird immer und überall Überschneidungen geben. Für eine Systematisierung steht hier nicht genügend Raum zur Verfügung. — Fast alle Leistungsprüfungen registrieren, was innerhalb einer gestellten Aufgabe noch oder überhaupt geleistet werden kann. Die Übertragung der Ergebnisse auf die Praxis bei extrem theoretischen Versuchsanordnungen ist jedoch nicht ohne — zum Teil berechtigte — Kritik geblieben. Entscheidend ist, daß es nicht auf das „Können" in Teilbereichen ankommt, sondern auf die Realisierbarkeit einer ausreichenden Gesamtleistung. Jene Verfahren, die ein breites Leistungsspektrum nicht nacheinander, also zur gleichen Zeit, prüfen, müssen zwangsläufig an Aussagekraft gewinnen. Auf der Grundlage dieser Überlegungen haben wir (GERCHOW und WITTLICH, 1958, 1959) eine Methode zur „Prüfbarkeit der Besonnenheitsstörungen" zu finden versucht. Nachdem vorher bereits SCHWEITZER (1955) u. a. auf die Bedeutung der Schriftbildänderungen unter Alkohol hingewiesen hatten, wurde der „Schriftänderungstest" für die Erfassung alkoholbedingter psychomotorischer Störungen und Schädigungen der Gesamtpersönlichkeit ausgebaut. Gewissermaßen zur gleichen Zeit können Zuwendung, Aufmerksamkeit, Konzentration, Bewegungsdrang, Reaktionsleichtigkeit, Sorgfalt und andere Teilfunktionen geprüft werden. Die Ergebnisse beweisen, daß der Proband bei niedrigen Alkoholisierungsgraden das für seine Situation vermeintlich wesentliche am meisten beachtet und den damit verbundenen Auftrag u. U. auch recht gut erfüllt. Zur gleichen Zeit sinken aber andere Leistungen ab. Konzentration auf Schnelligkeit geht auf Kosten der Qualität; aufmerksame Zuwendung und qualitativ ansprechende Leistung gehen auf Kosten der Schnelligkeit. Die am feinsten reagierenden Prüfungsmerkmale zeigten in der resorptiven Phase bereits deutliche Störungen zwischen 0,2 und 0,5‰. In der postresorptiven Phase regulierte sich das Schriftbild erst bei etwa 0,8‰, 5 Std nach Trinkende, auf die im Nüchternzustand gezeigte Schriftform wieder ein. Bis dahin waren immer noch Zeichen größerer Ablenkbarkeit, Flüchtigkeit, Sorglosigkeit und Nachlässigkeit feststellbar. Die Ergebnisse dieser Untersuchungen unterstreichen die Auffassung der modernen Testpsychologie, daß es falsch ist, die entscheidende Wirkung des Alkohols auf die Verkehrstauglichkeit nur in einer Beeinträchtigung der Sinnesleistungen und der psychomotorischen Reaktionsfähigkeit zu sehen und die Beurteilung davon abhängig zu machen.

Wie entscheidend es darauf ankommt, die eigene obere Leistungsgrenze zu erkennen und auch danach zu handeln, haben COHEN et al. gezeigt. In Fahrversuchen wurden Geschicklichkeit und Schätzvermögen erfahrener Omnibusfahrer geprüft. Mit zunehmendem Alkoholkonsum wurde die Schätzung der erforderlichen Breite — um mit dem Fahrzeug ein Tor passieren zu können — geringer; die tatsächlich erforderliche Breite wurde immer größer. Unterschiede waren schon bei 0,2‰ vorhanden. Bei einem mittleren Wert von 0,6‰ war der Unterschied statistisch signifikant.

Fahrversuche anderer Art sind in großem Umfange durchgeführt worden (BAUER; HUBER; ABELE, 1958, 1959; COLDWEL u. a.). Durchweg waren die Ausfälle ab 0,5‰ recht grob, auch wenn äußerlich keine Trunkenheitserscheinungen wahrnehmbar waren. Ab 0,8‰ bestanden bei allen Leistungsausfälle. Die Selbsteinschätzung der Leistung war in der Regel früher geschädigt. ABELES Versuche erstrecken sich auch auf die Eliminationsphase und konnten regelmäßig unter 1,0‰ Beeinträchtigung der Fahrleistungsqualitäten registrieren.

Besonders aufschlußreich sind die Versuche an Modellfahrgeräten. Eindrucksvoll ist die subjektive Überschätzung der Leistung einhergehend mit Risikofreudigkeit auf Kosten der Fahrsicherheit (u. a. GRAF, 1932, 1935). — LOOMIS und WEST fanden Verschlechterungen der Fahrweise ab 0,5‰. Ihre bemerkenswerteste Feststellung gipfelt in dem Ausspruch, daß der klinische Trunkenheitsbefund „zu spät positiv" wird. — Die besten und aufschlußreichsten Modellfahrversuche — kombiniert mit projektiven Persönlichkeitstests — stammen von DREW et al. Ab 0,2—0,3‰ war stets ein Leistungsabfall festzustellen. Je komplexer und schwieriger die Leistung ist, umso massiver sind die Ausfälle. Bei geringen Wirkungsgraden liegt die auffälligste Störung in der Abstimmung zwischen den einzelnen Leistungskomponenten. Die Risikoerhöhung kann in den unteren Promillebereichen nur durch analytische Methoden ermittelt werden.

Auch bei diesen Versuchen konnte bewiesen werden, daß die Alkoholwirkung in der Resorptionsphase stärker ist als in der Eliminationsphase (s. o.; außerdem: GERCHOW und SACHS; GERCHOW, 1961a; MILES; GRAF, 1935; GRÜNER, 1961; MELLANBY).

Diese nur kurz skizzierten Ergebnisse geben eine gute Bestätigung für ältere Untersuchungen, die vorwiegend Einzelfunktionen geprüft haben: Auffassung und Aufmerksamkeit sind erheblich gestört bei 0,6‰ (KRAEPELIN u. SCHÜLER); Schädigungen der Leistung um 30% bei 0,5—1,0‰ (HAUSSER und TRUFFERT); Störungen der Auffassung und Kombinationsfähigkeit finden sich ab 0,8‰ (SCHWEITZER; LAVES, 1955b); tachystokopische Versuche ergaben Leistungsbeeinträchtigungen von 55—60% bei 0,5‰, von 80—85% bei etwa 1‰ (SCHWEITZER und BURKHARDT). — Reaktionszeitmessungen sind in älterer und neuerer Zeit in großem Umfange durchgeführt worden. Besonders eindrucksvoll — und bedeutsam für die Fahrleistung — sind die Rat- und Hilflosigkeit bei überraschenden Reizen (GRAF u. a.). Ähnliche Ergebnisse erzielte RAUSCHKE (1951a) bei „wahllosem Reizwechsel" bei höchstens 0,8‰. Die Schädigung war auch noch nachweisbar, wenn die Blutalkoholkonzentration auf 0,4—0,3‰ abgesunken war.

Alle diese und viele hier nicht genannten Ergebnisse über Prüfungen von Einzelfunktionen zeigen bereits zwischen 0,3 und 0,8‰ eindrucksvolle Leistungsbeeinträchtigungen. Einen umfassenden Eindruck vermittelt die groß angelegte, auch statistisch abgesicherte Arbeit von SCHWEITZER und BURKHARDT. An einer größeren Gruppe wurden dabei auch Merkmale der Verhaltensstörung überprüft. Wie schon nach den Versuchen von BOCHNIK, SCHWEITZER, GERCHOW (1959), GERCHOW und WITTLICH (1958, 1959) u. a. nicht anders zu erwarten war, zeigte die Risikobereitschaft bereits ab 0,5‰ deutliche Unterschiede zur normalen Risikoeinstellung. Bei 1,0‰ überwogen in bedrohlichem Umfange Selbstüberschätzung, Gleichgültigkeit, aggressive Enthemmung sowie unvorsichtige und riskante Verhaltensweisen.

So stehen die Ergebnisse der Experimentalforschung in guter Übereinstimmung mit den eingangs erwähnten statistischen Ermittlungen über die Gefährlichkeit angetrunkener Kraftfahrer: *ab 0,2—0,3‰ kann die Leistung beeinträchtigt sein; ab 0,6—0,7‰ ist die Leistung bei der Mehrheit aller Menschen erheblich beeinträchtigt und ab 1,0—1,1‰ gibt es unter allen denkbar möglichen Bedingungen keinen Menschen, der nicht irgendwelche relevanten Störungen aufweist.* Selbst der Einfluß des sog. Restalkohols nach einigen Stunden Schlaf bewirkt in diesen Promillebereichen immer noch relevante Ausfallserscheinungen (GRÜNER, 1961).

Eine gute Bestätigung dieser Ergebnisse an einem großen Untersuchungsmaterial in den verschiedenen Phasen der Alkoholaufnahme und -ausscheidung hat die Prüfung des sog. optokinetischen Nystagmus erbracht (KRAULAND et al.). Da die

Nystagmographie ein sehr komplexes System kontrolliert, sind diese Ergebnisse besonders wertvoll. Es handelt sich um die Prüfung eines psychophysischen Reflexes, der im Hirnstamm geschaltet wird und somit neben dem optischen System auch Aufmerksamkeit, Ablenkbarkeit und Zuwendefähigkeit prüft. Die Untersuchungen von JATHO u. a. (1965) über das Auftreten von Störungen des vestibulär-oculomotorischen Regelsystems bei Alkoholisierten (s. oben) bestätigen diese Auffassungen. Sie sind in ihrer Objektivierbarkeit und Reproduzierbarkeit so eindeutig, daß allein in diesem Funktionssystem ein Beweis dafür geliefert wird, daß ab 1,0‰ niemand ohne relevante Ausfallserscheinungen ist. Wie sich schließlich — bei Konzentrationen unter 1,0‰ — fehlerhafte subjektive Wahrnehmungsphänomene (Bewegungsunschärfen, falsche Standortbestimmung visuell erfaßbarer Objekte) — bei gleichzeitiger Schädigung der Gesamtpersönlichkeit auswirken müssen, beweist die Unfallstatistik.

Literatur *

ABELE, G.: Die Lenkbewegungen des Kraftwagenfahrers unter Alkoholeinfluß. Dtsch. Z. ges. gerichtl. Med. **48**, 58 (1958).

— Fahrfehler des Kraftwagenlenkers unter Alkoholeinfluß. Zbl. Verkehrs-Med. **5**, 34 (1959).

ADAMS, A.: Elektronystagmographische Untersuchungen über die optisch-vestibuläre Integration von Bewegung und Wahrnehmung. Pflügers Arch. ges. Physiol. **269**, 344 (1959).

—, u. CH. STAEWEN: Das Elektronystagmogramm (ENG) bei Krankheiten des Zentralnervensystems und Hirntrauma. Dtsch. Z. Nervenheilk. **178**, 614 (1959).

ALHA, A.: Der klinische Rauschzustand während des steigenden und fallenden Blutalkohols. Ärztl. Lab. **2**, 9 (1956).

ANDRÉASSON, R., u. R. BONNICHSEN: Ergebnisse klinischer Untersuchungen bei verschiedenem Blutalkoholgehalt. Blutalkohol **2**, 485 (1963/64).

APEL, G.: Zur Frage des Alkoholabbaues im Schlafe. Dtsch. Z. ges. gerichtl. Med. **49**, 388 (1960).

ASCHAN, G., M. BERGSTEDT, and J. STEHLE: Nystagmography recording of nystagmus in clinical neurological examinations. Acta oto-laryng. (Stockh.), Suppl. **129**, 1 (1956).

BACKE, W.: Experimentelle Untersuchungen über das Verhalten der Blutalkoholkurve in der Resorptionsphase und Eliminationsphase unter wechselnden Bedingungen. Diss. Med. Fakultät Kiel 1963.

BAUER, H.: Experimentelle Beobachtungen an Kraftwagenfahrern unter Alkoholwirkung. Dtsch. Z. ges. gerichtl. Med. **29**, 193 (1938).

BECKERT, W.: Beziehungen zwischen Blutalkoholbefund, Trunkenheitsgrad und Lebensalter. Dtsch. Z. ges. gerichtl. Med. **32**, 51 (1939/40).

BENNER, H.: Untersuchungen über die Veränderung des Alkoholgehaltes in unter verschiedenen Bedingungen aufbewahrten Blutproben. Diss. Med. Fakultät Göttingen 1937.

BERGGREN, S. M., and L. GOLDBERG: The absorption of ethyl alcohol from the gastrointestinal tract as a diffusion process. Acta physiol. scand. **1**, 246 (1940).

BERNHARD, C. G., et L. GOLDBERG: Nystagmus spontané par suite d'intoxication aigu par l'alcol. Acta med. scand. **84**, 36 (1934).

BERNHEIM, J., V. SACHS u. E. STEIGLEDER: Systematische Untersuchungen mit dem ADH-Verfahren, ein Beitrag zur Spezifität der Methode. Dtsch. Z. ges. gerichtl. Med. **53**, 28 (1962).

BLEULER, E.: Lehrbuch der Psychiatrie. Berlin: Springer 1937.

BOCHNIK, H. J.: Tests unter Alkoholbelastung. Zur charakterologischen Auswertung des experimentellen Alkoholrausches unter besonderer Berücksichtigung des Wartegg-Zeichentests. Zbl. diagn. psychol. u. Persönlichkeitsforsch. **2**, 33 (1954).

BONNICHSEN, R. K., and H. THEORELL: An enzymic method for the microdetermination of ethyl alcohol. Scand. J. clin. Lab. Invest. **3**, 58 (1951).

BSCHOR, F.: Studien über den Ablauf der Alkoholintoxikation unter besonderer Berücksichtigung der pharmako-psychologischen Beziehungen in der Resorptionsphase bei Alkoholgewöhnten. Dtsch. Z. ges. gerichtl. Med. **40**, 399 (1951).

— Beobachtungen über ein funktionales Prinzip bei der psychomotorischen Leistungsminderung in den verschiedenen Phasen der akuten Alkoholintoxikation. Dtsch. Z. ges. gerichtl. Med. **41**, 273 (1952).

* Es kann sich in Anbetracht des begrenzten Raumes nur um eine Auswahl handeln, die mit dem Jahre 1966 abschließt.

Bücher, Th., u. H. Redetzki: Eine spezifische photometrische Bestimmung von Äthylalkohol auf fermentativem Wege. Klin. Wschr. **29**, 615 (1951).
Buhtz, G.: Der Verkehrsunfall. Stuttgart 1938.
Cohen, J., E. J. Dearnaley, and C. E. M. Hansel: The risk taken in driving under the influence of alcohol. Brit. med. J. **1958**, No 5085, 1438.
Ditt, J.: Erbrechen und Blutalkoholkurve. Blutalkohol **2**, 68 (1963/64).
—, u. G. Schulze: Blutverlust und Blutalkoholkonzentration. Blutalkohol **1**, 183 (1961/62).
Döring, G., B. Forster u. J. Langenkamp: Erfahrungen bei der Alkoholbestimmung an etwa 13000 Blutproben mit dem automatischen ADH-Verfahren. Blutalkohol **3**, 511 (1965/66).
Dost, F. H.: Der Blutspiegel, 1. Aufl. Leipzig: Georg Thieme 1953.
Dotzauer, G., H. Redetzki, K. Johannsmeier u. Th. Bücher: Erprobung einer spezifischen Fermentmethode zur Mikrobestimmung von Äthylalkohol. Dtsch. Z. ges. gerichtl. Med. **41**, 15 (1952).
Drew, G. C., W. P. Colquhoun, and H. A. Long: Effect of small doses of alcohol on a skill resembling driving. Med.-leg. J. (Camb.) **26**, 94 (1958).
Dürrbaum, K.-F.: Alkoholbedingte Delinquenz unter statistischen Aspekten. Diss. Med. Fakultät Frankfurt 1966.
Duesberg, R.: Über die Zentralisation des Kreislaufs. In: Fortschritte auf dem Gebiete der Kreislauferkrankungen. Nauheimer Fortbildungslehrg. **15**, 66 (1950).
Elbel, H.: Die wissenschaftlichen Grundlagen der Beurteilung von Blutalkoholbefunden. Leipzig: Georg Thieme 1937.
— Bedeutung, Nachweis und Beurteilung der Alkoholwirkung im Verkehr. Med. Welt **20**, 1106—1108, 1151—1154 (1951).
— Neue Ergebnisse der Blutalkoholforschung. Hefte Unfallheilk. **66**, 74 (1961).
—, u. F. Schleyer: Blutalkohol, 2. Aufl. Stuttgart: Georg Thieme 1956.
Fazekas, G., u. B. Rengei: Vergleichende Untersuchung der Empfindlichkeit verschiedener Alkoholprüfröhrchen mit der Blutalkoholbestimmungsmethode von Widmark. Blutalkohol **3**, 141 (1965).
Forrester, G. C.: Training manual, photo-electric-intoximeter, 1st ed. Intoximeter Assoc. 334 Buffalo Soc., Niagara Falls, N.Y.
Forster, B.: Elektronystagmographische Untersuchungen über den Drehbeschleunigungsnystagmus nach Alkoholgaben. Dtsch. Z. ges. gerichtl. Med. **47**, 282 (1958a).
— Über den Abfall des Blutalkoholspiegels nach traumatischer Bewußtlosigkeit. Dtsch. Z. ges. gerichtl. Med. **47**, 599 (1958b).
— G. Schulz u. H. J. Starck: Untersuchungen über den Alkoholabbau und seine forensische Bewertung. Blutalkohol **1**, 2 (1961).
Freudenberg, K.: Unfallchance und Blutalkohol. Blutalkohol **2**, 266 (1963/64).
— Die Gefährlichkeit des Kraftfahrers nach dem Grade seiner Blutalkoholkonzentration. Anlage (S. 158) zu den Gutachten des Bundesgesundheitsamtes zur Frage „Alkohol bei Verkehrsstraftaten" bearbeitet von P. V. Lundt und E. Jahn. Bad Godesberg: Kirschbaum 1966.
— Der naturwissenschaftliche Wahrscheinlichkeitsbegriff und seine Anwendung in der Rechtsprechung. In: Lehrbuch der gerichtlichen Medizin, herausgeg. v. A. Ponsold, 3. Aufl. Stuttgart: Georg Thieme 1967. Beitrag wegen Tod des Verf. nicht erschienen.
—, u. H. J. Mallach: Bemerkungen über die Konstanten c_0 und r von Widmark. Blutalkohol **3**, 372 (1966).
Froentjes, W., u. J. W. Verburgt: Über die Ermittlung des Alkoholgehaltes im Blut aus der Urinalkoholkonzentration in gerichtlichen Fällen. Blutalkohol **3**, 476 (1965/66).
Gerchow, J.: Zur Methodik der Feststellung alkoholbedingter Persönlichkeitsveränderungen. Dtsch. Z. ges. gerichtl. Med. **49**, 70 (1959).
— Statistische und experimentelle Untersuchungen zur Frage einer unterschiedlichen Bewertung bei steigenden und fallenden Blutalkoholkonzentrationen. Hefte Unfallheilk., H. 66, 90 (1961a).
— Die gerichtliche Schriftexpertise. In: B. Wittlich, Graphologische Praxis, 1. Aufl. Berlin: W. de Gruyter & Co. 1961b.
— Medizinische Grundlagen zur Frage Alkohol und Fahrtüchtigkeit. In: Alkohol — Verkehrssicherheit, herausgeg. von H. Schneble. Hamburg: Steintor 1965.
—, u. V. Sachs: Die gesetzmäßigen Beziehungen zwischen Alkoholkonzentration, Zeit und klinisch feststellbarem Trunkenheitsgrad. Dtsch. Z. ges. gerichtl. Med. **51**, 32 (1961).
—, u. E. Steigleder: Zur Frage der Resorptionsgeschwindigkeit und der Rückrechnung bei kurzen Trinkzeiten. Blutalkohol **1**, 43 (1961).
—, u. B. Wittlich: Experimentelle Untersuchungen zum Nachweis alkoholbedingter Persönlichkeitsschädigungen. 1. Mitt. Privatdruck des Bundes gegen Alkohol im Straßenverkehr, Kiel 1958.

GERCHOW J., u. B. WITTLICH: Experimentelle und statistische Untersuchungen zum Nachweis alkoholbedingter Persönlichkeitsschädigungen in der postresorptiven Phase. 2. Mitt. Privatdruck des Bundes gegen Alkohol im Straßenverkehr, Kiel 1959.

GRAF, O.: Über den Zusammenhang von Alkohol-Blutkonzentration und psychischer Alkoholwirkung. Z. Arbeitsphysiol. **6**, 137 (1932).

— Experimentell-psychologische Gesichtspunkte und Erfahrungen zur gerichtlich-medizinischen Beurteilung der Alkoholwirkung. Ärztl. Sachverst.-Ztg **41**, 255 (1935).

—, u. E. FLAKE: Zur Frage des Verlaufs der Alkoholblutkonzentration nach Alkoholgaben. Arbeitsphysiologie **6**, 141 (1933).

GROSSKOPF, K.: Technische Untersuchung von Gasen und Flüssigkeiten durch chronometrische Gasanalyse. Anorg. Chemie **63**, 306 (1951).

— Die Atemalkoholbestimmung als analytische Aufgabe. Anorg. Chemie **66**, 295 (1954).

GRÜNER, O.: Ein photometrisches Verfahren zur Blutalkoholbestimmung. Arch. Toxikol. **14**, 362 (1953).

— Alkohol und Aufmerksamkeit. Ihre Bedeutung im motorisierten Verkehr. Dtsch. Z. ges. gerichtl. Med. **44**, 187 (1955).

— Ein Beitrag zur photometrischen Blutalkoholbestimmung. Dtsch. Z. ges. gericht. Med. **44**, 771 (1956a).

— Untersuchungen über die Beeinflußbarkeit der Alkoholresorption durch psychische Faktoren. Dtsch. Z. ges. gerichtl. Med. **45**, 401 (1956b).

— Die Verteilung des Alkohols im Blute. Dtsch. Z. ges. gerichtl. Med. **46**, 10 (1957a).

— Die Bedeutung des Körperwassers für die Verteilung des Alkohols im Organismus. Dtsch. Z. ges. gerichtl. Med. **46**, 53 (1957b).

— Der Einfluß von Körperwasser- und Blutverschiebungen auf den Verlauf der Blutalkoholkurve. Dtsch. Z. ges. gerichtl. Med. **46**, 744 (1958).

Untersuchungen über die Verteilung des Alkohols zwischen Wasser und Körperfett. Dtsch. Z. ges. gerichtl. Med. **49**, 235 (1959).

— Über die psychische Leistungsminderung durch „Restalkohol". Dtsch. Z. ges. gerichtl. Med. **51**, 422 (1961).

— Zur photometrischen Bestimmung kleinster Alkoholmengen, insbesondere in der Atemluft. Blutalkohol **2**, 91 (1963/64).

— Der gerichtsmedizinische Alkoholnachweis. 2. neubearbeitete Aufl. Köln-Berlin-Bonn-München: Heymann 1967.

—, u. H. SATTLER: Untersuchungen über den Einfluß orthostatisch bedingter Blut- und Wasserverschiebungen auf den Verlauf der Blutalkoholkurve. Dtsch. Z. ges. gerichtl. Med. **47**, 276 (1958).

GRÜNEWALD, G.: Über den Einfluß von Drogen auf die Schreibpsychomotorik. Arch. Psychiat. Nervenkr. **198**, 687 (1959).

GUMBEL, B.: Akuter Blutverlust und Blutalkoholkurve. Münch. med. Wschr. **51**, 337 (1956).

HAASE, D.: Statistische Untersuchungen über die Beziehungen zwischen Blutalkoholkonzentration und ärztlich festgestellten äußeren Symptomen bei Alkoholwirkung. Diss. Med. Fakultät Bonn 1955.

HABERNOLL, A.: Das Problem des Alkoholismus. Stuttgart: Georg Thieme 1956.

HALLERMANN, W., u. V. SACHS: Über die Methodik und Bewertung des Atemalkoholnachweises im Gutachten „Blutalkohol bei Verkehrsstraftaten", herausgeg. von W. BORGMANN. Bielefeld: Kirschbaum 1955.

HEIFER, U.: Untersuchungen über die Wertigkeit von Alkoholwirkungsmerkmalen. Blutalkohol **2**, 244 (1963/64).

— Alkoholbedingte Leistungseinbuße und Unfallhäufigkeit im Straßenverkehr. Blutalkohol **3**, 1 (1965).

—, u. D. WICHMANN: Der grobschlägige Drehnachnystagmus als Zeichen der Alkoholwirkung. Blutalkohol **1**, 257 (1961/62).

HEMPEL, W.: Trunkenheitssymptome in ihrer Abhängigkeit von der resorptiven und postresorptiven Phase. Diss. Med. Fakultät Kiel 1957.

HERGER, R. N., R. B. FORNEY, and R. S. BAKER: Estimation of the level of blood-alcohol from analysis of breath. II. Use of rebreathed air. Quart. J. Stud. Alcohol. **17**, 1 (1956).

HOFF, H., u. K. KRYSPIN-EXNER: Persönlichkeit und Verhalten des alkoholisierten Verkehrsteilnehmers. Blutalkohol **1**, 323 (1961/62).

HOWELLS, D. E.: Nystagmus as a physical sign in alcoholic intoxication. Brit. med. J. **1956**, No 4980, 1405.

HUBER, O.: Untersuchungen über die Veränderung der Fahrtüchtigkeit von Kraftradfahrern nach mäßigem Alkoholgenuß. Dtsch. Z. ges. gerichtl. Med. **44**, 559 (1955).

JATHO, K.: Zur Frage der reizadaequaten Prüfung der vestibulär-oculomotorischen Regulationsmechanismen. Ärztl. Prax. **11**, 601 (1959).

Jatho, K.: Über die Störungen der vestibulär-oculomotorischen Regelfunktion bei der Alkoholintoxikation. Arch. Hals-, Nas.- u. Ohrenheilk. **17**, 321 (1961).
— Die Wirkung der Alkoholintoxikation auf den Vestibulärapparat unter besonderer Berücksichtigung der Störungen der vestibulär-oculomotorischen Regelfunktion. I. Mitt.: Kritische Betrachtung und Deutung nystagmischer Phänomene. Z. Laryng. Rhinol. **44**, 1 (1965). II. Mitt.: Ergebnisse experimenteller Untersuchungen. Z. Laryng. Rhinol. **44**, 104 (1965).
Jungmichel, G.: Zur Physiologie der Alkoholverbrennung nach Bier und nach Mahlzeiten. Dtsch. Z. ges. gerichtl. Med. **22**, 153 (1933a).
— Die Resorption von Äthylalkohol unter besonderer Berücksichtigung bei Alkoholgewöhnung. Naunyn-Schmiedebergs Arch. exp. Path. Pharmak. **173**, 388 (1933b).
— Alkoholbestimmung im Blut, 1. Aufl. Berlin: Heymann 1933c.
—, u. B. Mueller: Alkoholresorption und Alkoholverbrennung bei Schädeltraumen. Dtsch. ges. gerichtl. Med. **28**, 75 (1937).
Klein, H.: Zum spezifischen Nachweis des Alkoholgehaltes: Essigsäureäthylester und Alkoholgehalt im Blut. Klin. Wschr. **33**, 590 (1955).
Kraepelin, E.: Über die Beeinflussung einfacher psychischer Vorgänge durch einige Arzneimittel. Jena 1912.
Krauland, W.: Praktische Fragen zum Problem Alkohol und Fahrtüchtigkeit in Taschenbuch für den Verkehrsjuristen. Hamburg: Steintor-Verlag 1966.
— C. Rose u. K. Freudenberg: Blutalkoholkonzentration und ärztliche Diagnose. Blutalkohol **2**, 514 (1963/64).
— R. Schuster u. R. Klein: Über das Verhalten des optokinetischen Nystagmus bei alkoholisierten Personen. Dtsch. Z. ges. gerichtl. Med. **51**, 429 (1961).
—, u. E. Vidic: Über die Genauigkeit von Blutalkoholbestimmungen. Blutalkohol **2**, 321 (1963/64).
— — K. Freudenberg, B. Schmidt u. V. Lenk: Über den Beweiswert einer zweiten Blutalkoholbestimmung an länger gelagerten Blutproben. Dtsch. Z. ges. gerichtl. Med. **50**, 34 (1960).
Kürzinger, R.: Ist eine alkoholische Beeinflussung aus dem äußeren Verhalten zu erkennen? Dtsch. Gesundh.-Wes. **13**, 1522 (1958).
— Die unterschiedliche klinische Beurteilung der alkoholischen Beeinflussung bei verschiedenen Straftaten. Dtsch. Gesundh.-Wes. **14**, 1179 (1959).
— Erfahrungen mit der Nystagmusprobe nach Taschen. Dtsch. Gesundh.-Wes. **15**, 1383 (1960a).
— Die phasenverschiedene Wirkung des Alkohols. Dtsch. Gesundh.-Wes. **15**, 1742 (1960b).
— Verändert die soziale Stellung den Trunkenheitsgrad? Dtsch. Gesundh.-Wes. **21**, 1081 (1966).
Larsen, Y.: New breath test method. Traffic Digest and Review **2** (1954).
Laves, W.: Das Verhalten des Widmarkschen Faktors bei Unterernährten. Dtsch. Z. ges. gerichtl. Med. **39**, 84 (1948).
— Verkehrsdelikte und Blutalkoholbestimmung. Med. Klin. **49**, 8 (1954).
— Die wissenschaftlichen Grundlagen und die praktische Anwendbarkeit von Harnalkoholbestimmungen nach Verkehrsdelikten. In: Gutachten „Blutalkohol bei Verkehrsstraftaten", herausgeg. von W. Borgmann. Bielefeld: Kirschbaum 1955a.
— Maß und Zahl in der medizinischen Begutachtung der Fahrtüchtigkeit. Med. Klin. **50**, 9 (1955b).
Leithoff, H.: Eine automatische Methode der Blutalkoholbestimmung. Med. Welt 959 (1963a).
— Die automatische Blutalkoholbestimmung und die kontinuierliche Registrierung der Blutalkoholkonzentration in vivo. Vortr. 42. Tagg Dtsch. Ges. gerichtl. u. soz. Med. München 1963b.
— Die Automatisierung der enzymatischen Blutalkoholbestimmung (ADH-Methode). Blutalkohol **2**, 453 (1963/64).
Liljestrand, G.: Alcohol und Traffic. Stockholm 1951.
Lommer, E.: Statistische Betrachtungen zur Trunkenheitsdiagnose und zur Anwendbarkeit der Nystagmusprobe. Dtsch. Z. ges. gerichtl. Med. **49**, 281 (1959).
Loomis, T. A., and T. C. West: The influence of alcohol as automobile driving ability. An experimental study for the evaluation of certain medicological aspects. Quart. J. Alcohol **19**, 30 (1958).
Machata, G.: Die Routineuntersuchung der Blutalkoholkonzentration mit dem Gaschromatographen. Mikrochim. Acta **1962**, 691.
— Über die gaschromatographische Blutalkoholbestimmung. Analyse der Dampfphase. Mikrochim. Acta **1964**, 262.
— Neuere Methoden der Gaschromatographie, besonders für die gerichtliche Medizin. Öst. Chemiker-Ztg **66**, 1 (1965).

Mallach, H. J.: Über den Verlauf von Blutalkoholkurven nach Biergenuß. Blutalkohol **3**, 308 (1966).
Manz, R.: Der Einfluß geringer Alkoholgaben auf Teilfunktionen von Auge und Ohr. Dtsch. Z. ges. gerichtl. Med. **32**, 301 (1939).
— Blutalkohol und Magenkrankheiten. Dtsch. Z. ges. gerichtl. Med. **38**, 208 (1944).
— Störungen der Verteilung oder der Ausscheidung des Äthylalkohols bei Dystrophikern. Dtsch. Z. ges. gerichtl. Med. **40**, 224 (1951).
Marbe, K.: Die gerichtspsychologische Begutachtung von Autounfällen und die Eignung zum Chauffeur. Leipzig 1932.
Mayer, R. M.: Intermittierende Alkoholresorption, Speichelalkoholkurve und Alkoholwirkung. Dtsch. Z. ges. gerichtl. Med. **26**, 250 (1936).
Mellanby, E.: Alcohol: its absorption into and disappearance from the blood under different condition. Brit. med. Res. Commitee, Spec. Report **31**, 1 (1919).
Meyer zum Gottesberge, H.: Lagennystagmus, das sicherste klinische Zeichen der akuten Alkoholvergiftung. Med. Welt **17**, 429 (1943).
Miles, W. R.: Alcohol and men. New York 1932.
Nicloux, M.: Considérations générales sur la fixation d'une substance étrangère à l'organisme par les tissus. Cas particuliers du chloroforme et de l'alcool éthylique, ce dernier du point de vue Théorique. C.R. Soc. Biol. (Paris) **112**, 1096 (1933).
— Recherches sur l'alcool éthylique. — Hypothèse sur la répartition de l'alcool dans les tissus de l'organisme: L'eau, facteur prépondérant. Bull. Soc. Chim. biol. (Paris) **16**, 330 (1934a).
— L'eau des tissus: Possibilité de mettre en évidence une eau unperméable à l'alcool éthylique; sa fixation par les proteides; sa mesure, ses varations. Bull. Soc. Chim. biol. (Paris) **16**, 828 (1934b).
—, et G. Gosselin: Dialyse de l'alcool en solution diluée à travers une membrane le séparant de liquids biologiques. sang, sérum, lait etc. C.R. Soc. Biol. (Paris) **112**, 1100 (1933a).
— — Répartition de l'alcool dans les tissus du poisson plongé dans un milieu alcolisé. C.R. Soc. Biol. (Paris) **112**, 1102 (1933b).
— — Recherches sur l'alcool éthylique. Diffusion de lialcool éthylique a) in vitro dans les liquids organiques placés dans les sacs de collodion; b) in vivo, chez le poisson; rôle de l'eau des tissus. Bull. Soc. Chim. biol. (Paris) **16**, 338 (1934).
Ohm, J.: Entwicklung einer Methode objektiver Sehschärfenbestimmung auf der Grundlage des optokinetischen Nystagmus. Stuttgart: Ferdinand Enke 1947.
Osterhaus, E., u. K. Johannsmeier: Gaschromatographische Bestimmung von Alkoholen, Äther und Azeton im Blut und Urin. Blutalkohol **2**, 65 (1963/64).
Palmierie, V. M.: Verh.ber. Kongr. gerichtl. Med., Bonn 1938, S. 463.
Paulus, W., u. K. Janitzki: Untersuchungen am Leichenblut nach Widmark und ADH-Methode. Dtsch. Z. ges. gerichtl. Med. **44**, 403 (1958/59).
Pauly, H. J.: Über die Beziehungen zwischen dem klinischen Befund bei der Blutentnahme und der Blutalkoholkonzentration. Diss. Med. Fakultät Bonn 1949.
Plenkers, J.: Über Lagennystagmus während akuter Alkoholintoxikation beim Menschen. Arch. Ohr.-, Nas.- u. Kehlk.-Heilk. **152**, 197 (1943).
Ponsold, A.: Lehrbuch der gerichtlichen Medizin, 2. Aufl., S. 260. Stuttgart: Georg Thieme 1957.
— Die Plateaubildung (Gréhant) in der Blutalkoholkurve. Vortrag Proc. 3rd intern. Confer. Alcohol and Road Traffic London 1962.
—, u. H.-J. Heite: Statistische Untersuchungen über die Höhe des Blutalkoholabfallwertes („Abbauwertes") im Hinblick auf die Rückrechnung. Dtsch. Z. ges. gerichtl. Med. **50**, 228 (1960).
Rauschke, J.: Über die Blutalkoholkurve im Stadium der Resorption. Dtsch. Z. ges. gerichtl. Med. **41**, 474 (1952).
— Leistungsprüfung bei an- und abfallendem Blutalkoholgehalt unter besonderen Bedingungen. Dtsch. Z. ges. gerichtl. Med. **43**, 27 (1954a).
— Über die Beeinflussung der Blutalkoholkurve durch Erbrechen und akuten Blutverlust. Münch. med. Wschr. **49**, 1446 (1954b).
— Alkohol-Nystagmus und Leistungsschädigung. Medizinische **12**, 460 (1958).
— Über die akute Hirnleistungsschädigung durch Alkohol unter besonderer Berücksichtigung der individuellen Alkoholtoleranzschwelle und ihrer experimentellen Nachweisbarkeit. Z. ärztl. Fortbild. **53**, 639 (1959).
Redetzki, H., u. K. Johannsmeier: Grundlagen und Ergebnisse der enzymatischen Äthylalkoholbestimmung. Arch. Toxikol. **16**, 73 (1956).
— — u. G. Dotzauer: Fäulnis und Äthylalkohol. Dtsch. Z. ges. gerichtl. Med. **41**, 424 (1952).
Richter, O.: Statistische Beobachtungen an einem ländlichen Blutalkoholproben-Material. Blutalkohol **3**, 598 (1965/66).

RUNGE, W.: Augenbewegungsstörungen beim Alkoholrausch. Dtsch. med. Wschr. **50**, 298 (1924).
SAAR, W.: Wert der Harnalkoholbestimmung, in Gutachten „Blutalkohol bei Verkehrsstraftaten", herausgeg. von W. BORGMANN. Bielefeld: Kirschbaum 1955.
SCHEER, J.: Über die Möglichkeit einer Rückrechnung bei niedrigen Alkoholkonzentrationen. Untersuchungen mit der automatischen Alkoholbestimmung (Autoanalyzer). Diss. Med. Fakultät Frankfurt a.M. 1968.
SCHEIBE, J. E., u. H. FREY: Über ein neues Verfahren zum Nachweis von Alkohol in der Ausatmungsluft. Klin. Wschr. **31**, 817 (1953).
SCHLEYER, F.: Beobachtungen über den Verlauf der Blutalkoholkurve nach Ende der Alkoholaufnahme. Med. Sachverständige **55**, 151 (1959a).
— Einatmung von Lösungsmitteldämpfen und Blutalkoholgehalt. Arch. Toxikol. **17**, 336 (1959b).
SCHWAB, W., u. W. EY: Das Hör- und Gleichgewichtsorgan beim Menschen unter akuter Alkoholwirkung. Münch. med. Wschr. **97**, 658 (1955).
SCHWEITZER, H.: Alkohol als Verkehrsunfallursache. Mschr. Unfallheilk. **55**, 257 (1952).
— Graphologische, klinische und psychologische Untersuchungen unter Alkoholwirkung. Öff. Gesundh.-Dienst **16**, 361 (1955).
— Referat über KÜRZINGER: Die phasenverschiedene Wirkung des Alkohols. Dtsch. Z. ges. gerichtl. Med. **51**, 704 (1961).
— Statistische Untersuchungen zur Alkoholelimination an 1512 Doppelentnahmen. Blutalkohol **5**, 73 (1968).
—, u. F. BURKARDT: Die Beeinträchtigung der Verkehrssicherheit durch Blutalkoholkonzentration unter 1,5‰. Privatdruck Düsseldorf-Essen 1960.
SCHWERD, W.: Die Beurteilung von Alkoholbefunden im Leichenblut. Dtsch. Z. ges. gerichtl. Med. **43**, 221 (1954).
SCHULTE, K., u. H. ROTH: Drehnystagmus und Blutalkoholkonzentration. Zbl. Verkehrs-Med. **3**, 144 (1957).
SEELEY, J. R.: The WHO definition of alcoholism. Quart. J. Alcohol **20**, 352 (1959).
SEIFERT, P.: Zur Frage der Relation von Blutalkohol zum Atemalkohol. Naunyn-Schmiedebergs Arch. exp. Path. Pharmak. **214**, 427 (1952).
— Grundsätzliches zur Atemalkoholbestimmung. Dtsch. Z. ges. gerichtl. Med. **43**, 424 (1954a).
— Modifikationen der Widmarkschen Methode und deren kritische Beurteilung. Vortrag Kongr. der Dtsch. Ges. f. gerichtl. u. soz. Med., Kiel 1954b.
— Grundlagen der Blutalkoholforschung, 1. Aufl. Leipzig: Johann Ambrosius Barth 1955.
—, u. H. GÜNTHER: Alkoholintoxikation und Atemalkohol. Naunyn-Schmiedebergs Arch. exp. Path. Pharmak. **213**, 37 (1951).
SJÖVALL, E., u. E. WIDMARK: Lunds Univ. Årsskr., N.F. Avd. **25**, 30 (1930).
STARCK, H. J.: Untersuchungen über die Verkehrssicherheit alkoholgewöhnter Kraftfahrer bei Blutalkoholwerten um 1,5 g-‰. Dtsch. Z. ges. gerichtl. Med. **42**, 155 (1953).
STEIGLEDER, E., u. R. WILLE: Sind situationsnachahmende Trinkversuche sinnvoll? Blutalkohol **2**, 489 (1963/64).
STEUER, W.: Die Blutalkoholuntersuchung und ihre Beziehung zum benutzten Verkehrsmittel, dem Alter und der sozialen Stellung der untersuchten Personen. Med. Sachverständige **57**, 49 (1961).
— Untersuchungen über die Ursachen der ärztlichen Fehldiagnosen bei Alkoholuntersuchungen. Med. Sachverständige **58**, 32 (1962).
TASCHEN, B.: Nystagmusprobe zur Feststellung der Alkoholbeeinflussung. Kriminalistik **8**, 180 (1954).
— Nystagmusprüfungen zur Feststellung der Alkoholbeeinflussung. Dtsch. Z. ges. gerichtl. Med. **44**, 436 (1955).
THEORELL, H., and R. BONNICHSEN: The mechanism of alcohol dehydrogenase action. Acta chem. scand. **5**, 329 (1951a).
— — Studies on liver alcohol dehydrogenase. Acta chem. scand. **5**, 1105 (1951b).
VENZLAFF, U.: Die verkehrsmedizinische Beurteilung des alkoholgefährdeten Kraftfahrers. Blutalkohol **2**, 1 (1963/64).
VIDIC, E.: Die Bestimmung des Alkoholgehalts in biologischen Flüssigkeiten mittels Vanadinsäure. Arzneimittel-Forsch. **4**, 506 (1954).
— Blutalkoholbestimmung nach dem Vanadin-Schwefelsäureverfahren. Blutalkohol **2**, 76 (1963/64).
WAGNER, H. J.: Einfluß der gewerblichen Gase auf die Blutalkoholbestimmung. Zbl. Arbeitsmed. **12**, 161 (1962).
WAGNER, K.: Über die Veränderlichkeit des Alkoholgehaltes von Leichenblut und nicht steril aufbewahrten Blutproben. Dtsch. Z. ges. gerichtl. Med. **26**, 276 (1936).

WALCHER, I.: Über Möglichkeiten einer Beeinflussung des Blutalkohols und seiner Bestimmungsmethoden durch Nitroverdünnung. Diss. Med. Fakultät Frankfurt a. M. 1965.
WALTER, H.: Inauguraldissertation Med. Fakultät Zürich 1926.
WALTER, H. W.: Alkoholmißbrauch und Alkohollagennystagmus. Dtsch. Z. ges. gerichtl. Med. **43**, 232 (1954).
WEINIG, E., u. L. LAUTENBACH: Die Gaschromatographie als neue Methode in der forensischen Toxikologie und Kriminalistik. Arch. Krim. **129**, 11 (1958).
— — Die Beurteilung von Alkoholbefunden in Leichenblutproben. Blutalkohol **1**, 222 (1962).
— — u. G. SCHMIDT: Zur Frage der Störung des ADH-Verfahrens durch Einatmung flüchtiger Stoffe. Blutalkohol **2**, 193 (1963/64).
—, u. W. SCHWERD: Über die Beziehungen zwischen Blut- und Urinalkoholkonzentration beim Menschen. Naunyn-Schmiedebergs Arch. exp. Path. Pharmak. **221**, 243 (1954).
— — Die Berechnung der Blutalkoholkonzentration nach dem Trinken von Schnaps. Dtsch. Z. ges. gerichtl. Med. **44**, 55 (1955).
— — u. L. LAUTENBACH: Die Neubildung von Äthanol, Methanol und anderen Alkoholen im Leichenblut und ihre forensische Bedeutung. Beitr. gerichtl. Med. **21**, 114 (1961).
WEYRICH, G., u. G. HAUCK: Beeinträchtigung von Blutalkoholbefunden durch Einatmung von Terokal-Leim-Dämpfen (Methyl- und Äthylacetat). Arch. Toxikol. **8**, 120 (1960).
WIDMARK, E. M. P.: Die theoretischen Grundlagen und die praktische Verwendbarkeit der gerichtlich-medizinischen Alkoholbestimmung, 1. Aufl. Berlin: Urban & Schwarzenberg 1932.
WILLE, R., u. E. STEIGLEDER: Zur Frage der Rückrechnung von niedrigen Blutalkoholkonzentrationen. Blutalkohol **3**, 419 (1966).
WILLNER, V., u. R. KRETSCHMAR: Die Veränderung des Verteilungsfaktors „r" nach akuten Körperwasserverlusten. Blutalkohol **2**, 99 (1963/64).
WÜRMELING, H. B.: Weitere Untersuchungen über Alkoholresorption. Vortrag 44. Tagg. Dtsch. Ges. gerichtl. u. soz. Med. Hamburg 1965.
ZANALDI, L.: Der Verlauf der Blutalkoholkurve nach Schädelverletzungen. Dtsch. Z. ges. gerichtl. Med. **44**, 610 (1956).

Pharmakologische Grundlagen der Wirkung von Arzneimitteln auf die Verkehrstüchtigkeit

K. Soehring und H. G. Wolters, Hamburg

Einführung

Eine Beeinträchtigung der Fahrtauglichkeit durch Alkohol wird allgemein angenommen und hat in der Bundesrepublik Deutschland zu dem viel diskutierten Urteil des Bundesgerichtshofes geführt, demzufolge ein Blutalkoholgehalt von 1,3‰ und darüber „auch den alkoholverträglichen Kraftfahrer zur sicheren Führung seines Fahrzeuges außerstande setzt". Der hier implizierte Begriff der „absoluten Fahruntüchtigkeit" beansprucht Allgemeingültigkeit und schließt nach v. Below (1966) im Einzelfall sogar den Gegenbeweis aus. Hier liegt also der einfache Fall vor, daß die Rechtsprechung eine — in verschiedenen Staaten unterschiedlich festgelegte — Konzentration eines Pharmakons im Blut verwenden kann, um „absolute Fahruntüchtigkeit" zu definieren.

Über die Strafrechtspraxis hinaus hat sich seit mehr als 30 Jahren zunehmend auch die Allgemeinheit angewöhnt, in „Promille-Werten" zu denken und den Grad einer Einschränkung der Fahruntüchtigkeit danach abzuschätzen. Als Beispiel sei hier nur auf die Werbung einer Brauerei hingewiesen, die auf den an Gaststätten verteilten Bierdeckeln angibt, wieviel Bier in festgelegten Zeitintervallen getrunken werden kann, ohne daß „gefährliche" Promille-Werte befürchtet werden müssen. In jüngster Zeit werden die von der Polizei benutzten Teströhrchen zur Bestimmung von Alkoholkonzentrationen in der Exspirationsluft der Allgemeinheit zum Verkauf angeboten, damit der Kraftfahrer den Gefahrengrad selbst abschätzen kann.

Ohne hier weiter auf die Problematik des Führens von Kraftfahrzeugen unter Alkoholeinfluß eingehen zu wollen, die im Rahmen dieses Buches von kompetenter Seite behandelt wird, sei nur festgestellt, daß für *ein* Pharmakon, dessen Anwendung häufig ist, und in der Regel nicht ärztlich kontrolliert wird, von der Gesellschaft akzeptierte quantitative Grenzen existieren, deren Überschreitung — gemessen am Promille-Wert — das Führen eines Kraftfahrzeuges ausschließt.

Die große Zahl anderer Pharmaka, die entweder im Rahmen ärztlicher Behandlung oder durch eigenen Entschluß von Kraftfahrern konsumiert wird, kann aus nachstehend erörterten Gründen nicht in der gleichen Weise behandelt werden.

1. Die Bestimmung der Blut*alkohol*konzentration im Entnahmezeitpunkt nach zwei eingeführten Methoden (ADH- und Widmark-Verfahren) ist zwar in Einzelheiten noch immer diskutiert, wird aber in der Praxis mit Hilfe ausgebauter spezieller Einrichtungen bemerkenswert sicher durchgeführt; möglicherweise wird die Einführung der Gaschromatographie die Routinebestimmung in Zukunft noch weiter erleichtern. Die Rückrechnung auf den Tatzeitpunkt bietet dagegen noch immer Probleme (z.B. Dubowski, 1963; Elbel und Schleyer, 1956), die zwar erhebliche theoretische Bedeutung haben, aber in der täglichen Arbeit des Sachverständigen keine allzu große Rolle spielen. Man kann alle Fehlermöglichkeiten durch den sog. Sicherheitszuschlag zugunsten eines Beschuldigten weitgehend kompensieren.

Bei *Arzneimitteln* stößt dagegen schon die Bestimmung im Blut oder im Harn oft auf erhebliche Schwierigkeiten, da im Gegensatz zu Äthanol die meisten Arzneimittel im Organismus nicht zu CO_2 und Wasser abgebaut werden, sondern Stoffwechselendprodukte — Metaboliten — liefern, die in vielen Fällen nur schwer oder gar nicht von der wirksamen Substanz abzutrennen sind. Die wichtigsten Wege des Arzneimittel-Stoffwechsels sind von NETTER (1962) und in jüngster Zeit von UEHLEKE (1965) so übersichtlich dargestellt worden, daß sich jeder Arzt leicht ein Bild von dieser Problematik machen kann. Da die Umwandlung in unwirksame Metaboliten zwar nach verhältnismäßig einfachen Regeln erfolgt, in jedem Einzelfall und für jeden verwendeten Stoff aber gesondert untersucht werden muß, ist der Unterschied zum Alkohol evident:

Alkohol:	*Arzneimittel:*
eine Substanz	zahlreiche Substanzen
2 (evtl. 3) Methoden	Methoden nur teilweise ausgearbeitet
ausgebaute Organisation	fehlende Organisation
quantitativ bestimmbar	quantitativ nur schwer bestimmbar
Konzentrations/Wirkungsbeziehung weitgehend bekannt	Konzentrations/Wirkungsbeziehung selten eindeutig
rechtliche Wertung normiert	rechtliche Wertung nicht normiert

In vielen Fällen wird man sich auf den qualitativen Nachweis im Harn beschränken müssen, der aber trotz aller methodischen Fortschritte (FRAHM, 1964, 1966; SCHMIDT, 1962; VIDIC, 1960) keineswegs so problemlos ist, daß man Routinebestimmungen in jedem Laboratorium heute empfehlen kann. Dieser Nachweis sagt nichts aus über die Blutkonzentration an Wirkstoff im Entnahme- oder gar Tatzeitpunkt, er läßt keine Schlüsse auf die aufgenommene Menge zu und stützt sich nicht selten gar nicht auf den Nachweis der eingenommenen Substanz, sondern auf die in der Regel unwirksamen Metaboliten. So wird, um ein Beispiel zu nennen, das Schlaf- und Beruhigungsmittel Ethinamat (Valamin) nach therapeutischen Dosen so gut wie gar nicht unverändert, sondern in Form zahlreicher Metaboliten (PREUSS, 1963; VAKILZADEH, 1964) ausgeschieden, deren sichere Deutung Erfahrung voraussetzt. Man erreicht die bei der Blutalkoholbestimmung geforderte Genauigkeit also in qualitativer und in quantitativer Hinsicht beim Nachweis von Arzneimitteln im Routinebetrieb so gut wie nie. Dies schließt selbstverständlich nicht aus, daß spezielle Arbeitsgruppen mit großem Zeit-, Material- und Personalaufwand erstaunlich gute Ergebnisse erzielen, wie dies vor allem in den chemisch-analytischen Abteilungen der gerichtsmedizinischen Institute immer wieder bewiesen wird.

Es kann daher — vor allem für die am Strafprozeß Beteiligten — nicht deutlich genug betont werden, daß die heute zur Verfügung stehenden Methoden zum Arzneimittelnachweis keine Fakten ermitteln lassen, deren Beweiswert im Prozeß auch nur annähernd mit den Ergebnissen der Blutalkohol-Bestimmung vergleichbar ist. Die mit dem erwähnten Aufwand erzielten Ergebnisse in Spezialfällen sind eine Ausnahme von dieser Regel. Da sie im Vergleich mit der Häufigkeit der Einnahme von Arzneimitteln nur selten gewonnen werden, ist ihre Verwendung als Beweismittel vielleicht schon aus Gründen der Rechtsgleichheit problematisch.

2. Für *Alkohol* hat der BGH in dem erwähnten Urteil und auch später die „absolute Fahruntüchtigkeit" in Relation zu einem Konzentrationswert gesetzt, der vielleicht geändert werden kann; im Prinzip aber ist diese Bewertungsmethode kaum mehr ernsthaft anzugreifen. Ein entsprechendes Vorgehen bei Arzneimitteln ist, wie oben dargelegt, schon aus methodischen Gründen nicht oder nur in den seltensten Fällen möglich. Dies soll noch einmal an einem Beispiel deutlich gemacht werden: Wird die Blutkonzentration des Schlafmittels Barbital (früher

als Veronal im Handel) mit einer spektrophotometrischen Methode bestimmt, so ist es sicher, daß nur dieser Wirkstoff und keine unwirksamen Metaboliten erfaßt werden, da Barbital im Organismus von Mensch und Tier praktisch nicht abgebaut wird (s. z.B. SCHMIDT, 1962). Wendet man das gleiche analytische Verfahren auf das nahe verwandte Hexobarbital (Evipan) ohne besondere Trennungsverfahren an, so wird man Ketohexobarbital, das unwirksam ist, in einem im Einzelfall unbekannten Mischungsverhältnis in der Regel miterfassen; für andere Barbiturate können Zahl und Anteil unwirksamer Metaboliten noch erheblich variieren. Da weiterhin die Verweildauer der Wirkstoffe und ihrer Abbauprodukte im Organismus oft sehr verschieden ist, wird es bei Verwendung von Routineverfahren nicht selten unmöglich, den Anteil der wirksamen und der unwirksamen Formen im Entnahmezeitpunkt exakt zu bestimmen. Rückrechnungen, wie sie beim Alkohol üblich sind, können überhaupt nicht durchgeführt werden. Dies geht u.a. aus den Befunden von REMMER (1960) hervor, der eine Zunahme der Abbaugeschwindigkeit zahlreicher Arzneimittel z.B. durch Vorbehandlung mit Phenobarbital nachwies. Da in vielen Fällen in der Praxis nicht eine einmalige, sondern eine wiederholte Arzneimitteleinnahme zur Diskussion steht, ist eine Eingrenzung der möglichen Abbaurate, wie sie beim Alkohol trotz aller Schwierigkeiten erfolgen konnte, für Arzneimittel so gut wie unmöglich.

Der Festlegung einer Relation zwischen Arzneimittelkonzentration und „absoluter Fahruntüchtigkeit" stehen aber nicht nur methodische Hindernisse entgegen. Ein erheblicher Teil unserer üblichen Medikamente wird nämlich im Organismus nicht nur um- und abgebaut, sondern — worauf zuerst BENNHOLD (1938) hinwies — in erheblichem und stark wechselndem Umfang reversibel an die Bluteiweißkörper, vorwiegend an Albumin, gebunden. Dies gilt sowohl für die Wirkstoffe als auch für deren unwirksame Metaboliten. Wenn man von hier nicht zu erörternden Ausnahmefällen absieht, kann man annehmen, daß der gebundene Anteil eines Wirkstoffes für die Zeit seiner Bindung unwirksam ist. Die früher — besonders bei Sulfonamiden — übliche Unterscheidung zwischen „freier" und „gebundener" Fraktion als absoluten Werten wurde wieder problematisch, nachdem man erkannte, daß es sich um Fließgleichgewichte handelt, die auch noch abhängig von der Blutkonzentration sind (neuere Darstellungen dieser Probleme s. u.a. bei KRÜGER-THIEMER, 1964, sowie WITZGALL und BOYENS, 1964).

Allgemein ergibt sich hieraus, daß der „Blutspiegel" für viele Arzneimittel kein zuverlässiges Maß ihrer Wirkung ist. Die Übertragung der geradezu idealen Verhältnisse beim Äthanol — Abbau bis zu CO_2 und Wasser, Verteilung im Organismus entsprechend dem Wassergehalt der Gewebe usw. — auf Medikamente schlechthin erweist sich als unmöglich. Die Bestimmung von Blutkonzentrationen und Ausscheidungsmengen kann bei *Arzneimittelvergiftungen* durchaus wertvoll sein; im Bereich therapeutischer Dosen hat sie für eine auch nur annähernd quantitative Beurteilung der Einschränkung der Fahrtüchtigkeit praktisch keine Bedeutung. Dies gilt besonders dann, wenn innerhalb einer Arzneimittelgruppe — z.B. bei den Barbituraten — Befunde mit einem Stoff auf die ganze Gruppe übertragen werden, was nach unseren Erfahrungen absolut unzulässig ist. Wie u.a. FRAHM, GOTTESLEBEN und SOEHRING (1963) zeigten, wird z.B. Barbital nach einer therapeutisch üblichen Dosis im Harn bis zu 28 Tagen nachweisbar, während das nahe verwandte Hexobarbital in wirksamer Form nur Stunden, in Form unwirksamer Abbauprodukte 2—3 Tage im Harn des Menschen gefunden wird. Die therapeutisch üblichen anderen Barbiturate liegen zwischen diesen Extremen. Es ist also unmöglich, von „Barbital-Äquivalenten" bei allen Barbituraten zu sprechen, wie dies gelegentlich geschehen ist (WIECK u. Mitarb., 1962), wenn man die Unterschiede in Verteilung und Abbau nicht berücksichtigt.

Zusammenfassend ist festzustellen, daß die beim Alkohol bewährte Korrelation zwischen Konzentration im Blut und Fahruntüchtigkeit einen glücklichen Sonderfall darstellt, dessen Übertragung auf Arzneimittel unter Verwendung ähnlich einfacher Routinemethoden nicht möglich ist.

I. Narkosemittel

Die Aufhebung der Fähigkeit, ein Kraftfahrzeug sicher zu lenken, während einer *Allgemeinnarkose* bedarf keiner Erörterung. Hier liegt die Gefahr in den Nachwirkungen, die mit den einzelnen Narkoseformen wechseln und getrennt besprochen werden müssen. Allgemein kann allerdings gesagt werden, daß es kaum eine Narkose ohne verkehrsmedizinisch relevante Nachwirkung gibt. Dies gilt besonders für die intravenös zu verwendenden Mittel der Barbiturat- und Thiobarbituratreihe, die oft als Kurz-, Ultrakurz- und früher sogar einmal als „Schußnarkotica" bezeichnet wurden. Einen möglichen Fortschritt durch die Einführung eines Phenoxyessigsäurederivates, das unter der Bezeichnung Epontol in den Handel kam (Wirth und Hoffmeister, 1965, Harrfeldt, 1965 u.a.), werden wir weiter unten näher besprechen.

Die *lokale Schmerzausschaltung* ist verkehrsmedizinisch im allgemeinen günstiger zu beurteilen. Im Gegensatz zur Allgemeinnarkose werden hier — bei technisch richtiger Durchführung — nur die Schmerzrezeptoren oder die Leitungsbahnen der Peripherie blockiert, ohne daß Auswirkungen auf Grob- und Feinkoordination oder andere Funktionen des Zentralnervensystems zu befürchten wären. Massing u. Mitarb. (1965) haben die Lokalanaesthesie unter dem Gesichtspunkt der Verkehrssicherheit diskutiert und kommen letzten Endes zu dem Ergebnis, daß nach *Eingriffen in Lokalanaesthesie* die Fahrtüchtigkeit eingeschränkt sein kann. In die Kausalkette fügen sich aber neben dem verwendeten Lokalanaestheticum, das nach unserer Ansicht die geringste Bedeutung hat, andere Faktoren ein: Die Belastung durch den Eingriff, Angst, „Nervosität", der wiedereinsetzende Schmerz nach dem Eingriff sind *ein* Ursachenbündel; ein zweites ist in dem schwer zu durchleuchtenden Feld der „Prämedikation" zu suchen. Viele Patienten nehmen vor zahnärztlichen Behandlungen z.B. eine Reihe von Beruhigungs- und Schmerzmitteln ein, von denen der Zahnarzt oft nichts weiß.

In diesem Zusammenhang ist ein Urteil des Amtsgerichtes Waldshut (1966) von Bedeutung. Mit einem rechtskräftig gewordenen Strafbefehl wurde ein Zahnarzt wegen fahrlässiger Körperverletzung verurteilt, nachdem ein von ihm behandelter Patient nach der Entlassung aus der Praxis einen Verkehrsunfall mit Körperschaden verursacht hatte. Das Urteil wirft dem Zahnarzt die Unterlassung der Befragung nach Arzneimitteln vor, die der Patient vor der Behandlung eingenommen hatte. Bei der grundsätzlichen Bedeutung dieses Urteils ist es bedauerlich, daß keine obergerichtliche Nachprüfung erfolgte.

1. Inhalationsnarkotica

Die klassischen gas- und dampfförmigen Narkosemittel spielen heute in der ambulanten Praxis, wenn man von Polikliniken absieht, eine relativ kleine Rolle. Durch die Entwicklung der Anaesthesie als Spezialfach werden wohl nur noch die Ärzte anderer Fachrichtungen selbst Narkosen in der Praxis machen, die aufgrund ihrer früheren Ausbildung die Grundlagen der „Apparatnarkose" beherrschen.

Eine vielleicht noch etwas größere Bedeutung dürfte in der Praxis der „*zentralen Analgesie*" z.B. mit Distickstoffmonoxid (Lachgas) oder Äthylchlorid zukommen. Bei diesem Verfahren soll im Idealfall neben der angestrebten Schmerzausschaltung keine andere Funktion des Zentralnervensystems ernsthaft beeinträchtigt werden, insbesondere bleibt das Bewußtsein weitgehend erhalten. Wie gute Kenner des Verfahrens (Vonow, 1957; Fuchs, 1960; Schön, 1952) immer wieder betont haben, setzt die gefahrlose Anwendung auch der zentralen Analgesie besondere Kenntnisse und Erfahrung voraus. FUCHS (1960) hat z.B. darauf hingewiesen, daß selbst die schonende Form der zentralen Schmerzausschaltung mit *Lachgas* bei genauerer Analyse der Koordination (Schriftbild) und der vegetativen Funktionen dazu zwingt, so behandelten Patienten die Teilnahme am Straßenverkehr für 1—2 Std nach der Anwendung zu widerraten. Diese Schlußfolgerung eines in der Lachgasanwendung sehr erfahrenen Zahnarztes hat um so mehr Gewicht, als weniger Erfahrene damit rechnen müssen, das „stadium analgeticum" während der Analgesie unabsichtlich zu überschreiten und Excitationen oder gar das Toleranzstadium zu erreichen. Als Faustregel kann unseres Erachtens gelten, daß um so längere und intensivere Nachwirkungen zu erwarten sind, je mehr das Bewußtsein der Patienten beeinträchtigt wurde. In solchen Fällen gelten die im nächsten Abschnitt erörterten Empfehlungen, die eine Verkehrskarenz von 24 Std strikt verlangen.

Die von manchen Praktikern noch immer verwendete *Chloräthylanalgesie* ist, wie wir schon (1951) betont haben, wegen des mit dem hohen Dampfdruck zusammenhängenden geringen Abstandes zwischen den einzelnen Narkosestadien heute nicht mehr zu empfehlen. Die für diese Form weitgehend übliche Bezeichnung „Rauschnarkose" deutet schon an, daß eine Trennung zwischen Analgesie- und Excitationsstadium praktisch unmöglich ist. Eine „Rauschnarkose" ist entweder eine schlechte Analgesie oder eine schlechte Narkose. Damit soll nicht ausgeschlossen werden, daß einige Anaesthesieschulen den Umgang mit Chloräthyl so ausgezeichnet beherrschen, daß eine praktisch gefahrlose und folgenarme Anwendung möglich ist (MACINTOSH und BANNISTER, 1947). Ohne spezielle Ausbildung sollte der Arzt in der Praxis das Verfahren aber nicht anwenden.

Die Durchführung von *Narkosen* — mit Bewußtseinsverlust — in der allgemeinen Praxis ist heute ein viel diskutiertes Risiko (FREY u. a., 1962), das den Kreis der unmittelbar Beteiligten sehr einschränkt. Dies gilt in erster Linie für *Inhalationsnarkosen*, deren Anwendung nach geltender Lehrmeinung heute die Beherrschung aller Wiederbelebungsverfahren einschließlich Intubation und künstlicher Beatmung voraussetzt. Da man im allgemeinen damit rechnen kann, daß diese Verfahren nur bei relativ großen Eingriffen erforderlich werden, kommt zum Narkose- noch das Eingriffsrisiko hinzu. Gleichgültig, ob die Narkose mit Diäthyläther, Lachgas allein oder in Kombinationen, Fluothan oder Cyclopropan geführt wird, wird man daher verkehrsmedizinisch zu fordern haben, daß der Patient erst dann wieder aktiv am Straßenverkehr teilnimmt, wenn er alle Folgen der Narkose *und* des Eingriffs vollständig überwunden hat.

Diese Forderung wird in Kenntnis der Tatsache aufgestellt, daß die Inhalationsnarkotica vom pharmakologischen Standpunkt nahezu ideal sind. Mit praktisch uninteressanten Ausnahmen haben alle Mittel dieser Gruppe den Vorteil, daß sie im Stoffwechsel nicht verändert werden. Auch die Elimination über die Atmungsorgane ist wegen ihrer Schnelligkeit ein Vorteil, der besonders für Lachgas bei normaler Kreislauf- und Atmungsfunktion geschätzt wird. Diäthyläther und Fluothan haben wegen ihrer guten Löslichkeit in Geweben und Blut längere „biologische Halbwertszeiten" (Lachgas 12 min, Fluothan 31 min, Diäthyläther 100 min; EVANS und GRAY, 1959), so daß auch Erholungszeit und damit Abklingen der Wirkung im Vergleich zu Lachgas deutlich länger sind.

Das verkehrsmedizinische Risiko wird weiter durch die Tatsache belastet, daß heutzutage die Prämedikation mit hochwirksamen Psychopharmaka (s. S. 862) oder die Einleitung der Narkose mit einem intravenösen Mittel (s. S. 859) fast die Regel ist. Für diese Stoffe gilt aber die ideale Elimination, die wir für Lachgas festgestellt haben, keineswegs; sie müssen sämtlich in der Leber zu unwirksamen Metaboliten umgebaut und durch die Niere ausgeschieden werden. Diese Vorgänge fordern, wie früher erörtert, (s. S. 855) viel Zeit.

Für eine praktisch brauchbare verkehrsmedizinische Regelung haben wir daher schon (1958) die Forderung aufgestellt, *Patienten mit normalen Kreislauf- und Atmungsverhältnissen die Teilnahme am Straßenverkehr für 24 Std nach der Narkose zu untersagen.* Diese Forderung wird auch von der Deutschen Gesellschaft für Anaesthesie und Wiederbelebung vertreten. Sie muß als Mindestforderung gelten; bei besonders belastenden Eingriffen und besonders bei schlechten Kreislauf- und Atmungsfunktionen muß die Verkehrskarenz vom Arzt länger empfohlen werden.

Für die Praxis ergibt sich, daß der Arzt den Patienten befragen muß, ob er mit einem Fahrzeug gekommen ist (auch Fahrräder sind Fahrzeuge), wenn er etwa einen Eingriff in zentraler Analgesie oder Narkose durchführen will. Wir haben früher empfohlen, die erfolgte Belehrung über die notwendige Verkehrskarenz aktenkundig zu machen; in Hinblick auf das zitierte Urteil des Amtsgerichtes Waldshut müssen wir diese Empfehlung unterstreichen und dahin erweitern, daß nach vor dem Eingriff genommenen Arzneimitteln gefragt werden sollte. Alle diese Forderungen gelten auch, wenn der geplante Eingriff relativ klein — z.B. Narkoseuntersuchung, Abrasio usw. — ist.

2. Intravenöse Narkosen

Schon an den Anfang dieses Abschnittes gehört die Feststellung, daß auch bei den intravenösen Narkosen die gleiche Forderung nach einer 24stündigen Verkehrskarenz als Minimum gilt, die wir für Allgemeinnarkosen anderer Art aufgestellt haben. Der mit der — oft schnellen — Wiederherstellung des Bewußtseins erreichte psychophysische Zustand ist nicht mit „Fahrtüchtigkeit“ gleichzusetzen.

Dies soll anhand der Literatur und eigener Befunde kurz begründet werden. Der für die Nachsorge nach Operationen in der Klinik erwünschte Wachzustand wird mit fast allen intravenösen Narkosemitteln schon erreicht, wenn im Organismus noch wirksame Substanz vorhanden ist. So haben z.B. Lief u. Mitarb. (1952) gezeigt, daß nach einer in 48 min verabreichten Gesamtdosis von 3 g Thiopental, die zu einer maximalen Konzentration im Blutplasma von 60 mg/l führte, der Patient bereits erwachte, als die Plasmakonzentration nach 4 Std noch rd. 16 mg/l betrug. Dieser Befund läßt trotz aller Schwierigkeiten bei der Verwertung von „Blutspiegelwerten“ (s. S. 856) erkennen, daß noch recht beträchtliche Mengen an wirksamer Substanz im Zeitpunkt des Erwachens im Organismus waren. Untersuchungen von Brodie u. Mitarb. (1952), Soehring u. Mitarb. (1955), sowie eine zusammenfassende Monographie von Papper u. Kitz (1963) haben die wichtige Rolle des Fettgewebes, insbesondere für einige Thiobarbiturate, bei dieser — unerwünschten — Speicherung wirksamer Narkosemittel aufgezeigt. Mit abnehmender Plasmakonzentration wandert der wirksame Stoff aus dem Fettdepot wieder in das Blut und hält so für lange Zeit ein Angebot an das Zentralnervensystem aufrecht, das zwar für die Narkose nicht ausreicht, aber bei gezielter Untersuchung nachweisbare Funktionsausfälle, die u.a. für die Fahrtüchtigkeit von Bedeutung sind, verursacht. Horatz (1960) hat mit Unterstützung durch Pophal mit der einfachen Schriftanalyse noch Stunden nach einer Narkose mit dem Thiobarbiturat Inactin Koordinationsausfälle gefunden, die für Fahrtüchtigkeit und Geschäftsfähigkeit (Unterschrift!) nicht ohne Bedeutung sind. Zu ähnlichen und noch eindringlicheren Befunden kamen unter Verwendung von psychologischen „Testbatterien“ Doenicke u. Mitarb. (1962), die darüber hinaus zeigen konnten, daß noch 7 Std nach der Narkose der Genuß einer Flasche Bier (0,5 l) die bereits abklingenden Effekte einer intravenösen Narkose wieder deutlich verstärkte. Insbesondere von Just u. Mitarb. (1961) ist die Messung der „Nystagmuszeit“ als Maß für den Wiedereintritt der Fahrtüchtigkeit empfohlen worden. Man kommt so in den meisten Fällen zu relativ kurzen Karenzzeiten. Wir halten jedoch das Kriterium Nystagmus allein nicht für geeignet, die Fahrtüchtigkeit anzuzeigen. Gerade die aufwendigen Untersuchungen von Doenicke lassen erkennen, daß sich wichtige Funktionsausfälle in der intellektuellen Leistung, in der motorischen Feinkoordination und — indirekt — auch in der Urteilsfähigkeit aufdecken lassen, die viel länger als die optokinetischen Phänomene anhalten.

Ohne weiter auf pharmakologische und pharmakodynamische Einzelheiten im Rahmen dieses Buches einzugehen — hierfür sei der Leser auf die Lehrbücher von Kuschinsky und Lüllmann (1966), Goodman und Gilman (1965) und auf Drill's Pharmacology in Medicine (1965) ausdrücklich hingewiesen — müssen wir aus Sicherheitsgründen für alle im Handel befindlichen intravenösen Narkosemittel auch heute noch fordern, daß der Patient nach ihrer Anwendung mindestens 24 Std nicht als Kraftfahrer am Straßenverkehr teilnimmt. Er sollte mit einer Begleitperson nach Hause gebracht werden und die angegebene Karenzzeit dort verbringen.

Es ist ein altes Ziel der pharmazeutischen Industrie und der operativ tätigen Ärzte, über ein Mittel zu verfügen, für das diese strenge Forderung nicht gelten muß, das also im Organismus schnell und vollständig inaktiviert wird. Das von Wirth und Hoffmeister (1965) pharmakologisch untersuchte Phenoxyessigsäurederivat Propanidid, das wegen seiner Unlöslichkeit in Wasser mit dem Lösungsvermittler Chremophor EL in injizierbare Form gebracht wird, verspricht nach den bisher vorliegenden Ergebnissen (Horatz, Frey u. Zindler, 1965) die Erfüllung dieses Wunsches. Die Struktur des Wirkstoffes Propanidid bietet die Möglichkeit einer schnellen Spaltung durch Esterasen, wobei die entstehenden Metaboliten unwirksam sind. Wie ausgedehnte physikalisch-chemische Untersuchungen von Scholtan und Lie (1966) gezeigt haben, wird der Wirkstoff jedoch in theoretisch hochinteressanter Form in das Makromolekül Chremophor EL in der wässrigen „Lösung" eingebaut. Soweit wir sehen, ist bis heute nicht sicher entschieden, ob im Milieu des menschlichen Organismus dieser Einbau reversibel ist; theoretisch könnte die schnelle Beendigung der narkotischen Wirkung auch mit derartigen Vorgängen zusammenhängen. Die umfangreichen klinischen Erfahrungen (Horatz, Frey u. Zindler, 1965) lassen jedoch vermuten, daß bei diesem Präparat nach einer weiteren Erprobungszeit eine kürzere Karenzzeit auch unter den strengen Erfordernissen der Verkehrsmedizin denkbar ist.

II. Schlafmittel

Während die Anwendung von Narkosemitteln in jeder Hinsicht — Dosierung, Applikationsweg, zeitlicher Verlauf usw. — immer ärztlich kontrolliert ist, begegnen wir bei den Schlafmitteln bereits dem Phänomen, daß zwar der Arzt in fast allen Fällen verordnen muß (Rezeptpflicht!), aber außerhalb der Klinik die Anwendung nicht überwacht. Hinzu kommt die Tatsache, daß gerade in Deutschland hochwirksame Schlafmittel oft in flüssiger Zubereitung als Beruhigungsmittel oder „Nervina" verkauft werden. Aus Gründen der pharmazeutischen Verfahrenstechnik werden gerade für diesen Zweck zwei sehr lange im Organismus wirksam verbleibende Barbiturate — Barbital und Phenobarbital — verwendet, von denen das erste als ehrliches Schlafmittel Veronal wahrscheinlich wegen seiner pharmakodynamisch sehr ungünstigen Eigenschaften aus dem Handel gezogen wurde. In den erwähnten Zubereitungen, die in einem Beispielsfall in 500 ml-Packungen verkauft werden, kann der Barbitalgehalt bis zu 6,5 g(!) in 500 ml betragen; daneben findet sich dann nicht selten eine ebenfalls nicht unerhebliche Menge Phenobarbital. Da die flüssige Form die Einnahme unkontrollierter Mengen begünstigt, die propagierten Indikationen oft weit über die Schlaflosigkeit hinausgehen — in dem erwähnten Beispiel werden z.B. nervöse Erregungszustände, Schlaflosigkeit, Neurasthenie, Depressionen und Herzneurosen aufgeführt —, muß man mit der Einnahme auch am Tage rechnen.

Man wird also unterstellen können, daß eine im einzelnen schwer zu bestimmende Zahl von Verkehrsteilnehmern „unbewußt" und über lange Zeit ständig unter der Wirkung eines hochwirksamen und sehr langsam aus dem Organismus eliminierten Schlafmittels steht. Wenn auch am Tage eine echte hypnotische Wirkung meist nicht erreicht wird, ist eine Beeinträchtigung zentralnervöser Funktionen in unbestimmtem und unbestimmbarem Umfang nicht auszuschließen.

Betrachtet man zunächst die dosis- und indikationsgerechte Hypnotica-Anwendung, kann man in der Gruppe der Barbiturate sowohl pharmakodynamisch als auch klinisch drei Untergruppen bilden:

1. Lang wirkende Barbiturate: Typische Vertreter sind Barbital und Phenobarbital (Luminal).

2. Mittellang wirkende Barbiturate: Hierzu gehören u.a Butallylonal (Pernocton), Propallylonal (Noctal) und Butabarbital (Neravan).

3. Kurzwirkende Barbiturate: Hexobarbital (Evipan), Pentobarbital (Neodorm, Repocal, Nembutal), Cyclobarbital (Phanodorm) und Heptabarbital (Medomin).

Schlafmittel anderer chemischer Zusammensetzung, die in der Prospektsprache gern als „barbitursäurefrei" bezeichnet werden, lassen sich in bezug auf ihre Wirkungsdauer den mittellang und kurz wirkenden Barbituraten zuordnen. Sie werden entsprechend im Stoffwechsel zu unwirksamen Metaboliten umgebaut und durch die Nieren eliminiert. Hierher gehören Abasin, Carbromal (Adalin), Ethinamat (Valamin), Persedon, Methyprylon (Noludar), Glutethimid (Doriden), Methaqualon (Revonal), um nur die in Deutschland relativ häufig verwendeten Präparate zu nennen.

Es liegt auf der Hand, daß man bei der Verordnung von Schlafmitteln *verkehrsmedizinisch richtig vorgeht, wenn man die kurzwirkenden Hypnotica bevorzugt.* Unter unserem Aspekt ist es gleichgültig, ob das verordnete Präparat zur Barbitursäuregruppe gehört oder nicht. Wichtig ist nur, daß am nächsten Morgen keine wirksamen Mengen mehr im Organismus vorhanden sind. Bei Einhaltung der Dosis ist dies bei Lebergesunden mit den Barbituraten der Gruppe 3), sowie den aufgeführten Schlafmitteln anderer Zusammensetzung im allgemeinen zu erwarten.

Bei laufender Anwendung kann man nach den Befunden von Remmer (1960) damit rechnen, daß auch das langsam inaktivierte Phenobarbital (Luminal) schneller als nach einer Einzeldosis oxydiert wird. Phenobarbital hat sich — besonders deutlich in Rattenversuchen — als ein Stimulator des oxydativen Abbaus von Fremdstoffen, also auch anderer Arzneimittel, erwiesen. Die Aktivität der Fermente im Ergastoplasma wird selbst nach Vorbehandlung mit kleinen Dosen deutlich gesteigert. Für die verkehrsmedizinische Praxis sollte man sich aber an die oben gegebene Einteilung halten, da das Ausmaß der Abbausteigerung im Einzelfall beim Menschen im Gegensatz zum Tierversuch nicht exakt bestimmt werden kann.

Über Wechselwirkungen von Barbituraten und Alkohol s. S. 878.

Eine Abbaubeschleunigung von Barbituraten durch andere Arzneimittel, die häufig in Kombinationspräparaten gefunden werden, wie z.B. Amidopyrin (Pyramidon) oder auch Phenylbutazon haben Conney u. Mitarb. (1960) beschrieben. In ähnlicher Richtung liegen die Versuche von v. Kobyletzki und Schmidt (1962).

Die zunehmenden Kenntnisse über Einzelheiten des Arzneimittelstoffwechsels werden es vielleicht in Zunkunft ermöglichen, die gewünschte Wirkungsdauer — bei Schlafmitteln also etwa die Zeit der Nachtruhe — genauer als bisher einzustellen. Gegenwärtig tut man aber gut, wenn man diese Möglichkeiten in der Verordnungspraxis noch nicht allzu sehr in Rechnung stellt.

Ein besonderes und nicht sehr erfreuliches Kapitel stellen die in Deutschland leider häufigen *Kombinationspräparate* zwischen verschiedenen Schlafmitteln oder von Schlafmitteln und Psychopharmaka dar. Abgesehen davon, daß dadurch der Nachweis (s. S. 855) der Einzelkomponenten unnötig erschwert wird, sind Art und Ausmaß der gegenseitigen Wirkungsbeeinflussung weder in Bezug auf den Abbau noch in Hinblick auf Art und Dauer der Wirkung im Einzelfall zu übersehen.

Selbst wenn JANKE und SCHMATZER (1962) bei der Prüfung einer Kombination von Prothipendyl und Cyclobarbital-Calcium (Itridal) in Leistungstests bei Normaldosierung keine Beeinträchtigung der Leistung gesehen haben, sagt dies für die Beurteilung der Fahrtüchtigkeit aller Menschen nur wenig aus. Störungen der Leber- und Nierenfunktion, Kreislauf- oder Stoffwechselkrankheiten können unter Umständen das Bild so verändern, daß eine erhebliche Leistungsminderung resultiert.

Noch schwieriger wird die Beurteilung, wenn gleichzeitig eine Hochdrucktherapie z.B. mit Reserpin und eine Behandlung mit Schlafmitteln durchgeführt wird. Es ist heute allgemein bekannt, daß Reserpin die Wirkung von Schlafmitteln verlängert. In diesem — häufigen — Falle sollte man seinen Patienten abraten, während der Dauer der Behandlung ein Kraftfahrzeug zu führen. [Siehe hierzu auch die Verhandlungen der Sektion Arzneimittel und Verkehr der Deutschen Gesellschaft für Verkehrsmedizin, 4. Tagg in Bad Oeynhausen in Arzneimittel-Forsch. **13**, 897—929 (1963). Hier wurden die Probleme der Hypertonie im Zusammenhang mit der Verkehrssicherheit zusammenfassend dargestellt].

Schließlich soll noch kurz auf Fragen des *Schlafmittelmißbrauchs* (LAUBENTHAL u. Mitarb., 1964) unter verkehrsmedizinischen Aspekten eingegangen werden. Eine Erörterung der akuten Schlafmittelvergiftung erübrigt sich, da wohl kein Zweifel an der „absoluten Fahruntüchtigkeit" eines mit Hypnotica Vergifteten besteht. Wichtig scheint uns aber der chronische Schlafmittelmißbrauch, der relativ häufig ist und oft erst spät erkannt wird. Ohne hier auf die umfangreiche Literatur einzugehen, soll nur festgestellt werden, daß diese chronische Intoxikation nicht selten unter dem Bilde eines cerebralen Abbaus, einer „Prozeßpsychose", verläuft. Bei der Verbreitung der früher erwähnten „Beruhigungsmittel und Nervina", vor allem bei alten Leuten, ist es im Einzelfall oft schwer zu entscheiden, ob das Bild der Altersdemenz durch Schlafmittelmißbrauch ganz oder zum Teil bedingt ist. Wenn man neben dem Kraftfahrer auch die übrigen Verkehrsteilnehmer berücksichtigt, wird mancher Unfall, bei dem sich ein Fußgänger oder Radfahrer älterer Jahrgänge unverständlich benimmt, seine Erklärung im Schlafmittelmißbrauch finden. Bei der Überprüfung von im Straßenverkehr aufgefallenen alten Kraftfahrern sollten die medizinisch-psychologischen Untersuchungsstellen ihre Aufmerksamkeit mehr als bisher auf diese mögliche Ursache lenken. Der Nachweis ist, wie FRAHM (1966) gezeigt hat, bei diesen Fällen chronischer Überdosierung qualitativ mit so einfachen Mitteln zu führen, daß eine Harnuntersuchung nicht unterlassen werden sollte. Hier kommt es auch nicht darauf an, das verwendete Schlafmittel mit großer Exaktheit zu definieren. Sofern barbitalhaltige Zubereitungen benutzt wurden, ist sogar dies leicht möglich.

III. Psychopharmaka

Im Rahmen dieser Darstellung ist eine Differenzierung der Wirkungen einzelner Präparate — und damit verbunden — eine individuelle Wertung ihrer verkehrsmedizinischen Bedeutung noch weniger möglich als bei den Schlafmitteln. Wir werden uns daher darauf beschränken, einzelne Gruppen kurz zu besprechen und verweisen schon anfangs auf größere Sammelwerke, z.B. WANDREY und LEUTNER (1965), BRÜCKE und HORNYKIEWICZ (1966), HAASE und JANSSEN (1965), JACOBSEN (1959), KIELHOLZ (1965), PÖLDINGER und SCHMIDLIN (1963), GORDON (1964) u.a.

Im Zusammenhang mit unserem Thema ist es vielleicht nicht von allzu großer Bedeutung, daß die Psychiatrie und Neurologie, aber auch die Innere Medizin in der *klinischen* Behandlung die stark wirksamen Psychopharmaka mit Erfolg und in zunehmendem Umfang verwendet. Ebensowenig bedeutet die Verwendung der gleichen — oder auch spezieller — Medikamente in der Anaesthesie und überhaupt in den operativen Fächern eine Gefahr für den Straßenverkehr, wenn sie im unmittelbaren Zusammenhang mit in der Klinik durchgeführten Eingriffen steht.

Es sollte aber zu denken geben, daß eine Umfrage bei Internisten im Raum Köln die Verwendung von Psychopharmaka durch 76,8% der befragten Fachärzte *in der ambulanten Praxis* ergab (LOHMANN, 1965). Wie schon bei den Schlafmitteln erörtert, verordnet der Arzt die hier in Rede stehenden Arzneimittel; eine wirksame Kontrolle ihrer Verwendung durch den Patienten ist aber in der Praxis kaum möglich. Damit ist dem Mißbrauch, der Überdosierung und der Weitergabe an Dritte Tür und Tor geöffnet.

In allen Industriestaaten kann angenommen werden, daß der Umsatz an Psychopharmaka keineswegs allein durch die ärztlich absolut indizierten Behandlungen bedingt ist: Die in den Prospekten aufgeführten Indikationen sind oft so vage, daß eine exakte Abgrenzung therapeutischer Felder kaum möglich ist. In einer diesjährigen Aussendung einer Herstellerfirma finden sich für ein einziges Präparat allein 13 weitgesteckte Indikationsbereiche, die von „Störungen der Schlafrhythmik" über „prämenstruelle Spannung" und „Sexualneurosen" bis zu „Verhaltensstörungen im höheren Lebensalter und bei Jugendlichen" reichen und so fast alle Formen menschlichen Mißbehagens decken. Im gleichen Prospekt, der die somatischen Folgen selbst langfristiger Darreichung bei Mensch und Tier als ungewöhnlich gering angibt, steht am Schluß wörtlich der Satz: „Kraftfahrende Patienten sollten beachten, daß , . . . ' wie viele andere zentralwirksame Pharmaka, das Fahrvermögen beeinträchtigen kann".

Hier wird in einem Spezialfall unsere allgemeine Problematik grell beleuchtet: Die erwünschte „psychotherapeutische" Wirkung durch medikamentöse Therapie wird häufig damit erkauft, daß Gleichgültigkeit, Einschränkung der Urteilsfähigkeit, bei genauerer Analyse auch Störungen der psychomotorischen Koordination und der intellektuellen Leistung den emotionellen Ausgleich begleiten. Bei Klinik- und Sanatoriumsbehandlung wäre dies unter richtiger Indikation kein zu hoher Preis. In der ambulanten Praxis aber ist die „Beeinträchtigung des Fahrvermögens" ein Risiko, das nicht nur den Patienten, sondern darüber hinaus zahlreiche, an sich unbeteiligte Menschen trifft. Wenn der Arzt in der Praxis die Möglichkeit hätte, seinen Patienten für die Dauer der Behandlung mit Mitteln, die solche Folgen haben *können*, Zündschlüssel und Wagenpapiere abzunehmen, wie dies kürzlich von einem im Straßenverkehr Verletzten in einem Brief an uns gefordert wurde, wäre sogar dieses Risiko zu tragen. Eine solche Maßnahme ist aber, selbst, wenn sie rechtlich zu fundieren wäre, nicht durchführbar.

Wenn PÖLDINGER (1964) hervorhebt, daß in einem speziellen Fall die Verwendung von Tranquilizern oder Neuroleptica mit geringem Dämpfungseffekt in einem individuell ermittelten Dosisbereich die Fahrtüchtigkeit sogar verbessern könne, da angstvolle Erregung, Spannungsgefühle, innere Verkrampfung und leichte depressive Verstimmungszustände beseitigt werden, soll dies keineswegs bestritten werden. Das verkehrsmedizinische Problem liegt vielmehr darin, daß Patienten häufig aus ganz anderen Indikationen mit Psychopharmaka behandelt werden, ohne daß sich der behandelnde Arzt von ihrem Fahrverhalten ein Bild macht oder überhaupt machen kann. An anderer Stelle (SOEHRING und SCHÜPPEL, 1966) haben wir ausgeführt, wie problematisch die Beurteilung der Beeinflussung der Fahrtüchtigkeit durch Medikamente selbst im Experiment ist; der praktische Arzt dürfte hiermit sicher überfordert sein.

Die Auswertung — selbst mit geeigneten Tests — ist weiter mit der Schwierigkeit belastet, daß in der Regel im Versuch nur Einzeldosen verabreicht werden können. Wie die langfristigen Untersuchungen mit Neuroleptika, Thymoleptika und Monoamin-Oxydasehemmern von DEGKWITZ (1965) gezeigt haben, ergeben sich unter der psychiatrischen Exploration mehrphasige Wirkungen, die nicht einfach mit „anregend" oder „dämpfend" bezeichnet werden dürfen. Der Autor schließt, daß nicht nur wegen der häufigen Sedierung, sondern besonders wegen der in den ersten beiden Phasen auftretenden Gleichgültigkeit und „Wurstigkeit" in jedem Falle Fahruntüchtigkeit angenommen werden muß. Die Frage, ob bei weiter fortgesetzter Gabe — seine Versuchspersonen nahmen die Mittel 10—21 Tage lang in mittlerer Dosierung — eine Adaption und damit eine Wiederherstellung der Fahrtüchtigkeit zu erreichen sei, bleibt offen. Dagegen wird festgestellt, daß beim Absetzen meist eine neue Phase psychischer Instabilität auftritt, die von stenokardischen Beschwerden, Tachykardie und Neigung zu Schweißausbrüchen begleitet sein kann. Diese verkehrsmedizinisch unerwünschten Effekte halten intensiv 2—3 Tage an und können in manchen Fällen bis zu 2 Wochen mit abnehmender Stärke beobachtet werden. Die Placebowirkung wird dadurch ausgeschlossen, daß 7 von 8 Versuchspersonen, die ein Placebo erhielten, nur 4—5 Tage über geringfügige Müdigkeit klagten. Zusätzlich genossene kleine Alkoholmengen, die während der Selbstversuche mit Psychopharmaka gegeben wurden, führten zu Schweißausbruch, Herzjagen und Unsicherheit beim Gehen; auch die Alkoholwirkung auf die Psyche war größer als der verabreichten Alkoholmenge allein entsprach. DEGKWITZ stellt die Forderung auf, daß wegen der in den ersten 14 Tagen einer Behandlung mit Psychopharmaka anzunehmenden Fahruntüchtigkeit — das gleiche gilt für 14 Tage nach abruptem Absetzen — ein entsprechender Warnvermerk auf allen Packungen vorgeschrieben werden solle. Es ist beachtlich, daß diese Schlüsse das Ergebnis von Versuchen sind, die mit 10 verschiedenen Medikamenten aus den oben angegebenen Gruppen durchgeführt wurden.

Die oben erwähnten Effekte auf vegetative Regulationen, die bei den verschiedenen Medikamenten unterschiedlich ausgeprägt sind, müssen verkehrsmedizinisch ebenfalls als bedenklich angesehen werden. Eine eingehende Analyse derartiger Wirkungen unter Auswertung der gesamten experimentellen Literatur geben v. BRÜCKE und HORNYKIEWICZ (1966).

In der Tabelle, die anhand der Literatur von WOLTERS aufgestellt wurde, wird der Versuch unternommen, die verschiedenen Effekte summarisch und damit vereinfachend zusammenzustellen. Als ein Maß für vegetative Dysregulation unter der Medikation haben wir hier nur die Hypotonie eingesetzt. Für weitergehende Informationen muß auf v. BRÜCKE und HORNYKIEWICZ, sowie HOFFMANN, STRUBEL und BRUCHHAUSEN (1966) verwiesen werden. Die zuletzt genannten Autoren schlagen eine für die Erfassung vegetativer Regulationsstörungen während des Lenkens von Kraftfahrzeugen im normalen Straßenverkehr geeignete Methodik vor. Sie selbst haben die für die Auswertung von Arzneimitteln erforderlichen Vergleichswerte an 600 Kraftfahrern ohne Einsatz von Arzneimitteln bereits gewonnen und statistisch bearbeitet. Der einzige Einwand gegen das an sich gut fundierte Verfahren bei der Auswertung von Medikamenten liegt in der möglichen Gefährdung Unbeteiligter infolge starker Einschränkung der Fahrtüchtigkeit der jeweiligen Versuchspersonen. Diese Gefahr läßt sich aber wahrscheinlich durch den Einsatz eines ärztlichen Versuchsleiters mit großer Fahrpraxis — im Idealfall mit Fahrschul-Berechtigung — weitgehend mindern oder sogar ausschalten.

Es liegt auf der Hand, daß derart aufwendige Untersuchungen nur dann durchgeführt werden sollten, wenn alle anderen Möglichkeiten der experimentellen Medizin erschöpft sind. Wie NIESCHULZ (1964) in einer ausgezeichneten Übersicht gezeigt hat, ist eine richtig angelegte psychopharmakologische Prüfung

Tabelle. *Wirkungsqualitäten von Pharmaka, die für die Straßenverkehrstüchtigkeit wichtig*

Systematischer Name	Freiname	Warenzeichen	Psycho-relaxierend	Neuro-leptisch	Antide-pressiv	Sedierend	Extra-pyramidal stimul.	Hypo-tonie
Propandiole	Meprobamat	Aneural, Cyrpon	+++	+	—	++	—	—
Benzodiazepine	Chlordiazepoxyd	Librium	+++	—	—	++	—	—
	Diazepam	Valium	+++	—	—	++	—	—
Benzinsäureester	Benactyzin	Suavitil	+++	—	—	—	—	—
Benzhydryle	Hydroxyzin	Atarax	++	—	—	+	—	—
	Captodiamin	Covatix	++	—	—	++	—	+
Dimethylpropyl-phenothiazine	Chlorpromazin	Megaphen, Largactil	++	++	—	++	++	++
	Levomepromazin	Neurocil	++	+++	+	+++	++	++
	Triflupromazin	Psyquil	+	++	—	++	++	++
Piperazinhaltige Phenothiazine	Perazin	Taxilan	++	++	—	+	+++	++
	Prochlorperazin	Nipodal	++	+++	+	+	+++	+
	Fluphenazin	Omca	+++	++++	—	++	+++	+
Piperidinhaltige Phenothiazine	Mepazin	Pacatal	++	+	—	+++	—	++
	Thioridazin	Melleril	++	+	++	+++	—	++
Aza-Phenothiazine	Prothipendyl	Dominal	++	+	—	+++	+	++
Thioxanthene	Chlorprothixen	Taractan, Truxal	+++	++	+	++	+	++
Butyrophenone	Haloperidol	Haloperidol	++	++++	+	+	+++	—
Dibenzazepine	Imipramin	Tofranil	+	—	+++	—	+	++
	Opipramol	Insidon	+	—	++	+	+	+
Debenzocycloheptene	Amitriptylin	Saroten	+	+	++++	+	+	—
MAO-Inhibitoren	Nialamid	Niamid	+	—	++	—	+	++
	Phenelzin	Nardil	+	—	++	—	+	++

— Fehlend oder unbedeutend; + gering; ++ mäßig; +++ stark; ++++ sehr stark.

an Ratten durchaus geeignet, gewisse grobe Prognosen zu ermöglichen. Zum mindesten kann man mit derartigen Verfahren Arzneimittel ausschalten, die schon auf dieser Ebene zu ausgeprägten Defekten im psychomotorischen und Triebverhalten führen. Die zahlreichen Untersuchungen mit psychologischen Testmethoden am Menschen, wie sie beispielsweise Ditt (1965), Doenicke und Post (1965), Lienert u. Mitarb. (1962) und viele andere durchgeführt haben, unterliegen mannigfaltiger Kritik, soweit von ihren Ergebnissen Schlüsse auf die Fahrtüchtigkeit gezogen werden sollen; Carpenter und Varley (1963), sowie Soehring und Schüppel (1966) haben die wichtigsten Argumente diskutiert. Insbesondere gestattet die „Testsituation" dem Probanden eine gewisse Vorbereitung, d. h. er wird je nach seinen persönlichen Motiven bestrebt sein, gute oder schlechte Resultate zu liefern. Das Unfallereignis auf der Straße trifft den Menschen in der Regel jedoch unerwartet. Insofern liefern derartige Testuntersuchungen, ebenso wie die von Bochnik u. Mitarb. (1964) ausgezeichnet ausgebaute multifaktorielle Analyse wichtiges Material für die Erkennung der Wirkungsbilder von Arzneimitteln im psychischen und somatischen Bereich; der Wert solcher Ergebnisse für den Einzelfall ist jedoch bei den großen Streuungen nur sehr begrenzt.

Eine weitere wichtige Basis für die Beurteilung von Psychopharmaka in verkehrsmedizinischer Hinsicht sind *pharmakodynamische und Stoffwechselstudien*, wie dies bereits bei den Schlafmitteln und im allgemeinen Teil erörtert wurde. Hier kann festgestellt werden, daß Industrie- und Hochschullaboratorien sich in zunehmendem Maße bemühen, die charakteristischen Daten zu ermitteln und zur Verfügung zu stellen. Auf diese Weise können Anhaltspunkte für die Wirkungsdauer spezieller Medikamente gewonnen werden, die unter Umständen im Strafprozeß von großer Bedeutung sein können. Darüber hinaus ergeben sich aus der pharmakologischen und toxikologischen Untersuchung der Metaboliten gelegentlich wirksame Medikamente, die in mancher Hinsicht günstiger als die Ausgangssubstanz zu beurteilen sind. Ein Beispiel ist die Entwicklung des Desmethylimipramin (Pertofran), das ursprünglich als Stoffwechselprodukt von Imipramin (Tofranil) gefunden wurde und heute in der Depressionstherapie einen festen Platz hat. Soweit bis heute bekannt, folgen die meisten Psychopharmaka den „Prinzipien des Arzneimittelstoffwechsels" (Netter, 1962), so daß sich eine Einzeldiskussion hier erübrigt. Es sei zur weitergehenden Orientierung noch auf eine Übersicht von (Holtz 1966), sowie auf die Arbeiten von Brodie u. Mitarb. (1952) hingewiesen. Im speziellen Fall werden die Hersteller in der Regel bereit sein, die für ihr Präparat erhobenen pharmakodynamischen Befunde zur Verfügung zu stellen. Eine ausführliche Erörterung würde den Rahmen dieses Buches sprengen.

IV. Antiepileptica

Die arzneitherapeutische Behandlung von Anfallskrankheiten jeder Genese bringt insofern verkehrsmedizinische Probleme mit sich, als die primär wirksamen Präparate oft zugleich hypnotische Wirkungen haben. Historisch interessant ist die Tatsache, daß die 1857 von Locock in die Therapie eingeführten Bromsalze ebenso wie der 1882 von Cervello zuerst verwendete Paraldehyd und das von Hauptmann (1912) bei systematischen Prüfungen als krampfstillend erkannte Phenobarbital (Luminal) sämtlich Schlafmittel sind. Aus dieser Gruppe war das methylierte Phenobarbital — Mephobarbital (Prominal) — lange Zeit insofern als optimal angesehen worden, als man eine Abtrennung der krampfstillenden von der hypnotischen Wirkung erhoffte. Es zeigte sich aber, daß im Stoffwechsel des Menschen bei der Demethylierung an N^1 Phenobarbital gebildet wird, das dann wieder hypnotisch oder in kleinen Dosen zumindest deutlich sedativ wirkt.

Aus dieser Gruppe der klassischen Antikonvulsiva wäre vom pharmakologischen Standpunkt Paraldehyd deswegen das Mittel der Wahl, weil dieses Kondensationsprodukt aus drei Molekülen Acetaldehyd im Stoffwechsel zu CO_2 und Wasser fast vollständig abgebaut und somit ideal inaktiviert wird. Bedauerlicherweise wird die Anwendung durch den schlechten Geschmack und durch eine Geruchsbelästigung, die auf den kleinen mit der Atemluft ausgeschiedenen Anteil zurückzuführen ist, außerhalb der Kliniken praktisch unmöglich gemacht.

Seit MERRITT und PUTNAM (1938) Diphenylhydantoin in die Epilepsie-Behandlung einführten, hoffte man, daß die unerwünschten sedativen Wirkungen der Krampfmittel endgültig abgetrennt wären. Verkehrsmedizinisch wäre die Erreichung dieses Zieles von allergrößter Bedeutung. Wenn man bei der großen Zahl der Anfallskranken die durch die notwendige Behandlung entstehende zusätzliche Gefährdung ausschließen könnte, blieben zwar noch viele Probleme ungelöst, ein wesentlicher Faktor wäre jedoch eliminiert. Leider sind wir auch mit Diphenylhydantoin und — wie gleich festgestellt werden kann — auch mit seinen neueren Derivaten nicht soweit gekommen, daß sie unter unserem Aspekt unbedenklich sind. DI PALMA (1965) stellt fest, daß die notwendigen Dosen bei großen Anfällen zwischen 0,2 und 0,6 g liegen; toxikologisch sind aber nach dem gleichen Autor schon 0,5 g täglich nicht unbedenklich: Die meisten Patienten klagen über Ataxie, Koordinationsstörungen, Tremor, Nystagmus und Doppeltsehen. Das Führen eines Kraftfahrzeuges unter der Wirkung eines derartigen Arzneimittels erscheint danach ausgeschlossen.

Wir haben an anderer Stelle (SOEHRING, 1966) die Folgerung gezogen, daß bei den traumatisch bedingten Anfällen — ebenso wie beim „grand mal" —, bei denen andere Krampfmittel kaum wirksam sind, eine individuell eingestellte Kombination kleiner Phenobarbital- und Diphenylhydantoindosen trotz vieler anderer Versuche noch immer optimal ist. Gerade für den Kreis der Schädel-Hirnverletzten hat HEINRICH (1966) darauf hingewiesen, daß neben den hier erwähnten Antikonvulsiva zahlreiche Psychopharmaka in der Therapie notwendig oder zum mindesten üblich sind. Auch er kommt zu dem Ergebnis, daß „die Pharmakotherapie zwar subjektive Beschwerden und objektivierbare Traumafolgen mildern oder beseitigen kann, daß damit aber nicht notwendigerweise eine günstige Beeinflussung der Verkehrstüchtigkeit einhergeht".

Die Problematik der Teilnahme von Schädel-Hirnverletzten am Straßenverkehr war im übrigen Gegenstand einer Tagung der Deutschen Gesellschaft für Verkehrsmedizin in Bad Oeynhausen (1965), deren Ergebnisse kürzlich in den „Aktuellen Problemen der Verkehrsmedizin", Heft 3 (1966) veröffentlicht wurden. Hieraus, insbesondere aus dem Referat von PORTIUS, ergibt sich, daß die Arzneitherapie nur *einen* Aspekt dieser heute so wichtigen Erkrankungen darstellt; nach vorsichtiger Schätzung von PORTIUS müssen wir in der Bundesrepublik mit mindestens 250000 Hirnverletzten rechnen!

Einer Zusammenstellung von YAHR und MERRITT (1959) ist zu entnehmen, daß auch bei den anderen Formen der Anfallskrankheiten die vorstehend besprochenen Arzneimittel die Hauptrolle spielen. Aus der Arbeit ergibt sich weiter eine deutliche Diskrepanz der Erfolgsaussichten bei „grand mal" und „petit mal" einerseits, den übrigen Formen andererseits: Während mit Hilfe der besprochenen Medikamente 80—85% der Fälle in der ersten Gruppe anfallsfrei gehalten oder gebessert werden können, sind die Ergebnisse auch mit den neueren Antikonvulsiva bei den übrigen Formen der Anfallskrankheiten sehr viel schlechter. Bei der Beurteilung der Fahrtüchtigkeit wird man daher in diesen Fällen die Grundkrankheit noch mehr in den Vordergrund stellen müssen als dies schon ganz allgemein erforderlich ist. In diesem Zusammenhang sei speziell auf den Beitrag von HIRSCHMANN in diesem Handbuch verwiesen.

V. Antihistaminica

Die große Zahl von Arzneimitteln, die im Experiment die Wirkungen von Histamin aufheben oder verhindern, ist chemisch sehr uneinheitlich; sie sind wenn man eine Systematisierung versuchen will, häufig Äthylendiamin- oder Monoäthanolaminderivate (Hauschild, 1960). Es muß aber darauf hingewiesen werden, daß auch die heute größtenteils unter die Psychopharmaka gerechneten Phenothiazine oft Antihistamin-Eigenschaften haben; so wurde beispielsweise Promethazin (Atosil; Phenergan) schon 1948 als Antihistaminicum beschrieben. Vergleicht man damit die in der „Roten Liste 1965" unter Atosil aufgeführten Indikationen, wird sofort erkennbar, daß die Hemmung der Histaminwirkung sicher nur eine Eigenschaft dieses Präparates ist. Hier werden Anwendungsbereiche aufgezählt, die daneben stark sedative Effekte voraussetzen; das Präparat ist — in Kombination mit Adalin — sogar als Schlafmittel im Handel.

Verkehrsmedizinisch ist die sedative Wirkung auch bei den meisten anderen Präparaten dieser Reihe bedenklich. Die kaum mehr übersehbare klinische und pharmakologische Literatur (Zusammenstellung bei Roth und Tabachnick, 1965) zeigt überhaupt, daß die Antihistaminica zahlreiche andere „Nebenwirkungen" haben können, die in Hinblick auf die Fahrtüchtigkeit beachtet werden müssen. Nach Feinberg u. Mitarb. (1950) sind seit 15 Jahren Kopfschmerzen, Schwächegefühl, Druckempfindungen im Thorax und sogar Sehstörungen bekannt; am Rande sei erwähnt, daß diese antiallergisch wirksamen Arzneimittel sowohl bei lokaler als auch oraler Anwendung Urticaria und Dermatitis verursachen können. Wagner (1962) hat deshalb eine Anzahl von Antihistaminica in Bezug auf die Beeinträchtigung der Leistung in psychologischen Tests überprüft und mit wenigen Ausnahmen Ergebnisse erzielt, die die Einnahme dieser Arzneimittel für den Kraftfahrer nicht als günstig erscheinen lassen.

Manche Hersteller hoffen durch Kombination mit Coffein und anderen Stimulantien wenigstens die sedativen Effekte erfolgreich bekämpfen zu können. Hierzu ist festzustellen, daß dieses Vorgehen nur dann zweckmäßig sein kann, wenn sowohl das Antihistaminicum als auch das Stimulans etwa gleich lange in wirksamer Form im Organismus bleiben. Wird etwa Coffein im Spezialfall wesentlich schneller inaktiviert oder eliminiert als das Antihistaminicum, so wird der „kompensierten" Anfangsphase eine zweite folgen, bei der die Müdigkeit besonders deutlich wird. Da Stoffwechsel und Halbwertszeiten bei den Antihistaminica merkwürdigerweise verhältnismäßig wenig studiert sind (Roth und Tabachnick, 1965), kann niemand sagen, wann im Einzelfall der Übergang von der ersten zur zweiten Phase eintreten wird. Damit dürfte die Unzweckmäßigkeit solcher Kombinationen solange anzunehmen sein, bis Präparate auf den Markt kommen, bei denen die Halbwertszeiten beider Komponenten bekannt und aufeinander abgestimmt sind.

Die Gruppe der Antihistaminica wird überall in der Welt in so großem Umfang verordnet, daß Warnungen gegenüber Kraftfahrern notwendig erscheinen. Wenn auch in Deutschland die Indikation Schnupfen, die zeitweise in den USA stark betont wurde, kaum eine Rolle spielt, ist die Anwendungspalette noch groß genug: Sie reicht z.B. vom Heuschnupfen über Asthma bis zu den Kinetosen.

Die in der Werbung viel empfohlene Anwendung bei „Reisekrankheiten" geht auf Erfahrungen im 2. Weltkrieg und spätere Studien über die Seekrankheit zurück (s. hierzu Chinn und Smith, 1955), als deren Ergebnis vor allem Dimenhydrinat (Dramamin; Vomex A) mehr oder weniger als Spezificum empfohlen wurde. Die seinerzeit durchgeführten Versuche erstreckten sich im wesentlichen auf Soldaten während eines Schiffstransports, die nicht aktiv als Seeleute eingesetzt waren. Entsprechend sollte man die Anwendung derartiger Mittel auf die Fahrgäste beschränken und als Kraftfahrer äußerst vorsichtig sein. So sicher eine akute Kinetose den Menschen fahruntüchtig macht, so fragwürdig ist es, ob dieser Zustand durch Pharmaka soweit zu beheben ist, daß volle Fahrtüchtigkeit erzielt wird. In diesem Zusammenhang ist zu erwähnen, daß die Luftfahrtgesellschaften im allgemeinen ihr Personal als nicht dienstfähig ansehen, wenn es unter dem Einfluß derartiger Mittel steht.

Die große Gruppe der Heufieberkranken, die oft schon ohnehin infolge der Symptome beim Fahren behindert ist, wird durch die Einnahme von Antihistaminica periodisch für einen Zeitraum von Wochen weiter gefährdet. Die Gefahr wird durch die Tendenz zum Wechsel der Arzneimittel, die gerade bei diesen Kranken zu beobachten ist, weiter verstärkt. Der Arzt sollte daher daraufhinwirken, daß Patienten bei einem Präparat bleiben, das einerseits gut wirksam und andererseits in erträglichen Grenzen sedierend ist. Eine gelungene Desensibilisierung ist in jedem Fall verkehrsmedizinisch günstiger als jede Arzneitherapie!

VI. Antihypertonica

Die Häufigkeit der Hochdruck-Krankheit und die in den letzten Jahren beschrittenen zahlreichen Wege zu einer medikamentösen Therapie machen es erforderlich, sich ein Bild von der Gefährdung des Straßenverkehrs durch die hier verwendeten Arzneimittel zu machen.

Die heute verwendeten Präparate wurden im wesentlichen unter drei Vorstellungen von der möglichen Wirkungsweise entwickelt:

1. Angriff an der zentralnervösen Regulation

Obwohl verschiedentlich versucht wurde, die an der Kreislaufregulation beteiligten „Zentren“ gezielt zu treffen, muß man heute feststellen, daß die in der Praxis üblichen Mittel in der Regel im ZNS weniger „Angriffspunkte“ als „Angriffsspektren“ haben. Die schon lange übliche Verwendung von z. B. Barbituraten in kleinen Dosen als Beruhigungsmittel ist hierfür ein gutes Beispiel. Aber auch die Wirkungen von Reserpin (zusammenfassende Darstellung bei Domino, 1965) sind so vielseitig, daß von einer spezifischen Blutdrucksenkung über das ZNS nicht gesprochen werden darf. Dem entspricht die Tatsache, daß die zitierte Übersichtsarbeit den Titel „Psychosedative Medikamente“ trägt. Die Reserpineffekte lassen sich darüber hinaus auch in der Peripherie nachweisen — die Freisetzung von Katecholaminen und Serotonin aus ihren Speichern bis zu den Blutplättchen herab ist ein Beweis —, so daß schon für diesen typischen Vertreter der am ZNS angreifenden Mittel diese Klassifizierung etwas Künstliches hat.

2. Angriff am adrenergischen System

Von den zahlreichen Möglichkeiten — Ganglienblockade, Hemmung der Freisetzung von Katecholaminen an den Synapsen, Verarmung an Überträgerstoffen durch Freisetzung und Verhinderung der Neuspeicherung — spielt die erste in der ambulanten Therapie kaum mehr eine Rolle. Die Ganglienblocker haben zum Teil eine sehr brüske Wirkung, die bis zu akuter Hypotonie führen kann, zum Teil sind die durch unerwünschte Ausschaltung von Ganglien eintretenden Wirkungen auf andere adrenerge und cholinerge Regulationen so erheblich, daß ihre Verwendung außerhalb der Klinik weitgehend verlassen ist (s. auch Knick, 1964).

Hingegen sind die in der zweiten und dritten Gruppe genannten Antihypertonica heute in Klinik und Praxis weitgehend therapieüblich. Eine Übersicht findet sich bei Turrian (1964), soweit die experimentellen Grundlagen zur Diskussion stehen, während Knick (1964) eine kritische und fundierte Analyse unter verkehrsmedizinischen Aspekten gegeben hat.

Beispiele für diese Arzneimittelgruppe sind u.a. *Guanethidin* (Ismelin) und α-Methyl-dopa (Presinol). Nach Cass, Kuntzman und Brodie (1960), sowie Briggs und Holland (1965) hemmt Guanethidin die nor-Adrenalin-Aufnahme an den sympathischen Nervenendigungen, fördert langsam die Entleerung dieser Speicher und blockiert schließlich die Ausschüttung auf Nervenreiz. Damit wäre eine relativ spezifische Wirkung — im Sinne einer Hemmung — auf die adrenerge, periphere Regulation der Gefäßweite gegeben. Es steht zu erwarten, daß die Ausschaltung der adrenergen Erregung mit einem Überwiegen der cholinergischen Innervation einhergeht. Dem entspricht die Tatsache, daß unter Guanethidin-Behandlung Diarrhoen beobachtet werden, die durch anticholinergische Arzneimittel behoben werden können.

α-Methyl-dopa wurde unter der Vorstellung entwickelt, daß durch Einschaltung eines falschen Bausteins in die nor-Adrenalin-Synthese letzten Endes ebenfalls eine Verarmung an diesem Überträgerstoff zustandekommen muß; auch die Hemmung der Dopa-Dekarboxylase durch diesen Stoff und analog aufgebaute Verbindungen könnte im gleichen Sinne wirken. Zur Zeit sind diese Hypothesen wieder stark diskutiert; es steht aber fest, daß α-Methyl-dopa in Experiment und Klinik stark blutdrucksenkend wirken kann. Die Therapie erfordert häufig ansteigende Dosen; auch Wirkungsverlust mit zunehmender Behandlungszeit (Toleranz) ist beschrieben. Die gezielte periphere Wirkung von α-Methyl-dopa wird aber durch Nebenwirkungen in Frage gestellt, die auf zentrale Angriffsorte hinweisen: So wurden Sedierung — und ähnlich wie bei Reserpin — auch depressive Bilder gesehen. Auch hier zeigt sich wieder, daß eine Zuordnung von Arzneimitteln zu einem Angriffspunkt im Gesamtorganismus immer problematisch bleiben muß.

3. Angriff am Erfolgsorgan (Arteriolen)

Hierher gehören Arzneimittel vom Typ des Chlorothiazid, die ursprünglich als Diuretica eingeführt wurden, aber nach Briggs und Holland (1965) unabhängig hiervon antihypertonische Effekte haben. Rubin u. Mitarb. (1962) beschreiben sogar ein Benzothiadiazinderivat (Diazoxid) ohne diuretische Wirkung, aber mit deutlich blutdrucksenkenden Eigenschaften. Die experimentelle Analyse der Wirkungen spricht dafür, daß diese Stoffgruppe unmittelbar durch Herabsetzung des Gefäßtonus mit Angriff an der glatten Muskulatur wirkt.

Die unerwünschten Wirkungen dieser Gruppe bei Anwendung als Antihypertonica ergeben sich aus der im allgemeinen vorhandenen diuretischen Wirkung. So sind Störungen des Mineralhaushalts (Kalium-Verlust!) zu erwarten, die indirekt zentralnervöse Funktionen beeinträchtigen können: Schwächegefühl, Gleichgültigkeit, Schwindel, Nausea und Erbrechen sind beschrieben und können verkehrsmedizinische Bedeutung haben. Der Kaliumverlust läßt eine besondere Empfindlichkeit gegenüber herzwirksamen Glykosiden erwarten, so daß Symptome der Digitalisvergiftung schon bei an sich normalen Glykosiddosen bei gleichzeitiger Benzothiadiazin-Therapie erwartet werden können.

Die weitverbreitete Hochdrucktherapie ist bei der Vielzahl von Behandlungsmöglichkeiten nicht eo ipso als Ursache einer ebenso umfangreichen Verkehrsgefährdung anzusehen. Wie Knick (1964) sehr richtig betont hat, ist der sorgfältig — und am besten klinisch — auf eine optimal wirksame und minimal toxische Kombinationstherapie eingestellte Hochdruckkranke oft durchaus in der Lage, ein Kraftfahrzeug zu führen. Gefahren entstehen im wesentlichen dann, wenn die sedativ wirkenden Arzneimittel — Beispiel Reserpin! — im Therapieplan unerläßlich sind, oder wenn der Patient ohne wesentliche und anhaltende ärztliche Überwachung sein Behandlungsschema ändert.

VII. Stimulantien

Pflanzen mit anregenden Inhaltsstoffen spielen als Genußmittel bei fast allen Völkern eine Rolle. Bekannte Beispiele sind die Coffeindrogen Kaffee, Tee, Maté und Pasta Guaraná. In China war die stimulierende Wirkung von Ephedra vulgaris mit dem Wirkstoff Ephedrin seit altersher bekannt. Es gehört zur allgemeinen Lebenserfahrung, daß Zubereitungen aus diesen Drogen in empirisch ermittelten Wirkstoffkonzentrationen eine „belebende" Wirkung haben, während gelegentliche Überdosierung zu Schlaflosigkeit, Unruhe und dem Gefühl des „Getriebenseins" führt. Auch Störungen der Feinkoordination, wie Tremor und ungezielter Bewegungsdrang sind als Folgen allzu großer Gaben bekannt. Alle diese Phänomene werden volkstümlich unter der Bezeichnung „Kaffeeschwips" zusammengefaßt.

Vom Individuum her gesehen, haben die Genußmittel bei mäßigem Gebrauch und beim gesunden Menschen kaum irgendwelche wesentlichen Nachteile. Die umfangreiche Literatur, die besonders über Coffein in pharmakologischer und psychologischer Sicht existiert (s. z.B. Weiss und Laties, 1962; Landis, 1958; Truitt, 1965), vermittelt aber kein einheitliches Bild. Insbesondere scheint die Grenze zur „Überdosierung" nicht scharf zu sein; der Begriff der „Coffeinempfindlichkeit" ist schon soweit in die Allgemeinsprache eingedrungen, daß die Werbung für coffeinfreie Kaffeesorten seit langem damit operiert. Experimentell-psychologische Arbeiten führen immer wieder zu ganz verschiedenen Ergebnissen (s. z.B. Jansen, 1960; Luff u. Mitarb., 1964; Brüner u. Mitarb., 1961; Kraft, 1962). Die im Publikum allgemein angenommene Leistungssteigerung läßt sich nach diesen und vielen anderen Befunden keineswegs immer nachweisen. Bei der emotionellen Überlagerung der Beurteilung der Coffeinwirkungen — hier spielt die eigene Erfahrung und oft schon die Erziehung eine große Rolle — wird es auch in Zukunft schwierig sein, zu exakten Ergebnissen zu kommen. Man wird nicht fehlgehen, wenn man dem Kraftfahrer im Ermüdungszustand seine Tasse Kaffee zubilligt; man sollte aber davor warnen, dieses kleine Stimulans als Wundermittel zu langfristigen Behebung von Ermüdungszuständen anzusehen. Dieses Ziel wird auf keinen Fall durch Überdosierung erreicht; im Gegenteil ist dann mit den oben geschilderten unerwünschten Wirkungen zu rechnen, die die Fahrtüchtigkeit erheblich einschränken. Dies zeigt deutlich ein von de Boor (1956) mitgeteilter Fall, in dem nach dem Genuß von 8 Flaschen Coca Cola ein schwerer Verkehrsunfall von einem Motorradfahrer verursacht wurde. Die weit verbreitete Auffassung, daß Coffein Alkoholwirkungen aufheben könne, ist durch nichts gesichert (Forney und Hughes, 1965).

Die pharmazeutische Industrie hat sich, seit Alles (1927) *Amphetamin* als Weckmittel einführte, in erheblichem Umfang mit der Entwicklung zentraler Stimulantien beschäftigt. In Deutschland wurde besonders das Methylderivat dieser Verbindung Methamphetamin (Pervitin) durch Hauschild (1939) bekannt. Phenmetrazin (Preludin), Methylphenidat (Ritalin), Cafilon, Katovit und viele andere Präparate unterscheiden sich zwar in ihrer chemischen Zusammensetzung, in ihrer Wirkungsstärke und in pharmakodynamischen Einzelheiten oft erheblich von den beiden klassischen „Weckaminen", fallen aber unter verkehrsmedizinischen Gesichtspunkten in die gleiche Gruppe, da sie alle eine Leistungsverbesserung und/oder die Behebung von Ermüdungszuständen als Indikation haben. Daneben wird von derartigen Medikamenten oft angegeben, daß unter ihrer Wirkung die Nahrungsaufnahme eingeschränkt wird; sie werden deshalb in der Werbung gern als „Appetitzügler" bezeichnet. In den USA hat — vor der Neufassung des Arzneimittelgesetzes — gerade diese Indikation eine ungewöhnlich große Rolle gespielt. Durch eine äußerst geschickte Werbung (Soehring und Wittern, 1954) wurden Amphetamin (Benzedrine) und das noch wirksamere rechtsdrehende Isomere D-Amphetamin (Dexedrine) im Publikum allgemein bekannt. In einer schon klassischen Monographie haben Bonhoff und Lewrenz (1954) erwünschte und unerwünschte Wirkungen der Weckamine beim Menschen zusammengestellt; weitere, bekannte Zusammenfassungen stammen von Leake (1958), sowie von Bett u. Mitarb. (1955).

Während in Deutschland Amphetamin und Methamphetamin als so gefährlich angesehen werden, daß sie der *Betäubungsmittel-Verschreibungs-Verordnung* unterstellt wurden, sind die Ansichten in anderen Ländern zum Teil weniger streng (s. z.B. Giarman, 1965). Die Gefahr wird in der Entstehung von *Mißbrauch und Sucht* gesehen, die besonders in Japan „endemisch" gewesen sein soll (s. z.B. Sano und Nagasaka, 1956).

Unter verkehrsmedizinischen Aspekten kann ähnlich wie bei Coffein festgestellt werden, daß kleine Dosen von Stimulantien in der Regel nur insoweit eine Gefahr darstellen, als nach Abklingen der Wirkung, deren Dauer stark schwanken kann, mit einer verstärkten Müdigkeit gerechnet werden muß. Wie zahlreiche Untersuchungen gezeigt haben, ist sowohl eine Steigerung der körperlichen als auch der psychischen Leistungsfähigkeit mit üblichen Dosen der im Handel befindlichen Stimulantien für Stunden zu erreichen. Mit der Wiederholung der Gabe aber beginnen die Probleme: Der erzwungene Wachzustand wird mit abnehmender Konzentration, ungezielter psychomotorischer Agilität, die bis zu schweren Verhaltensstörungen führen kann, gelegentlich auch mit echten exogenen Psychosen bezahlt. Kritik und Urteilsfähigkeit nehmen ab.

Aus der Gutachtertätigkeit in Verkehrsstrafsachen sind uns mehrere Fälle bekannt, in denen zur Erzwingung von Höchstleistungen — Rallyefahrten usw. — z.T. außerordentlich große Mengen im Verlauf weniger Tage genommen wurden.

Häufiger als beim Coffeingebrauch in Form von Kaffee und Tee besteht bei der Einnahme von Stimulantien eine Tendenz zur Steigerung der Dosen, die immer wieder zu den unerwünschten Wirkungen Anlaß gibt, die die Teilnahme am Straßenverkehr zu einer öffentlichen Gefahr werden lassen. Auch die Annahme eines Antagonismus zwischen Stimulantien dieser Gruppe und Alkohol findet in den Untersuchungen von Wilson u. Mitarb. (1966) keine Stütze. Mit einer umfangreichen Testbatterie fanden diese Autoren zahlreiche unvorhersehbare Wechselwirkungen, so daß eine generelle Aufhebung des depressiven Alkoholeffektes durch das für die Versuche verwendete Amphetamin nicht erwartet werden kann.

Wenn überhaupt im Einzelfall eine Therapie mit Stimulantien und „Appetitzüglern" indiziert ist und dabei auf die Lenkung eines Kraftfahrzeuges nicht verzichtet werden kann, ergibt sich von selbst, daß nur die mild wirkenden Vertreter dieser Reihe und auch nur dann in Betracht kommen, wenn die Verträglichkeit normaler Dosen gesichert ist. Selbst in diesem Fall ist die Steigerung der Dosen durch den Patienten, die nicht ärztlich kontrolliert werden kann, eine immanente Gefahr. Werden die starkwirksamen Präparate für erforderlich gehalten, muß von der Teilnahme am motorisierten Straßenverkehr abgeraten werden. Mißbrauch mit dem Ziele der „Leistungssteigerung" durch gesunde Kraftfahrer ist überhaupt nicht zu vertreten.

VIII. Insulin und orale Antidiabetica

Nach Oberdisse (1960) hatten etwa 72000 Diabetiker einen Führerschein, von denen knapp die Hälfte insulinbedürftig waren. Ein weiterer, zahlenmäßig nicht belegbarer Anteil wird mit den oralen Antidiabetika — Biguanide, Sulfonylharnstoffe — behandelt, von denen auch in jüngster Zeit noch weitere Derivate neben den klassischen Präparaten — Tolbutamid und Carbutamid — eingeführt werden.

Im Rahmen dieses Buches soll im wesentlichen auf die im Straßenverkehr gefährliche *Hypoglykämie* durch Überdosierung, unzureichende Ernährungsdisziplin und Präparatwechsel eingegangen werden.

In bezug auf Insulin gehen wir mit OBERDISSE (1960) dahin einig, daß die Tatsache der Insulinbehandlung oder eines bestehenden Diabetes kein Grund für den Entzug oder die Verweigerung der Fahrerlaubnis ist. Gut eingestellte Diabetiker sind im täglichen Leben oft in bezug auf Dosierung, zeitlichen Abstand der Injektionen und Diät so diszipliniert, daß ihre Teilnahme am Straßenverkehr keine überdurchschnittliche Gefahr darstellt. Jeder Wechsel des Insulinpräparates erfordert aber eine Neueinstellung unter klinischer Überwachung — und damit ein zeitlich begrenztes Fahrverbot. Der mit seiner Krankheit vertraute Diabetiker kann im übrigen die Anfangssymptome einer Hypoglykämie oft selbst erkennen und durch Zuckerzufuhr beherrschen.

Die von DURAN QUEVEDO (1958) besonders betonte Rolle der Fructose bei der Hypoglykämie-Verhütung scheint bisher noch nicht allgemeine Anerkennung gefunden zu haben. Im Tierversuch gelingt es jedenfalls, den Blutzuckerwert bei Hunden sehr weit zu senken, ohne eine Hypoglykämie auszulösen, wenn gleichzeitig Fructose verabreicht wird. Verf. hatte 1958 Gelegenheit, durch Vermittlung von DURAN QUEVEDO Diabetiker mit besonderer Hypoglykämie-Neigung zu sehen, die durch Fructose (Laevulose)-Zufuhr jeden Anfall erfolgreich kupierten.

So sehr die Entwicklung der *oralen Antidiabetika* für geeignete Patienten einen Fortschritt bedeutet, so problematisch ist die beim Insulin relativ leicht zu erreichende Einhaltung der erforderlichen Dosen bei diesen Präparaten. Die Tablettenform verleitet undisziplinierte Patienten zur Überdosierung, die dann zum hypoglykämischen Anfall und damit zur akuten Fahruntüchtigkeit führt. Nach OBERDISSE (1960) gibt es bei Verkehrsunfällen für Diabetiker eine erhöhte Sorgfaltspflicht; der Patient muß unter Umständen beweisen, daß er alles getan hat, um eine Hypoglykämie zu vermeiden. Die Anerkennung einer solchen besonderen Sorgfaltspflicht bedeutet aber, daß alle Patienten, insbesondere neu entdeckte Diabetiker, von ihren Ärzten individuell über die Symptome und die im Anfall notwendigen, erfolgversprechenden Maßnahmen aufgeklärt werden.

Es besteht wohl kein Zweifel, daß im gewerbsmäßigen Personentransport — vielleicht von ganz besonderen Fällen abgesehen — an Diabetiker keine Fahrerlaubnis erteilt werden sollte.

Die von PFEIFFER (1966) aus der nordamerikanischen Literatur zusammengetragenen besonderen Formen der „Späthypoglykämie" nach Chlorpropamid und Tolbutamid, die darüber hinaus noch besonders therapieresistent sein sollen, sind verkehrsmedizinisch besonders bedenklich. HORNBOSTEL und GOETZE (1961) betonen, daß diese Form besonders dann zu erwarten ist, wenn die orale Therapie unter falscher Indikation eingeleitet wurde.

Für Chlorpropamid wurde bei Dosen über 750 mg/die ein zentralnervöses Syndrom beschrieben, das neben Muskelschwäche, Schwindel und Ataxie sogar Verwirrtheitszustände umfassen kann. Das Phänomen ist dosisabhängig und bei Absetzen der Therapie reversibel; es konnte experimentell auch mit den anderen Sulfonylharnstoffen erzeugt werden (BEASER, 1965).

Auf Wechselwirkungen zwischen oralen Antidiabetika und Alkohol wird in Abschnitt XI eingegangen.

IX. Tuberkulose-Mittel

Die ersten Beschreibungen erregter Psychosen nach *Isoniazid* (INH) durch BERG (1952) und HUNTER (1952) sind inzwischen mehrfach bestätigt worden; eine Analyse der u.a. auch bei Absetzen des Medikaments auftretenden psychotischen Erscheinungen verdanken wir Grahmann und Peters (1962). Nach der umfangreichen Erfahrung der Heilstätten mit diesem Medikament treten diese verkehrsmedizinisch wichtigen unerwünschten Wirkungen bei normaler Dosierung nur selten auf. Akute Überdosierungen, wie sie in der ambulanten Praxis — Lupustherapie! — immer wieder vorkommen, scheinen die Auslösung der Psychosen zu begünstigen. Bei der Durchführung der INH-Therapie ist es also dringend erforderlich, die Patienten zur genauen Einhaltung des vorgesehenen Dosierungsschemas anzuhalten. Nur in einem bekannt gewordenen Fall hatte ein Lupuskranker die gesamte für eine Woche bestimmte INH-Menge auf einmal genommen, was zur Auslösung einer schweren aggressiven Psychose führte. Neben diesen schweren Bildern hat INH aber auch eine antriebsfördernde — stimulierende — Wirkung (Hippius, 1966), die nicht unbedingt dosisabhängig ist. Hier ist mit den in Abschnitt VII besprochenen unerwünschten Effekten aller übrigen Stimulantien zu rechnen, die die Fahrtüchtigkeit ebenfalls einschränken.

Die übrigen in der Tuberkulose-Behandlung üblichen Medikamente scheinen mit Ausnahme des Cycloserin (Hippius) kaum mit Wirkungen belastet zu sein, die im Rahmen dieses Buches von Bedeutung wären. (Streptomycin s. Abschnitt X.)

X. Medikamentöse Einflüsse auf Sinnesfunktionen

Sehen und Hören sind unerläßliche Voraussetzungen für das Führen eines Kraftfahrzeuges. Es ist daher verständlich, daß Seh- und Hörprüfungen für die Erteilung der Fahrerlaubnis in den verschiedenen Staaten vorgeschrieben wurden. Dabei sollte sich der Umfang der Untersuchung im Idealfall auf alle wichtigen Einzelfunktionen erstrecken, was sich bei der großen Zahl von Kraftfahrern in der Welt zwar fordern, aber schwer durchführen läßt.

Mit Hilfe solcher einmaligen fachärztlichen Untersuchungen kann man zwar Bewerber ausschalten, die unzureichende Seh- oder Hörvermögen aufweisen; man ist aber nicht in der Lage, vorübergehende Funktionsminderungen durch exogene Noxen — etwa durch Arzneimittel — zu erfassen. Während beim Alkohol (Goldberg, 1963) umfangreiche experimentelle Untersuchungen über die Einschränkung der optischen Funktionen vorliegen, beschränken sich Mitteilungen über Arzneimitteleffekte auf Auge und Ohr meist auf Kasuistik. Ansätze zu einer experimentellen Überprüfung unter verkehrsmedizinischen Aspekten finden sich bei Gramberg-Danielsen (1965). Eine zusammenfassende Darstellung der unter Arzneitherapie möglichen Augenschäden haben kürzlich Straub und Severin (1966) gegeben, während Rossberg (1966) die entsprechenden Befunde am Gehörorgan kritisch bearbeitete.

Wir beschränken uns daher im folgenden auf die wichtigsten Fälle.

1. Auge

a) Mydriatica

Die medikamentöse Pupillenerweiterung wird im Zuge der augenärztlichen Untersuchung häufig benötigt. Nach allgemeiner Ansicht ist es zweckmäßig, den Patienten anschließend eine mehrstündige Verkehrskarenz zu empfehlen. Straub und Severin (1966) stellen allerdings fest, daß die objektive Einschränkung des Sehvermögens infolge Pupillenerweiterung und — z.B. nach Atropin — die Akkomodationsstörung verhältnismäßig gering sind. Sie betonen aber, daß diese Sehstörung subjektiv unangenehm ist. Wir schließen hieraus, daß man aus Sicherheitsgründen auch weiterhin vom Lenken eines Kraftfahrzeuges nach örtlicher Applikation von Atropin und seinen Homologen, aber auch nach Adrenalin-

Anwendung (z.B. in Lösungen zur Lokalanalgesie!) abraten sollte. Akkomodationsstörung und Pupillenerweiterung sind auch bei interner Atropinanwendung aus anderer Indikation zu erwarten. Daher sollte in diesen Fällen eine Einschränkung der Fahrtüchtigkeit immer in Betracht gezogen werden. Am Rande sei erwähnt, daß Parasympatholytika zur Steigerung des Augen-Innendruckes (Glaukom) führen können, was der Augenarzt durch entsprechende Untersuchungen vor Atropinanwendung in der Regel vermeiden kann. In der allgemeinen Praxis muß aber immer an diese Möglichkeit gedacht werden; auch aus diesem Grunde ist die Atropin-Anwendung suspekt. Wegen der kürzeren — und oft auch weniger intensiven — Wirkung sollte man für Untersuchungszwecke in der ambulanten Praxis, wenn irgend möglich, Homatropin bevorzugen.

b) Miotica

Hier ist vor allem darauf hinzuweisen, daß die Kontraktion des Ziliarmuskels durch Miotika nicht nur zu subjektiv unangenehmen Folgen (Kopfschmerzen), sondern auch für Stunden infolge des Akkomodationskrampfes zur — manchmal hochgradigen — Myopie führen kann. STRAUB und SEVERIN geben an, daß bei längerer Anwendung derartiger Mittel (Mintacol, Prostigmin) zur Glaukombehandlung dieser unangenehme Effekt in manchen Fällen abnehmen oder gar verschwinden kann, während er in anderen auf die Dauer bestehen bleibt. Die Entscheidung über das Führen eines Kraftfahrzeuges muß also individuell und erst nach mehrfacher Bestimmung der Refraktion gefällt werden.

c) Andere Arzneimittel

Bei einer Reihe üblicher Medikamente muß man mit Beeinträchtigung des Sehvermögens verschiedener Art rechnen. Dies ist um so wichtiger, als die Indikationen für ihre Anwendung meist außerhalb der Ophthalmologie liegen.

So ist seit langem eine transitorische *Myopie* bei *Sulfonamidbehandlung* bekannt, deren Ursache nicht endgültig geklärt ist. Häufigkeit und Dosisabhängigkeit sind schwer abzuschätzen, so daß ein Hinweis an solche Patienten angebracht erscheint, die zum ersten Mal behandelt werden.

Akkomodationsstörungen können durch die folgenden Medikamente, möglicherweise aber auch durch andere, hervorgerufen werden: Hydantoine, Amphetamin, Tofranil, Resochin (STRAUB und SEVERIN). Bei der in der Praxis ziemlich häufigen Resochinanwendung zur Behandlung rheumatischer Erkrankungen können *Blendungserscheinungen* verkehrsmedizinisch bedeutungsvoll werden. Es steht zu wünschen, daß auch andere häufig angewendete Arzneimittel in Hinblick auf mögliche Blendungsphänomene und Akkomodationsstörungen genauer untersucht werden. Die hier zitierten Beispiele wurden sämtlich zunächst in der Praxis beobachtet und sind nur zum Teil ätiologisch aufgeklärt.

Farbfehlsehen als Folge der *Digitalistherapie* ist seit langer Zeit bekannt; meist tritt Gelbsehen, manchmal aber auch Grün- oder Orangeempfindung auf. Im Einzelfall könnten also Signallichter verwechselt oder fehlgedeutet werden, obwohl uns in der Literatur keine speziellen Angaben aus dem Bereich der Verkehrsmedzin bekannt sind. Man sollte jedoch in Zukunft diese Möglichkeit mehr als bisher beachten. Nach STRAUB und SEVERIN kann die Glykosidbehandlung nach wechselnden Anwendungszeiten auch zu *Augenmuskelparesen* und *Gesichtsfeldausfällen* Anlaß geben; nach ihren Angaben sind die Augenstörungen nicht mit anderen Zeichen der Digitalisintoxikation korreliert, was erhöhte Aufmerksamkeit des Arztes erforderlich macht.

Die seit der Verwendung von *Chinin* in der Malariatherapie bekannten Gesichtsfeldeinschränkungen, das Flimmern und „Schleiersehen", haben ihre Bedeutung keineswegs verloren. Noch immer sind Kombinationspräparate mit Chinin als „Analgetika und Antipyretika" im Handel. Chininderivate spielen auch nach wie vor eine Rolle in der Therapie der Herzrhythmus-Störungen. Die heute üblichen synthetischen Malariamittel können ganz allgemein ebenfalls die Sehfunktion beeinträchtigen, was bei der oft notwendigen Wiederholung der Kuren oder bei langfristiger Behandlung aus besonderen Gründen verkehrsmedizinisch wichtig werden kann.

2. Gehörfunktion — Gleichgewichtsorgan

Am bekanntesten sind Beeinträchtigungen der Hör- und Gleichgewichtsorgane durch *Streptomycin*, Dihydrostreptomycin und die weniger verwendeten Antibiotika Kanamycin, Viomycin und Neomycin. Nach Rossberg (1966) soll auch Chloramphenicol bei örtlicher Anwendung im Mittelohr zur vorübergehenden Innenohrschädigung Anlaß geben können.

Die Schädigung des Gleichgewichtsorgans tritt meist früher als die Abnahme der Hörfunktion auf, zumindest wird sie subjektiv leichter bemerkt. Beide Formen scheinen von der verabreichten Gesamtdosis abzuhängen, so daß auch kleine Streptomycingaben über längere Zeit schließlich ototoxisch wirken. Dies ist um so bedeutsamer, als noch immer Kombinationspräparate mit Penicillin im Handel sind, bei denen sich Arzt und Patient nicht immer über die damit zugeführten, nicht unbeträchtlichen Streptomycinmengen klar sind. Sofern man sich beim Streptomycin ausschließlich auf die Hauptindikation — Tuberkulose — beschränkt, ist die ototoxische Wirkungskomponente in der Regel zu kontrollieren, da die Therapie fachärztlich überwacht wird. Eine Gefahr liegt unseres Erachtens in der „unbewußten" oder nicht streng indizierten Streptomycinverwendung in der Allgemeinpraxis, die verlassen werden sollte. Weitere Einzelheiten s. bei Rossberg.

Wie schon bei den Augenschäden erwähnt, kann *Chinin* Sinnesfunktionen beeinträchtigen. Die heute noch in Kombinationspräparaten verwendeten Mengen führen zwar nicht allzu häufig zu Schwindel, Lagenystagmus und allgemein zur Vestibularisschädigung. Man muß diese Möglichkeit aber besonders bei der Therapie der Herzrhythmusstörungen mit Chinidin, die oft über lange Zeit durchgeführt wird, beachten. Diese unerwünschten Medikamentwirkungen können die bei Herzkranken ohnehin gegebene Einschränkung der Fahrtüchtigkeit noch kritischer machen.

XI. Wechselwirkungen zwischen Alkohol und Arzneimitteln

In den letzten Jahren wird in foro oft behauptet, daß die Wirkung von Alkohol im Spezialfall deshalb nicht unmittelbar mit den „Promille-Werten" korreliert habe, weil gleichzeitig Arzneimittel eingenommen wurden. Es wird also unterstellt, daß Medikamente die Alkoholwirkung im positiven oder negativen Sinne modifizieren könnten. Beweise für eine derartige Annahme waren kaum vorhanden; in vielen Fällen wurden sie daher auch forensisch als „Schutzbehauptungen" abgetan.

Bei den Umsatzzahlen für alkoholische Getränke (rd. 18 Milliarden DM) und Arzneimitteln (rd. 3 Milliarden DM), sowie unter Berücksichtigung der im Bundesgebiet laufenden Kraftfahrzeuge (über 11 Millionen) ist allerdings anzunehmen, daß gleichzeitiger Alkoholgenuß und Arzneimitteleinnahme bei Kraftfahrern häufige Ereignisse sind.

Soehring und Schüppel (1966) haben kürzlich in einer Übersicht die hier gegebene Problematik diskutiert und über experimentelle Ansätze zu ihrer Lösung berichtet. Es soll daher an dieser Stelle nur skizzenhaft verfahren werden, um eine Einführung in dies eminent wichtige Gebiet zu geben.

Die Häufigkeit der Behauptung einer gleichzeitigen Einnahme von Arzneimitteln und Alkohol in der polizeilichen Ermittlung ist nicht gering: So hat Wangel (1963) in einer sorgfältigen Erhebung für Dänemark festgestellt, daß unter 4841 Personen mit BAK-Werten um 1,5‰ 16% gleichzeitig unter Arzneimitteleinfluß standen. Analgetika, Hypnotika und sedierende Psychopharmaka spielten in den Angaben die Hauptrolle.

Nach Auswertung aller — auch der zugänglichen, nicht veröffentlichten — Quellen sind Wechselwirkungen mit Alkohol in erster Linie bei den folgenden Arzneimittelgruppen zu erwarten: Hypnotika, Antiepileptika, Psychopharmaka, einschließlich Stimulantien, Isoniazid und andere Monoaminoxydase-Blocker, Antihistaminika, Antidiabetika, Morphin und wirkungsverwandte Stoffe, sowie Analgetika, insbesondere Pyrazolone. Es ist wahrscheinlich, daß auch noch andere Gruppen einbezogen werden können, ihre Anwendung ist aber zahlenmäßig kleiner.

Sieht man von der nicht allzu reichlichen, veröffentlichten Kasuistik ab (s. bei Soehring und Schüppel, 1966), erscheint die experimentelle Bearbeitung dieser Wechselwirkungen vordringlich. Dies wird deutlich, wenn man an die große Zahl der immer wieder neu eingeführten Psychopharmaka denkt, deren experimentelle Überprüfung im Zusammenwirken mit Alkohol vor Abgabe an das Publikum gefordert werden muß.

Grundsätzlich sind die folgenden Methoden durchführbar:

a) Psychopharmakologische Untersuchungen an Tieren.

b) Experimentalpsychologische Prüfung am Menschen.

c) Biochemische und pharmakologische Methoden in vitro und in vivo.

a) Das Tierexperiment kann, wie besonders Nieschulz (1966) dargestellt hat, wichtige Hinweise dann geben,wenn die Methoden von erfahrenen Experimentatoren durchgeführt werden. Für sich allein reicht es aber für die Beurteilung am Menschen niemals aus.

b) Experimentell-psychologische Verfahren sind in großem Umfang angegeben und auch verwendet worden. Soehring und Schüppel (1966) haben kürzlich die zur Verfügung stehenden Möglichkeiten kritisch betrachtet und kamen zu dem Ergebnis, daß es praktisch kaum möglich ist, aus den Laboratoriumsversuchen das Fahrverhalten auf der Straße vorherzusagen. Die „Testsituation" ist derart verschieden von der „Fahrsituation", daß die Prognostik unsicher wird. Hoffmann (1966) hat daher vorgeschlagen, den Einfluß von Arzneimittelwirkungen auf das Fahrverhalten unter Straßenverkehrsbedingungen unmittelbar zu prüfen. Dieses an sich sehr wünschenswerte Vorgehen stößt aber bei stark wirksamen Arzneimitteln schon an sich auf Schwierigkeiten; es wird noch problematischer, wenn man Arzneimittel zusätzlich zu verkehrsmedizinisch relevanten Alkoholdosen gibt.

c) Vom pharmakologischen Standpunkt wird man daher zunächst die pharmakodynamischen und biochemischen Wechselwirkungen einzelner Arzneimittel mit Alkohol zu prüfen haben. Dabei ist hervorzuheben, daß Verallgemeinerungen erhobener Befunde selbst in nah verwandten Stoffgruppen nicht möglich sind.

c_1) *Pharmakodynamik.* Ein altes Ziel ist die medikamentöse Beeinflussung der Alkoholelimination im Sinne eines beschleunigten Abbaus. Daneben ist auch mit einer Verzögerung unter Medikamentwirkung zu rechnen.

In Versuchen an Kaninchen haben TIPTON u. Mitarb. (1961) sowie SCHLEYER und JANITZKI (1963) festgestellt, daß bei diesen Tieren mit einer Verzögerung des Alkoholabbaus durch Chlorpromazin gerechnet werden muß. SEIDEL, STRELLER und SOEHRING (1964) konnten in 7 Std-Versuchen diesen Effekt an Hunden nicht bestätigen. SEIDEL und SOEHRING dehnten die Versuche auf 41 in der Bundesrepublik Deutschland gängige Arzneimittel aus und fanden keinerlei Beeinflussung der Alkoholeliminationsgeschwindigkeit im positiven oder negativen Sinne. Versuche von WAGNER (1962) am Menschen führten zu dem gleichen Ergebnis. Die von FISCHER und OELSSNER (1961) bei Mäusen gefundene Beschleunigung des Alkoholabbaus durch Vorgabe von Hexobarbital läßt sich, wie wir in Übereinstimmung mit den Autoren feststellen, nicht auf den Menschen übertragen.

Nach diesen Ergebnissen muß man bis zum Beweis des Gegenteils im Einzelfall annehmen, daß die Blutalkoholkonzentration — und damit die Promillewerte — durch Medikamente nicht beeinflußbar sind.

Auf der Wirkungsebene muß man zwischen gleichzeitiger Alkohol- und Arzneimittelgabe und der Verabreichung eines Arzneimittels an chronische Trinker unterscheiden. Während sich im ersten Falle z.B. Alkohol- und Barbituratwirkung zum mindesten addieren, ist es seit langem bekannt, daß Potatoren schwer in die Narkose zu bringen sind. Nachdem FRAHM, LÖBKENS und SOEHRING (1962) dieses Phänomen bei Meerschweinchen, die statt Trinkwasser 10% Alkohollösung über mehrere Wochen erhielten, mit üblichen intravenösen Narcotika reproduzieren konnten, sind SEIDEL, STRELLER und SOEHRING (1964) den Ursachen nachgegangen. Es zeigte sich, daß bei den subchronisch mit Alkohol vorbehandelten Tieren die Pentobarbitalkonzentration im Gehirn signifikant niedriger als bei den Kontrollen lag. Dies deutet auf eine Änderung der Blut-Hirnschranke durch Alkoholvorbehandlung hin. In Modellversuchen an Erythrozyten haben GREISER und SOEHRING die möglichen Membranveränderungen näher studiert und gefunden, daß eine Änderung der Pentobarbitalaufnahme in die Zelle in dem Teilbereich eintritt, in welchem die Barbiturataufnahme unter Energieverbrauch abläuft. Die physikalisch-chemische Diffusion wird nicht berührt.

Aus dem vorstehenden ist abzuleiten, daß für viele andere Medikamente derartige Verteilungs- und Eliminationsstudien noch ausstehen.

c_2) *Arzneimittelstoffwechsel.* Nachdem die Beeinflussung der Alkoholelimination durch Arzneimittel nicht nachweisbar war, besteht noch die Möglichkeit einer Änderung des Arzneimittelstoffwechsels durch Alkohol. In umfangreichen Untersuchungen haben SCHÜPPEL und SOEHRING (1965) den Nachweis geführt, daß die Demethylierung von Amidopyrin (Pyramidon) durch Alkoholkonzentrationen im Organismus, wie sie in der Verkehrspraxis von Bedeutung sind, bei Ratten gehemmt werden kann. Falls sich dieser Befund allgemein auf Demethylierungsvorgänge übertragen läßt, ist seine verkehrsmedizinische Bedeutung kaum abzuschätzen. Die Demethylierung stellt bei vielen Psychopharmaka, bei Hexobarbital, aber auch bei Morphin und zahlreichen anderen Arzneimitteln einen wichtigen Stoffwechselweg dar. Wird dieser Vorgang gehemmt, so ist mit einer verlangsamten Inaktivierung zahlreicher Medikamente unter Alkoholwirkung zu rechnen.

Die Hydroxylierung — ein anderer wichtiger Inaktivierungsweg — wird, wie SCHÜPPEL, STRELLER, BREYER und SOEHRING (1967) am Beispiel des Acetanilids an Leberschnitten und intakten Ratten zeigen konnten, ebenfalls erheblich gesenkt. Schließlich wiesen BREYER und SOEHRING die gleiche Inhibition für die

Oxydation von 5-Hydroxytryptamin (Serotonin) zu 5-Hydroxyindolessigsäure nach. Bemerkenswert bei den beiden letztgenannten Hemmungsvorgängen ist die geringe benötigte Alkoholkonzentration: Eine Hemmung konnte sowohl mit 17 m-mol als auch mit 17 μmol Alkohollösungen erzielt werden, wobei die erste Konzentration in etwa $1^0/_{00}$ entspricht. BREYER und SOEHRING schlossen weiterhin eine „allgemeine Leberschädigung" durch Äthanol dadurch aus, daß sie das Fehlen der Hemmung bei Tieren, die 5 Monate anstelle von Trinkwasser 10% Alkohollösung erhalten hatten und kurz vor der Untersuchung abgesetzt waren, nachwiesen.

Die gegenwärtig vorliegenden Befunde lassen also vermuten, daß bei der Konkurrenz des Äthanol mit einem spezifischen Arzneimittelstoffwechsel der zur Verfügung stehende Sauerstoff in erster Linie für die Äthanoloxydation — und hier für die Regeneration des NADH/NAD-Systems — verwendet wird.

Bei der Bedeutung der oxydativen Wege im Arzneimittelstoffwechsel wird in dieser Richtung in Zukunft noch viel gearbeitet werden müssen.

Die Wechselwirkungen zwischen Arzneimitteln und Alkohol können, wie aus den bisher vorliegenden Befunden hervorgeht, das Wirkungsbild einzelner Medikamente sehr erheblich ändern. Hieraus entsteht für die Gutachterpraxis eine Kette von Problemen, die nur durch intensive Arbeit auf allen denkbaren Ebenen gelöst werden kann. Bis dahin wird es auch dem erfahrenen Sachverständigen oft schwerfallen, die Gerichte mit wissenschaftlich gesicherten Ergebnissen zu unterstützen.

Literatur

ALLES, G., and M. PRINZMETAL: The central nervous system stimulating effects of d-Amphetamine sulphate. Amer. J. med. Sci. **200**, 665 (1940).

BEASER, S. B.: The insulins and oral antidiabetic agents. In: DRILLs pharmacology in medicine, 3. ed. New York and London 1965.

BELOW, V. G.: Folgerungen aus dem 3. Teil des Gutachtens des Bundesgesundheitsamtes zur Frage der Verkehrsuntüchtigkeit infolge Alkoholgenusses. 4. Dtsch. Verkehrsgerichtstag Goslar 1966.

BENNHOLD, H.: Die Eiweißkörper des Blutplasmas. Dresden u. Leipzig 1938.

BERG, G.: Nebenwirkungen und Dosierung von Isoniazid. Jahresber. Tuberkulose-Forsch. Inst. Borstel 1952/53, S. 25. Berlin-Göttingen-Heidelberg: Springer 1954.

BETT, W. R., L. H. HOWELLS u. A. D. MACDONALD: Amphetamin in der klinischen Medizin. Berlin-Göttingen-Heidelberg: Springer 1956.

BOCHNIK, H. J.: Ein Analysemodell für Klinische Verbundforschung: Multifaktorielle Untersuchung der Pyrithioxin-Wirkung nach Schlafentzug bei Studenten. Fortschr. Neurol. Psychiat. **32**, 400 (1964).

BONHOFF, G., u. H. LEWRENZ: Über Weckamine (Pervitin und Benzedrin). Berlin-Göttingen-Heidelberg: Springer 1954.

BOOR, W. DE: Pharmakopsychologie und Psychopathologie. Berlin-Göttingen-Heidelberg: Springer 1956.

BRIGGS, A. H., and W. C. HOLLAND: Antihypertensive Drugs. In: DRILL's pharmacology in medicine, 3. ed. New York and London 1965.

BRODIE, B. B., E. BERNSTEIN, and L. C. MARK: The role of body fat in limiting the duration of action of Thiopental. J. Pharmacol. exp. Ther. **105**, 421 (1952).

— Acute tolerance to Thiopental. J. Pharmacol. exp. Ther. **98**, 85 (1950).

BRÜCKE, F. TH. v., u. O. HORNYKIEWICZ: Pharmakologie der Psychopharmaka. Berlin-Heidelberg-New York: Springer 1966.

BRÜNER, H., D. JOVY u. V. E. KLEIN: Der Einfluß einiger verkehrsmedizinisch wichtiger Pharmaka auf die menschliche Leistungsbereitschaft. Arzneimittel-Forsch. **11**, 995 (1961).

CARPENTER, J. A., and M. E. VARLEY: The joint action of tranquillizers and alcohol on driving. In: Alcohol and road traffic. Proc. III. Int. Conf. on Alcohol and Road Traffic, London 1963.

CASS, R., R. KUNTZMANN, and B. B. BRODIE: Norepinephrine depletion as a possible mechanism of action of Guanethidine (59-5864), a new hypotensive agent. Proc. Soc. exp. Biol. (N.Y.) **103**, 871 (1960).

Cervello (1882): Zit. nach E. W. Maynert, Sedatives and hypnotics I. Drill's pharmacology in medicine, 3. ed. New York and London 1965.
Chinn, H. I., and P. K. Smith: Motion sickness. Pharmacol. Rev. 7, 33 (1955).
Conney, A. H., J. J. Burns, P. G. Dayton, C. Evans, G. R. Martin, and D. Taller: Observation on the drug induced synthesis of D-glucuronic, L-gluconic und L-ascorbic acid in rats. J. Pharmacol. exp. Ther. 129, 132 (1960).
Degkwitz, R.: Zur Frage der Verkehrstüchtigkeit während der Behandlung mit Psycholeptica anhand von langfristigen Selbstversuchen mit verschied. Neuroleptica und Thymoleptica. Akt. Probl. Verkehrsmed., H. 3, 65 (1966).
Ditt, J., u. R. Pauer: Pharmakopsychologische Untersuchungen mit Chlordiazepoxyd (Librium). Arzneimittel-Forsch. 15, 653 (1965).
Doenicke, A.: Beeinträchtigung der Verkehrssicherheit durch Barbiturat-Medikation und durch die Kombination Barbiturat/Alkohol. Arzneimittel-Forsch. 12, 1050 (1962).
—, u. H. Post: Über den Wert kombinierter psychodiagnostischer Testmethoden zur Erfassung einer Leistungs- und Konzentrationsminderung beim Menschen nach Gaben verschiedener Arzneimittel (Librium, Bellergal, Omca). Akt. Probl. Verkehrsmed., H. 3, 83 (1966).
Domino, E. F.: Psychosedative drugs. I. Substituted phenothiazines, reserpine and derivatives. Drill's pharmacology in medicine, 3. ed. New York and London 1965.
Dubowski, K. M.: Unsettled issues and practices in chemical testing for alcohol. Proc. 3. Int. Conf. on Alcohol and Road Traffic, London 1963.
Duran Quevedo, T.: Die Laevulose in der Diabetestherapie. Int. Diabetes-Kongr. Düsseldorf 1958.
Elbel, H., u. F. Schleyer: Blutalkohol, 2. Aufl. Stuttgart 1956.
Evans, T. F., and C. Gray: General anesthetics. London 1959.
Feinberg, S. M., S. Malkiel, and A. R. Feinberg: The antihistamines. Chicago 1950.
Fischer, H.-D., u. W. Oelssner: Der Einfluß von Hexobarbital und Phenobarbital auf die Alkoholelimination bei Kaninchen. Med. exp. 3, 213 (1960).
— — Der Einfluß von Barbituraten auf die Alkoholelimination bei Mäusen (dort weitere Literatur). Klin. Wschr. 39, 1265 (1961).
Forney, R. B., Ph. D., and F. W. Hughes, Ph. D.: Effect of caffeine and alcohol on performance under stress of audiofeedback. Quart. J. Stud. Alcohol. 26, 206—212 (1965).
Frahm, M.: Papierchromatographischer Nachweis von Arzneimitteln. Akt. Probl. Verkehrsmed., H. 3, 122 (1966).
— A. Gottesleben u. K. Soehring: Die Identifizierung von Schlafmitteln aus wäßrigen Lösungen und Harn mit Hilfe der Dünnschichtchromatographie. Pharm. Acta Helv. 38, 785 (1963).
— K. Löbkens u. K. Soehring: Der Einfluß subchronischer Alkoholgaben auf die Barbituratnarkose bei Meerschweinchen. Arzneimittel-Forsch. 12, 1055 (1962).
— I. Streller u. K. Soehring: Pentobarbital-Hydroxylierung bei gleichzeitiger Alkoholgabe. Colloquium über Narkose und Anaesthesie, Pharmakol. Inst. Univ. Hamburg, Nov. 1966.
Frey, R.: Über die Verkehrstüchtigkeit eines Menschen nach Applikation von Hypnotica und Narkotica in der ambulanten ärztlichen Praxis. Therapiewoche 12, 345 (1962).
Fuchs, E., u. H. P. Kappinski: Lachgasanalgesie und Verkehrstüchtigkeit. Zahnärztl. Welt 61, 170 (1960).
Giarman, N. J.: Antidepressant drugs. Drill's pharmacology in medicine, 3. ed. New York and London 1965.
Goldberg, L.: Effects and after-effects of alcohol, tranquillizers and fatigue on ocular phenomena. In: Alcohol and road traffic. Proc. III. Int. Conf. on Alcohol and Road Traffic, London 1963.
Goodman, L. S., and A. Gilman: The pharmacological basis of therapeutics, 3. ed. New York 1965.
Gordon, M.: Psychopharmacological agents I. New York and London 1964.
Grahmann, H., u. H. Peters: Über psychotische Erscheinungen bei INH-Entziehung. Arch. Psychiat. Nervenkr. 203, 173 (1962).
Gramberg-Danielsen, B.: Negative medikamentöse Beeinflussung des Sehorganes und Verkehr. Med. Mschr., H. 9, 398—401 (1965).
Greiser, E., u. K. Soehring: Die Aufnahme von Pentobarbital in vitro und ihre Beeinflussung durch Äthanol. Naunyn-Schmiedebergs Arch. exp. Path. Pharmak. 255, 17 (1966).
Haase, H. J., and P. A. J. Janssen: The action of neuroleptic drugs. Amsterdam 1965.
Harrfeldt, H. P.: Technik und Erfahrungen bei 2700 Kurznarkosen mit Propanidid. Anaesthesiologie und Wiederbelebung, Bd. 4, S. 182. Berlin-Heidelberg-New York: Springer 1965.

HAUPTMANN, A.: Luminal bei Epilepsie. Münch. med. Wschr. **59**, 1907 (1912).
HAUSCHILDT, F.: Zur Pharmakologie des 1-Phenyl-2-methylaminopropans (Pervitin). Naunyn-Schmiedebergs Arch. exp. Path. Pharmak. **191**, 465 (1939).
— Pharmakologie und Grundlagen der Toxikologie, 2. Aufl. Leipzig 1960.
HEINRICH, K.: Die Arzneimittelnachbehandlung von Schädel-Hirnverletzten aus psychiatrischer Sicht. Akt. Probl. Verkehrsmed., H. 3 (1966).
HIPPIUS, H.: Psychische Störungen in Erkrankungen durch Arzneimittel, herausgeg. von R. HEINTZ, Stuttgart 1966.
HOFFMANN, H., H. STRUBEL u. W. BRUCHHAUSEN: Planung klinischer Prüfungen zur Frage einer Beeinträchtigung der Verkehrssicherheit durch Medikamente. Akt. Probl. Verkehrsmed., H. 3 (1966).
HOLTZ, P.: Pharmakologie und Toxikologie; Arzneimittelschäden und -nebenwirkungen in der Sicht des Pharmakologen. In: Erkrankungen durch Arzneimittel, herausgeg. von R. HEINTZ. Stuttgart 1966.
HORNBOSTEL, H., u. H. GOETZE: Abgrenzung und Sonderformen des Hyperinsulinismus. Schweiz. med. Wschr. **91**, 1333 (1961).
HORATZ, K.: Zur Frage der gesteuerten Narkosebeendigung. Anaesthesist **9**, 136 (1960).
— R. FREY u. M. ZINDLER: Die intravenöse Kurznarkose mit dem neuen Phenoxyessigsäurederivat Propanidid (Epontol ®). Berlin-Heidelberg-New York: Springer 1965.
HUNTER, R. A.: Confusional psychosis with residual organic cerebral impairment following isoniazid therapy. Lancet **1952 II**, 960.
JACOBSEN, E.: The comparative pharmacology of some psychotropic drugs. Bull. Wld. Hlth Org. **21**, 411 (1959).
JANKE, W., u. E. SCHMATZER: Experimentalpsychologische Untersuchungen zur Wirkung einer Prothipendyl-Cyclobarbital-Calcium-Kombination im Vergleich zu Cyclobarbital und Placebo. Arzneimittel-Forsch. **12**, 1031 (1962).
JANSEN, G.: Experimentelle Untersuchungen in Form von pharmakologischen Arbeitsversuchen. Med. exp. **2**, 209 (1960).
JUST, O. H.: Die Straßenfähigkeit ambulanter Patienten. Anaesthesist **10**, 203 (1961).
KIELHOLZ, P.: Pharmakologische Therapie der Depressionen in der Praxis. Mkurse ärztl. Fortbild. **13**, 9 (1963).
KNICK, B.: Wirkung und Nebenwirkungen moderner Antihypertonica unter verkehrsmedizinischem Aspekt. Arzneimittel-Forsch. **14**, 902 (1964).
KRAFT, H.-G.: Verkehrstüchtigkeit nach Gebrauch zentraler Stimulantien. Arzneimittel-Forsch. **12**, 1071 (1962).
KRÜGER-THIEMER, E., W. DILLER, L. DETLI, P. BÜNGER u. J. SEYDEL: Demonstration des Einflusses der Eiweißbindung und der Ionisation auf die Pharmakokinetik am kombinierten gaskinetischen Modell nach VAN'T HOFF und LANGMUIR. Antibiot. et Chemother. (Basel) **12**, 171 (1964).
KUSCHINSKY, G., u. H. LÜLLMANN: Kurzes Lehrbuch der Pharmakologie, 2. Aufl. Stuttgart 1966.
LANDIS, C.: Physiological and psychological effects of the use of coffee. In: P. H. HOCH and J. ZUBIN, Problems of addiction and habituation. New York 1958.
LAUBENTHAL, F.: Sucht und Mißbrauch. Stuttgart 1964.
LEAKE, C. D.: The amphetamines. Springfield, Ill. 1958.
LIENERT, G. A., P. MUNKELT, M. FRAHM u. K. SOEHRING: Geschlechtsspezifische Wirkungsunterschiede der Kombination von Alkohol und Meprobamat auf psychisch stabile und labile Versuchspersonen. Arzneimittel-Forsch. **12**, 1059 (1962).
LOCOCK: Zit. nach J. R. DI PALMA, Drugs in epilepsy and hyperkinetic states. DRILL's pharmacology in medicine, 3. Aufl. New York and London 1966.
LOHMANN, R.: Psychopharmakotherapie in der Inneren Medizin. Ther. Ber. BAYER **37**, 96 (1965).
LUFF, K., H. VOGLER u. H. BARDONG: Über den Einfluß des Coffeins auf das Leistungsverhalten am Kugeltestgerät. Zbl. Verkehrs-Med. **10**, 74 (1964).
MACINTOSH, R. R., and F. B. BANNISTER: Essentials of general anaesthesia. Oxford 1947.
MASSING, H. CH., u. A. SCHÖNBERGER: Untersuchungen über die Straßenverkehrstauglichkeit nach zahnärztlich-chirurgischen Eingriffen unter Lokalanaesthesie. Dtsch. Zahn-, Mund- u. Kieferheilk. **44**, 45 (1965).
MERRITT, H. H., and T. J. PUTNAM: A new series of anticonvulsant drugs tested by experiments on animals. Arch. Neurol. Psychiat. **39**, 1003 (1938).
NETTER, K. J.: Prinzipien des Arzneimittelstoffwechsels. Arzneimittel-Forsch. **12**, 1041 (1962).
NIESCHULZ, O.: Über Aussagewert des Tierexperiments bei der Prüfung des Arzneimitteleinflusses auf die Verkehrstauglichkeit. Akt. Probl. Verkehrsmed., H. 3, 108 (1966).
OBERDISSE, K.: Fahrtauglichkeit bei Diabetikern, die Insulin verwenden. Zbl. Verkehrs-Med. **3**, 67 (1960).

PALMA, J. R. DI: Drugs in epilepsy and hyperkinetic states. DRILL's pharmacology in medicine, 3. ed. New York and London 1965.
PAPPER, E. M., and R. J. KITZ: Uptake and distribution of anesthetic agents. New York-Toronto-London 1963.
PFEIFFER, E. F.: Endokrines System. In: R. HEINTZ, Erkrankungen durch Arzneimittel. Stuttgart 1966.
PÖLDINGER, W.: Psychopharmaka und Alkohol unter besonderer Berücksichtigung verkehrsmedizinischer Probleme. Praxis (Bern) 53, 926 (1964).
—, u. P. SCHMIDLIN: Index psychopharmacorum. Bern u. Stuttgart 1963.
PORTIUS, W.: Klinische Erfahrungen und zahlenmäßige Bedeutung der Hirnverletzten für die Verkehrssicherheit. Akt. Probl. Verkehrsmed., H. 3, 13 (1966).
PREUSS, F. R., u. G. WILLIG: Die Struktur einiger renaler Ausscheidungsprodukte des 1-Äthinyl-cyclohexylcarbamat-1. Arzneimittel-Forsch. 13, 234 (1963).
REMMER, H.: Störungen in der Umwandlung und Verteilung von Arzneimitteln im Organismus als Ursache schädlicher Wirkungen. Internist (Berl.) 1, 427 (1960).
ROSSBERG, G.: Ohren, Nase, Mund, Rachen, Kehlkopf. In: R. HEINTZ, Erkrankungen durch Arzneimittel. Stuttgart 1966.
ROTH, F. E., and I. I. A. TABACHNIK: Histamine and Antihistamines. In: DRILL's pharmacology in medicine. New York and London 1965.
RUBIN, A., F. E. ROTH, R. M. TAYLOR, and H. ROSENKILDE: Pharmacology of diazoxide, an antihypertensive, non diuretic benzothiadiazin. J. Pharmacol. exp. Ther. 136, 344 (1962).
SANO, I., u. NAGASAKA: Über chronische Weckaminsucht in Japan. Fortschr. Neurol. Psychiat. 24, 391 (1956).
SCHLEYER, F., u. U. JANITZKI: Versuche über die Wirkung des Megaphens auf den Blutalkoholspiegel. Arch. int. Pharmacodyn. 141, 254 (1963).
SCHMIDT, G.: Detection and estimation of barbituric acid derivatives. In: F. LUNDQUIST, Methods of Forensic. Sci. 1, 373 (1962).
SCHÖN, F.: Theorie und Praxis der allgemeinen Anaesthesie. München 1952.
SCHOLTAN, W., u. Y. S. LIE: Kolloidchemische Eigenschaften eines neuen Kurznarkoticums. Arzneimittel-Forsch. 16, 679 (1966).
SCHÜPPEL, R., u. K. SOEHRING: Vermehrte Ameisensäure-Ausscheidung — ein Maß für gesteigerte Demethylierungsvorgänge in vivo? Naunyn-Schmiedebergs Arch. exp. Path. Pharmak. 251, 109 (1965).
SEIDEL, G., u. K. SOEHRING: Zur Frage der Änderung der Blutalkoholwerte durch Medikamente. Arzneimittel-Forsch. 15, 472 (1965).
— I. STRELLER u. K. SOEHRING: Zur Frage der Beeinflussung des Alkoholgehalts im Blut durch Chlorpromazin. Arzneimittel-Forsch. 14, 412 (1964).
SOEHRING, K.: Pharmakologie für Zahnärzte. Konstanz 1951.
— Pharmakologische Grundlagen (Anaesthesie beim ambulanten Kranken). Verh. Dtsch. Ges. Chir., in: Langenbecks Arch. klin. Chir. 289, 86 (1958).
— u. H.-H. FREY u. P. VOELGER: Der Einfluß des Körperfettgehaltes auf die Wirkungsdauer intravenöser Kurznarkotica. Anaesthesist 4, 162 (1955).
—, u. R. SCHÜPPEL: Wechselwirkungen zwischen Alkohol und Arzneimitteln. Dtsch. med. Wschr. 91, 1892 (1966).
—, u. H. WITTERN: Die Werbung für Weckamine in der anglo-amerikanischen Fachpresse. Pharm. Industrie 16, 157, 194, 233 (1954).
STRAUB, W., u. M. SEVERIN: Augen. In: R. HEINTZ u.a., Erkrankungen durch Arzneimittel. Stuttgart 1966.
TIPTON, D. L., W. C. SUTHERLAND, T. N. BURBRIDGE, and A. SIMON: Effect of chlorpromazine on blood level of alcohol in rabbits. Amer. J. Physiol. 200, 1007 (1961).
TRUITT, E. B.: The xanthines. In: DRILL's pharmacology in medicine. London and New York 1965.
TURRIAN, H.: Antihypertonica und Gefährdung des Straßenverkehrs. Arzneimittel-Forsch. 14, 897 (1964).
UEHLECKE, H.: Stoffwechsel und Wirkung von Arzneimitteln. Med. Welt 1965, 2771.
VAKILZADEH, F.: Zur Frage des Durchtritts von Äthinamat (Valamin) und Heptabarbital (Medomin) und deren Stoffwechselprodukten durch die Placenta beim Menschen. Diss. Hbg. Pharmakol. Inst. Univ. 1964.
VIDIC, E.: Der Nachweis von Arzneistoffen im Körper auffällig gewordener Verkehrsteilnehmer. Mitt. dtsch. Ges. Verkehrsmed. (Mainz) 8 (1960).
—, u. K. GOEBEL: Nachweis der renalen Ausscheidungsprodukte von Schlafmitteln. Arch. Toxikol. 19, 85 (1961).
VONOW, P.: Die Lachgasanalgesie in der Zahnärztl. Praxis. Bern u. Stuttgart 1957.
WAGNER, H. J.: Überprüfung des Leistungsverhaltens unter der Einwirkung verschiedener Antihistaminica. Arzneimittel-Forsch. 11, 1065 (1962).

WANDREY, D., u. V. LEUTNER: Neuro-Psychopharmaca in Klinik und Praxis. Stuttgart 1965.
WANGEL, J.: Alcohol, road traffic and drugs in Denmark 1960. In: Alcohol and road traffic. Proc. III. Conf. int. London, Sept. 1962, London 1963.
WEISS, B., and V. G. LATIES: Enhancement of human performance by caffeine and the amphetamines. Pharmacol. Rev. **14**, 1 (1962).
WIECK, H. H., H. BRILMAYER u. N. PICKA: Durchgangssyndrome infolge von Vergiftungen mit Barbituraten. Fortschr. Neurol. Psychiat. **30**, 304 (1962).
WILSON, L., J. P. TAYLOR, C. W. NASH, and D. F. LAMERON: Canad. med. Ass. J. **94**, 478 (1966).
WIRTH, W., u. F. HOFFMEISTER: Pharmakologische Untersuchungen mit Propanidid (3-Methoxy-4-N,N-diäthylcarbamoylmethoxy-phenylessigsäure-n-propylester. Anaesthesiologie u. Wiederbelebung **4**, 17 (1965).
WITZGALL, H., u. H. BOYENS: Die Bedeutung der Bindung an Albumin, Körperzellen und Bakterien für Pharmakodynamik und Wirkung von Arzneistoffen. Arch. int. Pharmacodyn. **148**, 511 (1964).
YAHR, M. D., and H. H. MERRITT: The drug therapy of convulsive seizures. Int. J. Neurol. **1**, 76 (1959).

Arznei- und Genußmittel-Abhängigkeit bzw. -Mißbrauch im Straßenverkehr

H.-J. Wagner, Homburg/Saar

Mit 1 Abbildung

I. Einleitung

Bei der Erörterung über Mißbrauch und Sucht im Straßenverkehr muß auch an dieser Stelle nachdrücklichst festgestellt werden, daß der motorisierte Teil der Bevölkerung keine besondere Klasse mehr darstellt, sondern als repräsentativer Querschnitt aller Bevölkerungsschichten zu gelten hat. Das heißt, daß sich heute alle ein Kraftfahrzeug benutzende Menschen sich nicht anders verhalten als die nichtmotorisierten Bürger und daß die Lebensgewohnheiten des einen Teils denen des anderen entsprechen. Zahlreiche Untersuchungen der letzten Jahre haben das immer wieder bestätigt. Hier seien nur die Untersuchungen über den Alkoholkonsum verschiedener Bevölkerungsschichten und diejenigen über den Arzneimittelverbrauch erwähnt. Damit ist es erlaubt, die Ergebnisse von Repräsentativerhebungen in der Gesamtbevölkerung auf den ein Kraftfahrzeug besitzenden oder benutzenden Teil der Bevölkerung zu übertragen, ohne daß wesentliche Fehler bei dieser Manipulation zu befürchten wären.

Wenngleich angesichts der *Massenmotorisierung* kein nennenswerter Unterschied in den Lebensgewohnheiten zwischen dem motorisierten und dem nichtmotorisierten Teil der Gesamtbevölkerung besteht, so ist jedoch hinsichtlich der mit der Benutzung eines Kraftfahrzeuges verbundenen möglichen Folgen ein erheblicher Unterschied gegenüber dem anderen Teil der Bevölkerung zu machen, der sich nicht mit Hilfe eines selbstgesteuerten Kraftfahrzeuges fortbewegt. Nachdem der überwiegende Teil der Unfalltoten auf das Konto von Kraftfahrzeugunfällen zurückzuführen ist, muß es als selbstverständlich erachtet werden, daß dem Massentod auf der Straße und dem damit erfolgten Aderlaß an der Volksgesundheit nur Einhalt geboten werden kann, wenn jeder Verkehrsteilnehmer strengste Selbstdisziplin übt und diejenigen vom motorisierten Verkehr ausgeschaltet werden, die seinen Anforderungen in physischer und psychischer Hinsicht nicht gewachsen sind.

So einfach diese Forderung erscheint, so schwer ist sie zu erfüllen. Solange keine ausreichenden gesetzlichen Maßnahmen in allen Ländern zu ihrer Durchsetzung bestehen, muß stets aufs neue an das Gewissen des verantwortungsbewußten Staatsbürgers appelliert werden, seine Leistungsfähigkeit ernsthaft zu überprüfen, sobald er die Absicht hat, ein Kraftfahrzeug im öffentlichen Straßenverkehr zu steuern. Daß einer solchen Selbstüberprüfung in Abhängigkeit von der Persönlichkeit und der jeweiligen Situation erhebliche Grenzen gesetzt sind, darüber ist sich insbesondere der Arzt bewußt, und hier beginnt seine schwere Aufgabe im Rahmen einer Präventivmedizin, deren Ziel es ist, die Zahl der auf menschliches Versagen zurückzuführenden Unfälle im Straßenverkehr einzudämmen. Ein besonders hohes Maß an Verantwortung wird dem in Klinik und Praxis tätigen Arzt dann auferlegt, wenn er einem ein Kraftfahrzeug steuernden

Patienten ein Arzneimittel verabreichen bzw. verschreiben muß. Wir wissen, daß jeder durch bestimmte Arzneimittel in der Verkehrstüchtigkeit beeinträchtigte Verkehrsteilnehmer eine potentielle Gefahr für den Straßenverkehr darstellt. Die Gefahr ist um so größer und die Bedrohung stets gegenwärtig, je mehr ein Verkehrsteilnehmer in eine Abhängigkeit zur Arzneimitteleinnahme gerät. Allerdings ist es für das Opfer eines Verkehrsunfalles gleichgültig, ob der den Unfall Verursachende durch eine einmalige Einverleibung eines Arznei- bzw. Genußmittels in seiner psychophysischen Leistungsfähigkeit erheblich beeinträchtigt und deshalb den Anforderungen einer bestimmten Verkehrssituation nicht mehr gewachsen war oder ob es sich um einen Verkehrsteilnehmer handelt, der dem durch chronischen Mißbrauch, Süchtigkeit und Sucht charakterisierten Personenkreis zuzurechnen ist. Menschen, die aber Mißbrauch treiben oder gar süchtig sind, werden jedoch in zweierlei Hinsicht zu einer Gefahr für sich und andere. So wird einmal durch die spezielle Wirkung des betreffenden Arzneimittels ein Absinken der Verkehrstüchtigkeit herbeigeführt. Zum anderen wird durch das Medikament die Entpersonalisierung im Verkehr auf die Spitze getrieben und auf diese Weise eine potentielle Gefahr heraufbeschworen, weil — durch Genuß- oder Arzneimittel — die mühsam erworbene und vielfach auch ohne einen derartigen Einfluß nur ungenügenden mitmenschlichen Beziehungen aufgehoben werden. Die Erziehung des Verkehrsteilnehmers zu einem verkehrsangepaßten Verhalten macht ohnehin nur zögernde Fortschritte. Dabei wird das Verkehrsverhalten nicht nur vom „Nationalcharakter“ bestimmt, sondern vielmehr noch von der Intensität der *Verkehrserziehung* und der Länge der Zeit, die für eine solche Erziehung und für die Anpassung an die Entwicklung des Verkehrs zur Verfügung steht. Zumindest über die europäischen Länder ist die Entwicklung des motorisierten Straßenverkehrs aber lawinenartig hereingebrochen, bevor wir überhaupt in der Lage waren, eine „Verkehrsreife“ zu erlangen. Hierzu gehört in erster Linie die Respektierung des anderen, wenn auch unbekannten Verkehrsteilnehmers, das Anerkennen eines Partners, eines Mitmenschen, der am Steuer seines Fahrzeuges sitzt. Stattdessen sehen wir in dem anderen oft nur einen Rivalen, der uns zuvorkommen will, einen Gegner, der versucht, uns den Weg abzuschneiden. Diese Neigungen zu einer feindseligen Haltung dem anderen gegenüber werden durch die Eigenarten des Straßenverkehrs nur gefördert. Es liegt auf der Hand, daß bei labilen Charakteren noch vorhandene Hemmungen, die Rücksichtnahmen gegen andere oder sich selbst durch geeignete Arzneimittel besonders leicht in Wegfall kommen. Gerade die Labilen sind es aber auch, die zu Mißbrauch und Sucht neigen. Hier kann auch auf die Ausführungen im Beitrag von Rauch in diesem Handbuch ab S. 376 Bezug genommen werden, der auf die Beziehungen zwischen Psychopathie und Sucht hinweist und ebenfalls zu dem Ergebnis kommt, daß gerade der willensschwache Psychopath häufig dem Arznei- bzw. Genußmittelmißbrauch oder der Abhängigkeit von diesen Stoffen verfällt.

Obwohl die Weltgesundheitsorganisation (WHO) bereits 1965 Empfehlungen für eine einheitliche *Terminologie* über die Sucht ausgesprochen hat, sind leider auch heute noch recht verschiedene und oft mißverständliche Begriffsdefinitionen im Gebrauch, so daß einige Hinweise in dieser Hinsicht gerechtfertigt erscheinen.

Unter *Arzneimittelmißbrauch* versteht man die ärztlich nicht angezeigte Einverleibung von Pharmaka und damit jeden falschen Gebrauch, somit vor allem jede Überdosierung. Aus einem Mißbrauch entwickelt sich leicht eine Arzneimittelabhängigkeit im Sinne des früheren Suchtbegriffes, der besser fallengelassen werden sollte. Gleiches gilt für die früher häufig angewandten Begriffe, wie Gewöhnung und Süchtigkeit. Stattdessen erscheint dem Sachverständigenkomitee der Weltgesundheitsorganisation für *Abhängigkeit erzeugende Stoffe* die Einführung des Begriffes Abhängigkeit zweckmäßiger. Eine Abhängigkeit liegt aber nur dann vor, wenn ein überwältigendes, gieriges Verlangen nach ständig erneuter Einnahme des Abhängigkeit auslösenden Mittels besteht, eine Tendenz zu beobachten ist, die Dosierung ständig zu steigern, eine psychische Fixierung an das Mittel und meist auch eine körperliche Abhängigkeit von den Wirkungen des Medikamentes vorhanden ist, die sich beim plötzlichen Absetzen durch Abstinenzsymptome bemerkbar macht und damit zur ständigen Neueinverleibung der Droge führt. Ferner müssen als Folge der Abhängigkeit schädliche Auswirkungen auf den betreffenden Organismus selbst und seine soziale Umgebung erkennbar sein.

Abhängigkeit ist somit ein Zustand periodischer oder chronischer Intoxikation, der für das Individuum und hier auch für die Gemeinschaft schädlich ist und der durch den wiederholten Gebrauch von Drogen natürlicher oder synthetischer Herkunft erzeugt wird. Zu unterscheiden sind allerdings verschiedene Formen bzw. Typen der Drogenabhängigkeit. So gibt es u.a. den Morphin-, den Barbiturat- und den Cannabis-Typ aufgrund der pharmakologischen und klinischen Erfahrungen. Alle Substanzen können zu einer psychischen, teils auch zu einer physischen Abhängigkeit führen.

II. Bedeutung und Umfang von Abhängigkeit und Mißbrauch

1. Arzneimittel und Suchtstoffe

Die größten Gefahren erwachsen der Gemeinschaft nicht aus der allgemeinen Kriminalität des Arzneimittel-Mißbrauch treibenden Menschen bzw. des in eine Drogenabhängigkeit geratenen Individuums, sondern aus der Teilnahme dieser akut oder chronisch in ihrer Leistungsfähigkeit beeinträchtigten und hinsichtlich ihrer Persönlichkeit geschädigten Menschen am motorisierten Straßenverkehr. Um die Gefahr in vollem Umfange zu erkennen, müssen wir uns einen Überblick über die *Häufigkeit von Arzneimittel- bzw. Suchtstoffabhängigkeit* in den verschiedenen Ländern und Erdteilen verschaffen. Hier müssen wir ebenfalls auf Veröffentlichungen der Weltgesundheitsorganisation Bezug nehmen, die sie aus den jährlichen Berichten der Regierungen an die Vereinten Nationen in Statistiken zusammenstellte. Diesen Statistiken haftet jedoch der Nachteil an, daß sie nicht in vollem Umfange vergleichbar sind, weil die gemeldeten Zahlen teils nicht vollständig waren bzw. das Erfassungssystem erhebliche Unterschiede aufwies.

Danach gibt es in allen 32 Ländern Europas auf je 5000 Einwohner weniger als einen Menschen, bei dem eine Drogenabhängigkeit feststellbar ist. Am bedenklichsten sind demgegenüber die Verhältnisse im Fernen Osten. Hier sollen bei insgesamt 23 Ländern 8 in die Gruppe I gehören, wonach auf einen Süchtigen 1000 oder weniger Einwohner kommen, 7 Länder fallen in die Gruppe II, bei denen auf einen Süchtigen 1000—5000 Einwohner kommen, und nur 8 Länder gehören wie die europäischen Länder in die Gruppe III, damit weniger als ein Süchtiger auf 5000 Einwohner. Es folgen dann die afrikanischen Länder, von denen 50 ihre Meldungen abgegeben haben und von denen 2 in Gruppe I, 21 in Gruppe II und 27 in Gruppe III fallen (Danner).

Einschränkend sei noch darauf hingewiesen, daß diese Statistik nur die Abhängigkeit von ausgesprochenen Suchtstoffen umfaßt, die unter internationaler Kontrolle stehen. Statistiken über die Abhängigkeit von Arzneimitteln, die nicht unter die von der Weltgesundheitsorganisation zusammengestellten Gruppen von Suchtstoffen fallen, gibt es nur auf regionaler, aber nicht auf nationaler und schon gar nicht auf weltweiter Ebene. Allerdings sind erste Ansätze zu einer Erfassung auch dieser Arzneimittel von der Weltgesundheitsorganisation entwickelt worden. Eine Notwendigkeit für solche Maßnahmen ergab sich durch die beunruhigende Zunahme von Arzneimittelmißbrauch und Arzneimittelabhängigkeit, vor allem mit Sedativa und Stimulantien. Unter Hinweis auf frühere Empfehlungen der Verschärfung der nationalen Kontrolle hat das Sachverständigenkomitee der Weltgesundheitsorganisation für Abhängigkeit erzeugende Stoffe zur Verbesserung der Situation und zur Einschränkung der Arzneimittelabhängigkeit folgende Maßnahmen empfohlen (Danner):

1. Abgabe nur gegen ärztliche Verschreibung, wie in früheren Berichten wiederholt empfohlen.
2. Voller Nachweis aller Weitergaben von der Herstellung bis zum Kleinverteiler.
3. Erlaubnispflicht für alle Hersteller.
4. Beschränkung des Handels auf Personen mit Erlaubnis.
5. Verbot des nicht erlaubten Besitzes.
6. Einrichtung eines Einfuhr- und Ausfuhr-Erlaubnissystems.

Dabei soll die Bezeichnung „Beruhigungs- und Anregungsmittel" gemäß der Empfehlung des Sachverständigenkomitees jeden Stoff einschließen, der als abhängigkeitserzeugend befunden wurde und bei dem sich herausgestellt hat, daß er wegen seiner beruhigenden oder anregenden Wirkung auf das Zentralnervensystem mißbräuchlich verwendet wurde. Lediglich Alkohol und die unter internationaler Suchtstoffkontrolle stehenden Stoffe sind auszunehmen.

Aus allen vorgelegten Berichten wird eindeutig erkennbar, daß Mißbrauch und Abhängigkeit von Suchtstoffen, sowie von bestimmten nicht hierunter fallenden Arzneimitteln ein weltweites Problem darstellen. Die Ursachen hierfür sind meist sehr komplexer Natur. Wir wissen, daß sowohl Faktoren eine große Rolle spielen, die in der Persönlichkeit begründet sind, als auch solche der soziologischen Umgebung. Es gibt sowohl eine Notstandssüchtigkeit als auch eine Wohlstandssüchtigkeit. Alle Komiteemitglieder der Weltgesundheitsorganisation waren sich darüber einig, daß in den hochzivilisierten Ländern viele Personen als Folge einer ärztlichen Behandlung von Krankheiten in die Arzneimittelabhängigkeit geraten sind. Daraus wurde mit Recht der Schluß gezogen, daß manche Ärzte zu sorglos derartige gefahrbringende Arzneimittel bzw. Suchtstoffe verschreiben. Die größten Schwierigkeiten ergeben sich in den Ländern, in denen der Genuß bestimmter Suchtstoffe im Brauchtum verankert ist oder als Gewohnheit betrieben wird und gesellschaftlich auch nicht verfemt ist, so z.B. der Cannabis-Gebrauch im Nahen und Mittleren Osten sowie der Opium-Gebrauch im Fernen Osten. Allerdings ist in der Zwischenzeit auch in den meisten dieser Länder der nichtmedizinische Gebrauch von Suchtstoffen verboten worden.

Was den Personenkreis der Arzneimittelmißbrauchtreibenden bzw. in eine Arzneimittelabhängigkeit Geratenen angeht, so wird vor allem aus den USA über eine erschreckende Zunahme der Drogenabhängigkeit bei Jugendlichen berichtet. In den europäischen Ländern fällt ebenso wie auch in außereuropäischen Ländern auf, daß Frauen in vermehrtem Maße in eine Arzneimittelabhängigkeit geraten (Solms). Hier ist der Hinweis darauf wesentlich, daß wir aus zahlreichen Untersuchungen über die Häufigkeit von Arzneimitteleinnahmen bei Kraftfahrern wissen, daß der Anteil der Frauen dabei etwa doppelt so groß ist wie bei Männern.

So, wie sich bei dem Personenkreis der in Drogen- bzw. Arzneimittelabhängigkeit Geratenen erhebliche Unterschiede zwischen den Ländern und auch einzelnen Kontinenten ergeben, so ist das Gleiche auch bei der Wahl des Suchtstoffes bzw. Arzneimittels festzustellen. So spielen auf dem europäischen Kontinent die klassischen Suchtstoffe, wie Morphin- und seine Derivate, neben verschiedenen Cannabis-Sorten nur eine untergeordnete Rolle gegenüber den nicht zu den Suchtstoffen gehörenden Pharmaka, wie Schlafmittel, mild wirkende Analgetika und Psycho-Pharmaka. Ganz anders in Nordamerika, wo ein beachtliches Rauschgiftproblem mit Heroin und Marihuana besteht.

Wenn man den Verbrauch der wichtigsten Betäubungsmittel in den einzelnen Ländern berechnet, in Kilogramm auf eine Million Landeseinwohner aufschlüsselt, dann ergibt sich die interessante Tatsache, daß 1963 Australien mit 15,2 kg den größten Verbrauch an Morphin aufwies. Es folgen Norwegen mit 13,3 kg und Großbritannien mit 10,3 kg. In der Bundesrepublik Deutschland betrug der Morphinverbrauch 1963 nur 2,1 kg. Beim Kokainverbrauch liegt Island mit 5,4 kg neben Belgien mit 4 kg an der Spitze. Methadon wurde am meisten in Dänemark mit 2,3 kg und am wenigsten in Italien mit 0,1 kg — auf eine Million Landeseinwohner berechnet — verbraucht. Diese Aufzählung stellt selbstverständlich nur eine Auswahl dar, ergibt aber dennoch charakteristische Unterschiede, die typisch sind (HESSE).

Aus den Tabellen 1 und 2 kann die Zahl der „Rauschgiftsüchtigen", der Anteil der Gesundheitsberufe und die Häufigkeit der Anwendung einzelner Suchtstoffe in der Bundesrepublik Deutschland entnommen werden (nach EHRHARDT).

Tabelle 1. *„Rauschgiftsüchtige" in der Bundesrepublik*

	1953	1954	1963	1964
Zahl der BTM-Süchtigen	4373	5228	4395	4357
Davon				
a) erstmalig erfaßt	ca. 1100	ca. 1200	484	475
b) als rückfällig erfaßt	ca. 150	ca. 150	109	70
Verhältnis zur Gesamtbevölkerung	1:11800	1:10000	1:13000	1:13400
Anteil der Angehörigen der Gesundheitsberufe	958 (22,0%)	1062 (20,3%)	816 (18,5%)	756 (17,3%)
Anteil der Ärzte	618 (14,2%)	723 (13,9%)	456 (10,4%)	418 (9,6%)
Verhältniszahlen auf alle Ärzte bezogen	1:112	1:95	1:182	ca. 1:185
Von den erfaßten Süchtigen haben auf ungesetzlichem Wege BTM bezogen	35,0%	42,0%	28,5%	27,5%

Unabhängig von den sog. klassischen Suchtstoffen steht fest, daß in den europäischen Ländern der *Arzneimittelabhängigkeit* für die Belange des Straßenverkehrs die größte Bedeutung zukommt. Auf dem 4. Internationalen Kongreß der Internationalen Föderation für Hygiene und Präventivmedizin, der in Wien vom 24.—26. 5. 1965 stattfand, wurde in einer Fülle von Vorträgen zu dem Problem der Verschiebung der Abhängigkeit von Suchtstoffen zu Arzneimitteln Stellung genommen. Wie bereits zuvor ausgeführt, liegen jedoch verwertbare Zahlen über die Häufigkeit von Arzneimittelmißbrauch und Arzneimittelabhängigkeit in den einzelnen Ländern nicht vor. Lediglich von STAEHELIN wird berichtet, daß 1% der Bevölkerung der Schweiz Medikamentmißbrauch treiben würde. H. HOFF u. Mitarb. haben die Verschiebung der verschiedenen Suchtformen in Österreich zwischen 1950 und 1964 beleuchtet. Danach entfielen noch 1950 ca. 23% von allen Suchtfällen auf Abhängigkeit von klassischen Suchtstoffen, 1964 waren es nur noch ca. 17%. Eine Schlafmittelabhängigkeit wurde 1950 in etwa 49% aller Suchtfälle und 1964 bereits in ca. 55% beobachtet. Die Psycho-Pharmaka waren 1950 noch nicht vertreten. Infolge der rasch in Gang gekommenen Produktion und der zahlreichen im Handel befindlichen Präparate dieser Stoffgruppen hat sich die Zahl der Suchtfälle allein zwischen 1963 und 1964 nahezu verdoppelt und umfaßte 1964 bereits ca. 14% aller Süchtigen. Eine gleiche Beobachtung wurde bei den Stimulantien getroffen. Eine Abhängigkeit von Analgetika ist im Beobachtungszeitraum etwa gleich geblieben. Sie betrug zwischen ca. 28 und 20%.

Tabelle 2. *Die Häufigkeit der Anwendung einzelner Suchtmittel in der BRD durch Süchtige, die jeweils nur ein Mittel genommen haben*

Betäubungsmittel	Süchtige	%	Vergleichszahlen in %		
	1965	1965	1963	1962	1961
Pethidin (Dolantin)	601	17,0	15,5	15,5	15,9
Methadon (Polamidon)	538	15,3	15,0	15,7	15,85
Morphin	455	12,9	14,2	14,8	15,55
Hydromorphon (Dilaudid)	352	10,0	10,1	9,9	9,72
Hydrocodon (Dicodid)	232	6,6	6,4	6,0	6,18
Oxycodon (Eukodal)	219	6,2	6,5	6,9	7,22
Amphetamin (Pervitin u. a.)	197	5,6	5,8	3,9	5,4
D-Moramid (Jetrium und Palfium)	179	5,1	5,4	4,0	3,29
Thebacon (Acedicon)	170	4,8	4,6	4,5	4,5
Ketobemidon (Cliradon)	163	4,6	5,1	4,8	4,4
Levorphanol (Dromoran)	123	3,5	3,5	3,6	3,6
Pantopon	70	2,0	2,2	2,2	2,38
Tinct. Opii	59	1,7	1,6	1,8	1,98
Normethadon (Ticarda)	46	1,3	1,4	1,8	1,94
Codein	31	0,9	1,0	1,0	0,94
Extr. Opii	19	0,6	0,6	0,7	0,62
Cannabis	10	0,2	0,1	0,1	0,12
Ethylmorphin (Dionin)	8	0,2	0,1	0,1	0,12
Dihydrocodein (Paracodin)	7	0,2	0,2	0,2	0,12
Diacetylmorphin (Heroin)	3	0,1	0,06	—	0,12
Cocain	1	0,0	0,03	0,02	0,06
Einzelne, nicht näher bezeichnete Stoffe	44	1,2	0,6	2,48	—

Wenn wir auch hier auf die Untersuchungen über die Häufigkeit der Arzneimitteleinnahme bei Kraftfahrern Bezug nehmen, dann muß es als alarmierend angesehen werden, daß diejenigen Pharmaka, die beispielsweise in Österreich mit an der Spitze aller Suchtarten stehen, offenbar auch am häufigsten mit eingenommen werden. So gaben von 9179 überprüften Personen in den Jahren 1960 bis 1966 aufgrund eigener Untersuchungen in den einzelnen Jahren 10—16% an, in den letzten 24 Std vor einem Straßenverkehrsdelikt Arzneimittel eingenommen zu haben. Dabei entfielen allein auf mild wirkende Analgetika 47—55% und auf Sedativa und Hypnotika 7—17% (K. Wagner und H.-J. Wagner).

Wie groß die Verantwortung der praktizierenden Ärzteschaft zur Vermeidung von Arzneimittelmißbrauch und Arzneimittelabhängigkeit im Straßenverkehr ist, ergibt sich aus der Tatsache, daß der Anteil von Führerscheininhabern von Jahr zu Jahr steigt. Bereits im Jahre 1965 besaß in der Bundesrepublik Deutschland jeder 3.—4. Bürger über 16 Jahre einen Führerschein der Klasse II bzw. III. Der Anteil des weiblichen Geschlechts lag 1965 bei 2,8 Mill., das sind 20,2% aller Führerscheininhaber der vorgenannten Klassen. Hinsichtlich der Zahl der Kraftfahrzeuge verhält es sich ähnlich. So wurden 1965 in der Bundesrepublik Deutschland allein 9,6 Mill. Pkw registriert, so daß ebenfalls auf jeden 4.—5. Bürger ein Pkw entfällt. Die Ärzteschaft hat somit ein erhöhtes Maß an Sorgfaltspflicht bei der Verordnung von Arzneimitteln an diesen Personenkreis zu erfüllen. P. Kielholz hat im Verlauf seines Festvortrages auf dem 15. Internationalen Fortbildungskongreß der Bundesärztekammer 1967 in Davos und Badgastein zutreffend herausgestellt, daß dem bis zur Hetze gesteigerten Lebenstempo und den materiellen Tendenzen nicht nur die Kranken, sondern auch wir Ärzte unterliegen. Aus Zeitdruck werden mit Rücksicht auf die im Wartezimmer harrenden Kranken auf Aufforderung des Patienten Schlafmittel verordnet, ohne die Art oder die Ätiologie der Schlafstörungen zu klären. Nachdrücklich sei hier nochmals in Erinnerung gebracht, daß die Verordnung von barbituratfreien Schlafmitteln keinesfalls harmloser ist als die von barbiturathaltigen. Das gilt insbesondere für die Möglichkeit eines Arzneimittelmißbrauches und einer Arzneimittelabhängigkeit. So hat sich allein nach den Beobachtungen von KIELHOLZ die Zahl der Patienten, die barbituratfreie Schlafmittel genommen hatten und wegen einer Toxikomanie in die Psychiatrische Universitätsklinik Basel eingewiesen werden mußten, zwischen 1955 und 1965 auf das Achtfache erhöht!

Es unterliegt keinem Zweifel, daß das an dieser Stelle zur Erhellung der von Mißbrauch und Abhängigkeit ausgehenden Gefahren unterbreitete statistische Material lückenhaft ist. Die Dunkelziffer auf dem Gebiet der Abhängigkeit von klassischen Suchtstoffen einerseits und bestimmten Arzneimitteln andererseits ist unbekannt. Sie ist aber bei der Arzneimittelabhängigkeit sicher wesentlich größer als bei den Suchtstoffen, weil bei letzteren wenigstens eine Erfassung und Kontrolle der in Abhängigkeit geratenen Personen durch die Überprüfung der in den Apotheken geführten Betäubungsmittelbücher durch den Amtsarzt möglich ist, was allerdings nach den §§ 27 und 28 der Betäubungsmittelverschreibungsverordnung vom 19. 12. 1930 in der Fassung vom 25. 10. 1961 auch die einzige gesetzlich zulässige Erfassungsmöglichkeit darstellt. Eine solche ist aber auf dem Arzneimittelsektor noch nicht einmal gegeben (vgl. hierzu auch EHRHARDT).

2. Genußmittel

Ähnliches gilt auch für *Genußmittel*, insbesondere für den Alkohol. Der einzelne, in Alkoholabhängigkeit geratene Mensch wird nicht erfaßt. So gehen die Schätzungen über behandlungsbedürftige Alkoholiker in Deutschland weit auseinander

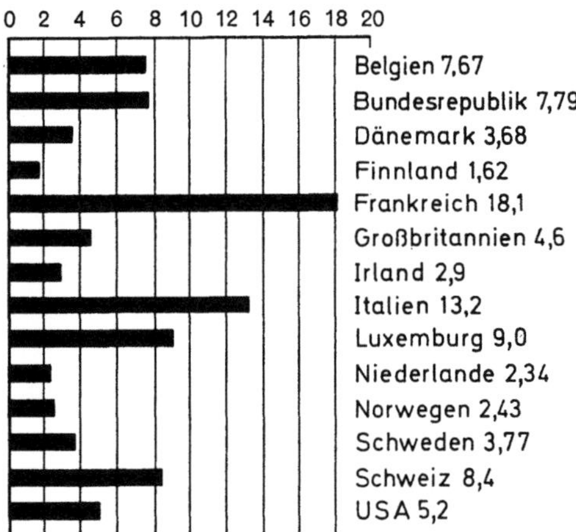

Abb. 1. Alkoholverbrauch je Kopf und Jahr in Litern reinen Alkohols im Zeitraum von 1950—1960 (die Zahlen entstammen Statistiken unterschiedlicher Jahre) (aus: Permanentlexikon der Fürsorge)

und schwanken zwischen 350000 und 500000. Demgegenüber ist der Verbrauch an einzelnen alkoholischen Getränken bzw. umgerechnet auf absoluten Alkohol in den verschiedenen Ländern bekannt. Die Bevölkerung der Bundesrepublik Deutschland liegt in den letzten 10 Jahren an 5. Stelle der Länder, die in Abb. 1 angeführt sind. Frankreich hat mit 18 l pro Kopf der Bevölkerung die Spitzenposition inne. Solche Statistiken geben aber wenig her, weil mit ihnen keine Aussage über die Trinkgepflogenheiten einzelner Bevölkerungsschichten möglich ist (vgl. auch die Beiträge in dem von LAUBENTHAL herausgegebenen Handbuch über Sucht und Mißbrauch).

LAUER hat an unserem Institut den Genuß an alkoholischen Getränken pro Kopf der Bevölkerung in Beziehung zum Kraftfahrzeugbestand und zur Zahl der angeordneten Blutproben gesetzt. Dabei ergibt sich als interessantes Ergebnis, daß der Anstieg auf allen Sektoren zwischen 1954 und 1962 fast parallel läuft. Lediglich der „überschäumende" Sektverbrauch liegt weit über dem ebenfalls ansteigenden Konsum an anderen alkoholischen Getränken. Zwischen 1955 und 1965 hat sich in der Bundesrepublik Deutschland der Verbrauch an absolutem Alkohol pro Kopf der Bevölkerung verdoppelt (von 5,2 auf 10 l), der Bierkonsum hat sich ebenfalls verdoppelt. Der Schaumweinverbrauch hingegen betrug 1965 das Siebenfache von 1955!

Die im Straßenverkehr in Rheinland-Pfalz unter hochgradigem Alkoholeinfluß (über 3‰!) aufgefallene Zahl von Personen hat sich von 14 im Jahre 1953 auf 125 im Jahre 1962 bei jeweils etwa gleichbleibender Gesamtzahl entnommener Blutproben pro Jahr erhöht. Der Anteil von Personen mit über 3‰ Blutalkoholgehalt an allen Blutprobenuntersuchungen ist damit in dieser Zeit von 0,15% auf 1,3% angestiegen! Zugenommen hat vor allem die Beteiligung der jüngeren Altersgruppen zwischen 20 und 40 Jahren. Eine Beobachtung, die auch aus anderen Ländern vorliegt (vgl. die bei LAUBENTHAL veröffentlichten Statistiken).

Dem „Alkoholtäter" kommt im Straßenverkehr eine besondere Bedeutung zu. Erstens ist die Zahl derjenigen, die zur Wiederholung von Trunkenheitsdelikten im Verkehr neigt, nicht gering. Zweitens eröffnen sich weitere *soziologische und kriminologische Aspekte*, wenn man die Vorstrafenhäufigkeit eines großen Kollektivs von über 7000 verunglückten Verkehrsteilnehmern betrachtet und sie in nüchterne und alkoholbeeinflußte Personen aufgliedert. Letztere waren mit 4 und mehr Vorstrafen etwa 3mal so oft belegt wie der nüchterne Personenkreis. Dieser Anteil erhöht sich sogar noch, wenn man hierbei alle Unfallbeteiligten nur denjenigen gegenüberstellt, die mit einer Blutalkoholkonzentration von über 1,5‰ im Verkehr durch einen Unfall auffällig wurden. Die Berechnungen ergeben, daß diese Unterschiede signifikant sind (K. WAGNER u. H.-J. WAGNER). In einer anderen Untersuchungsreihe wurden 1000 nichtalkoholbedingte Straftaten einer gleichgroßen Zahl gegenübergestellt, die unter Alkoholeinfluß begangen wurden. Die Überprüfung der Vorstrafen der Täter jeder Gruppe ergab, daß die Vorstrafenbelastung der „Alkoholtäter" doppelt so groß war wie die der alkoholneutralen Gruppe. Die Belastung mit alkoholbedingten Vorstrafen ist bei dem Alkoholtäter-Kollektiv sogar 10- bis 12mal größer als bei den Alkoholneutralen.

Die alkoholbedingten Straftaten setzen sich aus verschiedenen Gruppen zusammen. Daraus erklären sich die verschiedenen Ergebnisse. 5,4%, 15,3% bzw. 13,0% dieser Personen waren mehr als zweimal alkoholbedingt vorbestraft. Bei den nichtalkoholbedingt auffällig gewordenen Tätern waren es nur 0,1%! Besondere Bedeutung gewinnen diese Feststellungen noch durch die Tatsache, daß die Alkoholbelasteten vor allem bei den Gewaltdelikten und den diesen verwandten Ordnungsstörungen, weiter bei Vermögens- und Verkehrsstraftaten eine überragend größere Vorstrafenbelastung aufweisen (HOFF u. HÄNDEL).

Besonderes Gewicht erlangen diese Zahlen, wenn man weiß, wie oft der zu Mißbrauch neigende oder in Abhängigkeit von Alkohol geratene Personenkreis zu einem anderen Mittel wechselt bzw. Mißbrauch und Abhängigkeit damit kombiniert sind.

Es ist an dieser Stelle nicht möglich, auf die Folgen und die Auswirkungen mißbräuchlicher Anwendung von einzelnen Genuß- oder Arzneimitteln bzw. von klassischen Suchtstoffen einzugehen. Hier muß auf das Handbuch über Sucht und Mißbrauch von Laubenthal, den Beitrag von Soehring in diesem Handbuch und auf eigene frühere Übersichtsarbeiten zu diesem Thema (K. Wagner u. H.-J. Wagner, sowie H.-J. Wagner, 1967) verwiesen werden.

III. Diagnostik und Maßnahmen bei Mißbrauch und Abhängigkeit

Im Hinblick auf die aufgezeigte zahlenmäßige Bedeutung von Mißbrauch und Sucht müssen wir uns im wesentlichen noch mit Fragen der *Diagnostik* und mit den *Maßnahmen zum Schutz der Allgemeinheit* befassen. Die verkehrsmedizinische Bedeutung eines Arzneimittelmißbrauchs bzw. einer Arzneimittelabhängigkeit ergibt sich vor allem aus den akuten Intoxikationserscheinungen, den oft sehr bedrohlichen Abstinenzsyndromen bei abruptem Selbstentzug, sowie aus den Charakterveränderungen, die als Folge dieser krankhaften Einstellung dem Arzneimittel gegenüber zu beobachten sind (Kielholz u. Pöldinger).

Wir wissen, daß die Erkennbarkeit derartiger Zustände nach einem Verkehrsunfall in der ärztlichen Praxis bei ambulanter Untersuchung auf erhebliche Schwierigkeiten stoßen kann. So gibt es in der ärztlichen Praxis bis heute keine befriedigende Möglichkeit, eine Fahruntüchtigkeit ohne Einsatz apparativer Einrichtungen festzustellen, sofern weder im psychischen noch im physischen Bereich Ausfallserscheinungen registriert werden. Hier stellt sich das gleiche Problem wie bei alkoholbeeinflußten Kraftfahrern, die zwar auch vom Arzt bescheinigt bekommen, daß keine Merkmale der Trunkenheit vorlagen, die aber dennoch fahruntüchtig sein können, sofern eine Blutalkoholkonzentration von beispielsweise $1^0/_{00}$ und mehr vorliegt. Die dem praktischen Arzt zur Verfügung stehenden Hilfsmittel für die psychische und physische Untersuchung sind zu grob, um in Grenzfällen eine Entscheidung über die Fahruntüchtigkeit allein aus dem Zustandsbild und dem Verhalten des Beschuldigten herbeizuführen (H.-J. Wagner). Sofern aber von einem medizinischen Laien (beispielsweise einem Polizeibeamten) bzw. einem praktischen Arzt im Rahmen einer kurzen Untersuchung in der Sprechstunde ein auffälliges Verhalten des Verkehrsteilnehmers festgestellt werden kann, das nicht auf die Folgen des Verkehrsunfalles zurückzuführen ist, dann liegt entweder eine Arzneimittelüberdosierung akuter oder chronischer Art vor, somit ein vorübergehender Zustand der Beeinträchtigung der psycho-physischen Leistungsfähigkeit, den H. H. Wieck (vgl. Dotzauer u. Wieck) als Durchgangs-Syndrom bezeichnet hat. Die Symptome dieses Durchgangs-Syndroms können außerordentlich vielgestaltig sein, und es ist angesichts der Vielzahl von Arzneimitteln und der Vielschichtigkeit ihrer Wirkung zur Zeit weder möglich, ein für ein bestimmtes Arzneimittel sprechendes Symptomenbild herauszustellen, noch in einer Tabelle Regelreaktionen zu erfassen, die für die Einwirkung bestimmter Arzneimittelgruppen sprechen. Selbst bei den Arzneimittelgruppen, die klinisch und experimentell weitgehend untersucht sind, sehen wir uns außerstande, eine nur einigermaßen sichere Voraussage hinsichtlich der Qualität und der Quantität des Durchgangs-Syndroms nach einer bestimmten Arzneimitteldosierung zu geben. Das heißt, daß wir aufgrund der Beobachtung des Zustandsbildes weder etwas über ein bestimmtes Arzneimittel noch über seine Dosierung und letztlich auch nichts Sicheres über seine Auswirkung auf die Fahrtüchtigkeit aussagen können. In der Mehrzahl der Fälle einer arzneimittelbedingten Beeinflussung der Verkehrssicherheit wird ohnehin keine ärztliche Untersuchung nach einem Verkehrsunfall durchgeführt. Die Polizeidienststellen sind nicht einmal angewiesen, eine regelmäßige sofortige Befragung aller Unfallbeteiligten hinsichtlich ihres Gesundheitszustandes und einer fraglichen Arzneimitteleinnahme vorzunehmen. Eine Arzneimitteleinnahme bleibt deshalb oft verborgen, weil das Arzneimittel geruchlos und damit unauffälliger als beispielsweise eine Einverleibung von Alkohol ist.

Auch wenn sich erhebliche Schwierigkeiten bei der Beurteilung der Fahrtüchtigkeit durch Arzneimitteleinfluß ergeben, so sollten die Gesetzgeber in den einzelnen Ländern dennoch veranlaßt werden, wenigstens die für eine Begutachtung dringend notwendigen Voraussetzungen zu schaffen, die bis zum heutigen Tag fehlen. Diese Voraussetzungen sind in der bereits zuvor erwähnten Befragung der Verkehrsteilnehmer nach einem Unfall durch Polizeibeamte, einen Arzt und gegebenenfalls in der Entnahme von Blut- und Urinproben zur Untersuchung auf Arzneimittel zu erblicken.

Leider haben auch die Bemühungen der verkehrsmedizinisch interessierten Ärzteschaft um Aufklärung der Bevölkerung über die Beeinträchtigung der Verkehrssicherheit neben einer positiven zu einer negativen Entwicklung geführt. Zur letzteren gehört die Beobachtung, daß die Zahl der Beschuldigten ständig zunimmt, die geltend macht, nach Einnahme einer therapeutischen Dosis eines Arzneimittels so starke Wirkungen davongetragen zu haben, daß sie einen Unfall nicht bemerkten. Demzufolge könnten sie auch nicht für die vorgeworfene Unfallflucht verantwortlich gemacht werden. Wird in solchen Fällen der § 51 StGB. nicht ausgeschlossen, dann gehen diese Beschuldigten selbst dann straffrei aus, wenn man ihnen nachweisen kann, daß sie sich schuldhaft in diesen Zustand der Unzurechnungsfähigkeit versetzt haben, sofern es sich um ein nicht berauschend oder betäubend wirkendes Mittel gemäß § 330a StGB bzw. § 351 im Entwurf zum neuen Strafgesetzbuch handelt. Was sind überhaupt berauschende oder betäubende Mittel? Diese Frage hat uns auf Anregung von Soehring im Verlauf der 1963 durchgeführten Tagung der Sektion für „Arzneimittel und Verkehr" in Bad Oeynhausen beschäftigt. Händel (1963) hat die derzeitige und die künftige gesetzliche Regelung des § 330a bzw. des zukünftigen § 351 klar umrissen. Ebenso klar wurde dabei aber, daß diese Vorschriften der Entwicklung auf dem Arzneimittelsektor keine Rechnung tragen und in der Rechtspraxis daher unbefriedigend bleiben müssen. Im Interesse der verantwortungsbewußten Verkehrsteilnehmer sollte deshalb der für die Zukunft gültige § 351 nochmals überarbeitet werden. Eine Erweiterung dieser Gesetzesvorschrift erscheint unumgänglich, wenn man nicht in Kauf nehmen will, daß die bisherige Fassung des § 351 gewissermaßen einen Freibrief für verantwortungslose, sich der Schuld entziehende Täter gleichkommt.

Der Ergänzungsvorschlag hierzu lautet wie folgt:

Die Voraussetzungen zur Anwendung des § 351 sind auch dann gegeben, wenn es sich um die Einverleibung eines Arzneimittels in eindeutiger Überschreitung der normalen bzw. vom Arzt verschriebenen Dosierung handelt, bzw. auch dann, wenn ein Arzneimittel zur Beseitigung von Unlustgefühlen bei einem zum Arzneimittelmißbrauch bzw. zur Sucht neigenden Täter genommen worden ist und auf diese Weise der Zustand der Unzurechnungsfähigkeit herbeigeführt wurde. Ein Zusammenwirken relativ geringer Alkohol- und Arzneimittelmengen schließt den § 351 nicht aus.

Damit wäre der Entwicklung auf dem Arzneimittelsektor, insbesondere dem der Psycho-Pharmaka, Genüge getan, und es wäre vor allem berücksichtigt worden, daß es neben Alkohol, Äther, Kokain, Haschisch, Opium und Morphin auch noch andere Stoffe gibt, die eine berauschende oder betäubende Wirkung entfalten können und die aus diesem Grund auch von psycholabilen, zu Mißbrauch und Sucht neigenden Menschen bevorzugt und in Überdosierung eingenommen werden. Es wäre darüber hinaus auch bei einem schuldhaften Verhalten das Zusammenwirken von Alkohol und Arzneimitteleinfluß erfaßt. Der Anreiz zu Schutzbehauptungen, wie er durch die Fassung des bisher gültigen § 330a und des geplanten § 351 gegeben ist, würde damit auch weitgehend entfallen.

Auch die *Erkennbarkeit einer Rauschgiftsucht* ist heute in der ärztlichen Praxis schwieriger geworden, weil das klassische Bild des Morphinismus nur noch selten in Erscheinung tritt. Hier zeichnet sich ein ähnlicher Symptomwandel ab, wie wir ihn in der Psychiatrie bei bestimmten Psychoseformen kennengelernt haben. Der in der Praxis tätige Arzt sollte deshalb bei Verdacht von Suchtfällen einen auf diesem Gebeit erfahrenen Kliniker in die Diagnostik einschalten.

Im Hinblick auf die aufgezeigten Schwierigkeiten in der Erkennbarkeit arzneimittelbeeinflußter Zustandsbilder und von Süchtigen im Straßenverkehr ist es unzweifelhaft, daß der Präventivmedizin hier die größte Bedeutung zukommt. So hat KIELHOLZ eine Reihe von praktischen Maßnahmen gegen Arzneimittelmißbrauch bzw. gegen eine Arzneimittelabhängigkeit empfohlen. Vor allem muß die Bevölkerung ständig darüber aufgeklärt werden, daß Hypnotika, Analgetika und Stimulantien keine harmlosen Mittel sind.

Die wichtigste Aufgabe im Rahmen aller prophylaktischen Bemühungen kommt dem Arzt zu. Er muß versuchen, es zu verhindern, daß Mißbrauch und Abhängigkeit von Arzneimitteln überhaupt auftreten können. Die Dringlichkeit zur Erfüllung dieses ärztlichen Aufgabenbereiches wird vor allem durch die *geringen Erfolge der Befreiung von derArzneimittelabhängigkeit* unterstrichen. R. BATTEGAY kommt in Übereinstimmung mit vielen anderen Autoren zu dem Ergebnis, daß nur ca. 24% aller in Drogen- bzw. Arzneimittelabhängigkeit geratenen Patienten 5 Jahre nach dem Klinikaustritt noch medikamentfrei sind. Circa 27% würden weiterhin Arzneimittelmißbrauch treiben, und bei 24% würde sich sogar wieder eine Abhängigkeit von Arzneimitteln einstellen. Mit Recht weist EHRHARDT darauf hin, daß die Prognose einer Rauschgiftsucht weitgehend von der Persönlichkeit des Süchtigen abhängt und daß diesbezügliche Statistiken kaum vergleichbar sind. Dennoch kann gesagt werden, daß eine Vergrößerung der Erfolgschance nur dann gegeben ist, wenn es gelingt, sowohl dem Süchtigen als auch seiner Umgebung klarzumachen, daß es sich hier um einen kranken Menschen handelt. Viel ist schon erreicht, wenn der Patient dem Arzt nicht aus dem Wege geht und im Arzt nicht einen lästigen Kontrolleur erblickt. Als einer der bedeutendsten Fortschritte in der Behandlung von Süchtigen muß die *Gruppentherapie* angesehen werden (SCHULTE). Neben einer monatelangen aktiven ärztlichen Behandlung sind langfristige ärztliche und fürsorgerische Nachbehandlungen von ebenso großer Bedeutung zur Vermeidung einer erneuten Arzneimittelabhängigkeit bzw. eines Arzneimittelmißbrauchs. Es gilt vor allem, die Patienten vor ungünstigen Milieueinwirkungen zu schützen. Der Problemkreis bei Sucht und Mißbrauch geht aber weit über den Kranken und sein soziales Umgebungsfeld hinaus. Angesichts der gegenwärtigen Situation auf unseren Straßen bleibt viel zur Hebung der Verkehrssicherheit zu tun. Die derzeit gültigen Vorschriften in den Strafgesetzbüchern der einzelnen Länder bzw. die Verordnungen über *Maßnahmen zur Entziehung und Überwachung* von Personen, die Arzneimittelmißbrauch treiben oder in eine Arzneimittelabhängigkeit geraten sind, müssen oft als ungenügend bezeichnet werden (vgl. hierzu die Übersichten bei BEIER, EHRHARDT, sowie bei H.-J. WAGNER, 1965). Aus der täglichen Begutachtungspraxis ergibt sich der nachhaltige Eindruck, daß es offenbar schwer ist, einem Nichtmediziner klarzumachen, daß *Sucht eine Krankheit* ist, die nicht im Gefängnis, sondern, wenn überhaupt, nur in Entziehungsanstalten geheilt werden kann. Gerade vor der Einweisung scheute der Richter aber erfahrungsgemäß zurück, stattdessen vergeudet er Kraft und Zeit mit eindringlichen Ermahnungen an den Süchtigen, dessen Gelöbnis zur Besserung und zur Abstinenz befriedigt zur Kenntnis genommen wird, dieweil es der Süchtige nach Schließen der Tür zum Sitzungssaal bereits wieder vergessen hat. Mir scheint, daß hier nur eine intensive Aufklärung juristischer Kreise über Arzneimittelabhängigkeit und Arzneimittelmißbrauch als Krankheit weiterhilft und die sinnvollste Methode zur Verhütung von strafbaren Handlungen von Süchtigen, insbesondere im Straßenverkehr, darstellt, weil erst nach der Einweisung des Patienten der Arzt mit seiner stationären, monatelangen Behandlung beginnen kann, die einzig und allein eine Chance zu einer Heilung bietet.

Weiterhin ist auch darauf hinzuweisen, daß nur mit der *Entziehung der Fahrerlaubnis* sofort nach Bekanntwerden eines Falles von Mißbrauch oder Arzneimittelabhängigkeit versucht werden kann, weitere Gefahren durch diesen Verkehrsteilnehmer auszuschalten. Der Führerschein darf erst dann wieder erteilt werden, wenn durch ein verkehrsmedizinisches, fachärztliches Gutachten feststeht, daß eine Verkehrstauglichkeit durch eine völlige Heilung von Mißbrauch oder Arzneimittelabhängigkeit und ihren Schäden gegeben ist. Die Bestrafung derartiger Verkehrsteilnehmer mit Geldstrafen und Freiheitsentzug allein kann die Allgemeinheit niemals vor Wiederholung entsprechender Straftaten schützen. Es erscheint deshalb die Entziehung des Führerscheins als ärztlich anzuratende Sicherheitsmaßnahme in solchen Fällen unumgänglich (K. Wagner und H.-J. Wagner).

Literatur

Battegay, R.: Medikamentsucht als psychiatrisches Problem. In: 4. Internat. Kongr. der Internat. Föderation für Hygiene und Präventivmedizin, Wien 24.—26. Mai 1965, S. 151—159.

Beier, R.: Rechtsfragen bei psychischen Erkrankungen. Therapiewoche **17**, 777—786 (1966).

Böcker, F.: Eine Methode zur genaueren Erfassung von Bewußtseinstrübungen und Durchgangs-Syndromen. Arch. Neurol., Neurochir. u. Psychiat. **88**, 332—338 (1961).

Danner: Bericht über 20. Sitzg der Suchtstoffkommission des Wirtschafts- und Sozialrates der Vereinten Nationen. Dtsch. Apoth.-Ztg **1966**, 275—279.

Dotzauer, G., u. H. H. Wieck: Rückschlüsse aus dem Serumbarbituratspiegel auf die Fahrtüchtigkeit. Dtsch. Autorecht **35**, 174—179 (1966).

Ehrhardt, H.: Rauschgiftsucht. In: Ponsold, Lehrbuch der gerichtlichen Medizin, 3. Aufl., S. 116—136. Stuttgart: Georg Thieme 1967.

Händel, K.: Rechtsfragen zum Thema „Arzneimittel und Verkehr". Mitt. dtsch. Ges. Verkehrsmed. **14**, 45—62 (1963).

Hesse, E.: Rausch-, Schlaf- und Genußgifte, 3. Aufl. Stuttgart: Ferdinand Enke 1966.

Hoff, H., u. K. Händel: Verkehrsunfall und Persönlichkeit. Schriftenreihe zum Problem der Suchtgefahren, H. 8. Hamm: Hoheneck 1961.

—, u. G. Hofmann: Mißbrauch von Schlafmitteln und Tranquilizern, vgl. R. Battegay, l.c., S. 35—44.

Kielholz, P.: Tablettensucht. Ref. in Ärzteblatt **1967**, 740—742.

—, u. W. Pöldinger: Pharmaka, Drogenabhängigkeit und Verkehr. Schweiz. med. Wschr. **97**, 49—54 (1967).

Laubenthal, F.: Sucht und Mißbrauch. Stuttgart: Georg Thieme 1964.

Lauer, W.: Auswirkung und Beurteilung extrem hoher Blutalkoholkonzentrationen beim Menschen — Werte über $3^0/_{00}$. Med. Diss. Mainz 1965.

Schulte, W.: Sucht und Mißbrauch in der Behandlung durch den praktischen Arzt. Suchtgefahren **12**, Nr 1, 16—23 (1966).

Solms, H.: Sozio-kulturelle und wirtschaftliche Bedingungen der Giftsuchten, des Medikamentenmißbrauchs und des chronischen Alkoholismus. Suchtgefahren **12**, Nr 1, 1—15 (1966).

Staehlin, J. E.: Zit. nach Hoff, l.c.

Wagner, H.-J.: Forensische Aspekte zum Thema „Arzneimittel und Verkehrssicherheit". In: Akt. Probl. Verkehrsmed., H. 2, 125—133 (1965).

— Das arzneimittelbeeinflußte Zustandsbild von Tätern und damit im Zusammenhang stehende Fragen. In: Veröff. des Landeskriminalpolizeiamtes Niedersachsen **4**, 186—191 (1967).

— Arzneimittel-Mißbrauch und -Sucht im Straßenverkehr. Öst. Ärzteztg **22**, 1704—1713 (1967).

—, u. K. Wagner: Mißbrauch und Sucht im Hinblick auf den Verkehr. In: Handbuch Sucht und Mißbrauch, hrsg. von F. Laubenthal, S. 402—423. Stuttgart: Georg Thieme 1964.

Einwirkungen von Blei und Motorabgasen auf den Kraftfahrer

E. Effenberger, Hamburg

Mit 2 Abbildungen

I. Die Abgase der Verbrennungskraftmaschinen

Die Auspuffgase der beiden Motortypen müssen sich schon auf Grund der verschiedenen Wirkungsweise und der unterschiedlichen Treibstoffe voneinander unterscheiden. Während der Dieselmotor mit einem Luftüberschuß arbeitet und somit in den Abgasen nur vollständige Verbrennungsprodukte enthalten sollte, arbeitet der Ottomotor meistens mit einem mehr oder weniger ausgeprägten Sauerstoffmangel und enthält somit in den Abgasen Produkte der unvollständigen Verbrennung bzw. auch unverbrannte Brennstoffreste.

1. Die Abgase der Ottomotoren

Zur vollständigen Verbrennung von 1 kg Normalbenzin (C = 85,0, H = 14,95 und S = 0,05 Gew.-%) ist eine Luftmenge von 14,8 kg erforderlich. Dieses Benzindampf-Luft-Gemisch mit der Luftzahl $\lambda = 1{,}0$ müßte theoretisch vollständig verbrennen und in den Auspuffgasen dürften nur Kohlendioxid, Wasserdampf und Stickstoff vorhanden sein. Die Praxis zeigt jedoch, daß auch dieses stöchiometrische Benzindampf-Luft-Gemisch nicht vollständig verbrennt, da der normalen Oxidation noch eine Sekundärreaktion (Wassergas-Reaktion) überlagert ist. Außerdem liegen in der Praxis in den Verbrennungsräumen der einzelnen Zylinder nicht hinreichend homogene Gemische vor, so daß bei der Luftzahl $\lambda = 1{,}0$ in den Abgasen bereits Kohlenoxid auftritt. Erst bei einem mageren Gemisch (Luftüberschuß) von $\lambda = 1{,}1$—$1{,}2$ wird Kohlenoxid nicht mehr gefunden. In diesem Bereich ist jedoch bereits ein Leistungsabfall des Motors zu beobachten. Bei Luftzahlen von $\lambda = 0{,}85$—$0{,}9$ (entspricht einem Treibstoffüberschuß von 10—15%) ist die maximale Motorleistung und die geringste Klopfneigung vorhanden. Auch ist eine Überhitzung der Auslaßventile in diesem Bereich nicht zu befürchten. Das Minimum des Benzinverbrauches liegt bei der Luftzahl $\lambda = 1{,}1$.

Nach der Theorie enthalten die Auspuffgase eines mit Normalbenzin betriebenen 4-Takt-Motors bei der Luftzahl $\lambda = 0{,}8$ bereits 7% Kohlenoxid und 3,5% Wasserstoff und bei der Luftzahl $\lambda = 0{,}6$ sogar 14,5% Kohlenoxid und 85% Wasserstoff. Die Auspuffgase enthalten bei diesen fetten Benzindampf-Luft-Gemischen keinen freien Sauerstoff. Allgemein gilt, daß bei Luftzahlen unter 1,0 unverbrannte Bestandteile in den Auspuffgasen auftreten. Hingegen wird bei Luftzahlen über 1,0 freier Sauerstoff beobachtet. Bei $\lambda = 1{,}0$ zeigt der CO_2-Gehalt ein Maximum. Sowohl bei kleineren als auch bei größeren Werten von λ nimmt der CO_2-Gehalt ab.

Bei Stadtfahrten (Fahrten ohne Last) sollte man einen Wert von $\lambda = 0{,}9$—$1{,}1$ anstreben.

Kohlenoxidgehalt bei Leerlauf des Motors. Dieser Betriebszustand des Motors verdient ganz besondere Beachtung, da er bei jedem Anhalten der Fahrzeugkolonnen an den Verkehrsampeln zum Tragen kommt. Meistens ist die Leerlaufeinstellung sehr fett ($\lambda = 0{,}6$—$0{,}8$), wodurch ein CO-Gehalt bis 14% auftreten kann. Bei der normalen Einstellung von $\lambda = 0{,}9$ würden die Auspuffgase des betriebswarmen Motors nur etwa 3—4 Vol.-% Kohlenoxid enthalten. Die fette Einstellung wird oft an Tankstellen und in nicht hinreichend qualifizierten Werkstätten zur Vermeidung eines unregelmäßigen Laufes des noch nicht betriebswarmen Motors vorgenommen. Eine sorgfältige Leerlaufeinstellung und die häufige Kontrolle durch den Fachmann würde zu einer Verminderung des Kohlenoxidgehaltes der Straßenluft wesentlich beitragen. Moderne Fahrzeuge sind heute mit einer Startautomatik ausgestattet, durch die bei Erreichen der Betriebstemperatur des Motors die normale Luftzahl von $\lambda = 0{,}85$—$0{,}90$ automatisch eingestellt wird. Bei Fahrzeugen ohne diese Automatik besteht immer die Gefahr, daß bei Erreichen der Betriebstemperatur des Motors oft vergessen wird, die gezogene Luftklappe wieder zurückzustellen. In diesem Falle ist mit Leerlauf der Benzinverbrauch und somit auch der Kohlenoxidgehalt in den Auspuffgasen sehr hoch.

Tabelle 1. *Zusammensetzung der Abgase von Ottomotoren bei verschiedenen Belastungszuständen* (EFFENBERGER, 1962)

	Kohlenoxid Vol.-%	Stickoxide ppm	Aldehyde ppm	Kohlenwasserstoffe ppm	(Vol.-%)
Leerlauf	bis 14	bis 40	bis 90	bis 10000	(0,53)
Beschleunigung	4	4200	1400	5000	(0,16)
Normale Fahrt (50 km/Std)	5	1600	260	4000	(0,10)
Vollast	4,5	4800	180	5000	(0,16)
Verzögerung	6,5	70	320	5000	(0,16)

Schon geringfügige Änderungen der Leistung des Motors beeinflussen den CO-Gehalt der Auspuffgase. Instationäre Übergänge (Beschleunigung und Verzögerung) bringen schon, wenn auch nur für kurze Zeiten, beachtliche CO-Spitzen.

Für eine *Belästigung* oder *Schädigung des Menschen* durch die Vergaserkraftfahrzeuge kommen die folgenden Möglichkeiten in Frage:

Die Auspuffgase. Neben den unschädlichen Bestandteilen wie Wasserdampf, Kohlendioxid, Wasserstoff, Stickstoff und freiem Sauerstoff enthalten die Auspuffgase eine Reihe gesundheitsschädigender Bestandteile. Es sind dies Kohlenoxid, Stickoxide (NO und NO_2), Schwefeldioxid, in Spuren Chlor- und Bromwasserstoff, Schwefel- und Salpetersäure sowie Bleiverbindungen, Kohlenwasserstoffe (gesättigte und ungesättigte), Motorenöl-Nebel (Abgase von Zweitaktmotoren, 3.4-Benzpyren, Aldehyde und eine Reihe anderer sauerstoffhaltiger organischer Verbindungen.

In der Tabelle 1 sind die wichtigsten Bestandteile der Auspuffgase der Ottomotoren in Abhängigkeit vom Belastungszustand des Motors angegeben.

Aus dem Kurbelgehäuse entweichen Gase und Dämpfe. Diese bestehen aus Auspuffgasen und Benzindampf, die vom Verbrennungsraum in das Kurbelgehäuse geblasen werden (blow-by) und Motoröl-Nebel, die z. T. aus zerstäubtem, z. T. verdampftem Motoröl bestehen.

Nicht zu vernachlässigen sind Benzindämpfe, die aus undichten Stellen der Brennstoffleitung oder des Vergasers bzw. der Entlüftungsöffnung des Tanks entweichen.

Durch das Motorfahrzeug wird ferner Straßenstaub aufgewirbelt bzw. Reifen-Abrieb erzeugt.

Diese Bestandteile können den Fahrer, die Wageninsassen und die Straßenpassanten stark belästigen oder schädigen. Es besteht kein Zweifel darüber, daß das Kohlenoxid den wichtigsten Bestandteil darstellt.

Für den Kohlenoxidgehalt der Auspuffgase, die unverbrannten und halbverbrannten Kohlenwasserstoffe und die Schmierölanteile kommen eine Reihe von Ursachen in Frage. So hängt der Kohlenoxidgehalt der Auspuffgase wesentlich von der Gemischbildung ab, die wiederum durch die Vergasereinstellung bzw. durch die Einspritzeinstellung, dem Zustand des Luftfilters und durch die Güte der Gemischverteilung im Ansaugsystem und im Zylinder gegeben ist. Der CO-Gehalt der Auspuffgase ist ferner abhängig vom Zustand der Zündung (Zündungsaussetzer, schlecht funktionierende Zündung), von der gezogenen Choke-Klappe und einem eventuellen Überlaufen des Schwimmergefäßes. Unverbrannte Kohlenwasserstoffe und Schmierölanteile können durch eine schlechte Kompression, bedingt durch abgenutzte Kolbenringe oder undichte Ventile, durch die Vergaser- und Benzintankentlüftung und auch durch den Zustand der Zündung verursacht sein.

Eine gewisse *Sonderstellung* nimmt der *Zweitaktmotor* ein. Wenn auch die Anzahl der Zweitaktmotoren im Vergleich zu den Viertaktmotoren erheblich geringer ist und sie auch in der Regel einen kleineren Hubraum haben, so können doch beachtliche Belästigungen von ihnen hervorgerufen werden. Zu den Auspuffgasen, wie sie auch der Viertaktmotor ausstößt, kann besonders bei älteren und schlecht gewarteten Zweitaktmotoren noch ein beachtlicher Ölrauch hinzukommen, der Straßenpassanten und die übrigen Verkehrsteilnehmer stark belästigt. Diese Rauchentwicklung ist bei hoher Ölbeimengung zum Brennstoff besonders groß. Die Ölbeimischung beträgt bei neuen Motoren während des Einlaufens bis 6, bei Motorrollern z. B. bis 4, hingegen bei modernen Motoren mit automatischer Ölbeimischung aus getrenntem Öltank nur etwa 1 Vol.-%.

Maßnahmen zur Verminderung der Luftverunreinigungen bei den Vergasermotoren. Hier sollen nur die wichtigsten Maßnahmen kurz aufgezählt werden. Es soll ein möglichst kleiner spezifischer Benzinverbrauch des Motors und ein hoher thermodynamischer und mechanischer Wirkungsgrad angestrebt werden. Wichtig ist eine einwandfreie Leerlaufeinstellung des Vergasers. Die Choke-Klappe sollte nach Inbetriebnahme des Motors möglichst automatisch ausgeschaltet werden. Für eine optimale Gemischverteilung sollte gesorgt werden. Durch Mehrfachvergaser ist es möglich, auch im Leerlauf mit einer höheren Luftzahl zu arbeiten. Beim Wegnehmen des Gases sollte die Benzinzufuhr automatisch gesperrt werden. Die Auslaßventile sollten aus temperaturbeständigen Materialien angefertigt werden, damit mit möglichst mageren Gemischen gefahren werden kann, die eine erhöhte Abgastemperatur ergeben. Die Entlüftung des Kurbelgehäuses sollte in den Vergaser erfolgen. Die Nachverbrennung der Auspuffgase würde die unverbrannten und nur teilweise verbrannten Bestandteile aufoxidieren. Die Ölbeimischung bei den Zweitaktbenzinmotoren sollte möglichst klein sein.

Von großer Wichtigkeit ist eine häufige und sorgfältige Wartung des Motors. Insbesondere sollen Luftfilter, Leerlaufeinstellung des Vergasers, die Schwimmernadel, das Zündsystem und Undichtigkeiten in der Benzinzufuhr kontrolliert werden. Die Kontrolle des Kompressionsdruckes läßt rechtzeitig Ventil- oder Kolbendefekte erkennen.

Durch die Verwendung von vollsynchronisierten Getrieben entfällt das Zwischengasschalten und somit eine weitere Komponente für Luftverunreinigungen.

Der Fahrer selbst kann durch eine überlegte Fahrweise einen beachtlichen Beitrag zur Verminderung der Luftverunreinigung leisten. Starke Beschleunigungen und Verzögerungen sollten weitgehend vermieden werden. Ebenso muß das Spielen mit dem Gaspedal vor der Ampel, das manchen Autofahrern zur Gewohnheit geworden ist, unterlassen werden. Der Motor soll möglichst niedertourig gefahren werden, da auch dann die Auspuffgasmenge pro Fahrtstrecke geringer wird.

Durch Verwendung von nicht zu flüchtigen Benzinen mit möglichst wenig Beimengungen und guter Motorenöle zur Verminderung des Zylinder- und Kolbenverschleißes, kann ein weiterer Beitrag geleistet werden.

2. Die Abgase der Dieselmotoren

Die Abgase der Dieselmotoren haben im allgemeinen nicht die gesundheitliche Bedeutung wie die Abgase der Ottomotoren. Die toxisch wirkenden Bestandteile sind hier in wesentlich geringeren Konzentrationen vorhanden als in den Abgasen der Benzinmotoren. Die ungefähre Zusammensetzung der Abgase ist aus der Tabelle 2 ersichtlich. Wie man sieht, ist das Kohlenoxid hier nur in geringer Konzentration zu finden.

Tabelle 2. *Zusammensetzung der Abgase von Dieselmotoren bei verschiedenen Belastungszuständen* (Effenberger, 1962)

	Kohlenoxid Vol.-%	Stickoxide ppm	Aldehyde ppm	Kohlenwasserstoffe Vol.-%
Leerlauf	Spuren	60	10	0,04
Beschleunigung	0,1	850	20	0,02
Normale Fahrt	Spuren	240	10	0,01
Verzögerung	Spuren	30	30	0,03

Im Vordergrund einer Belästigung durch Dieselabgase steht häufig die Rauchentwicklung. Bei modernen Konstruktionen ist sie auf ein Minimum reduziert und ein sichtbarer Rauch entsteht nicht mehr. Eine Kontrolle der Rauchentwicklung ist mit einer einfachen Filtermethode möglich (z. B. Bosch-Gerät). Das Abgas wird durch ein Filterpapier gesaugt und die entstehende Schwärzung wird gemessen. Die Rauchentwicklung ist u. a. abhängig vom Verdichtungsverhältnis und von der Motorleistung. Von besonderer Bedeutung ist die Wartung. Beim heutigen Stand der Technik kann gesagt werden, daß eine sichtbare Qualmentwicklung auf eine schlechte Wartung des Fahrzeuges zurückgeführt werden kann. Bei Inbetriebnahme des Motors wird der „kalte Rauch" beobachtet, der eine schwach bläuliche Färbung aufweist und reich an unverbrannten Ölpartikelchen ist. Dagegen tritt der „heiße Rauch" bei Vollast auf. Er ist dunkel gefärbt und hat einen großen Anteil an Rußteilchen. Der 3.4-Benzpyren-Gehalt steigt in den Abgasen qualmender Dieselmotoren stark an und ist bei einwandfrei arbeitenden Motoren vernachlässigbar klein.

Auch die Aldehyde haben in den Dieselabgasen praktisch keine Bedeutung. Spitzenwerte treten im Leerlauf und bei Vollast auf, während bei mittlerer Belastung nur Minimalwerte beobachtet werden.

Eine größere Bedeutung haben die hochtoxischen Stickoxide, deren Konzentration mit der Betriebstemperatur steigt. Bei Sauerstoffmangel sind sie stark reduziert. Zündunwillige Kraftstoffe ergeben einen höheren Stickoxidgehalt in den Abgasen. Sie haben eine besondere Bedeutung für die Smogbildung.

II. Die Gefährdung des Menschen durch Auspuffgase der Verbrennungsmotoren, Blei und Benzindämpfe

1. Gefährdung durch Kohlenoxid

Kohlenoxid ist ein farb-, geruch- und geschmackloses Gas, das durch unsere Sinnesorgane nicht wahrgenommen werden kann. Die Giftigkeit beruht auf der großen Affinität des Hämoglobins zum Kohlenoxid, die wesentlich größer als zum Sauerstoff ist. Bei der Einwirkung bildet sich aus dem Oxihämoglobin (O_2Hb) das Kohlenoxidhämoglobin (COHb) nach der Gleichung

$$O_2Hb + CO \rightleftharpoons COHb + O_2 .$$

Unter Anwendung des Massenwirkungsgesetzes folgt für das Verteilungsgleichgewicht

$$\frac{CO \cdot O_2Hb}{O_2 \cdot COHb} = k \left(k \approx \frac{1}{200}\right).$$

Der Sauerstoff wird somit zugunsten des Kohlenoxids aus dem O_2Hb verdrängt, wodurch die lebensnotwendige Fähigkeit des Blutes, den Sauerstoff zu transportieren, blockiert wird. Schon kleine CO-Konzentrationen in der Atmungsluft genügen, einen großen Teil des Blutes zu blockieren. Die Versorgung der Gewebe mit Sauerstoff wird stark behindert oder ganz unterbunden, wodurch in kürzester Zeit Vergiftungserscheinungen, eventuell mit tödlichem Ausgang, auftreten.

Der COHb-Gehalt des Blutes ist ein verläßliches Maß für den Grad der Vergiftung. Jedoch sind große individuell bedingte Unterschiede zwischen den einzelnen Personen vorhanden. Die in der Tabelle 3 angegebenen Symptome in

Tabelle 3. *Symptome der Kohlenoxidvergiftung in Abhängigkeit vom COHb-Gehalt des Blutes*

% COHb	Symptome
10	Keine wahrnehmbare Wirkung außer Kurzatmigkeit bei stärkerer körperlicher Tätigkeit
20	Kurzatmigkeit schon bei mäßiger körperlicher Tätigkeit, leichte Kopfschmerzen
30	Kopfschmerzen, Reizbarkeit, leichte Ermüdbarkeit, getrübte Urteilskraft
40—50	Kopfschmerzen, Verwirrungszustände, bei körperlichen Anstrengungen Kollaps und Bewußtlosigkeit
60—70	Bewußtlosigkeit, dann Atemstillstand
80 und mehr	Sofort tödlich

Abhängigkeit des COHb-Gehaltes des Blutes können somit nur als grobe Anhaltspunkte bewertet werden. Roberts konnte z. B. bei 26 Fällen von CO-Vergiftung keine enge Beziehung zwischen den COHb-Werten und den Symptomen finden. Empfindlich sind Menschen mit einem hohen Stoffwechsel und somit hohem O_2-Verbrauch, z. B. Kinder, Personen bei Leistung körperlicher Arbeit oder mit einer Schilddrüsenüberfunktion usw.

Der COHb-Gehalt ist, abgesehen von dieser individuellen Komponente, abhängig von der CO-Konzentration der Atmungsluft und der Einwirkungszeit dieses Luftgemisches. Bei langer Einwirkungszeit, also im Gleichgewichtszustand, ergeben sich in Abhängigkeit von der CO-Konzentration der Luft die in der Abb. 1 dargestellten COHb-Werte. In der Abb. 2 ist die Abhängigkeit des COHb-Gehaltes von der CO-Konzentration und der Einwirkungszeit bei einer geatmeten

Luftmenge von 20 Liter/min, entsprechend einer mittelschweren körperlichen Arbeit der Person, nach Angaben von HATCH u. Mitarb. dargestellt. Nach Untersuchungen des Verfassers bestehen jedoch bei dieser Abhängigkeit zwischen den einzelnen Versuchspersonen erhebliche Unterschiede.

Die akute Kohlenoxidvergiftung. Das Krankheitsbild der akuten Kohlenoxidvergiftung ist durch die mangelnde Sauerstoffversorgung der Gewebe bedingt. Für eine spezifische Giftwirkung sind noch keine sicheren Anhaltspunkte vorhanden. Ganz besonders empfindlich hinsichtlich der Sauerstoffversorgung ist das Gehirn. Die Symptome der akuten Vergiftung sind somit letzten Endes durch einen Sauerstoffmangel des Gehirns bedingt.

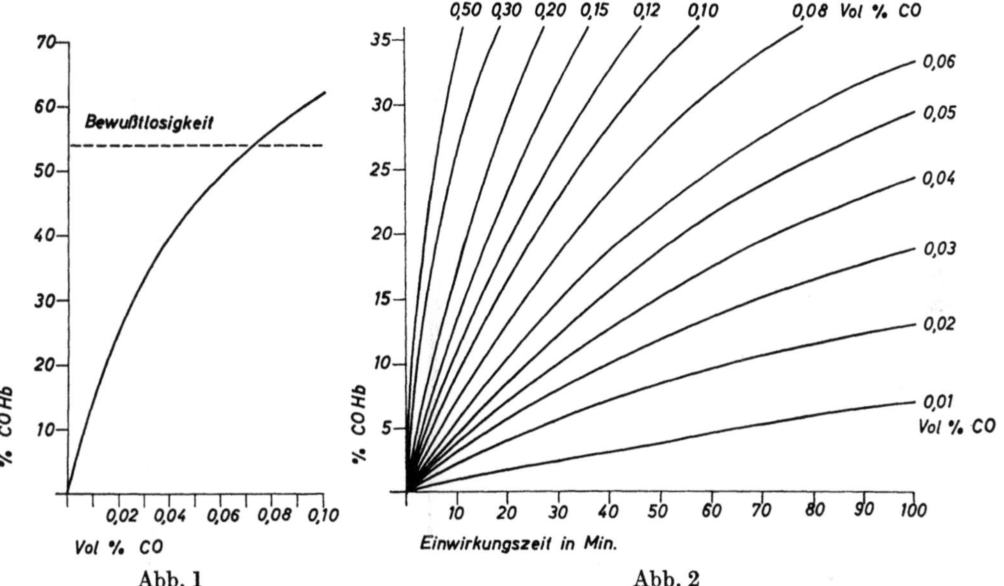

Abb. 1. COHb-Gehalt des Blutes bei langer Einwirkungszeit in Abhängigkeit von der CO-Konzentration in der Atmungsluft

Abb. 2. Abhängigkeit des COHb-Gehaltes des Blutes von der CO-Konzentration und der Einwirkungszeit bei einer geatmeten Luftmenge von 20 Liter/min

Man kann die akute Kohlenoxidvergiftung in ein Initialstadium, ein Krampfstadium und ein Stadium der beginnenden zentralen Lähmung mit folgender Erstickung einteilen.

Nachkrankheiten und verbleibende Schäden nach akuten Kohlenoxidvergiftungen. Die Gefahr von bleibenden Schäden ist dann besonders groß, wenn der Sauerstoffmangel im Gewebe längere Zeit angehalten hat. Im Zentralnervensystem verursachen diese Durchblutungsstörungen hämorrhagische Erweichungsherde. Der Ort dieser Herde kann stark variieren. Die Folgen können Hemiplegien und Störungen im extrapyramidalen System sein. Es kann somit praktisch jede beliebige neurologische oder psychische Störung und Störungen in der zentralbedingten Sekretion auftreten. Rückbildungen können, wenn überhaupt, nach Wochen und nach Monaten noch erfolgen.

In verhältnismäßig leichten Fällen können Gedächtnisschwäche, mangelnde Konzentrierfähigkeit, Willensschwäche und Schlaflosigkeit als Restzustand übrigbleiben. In schwereren Fällen werden Gedächtnisschwund, Demenz und paralyseartige Zustände, Depressionszustände, Wahnvorstellungen und Sinnestäuschungen beobachtet. Gelegentlich kommt es zur Störung des Gehör-, des Geruch- und des Geschmackvermögens. Die nervösen Nachkrankheiten treten meistens unmittelbar nach der Vergiftung auf. Latenzzeiten von Wochen, ja sogar von Monaten, sind allerdings gelegentlich beobachtet worden. Eine typische Erscheinung ist die retrograde Amnesie. Sie ist geradezu charakteristisch für schwere akute Kohlenoxidvergiftungen. Hierbei hat der Patient keine Erinnerung an das Vergiftungsereignis. Auch ein intermittierender Verlust des Gedächtnisses wird beobachtet oder es gehen einzelne Gedächtnisbilder, z. B. das Schreiben oder Lesen, verloren. Die Rückbildung kann nach Wochen und Monaten noch erfolgen. Gelegentlich bleibt eine dauernde Amnesie zurück. Auch sensorische Amnesien werden beobachtet.

Psychosen als Folgekrankheit können sofort nach der Vergiftung oder auch nach Intervallen von Tagen, Wochen, ja sogar von Monaten auftreten.

Gelegentlich bleiben Sprachstörungen zurück. Insbesondere werden Wortverstümmelungen und Skandierung, etwa wie bei der multiplen Sklerose, beobachtet. Störungen im Kleinhirn und im Labyrinth sind relativ häufig. Ataktische Bewegungsstörungen, manchmal als choreaähnliche Bewegungsstörungen, treten auf. Bei Vorliegen multipler Herde kommt es zu einem der multiplen Sklerose ähnlichen Krankheitsbild. Paresen der Gliedmaßen und Störungen der Blasen- und Darmtätigkeit bzw. epilepsieähnliche Krankheitsbilder können auftreten. Rückbildungen sind möglich. Oft bleibt aber ein Dauerschaden zurück.

Von mehreren Forschern ist die Frage angesprochen worden, ob sich gegen das Kohlenoxid eine Idiosynkrasie ausbilden kann. In solchen Fällen kommt es bei Vorliegen relativ kleiner Kohlenoxidkonzentrationen bereits zu ausgeprägten Vergiftungserscheinungen, die sich sofort nach Ausbleiben der Noxe wieder zurückbilden.

Gelegentlich wurde auch als Nachkrankheit bei der Kohlenoxidvergiftung eine Neuritis oder Polyneuritis beobachtet. Das Krankheitsbild setzt in den meisten Fällen erst nach mehreren Wochen nach der Vergiftung ein. Relativ häufig ist der Nervus tibialis, seltener der Nervus ischeadicus befallen. Diese Neuritiden sind asymmetrisch.

Weitere Nachkrankheiten werden von seiten des Kreislaufs, bedingt durch Gefäßschädigungen, durch kapillaren Blutaustritt im Gehirn u. a. beobachtet. Weitere Untersuchungen zeigen, daß im Anschluß an eine akute Kohlenoxidvergiftung für mehrere Wochen die Kapillarresistenz erheblich herabgesetzt ist. Auch Stoffwechselstörungen (besonders Glykosurie) und Störungen der Atmungsorgane wurden beobachtet. Baader und andere Forscher berichten über Fälle von Kohlenoxidbasedow.

Veränderungen am Herzmuskel sind nach akuten Kohlenoxidvergiftungen relativ häufig zu finden.

Im zentralen Nervensystem treten die Erweichungsherde oft im Linsenkern und multiple kleinste Nekrosen und Blutungen an den verschiedensten Orten auf.

In der Tabelle 4 sind die Symptome von Vergiftungen leichteren Grades durch Auspuffgase von vorwiegend Ottomotoren zusammengestellt, wie sie an einem stark benutzten Grenzübergang zwischen der Bundesrepublik Deutschland und der Schweiz an Beamten des Paßkontroll- und Zolldienstes beobachtet werden konnten.

Zur Zeit ist noch nicht geklärt, wieweit polyzyklische Kohlenwasserstoffe der Außenluft mit eine Ursache für den sehr starken Anstieg des Bronchialcarcinoms in der Todesursachenstatistik sind. Auf jeden Fall dürfte dann aber der Kraftfahrer in besonders hohem Maße gefährdet sein.

Tabelle 4. *Subjektive Symptome nach Häufigkeit geordnet, über die bei der Einwirkung von Auspuffgasen von Personenkraftwagen geklagt wurde* (Effenberger)

		Häufigkeit in %
Kopfschmerzen (insgesamt)		48,0
aufgegliedert in:		
Kopfschmerzen ohne nähere Angaben	32,6%	
Druck in der Schläfengegend, Stechen in den Augenhöhlen	10,3%	
Druck im Hinterkopf	5,1%	
Druckgefühl in der Magengegend		8,0
Reizerscheinung im Rachen (trockener Hals, Kratzen im Hals)		8,0
Hustenreiz		6,3
Appetitlosigkeit		5,7
Müdigkeit		4,6
Schwindelgefühl		4,0
Reizbarkeit		4,0
Nachlassen der Konzentrationsfähigkeit		2,8
Übelkeit		2,8
Erhöhtes Durstgefühl		1,8
Herzbeschwerden		1,2
Brechreiz		1,1
Augenreizungen		1,1
Atembeschwerden		0,6

Gesamtzahl der Angaben: 175.

2. Gefährdung durch Blei

Das Blei ist auch heute noch ein sehr wichtiges Industriegift. Die Giftigkeit der einzelnen Bleiverbindungen ist sehr verschieden und hängt von deren Löslichkeit im Magensaft bzw. in den Körpersäften ab. Auch wasserunlösliche Bleiverbindungen können hier gelöst werden. Leicht löslich sind z. B. Bleichlorid ($PbCl_2$), Bleisulfat ($PbSO_4$) und Bleinitrat ($Pb(NO_3)_2$). Schwefelblei (PbS) ist dagegen nicht löslich und somit ungiftig. Das Bleitetraäthyl ($Pb(C_2H_5)_4$) nimmt wegen der außerordentlich hohen Giftigkeit eine besondere Stellung ein.

Nach Popper und Raaber (1966) ist eine hohe Bleigefährdung für Bleihüttenarbeiter, Zinkhüttenarbeiter, Bleischmelzer, Bleigießer, Bleifarbenerzeuger, *Akkumulatorenarbeiter* (Plattenschmierer und Plattenreiniger, Arbeiter in Einbauwerkstätten), Anstreicher, Arbeiter in *Abwrackbetrieben,* Kunststoffmischer bei Arbeiten mit Bleistearat und Trommelofenarbeiter in Emailwerken gegeben.

Eine mäßige Bleigefährdung besteht beim Bleilöten, Homogenverbleien, Glasieren und für Arbeiter in der Bleiglasindustrie.

Eine geringe Bleigefährdung besteht für graphische Berufe (Schriftgießer und Handsetzer), Installateure, *Auto- und Flugzeugmotorenschlosser und -techniker,* Rohrleger und Schlosser, Spengler, Verzinner, Maler und Lackierer.

Die Gefährdung durch Blei ist in erster Linie durch das Einatmen von Bleistaub, Bleidämpfen oder Bleioxidnebel und auch durch das Verschlucken von Bleistaub gegeben. Letzteres kann durch verschmutzte Finger beim Essen oder beim Rauchen erfolgen. Bei leerem Magen erfolgt die Resorption sehr schnell. Noch wichtiger ist die Bleiaufnahme über die Atmungsorgane. Von den Lungen werden alle Bleiverbindungen rasch resorbiert. Darüber hinaus fehlt hier die entgiftende Funktion der Leber, die bei der Magen-Darm-Resorption ein wichtiges Filter darstellt. Bei der Bleiaufnahme über die Atmungsorgane ist ein wichtiges Filter der Nasen- und Rachenraum bei der Nasenatmung.

Die Empfindlichkeit gegen Blei ist individuell sehr verschieden. Sie hängt von der Konstitution, der Speicherung und der Ausscheidung ab. Insbesondere ist die

Giftanfälligkeit abhängig vom Calcium-Phosphor-Stoffwechsel und von der Nierenfunktion. Besonders empfindlich sind Jugendliche, Kranke, Alkoholiker und Frauen. Blei kreist zunächst in den Körpersäften und gelangt in das Gewebe, das geschädigt wird. Die Angriffspunkte des Bleis sind die glatte Muskulatur, das Zentralnervensystem, das Knochenmark und das endokrine Drüsensystem. Blei ist ein Protoplasmagift, schädigt die Zellfermente und führt zu Störungen des normalen Porphyrinstoffwechsels. Speicherungen erfolgen bis zu 98% in den Knochen, aber auch in der Leber, den Nieren und Muskeln. Die Ausscheidung aus diesen Depots ist noch nach längerer Zeit möglich. Die Bleiausscheidung aus dem menschlichen Körper erfolgt vorwiegend durch den Darm über Leber und Galle und über die Nieren.

Bereits eine tägliche Bleiaufnahme von 1—2 mg führt nach Wochen zu einer Bleivergiftung. Massenvergiftungen durch bleihaltiges Trinkwasser werden auch heute immer noch beobachtet.

Zur Vermeidung von Bleierkrankungen sollte der MAK-Wert von 0,2 mg Blei pro m^3 Luft nicht überschritten werden.

Bei der Abschätzung der Gefährdung durch Auspuffgase wird dem Blei immer wieder große Bedeutung beigemessen. Vermutlich wird diese Komponente häufig überschätzt. Gewiß werden jährlich beachtliche Mengen von Blei mit den Auspuffgasen der Luft übergeben. Diese feinsten Bleipartikelchen werden sedimentiert und unter Umständen wieder aufgewirbelt, wodurch die Wahrscheinlichkeit für eine Inhalation recht groß wird. Der größere Teil wird mit dem Regen weggeschwemmt, gelangt in die Flüsse und in das Meer. Nach amerikanischen Untersuchungen ist bereits ein Anstieg des Bleigehaltes des Meerwassers festzustellen, der aber biologisch gesehen belanglos ist. Bedenkt man, daß bereits seit etwa 50 Jahren dem Benzin Blei beigemengt wird, so kann man ungefähr ermessen, welche gewaltigen Bleimengen hierdurch schon verloren gegangen sind.

In den Auspuffgasen findet man eine große Zahl von Bleiverbindungen. Bereits im Verbrennungsraum findet eine Oxidation zu Bleioxid (PbO) statt. Durch den Zusatz der Äthylenhalogenide entstehen Bleihalogenide ($PbCl_2$, $PbBr_2$) und durch den, wenn auch nur sehr geringen Schwefelgehalt der Benzine (unter 0,1 Gew.-%), werden Bleisulfate gebildet. Diese organischen Produkte werden als Additionsverbindungen ausgeschieden, wie z. B. als PbClBr (bei höherer Temperatur), $PbOPbClBrH_2O$, PbO, $PbSO_4$, $PbCl_2$, $PbBr_2$, $PbSO_4$ und andere Verbindungen. Durch den Zusatz von Trikresylphosphat bzw. Kresyldiphenylphosphat zum Benzin entsteht ferner noch das Blei-Orthophosphat ($Pb_3(PO_4)_2$). Nach BRÜNNER (1966) werden vom zugeführten Blei nur 75% mit den Auspuffgasen nach außen befördert, während 25% als Rückstand im Motor und im Auspuffsystem zurückbleiben. So bleiben im Verbrennungsraum 2%, im Auspuffsystem 5%, im Ölschlamm und im Öl 8% und im Ölfilter 10% zurück. Der größere Teil des ausgestoßenen Bleis hat Korngrößen unter 5 μ und nur $^1/_4$ der Menge hat Korngrößen über 5 μ. Beim langen starken Beschleunigen können im Motor und im Auspuffsystem bereits abgelagerte Bleimengen wieder mobilisiert und ausgeschieden werden. Die in das Motoröl gelangenden Bleimengen bilden den grauen Bleischlamm.

Bei grober Fahrlässigkeit können in allen oben genannten Betrieben schwere Bleivergiftungen auftreten. Dies gilt auch für Automechaniker und Autoschlosser, Abwracker und für Arbeiten an Akkumulatoren. Durch die starke Zunahme der Kraftfahrzeuge und die dadurch erforderlich gewordenen Reparaturwerkstätten ist die Gefahr gegeben, daß nicht hinreichend auf die Bleigefährdung hingewiesene und damit vertraute Personen einer erhöhten Gefahr ausgesetzt sind. Dies gilt auch besonders für den heute immer mehr aufkommenden Self-made-man, der hauptsächlich unter den Jugendlichen zu finden ist und sich etwa ein altes, ausgedientes Kraftfahrzeug wieder bis zur Fahrtüchtigkeit instandsetzt. Eine besondere Gefährdung ist durch die Bleiablagerungen bei Arbeiten am Auspuffsystem, beim Einschleifen von Ventilen und Arbeiten am Zylinder gegeben. Durch die Bleiablagerung im Öl ist auch eine gewisse Gefährdung der Tankwarte beim Ölwechsel vorhanden. Nach KOELSCH klagen oft ältere Tankwarte über Zahnfleischentzündungen und Paradentose, die möglicherweise auf eine Bleieinwirkung zurückgeführt werden können.

Für den Extremfall muß auch an eine Gefährdung durch den mit den Auspuffgasen ausgeworfenen und sedimentierten Bleistaub gedacht werden. Zur Zeit ist noch nichts bekannt über Bleivergiftungen, die in diesem Zusammenhang mit dem Kraftfahrzeug aufgetreten sind. Dies bedeutet jedoch nicht, daß sie etwa nicht vorhanden sind. Ebensogut besteht die Möglichkeit, daß auf Symptome der Bleivergiftung bei diesem Personenkreis bisher nicht geachtet wurde.

Im folgenden sei das Wesentliche der akuten und chronischen Bleivergiftung kurz wiedergegeben.

Die akute Bleivergiftung. Die schwere akute Bleivergiftung mit tödlichem Ausgang ist ein seltenes Ereignis geworden. In Bleibetrieben sind heute entsprechende Vorkehrmaßnahmen getroffen, so daß die für eine tödliche Bleivergiftung erforderliche Bleizufuhr kaum noch zu befürchten ist.

Die chronische Bleivergiftung. Hier unterscheidet man ein Vorstadium (Präsaturnismus) die eigentliche Bleierkrankung (Saturnismus) und die Spätkrankheiten.

Im Vorstadium findet man subjektive Beschwerden wie Schwindelanfälle, Kopfschmerzen, Empfindungsstörungen, Müdigkeit, gesteigertes Schlafbedürfnis, Appetitlosigkeit, Magenbeschwerden, Darmstörungen mit Obstipation, leichte Abmagerung und andere Symptome. Kardinalsymptome des Vorstadiums sind das Bleikolorit, eventuell der Bleisaum, die basophil granulierten Erythrozyten (Tüpfelzellen), die Porphyrinurie und die früher gelegentlich beobachtete Streckerschwäche. Blei kann in diesem Stadium im Blut, im Harn und im Kot nachgewiesen werden.

Veränderungen des roten Blutbildes sind bei der Bleivergiftung meistens gut ausgeprägt. Die Tüpfelzellen sind kein Charakteristikum der Bleivergiftung, sondern sie treten auch bei der Krebskachexie, bei perniziöser Anämie, bei Malaria, schweren anderen Vergiftungen, der Schrumpfniere und gelegentlich auch beim Gesunden auf. Bei der Bleivergiftung ist sie meistens vorhanden. In der Regel werden auch Formveränderungen der Erythrozyten (Mikro- und Makrozytose, Anisopoikilozytose) und eine Polychromasie beobachtet. Dennoch besitzen wir heute noch keine endgültige Klarheit über die Blutveränderungen. Bei schweren Formen der Bleivergiftung kann es zu einer hochgradigen Anämie kommen, die aber nicht immer ausgeprägt sein muß. Die Ursache liegt darin, daß ein gesteigerter Blutzerfall und eine toxische Wirkung auf das Knochenmark bestehen. Bei schweren Vergiftungen erfolgt ein allmählicher Umbau und eine Erschöpfung des Knochenmarkes, die schließlich zur Knochenmarksinsuffizienz führt. Dies sind die Ursachen der Bleianämie. Fehlt die basophile Punktierung der Erythrozyten im strömenden Blut, so sind sie jedoch im Knochenmark nachweisbar. Meistens ist die Abnahme des Hämoglobinwertes deutlicher ausgeprägt als eine Verminderung der Erythrozyten. Die Retikulozyten können bei der Bleivergiftung vermehrt sein. Niemals darf die Diagnose „Bleivergiftung“ allein auf dem morphologischen Blutbefund aufgebaut sein, sie muß vielmehr erst im Zusammenhang mit anderen Krankheitszeichen gegeben werden. Das Vorhandensein von Tüpfelzellen ist ein Zeichen einer erheblichen Bleieinwirkung. Die Tüpfelzellen gelten als ein Frühsymptom, das nach Monaten, nach Aufhören der Bleiexposition meistens verschwindet. Bei Vorliegen einer Bleikachexie können Tüpfelzellen noch nach Jahren nachgewiesen werden. In Platten- und Röhrenknochen abgelagertes Bleiphosphat kann durch interkurrente Erkrankungen, insbesondere fieberhafte Infekte, mobilisiert und in den Blutstrom ausgeschieden werden. Die Folge ist dann ein vorübergehendes Wiederauftreten der basophil punktierten Erythrozyten.

Bei reichlichem Auftreten von Tüpfelzellen und dem Vorhandensein sonstiger Bleisymptome wird die Diagnose „*Bleianämie*" keine Schwierigkeiten bereiten. Ansonsten kommen differentialdiagnostisch in Frage die Blutungsanämie beim Ulcus, die Anämie durch mangelhafte Eisenresorption, die Anämie durch Mangel- oder Unterernährung und Anämien bei Lebererkrankungen. Sie gehen ebenfalls mit erhöhten Porphyrinausscheidungen einher.

Als *Bleikolorit* wird die fahle gelbliche Gesichtsfarbe des Erkrankten bezeichnet. Das Bleikolorit ist nicht die Folge einer Anämie, wie man früher immer annahm, sondern durch Kapillarspasmen bedingt.

Der *Bleisaum* wurde als Symptom des Präsaturnismus bzw. einer erhöhten Bleiaufnahme immer etwas zu stark hervorgehoben. Jedenfalls ist er nicht so häufig vorhanden, wie man immer annimmt. Zum Teil ist dies auf die bessere Zahnpflege zurückzuführen, die auch bei dem hier betroffenen Personenkreis Eingang gefunden hat. Unter dem Bleisaum versteht man eine bläulich-schwärzliche Verfärbung des Zahnfleischrandes, die durch eine Ausfällung von Schwefelblei im Gewebe bedingt ist. Er entwickelt sich oft schon 2 Wochen nach Beginn der Bleiaufnahme.

Das Stadium des Präsaturnismus kann über Jahre bestehen und geht, wenn keine weitere Bleiexposition erfolgt, allmählich wieder zurück. Bei weiterer Bleiaufnahme kann sich die eigentliche Bleikrankheit entwickeln. Es wurden aber auch Fälle beobachtet, wo sich im Anschluß eines viele Jahre andauernden Vorstadiums Spätkrankheiten entwickelten.

Die *eigentliche Bleikrankheit* kann einen akut-zyklischen Verlauf mit Darmkoliken, Arthralgien, Leberschäden, Seh- und Gehörschäden und eventuell einer Enzephalopathie oder einen chronischen Verlauf nehmen, bei dem Lähmungen im Vordergrund stehen.

Besondere Beachtung verdienen die *Bleikoliken.* Es sind plötzlich auftretende heftige Darmkrämpfe, die mehrere Tage anhalten können und nach einiger Zeit wiederkehren. Charakteristisch ist eine hartnäckige Obstipation. Der Puls ist verlangsamt und der Blutdruck erhöht. Die Schmerzen sind nicht auf eine Stelle des Abdomens lokalisiert, sondern treten diffus verbreitet auf. Die röntgenologische Untersuchung zeigt spastische Einschnürungen des Dickdarms, gelegentlich auch des Dünndarms oder Magens. Als Ursache für die Bleikoliken werden Gefäßspasmen, die am ganzen Körper auftreten, angesehen.

Die Blei-Encephalopathie. Dieses Krankheitsbild ist dank der Schutzmaßnahmen, die auf den Arbeitsplätzen getroffen werden, heute nur noch selten zu sehen. Die Blei-Encephalopathie trat nur bei schweren Bleivergiftungen, meistens unmittelbar nach den Bleikoliken auf.

Gewisse Symptome, die im Zuge von Bleivergiftungen auftreten, wie nervöse Übererregbarkeit, häufige Kopfschmerzen usw. tendieren in Richtung einer Encephalopathie. Es ist jedoch nicht richtig, derartige Symptome als „leichte Blei-Encephalopathie" zu bezeichnen.

Für die *Diagnose „Bleivergiftung"* ist neben der sorgfältigen Berufsanamnese und dem Vorhandensein der klinischen Merkmale der Nachweis des Bleis im Blute, der Delta-Aminolävulinsäure im Harn und des Koproporphyrins im Harn erforderlich. Bei länger zurückliegender Bleiexposition wird man sich durch eine künstlich eingeleitete Bleiausschwemmung davon überzeugen müssen, ob noch Blei im Körper deponiert ist.

Als obere Grenze des normalen Schwankungsbereiches der Blutbleiwerte werden häufig 70 μg/100 ml Blut angegeben. Nach neueren Untersuchungen von HOLMQUIST (1966), die an 449 Männern vorgenommen wurden, haben Personen, die bisher einer Bleiexposition noch nicht ausgesetzt waren, einen Bleigehalt des Blutes, der im Mittel bei 20 ± 10 μg Blei/100 ml liegt. Ein Bleigehalt von 60 μg ist als krankhaft zu bezeichnen und von 80 und mehr μg pro 100 ml Blut als gefährlich anzusehen. Bleiarbeiter bzw. Personen, die einer Bleiexposition ausgesetzt waren, hatten noch nach mehreren Monaten bis zu 3 Jahren einen erhöhten Bleigehalt des Blutes.

Die Bleiausscheidung im Urin liegt im Durchschnitt zwischen 30 und 40 μg/l und Tag. Die obere Grenze der normalen Ausscheidungswerte liegt bei 80 bis 100 μg/l Urin.

Sowohl Blut- als auch Harnwerte sind großen Schwankungen unterworfen. Somit bekommen diese Werte für eine diagnostische Beurteilung eine gewisse Unsicherheit. Die Schwankungen sind nicht hinreichend bekannt und außerdem können verschiedene Medikamente schon zu einer Ausschwemmung von Blei aus den Depots führen.

Die klinischen Merkmale der Bleivergiftung sind nicht immer in der klassischen Form vorhanden und werden oft große Schwierigkeiten hinsichtlich der Differentialdiagnose bereiten. Der Berufsanamnese kommt hier somit eine besondere Bedeutung zu. Ein charakteristisches Symptom ist anscheinend die Bleikolik, die meistens differentialdiagnostisch gegen akute Prozesse des Abdomens abgrenzbar sein wird.

3. Gefährdung durch polyzyklische Kohlenwasserstoffe

Polyzyklische Kohlenwasserstoffe entstehen bei der Verbrennung kohlenstoffhaltiger Produkte unter Sauerstoffmangel und Temperaturen oberhalb 700° C. Sie entstehen auch bei der Verbrennung des Treibstoffes im Zylinder des Motors. Polyzyklische Kohlenwasserstoffe sind kondensierte Benzolringsysteme mit 4 oder mehr Ringen. Nach TEBBENS u. Mitarb. (1956) werden die einfachen Kohlenwasserstoffe vorerst zu Azetylen und freien Radikalen abgebaut, die sich dann unter Ringbildung wieder vereinigen, wobei 3.4-Benzpyren, Benzfluoranthene und eine Reihe anderer Stoffe entstehen. Die Menge dieser Stoffe in den Abgasen hängt von der Zusammensetzung des Treibstoffes ab. Ist der Aromaten-Gehalt hoch, so werden diese Stoffe in höherem Maße gebildet. Nach KOTIN u. Mitarb. (1964) werden vom unbelasteten Vergasermotor bei einer Drehzahl von 500 in der Minute 120, bei 3500 Umdrehungen jedoch nur 10 μg 3.4-Benzpyren pro Minute gebildet. Während der gut eingestellte Dieselmotor kein Benzpyren liefert, kann der schlecht regulierte und rauchende Dieselmotor bei Vollast und einer Umdrehungszahl von 1200 pro Minute bis 1700 μg 3.4-Benzpyren/min bilden. Nach STRACH (1966) werden beim Warmlaufen eines 4-Takt-Vergasermotors pro Minute 120 μg, also innerhalb von 5 min 600 μg 3.4-Benzpyren gebildet. Der Kraftfahrer kann somit während der Zeit des Warmlaufens des Motors, in der er den Wagen kontrolliert, den Kofferraum packt und sich dabei in unmittelbarer Nähe des Auspuffrohres befindet, beachtliche Mengen an 3.4-Benzpyren einatmen.

Das 3.4-Benzpyren ($C_{20}H_{12}$) wurde von J. W. COOK u. Mitarb. (1933) erstmals isoliert. Da der Schmelzpunkt dieses Stoffes bei 176° C liegt, so wird er in der Regel als Schwebstoff in der Luft vorhanden sein. In zahlreichen Tierversuchen wurde die cancerogene Eigenschaft dieser Substanz nachgewiesen. Die cancerogenen Stoffe werden in der Atmosphäre durch das ultraviolette Licht im allgemeinen rasch zerstört, nur das 3.4-Benzpyren bleibt 1—2 Tage beständig.

Der 3.4-Benzpyren-Gehalt der Luft wurde bereits in mehreren Großstädten gemessen. Alle Meßergebnisse zeigen, daß im Winter der Benzpyren-Gehalt erheblich höher als im Sommer ist. Dieses ist ein sicherer Hinweis dafür, daß der Hausbrand sehr viel 3.4-Benzpyren liefert. Es ist heute noch sehr schwer, den Anteil des Benzpyrens in der Atmosphäre, der von den Autoabgasen stammt, abzuschätzen. Die Angaben schwanken zwischen 2 und 10% der Benzpyren-Menge der Stadtluft.

In der Tabelle 5 sind die Ergebnisse von Messungen des 3.4-Benzpyrengehaltes der Luft einiger Städte zusammengestellt. Von Interesse ist ferner die im Straßenstaub vorhandene 3.4-Benzpyrenmenge, da diese jederzeit wieder aufgewirbelt werden kann. In 9 Städten der USA wurden 5—106, in Birmingham 410 und in London 322 µg 3.4-Benzpyren im Gramm Straßenstaub gefunden (Hettche, 1963). Kohlenruß russischer Pechkohle ergab 400 und Ruß aus Ottomotoren (UdSSR) 200 µg 3.4-Benzpyren pro 1 g Ruß.

Tabelle 5. *3—4-Benzpyrengehalt der Luft in einigen Städten.* (Nach D. Högger, 1966)

	Sommer µg/1000 m³ Luft	Winter µg/1000 m³ Luft
San Francisco	0,3	7,5
Birmingham	5	25
Hamburg	12	150—336
Liverpool	33	166
London	6	46
Bologna	6	102—212
Irkutsk	—	740

4. Gefährdung durch Benzindämpfe

Nach neueren Erkenntnissen kann man heute die Benzinvergiftung nicht mehr als belanglos ansehen. Auf jeden Fall kann sie eine Beeinträchtigung der Fahrtüchtigkeit des Fahrers zur Folge haben und gegebenenfalls eine Unfallursache darstellen.

Die akute Benzinvergiftung. Im Vordergrund stehen rauschähnliche Zustände mit Kopfdruck und Schwindelanfällen. Häufig sind die Vergifteten etwas benommen und desorientiert. Diese Erscheinungen verschwinden im allgemeinen bald beim Aufenthalt in der frischen Luft. Bei schweren Vergiftungsfällen werden starkes Ohrensausen, unter Umständen das Bild einer Volltrunkenheit, Delirien, Halluzinationen, Schluck- und Sprachstörungen, Bewußtlosigkeit und tonische Muskelkrämpfe beobachtet. Gelegentlich treten auch pneumonieartige Krankheitsbilder auf. Bei manchen Vergiftungsbildern stehen Appetitlosigkeit, Aufstoßen, Erbrechen, Magenbeschwerden und Durchfälle im Vordergrund. Spezifische Schäden der Leber und der Nieren sind nicht bekannt geworden, liegen aber im Bereich der Möglichkeit. Ein typisches Kennzeichen der akuten Vergiftung ist die enge Pupille und eine stark verminderte Lichtreaktion. Nach Eintreten der Bewußtlosigkeit sind die Pupillen weit.

Im allgemeinen wird nach einer akuten Benzinvergiftung eine vollständige Wiederherstellung beobachtet. Nur nach sehr schweren Vergiftungszuständen können auch bleibende Schäden auftreten.

Die chronische Benzinvergiftung. Sie wird von vielen gar nicht beachtet und als gänzlich harmlos angesehen. Andere konnten indessen beobachten, daß sie ein Krankheitsbild annehmen kann, das der multiplen Sklerose ähnlich ist. Auch eleptiforme Anfälle wurden beobachtet. Die Patienten zeigen eine gesteigerte Erregbarkeit, sind sehr vergeßlich und geistig schwerfällig, so daß die Angehörigen der Vergifteten schon meistens auf die Erkrankung aufmerksam werden.

HADJIOLOV (1966) hat kürzlich dieses Krankheitsbild aufgrund 12jähriger Erfahrungen näher beschrieben. Zur Beobachtung kamen Arbeiter, die mit Benzin als Lösungsmittel arbeiteten oder die mit dem Benzin als Treibstoff Umgang hatten, sowie Personen aus Betrieben der Naphthagewinnung und -verarbeitung. Die Beobachtungen wurden zum größten Teil an Frauen gemacht, die zwischen 1 und 30 Jahren mit dem Benzin in Berührung standen. Wegen der besonderen Bedeutung, die diese Vergiftungsform für den Kraftfahrer haben kann, sollen die Beobachtungsergebnisse kurz erwähnt werden. Im Vordergrund des Krankheitsbildes stehen subjektive Symptome. Von seiten des zentralen Nervensystems treten als typische Kennzeichen Kopfschmerzen, Schwindelanfälle und ausgeprägte Parästhesien in den Gliedern, eventuell am ganzen Körper, an der Zunge oder am Kopf, auf. Ausgeprägt ist die Reizbarkeit der Vergifteten und eine mit der Zeit eintretende Veränderung des Charakters. Ursprünglich verträgliche und bescheidene Personen werden nach einer gewissen Zeit der Benzineinwirkung streitsüchtig und stimmungslabil. Auffallend ist das Nachlassen des Gedächtnisses, das auch bei sehr jungen Leuten ausgeprägt ist. So vergessen diese Personen z. B. sogar den Produktionsgang eines Betriebes, in dem sie seit Jahren arbeiten oder sie wissen nicht, was sie vor kurzer Zeit in der Zeitung gelesen haben oder sie vergessen die Namen der nächsten Arbeitskollegen. Manche klagen über ein unangenehmes Ohrensausen, das oft wie das scharfe Pfeifen einer Lokomotive oder wie Glockengeläute empfunden wird. Die Sehkraft der Vergifteten läßt nach und Augenflimmern tritt auf. Ausgeprägt scheint auch ein Nachlassen der Potenz zu sein, die nach Angaben von HADJIOLOV die jungen Männer frühzeitig zum Arzt führt.

Tabelle 6. *Die Häufigkeit der wichtigsten Symptome der chronischen Benzinvergiftung.* (Nach Werten von HADJIOLOV, 1966)

Symptom	Häufigkeit in %
Kopfschmerzen	72
Schwindelgefühl	62
Parästhesien	52
Veränderungen des Charakters	31
Nachlassen des Gedächtnisses	14
Ohrensausen	17
Augenflimmern	32
leichte Leukopenie	28
Lymphozytose	70
Anämie	18
Menstruationsstörungen	22
Nachlassen der Potenz	15

Seitens der Hämatopoese konnten bisher keine pathologischen Veränderungen festgestellt werden. Gelegentlich werden eine leichte Leukopenie und eine Lymphozytose beobachtet. Leichte Schädigungen der Leber konnten durch verschiedene Teste (Thymol-, Weltmann- und Großtest) nachgewiesen werden. Schwere parenchymatöse Schäden mit Ikterus wurden aber nicht beobachtet. Die Nierenfunktion ist anscheinend nicht beeinträchtigt. In manchen Fällen konnten Veränderungen im EKG festgestellt werden. Wie bereits andere Autoren nachgewiesen haben, so konnte auch HADJIOLOV eine Erhöhung des Cholesterin- und Gammaglobulin-Gehaltes und eine Vermehrung der Transaminasen im Blute feststellen. Störungen der Menstruation und Aborte wurden wiederholt beobachtet. In der Tabelle 6 sind die wichtigsten Symptome dieses Krankheitsbildes zusammengestellt.

Die chronische Benzinvergiftung ist demnach nicht so harmlos, wie sie immer angesehen wurde und verdient stärkere Beachtung als bisher.

III. Die Gefährdung durch Auspuffgase in Garagen

In Garagen kommen bei laufendem Motor des Kraftfahrzeuges (mit Ottomotor) immer wieder Menschen zu Tode, sei es, daß sie in Unkenntnis der Gefahr oder in selbstmörderischer Absicht handelten. Wie bereits erwähnt, kann bei einem CO-Gehalt der Luft von etwa 0,1 Vol.-% der Tod bereits in etwa 45 min erfolgen. Es ist kaum möglich, Angaben über die Zeit zu machen, nach der eine gefährliche CO-Konzentration im Raume eingetreten ist. Die CO-Konzentration hängt neben der Zeit noch ab von der Größe der Garage, von der natürlichen Luftwechselzahl, vom Hubraum und vom CO-Gehalt der Auspuffgase des Motors. In jedem Fall sollte man damit rechnen, daß schon nach wenigen Minuten bei laufendem Motor und geschlossener Tür der Garage eine lebensgefährliche CO-Konzentration eingetreten sein kann.

Bei laufendem Dieselmotor ist diese Gefährdung im allgemeinen wesentlich geringer. Dennoch kann bei einem schlecht gewarteten Motor, der bis zu 1 Vol.-% CO in den Auspuffabgängen haben kann, auch hier eine gefährliche CO-Konzentration auftreten. Der Vollständigkeit halber sei erwähnt, daß Dieselfahrzeuge in mehr oder weniger geschlossenen Räumen, z. B. in Form der Diesellokomotiven im Bergbau unter Tage oder als Hubstapler in Lagerräumen verwendet werden. In diesen Fällen besteht die Forderung, daß der CO-Gehalt in den Auspuffgasen unter 0,01 Vol.-% liegen muß. Dadurch wird kaum mehr als eine Belästigung des Menschen durch die übrigen Bestandteile der Auspuffgase, insbesondere durch die Aldehyde, zu befürchten sein.

IV. Die Gefährdung des Kraftfahrers beim Kolonnenfahren

Das Kolonnenfahren kann bei der heutigen Verkehrsdichte eine beachtliche Gefährdung der Autoinsassen, insbesondere des Kraftfahrers selbst, bedeuten. Eine vorzeitige Ermüdung des Kraftfahrers und damit verbunden eine erhöhte Unfallgefährdung und sogar akute Kohlenoxidvergiftungen geringeren Grades können die Folge sein. Diese Gefahr ist besonders in den Wintermonaten gegeben, wenn die Belüftungs- bzw. Heizungsanlagen der Fahrzeuge eingeschaltet sind. In der Regel befinden sich die Ansaugstutzen für die Frischluft in nur geringer Höhe über dem Erdboden und sind bestenfalls mit einem groben Staubfilter ausgestattet. Die gasförmigen Bestandteile der Auspuffgase werden also nicht zurückgehalten und gelangen in das Wageninnere. Diese Gefährdung wird besonders in der Nähe der Ampeln groß sein, wo die Fahrzeuge oft nur mit einem halben Meter Abstand mit laufenden Motoren auf das Grünlicht warten. Der Verdünnungsgrad der Auspuffgase ist in dieser Entfernung noch sehr klein. Bei einigen Untersuchungen des Verfassers, die während der Wintermonate 1958/1959 in München durchgeführt wurden, konnte bei dieser Gelegenheit im Extremfall an einer Versuchsperson ein COHb-Gehalt von 24% festgestellt werden. Die Versuchsperson war mehrere Stunden bei dichtem Straßenverkehr im Kraftwagen unterwegs, wobei die ganze Zeit über die Klimaanlage des Fahrzeuges eingeschaltet war.

Literatur

BAADER, E. W.: Kohlenoxydbasedow. Arch. Gewerbepath. Gewerbehyg. 7, 227—231 (1950).

BRUNNER, M.: Die Zusammensetzung der Auspuffgase bei Benzinmotoren. Z. Präv.-Med. 11, 77—103 (1966).

COOK, J. W., C. L. HEWETT, and I. HIEGER: The isolation of a cancer-producing hydrocarbon from coal tar. Parts I, II and III. J. chem. Soc. 1, 395—405 (1933).

EFFENBERGER, E.: Das Kohlenoxyd und dessen Bedeutung in der Hygiene. Medizin-Meteorologische Hefte Nr. 12 (1957). Herausgeg. von der Schriftleitung der Annalen der Meteorologie, Seewetteramt, Hamburg.

EFFENBERGER, E.: Gefährdung der Beamten des Paßkontroll- und Zolldienstes an Grenzübergängen durch Auspuffgase. Z. Hyg. Infekt.-Kr. **145**, 403—421 (1958).

— Gefährdung des Menschen durch Abgase der Verbrennungsmotoren. Fortschritte der biologischen Aerosolforschung in den Jahren 1957—1961, S. 222—243. Herausgeg. von Dipl.-Phys. Dr. med. H. NÜCKEL. Stuttgart: F.-K. Schattauer 1962.

FIESER, L., u. M. FIESER: Organische Chemie (übersetzt und bearbeitet von H. R. HENSEL). Weinheim: Verlag Chemie 1965.

FORBES, W. H., F. SARGENT, and F. J. W. ROUGHTON: The rate of carbon monoxide uptake by normal men. Amer. J. Physiol. **143**, 594—604 (1945).

HADJIOLOV, CHR.: Chronische Berufsvergiftung mit Benzin. (Klinische Erforschung für die Frühdiagnose.) XVeme Congr. Internat. de Medecine du Travail. Hygiene, Toxicology, Occupational Diseases, vol. II—1, p. 453—456 (1966).

HATCH, T. F.: Carbon monoxide uptake in relation to pulmonary performance. Arch. industr. Hyg. **6**, 1—8 (1952).

HETTCHE, H. O.: Vergleichende Betrachtung zur Belastung der Luft durch Ruß und Kohlenstoffverbindungen in der Bundesrepublik und anderen Ländern. Staub **23**, 136—140 (1963).

HÖGGER, D.: Auswirkungen der Motorfahrzeugabgase auf Menschen, Tiere und Pflanzen. Z. Präv.-Med. **11**, 161—174 (1966).

HOLMQUIST, I.: Normal lead values in blood. XVeme Congr. Internat. de Medecine du Travail. Hygiene, Toxicology, Occupational Diseases, vol. II—1, p. 179—183 (1966).

KOELSCH, F.: Handbuch der Berufskrankheiten, 2. neu bearb. Aufl. Jena: VEB Gustav Fischer 1959.

— Lehrbuch der Arbeitsmedizin, Bd. I. Stuttgart: Ferdinand Enke 1963.

KOTIN, P., H. L. FALK, and M. THOMAS: Aromatic hydrocarbons, Presence in the Los Angeles atmosphere and the carcinogenity of atmospheric extracts. Arch. industr. Hyg. **9**, 153—163 (1954).

— — — Aromatic hydrocarbons. Presence in the particulate phase of gasoline engine exhausts and the carcinogenity of exhaust extracts. Arch. industr. Hyg. **9**, 164—177 (1954).

POPPER, L., u. A. RAABER: Saturnismus in Austria. XVeme Congr. Internat. de Medecine du Travail, Suppl. I, Wien 1966.

STRACH, L.: Quantitativer Vergleich cancerogener Stoffe aus Zigarettenrauch und Automobilabgasen. Gesundheitsfürsorge **16**, 60—63 (1966).

TEBBENS, B. D., J. F. THOMAS, and M. MUCKAI: Hydrocarbon synthesis in combustion. Arch. industr. Health **13**, 567—573 (1956).

Die polizeiliche Untersuchung von Verkehrsunfällen

W. SCHARF, Berlin

Mit 2 Abbildungen

I. Die Aufgabe

Auf den Straßen im Bundesgebiet wurden 1966 nach vorläufigen Feststellungen insgesamt 16492 Personen bei der Teilnahme am Straßenverkehr getötet und 441376 mehr oder weniger schwer verletzt. Viele der Verletzten bleiben für immer Krüppel. Die Zahl der im Jahre 1966 im Straßenverkehr getöteten Personen entspricht der gesamten Einwohnerschaft einer Kleinstadt, die Zahl der Verletzten entspricht der Einwohnerzahl einer Großstadt. Die durch die Verkehrsunfälle verursachten volkswirtschaftlichen Verluste betragen nach BERKENKOPF jährlich 4—5 Milliarden DM (vgl. auch die Ausführungen von WAGNER im Einführungskapitel ab S. 36). Das durch diese Unfälle verursachte tiefe menschliche Leid entzieht sich jeder zahlenmäßigen Bewertung, es wiegt weitaus schwerer als die materiellen Verluste. Es bedarf keiner weiteren Begründung dafür, daß die negativen Auswirkungen der Massenmotorisierung in unserem Volke eine echte Notstandssituation ausgelöst haben, deren Bewältigung eine sehr ernste Aufgabe aller unmittelbar Verantwortlichen (Gesetzgeber, Rechtsprechung, Verwaltung) und darüber hinaus der gesamten Bürgerschaft unseres Gemeinwesens sein sollte.

Wie meist bei Vorliegen einer Notstandssituation erregen sich die Gemüter alle Bevölkerungsschichten. Die Gefühlslage der Bürger schwankt zwischen heller Empörung, ernsten Anklagen wegen tatsächlicher oder angeblicher Versäumnisse der für den Straßenverkehr Verantwortlichen, stummer Resignation oder dauernder, über die unmittelbare Verkehrsbeteiligung hinausreichender Nervosität, Gereiztheit oder tiefer Depression. Es ist sicher nicht übertrieben, wenn heutzutage oft von einer durch die gefährlichen Begleiterscheinungen der Massenmotorisierung herbeigeführten Erschütterung des Wohlbefindens, der Gesundheit und der Schaffenskraft weiter Teile unserer Bevölkerung gesprochen wird. Die auch damit verbundenen volkswirtschaftlichen Verluste sind kaum kalkulierbar, aber außerordentlich hoch.

Die Bewältigung des Massenverkehrs ist eine dringende und sehr ernste Gemeinschaftsaufgabe geworden. Kaum ein Staatsbürger — ob Fußgänger oder Kraftfahrer, ob Radfahrer oder Fahrgast eines Massenverkehrsmittels — kann sich den Auswirkungen der Massenmotorisierung und ihrer oft tragischen Begleiterscheinungen entziehen. Die Beteiligung der Bürgerschaft an dem Versuch einer Verbesserung unserer Verkehrsverhältnisse ist verständlicherweise rege. Der gute Wille und die Bereitschaft, helfen zu wollen, sind in letzter Zeit merklich im Wachsen begriffen. Die meisten Vorschläge zur Verbesserung unserer Verkehrssituation sind aber ausschließlich oder überwiegend emotionalen Ursprungs. Dabei werden oft die Gesamtsituation und die gegebenen gesetzlichen oder technischen Möglichkeiten und die dadurch bedingten Leistungsgrenzen verkannt. Der lautstarke Ruf nach besseren Gesetzen, leistungsfähigeren Straßen, härterem Durchgreifen der Polizei und strengeren Strafen durch die Gerichte klingt mehr oder weniger durch alle Verbesserungsvorschläge. Gewiß ist an allem etwas Wahres, doch selten treffen solche Vorschläge den Kern des Problems. Sie helfen deshalb nur sehr begrenzt weiter.

Eine besondere Verpflichtung zur Verbesserung der Verhältnisse haben zunächst die für die Sicherung des Straßenverkehrs verantwortlichen Behörden. Ihre Maßnahmen müssen frei bleiben von oberflächlichen Beurteilungen, hektischen Entschlüssen oder gar popularitätssüchtigen Entscheidungen. Wirksame und sachbezogene Maßnahmen zur Verbesserung der Verhältnisse auf unseren Straßen setzen eine gründliche Kenntnis der Unfallursachenzusammenhänge voraus. Diese Kenntnis kann nur durch eine umfassende Unfalluntersuchung gesichert werden (vgl. die Fachserie H des Stat. Bundesamtes). Ihr kommt schon deshalb herausragende Bedeutung zu, weil die Schwierigkeiten und Gefahren unseres komplizierten und vielschichtigen Massenverkehrs selten nur eine und selten eine leicht deutbare Ursache haben. Die durch die Massenmotorisierung herbeigeführten Gefahren sind in aller Regel das Ergebnis schwer erkennbarer Störungen in den Wechselbeziehungen der verkehrsgestaltenden Fakten Mensch, Verkehrsmittel, Verkehrsraum und Umwelteinflüsse. Schon diese Feststellung läßt erkennen, daß Unfallursachenuntersuchung nicht allein eine technisch-taktische Aufgabe ist, sondern viel Verständnis und Einfühlungsvermögen in die Verhaltensweisen des Menschen als dem wichtigsten Faktor in der Verkehrsabwicklung erfordert. Die Beachtung medizinischer und psychologischer Gesichtspunkte bei der Beurteilung von Verkehrsunfalltatbeständen ist deshalb unerläßlich.

Die aufgezeigte Vielschichtigkeit der Unfalluntersuchung macht deutlich, daß in vielen Fällen eine komplexe Unfalluntersuchung und Auswertung durch die Polizei allein nicht ausreichend bewältigt werden kann. Diese Aufgabe bedarf — mindestens in begrenztem Umfange — der Mitwirkung einschlägiger Fachwissenschaften und Fachverwaltungen. Deren Beiträge für die Beurteilung bestimmter Spezialfragen in der Unfalluntersuchung können von der Polizei aus naheliegenden Gründen mitunter nicht entbehrt werden.

Eine Vertiefung der polizeilichen Unfalluntersuchung insbesondere durch Verfeinerung der Untersuchungsmethoden und Beteiligung außerpolizeilicher Stellen ist schon deshalb geboten, weil die sich bei der Untersuchung zunächst aufdrängenden objektiven Unfallursachenmerkmale selten die tatsächliche Unfallursache offenbaren. Aus ihnen allein können deshalb wirksame Verhütungsmaßnahmen kaum abgeleitet werden. Ein Beispiel soll das veranschaulichen: Eine der häufigsten und folgenschwersten Unfallursachen ist die Verletzung der Vorfahrt. Objektiv stellt sie sich als Verletzung der Wartepflicht (begründet durch amtliche Verkehrszeichen oder den Grundsatz „rechts vor links") gegenüber einem bevorrechtigten Verkehrsteilnehmer dar. Dieser objektiv leicht deutbare Tatbestand kann aber u.a. auf folgende subjektive Ursachen zurückzuführen sein: Der Wartepflichtige hat infolge Unaufmerksamkeit seine Wartepflicht nicht erkannt, die entsprechenden Verkehrszeichen falsch gedeutet, infolge schlechter Sicht- oder Beleuchtungsverhältnisse die Verkehrszeichen nicht oder nicht rechtzeitig wahrgenommen, keine ausreichende Kenntnis der gesetzlichen Vorfahrtregelung, infolge eingeschränkter Sehtüchtigkeit die Verkehrszeichen übersehen, entschuldbar die Verkehrszeichen nicht sehen können oder durch falsches Fahrverhalten (zu schnelles Fahren, falsches Bremsen usw.) trotz richtiger Beurteilung der Verkehrslage die Vorfahrt eines anderen Verkehrsteilnehmers verletzt.

Dieser Beispielskatalog für subjektive Verhaltensweisen als Unfallursachen läßt sich beliebig fortsetzen und auf andere Tatbestände ausdehnen. Er läßt erkennen, welche Bedeutung bei einer im Interesse auf Gefahrenverhütung gerichteten Unfallaufklärung dem subjektiven Tatbestand zukommt. Die auch in anderen Untersuchungsbereichen schwierige Aufklärung subjektiver Ursachen ist in der Verkehrsunfalluntersuchung besonders kompliziert, weil Unfallbeteiligte angesichts des drohenden Strafverfahrens und der möglichen Nachteile bei der Unfallschadensregulierung meist bestrebt sind, die Aufklärung zu verschleiern und ihren Schuldanteil nicht erkennen zu lassen. Bei aller Sorgfalt und Erfahrung in der Unfalluntersuchung sind der Aufklärung auf diesem Gebiet deshalb enge

Grenzen gesetzt. Diese Grenzen bleiben für die Unfallauswertung mit dem Ziele der Gefahrenverhütung nicht ohne Einfluß auf den Wert des Untersuchungsergebnisses. Meist sind deshalb nur Teilerfolge möglich.

Die Untersuchung der Verkehrsunfälle ist nicht Selbstzweck für die Polizei. Die Ergebnisse liefern in aller Regel wertvolles Erkenntnismaterial für die Straßenbauplanung, für die Verkehrsbehörden, für die vielseitigen Formen der modernen technischen und manuellen Verkehrsregelung, für die präventive und repressive Verkehrsüberwachung und nicht zuletzt für die im Interesse der Verbesserung unserer Verkehrsverhältnisse so notwendige wirklichkeitsbezogene Verkehrserziehung aller Bevölkerungsschichten.

Die polizeiliche Unfalluntersuchung erfordert einen relativ hohen personellen Aufwand. Der materielle Aufwand ist erträglich, soweit auf moderne Hilfsmittel verzichtet wird (Lochkartenverfahren, elektronische Datenverarbeitung u.ä.). Der personelle Aufwand beginnt bereits mit zusätzlichen Aufgaben bei der Unfallaufnahme am Unfallort. Ursachenmerkmale, die für die Strafverfolgung unbedeutend sind, müssen von den Polizeibeamten erfaßt und statistisch aufbereitet werden, weil die Unfallauswertung darauf nicht verzichten kann. Die formularmäßige Unfallbearbeitung in strafrechtlicher Sicht wird für die Zwecke der gefahrenabwehrenden Unfalluntersuchung ebenfalls vermehrt belastet, weil dafür zusätzliche Formulare notwendig sind. Für das Maß des Aufwandes gibt folgende Größenordnung einen Hinweis: In Berlin fallen z.Z. pro Jahr mehr als 50000 Verkehrsunfälle an. Ohne Rücksicht auf die Unfallgewichte wird jeder einzelne Unfall statistisch eingeordnet und ausgewertet. Jeder Mangel an Gründlichkeit und jede falsche Einordnung und Bewertung der Tatbestände schaffen Unsicherheitsfaktoren und führen in der Auswertung zu unbrauchbaren oder gar gefährlichen Schlußfolgerungen.

Eine grundsätzliche Betrachtung der Aufgabe der polizeilichen Unfalluntersuchung sollte auf folgenden vergleichenden Hinweis nicht verzichten. Die Verkehrs- und Kraftfahrzeugtechnik hat einen unerwartet hohen Leistungsstand erreicht. Dieser findet sehr sichtbar Ausdruck in modernsten Straßenbauwerken, auf denen der Verkehr in mehreren Ebenen geführt wird, und in technisch hochwertigen Verkehrsregelungsanlagen, deren Leistungsfähigkeit durch elektronische Steuerung, Radar, Ultraschall, Fernsehen und andere moderne Hilfsmittel außerordentlich hoch ist. Nicht zuletzt aber bestimmen starke, schnelle, technisch weitgehend vollkommene Verkehrsmittel den technischen Leistungsstand. Wenn Art und Umfang der Unfallursachenuntersuchung mit dieser Entwicklung nicht Schritt gehalten haben, so gibt es dafür mehrere Ursachen. Einmal gibt es eine systematische auf wissenschaftliche Erkenntnisse gestützte Unfallursachenuntersuchung in Deutschland erst seit wenigen Jahren. Jede Entwicklung, insbesondere wenn sie Forschungscharakter hat, braucht aber Zeit zur Reife, ehe sie fruchtbare Ergebnisse aufweist. Aber auch die Tatsache, daß das Ergebnis der Unfalluntersuchung in der Regel „nicht ins Auge springt“ und konkret — wie die meisten Präventiv-Maßnahmen — nur schwer beweisbar und deshalb nicht attraktiv ist, erklärt z.T. die langsame Entwicklung. Auch aus diesem Grunde fällt es schwer, den erforderlichen personellen und sachlichen Aufwand durchzusetzen.

Die Polizeiführung muß sich oft mit der Frage auseinandersetzen, ob der für die Unfalluntersuchung erforderliche personelle Aufwand gerechtfertigt ist. Die Frage nach der Relation zwischen den für die Unfalluntersuchung erforderlichen Kosten und dem tatsächlichen Erfolg wird deshalb oft und kritisch gestellt. Besonderes Gewicht bekommt diese Frage, weil die für die polizeiliche Unfalluntersuchung notwendigen Beamten dem polizeilichen Vollzugsdienst entzogen werden müssen. Bei dem bekannten Mangel an Kräften für den polizeilichen

Vollzugsdienst im Hinblick auf die stark angestiegenen polizeilichen Aufgaben auch außerhalb des Verkehrsdienstes ist es in vielen Polizeiverwaltungen unmöglich, genügend qualifizierte Kräfte für die schwierige Arbeit der polizeilichen Unfalluntersuchung herauszulösen. Auch durch diese Tatsache werden dem Erfolg der Unfalluntersuchung Grenzen gesetzt.

Bei der Prüfung der Frage, ob der Untersuchungsaufwand gerechtfertigt ist, sollten folgende Gesichtspunkte berücksichtigt werden: Ein Verkehrsunfall verursacht im Durchschnitt einen volkswirtschaftlichen Verlust von ca. 4000 DM. WEPF kommt in einer Untersuchung der 55659 Verkehrsunfälle der Schweiz im Jahre 1962 sogar zu dem Ergebnis, daß deren wirtschaftliche Konsequenzen auf 474,13 Millionen Franken beziffert werden müssen. Die Auswertung von vielen tausenden Verkehrsunfällen im Jahr führt mit hoher Wahrscheinlichkeit zur Vermeidung von vielen im einzelnen zahlenmäßig nicht beweisbaren Verkehrsunfällen an den untersuchten Verkehrsbrennpunkten. Mitunter läßt sich dieser Nachweis bei einer Nachuntersuchung in Form eines sog. Vorher-Nachher-Vergleiches aber auch recht überzeugend führen. Es ist deshalb im Grundsatz MEYER-JACOBI-STIEFEL zuzustimmen, wenn diese ausführen:

„... Es ist zwar jeder kleinste Beitrag zur Unfallverhütung zu begrüßen — wenn die Unfallgefahr durch eine zweckmäßige Maßnahme um ein Tausendstel vermindert wird, bleiben im Jahr 14 Menschen am Leben, Hunderten bleibt das Krankenlager erspart — ..."

Im gleichen Zusammenhang wird von MEYER et al. auch zur Frage der Durchführbarkeit wie folgt Stellung genommen:

„... Auch bei wohlfundierten Vorschlägen zur Unfallverhütung ist oftmals die praktische Durchführbarkeit problematisch, z. B. aus finanziellen, wirtschaftlichen oder psychologischen Gründen, aus Gründen des Personalmangels oder aus rechtlichen Gründen. Ungenügende Berücksichtigung dieser Gesichtspunkte hat schon manche an sich wertvolle Maßnahme in ihrem Erfolg stark beeinträchtigt, wenn nicht völlig in Frage gestellt. Die Frage nach den Wegen zur Unfallbekämpfung ist demnach dahin zu beantworten:

1. Die Unfallverhütung muß engstens an der Unfallursachenforschung orientiert sein.
2. Dabei bedarf die Feststellung des Gewichtes der einzelnen Ursache besonderer Beachtung.
3. Die Unfallverhütungsarbeit muß sich auf diejenigen Hauptglieder der Kausalkette konzentrieren, die sich am leichtesten herausbrechen lassen ..."

Zuzustimmen ist besonders Ziff. 2, wenn man dem Gewicht der Unfallursache, nicht aber — wie oft zitiert — dem Gewicht der Unfallfolgen besondere Beachtung schenkt. Unfallursachen unterliegen meist gewissen Gesetzmäßigkeiten, Unfallfolgen werden oft vom Zufall bestimmt.

Die Frage des Wertes der Unfalluntersuchung sollte auch von folgendem Gesichtspunkt betrachtet werden: Es wird oft verkannt, daß mit einer auf Unfallverhütung gerichteten Unfalluntersuchung gleichzeitig auch die Leichtigkeit des Verkehrs gefördert wird. Nicht jede zur Gefahrenabwehr durchgeführte Maßnahme wird Unfälle verhüten, sie kann aber sehr oft die Leichtigkeit des Verkehrs fördern. Leichtigkeit des Verkehrs ist andererseits ein bedeutender Faktor im Vorfeld der Unfallverhütung. Sicherheit und Leichtigkeit des Verkehrs stehen zueinander in einer unlösbaren Wechselwirkung. Die Erhöhung der Leichtigkeit des Verkehrs ist allerdings oft noch weniger meßbar und konkret beweisbar als die Erhöhung der Verkehrssicherheit durch Unfallverhütung. Die Förderung der Leichtigkeit des Verkehrs schlägt sich im Ergebnis nieder u.a. durch Zeitgewinn, Schutz vor dem durch die komplizierten Verkehrsverhältnisse zwangsläufig eintretenden Nervenverschleiß und Schutz vor anderen Gesundheitsstörungen. Auch die Verbesserung der mitmenschlichen Beziehungen im Sinne einer echten Verkehrsgemeinschaft wird dadurch gefördert.

II. Die Zuständigkeiten

Durch die Themenstellung „Die *polizeiliche* Untersuchung von Verkehrsunfällen" erscheint die Zuständigkeit nach Ziel und Umfang ausreichend und deutlich abgegrenzt. Das ist jedoch nicht der Fall. Der Polizeibegriff hat in den Ländern der Bundesrepublik unterschiedlichen Inhalt. Allein daraus ergeben sich auch in der polizeilichen Untersuchung von Verkehrsunfällen unterschiedliche Zuständigkeiten. Es ist aber unstreitig Aufgabe der Vollzugspolizei, strafbare Handlungen zu erforschen (§ 163 StPO). Jeder Verkehrsunfall begründet zunächst den dringenden Verdacht einer mit Strafe bedrohten Handlung. Da aber die strafrechtlichen Untersuchungsmaßnahmen mit der gefahrenabwehrenden Verkehrsunfalluntersuchung viele gemeinsame Voraussetzungen haben, liegt die einheitliche Bearbeitung beider im Ziele sehr verschiedenen Untersuchungsrichtungen nahe. Eine Aufsplitterung der Untersuchung nach formellen Zuständigkeiten ginge auf Kosten des Ergebnisses. Ferner wäre der dafür erforderliche personelle Aufwand weitaus höher. Aus diesem Grunde liegt also die Unfalluntersuchung mit dem Ziele der Unfallverhütung in Deutschland fast ausschließlich bei der uniformierten Polizei (Vollzugspolizei). Im Gegensatz hierzu findet man häufig im Ausland eine andere Zuständigkeitsregelung, weil dort die Polizei eine völlig andere Organisationsgrundlage hat. In den USA werden solche Aufgaben wie die Verkehrsunfalluntersuchung fast ausschließlich nur von Verkehrsingenieuren — allerdings auch in enger Zusammenarbeit mit der Polizei — wahrgenommen. Als Ausdruck umfassender Lösungen der Verkehrsprobleme im Sinne echter Teamarbeit hat in den USA der Leitsatz: Education — engineering — enforcement! richtungweisende und grundsätzliche Bedeutung.

Diese gegenüber dem deutschen Verfahren unterschiedliche Zuständigkeitsregelung in den USA mag ihren Grund in einer völlig unterschiedlichen Entwicklung haben. Bereits vor 30 Jahren hatte die Motorisierung in den USA den Umfang, den sie in Deutschland erst in den letzten Jahren erreicht hat. Alle damit zusammenhängenden Fragen und damit auch die der Unfalluntersuchung haben sich schon vor vielen Jahren gestellt, ihre Lösungen haben sich daraus organisch entwickelt und heute einen Stand der Reife erreicht, der den gegebenen komplizierten Verkehrsverhältnissen in etwa angemessen ist. Die Erfahrungen in der Unfallauswertung in den USA sollten genützt werden. Sie haben z. T. bereits ihren Niederschlag in den Richtlinien für die örtliche Untersuchung von Verkehrsunfällen gefunden, die im grundsätzlichen die Arbeitsgrundlage für die polizeiliche Unfalluntersuchung in Deutschland darstellen.

Die einheitliche Bearbeitung beider Formen der Verkehrsunfalluntersuchung durch die Polizei ist für die Sache ein Vorteil. Die Polizei ist mit allen Fragen des Verkehrsablaufes außerordentlich eng verbunden. Die Bewältigung des Massenverkehrs ist mehr und mehr Hauptaufgabe vollzugspolizeilicher Tätigkeit geworden. Eine erfolgreiche Unfalluntersuchung setzt aber gründliche Kenntnisse möglichst aller Verkehrsbedingungen einschließlich der Umweltverhältnisse voraus, unter denen sich die Verkehrsunfälle ereignen. Diese Voraussetzungen ergeben sich weitgehend und wie kaum bei einem anderen Berufsstand bei den im Verkehrsdienst eingesetzten Polizeibeamten. Hierbei ist es bedeutungslos, ob die Beamten ihre Verkehrserfahrung in der Verkehrsüberwachung, in der Regelung des Verkehrs oder in der Unfallaufnahme erwerben. Eine strenge Zuständigkeitsabgrenzung gibt es bei der Polizei in Deutschland hierfür im allgemeinen nicht. Zu starke Spezialisierung beeinträchtigt den Blick für die Zusammenhänge. Die Unfallauswertung erfordert aber die Berücksichtigung aller Zusammenhänge und Einflußmöglichkeiten in objektiver und subjektiver Hinsicht. Der tägliche Streifendienst, der

Einsatz von Verkehrsposten zur Verkehrsregelung, die häufige Unfallaufnahme und die Auseinandersetzungen mit den Auffassungen der Verkehrsteilnehmer aller Verkehrsarten, aller Gesellschaftsschichten und Bildungsgrade vermitteln einen wichtigen Teil der für die Unfalluntersuchung unentbehrlichen Verkehrserfahrung. Der enge Kontakt zwischen den Verkehrsteilnehmern und Polizeibeamten vermittelt in subjektiver Hinsicht einen Einblick in Verhaltensweisen, Motive und damit in den tatsächlichen Ursprung schädlicher Ursachen im Straßenverkehr.

Die der Polizei obliegende strafverfolgende Verkehrsunfalluntersuchung hat zunächst die gleichen objektiven Voraussetzungen: das äußere Geschehen eines Verkehrsunfalles. Alle Ermittlungsergebnisse sind für die gefahrenabwehrende Unfalluntersuchung mehr oder weniger brauchbar, oft sogar unentbehrlich. Manche der für die Unfallauswertung erforderlichen Voraussetzungen sind nur aus der Untersuchung zum Zwecke der Strafverfolgung zu gewinnen. Durch Vernehmung der Beschuldigten und Zeugen, durch Gutachten der Sachverständigen, durch Einblicke in die Beweisaufnahme der mündlichen Hauptverhandlung und aus der richterlichen Urteilsbegründung sind viele Merkmale zu entnehmen, die für eine sachgerechte Würdigung des Unfallgeschehens auch im Hinblick auf zukünftige Verhütung unentbehrlich sind. Nur durch diese komplexe Form der Unfalluntersuchung ergibt sich der Blick für die tatsächlichen Ursachenzusammenhänge. Die Auswertung vieler auch im Strafverfahrensteil der Unfalluntersuchung anfallenden Erkenntnisse liefert befriedigende Ergebnisse in der Unfallauswertung. Es sei aber bereits hier erwähnt, daß diese Erkenntnisquellen nicht immer ausgeschöpft werden können.

Eine bedeutsame — die wohl wichtigste — Abgrenzung der polizeilichen Verkehrsunfalluntersuchung ergibt sich ferner aus folgender Verfahrensregelung: Für allgemeine, nicht örtlichkeitsbezogene Maßnahmen zur Bekämpfung der Verkehrsunfälle reichen grundsätzlich diejenigen Erkenntnisse aus, die sich aus den Unfallübersichten des Statistischen Bundesamtes, der Statistischen Landesämter und der lokalen statistischen Unterlagen ergeben. Diese Unterlagen vermitteln nur eine sehr allgemeine Übersicht über Zahl und Art der Unfälle, über Unfallfolgen und über die an den Unfällen beteiligten Verkehrsteilnehmer. Sie geben ferner wichtige Hinweise über die Hauptunfallursachen in objektiver Hinsicht als Ansatzpunkt verkehrspolizeilicher Überwachung im Zuge präventiver und repressiver Tätigkeit. Diese statistischen, sehr globalen Übersichten beschränken sich regelmäßig nur auf Gesamtzahlen für bestimmte Gebiete. Ihnen fehlt vor allem die direkte Beziehung zum Unfallort. Sie reichen meist nicht aus, um gezielte Verkehrssicherungsmaßnahmen der Verwaltungsbehörden und des polizeilichen Vollzugs zur Auflösung örtlicher Unfallschwerpunkte durchzuführen. Es ist deshalb Aufgabe der Polizei, die allgemeine Aussage der Unfallstatistiken durch eine *örtliche Untersuchung der Straßenverkehrsunfälle* zu ergänzen. Durch die örtliche Untersuchung der Straßenverkehrsunfälle werden die Unfälle gezielt nach der Unfallörtlichkeit statistisch aufbereitet, untersucht und ausgewertet. Diese Form der Untersuchungen verfolgt den Zweck, festzustellen, an welchen Orten im Verkehrsraum sich die Unfälle häufen, worauf die Häufung gerade an diesen Stellen zurückzuführen ist und welche Maßnahmen notwendig erscheinen, die erkannten Unfallquellen zu beseitigen. Diese Grundsätze wurden bereits 1957 vom Bundesminister für Verkehr zur Anwendung empfohlen*. Sie haben sich bisher als wirkungsvolles Mittel gezeigt, Unfallbrennpunkte zu entschärfen.

Mit der Beschränkung auf die örtlichkeitsbezogene Verkehrsunfalluntersuchung und Auswertung ist die Zuständigkeit der Polizei grundsätzlich abgegrenzt.

* Bonn vom 4. 5. 1957, StV 1. 15 St/57.

Wie aber bereits ausgeführt wurde, ist Unfalluntersuchung nie Selbstzweck der untersuchenden Stellen — hier der Polizei. Sie soll deshalb auch von all denen getragen werden, die neben der Polizei für die Sicherheit auf unseren Straßen verantwortlich sind. Das komplizierte Verkehrsgeschehen wirft notwendigerweise viele spezielle Fachfragen auf, deren Beantwortung und sachgerechte Bearbeitung über den Zuständigkeits- und Leistungsbereich der Polizei hinausgehen. Da Verkehrsunfälle in aller Regel die Folge des Zusammenwirkens verschiedener Faktoren sind, kommt es darauf an, diese bei der Ursachenwürdigung nach rechtlichen, technischen, psychologischen und medizinischen Gesichtspunkten sachbezogen einzuordnen. Daß hierfür die Hilfe der Techniker — insbesondere der Verkehrsingenieure —, anderer Fachverwaltungen — insbesondere der Verkehrsbehörden —, der Mediziner und Psychologen unentbehrlich ist, liegt nahe.

Im Zusammenhang mit der Frage der Zuständigkeit und der Koordinierung aller an der Bekämpfung der Verkehrsunfälle interessierten Stellen sollte auf das wertvolle Erkenntnismaterial verwiesen werden, das der HUK-Verband* regelmäßig aufbereitet und im allgemeinen den interessierten Behörden zur Verfügung stellt. Der HUK-Verband verfügt verständlicherweise über eine Unzahl von Unfallakten, die von Fachleuten nach wissenschaftlichen Grundsätzen ausgewertet werden. Das sich daraus ergebende auf große Zahlen gestützte Material ist für alle nützlich, die sich mit der Unfallauswertung befassen. Die örtliche Unfalluntersuchung der Polizei kann daraus ebenfalls Nutzen ziehen.

III. Die Grundlagen

In den ersten Jahren nach Beginn der Massenmotorisierung gab es in Deutschland kaum eine systematische Untersuchung der Verkehrsunfälle. Erst die starke Zunahme der Verkehrsunfälle, die die Vorteile der Motorisierung aufzuzehren drohen, und die damit verbundene sehr ernste Gefährdung unseres Gemeinschaftslebens zwang zu stärkerem Bemühen, die besorgniserregende Unfallentwicklung aufzufangen. Die in Deutschland früher üblichen recht unterschiedlichen und meist wenig systematischen Untersuchungsverfahren waren für die neuen schwierigen Verhältnisse in der Unfallabwehr wenig geeignet. Es lag nahe, die Unfalluntersuchung nach modernen Gesichtspunkten zu intensivieren und sich hierbei an den Erfahrungen anderer hochmotorisierter Länder zu orientieren. Die vom Straßenverkehrssicherheitsausschuß empfohlenen und vom Bundesverkehrsministerium 1957 veröffentlichten Richtlinien zur örtlichen Untersuchung der Verkehrsunfälle** bauen auf den in den USA und in der Schweiz bei der Unfalluntersuchung gesammelten Erfahrungen auf. Nach diesen Richtlinien werden heute bei der Polizei in Deutschland die Verkehrsunfälle untersucht. Sie sichern weitgehend einheitliche, rationelle und wirksame Bearbeitung in den grundsätzlichen Fragen der örtlichen Unfalluntersuchung. Diese Richtlinien lassen aber andererseits Spiel für meist gegebene örtliche Besonderheiten und spezielle Untersuchungsbedürfnisse der einzelnen Behörden.

Eine wichtige Grundlage für ihre Anwendung ist das polizeiliche Unfallaufnahmeverfahren. Es setzt ein als gesetzliche Pflicht der Polizei (§ 163 StPO), bei dem Verdacht einer strafbaren Handlung aufklärend und strafverfolgend tätig zu werden. Mit einer Strafverfolgungspflicht im Zuge der Unfallaufnahme ist aufgrund des Gesetzes über die Straßenverkehrsunfallstatistik (StVUnfG) vom 18. 5. 1961 (BGBl. I, S. 606) eine statistische Meldepflicht über die Verkehrsunfälle verbunden. Die Änderung dieses Gesetzes ist in Vorbereitung, ein ent-

* Verband der Haftpflicht-, Unfall- und Kraftverkehrsversicherer e. V., Hamburg.
** Bonn, 4. 5. 1957, StV 1, 15 St/57.

sprechender Gesetzesentwurf wird bereits in der statistischen Meldeerstattung angewendet. Die aufgrund dieser Meldepflicht sich ergebende allgemeine Unfallstatistik der Statistischen Landesämter und des Statistischen Bundesamtes vermittelt einen Überblick über die straßenverkehrliche Gesamtsituation. Sie bildet die Grundlage für allgemeine Maßnahmen zur Verkehrsunfallbekämpfung. Sie zeigt u. a. sehr global die Unfälle nach Zahl und Art auf. Ferner zeigt sie auf die beteiligten Verkehrsteilnehmergruppen, die Hauptunfallursachen und weitere grundsätzliche Unfallmerkmale, die die Gesamtsituation sehr verallgemeinernd kennzeichnen und deshalb vor allem Entwicklungsvergleiche ermöglichen. Für den Gesetzgeber und die Verwaltung gibt diese allgemeine, überwiegend auf Zahl und Art und weniger auf Ursachen abgestellte, nicht örtlichkeitsbezogene Unfallstatistik wertvolle Hinweise. Auch für die polizeiliche Untersuchung von Verkehrsunfällen können diese globalen Aussagen der Unfallstatistik nützlich sein.

Für die örtliche Unfalluntersuchung mit dem Ziele der Gefahrenbeseitigung an Unfallbrennpunkten sind aber die Unfallmerkmale des konkreten Einzelfalles von überragender Bedeutung. Diese Unfallmerkmale sollen den Unfallverlauf und die Unfallzusammenhänge in unmittelbare Beziehung zum Verkehrsraum und zu anderen konkreten unfallbeeinflussenden Umständen bringen. Die für eine wirksame Untersuchung und zur Entschärfung von Gefahrenpunkten notwendigen besonderen Unfallmerkmale ergeben sich aus den polizeilichen Unfallberichten. Solche Unfallberichte unterscheiden sich nach Art und Umfang ganz erheblich durch das Verfahren der Unfallaufnahme. Dies wieder wird von bundeseinheitlichen Richtlinien bestimmt (Empfehlungen über Richtlinien zur Vereinfachung der Aufnahme und Bearbeitung von Verkehrsunfällen*). Diese Richtlinien wurden erlassen, weil die steigende Zahl der Verkehrsunfälle eine Vereinfachung der Bearbeitung gegenüber dem früheren Verfahren insbesondere zur Entlastung der Polizei dringend erforderte.

Der Vereinfachung dient die Einteilung der Verkehrsunfälle in nachfolgende Gruppen und ihre Bearbeitung je nach Art und Schwere der Unfälle:

Gruppe A. Verkehrsunfälle, bei denen keine oder nur leichtere Verkehrsübertretungen im Sinne des § 22 StVG festgestellt werden und bei denen nur Sachschaden bis zu einer geschätzten Höhe von 1000 DM für jeden Beteiligten entstanden ist.

Eine Bearbeitung nach Gruppe A soll — auch wenn die sonstigen Voraussetzungen erfüllt sind — im allgemeinen nicht erfolgen, wenn für den Verkehrsunfall die als Hauptunfallursachen anzusehenden Delikte falsches Überholen, übermäßige Geschwindigkeit, Nichtbeachten der Vorfahrt, Nichtbeachten der Verkehrsregelung durch Polizeibeamte oder Farbzeichen, falsches Einbiegen, Abbiegen oder Wenden oder Benutzen der falschen Fahrbahn oder Fahrbahnseite ursächlich waren.

Gruppe B. Verkehrsunfälle mit ausschließlich Sachschadensfolgen, die durch Verkehrsübertretungen verursacht wurden und die nicht nach Gruppe A behandelt werden können.

Gruppe C. Verkehrsunfälle mit Personenschaden und Verkehrsunfälle, bei denen lediglich Sachschaden eingetreten ist, sofern der Verdacht eines Verkehrsvergehens (z. B. Trunkenheit eines beteiligten Fahrzeugführers, Verkehrsflucht) besteht.

Mit dem oben geschilderten differenzierten Unfallaufnahmeverfahren sollte in erster Linie eine Vereinfachung erreicht werden. Diese geht allerdings auf Kosten der Rechtspflege und beeinträchtigt die örtliche Unfalluntersuchung, weil die vereinfachte Sachverhaltsschilderung die Sachaufklärung beeinflußt. Bei der Vielzahl der Verkehrsunfälle muß diese „Aufklärungslücke" als das kleinere Übel in Kauf genommen werden. Die Unfälle nach Gruppe A (auch Bagatellunfälle genannt) werden auf einem sehr einfachen Formular (Meldung zum Verkehrsunfall) aufgenommen, auf dem nur die Personalien der Beteiligten und die Kennzeichen der Fahrzeuge sowie Unfallort und Unfallzeit festgehalten sind. Meist erfolgt noch

* AK II (Arbeitskreis II), Protokoll vom 20. 7. 1957 über die Sitzung am 11. und 12. 7. 1957 in Kiel.

ein ganz kurzer Hinweis zur Tat- und Schuldfrage mit der Angabe, wer von den Beteiligten gebührenpflichtig verwarnt worden ist. Da die Bearbeitung derartiger Unfälle am Unfallort in strafrechtlicher Hinsicht bereits abgeschlossen ist, bedarf es keiner weiteren Untersuchung und Feststellung über den Unfallverlauf. In vielen Polizeiverwaltungen werden diese Unfälle statistisch nicht mehr erfaßt und bei der örtlichen Untersuchung der Verkehrsunfälle nicht mehr ausgewertet. Bei einigen Polizeiverwaltungen werden diese Unfälle überhaupt nicht mehr aufgenommen.

Die Unfälle der Gruppe B (Sachschadensunfälle) werden ebenfalls auf einem vereinfachten Formular aufgenommen (Übertretungsanzeige zum Verkehrsunfall), das aber genügend Raum bietet, den Unfallhergang und die für die Unfalluntersuchung wichtigen Merkmale (Witterung, Beleuchtung, Straßenverhältnisse usw.) einzutragen und durch eine Handskizze zu ergänzen. Durch diese Form der Unfallaufnahme können die Belange der Unfallstatistik und der örtlichen Unfalluntersuchung meist noch ausreichend gewahrt werden.

Die Unfallaufnahme nach Gruppe C (Personenschadensunfälle und qualifizierte Sachschadensunfälle) erfolgt mit einer Verkehrsunfallanzeige, in der viel Raum für die Ermittlung der Unfallursachen vorgesehen ist. Dieses früher allein übliche „förmliche“ Unfallaufnahmeverfahren schafft auch für die örtliche Unfalluntersuchung ideale Voraussetzungen. In der Rubrik Ermittlung der Unfallursachen ist u.a. Stellung zu folgenden Unfallmerkmalen zu nehmen:

Beschädigungen an den beteiligten Fahrzeugen, aus denen auf den Hergang des Unfalles geschlossen werden kann;

Verkehrssicherheit der beteiligten Fahrzeuge; technische Mängel an Lenk-, Brems-, Beleuchtungsanlagen, Blinker usw., Zustand der Bereifung, Überladung, war das Fahrzeug überbesetzt?;

Besonderheiten im Aufbau und in den Abmessungen, Länge der herausragenden Ladung;

Verkehrstüchtigkeit der Unfallbeteiligten: Anführung körperlicher Mängel, Alkoholeinwirkung, Übermüdung;

Schilderung der Verkehrslage zur Zeit des Unfalles: Ist eine der Straßen bevorrechtigt? Stärke des Verkehrs — Regelung durch Verkehrsposten oder Signaleinrichtungen;

Besonderheiten der Unfallstelle: Unübersichtliche Kreuzung, Bahnübergang, Hindernisse, Sichtbehinderung;

welche Verkehrszeichen und -einrichtungen waren vorhanden?;

Witterungs- und Lichtverhältnisse;

Beleuchtungsverhältnisse: Art, Anbringung und Einfluß der an der Unfallstelle vorhandenen Straßenbeleuchtung;

Art der Straßenbefestigung und Zustand der Fahrbahn;

Äußere Einflüsse: Trocken — feucht — naß — Schneeglätte.

Dieser Verkehrsunfallanzeige wird grundsätzlich eine maßstabgerechte Verkehrsunfallskizze (etwa im Maßstab von 1:200) beigefügt. Ordnungsgemäß hergestellte Skizzen tragen zur Klärung des Sachverhaltes wesentlich bei und erleichtern die örtliche Unfalluntersuchung. Verkehrsunfallskizzen müssen — neben den für die rechtliche Beurteilung der unfallverursachenden Verkehrsvorgänge wesentlichen Besonderheiten des Unfallortes — enthalten den eingezeichneten Nordpfeil, den verwendeten Maßstab, die Fahr- bzw. Gehrichtung der Unfallbeteiligten und die Anstoßstelle. Alle am Unfallort vorgefundenen Spuren, die der Klärung des Unfallherganges dienen können, werden eingezeichnet. Die Fahrzeugspuren sind in Fahr-, Brems-, Blockier-, Rutsch- oder Schleuderspuren und diese nach ihrer Lage (einseitig oder zweiseitig) deutlich zu unterscheiden.

Die Unfallaufnahme nach Gruppe C schließt mit einem Schlußbericht als Zusammenfassung der gesamten Ermittlungen ab, in dem auch zu den Ursachen und zur Schuldfrage Stellung genommen wird. Ein solcher Vorgang schafft gute Untersuchungsvoraussetzungen. Bei 22534 Unfällen dieser Art in Berlin 1966 liegt es nahe, daß nicht bei allen Unfällen diese Voraussetzungen für die örtliche Unfalluntersuchung nutzbar gemacht werden können.

Zu der geschilderten Unfallaufnahme nach den Gruppen A, B und C sind folgende Besonderheiten für die Unfalluntersuchung sehr bedeutsam. In vielen Polizeiverwaltungen werden Bagatellunfälle überhaupt nicht mehr aufgenommen (auch nicht nach Gruppe A). Inwieweit sich das mit der gesetzlichen Strafverfolgungspflicht vereinbaren läßt (Legalitätsprinzip!), soll hier nicht erörtert werden. In anderen Polizeiverwaltungen wiederum werden die nach Gruppe A aufgenommenen Verkehrsunfälle statistisch nicht mehr aufbereitet und in der örtlichen Unfalluntersuchung nicht mehr berücksichtigt. Zur Beurteilung der Zweckmäßigkeit solcher Verfahrensfragen erscheint ein Hinweis auf die quantitative Verteilung der Verkehrsunfälle auf die Gruppen A, B und C notwendig. Die Unfälle verteilen sich im Durchschnitt auf

Gruppe A etwa 40%
Gruppe B etwa 25%
Gruppe C etwa 35%.

In Berlin wurden 1966 von 54610 Unfällen nach A = 19674, nach B = 12402 und nach C = 22534 bearbeitet. In einigen Polizeiverwaltungen erreicht die Gruppe A ca. 50% aller aufgenommenen Unfälle. Hierbei ist zu berücksichtigen, daß der Trend, Bagatellunfälle überhaupt nicht mehr aufzunehmen, spürbar größer wird. Zu den etwa 40% der Unfälle nach Gruppe A kommen dann noch die tatsächlich verursachten, aber polizeilich nicht aufgenommenen Unfälle. Mehr als die Hälfte aller Unfälle gingen dann allerdings der Unfalluntersuchung verloren.

Nach den Unfallgewichten sind die Unfälle der Gruppe A zunächst ohne große Bedeutung. Durch ihre Zahl erhalten sie aber erhebliches Gewicht. Es stellt zweifellos einen Verlust an wertvollem Erkenntnismaterial dar, diese Unfälle nur deshalb nicht zu verwerten, weil die Schadensfolgen geringfügig sind. Erfahrungsgemäß sind die Unfallfolgen meist zufallsabhängig. Die Erfahrungen in der örtlichen Unfalluntersuchung zeigen, daß tatsächliche Gefahrenherde vielfach nur durch auffallend zahlreiche Bagatellunfälle an diesen Stellen festgestellt werden konnten. Ein Beispiel soll das veranschaulichen: Die örtliche Unfalluntersuchung weist einen Verkehrspunkt aus, an dem sich laufend vornehmlich Unfälle der Gruppe A ereigneten. Die Unfallursache konnte dadurch rechtzeitig erkannt und die Gefahr wirksam beseitigt werden. Nach dem Gesetz der Serie hätte aber die nunmehr beseitigte Unfallursache mit hoher Wahrscheinlichkeit zu einem späteren Zeitpunkt einen oder mehrere schwere Unfälle, möglicherweise mit tödlichem Ausgang zur Folge gehabt. Es läßt sich der Beweis leicht führen, daß ernste Gefahrenstellen nur durch die Auswertung zahlreicher A-Unfälle erkannt und entschärft worden sind.

In diesem Zusammenhang sind die Ausführungen von PFUNDT, Köln, sehr beachtlich. PFUNDT sagt u.a. über den Aussagewert „verkürzter Statistiken":

„Wenn ausschließlich Personenschäden registriert und von der Aufnahme von Unfällen mit nur Sachschaden abgesehen würde, so würde die Anzahl der auszuwertenden Unfälle erheblich abnehmen. (Von den fast 1 Million Unfällen, die im Jahr 1960 polizeilich aufgenommen wurden, hatte etwa nur ein Drittel Personenschaden zur Folge.) Wenn eine derartige Verkleinerung der Anzahl der auszuwertenden Unfälle an sich schon bedenklich ist, so wird durch das Weglassen der Unfälle mit nur Sachschaden zudem eine unzulässige Auswahl aus der Gesamtmasse der Unfälle getroffen. . . ."

Ferner sagt PFUNDT zu dem Aussagewert verkürzter Statistiken, daß Störungen der Vergleichbarkeit von Unfallzahlen vermieden werden, wenn alle Unfälle aufgenommen werden. Auch wenn der Anteil der Bagatellunfälle künftig zunehmen sollte, blieben Vergleiche dann jedenfalls möglich.

Andererseits ist die vereinfachte Aufnahme eines Verkehrsunfalles nach Gruppe A nicht sehr aufwendig und damit für die Polizei nicht unzumutbar belastend. Das über die Unfallaufnahme der A-Unfälle erreichbare nützliche Erkenntnismaterial rechtfertigt auch zukünftig die Aufnahme solcher Unfälle. Es ist deshalb auch M. Huhn und K. Onischke zuzustimmen, die eine Berücksichtigung wichtiger Unfallmerkmale in allen Arten der polizeilichen Unfallanzeigen unabhängig von der Schwere des Verstoßes gegen die StVO und der Unfallfolgen fordern.

Wie bereits erwähnt, ist eine wichtige Grundlage für die Unfalluntersuchung die Statistik. Ihr Aussagewert wird erheblich gemindert, wenn die statistischen Erfassungsmethoden wechseln. Das ist in Deutschland in den letzten Jahren wiederholt der Fall gewesen. Zumindest leidet dadurch der Vergleichswert der Statistik ganz erheblich. Die Klassifizierung der Unfälle nach Gruppe A erfolgt vornehmlich nach der Höhe des verursachten Sachschadens. Nachdem anfangs dafür 200 DM, später 300 DM, anschließend 500 DM und jetzt 1000 DM Sachschaden je Beteiligter als das wichtigste Klassifizierungsmerkmal bestimmt wurden, ist allein daraus zu ersehen, mit welchem Vorbehalt solche Unfallzahlen in der vergleichenden Auswertung betrachtet werden müssen. Deshalb sind auch die Ausführungen von Trüstedt bemerkenswert, wenn er der Meinung ist, daß die reinen Sachschadensunfälle weggelassen werden müssen, weil ihre Erfassung durch die Polizei in letzter Zeit und besonders seit 1962 lückenhaft gewesen ist. Trüstedt ist ferner der Auffassung, daß die zu lückenhafte und unterschiedliche Behandlung in den einzelnen Bundesländern hinzukommt und dadurch die Analyse der Sachschadensunfälle, die ja auch in Teilmassen eindringen müßte, das Gesamtuntersuchungsergebnis gefährden würde. Das trifft zu, wenn der Blick auf das Unfallgeschehen in seiner Totalität gerichtet wird. Für die örtliche Unfalluntersuchung geben alle Unfälle, auch die Bagatellunfälle, oft wichtige Hinweise auf tatsächliche Gefahrenlagen.

Wie fragwürdig die Aussagen und der Vergleichswert statistischer Angaben sein können, zeigen die Ausführungen von Kleine. In einer Übersicht über die Straßenverkehrsunfälle 1964 in den Bundesländern wird aufgezeigt, daß nach den vorläufigen Unterlagen Hamburg mit 31,1% den bedeutendsten Rückgang an Verkehrsunfällen gegenüber 1963 aufzuweisen habe; der Rückgang gegenüber 1961 betrage 52% und gegenüber 1962 52,7%. Eine solche Unfallabnahme hat es — bezogen auf größere Zeiträume und Untersuchungsgebiete — in den Nachkriegsjahren in Deutschland wohl kaum gegeben. Sie wäre eine echte Sensation. Daß dieser Rückgang der Unfallzahlen offensichtlich seine Ursache nicht in einer Verbesserung der Verkehrsverhältnisse, sondern in geänderten Erfassungsgrundsätzen habe, wird deshalb zwingend vermutet, weil im gleichen Bericht erwähnt wird, Hamburg habe bei den Unfällen mit Personenschäden im gleichen Jahr mit einer Zunahme um 10,4 auf 39,2% die höchste Zuwachsrate. Erhärtet wird diese Schlußfolgerung durch die Zahl der Unfälle, bei denen Personen zu Tode kamen. Hamburg weist hier eine Zunahme um 22,2% auf. Bei der Verwertung statistischer Zahlenangaben als Untersuchungsgrundlage müssen solche Zusammenhänge berücksichtigt werden. Die kommentarlose Weitergabe und die ungeprüfte Übernahme solcher Ergebnisse können in der Unfalluntersuchung zu bedenklichen Fehlschlüssen führen oder die auf solche Zahlen gestützten Schlußfolgerungen in gefährlicher Weise beeinflussen. Eine echte Vergleichsgrundlage für die Bewertung der Unfallsituation sind im allgemeinen die Zahlen der Verkehrstoten und -verletzten; ihre Erfassungsmerkmale sind eindeutig. Die Aussage solcher Zahlenreihen kann deshalb als verbindlich betrachtet werden, soweit es die deutschen Verkehrsverhältnisse betrifft. Im Ausland gibt es auch für die Klassifizierung der

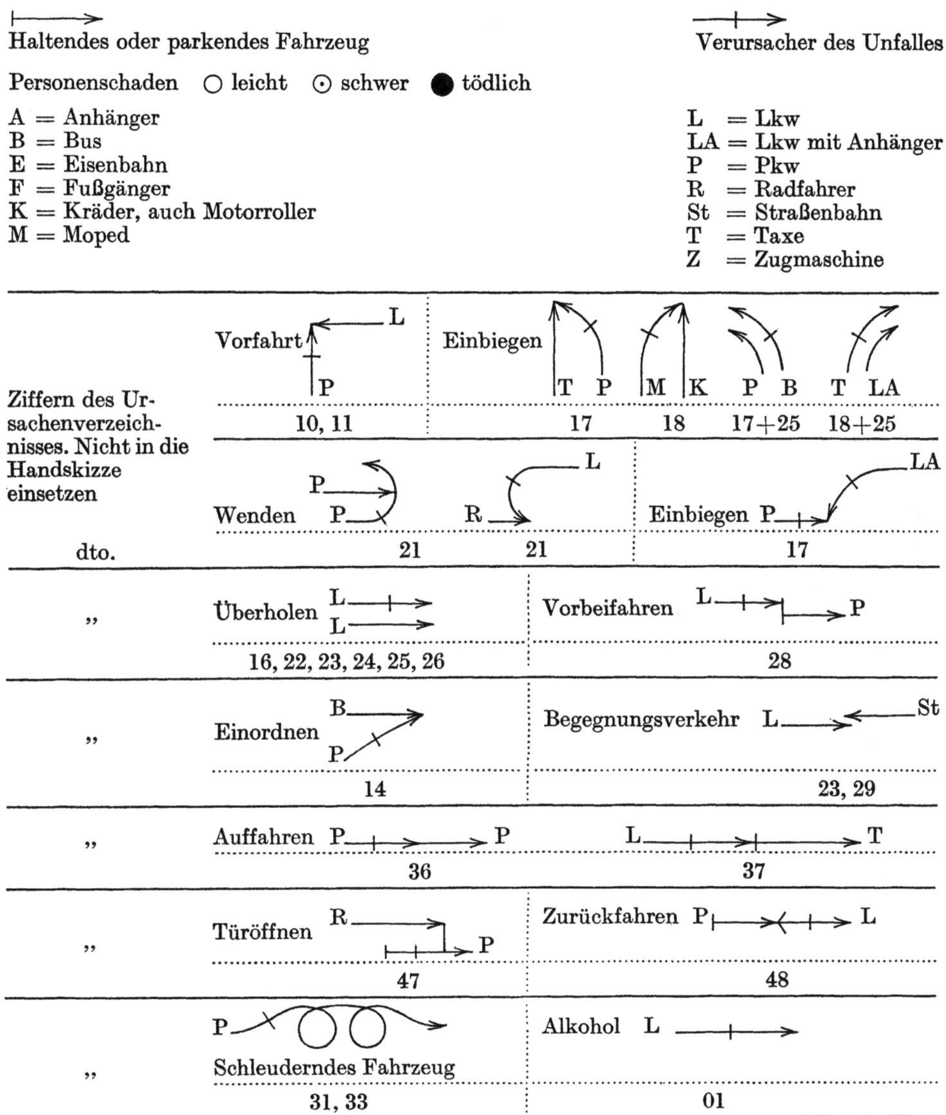

Abb. 1. Signaturen für Handskizzen und Kollisionsdiagramme

Verkehrstoten und -verletzten andere Maßstäbe. Vergleiche mit den entsprechenden Zahlen der Bundesrepublik und Schlüsse auf die Verkehrsverhältnisse haben deshalb nur sehr begrenzten Wert.

Weitere wichtige Grundlagen für die örtliche Unfalluntersuchung sind Unfallsteckkarten, Unfallstraßenkartei und Kollisionsdiagramme. *Unfallsteckkarten* zeigen auf, an welchen Stellen des Straßennetzes sich Unfälle ereignen. Zur Unterscheidung der Unfälle nach Art und Schwere werden sie mit Nadeln unterschiedlicher Farbe markiert. Um eine grobe Übersicht über die Unfallentwicklung zu bekommen und Veränderungen der Unfallsituation feststellen zu können, sind die Steckkarten nach Abschluß einer Steckperiode möglichst mit Farbfilm aufzunehmen. Die Unfallentwicklung kann durch Vergleiche der Aufnahmen aus verschiedenen Zeitabschnitten zwar nur grob, aber aufschlußreich verfolgt werden. BAUMANN ist anderer Meinung und mißt den Steckkarten in einer Millionenstadt keinen Aussagewert bei. Nach welchen Zeiträumen Unfallsteckkarten geführt werden, bestimmt sich nach den örtlichen Erfordernissen. Das quartalsweise

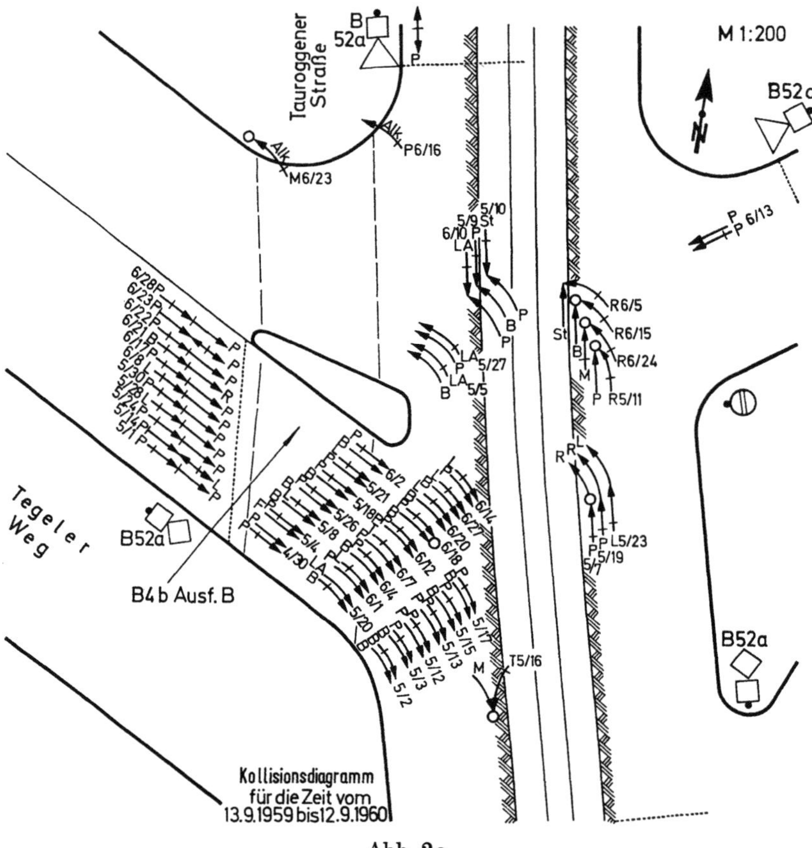

Abb. 2a

Abb. 2a u. b. Kollisionsdiagramme als Vorher-Nachher-Vergleich. Die Hauptunfallursache an diesem Verkehrspunkt wurde durch Auswertung der A-Unfälle (Bagatellunfälle) festgestellt. Die einfache Stauraumerweiterung durch eine Eckabrundung entschärfte diesen Gefahrenpunkt wesentlich

Photographieren ist zweckmäßig. Die durch die Steckkarten veranschaulichten Besonderheiten in der Unfallentwicklung müssen dann mittels der weiteren Untersuchungsgrundlagen (Straßenkartei, Skizzen, Kollisionsdiagramme u.ä.) systematisch untersucht werden.

Die *Unfallstraßenkartei* enthält eine Aufzeichnung von Erkenntnismaterial, um an Unfallbrennpunkten das Unfallgeschehen örtlichkeitsbezogen untersuchen zu können. Zur besseren Übersicht werden für Verkehrsknotenpunkte (Kreuzungen o.ä.) gelbe, für andere Straßenabschnitte graue Karteiblätter verwendet. Mit jeder Karteikarte ist eine Straßenskizze verbunden. Auf dieser wird jeder Unfall eingezeichnet und numeriert. Durch Verwendung von Signaturen können die

Unfallstelle, der Bewegungsablauf, die äußeren Unfallursachen, die beteiligten Verkehrsteilnehmer und andere für die Untersuchung wichtige Merkmale anschaulich dargestellt werden (Skizze für Signaturen [Abb. 1]).

Kollisionsdiagramme dienen der systematischen Erforschung der Unfallursachen für bestimmte Stellen des Straßennetzes, die als Unfallbrennpunkte erkannt sind. Kollisionsdiagramme werden angefertigt, wenn bestimmte Punkte im Straßennetz ungewöhnlich viele Unfälle aufzeigen, die Unfälle plötzlich stark

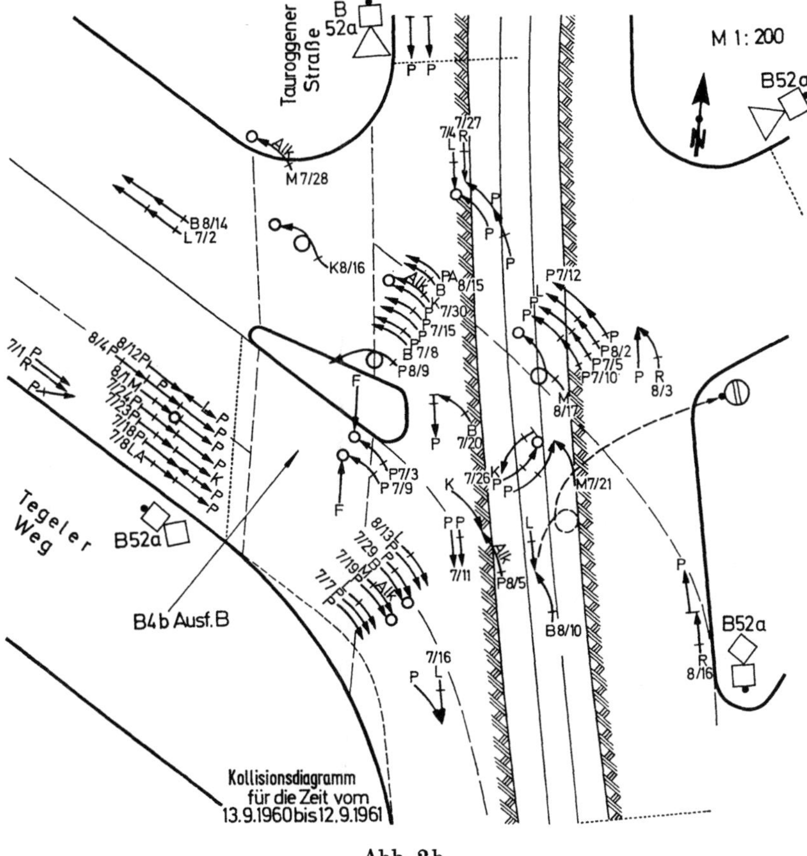

Abb. 2b

steigen oder mehrere Unfälle vermutlich auf gleiche oder ähnliche Unfallquellen zurückzuführen sind. Durch die zeichnerische Darstellung der Unfallsituation können aus einem Kollisionsdiagramm in der Regel auf den ersten Blick Zahl, Art, Bewegungsablauf, Folgen und die Stelle der Unfälle herausgelesen werden. Für das Kollisionsdiagramm ist ein Plan des Unfallschwerpunktes im allgemeinen im Maßstab 1:100 bis 1:250 zu verwenden. Aus dem Kollisionsdiagramm allein können die Unfallursachen nicht immer erkannt werden, weil die vielen Besonderheiten der einzelnen Unfallsituationen nicht klar genug ersichtlich sind. Daher wird dem Kollisionsdiagramm (Abb. 2a u. b) eine Ursachen- und Situationsübersicht beigefügt, aus der über die zeichnerische Unfalldarstellung hinaus viele Einzelheiten der Unfallsituation zu entnehmen sind.

Weitere Grundlagen der örtlichen Unfalluntersuchung sind Verkehrszählungen und Verkehrsbeobachtungen. Die Verkehrszählungen vermitteln u.a. eine Übersicht über die Struktur, Dichte und Richtung des Verkehrs. Nur in diesem Zusammenhang können örtlichkeitsbezogene Unfallzahlen richtig eingeordnet und bewertet werden. Erfahrungsgemäß schlägt sich vor allem jede Veränderung der Verkehrsstruktur und der Verkehrsdichte sehr bald in der Unfallentwicklung an dem betreffenden Verkehrspunkt nieder. Falls solche wichtigen Zusammenhänge und Wechselbeziehungen verkannt oder unterschätzt werden, ergeben sich unrealistische Untersuchungsergebnisse. Verkehrsbeobachtungen durch verkehrserfahrene Personen vermögen unter Umständen diejenigen Merkmale zu ermitteln, die sich weder aus den Unfallzahlen noch aus den Unfalltatbeständen herauslesen lassen, sondern gewissermaßen das nur „erfühlbare Verkehrsmilieu" darstellen.

IV. Die Methode

Voraussetzung für eine ertragreiche Untersuchung ist eine möglichst große Zahl von Unfällen an einem Ort. Nur dadurch lassen sich meist vorhandene Gesetzmäßigkeiten im Unfallverlauf erkennen und durch Zufälligkeiten entstandene Unfälle ausklammern. Hierbei erweist sich die Aufnahme aller Unfälle (auch Bagatellunfälle) als sehr nützlich. In Berlin sind bisher ca. 450000 Verkehrsunfälle aller Art für die örtliche Unfalluntersuchung aufbereitet und ausgewertet worden.

Die örtliche Unfalluntersuchung beginnt am Unfallort, d.h. der den Unfall aufnehmende Beamte muß nicht nur die für die strafverfolgende Beurteilung wichtigen Tatbestände aktenkundig machen, sondern auch die Grundlagen für die Unfallauswertung schaffen. Neben einer möglichst detaillierten Sachverhaltsschilderung und einer anschaulichen Skizze, die nicht in allen Fällen maßstabgerecht zu sein braucht, müssen die für die Unfallauswertung wichtigen Besonderheiten des Unfallortes festgestellt werden. Hierbei begangene Unterlassungen oder gar Fehler sind im späteren Verlauf der Untersuchung meist nicht mehr reparabel; sie sind geeignet, die Untersuchung in eine falsche Richtung zu lenken und deren Ergebnis fragwürdig zu machen. Diesen Umständen muß bereits die allgemeine Polizeiausbildung Rechnung tragen. Ein Durchschlag der üblichen Unfallaufnahmeformulare ist für die Statistik und gleichzeitig für die örtliche Unfalluntersuchung bestimmt. Für die allgemeine Statistik (für Statistisches Landesamt) wird die Unfallursache nach einem Schlüsselverzeichnis eingetragen. Die anderen Tatbestandsmerkmale der Unfallaufnahme werden der örtlichen Unfalluntersuchung nutzbar gemacht. Zunächst wird bei der örtlichen Unfalluntersuchung geprüft, ob die Tatbestandsschilderung mit den Aussagen der Skizze und der Schlüsselnummer nach dem Unfallursachenverzeichnis übereinstimmt. Die sich hier leicht einschleichenden Fehler können meist durch Rückfragen unmittelbar nach der Unfallaufnahme noch geklärt und dadurch der Unfallvorgang bei der Untersuchung verwertet werden. Anschließend werden die Unfalltatbestände in die Straßenkartei übertragen. Sie werden in Form eines Kollisionsdiagrammes veranschaulicht und mit ergänzenden Eintragungen in der Ursachen- und Situationsübersicht erläutert. Gleichzeitig werden die Unfälle auf der Unfallsteckkarte markiert. Sowohl beim Stecken der Unfallsteckkarte als auch bei der Eintragung in die Straßenkartei wird geprüft, ob die Umstände der in Frage stehenden örtlichen Unfallsituation eine systematische Untersuchung des Unfallortes rechtfertigen oder gar erforderlich machen. Auch die Aussage der Unfallsteckkarte weist häufig recht deutlich auf neuaufgekommene Unfallbrennpunkte hin. Die Unfallsteckkarten werden zu Vergleichszwecken über Entwicklungsrichtungen und Unfallverlagerungen in gewissen Zeitabständen photographiert. Die für die Unfalluntersuchung wichtige Kennzeichnung des Unfalltyps erfolgt durch verschiedenfarbige Köpfe der Stecknadeln. Die farbigen Köpfe der Stecknadeln sind zweckmäßigerweise so zu wählen, daß sie sich bei der Farbaufnahme durch Kontrastwirkung gut voneinander unterscheiden. Für Farbaufnahmen wird in Berlin grundsätzlich mit Umkehrfilm gearbeitet. Der Vergleich der Quartale mit Hilfe der von den Steckkarten gefertigten Diapositive gibt interessante und wichtige Aufschlüsse über Unfallentwicklungstendenzen.

Hierbei ist es in der Regel zweckdienlich, zeitgleiche Quartale gegeneinander abzuwägen (z.B. Sommer/Sommer, Winter/Winter), da die Verkehrsmenge, die Verkehrsstruktur und Verkehrsgewohnheiten der verschiedenen Quartale u.a. durch die Wetter- und Beleuchtungsverhältnisse sehr unterschiedlich sind. Die Gesamtsituation wird davon erheblich beeinflußt.

Eine systematische Untersuchung eines Unfallpunktes wird stets eingeleitet, wenn sich die Unfälle plötzlich häufen, wenn relativ viele Unfälle gleicher Art auftreten, die vermutlich gleiche Ursachen haben, oder wenn sich besonders schwere Unfälle ereignen. Eine Routineuntersuchung erfolgt, wenn sich an Verkehrsbrennpunkten mittlerer Verkehrsbelastung in 3 Monaten etwa 10 Unfälle ereignen und diese Unfälle vermutlich überwiegend die gleiche Ursache haben. Jede Untersuchung der örtlichen Unfallbrennpunkte muß sich hierbei, wie bereits erwähnt, zunächst stark an der Verkehrsdichte orientieren. 15 Unfälle an einer stark frequentierten Kreuzung wiegen in der Unfalluntersuchung weniger schwer als 10 Unfälle an einer Kreuzung in einem verkehrsarmen Außenbezirk. Zur Beurteilung des Gefährlichkeitsgrades eines Unfallschwerpunktes gibt es verschiedene Methoden. Keine darf aber darauf verzichten, die Unfallhäufigkeit mit der Verkehrsmenge in Relation zu bringen. Ferner sind bei der Untersuchung alle Umstände zu prüfen, die eine Änderung der Verkehrsverhältnisse bedingen. Umleitungen, Sperrungen, Massenveranstaltungen, Baustellen, neue große Ge. schäfts- und Warenhäuser, Änderung der Linienführung der öffentlichen Massenverkehrsmittel, insbesondere der Straßenbahn, und andere das Verkehrsbild ändernde Fakten bleiben bezüglich der Unfallsituation an den davon berührten Verkehrspunkten nicht ohne Wirkung. Auch die verschiedenen Formen der verkehrsbehördlichen Maßnahmen aller Art, wie Verkehrsregelung durch Lichtsignalanlagen, Kanalisierung, Trennung oder optische Führung der Verkehrsströme, Fahrbahnmarkierungen und Aufstellen von Verkehrszeichen sowie andere Verkehrseinrichtungen und deren Auswirkungen sind in die Lagebeurteilung einzubeziehen.

Eine Vertiefung des Situationsbildes wird meist nur durch eine ergänzende Ortsbesichtigung und Verkehrsbeobachtung erreicht. An dieser Ortsbesichtigung sollen solche Personen beteiligt werden, die über die besonderen Verkehrsbedingungen des Untersuchungsortes etwas aussagen können. Auch Befragungen der Verkehrsteilnehmer ergeben oft wichtige Hinweise auf psychologische Besonderheiten des Verkehrsablaufes. Nicht alles, was formalrechtlich einwandfrei oder technisch zweckmäßig ist und den Spezialisten in der Verkehrssicherung geboten erscheint, bewährt sich in der oft von zahlreichen Imponderabilien geprägten Lebenswirklichkeit der „Normalverbraucher“ unter den Verkehrsteilnehmern.

Trotz intensiver Ursachenuntersuchungen lassen sich mitunter die tatsächlichen Unfallursachen nicht feststellen. Die Beseitigung vermuteter Ursachen führt andererseits nicht immer zu einer Besserung der Verkehrsverhältnisse. An solchen Verkehrspunkten mit „unterschwelligen“ Verkehrsunfallursachen werden dann zur Beobachtung des Verkehrsablaufes die im Verkehrsdienst eingesetzten Beamten der örtlichen Polizeidienststellen eingeschaltet. Diese sollen durch verstärkte Beobachtungen der Verhaltensweisen der Verkehrsteilnehmer und der unterschiedlichen Verkehrsbedingungen (Tages- und Jahreszeit, Wetter usw.) die mitunter sehr schwer deutbaren Unfallursachen zu ergründen versuchen.

Die örtliche Unfalluntersuchung kann auch Gewinn ziehen aus den Ermittlungsergebnissen der Unfalluntersuchung in strafrechtlicher Sicht. Die Vernehmungen der Beteiligten und die Aussagen der Zeugen ergeben auch unter Berücksichtigung des bereits geschilderten Vorbehaltes gegenüber den im Strafverfahren gemachten Aussagen mitunter wertvolle Hinweise über Ursachenzusammenhänge, die bei der örtlichen Unfalluntersuchung nicht bekannt werden, aber berücksichtigt werden sollten. Auch die Gerichtsakten enthalten oft derartiges Erkenntnismaterial. Mitunter kommen Hinweise für die Unfalluntersuchungen auch unaufgefordert von den Gerichten zur Polizei, wenn sich in der Hauptverhandlung Umstände ergeben haben, die für die zukünftige Gefahrenbeseitigung nützlich erscheinen.

Erst die Summe aller Erkenntnismöglichkeiten führt in der Regel zu Ergebnissen, deren Auswertung unfallverhütend wirken kann. Es liegt nahe, daß nicht in jedem Falle alle Untersuchungsmöglichkeiten ausgeschöpft werden können. Die Vielzahl der Verkehrsunfälle läßt eine Untersuchung nach den geschilderten Methoden nur begrenzt zu. Die örtliche Unfalluntersuchung muß also ihre personellen und materiellen Möglichkeiten auf Schwerpunkte erstrecken. Diese zu erkennen und sachgemäß untersuchen zu lassen ist nicht polizeiliche Routine, sondern eine wichtige Führungs- und Ausbildungsfunktion.

Bei der Prüfung im Vorher/Nachher-Vergleich, ob eine zur Beseitigung von vermuteten Unfallursachen durchgeführte Maßnahme Erfolg zeigt, darf nicht nur auf einen Vergleich der Unfallziffern allein abgestellt werden. Wenn bei einem solchen Vergleich die Bezugnahme auf möglicherweise veränderte Verkehrsbedingungen fehlt, ergibt die Bewertung der Unfallzahlen allein ein unbefriedigendes Ergebnis. Ein Beispiel soll das veranschaulichen: Eine Kreuzung, die durch verkehrsbehördliche Maßnahmen entschärft wurde, zeigt im Vorher/Nachher-Vergleich zwar noch die gleiche Anzahl von Unfällen, obwohl die Verkehrsbedingungen durch starke Zunahme des Verkehrs und eine völlig andere Verkehrsstruktur sich erheblich verändert haben. Trotz gleicher Höhe der Unfallzahlen kann aber die durchgeführte Maßnahme als erfolgreich bezeichnet werden. Aus solchen Erwägungen ergibt sich ein Hinweis auf die teilweise bedeutsame „relative Unfallgefahrenziffer“, für deren Ermittlung praktikable Formeln entwickelt worden sind*. Auch für die Bestimmungen der Sicherheitsgrade von Straßenstrecken gibt es Formeln, deren praktische Bedeutung im Rahmen örtlicher Unfalluntersuchung aber nicht überschätzt werden darf. Wenn aber in dem Merkblatt für die Auswertung von Straßenverkehrsunfällen ausgeführt wird, daß die Schwere der einzelnen Unfälle ein wesentlicher Faktor bei der Untersuchung von Gefahrenstellen sei, so wird diese Auffassung aus bereits dargelegten Gründen nicht in dieser Verallgemeinerung geteilt, weil die Folgen eines Unfalles und damit das Unfallgewicht sehr stark vom Zufall bestimmt werden. Das wird sehr deutlich, wenn auf das in der Fachliteratur oft genannte Beispiel bezüglich der Gefahrengewichte verwiesen wird, wonach für einen Sachschaden $=1$ und für einen Unfall mit Getöteten $=100$ als Multiplikator für die Bestimmung des Gefahrengewichtes angegeben wird. Ein Verkehrspunkt wird nicht Unfallbrennpunkt, wenn sich ein tödlicher Verkehrsunfall ereignet hat (Gefahrengewicht $=100$), er ist mit Sicherheit als Gefahrenstelle zu bewerten, wenn sich 20 Sachschadensunfälle (Gefahrengewicht $=20$) ereignen!

Bei der Untersuchung, ob sich eine zur Unfallverhütung eingeleitete Maßnahme bewährt hat, sollen die Vergleichszeiträume mindestens ein Jahr betragen. Durch

* Merkblatt für die Auswertung von Straßenverkehrsunfällen in straßenbau- und verkehrstechnischer Hinsicht, Forschungsgesellschaft für das Straßenwesen e.V., Arbeitsausschuß Unfallauswertung, Köln, Deutscher Ring 17, Fassung vom März 1957.

diese Frist werden Fehlschlüsse vermieden, die sich aus den jahreszeitlich unterschiedlichen Verkehrsbedingungen und ihren Auswirkungen auf die Unfallage ergeben können. Für kürzere Zeiträume ist meist nur ein Vergleich nach der Beweisregel des ersten Anscheines möglich.

Neben der örtlichen Untersuchung der Straßenverkehrsunfälle führt die Polizei im Rahmen der Unfallauswertung häufig Sonderuntersuchungen durch. Diese Sonderuntersuchungen werden zu einem Teil auch der örtlichen Unfalluntersuchung nutzbar gemacht, zum anderen sollen sie die Ergebnisse der örtlichen Unfalluntersuchung mit dem Ziele der Gefahrenabwehr durch umfassende Verkehrssicherungsmaßnahmen ergänzen. Art und Umfang der Sonderuntersuchungen ergeben sich aus den jeweiligen Untersuchungsbedürfnissen.

Die Methode dieser Sonderuntersuchungen muß sich an deren Zielsetzung orientieren. Sie erfordert im allgemeinen zuverlässiges und möglichst umfangreiches Zahlenmaterial. Dieses Zahlenmaterial ermöglicht dann eine Aufschlüsselung der Tatbestände für die gewünschte Untersuchungsrichtung. Schwierigkeiten treten dabei im wesentlichen dadurch auf, daß viele für solche Untersuchungen wichtige Fakten aus der allgemeinen Unfallstatistik nicht zu übernehmen sind und deshalb zusätzlich und nachträglich gesammelt werden müssen. Da andererseits nur eine möglichst große Unfallzahl zuverlässige Schlußfolgerungen zuläßt, sind die erforderlichen statistischen Sondererhebungen eine zusätzliche Belastung, die dann auf Kosten anderer Untersuchungsvorhaben geleistet werden muß. Auch in diesem Zusammenhang macht sich bemerkbar, daß die für die allgemeine bundeseinheitliche Statistik festgelegten Unfallmerkmale nicht ausreichen, um solche oft unentbehrlichen Unfalluntersuchungen durchzuführen. Dieser Mangel ist dort besonders fühlbar, wo eine Verkürzung der Statistik durch Wegfall der Meldepflicht aller Bagatell- und Sachschadensunfälle schon eingetreten ist. Falls auf solche Sonderuntersuchungen dann nicht verzichtet werden soll, bedarf es nachträglicher Aufbereitung der Unfalltatbestände. Da von solchen Unfällen oft überhaupt keine Aufzeichnungen vorhanden sind und diese, falls überhaupt vorhanden, später selten sachgerecht ausgewertet werden können, ergeben sich spürbare Lücken in den Untersuchungsgrundlagen. Es ist eine oft bestätigte Erfahrungstatsache, daß das in einer gründlichen Unfallaufnahme investierte Kapital in Form zuverlässiger statistischer Angaben in der polizeilichen Untersuchung der Verkehrsunfälle meist hohe Zinsen trägt.

V. Ergebnisse und ihre Auswertung

Die Erfahrungen zeigen, daß die nach den beschriebenen Arbeitsmethoden in der Unfalluntersuchung ermittelten Ergebnisse im Interesse eines wirksamen Unfallschutzes zu nützlichen, sicherheitsfördernden Maßnahmen führen können. In vielen Fällen läßt sich der Erfolgsnachweis ohne weiteres führen, in anderen Fällen fehlt die Beweiskraft, weil die Beweisunterlagen im einzelnen nicht aussagestark sind. Die Ergebnisse der örtlichen Unfalluntersuchungen zeigen u.a. auf,

wo und in welchem Umfange verkehrsbehördliche Maßnahmen erforderlich sind (Aufstellen von Verkehrszeichen, Auftragen von Fahrbahnmarkierungen und Anbringung anderer Leiteinrichtungen zur Kanalisierung und besseren optischen Führung des Verkehrs; Einrichten von Verkehrsregelung durch Lichtzeichen; Anordnung von Einbahnverkehr, Umleitungen oder Sperrungen; Änderung der Vorfahrtregelung, Überholverbot; Verbot des Parkens, Haltens oder Abbiegens);

wo und in welchem Umfange durch straßenbauliche Maßnahmen der Unfallgefahr abgeholfen werden muß (Fahrbahnverbreiterung, Fahrbahntrennung durch Mittelstreifen, Verbreiterung der Stauräume, Entschärfung der Straßenführung, Verbesserung der Fahrbahndecke, Anlage von Sonderspuren);

wo und mit welchen Maßnahmen durch gezielte verkehrspolizeiliche Überwachung auf das Verhalten der Verkehrsteilnehmer eingewirkt werden muß, um Gefahrenpunkte durch verkehrsgemäßes Verhalten zu entschärfen (Geschwindigkeitskontrollen, Fußgängerüberwegüberwachung, Kampf gegen unfallträchtige Delikte);
in welcher Weise die Verkehrsteilnehmer auf richtiges Verhalten allgemein oder im konkreten Einzelfall (Verkehrsbrennpunkte) hingewiesen werden sollen (Verkehrserziehung, Verkehrsbelehrung in Schulen, Kinderverkehrsgärten, Altersheimen, Motorsportclubs usw.).

Damit die Ergebnisse der örtlichen Unfalluntersuchungen einen hohen Sicherheitswert erreichen, werden die wichtigsten von der Polizei ermittelten Gefahrenstellen nochmals in einem Arbeitskreis von Verkehrsfachleuten möglichst aller einschlägigen Fachsparten untersucht. Das Ziel solcher Besprechungen ist, auch außerpolizeiliche Gesichtspunkte ausreichend zu beleuchten, für notwendig oder zweckmäßig vorgeschlagene Maßnahmen auf rechtliche Unbedenklichkeit und technische Durchführbarkeit zu prüfen, die bei den meisten Maßnahmen aufkommenden Finanzierungsfragen und die damit zusammenhängenden Dringlichkeitsstufen zu bestimmen.

Die Ergebnisse derartiger Unfalluntersuchungsbesprechungen sollen in geeigneten Fällen auch den Vertretern der Bürgerschaft und ganz allgemein der Öffentlichkeit (über die meist sehr wirksamen Massenmedien) mitgeteilt werden. Die Aktivierung des Verkehrsbewußtseins aller Kreise der Öffentlichkeit kann dadurch gefördert werden.

Viele aufgrund der örtlichen Unfalluntersuchung gefundenen Lösungen sind oft nicht sofort, sondern nur Zug um Zug durchführbar. Diese Lösungen in Mehrstufenplänen bieten die Möglichkeit, laufend die Zweckmäßigkeit der geplanten Sicherungsmaßnahmen zu prüfen und im Zuge der stufenweisen Durchführung den meist dann geänderten Verkehrsbedürfnissen anzupassen.

Die Ergebnisse der örtlichen Unfalluntersuchung geben nicht nur wichtige Hinweise auf Gefahrenstellen im bereits vorhandenen Straßennetz und insbesondere an Verkehrsknoten, sondern vermitteln nützliche Erkenntnisse im Rahmen der Verkehrsplanung: Umbau bestehender Straßen, Einbau von Mittelstreifen und Schutzinseln, Entschärfung von Kurven, Anlage von Radwegen, Parkplätzen und Parkstreifen, Verbesserung der Fahrbahnbeschaffenheit, insbesondere deren Griffigkeit, Verbesserung der Straßenbeleuchtung, Verlagerung einer Verkehrsrichtung in eine andere Ebene u.a.m. Enger Kontakt mit der Straßenbaubehörde ist deshalb geboten. Oft erfordern deren Belange auch Sonderuntersuchungen im Rahmen der örtlichen Unfallauswertung.

Sehr zweckmäßig hat sich die Auswertung der örtlichen Unfalluntersuchung auch im Rahmen der Beschulung der im Verkehrsdienst eingesetzten Polizeibeamten erwiesen. Anhand der Untersuchungsergebnisse werden alle im Verkehrsdienst eingesetzten Beamten regelmäßig über die Unfallbesonderheiten ihres Dienstbereiches orientiert. Durch solche Informationen wird die Verkehrserfahrung der Polizeibeamten gefördert und ihre besondere Aufmerksamkeit auf die Gefahrenstellen in ihrem Dienstbereich gerichtet. Der Beitrag der Streifenbeamten zu der Unfallauswertung in Form verkehrssicherheitsfördernder Vorschläge darf nicht unterschätzt werden.

Neben der örtlichen Untersuchung von Verkehrsunfällen werden von der Polizei regelmäßig Sonderuntersuchungen durchgeführt. Diese sollen u.a. Aufschluß geben über grundsätzliche Fragen der Verkehrsentwicklung, die Auswirkungen von Gesetzen und Verordnungen und das Ergebnis ungewöhnlicher oder großräumiger Verkehrsüberwachungsmaßnahmen. Zur Veranschaulichung werden die Ergebnisse einiger dieser von der Schutzpolizei Berlin durchgeführten Sonderuntersuchungen nachstehend aufgeführt:

1. Der Verkehrs- und Unfallanteil der verschiedenen Altersgruppen*

Diese Untersuchung erfolgte zur Feststellung der Kraftfahrtauglichkeit der verschiedenen Altersgruppen. Ausgehend von der auf Verkehrsbeobachtungen gestützten Behauptung, daß die jungen Kraftfahrer trotz einer in der Regel guten körperlichen Eignung relativ gefährlich fahren und deshalb viele schwere Verkehrsunfälle herbeiführen und die älteren Kraftfahrer infolge oft herabgesetzter körperlicher Eignung angeblich eine überdurchschnittliche Verkehrsgefahr darstellen, wurden mehr als 9500 Verkehrsunfälle ausgewertet, an denen Kraftfahrer schuldhaft beteiligt gewesen sind.

Die Bewertung der Unfallanteile der einzelnen Altersgruppen setzte zusätzlich die Ermittlung des Verkehrsanteiles für diese Gruppen voraus, weil der Gefährlichkeitsgrad einer Verkehrsteilnehmergruppe in der Regel aus der Relation zwischen Verkehrsanteil und Unfallbeteiligung ersehen werden kann. Aufgrund einer Verkehrszählung, bei der das Lebensalter von mehr als 100000 Kraftfahrern ermittelt wurde, ergaben sich Anhaltswerte über den Verkehrsanteil der Altersgruppen, die als ausreichend zuverlässig bezeichnet werden und deshalb als Vergleichsgrundlage dienen können. Das Ergebnis dieser Untersuchung ist aus Tabelle 1 zu ersehen.

Tabelle 1. *Verkehrs- und Unfallanteile der nach Altersgruppen gegliederten Kraftfahrer*

Alter in Jahren	Verkehrsanteil %	Verkehrsunfälle mit tödlichem Ausgang %	Verkehrsunfälle mit schwerem Personenschaden %	Verkehrsunfälle mit Trunkenheit %	Verkehrsunfälle mit Verkehrsflucht %
18—25	17,6	54,0	36,5	35,3	34,2
26—35	22,7	19,4	25,0	33,3	27,1
36—45	27,6	7,9	15,0	14,1	14,1
46—55	19,0	11,4	11,1	10,6	13,2
56—65	9,6	6,5	10,0	5,9	9,1
über 66	3,5	0,7	2,6	0,6	2,3

Das Untersuchungsergebnis liefert keine Bestätigung für die häufig geäußerte Behauptung, daß ältere Kraftfahrzeugführer aufgrund altersbedingter Ausfallerscheinungen in besonderem Maße an Verkehrsunfällen beteiligt sind. Das mag als Beweis dafür angesehen werden, daß dieser Personenkreis die eingeschränkten körperlichen Fähigkeiten (Augenlicht, Gehör, Reaktionsvermögen u.a.) in hohem Maße durch besondere Vorsicht und das diesem Personenkreis im allgemeinen eigene ausgeprägte Verantwortungsbewußtsein auszugleichen imstande ist. Auch das Schlagwort von der Überforderung der Verkehrsteilnehmer wird dadurch widerlegt. Den unbestritten hohen Anforderungen des Massenverkehrs kann durch besonders sorgfältiges Verkehrsverhalten durchaus begegnet werden. Andererseits verfügen gerade die jüngeren Kraftfahrer in der Regel über die besten körperlichen Voraussetzungen für die Führung eines Kraftfahrzeuges. Infolge Überschätzung ihrer eigenen Fähigkeiten und oft mangels ausreichender Verkehrs- und Lebenserfahrung und wegen des noch nicht ausgeprägten Verantwortungsbewußtseins sind jüngere Leute an schweren Unfällen unverhältnismäßig stark beteiligt. Es fehlt allerdings bei dieser Untersuchung die Beziehung zur Verkehrserfahrung (vgl. hierzu den Beitrag von Lewrenz ab S. 193 in diesem Handbuch).

* Verfügung des Kommandos der Schutzpolizei Berlin S 3b-1144/64 vom 15. 1. 1965.

2. Auswirkung der Fußgängerschutzvorschriften

Eine weitere Sonderuntersuchung erstreckt sich auf die Ermittlung der Auswirkungen der Fußgängerschutzvorschriften, die am 1. 6. 1964 in Kraft traten*. Wegen des besonderen Schutzbedürfnisses der Fußgänger (ca. 75% aller Verkehrstoten in Berlin sind Fußgänger) knüpfte man an dieses Gesetz große Erwartungen. Nach Ablauf von 3 Jahren nach Inkrafttreten des Gesetzes stellt sich ein Vergleich mit dem davorliegenden Jahr wie in Tabelle 2 aufgeführt dar.

Tabelle 2. *Verkehrsunfälle mit Personenschäden an markierten Fußgängerüberwegen ohne Verkehrsregelung*

	Verkehrsunfälle	Tote	Verletzte	Davon schwerverletzt
Vorher				
1. 6. 1963 bis 31. 5. 1964	456	43	494	204
Nachher				
1. 6. 1964 bis 31. 5. 1965	557	41	569	212
1. 6. 1965 bis 31. 5. 1966	453	25	455	153
1. 6. 1966 bis 31. 5. 1967	401	26	407	154

Die Zahlen sagen aus, daß eine Verbesserung des Schutzes der Fußgänger an Überwegen erreicht wurde. Eine Vertiefung der Untersuchung und deren Ausdehnung auf mögliche Nebenerscheinungen ergab aber folgende interessante Feststellung: Während anfangs die Unfälle außerhalb von Fußgängerüberwegen ganz auffällig zurückgingen — vermutlich weil der Fußgängerüberweg als besondere Schutzzone attraktiver wurde —, hielt diese Entwicklung in der Folge nicht an. Verkehrszählungen und -beobachtungen ergaben aber, daß die Fußgängerüberwege nach wie vor stärker frequentiert wurden. Diese Feststellung muß bei der Bewertung der Vergleichszahlen berücksichtigt werden. Sie unterstreicht den durch die Zahlen der Unfälle bereits offensichtlichen Erfolg. Die aber auch festgestellte Tatsache, daß Unfälle mit Fußgängern außerhalb der Überwege zugenommen haben, ist vermutlich auf die durch die Zunahme des Kraftfahrzeugverkehrs bedingte größere Gefährdung beim Überschreiten der Fahrbahn zurückzuführen: Verkehrslücken werden nach Zahl und Maß immer geringer!

Eine vielfach nicht beachtete, aber sehr bedeutsame Nebenwirkung der Fußgängerschutzvorschriften läßt sich — allerdings mit gewissem Vorbehalt — aus der allgemeinen Unfallentwicklung ableiten. Die Zahl der Verkehrsopfer nahm im Vergleichszeitraum ab, obwohl diese Zahl vorher seit Jahren angestiegen ist (1963 = 347 Verkehrstote, 15303 Verletzte — 1965 = 297 Verkehrstote, 14419 Verletzte). Daraus läßt sich mit hoher Wahrscheinlichkeit vermuten, daß das Fahrverhalten vieler Fahrzeugführer infolge der erhöhten Verpflichtungen gegenüber den Fußgängern auch außerhalb von Fußgängerüberwegen sorgfältiger geworden ist. Diese Schlußfolgerung wird erhärtet, wenn man berücksichtigt, daß im o.a. Vergleichszeitraum die Kraftfahrzeug-Bestandszahl um ca. 27% zugenommen hat. Bei der Beurteilung der Auswirkung der Fußgängerschutzvorschriften dürfen solche verdeckten Ergebnisse nicht unberücksichtigt bleiben. Sie werden meist nur durch intensive Unfalluntersuchungen offenbar und geben u.a. wertvolle Hinweise für die Verkehrserziehung und Verkehrsüberwachung.

* Bundesgesetzblatt I 1964, S. 305.

3. Auswirkungen des 2. Gesetzes zur Sicherung des Straßenverkehrs *

Mit diesem Gesetz, das am 2. 1. 1965 in Kraft trat, hatte der Gesetzgeber besondere Erwartungen verbunden. In der Öffentlichkeit wurde es mit außerordentlich zwiespältigen Empfindungen aufgenommen. Die z.T. dramatisiert veröffentlichten schärferen Strafandrohungen dieses Gesetzes hatten bei vielen Fahrzeugführern eine Schockwirkung ausgelöst, die sich in einem sehr zurückhaltenden und in der Regel auch sorgfältigeren Fahrverhalten äußerte. Der seit Inkrafttreten des Gesetzes verflossene Zeitraum ist zu kurz, um aus einer Untersuchung verbindliche Schlüsse ableiten zu können. Die Übersicht gemäß Tabelle hat aber gewissen Aufklärungswert für die Entwicklungsrichtung (Tabelle 3).

Tabelle 3. *Verkehrsentwicklung in den 2 Jahren vor und nach Inkrafttreten des 2. Gesetzes zur Sicherung des Straßenverkehrs*

	Tote	Verletzte	Alkoholbeeinflußte Fahrzeugführer bei Verkehrsunfällen	Verkehrsfluchten
2 Jahre vorher				
1963	347	15303	3795	5206
1964	320	15770	4389	5365
2 Jahre nachher				
1965	297	14419	3869	6316
1966	321	14268	3469	7223

Das 2. Gesetz zur Sicherung des Straßenverkehrs drohte u.a. strengere Strafen für die Teilnahme am Straßenverkehr unter alkoholischer Beeinflussung an. Es stellte ferner eine Reihe anderer unfallträchtiger Verkehrsdelikte unter strengere Strafdrohungen und härtere Nebenfolgen (Entziehung der Fahrerlaubnis, Fahrverbot, Einziehung des Kraftfahrzeuges u.a). Das Ergebnis dieser Sonderuntersuchung läßt vermuten, daß die schärferen Strafdrohungen und Nebenfolgen im Verhalten vieler Kraftfahrer nicht ohne Wirkung blieben. Die seit Jahren stets steigende Zahl der Alkoholdelikte im Straßenverkehr zeigt nach Einführung dieses Gesetzes erstmalig einen auffälligen Rückgang. Die bemerkenswerte Zunahme der Verkehrsflucht ist Ausfluß der „Schreckwirkung“ des Gesetzes. Wer ein Delikt verursacht, ist jetzt mehr als vorher bestrebt, durch Flucht den schärferen Strafen und dem möglichen Verlust der Fahrerlaubnis zu entgehen. Auch der „Schadensfreiheitsrabatt“ der Versicherungen mag dabei eine gewisse Rolle spielen. Der Rückgang der Zahl der Verkehrsverletzten ist bemerkenswert und hat vermutlich die gleiche Ursache, weil er im klaren Gegensatz zu dem seit Jahren üblichen Trend steht. Bezeichnend ist aber, daß die bereits erwähnte in den ersten Monaten vorhandene Schockwirkung des Gesetzes abklingt. Wahrscheinlich werden auch seine positiven Auswirkungen zukünftig abnehmen. Diesem Unfallauswertungsergebnis kann durch stärkere Verkehrsüberwachungsintensität entgegengewirkt werden!

Diese kurze Übersicht über die Ergebnisse von 3 polizeilichen Sonderuntersuchungen von Verkehrsunfällen soll andeuten, welche Erkenntnisse für die verkehrsordnenden Behörden und sogar den Gesetzgeber aus einer in viele Richtungen zielenden Unfalluntersuchung gezogen werden können. Solche Untersuchungen, die allerdings nicht unbedingt von der Polizei durchgeführt werden müssen, sind für eine wirklichkeitsbezogene Beurteilung der Verkehrslage, der Verkehrsentwicklung und der Verhaltensweisen der Verkehrsteilnehmer unentbehrlich.

---

* Bundesgesetzblatt I 1964, S. 921.

Die Ergebnisse der gesamten polizeilichen Unfallauswertung machen deutlich, daß die Verkehrsunfälle überwiegend durch meist fahrlässige oder auch vorsätzliche, aber in aller Regel durchaus vermeidbare Verstöße gegen die Verkehrsregeln verursacht werden. Das Schlagwort, 85% aller Unfälle seien auf menschliches Versagen zurückzuführen, wird durch die Unfallauswertung widerlegt. Auch die anderen Unfälle sind fast ausnahmslos durch menschliches Versagen begründet, nur kann in diesen Fällen das Versagen mehr oder weniger entschuldbar sein. Auch technische Mängel (Beschaffenheit der Fahrzeuge, Zustand der Straßen, Art der technischen Verkehrsregelung u. a. m.) sind in aller Regel als menschliches Versagen zu bewerten. Die Auswertung dieser Feststellung beeinflußt den exekutivpolizeilichen Einsatz im Rahmen der Verkehrsüberwachung grundlegend. Bei der Vielzahl der Verkehrsdelikte einerseits und den zahlreichen polizeilichen Aufgaben andererseits wird nur eine gezielte, auf Schwerpunkte gerichtete Verkehrsüberwachung der Unfallgefahr abhelfen können. Die Stoßrichtung der polizeilichen Maßnahmen im Rahmen der Verkehrsüberwachung ist also grundsätzlich auf die unfallträchtigen Delikte („Beinahe-Unfälle") zu lenken. Im gleichen Sinne äußern sich auch MEYER-JACOBI-STIEFEL. Wenn in dieser Untersuchung aber behauptet wird, daß die Polizei in erster Linie Formaldelikte zur Anzeige bringt, dabei überwiegend Verstöße der Kraftfahrer im Rahmen des ruhenden Verkehrs (Parkdelikte, Verstöße gegen das Haltverbot) und sich diese Behauptung auf eine diesbezüglich angestellte Untersuchung stützt, so trifft dies in dieser Verallgemeinerung auf keinen Fall zu.

Wenn allerdings in der Statistik die Verfolgung unfallträchtiger Delikte nicht den Raum einnimmt, der diesen Delikten wegen ihrer besonderen Gefährlichkeit zukommt, so gibt es dafür u. a. zwei wichtige Hauptgründe: Ganz entschieden wird folgender von MEYER-JACOBI-STIEFEL auf S. 63 der oben genannten Quelle geäußerten Auffassung entgegengetreten: „Die tieferen Gründe liegen darin, daß man lange Jahre die eminente Bedeutung dieser Delikte nicht in vollem Umfange erkannt hatte. Da es zudem bequemer ist, ordnungswidrige Tatbestände, z. B. Parkdelikte, zur Anzeige zu bringen, ist es verständlich, daß mancher Polizeibeamte diese Delikte, die sich so einfach beweisen lassen, zu seinem Hobby zählt und um flüchtige moving violations einen Bogen macht." Die Verfasser kommen aber im gleichen Zusammenhang der tatsächlichen Ursache mit der Feststellung sehr nahe „. . . daß es seine besonderen Schwierigkeiten hat, mit der Anzeige einer unfallträchtigen Übertretung bei Gericht durchzukommen, da sich die Verfolgung, abgesehen von den Beweisschwierigkeiten, sehr oft in den Maschen nicht maßstabgerechter Gesetze und einer zu differenzierenden Rechtsprechung verfängt . . ., ganz abgesehen von dem vielen Schreibwerk und dem Herumstehen bei Gericht, das für den Polizeibeamten mit einer solchen Sache heute oft verbunden ist. Tatsächlich besteht eine gewisse Ohnmacht der Polizei gegenüber einschlägigen Tätern infolge der Eigenart der Strafprozeßordnung und der aus ihr entwickelten Gerichtspraxis. Beide sind auf die Verfolgung kriminellen Unrechts zugeschnitten, versagen aber in weitem Umfang gegenüber der Massenseuche der Verkehrsdelikte . . .". Diese Sachstandsauffassung entspricht der Lebenswirklichkeit und wird von der Polizei uneingeschränkt geteilt.

Wenn sich diese unfallträchtigen Delikte auch heute noch nicht in dem gewünschten Umfange in der Statistik niederschlagen, liegt es auch daran, daß sie oft mit einer gebührenpflichtigen Verwarnung geahndet werden, obwohl das wegen ihrer Gefährlichkeit in der Regel rechtlich bedenklich ist. Im § 22 StVG sind für die Anwendungsmöglichkeit der gebührenpflichtigen Verwarnung sehr enge Grenzen gezogen (nur leichtere Übertretungen!). Wegen der geschilderten Beweisschwierigkeiten bei der Strafverfolgung dieser Deliktart greifen die Polizeibeamten zu der nur als Notlösung praktikablen gebührenpflichtigen Verwarnung.

Eine bedeutsame Folgerung wurde aber bereits aus den bei der Verfolgung dieser Delikte entstehenden Schwierigkeiten gezogen. Durch eine neue Form des Verkehrsstrafverfahrens (Kurzanzeige) soll erreicht werden, daß sowohl den Bedingungen unseres Strafverfahrensrechtes entsprochen als auch den im bisherigen Anzeigeverfahren liegenden Verfolgungsschwierigkeiten begegnet wird. Dieses

Kurzanzeigeverfahren ist bei einigen Bundesländern erprobt und den Polizeiverwaltungen in den übrigen Bundesländern zur Anwendung empfohlen worden. Bei sinnvoller Anwendung kann dieses Ergebnis der Unfalluntersuchung einen bedeutsamen Beitrag zur Verfolgung des unfallträchtigen gefährlichen Verkehrsunrechts darstellen.

VI. Schlußbetrachtung

Die Bewältigung der mit der Massenmotorisierung aufgekommenen Gefährdungsprobleme ist eine bedeutsame Gemeinschaftsaufgabe. Sie ist in erster Linie ein menschliches und weniger ein technisches Problem. Dieses fundamentale Ergebnis der Unfalluntersuchung sollte abschließend erneut betont werden, um in der Unfallverhütung illusionsfrei zu bleiben. Verkehrssicherung ist ferner nicht mehr wie in früheren Jahren nur Angelegenheit der Polizei. Die polizeiliche Untersuchung der Verkehrsunfälle läßt erkennen, daß mit der Unfallursachenfeststellung ein bedeutsames Glied in der Kette der Verkehrssicherungsmaßnahmen gefunden werden kann. Aber auch die Grenzen der Unfalluntersuchung wurden deutlich aufgezeigt. Sie sind nicht unabänderlich. Die Frage einer Intensivierung der Unfalluntersuchung ist allerdings nicht nur eine Frage der Zahl und der fachlichen Qualifikation der mit solchen Untersuchungen befaßten Personen. Vor allem der bei uns verhältnismäßig neue Wissenschaftstyp des Verkehrsingenieurs sollte zukünftig bereits an der durch die Polizei durchgeführten örtlichen Unfalluntersuchung stärker als bisher beteiligt werden.

Eine wesentliche Ertragssteigerung in der Unfalluntersuchung kann durch den Einsatz moderner technischer Hilfsmittel erreicht werden. Solche Hilfsmittel können dann auch das überall bestehende ernste Personalproblem entschärfen helfen. Während das summarische Aufbereiten der Unfälle für den Zweck der allgemeinen, nicht örtlichkeitsbezogenen Unfallstatistik mit Hilfe des Lochkartenverfahrens wesentlich beschleunigt und vereinfacht werden konnte, könnten auch Verkehrsuntersuchungen mit Hilfe elektronischer Datenverarbeitungsanlagen schneller, intensiver und im Ergebnis erfolgreicher durchgeführt werden. Die Beschaffung solcher Anlagen ist zunächst überwiegend eine Kostenfrage. Diese Schwierigkeiten werden in Zukunft jedoch vermutlich überwunden werden können. Soweit sich größere Verwaltungen mit der Beschaffung solcher Anlagen befassen, sollte von vornherein die Nutzung dieser Anlagen zur Durchführung von Verkehrsuntersuchungen geprüft und ihre technische Einrichtung auch darauf abgestellt werden. Diese Anlagen können die Arbeit der Straßenverkehrsplanung, der Untersuchung von Verkehrsvorgängen, der Errechnung von Signalplänen und der Schaltung von Signalanlagen wesentlich erleichtern und beschleunigen. Die wichtigste und schwierigste Aufgabe für den erfolgreichen Einsatz der Datenverarbeitungsanlagen ist die Programmierung. Diese Möglichkeiten sind bisher in Fachkreisen, soweit es die Unfalluntersuchung betrifft, nur andeutungsweise erörtert worden. Praktische Erfahrungen gibt es kaum, Entwicklungs- und Nutzungsmöglichkeiten sind erkennbar. Welche Möglichkeiten sich durch den Einsatz elektronischer Datenverarbeitungsanlagen eröffnen, zeigt Pavel auf. Allein die Tatsache, daß es mit Hilfe der Datenverarbeitungsanlagen möglich ist, einen Verkehrsablauf nachzubilden und beliebig oft zu wiederholen, läßt erkennen, welche Vorteile im Rahmen der Unfalluntersuchung der Einsatz dieses modernen technischen Hilfsmittels bieten kann. Nicht verkannt wird hierbei, daß das Errechnen der erforderlichen Programme erheblichen Arbeitsaufwand und bisher dafür wohl kaum vorhandene Spezialisten erfordert. Alle mit der Verkehrsunfalluntersuchung befaßten Kreise sollten sich aber mit den durch die elektronische

Datenverarbeitung gegebenen Möglichkeiten auseinandersetzen. Nur so werden sich in absehbarer Zeit die großen, bisher kaum für möglich gehaltenen Vorteile der Kybernetik für die Unfalluntersuchung nutzbar machen lassen. Auch diese Entwicklung deutet an, daß Unfalluntersuchung zukünftig noch weniger als bisher überwiegend Aufgabe der Polizei sein kann.

In diesem Zusammenhang sind die von Berliner Verkehrsfachleuten Ende 1966 während einer Studienreise durch die USA gesammelten Erfahrungen aufschlußreich (LEKUTAT, SAHM, SUTER, THEINER):

„Der örtlichen Unfallursachenuntersuchung wenden die amerikanischen Verkehrsingenieure ihr besonderes Augenmerk zu. Für diese Zwecke werden neben den herkömmlichen Methoden zur Erkennung von Unfallhäufigkeit (Unfallsteckkarten, Unfallstraßenkarteien bzw. Unfallblattsammlungen) bereits vielfach Verfahren zur elektronischen Verarbeitung dieser Art von Daten eingesetzt.

Als Datenquellen werden dabei fast ausschließlich die polizeilichen Verkehrsunfallberichte verwandt; nur in ganz besonderen Ausnahmefällen werden auch die Unfallberichte an den Ort besonders schwerer Unfälle hinzugerufener örtlicher Verkehrsingenieure zur Ergänzung oder Berichtigung der polizeilichen Unfallberichte verwandt. Dabei ist zu bemerken, daß der Umfang der Verkehrsunfallanzeigen amerikanischer Polizeidienststellen im allgemeinen umfangreicher und differenzierter ist als der in Deutschland übliche.

Die Art und Weise, in der amerikanische Verkehrsingenieure bereits mit Hilfe von Datenverarbeitungsanlagen örtliche Unfalluntersuchungen betreiben, soll an dem Verfahren erläutert werden, das Ende 1965 in Kalifornien durch das *Department of Public Works Division of Highways* eingeführt worden ist. Kalifornien hatte auf den 14200 Meilen seines staatlichen Highway-Netzes 115453 Verkehrsunfälle zu verzeichnen. Für die Führung der Steckkarten, der Unfallstraßenkarteien und die Fertigung der Kollisionsdiagramme für die Verkehrsunfälle in der herkömmlichen manuellen Arbeitsweise waren inzwischen hauptamtlich ca. 65 Geschäftigte, z. T. Igenieure, eingesetzt worden. Die völlige Arbeitsauslastung dieses Personals ließ befürchten, daß steigende Verkehrsunfallzahlen in der bisherigen Form nicht mehr würden bewältigt werden können. Man entschloß sich daher, einen IBM 1460 Computer zur maschinellen Verarbeitung des Datenmaterials einzusetzen. In Anpassung an die Informationsbedürfnisse im Zentralbüro und den 11 Distriktsbüros dieser Behörde wurde das Computerprogramm so angelegt, daß folgende Berichte ausgedruckt werden können:

1. ein *Monatsbericht* über alle Unfälle, geordnet nach Straßen;

2. ein *Vierteljahresbericht* über Unfallhäufungen, geordnet
a) nach Straßen,
b) nach der abnehmenden Unfallzahl,
c) nach der abnehmenden Unfallrate;

3. ein *Detailbericht*, der die Einzelheiten eines jeden Unfalles in den Grenzen eines bestimmten Distriktes enthält und der zweimal monatlich abgerufen wird.

Für die elektronische Datenverarbeitung mußte der zu untersuchende Verkehrsraum in Abschnitte gleicher Größe aufgeteilt werden. Man wählte vorerst als kleinsten Abschnitt eine Zehntelmeile (postmile) (= ca. 160 m).

Der Zweck des nach Straßen geordneten *Monatsberichtes* über alle Unfälle ist es, einen laufenden Bericht über alle Unfälle während eines Jahres fortzuschreiben, einen schnellen Überblick über alle Unfälle zwischen zwei Punkten zu geben und ferner aufzuzeigen, an welchen Stellen sich Verkehrsunfälle häufen.

Der Monatsbericht besteht aus vier Teilen:

Teil I gibt die Ortsangaben wieder, wie Distriktnummer und -name, Straßennummer, Name der Stadt, innerhalb oder außerhalb geschlossener Ortschaft, Anzahl der Fahrspuren, Straßentyp, Zehntelmeilenabschnitt.

In Teil II werden alle Unfälle in jedem Zehntelmeilenabschnitt verzeichnet, und zwar nach Gesamtzahl, Unfällen mit Todesfolge, mit Verletzten oder nur Sachschaden, Angabe, ob nur ein oder mehrere Fahrzeuge beteiligt waren und wie die Lichtverhältnisse zur Unfallzeit waren.

Teil III ist eine kumulative Fortschreibung des Teiles II innerhalb jeder Straße, beginnend an jeder Bezirksgrenze.

Teil IV gibt die Unfallhäufungen an, und zwar nach dem Schlüssel, daß die über 3 Unfälle pro Jahr hinausgehende Zahl von Unfällen in dem betreffenden Zehntelmeilenabschnitt ausgedruckt und dabei der vorherrschende Unfalltyp angegeben wird.

Der Zweck des *Vierteljahresberichtes* über Unfallhäufungen ist es, die räumliche Lage von besonderen Unfallschwerpunkten aufzuzeigen, um die Vordringlichkeit für weitere Einzeluntersuchungen und/oder für Verkehrsverbesserungsmaßnahmen festzustellen.

Der *Detailbericht* hat die Aufgabe, in einer weitgehend unverschlüsselten Form alle Informationen über die Einzelheiten aller Unfälle innerhalb eines vorgegebenen Untersuchungsabschnittes zu geben, damit danach entweder Kollisionsdiagramme gezeichnet werden können oder entschieden werden kann, daß die Fertigung von Kollisionsdiagrammen nicht erforderlich ist.

Der Bericht drückt dabei neben dem Unfallort im Zehntelmeilenabschnitt, der Unfallzeit nach Tag und Uhrzeit, die Unfallfolgen, die Wetter-, Licht- und Straßenverhältnisse aus, gibt weiter die Anzahl, Art und Verkehrsrichtung der beteiligten Fahrzeuge, den Grund für die zum Unfall führende Fahrzeugbewegung, die Mängel am Fahrzeug, die Übertretung des Fahrzeugführers und seine Mängel (z. B. Trunkenheit) an und beschreibt die Art des Anstoßes und die genauere Lage der Unfallstelle bzw. die berührten festen Objekte.

Das *Datenflußdiagramm* für das gesamte Untersuchungsprogramm enthält als Gesamtprogramm drei Arten von Grunddaten für die Eingabe:

1. das sog. Traffic Log. Es enthält die vollständige Beschreibung des gesamten californischen staatlichen Highway-Netzes, wie u. a. Ortsangaben: Straßennummern, Straßenfolgenummern, Distrikt, Kreis, Stadt, Schlüsselnummern für besondere Straßenarten, Daten für den Zehntelmeilenabschnitt; Angaben über die Straßengeometrie: Breite der Fahrbahn, Spurenzahl, Straßentyp; Daten über das Verkehrsvolumen: tägliche Verkehrsmenge im Jahresdurchschnitt, tägliche Fahrzeugmeilen zwischen jedem Punkt. Diese Angaben werden laufend auf dem neuesten Stand gehalten:

2. die Daten der Unfallberichte und

3. die Festlegung der einzelnen besonderen Untersuchungsgebiete (z. B. mehrere bestimmte Zehntelmeilenabschnitte (Postmile Limit Records).

Die Entwicklung dieses Programmes für die elektronische Bearbeitung dieser Daten hat einmalig 5500 Dollar gekostet. Die jährlichen Betriebskosten für das Gesamtprogramm belaufen sich auf etwa 27500 Dollar. Ein Kostenvergleich zwischen den bisher üblichen Arbeitsverfahren und der elektronischen Verarbeitung der Daten hat ergeben, daß pro Jahr mit einer Nettoeinsparung von annähernd 30000 Dollar gerechnet werden kann."

Die Untersuchung der Verkehrsunfälle durch die Polizei zeigt andererseits regelmäßig auf, daß die meisten Unfälle durch besseres Verkehrsverhalten der Menschen vermieden werden können. Die Erfolge der polizeilichen Untersuchung dürfen nicht zu dem Trugschluß führen, daß vor allem durch technische Hilfsmittel, bessere Straßen und moderne Verkehrsregelungsformen u. ä. die Verkehrssicherungsfragen gelöst werden können: „Die meisten Verkehrsunfälle werden nicht auf schlechten Straßen mit betriebsunsicheren Kraftfahrzeugen von fahruntüchtigen Personen verursacht, sondern sie werden auf sicheren Straßen mit sicheren Kraftfahrzeugen von gesunden, fahrtüchtigen Menschen angerichtet" (JAKOBI). Diese Auffassung wird durch die Ergebnisse der polizeilichen Unfalluntersuchung bestätigt, wenngleich einschränkend darauf hingewiesen werden muß, daß die mittelbaren Versagensgründe nur unvollständig erfaßt werden.

Die Sicherungsmaßnahmen, die durch die polizeiliche Verkehrsunfalluntersuchung gefunden und erfolgreich durchgeführt werden können, sind, gemessen an den Möglichkeiten, die die Verkehrsteilnehmer im Rahmen der Unfallverhütung selbst haben, nicht überzubewerten. Größere Verkehrsdisziplin, Vorsicht und Rücksichtnahme als Ausdruck echter Verkehrsgemeinschaft aller Bürger sind die elementare Grundlage der Sicherung des Verkehrs auf unseren Straßen. Gerade als Abschluß einer Betrachtung, die sich überwiegend mit der technischen Seite der Unfallverhütung befaßt, erscheint ein nachdrücklicher Hinweis auf die Rangordnung der Lösungsmöglichkeiten unerläßlich. Der anerkannte Wert der polizeilichen Untersuchung der Verkehrsunfälle wird deshalb nicht gemindert oder in Frage gestellt, wenn man die durch vorbildliche Verkehrsdisziplin erreichbaren Erfolge höher einstuft. Nur das Ausschöpfen aller Möglichkeiten — und die polizeiliche Unfalluntersuchung ist sicher nicht die unbedeutendste — sichert optimale Ergebnisse in der Unfallverhütung.

Literatur

Baumann, A.: Ursachenforschung bei Verkehrsunfällen. Erkenntnisse und Ergebnisse der örtlichen Unfalluntersuchungen in München. — München und seine Polizei. — Sonderausgabe II/1964, Polizei Technik Verkehr, Wiesbaden, S. 50.

Berkenkopf, P.: Der Verkehr — heute und morgen. In: Straßenverkehr — Problem ohne Ausweg? Stuttgart: Kröner 1961.

Der Bundesminister für Verkehr, Bonn: Richtlinien für die örtliche Untersuchung der Straßenverkehrsunfälle. Veröffentlicht im Verkehrsblatt **1957**, 231 — StV 1 — 15 St/57.

Der Bundesminister für Verkehr, Bonn: Richtlinien für die örtliche Untersuchung der Straßenverkehrsunfälle. Veröffentlicht im Verkehrsblatt **1957**, 231 — StV 1 — 15 St/57.

Huhn, M., u. K. Onischke: Reiseberichte 1960 — Straßenbau, Verkehrstechnik und Verkehrssicherheit — Erfahrungen mit örtlichen Unfalluntersuchungen. Verband der Haftpflicht-, Unfall- und Kraftverkehrsversicherer e.V. HUK — Der Berater für Schadenverhütung, Köln 1962.

Jacobi, E.: Die wichtigsten Ursachen der Verkehrsunfälle. Erkenntnisse der Unfallursachenforschung. Internationale Verkehrsausstellung, München 1965. Sonderausgabe III, Polizei Technik Verkehr.

Kleine: Die Straßenverkehrsunfälle im Jahre 1964 in den Ländern und in der Bundesrepublik. Polizei Technik Verkehr, Juni **1965**, 197.

Lekutat-Sahm-Suter-Theiner: USA-Studienreise 1966. TE-Projekt RKW-Berlin 185.

Meyer-Jacobi-Stiefel: Voraussetzungen für erfolgreiche Unfallverhütung. In: Typische Unfallursachen im deutschen Straßenverkehr, Bd. III, S. 20. München: R. Oldenbourg 1961.

Pavel: Datenverarbeitungsanlagen in der Straßenverkehrstechnik. Internationale Verkehrsausstellung, München 1965. Sonderausgabe III, Polizei Technik Verkehr.

Pfunt, K.: Vereinfachung der polizeilichen Unfallbearbeitung und ihre Auswirkung auf örtliche Unfalluntersuchungen. Polizei Technik Verkehr **1963**, 168.

Statistisches Bundesamt Wiesbaden: Fachserie H Verkehr — Reihe 6 — Straßenverkehrsunfälle, Dezember 1964. Stuttgart u. Mainz: Kohlhammer 1964.

Trüstedt, H.: Untersuchung der Straßenverkehrsunfälle im 1. Halbjahr 1964. Ausgeführt im Auftrag des Kuratoriums „Wir und die Straße“ e.V.

Unfallaufklärung aus technischer Sicht

St. Dietl, Hirschhorn a. Neckar

I. Einleitung

Der in den letzten Jahren zunehmende Massenverkehr hat neue Gesichtspunkte ergeben und in der Praxis gezeigt, daß es notwendig ist, weite Kreise, die sich in der Praxis mit Verkehrsunfällen befassen, voll einzusetzen. Nur so kann eine echte, praktische Rekonstruktion des Verkehrsunfalles ermöglicht werden. Zu einer Aufklärung bei einem schweren Verkehrsunfall erscheint es notwendig, rasch die Kräfte einzusetzen, die in irgendeiner Weise zur Rekonstruktion eines Unfalles beitragen können. Es ist oft eine schwierige Aufgabe, sofort zu erkennen, was an einer Unfallstelle abgesichert werden muß und wer heranzuziehen ist, um eine sichere Rekonstruktion zu erreichen. Dies erfordert Sachverständige aus allen Fachrichtungen, Juristen, Polizeibeamte, besonders, wenn es sich um schwere Verkehrsunfälle handelt.

Der zur Verfügung stehende Raum reicht nicht aus, um alle Einzelheiten zu erfassen, die mit der technischen Unfallaufklärung in Verbindung stehen.

Die zunehmende Verkehrsdichte, das zur Verfügung stehende Straßennetz hat das Unfallrisiko in einem Maße zum Ansteigen gebracht, daß es notwendig erscheint, vom technischen Gesichtspunkt her, darauf einzugehen, die Unfälle zur Aufklärung zu bringen. Gleichzeitig ist es eine zwingende Notwendigkeit geworden, daß eine enge Zusammenarbeit zwischen allen Kreisen, die mit Verkehrsunfällen befaßt sind, vorhanden ist.

Von ebenso großem Wert ist die *Zusammenarbeit der Sachverständigen in Arbeitsgruppen*. Nur so lassen sich oft wertvolle Schlüsse und Erkenntnisse tätigen, die dem einzelnen technischen Sachverständigen trotz großer Praxis nicht immer zugänglich sind.

Das zu bearbeitende Gebiet des Verkehrssachverständigen ist so umfangreich und weitläufig, daß trotz der vorhandenen Praxis eine ständige Weiterschulung notwendig ist. Es muß zu Beginn darauf hingewiesen werden, daß die Tätigkeit des Verkehrsingenieurs auf das rein technische Gebiet beschränkt werden muß.

II. Aufgaben des technischen Sachverständigen

Der Verkehrssachverständige hat ein sehr verantwortungsvolles Aufgabengebiet, wenn er von den Gerichten oder von Staatsanwaltschaften zugezogen wird, um soweit es möglich ist, eine Aufklärung herbeizuführen oder in Gemeinsamkeit mit anderen Sachverständigen die Unfallaufklärung näher zu bringen. Der Sachverständige ist deshalb von besonderer Bedeutung, da er als Helfer dem Gericht und damit der Allgemeinheit dient. Es ist daher verständlich, wenn früher und auch heute noch die Stellung des Sachverständigen oft Gegenstand von Auseinandersetzungen ist. Dies trifft besonders dann zu, wenn sich Gutachten von verschiedenen Sachverständigen nicht voll ergänzen, sondern wie es vorkommt, auseinandergehen. Dies ist besonders der Fall, wenn Unterschiedlichkeiten von Gutachtern in der Öffentlichkeit eine Diskussion auslösen.

Es ist durchaus in der Praxis möglich, daß in schwierigen Fällen verschiedene Meinungen auftreten können.

Um verständlich zu erscheinen, ist es notwendig, auf die verschiedenen Gebiete hinzuweisen, die der technische Sachverständige allgemein zu bearbeiten hat. Die verschiedenen Arbeitstagungen wissenschaftlicher Gesellschaften, und die im eigenen Kreis geben gute Anhaltspunkte für die Beurteilung der Materie. Eine ständige Weiterbildung ist unerläßlich (Engels, Nelsen).

Es kommt hier im wesentlichen darauf an, alle übrigen Fachgebiete soweit auszuklammern und zum Thema Unfallaufklärung aus technischer Sicht zu kommen. Aus diesen Gründen wurde die Zusammenarbeit aller Fachkreise besonders betont.

Der Verkehrsunfall-Sachverständige hat meist schwierige Probleme zu bewältigen, denn er wird in der Regel nur bei schweren Unfällen beigezogen. Die Gerichte sind ohnedies mit Verkehrsrichtern und Verkehrsstaatsanwälten besetzt.

Es gibt Unfälle, die sich einfach aufklären lassen, da die Aufschlüsselung bereits durch Polizeibeamte erfolgen konnte, ohne daß Zweifel aufkamen. Es kommt jedoch auch vor, daß ein Verkehrsunfall nachträglich nicht mehr sicher aufgeklärt werden kann, da eine Rekonstruktion nicht mehr möglich ist. In der Praxis kommen Fälle vor, bei denen der aufnehmende und herbeigerufene Polizeibeamte nichts mehr vorfindet. Es sind weder Spuren vorhanden, noch Glassplitter, noch zeichneten sich irgend welche sonstige Spuren auf der Fahrbahn ab.

Der unfallverursachende Fahrer hat sich mit seinem Fahrzeug entfernt, so daß auch der Endstand des oder der Fahrzeuge nicht mehr erkennbar ist. In solchen Fällen kann auch der Sachverständige nicht mehr tätig werden. Selbst bei Fahrerflucht, auch wenn nachträglich der Geflüchtete mit seinem Fahrzeug noch festgestellt wird, kann möglicherweise eine Rekonstruktion, wie sie notwendig gewesen wäre, nicht mehr erfolgen. Infolgedessen scheidet die Tätigkeit des technischen Sachverständigen in diesen Fällen ebenfalls aus.

Es kommt darauf an, wann und in welcher Art der Sachverständige tätig wird, bzw. wann er eingeschaltet wird. In schweren Fällen, wenn die Staatsanwaltschaft entscheidet, *gleich an die Unfallstelle* zu kommen, kann in Gemeinsamkeit mit den aufnehmenden Polizeibeamten und möglicherweise mit dem Gerichtsarzt eine Feststellung getroffen werden, die sich aus Verletzungen von Personen sowie aus den Verformungen an den Fahrzeugen erkennen lassen. Möglichkeiten der Ergänzungen sind bei tödlichen Unfällen auch durch Anwesenheit bei der Leichenöffnung durchaus gegeben, wie die Praxis gezeigt hat.

Oftmals wird der technische Sachverständige nur zum Zwecke der *Überprüfung von Fahrzeugen und Art der Verformungen* hinzugezogen. Hier ist es notwendig, die einzelnen Verformungen, Farbspuren und Strukturen der Schleif- oder Kratzspuren richtungsmäßig festzuhalten und entsprechende Lichtbilder anzufertigen. Besonders wird der technische Sachverständige dann nötig, wenn vom Fahrer technische Mängel an seinem Kfz geltend gemacht werden.

Oftmals wird der Sachverständige, sei es von den Gerichten oder Staatsanwaltschaften beigezogen, wenn der Unfall weiter zurückliegt, und dieser lediglich nach den Akten, die mit übersandt werden, begutachtet werden muß. Es muß hier nochmals darauf hingewiesen werden, daß es in solchen Fällen durchaus möglich ist, über einen Verkehrsunfall verschiedener Meinung zu sein, besonders dann, wenn nicht stichhaltige Unterlagen vorliegen. Derartige Unterschiedlichkeiten treten vor allem dann auf, wenn eine Meinung über Entfernungen, Wege oder Zeiten von Zeugen völlig widersprechend aufgezeigt werden, oder wenn Lichtbilder mit der Verkehrsunfallskizze nicht übereinstimmen. Es ist bekannt, daß

Lichtbilder, besonders wenn diese aus verschiedenen Stellungen aufgenommen werden, zu Täuschungen und Verzerrungen Anlaß geben. Es muß daher grundsätzlich davon ausgegangen werden, daß schriftliche Gutachten oftmals einer mündlichen Ergänzung bedürfen, wenn es zu einer Gerichtsverhandlung kommt und sich andere Erkenntnisse ergeben. Oftmals sind Befragungen von Beteiligten notwendig, um eine Aufklärung zu erreichen. Bei der technischen Unfallaufklärung bedarf es besonderer und umfassender Kenntnisse auf den verschiedenen Sachgebieten.

Einen breiten Raum bei der Unfallaufklärung nimmt vor allem das *Spurenbild* ein. Wie bereits angedeutet wurde, liegen die Aussagen der Beteiligten und Zeugen bezüglich der Fahrgeschwindigkeit meistens weitgehend auseinander. Schätzt ein Zeuge eine Geschwindigkeit eines entgegenkommenden Fahrzeuges, so entstehen oftmals bei Tage schon erhebliche Differenzen. Bei Dunkelheit läßt sich ohnedies eine genaue Schätzung kaum unterbringen.

Andererseits ist es notwendig zu wissen, auf welche Entfernung der Zeuge schätzen konnte und ob er das geschätzte Fahrzeug nur einen kurzen Weg oder über eine längere Wegstrecke fahren sah. Es ist nachweisbar, daß z. B. Fahrzeuge, die im zweiten Gang gefahren werden, durch die Geräuschbildung eine höhere Fahrgeschwindigkeit vortäuschen, als dies mit dem großen Gang möglich ist. Geschwindigkeiten lassen sich nur dann sicher bestimmen, wenn Spurenbilder vorhanden waren, einwandfrei aufgenommen und wiedergegeben wurden. Findet der Verkehrssachverständige an der Unfallstelle ausgekreidete Spuren vor, d. h. gekennzeichnete Spuren durch Kreide, die von den aufnehmenden Polizeibeamten ausgekreidet wurden, dann kann, wenn dies richtig neben der Spur erfolgt ist, ein einwandfreies Spurenbild ausgewertet werden. Hin und wieder begegnet man der Meinung, daß die Spur überkreidet werden muß, um sie fotografisch besser festhalten zu können. Dies ist eine völlig irrige Meinung, da der Verkehrssachverständige darauf angewiesen ist, das Spurenbild selbst genau zu überprüfen, um daraus feststellen zu können, um welche Spurenart es sich handelt. Erst dann können Schlüsse auf die Geschwindigkeit gezogen werden (Müller, Zoeppritz).

Es besteht nicht immer volle Übereinstimmung, um welche Spuren es sich im einzelnen gehandelt hat. Es kommt hier auf die Bremsung an, die der Fahrer eingeleitet hat. Oftmals wird abgebremst, ohne daß sich eine Spur abzeichnet.

So ergeben sich verschiedenartige Spurenbilder, aus denen der Fachmann entsprechende Schlüsse ziehen muß. Grundsätzlich muß davon ausgegangen werden, daß die Struktur einer Spur von sehr vielen Umständen abhängt, sei es von dem Zustand der Straßenoberfläche oder von der Eigenart des Reifens, der ebenfalls sehr verschieden sein kann. Hauptsächlich unterscheiden sich zwei Spurenbilder und zwar Bremsspuren, die je nach Stärke und Art der Spur bis zur Verzerrung reichen und Fahrspuren, wenn das Reifenprofil gut sichtbar bleibt. In der Regel entstehen diese am unbefestigten Seitenstreifen, auf weicher Straßendecke oder durch Abkommen des Fahrzeuges von der befestigten Fahrbahn. Nimmt die Reibkraft zwischen Reifen und Fahrbahndecke erheblich zu, so entsteht meistens ein verzerrtes Spurenbild.

Wird von dem Fahrer das Kraftfahrzeug so stark abgebremst, daß die Räder festgebremst werden, dann geht dieses Spurenbild in eine Blockier- oder Gleitspur über.

Beim Erfassen der Spuren, besonders bei den Übergängen zu den einzelnen Spurenarten, entstehen für die Sachbearbeiter oftmals erhebliche Schwierigkeiten. Das Erkennen der Spurenbilder ist nur dann möglich und die Auswertung gesichert, wenn diese Spuren deutlich und genau aufgenommen worden sind.

Einmal zeigte sich bei sofortiger Überprüfung der Unfallstelle bei starkem Regen, daß der Fahrzeuglenker zunächst die Linkskurve schnitt und dann das Fahrzeug überlenkte. Dabei brach der Pkw aus der Spur aus, überschlug sich und die Beifahrerin wurde dabei herausgeschleudert und getötet. Die Lichtbilder wurden etwa 2 min nach dem Unfallereignis bei strömendem Regen aufgenommen. Das Spurenbild war deutlich erkennbar und hat sich auf den Lichtbildern, ohne Auskreidung, einwandfrei abgezeichnet. Bis zum Eintreffen der Polizeibeamten nach 17 min, die einen weiten Anmarschweg hatten, war das Spurenbild bereits völlig verschwunden. Das Spurenbild war auch am nächsten Tage nicht mehr zu erkennen. Aus diesem Beispiel läßt sich ersehen, daß die *Art der Fahrbahndecke* eine erhebliche Rolle spielt.

Es muß beachtet werden, ob es sich um eine rauhe, griffige Betondecke, Kopfsteinpflaster, Teermakadam oder um einen sonstigen Straßenbelag handelt. Auch das Quergefälle einer Straße kann eine beachtliche Rolle spielen. Es ist darauf hinzuweisen, daß die Unterschiedlichkeit der Straßendecke ganz erheblich sein kann, wenn feuchte, nasse, vereiste oder trockene Straßenoberflächen zugrunde gelegt werden müssen. Ist die Straße z. B. uneben, zeichnen sich Schlaglöcher oder Spurrinnen ab, so wird die Fahrt auf solcher Straßenoberfläche genauso beeinflußt, wie es z. B. bei Überflutungen von Straßendecken bei starkem Regen der Fall ist. Derartige Umstände der Straßenoberfläche beeinflussen die Fahrstabilität des Fahrzeuges, besonders beim Bremsen und damit auch das Spurenbild. Außer den aufgezeigten Spuren gibt es noch eine Reihe weiterer Spuren, die je nach Art und Örtlichkeit verschieden sind. Ist ein Fahrzeug von der befestigten Fahrbahn abgekommen und in das Gelände eingedrungen, zeichnen sich *Wühlspuren* ab (weiches Erdreich). Bei Zusammenstößen von Fahrzeugen auf der befestigten Fahrbahn ergeben sich verschiedene Arten von Radierspuren, die je nach der Struktur anzeigen, ob sich das Fahrzeug im Endstand noch gedreht hat, dabei zurückgestoßen ist und noch bodenzeichnend wurde.

Diese Besonderheiten sind aber nicht nur von der Fahrbahndecke allein abhängig, sondern auch von einer Reihe weiterer Umstände, die ebenfalls mit in Betracht gezogen werden müssen. Es ist selbstverständlich, daß die Profilhaltigkeit der Reifen einen besonderen Beitrag leisten, wenn sich eine Spur unterschiedlich abzeichnet.

Dies trifft besonders für die Bodenhaftung zu, ferner bei unterschiedlichem Luftdruck. Es spielt noch eine Rolle, welche Bremsenart, Trommel- oder Scheibenbremsen oder sonstige Bremsen zu unterstellen sind. Es gibt keinen Zweifel, daß die sorgfältige Aufnahme der Spuren, die Beschreibung, das Aussehen oder auch die Lichtbilder die beste Auswertungsmöglichkeit bietet. Selbstverständlich gibt es noch eine Reihe von weiteren Spurarten. So sind oftmals Schleuder-, Schleif- und Streifspuren erkennbar und genau festzustellen. Ist die Zerstörung an Fahrzeugen so erheblich gewesen, daß Metallteile mit der Straßendecke in Berührung kamen, wie es sehr häufig der Fall ist, so werden gerade den erkennbaren Kratzspuren besondere Bedeutung beigemessen, da diese erkennen lassen, daß sich die Unfallstelle in diesem Bereich befindet.

Um eine sichtbar vorgefundene *Bremsspur* auszuwerten, ist es notwendig, davon auszugehen, daß die vorgefundene Bremsspur nicht mit dem Bremsweg gleichgesetzt werden darf. Eine Bremsspur zeichnet sich erst dann ab, wenn die Bremswirkung eine gewisse Stärke erreicht hat. Es ist von Bedeutung, daß man jene Strecke als Bremsweg übernimmt, die das Fahrzeug von Beginn der Bremsbetätigung an bis zum Anhalten zurückgelegt hat. Folglich dürfen Bremsspur und Bremsweg nicht gleichgesetzt werden. Vor allem muß bei der Auswertung von Spurenbildern sehr vorsichtig zuwege gegangen werden, besonders dann, wenn das Unfallfahrzeug nicht mehr zur Verfügung steht und bremstechnisch nicht mehr gemessen werden kann. Daß von der Bremsspur der Achsstand des

Fahrzeuges in Abzug zu bringen ist, versteht sich von selbst, wenn von einer Vierradbremse ausgegangen wird.

Im übrigen ist es durchaus möglich, daß Spurenbilder Unregelmäßigkeiten aufweisen (Unebenheiten wie auch gewölbte Fahrbahn). Auch die ungleiche Länge einer Bremsspur besagt nicht, daß die Bremse in ihrer Eigenschaft nicht voll funktionsfähig gewesen ist oder ungleich eingestellt war. Zu berücksichtigen ist ferner, daß durch die Fliehkräfte Unregelmäßigkeit in der Aufzeichnung der Reifenprofile vorkommen, insbesondere, wenn es sich um Kurven handelt (MÜLLER, BODE).

Bei der Unfallaufklärung ist es wichtig, festzustellen, wie gebremst wurde, ob dosiert und mit großer Geschicklichkeit, oder ob die Bremse voll durchgetreten und eine rücksichtslose Notbremsung eingeleitet wurde.

Bei der Auswertung von Bremsspuren ist es daher erforderlich, mit Vorsicht und Gewissenhaftigkeit die ganze Erfahrung einzusetzen, um die Fahrgeschwindigkeit zu bestimmen. An dieser Stelle wird nochmals darauf hingewiesen, daß die Bremsspur nicht mit dem Bremsweg gleichzusetzen ist. Weiterhin ist von Bedeutung, daß die mittlere Verzögerung nicht mit der Höchstverzögerung verwechselt werden darf.

Zur Auswertung gesellen sich noch weitere Gesichtspunkte, die bisher noch nicht erwähnt worden sind. Es ist bekannt, daß selbst in Expertenkreisen etwas unterschiedliche Auffassungen vorhanden sind, Spurenbilder auszuwerten (4. Arbeitstagung GUVU). Die Gründe liegen zum Teil darin, daß die reifenherstellenden Firmen festgestellt haben, daß der Luftdruck in den Reifen, die Temperatur derselben, sowie die Gummimischung, die verwendet wird, eine wesentliche Veränderung des Spurenbildes herbeiführen kann. Versuche haben ergeben, daß Bremsungen bis zu 80% durchgeführt wurden, bei denen sich keine Spuren mehr abzeichneten, wenn vorher gekonnt und sorgfältig abgebremst wurde. Damit kann ein technischer Vorwurf möglicherweise entfallen, ein Fahrer sei reaktionslos in den Unfallraum eingefahren (PETERS, KREMPEL).

An dieser Stelle muß auch auf die *Verschiedenartigkeit der Bereifungen* hingewiesen werden, die mit eine Rolle spielen. Versuche haben ergeben, daß die Verschiedenartigkeit der Bereifung verschiedene Spurenbilder erzeugt hat. So ist es z. B. ein Unterschied, ob ein Normal- oder ein Gürtelreifen aufgesetzt ist. Weitere Unterteilungen bezüglich der Spurenbilder ergeben sich bei Reifen mit asymmetrischem Profil und bei solchen mit asymmetrischem Profil als Eisreifen. Die reifenherstellenden Firmen sind zu dem gleichen Ergebnis gelangt, daß Bremsspuren als Beweismittel manchmal fraglich bleiben, wenn nicht alle Begleitumstände voll berücksichtigt werden können. Gerade aus diesem Grunde ist es erforderlich, daß auf alle Einzelheiten eingegangen wird, die für die Auswertearbeit Bedeutung haben können.

Es läßt sich ein einheitlicher Nenner für die Spurenbearbeitung nicht finden, weil die Einzelheiten so verschieden sind, daß sie gar nicht alle aufgezeigt werden können.

Es ist z. B. bekannt, daß Spikesreifen bei trockener Straße eine verminderte Bremsleistung zur Folge haben. Auch hier läßt sich aber kein einheitlicher Nenner finden, weil die Eisreifen ebenfalls wieder verschiedene Typen aufweisen, wie M+S, bzw. M+S-Eisreifen bis 10 Zoll, M+S, bzw. M+S-Eisreifen bis 12 Zoll und M+S, bzw. M+S-Eisreifen bis 13 Zoll, die Geschwindigkeiten von höchstens 100, 115—130 km/h zulassen. Sind die Spikes 1-, 2- oder 4reihig, so ergeben sich daraus die Konsequenzen für die Höchstgeschwindigkeit sowie für die Bremsmöglichkeit. Es würde zu weit führen, alle Einzelheiten gesondert aufzuzeigen.

Es genügt der Hinweis, daß bei Unfallaufnahmen in der Aufklärung auch solche Umstände Berücksichtigung finden müssen.

In der Unfallpraxis ergeben sich oftmals ganz eigenartige Umstände, z. B. wenn vom Fahrer ein „Reifenplatzer-“ oder „Knaller“ vor dem Unfallaufstoß geltend gemacht wird. In solchen Fällen ist es stets notwendig, Felge, Schlauch und Decke mikroskopisch genau zu untersuchen oder untersuchen zu lassen. Darüber hinaus ist die Felge, insbesondere das Felgenhorn zu überprüfen, ob es vor dem Unfall Bodenberührung hatte (Kratzspur) oder ob es eine Unfallfolge gewesen ist, daß der Reifen zerstört wurde (Fremdkörper!). Verschiedentlich haben Fahrzeugbesitzer, um besonders sicher zu gehen, Schläuche in schlauchlose Reifen montiert. Sie waren der irrigen Meinung, daß durch zusätzliches Anbringen eines Schlauches der Sicherheitsfaktor beim Fahren mit schlauchlosen Reifen erhöht werden kann. Solche Fahrer, die sich diesem Irrtum hingeben, wissen kaum, in welche Gefahr sie sich und die Insassen des Wagens bringen. Bekanntlich hat der schlauchlose Reifen auf der Innenseite eine luftundurchlässige Gummischicht, die die Felge mit dem schlauchlosen Reifen abdichtet. Die Meinung, daß die abdichtende Gummischicht durch den zusätzlichen Schlauch noch erhöht wird, ist deshalb falsch, weil während des Fahrbetriebes eine Eigenreibung und damit eine wesentliche thermische Veränderung entsteht.

Durch das Einlegen des Schlauches in einen schlauchlosen Reifen besteht die Möglichkeit, daß Luft zwischen dem Schlauch und dem Reifeninneren eingeschlossen wird. Dies trifft besonders dann zu, wenn der Schlauch schnell aufgepumpt wird und die eingeschlossene Luft nicht mehr durch die am Gummiventil angebrachten Schlitze entweichen kann. Ist schließlich der Schlauch völlig aufgepumpt, ergibt sich eine völlige Abdichtung zwischen dem Inneren des Reifens und dem Schlauch bzw. der eingeschlossenen Luft. Während der Fahrt, also wenn der Reifen abrollt und durchwalkt wird, entsteht eine ständig sehr schnelle und wellenartige Bewegung. Dadurch wird zusätzlich Wärme entwickelt, der Schlauch wird dabei übermäßig beansprucht und bricht nicht selten auf. Platzt der Schlauch auf, so ist es durchaus möglich, daß durch den sehr heftigen Druck, der dabei entsteht, die Karkasse ebenfalls durchplatzt. Der Fahrer verliert dann die Kontrolle über sein Fahrzeug und hat keine Zeit mehr, einen Unfall abzuwenden. Wie aus diesem Beispiel ersichtlich ist, haben derartige Maßnahmen (überhöhte Fahrsicherheit durch Einlegen eines Schlauches) nicht den Zweck erfüllt (Huber).

Nach den praktischen Erfahrungen muß *der Verkehrssachverständige auch ein guter Fotograf* sein. Er muß das Unfallgeschehen im Lichtbild, wenn möglich noch vergrößert, wirklichkeitsnahe wiedergeben. Dies ist oftmals nur aus einem bestimmten Blickwinkel möglich und zwar nicht nur für Unfallstellen oder „vermutliche“ Unfallstellen, sondern auch bei der Spurensuche, bei der die Lichteinwirkung oft nur aus kurzer Entfernung ein ähnliches Bild, wie in Wirklichkeit ergibt. In Fachkreisen ist es bekannt, daß man mit dem Fotoapparat Lichtbilder an einer Unfallstelle anfertigen kann, die das technische Ergebnis auf den Kopf stellen.

Es ist möglich, trügerische Lichtbild-Aufnahmen zu machen, die genau das Gegenteil beweisen sollen, was der Gutachter persönlich und praktisch aufgenommen hat. Auch hier gilt der gleiche Grundsatz, daß angefertigte Lichtbilder nicht immer ein sicheres, einwandfreies Beweismittel sind. Auch die Auswertung von Lichtbildern muß mit der gleichen Sorgfalt durchgeführt werden, wie es bei der Spurenauswertung der Fall ist.

Es wird einen erfahrenen Berufsfotografen nicht kränken, wenn davon gesprochen wird, daß der Sachverständige bei der Unfallaufnahme andere Momente als der Berufsfotograf berücksichtigen muß. Es wird immer wieder die praktische Erfahrung gemacht, daß allein die Beleuchtung genügt, um eine fast für das Auge unsichtbare Unebenheit durch einen Beleuchtungseffekt entweder gänzlich verschwinden zu lassen, oder so stark hervorzuheben, daß praktisch fast das Gegenteil bewiesen wird. Es kann also sein, daß bei der Auswertung von Lichtbildern der Eindruck entsteht, daß der Sachverständige diese Straßenunebenheit übersehen hat. Aus den genannten Gründen ist es stets notwendig, aus verschiedenen Perspektiven (auch seitlich) Aufnahmen anzufertigen und es ist bedauerlich, wenn hierfür bei der Unfallaufnahme nur wenige Mittel zur Verfügung gestellt werden, um solche Täuschungen auszuschließen. Dazu gehört vor allem eine Beleuchtung, die einwandfrei ist. Falls notwendig sollte sogar bei seitlichen Aufnahmen auch bei Tage Blitzlicht verwendet werden. Hierzu gehören nicht nur der Wechsel von Objektiven, sondern auch verschiedene Fotoapparate und schließlich die zweiäugige Kamera, die sich im Ausland längst auf breiterer Basis als in Deutschland eingeführt hat und Verwendung findet (SACHER).

Die Verwendung von Teleobjektiven ist deshalb genau so von Bedeutung, um sich das Objekt näher heranzuholen bzw. ist ein Weitwinkelobjektiv empfehlenswert. Es ist daher falsch, in einem Gerichtstermin den aufnehmenden Polizeibeamten einen Vorwurf zu machen, daß die angefertigten Lichtbilder mit der Verkehrsunfallskizze nicht übereinstimmen, da Verzerrungen aufgetreten sind, die nicht ohne Weiteres mit einfachen Fotogeräten vermieden werden können.

Die Frage, ob einem Schwarzweißnegativ oder einem Farbdiapositiv der Vorzug gegeben werden soll, ist dahingehend zu beantworten, daß dem Farbdiapositiv der Vorzug zu geben ist.

Bei der Unfallaufnahme ist von Bedeutung, daß Kontaktspuren oder Lackspuren festgehalten werden müssen, um den Unfallablauf festzulegen. Oftmals werden die Fahrzeuge nach schweren Zerstörungen verschrottet, so daß die aufgenommenen Spuren an der Unfallstelle als Beweismittel dienen müssen. (Nachtaufnahmen, Blitzgeräte und Stereoaufnahmen sind dabei nicht vergessen worden).

Einen weiteren Raum bei der Unfallaufklärung nimmt die *Bewegungsenergie* ein. Oftmals stehen nach einem Unfall nur beschädigte Fahrzeuge für die Auswertung zur Verfügung, insbesondere, wenn sich Spurenbilder kaum, nur teilweise oder überhaupt nicht abgezeichnet haben. In solchen Fällen muß dann aufgeteilt werden und zwar zunächst die Geschwindigkeits-Vernichtung durch den normalen Bremsablauf und anschließend die Verformung durch den Aufstoß an den Fahrzeugen (LICHTBLAU, SLABAR).

Gerät das verunfallte Fahrzeug auf ein Hindernis, auf ein anderes Fahrzeug, gegen eine Mauer, gegen ein Haus oder einen Baum, so ist das festzustellen. Durch diesen Umstand wird die noch vorhandene lebendige Energie völlig aufgebraucht und es entsteht die sichtbare Deformation des Fahrzeuges, die ebenfalls auszuwerten ist. Hieraus werden Weg-Zeitdiagramme erstellt, die die Möglichkeit geben, den Unfallablauf auf diese Weise zu rekonstruieren.

Noch schwieriger wird die Rekonstruktion, wenn zwei Fahrzeuge ohne Spur zusammenstoßen, sei es frontal, seitlich oder eines davon in Schleuderbewegung, wie es in der Praxis häufig vorkommt. Meistens sind die Zerstörungen an den Fahrzeugen so erheblich, daß Meßversuche in Fahrt nicht mehr vorgenommen werden können. Auf diese Weise wirkt die Masse und die Geschwindigkeit des einen Fahrzeuges auf das andere so entscheidend ein, daß sich damit verständlicherweise auch die Bewegungsgröße ändert. Da die Bewegungsgrößen bestimmte Richtungen und Größen besitzen, müssen diese notfalls zeichnerisch geometrisch maßstäblich zusammengesetzt werden. Räumlich kann auf diese wissenschaftliche Unfallaufklärung nicht näher eingegangen werden, da diese sehr umfangreich ist.

(Vgl. „Der Zusammenstoß“ von Dr. Ing. habil. H. Lossagk, Ratingen, in BTÜ, 3. Jahrgang 1958, Nr. 10, S. 256ff.) Sind, wie bereits ausgeführt, oftmals keine Spuren vorhanden und ist sonst nichts auf der Fahrbahn erkennbar, dann muß zur Aufklärung nicht selten ein sehr hoher rechnerischer Aufwand getätigt werden. Durch unzureichende Spurensicherung am Unfallort müssen dann Annahmen getroffen werden, die von dem Sachverständigen ein reiches Maß an Erfahrung verlangen. Es müssen dann Berechnungen und Abschätzungen vorgenommen werden, die eine Begrenzung des Unfallgeschehens nach oben und unten möglich machen. Dies muß in Gutachten deutlich zum Ausdruck gebracht werden.

Auf alle Fälle muß versucht werden, den *Unfallablauf aus der Gesamtheit der Unfallsituation* zu entnehmen, da Fahrzeugspuren, die durch einen Unfall hervorgerufen wurden, allein nicht ausreichen, um eine richtiggehende Rekonstruktion durchzuführen. Es ist wohl erforderlich, den Beschädigungen am Fahrzeug Bedeutung beizumessen und Einzelheiten und Art der Beschädigung besonders genau zu überprüfen. Sehr häufig läßt sich bei genauer Auswertung der Verformungen am Fahrzeug die Stoßrichtung feststellen. Auch die Richtung und die Lage von Kratzern im Lack geben oftmals genaue Hinweise für die Art des Auftreffens. Dies gilt auch für die Verformung der Blechstärke in der Tiefe und ob diese muldenförmig ist oder scharfe Kanten aufweist. Dabei ist Rücksicht zu nehmen auf die Blechstärke, sowie auf die darunter liegenden Teile, soweit es sich um Kanten oder Doppelwandungen handelt. Um Irrtümer zu vermeiden, ist grundsätzlich auch darauf zu achten, ob es sich um primäre oder sekundäre Deformationen handelt, denn es besteht die Möglichkeit, daß oftmals sekundäre Deformationen wesentlich größer sein können als umgekehrt. Von weiterer Bedeutung ist, ob es sich möglicherweise um ein Streifen von Fahrzeugen handelt und selbst wenn kein eindeutiges Ergebnis getroffen werden kann, ist es noch meistens möglich, durch grafische Darstellungen den Bereich der Annahmen so weit abzugrenzen, daß dadurch Berechnungen zu einem ziemlich genauen Resultat führen können, selbst wenn alle sonstigen praktischen Möglichkeiten erschöpft worden sind.

In diesem Zusammenhang ist von weiterem Interesse, daß verschiedene Kraftfahrzeug-Herstellerfirmen von sich aus kostspielige Versuche durch gewollt herbeigeführte Zusammenstöße durchgeführt haben, die ebenfalls einen wichtigen Beitrag zur Unfallaufklärung abgeben. Diese Versuche wurden auch getätigt, um die Sicherheit im Inneren der Kraftfahrzeuge prüfen und dadurch erhöhen zu können.

Einen weiten Raum nehmen *Schwerstfahrzeuge* bei den Verkehrsunfällen ein. Darunter sind zu verstehen, Omnibusse, Sattelzüge, Lastzüge, sowie Lkw aller Arten und Typen. Omnibusse werden fast ausnahmslos durch qualifizierte Kraftfahrer mit Sonderprüfung gefahren. Es läßt sich jedoch nicht vermeiden, daß auch diese in schwere Verkehrsunfälle verwickelt werden. Es ist daher verständlich, daß gerade den Bremsen am Kraftfahrzeug und Anhänger oder am Sattelzug besondere Bedeutung zukommt. Um so mehr ist es notwendig, daß bei schweren Unfällen eine sofortige Überprüfung erfolgt, wobei der *Bremsmessung*, sei es am Rollenprüfstand oder durch sonstige Bremsmessungen der Vorzug gegeben werden muß. Bei der Unfallaufnahme ist vor allem am Hänger der Bremskraftregler in der Unfallstellung zu prüfen. Die Hebelstellung „lösen“ — „leer“ — „halbvoll“ oder „beladen“ muß jeweils der Ladung angepaßt werden Eine falsche Hebelstellung kann im Falle einer notwendigen Vollbremsung zum Ausknicken des Lastzuges führen. Eine falsche Bremseinstellung kann den Anhänger außer der Spur bringen. Ungleiche und einseitige Beladung eines Lastzuges, ferner auch die Überladung desselben verändert nicht nur die Fahr- sondern auch die Bremseigenschaften (Fritzsche).

Die Wirkung der Bremse kann auf verschiedene Arten geprüft werden, sei es durch Messen der Ausgangsgeschwindigkeit und des Bremsweges, oder unmittelbar durch Messen des Verlaufes der Verzögerung (Rollenprüfstand). Bei Schwerstfahrzeugen kommt hinzu, daß Kraftfahrzeuge mit einem zulässigen Gesamtgewicht von über 7,5 to mit einem geeichten Fahrtenschreiber ausgerüstet sein müssen (§ 57a StVZO).

Es handelt sich hier um eine Maßnahme, die es dem Sachverständigen ermöglicht, die Fahrgeschwindigkeit, sowie die Abbremsung feinmikroskopisch bei den Fahrtschreiber-Herstellerfirmen am Prüfstand auswerten zu lassen. Dies setzt fast immer voraus, daß bereits der aufnehmende Polizeibeamte an der Unfallstelle diese Diagrammscheibe dem Fahrtenschreiber entnimmt und bei der Entnahme, d. h. beim Öffnen des Fahrtenschreibers die Tageszeit vergleicht und etwaige Zeitdifferenzen im Bericht festhält. Außerdem ist nach der Entnahme der Diagrammscheibe der Kilometer-Endstand einzutragen, damit auch hier keine weitere Fahrverschiebung mehr vorgenommen werden kann. Derartige Diagrammscheiben müssen genau behandelt werden, damit sie richtig ausgewertet werden können. Keinesfalls darf die Wachsschicht auf der Oberfläche der Diagrammscheibe verletzt werden. Es ist ferner noch wichtig, das Typenschild des Fahrtenschreibers abzulesen und den Fahrtschreibermeßbereich an der Geschwindigkeitsskala abzulesen. Handelt es sich um einen Siebentage-Diagrammschreiber, so ist das ganze Bündel der sieben Tage voll zu entnehmen und mit zur Auswertung zu geben. Das Diagramm des Tachographen hat eine absolute Beweiskraft, weil die Aufzeichnung auf der Diagrammscheibe sich rechnerisch auswerten läßt.

Der *Fahrtenschreiber* ist ein Instrument, dessen Hauptteile Geschwindigkeitsmesser, Zeituhr, Kilometerzähler und Diagrammblatt sind, die sich in einem Gehäuse untergebracht befinden. Der Geschwindigkeitsmesser betätigt einen über dem Diagrammblatt beweglichen Schreibstift, während die Zeituhr das Diagrammblatt transportiert. Weitere Einrichtungen sind geschaffen für die Aufzeichnung der gefahrenen Kilometer und die Sichtbarmachung der Zeit, in welcher das Fahrzeug in Betrieb war. Alle diese Diagramm-Aufzeichnungen stehen zueinander in einem untrennbaren Zusammenhang und ergeben dadurch ein lückenloses Gesamtbild, dessen Beweiskraft unwiderlegbar ist, soweit sich der Antrieb und der Fahrtenschreiber in Ordnung befinden.

Vielfach sind Kraftfahrer der Auffassung, daß sie die Aufzeichnung des Fahrtenschreibers bzw. das Gerät beeinflussen und die gefahrene Geschwindigkeit verändern können. Es muß vorausgeschickt werden, daß der Fahrtenschreiber jeweils derart konstruiert ist, daß jede Fälschung oder der Versuch der Fälschung erkennbar ist. In den meisten Fällen wird die Schreibernadel gewaltsam verändert oder es erfolgt ein Eingriff dahingehend, daß der Geschwindigkeitsschreiber hemmend aufzuzeigen gezwungen wird. Da es für den Unfallablauf meist von besonderer Bedeutung ist, welche genaue Geschwindigkeit gefahren wurde, muß der Diagrammscheibe entsprechende Bedeutung beigemessen werden. Es ist hinlänglich bekannt, daß durch die feinmikroskopische Auswertung der Unfalldiagrammscheibe die Geschwindigkeitsbestimmung genau möglich ist (Kienzle-App.-GmbH).

Bei der Unfallbearbeitung ist daher wiederholt festgestellt worden, daß das Gerät geöffnet und über dem Schlitz im Abdeckblech oberhalb des Geschwindigkeitsschreibers ein Gummistreifen festgeklebt wurde, so daß die Nadel des Geschwindigkeitsschreibers daran gehindert wird, voll nach oben auszuschlagen. Dadurch wird erreicht, daß der Geschwindigkeitsschreiber bei höheren Fahrgeschwindigkeiten gegen den Gummistreifen oder gegen das Isolierband stößt, das eingeführt wurde, so daß bei Kontrollen durch Polizeibeamte nicht ohne weiteres erkennbar ist, daß hier der gesetzlich vorgeschriebene Fahrtenschreiber verändert wurde.

Der Fahrer bedenkt aber dabei nicht, daß auf der Diagrammscheibe sich noch der Wegkurvenschreiber sowie der Rüttelschreiber befindet, den Weg und die Bewegung des Fahrzeuges aufzeichnet. Derartige Veränderungen, gleichgültig wie sie vorgenommen werden, sind durch feinmikroskopische Auswertung jederzeit nachweisbar. In den meisten Fällen ist es möglich, allein mit dem bloßen Auge eine solche Fälschung zu erkennen. Bei der mikroskopischen Auswertung kann eine Fälschung nicht übersehen werden. Auch die Möglichkeit, daß der Fahrer, wenn er einen Fahrtenschreiber mit einem Geschwindigkeits-Meßbereich von 0—90 km/h in seinem Fahrzeug eingebaut hat, eine Diagrammscheibe mit einem Meßbereich von 0—70 km/h einlegen kann, ist gegeben. Er kann auch in einen Fahrtenschreiber mit einem Meßbereich von 0—70 km/h eine Diagrammscheibe mit einem Meßbereich von 0—90 km/h einlegen. Im ersten Fall sind die auf der Diagrammscheibe abgelesenen Geschwindigkeitswerte gegenüber den tatsächlich gefahrenen Geschwindigkeiten zu niedrig.

Im zweiten Falle verhält es sich umgekehrt. Die abgelesenen Geschwindigkeitswerte sind gegenüber den tatsächlich gefahrenen zu hoch. Bei der Auswertung der Diagrammscheibe ist es deshalb in jedem Falle notwendig, nach Eingang der Diagrammscheibe zunächst zu prüfen, ob der Diagrammscheiben-Meßbereich mit dem Fahrtschreiber-Meßbereich übereinstimmt. Dies geschieht anhand der Geschwindigkeits-Aufzeichnungen und der Wegkurvenaufzeichnungen in Abhängigkeit von der Zeit. Es wird also ein bestimmter Abschnitt, solche Abschnitte sind immer wieder auf den Diagrammscheiben vorhanden, ausgesucht, auf dem der Fahrer auf eine kurze Wegstrecke die Geschwindigkeit fast konstant beibehalten hat. Aus der Wegkurvenaufzeichnung in Abhängigkeit von der Zeit wird die Durchschnitts-Geschwindigkeit ermittelt. Wenn eine „falsche" Diagrammscheibe eingelegt ist, dann stimmt die errechnete Durchschnitts-Geschwindigkeit nicht mit der Durchschnitts-Geschwindigkeit überein, die aus dem Geschwindigkeitsdiagramm ersichtlich wird. In solchen Fällen ist dann eine Rückfrage zu halten, um welchen Fahrtschreiber-Meßbereich es sich gehandelt hat, damit jegliche Irrtümer ausgeschlossen werden können. Es muß deshalb bei besonders schweren Unfällen oder bei auftretenden Schwierigkeiten die gesamte Fahrtschreiberanlage ausgebaut und zur Überprüfung ins Herstellerwerk gesandt werden. Bestehen außerdem Zweifel über die Anzeige-Genauigkeit, so ist die Wegdrehzahl am Fahrtenschreiber, sowie das Zähnezahlverhältnis im Adapter festzustellen. Dies kann bei den entsprechenden Kundendienstwerkstätten der Herstellerfirmen ebenfalls geschehen. Es muß dann ein Auftrag hierzu erteilt werden.

Einen weiteren Punkt nimmt bei der Unfallaufklärung die vorhandene *Sicht oder Sichtmöglichkeit* ein.

In der Regel läßt sich das gleiche Sichtbild wie zum Unfallzeitpunkt nachträglich nicht mehr herstellen. Zunächst ist generell darauf hinzuweisen, daß die Sicht im Fahrzeug durch Einwirkung von außen her beeinträchtigt werden kann. Trotz automatischer Scheibenwaschanlage ist es nicht auszuschließen, daß die Windschutzscheibe im ungeeignetsten Augenblick vollgesprüht wird, so daß die vorhandene Sicht plötzlich unterbrochen werden kann. Dies trifft dann zu, wenn z. B. ein langer Lastzug überholt wird, der Nässe und Straßenschmutz hochwirbelt und die Sicht für den wichtigsten Augenblick völlig nimmt. Hierdurch sind schon schwere Verkehrsunfälle zustande gekommen. Außerdem können die Scheinwerfer verschmutzen und dadurch die Helligkeit je nach Art des Fahrzeuges bis zu 40% der üblichen Reichweite vermindern. Bei schlechtem Wetter ist daher darauf zu achten, daß nicht nur die Scheinwerfer, sondern auch die Rückbeleuchtung in Zeitabständen gesäubert wird. Es ist dann notwendig, durch Säuberung die normale Sicht und Reichweite wieder herzustellen.

Ferner ist notwendig, darauf hinzuweisen, daß bei Dunkelheit vermieden werden muß, in ein Scheinwerferlicht zu sehen, wenn ein anderes Fahrzeug gegenläufig ankommt. Hier kann man sich von der sog. Blendung dann größtenteils befreien, wenn man zwangsläufig sich nach rechts orientiert und vermeidet, in das gegnerische Licht zu sehen.

Bei der Unfallaufnahme ist von Bedeutung, ob das Fahrzeug, das durch den Unfall zu überprüfen ist, asymmetrisches oder symmetrisches Abblendlicht aufweist, wenn das Abblendlicht eine Rolle für den Unfallablauf spielt.

Es ist eine weitverbreitete Meinung in Kraftfahrerkreisen, daß mit abgeblendetem Scheinwerfer die normale Sicht nur 20—25 m betragen würde. Diese Meinung kann nicht aufrecht erhalten werden. Es erscheint notwendig, zu sagen, daß es allgemein starre Regeln über die Sichtweite nicht gibt und daß der jeweilige Fall und die Örtlichkeit bei Dunkelheit zu überprüfen ist, um Fehlerquellen auszuschließen. Es wäre falsch, von der Voraussetzung auszugehen, daß man mit auf- oder abgeblendetem Licht eine Wegstrecke von soundsoviel Metern immer übersehen kann. Es kommt dabei auf die Sehfähigkeit des Menschen bei Dunkelheit an. Diese muß von einem Augenarzt geprüft und befunden werden. Der BGH hat nach dem Beschluß der Vereinigten großen Senate vom 1. 7. 1961 (VGS 1/60 LG Memmingen) die Sichtmöglichkeiten bei Abblendlicht durch Urteil geregelt (Auszugsweise).

„§§ 1, 9 StVO; § 50, Abs. 6 StVZO.

1. Die Annahme, man könne aus § 50, Abs. 6 der StVZO folgern, daß ein vorschriftsmäßiges Abblendlicht die Fahrbahn nur auf 25 m erhelle, ist irrig. Diese Vorschrift bestimmt vielmehr nur, daß die Lichtstärke abgeblendeter Scheinwerfer in 25 m Entfernung bestimmte Höchst- und Mindestwerte aufweisen müsse.

2. In Wirklichkeit leuchtet das Abblendlicht die Fahrbahn bis 50 m und darüber, bei asymmetrischem Licht sogar bis auf 75 m und darüber aus.“

Es ist darauf hinzuweisen, daß genaue wissenschaftliche Prüfungen und Messungen von Lichtexperten vorausgegangen sind. Weiterhin ist von Bedeutung zu wissen, daß diese angegebenen Sichtweiten natürlich jederzeit Veränderungen ausgesetzt sind, wenn sich Blendungen einstellen oder wenn eine spiegelnde Fahrbahn (als Beispiel) die Sichtstrecke stört. Dazu kommt noch, daß bei asymmetrischem Licht die Leuchtstärke des rechten Scheinwerfers weiter reicht als links, so daß Gegenstände, die sich links befinden (eingehende Fußgänger) unter Umständen erst später sichtbar werden, als am rechten Straßenrand bei asymmetrischem Scheinwerfer.

Es ist nicht möglich, alle Einzelheiten der Sichtbeeinträchtigung aufzuzählen und zu erläutern. Es wurde lediglich versucht, einen Umriß zu geben und gegebene technische Möglichkeiten bei Überprüfung von Verkehrsunfällen aufzuzeigen.

Grundsätzlich ist von Bedeutung, daß der technische Sachverständige vorsichtig vorgeht und daß er bemüht ist, den richtigen Weg zu finden und zu berechnen. Er muß ferner darauf Rücksicht nehmen, daß bei der Begutachtung stets von einem Durchschnittsmenschen auszugehen ist. Aus der eigenen großen Praxis darf nicht beurteilt werden. Er muß außerdem Verständnis bei Gericht finden, um klarlegen zu können, wie er die einzelnen Tatbestände beurteilt hat.

Keineswegs darf die Unfallaufklärung so erfolgen, daß der Eindruck entsteht, der technische Sachverständige würde sich mit seiner Aufgabe in die gerichtlichen Belange einmischen, sondern er muß vielmehr dem Gericht aufzeigen, wie der Verkehrstechniker diese Einzelheiten sieht.

Daß er dabei ein umfassendes Wissen, Erfahrung und eine ausgereifte Fahrpraxis haben muß, versteht sich von selbst. Dazu gehört auch für den erfahrenen Sachverständigen, daß er sich ständig auf dem laufenden hält, sei es durch Schrifttum, durch fachliche Tagungen und Besuche bei einschlägigen Herstellerfirmen. Wenn ein brauchbares technisches Ergebnis erzielt werden soll, muß der Sachverständige sachkundig auswerten können. Es ist daher eine besondere Aufgabe des Sachverständigen, dem Gericht darzutun, daß die allgemein verbreitete Anwendung von Bremswegtabellen mit allergrößter Vorsicht gehandhabt werden muß. Genauso wie der Zusammenhang zwischen Bremsspur und Geschwindigkeit nur dann möglich ist, wenn mit Sicherheit die Analyse der Bremsspur gefunden wurde. Der Sachverständige soll sich nicht zufrieden geben, wenn es heißt, der Fahrer kam plötzlich von der Geraden ab. Eine Fahrzeugüberprüfung muß daher umfassend sein. Es kann z. B. „nur" die Unwucht der Räder eine Rolle gespielt haben.

Ähnlich verhält es sich mit Tabellen über Laufgeschwindigkeiten von Menschen und Kindern. Das Bemühen, eine echte Rekonstruktion herbeizuführen, ist für den Sachverständigen von großer Wichtigkeit. Vom Ablesen von Tabellen kann deshalb gar nicht genug gewarnt werden. Es ist bekannt, daß sich manche Verkehrsunfälle nicht mehr aufklären lassen, genau so, wie es nicht möglich ist, aus Verformungen an Kraftfahrzeugen immer sichere Schlüsse auf die Fahrgeschwindigkeit beim Unfall zu ziehen.

Literatur

Bode, O.: Bremsprüfverfahren. Sonderdruck aus Automobiltechn. Z. **10** (1954).

Eberan-Eberhorst: Schwerpunkte der Unfallursachenforschung und Unfallverhütung. Automobiltechn. Z. **65**, 93—96 (1963).

Fiala, E., u. W. Richter: Forschungseinrichtung für Straßenverkehrsunfälle. Automobiltechn. Z. **3**, 81—86 (1966).

Fritzsche, G.: Statische Regelung der Bremskräfte am Kraftfahrzeug und Anhänger nach Last und Abbremsung. Sonderdruck aus Automobiltechn. Z. **8** (1959).

Huber, H. G.: Die Verwendung von Schläuchen in Schlauchlos-Reifen ist lebensgefährlich. Verkehrsblatt **11**, 328 (1965).

Jacobi: Erkenntnisse der Unfallursachenforschung. Z. Polizei Technik u. Verkehr, Sonderausgabe III, IVA.

Kienzle-App. GmbH., Villingen: Leitfaden für Fahrtschreiber-Diagramm-Auswertung. H. 455/1.

Krempel, G.: Der Fahrzeugreifen unter verschiedenen Fahrbedingungen. Automobiltechn. Z. **4**, 131 (1965).

Lichtblau: Die Bewegungsenergie. Z. Polizei Technik u. Verkehr **12**, 429—430 (1965).

Lossagk, H.: Der Zusammenstoß. Z. BTU **10**, 256 (1958).

Marquard, E., K. Engels u. W. Nelsen: Die Grundlagen der technischen Verkehrsunfallkunde und Ordnungsprobleme des Sachverständigenwesens für Straßenverkehrsunfälle. Handbuch, Teil I, S. 1—287. Köln-Opladen: Westdeutscher Verlag 1966.

Meyer-Jacobi-Stiefel: Voraussetzungen für erfolgreiche Unfallverhütung in typischen Unfallursachen. Dtsch. Straßenverkehr **3**, 20 (1965).

Müller, Guido: Bremsspur, Bremsweg und Geschwindigkeit, 2. Aufl. München: Verlag Technischer Überwachungsverein e.V.

— Unfallspuren auf der Fahrbahn, ihre Bedeutung und ihre Auswertung bei Unfalluntersuchungen. Z. Automobil-Rev. **4**, 19 (1966).

Peters, W.: Symmetrische oder assymmetrische Reifen. Z. Polizei Technik u. Verkehr **6**, 211 (1965).

Sacher, F.: Möglichkeiten und Grenzen der Fotografie bei der Unfallaufnahme. Z. Information **37**, 8—15 (1966).

Schmidt, H. W.: Fragen des Fahrens auf der Autobahn. Z. dtsch. Autorecht **6**, 145—153 (1965).

Siegel, R. W.: Berechnung von Stoßvorgängen. Automobiltechn. Z. **4**, 130 (1965).

Slibar, A.: Die mechanischen Grundgesetze des Stoßvorganges fester und geführter Körper und ihre Anwendung auf die Stoßvorgänge bei Verkehrsunfällen. Automobiltechn. Z. **4**, 130 (1965).

VIGIER, D.: Der Verkehrsunfall unter der Lupe. Z. Automobil-Rev. **9**, 47—53 (1964).
WEHNER, B.: Griffigkeit von Straßenoberflächen. Automobiltechn. Z. **4**, 130—131 (1965).
WIESENACK, G.: Grundsätze der Unfallbekämpfung im Straßenverkehr. Z. Techn. Überw. Essen **1**, 1—8 (1967).
ZOEPPRITZ, P. H.: Grenzen der Auswertbarkeit von Reifenspuren. Z. Automobil-Rev. **4**, 19 (1966).
Der Überholweg ist lang. Verkehrsblatt **13**, **373** (1965).
Phoenix-Gummiwerke: Gürtelreifen. Verkehrsblatt **10** (1965).
Continental-Gummiwerke: Welcher Gürtelreifen eignet sich für ihren Pkw? Sonderdruck **9** (1966).
Gürtelreifen: Verkehrsblatt **10** (1965).
Bremsverzögerung: Redaktion aus Z. Auto Motor u. Sport **3**, 2 (1957).
Richtlinien für die örtliche Untersuchung der Straßenverkehrsunfälle: Verkehrsblatt StV 1 — 15 St/57, 231 (1957).
Typische Unfallursachen im deutschen Straßenverkehr: Veröffentlichung des Kuratoriums „Wir und die Straße“, Bad Godesberg und des HUK-Verbandes e.V., Hamburg.
Tagungen für Verkehrsrichter und Verkehrsstaatsanwälte: Herausgeber Bayerisches Staatsministerium der Justiz in Zusammenarbeit mit der Landesverkehrswacht Bayern e.V. Gemeinnütziger Verein München, Heft (1962 und 1964).

Rekonstruktion von Verkehrsunfällen aus gerichtsärztlicher Sicht

O. Prokop und G. Radam, Berlin

Mit 9 Abbildungen

Mit ständig zunehmender Verkehrsdichte und daraus resultierendem Anwachsen des Unfallrisikos steigen nicht nur die Anforderungen an die Unfallprophylaxe, sondern häufen sich auch solche Verkehrsunfälle, deren Aufklärung ein besonders hohes Maß an Können und Zusammenarbeit verlangt. Letzteres gilt vor allem dann, wenn Verletzte oder gar Menschenleben zu beklagen sind und bildet die notwendige Voraussetzung zur Bearbeitung von Fällen mit Fahrerflucht. *Damit ist gesagt, daß der Arzt, insbesondere der Gerichtsarzt, nicht erst zum Zeitpunkt der Obduktion, sondern bereits am Tatort von Einzelheiten des Vorfalls Kenntnis erhalten sollte.* Die tägliche Praxis beweist zur Genüge, daß selbst sehr sorgfältig angefertigte Tatortskizzen, Fotografien und Aufzeichnungen mitunter nicht ausreichen, dem Obduzenten einen für die Einordnung mancher Spuren und Verletzungen erforderlichen Eindruck zu vermitteln. Gerade sie leistet aber einen wesentlichen Beitrag zur lückenlosen Rekonstruktion des Unfallherganges.

Die rechtzeitige Hinzuziehung des Gerichtsarztes gewährleistet eine gründliche Befunderhebung am Unfallort, ohne die ein umfassendes Gutachten nicht erstattet werden kann. Auch für Untersuchungen bei Verkehrsunfällen trifft leider zu, daß die Qualität des Gesamtergebnisses von der Güte des schlechtesten Teilresultats am stärksten beeinflußt wird.

I. Aufgaben des Gerichtsarztes am Unfallort

Neben der ersten Besichtigung eines tot Aufgefundenen erfordert der Tatbestand, vor allem bei Fahrerflucht, häufig die Feststellung der *Todeszeit.* Da einerseits die zeitliche Festlegung des Todeseintritts den Gang weiterer Ermittlungen entscheidend bestimmt, andererseits jeder Zeitverlust die Möglichkeiten der Todeszeitermittlung mehr und mehr einengt, werden Untersuchungen hierzu in der Regel am Tatort vorgenommen.

Die wichtigsten Methoden der Todeszeitbestimmung beruhen auf der Beobachtung und Beurteilung von supravitalen Reaktionen, die bis zu mehreren Stunden nach dem Tod ausgelöst werden können und oft erstaunlich genaue Aussagen gestatten. Hierher gehört die *mechanische Erregbarkeit* der Skeletmuskulatur. In den ersten $1^1/_2$—2 Std nach Eintritt des Todes wird der Reiz (Anschlagen mit dem Reflexhammer) mit einer deutlichen Kontraktion des gesamten Muskels beantwortet (Zsakó):

1. Schlägt man die Muskulatur der Unterarmstreckseite in Höhe des proximalen Drittels an, so erfolgt eine Streckbewegung der Hand.

2. Anschlagen der Unterarmbeugeseite 10 cm oberhalb des Handgelenks bewirkt eine Daumenbeugung.

3. Klopfen auf den Fußrücken ruft Streckung der Zehen hervor.

4. Reizung des vorderen Schienbeinmuskels an der Grenze zwischen oberem und mittlerem Drittel des Unterschenkels führt zur Adduktion des Fußes.

5. Klopft man 10 cm oberhalb des Kniegelenks gegen die Oberschenkelvorderseite, so bewegt sich die Kniescheibe körperwärts.

6. Reizung der Rückenmuskulatur zwischen Wirbelsäule und Schulterblatt bewirkt eine Verlagerung des Schulterblatts zur Wirbelsäule.

Die Zuverlässigkeit dieser Proben wurde von Zsakó an ca. 1000 Fällen geprüft und von Prokop bestätigt.

Jenseits der $2^1/_2$ Std-Grenze gibt sich die mechanische Erregbarkeit nur noch durch eine auf den Bereich der Reizung beschränkte Kontraktion zu erkennen. Diese als idiomuskulärer Muskelwulst bezeichnete Erscheinung erfaßt den Bereich von 0 bis maximal 8 Std nach dem Tod und läßt sich am besten durch kräftiges Anschlagen des M. bizeps mit einem Dornmeißel oder notfalls mit der Handkante nachweisen. Um Täuschungen infolge Verformung des Fettpolsters (Pseudowulst) zu entgehen und eine geringe Reaktion einwandfrei wahrnehmen zu können, untersucht man im Zweifelsfall besser am freipräparierten Muskel. Mit zunehmender Totenstarre schwindet die Erregbarkeit der Muskulatur.

Es ist wichtig, zu vermerken, daß in der supravitalen Phase gesetzte Schläge im Bizepsbereich nicht selten oft monströse Unterblutungen erzeugen, die von vitalen Blutungen nicht unterschieden werden können. Deshalb wird man gut tun, eventuelle in der supravitalen Phase gesetzte Schläge zu vermerken. Selbst kräftiges Anfassen der Oberarme in dieser Zeitperiode hinterläßt oft deutlich unterblutete Griffspuren. Desgleichen können Kanüleneinstiche in den Augenwinkeln Brillenhämatome erzeugen (vgl. elektrische Erregbarkeit in diesem Bereich, s.u.).

Von gleicher Bedeutung ist die *elektrische Erregbarkeit* der Muskeln. Je nach der Art der verwendeten Elektrizität hat man zwischen galvanischer und faradischer Reizung zu unterscheiden. Erstere erfolgt in der Weise, daß zwei Injektionskanülen oder Stecknadeln im Abstand von 2 cm durch die Haut in die Muskulatur eingestochen und mit den Polen einer Taschenlampenflachbatterie (4,5 V) bzw. eines Autoakkus (6—12 V) verbunden werden. Bis zur 4. Std nach Todeseintritt lassen sich auf diese Weise noch deutlich wahrnehmbare Kontraktionen auslösen. Diese sind allerdings nicht von der Stärke wie bei faradischer Reizung. Zum Erzeugen faradischer Ströme eignen sich außer Induktorien auch elektrische Klingeln mit Wagnerschem Hammer, Zerhacker (Wechselrichter) und im Taschenformat gehaltene Transistorenreizgeräte (Radam). Man sticht die Elektroden zweckmäßig in der Gegend der Augen- oder Mundwinkel in die Muskulatur ein, gegebenenfalls auch in Muskeln der oberen und unteren Extremitäten. Die faradische Erregbarkeit äußert sich unmittelbar nach dem Tod durch kräftige Kontraktion ganzer Muskelgruppen und pflegt mit Ablauf der 6. Std zu verschwinden. Eine bei Prokop angegebene und von Popwassilijew und Palm zusammengestellte Tabelle erlaubt bei einiger Erfahrung recht gute Schätzungen der Todeszeit.

Bewährt hat sich ferner die Prüfung der *Pupillenreaktion* auf erweiternde und verengend wirkende Pharmaka. Bis zu 6 Std post mortem, in seltenen Fällen sogar länger, läßt sich durch nacheinander vorgenommene Injektionen von gegensätzlich wirkenden Stoffen (z.B. Pilocarpin und Atropin) in die vordere Augenkammer eine Doppelreaktion auslösen. Einmalige Reaktionen können u.U. noch nach 20 Std beobachtet werden. Es empfiehlt sich, eine Tuberkulinspritze mit feiner Kanüle zu benutzen und jeweils 0,1 ml Lösung einzuspritzen. Einzelheiten finden sich bei Prokop sowie Falk und Pfeifer.

Einige Leichenerscheinungen können in diesem Zusammenhang ebenfalls wertvolle Hinweise geben. Etwa 30 min nach dem Tod werden die *Totenflecke* deutlich wahrnehmbar, sofern ihre Ausbildung durch starken Blutverlust nicht verzögert ist oder völlig ausbleibt. Nach 60 min sind sie kräftig und nach 120 min beginnen sie zu konfluieren. Innerhalb der ersten 5 Std sind sie vollständig und in den nächsten 5 Std noch teilweise umlagerbar, d.h. verschwinden sie nach Umdrehen der Leiche, um sich an den nunmehr abhängigen Körperpartien erneut zu bilden. Ein unsicheres Zeichen ist die Wegdrückbarkeit der Leichenflecke.

Die Ausbildung der *Totenstarre* beginnt in der Regel nicht vor 2 Std. Sie pflegt nach 8—9 Std voll entwickelt zu sein. 7—8 Std nach dem Tod kehrt die gewaltsam überwundene Totenstarre wieder. Die hier angegebenen Zeiten sind Mittelwerte und mit größter Zurückhaltung anwendbar.

Rückschlüsse auf die Todeszeit erlaubt auch das postmortale Verhalten der *Körpertemperatur*. Der subjektiven Beurteilung ist die Messung vorzuziehen. Man mißt am besten rektal oder bringt das Thermometer durch einen kleinen Einschnitt am linken Unterbauch in die Nähe der Gekrösewurzel. In den ersten Stunden wird man eine Abkühlung um etwa 1° C pro Stunde in Ansatz bringen dürfen. Neuere Untersuchungen zu dieser Frage haben u.a. Schwarz und Heidenwolf, de Saram et al., Sellier (1958) sowie Marshall und Hoare durchgeführt, z.T. unter Verwendung von Formeln zur Rückrechnung, die jedoch keine wesentliche Einengung der Fehlerbreite gebracht haben.

Nach Angaben von Kevorkian sind auch bestimmte postmortale Veränderungen des Augenhintergrundes (Körnelung des venösen Blutes, Segmentation der Blutsäule in den Venen, Farbwechsel der Retina) für die Todeszeitbestimmung von Wert. Größere Erfahrungen liegen hierzu noch nicht vor. Für die Ermittlung der Todeszeit gilt allgemein der Grundsatz, daß eine Aussage nur unter Heranziehung *mehrerer* Methoden getroffen werden soll.

Dem rechtzeitig herbeigerufenen medizinischen Sachverständigen bietet sich die einmalige Chance, die Tatortsituation in ihrer räumlichen Anordnung zu erfassen und dadurch Hinweise auf Art und Stärke der verschiedenen Einwirkungen zu erhalten. Hier erhält er am ehesten eine Vorstellung von den Bewegungen der Fahrzeuge, Fahrzeuginsassen, Fußgänger usw. zum Zeitpunkt des Unfalls und kann die Lage der Leiche, Beschädigungen und Spuren in der ihm zweckmäßig erscheinenden Weise fotografisch festhalten. Nur am Unfallort selbst läßt sich z.B. entscheiden, ob eine Sinnestäuschung aufgrund bestimmter Beleuchtungsverhältnisse (vgl. hierzu Lossagk) oder — wenn auch selten — der Carpenter-Effekt als Ursache eines anders nicht zu erklärenden Unfalls in Frage kommt.

Allein der Gerichtsmediziner vermag, wie die Erfahrung lehrt, Spuren biologischer Herkunft (Blut, Haare, Organteile, Ausscheidungen) sachgerecht zu sichern und aufzubewahren, um sie zu späteren Vergleichsuntersuchungen heranzuziehen. Ihm obliegt die Aufbereitung und die Begutachtung des Materials. Um diese Aufgabe erfüllen zu können, muß man eine genügende Anzahl verschließbarer Gefäße in verschiedenen Größen, Klebeband zum Aufnehmen kleinster Proben und ein geeignetes Instrumentarium mitführen. Am Berliner Institut für gerichtliche Medizin hat sich ein vielen Anforderungen genügender „Tatortkoffer" sehr bewährt (Näheres s. Falk und Pfeifer).

Häufig wird bei Überlebenden, die unverzüglich in ein Krankenhaus eingeliefert werden mußten, die zeitige Blutentnahme zur Alkoholbestimmung versäumt. In anderen Fällen ist die genaue Entnahmezeit nicht mehr in Erfahrung zu bringen. Es obliegt dem zugezogenen Arzt, entsprechende Hinweise zu geben oder selbst Blut und nach Möglichkeit auch Urin zu entnehmen. Auf diese Weise trägt er zur Sicherung von Untersuchungsergebnissen bei, die er zur Erstattung von Gutachten benötigen könnte. Es ist schon darum ersucht worden, bei einer

Person, die mehrere Tage nach dem Unfall verstarb, den Blutalkoholgehalt zum Zeitpunkt des Vorfalls noch aus einer während der Sektion gewonnenen Blutprobe zu ermitteln. Bestenfalls erlaubt die Untersuchung eines Blutergusses noch eine qualitative Aussage. Wird auf eine Obduktion verzichtet, so begeht man nicht allzu selten den Fehler, eine Blutprobe durch Herzpunktion zu gewinnen und zur Beurteilung einzuschicken. Infolge eventueller Diffusion von Alkohol aus dem Magen zum Herzen können die Blutalkoholwerte aus dem Herzblut verfälscht sein. Diese Fehlerquelle ist bei Verwendung von Oberschenkelvenenblut ausgeschaltet.

Ferner wäre es nicht unwichtig, bei noch lebend eingelieferten Unfallverletzten Urin sicherzustellen, um einen eventuellen Diabetes mit Azetonurie zu erkennen. Der Azetonnachweis hat zu einem späteren Zeitpunkt, wenn der Unfallverletzte über einen Tag im Koma lag, keine Beweiskraft mehr (Koma-Azeton).

Bei Verkehrsunfällen ist der Kleidung der Betroffenen als wertvollem Spurenträger besondere Beachtung zu schenken. Zu diesem Zweck bringt man Verstorbene am besten unausgekleidet zur Obduktion. Wird der Unfall überlebt, so ist die rechtzeitige Sicherstellung der Kleidungsstücke dringend anzuraten. Oft händigt man sie den Angehörigen aus, die sie manchmal schon bald einer gründlichen Reinigung und Reparatur unterziehen und dadurch den größten Teil der Spuren vernichten. Für den Sachverständigen ergibt sich damit die Aufgabe, solche Fehlhandlungen möglichst zu verhindern und beratend einzugreifen.

II. Die Untersuchung der Kleidung

Aus dem schon genannten Grund muß die Besichtigung der Kleidungsstücke vom Obduzenten mit aller Gründlichkeit vorgenommen werden, dabei aber doch so behutsam, daß locker anhaftende Teilchen nicht verlorengehen können. Es empfiehlt sich, beim Beschreiben jedes einzelnen Stückes zunächst Art, Stoffsorte und Muster, Größe und Tascheninhalt zu erwähnen und danach auf besondere Merkmale einzugehen.

Kleine und kleinste Glassplitter verraten sich bei guter Beleuchtung durch ein feines Glitzern und können unter Zuhilfenahme einer Stereolupe mühelos als solche erkannt werden. Organisches Glas zeichnet sich dadurch aus, daß es infolge seiner geringen Härte auf eine Nadel gespießt und in organischen Lösungsmitteln gelöst werden kann. Da Windschutzscheiben an Kraftwagen gewöhnlich aus vorgespanntem oder Verbundglas, die der Motorräder, Motorroller und Mopeds dagegen aus Kunststoff bestehen, liegt der Wert einer raschen Unterscheidung während der Sektion auf der Hand. Auch Lacksplitter, Metallteilchen und andere fremde Bestandteile gehören zum wichtigen Ausgangsmaterial bei kriminaltechnischen Untersuchungen und sollten daher keinesfalls übersehen werden. Derartige Spuren sind unter Angabe des Entnahmeortes stets zu asservieren. Zum Aufnehmen kleiner Partikel eignet sich durchsichtiges Klebeband, das man auf Objektträger klebt.

Ölige Verschmierungen weisen auf einen Kontakt mit bestimmten Maschinenteilen (z.B. Ölwanne, Federn, Differentialgetriebe, Kardanwelle) hin und sind häufig am charakteristischen Geruch erkennbar. Von auffallender Schwärze sind ölhaltige Verschmutzungen, die durch Lokomotiven verursacht werden.

Wird eine Person angefahren, so können durch Einwirken kantiger Vorsprünge am Fahrzeug oder auch durch tangentiale, flächenhafte Gewalteinwirkung Stoffzerreißungen entstehen, die jedoch oft vieldeutig und nicht ohne weiteres einer bestimmten Unfallphase zuzuordnen sind. Die eingehende Untersuchung der Schuhe ergibt in einigen Fällen als Hinweis auf eine kräftige, horizontal gerichtete

Gewalteinwirkung im Bereich der Sohlen lokalisierte Schürfspuren, deren Verlauf in Verbindung mit Spuren an der Kleidung und dem Obduktionsbefund Rückschlüsse auf die Anfahrrichtung gestattet.

Im Zusammenhang mit der Frage des Anfahrens verdienen feinste, umschriebene Staubauflagerungen des Textilgewebes, besonders beachtet zu werden. PROKOP et al. konnten nachweisen, daß der Staub, der dem Fahrzeug im Bereich der Motorhaube, Windschutzscheibe, Stoßstange, der Kotflügel und Radkappen anhaftet, bei Lupenbetrachtung durch seine homogene, äußerst feine Beschaffen-

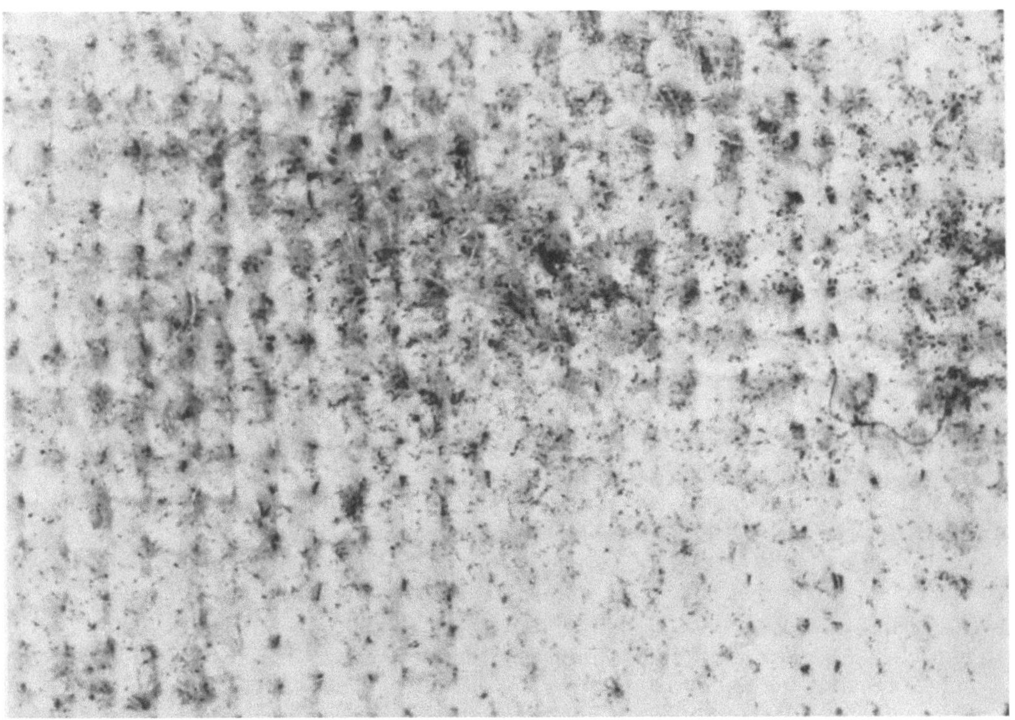

Abb. 1. Homogene Feinstaubspur auf Textilgewebe als Zeichen des Anfahrens. Abbildungsmaßstab 18:1

heit vom gewöhnlichen Straßenstaub leicht zu unterscheiden ist. Dies beruht darauf, daß alle gröberen Bestandteile während der Fahrt durch Vibration und Luftzug wieder von der Oberfläche abgeschleudert werden. Hieraus ergibt sich die Möglichkeit, Verschmutzungen, die durch Anfahren entstanden sind, einwandfrei als solche zu erkennen und damit den Nachweis des Anfahrens zu führen. Andererseits ist aber auch die Eigenschaft gewöhnlichen Straßenstaubes, inhomogen zu sein und insbesondere gröbere Quarzkörnchen zu enthalten, für das Entstehen eines Überfahrungszeichens von Bedeutung. Wird nämlich die Kleidung beim Überfahren fest gegen die Unterlage gepreßt, so werden zuweilen solche Quarzpartikel tief in den Stoff hineingedrückt, so daß sich dem Untersucher ein charakteristisches Bild bietet. Abb. 1 zeigt die Lupenaufnahme einer Feinstaubspur und Abb. 2 bei gleichem Maßstab in gröberes Textilgewebe eingelagerte Quarzkörnchen.

Der typische Reifenprofilabdruck als sicheres Indiz für Überfahren findet sich nicht häufig. Bekommt man ihn zu Gesicht, so sollte man keinesfalls versäumen, ihn unter Beilegung eines Meßstabes oder Bandmaßes zu fotografieren und eine Zeichnung anzufertigen. Er erlaubt nicht nur Rückschlüsse auf die Herstellungsfirma des Reifens und der Art des Tatfahrzeugs, sondern kann bei Vorhandensein gewisser, individueller Merkmale zur Identifikation herangezogen werden. Zu diesen gehört die Versetzung des Reifengleitschutzmusters und Kühlrippendekors. Beides sind Erscheinungen, die durch das Spiel der zur Fabrikation der Reifen benötigten Heizformhälften erklärt werden (Weinig und Schmidt). Die genannten Autoren weisen auch auf Zeichen des Abnutzungs- und Luftfüllungs-

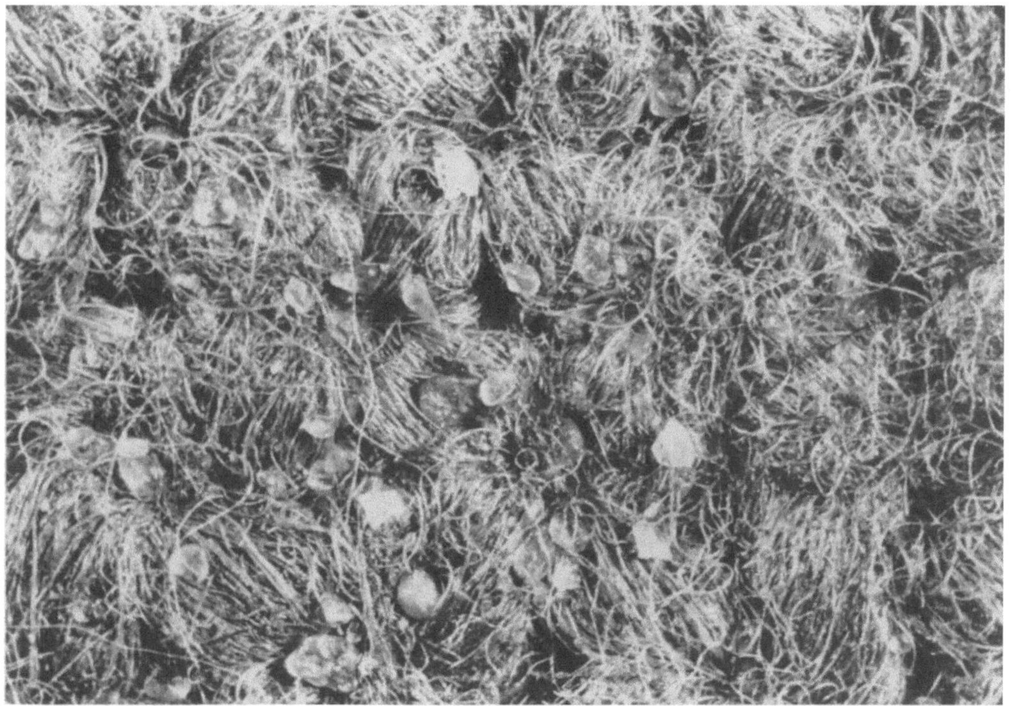

Abb. 2. Grobe Quarzkörnchen, beim Überfahren in die Kleidung gepreßt. Abbildungsmaßstab 18:1

grades hin. Sie beobachteten, daß die Lauffläche bei Reifenabdrücken unter Umständen ausgespart sein kann, während die Reifenschulter sich deutlich abzeichnet. Wird ein Rad im Moment des Überrollens stark gebremst, so können grobe und vielfache Zerreißungen der Kleidung die Folge sein (vgl. Wölkart, 1956).

Heftiges Geschleudertwerden eines angefahrenen Passanten geht mit starken, passiven Bewegungen der Arme und Beine einher und ruft gar nicht selten ausgedehnte Nahtauftrennungen und Stoffzerreißungen im Bereich der Achseln (Mantel, Jackett) und des Hosenzwickels hervor. Das Ärmelfutter kann dabei am Armloch völlig ausgerissen sein.

Bekanntlich gibt es Unfälle, die sich dadurch ereignen oder komplizieren, daß eine Person von einem prominenten Teil des Fahrzeugs an der Kleidung gefaßt und eine Strecke weit mitgeschleift wird. Neben den kaum zu verkennenden Schleifspuren stellt sich in einem solchen Fall an entsprechendem Ort meist eine grobe Stoffzerreißung dar, die bisweilen auch an der Unterbekleidung zu finden ist. Ausgerissene Knöpfe, aufgetrennte Nähte und auf starken Zug hinweisende

Faltenbildungen sind gleichfalls richtungsweisend. Wie wichtig die Untersuchung der Kleidung hier sein kann, geht aus einer Mitteilung von WUERMELING hervor. Mehrmals beobachtete er Obduktionsbefunde, wie sie für Strangulieren durch fremde Hand typisch sind. Erst die Besichtigung der Kleidungsstücke erbrachte den Nachweis, daß die Merkmale am Hals durch Fassen der Kleidung und Mitschleifen durch das Tatfahrzeug entstanden waren. Einmal stellte sich heraus, daß die Abschleppöse die Ursache war.

III. Die Obduktion

Ob einem Verkehrsunfall ein natürliches Leiden zugrunde liegt oder nicht, ob eine Person zur Zeit des Unfalls überhaupt noch lebte, oder ob es sich vielleicht um Mord mit Vortäuschung eines Verkehrsunfalls handelt, kann ohne die Leichenöffnung ebenso wenig beantwortet werden wie die Frage nach Verletzungen durch Sturz, Anfahren oder Überfahren. Wie die Kleidung ist auch die Leiche als Träger wertvoller Spuren anzusehen, deren Sicherung in keinem Fall unterlassen werden sollte. Um zu verhindern, daß nach Eröffnen der Brust- und Bauchhöhle Blut in die Rückenweichteile eindringt und dort vitale Blutungen vortäuschen kann, untersucht man zweckmäßig den Rücken zuerst. Die Lage von Verletzungen und Gewebsunterblutungen bezieht man auf die Fußsohlenebene, weil nur so auf die Höhe der Stoßstange, Fußraste oder anderer vorspringender Teile geschlossen werden kann, was für die Ermittlung und Identifikation des verursachenden Fahrzeugs von großer Bedeutung ist.

Immer sollte daran gedacht werden, daß am Unfallort und dem verdächtigen Fahrzeug gesicherte Blut- und sonstige Spuren nur dann ihren Zweck erfüllen können, wenn bei der Obduktion genügend Vergleichsmaterial zurückbehalten wurde. In zweifelhaften Fällen entnimmt man daher eine Blutprobe zur Gruppenbestimmung und je eine Probe Kopf-, Achsel- und Schamhaar. Stets sind Blut und Urin auf Alkohol zu untersuchen. Auch an eine mögliche Beeinflussung durch Kohlenmonoxyd, Medikamente oder Rauschgifte ist zu denken und gegebenenfalls entsprechend zu asservieren.

Höchst bedeutungsvoll ist für die Unfallrekonstruktion die Frage, ob eine Verletzung vor oder nach Todeseintritt entstanden ist. Jede Verletzung zu Lebzeiten löst *vitale Reaktionen* aus, als deren wichtigste die Blutung zu nennen ist. Die vitale Gewebsblutung ist durch Gerinnungsvorgänge so fest mit dem Gewebe verbunden, daß sie nicht ausgewaschen werden kann. Dadurch unterscheidet sie sich von postmortal entstandenen Blutdurchtränkungen. Jedoch können unmittelbar nach dem Tod erzeugte Verletzungen mitunter noch Blutungen zeigen, die den vitalen sehr ähneln. Nicht ganz frische Verletzungen werden je nach Alter an der Fibrinabscheidung, an zelligen Reaktionen und am Auftreten von Blutabbauprodukten als sicher vital erkannt. Besondere Vorsicht ist bei der Untersuchung im Hypostasebereich geboten; um Täuschungen zu entgehen, schneidet man hier zur Kontrolle an mehreren Stellen ein. Auch bei Knochenbrüchen ist die blutige Durchsetzung des umgebenden Gewebes das auffälligste vitale Zeichen. Stumpfe Gewalteinwirkung (z. B. Knochenfrakturen und Decollement bei Überfahren) führt zur Fetteinschwemmung in den Blutkreislauf und zur Fettembolie. Jede stärkere Fettembolie wird man auf einen derartigen Vorgang beziehen dürfen. Bei Organzertrümmerungen (Überfahren!) können Gewebsteilchen mit dem Blutstrom fortgeführt und in andere Organe verschleppt werden, z. B. Hirn- und Lebergewebsembolie der Lunge. INCZE u. ARVAY fanden nach Knochenzermalmung in der rechten Herzkammer Knochenteilchen. Bei Schädelbasisbrüchen findet man als Zeichen der Entstehung zu Lebzeiten nicht selten Blutaspiration und Luftembolie, ja sogar Aspiration und Verschlucken von Hirnteilen (s. WALCHER, 1930). Weiteres zu vitalen Reaktionen und Literatur s. PROKOP.

Anfahrverletzungen finden sich entsprechend der Lage der Stoßstange beim Personenwagen am häufigsten am Unterschenkel, sofern die betreffende Person gerade stand oder im Gehen begriffen war. Die Folge ist neben einer Gewebsblutung sehr häufig eine Biegungsfraktur in Höhe der Gewalteinwirkung. MESSERER machte die interessante Beobachtung, daß sich Biegungsbrüche der langen Röhrenknochen mitunter durch einen charakteristisch geformten, herausgesprengten Keil auszeichnen, dessen Spitze die Stoßrichtung anzeigt. PATSCHEIDER

(1963) zweifelt jedoch diese Gesetzmäßigkeit an, weil er bei seinen Experimenten auch umgekehrte und seitlich gestellte Keile zu Gesicht bekam*. Diesen scheinbaren Widerspruch konnte SELLIER (1963) aufklären. Er fand, daß sich der „echte" Keil von „falschen" Keilen durch seine gebogenen Flächen unterscheidet**. Nur wenn man sicher ist, einen solchen vor sich zu haben, darf er im genannten Sinne verwertet werden (vgl. Abb. 3). Auf die bogenförmigen Bruchflächen hat bereits in anderem Zusammenhang SJÖVALL hingewiesen. Der Anprall eines rotierenden Rades setzt aufgrund der gleichzeitig abwärts gerichteten Bewegungskomponente manchmal entsprechend geformte Schürfungen der Haut. Auch Fußrastenverletzungen (Motorrad) sind am Unterschenkel lokalisiert. Höher, am Oberschenkel oder in Beckenhöhe gelegene Anfahrverletzungen weisen auf ein größeres Fahrzeug hin. Auch Oberschenkelfrakturen können grundsätzlich die typische Keilform aufweisen. Wird beim Anprall im Beckenbereich die Elastizitätsgrenze des knöchernen Beckenringes überschritten, so resultieren häufig Sprengungen der Symphyse und der Iliosakralgelenke sowie besonders Brüche der Schambeinäste. Mastdarm- und Harnröhrenabrisse sind in solchen Fällen keine Seltenheit. Die Richtung des Anfahrens läßt sich an der Lage der Blutung erkennen.

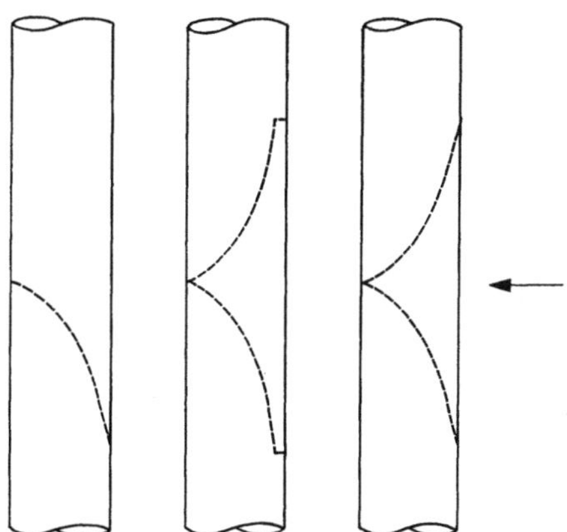
Abb. 3. Varianten des typischen Bruchlinienverlaufs bei Biegungsfrakturen der Röhrenknochen. (Nach SELLIER, 1963)

Blutungen in die abhängigen Körperpartien werden nach dem Tode oft monströs verstärkt. Blut kann dabei weit in den Muskellogen vordringen.

Für den Anprall gilt wie für alle weiteren Einwirkungen, daß er durch die Bekleidung mehr oder weniger gemildert wird, so daß im Extremfall jede Spur fehlen kann.

Wird eine Person bei mittlerer oder hoher Geschwindigkeit angefahren, so wird sie gewöhnlich zur Seite geschleudert oder „unterfahren" und fällt — nach Kollision mit der Karosserie oder der Windschutzscheibe — seitlich zu Boden. Ein Überfahren durch das gleiche Fahrzeug findet somit im allgemeinen nicht statt, es sei denn, die zu geringe Geschwindigkeit bewirkt lediglich einen Sturz vor den Wagen. Bevorzugte Anstoßstelle ist beim Anprall gegen die Windschutzscheibe oder deren Umrahmung der Kopf, beim Anfahren von hinten vorzugsweise der Hinterkopf. Hierbei kann ebenso wie beim anschließenden Aufschlagen auf das Straßenpflaster eine Platzwunde mit Unterblutung der Kopfschwarte, Schädelbruch und Hirnkontusion entstehen. Eine Unterscheidungsmöglichkeit ist aber im Fehlen bzw. Vorhandensein von Gegenstoßverletzungen des Gehirns (Contrecoup) gegeben. Sie entstehen bei Sturz auf das Hinterhaupt und befinden sich an den vorderen Hirnpolen, mitunter kombiniert mit Einbrüchen der Orbitaldächer, und übertreffen an Ausdehnung oft die Verletzungen der Stoßseite; offenbar nehmen aber die genannten Wagenteile infolge ihrer Verformbarkeit so viel Energie auf, daß es bei einem Anprall nicht zur Ausbildung eines Gegenstoßherdes kommt. Der Contrecoup im Hinterhauptbereich beim Sturz auf die Stirn gehört

* Vgl. O. PROKOP (1966).

** Hiervon kann man sich leicht überzeugen, wenn man Glaskapillaren mit einem Durchmesser von 2—3 mm durchbricht. Der herausgesprengte Keil hat stets gebogene Flächen und zeigt mit der Spitze genau zur konvexen Seite.

zu den Ausnahmen. Zur Entstehungsmechanik s. Sellier und Müller, Sellier (1961). Beim Sturz auf das Hinterhaupt mit Gegenstoßverletzung kann ein Stoßherd an der Hirnoberfläche sogar völlig fehlen und die Stoßseite lediglich durch eine geringe Kopfschwartenunterblutung in Erscheinung treten. Sägt man in einem solchen Fall das Os occipitale in Längsrichtung ein, so trifft man gelegentlich auf erstaunlich starke Diploeblutungen.

Die Diaphanoskopie ist nach überzeugenden Ergebnissen von Panning zum Nachweis von Blutungen im Schädelknochen *nicht* geeignet. Nur in Ausnahmefällen fanden sich als Ursache für Schatten Blutergüsse, sonst Strukturbesonderheiten.

Das *Schleudern* resultiert unmittelbar aus der mehr oder minder starken Beschleunigung, die dem Körper im Moment des Anstoßes erteilt wird. Es können sich — bedingt durch die Massenträgheit — erhebliche, plötzliche Verlagerungen der Organe mit Prellungen, Zerreißungen und Abrissen derselben ergeben. Das Herz als relativ gut bewegliches Organ ist besonders gefährdet und kann teilweise oder vollständig vom Gefäßstamm abreißen. In der Lunge werden ebenso wie in der Leber auch zentrale Rupturen gesehen. Von der letzteren ist vor allem der rechte Lappen betroffen. Milz- und Nierenrisse sind keine Seltenheit, auch Zerreißungen des Darmes, vor allem des Dünndarmes, gehören zu den häufigeren Befunden und können von Durchtrennungen des Mesenteriums begleitet sein, die wegen der Gefahr schwerer Blutungen eine gefürchtete Komplikation darstellen. Der Magen widersteht in der Regel auch stärkeren, stumpfen Gewalteinwirkungen. Ruckartige Kopfbewegungen können Überstreckungsfrakturen der Halswirbelsäule herbeiführen. Auf sie wird in anderem Zusammenhang näher eingegangen. Einen recht guten Hinweis geben Schürfungen, Vertrocknungen und Unterblutungen der Handrücken, besonders über den Fingerknöcheln, als Folge ein- oder mehrfachen Anschlagens während des Schleuderns.

Mit dem *Aufschlagen* findet der Vorgang des Schleuderns ein ebenso plötzliches Ende. In dieser Phase der Abbremsung des in Bewegung befindlichen Körpers, die einer erneuten, heftigen, flächenhaften Gewalteinwirkung entspricht, entstehen ebenfalls multiple, schwere Verletzungen der Weichteile, Organe und des Skeletsystems. So entsteht insgesamt ein buntes Bild von Zerstörungen, deren Ausmaß in erster Linie von der einwirkenden kinetischen Energie bestimmt wird. Diese wiederum ist eine Funktion der Fahrgeschwindigkeit nach der bekannten Formel:

$$E = \frac{m}{2} v^2.$$

Mehrmals hat sie dazu verleitet, unter Vernachlässigung unkontrollierbarer Besonderheiten nach einfachen mathematischen Zusammenhängen zwischen der Schwere der Verletzungen im Einzelfall und etwa der Anfahrgeschwindigkeit zu suchen. Solche Bemühungen sind im wesentlichen als gescheitert anzusehen. Die Praxis kennt Fälle, in denen man geradezu geneigt sein könnte, wider besseres Wissen den Satz von der Erhaltung der Energie anzuzweifeln. Die oftmals mehr als bescheidene Zahl der bekannten Faktoren zwingt eben im konkreten Fall zu größter Zurückhaltung.

Manche Autoren bedienen sich zur Hebung der Anschaulichkeit bei Gericht der Umrechnung einer gegebenen Anfahrgeschwindigkeit in die entsprechende Höhe, aus der ein Mensch zur Erde fallen müßte, um der gleichen kinetischen Energie ausgesetzt zu sein. Sie begehen dabei aber den Fehler, die gesamte, dem Fahrzeug innewohnende Energie zugrunde zu legen und auf den Passanten zu übertragen. Das wäre nur dann zulässig, wenn der Wagen im Moment des Anstoßes zum stehen käme, was in Wahrheit nie der Fall ist.

So fand sich in der Literatur folgendes Beispiel: Ein Auto hat bei einem Gewicht von 1000 kg und einer Geschwindigkeit von 30 km/Std (8,3 m/sec) eine kinetische Energie von 3500 mkg. Diese entspräche dem freien Fall eines menschlichen Körpers aus 46 m Höhe.

Tatsächlich gilt hier die Gleichung für den unelastischen Stoß, wonach das Fahrzeug von dem stehenden Fußgänger (bei 70 kg Körpergewicht) auf rund 28 km/Std abgebremst wird. Das entspricht dem freien Fall aus einer Höhe von nur 3,5 m! Es steht dies mit den Erfahrungen durchaus im Einklang, wonach ein Anfahren mit 30 km/Std oft, der Sturz aus einer Höhe von 46 m dagegen praktisch nie überlebt wird.

Wesentlich eindrucksvoller ist der Umstand, daß die Wucht mit dem Quadrat der Geschwindigkeit zunimmt, d.h. bei Verdoppeln der Geschwindigkeit auf das Vierfache anwächst. Das bedeutete z.B. bei einer Erhöhung des Tempos von 50 auf 60 km/Std eine Energiezunahme um 44%. Die in Abb. 4 dargestellte Parabel veranschaulicht deutlich, daß schon verhältnismäßig geringe Fehlschätzungen der Fahrgeschwindigkeit großen Einfluß auf die Energiewerte haben.

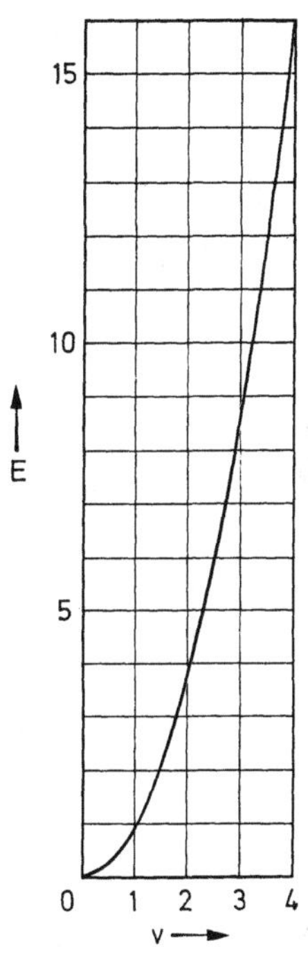

Abb. 4. Abhängigkeit der kinetischen Energie (E) von der Fahrtgeschwindigkeit (v)

Häufig hat sich der Sachverständige dazu zu äußern, ob eine Person überfahren wurde. Beim *Überfahren* kommt es in der Regel zu schweren und schwersten Verletzungen durch Kompression von Organen und Teilen des Skelets. Eine Besonderheit stellen Anspießungsverletzungen der Lungen bei Rippenbrüchen dar, nach DÜRWALD besonders häufig bei direkten und durch seitliche Thoraxkompression entstandene, indirekte Brüche. Vollständige Organzertrümmerungen und -verlagerungen sind keine Seltenheit und deuten auf stärkste, flächenhafte Gewalteinwirkung hin. In solchen Fällen bereitet die Klärung keine Schwierigkeiten. Kinder allerdings zeichnen sich durch eine beachtliche elastische Verformbarkeit ihres Skeletsystems aus und können erstaunlich hohe Druckbelastungen ohne Frakturen überstehen. Fehlen zudem äußerlich sichtbare Veränderungen (Vertrocknungen, Schürfungen, Hämatome, Profilabdruck), so hält der Ungeübte eine Überfahrung leicht für ausgeschlossen. Gewöhnlich deckt die innere Besichtigung doch so schwere Verletzungen auf, daß ein Zweifel ausgeschlossen ist. Das demonstriert folgender Fall:

Es wurde ein 14jähriges Mädchen obduziert, das laut Zeugenaussagen von einem Vorderrad eines gummibereiften, mit Kartoffeln beladenen Anhängers überfahren worden war. Die äußere Besichtigung ergab keinen Befund. Am Skeletsystem fand sich lediglich ein Bruch der rechten ersten Rippe. Die Bauchorgane waren unverletzt. Todesursache: Herzbeuteltamponade durch 10 cm langen Herzlängsriß in der Vorderwand.

Meist hinterläßt das Überfahren an der Haut mehr oder weniger deutliche Spuren. Als charakteristisch gelten lange, bandartige Hautabschürfungen, die sich zu lederartig-derben, braunroten Hautvertrocknungen umgewandelt haben und am häufigsten an unbekleideten und vorspringenden Körperstellen vorkommen (WEIMANN). Manchmal gestatten sie Rückschlüsse auf die Breite des Reifens. Nicht immer lassen sie sich von Schürfungen, die durch Mitschleifen hervorgerufen wurden, sicher unterscheiden. Diese Schleifspuren sind vor allem an vorspringenden Körperstellen lokalisiert. Geringe, mit wenig Druck erzeugte Schürfungen des Epithels können dem bloßen Auge völlig entgehen, deshalb empfiehlt sich im Zweifelsfall die Kontrolle mit der Stereolupe. Sie deckt mitunter feinste Zusammenschiebungen der obersten Epithelschichten auf, zuweilen nur über den hervorstehenden Talgdrüsen (s. ORSÓS). Deutliche Reifenprofilabdrücke kommen sehr selten zur Beobachtung. Sie können als Positiv (Abdruck des Oberflächenmosaiks) oder Negativ (Markierung der Zwischenräume) in Erscheinung treten. Die Vertiefungen des Profils werden von der Haut in Form von zahlreichen, punktförmigen Hautblutungen entsprechender Anordnung wiedergegeben (vgl. FRITZ). Zwillingsreifen lassen einen Steg unversehrter Haut zurück.

Ein wichtiges Hinweiszeichen für Überfahren ist das Decollement. Es kommt beim Überrollen einer Extremität, seltener auch des Thorax, des Gesäßes oder Kopfes vor und ist durch die Ablösung der Haut von der Unterlage (Taschenbildung) gekennzeichnet. Dabei kann — selbst wenn größere Bezirke betroffen

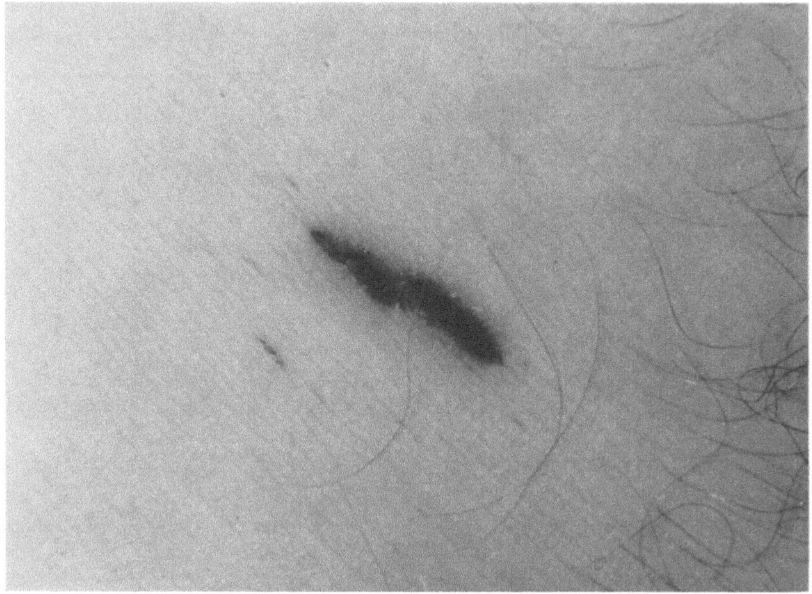

Abb. 5. Dehnungsrisse der Haut

sind — die Haut äußerlich vollkommen unauffällig scheinen. Der Unerfahrene ist dann überrascht, beim Einschneiden in die Weichteile ausgedehnte Hohlräume, die reichlich Blut und Fett enthalten können, vorzufinden. Bei der Obduktion eines durch Verkehrsunfall Verstorbenen müssen daher Haut, Unterhaut und Muskulatur schichtweise dargestellt werden. Auch bei Autoinsassen, insbesondere fettleibigen, kann das Decollement in der Gesäßgegend entstehen, und zwar durch heftiges Schleudern beim Anprall des Fahrzeugs.

Die starke Anspannung der Haut während des Überrollens erzeugt gar nicht selten auch in größerer Entfernung von der eigentlich verletzten Stelle Dehnungsrisse. Diese folgen häufig der Spaltbarkeitsrichtung der Haut und liegen bevorzugt über Knochenvorsprüngen oder in deren unmittelbarer Nähe. Typischer Ort ist die Spina ilica ventralis bzw. die Leistengegend. Der in Abb. 5 dargestellte Befund wurde dicht oberhalb der Leistengegend bei einem in Oberschenkelhöhe Überfahrenen erhoben; man beachte die Lage der Risse, auch der feinsten, zur Hautstruktur.

Das Überfahren des Kopfes führt zur Ausbildung einiger Besonderheiten, die dem Obduzenten erlauben, sich zur Fahrtrichtung zu äußern. Der Kopf wird während des Überfahrens stets in Seitenlage gedreht, so daß Wange und Schläfe der Straße fest anliegen. Wird er von vorn her überrollt, so erfaßt das Rad die Ohrmuschel und übt einen starken Zug nach vorn aus. Die Folge sind Weichteileinrisse hinter dem Ohr, zwischen Ohrmuschelansatz und Warzenfortsatz (Abb. 6 und 7). Beim Überrollen von hinten ergeben sich aufgrund der Verlagerung der Ohrmuschel nach hinten Einrisse unmittelbar vor dem Ohr. Die aufliegende Gesichtshälfte zeichnet sich nicht selten durch flächenhafte Vertrocknungen mit deutlicher Schürfung über vorspringenden Knochenteilen aus; an der Ohrmuschel ist es insbesondere der Rand, der durch eine Vertrocknung auffällt. Fast regelmäßig kann man bei Überfahrung des Kopfes einen Querbruch der Schädelbasis (Scharnierbruch) beobachten.

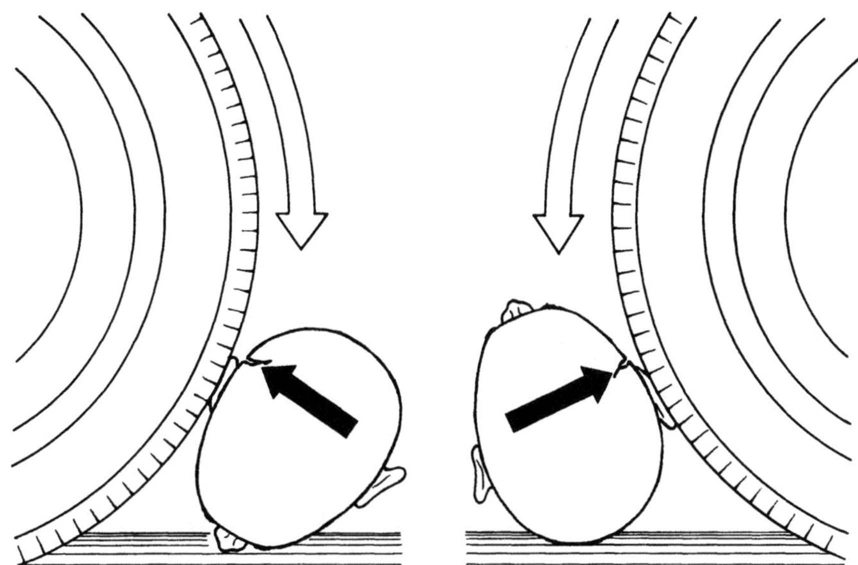

Abb. 6. Zur Entstehung von Weichteileinrissen vor bzw. hinter dem Ohr bei Überrollung im Kopfbereich. (Nach PROKOP u. DÜRWALD)

Wird der Thorax überrollt, so bewirkt die damit verbundene Steigerung des intrathorakalen Druckes Blutaustritte im Kopf- und Halsbereich (Perthessche Stauungsblutungen). Man findet sie außer an der Haut häufig in den Bindehäuten, der Kopfschwarte und der Schläfenmuskulatur. Sie sind ihrer Natur nach zwar beweisend für eine Thoraxkompression, nicht jedoch unbedingt für Überfahren; unter Einbeziehung weiterer Befunde läßt sich ihre Herkunft meist eindeutig klären.

Wie in allen anderen Unfallphasen können auch beim Überfahren geformte Abdrücke und Verletzungen entstehen, die wertvolle Hinweise zur Identifikation des Fahrzeugs und für den Unfallablauf geben können. Sind es bei den erstgenannten in der Hauptsache Aufbauten und Formbesonderheiten der Karosserie (z.B. Wasserablaufrinnen, Zierleisten, Rückspiegel, Scheinwerfer), so kommen beim Überfahren außer den Rädern Teile der Fahrzeugunterseite in Betracht, wie beispielsweise Federbolzen, Federn, Ölwanne und Auspuff. Jede geformte Verletzung, die anders nicht geklärt werden kann, erfordert im Interesse der Unfallrekonstruktion die nachträgliche, allseitige Inspektion der in Frage kommenden Fahrzeuge. Nicht selten wird sich so eine Verbrennung auf Kontakt mit dem glühendheißen Auspufftopf oder eine Schädelimpressionsfraktur auf eine bestimmte Schraube zurückführen lassen. Charakteristische Verschmutzungen von

Wunden sind hierbei richtungsweisend. Gelingt es auf diesem Wege nicht, ausreichend sichere Aufschlüsse zu gewinnen, so kann noch versucht werden, mit entsprechend gestalteten Experimenten, eventuell unter Zuhilfenahme einer Puppe, der Rekonstruktion zu dienen. Einen sehr instruktiven Fall beschrieb ausführlich Buhtz.

Fahrzeuginsassen können ebenso wie Fußgänger Verletzungen erleiden, die für bestimmte Bewegungsphasen während des Unfalls charakteristisch sind. Für

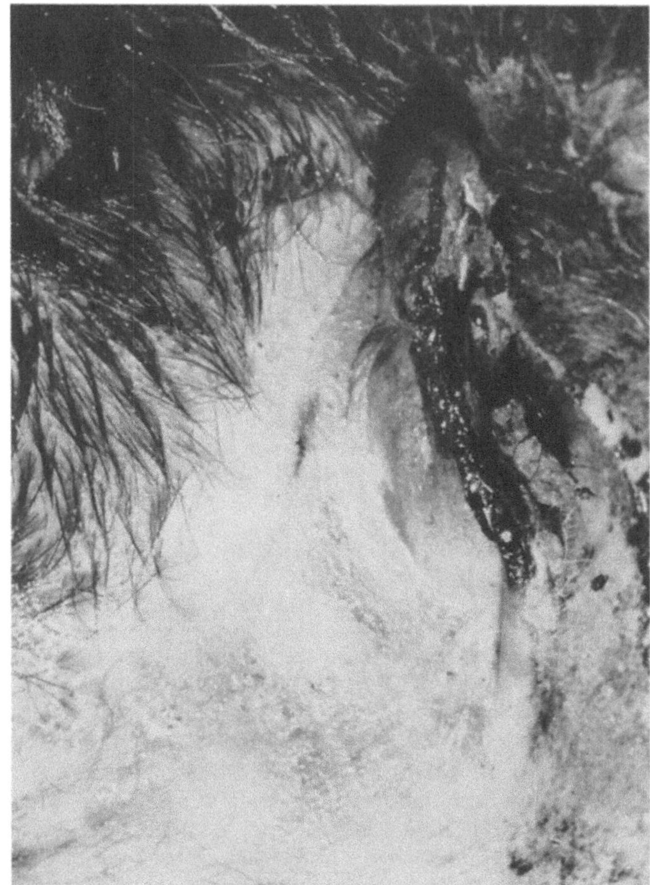

Abb. 7. Weichteileinriß hinter dem Ohr: Überfahren von vorn

den weitaus häufigsten Fall, nämlich den frontalen Anprall eines Kraftwagens, geben Ardenne und Panzer eine von Gögler nach einem Film angefertigte Zeichnung (Abb. 8) wieder, die sehr zum Verständnis des Geschehens beiträgt. Abb. 8a zeigt den Kraftfahrer in Normalhaltung. Im Moment der Kollision gleitet die untere Körperpartie nach vorn, wodurch es zum beschriebenen Decollement in der Gesäßgegend kommen kann (Abb. 8b). Wesentlich häufiger sind jedoch Knieanprallverletzungen, auch als Armaturenbrettverletzungen bekannt. Zu ihnen zählen hauptsächlich Prellungen, Schürfungen und Platzwunden im Kniegelenkbereich, Kniescheibenfrakturen, Frakturen des distalen Femur- und proximalen Tibiaendes sowie Pfannengrundbrüche der Hüftgelenke und Hüftgelenkluxationen („Armaturenbrettluxation“); auch Schenkelhalsfrakturen weisen auf die gleiche

Entstehungsursache hin (vgl. PETERSEN, BÜTTNER und FRIEDHOFF, KULOWSKI, VOLLMAR, 1957; VOLLMAR, 1960). Abb. 8c zeigt die nächste Phase, die durch den Anprall des Kopfes gegen den oberen Kabinenrahmen gekennzeichnet ist. Darauf wird der Kopf zurückgeschleudert und der Thorax prallt gegen das Lenkrad. Wiederum wandert der Kopf nach vorn und schlägt diesmal gegen das Armaturenbrett, wobei gleichzeitig Gesicht und Hals Kontakt mit dem Lenkrad bekommen (Abb. 8d—f). Bei der Obduktion findet man als Zeichen des Kopfanpralls neben Platz-, Rißquetsch- und eventuell Schnittwunden intrakranielle Komplikationen mit oder ohne Schädelbruch, auch Frakturen des Gesichtsschädels. Der Kopf ist bei Verkehrsunfällen überhaupt am häufigsten betroffen,

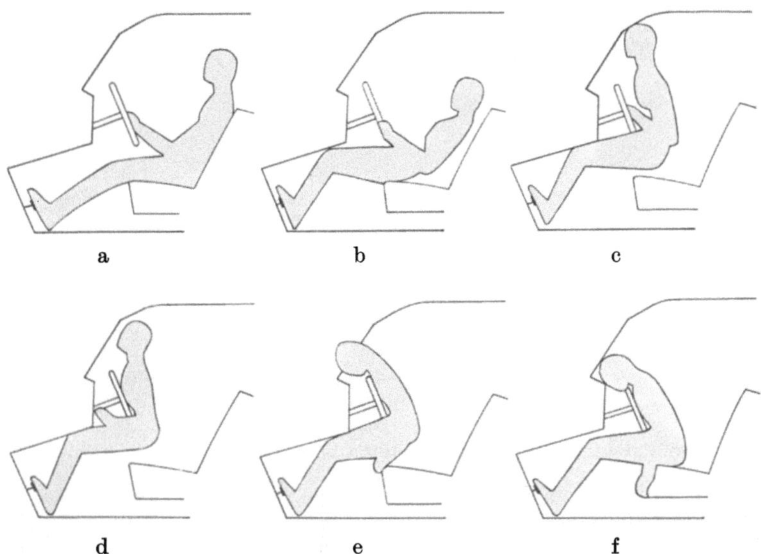

Abb. 8a—f. Bewegungsphasen des Kraftfahrers bei frontalem Anprall. (Nach GÖGLER, übernommen von ARDENNE u. PANZER)

nach VOLLMAR (1957) mit nahezu 50%. Von schwerer stumpfer Gewalteinwirkung auf den Thorax durch Anprall gegen das Lenkrad (Fahrer) oder das Armaturenbrett (Beifahrer) zeugen vor allem Rippenserienbrüche, Frakturen des Brustbeins und Verletzungen der Brustorgane; Schleuderung und Kompression geben dem Befund das Gepräge. Bei 60 km/Std soll nach DETTLING die Gefahr des Aortenabrisses durch Schleudern des Herzens beginnen.

Frakturen im Bereich der Halswirbelsäule werden dann gesehen, wenn eine Kollision starkes Pendeln des Kopfes und damit einen raschen Wechsel zwischen extremer Streckung und äußerster Beugung verursacht (whiplash injuries). Entscheidend ist hierbei der plötzliche Geschwindigkeitswechsel. Den typischen Bewegungsablauf gibt Abb. 9 wieder. Man findet ihn nicht nur bei Kraftfahrern, sondern auch bei Fußgängern, die mit höherer Geschwindigkeit angefahren wurden. In diesem Sinne sind auch Frakturen an den Muskelansätzen des Zungenbeins und Schildknorpels zu deuten. Sie können auf ungebremste Halsmuskelkontraktionen durch Dehnungsreiz, verursacht durch Überstreckung oder Zerrung, zurückgeführt werden (REIMANN, 1961a) und sehen Strangulationsverletzungen sehr ähnlich. Schädelbasisringbrüche beruhen nicht immer auf Stauchung, sondern manchmal auf Zugkräften zwischen Schädelbasis und Wirbelsäule. REIMANN (1961b) sah Fälle, bei denen der Sturz auf das Hinterhaupt als Ursache für Ringbrüche angesehen werden mußte. Auch Pendelbewegungen des Kopfes bei Verkehrsunfällen sind geeignet, starke Traktionskräfte an der Schädelbasis auszuüben (REIMANN; PATSCHEIDER, 1961). Auch bei Anfahren im Kopfbereich in Richtung der Körperlängsachse können Schädelbasisringbrüche entstehen.

Bei *Motorradfahrern* findet man außer den erwähnten Verletzungen des Kopfes und der Knieregion auch solche der Schultergegend (Schlüsselbeinfraktur, Rippenbrüche) sowie der Hände und Füße, d.h. jener Abschnitte, die aufgrund ihrer exponierten Lage bei einem Anprall besonders gefährdet sind. Da dem Motorradfahrer jeder Schutz in Form einer Karosserie fehlt, sind die Verletzungen in der Regel schwerer als bei Wageninsassen. Der Kradfahrer verliert im Augenblick der Kollision den Kontakt mit dem Fahrzeug, wird fortgeschleudert und erleidet schließlich einen Sturz. Ein im Beiwagen Mitfahrender wird bei frontalem Anprall des Fahrzeugs mit dem Brustkorb gegen die vordere Begrenzung des Einstiegs

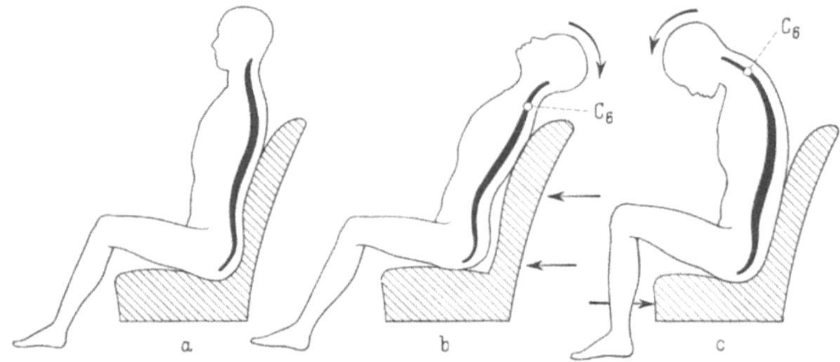

Abb. 9a—c. Zum Entstehungsmechanismus der Überstreckungsfraktur, „whiplash injury". (Nach VOLLMAR, 1957)

geschleudert und ist deshalb ähnlichen Gefahren wie der Kraftwagenfahrer ausgesetzt. Stauchungsfrakturen der gestreckten Beine sind nicht ungewöhnlich. EHALT bezeichnet den Trümmerbruch des oberen Schienbeinendes als typische Beiwagenverletzung.

Gelegentlich erfordert der Tatbestand vom Sachverständigen eine Stellungnahme zu der Frage, wer im Moment des Unfalls der Lenker und wer der Beifahrer eines Fahrzeugs war. Die Klärung kann sehr schwierig sein und ist ohne genaue Kenntnis der Situation am Unfallort normalerweise unmöglich. WÖLKART (1959) empfiehlt, nach folgendem Schema vorzugehen:

1. Prüfung der Verletzungen beider Personen hinsichtlich der Wahrscheinlichkeit, Möglichkeit und Unmöglichkeit der Art ihrer Entstehung durch bestimmte Teile des Fahrzeugs.

2. Beurteilung von Spuren am Fahrzeug, am Unfallort, an der Bekleidung in Beziehung zu den Verletzungen.

3. Endlage der Körper und zusätzlicher Gegenstände innerhalb und außerhalb des Fahrzeugs, Endstellung derselben unter Bedachtnahme auf die ursprüngliche Fahrtrichtung.

4. Feststellung der Bewegung des Fahrzeugs in sämtlichen Phasen, einschließlich der dadurch in zeitlicher Aufeinanderfolge entstandenen Deformierungen.

Die Problematik wird an folgendem Beispiel klar:

Zwei auf einem Solokrad fahrende Personen (A und B) erlitten beim Durchfahren einer Linkskurve einen Unfall, an dessen Folgen A starb, während B mit schweren Verletzungen davonkam. Der Unfallort bot folgendes Bild: An der rechten Bordsteinkante, unmittelbar vor einem Straßenbaum, fanden sich reichlich Chromspuren sowie rechts neben dem Bordstein breite Schleifspuren im Sandboden. Am Baum wurden in 90 cm Höhe Blutspuren und darunter im Bereich abgeschürfter Rinde Haare und Stoffasern gefunden (das Ergebnis der Spurenuntersuchungen stand nicht zur Verfügung). A lag 5 m hinter dem genannten Baum, mit dem Körper auf dem Gehweg und den Beinen auf dem Fahrdamm. 10 m in Fahrtrichtung vom Baum entfernt wurde in Straßenmitte B, quer zur Fahrbahn liegend, aufgefunden. Das Motorrad war auf die rechte Seite gestürzt und befand sich, ebenfalls quer liegend, 5 m hinter B. Die Obduktion ergab einen Querbruch der Schädelbasis im Bereich der mittleren Schädelgrube mit mehrfachem Bruch rechts, eine großflächige, rechtsseitige Unterblutung der Kopfschwarte und Schläfenmuskulatur, flächenhafte Hautabschürfungen der rechten Gesichts- und Halsseite und Rißwunden an der rechten Ohrmuschel. Blutalkohol: 0,85‰, Urinalkohol: 1,45‰ (ADH-Methode).

Bei B bestand nach klinischen Angaben eine 2 Std dauernde Bewußtlosigkeit mit retrograder Amnesie, ferner eine Fraktur des rechten unteren Orbitalrandes, Prellung der linken Schulter- und Hüftgegend. Blutalkohol 2 Std nach dem Vorfall: 1,3‰.

Es bestand nach den Ermittlungen kein Zweifel, daß das Fahrzeug nach rechts aus der Kurve getragen wurde und dabei den Bordstein berührte. Die niedrige Lage der Spuren am Baum schloß aus, daß sie von einem noch auf dem Motorrad Sitzenden stammten. Eher war anzunehmen, daß sie in dem Moment entstanden, als A bzw. B durch Anprall der Maschine gegen den Bordstein vom Fahrzeug geschleudert wurde. Aus der Lage der Verletzungen wurde geschlossen, daß A mit dem Baum kollidiert war (rechtsseitige Kopfverletzungen), wogegen B sich lediglich durch Sturz auf die linke Seite verletzt hatte. Wäre nun A der Fahrer gewesen, so wäre schwer zu erklären, weshalb B, der als Beifahrer bedeutend weniger Halt auf dem Krad gehabt hätte, nicht gleichzeitig mit A und in gleicher Richtung geschleudert wurde. Wahrscheinlicher erschien, daß B der Fahrer war und sich daher auf dem Fahrzeug länger halten konnte als A.

Im Vergleich zu Unfällen im Straßenverkehr hat die gerichtliche Medizin an der Rekonstruktion von Eisenbahnunfällen (Zugunglücken), Flug- und Schiffskatastrophen relativ geringen Anteil. Es treten hier meist rein technisch zu klärende Probleme in den Vordergrund. Wird der Gerichtsarzt hinzugezogen, so besteht der schwierigste Teil der Aufgabe meist in der Identifikation von Leichen und Leichenteilen.

Eine ausgesprochen gerichtsärztliche Fragestellung ergibt sich hingegen aus einem *Leichenfund im Bahnbereich*, denn oft ist unklar, ob es sich um Unfall, Selbstmord oder Mord handelt. Quetschungen zwischen Puffern sprechen für einen Unfall und betreffen gewöhnlich den Rumpf, seltener den Kopf. An der Haut findet sich in entsprechender Höhe manchmal der deutliche Abdruck eines Puffers. Perthessche Stauungsblutungen weisen auf Kompression des Brustkorbes hin. Der Sturz aus dem fahrenden Zug erzeugt eine Vielzahl von Verletzungen, bedingt durch Aufschlagen, Kollern, Quetschung und eventuell Überfahren. Selbstmord durch Überfahrenlassen ist dann anzunehmen, wenn nur der Kopf abgefahren wurde, d.h. der Betreffende mit dem Hals auf einer Schiene und dem Körper nach außen lag. Findet man bei der Obduktion eine Bluteinatmung als Zeichen des Überfahrens zu Lebzeiten, so darf der Selbstmord als ziemlich sicher angenommen werden (LEOPOLD). Nicht immer wird der Kopf vollständig abgetrennt, er kann mit dem Rumpf durch einen Hautschlauch verbunden bleiben.

Mitunter taucht auf eingleisigen Strecken, die in beiden Richtungen befahren werden, die Frage auf, aus welcher der beiden Richtungen der überfahrende Zug kam, weil daraus auf die Vorfallszeit geschlossen werden kann. Wie DÜRWALD mit seinen Mitarbeitern nachweisen konnte, wird überfahrene Körperhaut in Fahrtrichtung fächerförmig ausgewalzt.

Wird eine unmittelbar zuvor getötete Person zur Dissimulation der Tat aus dem fahrenden Zug geworfen oder auf die Gleise gelegt und überfahren, so kann die Unterscheidung vom Selbstmord bzw. Unfall mitunter sehr schwerfallen, da einerseits Blutungen mit vitalem Aussehen entstehen können und andererseits Zeichen fremder Gewalteinwirkung durch die weiteren Ereignisse leicht überdeckt werden. Der Mörder zieht sein Opfer zumeist kopfwärts an den Armen auf die Schienen und läßt es so liegen, daß auch die Arme abgefahren werden. Es gibt aber auch Selbstmordfälle mit ähnlicher Auffindungssituation. Näheres s. Wölkart (1952), Laufer, auch Chavigny, Walcher (1935).

Im Zusammenhang mit der Rekonstruktion von Flugunfällen erhalten Merkmale der vitalen Hypoxie und der Dekompressionskrankheit besondere Bedeutung. Einzelheiten bei Townsend u. Dominguez, Fischer, Spann.

Literatur

Ardenne, M. v., u. S. Panzer: Untersuchungen und Maßnahmen zum Unfallschutz von Kraftfahrzeuginsassen. In: Schwarz, Kampf dem Straßenunfall, S. 13—33. Jena: Gustav Fischer 1965.

Büttner, G., u. E. Friedhoff: Die Armaturenbrettverletzungen des Autoinsassen. Zbl. Verkehrs-Med. **5**, 201—210 (1959).

Buhtz, G.: Der Verkehrsunfall. Gerichtsärztlich-kriminalistische Beurteilung unter besonderer Berücksichtigung der Alkoholbeeinflussung. Stuttgart: Ferdinand Enke 1938.

Chavigny, M.: Médecine légale des grands écrasements par train de chemin de fer. Arqu. Med. Leg. **3**, 112—117 (1933).

— Médecine légale des grands écrasements par train de chemin de fer. Rev. int. Criminalist. **5**, 264—269 (1933).

Dettling, J.: Medizinische Gesichtspunkte für neue technische Hilfsmaßnahmen zur Bekämpfung der Straßenverkehrskollisionen. Schweiz. med. Wschr. **88**, 739—742 (1958).

Dürwald, W.: Gerichtsmedizinische Untersuchungen bei Verkehrsunfällen. Leipzig: Thieme 1966.

Ehalt, W.: Trümmerbrüche am oberen Schienbeinende mit gleichzeitiger Zerreißung des Ligamentum patellae proprium als typische Motorradverletzung (Traversenverletzung) Mschr. Unfallheilk. **44**, 417—427 (1937).

Falk, H., u. K. Pfeifer: Praktische Sektionsdiagnostik mit Schnellmethoden. Leipzig: Georg Thieme 1964.

Fischer, H.: Pathologisch-anatomische Untersuchungen bei Flugzeugunfällen. Münch. med. Wschr. **104**, 325—329 (1962).

Fritz, E.: Beitrag zur Entstehung von Pneumatikspuren auf der Haut. Dtsch. Z. ges. gerichtl. Med. **35**, 24—27 (1941).

Incze, G., and A. Arvay: Traumatic bone embolism as vital reaction. Acta morph. (Budapest) **4**, 247—250 (1954).

Kevorkian, J.: The fundus oculi as a "post-mortem clock". J. forens. Sci. **6**, 261—272 (1961).

Kulowski, J.: Automobile collision with simultaneous bilateral dislocation of the hip. Amer. J. Surg. **94**, 462—467 (1957).

Laufer, M.: Über Eisenbahnüberfahrung. Med. Diss. Halle 1955.

Leopold, D.: Blutaspiration bei Dekapitationen. Z. ärztl. Fortbild. **53**, 1043—1045 (1959).

Lossagk, H.: Sinnestäuschung und Verkehrsunfall. Dortmund: Verkehrs- u. Wirtschaftsverlag 1953.

Marshall, T. K., and F. E. Hoare: Estimating the time of death. The rectal cooling after death and its mathematical expression. J. forens. Sci. **7**, 56—81 (1962).

Messerer, O.: Über Elastizität und Festigkeit menschlicher Knochen. Stuttgart: J. G. Cotta 1880.

Orsós, F.: Der Mechanismus der Epithelabschürfungen. Dtsch. Z. ges. gerichtl. Med. **37**, 33—51 (1943).

Panning, G.: Zur Kritik der Diagnose von Knochenblutungen mittels „Diaphanographie". Dtsch. Z. ges. gerichtl. Med. **32**, 115—132 (1939).

Patscheider, H.: Zur Entstehung von Ringbrüchen des Schädelgrundes. Dtsch. Z. ges. gerichtl. Med. **52**, 13—21 (1961).

— Über Anprallverletzungen der unteren Gliedmaßen bei Straßenverkehrsunfällen. Dtsch. Z. ges. gerichtl. Med. **54**, 336—366 (1963).

Petersen, O. H.: Typische Verletzungen der Kraftradfahrer in der Kniegelenkgegend. Dtsch. Z. Chir. **228**, 277—280 (1930).

Prokop, O.: Lehrbuch der gerichtlichen Medizin. Berlin: VEB Verlag Volk und Gesundheit 1960; 2. Aufl.: Forensische Medizin, daselbst (1966).

— W. Dürwald u. W. Reimann: Die Feststellung von Anfahren bzw. Überfahren durch PKW und LKW mittels Staubuntersuchung unter Zuhilfenahme der Stereolupe. Arch. Kriminol. **130**, 134—151 (1962).

Reimann, W.: Zur Mechanik der Schädelbasisringbrüche. Dtsch. Z. ges. gerichtl. Med. **51**, 601—608 (1961).

— Zungenbein- und Schildknorpelbrüche beim Verkehrsunfallgeschehen. Dtsch. Z. ges. gerichtl. Med. **52**, 70—75 (1961).

SARAM, G. S. W. DE, G. WEBSTER, and N. KATHIRGAMATAMBY: Post-mortem temperature and the time of death. J. Crim. Law and Pol. Sci. **46**, 562—577 (1955).

SCHWARZ, F., et H. HEIDENWOLF: Le refroidissement post mortem. Sa signification quant à l'heure du décès. Rev. int. Pol. crim. **8**, 339—344 (1953).

SELLIER, K.: Determination of the time of death by extrapolation of the temperature decrease curve. Acta Med. leg. soc. (Liège) **11**, 279—302 (1958).

— Zur Physik des Schädeltraumas. Dtsch. Z. ges. gerichtl. Med. **51**, 550—554 (1961).

— Brüche von Röhrenknochen. Dtsch. Z. ges. gerichtl. Med. **55**, 135 (1964).

—, u. R. MÜLLER: Die mechanischen Vorgänge bei Stoßwirkung auf den Schädel. Klin. Wschr. **38**, 233—236 (1960).

SJÖVALL, H.: Die Formen der Frakturen der langen Röhrenknochen. Zbl. Chir. **82**, 1234—1241 (1957).

SPANN, W.: Gerichtsärztliche Probleme bei Flugzeugunfällen. Dtsch. Z. ges. gerichtl. Med. **55**, 128—133 (1964).

TOWNSEND, F. M., and A. M. DOMINGUEZ: Utilization of toxicology in aircraft accident investigation. Rev. méd. Aero. **1**, 11—12 (1962).

VOLLMAR, J.: Die typischen Verletzungen des Auto- und Motorradfahrers. Langenbecks Arch. klin. Chir. **286**, 54—90 (1957).

— Der Knieanprall, ein häufiger Verletzungsmechanismus bei Auto- und Motorradfahrern. Langenbecks Arch. klin. Chir. **295**, 315—328 (1960).

WALCHER, K.: Über Aspiration und Verschlucken von Gehirnstücken als Zeichen intravitaler Entstehung schwerer Verletzungen. Dtsch. Z. ges. gerichtl. Med. **15**, 398—406 (1930).

— Zur Differentialdiagnose einiger Zeichen vitaler Reaktion. Dtsch. Z. ges. gerichtl. Med. **24**, 17—24 (1935).

WEIMANN, W.: Radspuren an Überfahrenen und ihre kriminalistische Bedeutung. Arch. Kriminol. **80**, 1—6 (1927).

WEINIG, E., u. G. SCHMIDT: Besondere Identifizierungsmerkmale bei Kraftfahrzeugreifen. Arch. Kriminol. **127**, 22—34 (1961).

WÖLKART, N.: Differentialdiagnose Mord, Selbstmord, Unfall bei Leichen im Bahnbereich. Beitr. gerichtl. Med. **19**, 171—187 (1952).

— Der gerichtsärztliche Nachweis der Fahrerflucht nach tödlichen Verkehrsunfällen. In: LAVES, BITZEL, BERGER, Der Straßenunfall, S. 316—341. Stuttgart: Ferdinand Enke 1956.

— Über die Sitzordnung beim Kraftfahrzeugunfall. Dtsch. Z. ges. gerichtl. Med. **49**, 247—252 (1959).

WUERMELING, H.-B.: Strangulationszeichen bei Verkehrsunfällen. Dtsch. Z. ges. gerichtl. Med. **51**, 562—564 (1961).

ZSAKÓ, S.: Die Bestimmung des Todeseintrittszeitpunktes. Psychiat.-neurol. Wschr. **1941**, 66—69.

Die Verkehrssicherheit der Kraftfahrzeuge

U. Schmidt, Darmstadt

Mit 4 Abbildungen und 4 Schemata

I. Der Begriff der „Sicherheit"

§ 30 der „Straßenverkehrs-Zulassungs-Ordnung" (StVZO) verlangt, daß „Fahrzeuge so gebaut und ausgerüstet sein müssen, daß ihr verkehrsüblicher Betrieb niemand schädigt oder mehr als unvermeidbar gefährdet, behindert und belästigt."

Diese Vorschrift enthält die Forderung sowohl nach dem Schutz der im Kfz selbst beförderten als auch der übrigen am Straßenverkehr teilnehmenden Personen.

Im allgemeinen werden die zur Erfüllung der genannten Vorschrift ergriffenen technischen Maßnahmen am Kraftfahrzeug gleichzeitig sowohl dem Schutz der einen als auch der anderen Personengruppe zugute kommen. Darüber hinaus gibt es aber auch Möglichkeiten, deren Wirkung sich nur auf die eine oder die andere der genannten Gruppen erstreckt.

Unter die allen Verkehrsteilnehmern zugute kommenden technischen Einrichtungen gehören z. B. die Bremsen, während die Festlegungen über die Ausgestaltung des Fahrgastraumes lediglich den Fahrzeuginsassen und die Forderungen nach Beschränkung der Geräuscherzeugung nicht nur den übrigen Verkehrsteilnehmern, sondern auch den Anwohnern der Verkehrswege zugute kommen.

Bei der Wichtigkeit dieser Einrichtungen für die allgemeine Verkehrs-Sicherheit kann die Wahl ihrer Verwendung und ihre jeweilige Wirksamkeit nicht dem einzelnen Kfz-Hersteller überlassen bleiben. Nicht nur in Deutschland, sondern überall im Ausland bestehen deshalb sehr eingehende Vorschriften über den Umfang der an einem Kfz vorzusehenden Sicherheitseinrichtungen und über die Mindestanforderungen an ihre Wirkung. Auf die in letzter Zeit in den USA erschienenen Vorschriften sei besonders hingewiesen, da sie bei dem erheblichen Export deutscher Pkw nach Amerika starke Bedeutung haben und — in jedem Fall zum Teil — auch von Einfluß auf die nationale und internationale Gesetzgebung in Europa sein werden. Sie basieren auf dem 1966 erschienenen „National Traffic and Motor Vehicle Safety Act" und den daraufhin erlassenen „Motor Vehicle Safety Standards".

Der „inneren Sicherheit" ist in diesem Rahmen ein besonders großer Raum gewidmet.

Im Kreise eines Komitees der Economic Commission of Europe (ECE) sind Arbeiten angelaufen, die die internationale Angleichung der Sicherheitsvorschriften zum Ziele haben.

II. Die technischen Einrichtungen

1. Beleuchtungs- und Signaleinrichtungen

Man kann zwei Gruppen derartiger Geräte unterscheiden:

a) Leuchten, die die Fahrbahn bei Dunkelheit und entsprechenden Witterungsverhältnissen (Nebel, Schneefall) so beleuchten, daß die erforderliche *Sichtweite* für den Fahrer gewährleistet wird.

b) Leuchten, die Signale an andere Verkehrsteilnehmer vermitteln, um sie von den Absichten des Kfz-Fahrers rechtzeitig in Kenntnis zu setzen.

Das gesamte Gebiet dieser Einrichtungen ist einer der wichtigsten Komplexe der Sicherheit, und es ist deshalb nicht verwunderlich, daß nationale Gesetzgebung und internationale Vereinbarungen sich in umfangreichen Arbeiten hiermit befassen. In Deutschland regeln die §§ 49a—53 der StVZO diese Fragen.

a) Scheinwerfer für Fern- und Abblendlicht

Für die Fahrbahn-Beleuchtung sind Fern-Scheinwerfer und Scheinwerfer mit Abblendlicht vorgeschrieben (§ 50 StVZO), die bei mehrspurigen Fahrzeugen paarweise vorhanden sein müssen (Ausnahmen für bestimmte Fahrzeuggruppen). Sie müssen weißes oder schwach gelbes Licht abstrahlen (in Frankreich ist dagegen gelbes Licht vorgeschrieben). Im allgemeinen darf die Unterkante des Scheinwerfers nicht mehr als 1 m über der Fahrbahn liegen. Vorschriften für die Mindesthöhe sind in Vorbereitung.

Die Vorschriften für die Mindest-Wirksamkeit sehen vor, daß im allgemeinen bei Kraftfahrzeugen die durch den Fern-Scheinwerfer in 100 m Entfernung vor dem Fahrzeug in Richtung der Wagenachse und in Scheinwerfer-Höhe erzeugte Beleuchtungsstärke wenigstens 1,0 Lux betragen muß. In den Scheinwerfern dürfen nur für diesen Zweck genormte Glühlampen verwendet werden, deren Lichtstrom in seinen Maximal-Werten festgelegt ist. Im Rahmen dieser Festlegungen kann der Hersteller des Geräts durch die Spiegelform (Öffnungswinkel und Austritts-Durchmesser usw.) die Verteilung des von der Glühlampe gelieferten Lichtstroms so wählen, daß möglichst optimale Sichtverhältnisse erreicht werden. Es bestehen Richtlinien für die Prüfung von Scheinwerfern sowie der dazu gehörenden Glühlampen und für die Einstellung von Scheinwerfern (BMV/StV 7 — 4036/F 59 v. 26. 3. 59).

Die Verwendung des Fernlichts tritt infolge der zunehmenden Verkehrsdichte gegenüber dem Abblendlicht immer mehr zurück. Da durch die Fern-Scheinwerfer bei Begegnung zweier Fahrzeuge eine starke Blendung des Fahrers des entgegenkommenden Fahrzeugs erzeugt wird, muß nach den Vorschriften der Straßenverkehrsordnung (StVO) in solchen Fällen auf „Abblendlicht“ umgeschaltet werden. Hierbei darf 25 m vor dem Fahrzeug in Scheinwerfer-Höhe höchstens eine Beleuchtungsstärke von 1 Lux vorhanden sein. Die Aufgabe des Konstrukteurs besteht nun darin, durch geeignete Ausbildung von Glühlampe und Spiegelsystem trotzdem noch eine Fahrbahn-Beleuchtung sicherzustellen, die eine für normale Fahrgeschwindigkeiten ausreichende „Sichtweise“ ermöglicht.

Bei dem europäischen Scheinwerfer wird dieser Effekt erreicht, indem in der Glühlampe unterhalb des Fadens für das Abblendlicht ein Schirm angeordnet wird, der das unterhalb der Horizontalen auf den Spiegel des Scheinwerfers fallende Licht abdeckt. Da die auf diese Spiegelhälfte fallenden Lichtstrahlen nach oben abgelenkt werden, tritt praktisch aus dem Scheinwerfer nur *nach unten gerichtetes* Licht aus. Diese Scheinwerfer weisen eine scharfe „Hell-Dunkel-Grenze“ auf. Sie werden so eingestellt, daß die Lichtachse eine Neigung von 1% nach unten hat.

In der Praxis tritt die unangenehme Schwierigkeit auf, daß die Neigung der Längsachse des Fahrzeugs (insbesondere bei Pkw) weitgehend von seiner Beladung oder, was noch wichtiger ist, von seiner Beladungsverteilung abhängt. Das kann so weit gehen, daß die schwache Neigung der Hell-Dunkel-Grenze voll aufgehoben oder sogar ins Gegenteil verkehrt wird. In diesem Falle blendet auch der Abblendscheinwerfer den entgegenkommenden Fahrer. Durch Korrekturen an der Einstellung der Scheinwerfer kann dieser Fehler ausgeglichen werden. Einrichtungen, die den Ausgleich automatisch vornehmen, sind zwar seit längerer Zeit in der Entwicklung, aber noch nicht so weit gediehen, daß sie praktisch eingeführt werden könnten. Konstruktionen, die vom Innenraum des Fahrzeugs aus eine Handverstellung der Scheinwerfer ermöglichen, sind in Gebrauch.

Das „asymmetrische Abblendlicht“ stellt eine weitere Verbesserung des europäischen Abblendlicht-Systems dar. Durch entsprechende Ausbildung der Abdeckkappe für das Abblendlicht ist bei diesem neuen System der rechte Teil des

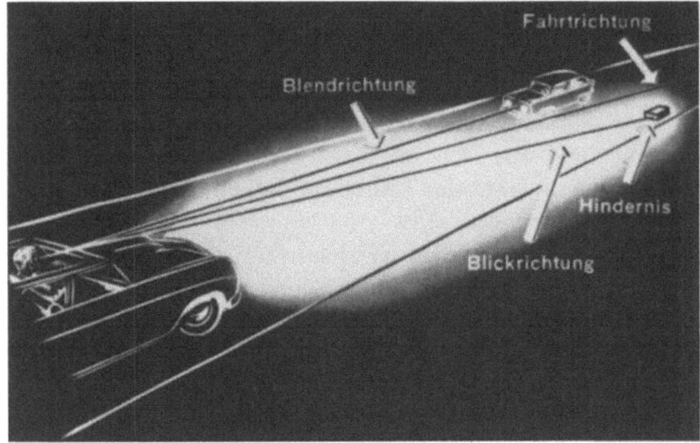

Abb. 1. Schema der Versuchs-Anordnung

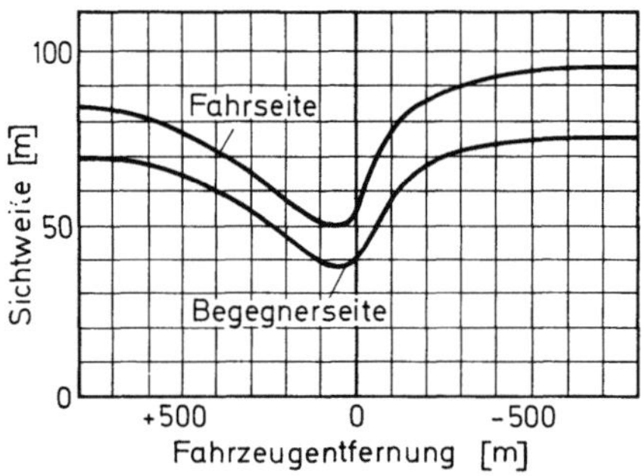

Abb. 2. Sichtweitekurven für Sehzeichen auf der Fahr- und Begegnerseite, E-Scheinwerfer 180 ø

Abblendlichtkegels etwas über die Horizontale angehoben, so daß Verkehrsteilnehmer, die sich am rechten Straßenrand befinden, eher in den Lichtkegel des Abblendlichts hineingeraten als bei dem früheren „symmetrischen Abblendlicht“.

Dem europäischen Abblend-System gegenüber steht ein in den anglo-amerikanischen Ländern entwickeltes System, das keine scharfe Hell-Dunkel-Grenze enthält (sealed-beam). Die Blendbeleuchtungsstärke bei diesem System ist etwas höher als bei dem europäischen System, ergibt aber gleichzeitig eine etwas höhere Reichweite. Ein gemischter Verkehr mit beiden Systemen kann aus Verkehrssicherheitsgründen nicht zugelassen werden, da bei Begegnung des einen mit dem anderen das europäische System auf jeden Fall benachteiligt ist.

Wie wichtig richtige Konstruktion und korrekte Einstellung der Abblendscheinwerfer für die Verkehrssicherheit sind, zeigen die Abb. 1 und 2. Durch Versuche, wie sie in Abb. 1 gezeigt werden, nämlich durch nächtliche Begegnung zweier mit Abblendlicht fahrender Fahrzeuge, wurde die Sichtweite ermittelt, auf die ein Hindernis in der eigenen Fahrbahn bei Begegnung noch gesehen werden kann. In der Abb. 2 ist als Abszisse die Entfernung der beiden sich begegnenden Fahrzeuge voneinander in Metern und als Ordinate die Sichtweite aufgetragen, in der ein Hindernis auf der eigenen Fahrbahn noch erkannt werden kann.

b) Nebelscheinwerfer

Bei Nebel und Schneefall ist die Benutzung des Fernlichts bei Dunkelheit nicht möglich und auch das Abblendlicht bereitet dem Fahrer erhebliche Schwierigkeiten, weil hierdurch der vor dem Fahrzeug liegende Nebel stark erhellt und damit zu einer weißen Wand wird, die die Beobachtung der eigenen Fahrbahn nicht mehr ausreichend gestattet. Nebelscheinwerfer, die möglichst niedrig vorne am Fahrzeug angebracht sein müssen und die eine Lichtverteilung mit einer Hell-Dunkel-Grenze besitzen, die in noch stärkerem Maße als das Abblendlicht dafür sorgt, daß möglichst kein Licht (auch kein indirektes) über die Horizontale hinausgeht, erleichtern dem Fahrer bei derartigen atmosphärischen Situationen seine Arbeit (vgl. hierzu auch die Ausführungen im Beitrag von Reeb u. Adrian ab S. 766).

c) Signalleuchten

Zu den Leuchten, die Signale an andere Verkehrsteilnehmer vermitteln sollen, gehören neben den Schlußleuchten (§ 53 StVZO), den Park- und Begrenzungsleuchten (§ 51 StVZO) die Bremsleuchten (§ 53 StVZO) und die Fahrtrichtungsanzeiger (§ 54 StVZO).

Bei Kraftwagen sind die Bremsleuchten paarweise an der Hinterseite des Fahrzeugs angeordnet. Über ihre Anbringungshöhe, ihre Lichtstärke und ihre Lichtverteilung bestehen genaue Vorschriften. Sie treten in Tätigkeit, wenn das Fahrzeug abgebremst wird, um den Fahrer des dahinter fahrenden Fahrzeugs rechtzeitig zu warnen, um Auffahrunfälle zu vermeiden.

Beabsichtigte Änderungen der Fahrtrichtung müssen den übrigen Verkehrsteilnehmern rechtzeitig angezeigt werden. Hierzu wird heute im allgemeinen nur noch die Blinkleuchte verwendet, für deren Lichtstärke und Anbringung ebenfalls sehr genaue Vorschriften bestehen. Abb. 3 zeigt als Beispiel für diese Art von Fahrtrichtungsanzeigern die geforderte Lichtverteilung, ihre horizontale Ausdehnung in den verschiedenen Winkelbereichen und die für diese Winkelbereiche vorgesehenen Mindest-Leuchtstärken.

Um das stehende oder in gleichmäßiger Fahrt befindliche Kraftfahrzeug des Nachts nach hinten kenntlich zu machen, ist es mit zwei Schlußleuchten ausgerüstet. Der gleichen Aufgabe dienen auf der Vorderseite des Fahrzeugs die Begrenzungsleuchten, die auch als Standleuchten bezeichnet oder als solche benutzt werden.

Um in das durch diese vielen Leuchten entstehende „Signalbild" des Kraftfahrzeugs eine gewisse notwendige Einheitlichkeit zu bringen, bestehen, wie bereits gesagt, für alle diese Leuchten sehr eingehende Vorschriften über ihre Anbringung, ihre Lichtstärke und über die Farbe des auszustrahlenden Lichtes. Beispielsweise müssen in Deutschland Blinkleuchten gelbes Licht zeigen, Schlußleuchten dagegen rotes Licht. Bremsleuchten dagegen dürfen sowohl für gelbes als auch für rotes Licht hergestellt werden. Damit eine Verwechselung der roten Bremsleuchte mit dem roten Schlußlicht nach Möglichkeit vermieden wird, wird gefordert, daß die Helligkeit der Bremsleuchten ein Vielfaches derjenigen der Schlußleuchten ist.

Um Auffahr-Unfälle auf haltende Fahrzeuge, die trotz der Schlußleuchten und Rückstrahler auf stark befahrenen Strecken stark zunehmen, zu verringern, können die Blinkleuchten als „Springlicht“ geschaltet werden, wobei die linken und rechten Blinker abwechselnd aufleuchten. Noch wirksamer ist gleichzeitiges Aufleuchten der rechten und linken Blinker (Rundum-Blinklicht).

Auffahr-Unfälle bei Nebel sollen dadurch verringert werden, daß besonders starke rote „Nebel-Schlußleuchten“ geschaffen werden, jedoch stehen ihrer allgemeinen Verwendung noch Bedenken entgegen.

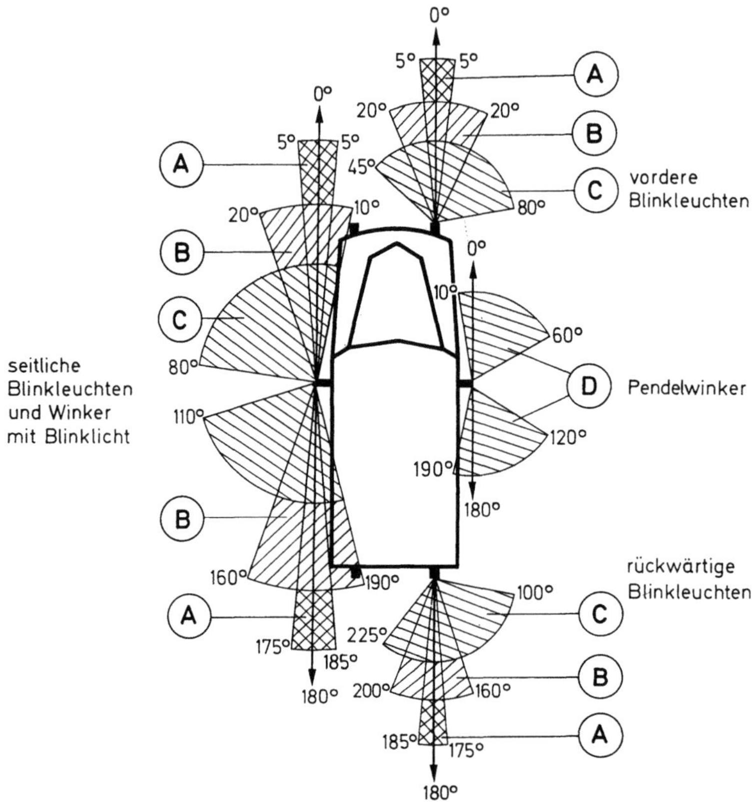

Abb. 3. Lichtverteilung von Fahrtrichtungsanzeigern. Horizontale Ausdehnung der Winkelbereiche

Die Lichtstärke muß mindestens folgende Werte (cd) erreichen:		
im Winkelbereich	für Blinkleuchten	für Pendelwinker
A	20	—
B	7	—
C	0,3	—
D	—	0,3
E	2	—

Der Schwierigkeit, daß Blinkleuchten unter Umständen am Tage nicht auffällig genug sind, andererseits aber bei Nacht blenden, soll das sog. „2-Pegel-System“ begegnen, das in Erprobung ist (nachts schwächer als am Tage). Das „4-Scheinwerfer-System“ und die Verwendung von Jodlampen dürften Verbesserungen in der Fahrbahnbeleuchtung bringen.

Die technischen und physikalischen Anforderungen an Leuchten und Glühlampen sowie die Forderungen hinsichtlich ihrer geometrischen Sichtbarkeit an

Fahrzeugen sind in den umfangreichen „Prüfbestimmungen für lichttechnische Einrichtungen", die einen Teil der „Richtlinien für die Prüfung von Fahrzeugteilen" bilden, enthalten.

2. Bremsen

Neben der Beleuchtung sind die Bremsanlagen des Kraftfahrzeugs der für die Verkehrssicherheit wichtigste Komplex. § 41 StVZO enthält alle grundsätzlichen Anforderungen (dieser Paragraph befindet sich z. Z. in Überarbeitung). Danach muß der Kraftwagen im allgemeinen mit einer Betriebsbremsanlage, einer Hilfsbremsanlage, einer Feststellbremsanlage und — in bestimmten Fällen — mit einer Dauerbremsanlage ausgerüstet sein.

Jede Bremsanlage besteht aus der Betätigungseinrichtung, der Übertragungseinrichtung und der eigentlichen Bremse. Es ist genau geregelt, welche Teile der verschiedenen Bremsanlagen bei den einzelnen Kfz-Gattungen gemeinsam sein dürfen und welche getrennt vorhanden sein müssen. Eine wichtige Forderung ist, daß die Feststellbremse, nachdem sie betätigt ist, durch rein mechanische Mittel auch bei Abwesenheit des Fahrers in ihrer Stellung und Wirkung verharren muß.

a) Zweileitungsbremse

Die Entwicklung des Schwerlastwagen-Verkehrs in Deutschland hat gerade auf dem Gebiet der Bremsanlage zu einer beträchtlichen Vervollkommnung geführt. Die bisher übliche Einleitungs-Bremse, bei der die Füllung des Bremsluftbehälters im Anhänger und die Betätigung der Anhängerbremse über eine gemeinsame Leitung erfolgt, bringt die Gefahr, daß bei häufig in kurzen Abständen wiederholter Bremsung des Zuges der Bremsluftbehälter des Hängers leer wird. Die „Zweileitungsbremse" schafft durch Trennung der Füll- und der Betätigungsleitung grundsätzliche Abhilfe.

b) Zweikreisbremse

Die „2-Kreis-Bremsanlage" ist ein weiterer Schritt in Richtung der Verkehrssicherheit. Bei der einkreisigen Anlage werden von *einer* Übertragungseinrichtung alle Bremsen eines Fahrzeugs gleichzeitig betätigt. Ein Fehler in dieser Anlage legt demnach alle Bremsen still. Die „2-Kreis-Bremse" besitzt zwei voneinander unabhängige Übertragungsanlagen, so daß, wenn eine ausfällt, die andere noch wirkt (Abb. 4). Die Einrichtung ist im allgemeinen so beschaffen, daß die eine Anlage auf die Bremsen der Vorderachse, die andere auf die der Hinterachse wirkt. Jedoch sind auch andere Ausführungen möglich. Ziffer 16 des § 41 StVZO fordert derartige Einrichtungen grundsätzlich für Kraftomnibusse.

c) Automatisch lastabhängige Bremse

Die Verteilung der Bremskraft auf die einzelnen Achsen eines Kraftfahrzeugs ist in der Regel konstruktiv unveränderlich festgelegt. Ihr wird die sog. „dynamische Achslast-Verteilung" zugrunde gelegt, wobei sich diese aus der statischen Achslast (Gewicht) und einer Komponente ergibt, die von der Bremsverzögerung abhängt. Bei Lastkraftwagen ändert sich die statische Achslast (insbesondere der Hinterachse) sehr stark mit der Belastung, so daß man die Bremskraft-Verteilung nur für einen mittleren Beladungszustand festlegen kann. Um auch bei leerem und voll beladenem Fahrzeug gute Bremsverhältnisse zu erhalten, wird bei sehr stark schwankenden Last-Verteilungs-Verhältnissen eine „automatisch lastabhängige Bremse (ALB)" eingebaut. Bei dieser Anlage wird die Bremskraft-Verteilung für das voll beladene Kraftfahrzeug ausgelegt und bei Absinken der

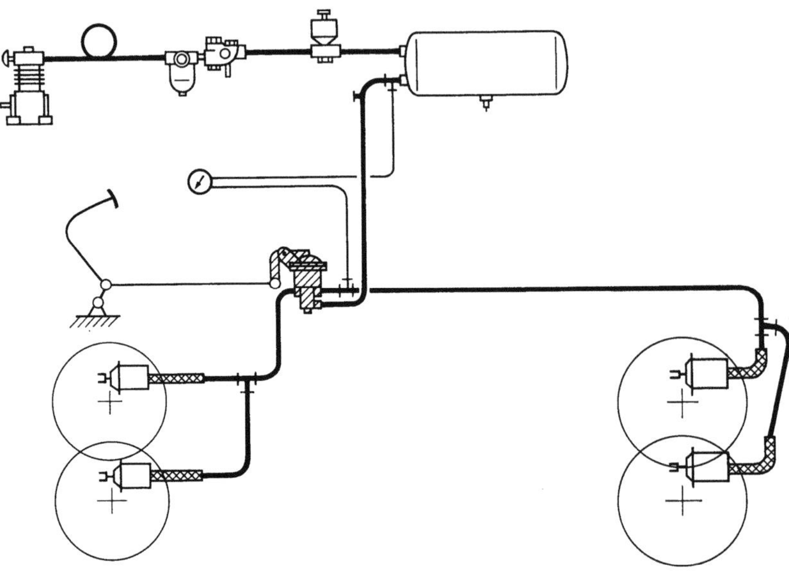

Abb. 4a. Einkreis-Druckluftbremse

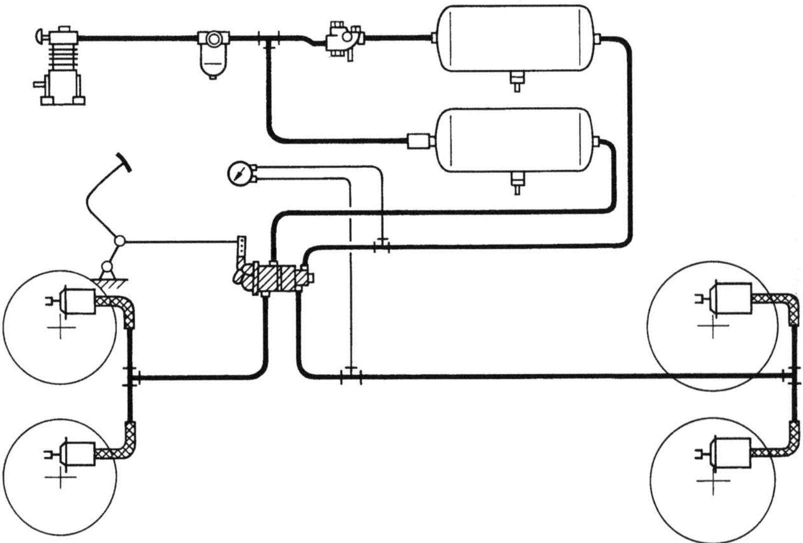

Abb. 4b. Zweikreis-Druckluftbremse

Last an der Hinterachse (Kfz teilbeladen oder leer) der Druck in den Bremszylindern der Hinterachse reduziert. Der Druckregler wird durch die Durchbiegung der Hinterachs-Federn gesteuert. Besondere Schwierigkeiten treten bei Sattelkraftfahrzeugen auf, jedoch kann das Prinzip der ALB auch dort angewandt werden.

d) Dauerbremse

Die nach § 41 StVZO geforderte „Dauerbremse" hat die Aufgabe, die Betriebsbremse bei langen Talfahrten zu entlasten. Bei längerer Betätigung der Betriebsbremse kann diese so heiß werden, daß sie in ihrer Wirkung beträchtlich nachläßt und schließlich ganz versagt. Als Dauerbremse für mittelschwere und schwere Lkw sowie Omnibusse (alle diese Fahrzeuge sind mit Dieselmotoren ausgerüstet) wird allgemein die „Motorbremse“ verwendet. Durch Drosselung der Auspuffgase im Auspuff-Sammelrohr wird ein künstlicher Leistungsverbrauch erzeugt. Im Gefälle wird der Motor durch das Fahrzeug selbst angetrieben und verbraucht damit — je nach eingeschaltetem Gang — die im Gefälle frei werdende Senkleistung. Diese beträgt beispielsweise in einem Gefälle von 7%, wenn es mit 30 km/h befahren wird, 13,5 PS/t.

Andere Arten der Dauerbremse sind die elektrische Wirbelstrom-Bremse (Telma-Bremse) und die Wasserwirbelbremse. Beide besitzen ein rotierendes Teil, das mit den zu bremsenden Rädern (meistens Hinterräder) verbunden sein muß. Die aufgenommene Senkleistung wird in Wärme umgewandelt, die entweder an die umgebende Luft abgegeben oder dem Kühler des Motors zugeführt wird.

Die Verwendung der beschriebenen Dauerbremse am Anhänger — die Motorbremse kommt dort selbstverständlich nicht in Frage — begegnet wegen des für die rotierenden Teile notwendigen Antriebs Schwierigkeiten, da eine solche Möglichkeit beim Anhänger normalerweise nicht besteht. Da sich seine Räder um feststehende Zapfen drehen, müßte statt dessen eine normale Lkw-Hinterachse mit Ausgleich- und Untersetzungs-Getriebe sowie eine Kardanwelle eingebaut werden, Einrichtungen, die teuer und schwer sind. Da bei dem Anhänger aus räumlichen Gründen die Möglichkeit besteht, die Bremstrommel besser zu kühlen als am Lkw, hat der Gesetzgeber (§ 41, Abs. 15 StVZO) auf die Anordnung einer von der Betriebsbremse unabhängigen Dauerbremse am Anhänger verzichtet, wenn nachgewiesen wird, daß die Anforderung an Dauerbremsen (Befahren eines Gefälles von 6 km Länge und 7% Neigung mit 30 km/h ohne Beeinträchtigung der Wirkung der Betriebsbremse) erfüllt wird.
Bei Zügen mit Lkw und Anhänger von mehr als 9 t zulässigem Gesamtgewicht (für diese sind die genannten Vorschriften gültig) wird bei Betätigung der Motorbremse des Lkw durch ein am Anhänger befindliches elektrisch gesteuertes Ventil dessen Betriebsbremse so gesteuert, daß sie die geforderte Senkleistung aufnimmt. Im Gegensatz zu der echten „Dauerbremse“ ist die in der geschilderten Weise ausgelegte Betriebsbremse des Anhängers aber erschöpfbar. Sie ist fähig, eine Leistung von 13,5 PS/t über 12 min aufzunehmen. Wird die zugeführte Leistung in ihrer Höhe und Dauer jedoch überschritten (z. B. durch längere, stärkere Gefälle oder höhere Geschwindigkeit), so ist die Wirkung der Betriebsbremse nach dieser Beanspruchung in Frage gestellt.

Für mehrachsige Anhänger ist außer den drei genannten Bremsanlagen im allgemeinen eine „Abreißbremse“ vorgeschrieben, die in Tätigkeit tritt, wenn die mechanische Verbindung zum ziehenden Fahrzeug reißt. Bei druckluftgebremsten Anhängern wird durch die Trennung der pneumatischen Verbindungen zwischen den Fahrzeugen die Bremsung eingeleitet, bei anderen werden durch das Gewicht der abgerissenen Zuggabel die Bremsen betätigt.

e) Wirkung der Bremsen

Besonderes Augenmerk ist auf die Anpassung der Funktion und Wirksamkeit der Bremsanlage des Anhängers an die Anlage des Zugfahrzeugs zu richten. Fehler in dieser Hinsicht ergeben Verkehrsgefahren. Das Problem hat erhöhte Bedeutung gewonnen, seit der sog. „Europa-Zug“ im Gespräch ist, bei dem die Glieder des Zuges — unabhängig vom Ursprungs- und Zulassungsland — beliebig untereinander austauschbar sein sollen. Eine solche Aufgabe setzt nicht nur die Normung einer Reihe mechanischer Anschlußteile (s. FAKRA-Handbuch 1965) voraus, sondern bedingt die Vereinheitlichung einer großen Zahl von Betriebswerten der Bremsanlage und eine Angleichung der gesetzlichen Bremsvorschriften in den verschiedenen Ländern (s. Anhang).

Neben den Vorschriften, die über das Vorhandensein der verschiedenen Bremsanlagen in der StVZO bestehen, stellt der Gesetzgeber aber bestimmte Forderungen an deren Wirksamkeit. Sie sind in den „Richtlinien für die Bremsprüfung von Kfz und Anhängern“ vom 4. 12. 1964 zusammengefaßt. Hier taucht auch der Begriff der „Fremdkraft- und der Hilfskraft-Bremsanlage“ auf. Während im allgemeinen bei leichten Kfz die für die Anpressung der Reibbeläge an die Bremstrommel oder -Scheibe notwendige Kraft durch die Fußkraft des Fahrers erzeugt wird, steuert der Fahrer bei der „Fremdkraftbremse“ lediglich ein Ventil, das die von einer fremden Energiequelle (z. B. Kompressor) bereitgestellte Kraft zu den Bremszylindern leitet. Bei der „Hilfskraft-Bremse“ wirken gleichzeitig sowohl die Fußkraft des Fahrers als auch die gesteuerte Fremdkraft auf die Bremse.

Leichte Anhänger können von der Fußkraft des Fahrers abgebremst werden (meist hydraulisch). Bei solchen, die überwiegend in der Landwirtschaft verwendet werden, findet die „Auflaufbremse“ Verwendung. Hier wird die bei der Abbremsung des Zugfahrzeugs in der mechanischen Verbindung beider Fahrzeuge entstehende Schubkraft zum Anlegen der Bremsbacken des Anhängers benutzt. Als Fremdkraft-Bremse am Anhänger kommt in seltenen Fällen (leichte Anhänger) eine elektrische Bremse in Frage, bei der die erforderliche Anpreßkraft der Backen elektromagnetisch erzeugt wird. Die verbreitetste Anhänger-Bremse ist die mit Druckluft betriebene Fremdkraft-Bremse.

Die „Betätigungskraft“, d. h. die Kraft, die am Hand- oder Fußhebel der Bremsanlage notwendig ist, um die geforderte Wirkung zu erreichen, darf bestimmte Grenzwerte nicht überschreiten. Sie beträgt z. B. bei fußbetätigten Betriebsbremsen 80 kg, bei handbetätigten Hilfsbremsen 40 kg (bis 2,5 t zul. Gewicht) und 60 kg (für höhere Gesamtgewichte). Die Festlegung der Fußkraft begrenzt die Verwendung von Bremsen ohne Hilfs- oder Fremdkraft praktisch auf Fahrzeuge bis 7,5 t Gesamtgewicht.

Bei der Typprüfung muß im allgemeinen bei der festgelegten Betätigungskraft und kalter Betriebsbremse für Kfz mit Geschwindigkeiten von mehr als 40 km/h eine Abbremsung von mindestens 45% nachgewiesen werden (Abbremsung ist das Verhältnis aller dem Umfang der gebremsten Räder auftretenden Kräfte zum Gesamtgewicht des Fahrzeugs). Für den Betrieb wird ein gewisses Nachlassen der Bremswirkung zugestanden. Die Hilfsbremse muß eine Mindest-Abbremsung von 25% erreichen. Die Feststellbremse muß das voll beladene Fahrzeug in einem Gefälle von 25% festhalten können.

Neben der Wirksamkeit der kalten wird auch das Verhalten der warmgefahrenen Bremse geprüft. Die Betriebs-Bremsanlage wird dabei nach einem bestimmten Programm warmgefahren und anschließend das Nachlassen der Bremswirkung gegenüber der kalten Bremse im Bremsversuch geprüft. Die Bremswirkung darf dabei nicht weniger als 80% der vorgeschriebenen und nicht weniger als 60% der Abbremsung bei kalter Bremsanlage (die Art des „Heißfahrens“ ist zur Zeit Gegenstand internationaler Diskussionen) betragen. In ähnlicher Weise wird die Wirkung der Dauerbremse am Anhänger geprüft. Nach Aufbringung der vorgesehenen Brems-Arbeit (13,6 PS/t über 12 min) wird die verbleibende Wirkung der Betriebsbremse gemessen. Sie darf gegenüber der kalten Bremse höchstens um 25% abfallen.

Gegenstand weiterer Prüfungen ist das sog. „Zeitverhalten“ der Bremse. Insbesondere bei Druckluftbremsen erreicht die Bremswirkung erst eine gewisse Zeit nach der Betätigung der Steuer-Einrichtung ihren entsprechenden Wert. Für diesen zeitlichen Verzug gelten bestimmte Höchstwerte (0,6 sec).

Von den hier genannten Vorschriften und Richtlinien bestehen je nach Bauart des Fahrzeugs, Verwendungszweck usw. die verschiedensten Abweichungen und Ausnahmen. Die geltenden Vorschriften erstrecken sich außerdem auf eine Reihe weiterer Bremsen-Bauarten und Konstruktionsteile. Hierzu wird besonders auf die verschiedenen Richtlinien für die Prüfung von Bremsanlagen hingewiesen.

§ 22a StVZO reiht auch die Bremsbeläge unter typprüfpflichtige Fahrzeugteile ein. Nach den entsprechenden Prüfrichtlinien werden die Beläge aufgrund der bei dem Prüfverfahren erzielten Ergebnisse in verschiedene „Gebrauchsklassen“ eingeteilt. Bei Ersatz der Beläge muß die gleiche Gebrauchsklasse, wie die Original-Beläge, verwendet werden.

3. Lenkung und Richtungs-Stabilität

Grundsätzliche Aufgabe der Lenkeinrichtung eines Kfz ist es, dem Fahrer die Möglichkeit zu geben, seinem Fahrzeug die von ihm gewünschte Fahrtrichtung zu geben. Die Vorderrad-Lenkung wird dabei sowohl am Kfz als auch am Anhänger verwendet. Allrad-Lenkung befindet sich an wenigen Spezial-Fahrzeugen. Am Kfz findet man die „Achsschenkel-Lenkung“, bei der sich jedes der gelenkten Räder um eine eigene Vertikal-Achse dreht. Die Drehschemel-Lenkung hat für beide Räder der gelenkten Achse einen gemeinsamen Drehpunkt. Bei dem Kraftfahrzeug wird der Einschlag der Räder über das Lenkgestänge, das Lenkgetriebe und die Lenksäule mit Lenkrad erreicht. Die Bewegung des Drehschemels des Anhängers wird durch Bewegung der Anhänger-Zuggabel bewirkt.

Bei sehr langsamer Bewegung auf ebener, horizontaler Fläche beschreiben die einzelnen Punkte eines Kfz Kreise um den gleichen Mittelpunkt, deren Radius durch den Radeinschlag und den Radstand bestimmt wird. Wird das Fahrzeug jedoch zusätzlich nichtvertikalen Kräften unterworfen, so können beträchtliche Abweichungen des jeweiligen Momentan-Zentrums der Bewegung von den durch die Lenkgeometrie gegebenen auftreten. Solche Kraft ist z. B. die bei jeder Kurve im Schwerpunkt angreifende Zentrifugalkraft. Hinzu treten Kräfte, die durch Seitenwind, seitliche Fahrbahnneigung u. a. m. hervorgerufen werden. Derartige, quer zur jeweiligen Fahrtrichtung wirkende Kräfte (Querkräfte) können zu beträchtlichen Abweichungen des Fahrzeuges von der gewollten Fahrtrichtung führen. Die Wirkung derartiger Kräfte auf die Fahrtrichtungshaltung hängt u. a. von ihrer Größe, ihrem Angriffspunkt, der Lage des Schwerpunktes, der Geometrie der Aufhängung der Vorderräder, der Federung, den Eigenschaften der Reifen und der Fahrbahn-Oberfläche ab.

Ein Rad, auf welches keine Querkraft wirkt, rollt im allgemeinen in der durch Radebene gegebenen Richtung ab. Wirken Querkräfte, so weicht die wirkliche Rollrichtung um einen bestimmten Winkel (Schwimmwinkel) von der Richtung der Radebene ab. Gleiche Schwimmwinkel an Vorder- und Hinterachse bewirken eine Parallelverschiebung der Fahrzeug-Längsachse, während unterschiedliche zu einer zusätzlichen Drehung um die Vertikalachse führen. Bei Kurvenfahrt ergibt z. B. ein größerer Schwimmwinkel an der Hinterachse, daß der Radius der gefahrenen Kurve kleiner ist als es dem Lenkeinschlag entspricht (Übersteuerung). Ist der Schwimmwinkel an den Vorderrädern größer, so wächst der gefahrene Kurvenradius entsprechend (Untersteuerung).

Im allgemeinen wird für Pkw eine etwa neutrale Lenkung angestrebt. Gefahren können dann entstehen, wenn bei engen Kurven und höherer Geschwindigkeit das Lenkverhalten sich plötzlich erheblich ändert.

Wichtig für die Verkehrssicherheit ist das Verhalten eines Fahrzeugs bei Seitenwind. Je nach der Lage der Resultierenden der Windkräfte, die durch die

Karosserieform bestimmt wird, sowie der Schwerpunktlage kann das Verhalten des Fahrzeugs recht unterschiedlich sein. Es kann günstigstenfalls eine parallele Seitenversetzung eintreten, es kann aber auch in den Wind hinein oder aus dem Wind herausdrehen.

Der Gesetzgeber befaßt sich mit der Lenkung nur insofern, als er für Omnibusse mit mehr als 4,5 t Vorderachslast eine Lenkhilfe vorschreibt (§ 38 StVZO). Bei anderen Kfz fordert er „wenn nötig“ eine solche Hilfe. Diese Vorschrift wird entsprechend den zur Zeit in Arbeit befindlichen Richtlinien so angewandt werden, daß eine Hilfe vorzusehen ist, wenn bei bestimmter Fahrweise die erforderliche Kraft am Lenkrad 25 kg überschreitet. Lenkhilfen bestehen in der Regel in einer durch Drucköl oder Druckluft erzeugten Unterstützung der vom Fahrer in die Lenksäule eingeleiteten Kraft. Es wird dabei gefordert, daß die Lenkung auch bei Ausfall der Hilfskraft funktionsfähig bleibt.

4. Reifen

Das Verhalten eines Fahrzeugs in Kurven, am Hang, bei Seitenwind und beim Bremsen hängt u. a. stark von den Reifen ab. Der Kfz-Luftreifen ist ein Bauteil, an das außerordentlich vielseitige Anforderungen gestellt werden. Er soll einen Teil der Federung, insbesondere das „Schlucken“ kleiner Fahrbahnunebenheiten übernehmen. Er soll bei möglichst geringem Eigengewicht eine große Tragfähigkeit und hohe Lebensdauer aufweisen. Bei schnellen Pkw muß er, längere Zeit bei hoher Geschwindigkeit gefahren, in den für das Reifenmaterial gegebenen Temperaturgrenzen bleiben. Seine elastischen Eigenschaften sind mit verantwortlich für die Seitenstabilität des Fahrzeugs während der Fahrt unter dem Einfluß von Querkräften. Die physikalischen Eigenschaften seines Materials und seine Oberflächenform bestimmen die Haftung zwischen Rad und Fahrbahn.

Trotz dieser vielseitigen Aufgaben, die der Reifen im Sinne der Verkehrssicherheit zu erfüllen hat, hat sich der Gesetzgeber bisher nur verhältnismäßig wenig mit der Festlegung bestimmter Mindest-Forderungen befaßt. Er schreibt lediglich von (§ 36 StVZO), daß „Maße und Bauart der Reifen den Betriebsbedingungen, besonders Belastung und Geschwindigkeit entsprechen“ müssen. Als Betriebsbedingungen gelten die für das Fahrzeug zulässigen Achslasten und die nach seiner Bauart erreichbare Höchstgeschwindigkeit. Die passenden Reifen können demnach entweder aus den Normen (DIN 7793—7805) oder den Handbüchern der Reifenhersteller entnommen werden. Es ist dabei selbstverständlich, daß der Reifen nur auf der durch die Norm für ihn vorgeschriebenen Felge laufen darf.

Da das Verhalten des Reifens auf der Fahrbahn durch seine Oberflächenform (Profil) beeinflußt wird, ändert sich das Verhalten, wenn durch Abnutzung wesentliche Teile dieses Profils verschwinden. Für die Beurteilung abgefahrener Reifen bestehen besondere Richtlinien (BMV/StV 7 — 4176 K/61 v. 23. 8. 61). Im allgemeinen muß das Profil an allen Stellen noch in einer Mindesthöhe von 1 mm erhalten sein.

Die Benutzung der in letzter Zeit in Gebrauch gekommenen Winterreifen mit Stahlstiften (Spikes) wird vom Gesetzgeber auf dem Wege der Ausnahme-Verordnung jeweils in den Wintermonaten gestattet. Es soll der Einfluß der Stahlstifte auf die Abnutzung der Fahrbahn-Oberfläche abgewartet werden.

Mit der Verkehrssicherheit nicht in direktem Zusammenhang steht die Forderung nach „straßenschonender Bauweise“ (§ 30 StVZO) für die Reifen schwerer Fahrzeuge. Hierunter werden Forderungen an das Mindest-Federungsvermögen dieser Reifen verstanden. Entsprechende Richtlinien sind in Arbeit.

5. Einrichtungen nach § 22a StVZO

§ 22a StVZO sieht die Typprüfpflicht für bestimmte Fahrzeugteile vor. Soweit sie nicht bereits bisher besprochen worden sind, sollen sie im folgenden nur erwähnt werden, soweit sie sich auf die Sicherheit der Fahrgäste oder anderer Verkehrsteilnehmer auswirken.

a) Heizungen

Durch § 35c StVZO wird gefordert, daß „geschlossene Führerräume in Kfz mit einer durch die Bauart bestimmten Höchstgeschwindigkeit von mehr als 20 km/h ausreichend beheizt werden können".

Bei wassergekühlten Motoren wird dem Kühlwasser in einem Wärmetauscher die für die Erwärmung der dem Fahrzeug-Innern zugeführten Luft erforderliche Wärme entzogen.

Bei luftgekühlten Motoren benutzt man als Wärmequelle im allgemeinen die heißen Auspuffgase.

Da bei einem Wärmetausch zwischen Abgasen und frischer Luft die Gefahr des Übertrittes giftiger Abgas-Bestandteile in die Heizluft besteht, sind derartige Heizungen gemäß § 22a StVZO zusätzlichen Prüfbedingungen unterworfen. Nach den „Richtlinien für die Prüfung von Fahrzeugteilen" dürfen solche Abgas-Wärmetauscher in dem von der Frischluft überstrichenen Bereich keine lösbaren Verbindungen aufweisen. Die Stärke der Wandungen, durch die der Wärmetausch stattfindet, muß bei Stahlblech 2 mm betragen.

Es gibt jedoch Heizgeräte, die unabhängig vom Motor arbeiten und die benötigte Wärme aus eigenen Brennstoffen erzeugen. Auch für diese Geräte bestehen besondere Sicherheitsvorschriften. Die für die Verbrennung benötigte Luft darf nicht dem Fahrzeuginnern entnommen werden. Bei Warmluft-Heizgeräten müssen im Wärmetauscher besondere Vorkehrungen getroffen werden, die das Übertreten verbrannter Gase in die Heizluft verhindern. Hierzu gehört die Verwendung eines mit Flüssigkeit gefüllten Zwischenmantels. Statt der Flüssigkeit kann in diesem Mantel auch Luft verwendet werden, der Raum muß dabei mit der Außenluft in Verbindung stehen, und es muß ein Druckgefälle zwischen Heizluft und Abgas vorhanden sein. Weitere Einzelvorschriften vervollständigen dieses Sicherheitsprogramm.

b) Sicherheitsglas

Der Gefahr, daß bei Zusammenstößen Personen durch Scheiben der Kfz-Verglasung verletzt werden, will der Gesetzgeber begegnen, indem er in § 40 StVZO vorschreibt, daß „sämtliche Scheiben aus Sicherheitsglas bestehen" müssen. „Sicherheitsglas" definiert er als „Glas oder glasähnlichen Stoff, dessen Bruchstücke keine ernstlichen Verletzungen verursachen können".

Ins Einzelne gehende Forderungen an „Sicherheitsglas" sind dann in den entsprechenden Prüfrichtlinien festgelegt. Die wichtigste ist, daß Sicherheitsglas für Windschutzscheiben auch „bei Bruch genügend Sicht lassen muß, um das Fahrzeug sicher über die Bremsstrecke zu bringen". Weitere Forderungen sind dann für die mechanische Festigkeit aufgestellt.

Es sind 2 verschiedene Arten von Sicherheitsglas bekannt, die die genannten Anforderungen erfüllen. Es handelt sich um das „Schichtglas" und das „vorgespannte Glas".

Das erstgenannte besteht aus 2 normalen Glasscheiben, die mittels einer zwischen ihnen befindlichen elastischen Folie zusammengeklebt sind. Bei Bruch dieser Scheibe entstehen zwar die bekannten Splitter, wie sie sich bei jeder Fensterscheibe bilden, diese Splitter haften jedoch an der Zwischenfolie, die infolge ihrer Elastizität eine beträchtliche Einbuchtung an der Stoßstelle zuläßt, ohne zu reißen. Damit wird zwar die Durchstoßung nicht völlig verhindert, tritt jedoch lediglich in besonderen Grenzfällen auf. Durch Verstärkung der Folie ist die Durchbruchgefahr in neuester Zeit noch weiter vermindert; ohne daß sie jedoch ganz ausgeschaltet werden kann. In diesem Falle können allerdings dann, wenn der durchstoßende Körper (meist der Kopf) wieder zurücksinkt, erhebliche Verletzungen auftreten (vgl. hierzu auch den Beitrag von GÖGLER in diesem Handbuch ab S. 476).

Die andere Art des Sicherheitsglases, das „vorgespannte Glas" besteht aus einer Scheibe, deren beide Oberflächen während der Abkühlung des heißen Glases einem scharfen Kaltluftstrom ausgesetzt werden, wodurch in einer dünnen Schicht auf beiden Flächen der Scheibe starke Zugspannungen entstehen. Wird die Oberfläche an einer Stelle verletzt, so wird die gesamte Scheibe explosionsartig durch diese Zugspannungen in kleine Krümel zerrissen. Dolchartige Splitter und längere schneidende Kanten können daher bei dieser Glasart nicht auftreten. Durchstoßungen bieten demnach nicht die Gefahr schwerer Verletzungen.

Die Schwierigkeiten bei dieser Glasart bestehen darin, daß die Scheibe bei oberflächlicher Verletzung zwar in kleine Krümel zerspringen kann, als Ganzes jedoch im Rahmen der Windschutzscheibe verbleibt. Durch die Bruchkanten zwischen den Krümeln wird — insbesondere bei sehr schräg gestellten Scheiben und Gegenlicht — die Sicht erheblich behindert. Das Zerspringen ist ferner von einem scharfen Knall begleitet, der bei den Fahrzeuginsassen einen Schreck auslöst.

Die Forderung nach ausreichender Sicht bei Bruch wird bei dieser Glasart dadurch erfüllt, daß die Abkühlung örtlich so gesteuert wird, daß im Blickfeld des Fahrers größere Bruchstücke entstehen, die auch unter ungünstigen Verhältnissen die ausreichende Sicht gewährleisten. Der grundsätzliche Nachteil dieser Scheibe, daß sie nämlich schon bei geringfügiger Verletzung ihrer Oberfläche (z. B. durch einen von einem vorfahrenden Kfz hochgeschleuderten Stein) zu Bruch geht, bleibt trotzdem bestehen. Andererseits hat sie den grundsätzlichen Vorteil, daß Verletzungen von Personen, auch bei Durchstoßung der Scheibe, praktisch ausgeschlossen sind.

Erhebliche Forschungsarbeit wird ferner der Festigkeit der Scheibe gewidmet. Sie soll so groß sein, daß die Scheibe den üblichen Betriebsbeanspruchungen standhält, andererseits aber auch nicht so hoch, daß bei Anprall des Kopfes mit einem Schädel- oder Genickbruch zu rechnen ist. Auch ohne Bruch müssen Gehirn-Schädigungen durch starke Knickung zwischen Kopf und Halswirbelsäule verhindert werden. Bei Zerstörung soll sie ferner eine möglichst große Arbeit aufnehmen, um die lebendige Energie des stoßenden Körpers ohne das Auftreten gefährlicher Kräfte herabzusetzen.

c) Mechanische Verbindungseinrichtungen

Hierunter sind Anhängerkupplungen und Anhänger-Zuggestänge sowie Sattelkupplung und Kupplungszapfen für Sattelanhänger zu verstehen.

Das Ankuppeln eines Anhängers an einen Lkw kann unter Umständen mit schweren Gefahren für das Bedienungspersonal verbunden sein. § 43 StVZO verlangt deshalb, daß die entsprechenden Einrichtungen das nach dem jeweiligen Stand der Technik erreichbare Maß an Sicherheit gewährleisten müssen. Die Zugöse des Anhängers muß in Höhe des Maules der Kupplung einstellbar sein. Die Kupplung muß grundsätzlich selbsttätig wirken (Ausnahmen für bestimmte Bau- und Betriebsarten). Die entsprechenden Prüfrichtlinien verlangen, daß die Anhängerkupplung in ihren Maßen DIN 74051 entsprechen, die Zugöse DIN 74054.

Die Zugöse ist fest in der Anhänger-Zuggabel angebracht. Die Achse der Bohrung, die den Kupplungsbolzen aufnimmt, steht senkrecht. Die Kupplung besitzt ein Fangmaul, das die Zugöse unter den Kupplungsbolzen führt. Bei geöffneter Kupplung wird der nach oben gezogene Bolzen unter Federdruck durch einen Anschlag gesperrt. Die Zugöse löst nach voller Einführung in die Kupplung die Sperre selbsttätig aus, der Bolzen gleitet dann durch die Bohrung der Zugöse und wird in Endstellung ebenfalls gesperrt. Das Lösen der Verbindung erfolgt durch Heben des Kupplungsbolzens mittels einem außen an der Kupplung angebrachten Hebels.

Das Kupplungsmaul kann horizontal und vertikal schwenkbar sein, horizontal jedoch nur bei geschlossenem Bolzen. In vertikaler Richtung muß sich die Kupplung selbsttätig in die Normallage einstellen. Für die freie Beweglichkeit der Zugöse in der Kupplung sind bestimmte Grenzwinkel in horizontaler und vertikaler Richtung Vorschrift. Die Kupplung muß auch eine bestimmte Drehung der Zugöse um ihre horizontale Längsachse ermöglichen. Um bei Umkippen des Anhängers ein Mitreißen des Zugfahrzeugs zu verhindern, sollte nach Überwindung eines gewissen Widerstandes eine weitere achsiale Drehung der Kupplung möglich sein.

Während für die verkehrsüblichen Gewichte mittelschwerer und schwerer Anhänger nur eine Zugösen-Größe besteht, gibt es Anhängerkupplungen verschiedener Größen. Die Auswahl geschieht nach einer Formel (s. Richtlinien), die das Gewicht des ziehenden *und* des gezogenen Fahrzeugs enthält.

Kupplungen werden bei der Typprüfung einer dynamischen Dauerbeanspruchung unterworfen. Für das Schweißen an Anhänger-Zugvorrichtungen bestehen besonders strenge Vorschriften.

d) Sicherheitsgurte

Sicherheitsgurte sollen bei Auffahr-Unfällen die Fahrzeug-Insassen vor dem scharfen Aufprall gegen Teile des Fahrzeug-Aufbaues und gegen das Herausgeschleudertwerden schützen (vgl. den Beitrag von Gögler ab S. 482). Sie sollen in Werkstoff und Webart so beschaffen sein, daß sie durch bleibende Dehnung einen möglichst großen Teil der lebendigen Energie der gesicherten Person verzehren, ohne daß dabei Kräfte auftreten, die über das Maß der vom Körper des Fahrgastes ohne Schaden aufnehmbaren hinausgehen. Die Prüfung dieser Eigenschaften erfolgt nach Prüfrichtlinien im statischen Zugversuch. Dynamische Ergänzungs-Versuche werden angestrebt.

Für die Abmessungen der Verankerungs-Bolzen für Sicherheitsgurte und ihre Lage im Fahrzeug sind zur Zeit im Rahmen der internationalen Normen-Organisation (ISO) Arbeiten im Gange, bei denen auch Festlegungen für ihre Belastbarkeit eine Rolle spielen (ISO/TC 22, WP 11).

6. Geräusch und Abgase

Der Kampf um die Reinhaltung der Luft und die damit verbundenen Maßnahmen zur Verringerung der schädlichen Bestandteile in den Abgasen der Kfz betrifft zwar nicht direkt die Verkehrssicherheit, ist jedoch ein so wichtiges Anliegen der öffentlichen Gesundheitspflege, daß er hier nicht übergangen werden sollte. Ähnliches gilt für den Kampf gegen den Lärm.

In den USA hat die dort zum Teil wesentlich höhere Kfz-Dichte und die an manchen Orten besonders ungünstige klimatische Situation (Smog in Los Angeles) zu gesetzgeberischen Maßnahmen geführt, die im „Clean Air Act" 1965 und den dazu gehörenden Ausführungsbestimmungen zusammengefaßt sind.

In § 47 StVZO wird verlangt, daß „Kfz so beschaffen sein müssen, daß die Verunreinigung der Luft durch Abgase das nach dem jeweiligen Stand der Technik unvermeidbare Maß nicht übersteigt". Kohlenmonoxid und unverbrannte Kohlenwasserstoffe sind die Abgasebestandteile, denen anteilmäßig die größte Bedeutung zukommt. Sie können vermindert werden, entweder indem ihre Entstehung bekämpft wird, oder indem man sie nach ihrer Entstehung verbrennt. Die erstgenannte Methode ist ingenieurmäßig zu bevorzugen. Möglichkeiten bestehen in Maßnahmen auf der Motor-Saugseite (Otto-Motoren), d. h. an Vergaser, Zündung und Saugrohr. Die Benzin-Einspritzung ist ebenfalls ein Weg in dieser Richtung (vgl. auch den Beitrag von EFFENBERGER in diesem Handbuch ab S. 896).

Die nachträgliche Verbrennung der schädlichen Abgas-Bestandteile macht den Zusatz der erforderlichen Verbrennungsluft notwendig. Die Oxidation dieser brennbaren Bestandteile setzt eine ziemlich hohe Temperatur voraus, so daß die Zufuhr der erforderlichen Luft an der Motor-Auslaßseite in nächster Nähe des Auslaßventils zweckmäßig ist. Die Anordnung entsprechender Nachverbrennungsanlagen in größerer Entfernung vom Motor macht im allgemeinen eine nicht erwünschte Anreicherung der Abgase mit brennbaren Anteilen und die Verwendung von Wärmespeichern nötig. Eine Herabsetzung der Oxidations-Temperatur kann durch die Verwendung von Katalysatoren erreicht werden.

Die Einführung der beschriebenen Einrichtungen aufgrund gesetzlicher Vorschriften bedingt das Vorhandensein von Prüfrichtlinien und die Festlegung von Grenzwerten für die verschiedenen Abgasbestandteile. Da die Abgasmenge und -Zusammensetzung sich stark mit Motorbelastung und -Drehzahl ändert, wird der Prüfung ein „Fahrzyklus" zugrunde gelegt werden, der der durchschnittlichen Fahrweise der Pkw in deutschen Großstädten entspricht.

Die Begrenzung schädlicher Abgas-Bestandteile allein nach ihrem prozentualen Anteil im Abgas erscheint nicht sinnvoll, da die Gesamt-Emission auch von der Abgasmenge abhängt. Zahlenwerte für erreichbare Grenzwerte werden z. Zt. zwischen den Behörden und der Industrie diskutiert. Da die höchste Konzentration von Kohlenmonoxid im Motorleerlauf auftritt, ist eine Senkung der Immission — insbesondere an geregelten Kreuzungen — durch sorgfältige Einstellung des Leerlaufes mittels CO-Meßgeräte zu erwarten (s. hierzu auch Richtlinie 2282 der VDI-Kommission „Reinhaltung der Luft").

Bei Fahrzeugen mit Dieselmotor sind es nicht die gasförmigen brennbaren Abgasbestandteile, sondern der schwarze oder blaue Rauch, die störend und belästigend wirken. Die VDI-Kommission „Reinhaltung der Luft" hat für die Rauchbekämpfung die Richtlinie 2281 herausgegeben, die die Ursachen für das Qualmen und seine Bekämpfung schildert sowie Grenzwerte für die Rauchdichte festlegt. Eine Überarbeitung wird vorbereitet.

Ebenso, wie § 47 StVZO die Emission schädlicher Abgasbestandteile an den jeweiligen Stand der Technik knüpft, wird durch § 49 StVZO die Geräusch-Entwicklung begrenzt. Die „Richtlinien für die Geräuschmessung" (BMV/StV 7 — 4034 U/58 v. 14. 7. 58) regeln die Meßmethoden und legen Grenzwerte fest. Sie 8023 SH/66 v. 13. 9. 66) regeln die Meßmethoden und legen Grenzwerte fest. Sie befinden sich zur Zeit ebenfalls in Überarbeitung.

Besondere Bedeutung kommt der Geräuschentwicklung in Fahrerhäusern der Lkw zu, da ein zu hoher Geräuschpegel zu einer starken physischen Belastung des Fahrers und damit zu vorzeitiger Ermüdung führen kann. Richtlinien für die Meß-Methodik und Grenzwerte sind in Vorbereitung.

Bei Motorrädern, Motorrollern usw. ist das Auspuff-Geräusch und daneben das Ansauggeräusch am Gesamt-Lärmpegel ausschlaggebend beteiligt. Bei größeren Personenwagen und Omnibussen dagegen spielt es kaum noch eine Rolle. Auch bei Lastkraftwagen tritt es meist gegenüber den Geräuschen, die vom Motor und Triebwerk herrühren, sowie dem Fahrgeräusch der Reifen, Windgeräusch an den

Aufbauten usw., zurück. Eine Senkung der vom Lkw erzeugten Geräusche unter den derzeit erreichten Stand macht deshalb erhebliche Schwierigkeiten und erfordert unter Umständen einen technischen und finanziellen Aufwand, der nicht mehr im Einklang mit den erzielten Erfolgen steht.

7. Innere und äußere Sicherheit

Die Gestaltung der Aufbauten eines Fahrzeugs und die Wahl des Materials und die Formgebung und Anordnung seiner Inneneinrichtung ist von beträchtlichem Einfluß auf die Sicherheit der Verkehrsteilnehmer. § 32 StVZO verlangt deshalb, daß „am Umriß der Fahrzeuge keine Teile so hervorragen, daß sie den Verkehr mehr als unvermeidbar gefährden". Die Richtlinien über die Beschaffenheit und Anbringung der äußeren Fahrzeugteile (BMV/StV 7 — 8132 F/63 v. 24. 9. 63) verlangen im Prinzip, daß das Äußere eines Fahrzeugs so gestaltet sein soll, daß ein damit in Berührung kommender Körper leicht darüber hinweggleiten kann. Demnach sind scharfe Kanten nicht zulässig, es muß ein Mindest-Abrundungs-Halbmesser vorhanden sein. Spitzer und scharfkantiger Zierrat ist nicht erlaubt (Kühler-Figuren, Zierleisten, Radkappen mit Zierknebel usw.). Türgriffe, Scharniere und Beschlagteile an Lkw-Aufbauten müssen eine entsprechende Form aufweisen. Für Spezial-Aufbauten besteht ein ausgedehnter Vorschriften-Katalog.

Zum Schutze der Insassen eines Kfz bei Kollision sollte die Karosserie so gestaltet sein, daß sie eine möglichst hohe Verformungsarbeit ohne Deformation des Fahrgastraumes aufnehmen kann

Kraftstoffbehälter für Vergaserkraftstoff dürfen nach § 45 StVZO nicht unmittelbar hinter der Frontverkleidung liegen. Für Omnibusse gelten zusätzlich besondere Sicherheitsforderungen des gleichen Paragraphen.

Lastkraftwagen und Anhänger mit großem hinteren Überhang werden wahrscheinlich in Zukunft mit einem besonderen „Unterfahrschutz" versehen werden.

Für die Gestaltung und Ausrüstung von Führerhäusern von Kfz bestehen Richtlinien (BMV/StV 7 — 8026 0/63 v. 22. 1. 1964). Auch hier sind Kanten, Spitzen usw., die zu Verletzungen führen könnten, untersagt. Der Führersitz muß hinsichtlich seiner Abmessungen und Gestaltung speziellen Anforderungen genügen. Die Lage und Ausführung der Betätigungsteile ist eingehend geregelt. Besondere Vorschriften sind der Sicherheit und Bequemlichkeit des Ein- und Ausstieges gewidmet.

Der ausreichenden Sicht aus dem Fahrerhaus kommt besondere Bedeutung zu. Die „Richtlinien für die Sicht aus Kfz" (BMV/StV 7 — 8136 0/62 v. 4. 12. 1962) geben hierzu genaueste Anweisungen. Im Grundsatz muß danach der Fahrer die Fahrbahn-Oberfläche bis zu einem Halbkreis von 12 m Radius um den „Augenpunkt" einsehen können. Verdeckungen durch Türpfosten usw. dürfen einen sehr begrenzten Betrag nicht überschreiten.

Zur ausreichenden Beobachtung der Fahrbahn gehört auch die genügende Sicht nach hinten. § 56 StVZO gibt deshalb entsprechende Anweisungen über das Vorhandensein von Rückblickspiegeln. Bei Kraftwagen müssen je ein Innen- und Außenspiegel vorhanden sein. Ist eine Beobachtung durch den Innenspiegel nicht möglich (Lkw), so werden 2 Außenspiegel gefordert. Größe und Sichtfeld der Spiegel werden durch die „Richtlinien für die Ausführung und Anordnung von Rückspiegeln" (BMV/StV 7 — 4044 F/57 v. 11. 4. 57) geregelt. Diese Richtlinien werden zur Zeit überarbeitet und erheblich erweitert. Dem vom Scheibenwischer überstrichenen Feld der Windschutzscheibe kommt ebenfalls besondere Bedeutung für die Sichtverhältnisse zu. Wascheinrichtungen müssen vorhanden sein, um die Sicht für den Fahrer zu gewährleisten.

III. Zusammenfassung

Die hier wiedergegebenen Vorschriften zeigen, daß praktisch jedes Bauteil eines Kfz von Einfluß auf seine Verkehrssicherheit sein kann. Der Katalog der entsprechenden Richtlinien, über die hier nur summarisch und unter Herausstellung besonders wichtiger Punkte berichtet werden konnte, wird deshalb laufend ergänzt und die Vorschriften in den Einzelheiten vertieft. Die zugelassenen Grenzwerte ändern sich mit dem Fortschreiten der technischen Entwicklung.

Auf die Ausführungen über innere und äußere Sicherheit bei Kraftfahrzeugen und die Beziehungen zur Mechanik und Biomechanik des Unfallgeschehens im Beitrag von Gögler in diesem Handbuch ab S. 430 muß Bezug genommen werden, weil hier aus technischer Sicht nur die gültigen Vorschriften und Richtlinien Berücksichtigung finden konnten.

IV. Anhang

Die Organisation der technischen Gesetzgebung

Die Schaffung so umfangreicher Vorschriften und Richtlinien, wie sie in der StVZO und den dazu ergangenen Ergänzungen enthalten sind, setzt das Vorhandensein einer ausgedehnten arbeitsfähigen Organisation auf dem Gebiete der Kraftfahrzeugtechnik voraus. Der zunehmende internationale Kraftfahrzeugverkehr und der internationale Handel mit Kraftfahrzeugen haben es außerdem notwendig gemacht, daß die in den verschiedenen Ländern

Normung Deutschland

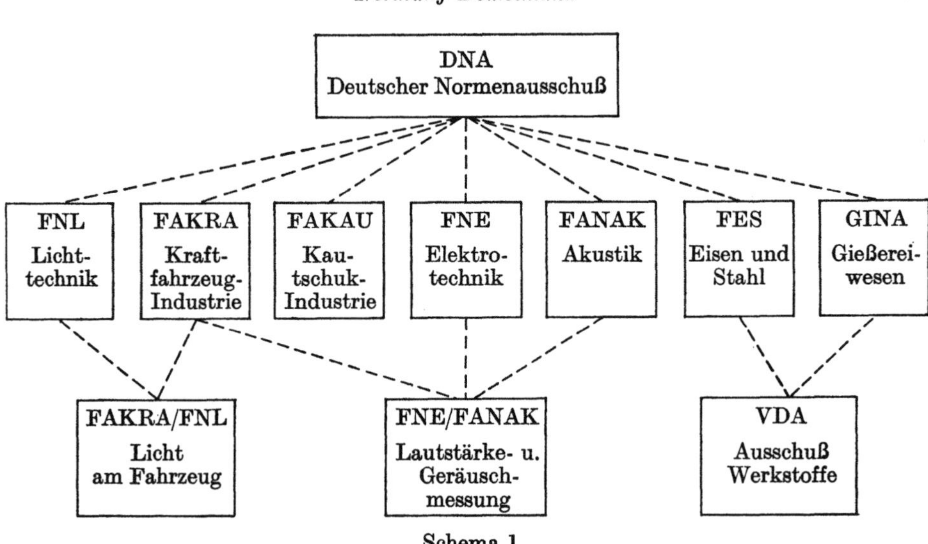

Schema 1

bestehenden technischen Vorschriften einander so weit wie irgend möglich angeglichen werden. Im Rahmen des Gemeinsamen Marktes werden solche Angleichungen besonders wichtig, da Abweichungen in den technischen Vorschriften zu unterschiedlichen Konstruktionen zwingen, die beim Export die Umrüstung der Kraftfahrzeuge notwendig machen, also ein ernstes Handelshemmnis darstellen.

Nicht nur auf dem Gebiete der Verordnungen und der Richtlinien ist eine organisatorische Zusammenarbeit der verschiedenen technischen Gremien notwendig, sondern auch die Normung verlangt ein entsprechendes Zusammenwirken, das sich nicht nur auf die nationale, sondern auf die internationale Arbeit erstreckt.

Im folgenden soll versucht werden, kurz die Umrisse der nationalen und internationalen Organisation zu schildern, die für die Durchführung der geschilderten Aufgaben geschaffen worden sind.

1. Normung

a) National

Die nationale Normung wird in Deutschland vom Deutschen Normenausschuß (DNA) durchgeführt. Zu diesem Zweck hat der DNA eine Reihe von Fachnormenausschüssen (FNA) geschaffen, die Normblätter auf ihrem Arbeitsgebiet herausbringen. Das Schema 1 zeigt den Zusammenhang zwischen dem DNA und den verschiedenen FNA, die sich mit Fragen befassen, die mit der Technik des Kraftfahrzeugs zusammenhängen. Man erkennt, daß eine

Normung, international

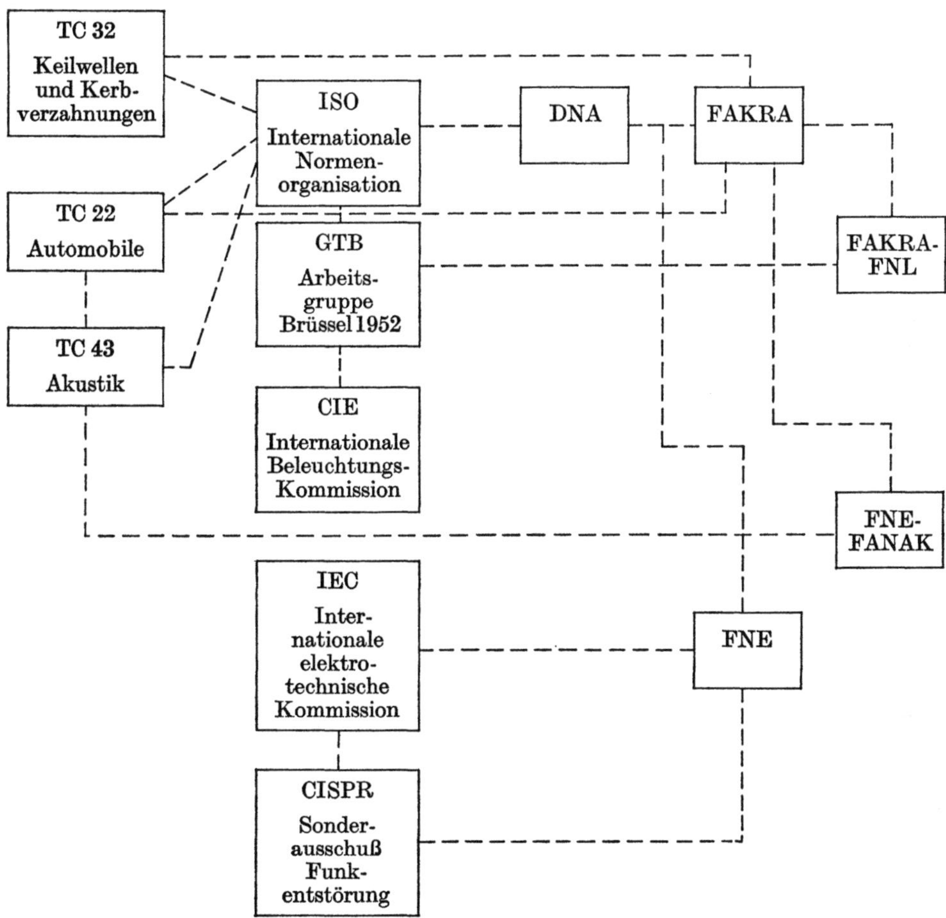

Schema 2

außerordentlich hohe Anzahl von FNA auf diesem Gebiet arbeitet, und daß ferner einzelne dieser FNA untereinander gemeinsame Arbeitsausschüsse gebildet haben, um Randgebiete der Normung, die praktisch in die Arbeitsbereiche beider FNA fallen, gemeinsam zu behandeln.

b) International

Auf internationalem Gebiet entspricht dem DNA die internationale Normenorganisation (ISO), deren Mitglieder die verschiedenen nationalen Normenorganisationen sind (s. hierzu Schema 2). Ähnlich wie der DNA auf nationalem Gebiet die verschiedenen FNA gebildet hat, bestehen im Rahmen der ISO die „Technischen Komitees“ (CT). Auf dem das Kraftfahrzeugwesen betreffenden Gebiet arbeiten insbesondere die CT 22 (Automobile), 32 (Keilwellen und Kerbverzahnungen) und 43 (Akustik). Mitglieder dieser CT sind wiederum die verschiedenen an der jeweiligen Arbeit des entsprechenden Komitees interessierten nationalen Normenausschüsse. An den Sitzungen der CT nehmen im allgemeinen Vertreter der jeweiligen FNA teil. So arbeitet beispielsweise der FNA Kraftfahrzeugindustrie (FAKRA) im CT 22 und CT 32 mit.

Zur Bearbeitung spezieller Normungsfragen bilden die CT im allgemeinen Arbeitsgruppen (GT), die ebenfalls von den interessierten nationalen Organisationen beschickt werden.

Neben der ISO besteht auf internationalem Gebiet die „Internationale Beleuchtungskommission“ (CIE). Fragen der Kraftfahrzeugbeleuchtung werden zusammen von Mitgliedern der ISO und der CIE in der „Arbeitsgruppe Brüssel 1952“ (GTB) behandelt, in der wiederum der FAKRA und der FNA Lichttechnik (FNL) vertreten sind.

Außerdem existiert eine „Internationale elektrotechnische Kommission“ (IEC) mit einem Sonderausschuß „Funkentstörung“ (CISPR). Mit beiden Organisationen steht sowohl der DNA als auch der FAKRA über den FNA Elektrotechnik (FNE) in Verbindung.

2. Verordnungen und Richtlinien

a) National

Das Bundesverkehrsministerium (BMV) erläßt im Rahmen der ihm erteilten Ermächtigung Verordnungen und Richtlinien über die technische Gestaltung des Kraftfahrzeugs. In erster Linie arbeiten auf diesem Gebiet die Abteilungen Verkehrsrecht (StV 2), Kraftfahrzeugtechnik (StV 7) und Kraftfahrzeugüberwachung (StV 8).

Zusammenarbeit in der kraftfahrtechnischen Gesetzgebung, Deutschland

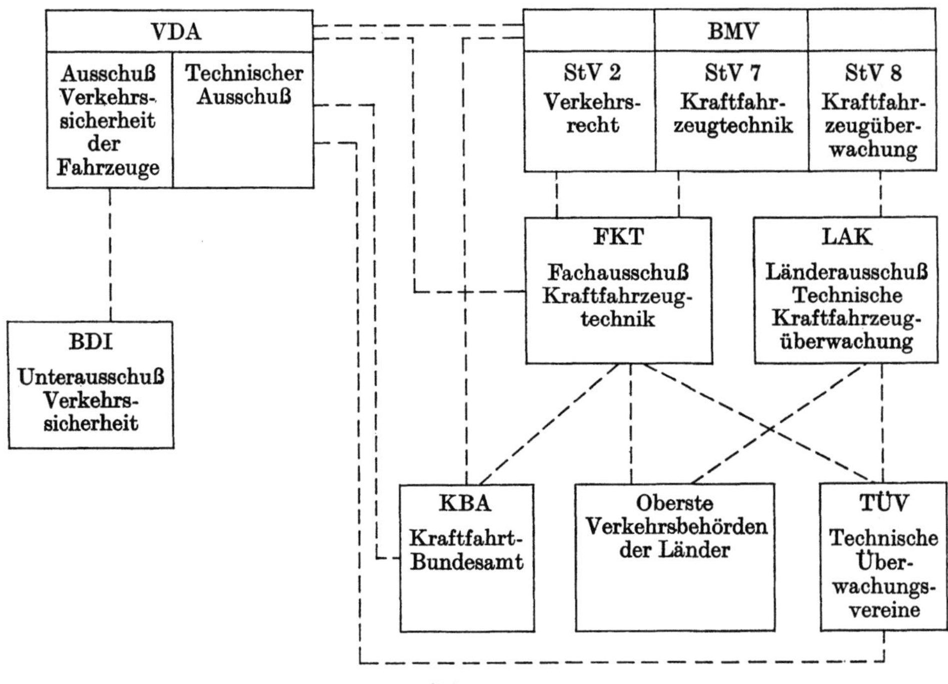

Schema 3

Als Partner in diesen Bereichen tritt dem Bundesverkehrsministerium unter anderen Organisationen die Kraftfahrzeugindustrie gegenüber, die im Verband der Automobilindustrie e.V. (VDA) zusammengeschlossen ist. Die entsprechenden Arbeiten werden hier im „Ausschuß für Fragen der Verkehrssicherheit der Fahrzeuge“ und im „Technischen Ausschuß“ geleistet (s. hierzu Schema 3). Auch der Bundesverband der Deutschen Industrie (BDI) hat einen besonderen Unterausschuß „Verkehrssicherheit“ gebildet.

Zur Behandlung anstehender technischer Fragen bedient sich das BMV im allgemeinen des Fachausschusses Kraftfahrzeugtechnik (FKT). Diesem gehören in erster Linie die obersten Verkehrsbehörden der Länder an, außerdem das Kraftfahrt-Bundesamt (KBA) und die

Technischen Überwachungs-Vereine bzw. -Ämter (TÜV). Auch die übrigen am Kraftfahrzeugverkehr interessierten Bundesministerien sind in diesem Ausschuß vertreten. Ferner gehören ihm Fachleute der großen Herstellerorganisationen (VDMA und VDA) sowie das Verkehrsgewerbe und der Wissenschaft und Forschung an.

Ähnlich, wie bei den Normenorganisationen, wird die spezielle auf einzelne Sachgebiete gerichtete Arbeit von „Sonderausschüssen" geleistet, in denen interessierte Mitglieder des FKT mitarbeiten. Zur Zeit bestehen 39 derartige Sonderausschüsse mit insgesamt über 200 Mitarbeitern.

Neben dem FKT besteht der „Länderausschuß Technische Kraftfahrzeugüberwachung" (LAK), der die Abteilung StV 8 des Bundesverkehrsministeriums auf ihrem Sachgebiet berät. Diesem Ausschuß gehören die obersten Verkehrsbehörden der Länder und die Technischen Überwachungs-Vereine bzw. -Ämter an.

b) International

Die Zentralstelle für die Entwicklung der internationalen kraftfahrzeugtechnischen Gesetzgebung und des entsprechenden Verordnungs- und Richtlinienwesens ist die Europäische Wirtschaftskommission (ECE). Eine ihrer Untergliederungen ist die „Arbeitsgruppe Fahrzeugkonstruktion" (WP 29). Ihre Aufgabe ist in erster Linie die Koordinierung des europäischen Straßenverkehrs. Sie kann keine Gesetze und Verordnungen erlassen, sondern lediglich Empfehlungen an die verschiedenen Regierungen geben mit dem Anheimstellen, sie der einheimischen Gesetzgebung einzuordnen. Außerdem entwirft sie internationale Verträge auf

Zusammenarbeit in der kraftfahrtechnischen Gesetzgebung, international

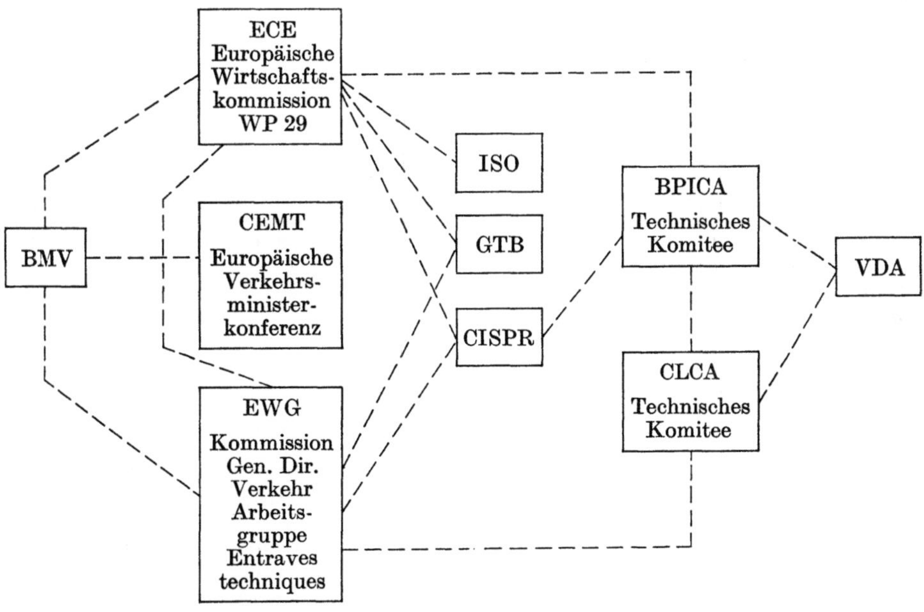

Schema 4

ihrem Arbeitsgebiet, denen dann die einzelnen Mitglieder der ECE beitreten können. In diesem Zusammenhang ist besonders das Straßenverkehrsabkommen von 1949 zu erwähnen, das u. a. die technischen Grundlagen für die Ausstattung der Kraftfahrzeuge mit Beleuchtungseinrichtungen, Bremsen usw. regelt und schließlich Grenzwerte für die Abmessungen und Gewichte von Kraftfahrzeugen und Zügen festlegt.

Besondere Bedeutung unter den Arbeiten dieser Kommission hat das „Rahmenabkommen über die gegenseitige Anerkennung der Typprüfung von Fahrzeugteilen (1958)". Dieses Abkommen besagt, daß die unterzeichnenden Länder die Typprüfung bestimmter Kraftfahrzeugteile, die in Anhängen (Reglements) besonders beschrieben werden, anerkennen, ohne eine eigene Typprüfung durchzuführen. Vier derartiger Reglements sind bereits in Kraft, nämlich

1. Kfz-Scheinwerfer mit asymmetrischem Abblendlicht,
2. Glühlampen für asymmetrisches Abblendlicht,
3. Rückstrahler,
4. Beleuchtungseinrichtungen für amtliche Kennzeichen.

In Vorbereitung sind folgende Reglements:

5. Fahrtrichtungsanzeiger,
6. Begrenzungsleuchten, Schlußleuchten, Bremsleuchten,
7. Halogen-Lampen und -Scheinwerfer,
8. Sealed-beam-Scheinwerfer,
9. Sicherheitsgurte und deren Befestigungspunkte,
10. Funkentstörung.

Mitglieder der WP 29 sind die Regierungen der der ECE angeschlossenen Länder. Deutschland wird in dieser Arbeitsgruppe durch das BMV vertreten.

Zu den Sitzungen der WP 29 der ECE werden Vertreter der verschiedenen mit dem Kraftfahrzeug in Zusammenhang stehenden internationalen Organisationen als Berater hinzugezogen, beispielsweise die ISO, die GTB, die CISPR und das „ständige internationale Komitee der Kraftfahrzeughersteller" (BPICA) (s. hierzu Schema 4). Mitglieder des BPICA sind die nationalen Verbände der Kraftfahrzeughersteller, in Deutschland also der „Verband der Automobilindustrie e.V." (VDA).

Lediglich im Rahmen der Europäischen Wirtschaftsgemeinschaft (EWG), jedoch etwa auf dem gleichen Sektor wie die ECE, arbeitet die Kommission „Generaldirektion Verkehr" und die Generaldirektion „Innerer Markt" in Brüssel. Hier ist es insbesondere die Arbeitsgruppe „Technische Handelshemmnisse", die sich mit kraftfahrzeugtechnischen Fragen zu befassen hat. Mitglieder sind die Regierungen der Länder, die der EWG angehören, jedoch werden als Berater sowohl Vertreter der GTB und der CISPR hinzugezogen als auch Vertreter des „Verbindungskomitees der Automobilindustrie" (CLCA), das etwa die gleichen Aufgaben wie das Technische Komitee des BPICA hat, sich jedoch auf den EWG-Raum beschränkt.

Außer den genannten Organisationen besteht die „Europäische Verkehrsministerkonferenz" (CEMT), in der die Verkehrsminister des westeuropäischen Raumes die siebetreffenden Spezialfragen des internationalen Verkehrs behandeln.

Zusammenfassung

Dem nicht mit der Materie Vertrauten präsentiert die Aufzählung der verschiedenen genannten Organisationen eine verwirrende Fülle spezieller Arbeitsgruppen. Auf dem Gebiet der nationalen und der internationalen Normung hat sich jedoch die Zusammenarbeit dieser zahlreichen Einzelorganisationen im Laufe der Entwicklung sehr gut eingespielt und gerade die internationale Arbeit der letzten Zeit läßt erkennen, daß die ausgebildete Organisationsform bei eifriger Mitarbeit und entsprechend gutem Willen der einzelnen Mitglieder zu den gewünschten Erfolgen führt. Je komplexer die behandelte Materie ist und je mehr Teilnehmer sich für die jeweilige Arbeit interessieren, umso schwieriger ist es verständlicherweise, zu gemeinsamen Entschlüssen zu gelangen. Die Erzielung einheitlicher Auffassungen über die Lösung bestimmter technischer Probleme auf dem Gebiet der Kraftfahrzeugnormung ist jedoch Voraussetzung für die Weiterentwicklung der Kraftfahrzeugtechnik im internationalen Rahmen.

Wesentlich schwieriger gestaltet sich diese Zusammenarbeit auf dem Gebiete der internationalen Vereinheitlichung der technischen Kraftfahrzeug-Gesetzgebung. Hier existieren in fast allen an diesem Gebiet interessierten Ländern bereits eigene Vorschriften, die in den meisten Fällen mit den entsprechenden Vorschriften anderer Länder nicht harmonieren, so daß die internationale Lösung der Aufgabe sehr häufig zu einer völligen Änderung der nationalen Gesetzgebung auf dem entsprechenden Gebiete zwingt. Es ist verständlich, daß einer solchen Arbeit große Hindernisse im Wege stehen. Es hat sich jedoch gezeigt, daß auch auf diesem Gebiete Fortschritte erreicht werden können, insbesondere wenn man das Rahmenabkommen über die gegenseitige Anerkennung der Typprüfungen von Fahrzeugteilen mit seinen verschiedenen Reglements ins Auge faßt.

Verzeichnis der Abkürzungen

National

BDI	Bundesverband der Deutschen Industrie
BMV	Bundesministerium für Verkehr
DNA	Deutscher Normenausschuß
FAKRA	Fachnormenausschuß Kraftfahrzeugindustrie

FANAK	Fachnormenausschuß Akustik
FAKAU	Fachnormenausschuß Kautschukindustrie
FES	Fachnormenausschuß Eisen und Stahl
FNE	Fachnormenausschuß Elektrotechnik
FNL	Fachnormenausschuß Lichttechnik
GINA	Fachnormenausschuß Gießereierzeugnisse
FKT	Fachausschuß Kraftfahrzeugtechnik
KBA	Kraftfahrt-Bundesamt
LAK	Länderausschuß Technische Kraftfahrzeugüberwachung
TÜV	Technischer Überwachungs-Verein
VDA	Verband der Automobilindustrie

International

BPICA	Bureau Permanent International des Constructeurs d'Automobiles	(Ständiges internationales Büro der Automobil-Hersteller)
CEMT	Conférence Européenne des Ministers des Transport	(Europäische Verkehrsminister-konferenz)
CIE	Commission Internationale de l'Eclairage	(Internationale Beleuchtungs-Kommission)
CISPR	Comité International Spécial des Perturbations Radio-électriques	(Internationales Sonderkomitee für Funkentstörungen)
CLCA	Comité de Liaison des Constructeurs Automobiles	(Verbindungs-Ausschuß der Automobil-Hersteller)
ECE	Economic Commission for Europe	(Europäische Wirtschafts-kommission)
GTB	Groupe de Travail de Bruxelles 1952	(Arbeitsgruppe Brüssel 1952)
IEC	International Electrotechnical Commission	(Internationale elektrotechnische Kommission)
ISO	International Organization for Standardization	(Internationale Normen-organisation)

Literatur*

Beleuchtungs- und Signaleinrichtungen

ADRIAN, W.: Der Einfluß störender Lichter auf die extrafoveale Wahrnehmung des menschlichen Auges. I, II u. III. Lichttechnik **13**, Nr 9, 450—454; Nr 10, 508—511; Nr 11, 558—562 (1961).

ARNDT, W.: Licht und Verkehrssicherheit. Lichttechnik **8**, 293—296 (1956).

BEHRENS, H.: Entwicklung von Verfahren und Geräte zur Prüfung lichttechnischer Einrichtungen an Kraftfahrzeugen sowie Untersuchungen zur Ergänzung der bestehenden Prüfvorschriften. Dtsch. Kraftfahrtforsch. u. Straßenverkehrstechn. H. 99 (1957).

BITZL, F.: Straßenverkehrsunfälle bei Dunkelheit und schlechter Sicht. Z. Verkehrssicherh. H. 3 u. 4, 291—303 (1963).

BOER, J. B. DE: Ein Autoscheinwerfer mit asymmetrischem Abblendlicht. Lichttechnik **7**, 80—84 (1955).

— Blendung beim nächtlichen Straßenverkehr. Zbl. Verkehrs-Med. H. 4, 185—203 (1957).

—, u. W. MORASZ: Berechnung der Sehweite aus der Lichtverteilung von Automobilscheinwerfern. Lichttechnik **8**, 433—437 (1956).

COULON, J.: Technologie d'un projecteur pour engins mobiles. Lux, N.F. Nr 29, 241—246 (1964).

DEVAUX, P., CIBIÉ et BAILLY: Problèmes actuels de l'éclairage des automobils. Lux, N.F. Nr 29, 230—240 (1964).

EVERLING, E.: Neue Versuche mit einer blendfreien Scheinwerferanlage. Lichttechnik **8**, 19—22 (1956).

Ford-Pressedienst: Ovale Scheinwerfer machen die Straßen heller. Z. Verkehrssicherh. H. 3, 239—240 (1961).

Initial Federal Motor Vehicle Safety Standards. Federal Register, Vol. 32, No 23, 3. 3. 1967. Standard **108**, 2411—2413; **112**, 2419—2421.

MARSH, CH. M.: Highway visibility in fog. Illum. Engr. (N.Y.) **52**, 621—618 (1957).

National Traffic and Motor Vehicle Safety Act. Public Law 89—563. 89th Congr., S. 3005, Sept. 9, 1966, 80 Stat. 718.

* Literatur ist abschnittsweise geordnet.

NELSON, J. H.: Automobile headlamps. The I.S.O.—C.I.E. International Tests and their Influence on Meeting Beam Design. Trans. Illum. Engng. Soc. (Lond.) **22**, 141—155 (1957).
REEB, O.: Beleuchtungstechnik. VDI-Z. **98**, 1440—1443 (1956).
— Lichttechnik. VDI-Z. **99**, 1153—1156, insbes. 1154 (1957).
SCHEIBNER, H., u. H. SCHNEIDER: Zur Auffälligkeit farbiger Lichter. Lichttechnik **14**, 558—561 (1962).
TRAPPEN, E. V. D.: Das asymmetrische Abblendlicht. Z. Verkehrssicherh. H. **4**, 155—162 (1958).
— Zur Frage der optischen Beleuchtung bei Benutzung des Standlichtes im Stadtverkehr. Z. Verkehrssicherh. H. 3 u. 4, 153—174 (1963).

Bremsen

BODE, O., u. H. DORNER: Versuche zur Ermittlung der Dauerleistung von Kraftfahrzeugbremsen. Dtsch. Kraftfahrtforsch. u. Straßenverkehrstechn. H. 117 (1958).
— — Versuche zur Ermittlung der günstigsten Konstruktion von Kraftfahrzeugbremsen hoher Dauerleistung. Dtsch. Kraftfahrtforsch. u. Straßenverkehrstechn. H. 121 (1958).
— — Untersuchungen an Lastkraftwagenbremsen hoher Dauerleistung. Dtsch. Kraftfahrtforsch. u. Straßenverkehrstechn. H. 134 (1960).
—, u. G. FRITZSCHE: Untersuchungen von Kraftfahrzeuganhängern mit deichselkraftgesteuerten Federspeicherbremsen. Dtsch. Kraftfahrtforsch. u. Straßenverkehrstechn. H. 119 (1958).
—, u. W. GÖRGE: Rechnerische Untersuchung des Bremsverhaltens von Sattelzügen. Dtsch. Kraftfahrtforsch. u. Straßenverkehrstechn. H. 149 (1961).
— — Bremsversuche mit Sattelzügen. Dtsch. Kraftfahrtforsch. u. Straßenverkehrstechn. H. 150 (1961).
—, u. H. LIEBOLD: Versuche an Zügen mit selbsttätiger Lastanpassung für Anhängerbremsen zur Ermittlung von Kennwerten für die unmittelbare Bremsprüfung. Dtsch. Kraftfahrtforsch. u. Straßenverkehrstechn. H. 101 (1957).
—, u. H. MERZ: Versuche zur Ermittlung der geeignetesten Bremsmeßverfahren für Kraftfahrzeuge und Anhänger. Dtsch. Kraftfahrtforsch. u. Straßenverkehrstechn. H. 87 (1955).
— — Bremsmeßgeräte für Kraftfahrzeuge und Anhänger. Dtsch. Kraftfahrtforsch. u. Straßenverkehrstechn. H. 89 (1955).
BUSCHMANN, H., u. P. KOESSLER: Taschenbuch für den Kraftfahrzeug-Ingenieur, 7. Aufl. Stuttgart: Deutsche Verlagsanstalt 1963.
DORNER, H.: Grundlagen zur Berechnung der Bremsleistung von Kraftfahrzeugbremsen bei dauernder und zeitlich begrenzter Beanspruchung. Dtsch. Kraftfahrtforsch. u. Straßenverkehrstechn. H. 165 (1963).
ENDERS, W.: Untersuchungen über die Talfahrtbremsen schwerer Straßenfahrzeuge. Dtsch. Kraftfahrtforsch. u. Straßenverkehrstechn. H. 86 (1955).
FAKRA-Handbuch: 9. Aufl. Berlin u. Köln: Beuth-Vertrieb 1965.
FRITZSCHE, G.: Untersuchungen über den Zusammenhang zwischen Betätigung und Wirkung von Kraftfahrzeugbremsen. Dtsch. Kraftfahrtforsch. u. Straßenverkehrstechn. H. 116 (1958).
GÖRGE, W.: Beitrag zur Berechnung des Brems- und Fahrverhaltens von Sattelkraftfahrzeugen bei Kurvenfahrt. Dtsch. Kraftfahrtforsch. u. Straßenverkehrstechn. H. 162 (1963).
Initial Federal Motor Vehicle Safety Standards. Federal Register, Vol. 32, No 23. 3. 3. 1967. Standard **105**, 2410—2411; **106**, 2411.
KOESSLER, P.: Prüfung von Bremsreibpaarungen für Radialbremsen. Dtsch. Kraftfahrtforsch. u. Straßenverkehrstechn. H. 88 (1955).
LIEBOLD, H.: Untersuchungen über mehrkreisige Druckmittelbremsen für Kraftfahrzeuge. Dtsch. Kraftfahrtforsch. u. Straßenverkehrstechn. H. 102 (1957).
LIEGEL, O., u. H. BOSSELMANN: StVZO, Straßenverkehrs-Zulassungs-Ordnung, 9. Aufl. S. 213—242 u. 95—104. Bad Godesberg: Kirschbaum-Verlag 1965.
LÖHNER, K., u. H. STAHL: Die Schleppleistung von Viertakt-Dieselmotoren mit Auspuffbremse. Dtsch. Kraftfahrtforsch. u. Straßenverkehrstechn. H. 93 (1956).
MERZ, H.: Untersuchungen an deichselkraftgeregelten Bremsen von Kraftfahrzeuganhängern. Dtsch. Kraftfahrtforsch. u. Straßenverkehrstechn. H. 108 (1957).
MÜLLER, G.: Prüfung von Dauerbremsen an Kraftfahrzeug-Anhängern. Dtsch. Kraftfahrtforsch. u. Straßenverkehrstechn. H. 105 (1957).
— Untersuchung und Entwicklung von Bremsen zur Verbesserung und Sicherung der Bremsfähigkeit im Geschwindigkeitsbereich von mehr als 110 km/h. Dtsch. Kraftfahrtforsch. u. Straßenverkehrstechn. H. 139 (1960).
National Traffic and Motor Vehicle Safety Act. Public Law 89—563. 89th Congr. S. 3005, Sept. 9, 1966, 80 Stat. 718.

Lenkung und Richtungs-Sabiltität

BITZL, F.: Omnibusse und Lastzüge in der Kurve. Omnibus-Revue **10**, 361—363 (1959).

BODE, O., u. G. BODE: Untersuchungen an mechanischen Lenkungen und Hilfskraftlenkungen schwerer Kraftfahrzeuge. Dtsch. Kraftfahrtforsch. u. Straßenverkehrstechn. H. 115 (1958).

BUSCHMANN, H., u. P. KOESSLER: Taschenbuch für den Kraftfahrzeug-Ingenieur, 7. Aufl. Stuttgart: Deutsche Verlagsanstalt 1963.

DIETRICH, G.: Servolenkungen für Kraftfahrzeuge. Konstruktion H. 4, 142—150 (1956).

DIETZ, O.: Pendelerscheinungen an Straßen-Anhängerzügen. Dtsch. Kraftfahrtforsch. u. Straßenverkehrstechn. H. 16 (1938).

— Über das Spuren und Pendeln von Lastkraftwagenanhängern. ATZ **42**, 427—429 (1939).

EBERAN-EBERHORST, R. v.: Die Kurven- und Rollstabilität des Kraftfahrzeugs. Das organische Automobil. Internationales Jahrbuch für Autotechnik. Internat. Motoredition, Frankfurt/Main, S. 127 und ATZ **55**, 246—253 (1953).

FIALA, E.: Der Einfluß des Sturzwinkels von Pendelachsen auf die Straßenlage. ATZ **56** 275—278 (1954).

— Kraftkorrigierte Lenkgeometrie (Lenkgeometrie unter Berücksichtigung des Schräglaufwinkels). ATZ **61**, 29—32 (1959).

— Zur Fahrdynamik des Straßenfahrzeugs unter Berücksichtigung der Lenkungselastizität. ATZ **62**, 71—79 (1960).

—, u. K. WILFERT: Querfederung an Kraftfahrzeugen. ATZ **57**, 135—142 (1955).

GEBELEIN, H., H. HAHN u. G. SCHLICK: Untersuchung zur Erhöhung der Sicherheit der Kraftfahrzeuge durch Verbesserung der Stabilität und der Fahrtrichtungshaltung. Dtsch. Kraftfahrtforsch. u. Straßenverkehrstechn. H. 122 (1959).

JINDRA, F.: Der Einfluß der Radaufhängung auf die Richtungshaltung und Stabilität bei Kurvenfahrt. ATZ **63**, 133—140 (1961).

KAMM, W., H. HONTSCHIK, K. NIEMANN u. D. BLIESKE: Modellversuche und Berechnungen über die Richtungshaltung von Kraftfahrzeugen. Dtsch. Kraftfahrtforsch. u. Straßenverkehrstechn. H. 164 (1963).

LIEGEL, O., u. H. BOSSELMANN: StVZO, Straßenverkehrs-Zulassungs-Ordnung, 9. Aufl., S. 207/208. Bad Godesberg: Kirschbaum-Verlag 1965.

MITSCHKE, M.: Fahrtrichtungshaltung und Fahrstabilität von vierrädrigen Kraftfahrzeugen. Dtsch. Kraftfahrtforsch. u. Straßenverkehrstechn. H. 135 (1960).

OCHNER, P.: Der Einfluß von Nachlauf, Spreizung, Sturz und Vorspur auf die Kinematik von Achsschenkellenkungen. Dtsch. Kraftfahrtforsch. u. Straßenverkehrstechn. H. 123 (1959).

POPPE, W.: Fahrzeug-Lenkung für geringe Breitenbeanspruchung in Kurven. ATZ **61**, 18—23. (1959).

RIEKERT, P., G. LEUNIG u. F. GAUSS: Die Straßenlage des Kraftwagens. ATZ **53**, 25—32 (1951).

SCHAAR, W.: Das Spuren der Anhängerfahrzeuge. ATZ **41**, 599—606 (1938).

— Der Spurlauf von Omnibuszügen und Gelenkbussen. Verkehr u. Technik **9**, 12—15, 145—146, 205 (1956).

Reifen

BUSCHMANN, H., u. P. KOESSLER: Taschenbuch für den Kraftfahrzeug-Ingenieur, 7. Aufl. Stuttgart: Deutsche Verlagsanstalt 1963.

FAKRA-Handbuch: 9. Aufl. Berlin u. Köln: Beuth-Vertrieb 1965.

FREUDENSTEIN, G.: Luftreifen bei Schräg- und Kurvenlauf. Experimentelle und theoretische Untersuchungen am Lkw-Reifen. Dtsch. Kraftfahrtforsch. u. Straßenverkehrstechn. H.152 (1961).

GAUSS, F., u. H. WOLFF: Über die Seitenführungskraft von Personenwagen-Reifen. Dtsch. Kraftfahrtforsch. u. Straßenverkehrstechn. H. 133 (1959).

Initial Federal Motor Vehicle Safety Standards. Federal Register, Vol. 32, No 23, 3. 3. 1967. Standard **109**, 2417; **110**, 2418.

KOESSLER, P., u. R. MENGER: Untersuchung des dynamischen Verhaltens von Kraftfahrzeugreifen. Dtsch. Kraftfahrtforsch. u. Straßenverkehrstechn. H. 111 (1958).

—, u. G. SENGER: Vergleichende Untersuchungen der Seitenführungseigenschaften von Personenwagen-Reifen. Dtsch. Kraftfahrtforsch. u. Straßenverkehrstechn. H. 172 (1964).

KRÜGEL, M., u. H. WEBER: Der Kennwert von Radbremsen in Abhängigkeit von der Fahrgeschwindigkeit. Dtsch. Kraftfahrtforsch. u. Straßenverkehrstechn. H. 169 (1964).

LIEGEL, O., u. H. BOSSELMANN: StVZO, Straßenverkehrs-Zulassungs-Ordnung, 9. Aufl., S. 197—205 u. S. 137. Bad Godesberg: Kirschbaum-Verlag 1965.

National Traffic and Motor Vehicle Safety Act. Public Law 89—563. 89th Congr., S. 3005, Sept. 9, 1966, 80 Stat. 718.

Einrichtungen nach § 22a StVZO

BODE, O., u. W. GÖRGE: Beanspruchung von Sattelkupplungen. Dtsch. Kraftfahrtforsch. u. Straßenverkehrstechn. H. 144 (1960).

— — u. E. v. JÄHNICHEN: Untersuchungen von Sattelkupplungs-Gelenkzapfen. Dtsch. Kraftfahrtforsch. u. Straßenverkehrstechn. H. 136 (1960).

—, u. R. W. HEINEMANN: Kräfte in Einrichtungen zur Verbindung von Kraftfahrzeugen mit Zweiachsanhängern bis 20 km/h Höchstgeschwindigkeit. Dtsch. Kraftfahrtforsch. u. Straßenverkehrstechn. H. 141 (1960).

—, u. H. MEYER: Kräfte in Einrichtungen zur Verbindung von Kraftfahrzeugen mit Einachsanhängern über 20 km/h Höchstgeschwindigkeit. Dtsch. Kraftfahrtforsch. u. Straßenverkehrstechn. H. 112 (1958).

— — Kräfte in Einrichtungen zur Verbindung von Kraftfahrzeugen mit Mehrachsanhängern über 20 km/h Höchstgeschwindigkeit. Dtsch. Kraftfahrtforsch. u. Straßenverkehrstechn. H. 113 (1958).

— — Kräfte in Kugelgelenk-Flächenkupplungen bei Omnibuszügen mit Zweiachsanhängern. Dtsch. Kraftfahrtforsch. u. Straßenverkehrstechn. H. 114 (1958).

— — u. R. W. HEINEMANN: Kräfte in Einrichtungen zur Verbindung von Kraftfahrzeugen mit Einachsanhängern bis 20 km/h Höchstgeschwindigkeit. Dtsch. Kraftfahrtforsch. u. Straßenverkehrstechn. H. 140 (1960).

BRÜCKNER, F., u. H. P. SIEMONSEN: Über stoßartige Belastung von Sicherheitsgläsern. ATZ **66**, 359—364 (1964).

CAMPBELL, B.: Seat belts in convertible car accidents. ACIR — 1962, Bull No 3.

ESSERS, E., u. H. KREISKORTE: Beanspruchung und Belastbarkeit von Kupplungsbefestigungsvorrichtungen an Lastkraftwagen. Dtsch. Kraftfahrtforsch. u. Straßenverkehrstechn. H. 124 (1959).

FAKRA-Handbuch: 9. Aufl. Berlin u. Köln: Beuth-Vertrieb 1965.

GARRETT, J.: A study of seat belts in Wisconsin Automobile accidents. ACIR, CAL Report No VJ — 1823 — R 3 (1963).

HONTSCHIK, H.: Aufprallversuche mit Katapultanlage. ATZ **67**, 250—253 (1965).

— Untersuchungen über die Wirksamkeit von Kraftfahrzeug-Sicherheitsgurten bei schrägem Aufprall. Dtsch. Kraftfahrtforsch. u. Straßenverkehrstechn. H. 168 (1964).

Initial Federal Motor Vehicle Safety Standards. Federal Register, Vol. 32, No 23, 3. 3. 1967. Standard **103**, 2410, 2418—2419; **205**, 2414—2415; **208**, 2415; **209**, 2415; **210**, 2415—2416.

KAUP, F., O. SCHADEL u. R. WESTHÄUSSER: Ermittlung der Betriebsbeanspruchung und der Gestaltfestigkeit von Anhänger-Kupplungen und -Zuggabeln für Kraftfahrzeuge. Dtsch. Kraftfahrtforsch. u. Straßenverkehrstechn. H. 147 (1961).

KEIL, E., u. H. WERNER: Sicherheitsgurte für Kraftfahrzeuge. ATZ **64**, 149—152 (1962).

— — J. EWALD, H. HONTSCHICK u. P. RINZA: Statische und dynamische Prüfung von Sicherheitsgurten. Dtsch. Kraftfahrtforsch. u. Straßenverkehrstechn. H. 180 (1965).

LIEGEL, O., u. H. BOSSELMANN: StVZO, Straßenverkehrs-Zulassungs-Ordnung, 9. Aufl., S. 95—104, 189/190, 533/534, 212/213, 516—523, 247—250, 528—532 u. 534—536. Bad Godesberg: Kirschbaum-Verlag 1965.

LINZER, V., u. R. v. EBERAN-EBERHORST: Zur Theorie des Sicherheitsgurtes. ATZ **64**, 349—352 (1962).

National Traffic and Motor Vehicle Safety Act. Public Law 89—563. 89th Congr., S. 3005, Sept. 9, 1966, 80 Stat. 718.

REIDELBACH, W.: Der Sicherheitsgurt — eine Zwischenbilanz. Zbl. Verkehrs-Med. **11**, H. 3 (1965).

RODLOFF, G.: Neuere Untersuchungen an Verbund-Sicherheitsglas für Windschutzscheiben. ATZ **64** (4), 179—184 (1962).

— Neuere Untersuchungen an Verbund-Sicherheitsglas für Windschutzscheiben. ATZ **66**, 353—359 (1964).

SCHIKORR, G.: Über die Korrosion von auspuffgasbetriebenen Wärmetauschern für Kraftwagenheizungen. Dtsch. Kraftfahrtforsch. u. Straßenverkehrstechn. H. 153 (1961).

SELLIER, K.: Über die mechanische Wirkung verschiedener Windschutzscheibenarten beim Stoß auf den Schädel. Dtsch. Z. ges. gerichtl. Med. **50**, 474—483 (1960).

—, u. R. MÜLLER: Die mechanischen Vorgänge bei Stoßwirkung auf den Schädel. Klin. Wschr. **38**, 233—236 (1960).

—, u. F. UNTERHARNSCHEIDT: Zur Unfallmechanik der stumpfen Gewalteinwirkung auf den Schädel durch Windschutzscheiben. Zbl. Verkehrs-Med. H. 2 (1963).

WERNER, H., u. E. KEIL: Die Beanspruchung von Auto-Sicherheitsgurten. ATZ **66**, 189—197 (1964).

WILLICH, J. H.: Analyse der Dynamik von Sicherheitsgurten für Kraftfahrer. ATZ **66**, 197—202 (1964).

WILLICH, J. H., u. R. v. EBERAN-EBERHORST: Untersuchungen von Kraftfahrzeug-Sicherheitsgurten mit einer Versuchspuppe und einem Schleudersitz. ATZ **64**, 352—357 (1962).
— H. HONTSCHICK u. H. KÜSTERS: Untersuchung von Kraftfahrzeug-Sicherheitsgurten mit einer Versuchspuppe und einem Schleudersitz. Dtsch. Kraftfahrtforsch. u. Straßenverkehrstechn. H. 158 (1962).
ZUHN, W.: Versuche zur Ermittlung der dynamischen Beanspruchung von Einrichtungen zur Verbindung von Fahrzeugen als Grundlage für ein dynamisches Prüfverfahren und zur Bewertung von Anhänger-Kupplungen. Dtsch. Kraftfahrtforsch. u. Straßenverkehrstechn. H. 92 (1956).

Geräusch und Abgase

BARTH, R.: Untersuchungen über den Kohlenoxydgehalt der Luft in Kraftfahrzeugen. Dtsch. Kraftfahrtforsch. u. Straßenverkehrstechn. H. 142 (1960).
BECKMANN, E. W., W. S. FAGLEY, and J. O. SARTO: Exhaust emission control by Chrysler — The cleaner air package. SAE 660107 (1966).
BOBBERT, G.: Verkehrsgeräusche, ihre Messung und ihre Beurteilung. Dtsch. Kraftfahrtforsch. u. Straßenverkehrstechn. H. 91 (1956).
BÜRCK, W.: Untersuchungen über den Einfluß der Meß- und Bewertungsverfahren bei Schallmessungen von Kraftfahrzeuggeräuschen und ihre Beurteilung hinsichtlich Lautstärke und Reichweite. Dtsch. Kraftfahrtforsch. u. Straßenverkehrstechn. H. 174 (1965).
—, u. I. L. VER: Schalldämpfer für Verbrennungsmotoren. Dtsch. Kraftfahrtforsch. u. Straßenverkehrstechn. H. 167 (1963).
Control of Air Pollution from New Motor Vehicles and New Motor Vehicle Engines. Federal Register, Vol. 31, No 61, 30. 3. 1966, S. 5170—5178.
ESSIG, R., A. KAISER u. A. REUTER: Versuche zur Entwicklung bleifester Katalysatoren für die katalytische Nachverbrennung der Abgase von Ottomotoren. Dtsch. Kraftfahrtforsch. u. Straßenverkehrstechn. H. 129 (1959).
HONTSCHIK, H., K.-H. BERGERT u. D. PRUGGMAYER: Auswertung neuer Literatur auf dem Gebiet der Abgasbekämpfung bei Kraftfahrzeugen. Dtsch. Kraftfahrtforsch. u. Straßenverkehrstechn. H. 163 (1963).
— R. MARTERSTOCK u. A. REUTER: Maßnahmen gegen Belästigung und Gefährdung durch Abgase von Verbrennungsmotoren (Ottomotoren). Dtsch. Kraftfahrtforsch. u. Straßenverkehrstechn. H. 128 (1959).
— — — Maßnahmen gegen Belästigung und Gefährdung durch Abgase von Dieselmotoren. Dtsch. Kraftfahrtforsch. u. Straßenverkehrstechn. H. 138 (1966)
KNAPP, H., E.-U. JOACHIM u. G. BAUMANN: Beeinflussung der Kraftfahrzeugabgase durch Benzineinspritzung. Bosch Technische Berichte **1**, H. 4 (1965).
LIEGEL, O., u. H. BOSSELMANN: StVO, Straßenverkehrs-Zulassungs-Ordnung, 9. Aufl., S. 256—258 u. 258—264. Bad Godesberg: Kirschbaum-Verlag 1965.
LIES, H.: Verfahren und Geräte zur Abgasanalyse an Verbrennungskraftmaschinen. Techn. Überwachung **4**, 322—325 (1963).
LÖHNER, K., H. MÜLLER, H. LUTHER u. H. IHRIG: Der Kohlenoxydgehalt in den Abgasen von Verbrennungsmotoren. ATZ H. 12, 311—320 (1962).
LUTHER, H., H. IHRIG u. H. LIES: Über die Analyse von Kohlenwasserstoffen in den Abgasen von Verbrennungsmotoren. Bergbauwiss. **10**, 262—268 (1963).
— K. LÖHNER, H. MÜLLER u. W. ZANDER: Möglichkeiten einer Entgiftung der Abgase von Ottomotoren. Erdöl u. Kohle **18**, 964—972 (1965).
MAGA, J. A., and J. R. KINOSIAN: Motor vehicle emission standards — present and future. SAE 660104 (1966).
MARTIN, R.: Geräuschmessungen am Personenkraftwagen. Dtsch. Kraftfahrtforsch. u. Straßenverkehrstechn. H. 143 (1960).
— Statistische Lautstärkemessungen im Straßenverkehr. Dtsch. Kraftfahrtforsch. u. Straßenverkehrstechn. H. 148 (1961).
MATTHES, D.: Verminderung unerwünschter Kraftfahrzeug-Emissionen. Techn. Überwachung **6**, 157—162 (1965).
Motor Vehicle Air Pollution Control Act. Public Law 89—272. 89th Congr., S. 306, Oct. 20, 1965.
RESELE, P.: Ein Beitrag zur Frage der CO-Abgabe benzinbetriebener Personenkraftwagen. Dtsch. Kraftfahrtforsch. u. Straßenverkehrstechn. H. 178 (1965).
REUTER, A., R. MARTERSTOCK u. K. JOHNE: Untersuchung von Kraftfahrzeug-Auspuffgasen auf gesundheitsschädliche Substanzen und deren Beseitigung durch Filter. Dtsch. Kraftfahrtforsch. u. Straßenverkehrstechn. H. 127 (1959).
SAE: Vehicle emissions. SAE Technical Progress Series, Vol. 6 (1964).
STEINHAGEN, W. K., G. W. NIEPOTH, and S. H. MICK: Design and development of the General Motors air injection reactor system. SAE 660106 (1966).

WILLMS, W., u. R. MARTIN: Geräuschmessungen an Krafträdern. Dtsch. Kraftfahrtforsch. u. Straßenverkehrstechn. H. 118 (1958).
— — H.-O. FINKE u. H. BOSSELMANN: Geräuschentwicklung verschiedener Lastkraftwagen in Abhängigkeit von Motordrehzahl und Belastung. Dtsch. Kraftfahrtforsch. u. Straßenverkehrstechn. H. 173 (1964).

Innere und äußere Sicherheit

BODE, G.: Über zweckmäßige Lage und Gestaltung von Lenkrädern. ATZ **63**, 65—74 (1961).
BÜTTNER, G.: Die Verletzung der Autoinsassen. Forschungsber. des Landes Nordrhein-Westfalen Nr 679 (1959).
CAMPBELL, B.: A study of injuries related to padding on instrument panels. ACIR, CAL Report No VJ—1823—R 2 (1963).
EBERAN-EBERHORST, R. v.: Dringliche Sicherheitsprobleme der Kraftverkehrs ATZ **60**, 299—308 (1958).
— — Betrachtungen über das Automobil von morgen. ATZ **63**, 266—274 (1961).
— — Schwerpunkte der Unfallursachenforschung und Unfallverhütung. ATZ **65**, 93—96 (1963).
ENDRESS, W., u. H. HAGEN: Vorgänge bei und nach dem frontalen Zusammenstoß von Personenwagen — untersucht an Modellfahrzeugen, Referat. ATZ **68**, Nr **3**, 86—90, 13 B (1966).
GARRETT, J.: An evaluation of door lock effectiveness. Pre — 1956 vs. Post 1955 Automobiles. ACIR (1961), Cornell University.
— The safety performance of 1962—1963 automobile door latches and comparison with earlier latch designs. ACIR, CAL Report No VJ—1823—R 7 (1964).
GENSLER, H., and B. CAMPBELL: Open glove box doors as a possible injury source in automobile accidents. ACIR, CAL Report No VJ—1823—R 9 (1964).
HAGEN, H.: Stoßvorgänge bei Verkehrsunfällen von Personenwagen — untersucht an Modellfahrzeugen. Diss. TH München 1964—1965.
HONTSCHIK, H.: Sicherheit im Bau der Kraftfahrzeuge. ATZ **65**, 346—348 (1963).
Initial Federal Motor Vehicle Safety Standards. Federal Register, Vol. 32, No 23, 3. 3. 1967. Standard **104**, 2410; **107**, 2411; **111**, 2413; **201**, 2413—2414; **203**, 2414; **204**, 2414; **206**, 2415; **207**, 2415; **211**, 2416; **301**, 2416.
KIHLBERG, J., E. NARRAGON, and B. CAMPBELL: Automobile crash injury in relation to car size. ACIR, CAL Report No VJ—1823—R 11 (1964).
LIEGEL, O., u. H. BOSSELMANN: StVZO, Straßenverkehrs-Zulassungs-Ordnung, 9. Aufl., S. 151—160, 184—189, 251—255 u. 320—322. Bad Godesberg: Kirschbaum-Verlag 1965.
LUNDSTROM, A. KELLY, and D. LA BELLE: Crash research for vehicle safety. SAE — Paper 831 A.
National Traffic and Motor Vehicle Safety Act. Public Law 89—563. 89th Congr., S. 3005, Sept. 9, 1966, 80 Stat. 718.
REIDELBACH, W.: Die Nachahmung von Frontal-Unfällen mittels Schleudersitz. ATZ **64**, 358—364 (1962).
RIXMANN, W.: Zur Frage der Sicherheitskarosserie. ATZ **66**, 76—80 (1964).
THIER, R.: Meßgeräte zur Entwicklung und Beurteilung von Kraftfahrzeugsitzen. ATZ **66**, 83—84 (1964).
VESS, K.: Untersuchungen über den Unfallschutz von Kindern in Kraftfahrzeugen. Dtsch. Kraftfahrtforsch. u. Straßenverkehrstechn. H. 168 (1964).
WAGNER, R.: Der bewegte Sitz. ATZ **60**, 251—255 (1958).
WILFERT, K., u. E. FIALA: Anforderungen an die Festigkeit und Steifigkeit von Fahrzeugkarosserien. ATZ **61**, 237—246 (1959).
—, u. W. REIDELBACH: Entwicklungsaufgaben im Personenwagen-Karosseriebau. ATZ **66**, 150—155 (1964).
WILLICH, H. J., u. H. WAGNER: Unfallschutz in und an Kraftfahrzeugen. Dtsch. Kraftfahrtforsch. u. Straßenverkehrstechn. H. 132 (1959).

Die Aufgaben des Arztes bei der Ersten Hilfe am Unfallort

H. Kreuscher, Mainz

Mit 12 Abbildungen

I. Einleitung

Um den an anderer Stelle dieses Buches aufgeführten erschreckenden Folgen von Verkehrsunfällen wirksam zu begegnen, sind seit Jahrzehnten ärztliche Bemühungen um die erste Hilfe am Unfallort unternommen worden. Ausgehend von diesen Einzelaktionen hat der 69. Deutsche Ärztetag eine Entschließung gefaßt, die eine Reihe von Empfehlungen aus ärztlicher Sicht beinhaltet. Dazu gehört die Forderung nach einer verbesserten Ausbildung der Medizinstudenten in Erste-Hilfe-Maßnahmen. Die erfolgreiche Teilnahme an einem Kurs über „Erste ärztliche Hilfe am Unfallort" soll Voraussetzung für die Zulassung zur ärztlichen Prüfung sein. Jeder Führerscheinbewerber soll eine Ausbildung in lebensrettenden Sofortmaßnahmen am Unfallort erhalten. — Darüberhinaus wäre es wünschenswert, daß jeder Führerscheininhaber in zweijährigen Abständen an einem kurzen Wiederholungskursus teilnimmt und den Nachweis über die erfolgreiche Teilnahme bei der gesetzlich vorgeschriebenen Überprüfung seines Kraftfahrzeuges durch den TÜV vorlegen muß. Weiterhin sollte das Mitführen eines standardisierten Verbandkastens, eines Feuerlöschers sowie Warnlampe bzw. reflektierendes Warndreieck durch Gesetz vorgeschrieben sein. Die zweijährige Überprüfung der Kfz durch den TÜV sollte sich auch auf Vollständigkeit und ordnungsgemäßen Zustand der Warn- und Rettungsgeräte beziehen.

Kraftfahrende Ärzte sollten erweiterte Verbandkästen und einfache Geräte zur künstlichen Beatmung, zum Absaugen und außerdem Blutersatzmittel mitführen.

Der Straßenverkehr ist zum dominierenden Bestandteil des Lebens eines modernen Industriestaates geworden. Eine Minderung der Unfallfolgen durch wirksamere Präventivmaßnahmen und Erste Hilfe muß daher durch geeignete gesetzliche Grundlagen gefördert werden (s. K. Ebelt, 1966).

1. Allgemeine Aufgaben des Arztes am Unfallort

Jeder Arzt ist bei seinem Hinzukommen zu Unfallverletzten in besonderem Maße zur Hilfeleistung verpflichtet. Er muß mit allen ihm zur Verfügung stehenden Mitteln bemüht sein, drohende Lebensgefahr der Verletzten bei *Störungen der elementaren Vitalfunktionen* abzuwenden und *weitere Schäden zu verhindern*, bzw. die günstigsten Voraussetzungen zur Heilung des Verletzten zu schaffen. Eine der wichtigsten Funktionen des Erste-Hilfe leistenden Arztes besteht darin, den Verletzten im Bedarfsfalle *transportfähig* zu machen. Dabei gehört es ebenfalls zu den Aufgaben des Arztes für die Voraussetzungen zu sorgen, daß der Transport sachgemäß durchgeführt wird. Notfalls muß er den Verletzten selbst in das Krankenhaus begleiten, wenn eine ständige fachgerechte Überwachung oder Behandlung des Patienten (z. B. künstliche Beatmung, Herzmassage, Infusionen) während des Transportes notwendig ist und dafür kein geeignetes Personal zur Verfügung steht. — Dagegen gehört es nicht zu den Aufgaben des erst-helfenden Arztes am Unfallort, größere Eingriffe vorzunehmen, wenn diese gefahrloser und effektiver in einem Krankenhaus durchgeführt werden können.

Eine besonders schwierige Aufgabe des Arztes bei Vorhandensein zahlreicher Verletzter, z. B. im *Katastrophenfalle*, liegt in der raschen und wirkungsvollen *Organisation* der Rettungsaktionen und dem wirksamen Einsatz der zur Verfügung stehenden Laienhelfer (Zuschauer). Der Arzt sollte auch im Katastrophenfalle stets die Situation beherrschen. Es ist daher notwendig, daß sich jeder Arzt grundsätzliche Gedanken über die wichtigsten Maßnahmen bei verschiedenen Unfallarten macht, damit er im Ernstfalle optimale Hilfe leisten kann. Es kann immer wieder beobachtet werden, daß die bei Unfällen erschrocken und ratlos dabeistehenden Zuschauer dem sich in seiner Eigenschaft zur Erkennung gebenden Arzt bereitwillig die gesamte Verantwortung für die Organisation und Durchführung der erforderlichen Rettungsmaßnahmen überlassen. In der Regel ist auch die Hilfsbereitschaft in reichem Maße vorhanden und wartet auf das „Einsatzkommando" des Arztes. Bei Straßenunfällen ist oft die *Sicherung der Unfallstelle* vor dem Eintreffen der Polizei unzureichend: Weitere Unfälle können durch den weiterfließenden Verkehr entstehen. Daher ist die Sicherung der Helfer von gleicher Bedeutung wie die optimale Versorgung der Verletzten. Der Erste Hilfe leistende Arzt sollte sich daher vor Beginn seiner Bemühungen um den Verletzten davon überzeugen, daß nicht weitere Unfälle drohen. Wenn möglich, sollte er sofort eine Person mit der Warnung der nachfolgenden Verkehrsteilnehmer beauftragen. Es wäre empfehlenswert, wenn jeder Kraftfahrer, jedenfalls aber kraftfahrende Ärzte, rotbrennende Warnfackeln mitführen würden, die ohne Feuer und auch bei Nässe gezündet werden können. Die brennenden Fackeln könnten in ausreichender Entfernung von der Unfallstelle auf das Pflaster gelegt werden. Auch bei Nebel ist der grellrote Schein dieser Fackeln bereits auf große Entfernung gut zu erkennen. Die Aufgaben des Arztes am Unfallort umfassen daher sowohl ärztliche Hilfe für die Verletzten als auch organisatorische Maßnahmen zur Verhütung weiterer Schäden bis die dafür zuständigen Organe wie Polizei, Feuerwehr, Einsatzgruppen von Rettungsorganisationen usw. zur Verfügung stehen.

2. Zur Aus- und Fortbildung von Ärzten und Laien in der Ersten Hilfe

Die Tatsache, daß immer noch viele Verkehrsverletzte infolge fehlender oder mangelhafter Erster Hilfe am Unfallort oder während des Transportes sterben, rechtfertigt die Steigerung der bisherigen Bemühungen bei der Ausbildung der Ärzteschaft und der Gesamtbevölkerung auf dem Gebiet der Ersten Hilfe. So fand E. Läuppi (1954) bei 300 Verkehrstoten in 14% der Fälle eine Aspiration als primäre (!) Todesursache. Diese Komplikation ist häufig die Folge unzureichender Ersten Hilfe.

Das Unfallrisiko steigt mit zunehmender Industrialisierung für jeden einzelnen. Die Ausbildung in Erster Hilfe, insbesondere in den Methoden der *Wiederbelebung von Atmung und Kreislauftätigkeit*, kann nicht früh genug beginnen und sollte Bestandteil des Lehrprogrammes an allen öffentlichen Schulen einschließlich der Hochschulen und Berufsschulen sein. Jeder Kraftfahrer sollte im Rahmen des Fahrunterrichts auch einen theoretischen und praktischen Kursus in Erster Hilfe absolvieren. Die Aushändigung des Führerscheines sollte von der erfolgreichen Teilnahme an einem solchen Kursus abhängen. Führerscheininhaber sollten anläßlich der technischen Überprüfung ihrer Kraftfahrzeuge durch die Technischen

Überwachungsvereine (gem. § 29 StVZO) einen Wiederholungskursus absolvieren. In Anlehnung an die Empfehlungen der Schweizerischen Ärztekommission für Nothilfe und Rettungswesen für nichtärztliche Helfer (Tabelle 1) wurden auch anläßlich des Internationalen Symposions über Wiederbelebung und Anästhesie unter Feldverhältnissen in Bonn (Juni 1965, Ref. AHNEFELD und FREY, 1965) Forderungen für die Ausbildung des *nichtärztlichen Personals* erhoben. Diese Forderungen sehen drei Ausbildungsstufen (Kategorie I—III) vor.

Tabelle 1. *Empfehlungen der Schweizerischen Ärztekommission für Notfallhilfe und Rettungswesen Ausbildungsziele für nichtärztliche Helfer*

Kategorie I	Kategorie II	Kategorie III
Weiteste Bevölkerungskreise. Jedermann vom 12. Jahr an (Schulfach), ähnlich Kameradenhilfe in der Armee	Ausgesuchte, psychisch und physisch zum Einsatz auch in Katastrophensituationen geeignete freiwillige Helfer; *nach* Absolvierung des Kurses für Kategorie I	Berufshelfer (Krankenschwestern, Krankenwagenpersonal, usw.) *nach* Absolvierung der Kurse für Kategorie I und II
Lehrstoff	*Lehrstoff* von Kategorie I, zusätzlich:	*Lehrstoff* von Kategorie I und II, zusätzlich:
Atmung: *Freimachen* der Atemwege durch Mundinspektion, Reinigung, eventuell Ausschütteln	*Absaugen* im Mund-(Nasen-)Rachen-Raum	Absaugen der tieferen Luftwege beim *intubierten Patienten*
Atmung: *Freihalten* der Atemwege durch Seitenlagerung am Unfallort und auf dem Transport; richtige Kopf- und Kieferhaltung auch in Rücken- und Seitenlage		Betreuung eines Intubierten/Tracheotomierten
Atmung: *Künstliche Atmung: Mund-zu-Nase/Mund* ohne und mit Zwischenschaltung von Textilien; in Rücken- und Seitenlage	Frischluft-Insufflationsbeatmung mit *Atembeutel* und Gesichtsmaske	Beatmung eines *Intubierten/Tracheotomierten* ohne und mit Atembeutel
		O_2-Inhalation
Kreislauf: *Feststellung einer lebensbedrohlichen Blutung* und Beherrschung durch Hochlagerung, Fingerdruck, Druckverband, eventuell Abbindung	*Puls*fühlen, Pulszählen	Messung des syst. *Blutdruckes* (palpat.) *Einfache Beurteilung des AZ* Verabreichung und Überwachung von *Infusionen* und *Injektionen*, von Medikamenten nach ärztlicher Indikation *Externe Herzmassage*
„Traditionelle" Erste-Hilfemaßnahmen wie *Verbinden, Fixieren, Transporte* mit einfachen Hilfsmitteln, einfache Kranken- und Verwundetenpflege		Assistenz des Arztes bei einfachsten Eingriffen Protokollführung

Zu Kategorie I: Das Ausbildungsziel entspricht der *Grundausbildung in der Ersten Hilfe* aller Rettungsorganisationen wie Arbeitersamariterbund (ASB), Deutsches Rotes Kreuz (DRK), Johanniterunfallhilfe (JUH) und Malteserhilfsdienst (MHD). Diese Helfergruppe wird von weitesten Bevölkerungskreisen, besonders aber von Angehörigen der Polizei, Feuerwehr, den Bediensteten öffentlicher Verkehrsbetriebe, Berufsverbänden und möglichst jedem Führerscheininhaber gebildet.

Zu Kategorie II: Ergänzend zur Grundausbildung in Erster Hilfe sollen die Helfer dieser Gruppe eine Ausbildung nach den *Mindestmaßstäben der Sanitätsausbildung* des DRK erhalten. In dieser Kategorie sind die freiwilligen Helfer der Rettungsorganisationen, auch Schwesternhelferinnen und Pflegediensthelfer zusammengefaßt.

Zu Kategorie III: Neben der Ausbildung der Kategorien I und II erhalten die Helfer dieser Kategorie besondere Unterweisungen in der *Überwachung Schwerstverletzter und Schwerkranker*, so daß dieser Helferkreis auch in der Lage ist, eine sachgemäße Überwachung und Versorgung der Patienten während des Transportes durchzuführen.

Für die Ausbildung der *Ärzte* werden die von der Bundesärztekammer vorgeschlagenen Richtlinien empfohlen. Jeder Arzt, gleich welchen Fachgebietes, muß die lebensrettenden Sofortmaßnahmen wie Atemspende, äußere Herzmassage, Beatmung mit einfachen Geräten, Notintubation und Venae sectio beherrschen. Es wird empfohlen, im Rahmen des klinischen Unterrichts des Medizinstudiums eine zweistündige Pflichtvorlesung über Anaesthesie und Wiederbelebung vorzusehen. Auch für die Studierenden anderer Fakultäten wird eine einstündige Vorlesung über Erste Hilfe unter besonderer Berücksichtigung der lebensrettenden Sofortmaßnahmen gefordert. Im übrigen sollte im Rahmen der ärztlichen Fortbildung die Aus- und Weiterbildung in Wiederbelebungsmaßnahmen in vermehrtem Umfang erfolgen und besonderer Wert auf praktische Übungen gelegt werden.

Darüber hinaus sollten die Massenmedien, insbesondere das Fernsehen, fesselnde Sendungen über Erste Hilfe bei Unfällen zu günstigen Zeiten (Abendprogramm) bringen.

Es besteht heute kein Zweifel mehr, daß die Methoden der Atemspende wie Mund-zu-Mund oder Mund-zu-Nase-Methode wirksamer sind als die früher gelehrten und geübten manuellen Methoden zur künstlichen Beatmung wie HOLGER-NIELSEN, SILVESTER und THOMSEN (R. FREY, B. HAID und W. HÜGIN, 1961; H. NOLTE und R. FREY, 1965). Es wird daher empfohlen, dem ärztlichen wie auch dem Laienhelfer nur noch die *Methoden der Atemspende* zu lehren (NOLTE, J. DUDECK und TH. FLÖTER, 1966a und b).

Auf dem zweiten Internationalen Symposion über Wiederbelebung vom 29. Mai bis 1. Juni 1967 in Oslo wurden 17 Empfehlungen erarbeitet, deren wichtigste lauten:

a) Die allgemeine Öffentlichkeit sollte in den Methoden der Freihaltung der Atemwege und der künstlichen Beatmung unterwiesen werden. Entsprechender Pflichtunterricht für Schulkinder wurde erneut empfohlen.

b) Die Lehre der Notfallwiederbelebung des kardio-pulmonalen Systems sollte in die Ausbildung aller Ärzte, Zahnärzte, Schwestern und des Rettungspersonals eingeschlossen werden. Ausgewählte Laiengruppen können auch in der äußeren Herzmassage unterrichtet werden. Die Unterrichtsprogramme für die kardiopulmonale Wiederbelebung sollte auf Kliniksebene erfolgen.

c) Die äußere Herzmassage ist die Methode der Wahl in der Behandlung des Herzstillstandes. Die Innere Herzmassage kann unter verschiedenen ungewöhnlichen Umständen angezeigt sein.

d) Die Beatmung mit Sauerstoff muß so bald wie möglich an die Stelle der Beatmung mittels Atemspende oder Luft treten, da die Hypoxämie als Folge der pulmonalen Veränderungen bei Wiederbelebungsfällen häufig vorkommt, insbesondere bei Vorliegen von Schock oder Aspiration oder bei Ertrunkenen.

e) Handbetätigte selbstfüllende Beatmungseinheiten, bestehend aus Beutel, Ventil und Maske mit der Einrichtung zur Verabreichung von 100% Sauerstoff sowie auch mit Sauerstoff betriebene und von Hand zu steuernde Beatmungsmaschinen sollen für die Notfallbeatmung bevorzugt werden.

f) Kardiotonisch-vasopressorische sowie antazide Pharmaka werden häufig bei der Wiederbelebung benötigt und sollten daher zum Inhalt der Notfalltaschen gehören.

g) Ambulanzwagen sollten mit mindestens 2 Sanitätern besetzt sein die in der Versorgung bewußtloser Patienten und in der cardiopulmonalen Wiederbelebung ausgebildet sind. Der Krankenwagen sollte mit Geräten zur Sauerstoffinhalation, künstlichen Beatmung und zum Absaugen ausgerüstet sein. Im Wagen muß genügend Raum zur Durchführung von Wiederbelebungsmaßnahmen während der Fahrt vorhanden sein.

h) Lebensbedrohliche Notfälle (insbesondere Wiederbelebungsfälle von Patienten mit respiratorischer Insuffizienz, Schock oder Koma) sollten in das nächste Krankenhaus, das über Notfalleinrichtungen verfügt, gebracht werden. Dies sollte auf regionaler Basis verfügt werden.

3. Allgemeine Richtlinien für den Arzt bei Katastrophen

F. W. Ahnefeld (1965) definiert den Katastrophenfall mit der „gestörten Relation zwischen Verletztenzahl und den für eine optimale Versorgung zu fordernden personellen und materiellen Voraussetzungen". Demnach kann der Katastrophenfall schon bei dem gleichzeitigen Anfall von 8 oder 10 Verletzten vorliegen, wenn zu ihrer Versorgung nur 1 oder 2 Helfer zur Verfügung stehen. Die Aufgabe des ersthelfenden Arztes an der Unfallstelle liegt in der richtigen *Erkennung* der aufgetretenen Verletzungen, deren *Dringlichkeitseinstufung* für die Soforthilfe sowie die *Organisation* und *Durchführung* der Hilfeleistung. Die Rollen müssen vom Arzt auf die zur Verfügung stehenden Helfer entsprechend deren persönlichen Voraussetzungen verteilt werden. Das Kommando sollte grundsätzlich der *Arzt* und nicht ein Angehöriger der Hilfs- oder Rettungsorganisation führen (W. Lembcke, 1960).

Selbstverständlich bedürfen die Verletzten mit lebensbedrohlichen Störungen der Vitalfunktionen (Atmung und Kreislauf) der dringendsten Hilfe. Bei der mitunter schweren Entscheidung, welchem von mehreren Schwerverletzten der Arzt seine Hilfe zuerst angedeihen lassen soll, wird er sich für denjenigen entscheiden, der vom *medizinischen* Standpunkt gesehen die Hilfe am *dringendsten* benötigt und aufgrund der momentanen Situation die besten *Überlebenschancen* hat. Dagegen sollte sich der Arzt bei dieser Entscheidung nicht von sozialethischen Überlegungen leiten lassen. Für den Katastrophenfall gilt in besonderem Maße die Forderung von W. Lembcke, daß es die „erste Aufgabe eines modernen Unfallrettungsdienstes sein muß, den Verletzten noch lebend an die Stelle zu bringen, an der eine endgültige Versorgung möglich ist". R. Frey empfiehlt, die *Versorgung der Verletzten* in drei Stadien ablaufen zu lassen:

Erste Hilfe. Durch Selbsthilfe, Arzt und Helfer am Unfallort.

Zweite Hilfe. Durch Ärzte, Fachärzte und Helfer in provisorischen Sammelstellen.

Dritte Hilfe. Durch Fachärzte in Krankenhäusern mit Spezialabteilungen.

Die Aufgabe der *ersten Hilfe* liegen vor allem in der Bergung des Verletzten, der Abwendung unmittelbar lebensbedrohlicher Zustände durch Versagen von Atmung und Kreislauf sowie in der Herstellung der Transportfähigkeit des Verletzten entweder zur Sammelstelle (zweite Hilfe) oder direkt in ein Krankenhaus (dritte Hilfe).

Die Aufgabe der *zweiten Hilfe* liegt in der endgültigen Versorgung von Leichtverletzten (zur Entlastung der Kliniken) und in der weiteren Versorgung der Schwerverletzten, so daß ihnen der Weitertransport in die jeweiligen Spezialabteilungen (z. B. Verbrennungszentralen, neurochirurgische Abteilungen usw.) zugemutet werden kann. Insbesondere kommt den Ärzten der Sammelstelle auch die Aufgabe der Selektion für die Weiterbehandlung auf spezialisierten Abteilungen zu. Bei mehrfacher Verletzung (z. B. die Kombination einer Thoraxverletzung mit einem Schädel-Hirntrauma) ist für die Richtung der Weiterleitung diejenige Verletzungsart maßgebend, die zur Lebenserhaltung oder zur

Wiederherstellung des Verletzten am dringendsten einer Spezialbehandlung bedarf.

Die Aufgabe der *dritten Hilfe* liegt in der auf die Verletzungsart spezialisierten Behandlung bis zur Entlassungsfähigkeit des Patienten.

Für die qualifizierte Erstversorgung besonders bei Anfall mehrerer Verletzter ist es notwendig, besonders geschultes ärztliches und Sanitätspersonal so schnell wie möglich an die Unfallstelle zu bringen. Um dieser Forderung gerecht zu werden, wurden sog. *Notarztwagen* (synonym: Notfallwagen) geschaffen, die mit einem oder zwei Fachärzten (Chirurg und/oder Anaesthesist) sowie geschultem Sanitätspersonal besetzt sind. Die Wagen sind mit Funk und allen bewährten medizinischen Hilfsmitteln zur Erstversorgung, insbesondere zur Wiederbelebung Schwerverletzter ausgestattet. Erfahrungen mit derartigen Notarztwagen wurden besonders in Magdeburg (sog. „Schnelle Hilfe", W. LEMBCKE, L. WILKEN), Köln (E. FRIEDHOFF), Heidelberg (E. GÖGLER) und Mainz (R. FREY) gesammelt. Das von K. H. BAUER geschaffene *„Clinomobil"* hat sich als fahrbarer Operationssaal in einigen Fällen ebenfalls bewährt. Die heutige Auffassung tendiert jedoch zur Erstversorgung Schwerverletzter am Unfallort bis zu deren Transportfähigkeit. Die operative chirurgische Versorgung der Verletzungen soll vielmehr unter den günstigeren Bedingungen der Klinik durchgeführt werden.

II. Die Bergung und Lagerung des Verletzten

1. Die Bergung

Die Rettungsmaßnahmen beginnen in der Regel mit der Bergung des Verletzten aus dem unmittelbaren Ort des Unfallgeschehens. Diese Aktion wird häufig von zufällig Anwesenden (Passanten) oder nicht bzw. leicht verletzten Unfallteilnehmern vorgenommen. Wenn der Arzt noch zum Zeitpunkt der Bergungsaktion an den Unfallort kommt, sollte er die Leitung aller Maßnahmen übernehmen und selbst Hand anlegen, damit weiterer Schaden durch gewaltsames, unsachgemäßes Zerren und ungünstigen Lagewechsel des Verletzten vermieden wird. Besondere Vorsicht ist bei Verdacht auf Wirbelsäulenverletzungen geboten. Der bergende Helfer sollte sich daher zu Beginn seiner Maßnahmen von dem Zustand des Verletzten überzeugen, prüfen, ob eine Querschnittslähmung vorliegt oder starke Schmerzen im Rücken angegeben werden. Weiterhin sollte er sich davon überzeugen, daß keine Körperteile eingeklemmt sind. Bei Bewußtlosen sollte das erste Augenmerk auf die Freihaltung der Atemwege (Reklination des Kopfes und Vorziehen des Unterkiefers) gelegt werden. Bei Atemstillstand sollte möglichst vor der Bergung bereits mit der künstlichen Beatmung mittels Atemspende (siehe das) begonnen werden. Selbstverständlich müssen Verletzte, die auf der Fahrbahn liegen, so schnell wie möglich an den Straßenrand transportiert werden. Diese Maßnahmen sollten aber mit der notwendigen Vorsicht durchgeführt werden, damit nicht die Helfer durch den nachrollenden Verkehr (besondere Gefahr bei schlechter Sicht) gefährdet werden. Bei der Bergung von Verletzten durch *einen* Helfer hat sich der Rauteksche Handgriff bewährt (Abb. 1): Der Helfer tritt von hinten an die Kopfseite des Verletzten. Falls dieser liegt, richtet er ihn vorsichtig bis in sitzende Stellung auf und stützt den Rumpf mit seinen Knien. Mit seinen beiden Armen greift er von hinten unter den Armen des Verletzten durch. Ein Arm des Verletzten wird im Ellenbogengelenk angewinkelt und gegen seinen Rumpf gepreßt und gleichzeitig am Handgelenk gefaßt. Der Helfer richtet sich jetzt auf und kann den Verletzten fortschleifen. Die Arbeit wird erleichtert, wenn vorher die Beine übereinandergeschlagen werden. Auf ähnliche Weise kann auch ein Verletzter aus einem Fahrzeug geborgen werden (Abb. 2).

2. Die Lagerung

Bei der Lagerung des Verunglückten ist die Art der Verletzung zu berücksichtigen. Der Bewußtlose ist grundsätzlich in eine *stabile Seitenlage* (Abb. 3) zu bringen, um ihn vor Aspiration von Blut, Schleim und Erbrochenem zu schützen. Bei Atemstillstand kann die künstliche Beatmung durch Atemspende allerdings

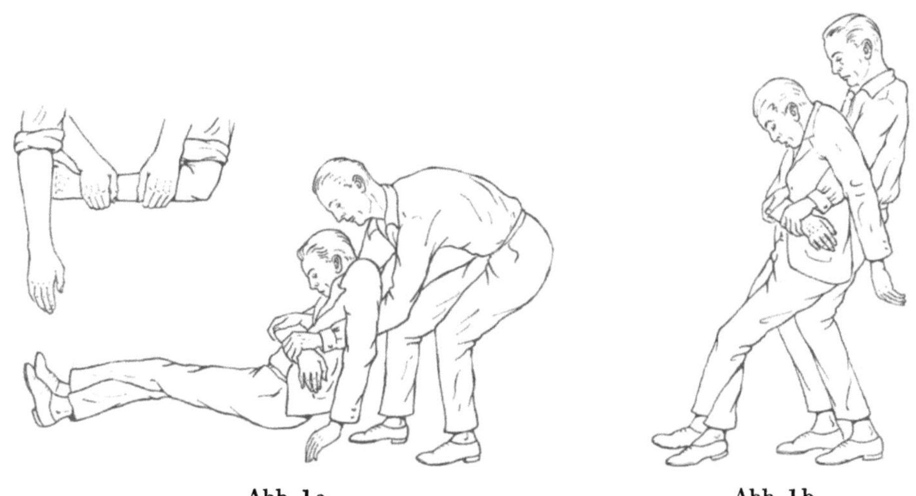

Abb. 1a Abb. 1b

Abb. 1a. Der Rautek-Griff zur Bergung eines Verletzten

Abb. 1b. Abschleppen eines Verletzten durch einen Helfer unter Anwendung des Rautek-Griffes und Übereinanderlegen der Beine des Verletzten

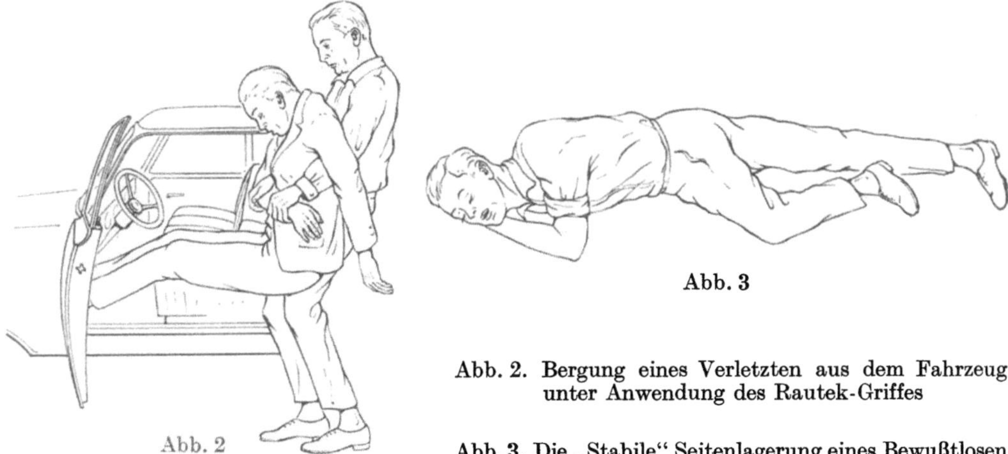

Abb. 2 Abb. 3

Abb. 2. Bergung eines Verletzten aus dem Fahrzeug unter Anwendung des Rautek-Griffes

Abb. 3. Die „Stabile" Seitenlagerung eines Bewußtlosen

leichter in Rückenlage durchgeführt werden. Zur Herzmassage *muß* der Verletzte auf den Rücken gelagert werden. Ebenso sollten Wirbelsäulenverletzte flach auf fester Unterlage liegen. Bei Thoraxverletzung lagert man auf die verletzte Seite, um die hier schmerzhaften Atemexcusionen einzuschränken. Bei schweren Thoraxverletzungen (beidseitige Rippenserienbrüchen) wird die Atmung bei angehobenem Oberkörper erleichtert. Allerdings ist die Berücksichtigung der Kreislaufreaktion vorrangig, d. h. bei Vorliegen eines Schocks muß der Verletzte flach gelagert werden. Dabei sollten die Beine grundsätzlich hochgelagert werden (Taschenmesserposition), um den Rückstrom des venösen Blutes zum Herzen hin zu erleichtern. Auch bei Bauchtrauma sollen die Beine in den Hüftgelenken gebeugt gelagert werden (Entspannung der Bauchdecke).

III. Die Beurteilung der Verletzungen und ihre Wirkung auf die Vitalfunktionen

Die erste und zugleich schwierigste Aufgabe des Arztes bei seinem Eintreffen am Unfallort ist die Erkennung und Beurteilung der entstandenen Verletzungen. Der Erste Hilfe leistende Arzt muß bereits eingetretene oder drohende Rückwirkungen dieser Verletzungen auf die Vitalfunktionen richtig abschätzen können. Von den elementaren Vitalfunktionen spielen im Rahmen der Ersten Hilfe am Unfallort die *Herz-Kreislauftätigkeit* und die *Atmung* die wichtigste Rolle.

1. Störungen der Kreislauffunktion (Schock)

Dysregulationen der Kreislauftätigkeit sind fast regelmäßige Begleiterscheinungen des Traumas. Auch ohne sichtbaren Blutverlust kann allein der Schmerz des Traumas oder die plötzliche Reizung vegetativer Rezeptoren (Plexus solaris, Carotissinus) zu einer *vaso-vagalen Traumareaktion* führen. Hierbei tritt eine aktive Weitstellung der Muskelgefäße mit daraus folgender starker Minderung des peripheren Widerstandes ein. Bei gleichbleibendem Schlagvolumen des Herzens kommt es infolge der eintretenden Blutvolumenverlagerung in die periphere Strombahn zu einem Absinken des Blutdruckes und einer Minderdurchblutung des Gehirns (Allgöwer, 1964). Die Farbe des Gesichts ist blaß, der Puls ist weich und seine Frequenz meist unter 100/min, der Verletzte wird oft „ohnmächtig". Die einzig richtige und konsequente Therapie ist die *flache Lagerung*, ggf. Hochlagerung der Beine. Der Kopf muß der tiefste Punkt des Körpers sein. Die Erholung tritt in der Regel innerhalb weniger Minuten ein. Aus dieser relativ harmlosen, traumatisch ausgelösten Dysregulation des Kreislaufs kann ein tödlicher Ausgang folgen, wenn der Patient in sitzender Stellung (Autositz) oder gar im Stehen (Gedränge) belassen wird, d. h. wenn dem Kreislauf keine Gelegenheit zur Durchblutung des Gehirns infolge des niedrigen Blutdruckes gegeben wird. Die Folge ist eine Hirnschädigung infolge Hypoxie und später ein Versagen der Herztätigkeit infolge mangelhafter Coronardurchblutung bei leerpumpendem Herz. Der liegende Patient kann zwar eine vaso-vagale Traumareaktion bekommen, jedoch niemals ohnmächtig werden. — Bei Verkehrsunfällen treten solche hypotonen Kreislaufreaktionen gelegentlich bei nicht unmittelbar verletzten Personen als *Schreckreaktion* infolge des Unfallerlebnisses auf. Bei Unfallbeteiligten kann eine scheinbar harmlose Ohnmacht jedoch in Wirklichkeit ein *Schock* infolge Blutvolumenmangels bei innerer Blutung sein. Der Erste Hilfe leistende Arzt darf daher solche Reaktionen nicht ohne sorgfältige Prüfung bagatellisieren.

An einem großen Moskauer Krankengut beobachteten Sokolow und Pokrovski (1965) bei 2% der durch Unfall verletzten Patienten einen manifesten Schock. Sehr häufig ist bei Eintreffen des Arztes am Unfallort ein Schock noch nicht manifestiert. Bei der ersten Beurteilung des Zustandes eines Verletzten muß der ersthelfende Arzt daher feststellen, ob ein Schock droht oder ob ein eigentlicher Schock bereits vorhanden ist (Allgöwer, 1964). Als *Kriterien bei der Beurteilung* dienen

a) Hautfarbe und -temperatur,
b) Pulsfrequenz und -qualität und
c) Blutdruck.

Zusammen mit dem sichtbaren Umfang der Verletzungen lassen diese Kriterien den eingetretenen Blutvolumenverlust grob schätzen (ALLGÖWER; HEGEMANN, 1964):

Der *drohende Schock* ist gekennzeichnet durch kalte Acren, leicht erhöhte Pulsfrequenz von 100—120/min, Blutdruck über 100 mm Hg und verminderte Urinsekretion (20 ml/Std). Bei solchen Patienten beträgt der Blutvolumenverlust meist weniger als 30% des Gesamtvolumens. Es besteht keine unmittelbare Lebensgefahr; diese kann jedoch plötzlich eintreten, wenn die blutdrucksteigernde Adaptationsreaktion (SELYE) durch Verabreichung von Sedativa und Narkotika unterbrochen wird. Besondere Vorsicht und Überwachung dieser Patienten ist daher notwendig.

Der *manifeste Schock* zeichnet sich neben kalten Acren und blasser, schweißbedeckter Haut, durch Pulsfrequenzen über 110/min und Blutdruck unter 100 mm Hg aus. Akute Lebensgefahr besteht bei Anstieg der Pulsfrequenz über 140/min und Abfall des Blutdruckes unter 70 mm Hg. In einem solchen Fall ist mit einem Blutvolumenverlust von mehr als 50% zu rechnen. Jede kontinuierlich zunehmende Pulsfrequenz ist als schlechtes Omen einer anhaltenden oder zunehmenden Blutung zu werten. Unter allen Umständen sollte der ersthelfende Arzt versuchen, mit vorhandenen oder rasch zu beschaffenden Mitteln den manifesten Schockzustand zu bessern ehe er dem Patienten den Transport in das nächste Krankenhaus zumutet.

Leicht werden die erheblichen, nicht direkt sichtbaren Blutverluste in Frakturhämatomen unterschätzt! Beispielsweise können im Hämatom einer Unterschenkelfraktur 500—800 ml und einer Oberschenkelfraktur 1500—2500 ml Blut vorhanden sein (MÜLLER-OSTEN, 1965).

2. Die Atmung

Ausgehend von der Vorstellung, daß ein Mensch 3 Wochen ohne feste Nahrung, 3 Tage ohne Flüssigkeit, aber nur 3 min ohne Sauerstoff leben kann (AHNEFELD, FREY), nimmt die Sorge um die Atemtätigkeit des Verletzten eine dominierende Rolle ein. Die Atemtätigkeit kann durch ein Trauma *zentral* oder *peripher* gestört sein.

Eine *zentrale Atemlähmung* ist in der Regel die Folge eines Schädel-Hirntraumas mit Schädigung des Stammhirns oder — in seltenen Fällen — einer Verletzung des oberen Halsmarks bzw. der Medulla oblongata. Im ersteren Falle bleibt die Zwerchfellinnervation erhalten; die Zwerchfellatmung kann aber insuffizient sein.

Die *periphere Störung der Atemtätigkeit* beruht entweder auf einer Verlegung der Atemwege (Aspiration von Mageninhalt, Blut, Schleim, Gebißteilen, Knochenfragmenten oder infolge Zurücksinkens der Zunge) oder auf einer Störung der Atemmechanik infolge Zerstörung des Thoraxskelettes (Brustbeinfraktur und Rippenserienfrakturen) oder Entstehung einer Kommunikation zwischen atmosphärischer Luft und Pleuraraum (Pneumothorax mit atmosphärischem oder erhöhtem Druck (Spannungspneumothorax) s. IV, 1). Bei der Beurteilung des Verletzten muß in Sekundenschnelle die Art der Atemstörung diagnostiziert werden. Hierbei hat es sich bewährt, zunächst die Atemwege sicher zu befreien und den Brustkorb auf Frakturen abzusuchen. Wenn danach die Spontanatmung in Gang kommt, ist eine zentrale Atemlähmung ausgeschlossen. Kommt die spontane Atemtätigkeit jedoch nicht in Gang, ist sofort mit der künstlichen Beatmung zu beginnen und damit fortzufahren, bis wieder ausreichende Spontanatmung vorhanden ist. Die Beurteilung einer flachen Spontanatmung kann erschwert sein, wenn die Thoraxexcursionen (bei starrem Thoraxskelett) gering sind. Daher ist ggf. die Beobachtung des Oberbauches zur Beurteilung mit heranzuziehen.

3. Blutungen

Nach der Beurteilung der Vitalfunktionen wie Kreislauftätigkeit und Atmung gilt die Aufmerksamkeit des ersthelfenden Arztes dem Vorhandensein von Blutungsquellen und der Abschätzung des bereits eingetretenen Blutverlustes. Jede Art von Blutung, jedenfalls aber spritzende arterielle und starke venöse Blutungen müssen sofort durch lokale Maßnahmen (Kompression) oder im Bereich der Extremitäten durch Anlegen eines Turniques gestillt werden, bevor der Verletzte vom Unfallort abtransportiert wird. Bei deutlichem Mißverhältnis zwischen Verletzung und Blutung muß an Gerinnungshemmung durch Antikoagulantientherapie gedacht werden (Hinweis auf Infarktgefährdung des Herzens). Der bereits eingetretene Blutverlust ist außerordentlich schwer abzuschätzen. Als verläßlichste Richtlinie dient die Reaktion des kardiovasculären Systems (s. II, 1). Der nicht sichtbare, innere Blutverlust steht unter den primären Todesursachen durch Verletzungen im Vordergrund. Bei Thoraxverletzungen steht die Verblutung als primäre Todesursache mit 36% von 317 obduzierten Fällen (E. Ahrer, 1964) überhaupt an erster Stelle. — Neben der Inganghaltung der Atemtätigkeit gehört die Verhinderung oder Behandlung des Schocks durch Volumenmangel zu den wichtigsten Aufgaben des ersthelfenden Arztes. Es ist unerläßlich, daß die Volumentherapie mit intravenösen Infusionen von Plasmaexpandern möglichst noch am Unfallort beginnt. Für diesen Zweck haben sich 6%ige Dextran-Lösungen am besten bewährt (F. W. Ahnefeld und R. Frey, Bonn 1965). In Deutschland und Österreich haben die großen Automobilclubs an den Autobahnen und großen Verkehrsstraßen mit dem Ausbau eines Depotnetzes für Blutersatzflüssigkeiten begonnen. Jede *Apotheke* sollte mehrere Flaschen Plasmaexpander vorrätig halten, jeder kraftfahrende Arzt sollte mindestens 2 Flaschen Plasmaexpander nebst Infusionsbesteck in seinem Wagen mit sich führen. Viele Krankenwagen der Rettungsorganisationen sind bereits mit Plasmaexpandern ausgerüstet. Diese Praxis sollte auf die Fahrzeuge der Polizei und der Feuerwehr ausgedehnt werden.

4. Die Frakturen

Die Auswirkung von Knochenbrüchen auf die Vitalfunktionen des Organismus hängt von der Lokalisation der Fraktur ab. Frakturen des Schädels und des Brustkorbes sowie der Wirbelsäule führen meist zur direkten Schädigung der umhüllten Organe (Gehirn, Herz und Lungen, Rückenmark). Störungen der Vitalfunktionen werden daher nur selten von dem Knochenbruch unmittelbar, sondern mittelbar durch die geschädigten lebenswichtigen Organe verursacht. Die Aufmerksamkeit des ersthelfenden Arztes muß daher bei Vorliegen von Frakturen im Bereich des Schädels und des Brustkorbes vor allem die Funktionen des kardiovasculären und respiratorischen Systems beachten (s. Kap. IV). Anders liegen die Verhältnisse bei Frakturen der Extremitäten. Der *Frakturschmerz* kann zur Auslösung einer *vaso-vagalen Traumareaktion* führen (II, 1). Der oft erhebliche *Blutvolumenverlust* in das Frakturhämatom kann einen *Volumenmangelschock* erzeugen (II, 1; II, 3). Die *Fettembolie* wird, besonders bei Frakturen großer Röhrenknochen, nicht selten beobachtet und kann in ungünstigen Fällen den Tod verursachen. Das Fett tritt über Lymph- und Blutgefäße in den Lungen-Kreislauf ein und kann hier durch Verstopfung der Lungenkapillaren zur Behinderung des Gasaustausches führen. Dieses Ereignis führt zu der sog. *pulmonalen* Form der Fettembolie, die sich klinisch durch Atemnot, schnellen Puls, Cyanose, Hustenreiz, blutigen Auswurf, Trachealrasseln, Druckschmerz der Leber und Herzversagen zeigt (Hellner, 1964). Nach Passage des kleinen Kreislaufes können die Fetttröpfchen auch in den Hirnkreislauf gelangen und ein uncharakteristisches Symptomenbild mit Somnolenz und auch Lähmungserscheinungen erzeugen (*cerebrale Form*). Die cerebrale Form der Fettembolie wird allerdings in der Regel *nach* vorangegangener pulmonaler Symptomatik beobachtet. Für die Beurteilung des Verletzten am Unfallort durch den ersthelfenden Arzt ist nur die pulmonale Form massiver Fettembolie nach Frakturen großer Röhrenknochen oder ausgedehnter Weichteilquetschungen von Bedeutung.

IV. Die Wiederbelebung am Unfallort

Von allen Aufgaben des Arztes am Unfallort ist die Wiederbelebung gestörter oder zusammengebrochener Kreislauf- und Atmungsfunktionen die wichtigste. Alle anderen Maßnahmen der ersten Hilfe wie Notschienung frakturierter Gliedmaßen, Wundverbände (soweit sie nicht der Stillung spritzender Blutungen dienen) sind demgegenüber zweitrangig.

1. Die künstliche Beatmung

Es besteht heute kein ernsthafter Zweifel mehr, daß die Methoden der Atemspende (Mund-zu-Mund und Mund-zu-Nase-Beatmung) den manuellen Methoden (Holger-Nielsen, Silvester, Thomsen) in ihrer Anwendungsbreite, Effektivität (Ulmer und Ey) und Erlernbarkeit deutlich überlegen sind.

Das Prinzip der Atemspende zur respiratorischen Wiederbelebung ist so alt wie die Menschheit (1. Mose 2, 7). Auch W. Busch läßt den ertrunkenen Gott Amor an der Küste von Borkum von Pieter Dornkaat durch Mund-zu-Mund-Beatmung wiederbeleben: „Der Pieter, der ein guter Tropf frottiert ihn, stellt ihn auf den Kopf *bläst ihm in's Mäulchen*, ja und richtig der Bursch wird wieder lebenstüchtig."

Die Methoden der Atemspende wurden anläßlich des „Internationalen Wiederbelebungssymposiums in Stavanger 1961" (R. Frey, B. Haid und W. Hügin, 1961) und des „Internationalen Symposions über Wiederbelebung und Anaesthesie unter Feldverhältnissen 1965" (Ref.: F. W. Ahnefeld und R. Frey, 1965) besonders empfohlen und den manuellen Methoden vorgezogen. Bei vergleichenden Untersuchungen (H. Nolte, J. Dudeck und Th. Flöter, 1966a und b) mit Laienhelfern über die Erlernbarkeit und Erinnerungsfähigkeit an die Methoden der Wiederbelebung ergaben die Methoden der Atemspende signifikant bessere Ergebnisse als die manuellen Methoden. Aus diesen Gründen erscheint es gerechtfertigt, daß im folgenden nur die Methoden der Atemspende zur respiratorischen Wiederbelebung dargestellt werden.

Die wesentliche Voraussetzung für die Anwendbarkeit einer Atemspende zur Erhaltung des Lebens eines vom Atemstillstand Betroffenen ist die Tatsache, daß die Exspirationsluft des Menschen unter normalen Bedingungen 16—17 Vol.-% Sauerstoff enthält. Dieser Sauerstoffanteil reicht aus, um eine Sauerstoffsättigung beim Empfänger bis zu 95% zu erzeugen (W. T. Ulmer und W. Ey, 1960). Der Kohlensäureanteil von ca. 4 Vol.-% in der Ausatemluft des Spenders spielt bei der ohnehin vorhandenen respiratorischen Acidose des Empfängers keine besondere Rolle mehr. Es muß allerdings bezweifelt werden, ob diesem Kohlensäureanteil ein praktischer Nutzeffekt im Sinne einer Reizung des Atemzentrums des Atemgelähmten zukommt. Um die Erforschung der wissenschaftlichen Grundlagen und den methodischen Ausbau der Beatmungstechnik durch Atemspende haben sich mehrere Forscher bemüht und verdient gemacht (J. O. Elam, A. Ruben, H. Ruben, P. Safar, u. v. a.). In zahllosen Publikationen für Laien und für Ärzte wurden die verschiedenen Techniken beschrieben und illustriert, aber auch viele Lehrfilme produziert (z. B.: D. W. Benson u. Mitarb.: Selection of Methods of

Expired Air Resuscitation; R. FREY u. Mitarb.: Leben in Gefahr; A. S. GORDON u. Mitarb.: Pulse of Life).

In einer gewissen Konkurrenz zueinander stehen die Mund-zu-Mund (MZM) und die Mund-zu-Nase (MZN) Methoden. In neuester Zeit wird die Mund-zu-Nase-Methode mehr bevorzugt, da ihr offenbar einige besondere Vorteile zugesprochen werden können (A. RUBEN):

1. Der dichte Abschluß gegen den Mund des Spenders gelingt bei MZN leichter, besonders, wenn der Spender ein Kind ist.

2. Die Nase des Empfängers ist leicht mit einem Tuch zu reinigen, so daß der Widerwillen des Spenders gegen Verunreinigung durch Blut und Erbrochenes geringer ist.

3. Bei schweren Verletzungen im Bereich der Kiefer und damit der Mundhöhle, sind bei der MZN-Methode die Atemwege leichter freizuhalten.

4. Bei der MZN-Methode fällt die sonst notwendige Öffnung des Mundes bei gleichzeitigem Verschluß der Nase weg. Dadurch wird die Handhabung der Methode vereinfacht, insbesondere, wenn der Verletzte einen Trismus hat (bei Ertrunkenen! J. O. ELAM, A. RUBEN und D. G. GREEN, 1960) oder bei krampfenden Verletzten (J. O. ELAM, A. RUBEN, D. G. GREEN und TH. BITTNER, 1961).

5. Auch bei forcierter Beatmung wird der Beatmungsdruck durch die Nasengänge soweit reduziert, daß der Öffnungsdruck des Oesophaguseinganges (20 bis 25 cm H_2O) des Bewußtlosen nicht erreicht wird. Die Gefahr einer Luftinsufflation in den Magen mit der nachfolgenden Gefahr des Erbrechens ist daher geringer (A. u. H. RUBEN, 1962).

6. Untersuchungen über die Nasenpassage bei 3000 Personen aller Gruppen ergaben nur bei 1% Verlegungen der Nasenwege, so daß bei diesen Fällen eine Mund-zu-Mund-Beatmung notwendig gewesen wäre (H. RUBEN und E. J. KNUDSEN u. Mitarb., 1962).

7. Die MZN-Methode kann bei Verletzten in Seitenlage leichter durchgeführt werden als die MZM-Methode.

8. Bei Vergiftung ist die Gefährdung des Helfers durch orale Einnahme von Kontaktgiften (E 605) geringer als bei MZM-Beatmung.

Bei der Durchführung der künstlichen Beatmung (Atemspende) empfiehlt sich das folgende systematische Vorgehen:

1. Prüfung, ob keine Eigenatmung des Verletzten vorhanden ist. Prüfung, ob Herzaktionen durch tastbaren Carotispuls nachweisbar sind.
2. Befreiung der Atemwege durch
a) Entfernen von Fremdkörpern aus der Mundhöhle (Schleim, Gebißteile, Knochenfragmente, erbrochener Mageninhalt);
b) Reklination des Kopfes (Cave HWS-Fraktur!) und
c) Vorziehen des Unterkiefers.
3. Wenn danach keine Spontanatmung in Gang kommt, zunächst Anwendung der Mund-zu-Nase-Beatmung:

Eine Hand wird unter den Nacken des Verletzten geschoben (Abb. 4a) und der Nacken angehoben (J. O. ELAM, 1960). Die andere Hand wird auf den Scheitel gelegt und der Kopf rekliniert (Vorsicht bei Verdacht auf HWS-Verletzung). Nun wird die unter dem Nacken liegende Hand vorgezogen und mit ihren Fingern II—V an den Unterkiefer gelegt. Der Unterkiefer wird auf diese Weise vorgeschoben (Abb. 4b). Der Daumen verschließt den Mund. Der Helfer atmet tief ein, verschließt mit seinem Mund beide Nasenlöcher des Verletzten und bläst nun mit mäßig starkem Druck seine Ausatemluft in die Atemwege des Verletzten (Abb. 4c). Die Exspiration des Verletzten erfolgt spontan durch die Elastizität des Thorax, der Lungen und des Zwerchfells (Abb. 4d). Die zwanglose Exspiration ist wiederum ein Zeichen für die einwandfreie Beatmung der Lungen. Wenn die Mund-zu-Nase-Beatmung wegen Verlegung der Nasenwege (z. B. Nasenbeinfraktur, Oberkieferfraktur) nicht gelingt, wird die Mund-zu-Mund-Beatmung angewendet. Auch hierbei wird der Unterkiefer mit der einen Hand vorgezogen, der Mund jedoch mit dem Daumen leicht geöffnet. Die Nase des Verletzten wird entweder mit Daumen und Zeigefinger der anderen Hand verschlossen oder die Wange des Helfers legt sich während des Einblasens in den Mund des Verletzten gegen die Nasenlöcher, so daß diese geschlossen werden. Der exakte Verschluß der Nase während des Einblasens ist für den Erfolg der Beatmung wichtig, da die Atemspende sonst teilweise verloren gehen kann. Die Beatmungsfrequenz sollte zwischen 12—16 min liegen.

Diese Beatmungstechnik bedarf in der Regel noch keiner besonderer Bergung des Verletzten und sollte auch sofort beginnen, damit nicht wertvolle Zeit verloren geht (J. O. Elam und A. Ruben, 1960, konnten nachweisen, daß diese

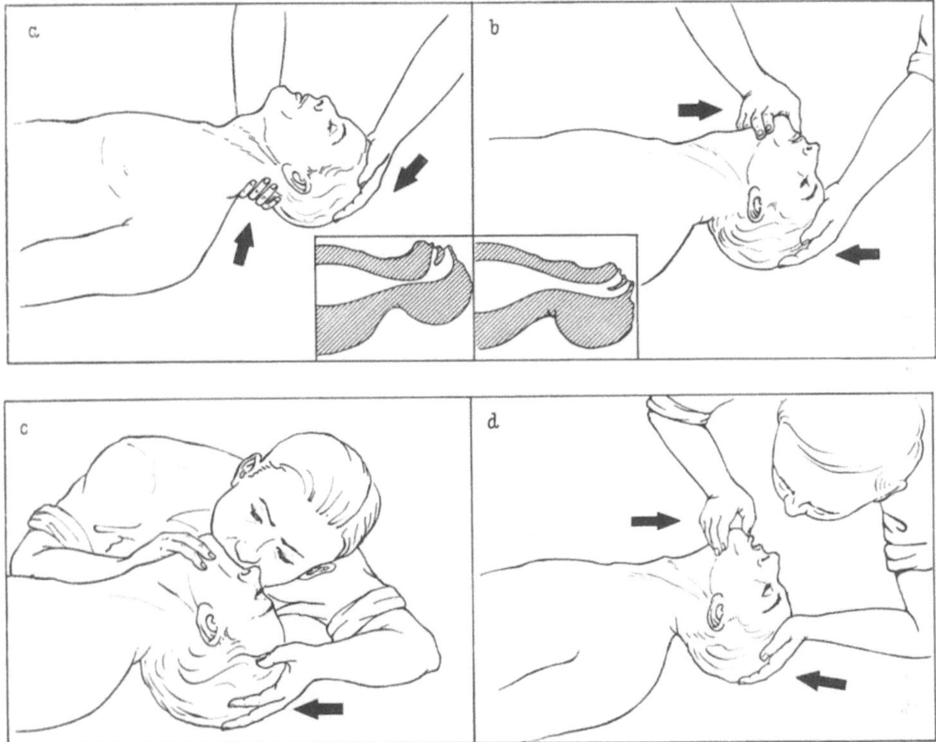

Abb. 4a—d. Die Durchführung der Atemspende. a Der Nacken wird angehoben. b Der Kopf wird stark rekliniert. c Einblasen in Mund oder Nase des Verletzten. d Die Ausatmung des Verletzten erfolgt spontan durch Mund oder Nase. (Nach J. O. Elam, 1960)

Methode der künstlichen Beatmung bei Ertrunkenen noch im Wasser begonnen werden kann). So kann bei Verkehrsunfällen der Verletzte bereits im Wagen beatmet werden, wenn der Helfer nur an den Kopf des Verletzten gelangen kann.

Die besonderen Vorteile der Mund-zu-Mund und Mund-zu-Nase-Beatmungsmethode liegen in ihrer universellen Anwendbarkeit, der Unabhängigkeit von Hilfsmitteln, ihrer leichten Erlernbarkeit (H. Nolte, J. Dudeck u. Th. Flöter) und Effektivität (Ulmer und Ey). Für die künstliche Beatmung mit *Hilfsmitteln* haben sich besonders folgende Geräte bewährt:

a) Doppelmundtubus nach Safar (Abb. 5e).

b) Beatmungsbeutel nach Ruben (Abb. 5a) und nach Soehngen („Gnom“) (Abb. 5b).

c) Beatmungsschläuche nach Seeler (Abb. 5d) und nach Draeger (Oro-Resutator) (Abb. 5c).

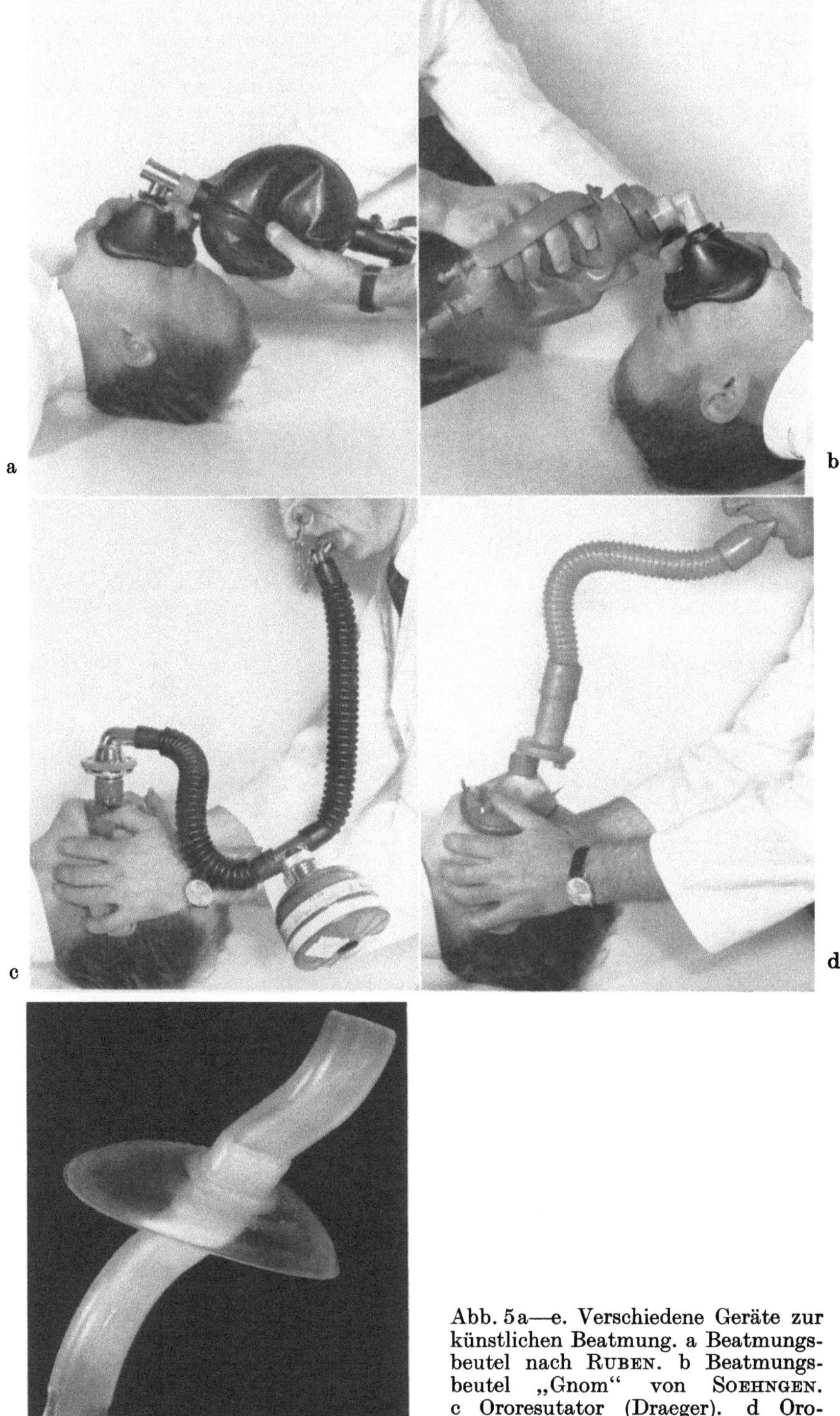

Abb. 5a—e. Verschiedene Geräte zur künstlichen Beatmung. a Beatmungsbeutel nach RUBEN. b Beatmungsbeutel „Gnom“ von SOEHNGEN. c Ororesutator (Draeger). d Ororesutator (SEELER). e Mundtubus nach SAFAR

Von diesen Geräten haben sich die Beatmungsbeutel in der Praxis am besten bewährt. Sie sind unabhängig von Aggregaten, sie können mit Luft aber auch mit Luft-Sauerstoffgemischen verwendet werden.

Automatische Respiratoren (Pulmotor, Poliomat, Elektrolunge u. a.) haben bei der Beatmung am Unfallort keine praktische Bedeutung, da sie von Aggregaten abhängig sind und relativ kompliziert in ihrer Bedienung sind, wodurch die Aufmerksamkeit des Helfers zu sehr in Anspruch genommen wird.

Auf einer Darstellung der Techniken zur endotrachealen *Notintubation* und *Nottracheotomie* wurde im Rahmen dieses Beitrages verzichtet, da diese Methoden besonderer praktischer Übung bedürfen. Es sei daher auf die Lehrbücher für Anaesthesiologie (Frey, Hügin, Mayerhofer; Barth u. Meyer) und für Chirurgie (Hellner, Nissen, Vossschulte) hingewiesen.

2. Die Wiederbelebung des Kreislaufes

a) Die äußere Herzmassage

Die Möglichkeit, ein stillstehendes Herz durch Massage wieder zum Schlagen zu bringen, wurde von dem Frankfurter Physiologen Schiff (1874) entdeckt. In neuester Zeit haben sich besonders Jude, Kouwenhoven und Knickerbocker (1959—1961) um die Entwicklung und den methodischen Ausbau der *äußeren Herzmassage* verdient gemacht (Tabelle 2).

Tabelle 2. *Die Initiatoren der Herzmassage*

Jahr	Autor	Ort	Beobachtung an	Art der Herzmassage
1874	Schiff	Frankfurt Florenz	Hund	innere
1874	Mikwicz	Dorpat	Katze	äußere
1876	Sorgenfrey	Dorpat	Katze	äußere
1878	Böhm	Frankfurt	Hund	innere
1892	Maas, König	Göttingen	Mensch	äußere
1901	Igelrud	Oslo	Mensch	innere
1959—1961	Jude, Kouwenhoven, Knickerbocker	Baltimore	Hund und Mensch	äußere

Für die Wiederbelebung der Herz-Kreislauftätigkeit am Unfallort gilt die Anwendung der äußeren Herzmassage nach Jude, Kouwenhoven und Knickerbocker als die Methode der Wahl. Diese Empfehlung entspricht den Entschlüssen auf den Internationalen Symposien über Wiederbelebung in Stavanger (Frey, Haid und Hügin, 1961) und Bonn (Ahnefeld und Frey, 1965).

Die Indikation zur Anwendung einer äußeren Herzmassage ist durch die Kombination folgender Symptome gegeben:

1. Bewußtlosigkeit,
2. Atemstillstand,
3. Fehlen des Carotispulses,
4. Blässe,
5. Erweiterte Pupillen (beiderseits).

Die äußere Herzmassage ist stets mit einer künstlichen Beatmung (Atemspende) zu kombinieren, da die rhythmischen Kompressionen des Thorax nicht für einen ausreichenden Gaswechsel in den Lungen genügen (R. Frey, 1964).

Folgendes Vorgehen wird aufgrund der praktischen Erfahrungen empfohlen (ABC-Regel, Tabelle 3):

1. Der Verletzte wird geborgen und auf den Boden bzw. eine *feste Unterlage* gelegt.

2. Wenn möglich, werden die Beine durch eine Hilfsperson hochgehalten oder durch Unterlegen von Decken, Autopolstern o.ä. hochgelagert (Taschenmesserposition, Abb. 6). Durch diese Maßnahme soll der venöse Rückstrom des Blutes zum Herzen erleichtert werden (Autotransfusion).

Tabelle 3. *ABC-Regel zur Wiederbelebung bei Herzstillstand*

Zur sofortigen Sauerstoffversorgung des Gehirns am Unfallort:

*A*temwege freihalten: Überstrecke den Kopf in den Nacken.

*B*eatmung: Belüfte die Lungen 3—5mal mittels Atemspende Mund-zu-Nase oder Mund-zu-Mund. Eine eventuell vorhandene Hilfsperson hebt gleichzeitig die Beine an in „Taschenmesserposition" zur Autotransfusion. Fühle Puls. Wenn vorhanden: Fahre fort mit der Beatmung. Wenn fehlend:

*C*irculation: Komprimiere das Herz einmal pro Sekunde durch äußeren Druck auf das untere Sternum, 15mal, auf harter Unterlage. Alterniere Insufflation und Herzkompression dann im selben Rhythmus weiter bis zur Rückkehr des Pulses.

3. Der Kopf wird rekliniert, die Atemwege befreit (s. III, 1). Beide Hände werden übereinander gelegt, und das untere Drittel des Sternums mit dem Ballen der unteren Hand ruckartig 4—5 cm tief gegen die Wirbelsäule gedrückt (Abb. 7). Nach 15 kurz aufeinanderfolgenden Kompressionen wird die Lunge 3—5mal mittels Atemspende (s. III, 1) belüftet. Anschließend wieder 15 Thoraxkompressionen, usw.

Der Aufbau eines ausreichenden Blutdruckes von 80—100 mm Hg ist nur durch die mehrmals wiederholte rhythmische Kompression des Herzens möglich. Durch dieses Wechselspiel zwischen künstlicher Beatmung und Herzmassage erfolgt ein alternierender Anstieg und Abfall der HbO_2-Sättigung und des Blutdruckes (Abb. 8).

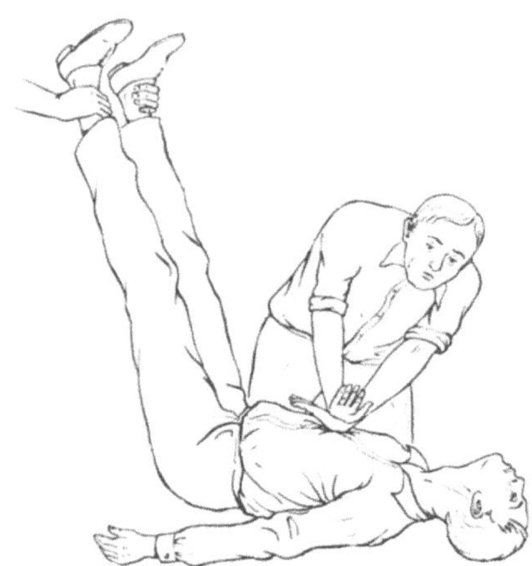

Abb. 6. Lagerung bei Wiederbelebung von Herz und Kreislauf: Autotransfusion durch Anheben der Beine (Taschenmesserposition)

Eine zusätzliche *medikamentöse Behandlung* ist dann angezeigt, wenn mit der äußeren Herzmassage kein ausreichender Effekt (Carotispuls und Pupillenverengerung) erzielt wird. Der Arzt sollte dann intrakardial eine Ampulle Alupent und 5 ml einer 10%igen Calciumgluconicumlösung injizieren. (Nur wenn ein Defibrillator zur Verfügung steht, sind statt Alupent 0,5 ml einer Adrenalinlösung [1:1000] vorzuziehen.)

Zur Bekämpfung der infolge des Kreislaufstillstandes eingetretenen respiratorischen und metabolischen Acidose ist eine Alkalisierung mit 250 ml einer 4%igen Natriumbikarbonatlösung angezeigt (Ahnefeld und Frey, 1965).

Durch unsachgemäße Anwendung oder übertrieben forcierte Thoraxkompressionen bei der Wiederbelebung wurden Schäden verschiedener Art, besonders häufig Rippenfrakturen, beobachtet, die jedoch in der Regel nicht die Ursache eines letalen Ausganges waren. Eine Zusammenstellung dementsprechender Mitteilungen von 6 Autoren gab W. Weicker (1965).

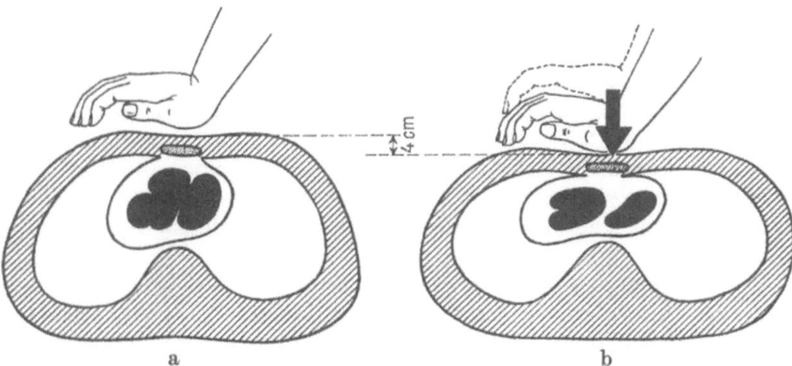

Abb. 7a u. b. Schematische Darstellung des Wirkungsprinzips der äußeren Herzmassage. a Die Füllung der Herzkammern erfolgt in der Kompressionspause („Diastole"). b Durch Kompression des Herzens zwischen Wirbelsäule und Sternum erfolgt die Austreibung des Blutes aus den Ventrikeln („Systole")

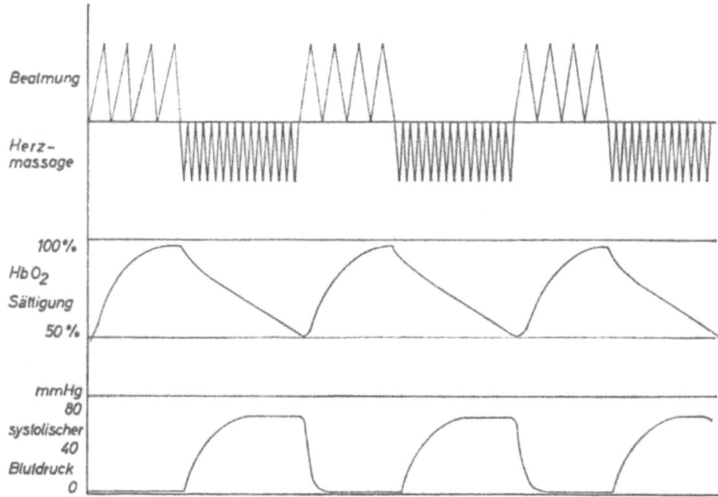

Abb. 8. Schematische Darstellung einer Simultanregistrierung des arteriellen Blutdruckes und der Sauerstoffsättigung bei der äußeren Herzmassage und künstlichen Beatmung durch Atemspende. (Modifiziert nach G. Hossli)

b) Die Behandlung des Schocks

In Kapitel II wurde darauf hingewiesen, daß sowohl Schreck und/oder Schmerz als auch Volumenmangel durch inneren oder äußeren Blutverlust zur Dysregulation oder Dekompensation des Kreislaufes führen können. Der ersthelfende Arzt am Unfallort sollte besonders bemüht sein, den drohenden Schock durch geeignete Maßnahmen abzuwenden, denn die erfolgreiche Therapie des manifesten Schocks ist wesentlich schwieriger. Daher müssen auch leicht Verletzte und psychisch traumatisierte Unfallteilnehmer *flach gelagert* und vor Auskühlung geschützt werden.

Wenn mit einem Schock durch Volumenmangel gerechnet werden muß oder dieser bereits eingetreten ist (s. II, 1), sollte unverzüglich eine *intravenöse Infusion mit einem Plasmaexpander* (z. B. 6%ige Dextranlösung) angelegt werden. Niedermolekulare Dextranlösungen (z. B. Rheomacrodex) oder andere Infusionsmittel sollen zur Anwendung in späteren Versorgungsabschnitten vorgesehen werden.

Eine wirkungsvolle Auffüllung des Kreislaufes bei bestehendem Schock ist nur auf intravenösem Wege möglich. Bei schwerem Schock kann das Auffinden und die Punktion einer oberflächlichen Vene unmöglich sein. In der Not kann eine lebensrettende intravenöse Infusion durch Punktion der Vena subclavia erreicht werden.

Die großen Automobilclubs haben an den Autobahnen, vereinzelt auch an stark befahrenen Fernverkehrsstraßen, *Depots mit Blutersatzflüssigkeit* eingerichtet. Das nächstgelegene Depot erfährt man durch die Straßenmeistereien (Notrufsäule).

Die Anwendung *peripher angreifender Kreislaufmittel* (Katecholamine) zur Steigerung des Blutdruckes ist nach heutiger Auffassung streng *kontraindiziert*. Peripher wirksame Kreislaufmittel führen zu weiterer und anhaltender Engstellung der terminalen Strombahn und damit zur Minderdurchblutung lebenswichtiger Organe. Durch frühzeitigen Volumenersatz will die moderne Schockbehandlung vielmehr die periphere Minderdurchblutung infolge Spasmus der Arteriolen und präkapillären Sphinkteren verhindern, um der Ausbildung eines irreversiblen Schocks vorzubeugen.

V. Die Erstbehandlung lebensbedrohender Verletzungen

Bestimmte Verletzungen erfordern sofortige Maßnahmen durch den ersthelfenden Arzt am Unfallort um eine unmittelbar drohende Lebensgefahr abzuwenden.

1. Arterielle Blutung

Die sichtbare, nach außen erfolgende arterielle Blutung muß sofort durch Kompression gestillt werden. Nur wenn dies bei tiefliegenden großen Arterien der Extremitäten nicht gelingt, ist die Anlegung einer Blutleere proximal der Verletzung statthaft. Die Uhrzeit der Anlegung einer Blutleere muß aufgezeichnet werden.

Die Stillung innerer Blutungen wird am Unfallort in der Regel nicht möglich sein. Die Maßnahmen des erstbehandelnden Arztes am Unfallort werden sich in diesen Fällen auf Volumenersatz durch intravenöse Infusion und schnellstmöglichen schonenden Transport in das nächstgelegene Krankenhaus beschränken müssen.

2. Verletzungen im Bereich des Brustkorbes

Die meisten Thoraxverletzungen ereignen sich im Straßenverkehr! E. Ahrer (1964) konnte in einer breitangelegten Untersuchung feststellen, daß von 462 Thoraxverletzungen 218 (= 47%) durch Verkehrsunfälle verursacht wurden; fast die Hälfte davon (103 Fälle) kamen durch Zusammenstoß zustande. 12,3% der Thoraxverletzten starb und bei 7,14% der Fälle ließ sich die Todesursache auf die Brustkorbverletzung allein zurückführen. Gemessen an der Gesamtzahl von Unfällen beträgt der Anteil von Thoraxverletzungen etwa 9% (W. Düben, 1965). Das von J. Hoferichter (1961) aufgestellte Schema (Abb. 9) veranschaulicht die Rückwirkung des Brustwandtraumas auf die Funktionen sowohl des kardiozirkulatorischen als auch des respiratorischen Systems.

a) Der Pneumothorax

Hierbei handelt es sich um eine nach *außen offene* (Brustwand) oder nach *innen offene* (Bronchus- oder Lungenverletzung) Verbindung des Pleuraraumes mit der atmosphärischen Luft. Es kommt daher zum Druckausgleich zwischen Pleuraspalt und Atmosphäre. Die Lunge der betroffenen Seite fällt teilweise zusammen und wird vor allem bei der inspiratorischen Erweiterung des Thoraxraumes nicht mit ausgedehnt. Die Achse des Mediastinums verlagert sich zur gesunden Seite hin und pendelt bei den Atembewegungen hin und her (Mediastinalflattern). Die Folge davon ist eine Behinderung der zentralen Hämodynamik. Wichtige Symptome zur Erkennung des offenen Pneumothorax ist das zischende Ein- und Ausstreichen der Luft im Wundbereich bei den Atembewegungen. Der Verletzte atmet frequent, sein Puls ist weich und beschleunigt, der Blutdruck ist erniedrigt.

Therapeutisch wird der luftdichte Verschluß der Thoraxwunde (Plastikfolie und Heftpflaster) und Lagerung auf die verletzte Seite empfohlen (W. Düben, 1965).

Bei großflächigen klaffenden Thoraxwunden kann das Vorziehen der sichtbaren Lunge mit einer Zange oder den Händen in die Wunde hinein (Müllerscher Handgriff) lebensrettend sein.

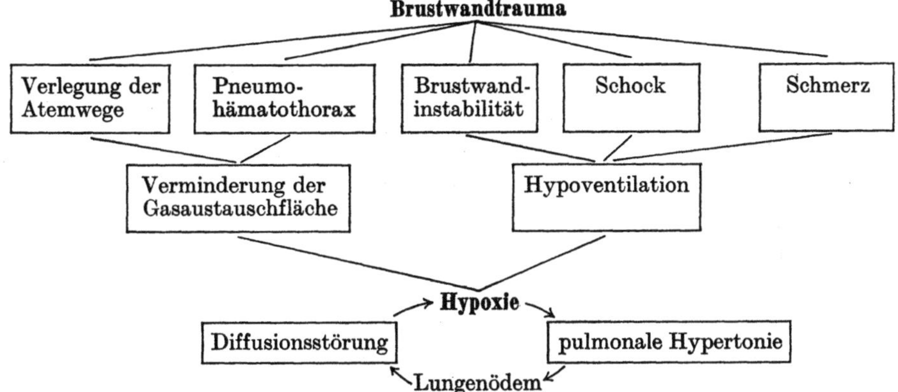

Abb. 9. Schematische Darstellung der Wirkung eines Brustwandtraumas auf die innere und äußere Atmung. (Nach Hoferichter)

b) Der Spannungspneumothorax

Hierbei handelt es sich um einen zunehmenden Druckanstieg in der verletzten Pleurahöhle. Dieser Druckanstieg kommt dadurch zustande, daß die Luft bei jeder Inspiration durch die innere oder äußere Wunde in die Pleurahöhle hineingelangen kann; bei der Exspiration wird dieser Zugang jedoch ventilartig verschlossen. Die Lunge der betroffenen Seite wird komprimiert, das Mediastinum stark nach der gesunden Seite hin verlagert und die zum Herzen führenden Venen komprimiert. In kurzer Zeit entwickelt sich auf diese Weise ein lebensbedrohender Zustand, der sofortiges Handeln erfordert, indem dieser Ventilmechanismus einseitig unterbrochen wird. Zunächst wird man eine mittelstarke Flügelkanüle in der vorderen Axillarlinie zwischen der 3. und 4. Rippe einstechen, so daß die unter Druck stehende Luft des Pleuraraumes mit zischendem Geräusch entweicht. Damit wird bereits die schwerste Gefahr abgewendet. Noch wirksamer ist die Verwendung eines Fingerlings, der über dem Kanülenkopf befestigt und dessen blindes Ende abgeschnitten wird (Thiersch, Abb. 10).

c) Das Mediastinalemphysem

Als Komplikation des Spannungspneumothorax (Nissen) aber auch bei Luftröhrenverletzungen im Halsbereich kann es zu Luftansammlungen im lockeren Bindegewebe des Mediastinums kommen. Dadurch wird der venöse Rückfluß im Kopf-Halsbereich behindert. In fortgeschrittenen Stadien kommt es auch zu einer Zu- und Abflußbehinderung des Herzens. Der Verletzte hat ein ausgeprägtes

Emphysem im Hals- und Kopfbereich, Stauung der Hals- und in schweren Fällen auch der Armvenen. Der ersthelfende Arzt muß hierbei als lebensrettende Maßnahme die *kollare Mediastinotomie* (Abb. 11) durchführen: 2—3 cm langer querer Hautschnitt dicht oberhalb des Jugulums und Durchtrennung des Platysmas. Stumpfes, unmittelbar retrosternales Vordringen des Zeigefingers und Auseinanderdrängen der Gewebsschichten. Es entleert sich sofort blutiger Schaum und

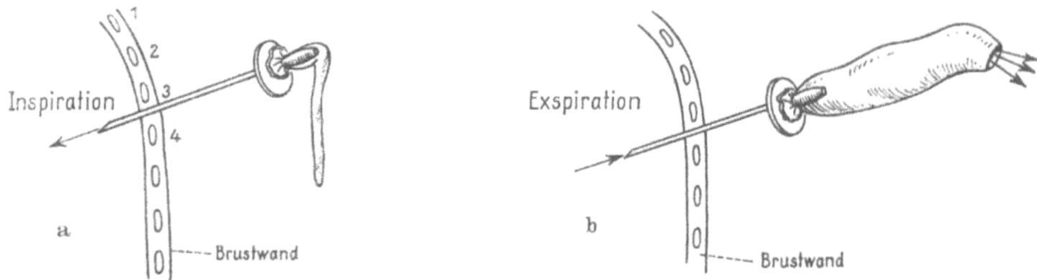

Abb. 10a u. b. Entlastung eines Spannungspneumothorax durch Verwendung einer Ventilkanüle (Strauss-Kanüle mit Fingerling). a Bei Inspiration wird der Eintritt atmosphärischer Luft in die Pleurahöhle durch Zusammenfallen des Fingerlings verhindert. b Während der Exspiration entweicht der Übderdruck in der Pleurahöhle über die Öffnung im Fingerling nach außen (Druckausgleich)

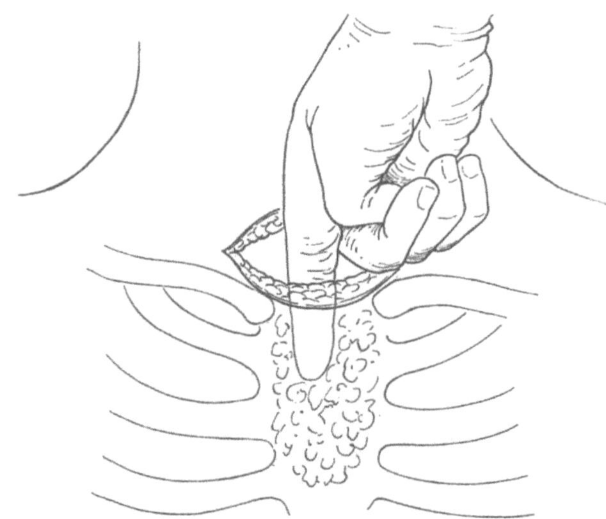

Abb. 11. Schematische Darstellung der collaren Mediastinotomie: Querverlaufende Inzision über den Jugulum, retrosternales Vordringen mit dem Zeigefinger und Auseinanderschieben der Gewebsschichten

der Verletzte verspürt Erleichterung. Nur wenn diese ausbleibt, muß sofort anschließend entweder eine endotracheale Intubation oder eine Tracheotomie durchgeführt werden.

d) Rippen- und Brustbeinfrakturen

Frakturen einzelner Rippen sind für die Aufgaben des ersthelfenden Arztes am Unfallort meist ohne Bedeutung. Bei starken Schmerzen empfiehlt sich die Anlage eines stützenden Heftpflasterverbandes, notfalls circuläre Anlage eines Tuches (z. B. 2 übereinander angelegte Krawatten) zur Einschränkung der Thoraxexcursionen (überwiegende Zwerchfellatmung). Bei *benachbarten Stück-*

und Serienbrüchen der Rippen sind die Fragmente oft derart aus ihrem Verband herausgelöst, daß sie den Excursionen des Thorax bei In- und Exspiration nicht mehr folgen können. Dadurch kommt das Bild der *paradoxen Atmung* zustande. Der ersthelfende Arzt wird einen festen Verband (wie oben) anlegen und wenn möglich den Verletzten auf die betroffene Seite lagern. In schweren Fällen muß die endotracheale Intubation und Beatmung mit intermittierendem Überdruck durchgeführt werden.

3. Das Schädel-Hirntrauma

Bei Verkehrsunfällen sind Schädel-Hirntraumen bekanntlich besonders häufig und in vielen Fällen die primäre Todesursache. Nach JUNGHANNS stehen die Schädel-Hirnverletzungen wegen der Gefahr der

Aspiration von Blut und Erbrochenem und

zentralen Atemlähmung

an erster Stelle der Dringlichkeit für die Soforthilfe. Die Maßnahmen des ersthelfenden Arztes richten sich daher vornehmlich auf die Gewährleistung einer ausreichenden Sauerstoffversorgung des Hirns. Der bewußtlose Verletzte wird in „stabile Seitenlage" (Abb. 3) gebracht, seine Atemwege durch Reklination des Kopfes, Entfernung von Fremdkörpern aus der Mundhöhle und Vorziehen des Unterkiefers befreit. Wenn nach diesen Maßnahmen die spontane Atemtätigkeit infolge einer zentralen Atemlähmung nicht in Gang kommt, muß eine künstliche Beatmung (s. IV, 1) durchgeführt werden. Weder eine besondere Tieflagerung (Erhöhung des venösen Druckes!) noch eine Hochlagerung (cerebrale Hypoxie bei niedrigem Blutdruck) des Kopfes sollten bei der ersten Hilfe für Schädel-Hirnverletzte gefordert werden, da im Einzelfalle der Ersthelfer doch nicht entscheiden kann, welche Lagerung nun für den jeweiligen Verletzten vorzuziehen ist. Bei der Hochlagerung wird darüberhinaus die Aspirationsgefahr erhöht. Offene Hirnverletzungen werden durch lockeren sterilen Verband abgedeckt. Jeder Repositionsversuch prolabierter Hirnmassen ist zwecklos und sollte wegen der damit verbundenen Gefahren vermieden werden.

Besonders sorgfältig ist die Organisation bzw. Überwachung des Transportes eines bewußtlosen Verletzten durchzuführen. Nach den Erhebungen des Statistischen Bundesamtes (1959) starben 12% der 13539 Verkehrstoten auf dem Transport. Nach einer Schätzung von E. GÖGLER sterben in der Bundesrepublik jährlich mindestens 1000 Verletzte infolge mangelnder Erstversorgung am Unfallort und während des Transportes. Diese erschreckende Quote vermeidbarer Verkehrstoten besteht zu einem wesentlichen Teil aus Schädel-Hirnverletzten.

4. Das stumpfe Bauchtrauma

Die Problematik des stumpfen Bauchtraumas für den ersthelfenden Arzt an der Unfallstelle liegt vornehmlich in der Behandlung des damit meist verbundenen Schocks. Dieser Schock ist entweder reflektorisch (vaso-vagale Traumareaktion) oder aber Folge eines Blutvolumenmangels durch Blutung in die Bauchhöhle. Die Therapie richtet sich in beiden Fällen nach den bei II, 1., III, 3. und IV, 2. angegebenen Richtlinien. Bei den sehr seltenen *offenen Bauchverletzungen* genügt als Erste Hilfe die Anlage eines sterilen Verbandes und Hochlagerung der Beine (Beugung in den Hüftgelenken) zur Entspannung der Bauchdecke.

VI. Beurteilung und Erstbehandlung schwerer Verbrennungen

Im Rahmen der Verkehrsmedizin spielen Verbrennungen durch direkte Hitze- bzw. Flammeneinwirkung (Treibstoffbrand), gelegentlich Verbrühungen (Kühlwasser), eine Rolle. Verbrennungen durch Einwirkung elektrischen Stromes sind wegen ihrer außerordentlichen Seltenheit im Verkehrsmedizinischen Bereich von untergeordneter Bedeutung und sollen daher an dieser Stelle nicht abgehandelt werden.

1. Die Bergung Verbrennungsverletzter

Nach der Entfernung aus der Brandzone wird der Verletzte mit brennenden Kleidern sofort zu Boden gerissen und umhergewälzt oder die Flammen mit Wasser, Decken oder anderem geeigneten Material erstickt. Verbrannte Kleider bilden einen nahezu keimfreien Verband für die darunterliegenden Brandwunden. Zu ihrer Entfernung am Unfallort wird man sich daher nur entschließen, wenn anderes, keimfreies Material zur Verfügung steht. Bei Verbrühungen sind dagegen immer möglichst rasch die Kleider zu entfernen (W. Düben).

2. Die Beurteilung der Ausdehnung der Verbrennungen

Vor der Erstbehandlung eines Frischverbrannten muß man sich über die Ausdehnung und Tiefe des Verbrennungsschadens klarwerden. Zur Beurteilung der Ausdehnung eines Verbrennungsschadens wird für Notfälle die *Neunerregel nach* Wallace (Abb. 12) empfohlen (G. Hegemann, 1964). Bei Verbrennung von

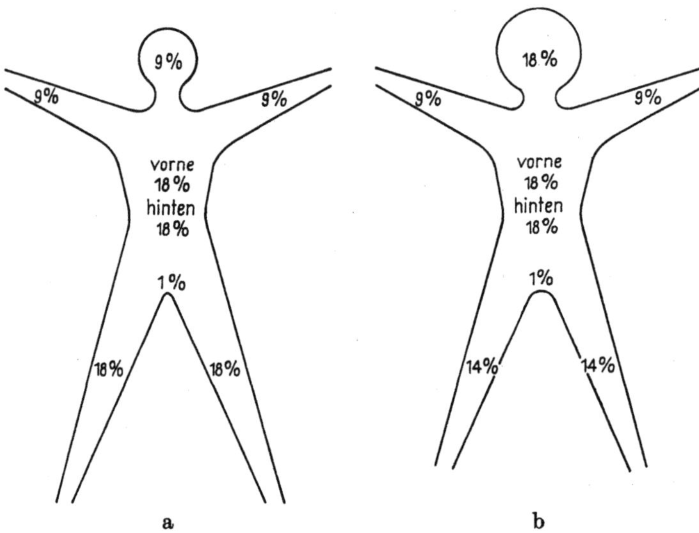

Abb. 12a u. b. Die Neunerregel nach Wallace zur Schätzung der verbrannten Hautfläche in Prozent der gesamten Körperoberfläche; a bei Erwachsenen, b bei Kindern

mehr als 15% der Körperoberfläche bei Erwachsenen und mehr als 10% bei Kindern wird die stationäre Behandlung für notwendig gehalten (W. Düben, 1965). Diese Regel sollte allerdings auf den I. Verbrennungsgrad beschränkt bleiben. Darüberhinaus spielt auch die Lokalisation der Verbrennung eine wesentliche Rolle für die Entscheidung zur stationären Behandlung. Weiterhin muß berücksichtigt werden, daß Ausdehnung und Grad der Verbrennung am Unfallort leicht unterschätzt werden können (Verdeckung durch Kleidung, Verschmutzung, Dunkelheit u. a.). Daher sollte jede Verbrennungsverletzung einer klinischen Untersuchung zugeführt werden, wenn der Schaden in bezug auf Lokalisation, Verbrennungsgrad und Ausdehnung die Bagatelle überschreitet.

Die Verbrennungsgrade werden in herkömmlicher Weise in die Stufen I—III eingeteilt (Tabelle 4).

Tabelle 4. *Verbrennungsgrade.* (Nach G. HEGEMANN, 1964)

Grad	Symptome	Pathologie	Prognose
Teilweise Hautzerstörung:			
I	Erythem	Denaturierung des Strat. corneum; Ödem der übrigen Epidermis; Ödem und Hyperämie im Corium	Trockenes Abschuppen der oberflächlichen Epidermis
II	Brandblasen mit rotem feuchten Grund; keine Analgesie auf Nadelstiche; Hautzirkulation halten (Glasspatelprobe)	Nekrose der gesamten Epidermis und einer Teilschicht des Coriums. Exsudat zwischen Epidermis und Corium; entzündliche Infiltration und Hyperämie des Coriums und der Subcutis	Schnelle multizentrische Epithelisation von lebend erhaltenen Hautanhangsgebilden
Totale Hautzerstörung:			
III	Trockener, grauer, weißer, brauner oder tiefroter lederartiger Grund oder schwarzer Schorf; Analgesie auf Nadelstiche; keine Zirkulation in Hautgefäßen (Glasspatelprobe)	Nekrose der Epidermis und des ganzen Coriums mit Zerstörung aller epithelialen Hautanhangsgebilde; thrombosierte Hautgefäße; Stasen in der Subcutis. Gelegentlich noch tiefere Nekrosen und Nekrobiosen oder Verkohlung	Langsames, spontanes Abstoßen der Nekrosen, langsame Wundheilung durch Kontraktion und Epitheleinwanderung vom Wundrand künstliche Nekrosebeseitigung und plastische Deckung erforderlich

3. Die Rückwirkung schwerer Verbrennungen auf einige Vitalfunktionen

Eine Erhitzung des Gewebes über 50—60° C hat eine Permeabilitätsstörung der Kapillaren zur Folge. Dadurch wird Austritt eiweißreicher Flüssigkeit in das Interstitium verursacht bzw. tritt am Verbrennungsort als Wundexsudation (Brandblasen) in Erscheinung oder liegt als Ödem im Gewebe (G. HEGEMANN, 1964). Auf diese Weise können in sehr kurzer Zeit, also bereits während der Erstversorgung des Verbrannten am Unfallort, erhebliche Flüssigkeitsmengen dem zirkulierenden Blutvolumen entzogen werden. Die Folge ist nicht nur ein Volumenmangelschock, sondern darüberhinaus eine Hämokonzentration und Hypalbuminämie. Durch diesen Mechanismus wird ein circulus vitiosus eröffnet, der nur durch frühzeitig einsetzende reichliche Infusionsbehandlung unterbrochen werden kann. Außerdem tritt bei Verbrennungen II. Grades eine Frühhämolyse ein, die bei Verbrennung von 35% der Körperoberfläche $^1/_{10}$ der Erythrozytenzahl betreffen soll (nach G. HEGEMANN). Neben dem Verlust an Eiweiß, Erythrozyten und Wasser tritt ein erheblicher Verlust an Elektrolyten, besonders in Form von Kochsalz und Natriumbikarbonat ein. — Neben dem Verlust dieser Stoffe wird der Organismus mit toxischen Denaturierungs- und Abbauprodukten von Eiweiß überschwemmt. Darüberhinaus leidet der Verletzte oft sehr starke Schmerzen. Für den ersthelfenden Arzt steht daher neben der sterilen Abdeckung der Brandwunden besonders die Schockprophylaxe im Vordergrund seines Bemühens:

a) *Schmerzbekämpfung* mit kleinen Dosen (25 mg) Pethidin (Dolantin-S), notfalls auch Analgetika aus der Gruppe der Pyrazolone (Novalgin und ähnliche Präparate). Die Applikation soll wegen der unsicheren Resorption aus dem Subcutan- und Muskelgewebe grundsätzlich intravenös erfolgen.

b) *Flüssigkeitsersatz* soll intravenös mit Blutersatzlösungen (z. B. 6%ige Dextranlösung), besser noch mit Mischplasma oder Humanalbumin erfolgen.

Sofern eine *orale Flüssigkeitsaufnahme* aus anderen Gründen (Bewußtlosigkeit, Bauchtrauma, Schluckbehinderung durch Verletzung im Bereich der Mund- und Rachenhöhlen) nicht kontraindiziert ist, kann bei Verbrennungsverletzungen die notwendige Flüssigkeitsmenge getrunken werden. Hierzu verwendet man die *modifizierte Haldane-Lösung* (Ahnefeld, 1965):

Natrium	60 mval/l
Kalium	4 mval/l
Magnesium	4 mval/l
Calcium	4 mval/l
Chlor	44 mval/l
Bikarbonat	28 mval/l
Glucose	44 g/l
Thiamin-mononitrat	1,2 mg/l
Riboflavin-5-phosphorsäureester-Natriumsalz	2,5 mg/l
Nicotinsäureamid	12,0 mg/l
Ascorbinsäure	100,0 mg/l

In der Not kann auch ein einfaches Mineralwasser (Tafelwasser), aus dem die Kohlensäure ausgeschüttelt wurde, verabreicht werden.

Je schwerer und je ausgedehnter die Verbrennung und/oder je weiter der Transport in das nächste Krankenhaus, desto frühzeitiger sollte die Flüssigkeitstherapie beginnen.

4. Die Erstbehandlung von Verbrennungswunden

Die Verwendung von Salben, Fetten, Ölen, Mehl und wismuthaltigen Brandbinden muß heute als überholt angesehen werden. Diese Mittel stehen der modernen offenen Behandlung von Brandwunden im Wege, denn sie müssen nach der Erstbehandlung wieder entfernt werden und verursachen meist die erste Superinfektion der sonst nahezu keimfreien Brandwunde. Der ersthelfende Arzt wird daher bemüht sein, diese Keimfreiheit der Brandwunde mit allen ihm zur Verfügung stehenden Mitteln zu erhalten. Dazu dienen am besten die im Bergbau bereits bewährten (Bürkle de la Camp) keimfreien Metalline-Tücher, die auf die verbrannten Körperregionen gelegt werden (Ahnefeld, 1965; Hartenbach und Borst, 1961).

Ein weiterer Fortschritt auf dem Gebiet der Brandwundenbehandlung ist ein von Ahnefeld, Allgöwer, Contzen und Roth angegebenes puderförmiges Präparat (Andantol-Neomycin-Trockenspray), das in dünner Schicht auf die Wunde gebracht wird. In Verbindung mit dem Exsudat bildet sich innerhalb weniger Minuten ein durchsichtiger Film, der die Gefahr einer Superinfektion mechanisch und durch seinen Gehalt an Antibiotika vermindert. Außerdem sind dem Präparat lokalanaesthetische Mittel beigemischt.

VII. Die Schmerzbekämpfung bei der ärztlichen Ersten Hilfe

Die wirksame Schmerzbekämpfung ist nicht nur vornehmste ärztliche Verpflichtung, sondern auch wichtige Schockprophylaxe. Zunächst wird der ersthelfende Arzt eine Schmerzlinderung durch sinnvolles Lagern des Verletzten herbeizuführen versuchen:

Thoraxverletzte werden auf die betroffene Seite gelegt.

Bauchverletzte werden mit angewinkelten Beinen gelagert (Entspannung der Bauchdecke).

Bei *Frakturen* der großen Röhrenknochen ist durch Zug an dem distalen Fragment die grobe Dislocation und damit die schmerzhafte Verspannung der Muskulatur zu beseitigen. Wenn die technischen Voraussetzungen (entsprechende Übung, Möglichkeit der Asepsis usw.) vorhanden sind, kann eine Lokalanaesthesie (Novocain 1%ig) in das Frakturhämatom durchgeführt werden.

Wirbelsäulenverletzte (auch Beckenfrakturen) werden auf fester Unterlage flach gelagert.

Die *medikamentöse Schmerzbekämpfung* muß die erhöhte Empfindlichkeit des Patienten im Schock gegenüber atemdepressorisch wirkenden Analgetica (morphinartig wirkende Analgetica) berücksichtigen. Bewährt hat sich die langsame intravenöse Injektion von max. 25 mg Pethidin mit Levallorphan (Dolantin-S). Bei geringeren Schmerzen haben sich Analgetica aus der Gruppe der Pyrazolonderivate (Novalgin) bewährt. Die verabreichten Mittel müssen den nachbehandelnden Ärzten mit Angaben über Art, Dosis und Zeit zur Kenntnis gebracht werden, damit die vorhandene Verletzungssymptomatik richtig beurteilt werden kann. Grundsätzlich wird man davon absehen, einem Verunglückten zur Schmerzstillung Tabletten zu geben, da die Resorption bei einer möglichen Magenatonie nicht gewährleistet ist und außerdem immer eine Gefahr durch Erbrechen und Aspiration (bei Bewußtlosen) besteht (L. Delius).

Besondere Vorsicht bei Medikation mit atem- und/oder kreislaufdepressivwirkenden Pharmaka ist allerdings bei alkoholbeeinflußten Unfallverletzten angezeigt. Es wurden Todesfälle infolge des potenzierenden Synergismus von Alkohol, Barbituraten und Morphinen bzw. morphinartig wirkenden Pharmaka berichtet (H.-J. Wagner, 1958; K. Wagner und H.-J. Wagner, 1958).

Die vorstehenden Ausführungen mögen deutlich gemacht haben, daß die Aufgaben des Arztes bei der Erstversorgung Verletzter am Unfallort besonders auf die *Abwendung lebensbedrohender Gefahren* (Störungen der Atmung und des Kreislaufes) und auf die *Vermeidung zusätzlicher Schäden* ausgerichtet sein sollen. Daher wurde besonderer Wert auf die Darstellung der theoretischen und praktischen *Grundlagen der Wiederbelebungsmaßnahmen* (Atemspende, äußere Herzmassage, Schocktherapie) gelegt. Da auf dem Gebiet der ärztlichen Ersten Hilfe am Unfallort nahezu alle medizinischen Disziplinen angesprochen werden, muß eine Darstellung dieses Stoffes notwendigerweise unvollständig bleiben. Im Rahmen dieses Beitrages konnte daher nur ein allgemeiner Überblick auf wissenschaftlich gesichertes Erfahrungsgut und derzeitige Entwicklungstendenzen auf dem Gebiet der ärztlichen Ersten Hilfe gebracht werden.

Literatur

Ahnefeld, F. W.: Probleme der Erstversorgung im Katastrophenfall aus anaesthesiologischer Sicht. Mschr. Unfallheilk. **68**, 105—114 (1965).

— Behandlung von Verbrennungen. Visum **6**, 154—162 (1965).

— M. Allgöwer, Contzen u. Roth: Fortschritte in der Lokalbehandlung von Verbrennungen. Mschr. Unfallheilk. **65**, 180—190 (1962).

—, u. R. Frey: Tagungsbericht: Internat. Symposion über Wiederbelebung und Anaesthesie unter Feldverhältnissen, Bonn 1965. Anaesthesist **14**, 367—372 (1965).

Ahrer, E.: Verletzungen des Brustkorbes im Frieden. Hefte Unfallheilk. Nr 77 (1964).

Allgöwer, M.: In: Hellner, Nissen und Vossschulte, Lehrbuch der Chirurgie, 4. Aufl. Stuttgart: Georg Thieme 1964.

Die Bibel: 1. Mose 2, 7.

Bull, J. P.: Schock, Pathogenese und Therapie. Berlin-Göttingen-Heidelberg: Springer 1962.

Busch, Wilhelm: Werke.

CHIPAIL, G., u. A. UNTURA: Die Rolle der Tracheotomie bei der Behandlung der geschlossenen Thoraxverletzungen. Zbl. Chir. **260**, 1244—1245 (1965).
DÜBEN, W.: Der Arzt am Unfallort. München: Johann Ambrosius Barth 1965.
EBELT, K.: Maßnahmen zur Verbesserung der Erstversorgung von Unfallverletzten im Straßenverkehr. Schriftenr. des Bundesministers f. Verkehr H. 30, 86—116 (1966).
ELAM, J. O., G. GREEN: Oxygen and carbon dioxide exchange and energy cost of exspired air resuscitation. J. Amer. med. Ass. **167**, 328—334 (1958).
— — Head-tilt method of oral resuscitation. J. Amer. med. Ass. **172**, 812—815 (1960).
— A. M. RUBEN: Resuscitation of drowning victims. J. Amer. med. Ass. **174**, 13—16 (1960).
— — Training laymen in emergency resuscitation. Anesth., Analg., Curr. Res. **40**, 603—608 (1961).
— — D. G. GREENE, and TH. J. BITTNER: Mouth-to-nose resuscitation during convulsive seizures. J. Amer. med. Ass. **176**, 565—569 (1961).
FISCHER, C. H., u. K. HORATZ: Wiederbelebung im höheren Lebensalter. Anästh. Prax. **1**, 15—18 (1966).
FREY, R.: Mechanische Maßnahmen zur Wiederbelebung des Herzens (Klinik). Verh. dtsch. Ges. Kreisl.-Forsch. **30**, 95—101 (1964).
— Das Aufgabengebiet der Anaesthesie im Katastrophenfall. Anaesthesist **14**, 367—372 (1965).
—, u. F. W. AHNEFELD: Schockbekämpfung und Wiederbelebung von Atmung und Kreislauf. Wehrtechn. Mh. **12**, 471—480 (1964).
—, B. HAID u. W. HÜGIN: Tagungsbericht: Internationales Wiederbelebungssymposium in Stavanger 1961. Acta anaesth. scand. Suppl. **9** (1961).
— J. JUDE u. P. SAFAR: Die äußere Herzwiederbelebung. Dtsch. med. Wschr. **87**, 857—863 (1962).
— E. KOLB u. U. HENNEBERG: Gefahren der äußeren Herzwiederbelebung. Dtsch. med. Wschr. **89**, 630—634 (1964).
—, u. H. NOLTE: Beatmung am Unfallort durch Arzt und Laien. Therapiewoche **15**, 481 (1965).
FRIEDHOFF, E., u. V. HOFFMANN: Ärztliche Versorgung Schwerverletzter am Unfallort und auf dem Transport. Münch. med. Wschr. **101**, 1430—1437 (1959).
GÖGLER, E.: Chirurgische Erstversorgung Verletzter am Unfallort — Aufgaben, Organisation. Ergebnisse. Materia Medica Nordmark XVIII (6), 333—349 (1966).
HARTENBACH, W., u. F. W. AHNEFELD: Verbrennungs-Fibel. Stuttgart: Georg Thieme 1967.
—, u. H. BORST: Erste Hilfe und Allgemeinbehandlung bei schwersten Verbrennungen. Münch. med. Wschr. **35**, 1653—1659 (1961).
HEGEMANN, G.: In: HELLNER, NISSEN und VOSSSCHULTE, Lehrbuch der Chirurgie, 4. Aufl. Stuttgart: Georg Thieme 1964.
HELLNER, H., R. NISSEN u. K. VOSSSCHULTE: Lehrbuch der Chirurgie, 4. Aufl. Stuttgart: Georg Thieme 1964.
KREUSCHER, H.: Die akuten Störungen des Elektrolyt-, Wasser- und Energiehaushalts. Wehrmed. Mitt. **4**, 49—56 (1963).
LÄUPPI, E.: Die Aspiration bei Opfern des Straßenverkehrs. Schweiz. med. Wschr. **84**, 335—342 (1954).
LEMBCKE, W.: Moderner Unfallrettungsdienst, besonders im Hinblick auf die Mitarbeit des praktischen Arztes. Zbl. Chir. **17**, 889—894 (1960).
MÜLLER-OSTEN, W.: Consultationen: Verkehrsunfall — was tun? München: Kindler 1965.
NOLTE, H., J. DUDECK u. TH. FLÖTER: Die Wiederbelebung der Atmung. Münch. med. Wschr. **108**, 1473—1478 (1966).
— — — Die Wiederbelebung der Atmung. Erlernbarkeit der Beatmungsmethoden. Münch. med. Wschr. **108**, 1602—1608 (1966).
—, u. R. FREY: Welche einfachen Beatmungsmethoden sind bei der Reanimation am Unfallort empfehlenswert? Münch. med. Wschr. **107**, 1664—1666 (1965).
— — Practical and training aspects in the teaching of ventilatory resuscitation. Lancet **1966 I**, 735—737.
POULSEN, H.: Zur Pathophysiologie zentraler und peripherer Atemstörungen nach Unfällen und deren Behandlung. Zbl. Chir. **280**, 1167—1173 (1965).
RUBEN, A., and H. RUBEN: Artificial Respiration: Problems of regurgitation. Bericht über den I. Eur. Kongr. f. Anaesthesiologie, Wien **1962**, Nr 131/1—3.
RUBEN, H. M., J. O. ELAM, A. M. RUBEN, and D. G. GREENE: Investigation of upper airway problems in resuscitation. Anesthesiology **22**, 271—279 (1961).
— E. J. KNUDSEN, B. KRARUP u. A. RUBEN: Untersuchungen über die Nasenpassage im Hinblick auf die praktische Anwendung der Mund-zu-Nase-Methode. Anaesthesist **11**, 268—270 (1962).

SAFAR, P., and M. MCMAHON: Mouth-to-airway emergency artificial respiration. J. Amer. med. Ass. **166**, 1459ff. (1958).
SOKOLOW, J., u. T. A. POKROVSKI: Grundlagen der Therapie des traumatischen Schocks am Unglücksort und auf dem Transportwege. Zbl. Chir. **26**a, 1095—1098 (1965).
SPRUNG, H. B.: Über Verbrennungen und elektrische Unfälle. Zbl. Chir. **17**, 869—875 (1960).
ULMER, W. T., u. W. EY: Untersuchungen über die Wirksamkeit manueller Beatmungsmethoden. Dtsch. med. Wschr. **85**, 58—62 (1960).
— — Untersuchungen über die Wirksamkeit der Mund-zu-Mund-Beatmung. Dtsch. med. Wschr. **85**, 63—67 (1960).
WAGNER, H. J.: Tödliche Vergiftungen nach subletalen Alkohol- und Polamidongaben. Arch. Toxikol. **17**, 159—164 (1958).
WAGNER, K., u. H. J. WAGNER: Nil nocere! Die Gefahren einer medikamentösen Behandlung von alkoholbeeinflußten Unfallverletzten. Münch. med. Wschr. **100**, 1923—1925 (1958).
WEICKER, W.: Fehler und Gefahren bei der Wiederbelebung. Zbl. Chir. **26**a, 1189—1190 (1965).
WILKEN, L.: Grundsätzliches zur Schockbehandlung am Unfallort und auf dem Transportweg. Zbl. Chir. **260**, 1093—1095 (1965).

Transport- und Einsatzmöglichkeiten bei Verkehrsunfällen und Verkehrskatastrophen

KT. HERZOG, Krefeld

Mit 2 Abbildungen

Verletztentransport, Erste Hilfe, Sanitätsfahrzeuge, Arztunfallkoffer u.a.m. werden heute zumeist als selbständige Sachgebiete behandelt. In Wirklichkeit sind sie jedoch *Teile* eines umfassenden *Systems* des Unfallhilfewesens, Teile, die sich gegenseitig in Form, Funktion und taktischem Einsatz beeinflussen. Manche Irrwege in der Entwicklung des Unfallhilfewesens erklären sich aus dem Fehlen dieser Einsicht.

I. Aufgaben des Verletztentransportes

Der Verletztentransport hat die Aufgabe, den Verletzten rasch und schonend, d. h. ohne Zufügung eines Transporttraumas, zu unfallmedizinisch besonders erfahrenen Ärzten und an die für die Beseitigung von Unfallschäden besonders eingerichteten Behandlungsstätten zu bringen. Es muß erkannt werden, daß der Verletztentransport im Dienst einer *biologischen* Aufgabe steht; andere Seiten — wirtschaftliche, juristische, technische usw. — müssen dem Hauptziel nachgeordnet sein und sich nach ihm ausrichten.

Auf die Entwicklung des Krankentransportwesens (MEYER, 1900, 1906; HESSE/BRUCKMEYER, STEINGRUBER) kann hier nicht näher eingegangen werden. In neuerer Zeit hat sich M. KIRSCHNER diesen Problemen zugewendet, später insbesondere K. H. BAUER, V. HOFMANN und ihre Schüler. Die anfänglich hohen Erwartungen, die an manche Lösungen und Vorschläge geknüpft worden sind, z. B. an das Klinomobil als einen an den Unfallort gebrachten Operationssaal, sind durch praktische Erfahrungen erheblich gedämpft worden. Aber alle diese eingeschlagenen Wege haben als *Entwicklungsetappen* ihre Berechtigung gehabt.

Viele in *Deutschland* auf dem Gebiet des Krankentransportwesens schon seit Jahren gemachten Vorschläge sind entweder garnicht oder nur vereinzelt und dazu noch zögernd durchgeführt worden. In manchen *ausländischen Staaten* (Transportmedizin 1963c) bestehen gut funktionierende Systeme von Kranken- und Verletztentransport, z. T. mit obligatorischer Begleitung durch einen Arzt, mit denen sich unsere Verfahren, insbesondere was die Sicherheit des Verletzten angeht, nicht messen können. FRIEDHOFF (1960a, 1961) hat mehrfach hierüber berichtet und zusammenfassende Vorschläge über Bau und Fahreigenschaften sowie Einrichtung und Betrieb von Sanitätsfahrzeugen gemacht.

II. Derzeitiger Stand des Verletztentranportes

Daß die meisten dieser Vorschläge nur Vorschläge geblieben sind, mußten wir leider auf *Versuchsfahrten* erleben, die wir im Sommer 1963 10 Tage lang mit Pkws auf einer Strecke von rund 5000 km durchführten (HERZOG, 1963b). Um uns eine Vorstellung über das *derzeitige Funktionieren des Krankentransportwesens* zu machen, stellten wir u. a. 26mal künstliche Verkehrsunfälle. Sie entbehrten jeder naturalistischen Dramatisierung: an einer beliebigen Straßenstelle wurde der Wagen angehalten in der Annahme, hier sei der Unfall geschehen. Ein Versuchshelfer suchte ein Telefon und rief von dort ein Krankenfahrzeug herbei. Hier das Ergebnis: Obwohl jedes Mal ein Fahrzeug für einen *Verkehrsunfall* angefordert war, kamen in sämtlichen 26 Fällen Fahrzeuge mit Krankenkabinen, die nicht stehhoch waren und in denen nicht ausreichend Platz war, um von allen Seiten an den Verletzten heranzutreten. Die räumlichen Verhältnisse reichten also nicht aus, um Maßnahmen durchzuführen, wie sie zur Beseitigung akuter Lebensgefahr, bei Herz- und Atemstillstand, Schock u. a. notwendig sind. Aber selbst ein ausreichend dimensionierter Krankenraum hätte diese Wagen nicht geeignet für die Bergung von Schwerverletzten gemacht, denn Blutersatzmittel waren nur in einem einzigen Fall, in 3 Fällen ein Absauggerät und in 11 Wagen ein Beatmungsgerät vorhanden. Selbst Verbandmittel und Schienen waren nicht in jedem Krankenwagen; das Schienenmaterial hätte in keinem Falle ausgereicht, um einen Oberschenkelbruch schulgerecht zu versorgen. Die Einsatzfähigkeit der Wagen wäre auch bei regelrechter Ausrüstung von der personellen Seite her fraglich gewesen: nur bei 4 von 26 Wagen fuhr ein Beifahrer mit und nur 14(!) der 26 Krankenwagenfahrer waren in Erster Hilfe ausgebildet! Sie hätten auch nicht fachkundige Hilfe herbeirufen können, denn lediglich 2 Fahrzeuge verfügten über eine Funksprechanlage. Wenngleich die Zahl von 26 Versuchen klein ist, so gewinnen die Ergebnisse Gewicht durch den hohen Prozentsatz der festgestellten Fehler und durch den Umstand, daß die gleichen Mängel trotz des räumlichen Abstandes von 60—80 km zwischen den einzelnen Versuchsstellen überall auftraten. Im übrigen wurden ähnliche Unzulänglichkeiten in weiteren Versuchsreihen beobachtet.

Diese Ergebnisse aus dem Jahre 1963 zeigten, daß viele der bereits früher an Fahrzeugbau und -ausrüstung, Nachrichtenwesen, personeller Besetzung und Ausbildung des Fahrpersonals gestellten Forderungen nicht ausreichend verwirklicht worden waren.

Inzwischen haben SCHMIEDESKAMP (1966/67) und STOFFREGEN-BÜLLER (1967) in eigenen Untersuchungen gleiche Ergebnisse wie HERZOG (1963) gefunden. Eine Besserung der Verhältnisse ist also nicht eingetreten.

Durch die bei unseren Versuchsfahrten und Ärztebefragungen gewonnenen Daten haben wir feststellen müssen, daß manche der seit Jahrzehnten im Unfallrettungswesen üblichen Vorstellungen den heutigen tatsächlichen Verhältnissen nicht entsprechen. Wir halten es daher für notwendig, die am Unfalltransportwesen beteiligten Faktoren zuerst einmal zu beschreiben.

III. Teilfaktoren, die für den Verletztentransport von Bedeutung sind

Der Verletztentransport ist nur *ein Teil* aus dem System des Unfallhilfewesens.

Bei den Zielen, dem Aufbau, Betrieb und den Mitteln des Verletztentransportes sind einige *biologische Grundregeln* zu beachten:

1. Die Bekämpfung lebensbedrohlicher Zustände, wie Herzstillstand, Atemstillstand, Bewußtlosigkeit und große Blutungen geht allem anderen an der Unfallstelle vor.

2. Die Erstversorgung einer Verletzung soll zugleich die Endversorgung sein, weil bei manchen Verletzungsfolgen eine chirurgische Anbehandlung, die nicht zu Ende geführt ist, die Endversorgung erschweren oder sie unmöglich machen kann.

3. Bei der Bergung des Verletzten soll ein Transporttrauma vermieden werden.

Die praktische Lösung dieser biologischen Aufgaben wird stark beeinflußt durch die allgemeine *sanitätstaktische Lage*, welche an der Unfall- oder Katastrophenstelle herrscht. Die sanitätstaktische Lage wird u. a. bestimmt[1]:

1. durch Dichte, Linienführung und Zustand des Straßennetzes,
2. durch Zahl, räumlichen Abstand und Leistungsfähigkeit chirurgischer Kliniken, als den eigentlichen qualifizierten „Unfallhilfsstellen".
3. durch die zur Verfügung stehenden Transportmittel,
4. durch das Können der in den verschiedenen Stadien an der Hilfe und am Transport beteiligten Personen,
5. durch das Nachrichtenwesen,
6. durch den Zeitpunkt des Unfalles und die Witterung.

Jedes der einzelnen Glieder dieses Systems beeinflußt das andere und damit die Organisation und den Ablauf der Unfallhilfe. Fortschritte auf einem einzigen Teilgebiet können andere Teilgebiete umformen.

Die folgende Darstellung wird sich in erster Linie mit den in der Bundesrepublik Deutschland vorhandenen Transport- und Einsatzmöglichkeiten bei Verkehrsunfällen und Verkehrskatastrophen befassen.

1. Straßensystem

Das heutige Straßensystem folgt vielfach noch den vor Jahrhunderten angelegten Zieh- und Karrenwegen, deren Verlauf Rücksicht nehmen mußte auf die vielgestaltigen Grundstücksgrenzen, vor allem aber auf die Bodenformation: da als Zugkräfte nur die verhältnismäßig geringen Kräfte von Menschen und Tieren zur Verfügung standen, mußten die Steigungen der Wege flach gehalten werden. Dies ist nur durch eine Verlängerung der Wege möglich und verursacht eine kurvenreiche Linienführung.

Im modernen Straßenverkehr wirken hohe Antriebskräfte, um die Verkehrsgeschwindigkeit zu steigern. Auf den wegen der zahlreichen Kurven weniger schnellen Straßen muß die Erhöhung der Durchschnittsfahrgeschwindigkeit mit häufigem Tempowechsel erkauft werden. Diese Fahrweise ist für den Tranport von Verletzten ungünstig, weil sich die bei Tempowechsel und Kurvenfahren auftretenden Kräfte dislozierend auf den Körper des transportierten Menschen übertragen.

Die für den Verletztentransport wichtigen Eigenschaften der Straßen — Engmaschigkeit, Vielspurigkeit des Straßennetzes, Kurvenarmut und geringe Steigung, Ebenheit und Griffigkeit der Fahrbahndecke — sind von Bedeutung auch für die *Wahl des Transportweges.*

2. Chirurgische Kliniken

Die Eignung einer chirurgischen Klinik für die Versorgung insbesondere schwer Verkehrsverletzter hängt von vielen Faktoren ab, vor allem aber in wie weit hochqualifizierte Chirurgen und Anaesthesisten zu jeder Tages- und Nachtzeit in der Lage sind, sich sofort nach der Einlieferung des Verletzten um ihm zu kümmern. Bei Schockbekämpfung oder Beobachtung des Verletzten wegen des Verdachtes noch in Entwicklung begriffener Unfallfolgen (Höhlenblutungen, Darmverletzungen u. ä.) genügt ein Chirurg mit ausgebildeten Helfern, bei sofort notwendigen Eingriffen bedarf es jedoch wenigstens der Anwesenheit von drei Chirurgen. Die Sofortbereitschaft einer Mannschaft hängt damit weitgehend von der Zahl der Chirurgen ab. Man kann damit rechnen, daß bei einem großen Personalstand an Chirurgen sich auch für unfallmedizinische Sonderfälle erfahrene Ärzte und Fachanaesthesisten finden, ferner daß in mehreren Räumen zugleich operiert

[1] Wegen des zur Verfügung stehenden knappen Raumes können die meisten dieser Punkte nicht ausführlich besprochen werden.

werden kann. Da im Allgemeinen das Operationsprogramm vormittags abgewickelt wird, kann es zu dieser Zeit in kleineren Kliniken Schwierigkeiten machen, einen unerwartet eintreffenden Verkehrsverletzten *sofort* und ohne längere Wartezeit zu versorgen. Bei Verkehrskatastrophen sind die angegebenen Überlegungen in verstärktem Maße zu berücksichtigen.

Dem Verletzten ist nicht damit gedient, ihn vom Unfallort in das nächste beste Krankenhaus zu transportieren, sondern es ist sorgfältig abzuwägen, welches der der Unfallstelle nahegelegenen Krankenhäuser für die Behandlung spezieller

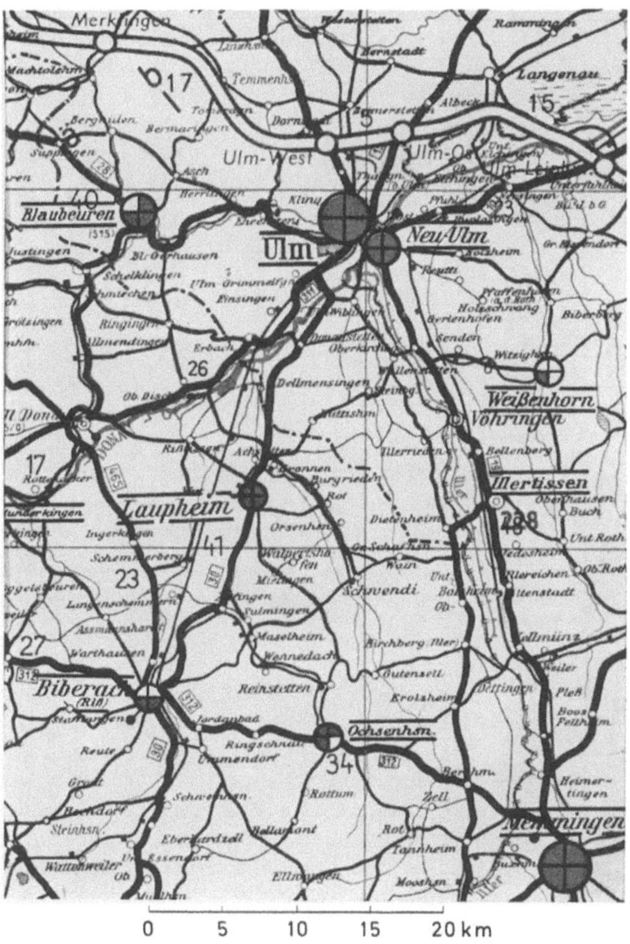

Abb. 1. Medicomobilkarte nach Kt. Herzog[1]. Ein für Unfallhilfe programmiertes Nachrichtenmittel. In einer Straßenkarte (1:525000) sind die Standorte der chirurgischen Unfallabteilungen durch Kreisflächen markiert, deren Durchmesser in Beziehung zur Bettenzahl steht und deren vier Quadranten Auskunft über den Bereitschaftsdienst einer in der Klinik befindlichen Operationsmannschaft an Sonntagen, sowie nachts und über die Möglichkeit zu Schädeloperationen und Bluttransfusionen gibt. Bei positivem Ausfall ist der betreffende Quadrant rot gedruckt, bei negativem weiß belassen. Mit einem Blick können Entfernung, Größe und Einsatzbereitschaft der der Unfallstelle nahegelegenen Kliniken übersehen werden. Auf der Rückseite der Karten ein Verzeichnis der Unfallkrankenhäuser mit zahlreichen Angaben sowie ein Kurs über Erste Hilfe nach Verkehrsunfällen

[1] Das Gesamtkartenwerk der Bundesrepublik besteht aus 6 Blättern, Größe etwa 60×42 cm, Sechsfarbendruck.

Verletzungsfolgen geeignet ist. Die Antwort auf diese wichtige Frage ist den Medicomobilkarten zu entnehmen (HERZOG, 1963a). Diese Straßenkarten enthalten die Standorte der Krankenhäuser mit chirurgischen Unfallabteilungen, sowie Angaben über Chirurgenzahl, Bettenzahl, ob nachts und sonntags eine Operationsmannschaft in der Klinik anwesend ist und ob die Möglichkeit besteht, Schädeloperationen und Bluttransfusionen durchzuführen (s. Abb. 1).

Andere ortsgebundene Einrichtungen (Unfallhilfsstellen)

Mit Laien besetzte Hilfsposten sollen Unfallhilfe bei Personenschäden leisten bzw. Meldungen über Unfälle an Arzt, Polizei oder Krankenwagen weiterleiten (Deutsches Rotes Kreuz, STOECKEL, 1961, 1963). Diese Aufgaben können Stellen dieser Art kaum erfüllen, es sei denn, ihnen stünden ärztliche Kräfte zur Verfügung.

Da sowohl die Unfallstelle als auch die Klinik „ortsgebunden" sind, bedarf es einer *beweglichen* Verbindung zwischen beiden, um die Hilfeleistung in Gang zu bringen. Unter der Voraussetzung einer dauernden ärztlichen Anwesenheit könnte ein System von Unfallhilfsstellen in Gegenden, die mit Ärzten und Kliniken unterversorgt sind, nützlich sein. Diese Verhältnisse treffen in der BRD nur in wenigen Gebieten zu. Dagegen betragen in $^3/_4$ der Fläche des Landes Nordrhein-Westfalen die Luftlinienabstände zwischen den chirurgischen Abteilungen, also den eigentlichen qualifizierten „Unfallhilfsstellen", 6 km und weniger, im weniger dicht besiedelten Bayern auch nur 10 km und weniger, so daß für den Verletzten die Zwischenschaltung eines dritten ortsgebundenen Systems keinen Vorteil bietet. Ähnliche funktionelle Mängel haften den Hilfsposten an, die als Unfallmeldestellen gedacht sind, denn es gibt um das Vielfache häufiger Fernsprechmöglichkeiten als lediglich von Hilfsposten aus. Im übrigen dürfte der auf 50000 Hilfsposten (je 1000 Einwohner eine Unfallhilfsstelle) geplante Ausbau dieses Systems daran scheitern, daß die zum dauernden 24-Std-Betrieb notwendigen rund 600000 ausgebildeten Helfer nicht zur Verfügung stehen. Auch aus der Häufigkeit der Inanspruchnahme kann ein Bedürfnis nach diesen Stellen nicht abgeleitet werden: nur bei 3 von 70 Unfallhilfsstellen stieg die Zahl der jährlichen Hilfeleistungen über 5, bei 8 (= 12%) lag die letzte Hilfeleistung 2—20 Jahre zurück. Unter diesen Umständen ist nicht zu erwarten, daß das dort tätige Personal Routine in der Ersten Hilfe gewinnen kann.

3. Die bei Verkehrsverletzten benutzten Transportmittel

a) Krankenkraftwagen

Obwohl Sanitätsfahrzeuge schon so lange gebaut werden wie Kraftwagen, gibt es den idealen *Krankentransportwagen* noch nicht. Diese überraschende Tatsache hat ihren Grund darin, daß der Bedarf an Kranken- und Unfallrettungswagen (in der BRD etwa 500 Wagen jährlich) nicht groß genug ist, um die Herstellung eines solchen Spezialfahrzeuges im Fließbandverfahren wirtschaftlich zu machen. Daher werden die Aufbauten von Kranken- und Unfallrettungswagen auf Chassis von Fahrzeugen gesetzt, die an sich für andere Zwecke bestimmt sind. Erst in allerneuester Zeit bahnen sich Fortschritte durch Verwendung von Fahrzeugchassis mit Vorderradantrieb an, die für die Abmessungen und Schwerpunktlage der Krankenräume günstige Verhältnisse bieten.

Die konstruktive Durchbildung der verschiedenen Typen von Krankenkraftwagen sowie ihre Benennung befinden sich in Fluß. Der Fachausschuß Transportmedizin des Deutschen Medizinischen Informationsdienstes e.V. hat folgende Einteilung der zum Krankentransport bestimmten Fahrzeuge mit dem Oberbegriff „Krankenkraftwagen" beschlossen (Transportmedizin 1963a, 1964a und d).

Typ A	Krankenwagen	1 Trage
Typ B	Unfallrettungswagen	2 Tragen übereinander
Typ C	Unfallrettungswagen	2 Tragen nebeneinander
Typ D	Unfallrettungswagen	4 Tragen neben- bzw. übereinander

Diese Klassifizierung richtet sich im wesentlichen nach der Zahl und räumlichen Anordnung der Tragen. Diese Anordnung der Krankentragen bedingt eine bestimmte Ausdehnung des Krankenraumes nach drei Raumrichtungen. Da sich im modernen Unfallrettungswesen mehr und mehr das Bedürfnis durchsetzt, therapeutische Maßnahmen bereits am Unfallort bzw. während des Transportes durchzuführen, erscheint es zweckmäßiger, die Einteilung weniger nach dem Transportvolumen, als nach den funktionellen Aufgaben der einzelnen Wagentypen vorzunehmen.

In dem 1967 erschienenen Normblatt der Deutschen Industrie-Norm DIN 75080 Blatt 1—3 werden die zum Krankentransport benutzten Fahrzeuge folgendermaßen unterschieden:

„Krankenkraftwagen": dies sind Spezialfahrzeuge, die für den Rettungsdienst und die Kranken- und Verletztenbeförderung geeignet sind.

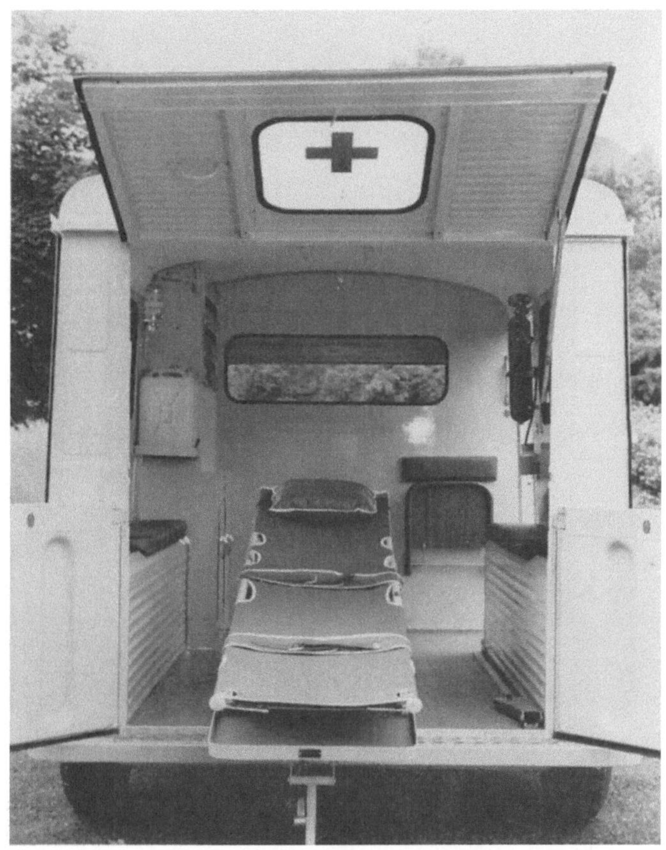

Abb. 2a. Kleiner Unfallrettungswagen mit Aufbau von Miesen, Bonn, auf Citroen-Chassis; Vorderradantrieb, dadurch ungewöhnlich tiefe Lage der Krankenkabine. Bild (280) zeigt Einblick in die Krankenkabine von hinten auf den in Kippstellung befindlichen, höhenverstellbaren Tragentisch. Durch seitliches Verschieben der Tragenabsatzfläche kann auf einer Seite zusätzlich Platz für den Therapeuten gewonnen werden. Rechts an der Trennwand Klappsitz für den Anästhesisten. Links oben Infusionsaufhängung. Ausstattung mit Beatmungs-, Absauge-, Narkosegerät. Sprechfunk. Transportkapazität: 2 liegend, 1—2 sitzend

„Rettungswagen": sind zum Herstellen und Aufrechterhalten der Transportfähigkeit von Notfallpatienten vor und während der Beförderung bestimmt.

„Krankentransportwagen": Sie sind grundsätzlich für die Beförderung von Nicht-Notfallpatienten bestimmt.

In dieser Einteilung sind die heute im Einsatz befindlichen verschiedenen Typen von Rettungswagen nicht ausreichend differenziert. So sind Bezeichnungen wie „Notfallarztwagen" und „Klinomobil" so stark eingebürgert, daß sie gegen den „einfachen" Rettungswagen abgegrenzt werden müssen, um so mehr als der Ersatz der bisherigen Typen durch neuere (teurere) außerordentlich langsam vor sich geht. Es empfiehlt sich, vorläufig bei der Beschreibung der Krankenfahrzeuge sich an die Einteilung des Fachausschusses Transportmedizin des Deutschen Medizinischen Informationsdienstes (s. oben) zu halten.

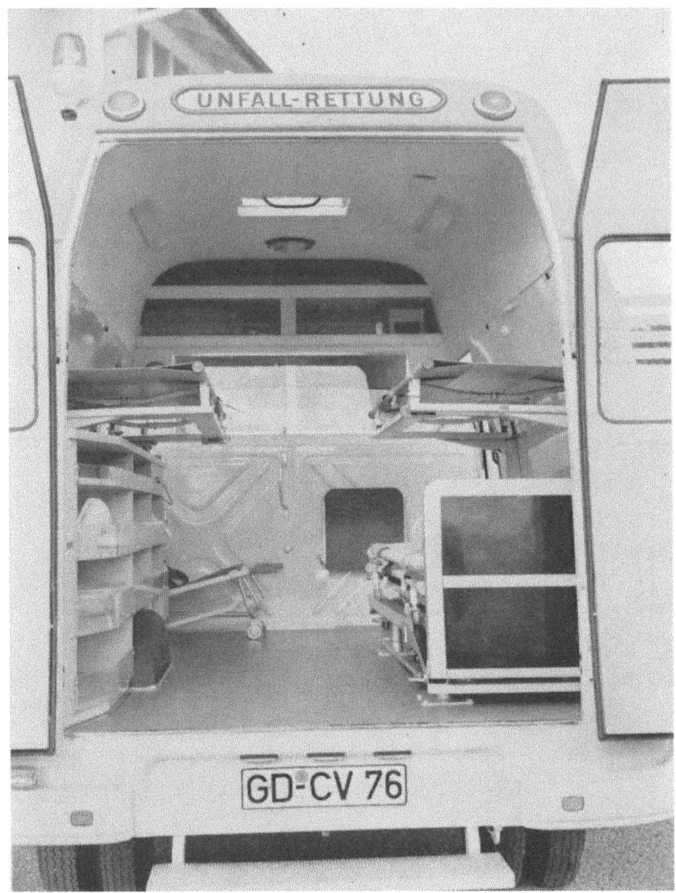

Abb. 2b. Großer Unfallrettungswagen auf Daimler-Benz-Lastwagenchassis mit Aufbau von Binz, Lorch/Württ. Blick in die stehhohe Krankenkabine mit drei in Transportstellung be·findlichen Tragentischen für Liegentransport. Links hinten Rollgestell für Sitzendtransport Bei Benutzung der Krankenkabine als Therapieraum werden die beiden in halber Höhe an den Seitenwänden angebrachten Halterungen hochgeklappt, der rechts unten befindliche kipp- und hochstellbare „Operationstisch" in die Wagenmitte eingeschwenkt. Links Kastenwand für Geräte. An der Trennwand Klappsitz für den Anaesthesisten. Infusionsgerät, Beatmungs-, Absauge-, Narkosegerät. Transportkapazität: 3 liegend, 1 sitzend

Im Laufe der letzten Jahre haben sich folgende Wagentypen *funktionell* differenziert:

a) Der Krankentransportwagen,
b) der Unfallrettungswagen,
c) der Notfallarztwagen,
d) das Klinomobil („fahrbarer Operationssaal"),
e) Krankentransportwagen und -omnibusse für den Massentransport.

Diese verschiedenen Typen von Krankenfahrzeugen haben folgende unterschiedliche Funktion:

α) Der Krankentransportwagen wird für den Transport solcher Kranker und Verletzter benutzt, bei denen aufgrund bekannter Diagnose mit Zwischenfällen während des Transportes nicht zu rechnen ist und die keinerlei Therapie bedürfen.

β) Der Unfallrettungswagen (Abb. 2a—d) muß die Möglichkeit für therapeutische Maßnahmen bieten, besonders für die Behandlung lebensbedrohlicher

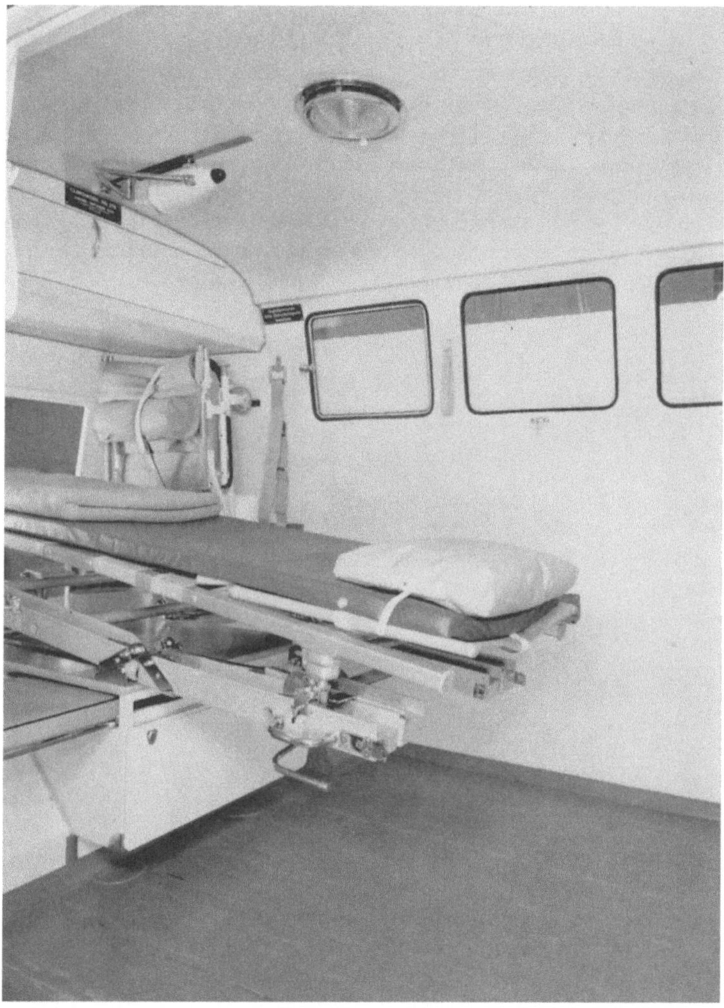

Abb. 2c. Kleiner Unfallrettungswagen auf VW-Transporterchassis mit Aufbau von den Clinomobilwerken Langenhagen. Krankenkabine stehhoch. Bild zeigt Einblick in die Krankenkabine von der rechten Seitentür. Trage wird durch die sichtbare geöffnete Klapptür der Hinterseite eingeschoben. Kipp- und senkbarer Tragentisch, von drei Seiten zugängig. Ausstattung: Beatmungs-, Absauge-, Narkosegerät, Infusionsmöglichkeit. Transportkapazität: 1 liegend, 2 sitzend

Unfallfolgen, wie Speziallagerungen des Verletzten, Anlegen einer i.v. Dauertropfinfusion, Absaugen der Atemwege, äußere Herzmassage, Ausführung kleinerer, nicht viel Bewegungsraum der Operateure und Helfer erfordernder Eingriffe.

γ) Im Notfallarztwagen muß außer der im Unfallrettungswagen möglichen Eingriffe noch die Durchführung solcher Operationen gewährleistet sein, die einen größeren Platzbedarf durch Personal und apparative Ausrüstung voraussetzen.

δ) Die Klinomobile als fahrbare Operationssäle erlauben größere chirurgische Eingriffe mit 3—4 Operateuren. Zur Ausrüstung gehört ein Anhänger mit einem Aggregat zur Stromerzeugung.

ε) Die Krankentransportomnibusse können Verletzte in zwei Etagen übereinanderliegend abtransportieren. Die Ladekapazität reicht von 4 bis zu 16 Personen in Transportomnibussen.

Die verschiedenen Funktionen bedingen einen zunehmend großen Bedarf an Krankenraumgröße, an apparativer und instrumenteller Ausstattung, an Zahl der Besatzung und Ausbildung. Dies zusammengenommen und das Mitführen eines Katastrophenanhängers bedeutet zugleich eine Steigerung des Gesamt- und Ladegewichtes und hat die Verwendung verschiedener Chassisformen (Pkw, Transporter, Lkw) mit steigender Anforderung an Motorenstärke und Bremsaggregate zur Folge (s. auch Gressner-Schäfer).

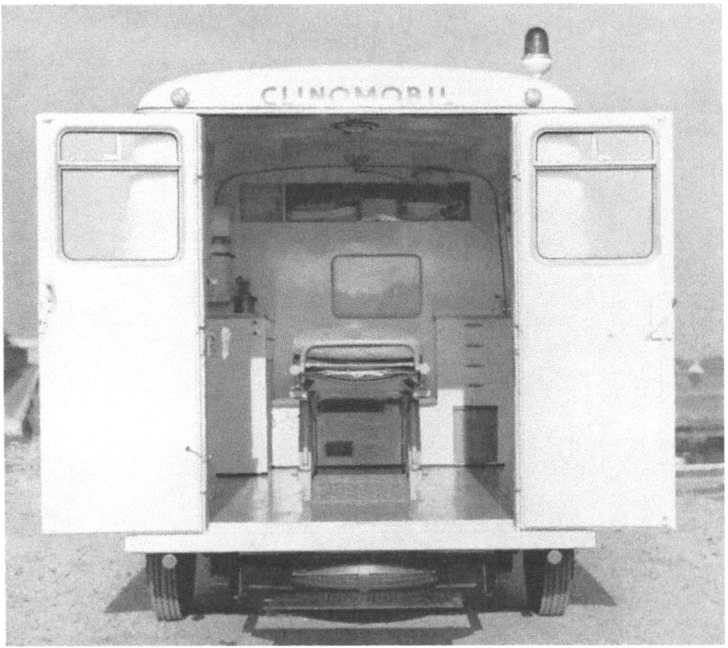

Abb. 2d. Unfallrettungswagen auf Matador-Transporterchassis, Aufbau Clinomobilwerk Langenhagen. Durch Wegfall der raumfordernden Kardanwelle und des Differentials tiefe Lage des Bodens der Krankenkabine. Durch tiefe Schwerpunktlage gute Fahreigenschaften. Krankenraum stehhoch. An Krankentrage kann von allen Seiten herangetreten werden, Kippmöglichkeit. Ausstattung: Beatmungs-, Absauge-, Narkosegerät. Infusionsmöglichkeit. Transportkapazität: 2 liegend, 1—2 sitzend

b) Allgemeines für sämtliche Wagentypen

Ihre Mindestabmessungen, Ausrüstung und Einrichtung sind in *Normen* festgelegt (Miesen).

Während die für einen Krankentransportwagen (Typ A) benötigten Aufbauten auf ein *Pkw-Chassis* montiert werden können, besteht für die Unfallrettungswagen die Wahl zwischen einem *Transporter-* oder einem *Lkw-Chassis.* Für Notfallarztwagen und Klinomobile ist unter allen Umständen ein Lkw-Chassis sowie ein wesentlich stärkerer Motor als bei den vorhergehenden Typen erforderlich. Die Motorleistung soll dem Krankentransport- und Unfallrettungswagen eine Geschwindigkeit von wenigstens 100 km/h ermöglichen und ein gutes Beschleunigungs- und Steigvermögen besitzen.

Da das Transporttrauma wesentlich mit von der Stärke der Vertikalschwankungen des Fahrzeugs abhängt, ist der Federung des Wagens und der Lage des Krankenraumes zu den Achsen besondere Aufmerksamkeit zu widmen. Weil bei den meisten Chassiskonstruktionen der Motor vorn in Höhe der Vorderachsen liegt, befinden sich bei dem Pkw-Chassis die Vordersitze — Fahrraum — etwa in der Mitte zwischen den beiden Achsen, also im Bereich der geringsten Vertikalschwankungen. Der *Platz* für die *Krankentrage* dagegen liegt über der Hinterachse, also der Gegend mit besonders *starken Vertikalschwankungen*. Um die Krankenkabinen in die vertikalschwingungsärmste Gegend *zwischen* den Achsen vorzuschieben, empfiehlt sich die Verwendung von Chassis mit Frontlenkung oder, wie bei neueren Typen, Chassis mit hydropneumatischer Ausgleichsfederung.

Als zweckmäßig hat sich auch der Vorschlag des Verfassers erwiesen, für Unfallrettungswagen Chassis von Wagen mit *Vorderradantrieb* zu benutzen. Durch Wegfall der Kardanwelle und des Hinterraddifferentials wird nicht nur *Raum* für die Krankenkabine gewonnen, auch deren *Schwerpunkt* kann tiefer als bei anderen Modellen gelegt werden. Die auf der Internationalen Automobilausstellung 1965 gezeigten Modelle dieser Typen zeigten erheblich verbesserte Fahreigenschaften, als sie bisher erzielt wurden. Sie könnten durch weiteres Zurücknehmen der Hinterräder noch vergrößert werden; die durch den verlängerten Achsenabstand bedingte Erweiterung des Wendekreises kann in Kauf genommen werden. Ein Nachteil dieser Konstruktion besteht jedoch in einer geringeren Bodenfreiheit der Fahrzeuge.

An dem eigentlichen *Karosserieaufbau* werden Fahrerraum und Krankenraum unterschieden, die durch eine Trennwand abgeteilt sein müssen.

Der *Schallisolierung* des Krankenraumes muß besondere Aufmerksamkeit gewidmet werden, um die Fahr- und Verkehrsgeräusche in für den Verletzten erträglichen Grenzen zu halten.

Aus Sicherheitsgründen soll der Krankenraum von außen her von mindestens zwei möglichst weit auseinanderliegenden Stellen zugängig sein. Für das Einladen der Liegendkranken kommt nur die Rückseite des Krankenraumes in Betracht. Sofern Flügeltüren vorhanden sind, sollten sie in ausgeklapptem Zustand nicht sperrig die Seitenkonturen des Wagens überragen.

Der zweite Zugang ist in Ländern mit Rechtsverkehr an die rechte Seite hinter den Fahrerraum zu legen. Es bedeutet einen Fortschritt, wenn bei neueren Konstruktionen dieser seitliche Wageneinstieg mit einer *Schiebetür* versehen ist.

Bei sämtlichen Fahrzeugtypen müssen die Krankenräume *heizbar* und *staubdicht* gegen die Umgebung abgegrenzt sein, sie müssen ferner eine gute, zugfreie Belüftung und Entlüftung (für Narkosedämpfe am Boden) und ausreichende natürliche und künstliche Beleuchtung haben.

Jedes Sanitätsfahrzeug muß zur leichteren Erkennbarkeit für die anderen Verkehrsteilnehmer mit *Blaulicht* und *Martinshorn* ausgerüstet sein, damit diese dem Krankenfahrzeug Platz für eine rasche, unbehinderte Durchfahrt gewähren.

Wenn das Fahrzeug über einen nach außen wirkenden *Lautsprecher* verfügt, kann die Besatzung Anweisungen an andere Verkehrsteilnehmer geben, bzw. auf der Fahrt zur Unfallstelle einen Arzt (z. B. aus einer Fahrzeugschlange) informieren.

Eine *Funksprechanlage* ist für Unfallrettungswagen, Notfallarztwagen und Klinomobile unter allen Umständen vorgeschrieben. Der Fahrer kann von den Leitstellen aus während der Fahrt Anweisungen erhalten. Bei Massenunglücken ist es von großer Wichtigkeit, die Krankenfahrzeuge sämtlicher Kategorien und Organisationen über Funksprechanlagen dirigieren zu können (BAUMEISTER, Stockholmer Ärzte, HERZOG, 1966).

Da bei den Krankenkraftwagen zwischen Fahrzeug einerseits und apparativer Ausstattung andererseits (Nachrichtengeräte, medizinische Apparate usw.) keine konstruktiven Beziehungen bestehen, entwickeln sie sich verschieden rasch. Es soll daher die Anregung gegeben werden, diese Aggregate nicht konstruktiv in Chassis oder Aufbau durch feste Leitungen einzubeziehen, sondern sie als abgegrenzte Geräte zu entwickeln und die *Einrichtung der Wagen* nach dem *Baukastenprinzip* zusammenzustellen. Stromanschlußstellen sind inner- und außerhalb des Krankenraumes anzubringen. Absaug- und Beatmungsgeräte sollten grundsätzlich als *Rucksackgeräte* mit unabhängigem Antrieb konstruiert werden, um sie auch außerhalb der Fahrzeuge benutzen zu können. Das Baukastenprinzip hat den Vorteil, daß bei Weiterentwicklung das veraltete Gerät ausgewechselt werden kann und nicht bis zur Außerdienststellung des gesamten Wagens benutzt werden muß. Noch auf der Höhe ihrer Entwicklung befindliche Geräte können in einen neuen Wagen übernommen werden.

c) Besonderheiten der einzelnen Fahrzeugtypen

aa) Krankenwagen Typ A

Da der Krankenwagen (in der Zukunft) lediglich für den Transport von Kranken bestimmt ist, reicht ein Krankenraum aus, der bückhoch ist, der eine Trage mit einem liegenden Kranken aufnehmen kann und der breit genug ist, um Platz für einen sitzenden Mitfahrer zu bieten.

Außer den vielen brauchbaren Modellen dieser Art werden noch solche mit so weit verlängerter Krankenkabine hergestellt, daß am Kopf des Liegendkranken Platz für einen sitzenden Helfer oder Anaesthesisten vorhanden ist. Es fragt sich jedoch, ob dieser verlängerte Krankenwagentyp *künftig* nach allgemeiner Einführung der Unfallrettungswagen notwendig ist. Dann bedürften die Krankenwagen nach Typ A und B keiner besonderen Ausrüstung mehr. Solange jedoch noch Krankenkraftwagen dieser Größenordnung zur Bergung und zum Transport von Unfallverletzten benutzt werden — dieses ist heute fast die Regel — müssen sie wie Unfallrettungswagen ausgerüstet sein.

bb) Der Unfallrettungswagen

Er ist nicht nur Transportmittel, sondern wird für Transport und Therapie bei lebensbedrohlichen Zuständen eingesetzt und müßte daher treffender als „*Therapiewagen*" bezeichnet werden, weil Wagen dieser Art auch für Transporte gynäkologisch und internistisch Behandlungsbedürftiger (Vergiftungen, Herzinfarkt u.a.m.) eingesetzt werden. Für das ungehinderte therapeutische Handeln muß der Krankenraum 175—180 cm hoch sein, und so breit und lang, daß die Helfer an den Verletzten von allen Seiten herantreten können, insbesondere muß an der Kopfseite so viel Platz sein, daß ein Helfer während der Fahrt Narkose- und Rettungsgeräte bedienen kann. Die Maßnahmen müssen in einer für den Helfer günstigen Arbeitshöhe durchgeführt werden können. Die Befestigungsvorrichtungen für Infusionsflaschen müssen in einer bestimmten Höhe über dem Tragentisch angebracht sein, damit der Inhalt ausreichendes Gefälle hat. Für die Schockbekämpfung und das Absaugen der Luftwege ist es notwendig, die Trage stark kippen zu können. Während des eigentlichen Transportes soll der gesamte Tragentisch bodennah gesenkt werden können, um den Gesamtschwerpunkt möglichst niedrig zu legen. Dadurch verringern sich die für den Verletzten unangenehmen und gefährlichen Seitenschwankungen während der Fahrt.

Für das zügige Vorankommen des Wagens im dichten Fahrverkehr ist es von Vorteil, wenn bei einem Unfallrettungswagen die *Breitendimensionen* eines „Transporters" nicht überschritten werden. Bei dieser Wagenbreite ist freilich zwischen Verletztentrage und Seitenwänden des Wagens für die Rettungsmaßnahmen verbleibende Raum äußerst knapp. Dieser Nachteil wird bei manchen Wagenmodellen dadurch behoben, daß der Tragentisch nach *beiden Seiten verschoben* werden kann. Hierdurch wird zumindest auf einer Seite des Verletzten mehr Raum gewonnen.

Für die Maßnahmen bei lebensbedrohlich Verkehrsverletzten müssen beim Unfallrettungswagen mitgeführt werden: Narkose- und Beatmungsgeräte, Absauggeräte, Blutersatzmittel, Verbands- und Schienenmaterial (Mindestnorm).

Der Unfallrettungswagen muß *Waschmöglichkeiten* für Operateur und Helfer haben.

Die allgemeine Wagenbeleuchtung ist durch eine genau einstellbare *Leuchte* für Untersuchungen und operative Eingriffe zu ergänzen.

Bisher sind Unfallrettungswagen nur vereinzelt mit Geräten zur Befreiung eingeklemmter Verletzter ausgerüstet. Auch diese Geräte, einschließlich einem kleinen Schweißgerät, sollten als Rucksackgeräte ausgebildet und zur Stammausrüstung gehören oder in den Einsatzstellen bereitgehalten werden, um sie im Bedarfsfalle dem ausrückenden Unfallrettungswagen oder Notfallarztwagen mitzugeben.

cc) Der Notfallarztwagen

(für Verletztentransport und mittlere operative Eingriffe) (Friedhoff, 1960b)

Er ist im wesentlichen ein in der Krankenkabine nach Breite und Länge *vergrößerter Unfallrettungswagen* mit entsprechend höherer Motorleistung. Die für einen Unfallrettungswagen vorgesehene Ausstattung mit verstell- und neigbarem Tragentisch, Narkose-, Absaug- und Beatmungsgerät gilt auch für den Notarztwagen. Hinzu kommen noch Operationsinstrumente, die sich nach den Gepflogenheiten der einzelnen Operateure sowie der Entfernung des Einsatzortes von einer Klinik richten. Große Streckenabstände bedingen ein umfassenderes Instrumentarium, da im Notfallarztwagen Eingriffe gegebenenfalls eingeleitet oder ausgeführt werden müssen, die sonst der Klinik vorgehalten bleiben.

Für die Notfallarztwagen werden Lkw-Chassis verwendet, was die Fahreigenschaften des Wagens ungünstig beeinflussen kann. Wegen des hochliegenden Schwerpunktes des Krankenraumes entstehen beachtliche Seitenschwankungen. Unter solchen Umständen kann es manchmal unmöglich sein, während der Fahrt eine Intratrachealnarkose aufrecht zu erhalten.

dd) Klinomobile

(größere operative Eingriffe) (K. H. Bauer, Junghans)

Bei den Klinomobilen mit Anhänger, die fahrbaren Operationssälen entsprechen, hat sich ergeben, daß die Einsatzmöglichkeit dieser Wagen auf die Dauer weit unter der erwarteten Häufigkeit blieb. Sie haben wegen ihrer Breite nicht nur Schwierigkeiten, unmittelbar an den Unfallort heranzukommen, auch die Zahl der Verletzten, deren Endversorgung ohne Gefahr zeitlich nicht bis zur Klinikaufnahme verschoben werden kann, ist gering, so daß die Indiensthaltung solcher Wagen kaum zu rechtfertigen ist. Klinomobile haben bei Großeinsätzen als fahrbare Operationssäle ihre Berechtigung, bei einzelnen Verkehrsunfällen kommen sie kaum zum Einsatz, so daß auf eine Darstellung der Einrichtung verzichtet werden kann.

ee) Krankentransportomnibusse

Diese Transportwagen für sitzende und liegende Patienten (4 Personen-, Transporter- oder Lkw-Chassis, bis zu 18 Personen-Omnibuschassis) sind für den reinen Krankentransport ohne therapeutische Maßnahmen während der Fahrt gedacht. Ein Vorteil dieser Wagen gegenüber den üblicherweise eingesetzten Wagen des Typs B oder C liegt in der größeren Bodenfreiheit. Dieser Vorteil wird mit dem Nachteil der größeren seitlichen Schwankungen wegen der hohen Schwerpunktlage erkauft. Einige Wagen befinden sich in den Fahrzeugparks der Hilfsverbände, der Bundeswehr und in denen weniger Großstädte.

Es besteht Anlaß, darauf hinzuweisen, daß die Anschaffung von Krankentransportwagen mit Therapiemöglichkeiten nur sinnvoll ist, wenn *entsprechend ausgebildetes und erfahrenes Personal zur Verfügung* steht. Wir begegneten auf unseren Versuchsfahrten Krankenwagenbesatzungen, die nicht in der Lage waren, die mitgeführten Beatmungs- und Absauggeräte zu bedienen.

d) Landfahrzeuge, die nicht für den Krankentransport konstruiert sind

Mit dem Schlagwort: „Behelfstransport ist Mord" will man zum Ausdruck bringen, daß für jeden Verletztentransport das einzig richtige Transportmittel der speziell für diese Aufgabe gebaute Krankentransportwagen sei. In Wirklichkeit wird aber der Verunfallte zumeist in Nichtkrankenfahrzeugen vom Unfallort in das Krankenhaus transportiert. In einer eigenen Untersuchungsreihe (Herzog, 1964, 1966) über 632 Transporte von Haus-, Arbeits-, Sport-, Wege- und Verkehrsunfällen benutzten weniger als die Hälfte den Krankenwagen, dagegen erreichte die größte Zahl der Verletzten die Klinik auf andere Weise, davon 75% dieser Fälle mit dem Pkw. Die Bundeswehr spannt bei Übungen und Manövern Transparente über die Straße, die Kraftfahrer zum Mitnehmen von Verletzten auffordern.

Eingedenk der Tatsache, daß der Krankentransport in erster Linie aus einem *biologischen* Gesichtswinkel beurteilt werden sollte, ist zum Verletztentransport ein Fahrzeug zu wählen, das den *Allgemeinzustand des Verletzten*, die spezielle *Verletzung* und ihre *Lokalisation* berücksichtigt. Das muß nicht immer ein Krankenwagen sein! Verunfallte mit Weichteilverletzungen am Kopf, Frakturen an der oberen Extremität, werden in vielen Fällen ohne Nachteil mit einem Pkw transportiert werden dürfen, wie dies die tägliche Erfahrung lehrt. In *Zweifelsfällen* ist jedoch dem *Krankentransportfahrzeug der Vorzug zu geben*, vorausgesetzt daß mit seinem Erscheinen bei Unfällen an abgelegenen Gegenden, zur Nachtzeit und bei ungünstiger Witterung gerechnet werden kann.

e) Schienenfahrzeuge
(Dost, IVR.)

Bei Straßenverkehrsunfällen sind Eisenbahnzüge, die mit Spezialwagen verschiedenster Art nach Katastrophen benötigt werden, noch nicht eingesetzt worden. Selbst bei Massenkarambolagen von Kraftfahrzeugen pflegen nicht so viele Menschen verletzt zu werden, daß sie nicht in kurzer Zeit durch Krankenkraftwagen abtransportiert werden könnten. Im übrigen ist das Eisenbahnnetz schon wegen seiner Weitmaschigkeit und Fahrplangebundenheit für einen planmäßigen Einsatz von Transportwageneinheiten für Straßenverkehrsunfälle benachteiligt. Das gleiche gilt für öffentliche Verkehrsmittel.

f) Luftfahrzeuge

Luftfahrzeuge für Zwecke des Verletztentransportes kommen in der Öffentlichkeit und in den Parlamenten nicht außer Diskussion (Baumeister, Hampe, Hippke, 1936a und b, 1940, Rohrmark). Die Überbewertung der Bedeutung von

Luftfahrzeugen für die Verletztenbergung im Straßenverkehr ist bezeichnend für die mangelnde Vertrautheit mit den wichtigen Fakten und den Schwierigkeiten, die dem Einsatz eines Luftfahrzeuges entgegenstehen.

Von *Tragflächenflugzeugen* und *Hubschraubern* kommen die ersteren wegen der fehlenden Landemöglichkeit in der Nähe des Unfallortes kaum für eine Bergung des Verletzten selbst in Betracht. Sie können dagegen für die *Aufklärung*, z. B. das Suchen einer Unfallstelle, ferner zum *Heranbringen* von *Personal* und *Geräten* im *Fallschirmeinsatz* eingesetzt werden.

Bei *Hubschraubern* können drei für den Verletztentransport geeignete Typengruppen unterschieden werden. In der ersten Gruppe (z. B. Alouette und Bell G 2) werden zwei Tragen, auf denen sich die Verletzten befinden, *außerhalb* der Hubschrauberkabine befestigt. Wenngleich der Verletzte auf der Trage vollkommen abgedeckt ist, ist er Witterungseinflüssen ausgesetzt. Eine Überwachung ist nicht möglich, vorher angelegte Infusionsgeräte müssen wieder entfernt werden. In anderen Hubschraubertypen, die eine entsprechend größere, z. T. klimatisierte Kabine haben, erfolgt der Transport des Verletzten sitzend oder liegend im Kabineninneren. Besondere Vorrichtungen ermöglichen die Bergung des Verletzten vom Hubschrauber aus ohne Landung; es kann eine Trage mit dem angeschnallten Verunfallten oder eine Kabine mit dem darin befindlichen Verletzten in toto abtransportiert und am Ziel wieder abgesetzt werden.

Da die kleineren Hubschrauber nur ein beschränktes Maß an Nutzlast tragen können, müssen diese bei dem Einsatz in der Verletzungsbergung von Piloten geflogen werden, die Erfahrungen in der Ersten Hilfe haben, damit *diese selbst* am Unfallort die Transportfähigkeit des Verletzten herstellen und ihn zweckentsprechend lagern können. Eine fachgerechte Liegendlagerung und eine Unterhaltung von Infusionen und Narkosen, Beatmung usw. ist nur in den größeren Typen mit hoher Zuladefähigkeit möglich.

Für die Ausrüstung mit Sanitätsmaterial gelten die gleichen Empfehlungen wie für den Krankenkraftwagen. Es sollen tragbare Rettungsgeräte mitgenommen werden, die auch außerhalb der Flugzeuge benutzbar sind.

In der Bundesrepublik verfügt lediglich die Bundeswehr über Hubschrauber solcher Geräumigkeit, daß sie für einen Verletztentransport in Betracht kommen. Es ist anzuregen, daß auch die Polizeihubschrauber, die zur Verkehrsüberwachung eingesetzt werden, für Verletztentransporte hergerichtet werden können.

Die *Anforderung* eines Hubschraubers zum Transporteinsatz erfolgt über Polizeifunk oder Telefon an die Einsatzleitung eines Militärflugplatzes, auf dem Hubschrauber stationiert sind. Zur Zeit kann nicht damit gerechnet werden, daß in wenigen Minuten nach Anforderung ein Hubschrauber startbereit ist.

Hubschrauber sind nicht *blindflugfähig*. Sie können also weder bei Nebel noch nachts eingesetzt werden.

Die *Landebedingungen* sind nach § 6 des Flugsicherungsgesetzes niedergelegt (Transportmedizin, 1964c, f). Die Bodenfläche der Landeplätze (50×50 m und an jeder Seite 15 m freies Gelände) muß befestigt, staubfrei und eben sein, eine Grasnarbe ist ausreichend. Das Landekreuz, z. B. improvisiert aus Bettlaken hergestellt, darf nicht wegfliegen (Rotor!), am besten werden zur Markierung der Landestellen Rauchkörper benutzt. Vor der Landung soll der Grundstückseigentümer seine Genehmigung erteilt haben, es muß die Polizei benachrichtigt werden, um nötigenfalls Absperrmaßnahmen zu treffen. Weiterhin ist ein Windsack, der zugleich als Zeichen für die Landefreiheit gilt, erwünscht. Schließlich sollen noch Handfeuerlöscher bereitstehen.

Sofern der Landeplatz nicht unmittelbar neben der Unfallstelle, bzw. auf dem Klinikgelände liegt, wird das *Bergemanöver* für den Verletzten kompliziert durch mehrfaches *Um- und Ausladen.* Es kann längeres Tragen des Verletzten durch Träger zum Flugzeug, bzw. vom Flugzeug in die Klinik notwendig werden.

Die Empfehlung, die Landestelle eines Hubschraubers solle wegen der Geräuschbelästigung der Patienten nicht zu nahe an einer Klinik liegen, verletzt u. E. das Interesse des Verletzten, möglichst rasch in klinische Spezialbehandlung zu gelangen. Da Ankunft und Landung eines Hubschraubers mit annähernd genauer Zeitangabe bekannt ist, können Maßnahmen ergriffen werden, die anderen Patienten vor Lärmbelästigung zu schützen.

Von früheren Vorschlägen, Klinikdächer als Hubschrauberlandeplätze herzurichten, ist neuerdings abgerückt worden.

Als *Indikation* (Klesch) *für den Hubschraubertransport* gelten insbesondere Schädelverletzungen, große Weichteilwunden, offene Abdominal- und Thoraxverletzungen, die baldiger Versorgung in besonders leistungsfähigen Kliniken bedürfen. Als Faustregel kann gelten, daß jeder Patient, der sonst transportfähig ist, auch einen Lufttransport in niedriger und mittlerer Höhe gut überstehen wird (Lauschner). Es ist weder mit g-Kräften, Sauerstoffmangel und Luftdruckunterschieden wesentlicher Art zu rechnen. Die Kinetosen sind nicht stärker, als beim Krankenwagentransport. Da der Rotor erst nach Erreichen einer bestimmten Drehzahl erschütterungsfrei läuft, ist zu empfehlen, die Verletzten erst nach diesem Zeitpunkt in den Hubschrauber zu bringen.

Die taktische Situation zu *zwingendem* Hubschraubereinsatz wird in der Bundesrepublik nur verhältnismäßig *selten* gegeben sein. Er wird in Betracht kommen bei der Bergung von Verletzten aus schwerzugängigen Gegenden (Gebirge, Inseln) und von Schiffen. Bis zum Eintreffen besonderer Bergungsmannschaften kann das *Absetzen eines Arztes* zur Einleitung der Therapie bei lebensbedrohlichen Zuständen wichtig sein. Bei Massenunfällen kann der Hubschrauber für den Antransport von Personal und Geräten an die Unfallstelle ein wichtiges Transportmittel sein.

Der Hubschrauberbetrieb ist sehr aufwendig. Die Unkosten je Flugstunde betragen je nach Typ 600.— bis 1200.— DM. Auf zwei Flugstunden kommt eine Stunde Wartung durch technisches Personal.

4. Der am Verletztentransport beteiligte Personenkreis

Auf keinem Gebiet des Unfallrettungswesens herrschen so stark von der Wirklichkeit abweichende Vorstellungen, wie über Können und Erfahrung des an der Unfallhilfe beteiligten Personenkreises und über die Häufigkeit der Anwesenheit am Unfallort.

a) Ärzte

Da es in der Bundesrepublik Deutschland im Gegensatz zu manchen anderen Staaten nicht üblich ist, den an eine Unfallstelle beorderten Wagen regelmäßig mit einem Arzt zu besetzen, gibt es nur ganz wenige Ärzte, die über *eigene*, breitere, am *Unfallort selbst gewonnene Erfahrungen* verfügen oder die versucht haben, durch auf Straßen ausgeführten Experimenten sich diese zu verschaffen.

Friedhoff, einer unserer besten Kenner der Verhältnisse am Unfallort hat seine diesbezüglichen Kenntnisse bei *planmäßigen Einsätzen* des Notarztwagens in Köln erworben, dagegen wurde er durch *zufälliges* Vorbeikommen am Unfallort in vielen Jahren nur *ein einziges Mal* veranlaßt, Hilfe zu leisten.

Eine *pflichtmäßige Ausbildung* in Erster Hilfe während des Studiums ist *nicht vorgesehen.* Eine von Herzog (1966) an den deutschen Universitäten durchgeführte Umfrage über den Besuch von Erste Hilfe-Kursen durch Studenten ergab eine

Beteiligung von 1 Promille. Eine solche Ausbildung später nachzuholen, ist jedoch schwierig. So konnten von 350 über ihre Kenntnisse in der Ersten Hilfe-Technik befragten Ärzten (HERZOG, 1963) nur 266 eine i. v. Dauertropfinfusion anlegen, 147 aus den Luftwegen absaugen, 204 künstlich beatmen. In der Zwischenzeit dürften sich die Verhältnisse durch zahlreiche Fortbildungskurse in Erster Hilfe zwar gebessert haben, einer Verfestigung dieser erlernten Technik steht jedoch das außerordentlich seltene Bedürfnis ihrer Anwendung im Wege. Von den jährlich rund 350000 Verkehrsverletzten sind nur etwa 15—20% als schwer verletzt anzusehen, also etwa 70000. Es läßt sich bei rund 50000 niedergelassenen Ärzten leicht ermessen, wie selten selbst dann von einem Arzt Erste Hilfe-Leistungen schwierigerer Art verlangt würden, wenn *sämtliche* Verkehrsverletzten durch die Hand der niedergelassenen Ärzte gingen, was bekanntlich nicht geschieht. Das Beherrschen jener Rettungstechniken setzt also dauerndes Üben am Phantom voraus. Solche Möglichkeiten in ausreichender Zahl sind jedoch nicht vorhanden.

Die Verhältnisse liegen anders bei den freilich heute nur wenigen ärztlichen Besatzungen von Krankentransportfahrzeugen, die von der Klinik zum Unfallort beordert werden (z. B. System des Notarztwagens in Köln). Hier werden nur Chirurgen mit reicher anaesthesistischer Erfahrung oder Anaesthesisten eingesetzt (FRIEDHOFF, 1960c).

b) Die Besatzungen von Krankenkraftwagen
(„Transport"- und „Therapie"-Wagen)

Die Besatzungen der Krankenkraftwagen sind zwar nicht die ersten Personen, die mit den Verunfallten in Berührung kommen — das sind meist Passanten —, aber der erste Personenkreis, der von *berufs* wegen mit dem Verletzten zu tun hat. Aus diesem Grunde ist unter allen Umständen zu fordern, daß jedes Krankenfahrzeug neben dem *Fahrer* noch mit einem *Beifahrer besetzt* sein muß und daß beide mindestens eine Ausbildung in Erster Hilfe genossen haben müssen. Bei unseren Versuchsfahrten (1963) fanden wir diese selbstverständlichen Forderungen keineswegs verwirklicht.

Für die Besatzungen von *Unfallrettungs-* und *Notfallarztwagen* (FRIEDHOFF, 1958, 1960c) reicht weder die Ausbildung in Erster Hilfe noch deren Können aus. Da in diesen beiden Wagentypen verschiedenste Rettungsmaßnahmen, einschließlich Infusionen und Operationen, durchgeführt werden, sind hier nur Helfer einzusetzen, die auch als Operationsassistenzen, mit anderen Worten anstelle von Ärzten, eingesetzt werden können. Sie müssen sich daher unter allen Umständen ihre Kenntnisse und Fertigkeiten in einer *mehrmonatigen klinischen Ausbildung* in Operationssälen und chirurgischen Ambulanzen erwerben.

c) In Akuthilfe ausgebildete Laien, insbesondere Kraftfahrer

Langsam beginnt sich die Erkenntnis durchzusetzen, daß die Zeitspanne von 2—3—4 min, in der die Erste Hilfe bei den lebensbedrohlichen Unfallfolgen — Herzstillstand, Atemstillstand, Bewußtlosigkeit und arterielle Blutungen — begonnen haben muß, nicht ausreicht, um Hilfe an den Unfallort heranzuholen. Hilfe ist also nur zu erwarten von Menschen, die am Unfall beteiligt waren und noch handlungsfähig sind, sowie von innerhalb dieser Frist am Unfallort zufällig vorbeikommenden Passanten, seien es Fußgänger oder Kraftfahrer. Letztere haben sich zumindest Kenntnisse für die *Erste Hilfe* in den genannten *lebensbedrohlichen Arten* von Unfallfolgen zu erwerben. Hierzu werden 3—4 Std Unterweisung genügen.

5. Nachrichtenwesen

Der rasche Abtransport des Verletzten mit dem seinen Unfallfolgen gemäßen Krankentransportfahrzeug steht und fällt mit dem Vorhandensein eines leistungsfähigen *Nachrichtensystems* und einem sachlich ausreichenden *Nachrichteninhalt*.

Die an eine Krankenwageneinsatzstelle oder Klinik zu richtende Nachricht soll folgende Angaben enthalten: Genaue Ortsangabe der Unfallstelle sowie Unfallzeit, eine möglichst genaue Zahl der Verletzten mit ungefähren Diagnosenangaben, insbesondere ob Bewußtlose, Blutende und „Schwerverletzte" vorhanden sind.

Den Zwecken der Nachrichtenübermittlung können dienen:

Personen:	Mitfahrer oder an der Unfallstelle vorbeikommende motorisierte und nichtmotorisierte Passanten für die Weitergabe von Nachrichten.
Fahrzeuge:	Als Beförderer von Personen, die mit Nachrichtenübermittlung beauftragt sind, als Träger von Nachrichteneinrichtungen, z. B. Funksprechanlage.
Grafische Mittel:	Medicomobilkarten (HERZOG, 1963a) (Abb. 2) als für Unfälle vorprogrammierte Nachrichtenmittel, das Orts- und Funktionsangaben der chirurgischen Krankenhausabteilungen enthält. Formular mit zweckdienlichen Angaben über Verletzte, das Passanten als Kurieren mitgegeben werden kann.
Nachrichtensäulen und Fernsprecher:	Zum Herbeirufen von Hilfe jeder Art, z. B. auf der Autobahn.
Sprechfunk:	In Verkehrspolizeiwagen regelmäßig, in Krankenkraftwagen in zunehmender Häufigkeit, in Taxen häufig, in Privatwagen selten (z. Z. etwa 2000) vorhanden.

Um vorbeifahrende *Kraftfahrer* zum *Anhalten* aufzufordern, weil sie zur Hilfeleistung bei einem Personenschaden gebraucht werden, ist die Einführung eines besonderen *Handzeichens* notwendig, das zur Abwendung von mißbräuchlicher Benutzung unter *gesetzlichen Schutz* zu stellen ist. Der Verfasser (HERZOG, 1964b) hat hierfür Armkreisen mit einem ausgestreckten Arm vorgeschlagen. Wir machten auf unseren Versuchsfahrten die Erfahrung, daß Autofahrer sich — verständlicherweise — durch ein gebräuchliches Anhaltezeigen nicht verpflichtet fühlten, ihren Wagen anzuhalten.

IV. Träger des Kranken- und Verletztentransportes

(HESSE/BRUCKMEYER, STEINGRUBER, STOECKEL, 1961)

In der Bundesrepublik ist den *Gemeinden* durch Gesetz auferlegt, für den Kranken- und Verletztentransport zu sorgen. Die Ausführung der Transporte geschieht durch die Berufsfeuerwehr, die freiwillige Feuerwehr, die Hilfsorganisationen (Deutsches Rotes Kreuz, einschließlich Bayerisches Rotes Kreuz, Malteser Hilfsdienst, Johanniter-Unfallhilfe, Arbeitersamariterbund), ferner durch private gewerbliche Unternehmen, in Notfällen auch durch die Bundeswehr. Außerdem werden eine beträchtliche Anzahl von Verletzten durch zufällig am Unfallort vorbeikommende Pkws oder Lkws abtransportiert.

Die Beteiligung einer Vielzahl von Organisationen am Krankentransport ist *weder wirtschaftlich rationell noch der Organisation des Unfallrettungswesens dienlich*. In anderen Ländern finden sich auf diesem Gebiete wesentlich übersichtlichere

Verhältnisse. Beispielsweise ist in Dänemark das gesamte Rettungswesen, einschließlich des Krankentransportes, des Abschleppens von Fahrzeugen, des Einsatzes von Tauchern und Rettungsbooten, des Feuerlöschwesens in der Hand einer einzigen Organisation. Lediglich die Hauptstadt Kopenhagen besitzt ein stadteigenes Feuerlöschwesen. Von den 1300 dänischen Gemeinden haben 1000 der genannten Organisation das gesamte Rettungswesen übertragen. Auch jede Firma, jeder Privatmann kann im Abonnement sich der Dienste der Gesellschaft versichern.

In der Bundesrepublik ist der Anteil der genannten Organisationen am Kranken- und Verletztentransport regional sehr verschieden. In den nördlichen und mittleren Gebieten ist in den Städten die Berufsfeuerwehr der Hauptträger des Transportwesens, in anderen Ortschaften, besonders auf dem Lande, bestehen vertragliche Abmachungen mit den Hilfsorganisationen. In *Bayern* ist dem Bayerischen Roten Kreuz durch Staatsvertrag das Krankentransportwesen übertragen. Infolgedessen verfügt dort diese Organisation über hauptberuflich tätige und daher *jederzeit* einsatzbereite Transportmannschaften.

Die Beteiligung von nicht hauptberuflich im Krankentransportwesen tätigen Organisationen oder Privatfirmen birgt die Gefahr in sich, daß nicht zu jeder Tages- und Nachtzeit Verletztentransporte sofort durchgeführt werden können. Außerdem muß nebenamtlich tätiges Personal zum Einsatz von der Arbeitsstelle herbeigeholt werden, was den Start des Krankenfahrzeuges erheblich verzögern kann.

Trotz dieser — und anderer — Nachteile wird man sich insbesondere in ländlichen Gegenden mit dem *nebenberuflichen* Krankentransportwesen aus wirtschaftlichen Erwägungen abfinden müssen.

Die Anforderung eines Krankenkraftwagens erfolgt mit Ausnahme weniger Gegenden über die Telefon-Nr. 112. In manchen Orten existieren außerdem Direktverbindungen zu Ärzten, die bereitstehen, Erste Hilfe zu leisten. Das Herbeirufen der Verkehrspolizei geschieht über die Fernsprechnummer 110.

Feuerwehr und Polizei unterrichten sich gegenseitig über Anrufe, welche Verkehrsunfälle betreffen: durch den Ruf 110 wird von der Polizei aus ein Krankenwagen beordert, die Einsatzstellen der Krankenwagen benachrichtigen die Polizei von ihrer Alarmierung. Wird durch stoßweisen hohen Bedarf an Krankenwagen die Einsatzstelle überfordert, so zieht sie Wagen anderer Organisationen zu. Häufig wird zuerst auf werkseigene Krankenwagen zurückgegriffen, da deren Besatzungen hauptamtlich unter Aufsicht des Betriebsarztes tätig und zumeist vorzüglich ausgebildet sind.

Für Großeinsätze bei Verkehrskatastrophen bestehen bei den Polizeibehörden ausgearbeitete Funktionspläne. In solchen Fällen großen Helfer- und Fahrzeugbedarfs werden in größerem Umfange die Hilfsorganisationen zugezogen. Das Deutsche Rote Kreuz verfügt über eigene Einsatzpläne, insbesondere auch über eigene Nachrichtenmittel (Funk, Nachrichtentrupps u. ä.) und Spezialfahrzeuge (Stoeckel, 1963).

V. Der Verletztentransport in der Praxis

Der Transport eines Verletzten pflegt heute in der Weise vor sich zu gehen, daß durch telefonischen Anruf von der Krankenwageneinsatzstelle oder von der Polizei ein Krankentransportwagen an die Unfallstelle beordert und der Verletzte von dort in eine chirurgische Klinik gebracht wird, ohne daß über die *Wahl des Krankenhauses* gesprochen zu werden pflegt. Das *Herbeirufen eines Arztes an die Unfallstelle gehört zu den Seltenheiten;* auch schwere Unfälle werden meist ohne zwischengeschaltete ärztliche Hilfe vom Krankenwagenpersonal unverzüglich in die Klinik gebracht. In wie weit im Einzelfall nach den Lehren der Ersten Hilfe verfahren und der Verletzte zuerst allgemein transportfähig gemacht und im Anschluß hieran spezielle Erste Hilfe geleistet wird, steht dahin. Nach unseren eigenen Feststellungen (Herzog, 1964a, 1966) wurden in einer Beobachtungsreihe von 632 Verletzten mehr als die Hälfte der *Wunden unverbunden* und 57% der Frakturen der langen Röhrenknochen *ungeschient* in die Kliniken eingeliefert; eine andere Untersuchungsreihe von über 2000 Verkehrsunfällen zeigte ein ähnliches Ergebnis. So lange die Krankenwagen nicht mit wenigstens 2 Mann Besatzung und dieses Personal nicht in Erster Hilfe ausgebildet ist, so lange Krankenwagen nicht ausreichend mit Sanitätsmaterial und Apparaturen für die Bekämpfung lebensbedrohlicher Zustände ausgerüstet und nur Wagen mit bückhohen Krankenräumen eingesetzt werden, die wegen der räumlichen Beengung Rettungsmaßnahmen nicht zulassen, wird sich an diesen Verhältnissen nichts Wesentliches ändern lassen. Allerdings bestehen bereits jetzt gewisse Unterschiede zwischen größeren Städten und Landbezirken insofern, als in Städten bei Verkehrsunfällen nur Krankenwagen eingesetzt werden, deren Besatzung in Erster Hilfe ausgebildet ist.

Zur Zeit bahnt sich durch den Bau von neuen Krankenwagentypen (Transportmedizin, 1963b, Internationale Verkehrsausst., 1965) eine *Änderung des Transportablaufes* an. Die Krankenkabinen dieser neuen Therapiewagen ermöglichen auch Rettungsmaßnahmen mit größerem Raumbedarf. Es kann deshalb der Verletzte sofort am Unfallort versorgt werden. Für die Besatzung hat dieses Verfahren den Vorteil, daß ihr Handeln der Kritik der Umstehenden nicht ausgesetzt ist, für den Verletzten, daß er sofort in einen geschlossenen Raum kommt, in eine Ruhezone, die ihn von der Unfallstelle abschirmt. Es ist notwendig, daß bis zur Indienststellung dieser „Therapiewagen" die für diese Wagen bestimmten Besatzungen eine entsprechende Ausbildung in Chirurgischen Kliniken genossen haben, damit die Möglichkeiten dieser Wagentypen überhaupt genutzt werden können.

Die Ansicht, *Verletztentransporte* dürften *nur mit Spezial-Krankenwagen* ausgeführt werden, läßt sich *vom Biologischen her nicht begründen.* Sie sollte daher zugunsten der Regel, daß zum Verletztentransport das dem Allgemeinzustand und der speziellen Verletzung gemäße Transportmittel — welches also kein Krankenwagen zu sein braucht — benutzt werden soll, verlassen werden. Die *Selbsthilfe durch Abtransport* mit einem *Pkw,* auch mit einem noch fahrfähigen, beschädigten wird angesichts der zunehmenden Verkehrsdichte immer bedeutungsvoller werden, besonders in den Großstädten, weil bei dieser Verhaltensweise die Unfallstelle rasch geräumt werden kann. Beim heute bestehenden Arbeitskräftemangel kann nicht erwartet werden, daß mit zunehmender Dichte des Straßenverkehrs, zunehmender Unfallzahl auch in entsprechendem Verhältnis die Zahl der Krankenwagen in Dienst gestellt werden können. Auf unseren Versuchsfahrten haben wir festgestellt, daß zumindest auf dem Lande bereits heute ernste Schwierigkeiten bestehen, dem Fahrer noch einen ausgebildeten Beifahrer mitzugeben.

Diese *Selbsthilfe nach Unfällen* funktioniert rascher, besonders bei Unfällen außerhalb der Ortschaften, wenn sich an Bord der karambolierten Wagen Medicomobilkarten befinden. Kraftfahrzeuge mit diesem Nachrichtenmaterial auszurüsten solle genau so selbstverständlich werden, wie das Mitführen von Verbandpäckchen.

Aus der Kombination der zur Verfügung stehenden Fahrzeugtypen (Krankentransportwagen, „Therapiewagen", Pkw) mit den verschiedenen Nachrichtenmitteln (Sprechfunk, Telefon, Boten dorthin, Medicomobilkarten) ergeben sich eine Anzahl von Möglichkeiten des Ablaufes des Verletztentransportes. Die Wahl der zweckmäßigsten Organisation ist allerdings stark von örtlichen Besonderheiten abhängig (Zuckschwerdt).

Bei den einzelnen Faktoren müssen vor ihrer Wahl im Einzelfall folgende Vor- und Nachteile abgewogen werden:

Benutztes Nachrichtenmittel:

Telefon

Vorteil: Rasche Nachrichtenübermittlung, wenn das Telefon gefunden ist.
Nachteil: Standort unbekannt, erfordert längeres Suchen, Mittelsperson als Nachrichtenübermittler notwendig (Kleingeld bei öffentlichen Fernsprechern).

Sprechfunk

Vorteil: Rasche Nachrichtenübermittlung.
Nachteil: Kommt nur dann in Betracht, wenn die Sprechfunk führende Polizei vor dem Eintreffen des Krankenwagens am Unfallort erscheint oder durch Zufall.

Medocomobilkarte

Vorteil: Kein Zeitverlust durch Suchen nach einer Nachrichtenstelle, z. B. Telefon.
Keine Hilfsperson zur Nachrichtenübermittlung notwendig.
Ausführliche Information über die unfallmedizinisch wichtigen Internae der einzelnen Kliniken.
Nachteil: Die Medicomobilkarte ist kein Mittel für das aktive Herbeirufen von Hilfe.

Transportmittel:

Krankentransportwagen

Vorteil: Für jede Art Unfallfolgen, die unterwegs nicht besonderer Therapie bedarf.
Nachteil: Zeitverlust durch Suche nach Telefon u. ä., Zeitverlust durch Warten.
Keine qualifizierte Therapie möglich.
Unsicherheit, wann Wagen bei Unfällen mit besonderer örtlicher und zeitlicher Schwierigkeit ankommt.

Therapiewagen

Vorteil: Für jede Art von Unfallfolgen verwendbar.
Schaffung einer von der Unfallstelle abgegrenzten Ruhezone für Verletzten und Helfer.
Möglichkeit qualifizierter, auch kleinoperativer Tätigkeit, auch während des Transportes.
Nachteil: Es sind dieselben wie beim Krankentransportwagen.

Pkw, Lkw

Vorteil: Keim Umladen des Verletzten, wenn am Unfall beteiligter Wagen noch fahrfähig ist.
Kein Zeitverlust durch Warten auf Krankenwagen.
Kein Zeitverlust durch Suchen eines Telefons.
Nachteil: Nicht für alle Verletzungsformen verwendbar.

VI. Verhaltensweise bei Verkehrskatastrophen

Bei den in der Bundesrepublik bestehenden allgemeinen sanitätstaktischen Verhältnissen liegt nach Verkehrskatastrophen der *Schwerpunkt* der Hilfe weniger in der chirurgisch-operativen Tätigkeit an der Unfallstelle, als im *Transport des*

Verletzten in chirurgische Krankenhäuser. Hierbei ist das „Angebundensein" der Unfallstelle an das Straßennetz von größter Bedeutung, um die Verletzten zügig in Fahrzeugen abtransportieren zu können.

1. Eisenbahnunfälle

(Dost)

Unfälle innerhalb des Eisenbahnnetzes geschehen selten auf freier Strecke, meist an *Bahnübergängen* und *innerhalb von Bahnhöfen* (im Fahrgast- und Rangierbetrieb), an Stellen also, wo ein Heranbringen der Krankentransportwagen möglichst nahe an die Unfallstelle nach vorbereiteten Wege- und Streckenplänen organisiert werden kann. Ein gut *funktionierendes* bundesbahneigenes *Meldesystem* ermöglichst eine rasche Alarmierung der benötigten Hilfseinheiten außerhalb des Schienensystems (Polizei, Feuerlöschzüge, Krankenwagen), ein hauptamtlicher Bahnarzt und ein Arztwagen mit Ausrüstung für die Unfallversorgung sind an jedem größeren Bahnhof stationiert.

2. Flugzeugunfälle

Auf jedem *Flugplatz* besteht ein sorgfältig organisiertes Rettungssystem besonders für voraussehbare Unfälle, etwa bei Notlandungen. In solchen Fällen werden sowohl ausreichendes ärztliches Personal als auch Krankentransportfahrzeuge vor der Landung an das Flugfeld gebracht. Wesentlich anders liegen die Verhältnisse bei Flugzeugabstürzen oder Notlandungen in der *freien Landschaft*. Bei Sturz aus großer Höhe ist erfahrungsgemäß kaum mit Überlebenden zu rechnen, dagegen ist bei Notlandungen die Überlebenschance günstiger. Je nach der Art der Katastrophe muß die weitere Umgebung der eigentlichen Unfallstelle nach Verletzten abgesucht werden, da diese nicht selten aus dem Flugzeug herausgeschleudert werden. Die Bergung von Verletzten kann bei Flugzeugunglücken, bei denen die Bergungsstellen weitab von befahrbaren Wegen liegen, größere Schwierigkeiten bereiten, weil die heute benutzten Krankentransportwagen vielfach weder eine ausreichende Bodenfreiheit noch eine für Geländefahrten geeignete Bereifung besitzen. In solchen Fällen müssen die Verletzten entweder über größere Strecken getragen, mit geländegängigeren Krankenwagen (Bundeswehr, Deutsches Rotes Kreuz) oder bei ganz ungünstigen Verhältnissen mit Hubschraubern abtransportiert werden. In solchen Fällen (Ackerland, Furchen) wäre auch daran zu denken, mit modernen Straßenbaumaschinen oder einem schweren Raupenkettenfahrzeug von der Straße bis zur Unfallstelle eine „Rollbahn" einzuebnen, um für Kraftfahrzeuge eine Fahrbahn zu schaffen.

3. Kraftfahrzeugunfälle auf Straßen

Ein Massenanfall von Verletzten kann bei Kraftfahrzeugunfällen eines mit vielen Personen besetzten Fahrzeuges, etwa eines Omnibusses, oder vieler kleinerer Fahrzeuge eintreten.

4. Organisation der Hilfe

Bei Verkehrskatastrophen übernimmt die *Polizei die Organisation* der Rettungsaktionen, zum Teil nach bereits vorbereiteten Plänen. Mit zunehmender Zahl der mit Funksprechanlagen ausgestatteten Krankenfahrzeuge kann die Polizeibefehlsstelle den Einsatz von Hilfsmannschaften — Ärzten, Helfern, Feuerlöschgeräten, technischen Fahrzeugen mit Schweißgeräten, Kranwagen u. ä. — dirigieren. Da auch die größte der Hilfsorganisationen, das DRK, über ein eigenes Funknetz verfügt, sind die einzelnen organisatorischen Maßnahmen rasch aufeinander abgestimmt.

VII. Ärztliche Aufgaben am Unfallort einer Verkehrskatastrophe

Unter allen Umständen müssen so rasch wie möglich *chirurgisch* und *anaesthesistisch erfahrene Ärzte an die Unfallstelle* gebracht werden, nötigenfalls mit eigenem Pkw oder mit Hubschraubern, ausgerüstet mit Schockbekämpfungsmitteln, Blutersatz- und Schmerzmitteln, einigen Gefäßklemmen, breiten Gummibinden, Verbandmaterial, tragbaren Beatmungs- und Absauggeräten. Größere Mengen von Verbandmaterial, Schienen und Medikamenten können nachkommen. Einer der Ärzte soll sich einen Überblick über Zahl und Schwere der Verletzten verschaffen, die anderen beginnen, unterstützt und abgelöst durch anderes Personal, unverzüglich mit der Therapie bei Verletzten mit lebensbedrohlichen Unfallfolgen. (Vgl. auch den Beitrag von H. Kreuscher in diesem Handbuch ab S. 997.)

Angesichts des relativ engen Netzes chirurgischer Unfallabteilungen in der BRD ist es zweckmäßiger, die Verletzten in die umliegenden Kliniken zu transportieren, als etwa am Unfallort behelfsmäßig einen Operationssaal zu errichten und aufschiebbare Eingriffe bereits dort auszuführen, und dem Eingriff dann den Transport folgen zu lassen. Ein solches Verhalten kann nur praktiziert werden, wenn in der Nähe der Unfallstelle Klinomobile im Sinne von fahrbaren Operationssälen oder Notfallarztwagen stationiert sind und die Eingriffe zur Abwendung einer unmittelbaren Lebensgefahr notwendig sind. Zur Zeit müssen sich wegen des Mangels an Krankentransportwagen, die Raum für Therapie bieten und personalmäßig entsprechend besetzt sind, die Maßnahmen am Unfallort auf das Notwendigste beschränken, vor allem auf das Transportfähigmachen des Verletzten.

Umso wichtiger und verantwortungsvoller ist die Entscheidung über den Transport des Verletzten, sowohl was den Zeitpunkt (Transportfähigkeit) als auch die zu wählende Klinik angeht.

Die *Medicomobilkarten* sind gerade bei Massenunfällen ein unschätzbares Hilfsmittel, denn ihnen kann der den Transport dirigierende Arzt nicht nur die Standorte und die Bettenzahl der nächstliegenden Chirurgischen Krankenhausabteilungen entnehmen, sondern aus den Angaben kann er sich auch eine Vorstellung über die Aufnahmekapazität der einzelnen Kliniken machen. Da aus den Karten ferner der Verlauf des Transportweges zu ersehen ist, kann der Transportverantwortliche nötigenfalls bei ungünstigem Straßenverlauf des kürzesten Weges (kurvenreich, steigend usw.) den für den schonenderen Transport anordnen.

Die Verletzten sind möglichst auf mehrere Kliniken zu verteilen, die Schwerverletzten in die nächstgelegenen zu transportieren. Bei Schädel-Hirnverletzten ist zu erwägen, ob nicht sofort in eine neurologische Klinik transportiert werden sollte, bei geeigneter Wetterlage mit Hubschraubern. Was die Wahl und Einsatzfolge der Transportmittel angeht, so soll die einzelne Klinik nicht mit einem Stoß von Verletzten überschwemmt werden. Aus diesem Grunde erscheint der Wert von Transportomnibussen mit 16—19 Liegeplätzen fraglich, es sei denn, er steuere mehrere Kliniken nacheinander an. Das geschieht aber besser im rollenden Einsatz mit Einzelfahrzeugen, deren jedes unmittelbar in die Zielklinik fährt. Bei einer erheblichen Anzahl von Verletzten lasse man die sitzend Transportfähigen nötigenfalls mit Taxen (Funk) oder Pkws befördern.

Die Kliniken sind über den Weg: Sprechfunk des Krankenwagens bzw. Polizeiwagens zur Funkstreifenleitstelle, von dort über Fernsprecher zum Krankenhaus über die Zahl der zu erwartenden Verletzten und möglichst ihre Diagnosen im Groben sowie über ihre voraussichtliche Ankunftszeit zu unterrichten.

Kein Massenunfall gleicht dem anderen. Der Bergungserfolg hängt entscheidend von der richtigen Abwandlung allgemeiner Grundsätze auf den speziellen Fall ab.

VIII. Schlußbemerkung

Die Erste Hilfe im Allgemeinen, das Transportwesen im Besonderen befinden sich zur Zeit in einer Phase tiefgehender Wandlungen; ihre Lehren sind in zahlreichen Teilgebieten viele Jahre lang sich gleich geblieben und es gilt, sie unter Berücksichtigung der inzwischen erfolgten Änderungen der Nachrichtenmittel und der Transportfahrzeuge, der Rettungstechnik, aber auch im Hinblick auf den Personalmangel, weiterzuentwickeln.

Literatur

BAUMANN u. WEHNER: Funkstreifenwagen und Erste Hilfe. Polizei — Technik — Verkehr **10**, 19—21 (1957).

BAUMEISTER, O.: Möglichkeiten des Einsatzes von Hubschraubern des Typs W.F.-S. 64 im militärischen und zivilen Sanitätsdienst. Transportmedizin **1**, 4, 2—3 (1963).

BAUMEISTER: Stockholmer Ärzte im Funkstreifenwagen. Ärzt. Prax. **34**, 15 (1955).

Deutsche Normen: DIN 75080, Blatt 1—3 Krankenkraftwagen.

Deutsches Rotes Kreuz: Der Unfallhilfs- und Rettungsdienst. Schriftenreihe **28** (1964).

DOST, O. P.: Die Arztwagen der Eisenbahn. Glasers Annal. **10**, 289—290 (1955).

EICHLER, J.: Verbesserung des Transportes Schwerverletzter. Zbl. Verkehrs-Med. **9**, 149—152 (1963).

FRIEDHOFF, E.: Transportprobleme und erste Hilfe am Unfallort. Vortrag auf der Unfallchirurg. Tagg Freiburg i. Br. 1960.

— Erfahrungen mit dem Notfallarztwagen der Chirurgischen Universitätsklinik Köln. Landarzt **36**, 663—667 (1960).

— Narkose und Intubation am Unfallort und auf dem Transport in das Krankenhaus. Anaesthesist **9**, 256—261 (1960).

— Forderungen des Arztes an den Kranken- und Verletztentransport heute. Zbl. Verkehrs-Med. **2**, 67—73 (1961).

— Ärztliche Anforderungen an den Krankenkraftwagen aus unfallärztlicher Sicht. Zbl. Verkehrs-Med. **8**, 133—138 (1962).

— Der Kranken-/Verletztentransport und das Krankenhaus. Krankenhaus **55**, 63—65 (1963).

— Verletztentransport, Notfallarztwagen, Operationswagen. Therapiewoche **15**, 9, 441 (1965).

FRIEDHOFF u. HOFFMANN: Die Bedeutung der ärztlichen Erstversorgung bei Schwerverletzten und Lebensbedrohten. (Erfahrungsbericht über den Einsatz des Notfallarztwagens im Raum Köln.) Zbl. Verkehrs-Med. **4**, 75—85 (1958).

GRESSER, A., u. H. SCHÄFER: Ein neuartiger Rettungswagen. Zbl. Verkehrs-Med. **8**, 148—150 (1962).

HÄRTING, F.: Der Transport von Rollstuhlfahrern im Krankenkraftwagen. Zbl. Verkehrs-Med. **8**, 148—150 (1962).

HAMPE, E.: Die Voraussetzungen eines Luftrettungsdienstes. Zbl. Verkehrs-Med. **7**, 155—157 (1961).

HERZOG, KT.: Medicomobilkarten. Straßenkarten mit Verzeichnis und Standorten der Unfallkrankenhäuser der Bundesrepublik Deutschland, Maßstab 1:525000. München: JRO-Verlag 1963.

— Bericht über den derzeitigen Leistungsstand von Einrichtungen der Ersten Hilfe. Forschungsarbeit im Auftrag des nordrhein-westfälischen Verkehrsministeriums. Textband und Bildband (1963).

— Illusion und Wirklichkeit der Ersten Hilfe am Unfallort. Ergebnis einer 10-Tage-Fahrt über die Straßen des Landes Nordrhein-Westfalen. Kongreßband der Dtsch. Ges. für Verkehrsmedizin (1963).

— Über den derzeitigen Stand der Erstversorgung Verunfallter und die zum Verletztentransport benutzten Fahrzeugarten. Forschungsarbeit im Auftrag des nordrhein-westfälischen Verkehrsministeriums. Textband und Bildband (1964).

— Verhalten bei der Nachrichtenübermittlung in der Ersten Hilfe. Der Kraftfahrende Arzt **40**, 431—436 (1964).

— Erhebungen über die Folgen von Straßenverkehrsunfällen mit medizinischer und polizeilicher Fragestellung zur Unfallfolgenbekämpfung. Forschungsarbeit im Auftrag des nordrhein-westfälischen Verkehrsministeriums (1966).

HESSE u. BRUCKMEYER: Rettungs- und Krankenbeförderungswesen (1942).

HIPPKE, E.: Zur Frage des Verwundetentransportes auf dem Luftwege. Militärarzt **1**, 7 (1936).

— Flugdienst und Krankentransport. Militärarzt **1**, 2 (1936).

HIPPKE, E.: Über den Lufttransport Kranker und Verwundeter. Militärarzt 5, 1 (1940).
— Bergen von Verletzten aus Panzerfahrzeugen. Wehrmed. Mitt. 11, 139 (1958).
HOFFMANN, H.: Anforderungen an den Krankenkraftwagen für den Transport von Patienten mit Erkrankungen innerer Organe. Zbl. Verkehrs-Med. 8, 140—142 (1962).
Interverband für Rettungswesen (IVR): Medizinische und technische Forderungen an den Transport von Notfallpatienten besonders mit straßengebundenen Motorfahrzeugen. Lebensrettung 1/2 (1965).
JUNGHANNS, H.: Bericht über ein Klinomobil. Hefte Unfallheilk. 78, 202—206 (1964).
KILLIAN u. DÖNHARDT: Bemerkungen zur Technik des Krankentransportes. Stuttgart: Georg Thieme 1955.
KLESCH, H. J.: Erfahrungsbericht über die Problematik des Hubschraubers als Krankentransportmittel. Wehrmed. Mitt. 1, 6 (1962).
LAUSCHNER, E.: Lufttransport im Sanitätsdienst. Wehrdienst und Gesundheit.
LOB, A.: Schock- und Kollapsbekämpfung am Unfallort und während des Transportes. Zbl. Verkehrs-Med. 5, 303—305 (1956).
MEYER, GEORGE: Krankentransport (1900).
— Das Rettungs- und Krankenbeförderungswesen im Deutschen Reiche (1906).
MIESEN, H.: Die ärztlichen Anforderungen an Krankenkraftwagen aus industrieller Sicht. Transportmedizin 2, 2, 1—5 (1964).
OROVECZ, GABOR u. FELKAI: Rettungswagen für Notfälle „SDW" (Ungar. Landesrettungsdienst). Zbl. Verkehrs-Med. 4, 217—224 (1958).
PEARSON, G.: Erfahrungen mit einer fahrbaren Arztpraxis. Practitioner 19, 384—389 (1963).
REICHMANN, W., u. H. K. WELLMER: Erfahrungen mit dem Kölner Notarztwagen aus unfallchirurgischer Sicht. Hefte Unfallheilk. 78, 198—200 (1964).
ROHRMARK, A.: Beförderung von Kranken und Unfallverletzten in Flugzeugen. II. Internat. Rettungskongr. 1960.
SCHMIEDESKAMP, R.: Behandlungsstätten und Nachrichtenmöglichkeiten im System der Ersten Hilfe im Saarland. Diss. Düsseldorf 1968.
STEINGRUBER, F.: Handbuch für den Krankentransport. Schriften des Deutschen Roten Kreuzes (1957).
STOECKEL, W.: Die Problematik des Unfallrettungsdienstes im Deutschen Roten Kreuz. Zbl. Verkehrs-Med. 7, 67—87 (1961).
— Der DRK-Operationswagen im praktischen Einsatz. Krankenhaus 4, 137—141 (1962).
— Der Krankenkraftwagen im Unfallrettungsdienst. Zbl. Verkehrs-Med. 8, 138—140 (1962).
— Die Organisation der Hilfsmaßnahmen für Verkehrsunfallverletzte vom Unfallort bis ins Krankenhaus. Hefte Unfallheilk. 78, 168—179 (1963).
STOFFREGEN-BÜLLER, M.: Über die Unfallhilfsstellen des DRK. Sendung des Westdeutschen Rundfunkes am 16. 6. 1967 aufgrund eigener Erhebungen. Archiv des Westd. Rundfunks.
Transportmedizin. Ärztliche Anforderungen an Krankenkraftwagen und deren Ausrüstung. Transportmedizin 1, 1, 1—8 (1963).
— Neue Notarztwagen auf der IAA 1963. Transportmedizin 1, 3, 2 (1963).
— FALCKS REDNINGS-KORPS. Transportmedizin 1, 4, 8—9 (1963).
— Vorhandene Krankenkraftfahrzeuge und deren Einsatz. Transportmedizin 1, 3, 3—9 (1963).
— Hubschrauber als Krankentransportmittel. Transportmedizin 1, 3, 10—11 (1963).
— Zur Kostenfrage im Kranken- und Verletztentransport. Transportmedizin 2, 1, 5—6 (1963).
— Sanitätswagen der Klassen A, B, C und D. Transportmedizin 2, 1, 7—9 (1964).
— Pkw-Transport von Kranken und Verletzten. Transportmedizin 2, 1, 9—10 (1964).
— Hubschrauberlandeplätze im Krankenhausbereich. Transportmedizin 2, 2, 8—10 (1964).
— Bezeichnungsfrage für Krankenwagen geklärt. Transportmedizin 2, 3, 1—4 (1964).
— Ärztliche Anforderungen an die Ausrüstung der gegenwärtig im Einsatz befindlichen Krankenkraftwagen. Transportmedizin 2, 4, 1—3 (1964).
— Ärztliche Anforderungen an Landeplätze für Krankentransportflugzeuge im Krankenhausbereich. Transportmedizin 2, 4, 5—7 (1964).
— Erfahrungen in der Ausbildung des Krankentransportpersonals in Mitteldeutschland. Transportmedizin 3, 1, 16—19 (1965).
WÜNSCHER, H.: Erfahrungen in der Ausbildung des Krankentransportpersonals. Internat. Rettungskongr. Berlin 1960.
ZUKSCHWERDT, L.: Möglichkeiten des ärztlichen Einsatzes zur Minderung der Unfallfolgen. Zbl. Verkehrs-Med. 4, 15—18 (1958).

Die Betreuung des Hirnverletzten und seine Wiedereingliederung in das Verkehrsgeschehen

W. Portius, Malente

Mit 2 Abbildungen

Die neuerdings vielgerühmte „Evolution zum Verkehrsmenschen" bringt es mit sich, daß dem Einzelnen ein mit jedem Tag wachsendes Maß an vegetativer Anpassungsfähigkeit, Konzentration, Reaktionsvermögen und Verantwortungsbewußtsein abverlangt wird.

Mit dieser Entwicklung hält schon der Gesunde, und sei er auch mit allen notwendigen Eigenschaften ausgestattet, nur mit Mühe Schritt. Ist er gar durch äußere oder persönliche Umstände gezwungen, für längere Zeit als Verkehrsteilnehmer auszuscheiden, so hat er danach Schwierigkeiten, sich wieder einzufügen, ohne Schaden zu nehmen und zu stiften. Um wieviel mehr läuft der in seiner Gesundheit Geschwächte Gefahr, sich und anderen zu schaden. Ihm zu helfen, seine Kräfte zur Bewältigung der Anforderungen im Verkehr wiederzugewinnen, ist eine selbstverständliche ärztliche Verpflichtung. Mit der individuellen Betreuung, sei es medikamentös, physikalisch, psychotherapeutisch oder psychagogisch, vermag der Arzt in vielen Fällen die Fahrtüchtigkeit und die Sicherheit seiner Patienten soweit wiederherzustellen, daß eine über das gewöhnliche Risiko hinausgehende Gefährdung fortfällt. Die auf die Förderung des Gesundheitszustandes ausgerichteten medizinische Maßnahmen verringern aber nicht nur die Gefahr für den Behandelten, sondern ebenso für die Allgemeinheit der Verkehrsteilnehmer. Betreuungsmaßnahmen haben deshalb eine erhebliche präventivmedizinische Bedeutung, die weit über das Einzelschicksal hinausgeht.

Aber nicht jeder Rekonvaleszent oder Insuffiziente ist ärztlicher Behandlung zugänglich und läßt sich soweit fördern, daß er verkehrssicher wird. Aufwendige Behandlungsformen erübrigen sich, wenn keine Aussicht auf Erfolg besteht. Eine frühzeitige Selektion der Geeigneten ist deshalb für die Vorbereitung auf Wiederherstellung der Fahrtüchtigkeit notwendig. Sie zu ermöglichen, setzt voraus, daß genügend Erfahrungen vorliegen, welche die Aufstellung von Richtlinien erlauben, nach denen beurteilt werden kann, bei wem Aussicht auf verkehrsmedizinische Rehabilitation besteht und auf welche Weise das Ziel erreicht werden kann.

Obwohl auf vielen Gebieten Ansätze zur Gewinnung von wissenschaftlich verwertbaren Daten zu erkennen sind, fehlt es bisher an größeren und nach einheitlichen Gesichtspunkten vorgenommenen Erhebungen zur Feststellung der erforderlichen prospektiven Potenzen (Rehwald). Deshalb ist nichts dringlicher, als repräsentative Übersichten über möglichst homogene Gruppen von Behinderten und Versehrten zu erhalten und zu erkunden, welche Eigenschaften oder Konstellationen von Eigenschaften als günstig, welche als irreparabel verkehrsgefährdend gelten können.

Eine relativ gut charakterisierte und zu erfassende Versehrtengruppe bilden die Hirnverletzten. Sie können in mancher Hinsicht unter dem Aspekt der Verkehrsmedizin als Modell gelten. Dem stehen die Vielfalt der Symptomatik und die schwer erscheinende Abgrenzung primär charakterlicher von traumatischen

Faktoren nicht entgegen. Die hier interessierenden Merkmale auf körperlichem und psychopathologischem Gebiet und die daraus resultierenden *Verhaltensweisen* im Straßenverkehr hat GROSSJOHANN in diesem Handbuch (ab S. 210) dargestellt und erörtert. Es sei deshalb im Folgenden auf die Auswirkungen dieser Eigenschaften nur soweit eingegangen, wie sie für Betreuungsmaßnahmen von Bedeutung sind. Diese umspannen allerdings ein weites Feld, das von der medizinischen und beruflichen Rehabilitation bis zur nachgehenden Fürsorge und verkehrsmedizinischen Vorsorge reicht.

Einzelbeobachtungen und aus verschiedenem Anlaß durchgeführte Reihenuntersuchungen brachten Erkenntnisse, die auch für die Versehrtenbetreuung richtungsweisend waren. Sie reichten aber für die Entwicklung von Richtlinien nicht aus, nach denen planmäßige, wirtschaftlich tragbare sowie personell und technisch zu bewältigende Betreuungsmaßnahmen zu erfolgen haben. Die *Zahl* der Hirnverletzten mag das erklären. Sie wurde 1965 in der Bundesrepublik auf mindestens 300000 geschätzt (PORTIUS) und setzt sich aus etwa 58600 Kriegsbeschädigten, 40000 Berufsunfallverletzten aus der Nachkriegszeit (von denen die Wegeunfälle abgezogen wurden) und mindestens 150000 in den letzten 10 Jahren im Straßenverkehr Verunglückten zusammen. Außerdem enthält sie die nach regionalen Stichproben anzunehmende Anzahl von hirnverletzten Kindern und jugendlichen Schülern. Der von GROSSJOHANN angegebene jährliche Zuwachs von 30000—40000 Hirnverletzten stellt nach neusten Erhebungen einen unteren Grenzwert dar.

Geht die Entwicklung wie bisher weiter, wird in wenigen Jahren mit einer halben Million Hirnverletzter zu rechnen sein. Daraus erwächst nicht nur die Aufgabe zu klären, in welcher Weise sich Hirnverletzte in den Verkehr einzufügen vermögen, welche Schwierigkeiten sie haben, welche sie bereiten und in welchem Maße sie aufgrund ihrer Behinderungen am Zustandekommen von Unfällen beteiligt sind, sondern auch das Problem zu erkunden, welche Maßnahmen sich zur Wiederherstellung ihrer Verkehrstüchtigkeit als nützlich, welche als sinnlos erweisen.

GROSSJOHANN bedauerte, daß seine Hirnverletzten eine Auslese darstellten und daher nicht die Gesamtheit dieser Versehrtengruppe repräsentierten. Er forderte *allgemein gültige Erfahrungen* an einem auslesefreien Kollektiv.

Ein Versuch, den wir in dieser Richtung unternahmen, führte zur Erfassung von 1000 Hirnverletzten, davon 800 in einer Reihenfolge, wie sie zu Kuren, Heilverfahren und Begutachtungen seit August 1964 von Versorgungsämtern, Berufsgenossenschaften, der Bundeswehr und anderen Kostenträgern eingewiesen wurden. Weiter wurden 200 Hirnverletzte in die Untersuchungen einbezogen, die aus bestimmten, abgrenzbaren ländlichen oder städtischen Gebieten stammten, in denen sie so gut wie ausnahmslos erfaßt werden konnten. Der Vergleich beider Reihen miteinander ergab keine signifikanten Unterschiede nach Lebensalter, Versehrtengrad, Verletzungsart, Berufszugehörigkeit und prozentuellem Anteil der Kraftfahrer.

Diagnostisch nicht gesicherte Fälle wurden ausgeschlossen und offene wie gedeckte Hirnverletzungen — obwohl getrennt registriert — unterschiedslos behandelt. Gedeckte Hirnschädigungen waren um ein Geringes häufiger als offene. Der Entstehung nach waren in dem Untersuchungsgut 760 Kriegsbeschädigte gegenüber 231 Unfallverletzten enthalten. Bei 9 Untersuchten lag ein Hirnschaden nach Operation eines gutartigen Tumors vor. Das Verhältnis von Männern zu Frauen betrug 997 zu 3. Die Altersverteilung im Gesamtkollektiv bot außer dem zu erwartenden Absinken der Kurve um das 60. Lebensjahr keine Auffälligkeiten (s. Abb. 1).

Grundlage der Erhebungen war eine gezielte Befragung der Patienten. Wesentliche Daten und Sachverhalte fanden ihre Objektivierung durch die in jedem Fall vorliegenden Akten und Krankenblätter. Die schwierige Beurteilung der psychischen Befunde erfolgte aufgrund einer durchschnittlichen Beobachtungszeit von 5 Wochen.

Es ergab sich, daß 564, also 56,4% der befragten Hirnverletzten, einen *Führerschein* besaßen und jeder von ihnen im Jahresdurchschnitt etwa 16000 Fahrkilometer am Steuer zurücklegte. 87 waren mit ihrem Fahrzeug an einem *Verkehrsunfall* beteiligt, bei dem es in 76 Fällen, das ist bei 13,5% aller Hirnverletzten mit Fahrerlaubnis, zu Sachschäden und 17mal (das ist bei 3%) daneben oder allein zu Personenschaden kam. Bemerkenswert ist weiter, daß 16 von diesen

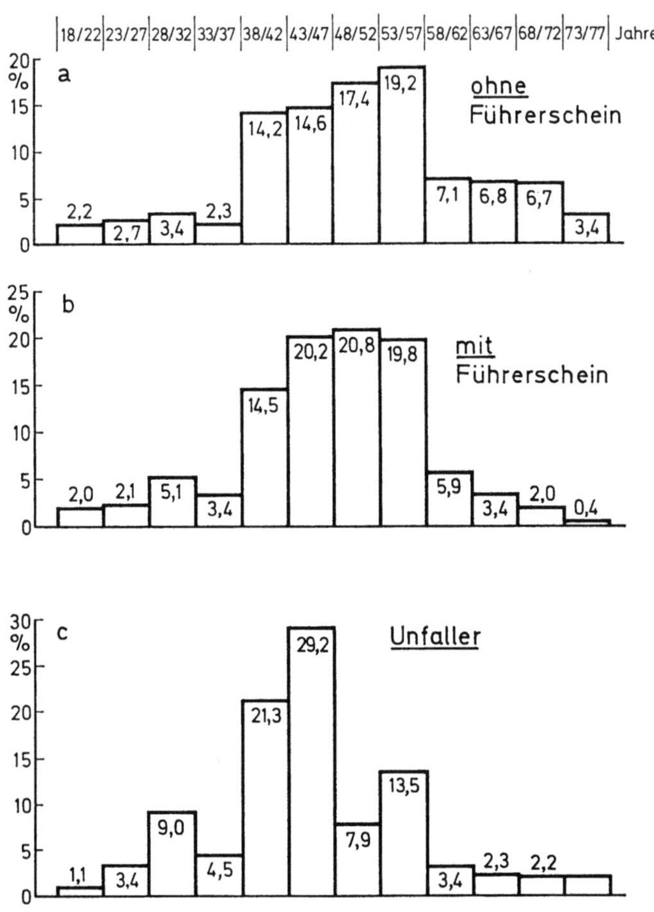

Abb. 1a—c. Aufteilung der untersuchten 1000 Hirnverletzten nach dem Lebensalter in 5-Jahresgruppen. a Hirnverletzte ohne Führerschein. b Hirnverletzte mit Führerschein. c Hirnverletzte mit Unfällen (Unfaller)

87 „Unfallern" mehrfach kollidierten, 10 von ihnen 2mal, 4 3mal und 2 je 5mal, und zwar in fast allen Fällen mit Personenschaden.

Die *Schuldfrage* blieb überraschend häufig ungeklärt. In 29 Fällen (das sind 33,3% der Unfaller), wurde das Verfahren wegen Mangels an Beweisen oder wegen Geringfügigkeit eingestellt. 18mal (das ist 21% der Unfaller) erkannte das Gericht auf Schuld eines anderen und nur bei 21 Hirnverletzten (das sind 24,1% der Unfaller bzw. 3,7% der Führerscheininhaber) kam es zu einer Verurteilung. 2 von ihnen erhielten eine (7- bzw. 14tägige) Freiheitsstrafe, 20mal wurde eine Geldstrafe verhängt und 12mal — davon einige Male in Verbindung mit einer Geldbuße — der Führerschein entzogen; letzteres 10mal auf Lebenszeit und 2mal für

6 Monate. 6 der später verurteilten Hirnverletzten, die mit dem Entzug des Führerscheins zu rechnen hatten, verzichteten — offenbar unter dem Eindruck des Gerichtsverfahrens — auf die weitere Fahrerlaubnis. Damit verloren 18 von 564 Hirnverletzten ihren Führerschein, nachdem ein zum Teil beträchtlicher und ernster Schaden entstanden war. Mit 31,9 auf Tausend lag bei ihnen also ein Verlust der Fahrerlaubnis vor, der gegenüber dem Bundesdurchschnitt — für den gleichen Zeitraum mit 12,1 auf Tausend errechnet — um fast das Dreifache höher war. Die Fahruntauglichkeit war in allen Fällen aus medizinischer Sicht zweifelsfrei und lag im Organschaden begründet. Nichts anderes als die Unfälle machte sie den Behörden bekannt. Mit Betreuungsmaßnahmen hätte man in keinem Fall eine ausreichende Fahrtüchtigkeit erzielen können.

Die *Verurteilungen* erfolgten in 3 Fällen wegen grober Verkehrsgefährdung, in je 2 Fällen wegen Körperverletzung, Geschwindigkeitsüberschreitung und technischer Mängel am Fahrzeug, in 7 Fällen wegen Nichtbeachtung der Vorfahrt und verschiedener anderer Übertretungen. Trunkenheit am Steuer wurde 5mal, Übermüdung 2mal festgestellt. Einmal wurde im Anfall eine Kreuzung bei Rot überfahren.

Bei diesem und bei einem weiteren Verurteilten war ein Anfall mit Bewußtseinsverlust die medizinische Ursache des Unfalls. Im übrigen litten 12 der 87 Unfaller an großen Anfällen, die im Abstand von 6—26 Wochen auftraten, 8 weitere hatten Anfälle, die in größeren als 6monatigen Intervallen vorkamen. Ihr prozentualer Anteil war damit etwas geringer als der Prozentsatz der in der Gruppe der unfallfreien Führerscheinbesitzer ermittelten Anfallskranken (s. Tabelle 1). Das Gleiche galt für die Unfaller mit Schwindelerscheinungen, die

Tabelle 1

	Lähmungen		Schwindel, vegetative Synkopen *ohne* Bewußtlosigkeit	Cerebrale Anfälle *mit* Bewußtlosigkeit	Keine Anfälle, kein Schwindel	Wesensänderung	
	leicht	schwer				leicht	schwer
436 Hirnverletzte *ohne* Führerschein	142 33,5%	45 47,5%	207 47,5%	173 39,8%	91 20,9%	209 47,9%	162 37,2%
477 Hirnverletzte *mit* Führerschein	125 26,2%	33 6,9%	229 49,0%	135 38,3%	64 13,4%	248 51,9%	132 27,7%
87 Hirnverletzte *Unfaller* mit Führerschein	25 28,7%	3 3,5%	35 40,2%	20 22,9%	32 36,8%	49 56,3%	18 20,7%

in den Darstellungen der Unfallvorgänge in keinem der untersuchten Fälle eine Rolle spielten. Wesensänderungen fehlten bei den gerichtlich Verurteilten in keinem Fall, bei der Gesamtzahl der Unfaller lag aber ihr prozentueller Anteil nicht höher als bei den unfallfrei gebliebenen Führerscheinbesitzern, wenn auch (mit 77%) niedriger als bei den Hirnverletzten ohne Führerschein (85,1%).

Signifikante Korrelationen zwischen Faktoren, die im Alter oder in dem amtlich eingeschätzten Grad der Minderung der Erwerbsfähigkeit lagen, und der Unfallträchtigkeit waren nicht faßbar (s. Abb. 1 und 2). Ein relatives Überwiegen der Unfaller in den mittleren Versehrtheitsgraden scheint vorzuliegen. Die 3 Gipfel bei 50, 60 und 100% MdE erklären sich psychologisch als Reaktionen der Hirnverletzten und ihrer Begutachter auf bestimmte gesetzliche Vergünstigungsstufen.

Mehr als die Hälfte aller Befragten erwarb den Führerschein *nach* der Verletzung. Bei nur einigen wenigen kam es zu einer amtsärztlichen Untersuchung auf Fahrtauglichkeit, die in allen Fällen bestätigt und danach auch nicht durch verkehrswidriges Verhalten in Frage gestellt wurde. Von den führerscheinlosen Hirnverletzten hatte nur einer (im Alter von 68 Jahren) die Fahrprüfung nicht bestanden und unabhängig davon auch nicht die amtsärztliche Zustimmung zum Führen eines Kraftfahrzeuges erhalten. Gewisse Beschränkungen nach Fahrzeugart und Aktionsradius wurden 2 Berufsfahrern auferlegt, desgleichen 5 weiteren Hirnverletzten, denen zur Erleichterung des Weges zur Arbeitsstelle Zuschüsse beim Erwerb ihres Fahrzeugs gewährt worden waren.

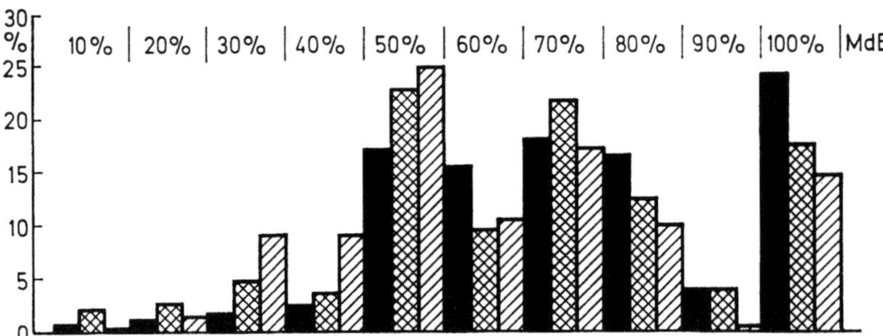

Abb. 2. Aufteilung der untersuchten Hirnverletzten nach dem Grad der MdE. ■ Hirnverletzte ohne Führerschein. ▩ Hirnverletzte mit Führerschein. ▨ Hirnverletzte mit Unfällen (Unfaller)

Einige der nicht bestraften Unfaller mit voll gültigem Fahrausweis wiesen neben ihrer Hirnverletzung noch *weitere Behinderungen* auf. Bei einem fand sich eine Nachtblindheit, 2 waren einäugig blind, zwei beiderseits hochgradig schwerhörig, ein anderer links taub und rechts schwerhörig. Schließlich litt ein früherer Seemann, der bis vor kurzem als Lkw-Fahrer beschäftigt war, an einem angeborenen Schwachsinn in Form einer hochgradigen Debilität. Er blieb in der Volksschule viermal sitzen. Es sind bei ihm 6 Unfälle zu verzeichnen. Der dabei entstandene, zum Teil erhebliche Sachschaden wurde in 5 Fällen ausgehandelt oder vom Unternehmer getragen.

Tabelle 2

a) *Von 1000 Hirnverletzten* waren	*760 kriegsbeschädigt*	*231 unfallverletzt*	9 *operiert (Tumor)*	
davon hatten Fahrerlaubnis	410 (53,9%)	149 (64,5%)	5	= 564
keine Fahrerlaubnis	350 (46,1%)	82 (35,5%)	4	= 436
blieben unfallfrei	349 (45,9%)	123 (53,2%)	5	= 477
waren als Kraftfahrer in Unfälle verwickelt (Unfaller)	61 (8%)	26 (11,3%)	0	= 87
b) *Von 559 Hirnverletzten mit Fahrerlaubnis* waren	*410 kriegsbeschädigt*	*149 unfallverletzt*		
davon in Unfälle verwickelt (Unfaller)	61 (14,9%)	26 (17,3%)		= 87
als Unfaller gerichtlich bestraft	15 (3,65%)	6 (4,16%)		= 21

Es interessierte ferner die Frage, ob diejenigen, deren Hirnverletzung auf einem Unfall beruhte, durchschnittlich häufiger in Verkehrsunfälle verwickelt waren als Kriegshirnverletzte. Tabelle 2 b läßt erkennen, daß tatsächlich die Unfallverletzten im Straßenverkehr eine größere (17,3%) Gefahr bedeuten als die Kriegsbeschädigten (14,9%). Dieser Unterschied bleibt auch bestehen, wenn nur die gerichtlich bestraften Unfaller nach der Entstehung ihrer Verletzung differenziert werden (Unfallverletzte: 4,16%, Kriegsbeschädigte: 3,65%). Das mag auf den ersten Blick an den im Durchschnitt jüngeren Lebensaltern unserer Unfallverletzten liegen. Einzelbeobachtungen lassen aber vermuten, daß der geringere zeitliche Abstand zwischen traumatisierendem Ereignis und dem Versagen am Steuer die höhere Kollisionsrate bedingt.

Wichtig erschien es uns, Erhebungen darüber anzustellen, welchen Erfolg *ärztliche Empfehlungen* bei denjenigen hatten, die nach nervenfachärztlicher Meinung fahruntauglich waren und denen geraten wurde, auf die „Teilnahme am Straßenverkehr" als Kraftfahrzeugführer zu verzichten. Obwohl die Betreffenden eindringlich und wiederholt auf die Gefahr für die eigene und für andere Personen hingewiesen und einige besonders Uneinsichtige zu lebenslänglich verstümmelten, apathischen und spastisch gelähmten Kindern (mit apallischem Syndrom) geführt wurden, die Opfer insuffizienter Kraftfahrer geworden waren, ließen sie sich nie bewegen, die vorgeschlagenen Konsequenzen zu ziehen. Es kann also nach diesen Erfahrungen nicht bestätigt werden, daß der Rat des behandelnden Arztes — wie LINDER hoffte — dem Patienten „richtungweisend" ist.

Ergänzend dazu ist versucht worden, ausfindig zu machen, in welchem Umfang medizinisch-psychologische Institute oder Gesundheitsämter von behandelnden Ärzten darüber unterrichtet wurden, daß einer ihrer Patienten fahruntauglich ist oder daß seine Eignung zum Führen eines Kraftfahrzeuges einer Überprüfung bedarf. Von mehr als 3000 Hirnverletzten mit Führerschein, die entsprechend befragt wurden, wußte keiner über eine so veranlaßte Prüfung der Fahrtauglichkeit zu berichten. Das nahezu gleiche Ergebnis hatten Anfragen bei mehreren Instituten und Gesundheitsämtern. Wenn sich diese Institutionen über Fahreignungen zu äußern hatten, so geschah dies, weil Polizei, Staatsanwaltschaft, Gericht oder solche Behörden, die eine Genehmigung wegen Steuerermäßigung, Zuschüssen zum Erwerb eines Fahrzeugs, Gewährung einer Pflegezulage bei Hilfsbedürftigkeit oder ähnlicher Anträge erteilen sollten, es forderten. Nur in einem einzigen Fall erhielt der Leiter eines Gesundheitsamtes von einem Arzt einen streng vertraulichen telefonischen Hinweis, daß einer seiner kraftfahrenden Patienten an einer traumatischen Epilepsie mit fast täglich auftretenden Anfällen und einer Neigung zu Dämmerzuständen leide (vgl. hierzu auch die Ausführungen im Beitrag über Arztrecht im Rahmen der Verkehrsmedizin von WAGNER ab S. 116).

Nicht in unserer Statistik erfaßt sind 2 durch Hirnverletzte verursachte Verkehrsunfälle, bei denen Menschenleben zu beklagen waren. In einem Fall führte eine Absence zum Abweichen von der Fahrbahn, wobei auf dem Bürgersteig zwei junge Frauen umgerissen wurden, von denen die eine starb. Im anderen Fall wurde ein Insasse dadurch getötet, daß der Fahrer von einem Krampfanfall überrascht wurde. Der Wagen geriet dabei in einen Graben und überschlug sich.

Es sind dies unter etwa 2000 anfallskranken Hirnverletzten mit Fahrerlaubnis — mit denen wir uns in den letzten 10 Jahren zu befassen hatten — die einzigen uns bekannt gewordenen Personenschäden mit tödlichem Ausgang. Auch hier bestand bei dem zweiten der Todesfahrer ein so erheblicher Persönlichkeitsabbau, daß ein *freiwilliger Verzicht* auf den Führerschein vor dem unheilvollen Ereignis nicht zu erwarten war. Einer der beiden Unglücksfahrer war Kraftfahrer und stand im Dienst einer Besatzungstruppe.

Aus diesem Versuch einer orientierenden „Bestandsaufnahme" ergeben sich für die medizinische und behördliche Betreuung der Hirnverletzten bereits einige Folgerungen, die verkehrsmedizinisch von Bedeutung sind. Bevor näher auf sie eingegangen wird, seien einige die *Rehabilitation* von Hirnverletzten im allgemeinen betreffende Erfahrungen vorangestellt. Damit mag das Verständnis für die Schwierigkeit und die Problematik ärztlicher Maßnahmen zur Wiederertüchtigung dieser Versehrten als aktive Teilnehmer am Straßenverkehr erleichtert werden.

Dank der beratenden Tätigkeit eines August Bier, sowie von Kleist, Poppelreuter und nicht zuletzt Tönnis und seinen Mitarbeitern entwickelte sich auf den Hirnschußabteilungen der Lazarette eine auf das Ziel einer sozialen und beruflichen Rehabilitation ausgerichtete organisatorische Routine, die gestattete, einen großen Teil der primär versorgten Hirnverletzten frühzeitig in eine weitgehend spezialisierte hirnchirurgische, neurologische und psychiatrische *Nachbehandlung* zu bringen[1]. Gleichzeitig oder unmittelbar danach erfolgte die Vorbereitung auf die soziale und berufliche Rehabilitation. Auf diese Weise lernten die Rekonvaleszenten, ihre verlorengegangenen Fähigkeiten zu kompensieren und geschwächte Leistungen zu trainieren, bevor es zur sekundären Verkümmerung der erhalten gebliebenen Hirnfunktionen kam. Zufällige Beobachtungen und gezieltes therapeutisches und psychagogisches Vorgehen führten zum Ausbau von Methoden, mit denen es mehr und mehr gelang, optimale Restitutionen zu erzielen. So erfuhren Therapeuten und Verletzte, in welcher Weise Ersatzfunktionen aufgebaut und genutzt oder, hirnphysiologisch gesehen, Umwegleitungen gebahnt und zur Verfügung gehalten werden konnten. *Werkzeugstörungen,* Beeinträchtigungen der Symbolerfassung und andere hirnpathologisch lokalisierbare Ausfallserscheinungen ließen sich auf diese Weise — sofern die Betreffenden sich zu eifriger und gewissenhafter Mitarbeit bewegen ließen — immer sicherer ausgleichen. Nach dem Muster der Aphasiebehandlung bildeten sich allmählich Behandlungsformen aus, die mit gutem Ergebnis auch auf die zentralen Ausfälle der Motorik, die sich meist in *Spasmen* und spastischen Verspannungen äußern, angewendet werden konnten. Hierbei kam es darauf an, der spontanen Tendenz spastisch gelähmter Glieder zu „Massenbewegungen" durch die rechtzeitige Bahnung differenzierter Bewegungen Impulse für Feinbewegungen, etwa eines und mehrerer Finger, entgegenzuwirken. Es zeigte sich, daß der Daumen, dessen Abduktion und Opposition die physiologischen Hand- und Fingerbewegungen einzuleiten vermögen, eine Art Schlüsselstellung einnimmt. Gleichzeitig wird damit ein Teil der die Fahrfertigkeit schwer beeinträchtigenden Kontrakturen in Grenzen gehalten, wenn nicht sogar vermieden.

Später kam es dann auch zu Versuchen, psychopathologische Verhaltensweisen, häufig an Verletzungen des Stirnhirns gebunden und als *Wesensänderung* bezeichnet, in den Griff zu bekommen, zu zügeln und deren gemeinschaftsstörende Auswirkungen zu neutralisieren. Wegen der äußeren Ähnlichkeit dieser Eigenschaften mit charakterogenen Zügen oft mißdeutet, galten sie lange Zeit als unbeeinflußbar — und werden von manchem auch heute noch dafür gehalten —, so daß die dringend gebotene Behandlung unterblieb. Heute weiß man, daß mit systematischer Psychotherapie und mit geeigneten psychagogischen Maßnahmen — sofern mit ihnen rechtzeitig begonnen wird — eine ausreichende soziale Anpassungsfähigkeit erreicht werden kann. Die Aussichten, wieder zu lernen, in den Zielsetzungen maßvoll, in der Meinungsbildung ausgewogen, im Umgang mit den Mitmenschen rücksichtsvoll und in der Selbstwertung bescheiden zu bleiben, sind bei Jugendlichen und jungen Erwachsenen im allgemeinen besser als bei älteren Stirnhirnverletzten. Dies gilt allerdings nur, wenn die angestrebten Eigenschaften primär in der Persönlichkeit des Rekonvaleszenten vorgeprägt waren.

Bleiben frontalhirnbedingte oder auch andere traumatisch entstandene Wesensänderungen unbehandelt oder wird mit der Behandlung zu spät begonnen, so

[1] Soeben legen Tönnis u. Mitarb. eine umfassende Darstellung der gegenwärtigen Situation auf dem zivilen Sektor vor und fordern für die jährlich in der Bundesrepublik neu anfallenden 15000—20000 *schweren* Hirnverletzungen durchgreifende organisatorische Maßnahmen, zu denen auch die dringend notwendige Einrichtung von 165 Spezialstationen mit neuzeitlicher Ausrüstung gehört.

gehen meist für die Wiedergewinnung einer ausreichenden Leistungsfähigkeit wesentliche Voraussetzungen für immer verloren.

Leider nimmt die Behandlung solcher Verletzungsfolgen viel Zeit und damit Geld in Anspruch. Die für eine gute Rehabilitation aufzubringenden Kosten bleiben aber weit hinter den finanziellen Aufwendungen zurück, die durch ein Versagen im Beruf und auf der Straße entstehen. Rechtzeitige, sachkundige und zielstrebige Rehabilitationsmaßnahmen sind deshalb auch für den Ausgleich der psychischen Komponente des Hirnschadens immer noch die billigsten. Die Vorbereitung auf die Teilnahme am Straßenverkehr ist davon nicht ausgenommen.

Ebenso wie die Wesensänderung, die sich also in Abwandlungen oder im Verlust persönlichkeitsbestimmender Eigenschaften äußert, hat sich auch die *Hirnleistungsschwäche* als therapeutisch beeinflußbar gezeigt, und zwar um so aussichtsreicher, je früher mit der Behandlung begonnen wird. Medikamentös ist in erster Linie die Aufrechterhaltung einer ausreichenden Hirndurchblutung anzustreben. Die Bekämpfung länger anhaltender Hirnschwellungszustände hält sekundäre Gewebsatrophien in Grenzen.

Nach Abschluß der Erstbehandlung kommt es darauf an, die Belastungen des Hirnstoffwechsels gering zu halten, um *Dekompensationszustände*, die nicht selten mit Schwellungen des Gehirns einhergehen, zu vermeiden. Da große individuelle Unterschiede in der Verarbeitung von Überforderungen bestehen, wie sie durch die Aufnahme einer Berufstätigkeit, einer Umschulung, aber auch durch Aufregungen, Ernährungsfehler, Schlafentzug, fehlerhafte Medikation und klimatische Einflüsse hervorgerufen werden, empfiehlt sich, noch während der stationären Heilbehandlung zu klären, wo bei dem Patienten die Toleranzgrenze liegt. Systematische Anleitungen zur Erhöhung der Widerstandskraft aus eigenem Vermögen gehören ebenso zur Vorbereitung auf die Rehabilitation wie die Aufklärung über *Lebensweise*, Wirkung bestimmter Medikamente und Zeichen drohender Dekompensation. So muß jeder Patient wissen und — notwendigerweise — immer wieder darauf hingewiesen werden, daß sich die verbliebene Leistungskraft nur aufrecht erhalten läßt, wenn er sich um eine disziplinierte Lebensführung mit regelmäßigem Tagesablauf, genügendem Schlaf, Entspannung am Feierabend, maßvollem Essen und Trinken, täglicher körperlicher Bewegung und ausreichendem Jahresurlaub bemüht. *Alkohol* in jeder Form ist für den Hirnverletzten schädlich und die Ursache nicht nur von Verkehrsunfällen, sondern auch von vielen anderen Zwischenfällen mit verhängnisvollem Ausgang. Darauf ist jeder Patient mit Nachdruck aufmerksam zu machen. Ihm zu empfehlen, auf alkoholische Getränke zu verzichten, gebieten die Erfahrungen mehrerer Jahrzehnte. Bei Warnungen vor Alkoholmißbrauch sind der ärztlichen Überzeugungskraft jedoch Grenzen gesetzt. Bekanntlich kommt eine auffallend große Anzahl von Schädel- und Hirnverletzungen unter Alkoholwirkung zustande. Nach Amann, Freytag, Vance u. a. überwiegen dabei Straßenunfälle. Es folgen an zweiter Stelle Schädelbrüche mit Hirnbeteiligung durch Stürze anderer Art und danach die durch Schlägereien entstandenen. Nachweisbar alkoholisiert sind davon 20—50% dieser Verletzten. Es überrascht daher nicht, wenn bei ihnen auch in der Phase der Rehabilitation der Alkoholkonsum trotz ärztlicher Warnungen frühzeitig wieder aufgenommen wird. Nur bei einem kleinen Teil der Unverbesserlichen kann unterstellt werden, daß der ungezügelte Genuß alkoholischer Getränke auf Persönlichkeitsveränderungen beruht, die in der Hirnverletzung begründet sind. Untersucht man die Vorgeschichte eingehender, so zeigt sich, daß der Alkohol im Leben solcher Rekonvaleszenten auch schon *vor* dem schädigenden Ereignis eine große Rolle spielte. Derart Gefährdete bereiten bei Bemühungen um die Rehabilitation ständig Schwierigkeiten und lassen ernste Bedenken gegen das Führen eines Kraftfahrzeuges aufkommen. Sie sind es auch, die in unserer Statistik den Führerschein wegen Trunkenheit am Steuer (als bereits hirnverletzte Kraftfahrer) verloren und unter den wiederholt Kollidierten an erster Stelle stehen. Ihre Fahrtüchtigkeit war in den untersuchten Fällen bereits in Frage gestellt, als sie nach der Hirnverletzung ihre Fahrerlaubnis behielten bzw. erwarben. Daraus ergibt sich die Forderung, denjenigen Hirnverletzten eine besondere Aufmerksamkeit zu widmen, die ihren Schaden durch Unfall unter Alkoholwirkung erlitten. Soll weiteren Gefahren vorgebeugt werden, wird man auf eine genaue Durchforschung der Anamnese und der Umstände, die zum Unfall führten, ebensowenig verzichten können wie auf eine gründliche *Persönlichkeitsanalyse* und eine sachkundige Prüfung auf Fahreignung. Dem Alkohol verfallene Hirnverletzte mittleren und höheren Alters sind erfahrungsgemäß besonders gefährdet, wahrscheinlich deshalb, weil ihre Grundeigenschaften, die zum hemmungslosen Trinken disponieren, auf konstitutionellen Eigenheiten beruhen. Jüngere Hirnverletzte dagegen erliegen aufgrund ihrer höheren Suggestibilität häufiger Verführungen. Sie lassen sich dafür aber leichter psychagogisch lenken, sofern sie im Rahmen stationärer Heilverfahren oder Umschulungskurse, die mit Gemeinschaftsunterkünften verbunden sind, unter Aufsicht gehalten werden können. Diese bei Alkoholabusus in Hinblick auf die Prognose und Therapie zu berücksichtigenden Altersunterschiede bedürfen in jeder Beziehung der Beachtung (vgl. hierzu auch die Ausführungen im Beitrag von Wagner ab S. 890 über Arznei- und Genußmittel-Abhängigkeit bzw. Mißbrauch).

Was dem Erwachsenen hilft, ist bei weitem nicht immer für das *Kind* und den Jugendlichen geeignet. Das reifende und damit noch nicht voll entwickelte Gehirn wird bekanntlich in denjenigen Funktionen am schwersten beeinträchtigt, die ihre für das betreffende Lebensalter spezifische Ausdifferenzierung erfahren. Hierin sind auch Hirnleistungen eingeschlossen, die dem Erfassen, Auswerten und sinnvollen Beantworten der Aussagen von Symbolen dienen, also Fähigkeiten, ohne die eine komplikationslose Einordnung in die motorisierten Verbandsbewegungen moderner Massengesellschaften unmöglich ist. Es kommt deshalb darauf an, bei Kindern und Heranwachsenden die traumatisch gesetzten Ausfälle dieser Leistungen zu erkennen und auszugleichen. Um diese Aufgabe zu erfüllen, ist es notwendig, hirnverletzte Kinder einer gesonderten Behandlung, Betreuung und Schulung zu unterziehen. Da die für Erwachsene zur Verfügung stehenden Kliniken und Institutionen nur bedingt geeignet sind (Faust, Pia, Jochheim, Lange-Cosack, Rehwald, Stutte, Neugebauer) und überdies nicht ausreichen, vor allem aber auf hirnverletzte Kinder *spezialisierte* Rehabilitationsstätten kaum existieren, wird die Last der Verantwortung für die Zukunft der jungen Hirnverletzten dem Hausarzt und den — meist ahnungslosen oder sich ihrer Kinder schämenden — Eltern aufgebürdet. Beide stehen heute noch vor Aufgaben, denen sie nicht gewachsen sind. Von den vielen hirnverletzten Kindern — deren Zahl in jedem Jahr die der sog. Contergan-Kinder weit überschreitet — werden nur wenige von ihren besorgten, mehr intuitiv als sachkundig handelnden Eltern genügend gefördert. Der größte Teil verharrt in seiner Defektuosität und versandet oder entgleist, bevor altersmäßig die Aufnahme in einem der Institute möglich ist, die heute für die Nachbehandlung von erwachsenen Hirnverletzten zur Verfügung stehen. So bleibt die erste Phase der posttraumatischen Restitution therapeutisch ungenützt, die Zeitspanne also, in der die verbliebenen prospektiven Potenzen der traumatisch geschädigten Kinder und Jugendlichen bei sachverständiger Behandlung aktiviert werden könnten. Dieses Säumnis, das in der Nichtbehandlung liegt und die Aussichten auf eine befriedigende soziale Anpassung im Erwachsenenalter verringert, gilt es zu vermeiden. Ebenso dringend ist, den Umweltschaden auszugleichen, dem das heranwachsende Kind im gegenwärtigen gesellschaftlichen Gefüge kontinuierlich ausgesetzt ist und der in hohem Maße hemmend wirkt. In der Familie fehlt es meist an Zeit, Geduld, Ruhe und Verständnis. Ernste Symptome werden nicht erkannt oder fehlgedeutet. So wird das Kind entweder vernachlässigt oder in übertriebener Weise umsorgt (LÖWNAU, LAUX). In beiden Fällen kommt es zu einer ungünstigen erlebnisreaktiven Entwicklung. Diese überlagert den hirnorganischen Schaden und kann bis in das Erwachsenenalter hinein ein aus echter Insuffizienz und pathologischer Überkompensation gemischtes gemeinschaftsgefährdendes Verhalten zur Folge haben. Die *Spätschicksale* solcher Kinder zeigen tiefgreifende, nur oberflächlich überdeckte soziale Anpassungsschwierigkeiten, die der Eingliederung nicht nur in einen Beruf, sondern auch in das Verkehrsgeschehen — sei es als Fußgänger, Radler oder Kraftfahrer — entgegenstehen. Fehler in der Betreuung des hirnverletzten Kindes als des zukünftigen Verkehrsteilnehmers wirken sich also bis weit in die Zukunft hinein aus.

Die Forderung nach *Sondereinrichtungen* für die Rehabilitation hirnverletzter Kinder und Jugendlicher, wie sie seit langem immer wieder erhoben wurde (FAUST, REHWALD, NEUGEBAUER, TÖNNIS) und jüngst zu durchaus realisierbaren Vorschlägen ihrer Verwirklichung führte (SCHMIEDER), ist deshalb heute mehr denn je berechtigt. Es besteht Einmütigkeit der Autoren darüber, daß die notwendige psychagogische Führung weder in der Normalschule noch in den heute bestehenden, für zurückbleibende Kinder aller Art geschaffenen Erziehungsstätten garantiert ist (JOCHHEIM, LANGE-COSACK, LEISCHNER, REHWALD, STUTTE, NEUGEBAUER u. a.).

Hirnverletzte im *höheren Lebensalter* bedürfen einer besonders eingehenden Betreuung. Durch die Neigung zu gefäßbedingten Leistungseinschränkungen gehen mühsam errungene Kompensationsvorgänge wieder verloren. Nur selten wird sich der Alternde dessen bewußt, bevor ihn ernstere Zwischenfälle darauf aufmerksam machen. Und auch dann noch besteht die Tendenz, solche Ereignisse mit dem Hinweis auf die jahrelang bewiesene Tüchtigkeit allen anderen Momenten, nur nicht dem eigenen Unvermögen zuzuschreiben. So unterbleiben wirksame therapeutische Maßnahmen zu einer Zeit, in der noch eine Herz- und Kreislaufüberwachung die für die Aufrechterhaltung der kompensatorischen Hirnfunktionen erforderliche Hirndurchblutung gewährleistet. Da der Therapie jedoch Grenzen gesetzt sind, wird man auch bei rechtzeitiger Anwendung zu prüfen haben, ob die Symptome der Hirnleistungsschwäche (mit Beeinträchtigung der Reaktionsgeschwindigkeit) zugenommen haben, ob sich neue Herdzeichen bemerkbar machen oder irgendwie geartete, der Altersepilepsie entsprechende Anfälle mit Bewußtseinsveränderungen auftreten. Bei jedem Verdacht in dieser Richtung ist von eigenhändigem Fahren abzuraten, bevor nicht erwiesen ist, daß sich die Störungen therapeutisch beeinflussen lassen. Wie sich gezeigt hat, wird man aber wegen der meist gleichzeitig bestehenden Kritikschwäche oder Alterseitelkeit nur in Ausnahmefällen damit rechnen können, daß der ärztliche Rat befolgt wird. Gelegentlich gelingt es, solche Hirnverletzte zu bewegen, die Ehefrau oder einen anderen nahen Verwandten mit dem Lenken des Kraftfahrzeuges zu betrauen. Das schließt jedoch nicht aus, daß sich der betreffende Hirnverletzte, solange er noch den Führerschein besitzt, doch selbst ans Steuer setzt. In letzter Zeit häufen sich die Fälle, in denen Hirnverletzte wegen der mit dem Alter auftretenden Komplikationen Anträge auf Rentenerhöhung und — wegen Hilfsbedürftigkeit — auf Pflegezulage stellen, denen meist — und überwiegend zu Recht — entsprochen wird. Ihr Kraftfahrzeug lenken sie aber unbedenklich weiter. Die Frage, mit welchen Betreuungsmaßnahmen hier Abhilfe geschaffen werden kann, bleibt offen.

Eine dankbare Aufgabe ist es für den Therapeuten, Hirnverletzten zu helfen, die an *vegetativen Störungen* leiden. Abgesehen von einer vorsichtigen Verordnung kreislaufstimulierender und zentralregulierender Medikamente bewähren sich hier vor allem regelmäßige, individuell abgestimmte physikalische Maßnahmen. Einschleichend vorgenommene Massagen im Trockenen und unter Wasser, Kneippsche Wasseranwendungen — die bei richtiger Durchführung überraschend gut vertragen werden —, abendliche kurze kalte Duschen mit anschließenden Frottagen, Heilgymnastik, Terrainkuren, Spiel, Versehrtensport und Wanderungen führen zu guten Ergebnissen und beseitigen daneben einen großen Teil der subjektiven Beschwerden wie Kopfschmerzen, Schwindel, Verstimmungen und frühzeitige Ermüdung. Derartige Behandlungsformen empfehlen sich sehr, weil sie, einmal als fördernd erkannt und empfunden, auch ohne ständige ärztliche Hilfe durchgeführt werden können. Die tägliche Erfahrung lehrt, daß damit auch, und zwar auf dem Wege über eine verbesserte Hirndurchblutung, die geistigen Leistungen angehoben und relativ konstant gehalten werden können. Die Dauerschäden sind bei so behandelten Hirnverletzten signifikant geringer, nicht zuletzt deshalb, weil Medikamente eingespart und Gewöhnungserscheinungen verhindert werden.

Die Betreuung *anfallskranker* Hirnverletzter unterscheidet sich wenig von den ärztlichen und psychagogischen Maßnahmen bei Krampfkranken anderer Genese. Auf den Beitrag von Hirschmann (ab S. 410) sei deshalb verwiesen.

Im allgemeinen lehrt die Erfahrung, daß sich die traumatisch ausgelösten Anfallsleiden in einem hohen Prozentsatz sowohl medikamentös als auch physeotherapeutisch gut beeinflussen lassen. Von Bedeutung ist dabei, daß die Hirnwunde unter günstigen Umständen ausheilte. Körperliche und seelisch-geistige Überforderungen wirken besonders in den beiden ersten Jahren nach der Verletzung anfallsprovozierend. Es kann daher nicht genügend davor gewarnt werden, Hirnverletzte in dieser Zeit inadäquaten Belastungen auszusetzen. Dazu gehören nicht nur körperlich schwere Arbeiten wie Anheben von Lasten, häufiges Bücken, rasche und länger andauernde Bewegungen, sondern auch Schlafmangel, Aufnahme größerer Flüssigkeitsmengen (ohne und mit Alkoholgehalt) und nicht zuletzt Aufregungen und seelische Anspannungen ängstlichen und bedrückenden Charakters über längere Zeit. Hier die Weichen der Lebensführung zu stellen, bevor ein Circulus vitiosus zur irreparablen Anfallsbereitschaft führt, ist für die Betroffenen von schicksalhafter Bedeutung. Mit einem geregelten Leben und einer frühzeitig einsetzenden krampfhemmenden Medikation gelingt es offenbar immer häufiger, der traumatisch bedingten Krampfbereitschaft Herr zu werden. Dem entspricht die Beobachtung, daß auch die Progredienz der Hirnleistungsschwäche und der Wesensänderung gemäßigter verläuft. Dies fällt vor allem bei den neurochirurgisch primär unter günstigen Bedingungen versorgten Unfallverletzten auf. Dieser Rückgang traumatischer Anfallsleiden ist zu verzeichnen, obwohl es die moderne Schockbekämpfung, die chirurgische Frühversorgung und die rechtzeitig einsetzende Nachbehandlung mit sich bringen, daß selbst schwerste Fälle überleben. Die rasche Regulierung der sich posttraumatisch einstellenden Verschiebungen im Hirnstoffwechsel trägt wahrscheinlich dazu bei, die Gefahr eines sich anbahnenden Krampfleidens zu verringern.

Psychogene Manifestationen und neurotische Entwicklungen sind bei den meisten Hirnverletzten einer Therapie dann ohne große Schwierigkeiten zugänglich, wenn sie rechtzeitig erkannt und behandelt werden. Allerdings erfordert ihre heute im Vordergrund stehende Ähnlichkeit mit vegetativen Symptomen eine klare Abgrenzung gegenüber organisch bedingten Störungen. Eine gründliche internistische Durchuntersuchung ist daher unvermeidlich, sollen therapeutische Umwege und daraus oft resultierende Fixierungen vermieden werden. Fallen die ersten erlebnisreaktiven Zeichen in die Zeit des ersten Erkennens der nach der Hirnschädigung eingetretenen Leistungseinbuße, so besteht die Gefahr, daß der

Rehabilitationswille erlahmt und an seiner Stelle angestrebt wird, die existentielle Sicherung auf den Erwerb einer möglichst hohen Rente abzustellen. In dieser schwächsten Phase des Rekonvaleszentendaseins, in der die Bemühungen um die Überwindung der Leistungsausfälle überdies mit vermehrten Beschwerden verbunden sind, bedarf also der Hirnverletzte einer besonders aufmerksamen Beobachtung und Führung. Auch das geringste Wetterleuchten psychoreaktiver Symptomverstärkung sollte Anlaß sein, den Patienten einer eingehenden Exploration zu unterziehen und psychotherapeutische Aussprachen in die Behandlung einzubeziehen.

Aus Entschädigungsansprüchen entstehende Begutachtungen und Gerichtsverfahren enthalten fast immer so erheblichen Konfliktstoff, daß es ratsam ist, alle strittigen Auseinandersetzungen soweit wie möglich durch Dritte wahrnehmen zu lassen. Familienangehörige sind allerdings wenig geeignet, weil es selten ausbleibt, daß sich deren Emotionen auf den Patienten übertragen. Naheliegende Bestrebungen der Verwandten können sich hinter den Ausweichtendenzen der Verletzten verbergen und einem Abgleiten ins Psychogene den Weg bereiten. Bei unvermeidlichen Informationen durch Beauftragte von Versicherungen, durch Anwälte oder andere Interessenvertreter sowie bei Rücksprachen über Entschädigungsangelegenheiten hat sich die Gegenwart des Arztes bewährt. Auf diese Weise lassen sich unheilvolle Fehlentwicklungen in Grenzen halten, womit sich die Aussichten auf eine befriedigende Rehabilitation wesentlich verbessern. Es versteht sich, daß auch die Sicherheit im Straßenverkehr leichter wiedergewonnen wird, wenn der Hirnverletzte frei von komplizierenden neurotischen Zügen bleibt. In Hinblick auf das spätere Schicksal wirkt sich neben der psychotherapeutischen Aussprache auch hierbei wieder eine gut geleitete physikalische Behandlung aus, die im allgemeinen in dem Maße zum Abklingen psychogener Ausschmückungen der Gebrechlichkeit führt, in dem die Freude über die körperliche und geistige Leistungszunahme beim Patienten wächst.

Leider hängt das Behandlungsergebnis weniger von der Großartigkeit der Behandlungsstätte und dem Namen der Methode als vielmehr von der Persönlichkeit des Arztes und seiner Physeotherapeuten ab. Leider, weil der inzwischen in den Krankenhäusern eingetretene Mangel an geeignetem und einsatzbereiten Personal dazu führt, daß die (sich in unserem Lande anbahnenden) Ansätze zu umfassenden und aussichtsreichen Rehabilitationsmaßnahmen verkümmern.

Mit diesen orientierenden allgemeinen Bemerkungen zur Betreuung von Hirnverletzten in der Rehabilitationsphase sind im wesentlichen auch die Probleme angesprochen, die mit der *Wiederertüchtigung als Verkehrsteilnehmer* zusammenhängen. Eine gelungene berufliche Rehabilitation berechtigt aber keineswegs zu der Annahme, daß mit ihr auch die Verkehrstüchtigkeit wiederhergestellt ist. Abgesehen davon, daß die körperlichen und geistigen Anforderungen auf beruflichem Gebiet sehr unterschiedlich sind, erfordern die Verkehrsverhältnisse auf unseren Straßen (die nach Nallinger bereits im Mai 1965 viereinhalbmal mehr als die Frankreichs und zweieinhalbmal mehr als die der USA belastet waren) vom Kraftfahrer ein so hohes Maß an Konzentration und Übersicht, Umsicht und Reaktionsvermögen, daß mit Recht von einer latenten, jederzeit aktualisierbaren Extremsituation (Bürger-Prinz) gesprochen werden kann. Nur selten wird der rehabilitierte Hirnverletzte in seinem Beruf ähnliche Stressbedingungen antreffen, in einem Beruf, der bei vernünftiger Beratung nach möglichst gleichförmigen Beschäftigungsarten ausgewählt wurde.

Einem dem Arbeitsversuch des beruflichen Rehabilitationsverfahrens vergleichbaren *Fahrtraining* im offenen Verkehr, das sich über mehrere Monate erstrecken müßte, haftet ein Risiko an, das auf sich zu nehmen weder dem Patienten noch dem Arzt zuzumuten ist. Eine praktische Fahrprobe oder -bewährung auf Zeit ist daher bei unaufgeklärter Fahrtüchtigkeit — wie die geschilderten tragischen Verläufe selbst unternommener Fahrversuche lehren — mit einer erheblichen Gefährdung der Allgemeinheit verbunden.

Wieweit die zur beruflichen Wiederertüchtigung angewandten Maßnahmen ein Ergebnis zeitigen, das auch die Verkehrssicherheit und Fahrtüchtigkeit garantiert, läßt sich aus den Erfahrungen an Hirnverletzten nur individuell, im Zweifel durch eine unter Anleitung und Aufsicht durchgeführte Erprobung, etwa im Rahmen einer Fahrschule beurteilen. Auf eine *psychotechnische Eignungsprüfung* kann daneben in fraglichen Fällen kaum verzichtet werden. Reichen die Leistungen nicht aus, so vermögen Rehabilitationsmaßnahmen mit gezielter Förderung der für das Fahren eines Kraftfahrzeuges unentbehrlichen Funktionen weiter zu helfen. Zu diesen gehört auch die Beherrschung von Emotionen und Affekten, die der Hirnverletzte leichter als der konstitutionell Unbeherrschte wiedergewinnen kann.

Der immer wieder erhobene Einwand, daß durch eine praktische Leistungsuntersuchung kein Bild von der eigentlichen Fahrtüchtigkeit gewonnen werden kann, weil die Testsituation den Prüfling verwirre und blockiere, wird durch die Erfahrung entkräftet. Es kommt allerdings darauf an, wo und von wem die Testung durchgeführt wird. Ist ein Prüfling oder ein unter sachkundiger Aufsicht Übender den Anforderungen nicht gewachsen, so wird er auch nicht imstande sein, unfallträchtige Situationen rechtzeitig zu erkennen, geschweige denn zu beherrschen.

Wichtig erscheint wieder die Frage, auf welche Weise die zu Rehabilitierenden veranlaßt werden können, sich solchen Untersuchungen, Prüfungen oder Übungen zu unterziehen. Hier beginnen die eigentlichen Schwierigkeiten. Sie lassen sich mit ärztlichen Maßnahmen allein nicht bewältigen und machen die Wiedereingliederung von Hirnverletzten in den Straßenverkehr zu einem allgemeinen Problem. Es wird noch einmal darauf eingegangen werden müssen.

Eine wesentliche Voraussetzung für die Einleitung von Untersuchungen zur Feststellung der Verkehrstüchtigkeit ist die *Prognose* der Verletzungsfolgen. Von ihr hängt die Entscheidung ab, ob der Genesende überhaupt jemals wieder in der Lage sein wird, ein Kraftfahrzeug zu lenken, oder ob er für immer darauf verzichten muß. Bei etwa Zweidrittel der chirurgisch versorgten und zur beruflichen Rehabilitation geeigneten Hirnverletzten läßt sich eine solche Entscheidung bald treffen, bei den übrigen wird eine Beurteilung der zu erwartenden Fahrtüchtigkeit erst möglich, wenn ausreichende Behandlungsergebnisse vorliegen. Patienten, bei denen nach dem EEG eine Krampfbereitschaft droht, und jene, die durch Läsionen des Orbitalhirns das Maß für die eigene Unzulänglichkeit verloren haben und daneben meist auch unfähig geworden sind, die Gefahr auf der Straße ernst genug zu werten, bedürfen monate-, wenn nicht jahrelanger Beobachtungen. Wie unterschiedlich die Verläufe bei Hirntraumen, die nach den Initialsymptomen ähnlich schwer sind, sein können, sei an folgenden Beispielen gezeigt. Bemerkenswert ist dabei, daß sich die Divergenz der sozialen Entwicklung in der Hauptsache aus Umwelteinflüssen erklärt.

R. Q., 25 Jahre, Sprechstundenhilfe, sprachbegabt (Dolmetscherexamen), September 1960 als Kraftfahrerin Zusammenstoß mit anderem Pkw. Platzwunde am rechten Hinterkopf mit Schädelkapselfraktur. Kaum bewußtlos, aber 2—3 Wochen lang desorientiert, anschließend delirante Psychose von mehreren Wochen (Stauungspapille). Pneumenzephalographisch „kontusionelle Schädigung frontal links und mäßige allgemeine Erweiterung des Kammersystems". Noch *vor* Entlassung aus dem Krankenhaus ans Steuer gesetzt und gefahren. März 1961 im EEG nach Abklingen mittelschwerer Allgemeinveränderungen linksbetonte biphasische Potentiale temporal und parietal beiderseits. Kaum intellektuelle Einbußen, aber erheblich wesensverändert: Flach-euphorisch enthemmt, betont erotisch, breitet vor jedermann intimste Dinge aus. 1962 Schwangerschaft durch Gastarbeiter. Abort. Einige kurze Arbeitsversuche als Büroangestellte, die aus nichtigen Gründen abgebrochen wurden. 2 Monate später weiterer Unfall mit Zerstörung ihres Fahrzeugs, keine ernstere Verletzung. Verlobter gestattete nicht, sein Kraftfahrzeug zu steuern. Deshalb löste Patientin die Verlobung. 1963 wieder selbstverschuldeter Autounfall mit Sachschaden am Fahrzeug eines Freundes. Trennung des Verhältnisses. Neue Verlobung. — Heirat. Ehemann untersagte jedes selbständige Fahren. 1964 Schwangerschaft. Im Wochenbett lebensbedrohliche, statusartig gehäufte Krampfanfälle, die nach 5 Tagen beherrscht werden konnten. Hielt Medikation aber nicht ein, so daß gelegentlich Äquivalente auftraten. Rasch progredienter Persönlichkeitsabbau, dabei besser lenkbar, aber zu keinen selbständigen Arbeiten mehr fähig. Bedarf im Haushalt und in der Kinderpflege ständig der Anleitung und Hilfe. Noch im Besitz des Führerscheins, obwohl ohne Aussicht auf Fahrtüchtigkeit.

W. B., 48 Jahre, Schmiedemeister und Bauschlosser: 1954 als Kradfahrer gestürzt. Kieferbruch und Schädelfraktur (Scheitel- und Schläfenbein *links* sowie Schädelgrund). 9 Tage bewußtlos, danach wochenlang benommen und in allen psychischen Abläufen stark verlangsamt. Babinski beiderseits. Liquor xanthochrom, Erythrozyten. — November 1954: beschwerdefrei entlassen! — November 1955 Schwindel, Kopfschmerzen, Minderung der Sehkraft und des Hörvermögens links. Erschwerte Auffassung, Gereiztheit, Stimmungslabilität (Trommelfellriß, Fraktur eines Gehörknöchelchens). Im EEG Herdbefund temporal links mit einzelnen steilen Wellen; Vertrauensarzt: nicht arbeitsfähig. Ehefrau meint, im Wesen verändert. — MdE 100%. — August 1956: Wirkt geladen, ungezügelt, gereizt, explosiv, einmal gefährlich handgreiflich dem eigenen Sohn gegenüber. Auf der Straße unsicher wegen Schwindelerscheinungen und Befürchtungen. Im EEG temporal links „mäßiger Herdbefund". — März 1957: Schlapp, müde, Schwindel, linksseitige Kopfschmerzen, Schlafstörungen. Bei der Begutachtung vorgealtert, abgemagert, orthostatische Dysregulation. Diskrete neurologische Restsymptome, keine Pyramidenzeichen. Psychisch subdepressive (querulatorische) Verstimmung mit paranoid gefärbten Anflügen. Leichte Merkschwäche, aber intaktes Gedächtnis. Erhöht erregbar, mäßiger Rededrang, weitschweifend und umständlich im Denkablauf. Betonte Gebrechlichkeitspose. MdE 80%. — Arbeitsversuch mit leichter berufsnaher Tätigkeit über 2 Std täglich empfohlen. September 1958: Wetterabhängig mäßige dumpfe Kopfschmerzen, lärm- und erschütterungsempfindlich. Schwindel in Fahrzeugen und bei Aufregungen. Zeitweise mürrisch-verstimmt, insgesamt aber ruhig, diszipliniert, beherrscht, einsichtig und psychagogisch gut beeinflußbar, zuversichtlich. Weiterer Leistungsanstieg auf körperlichem und psychischem Gebiet im Laufe der Rehabilitationsmaßnahmen. MdE 70%. Seit Juli 1957 „Postmacher" und Bote in einer Fabrik, verlängerte Mittagspause. Dezember 1961: Kaum noch Beschwerden, ruhig, sachlich, beherrscht, gelegentlich (bei Übermüdung) Affektentgleisungen und geringe Merkschwäche. Im Test altersgemäße Leistungen. Intakte manuelle Geschicklichkeit, durchschnittliche Reaktionszeiten. Willensbildung ungestört, wirkt zielstrebig und genügend ausdauernd. Keine sedierenden Medikamente mehr. EEG etwas unregelmäßig, kein Herdbefund, keine Krampfpotentiale oder darauf verdächtige Graphoelemente. — Im Betrieb zunehmende Aufträge. Schafft den Außendienst nicht mehr bei Benutzung der öffentlichen Verkehrsmittel. Frage nach Erweiterung des alten Führerscheins auf Klasse 3. Empfohlen, sich einer Untersuchung auf Fahrtauglichkeit zu unterziehen und gewisse Auflagen in Kauf zu nehmen. — Juli 1963: Weiter Wohlbefinden. Berufliche Tätigkeit — obwohl zunehmende Anforderungen — ohne Pausen und Erkrankungen ausgeübt. Leistungsbeeinträchtigende Ermüdungserscheinungen nur noch bei ungewöhnlichen Belastungen. — Fahrprüfung bestanden, Fahrtauglichkeit aber — obwohl im Test ausreichende Leistungen — nicht anerkannt, weil die seit der letzten Begutachtung (Dezember 1961) verstrichene „anfallsfreie Zeit" als zu kurz angesehen wurde. — Februar 1964: Erneute medizinische Begutachtung auf Fahrtauglichkeit. Behördliche Zustimmung unter folgenden Beschränkungen: 1. Fahrerlaubnis nur für den zur Verfügung stehenden Pkw. 2. Zeitliche Begrenzung auf täglich 6 Std. Ruhepausen nach einstündiger Fahrdauer. 3. Fahrten bei Nacht, Schneetreiben oder Nebel ausgeschlossen. 4. Fachärztliche Nachuntersuchung nach 2 Jahren. — Februar 1966: Nach weiterer fachärztlicher Begutachtung, unfallfreiem Fahren und verantwortungsbewußtem Einhalten der Beschränkungen erfolgt Streichung des Verbots von Fahrten bei Schneetreiben und Nebel.

Die beiden — wenn auch extremen — Beispiele mögen die Schwierigkeiten aufzeigen, die sich der Prognose ernsterer Hirnverletzungen entgegenstellen. Sie lassen ferner erkennen, wie sehr heute noch das Lebensschicksal von Hirnverletzten vom Zufall bestimmt wird. Unzulängliche Gesetze und Verfügungen mit der daraus resultierenden Unsicherheit der Behörden sind als Grund dafür anzusehen, daß viele Rehabilitationsbedürftige sich selbst überlassen bleiben oder daß ungeeignete Rehabilitationswege beschritten werden. Im Falle der R. Q. fehlte es an einer rechtzeitigen und systematisch aufgebauten Nachbehandlung, so daß die Stirnhirnverletzte, von ihren wechselhaften Impulsen getrieben, ein unstetes Leben führte, sich frühzeitig überforderte und keine Gelegenheit hatte, kompensatorische Hirnleistungen zur ausreichenden Selbststeuerung zu entwickeln.

Im Falle des W. B. erfolgte kurz nach Abschluß der chirurgischen Behandlung in zunächst kurzen, später immer längeren Abständen (Intervalltherapie) die neurologische, physikalische und vor allem psychagogische Nachbehandlung, die gleichzeitig der Vorbereitung der beruflichen Rehabilitation diente. Das gute Endergebnis war wesentlich dadurch zustandegekommen, daß der Neurologe am Heimatort bei Nachlassen der Leistungskraft, bei Verstimmungen als Vorboten von Überforderungsreaktionen oder bei Ausbruchsversuchen psychotherapeutisch und medikamentös regulierend eingriff, bei drohender Dekompensation aber stationäre Heilmaßnahmen veranlaßte.

Auf die aufmerksame Mitwirkung des *Hausarztes* bzw. des beratenden Neurologen — die im letzten der beiden skizzierten Verläufe entscheidend war — kann in kaum einem Fall verzichtet werden. Die Aufgabe des in der Praxis tätigen Arztes ist deshalb verantwortungsvoll und vielseitig. Sie beschränkt sich nicht auf die Fortsetzung und Überwachung der von der Klinik vorgeschlagenen medikamentösen, physeotherapeutischen und psychohygienischen Behandlungsformen, sondern erstreckt sich darüber hinaus auf das Abfangen fehlerhafter Entwicklungen sowie auf die Herstellung von Kontakten mit dem Arbeits- oder Betriebsarzt, um im gegenseitigen Austausch der Beobachtungsergebnisse die optimale Voraussetzung für die störungsfreie Wiederertüchtigung herauszufinden. Schließlich obliegt dem Hausarzt die wichtige, im allgemeinen recht dankbare Aufgabe, die Angehörigen aufklärend zu beraten und — wenn nötig — auch psychagogisch in die Therapie mit einzubeziehen. Er wird um so mehr Erfolg haben, je besser er darüber Bescheid weiß, welche Arzneien bei dieser Versehrtengruppe nützlich, welche entbehrlich und welche schädlich sind. Das gilt ganz besonders in Hinblick auf eine zu gewinnende und aufrecht zu erhaltende Verkehrssicherheit. Auch darf der Hausarzt nicht müde werden, auf den Wert physikalischer Maßnahmen als Ausgleich für einseitige Berufsarbeit und als Training der posttraumatisch geschwächten Funktionen hinzuweisen. Hier ist das Gewicht auf die aktive Übungsbehandlung und die Abhärtung zu legen, d. h. auf die Anregung vegetativer Regulationen, wie sie mit Wasseranwendungen nach Kneipp bekanntlich auch zuhause erfolgen kann. Auch ein vernünftig geleiteter Versehrtensport läßt sich hausärztlich überwachen und sollte in allen geeigneten Fällen empfohlen werden.

Die Unterrichtung und Anleitung nächster Angehöriger darf aber nicht dem praktischen Arzt allein aufgebürdet werden. Es hat sich bei ernsteren Hirnverletzungen bewährt, schon vor der Entlassung aus der klinischen Behandlung mit vorsichtiger Aufklärung der Familie zu beginnen. In einem der uns bekannt gewordenen Fälle hätten die verantwortlichen Familienmitglieder bei rechtzeitiger Information verhindern können, daß der fahruntüchtige und uneinsichtige Rekonvaleszent bei Rückkehr in die häusliche Umgebung sein Fahrzeug bestieg und neues Unheil verursachte. Vorübergehend beeindruckt es auch, wenn auf die möglichen Folgen in versorgungs- und versicherungsrechtlicher Hinsicht hingewiesen wird. Meist erlahmt jedoch der Widerstand der Angehörigen gegenüber dem Drängen des Genesenden bald, am frühesten bei Müttern und Ehefrauen, etwas später bei Vätern und Söhnen, zuletzt bei Brüdern und Schwestern.

So sind die ersten Monate der Rekonvaleszenz aus verkehrsmedizinischer Sicht die gefährlichsten, weil in vielen Fällen Ratschläge und Warnungen weder von den Betroffenen selbst noch von den Angehörigen verstanden oder beherzigt werden. Dem ärztlichen Rat zugänglich sind die Patienten erst mit der zunehmenden psychischen Rehabilitation, also mit wachsendem Abstand von dem schädigenden Ereignis. Da — wie sich gezeigt hat — die Häufigkeit von Kollisionen mit der zeitlichen Entfernung vom Hirntrauma ohnehin abnimmt, wirken sich ärztliche Bedenken im allgemeinen erst dann auf den Patienten aus, wenn die größte Gefahr vorbei ist.

Bei kraftfahrenden Hirnverletzten mit Kreislaufstörungen ist zu bedenken, daß ihre Schädigungsfolgen oft progredient verlaufen. Sie bedürfen deshalb einer besonders aufmerksamen Betreuung durch ihren Arzt. Eine Behandlung von Herz und Kreislauf, die geeignet ist, eine genügende Hirndurchblutung zu sichern, bewegt sich auf einem schmalen Grat zwischen anregenden und sedierenden Medikamenten. Nur selten gelingt es, den Kreislaufgefährdeten dahin zu bringen, daß er durch Einlegen von Fahrpausen in Abständen von etwa 1 Std, durch eingeschaltete Lockerungsübungen, Bewegung in frischer Luft und Vermeidung voluminöser Mahlzeiten sich weitgehend schont, wie es PONSOLD vorschlägt. Einzelne Hirnverletzte versprechen zwar, sich so zu verhalten, doch bringt sie das berufliche Engagement oder die Gewohnheit um ihre guten Vorsätze. Es erfordert großen Zeitaufwand und Überzeugungskraft, den Patienten mit der neuen Situation vertraut zu machen. Als Ergebnis ist meist nur die Entlastung des ärztlichen Gewissens zu verzeichnen. Manche Patienten wechseln den Arzt, und das Spiel beginnt von neuem, unter Umständen so lange, bis das Schicksal allen ärztlichen Bemühungen ein Ende setzt, wie etwa in folgendem Fall:

Dem Urteil eines Landessozialgerichtes (Medizin im Sozialrecht, D 290/46) liegt als Sachverhalt zugrunde, daß ein 39jähriger Hirnverletzter als Kraftfahrer einen tödlichen Verkehrsunfall erlitt, nachdem er vorher 3 weitere Unfälle verursachte. Bei dem ersten Unfall verletzte er zwei Frauen und bei dem zweiten sich selbst. Der dritte Unfall führte zu einer Gehirnerschütterung. Es wurde nicht aufgeklärt, in welcher Weise er von seinem Arzt gewarnt worden war.

Dieser tragische Verlauf leitet über zu Betreuungsmaßnahmen bei Hirnverletzten, die dem *Arzt als Sachverständigen* abverlangt werden, deren Vollzug aber außerhalb medizinischer Möglichkeit und Kompetenz liegt. In dem erwähnten Gerichtsverfahren konnte zwar in der Kette der ursächlichen Zusammenhänge die Rolle des Arztes außer Acht gelassen werden, weil die drei vorangegangenen Unfälle genügten, den Hirnverletzten — der gutachtlich für zurechnungsfähig erklärt wurde — seine Fahruntüchtigkeit erkennen zu lassen.

Wie aber sähe eine solche Ursachenkette aus, wenn ein Hirnverletzter allein aufgrund von Aufklärungen durch seinen Arzt Kenntnis von seiner Fahruntauglichkeit hätte erhalten können, und welche Entscheidung hätte das Gericht getroffen, wenn der Arzt nicht in der Lage gewesen wäre, nachzuweisen, daß er seiner Aufklärungspflicht genügte?

Das sind Fragen, vor die sich der Arzt hirnverletzter Patienten täglich gestellt sieht. Eine gesetzliche Regelung, die das Verhalten des Arztes festlegt, gibt es nicht (DÖHNER). Deshalb pflegt DÖHNER das aufklärende Gespräch mit dem Patienten in Gegenwart eines Kollegen zu führen und in jedem Fall schriftlich zu fixieren. Diese Möglichkeit bietet sich einem praktischen Arzt selten. Er könnte sich nur dadurch schützen, daß er seinem Patienten eine entsprechende schriftliche Erklärung abverlangt. Gegen eine solche Selbstsicherung des Arztes und erst recht gegen eine Benachrichtigung der Behörden sind jedoch Bedenken erhoben worden mit der Begründung, daß damit ein Zwang auf den Kranken ausgeübt werde und Gefahr bestünde, ihn aus der Sicht zu verlieren.

Damit erhebt sich die weitere Frage, wie der innere Konflikt eines Arztes zu lösen ist, vor dessen Auge andere, von unfallträchtigen Patienten verletzte und getötete schuldlose Verkehrsopfer stehen. Abgesehen davon, daß gefährdete Schwerbeschädigte — und dazu gehört ein Teil der Hirnverletzten — nur selten „außer Sicht" eines Arztes geraten, läge es auch im Interesse der Patienten, bei Zweifeln an ihrer Verkehrstüchtigkeit mit wirksamen Mitteln zu einer Eignungsuntersuchung veranlaßt zu werden.

Es befriedigt nicht, wenn die Bedenken gegen die Einleitung einer solchen Untersuchung, die ja nur klären soll, ob Fahruntauglichkeit vorliegt, mit der Wahrung der *ärztlichen Schweigepflicht* begründet werden. Abgesehen von dem Abwägen der Rechtsgüter bliebe die Schweigepflicht ein romantisches Relikt, wenn sie den Arzt daran hinderte, einen entscheidenden Beitrag zur Verhütung weiteren Unheils zu leisten.

Döhner hält sich nicht nur für berechtigt, sondern auch für verpflichtet, die ärztliche Schweigepflicht zu durchbrechen, wenn er aus dem psychopathologischen Befund erkennt, daß der betreffende Patient aus mangelnder Einsichtsmöglichkeit nicht in der Lage ist, die ärztlichen Argumente zu verstehen (vgl. auch die Ausführungen von Wagner im Beitrag über Arztrecht im Rahmen der Verkehrsmedizin ab S. 116).

Hirschmann hält die Untersuchung durch die Behörden dann für erforderlich, wenn ein erheblicher Grad von Wesensänderung vorliegt, der die Eigenverantwortlichkeit und die Kritikfähigkeit beeinträchtigt. Erleichtert werde der Entschluß bei psychischen Veränderungen, welche die Errichtung einer Pflegschaft für den hier vorliegenden verkehrsmedizinischen Sonderfall rechtfertigen (s. S. 414 des Handbuches).

Eine solche Handhabung ist zwar dem Psychiater angesichts der heutigen Situation zuzumuten und könnte auch gebilligt werden. Der praktische Arzt ist jedoch überfordert, wenn er die Entscheidung über die Eigenverantwortlichkeit seiner Patienten vorwegnehmen müßte. Auch ist fraglich, ob im Falle einer gerichtlichen Überprüfung diese aus freier und eigener Verantwortung getroffene Entscheidung von juristischer Seite anerkannt würde. Klare Richtlinien könnten wesentlich dazu beitragen, die Lücke, die hier in der Betreuung der Versehrten und Behinderten klafft und den Schutz der Bevölkerung in Frage stellt, zu schließen. So bleibt den psychiatrisch nicht genügend geschulten Ärzten in solchen Fällen keine andere Wahl, als zu veranlassen, daß eine Untersuchung durch einen sachkundigen Kollegen erfolgt.

Bei der täglich zunehmenden Zahl der Verkehrstoten ist zu erwarten, daß auch die Öffentlichkeit Verständnis dafür zeigt, wenn ein Arzt es nicht dem Zufall überläßt, was geschieht, und nicht erst abwartet, bis etwas geschehen ist, sondern rechtzeitig Schritte einleitet, die bei Uneinsichtigkeit eines Patienten geeignet sind zu vermeiden, daß unschuldige Verkehrsteilnehmer verletzt oder getötet werden. Es bleibt dahingestellt, ob eine solche Haltung das Bild des Arztes trüben kann. Kommen doch häufig Angehörige und Freunde unserer Patienten in großer Sorge zu uns und bitten, doch *alles* zu tun, um zu verhindern, daß der Genesende sich und andere durch seine noch bestehende Fahruntüchtigkeit gefährdet: „Vorbeugen ist besser als Heilen" — wird uns vorgehalten und häufig geklagt: „Warnungen und Belehrungen nützen doch nicht!" — Diese Befürchtungen sind aufgrund unserer Ergebnisse zu bestätigen.

Ähnliches besagen auch die Ausführungen Kreienbergs, der bedauerte, daß die für Kraftfahrer von der Bundesärztekammer — unter Hinweis auf strafrechtliche Folgen — ausgearbeiteten Merkblätter am wenigsten Gehör bei denjenigen fanden, für die sie in erster Linie gedacht waren, nämlich bei den Kraftfahrern.

Deshalb wird sich trotz vieler Einwände die Entwicklung einer solchen Regelung kaum aufhalten lassen, die den Arzt verpflichtet, bei jedem Zweifel an der

Fahrtüchtigkeit eines Patienten das Gesundheitsamt oder eine andere geeignete und ärztlich beratene Behörde einzuschalten. Der Arzt befindet sich hier in einer sehr ähnlichen Situation wie im Falle einer Infektionskrankheit, die unter das Seuchengesetz fällt. Vermehren sich doch die dem modernen Verkehr nicht Gewachsenen in einer Weise, die epidemischen Ausbreitungsformen entspricht. Beachtenswert ist in diesem Zusammenhang die kürzlich veröffentlichte Stellungnahme des Präsidenten der Bundesärztekammer, die besagt, daß ,,Prügeleltern" durch die ärztliche Schweigepflicht nicht geschützt werden sollten, denn der Arzt sei nicht Sklave seiner Schweigepflicht (E. FROMM).

Die *Folgerungen,* die sich aus den Erfahrungen der Hirnverletztenbetreuung vorläufig ergeben und die für die Wiedereingliederung in das Verkehrsgeschehen von Bedeutung sind, lassen sich in folgenden Sätzen zusammenfassen:

Der weit überwiegende Teil — etwa zwei Drittel — der Hirnverletzten ist bereits aufgrund der beruflichen Rehabilitation in der Lage, ein Kraftfahrzeug ohne wesentliche Einschränkung der Fahrtüchtigkeit zu führen. Das gilt für diejenigen Hirnverletzten, die ärztlich überwachten Rehabilitationsmaßnahmen unterzogen wurden, in deren Verlauf genaue Aufzeichnungen über neurologische und psychische Ausfallserscheinungen auf der einen und über noch verfügbare Leistungen und Kompensationsmöglichkeiten auf der anderen Seite erfolgten. Werden diese Befunde dann einem mit verkehrsmedizinischen Fragen vertrauten Arzt, dem die Beurteilung obliegt, zugänglich gemacht, so erübrigt sich in den meisten Fällen eine Überprüfung der Fahrtauglichkeit. Nur wenn Zweifel auftreten, sind Eignungsuntersuchungen angezeigt.

Mit der Einrichtung zentraler Auswertungsstellen könnten viele der umständlichen und kostspieligen Nachuntersuchungen erspart bleiben.

Unsicher ist die Fahrtauglichkeit bei denjenigen Hirnverletzten — auch wenn sie beruflich rehabilitiert sind —, die ohne neurologische und psychiatrische Untersuchung ihre Zulassung erhalten oder ihre unterbrochene Fahrtätigkeit wieder aufnehmen.

Fast ein Drittel aller Hirnverletzten besitzt auch nach Abschluß beruflicher Rehabilitationsmaßnahmen noch keine Fahrtüchtigkeit. Der kleinere Teil davon ist so schwer geschädigt, daß keine Aussicht auf eine aktive Teilnahme am motorisierten Straßenverkehr mehr besteht.

Bei den übrigen ist es zweifelhaft, ob mit therapeutischen Mitteln und Fahrtraining eine ausreichende Fahrtüchtigkeit zu erzielen ist. Es sollten deshalb vor Durchführung weiterer, auf die Verkehrstauglichkeit abgestimmter Maßnahmen eingehende Testungen und Probefahrten vorgenommen werden. Erfolgt die Zulassung dieser Hirnverletzten zum Verkehr, so bedürfen sie meist ständiger ärztlicher Betreuung.

Unfallverletzte, die sich unter Alkoholwirkung eine Hirnverletzung zuzogen, neigen häufig aus konstitutionellen Gründen zu ungezügeltem Alkoholgenuß und sind besonders unfallträchtig. Die Aufklärung ihrer Vorgeschichte ist deshalb von Bedeutung.

Die für Neuzulassungen eingeführten, regional unterschiedlichen Fragebögen reichen bei Hirnverletzten, die bestimmte Wesensänderungen aufweisen und bei denen eine Anfallsbereitschaft besteht oder droht, nicht aus.

Kommt es verletzungsbedingt oder aufgrund von Alterungsvorgängen zu einer Verschlechterung des Gesundheitszustandes, durch die der behandelnde Arzt seinen Patienten als Kraftfahrer gefährdet sieht, so erscheint eine Überprüfung der Fahrtauglichkeit geboten.

Ein weiterer Ausbau von Institutionen, die in diagnostischer und therapeutischer Hinsicht eine optimale Wiederertüchtigung der Hirnverletzten garantieren, liegt sowohl im Interesse der Beschädigten als auch der Allgemeinheit. Der anachronistische Mangel an Rehabilitationsstätten für hirnverletzte Kinder bedarf einer Abhilfe, die bei der täglich ansteigenden Zahl junger Verkehrsopfer vordringlich ist.

Die uns bis heute vorliegenden Informationen über Gruppen von Versehrten und Unzulänglichen ergeben auch Hinweise, aus denen die Grenzen erkennbar werden, die ärztlichem Handeln bei der Bewältigung verkehrsmedizinischer Aufgaben gesetzt sind. Selbst bei bestem Bemühen wird der in Aussicht stehende Erfolg ausbleiben, findet die Auswertung medizinischer Erkenntnisse nicht ihre Unterstützung in vorausschauenden gesetzlichen und verwaltungsrechtlichen Maßnahmen, in technischen Verbesserungen an Fahrzeugen und Straßen sowie einer sachlichen und fachkundigen Publizistik. Wie am Beispiel des Hirnverletzten ersichtlich, verlieh die Natur dem Menschen eine unerwartete Anpassungsfähigkeit an technische, soziologische und juristische Entwicklungen. Unerfüllbare, weil unphysiologische Anforderungen sind aber auf die Dauer nicht mit medizinischen Mitteln ausgleichbar und bedrohen die Existenz der Betroffenen.

Literatur

AMANN, E., F. GERSTENBRAND u. G. SALEM: Schädelhirntrauma und Alkoholismus. Wien. med. Wschr. **110**, 583—588 (1960).

BOCHNIK, H. J.: Sozialfaktoren in vieldimensionalen Strukturen. Nervenarzt **33**, 349—358 (1962).

DÖHNER, W.: Menschliches Versagen im Straßenverkehr aus psychiatrisch-psychologischer Sicht. Schl.-Holst. Ärztebl. **13**, 8, 236—243 (1960).

FAUST, CL.: Das klinische Bild der Dauerfolgen nach Hirnverletzungen. Arbeit u. Gesundheit H. 60 (1956).

FREYTAG, E.: Autopsy findings in head injuries from blunt forces. Arch. Path. **75**, 402—413 (1963).

FROMM, E.: Pressenotiz vom 17. 2. 68.

GROSSJOHANN, A.: Körperliche und geistige Eignung zum Führen von Kraftfahrzeugen bei Hirnverletzten. Stuttgart: Georg Thieme 1957.

JOCHHEIM, K. A.: Grundlagen der Rehabilitation in der Bundesrepublik Deutschland, S. 49. Stuttgart: Georg Thieme 1958.

KREIENBERG, W.: Vortrag 13. 5. 1966. Ärztetag Essen. Dtsch. Ärztebl. **22**, 1436—1445 (1966).

LANGE-COSACK, H.: Nachbehandlung und Rehabilitation in der Neurologie. Hansisches Verlagskontor. Lübeck 1959.

LAUX, W.: Zur Pathogenese und Therapie abnormer Erlebnisreaktionen nach Hirntrauma im Kindesalter. Mschr. Kinderheilk. **110**, 7, 356—362 (1962).

LEISCHNER, A.: Das Lebensschicksal hirnverletzter Jugendlicher und Kinder. Basel: Karger 1962.

LINDER, O.: Vortrag 3. 11. 1962 Bad Cannstatt. Kameradendienst **11**, 321—324 (1962).

LÖWNAU, H. W.: Differentialdiagnostische Erwägungen zur Frage der Neurose im Kindesalter. Prax. Kinderpsychol. **7**, 241—251 (1958).

NEUGEBAUER, W.: Forensische Folgen organischer Hirnschädigungen bei Kindern. Z. Kinderheilk. **79**, 227—245 (1957).

PIA, H. W.: Hirnverletzungen bei Kindern und ihre akuten Komplikationen. Münch. med. Wschr. **14**, 760—768 (1966).

PONSOLD, A.: Vortrag 24. 5. 66 Unfallkongr. Frankfurt 1966.

PORTIUS, W.: Klinische Erfahrungen und zahlenmäßige Bedeutung der Hirnverletzten für die Verkehrssicherheit. Akt. Probl. Verkehrsmed. H. 3, 13—22 (1966).

REHWALD, E.: Das hirnverletzte Kind, Behandlung und soziale Entwicklung. In: Das Hirntrauma, S. 432—447. Stuttgart: Georg Thieme 1956.

SCHMIEDER, F.: Denkschrift zur Errichtung von Sonderanstalten für hirnverletzte Kinder und Jugendliche. Gailingen 1966.

STUTTE, H., u. H. HARBAUER: Rehabilitationsaufgaben in der Kinder- und Jugendpsychiatrie. In: Schriftenreihe der Medizinisch Pharmazeutischen Studiengesellschaft, Bd. 2/3, S. 128—141. Frankfurt a. Main: Umschau-Verlag 1965.

TÖNNIS, W., R. A. FROWEIN, F. LOEW, W. GROTE, R. HEMMER, W. KLUG u. H. FINKEMEYER: Organisation der Behandlung schwerer Schädel-Hirn-Verletzungen. In: Arbeit u. Gesundheit, Sozialmedizinische Schriftenreihe, H. 79. Stuttgart: Georg Thieme 1968.

Selbstmord und Selbstmordverhütung nach Verkehrsunfällen

E. MÜLLER, Saarbrücken

Im Gegensatz zu den USA spielt bei uns in Europa das Kraftfahrzeug als Suicidmittel noch keine große Rolle; die klassischen Selbstmordmethoden (wie Erhängen, Vergiften, Ertrinken) beherrschen nach wie vor die ersten Spalten der Selbstmordstatistik. In den letzten Jahren nahm jedoch die Zahl der Fahrzeugsuicide zu, wobei insbesondere das Phänomen des Suicides vermittels eines sich bewegenden Kraftfahrzeuges in Deutschland (E. MÜLLER, 1965) und Schweden (SJÖVALL) besondere Beachtung fand. Es zeichnet sich bereits heute ab, daß in den kommenden Jahren neben die klassischen Selbstmordmethoden auch der „Kraftfahrzeugsuicid" treten wird, wenn auch in erster Linie in Form der CO-Vergiftung durch Auspuffgase (E. MÜLLER, 1959, 1960). Das amerikanische Beispiel zeigt, in welchem Umfang sich die Zunahme des Fahrzeugbestandes und die damit verknüpfte Vertrautheit bzw. Nähe des Menschen zum Kraftfahrzeug auch in der Selbstmordstatistik niederschlägt: Nach LYNCH (zit. bei RAWLINGS) planen 70% der Leute, die er jeden Tag wegen ihrer Selbstmordneigung behandelt, einen Suicid in ihrem Auto; in Kings County, Washington, ein Bezirk, zu dem auch Seattle gehört, diente im Verlauf von 1958—1963 in 109 von 746 Suicidfällen das Kraftfahrzeug als Suicidmittel, wobei allerdings hervorgehoben werden muß, daß 106 dieser 109 „Kraftfahrzeugsuicide" CO-Vergiftungen darstellten (RAWLINGS), d. h. die Selbstmordkandidaten in diesen Fällen ihr Auto zu einer kleinen Gaskammer umbauten.

In jüngster Zeit erwächst eine weitere Problematik durch eine neue Selbstmordsituation: Den Suicid nach einem Verkehrsunfall. So berichtete UPI am 25. 8. 1965:

„Zwei Stunden nachdem ihm von der Polizei wegen Trunkenheit am Steuer eine Blutprobe entnommen worden war, vergiftete sich der 75jährige Rentner P. S. in Bremen mit einem Pflanzenschutzmittel. S. hatte sich nach einer Geburtstagsfeier bei Bekannten trotz des Protestes seiner Freunde betrunken an das Steuer seines Autos gesetzt, einen Mann angefahren und verletzt. Schließlich war er in einer Kurve aus seinem Auto gefallen. Nach der Vernehmung durch die Polizei bekam er zu Hause Streit mit seiner Familie, schloß sich ein und wurde später tot aufgefunden."

Ein Jahr später, am 25. 8. 1966, berichtete dieselbe Presseagentur aus Paris, daß sich dort ein 58jähriger Autofahrer nach einem tödlichen Verkehrsunfall, den er verschuldet hatte, kopflos von der Unfallstelle entfernte und später seine Leiche aus der Seine geborgen wurde.

Allein im Bereich des Landgerichtes Saarbrücken ereigneten sich bisher zwei den Ermittlungsbehörden bekannt gewordene Fälle von Suicid nach einem Verkehrsunfall:

Am 25. 7. 1960 findet ein Bauer in einer Obstanlage in der Nähe des Dorfes W. die Leiche eines 23jährigen Hüttenarbeiters; er hatte sich erhängt. Die Ermittlungen ergaben, daß er am 13. 6. 1960 in angetrunkenem Zustand (2,04 ‰ BAK) einen Unfall verschuldet und dabei seinen neuen Pkw (zugelassen am 20. 5. 1960) zuschanden gefahren hatte. Der Führerschein war beschlagnahmt worden. Kurze Zeit vor seinem Freitod kaufte sich der Hüttenarbeiter einen neuen Pkw (Karman-Ghia), mit dem er am 24. 7. gegen einen Baum raste. Obwohl der

Pkw dabei völlig zertrümmert wurde, erlitt der Fahrer keine Verletzungen. Zu Fuß begab er sich in sein Heimatdorf, wo er sich bis gegen 01.00 Uhr in einer Wirtschaft aufhielt. Später sehen ihn Dorfbewohner, wie er mit einem Strick um den Hals durch die Straßen läuft. Passanten halten ihn an, nehmen ihm den Strick ab. Auf deren Frage, warum er denn das tue, antwortet er: „Ist ja doch alles Scheiße!". Passanten versuchen ihn zu beruhigen, sprechen auch etwa eine Viertelstunde mit ihm, lassen ihn dann aber allein.

In einem Abschiedsbrief an seine Mutter, er findet sich in der Jacke des Toten und ist auf die Rückseite eines Fotos gekritzelt, heißt es: „Liebe Mama! Daß ich mich von der Welt verabschiede, ist für manche vielleicht ein Glück. Trotzdem, für mich ist es am besten. Was soll ich denn noch auf der Welt machen. Es ist ja doch alles nur Lug und Trug. Gruß Alfred. Auf Wiedersehen."

Dieser Fall aus dem Jahre 1960 ist in mancher Hinsicht aufschlußreich. Was die Motivation der Tat angeht, so ähnelt sie doch sehr derjenigen des verlassenen Liebhabers, der nach der Trennung von der Geliebten — in diesem Falle steht das Auto anstelle der Geliebten — keinen Sinn mehr in einem Weiterleben erblickt, der meint, nun stürze der Himmel ein. Es tritt das Gefühl der inneren Leere auf, die Einsamkeit erscheint unerträglich, vor allem dann, wenn der andere Partner den gesamten Lebensinhalt bedeutete (ähnlich THOMAS, S. 225). Für die Selbstmordverhütung erlangt die Intensität der „Auto-Erotik", d. h. der Grad der Personifizierung des Autos als „Quasi-Geliebte", besondere Bedeutung. Wird doch eine Suicidneigung um so stärker in den Bereich des versuchten oder vollendeten Suicids rücken, je stärker diese personelle Bindung zum Auto vorhanden ist. Anzeichen für solche personelle Bindungen können in den Kosenamen erblickt werden, die Autofahrer ihrer „Quasi-Geliebten" zulegen; auch die Reaktion auf kleine Beulen sowie der Wasch- und Reinigungs-Ritus geben Aufschluß darüber, wie sich solche Kraftfahrer möglicherweise in Krisensituationen verhalten werden.

Aber auch die Tatsache, daß der 23jährige Hilfsarbeiter vor Durchführung seines Selbstmordplanes mit dem Strick um den Hals durch den Ort lief, erlangt Bedeutung für die Selbstmordprophylaxe. Der Strick sollte das Signal für alle Passanten sein: „Ich beabsichtige, mich umzubringen!". Daß diese zur Schau getragene Selbstmordankündigung ernst gemeint war, zeigt der weitere Verlaut der Dinge. Damit wird aber wieder einmal die landläufige Meinung widerlegt, wonach allzu offene Äußerungen oder Demonstrationen von Selbstmordabsichten einfach nicht ernst zu nehmen seien. Das Gegenteil ist richtig: mehr als 80% aller Selbstmörder kündigen ihre Tat vorher ausdrücklich an, meist den nächsten Angehörigen (THOMAS, S. 271).

Der zweite Fall dient praktisch der Erhärtung der vorstehenden These, denn auch hier lag eine Selbstmordankündigung vor:

Am 7. 11. 1960 gerät ein 48jähriger Bäcker mit seinem betriebsunsicheren Pkw auf die linke Fahrbahn, wo er mit einem entgegenkommenden Pkw zusammenstößt. Während er und der Fahrer des anderen Pkws nur leicht verletzt wird, erliegt die Mutter des Bäckers, die neben ihm saß, den schweren Unfallverletzungen. Am 9. 1. 1960 wird der Bäcker wegen fahrlässiger Tötung angeklagt.

Wenige Tage nach Zustellung der Anklageschrift schreibt der Bäcker am 2. 2. 1961 einen Brief an den katholischen Pfarrer seiner Gemeinde, in dem er die Gründe für seinen beabsichtigten Suicid darlegt. Es heißt da u. a.:

„Durch Überhetzung geschah das Grausamste, ich verlor meine liebe gute Mutter; dies trägt viel zu meiner Verbitterung bei, an derselben Stelle werde auch ich mein Leben lassen. Habe es schon bitter bereut, zu dieser Tat übergehen zu müssen, aber leider, leider, leider..."

Am 14. 2. 1961 schreitet er dann zur Ausführung seines Planes. In unmittelbarer Nähe der früheren Unfallstelle läßt er sich von einem Zug überfahren, befestigt aber noch zuvor an einem Lichtmast ein kleines Kruzifix und drapiert an der früheren Unfallstelle auf einem Handkarren einen Brief an einen Kranz. Dieser Brief lautet: „Als letzter Gruß für unsere Herzensgute lb. Mutter. Möge sie ruhen in Frieden."

Mag auch die zeitliche Nähe zwischen Unfall und Suicid in diesem Fall nicht so auffallend sein wie in dem zuerst zitierten Fall, so zeigen doch die Auswahl des

Tatortes und der Inhalt der beiden Abschiedsbriefe eindeutig den Zusammenhang zwischen Unfall und Selbstmord. Zwischen Selbstmordankündigung und Tatausführung lagen 12 Tage, die offensichtlich nicht zu einer Selbstmordverhütung genutzt wurden. Das ist um so unverständlicher, als in dem Brief vom 2. 2. auch ein Hinweis darauf zu finden war, daß der Bäcker vor dem Kriege in ein Kloster eingetreten, aber vor Ablegung der Gelübde wieder aus dem Klosterdienst ausgeschieden war. Gerade dieser Hinweis hätte eigentlich den Glaubensbruder veranlassen müssen, dem vor der Selbsttötung stehenden Mitmenschen in besonderem Maße seine Fürsorge zu erweisen. Schließlich spricht auch der Passus „Habe es bitter bereut . . .“ dafür, daß der endgültige Entschluß zur Tat noch nicht gefaßt war und hier der Ansatz für eine erfolgreiche Einwirkung auf den Selbstmordentschluß zu suchen war.

Nach unseren Erfahrungen in allgemeinen Selbstmordfällen kann für den speziellen Fall des Autoselbstmordes ebenso wie für den speziellen Fall des Selbstmordes nach einem Verkehrsunfall herausgestellt werden, daß mündliche oder schriftliche Ankündigungen der Tat nicht ernst genug genommen werden können, vor allem dann, wenn sie von Menschen ausgehen, die noch unter den Auswirkungen des Unfallschocks im weitesten Sinne stehen.

Andererseits ist der Grad der Selbstmordgefährdung von einer Reihe von Faktoren abhängig (nach THOMAS, S. 454: Ernst der Erkrankung, Schwere des Konflikts, Grad des Fehlens der Werte und ihrer Ordnung), die von Fall zu Fall verschiedenes Gewicht erlangen können, von dem geschulten Arzt, Psychologen und Seelsorger aber meist sehr einfach zu erkennen und zu bekämpfen sind. Vor allem erscheint die Feststellung, die THOMAS im vorletzten Absatz seines Werkes über die Selbstmordverhütung trifft, zur richtigen Einstellung gegenüber dem Selbstmordgefährdeten unerläßlich: „Die erdrückende Mehrzahl (der Selbstmordgefährdeten) wartet nur auf eine Gelegenheit, sie klammert sich an jeden Strohhalm, an jede Hoffnung auf eine Rettung. . .“

Angesichts dieser Beobachtungen stellt sich die Frage, ob nicht die Polizeibeamten, zumindest aber die Beamten, die mit der Aufnahme und Bearbeitung von Verkehrsunfällen zu tun haben, eine zusätzliche Schulung erfahren sollten, um in die Lage versetzt zu sein, ihr besonderes Augenmerk auf den psycholabilen Menschen nach einem Verkehrsunfall zu richten.

Sofern sich Anhaltspunkte für eine Selbsttötungsabsicht ergeben, sollten die Angehörigen des Betreffenden davon unterrichtet und er ihrer besonderen Aufmerksamkeit und Fürsorge empfohlen werden. In den Fällen, in denen ernsthaftere Komplikationen unmittelbar zu befürchten sind, muß an die Einschaltung eines Arztes oder eines Geistlichen gedacht werden. Auf keinen Fall sollten suicidgefährdete Personen sich selbst überlassen bleiben.

Es zeichnet sich die Notwendigkeit ab, diesem Gebiet der Unfallfolgenverhütung mehr Aufmerksamkeit als bisher zu schenken, damit der Straßenverkehr nach einem Unfall nicht — wenngleich nur mittelbar — noch zusätzliche Opfer fordert.

Literatur

MÜLLER, E.: Das Kraftfahrzeug als Mittel zum Suicid. Z. Verkehrssicherh. **5**, 65—70 (1959).
— Zur Problematik des Suicides durch Kraftfahrzeuge. Kriminalistik **14**, 264—268 (1960).
— Verkehrsunfall und Selbstmord. Arch. Kriminol. **135**, 61—69 (1965).
RAWLINGS, J.: Authorities support theory of suicide by automobile; Seattle Coroner Documents Three Suicides, Traffic Digest and Review, March 1964, 4—6.
SJÖVALL, HJ.: Selbstmord im Straßenverkehr. In: An den Grenzen von Medizin und Recht, S. 167—174. Stuttgart 1966.
THOMAS, K.: Handbuch der Selbstmordverhütung. Stuttgart 1964.

Namenverzeichnis

Die in Klammern stehenden Seitenzahlen beziehen sich auf die laufenden Nummern der Zitate innerhalb des laufenden Textes und der Literatur

Die gewöhnlich gesetzten Seitenzahlen weisen auf die entsprechende Stelle im Text und die kursiven Seitenzahlen auf das Literaturverzeichnis hin

Sachverzeichnis

Die **halbfett** gedruckten Seitenzahlen bedeuten eine ausführliche Behandlung des betreffenden Stichwortes an der angegebenen Stelle

MIX
Papier aus verantwortungsvollen Quellen
Paper from responsible sources
FSC® C105338

If you have any concerns about our products,
you can contact us on
ProductSafety@springernature.com

In case Publisher is established outside the EU,
the EU authorized representative is:
Springer Nature Customer Service Center GmbH
Europaplatz 3, 69115 Heidelberg, Germany

Printed by Libri Plureos GmbH
in Hamburg, Germany